SISSON / GROSSMAN

anatomia dos animais domésticos

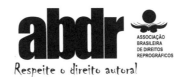

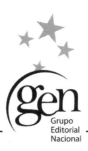

O GEN | Grupo Editorial Nacional – maior plataforma editorial brasileira no segmento científico, técnico e profissional – publica conteúdos nas áreas de ciências da saúde, exatas, humanas, jurídicas e sociais aplicadas, além de prover serviços direcionados à educação continuada e à preparação para concursos.

As editoras que integram o GEN, das mais respeitadas no mercado editorial, construíram catálogos inigualáveis, com obras decisivas para a formação acadêmica e o aperfeiçoamento de várias gerações de profissionais e estudantes, tendo se tornado sinônimo de qualidade e seriedade.

A missão do GEN e dos núcleos de conteúdo que o compõem é prover a melhor informação científica e distribuí-la de maneira flexível e conveniente, a preços justos, gerando benefícios e servindo a autores, docentes, livreiros, funcionários, colaboradores e acionistas.

Nosso comportamento ético incondicional e nossa responsabilidade social e ambiental são reforçados pela natureza educacional de nossa atividade e dão sustentabilidade ao crescimento contínuo e à rentabilidade do grupo.

Volume 2

SISSON/GROSSMAN

anatomia dos animais domésticos

ROBERT GETTY, D.V.M., Ph.D.

Late Distinguished Professor and Head,
Department of Veterinary Anatomy,
Iowa State University

QUINTA EDIÇÃO

Sob a coordenação editorial de

CYNTHIA ELLENPORT ROSENBAUM, B.S.

N. G. GHOSHAL, G.V.Sc., D.T.V.M.,
Dr. Med. vet., Ph.D.

DANIEL HILLMANN, D.V.S., Ph.D.

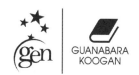

Os autores e a editora empenharam-se para citar adequadamente e dar o devido crédito a todos os detentores dos direitos autorais de qualquer material utilizado neste livro, dispondo-se a possíveis acertos caso, inadvertidamente, a identificação de algum deles tenha sido omitida.

Título do original em inglês
Sisson and Grossman's The Anatomy of the Domestic Animals
Copyright © 1975 by
W.B. Saunders Company

Direitos exclusivos para a língua portuguesa
Copyright © 1986 by
EDITORA GUANABARA KOOGAN LTDA.
Uma editora integrante do GEN | Grupo Editorial Nacional

Reservados todos os direitos. É proibida a duplicação ou reprodução deste volume, no todo ou em parte, sob quaisquer formas ou por quaisquer meios (eletrônico, mecânico, gravação, fotocópia, distribuição na internet ou outros), sem permissão expressa da Editora.

Travessa do Ouvidor, 11
Rio de Janeiro – RJ – CEP 20040-040
Tel.: (21) 3543-0770/(11) 5080-0770 | Fax: (21) 3543-0896
www.grupogen.com.br | faleconosco@grupogen.com.br

CIP-BRASIL. CATALOGAÇÃO NA FONTE
SINDICATO NACIONAL DOS EDITORES DE LIVROS, RJ

G335s

Getty, Robert, 1916-1971
Sisson & Grossman: anatomia dos animais domésticos / Robert Getty; [tradução Alzido de Oliveira... et al.]. - [Reimpr.]. - Rio de Janeiro: Guanabara Koogan, 2019.
2v:il.

Tradução de Sison and Grossman's. The anatomy of the domestic animals, 5th ed.
Inclui bibliografia e índice
ISBN 978-85-277-1438-9

1. Anatomia veterinária. 2. Animais domésticos - Anatomia. I. Sisson, Septmus, 1865-1924. II. Grossman, James Daniels, 1884-1961. III. Título. IV. Título: Anatomia dos animais domésticos.

08-0893.   CDD: 636.0891
                                    CDU: 619:611

Tradução

ALZIDO DE OLIVEIRA
— Ex-Professor Titular de Anatomia da Universidade Federal Rural do Rio de Janeiro, RJ
— Professor Titular de Anatomia da Universidade Federal de São Carlos, São Paulo

ARY DE MELLO LEITE
— Professor Adjunto e Livre Docente em Anatomia da Universidade Federal Fluminense, Niterói, RJ
— Professor Titular de Anatomia das Faculdades Integradas Estácio de Sá, Rio de Janeiro, RJ
— Médico Veterinário

CARLOS CHEREM
— Professor Adjunto do Departamento de Morfologia da Universidade Federal Fluminente, Niterói, RJ
— Professor Assistente da Faculdade de Medicina da Fundação Benedito Pereira Nunes, Campos, RJ
— Médico Veterinário do Ministério da Agricultura
— Serviço de Inspeção de Produto Animal, RJ

JORGE MAMEDE DE ALMEIDA
— Professor Assistente de Histologia do Departamento de Morfologia do Instituto Biomédico da Universidade Federal Fluminense, Niterói, RJ
— Professor Titular de Histologia Humana I e II da Faculdade de Ciências Médicas de Nova Iguaçu, RJ
— Professor responsável pelas disciplinas de Histologia II e III, Embriologia II e Citologia — Departamento de Morfologia do Instituto Biomédico da Universidade Federal Fluminense, Niterói, RJ

NADJA LIMA PINHEIRO
— Professora Assistente de Histologia e Embriologia da Universidade Gama Filho, Rio de Janeiro, RJ
— Professora Assistente de Histologia e Embriologia da Universidade Federal Rural do Rio de Janeiro, RJ

NEWTON DA CRUZ ROCHA
— Professor Assistente do Departamento de Fisiologia do Instituto Biomédico da Universidade Federal Fluminense, Niterói, RJ
— Médico Veterinário
— Pós-graduação em Bioquímica
— Mestrado em Fisiopatologia da Reprodução Animal

PEDRO DOMINGUES LANZIERI
— Professor Titular de Histologia e Embriologia da Escola Médica do Rio de Janeiro da Universidade Gama Filho, Rio de Janeiro, RJ
— Regente de Histologia e Embriologia do Curso de Medicina Veterinária da Universidade Federal Rural do Rio de Janeiro, RJ

RAUL CONDE
— Professor Titular de Anatomia Humana da Universidade Federal de Goiás
— Ex-Professor Titular de Anatomia dos Animais Domésticos da Escola de Veterinária da Universidade Federal de Minas Gerais
— Ex-Professor Titular de Anatomia dos Animais Domésticos da Universidade Federal de Goiás

WALKER ANDRÉ CHAGAS
— Livre Docente de Histologia e Embriologia
— Professor Adjunto do Departamento de Morfologia da Universidade Federal Fluminense, Rio de Janeiro, RJ
— Professor Titular de Histologia, Embriologia e Biologia da Faculdade de Odontologia de Nova Friburgo, RJ
— Professor Adjunto da Universidade Gama Filho, Rio de Janeiro, RJ

Capa
NANCI MONTEIRO

PREFÁCIO DO EDITOR

Em 1958, quando o Dr. Getty assinou o contrato com o Dr. Grossman e a Saunders para revisar a quarta edição da Anatomia dos Animais Domésticos de Sisson e Grossman, ele idealizou uma Anatomia completa de cada um dos mamíferos domésticos (eqüino, bovino, ovino, caprino, suíno, canino e felino) e das aves domésticas. Desejava que o material para cada espécie fosse auto-sustentado, diferentemente da maioria dos outros textos de Anatomia, basicamente comparativos. Como as edições anteriores de Sisson e Grossman concentraram-se principalmente no eqüino, com apenas as diferenças principais das outras espécies anotadas, isto queria dizer mais trabalho do que era fisicamente possível para um indivíduo. Portanto, o Dr. Getty também projetou uma apresentação abalizada, utilizando os conhecimentos de muitas das maiores autoridades mundiais.

Além disso, em 1957, a primeira reunião da International Association of Veterinary Anatomists nomeou uma Comissão Internacional sobre a Nomenclatura Anatômica Veterinária, composta, dentre outros, pelos Drs. Getty, Habel e Venzke. Assim, o Dr. Getty idealizou a quinta edição de Sisson e Grossman como abrangendo a nova nomenclatura internacional aceita.

À exceção dos eqüinos, havia falta de informações detalhadas e completas na literatura sobre a maioria das espécies domésticas (uma anatomia do cão estava então sendo preparada pelo Dr. M. E. Miller). Após recrutar diversas autoridades que seriam responsáveis pela redação de diversas partes do texto, o Dr. Getty estimulou seus alunos de pós-graduação e os colegas que estavam interessados na anatomia macroscópica a se concentrarem nas áreas dos sistemas nervosos autônomo e periférico, no suprimento arterial às várias partes do corpo e no sistema linfático. Desta forma, a maioria do material desta edição baseia-se em pesquisa original.

O Dr. Getty percebeu também a importância de boas ilustrações como apoio para o texto, especialmente numa disciplina como a Anatomia. São particularmente importantes hoje em dia porque o tempo é um problema crítico na maioria das escolas veterinárias do mundo, e por causa da considerável massa de informações que necessita ser transferida para o aluno numa área tão básica quanto a Anatomia. Assim, mantivemos aproximadamente 670 ilustrações das edições anteriores e adicionamos mais de 1.000 novas ilustrações. A todos os capítulos foram adicionadas bibliografias da literatura mundial. Uma classificação zoológica para cada espécie também foi incluída.

Quando o Dr. Getty faleceu, no início de 1971, a principal parte do livro já estava organizada, e em diversas fases de redação. Contudo, foi necessário recrutar mais colaboradores para abranger áreas tais como a parte avícola, que o próprio Dr. Getty planejara escrever. Além disso, a primeira edição da nomenclatura internacional (*Nomina Anatomica Veterinaria* [N.A.V.]) havia sido publicada em 1968 e a segunda edição estava por ser finalizada numa reunião no verão de 1971 e publicada em 1973. A nomenclatura da espécie avícola ainda não havia sido formalizada, exceto em redações muito preliminares. Com o fito de incorporar o máximo possível da nova nomenclatura, e para finalizar aquelas partes ainda não terminadas, era óbvio que a publicação do livro teria que ser adiada.

O Dr. Getty havia deixado correspondência solicitando que no caso de sua morte "Cynthia Ellenport sirva na qualidade de editora e coordenadora de todo o material não terminado, trabalhando junto aos Drs. Nani G. Ghoshal e Daniel J. Hillmann", todos há muito ligados à revisão da obra. Assim, desde o falecimento do Dr. Getty, os detalhes técnicos de edição, leitura de provas, coordenação, correspondência etc. ficaram sob a responsabilidade de Cynthia Ellenport, com assessoria profissional e apoio dos Drs. Ghoshal e Hillmann. O Dr. Ghoshal também assumiu a responsabilidade pela redação de muitas das partes não acabadas, tais como o coração de todos os mamíferos domésticos, e pela revisão de diversas partes que não estavam totalmente prontas, tais como a miologia do eqüino e dos ruminantes e a osteologia (exceto o crânio) de todos os mamíferos domésticos, além de ser o autor das partes sobre angiologia e neurologia, nas quais havia trabalhado durante a vida do Dr. Getty. O Dr. Hillmann também assumiu a responsabilidade pela modificação e o aprimoramento de muitas das lâminas originais usadas nas edições anteriores de Sisson e Grossman, bem como pela revisão de várias partes do texto, especialmente a osteologia do crânio dos vários mamíferos domésticos.

Estamos cientes de que algumas partes do livro não estão completas em todos os detalhes. Além disso, o tempo não nos permitiu atualizar toda a nomenclatura à luz da N.A.V. de 1973. Contudo, muito material novo foi adicionado a esta edição. Esperamos ter produzido uma edição útil, da qual o Dr. Getty se sentiria orgulhoso.

CYNTHIA (ELLENPORT) ROSENBAUM

PREFÁCIO DA QUINTA EDIÇÃO

A anatomia não é um tópico morto. É parte viva da constante pesquisa científica. E também a base para todo o conhecimento biológico.

Esta edição revista da Anatomia dos Animais Domésticos de Sisson e Grossman foi capitaneada pelo Dr. Robert Getty, que faleceu em 18 de fevereiro de 1971. Por ocasião de sua morte, a maioria do texto estava terminada e 99 por cento das ilustrações estavam completos.

O Dr. Robert Getty, enquanto revisava este texto, atuou como Presidente da Seção sobre "Organa Sensuum" do International Committee on Veterinary Anatomical Nomenclature, da World Association of Veterinary Anatomists. Através dessa comissão, foi formulada e publicada uma nomenclatura anatômica definida e autorizada. E o resultado desses esforços foi incorporado neste texto.

A quinta edição do texto apresenta um novo formato, no qual cada espécie é considerada como uma entidade distinta. As primeiras quatro edições consideraram o eqüino como o animal básico e descreveram as outras espécies de modo comparativo. Nesta edição, o material — tanto ilustrativo como de texto — para as outras espécies foi grandemente aumentado. O novo formato foi introduzido para que o texto se tornasse mais útil para os estudantes de todo o mundo. Neste formato, o aluno pode concentrar-se numa espécie específica, pois todos os seus sistemas estão incluídos numa única seção. Uma das assertivas básicas do Dr. Getty era a de que para conhecermos as mudanças fisiológicas e patológicas temos que conhecer o normal. Esta filosofia é transmitida ao aluno e reforça o fato de que "Anatomia" é um tópico vivo.

Uma revisão desta dimensão não pode ser realizada por uma pessoa apenas. Os alunos de pós-graduação do Dr. Getty, através de suas teses, contribuíram para esta revisão, como também muitos anatomistas de renome em todo o mundo.

A Srta. Cynthia R. Ellenport, o Dr. Daniel J. Hillmann e o Dr. Nani G. Ghoshal contribuíram grandemente para o texto e terminaram a revisão após a morte do Dr. Getty.

Dedicada ao Dr. Robert Getty e aos muitos outros que colaboraram para o conhecimento da anatomia dos animais domésticos e, conseqüentemente, para o bem-estar do homem, esta edição revisada é a comprovação de um padrão científico de excelência.

JOHN B. HERRICK

SUMÁRIO

SUÍNO

INTRODUÇÃO 1137
W. P. Switzer

Capítulo 37
OSTEOLOGIA 1139
S. Sisson e D. J. Hillmann

Capítulo 38
ARTICULAÇÕES 1174
S. Sisson

Capítulo 39
MÚSCULOS 1176
S. Sisson (Ouvido por S. S. Gandhi)

Capítulo 40
SISTEMA DIGESTIVO 1188
S. Sisson (Dentes por L. E. St. Clair)

Capítulo 41
SISTEMA RESPIRATÓRIO 1203
H. C. D. Hare

Capítulo 42
APARELHO UROGENITAL
S. Sisson

    Órgãos Urinários 1216

    Genitais Masculinos 1217

    Genitais Femininos 1220

Capítulo 43
ENDOCRINOLOGIA 1222
W. G. Venzke

Capítulo 44

CORAÇÃO E ARTÉRIAS 1224
N. G. Ghoshal (Suprimento Sangüíneo para o
Cérebro por B. S. Nanda)

Capítulo 45

SISTEMA LINFÁTICO 1258
L. I. Saar e R. Getty

    Baço 1272
    S. Sisson

    Timo 1273
    W. G. Venzke

Capítulo 46

SISTEMA NERVOSO

    Central 1274
    D. H. Dellmann e R. C. McClure

    Periférico

        Nervos Cranianos 1282
        H. P. Godinho e R. Getty

        Nervos Espinhais 1294
        N. G. Ghoshal

    Autônomo 1308
    J. S. McKibben e N. G. Ghoshal

Capítulo 47

ÓRGÃOS DOS SENTIDOS E TEGUMENTO COMUM

    Órgão da Visão 1320
    C. D. Diesem

    Ouvido 1328
    S. S. Gandhi

    Tegumento Comum 1330
    C. R. Ellenport

    Órgão do Olfato 1332
    S. Sisson

CARNÍVORO

INTRCDUÇÃO 1335
W. H. Riser

Capítulo 48

OSTEOLOGIA

Cão 1337
S. Sisson

Gato 1392

Capítulo 49
ARTICULAÇÕES 1413
S. Sisson

Capítulo 50
MÚSCULOS 1416
L. E. St. Clair

Cão 1416

Gato 1441

Capítulo 51
SISTEMA DIGESTIVO 1445
C. R. Ellenport (Dentes por L. E. St. Clair)

Capítulo 52
SISTEMA RESPIRATÓRIO 1465
W. C. D. Hare

Capítulo 53
APARELHO UROGENITAL
C. R. Ellenport

Órgãos Urinários 1481

Genitaís Masculinos 1485

Genitais Femininos 1489

Capítulo 54
ENDOCRINOLOGIA 1494
W. G. Venzke

Capítulo 55
CORAÇÃO E ARTÉRIAS 1497
N. G. Ghoshal (Suprimento Sangüíneo para o Cérebro por B. S. Nanda)

Capítulo 56
SISTEMA LINFÁTICO
L. I. Saar e R. Getty

Cão 1551

Gato 1559

Baço 1566
S. Sisson

Timo 1568
W. G. Venzke

Capítulo 57
SISTEMA NERVOSO

Central 1569
H. D. Dellmann e R. C. McClure

Periférico

    Nervos Cranianos 1583
    H. P. Godinho e R. Getty

    Nervos Espinhais 1595
    N. G. Ghoshal

Autônomo 1617
J. S. McKibben e N. G. Ghoshal

Capítulo 58
ÓRGÃOS DOS SENTIDOS E TEGUMENTO COMUM

Órgão da Visão 1635
C. Diesem

Ouvido 1660
C. R. Ellenport

Órgãos do Olfato e Vomeronasais 1670
C. R. Ellenport

Órgão do Gosto 1671
C. R. Ellenport

Tegumento Comum 1672
S. Sisson

AVES

Capítulo 59
INTRODUÇÃO 1677
A. S. King

Capítulo 60
OSTEOLOGIA 1680
A. Feduccia

Capítulo 61
MÚSCULOS 1691
J. C. Vanden Berge

Capítulo 62
CAVIDADES CELOMÁTICAS E MESENTÉRIOS 1732
J. McLelland e A. S. King

Capítulo 63
SISTEMA DIGESTIVO 1740
J. McLelland

Capítulo 64
SISTEMA RESPIRATÓRIO 1764
A. S. King (Laringe por S. S. White)

Capítulo 65
APARELHO UROGENITAL 1798
A. S. King

    Genitais Masculinos 1805

    Genitais Femininos 1813

    Cloaca 1835

Capítulo 66
ENDOCRINOLOGIA 1840
W. G. Venzke

Capítulo 67
CORAÇÃO E VASOS SANGÜÍNEOS 1842
J. J. Baumel

    Coração 1842

    Sistema Arterial 1854

    Sistema Venoso 1870

Capítulo 68
SISTEMA LINFÁTICO 1881
A. S. King

Capítulo 69
SISTEMA NERVOSO
J. J. Baumel

    Central 1890

    Periférico

Nervos Cranianos 1895

Nervos Espinhais 1907

Autônomo 1922

Capítulo 70
ÓRGÃOS DOS SENTIDOS E TEGUMENTO COMUM

Olho 1931
J. McLelland

Ouvido 1934
J. McLelland

Órgão do Olfato 1936
J. McLelland

Órgão do Gosto 1937
J. McLelland

Tegumento 1938
A. M. Lucas

ÍNDICE REMISSIVO 1963

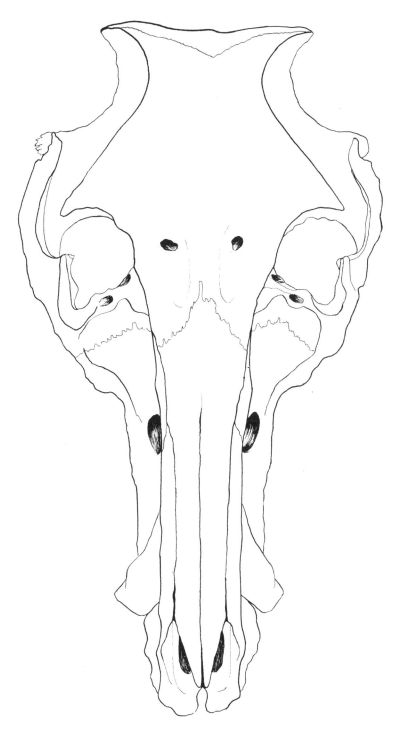

SUÍNO

Classe:	*Mammalia*
Subclasse:	*Theria*
Infraclasse:	*Eutheria*
Ordem:	*Artiodactyla*
Subordem:	*Suina*
Família:	*Suidae*
Gênero:	*Sus*
Espécie:	*scrofa*
Subespécie:	*domesticus*

SUÍNO — INTRODUÇÃO

W. P. Switzer

Informações detalhadas sobre a anatomia do suíno estão ficando cada vez mais importantes. Diversos fatores estão interagindo para produzir esta necessidade acelerada. As mudanças na produção comercial de porcos, para operações cada vez mais especializadas, envolvendo grandes números de animais acomodados em confinamento, exigem os serviços de veterinários altamente capacitados na prática suína. Além disso, os produtores progressistas de porcos de raças puras estão utilizando-se de um nível cada vez mais crescente de anatomia aplicada na seleção de seu estoque de cruzamento.

As muitas semelhanças na fisiologia e na anatomia macro e microscópica, entre o suíno e os seres humanos, resultaram na utilização ampla do suíno no treinamento e na pesquisa médica e biomédica. As indicações atuais são de que o suíno é o mais adequado de todos os animais domésticos para esses fins.

A crescente pesquisa sobre as diversas doenças do suíno, sua nutrição, acomodação, reprodução e produção de um produto altamente desejável exigem uma quantidade crescente de conhecimentos detalhados da anatomia macro e microscópica, embriologia e fisiologia do suíno normal. É um prazer observar o campo de anatomia veterinária, respondendo a estas exigências crescentes, para informações mais detalhadas ao dedicar uma seção da ANATOMIA DOS ANIMAIS DOMÉSTICOS exclusivamente aos suínos.

CAPÍTULO 37

OSTEOLOGIA DO SUÍNO

COLUNA VERTEBRAL
S. Sisson*

A fórmula vertebral é $C_7T_{14-15}L_{6-7}S_4Ca_{20-23}$ (Fig. 37-1).

Vértebras Cervicais

(Figs. 37-2, 3 e 4)

As **vértebras cervicais** são curtas e largas. Os **corpos** são de secção transversal elíptica, o maior diâmetro sendo transversal. As superfícies articulares craniais são ligeiramente convexas de lado a lado e côncavas dorsoventralmente; as superfícies articulares caudais são ligeiramente côncavas. Uma crista ventral não está presente. Os **arcos** são largos transversalmente, mas as lâminas são estreitas, de modo que um intervalo considerável (*espaço interarcual*) separa dorsalmente os arcos adjacentes. Os pedículos são perfurados por um forame vertebral lateral, além dos forames intervertebrais costumeiros. Os **processos transversos** dividem-se em dois ramos, os quais aumentam de tamanho do terceiro ao sexto. O ramo dorsal projeta-se lateral e caudalmente; ele é curto e espessado em sua extremidade livre. O outro ramo é uma lâmina quadrilátera direcionada ventralmente; cada uma delas sobrepõe-se à seguinte em pequena extensão, e a série forma o limite lateral de um sulco ventral profundo e largo. Os **processos espinhosos** (espinhas) aumenta de altura do terceiro ao último; os processos craniais estão inclinados caudalmente e os processos caudais, cranialmente. A última vértebra cervical é reconhecida pelo grande comprimento de seu processo espinhoso (aproximadamente 10 cm no adulto), pela ausência da lâmina ventral do processo transverso e

---

*Editado por C. R. Ellenport e revisto por N. G. Ghoshal.

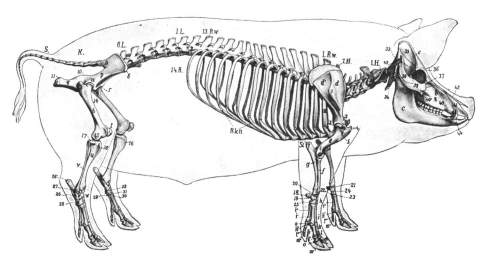

Figura 37-1. Esqueleto do suíno; vista lateral.

a, Crânio; b, maxila; c, mandíbula; d, fossa supra-espinhosa; d′, fossa infra-espinhosa; e, úmero; f, rádio; g, ulna; h, carpo; i-i″″, metacarpo; k-k″″, falanges proximais; l-l″″, falanges médias; m-m″″, falanges distais; n, o, sesamóides; p ílio; q, ísquio; r, púbis; s, fêmur; t, patela; u, tíbia; v, fíbula; w, tarso; 1H, 7H, primeira e sétima vértebras cervicais; K, sacro; 1L, 6L, primeira e sexta vértebras lombares; 1R, 14R, primeira e última costelas; R, kn., cartilagens costais; 1R. w., 13 R. w., primeira e décima terceira vértebras torácicas; S, vértebras caudais; St, esterno; 1, espinha da escápula; 2, colo da escápula; 3, cabeça do úmero; 4, tubérculos do úmero; 5, tuberosidade deltóide; 6, epicôndilo lateral do úmero; 7, olécrano; 8, tuberosidade coxal; 9, tuberosidade sacra; 10, espinha isquiática; 11, tuberosidade isquiática; 12, acetábulo; 13, trocanter maior; 14, trocanter menor; 15, epicôndilo lateral; 16, borda cranial da tíbia; 17, côndilo lateral da tíbia; 18-25, ossos cárpicos; 26-31, ossos társicos; 26′, túber do calcâneo; 32-44, podem melhor ser observados na Fig. 37-42. (Segundo Ellenberger, 1908.)

1139

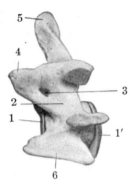

Figura 37-2. Quarta vértebra cervical do suíno; vista lateral.
1, Extremidade cranial do corpo; 1', extremidade caudal do corpo; 2, arco; 3, forame do arco; 4, processo articular cranial; 5, processo espinhoso; 6, ramo ventral do processo transverso.

pelo achatamento do corpo, que sustenta um par de pequenas facetas, em sua margem caudal, para as cabeças das primeiras costelas. Ele possui forames transversos e, normalmente, dois forames em cada lado do arco.

ATLAS
(Figs. 37-5 e 6)

O tubérculo dorsal do **atlas** é grande. O tubérculo ventral é longo, comprimido lateralmente, e projeta-se de volta sob o áxis. O processo transverso (asa) é achatado e sustenta uma tuberosidade caudal. O forame transverso passa através da borda caudal da asa até a fossa sob esta última e não é visível dorsalmente; ele é, às vezes, muito pequeno ou ausente. Os lados do forame vertebral sustentam duas projeções laterais que o dividem parcialmente em uma parte estreita ventral, que recebe o dente, e uma parte maior dorsal para a medula espinhal. No estado fresco a divisão é completada pelo ligamento atlantal transverso, que está inserido nas projeções.

ÁXIS
(Figs. 37-7 e 8)

O **áxis** possui um grande processo espinhoso que está direcionado dorsal e caudalmente. O **dente** é uma espessa haste cilíndrica. O processo transverso é muito pequeno e o forame transverso é muitas vezes incompleto.

Vértebras Torácicas
(Fig. 37-9)

As **vértebras torácicas** normalmente são em número de 14 ou 15. Seus **corpos** são relativamente

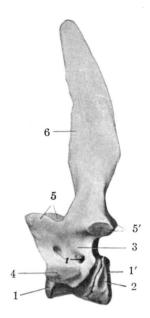

Figura 37-4. Sétima vértebra cervical do suíno; vista lateral.
1 (número no osso), forames do arco; 1, extremidade cranial do corpo; 1', extremidade caudal do corpo; 2, face capitular para a primeira costela; 3, arco; 4, processo transverso; 5, 5', processos articulares; 6, processo espinhoso.

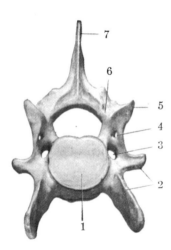

Figura 37-3. Sexta vértebra cervical do suíno; vista cranial.
1, Corpo; 2, processo transverso; 3, forame transverso; 4, forame transverso acessório; 5, processo articular; 6, arco; 7, processo espinhoso.

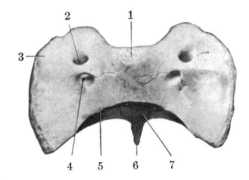

Figura 37-5. Atlas do suíno; vista dorsal.
1, Tubérculo dorsal; 2, forame alar; 3, asa; 4, forame vertebral lateral; 5, arco dorsal; 6, tubérculo ventral; 7, fóvea para o dente.

OSTEOLOGIA DO SUÍNO

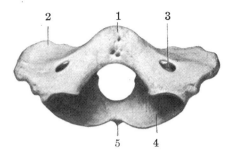

Figura 37-6. Atlas do suíno; vista cranial.
1, Tubérculo dorsal; 2, asa; 3, forame alar; 4, cavidade articular cranial; 5, tubérculo ventral.

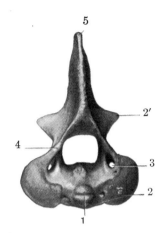

Figura 37-8. Áxis do suíno; vista cranial.
1, Dente; 2, processo articular cranial; 2', processo articular caudal; 3, forame transverso; 4, arco; 5, processo espinhoso.

longos, estreitos na parte média e sem cristas ventrais. As extremidades são elípticas, deprimidas centralmente e proeminentes na periferia. O **arco** é perfurado por um forame em cada lado e, na maioria da série, há também um forame vertebral lateral, na parte caudal da raiz do processo transverso, que se comunica com o primeiro ou com o forame intervertebral caudal. As vezes há também um forame na parte cranial do processo. Há **processos mamilares** exceto nas primeiras duas vértebras; nas cinco ou seis vértebras caudais eles projetam-se dos processos articulares craniais. A faceta para o tubérculo da costela está ausente ou se funde com a faceta para a cabeça nos últimos cinco ou seis processos. O último processo transverso é lombar em sua característica, semelhante a uma lâmina, e de aproximadamente 2 cm de comprimento. Pequenos **processos acessórios** ocorrem na parte caudal da região. O primeiro **processo espinhoso** é largo, muito alto e um pouco inclinado cranialmente. Os outros diminuem muito gradativamente no comprimento até ao décimo, além do qual são aproximadamente iguais. Os processos, do segundo ao nono, são inclinados caudalmente, o décimo é o "diafragmático" e o décimo primeiro é vertical (anticlinal); os restantes inclinam-se cranialmente. A largura diminui decididamente do quarto até ao décimo, além do qual há

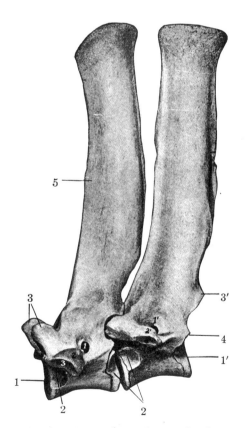

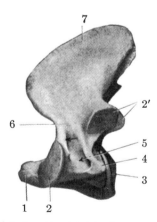

Figura 37-7. Áxis do suíno; vista lateral.
1, Dente; 2, processo articular cranial; 2', processo articular caudal; 3, extremidade caudal do corpo; 4, processo transverso; 5, forame transverso; 6, arco; 7, processo espinhoso. As setas indicam o forame vertebral lateral.

Figura 37-9. Segunda e terceira vértebras torácicas do suíno; vista lateral.
Números ao redor dos ossos: 1, extremidade cranial dos corpos; 1', extremidades caudais dos corpos; 2, faces articulares para as cabeças das costelas; 3, 3', processos articulares; 4, face articular para a cabeça da costela; 5, processo espinhoso. Números nos ossos: 1, 1', forames dos arcos; 2, 2', processos transversos; 3, 3', faces para os tubérculos das costelas.

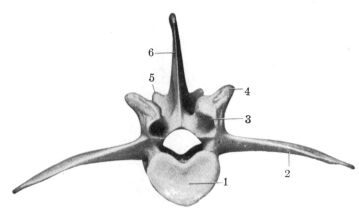

Figura 37-10. Quarta vértebra lombar do suíno; vista cranial.

1, Corpo; 2, processo transverso; 3, processo articular cranial; 4, processo mamilar; 5, processo articular caudal; 6, processo espinhoso.

um aumento gradativo. Os topos são ligeiramente aumentados e situam-se quase numa linha reta.

Vértebras Lombares
(Fig. 37-10)

As **vértebras lombares** são em número de seis a sete. Os **corpos** são mais longos do que na região torácica e sustentam uma crista ventral. Eles tornam-se mais largos e mais planos na parte caudal da série. Os **arcos** são profundamente incisados e estão dorsalmente separados por um crescente espaço. Os **processos mamilares** projetam-se lateral e caudalmente. Os **processos transversos** são dobrados ventralmente e inclinam-se um pouco cranialmente. Seu comprimento aumenta até o quinto processo e é bastante diminuído no último. Eles não formam nenhuma articulação um com o outro ou com o sacro. A borda caudal da raiz do processo é marcada por uma incisura na parte cranial da série e um forame na parte caudal. As **espinhas** são largas e inclinam-se cranialmente, com exceção da última, que é estreita e vertical.

Sacro
(Figs. 37-11 e 12)

O **sacro** normalmente consiste em quatro vértebras (Barone, 1966, diz que às vezes são cinco) que se fundem mais tarde e menos completamente do que nos outros animais domésticos. Ele é menos curvado do que no bovino. Os **processos espinhosos** são pouco desenvolvidos e comumente ausentes, em parte. A parte média da superfície dorsal é achatada e lisa e apresenta aberturas dentro do canal sacral, entre arcos adjacentes. Nos lados encontram-se os forames sacrais dorsais e os tubérculos que indicam os processos articulares fundidos. As **asas** são semelhantes às do bovino. Os processos articulares craniais são muito grandes. A superfície pélvica é semelhante à do bovino, mas não tão fortemente curva, e as linhas transversas são muito distintas.

Vértebras Caudais

As **vértebras caudais** (coccígeas) são especialmente caracterizadas pela presença de processos articulares funcionais nas primeiras quatro ou cinco vértebras, além das quais estes processos tornam-se não articulares e menores. Os arcos das primeiras cinco ou seis vértebras são completos. Os **processos transversos** são largos e semelhantes a lâminas, na parte cranial da série, e diminuem muito gradativamente. Não raramente a primeira vértebra caudal une-se ao sacro.

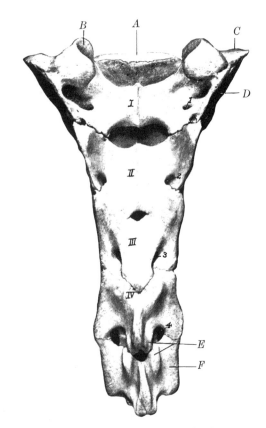

Figura 37-11. Sacro e primeira vértebra caudal do suíno; vista dorsal.

I-IV, Arcos das vértebras sacrais; 1, 2, 3, forames sacrais dorsais; 4, forame semelhante entre o sacro e a primeira vértebra caudal; A, corpo da primeira vértebra sacral; B, processo articular cranial; C, asa; D, superfície auricular; E, processos articulares caudais; F, primeira vértebra caudal.

OSTEOLOGIA DO SUÍNO   1143

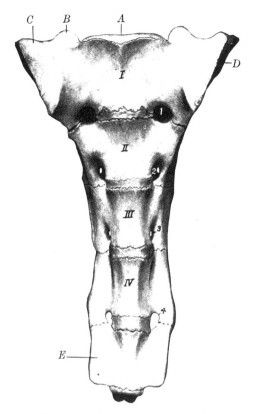

Figura 37-12. Sacro e primeira vértebra caudal do suíno; vista ventral.

I-IV, Vértebras sacrais (corpos); 1, 2, 3, forames sacrais ventrais; 4, forame semelhante entre o sacro e a primeira vértebra caudal; A, corpo da primeira vértebra sacral; B, processo articular cranial; C, asa; D, superfície auricular; E, primeira vértebra caudal.

CURVAS VERTEBRAIS

A região cervical é praticamente reta. As regiões torácica e lombar formam uma curva suave, côncava ventralmente, cujo mais elevado ponto está na junção das duas regiões. O promontório sacral não é tão pronunciado como no bovino, e a curva sacral é mais plana.

COMPRIMENTO. Os comprimentos regionais da coluna vertebral, de uma grande Berkshire fêmea, foram os seguintes: cervical, 24 cm; torácico, 53,5 cm; lombar, 31 cm; sacral, 17 cm; caudal, 35 cm.

VARIAÇÕES. A ocorrência de 15 vértebras torácicas é bastante comum, e a existência de 16 ou até 17 foi registrada. A redução para 13 vértebras é muito rara. Seis a sete vértebras lombares parecem ocorrer com freqüência aproximadamente igual, tendo sido registrada a redução para cinco vértebras. O número de vértebras caudais varia de 20 a 26, de acordo com os registros de diversos observadores. Lesbre (1897) declara que encontrou, com maior freqüência, 23 vértebras caudais.

Costelas
(Figs. 37-13 e 14)

As **costelas** são em número de 14 ou 15 pares, das quais sete são normalmente **verdadeiras** ou esternais, e sete ou oito **falsas** ou asternais. Elas são, em

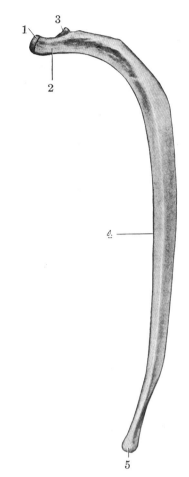

Figura 37-13. Oitava costela do suíno; vista lateral.

1, Cabeça; 2, colo; 3, tubérculo; 4, borda cranial; 5, extremidade ventral.

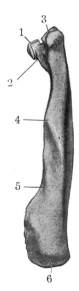

Figura 37-14. Primeira costela do suíno; vista lateral.

1, Cabeça; 2, colo; 3, tubérculo; 4, borda cranial; 5, impressão vascular; 6, extremidade ventral.

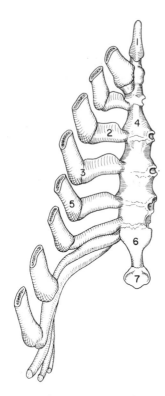

Figura 37-15. Esterno do suíno; vista dorsal.
1, Manúbrio; 2, cartilagem costal; 3, junção costocondral; 4, corpo; 5, quinta costela; 6, processo xifóide; 7, cartilagem xifóide.

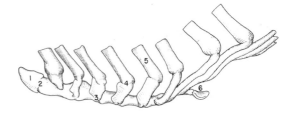

Figura 37-16. Esterno do suíno; vista lateral.
1, Manúbrio; 2, articulação sinovial manúbrio-esternal; 3, articulação esternocostal; 4, junção costocondral; 5, quinta costela; 6, cartilagem xifóide.

geral, acentuadamente curvas nas raças melhoradas, de modo que há um ângulo relativamente distinto, exceto no sentido da extremidade da série. A inclinação caudal das costelas caudais é ligeira. A primeira costela é prismática e possui uma grande extremidade ventral e uma cartilagem muito curta. A largura é maior da terceira para a sexta costelas, e o comprimento normalmente é maior na sexta e na sétima costelas. O tubérculo funde-se com a cabeça nas últimas cinco ou seis costelas. Articulações sinoviais são formadas com as cartilagens, largas e semelhantes a lâminas, da segunda à quinta costelas.

A décima quinta costela, quando presente, pode ser inteiramente desenvolvida e sua cartilagem participar da formação do arco costal; na maioria dos casos ela é flutuante e, em determinados casos, tem aproximadamente apenas 2 a 3 cm de comprimento.

TÓRAX

O **tórax** é longo e é mais semelhante a um barril do que no eqüino ou no bovino, pois as costelas são mais acentuadamente curvas e diferem menos no comprimento relativo.

Esterno
(Figs. 37-15 e 16)

O **esterno** consiste em seis segmentos e é semelhante, no formato geral, ao do bovino. O primeiro segmento (manúbrio) é longo, achatado lateralmente e sustenta uma cartilagem de extremidade cranial rombuda; sua extremidade caudal forma uma articulação sinovial com o corpo. Esta é achatada, larga em sua parte central e estreita nas extremidades. Os segmentos mais largos são formados de duas partes laterais, que não estão completamente fundidas no adulto. O último segmento possui um processo xifóide longo e estreito, que sustenta a cartilagem xifóide.

MEMBROS
S. Sisson*

OSSOS DO MEMBRO TORÁCICO

O **membro torácico** do suíno é composto de quatro segmentos essenciais: o cíngulo do membro torácico, o braço (úmero), o antebraço (rádio e ulna) e a mão (carpo, metacarpo e dígitos [falanges e ossos sesamóides]). Para os tempos de fechamento epifisário anatômico veja o Quadro 37-1.

Cíngulo do Membro Torácico

O **cíngulo do membro torácico** consiste na escápula, um osso bem desenvolvido e plano, que apresenta um processo coracóide pequeno e fundido. O suíno é destituído de uma clavícula; entretanto, ocasionalmente, uma pequena faixa tendinosa indistinta, a intersecção clavicular (considerada por alguns como um vestígio da clavícula), pode ser encontrada encaixada no músculo braquiocefálico, cranialmente ao ombro.

ESCÁPULA
(Figs. 37-17 e 18)

A **escápula** é muito larga, o índice sendo de aproximadamente 1:0,7. A espinha, triangular é muito

---
*Editado por C. R. Ellenport e revisto por N. G. Ghoshal.

OSTEOLOGIA DO SUÍNO

Quadro 37-1. *Tempos de Fechamentos Epifisários Anatômicos no Membro Torácico do Suíno*

Osso	Bruni e Zimmerl (1951)	Lesbre (1897)
Escápula		
Proximal		
Distal	1 ano	~ 1 ano
Úmero		
Proximal	3 ½ anos	3 ½ anos
Distal	1 ano	1 ano
Rádio		
Proximal	1 ano	1 ano
Distal	3 ½ anos	3 ½ anos
Ulna		
Proximal	3 ½ anos	~ 3 anos
Distal	3 anos	3 ½ anos
Metacárpico III		
Proximal	Antes do nascimento	
Distal	2 anos	~ 2 anos
Falange proximal		
Proximal	2 anos	~ 2 anos
Distal	Antes do nascimento	
Falange média		
Proximal	1 ano	~ 1 ano
Distal	Antes do nascimento	

larga centralmente, que se curva caudalmente sobre a fossa infra-espinhosa, sustenta uma grande tuberosidade. Sua parte ventral sustenta uma pequena projeção (acrômio rudimentar). A borda cranial é fortemente convexa em perfil, sinuosa quando observada de frente, e espessa e áspera centralmente. A borda caudal é larga, ligeiramente côncava e sustenta um lábio externo áspero. A borda dorsal é convexa, e a cartilagem não é tão extensa como a do eqüino e a do bovino. O ângulo cranial é fino e um pouco dobrado medialmente. O ângulo caudal é espesso e, aproximadamente, em ângulo reto. O colo é bem definido. A borda da cavidade glenóide é arredondada e não é incisada. O tubérculo supraglenoidal está imediatamente acima da parte craniomedial da cavidade glenóide e não sustenta nenhum processo coracóide distinto; ela une-se com o restante do osso aproximadamente com um ano de idade.

Braço

ÚMERO
(Figs. 37-19 e 20)

O **úmero** possui uma aparência em perfil um tanto como um *f* em itálico sem o traço de divisão; isto é devido à acentuada inclinação caudal e cranial das extremidades proximal e distal, respectivamente. O corpo (eixo) é decididamente comprimido lateralmente. A superfície medial é extensa e achatada; ela está separada da superfície cranial por uma borda distinta e não sustenta nenhuma tuberosidade do músculo redondo maior. O sulco (musculoespiral) para o músculo braquial é raso. A tuberosidade deltóide é pequena e há uma eminência arredondada maior na metade da distância entre ela e o

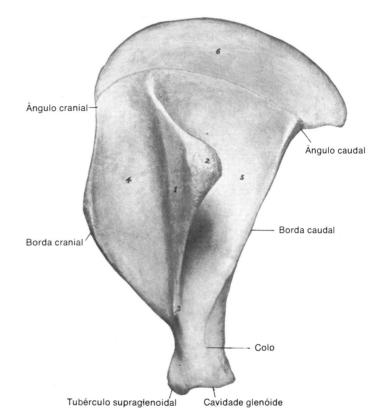

Figura 37-17. Escápula esquerda do suíno; vista lateral.

1, Espinha; 2, túber da espinha; 3, acrômio; 4, fossa supra-espinhosa; 5, fossa infra-espinhosa; 6, cartilagem.

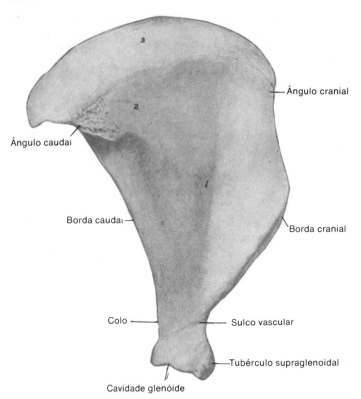

Figura 37-18. Escápula esquerda do suíno; vista medial.

1, Fossa subescapular; 2, superfície serreada; 3, cartilagem.

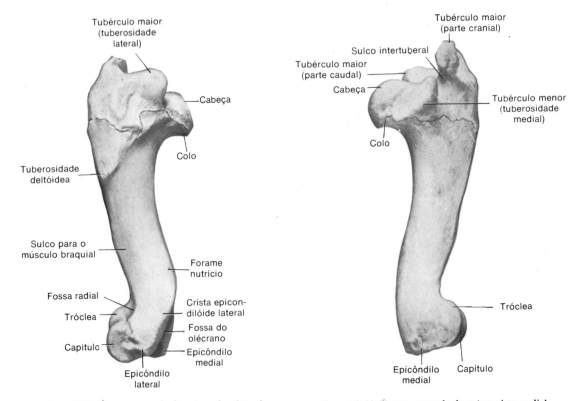

Figura 37-19. Úmero esquerdo do suíno; vista lateral.

Figura 37-20. Úmero esquerdo do suíno; vista medial.

OSTEOLOGIA DO SUÍNO

tubérculo maior (tuberosidade lateral). O forame nutrício está na superfície caudal abaixo de seu meio. A cabeça é mais acentuadamente curva e o colo melhor demarcado do que no eqüino ou no bovino. O tubérculo maior é muito grande e estende-se sobre a frente da extremidade. Ele está dividido, em duas proeminências altas, por um largo sulco profundo. Há uma terceira eminência, distal e lateralmente, para a inserção do músculo supra-espinhal. O sulco intertuberal (bicipital) está na frente do lado medial; ele não está dividido e quase se converte em um canal. O sulco lateral, na superfície articular distal ou côndilo, é raso. A fossa do olécrano é muito profunda, e a lâmina de osso que o separa da fossa radial é fina e às vezes perfurada. A extremidade proximal une-se ao corpo aos 3 anos e meio de idade e a extremidade distal, com um ano de idade.

Antebraço
(Figs. 37-21 e 22)

RÁDIO

O **rádio** é curto e estreito, mas espesso; o corpo aumenta de tamanho distalmente. A maior parte da superfície caudal está em aposição com a ulna; esta parte é marcada por um sulco vascular que corre distalmente do espaço interósseo proximal e tem o forame nutrício em sua extremidade proximal. A tuberosidade do rádio está representada por uma área áspera. A extremidade distal ou tróclea é relativamente grande. Sua superfície cárpica consiste em facetas concavoconvexas para os ossos radial e intermédio do carpo. Há um sulco raso e largo na frente, centralmente localizado. A extremidade proximal ou cabeça funde-se ao corpo com um ano de idade, a extremidade distal, aos três anos e meio.

ULNA

A **ulna** é maciça. Ela é muito mais longa e consideravelmente mais pesada do que o rádio; o corpo é curvo. A superfície cranial é convexa e a maior parte da mesma é áspera e afixada ao rádio pelo ligamento interósseo. Há uma área lisa no terço proximal que concorre com o rádio na formação do espaço interósseo proximal do antebraço e demarcada, em sua parte proximal, pelo forame nutrício. Deste espaço um sulco vascular desce até a parte distal do corpo, onde há muitas vezes um espaço interósseo distal para a passagem de vasos. A superfície medial é extensa, côncava e lisa. A superfície lateral é ligeiramente convexa, estando sua parte proximal demarcada por uma linha áspera oblíqua ou um ressalto. A extremidade proximal é grande e está um tanto dobrada medialmente; seu comprimento é mais de um terço do osso inteiro. A extremidade distal é relativamente pequena; ela se articula com os ossos ulnar e acessório do carpo, e é incisada cranialmente para acomodar o ressalto no

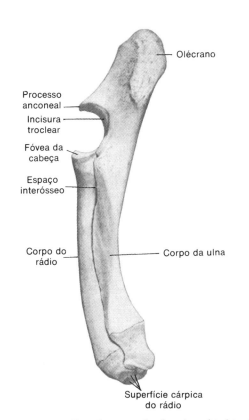

Figura 37-21. Rádio e ulna esquerdos do suíno; vista lateral.

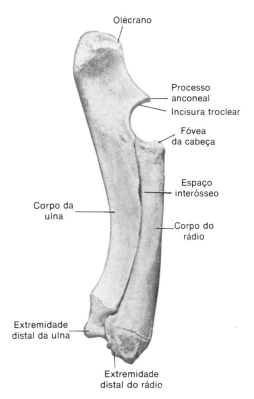

Figura 37-22. Rádio e ulna esquerdos do suíno; vista medial.

rádio. O osso contém um considerável canal medular e está consolidado aos três a três e meio anos de idade.

Mão
(Figs. 37-23 e 24)

OSSOS DO CARPO

O **carpo** compreende oito ossos, quatro em cada fileira. Os ossos da fileira proximal são semelhantes aos do bovino, com exceção do osso acessório, que é mais semelhante ao do eqüino, porém não tem sulco lateral. O primeiro osso cárpico é pequeno, alongado dorsopalmarmente, arredondado, articulando-se dorsalmente com o segundo osso cárpico. Este é alto e estreito e articula-se distalmente com o segundo e terceiro ossos metacárpicos. O terceiro osso cárpico articula-se proximalmente com os ossos radial do carpo e intermédio, e com o terceiro osso metacárpico, distalmente. O quarto osso cárpico é o maior osso da fileira; ele se articula proximalmente com o osso intermediário do carpo e com o osso ulnar do carpo e, distalmente, com o quarto e quinto ossos metacárpicos, e sustentando ainda uma tuberosidade em sua superfície palmar.

OSSOS METACÁRPICOS

Quatro **ossos metacárpicos** estão presentes. O primeiro está ausente, o terceiro e o quarto são grandes e sustentam os principais dígitos, enquanto o segundo e o quinto são bem menores e comportam os dígitos "acessórios". As extremidades proximais ou bases dos mesmos articulam-se uma com a outra e com o carpo, conforme indicado acima. As extremidades distais ou cabeças fundem-se com os corpos, aproximadamente aos dois anos de idade.

O terceiro e o quarto ossos metacárpicos são achatados dorsopalmarmente, trilaterais; e colocados próximos um ao outro. A extremidade distal, ou cabeça, articula-se com a falange proximal e com os sesamóides. O terceiro osso metacárpico é o mais largo dos dois e articula-se com toda a fileira distal do carpo, exceto com o primeiro. O quarto osso metacárpico articula-se essencialmente com o quarto osso cárpico, mas tem uma pequena faceta para o terceiro osso cárpico. O segundo e o quinto ossos metacárpicos estão colocados mais distantes e pal-

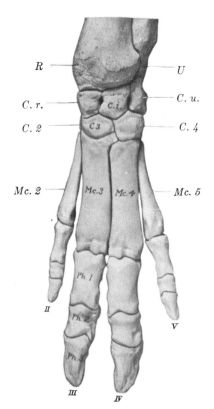

Figura 37-23. Esqueleto da parte distal do membro torácico esquerdo do suíno; vista dorsal.

II-V, Segundo ao quinto dígitos; C2-4, segundo, terceiro e quarto ossos cárpicos; C.i., osso intermédio do carpo; C.r., osso cárpico radial; C.u., osso cárpico ulnar; Mc. 2-5, ossos metacárpicos; Ph. 1-3, falanges proximal, média e distal; R, extremidade distal ou tróclea do rádio; U, extremidade distal (processo estilóide) da ulna.

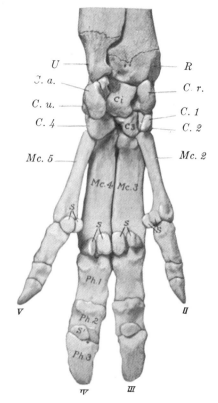

Figura 37-24. Esqueleto da parte distal do membro torácico esquerdo do suíno; vista palmar.

II-V, Segundo ao quinto dígitos; C 1-4, primeiro ao quarto ossos cárpicos; C.a., osso acessório do carpo; C.i., osso intermédio do carpo; C.r., osso cárpico radial; C.u., osso cárpico ulnar; Mc. 2-5, ossos metacárpicos; Ph. 1-3, falanges proximal, média e distal; R, extremidade distal ou tróclea do rádio; S, ossos sesamóides proximais; S', ossos sesamóides distais; U, extremidade distal (processo estilóide) da ulna.

marmente do que os ossos principais. O quinto osso metacárpico é consideravelmente o mais espesso dos dois. As extremidades proximais são pequenas e articulam-se com os ossos cárpicos e metacárpicos correspondentes. A extremidade distal é relativamente grande; sua superfície articular é condilóide, dorsalmente, e troclear, palmarmente.

DÍGITOS DA MÃO

Cada **dígito** principal compreende três **falanges** e três **sesamóides**. Os ossos dos dígitos principais são semelhantes no formato aos do bovino; não há forame na superfície axial do processo extensor, e os ossos sesamóides proximais são estreitos e ressaltados palmarmente. As falanges dos dígitos acessórios (que não atingem o solo normalmente) são semelhantes no formato mas muito menores. A fusão das extremidades, ou bases proximais, com os corpos ocorre aproximadamente aos dois anos de idade, para as falanges proximais, e aproximadamente com um ano para as falanges médias.

OSSOS DO MEMBRO PÉLVICO

O **membro pélvico**, como o membro torácico, consiste em quatro segmentos; o cíngulo do membro pélvico, a coxa (fêmur e patela), a perna (tíbia e fíbula), e os pés (tarso, metatarso e dígitos [falanges e ossos sesamóides]). Para os tempos de fechamento epifisário anatômico veja o Quadro 37-2.

Cíngulo do Membro Pélvico

O **cíngulo do membro pélvico** consiste no *ossa coxarum* (osso do quadril de ambos os lados) e no sacro.

Os ossos do quadril são compostos do osso do quadril, de cada lado, que formam uma sinostose ao longo da linha mediana (sínfise pélvica). A **sínfise pélvica**, por sua vez, consiste na **sínfise púbica** e na **sínfise isquiática**.

OSSO DO QUADRIL
(Figs. 37-25 e 26)

O **osso do quadril** é longo e estreito. O ílio e o ísquio estão quase em linha um com o outro e quase

Quadro 37-2. *Tempos de Fechamentos Epifisários Anatômicos do Membro Pélvico do Suíno*

Osso	Bruni e Zimmerl (1951)	Lesbre (1897)
Ílio, ísquio e púbis	1 ano	~ 1 ano
Fêmur		
Proximal	3 anos	3 a 3 ½ anos
Distal	3 ½ anos	~ 3 ½ anos
Tíbia		
Proximal	3 ½ anos	~ 3 ½ anos
Distal	2 anos	~ 2 anos
Fíbula		
Proximal	3 ½ anos	~ 3 ½ anos
Distal	2 a 2 ½ anos	2 a 2 ½ anos
Calcâneo	—	2 a 2 ½ anos
Ossos distais ao tarso (mesmo que para o membro torácico)		

sagitalmente na direção. A asa do ílio dobra-se lateralmente, muito menos do que no eqüino e no bovino. A superfície glútea está dividida em duas fossas por um ressalto, que é contínuo caudalmente com a espinha isquiática. A superfície sacropélvica apresenta caudalmente uma extensa área áspera, que está em aposição com a asa do sacro. A área ilíaca, lisa, é estreita e limitada dorsalmente por um ressalto. A crista é convexa e espessa, áspera e proeminente em seu centro, que forma o ponto mais elevado do osso. A tuberosidade sacral é mais baixa do que a crista, está direcionada caudalmente e articula-se medialmente com o sacro. A tuberosidade da coxa é ainda mais baixa e pouco espessa. Os ísquios na fêmea são um tanto divergentes e achatados caudalmente. As tuberosidades são evertidas e sustentam três proeminências. Há uma crista ou tuberosidade na superfície ventral. A espinha isquiática é como a do bovino, mas é ligeiramente encurvada, e os ressaltos musculares de sua face lateral são mais pronunciados. A parte sinfisial do púbis é espessa e os dois ossos estão quase em um plano hori-

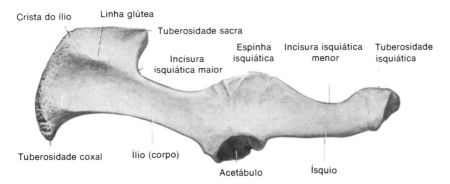

Figura 37-25. Osso do quadril esquerdo do suíno; vista lateral.

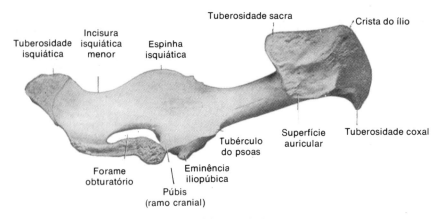

Figura 37-26. Osso do quadril esquerdo do suíno; vista medial.

zontal. A eminência iliopúbica* é proeminente, e o tubérculo do psoas é bem demarcado.

Acetábulo

O **acetábulo** está colocado um pouco mais adiante e caudalmente do que no bovino. A borda é espessa

---
*Preuss e Budras (1969) asseveram que a eminência iliopúbica inclui tanto o tubérculo do psoas como o tubérculo pectíneo dos animais domésticos.

e interrompida caudalmente por uma estreita fissura, que conduz para a fossa acetabular, profunda. As três peças do osso do quadril se fusionam até o término do primeiro ano, mas a crista e a tuberosidade isquiática estão parcialmente separadas até o sexto ou sétimo ano. A sínfise não sofre normalmente ossificação completa. Os ossos interisquiais estão presentes.

PELVE

A abertura pélvica cranial (entrada) é elíptica e muito oblíqua. Na fêmea de grande tamanho o conjugado (diâmetro) mede 12,5 a 15,0 cm e o transverso aproximadamente 8,75 a 10,00 cm. Na fêmea o assoalho é relativamente largo e achatado, especialmente na abertura caudal (saída), onde as tuberosidades são evertidas; ele também possui uma decidida inclinação ventral, caudalmente. O eixo pélvico é, portanto, correspondentemente oblíquo. O arco isquiático é largo. No macho, o púbis é muito mais espesso e os ísquios não estão evertidos caudalmente. A abertura cranial é menor; o conjugado tem aproximadamente 11,0 a 12,5 cm e o diâmetro transversal 7,50 a 8,75 cm. O assoalho é côncavo lateralmente e inclina-se menos do que na fêmea. As espinhas isquiáticas são mais encurvadas, e o arco isquiático é bem mais estreito e profundo.

Coxa

FÊMUR
(Figs. 37-27 e 28)

O **fêmur** tem um corpo relativamente largo e maciço, no qual quatro superfícies poderiam ser reconhecidas. O forame nutrício principal está situado no terço proximal da superfície cranial. A superfície caudal é larga e está limitada lateralmente por um ressalto que se estende do trocanter maior até a grande tuberosidade supracondilar lateral. Não há nenhuma fossa supracondilar. A cabeça, acentuadamente curva, é demarcada no sentido do lado medial por uma tuberosidade um tanto grande para a inserção do ligamento da cabeça do fêmur. O colo é distinto. O trocanter maior, embora maciço, não

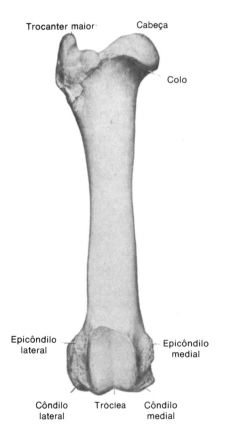

Figura 37-27. Fêmur direito do suíno; vista cranial.

OSTEOLOGIA DO SUÍNO

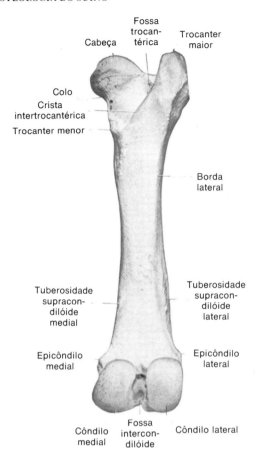

Figura 37-28. Fêmur direito do suíno; vista caudal.

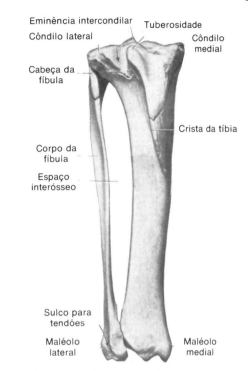

Figura 37-29. Tíbia e fíbula direitas do suíno; vista cranial.
A seta indica o sulco extensor da extremidade proximal da tíbia.

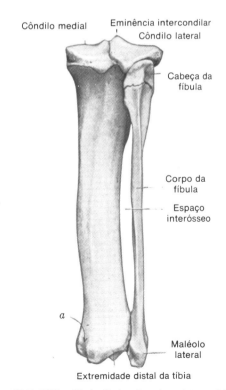

Figura 37-30. Tíbia e fíbula direitas do suíno; vista caudal.
a, Sulco no maléolo medial para o tendão do músculo flexor longo dos dedos.

se estende acima do nível da cabeça. A crista intertrocantérica e a fossa trocantérica são semelhantes às do bovino. O terceiro trocanter está ausente. Os ressaltos da tróclea são semelhantes e quase sagitais. As extremidades unem-se ao corpo, aproximadamente, aos três anos e meio de idade.

PATELA

A **patela** é muito comprimida transversalmente e apresenta três superfícies.

Perna
(Figs. 37-29 e 30)

TÍBIA

O corpo da **tíbia** é ligeiramente curvo e convexo medialmente. A tuberosidade é sulcada cranialmente; um estreito sulco extensor a separa do côndilo lateral. A faceta para a fíbula está na borda caudal deste e é limitada medialmente por uma eminência. A parte proximal da borda cranial é muito proeminente e curva-se lateralmente. A extremidade distal ou cóclea é em geral semelhante à do bovino, porém é relativamente mais estreita transversalmente e mais espessa craniocaudalmente. A extremidade proximal une-se ao corpo aproximadamente aos três anos e meio de idade, e a extremidade distal, aproximadamente, aos dois anos de idade.

FÍBULA

A **fíbula** estende-se por todo o comprimento da região, estando separada da tíbia por um largo espaço interósseo. O corpo é achatado lateralmente; a parte proximal é larga e profundamente sulcada lateralmente; a parte distal é mais estreita e espessa. A extremidade proximal, achatada e sulcada lateralmente, articula-se medialmente com o côndilo lateral da tíbia. A extremidade distal forma o maléolo lateral. Ela é sulcada lateralmente e articula-se medialmente com a tíbia e o tálus e com o calcâneo, distalmente. A extremidade proximal ou cabeça une-se ao corpo aproximadamente aos três anos e meio de idade, e a extremidade distal, aproximadamente, aos dois anos e meio de idade.

Pé
(Figs. 37-31 e 32)

OSSOS DO TARSO

O **tarso** compreende sete ossos. O tálus e o calcâneo são em geral semelhantes aos do bovino. O eixo

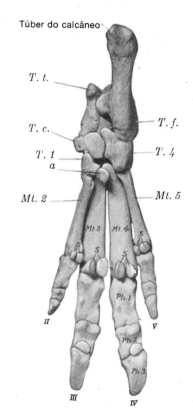

Figura 37-32. Esqueleto do pé direito do suíno; vista plantar.

II-V, Segundo ao quinto dígitos; a, osso sesamóide; Mt. 2-5, ossos metatársicos; Ph. 1-3, falanges proximal, média e distal; S, ossos sesamóides proximais (os sesamóides distais são apresentados mas não estão marcados); T1, primeiro osso társico; T4, quarto osso társico; T.c., osso társico central; T.f., calcâneo; T.t., tálus.

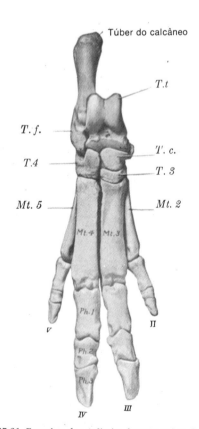

Figura 37-31. Esqueleto do pé direito do suíno; vista dorsal.

II-V, Segundo ao quinto dígitos; Mt. 2-5, ossos metatársicos; Ph. 1-3, falanges proximal, média e distal; T3, terceiro osso társico; T4, quarto osso társico; T.c., osso társico central; T. f., calcâneo; T.t., tálus.

do tálus, entretanto, é ligeiramente oblíquo (ventromedialmente), e sua extremidade distal sustenta uma tróclea dupla para articulação com o osso central do tarso e o quarto osso társico. O túber do calcâneo é profundamente sulcado plantarmente. O osso central do tarso é transversalmente estreito e espesso. Sua superfície proximal é profundamente côncava, e a superfície plantar sustenta um grande tubérculo. O primeiro osso társico é alto e estreito; ele articula-se com o osso central do tarso, com o segundo osso társico e com o segundo osso metatársico. O segundo osso társico é pequeno e um tanto prismático; ele articula-se com o osso central do tarso, proximalmente, com o terceiro osso társico, dorsalmente, com o primeiro osso társico, plantarmente, e com o segundo e terceiro ossos metatársicos, distalmente. O terceiro osso társico, bem maior, está comprimido do proximal ao distal, sendo largo dorsalmente e estreito plantarmente. Ele articula-se com o osso central do tarso, proximalmente, com o terceiro osso metatársico, distalmente, com o segundo osso társico, medialmente e com o quarto osso társico, lateralmente. O quarto osso társico é grande. Sua face lateral é cruzada por um sulco oblíquo para o tendão do músculo fibular longo. A superfície medial articula-se com o osso central do

OSTEOLOGIA DO SUÍNO

tarso e com o terceiro osso társico. A superfície proximal sustenta o tálus e o calcâneo, e a superfície distal repousa no quarto e quinto ossos metatársicos. Ele ossifica-se a partir de dois centros. O ápice do túber do calcâneo funde-se ao restante do osso desde os dois aos dois anos e meio de idade.

OSSOS METATÁRSICOS

Os quatro **ossos metatársicos,** semelhantes aos ossos correspondentes do membro posterior, são um pouco mais longos. As extremidades proximais ou bases do terceiro e quarto ossos metatársicos possuem uma considerável projeção plantar; o processo, no terceiro osso metatársico, tem uma faceta para articulação com um osso sesamóide metatársico discóide. O segundo e o quinto ossos metatársicos estão colocados mais no sentido da superfície plantar dos grandes ossos do que é o caso no membro torácico.

DÍGITOS

As **falanges** proximais e médias são um pouco mais longas e mais estreitas do que as do membro torácico.

CRÂNIO
D. J. Hillmann

OSSO OCCIPITAL
(Figs. 37-33, 34, 35 e 41/G)

O **osso occipital** forma a superfície caudal do crânio. No suíno ele é um tanto achatado e alongado. Em sua parte ventral média é perfurado pelo **forame magno,** grande e grosseiramente trapezoidal (Figs. 37-33 a 35), que é flanqueado lateralmente pelos côndilos occipitais e dorsalmente pelo proeminente par de tubérculos nucais.

A **parte basilar,** hexagonal, é achatada caudalmente, mais estreita, e mais espessa rostralmente. A superfície externa é demarcada por um estreito res-

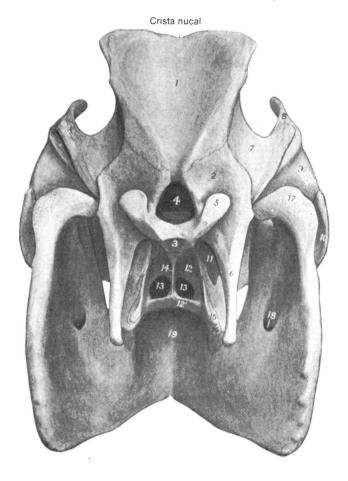

Figura 37-33. Crânio do suíno; vista caudal.
1, 2, 3, Partes escamosa, lateral e basilar do osso occipital; 4, forame magno; 5, côndilo occipital; 6, processo jugular; 7, parte escamosa do osso temporal; 8, meato acústico externo; 9, tubérculo articular do osso temporal; 10, processo zigomático da maxila; 11, bolha timpânica; 12, 12', partes perpendicular e horizontal do osso palatino; 13, 13', coanas; 14, vômer; 15, processo pterigóideo do osso basi-esfenóide; 16, processo pterigóideo do osso palatino; 17, processo condilar da mandíbula; 18, forame mandibular; 19, corpo da mandíbula.

com as partes laterais do osso occipital e também contribuem para a formação dos côndilos occipitais. O lado caudal é incisado e participa da formação do forame magno. A **superfície cranial ou cerebral** é é plana e lisamente côncava, amoldando-se à superfície da medula oblonga e da ponte.

O par de **partes laterais** flanqueia o forame magno, participa da formação dos tubérculos nu-

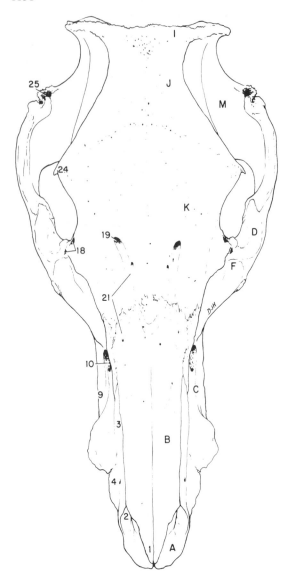

Figura 37-34. Crânio do suíno, com a mandíbula removida, vista dorsal.

A, Osso incisivo; B, osso nasal; C, maxila; D, osso zigomático; F, osso lacrimal; I, osso occipital; J, osso parietal; K, osso frontal; M, osso temporal; 1, extensão rostral do osso nasal; 2, incisura nasomaxilar; 3, processo nasal do osso incisivo; 4, processo alveolar do osso incisivo; 9, processo alveolar da maxila; 10, forame infraorbital; 18, forames lacrimais; 19, forame supra-orbital; 21, sulco supra-orbital; 24, processo zigomático do osso frontal; 25, meato acústico externo. (De Hillmann, 1971.)

salto mediano, o **tubérculo faríngeo**. Ventrolateralmente, a parte basilar apresenta **tubérculos musculares**, proeminentes e pares, e que convergem rostralmente ao afunilarem-se sobre o osso basiesfenóide. Rostrolateralmente aos tubérculos musculares, os lados direito e esquerdo são arredondados e concorrem caudalmente na formação do **forame jugular** e do **forame lácero**, rostralmente. Os lados caudolaterais da parte basilar estão fundidos

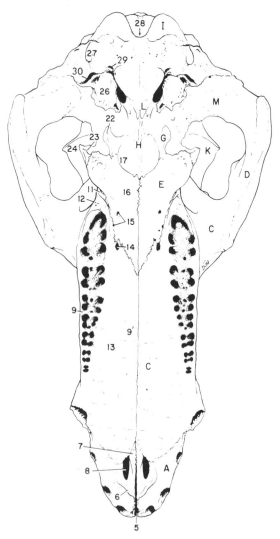

Figura 37-35. Crânio do suíno, com a mandíbula removida; vista ventral.

A, Osso incisivo; C, maxila; D, osso zigomático; E, osso palatino; G, osso pterigóide; H, vômer; I, osso occipital; K, osso frontal; L, osso basi-esfenóide; M, osso temporal; 5, fissura interincisiva; 6, continuação rostral do sulco palatino no osso incisivo; 7, processo palatino do osso incisivo; 8, fissura palatina; 9, processo alveolar da maxila; 9', processo palatino da maxila; 11, túber da maxila; 12, forame maxilar; 13, sulco palatino maior; 14, forame palatino maior; 15, forames palatinos menores; 16, lâmina horizontal do osso palatino; 17, lâmina perpendicular do osso palatino; 22, hâmulo pterigóideo; 23, processo pterigóideo do osso basi-esfenóide; 24, processo zigomático do osso frontal; 26, bolha timpânica; 27, processo jugular; 28, forame magno; 29, forame hipoglosso; 30, forame estilomastóideo (abertura externa). (De Hillmann, 1971.)

cais e forma lateralmente uma projeção, semelhante a um leque, que circunda os côndilos occipitais. Cada parte sobrepõe-se e funde-se com o processo occipital do osso temporal. Ventralmente, cada parte lateral apresenta um **processo jugular** evidente e alongado (Fig. 37-35/27). Rostromedialmente à base do processo, ele é demarcado por uma **incisura jugular,** verticalmente alongada. Em conjunção com a parte timpânica do osso temporal, ela forma o **forame jugular.** Imediatamente caudal a esta abertura encontra-se a abertura externa do **canal do nervo hipoglosso.** Caudomedialmente à base do processo encontra-se a profunda **fossa condilar ventral.** Internamente, cada parte lateral apresenta uma forte depressão, em sua superfície rostrolateral, que demarca a abertura interna do canal do nervo hipoglosso. Profundamente, dentro desta depressão e iniciando-se rostrolateralmente, há o pequeno **canal condilar.** Rostralmente, ele abre-se sobre a incisura jugular, onde conflui com o forame jugular.

A **parte escamosa,** extensa, é achatada e triangular, com a base do triângulo dorsalmente localizada. A base é espessa, exceto quando escavada pelos seios paranasais, e forma a parte mais alta do crânio. O ápice está direcionado no sentido do forame magno, entre o par de partes laterais do osso occipital. Do ápice que participa da formação dos tubérculos nucais há dois ressaltos divergentes, entre os quais há uma superfície nucal lisa e côncava. A **superfície cranial** da parte escamosa é côncava e pequena, e se amolda à superfície do cerebelo. A **protuberância occipital interna** é reduzida.

No adulto, os seios frontal e esfenoidal estendem-se dentro das partes escamosa e basilar, respectivamente.

OSSOS ESFENÓIDES
(Figs. 37-35 e 41/H)

O **osso esfenóide** está situado na base do crânio; sua parte central situa-se rostralmente à parte basilar do osso occipital. Ele consiste na época do nascimento em duas partes distintas, o basi-esfenóide e o pré-esfenóide.

Osso Basi-Esfenóide

O **basi-esfenóide** é composto de um corpo, um par de asas e um par de processos. O corpo articula-se caudalmente com a parte basal do osso occipital. As asas articulam-se lateralmente com a parte escamosa do osso temporal e, rostralmente, com o pré-esfenóide; caudalmente, há uma ligação limitada com a superfície interna dos ossos parietais. Os processos pterigóides articulam-se rostromedialmente com o pré-esfenóide, rostroventralmente com os ossos palatinos e medialmente com os ossos pterigóides.

O **corpo** comprimido lateralmente e um tanto triangular apresenta um baixo ressalto sagital em sua superfície ventral. No suíno há uma distinta **sela túrcica,** limitada caudalmente pelo proeminente **dorso da sela** que se inclina caudalmente para unir-se à parte basal do osso occipital. Uma rasa depressão formada neste ponto e denominada clivo apóia a ponte. Há um par de **processos clinóides caudais** que se projetam, em direção rostrolateral, do dorso da sela. Dependendo da idade e da preparação do espécime, eles podem ou não ser observados. Rostralmente, a superfície dorsal do basi-esfenóide concorre com o pré-esfenóide na formação da profunda **fossa hiposária.**

As asas do basi-esfenóide estendem-se do corpo, a princípio lateralmente, e depois curvam-se acentuada e dorsalmente para articularem-se com a parte escamosa do osso temporal. A **superfície temporal** defronta-se caudolateralmente e participa da formação da fossa infratemporal. Um sulco raso é encontrado na superfície ventromedial da asa, na base do processo pterigóide. Rostralmente o sulco torna-se o **canal pterigóide,** que é formado medialmente pela parte vertical do osso pterigóide e pré-esfenóide e, lateralmente, pelo processo pterigóide do basi-esfenóide. A parte rostral do canal abre-se na parte caudal da fossa pterigopalatina, entre o pré-esfenóide, rostromedialmente, e o processo pterigóide, caudolateralmente. No canal passa o nervo do canal pterigóide. A **superfície cerebral** da asa apresenta dois sulcos longitudinais e duas cristas. A crista mais lateral é a continuação rostral do processo tentórico do osso parietal. Na junção do basi-esfenóide e do pré-esfenóide o processo termina. Uma pequena porção retangular, lateral a este processo, defronta-se dentro da fossa cranial média. Medial e ventralmente à crista há um sulco raso, ventralmente direcionado, o **sulco do nervo maxilar,** que se abre rostralmente e concorre com o pré-esfenóide na formação do **forame órbito-rotundo.** Caudalmente, este sulco lateral é incisado lateralmente pela **incisura espinhosa** e, medialmente, pela **incisura oval.** O sulco mais medial, raso, está separado do sulco lateral por um curto ressalto longitudinal que se estende caudalmente no sentido da parte petrosa do osso temporal e separa, medial e incompletamente, a **incisura carótida** das incisuras laterais anteriormente citadas. O sulco medial contém a rede cerebral e o seio cavernoso.

O **processo pterigóide** estende-se ventralmente do corpo e da asa do basi-esfenóide. Em sua parte proximal ele é rostralmente côncavo, une-se medialmente com o pré-esfenóide, e lateralmente apresenta uma **crista pterigóide** espessada. Desta parte o processo pterigóide dobra lateralmente e articula-se rostroventralmente com o osso palatino e com o osso pterigóide, medialmente. Distalmente, em sua superfície caudal, há uma depressão profunda que concorre com o osso pterigóide na formação da **fossa pterigóide.** O forame alar está ausente. O processo pterigóide é variavelmente escavado para os seios esfenoidais.

Osso Pré-Esfenóide

O **pré-esfenóide** é composto de um corpo e um par de asas. O corpo articula-se com o basi-esfenóide, caudalmente, com o osso etmóide, rostralmente, com o vômer, ventralmente e com o osso palatino, ventrolateralmente. As asas articulam-se com o osso frontal, rostrolateralmente, e com as asas do basi-esfenóide, caudolateralmente.

O **corpo,** situado medialmente, é curto e comprimido lateralmente. Ventralmente ele está oculto, em grande parte, pelo vômer e pelos ossos pterigóides. A **superfície cerebral** apresenta as seguintes características: (1) Rostralmente há uma parte ressaltada e plana **(jugo esfenoidal)** que apresenta duas áreas laterais, ligeiramente côncavas; esta parte tem uma fina margem livre caudal que se sobrepõe à entrada para os canais ópticos. (2) Imediatamente caudal a esta, e a um nível inferior, há uma depressão transversal lisa, o **sulco óptico** *(sulco do quiasma),* no qual o quiasma óptico repousa. De cada extremidade deste sulco o canal óptico passa rostral e lateralmente e abre-se na órbita como o forame óptico. Rostralmente, o corpo é expandido para receber o labirinto etmoidal e a lâmina perpendicular do osso etmóide. Ele é escavado para formar os seios esfenoidais. No animal idoso, a escavação prossegue de modo que apenas uma fina lâmina de osso permanece entre a fossa cranial média e o seio esfenoidal. Rostroventralmente, o sulco óptico é aprofundado por outro sulco que conduz ramos anastomóticos das artérias oftálmicas internas. (3) Caudalmente ao sulco do quiasma o corpo do pré-esfenóide é elevado, formando o **tubérculo da sela** φ. Ele inclina-se caudalmente, concorrendo com o basi-esfenóide, na formação do assoalho rostral da **fossa hipofisária.**

As **asas** do pré-esfenóide curvam-se dorsolateralmente dos lados do corpo. A **superfície cerebral** é convexa e acentuada por impressões digitais para os giros do cérebro. A **superfície orbital** é côncava. A raiz da asa é perfurada pelo **canal óptico.** Caudalmente a este canal um ressalto rombudo divide-o da parede medial do forame órbito-rotundo, que é desta maneira formado pela concorrência do pré-esfenóide e do basi-esfenóide. Internamente, a parede dorsal do forame órbito-rotundo é circundada pela aguda projeção caudal da asa do pré-esfenóide.

Lateralmente, esta projeção continua caudalmente na asa do pré-esfenóide. Medialmente, a crista apresenta, de maneira variável, os delgados **processos clinóides rostrais.**

OSSO ETMÓIDE
(Figs. 37-36 a 41/J)

O **osso etmóide** está localizado profundamente dentro do crânio, entre as partes cranial e facial. Está situado entre as fossas orbitárias direita e esquerda e parcialmente circundado por escavações da cavidade nasal. Mais adiante situa-se no fundo da cavidade nasal, onde suas numerosas espirais ósseas aumentam a área superficial e parecem restringir e direcionar a circulação de ar dentro dos seios paranasais. No espécime imaturo o osso etmóide funde-se ao vômer tornando, desta forma, difícil desarticulá-lo como um osso distinto. Ele também funde-se precocemente com o pré-esfenóide. Além disso, relaciona-se com o osso frontal, maxila e osso palatino (Figs. 37-36 e 37). Ele é composto de labirintos pares (massas laterais), lâminas orbitais e crivosas, pares, e uma lâmina perpendicular mediana.

Cada **labirinto** é composto de aproximadamente 20 lâminas ósseas delicadas, os **etmoturbinais,** que estão dispostos de modo paralelo estendendo-se da lâmina orbital até à lâmina crivosa. Sobre cada lâmina há um número variável de espirais ósseas primárias e secundárias. O eixo longo de cada espiral está perpendicular à superfície da lâmina crivosa, desta forma permitindo que os nervos olfatórios penetrem no bulbo olfatório aproximadamente em ângulos retos sobre toda sua superfície.

Apenas sete dos etmoturbinais estão bem desenvolvidos e estendem-se próximo à linha média ou

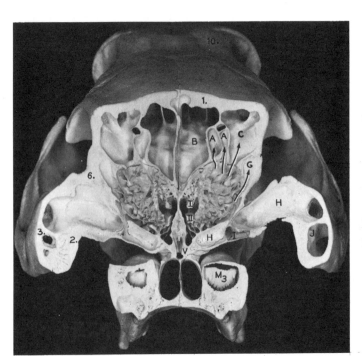

Figura 37-36. Secção transversal através do labirinto etmoidal e dos seios paranasais circundantes, do suíno. Secção feita entre os molares dois e três.

1, Osso frontal; 2, maxila; 3, osso zigomático; 6, osso lacrimal; A, seio frontal rostral medial (lado esquerdo). Nota: ambos os compartimentos formam um seio com uma lâmina separando-os; B, seio frontal caudal (lado esquerdo); C, seio frontal rostral (lado esquerdo); G, seio lacrimal; H-H, seio maxilar (aparecendo como um compartimento medial e lateral); I, células etmoidais (lado esquerdo); J, seio maxilar (veja a Fig. 37-37); V, vômer; M₃, terceiro molar (nível em que o corte foi realizado). (De Hillmann, 1971.)

OSTEOLOGIA DO SUÍNO

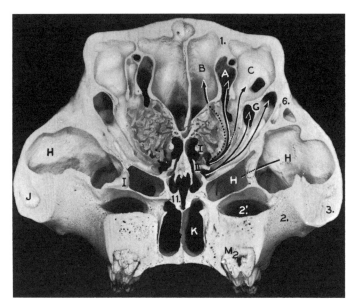

Figura 37-37. Secção transversal através da cavidade nasal e dos seios paranasais do suíno. Secção feita ao nível do segundo molar.

1, Osso frontal; 2, maxila; 2', forame infraorbital; 3, osso zigomático; 6, osso lacrimal (note a presença do canal lacrimal por baixo do n.°); 11, lâmina basal do osso etmóide fundida ao vômer; (estas estruturas juntas formam o septo horizontal entre o fundo da cavidade nasal [acima] e a nasofaringe [abaixo]); A, seio frontal rostral medial (lado direito); B, seio frontal caudal (lado direito); C, seio frontal rostral lateral (lado direito); G, seio lacrimal (qualquer lado de G) (lado direito); H-H, seio maxilar; preto, compartimento lateral; branco, compartimento medial (linha pontilhada indica comunicação); I (centro), células etmoidais; J, seio dentro do osso zigomático que posteriormente se comunica com o seio maxilar (H). Nota: neste espécime este é, dentro do osso zigomático, completamente independente do seio maxilar; K, nasofaringe; M₂, segundo molar; I (esquerdo), concha nasal dorsal (endoturbinal I); II, concha nasal média (endoturbinal II). As setas indicam as comunicações dos seios paranasais com a cavidade nasal através do labirinto etmoidal. (De Hillmann, 1971.)

lâmina perpendicular; eles são denominados **endoturbinais** (Fig. 37-38 e 39). Os 13 intervenientes (mais cinco a sete lâminas fracamente desenvolvidas, freqüentemente apenas uma única espiral) são designados **ectoturbinais**.

A lâmina basal do **endoturbinal I (concha nasal dorsal)** (Figs. 37-40, 41/K e 44/I) origina-se da superfície dorsomedial da lâmina orbital. Ela é única, sendo espiralada apenas em uma superfície (lateroventral); a outra superfície (dorsomedial) é lisa e forma o assoalho do primitivo seio frontal (Fig. 37-39/5') e eventualmente uma abertura nasofrontal. Estendendo-se da lâmina basal, há quatro espirais ventrolateralmente direcionadas, com o espiralamento terminal sendo diferente dos demais. Caudalmente a face medial da espiral terminal parece originar-se da lâmina crivosa como uma estreita prateleira de osso. Ele estende-se rostralmente, gradativamente alargando-se até que, a um nível entre o primeiro e o segundo dentes molares, sua largura é aproximadamente o dobro. Localizada ao nível deste aumento encontra-se a cavidade (de tamanho variável) do endoturbinal I (Figs. 37-41/k), a qual, pelas suas superfícies lateral e dorsal, permanece em comunicação com a cavidade nasal. A cavidade é parte do seio da concha dorsal. Lateralmente, o endoturbinal apresenta uma fina prateleira horizontal óssea que se funde à superfície medial da maxila e forma o teto da parte caudal do meato nasal médio. Projetando-se rostralmente, e continuando a face medial achatada do endoturbinal, há uma projeção estreitada que continua ao longo da crista do osso nasal e com o qual ela completa a forma da concha nasal dorsal.

O **endoturbinal II** (Figs. 37-38, 39, 40 e 41/L) é bem menor do que o primeiro; comparativamente, ele é designado como a **concha nasal média**. A lâmina basal do endoturbinal II, o décimo na seqüência a começar com o primeiro endoturbinal, tem sua origem da parte da lâmina orbital que forma a parede medial do seio maxilar. Ela apresenta pequenas espirais secundárias, em ambas as superfícies, e termina numa espiral terminal par.

As lâminas basais dos **endoturbinais III a VII** (Figs. 37-38 a 41/N) estão quase dispostas de modo a ficarem orientadas em um ângulo oblíquo com relação à linha média. Elas estão direcionadas caudolateralmente. Apresentam espirais secundárias em ambas as superfícies, o número decrescendo dos endoturbinais III ao VII. Os endoturbinais III a V terminam em espirais terminais pares; os endoturbinais VI e VII terminam em espirais terminais únicas (os números de espirais, tanto secundárias como terminais, pode variar).

Todos os **ectoturbinais** são semelhantes na origem e estrutura, mas apenas dez são bem desenvolvidos e um tanto constantes. A maioria dos ectoturbinais bem desenvolvidos está localizada entre as lâminas do primeiro e segundo endoturbinais. Destes, alguns estendem-se mais próximos da linha média (semelhante aos endoturbinais), mas não conseguem alcançá-la, e se colocam numa série medial e outra lateral. Somente as lâminas maiores são constantes.

A **lâmina orbital** representa essencialmente uma cobertura fina, incompleta e lateral do labirinto. Sua parte dorsomedial (a **lâmina do teto**) é pequena e une-se medialmente à **lâmina perpendicular do etmóide**. Sua parte ventromedial (a **lâmina do assoalho**) é mais espessa e mais extensa. Medialmente ela une-se ao vômer e, lateralmente, une-se ao osso maxilar para completar o assoalho do fundo da cavidade nasal; caudalmente ela une-se ao osso palatino. Sua borda rostral é lisa e forma a demarcação entre o fundo da cavidade nasal, dorsalmente, e a nasofaringe, ventrolateralmente. A superfície ventral, sulcada juntamente com os ossos palatino e maxilar, completa a formação do forame esfenopalatino. Lateralmente, a lâmina orbital apresenta uma superfície irregular. Sua parte caudoventral, lisa e convexa, continua caudalmente com o pré-esfenóide, formando a superfície dorsomedial da fossa pterigopalatina. A parte rostrodorsal pode ser dividida em duas parcelas — dorsalmente ela apresenta um sulco raso, que representa a parede medial da abertura nasomaxilar; caudalmente, o sulco curva-se ventralmente e continua com a parede medial do seio maxilar formado pela profunda concavidade circular da porção ventral.

A **lâmina perpendicular** é uma lâmina ossificada, situada entre os dois labirintos, e serve para unir as lâminas crivosas direita e esquerda. É composta de osso compacto que resulta da ossificação progressiva do septo nasal cartilaginoso. Ventralmente, está encaixada dentro de um sulco localizado no vômer. Ela funde-se caudalmente com o osso pré-esfenóide, na idade jovem, o que não ocorre uniformemente com o vômer, na mesma idade. Portanto, nos ossos macerados, existe um canal imediatamente ventral à lâmina e que persiste no adulto. Ele contém pequenos vasos sangüíneos que penetram na cartilagem do septo nasal. Caudalmente, na superfície lateral, ele apresenta numerosas depressões correspondentes aos endoturbinais IV a VII. Uma extensão dorsal, a **crista galli**, fortemente desenvolvida, existe entre as lâminas crivosas. Eventualmente, a referida crista funde-se rostralmente, na linha média, com o osso frontal.

A **lâmina crivosa,** par, está separada pela extensão dorsal medial da lâmina perpendicular, a *crista galli*. No animal imaturo, em que o osso etmóide é facilmente removível, existe um ressalto liso ao redor da periferia; a porção perfurada é côncava, de lado a lado e de extremidade a extremidade. Caudalmente, sua superfície (lâmina crivosa) situa-se em um plano horizontal. Deste local, rostralmente, ela curva-se dorsalmente até situar-se em um plano vertical. É perfurada por mais de mil forames. Alguns destes são bem grandes e dispostos ao redor de uma crista que corresponde a cada lâmina basal do labirinto etmoidal. Imediatamente lateral à *crista galli* há uma fileira de grandes forames que possuem fo-

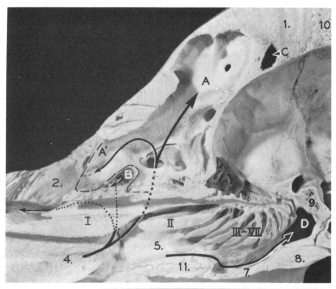

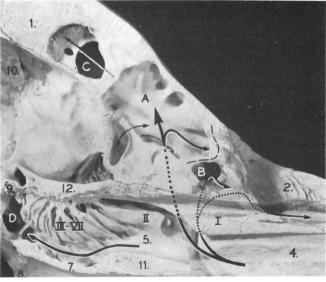

Figura 37-38. Crânio macerado de porca com 10 a 11 meses de idade; secções sagitais — região craniofacial.

O osso nasal está desarticulado; a lâmina perpendicular do osso etmóide está esculturada para ilustrar o labirinto etmoidal; o septo do seio esfenoidal foi removido para ilustrar a cavidade do seio; o vômer está parcialmente removido; as setas indicam as comunicações dos seios paranasais com a cavidade nasal — a porção sólida situada dentro da cavidade nasal ou do seio paranasal; a porção pontilhada situada por baixo do osso ou tecido; a linha interrompida indica o limite de um seio paranasal. *Em cima*, lado direito; *embaixo*, lado esquerdo. A, seio frontal rostral medial; A', extensão rostral de A; B, seio frontal caudal (grandemente reduzido); C, seio frontal rostral lateral; D, seio esfenoidal; 1, osso frontal; 2, maxila (sutura nasomaxilar); 4, concha nasal ventral; 5, osso etmóide; 7, osso palatino (lâmina esfeno-etmoidal); 8, osso pterigóide; 9, osso pré-esfenóide; 10, osso parietal; 11, lâmina basal; 12, lâmina perpendicular; I, endoturbinal I; II, endoturbinal II; III-VII, endoturbinais III a VII. Este espécime ilustra um seio frontal caudal extremamente pequeno. A projeção rostral do seio frontal rostral medial estende-se no sentido dos ossos nasais. (De Hillmann, 1971.)

OSTEOLOGIA DO SUÍNO　　　　　　　　　　　　　　　　　　　　　　　　　　　　1159

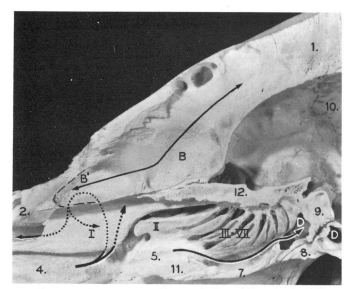

Figura 37-39. Crânio macerado de porca de 10 a 11 meses de idade; secção sagital — região craniofacial.

O osso nasal está desarticulado; a lâmina perpendicular do osso etmóide está esculturada para ilustrar o labirinto etmoidal; o septo do seio esfenoidal foi removido para ilustrar a cavidade do seio; o vômer foi parcialmente removido; as setas indicam a comunicação dos seios paranasais com a cavidade nasal — a porção sólida situada dentro da cavidade nasal ou seio paranasal; a porção pontilhada situada por baixo do osso ou tecido; a linha interrompida indica o limite do seio paranasal. *Em cima*, lado direito; *embaixo*, lado esquerdo. B, Seio frontal caudal (lado esquerdo) (em cima — septo do sino frontal para a esquerda da linha média); B', extensão rostral de B; D, seio esfenoidal; I, osso frontal; 2, maxila (sutura nasomaxilar); 4, concha nasal ventral; 5, osso etmóide; 5', meato etmoidal com a lâmina circundante. (Note a linha fina de fusão da delicada lâmina etmoidal com o osso frontal); 7, osso palatino (lâmina esfeno-etmoidal); 8, osso pterigóide; 9, osso pré-esfenóide; 10, osso parietal; 11, lâmina basal; 12, lâmina perpendicular; I, endoturbinal I; II, endoturbinal II; III-VII, endoturbinais III a VII. Este espécime ilustra um seio frontal caudal de tamanho normal (para esta idade). A projeção rostral (B') surge principalmente do seio frontal caudal esquerdo (B). (De Hillmann, 1971.)

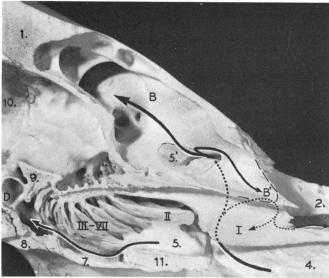

rames secundários menores dentro do forame primário maior. (Esta disposição responde pelo número extremamente grande de forames.) Paralelo à fileira medial há uma série adicional de forames que não são tão uniformes em sua disposição. Dentro da superfície da lâmina crivosa há uma crista lisa e não perfurada que corresponde à lâmina basal do endoturbinal II. Contínua com a crista, ligeiramente rostrodorsalmente, há uma área elevada e lisa, destituída de forames, que se irradia lateralmente e representa a última área da lâmina crivosa a ser ossificada. Ela cobre a inserção basal do endoturbinal I e isola todos os etmoturbinais que ocorrem antes do endoturbinal II.

OSSO INTERPARIETAL

O **osso interparietal** funde-se, antes do nascimento, com o osso occipital. A **protuberância occipital interna** está ausente.

OSSOS PARIETAIS
(Figs. 37-34, 35 e 42)

Os **ossos parietais** são pares. Uma **linha temporal** distinta divide a superfície externa em um plano parietal plano e dorsal e um **plano temporal** plano e lateral. O **plano parietal** é limitado medialmente, onde ele se une ao osso do lado oposto, pela **margem sagital**, curta e reta; rostralmente, ele une-se ao osso frontal na longa e curva **margem frontal**; caudalmente ele une-se, extensamente, ao osso occipital na **margem occipital**. O plano temporal forma uma grande parte da **fossa temporal**; caudalmente, une-se ao osso occipital na formação da distinta **crista nucal** (Fig. 37-33); ventralmente é coberto pela parte escamosa do osso temporal, na extensa **margem escamosa**.

A **superfície interna** é côncava. Ela apresenta numerosas impressões digitais que correspondem

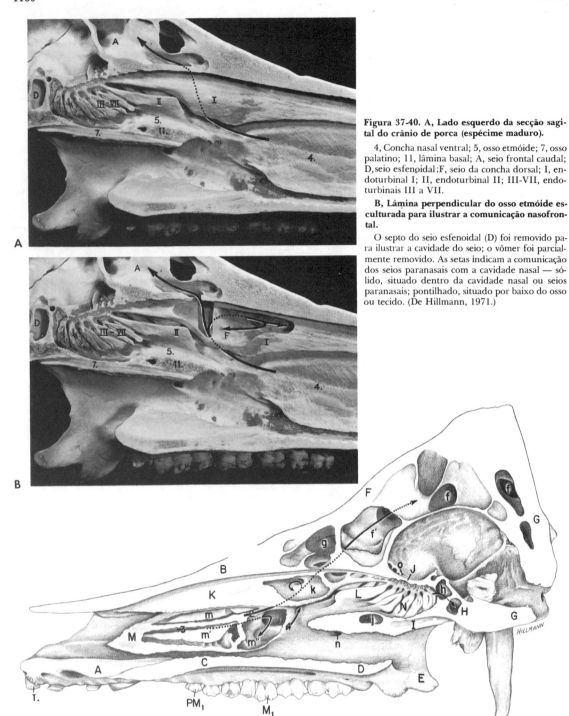

Figura 37-40. A, Lado esquerdo da secção sagital do crânio de porca (espécime maduro).

4, Concha nasal ventral; 5, osso etmóide; 7, osso palatino; 11, lâmina basal; A, seio frontal caudal; D, seio esfenoidal; F, seio da concha dorsal; I, endoturbinal I; II, endoturbinal II; III-VII, endoturbinais III a VII.

B, Lâmina perpendicular do osso etmóide esculturada para ilustrar a comunicação nasofrontal.

O septo do seio esfenoidal (D) foi removido para ilustrar a cavidade do seio; o vômer foi parcialmente removido. As setas indicam a comunicação dos seios paranasais com a cavidade nasal — sólido, situado dentro da cavidade nasal ou seios paranasais; pontilhado, situado por baixo do osso ou tecido. (De Hillmann, 1971.)

Figura 37-41. Lado direito da secção sagital do crânio do suíno maduro.

O crânio foi esculturado para ilustrar a cavidade nasal e os seios paranasais. A, Osso incisivo; B, osso nasal; C, maxila; D, osso palatino; E, osso pterigóide; F, osso frontal; G, osso occipital; H, osso esfenóide (pré-esfenóide e basi-esfenóide fundidos); I, vômer (parte rostral removida); J, osso etmóide; K, concha nasal dorsal; L, concha nasal média; M, concha nasal ventral; N, etmoturbinais; I₁, primeiro incisivo; PM₁, primeiro pré-molar; M₁, primeiro molar; f, seio frontal caudal (é uma extensão do lado esquerdo e, assim, um septo do seio frontal desviado) e f', lado direito (seta n.º 2 passando através do seio, por baixo do septo do seio frontal parcialmente removido); g, seio frontal rostral medial; h, seio esfenoidal (a seta passando através da abertura do seio esfenóide, comunicando-se desta forma com o fundo da cavidade nasal); j, células etmoidais; k, seio da concha dorsal; m, concha nasal ventral (espiral dorsal e recesso correspondente) e m', (espiral ventral e recesso correspondente) — permanecendo as lamelas basais esculturadas acima de 3; m", seta n.º 3 levando ao seio; n, forame esfenopalatino; o, forame etmóide; a seta 2 representa o trajeto de comunicação da cavidade nasal dentro do seio da concha dorsal (k) e o seio frontal caudal (f); a seta 3 representa o trajeto de comunicação da cavidade nasal dentro do seio da concha ventral (m"); a seta 4 representa o trajeto de comunicação da cavidade nasal dentro do seio maxilar lateral (abertura nasomaxilar). (De Hillmann, 1971.)

OSTEOLOGIA DO SUÍNO

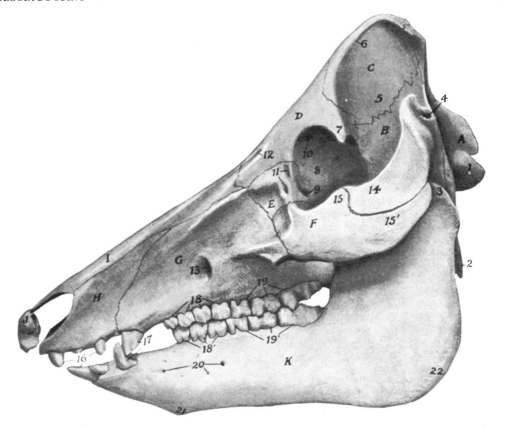

Figura 37-42. Crânio do suíno; vista lateral.

A, Osso occipital; B, parte escamosa do osso temporal; C, osso parietal; D, osso frontal; E, osso lacrimal; F, osso zigomático; G, maxila; H, osso incisivo; I, osso nasal; J, osso rostral; K, mandíbula; 1, côndilo occipital; 2, processo jugular; 3, processo condilar da mandíbula; 4, meato acústico externo; 5, fossa temporal; 6, crista parietal; 7, processo zigomático; 8, parte orbital do osso frontal; 9, fossa para a origem do músculo oblíquo ventral do bulbo do olho; 10, abertura orbital do canal supra-orbital; 11, forames lacrimais; 12, forame e sulco supra-orbitais; 13, forame infra-orbital; 14, processo zigomático do osso temporal; 15, processo frontal do osso zigomático; 15', processo temporal do osso zigomático; 16, dentes incisivos; 17, dentes caninos; 18, 18', pré-molares; 19, 19', molares; 20, forames mentonianos; 21, proeminência mentoniana; 22, ângulo da mandíbula.

aos giros cerebrais. Também há sulcos para as artérias meníngeas. Variavelmente, ao longo da borda sagital, há um raso **sulco do seio sagital dorsal**. Ventrocaudalmente há uma projeção medial que contribui para a formação do tentório ósseo do cerebelo que separa as fossas craniais medial e caudal. A **crista sagital interna** é grandemente reduzida. No adulto o osso é normalmente escavado pelo **seio frontal**. O **meato temporal** está ausente no suíno.

OSSOS FRONTAIS
(Fig. 37-41/F)

O par de **ossos frontais** está interposto entre os ossos parietais, caudalmente (margem parietal), e ossos nasais, rostralmente (margem nasal). Eles articulam-se com o osso etmóide, osso lacrimal, asas do pré-esfenóide e basi-esfenóide, maxila e com a parte escamosa do osso temporal. São irregulares e consistem nas partes escamosa, nasal e orbital.

A **parte escamosa** (Figs. 37-34 e 42) que forma a base da testa é espessa e escavada pelo **seio frontal**. Sua superfície externa é lisa, variando do convexo ao côncavo, dependendo da raça. Lateralmente é circundada por uma **margem supra-orbital**, semicircular, que separa da parte orbital. Aproximadamente a dois terços da distância rostral e centralmente, em cada osso, encontra-se o **forame supra-orbital** (a abertura externa do canal supra-orbital) que conduz oblíqua e caudalmente para abrir-se na parede medial da órbita óssea, em sua parte dorsal. No animal maduro o canal está circundado pelos seios paranasais. O **sulco supra-orbital** continua rostralmente, do forame sobre o osso nasal.

A **parte nasal** é uma pequena porção rostral que se funde ao osso nasal na borda nasal.

O **processo zigomático** está localizado na porção caudolateral do osso e projeta-se numa direção ventrolateral. Ele é curto e arredondado e não dispõe de ligação com o arco zigomático.

A **parte orbital** é extensa e forma a maior parte da parede medial da órbita. Sua parte dorsal é perfurada pelo orifício orbital do canal supra-orbital, rostralmente ao qual há a distância **fóvea troclear** para a tróclea do músculo oblíquo dorsal do olho. O **forame etmoidal** está situado na parte ventral, próximo à junção com a asa do osso pré-esfenóide.

Imediatamente caudal ao forame etmoidal a parte orbital é incisada pela **incisura esfenoidal** para receber as asas dos ossos pré-esfenóide e basi-esfenóide; caudal à incisura esfenóide, a parte orbital apresenta uma espessa projeção (visível somente no osso desarticulado) que é coberta pela parte escamosa do osso temporal.

Observando lateralmente o osso frontal, uma grande incisura direcionada rostroventralmente, a **incisura etmoidal**, formada na borda rostral da parte orbital e ventral à parte rostral da escama frontal, recebe o osso lacrimal.*

A **superfície temporal** é muito pequena e situa-se caudalmente ao processo zigomático.

No osso desarticulado a **superfície interna** está dividida em duas partes. A parte caudal, a **fossa cranial rostral** (Fig. 37-41), é ainda subdividida por uma espessa crista transversal, a **margem etmoidal**, em duas porções desiguais — a maior sendo a fossa cranial rostral própria, e a menor, a porção rostral, que contribui para a fossa etmoidal, que acomoda os bulbos olfatórios. A fossa cranial rostral[1], côncava, própria, é marcada por distintas impressões amoldadas aos giros cerebrais. Rostralmente, a fossa cranial rostral é limitada por um raso ressalto transverso que, no adulto, funde-se com o osso etmóide para completar a formação da fossa etmoidal. Abrindo-se dentro da parte ventrolateral da fossa etmoidal há o **forame etmoidal** que conduz o nervo e a artéria etmoidais. A **parte rostral** da superfície interna é profundamente côncava, carregada de septos ou ressaltos paralelos oblíquos, que correspondem às lâminas etmoidais. Entre eles há profundas escavações que representam a extensão dos meatos etmoidais do osso etmóide, dentro do osso frontal, formando os **seios frontais**. Os seios frontais do lado direito estão separados dos seios do lado esquerdo, na margem sagital, pelo **septo do seio frontal**.

OSSOS TEMPORAIS
(Figs. 37-34, 35 e 42)

Os **ossos temporais** formam parte da parede lateral da fossa cranial caudal. Cada osso está situado entre o osso occipital, caudalmente, o osso parietal, dorsalmente, o osso frontal, rostrodorsalmente, e o osso basi-esfenóide, rostroventralmente. Ele também se articula com o côndilo mandibular e o hióide; o processo zigomático une-se ao osso zigomático. Ele consiste, no suíno jovem, em três partes distintas, a escamosa, a timpânica e a petrosa.

A **parte escamosa**, a maior, articula-se com todos os ossos anteriormente citados exceto o hióide. É um osso irregular com duas superfícies e quatro bordas.

O **processo occipital** origina-se da parte caudal das escamas. Sua superfície lateral apresenta a **crista temporal**, que neste local forma o limite lateral da fossa temporal.

A **superfície cerebral** é pequena. Ela é dividida, pelo processo tentorial do osso parietal, em uma parte rostral, que forma uma pequena parte da parede ventrolateral da fossa cranial média, e uma parte caudal, que forma uma pequena parte da parede lateral da fossa cranial caudal. A parte rostral apresenta um sulco para a artéria meníngea média.

A **superfície temporal**, pequena e convexa, apresenta uma projeção rostral distintamente pontiaguda. De sua parte ventral origina-se o **processo zigomático** que forma o limite lateral da parte ventral da porção ventral da fossa temporal. O processo, a princípio, está direcionado lateralmente e é largo e achatado dorsoventralmente. A seguir, dobra rostralmente, torna-se mais estreito, e curva-se de modo que suas superfícies livres localizem-se medial e lateralmente. Rostroventrolateralmente, o processo zigomático articula-se com o processo temporal do osso zigomático formando o **arco zigomático**. A superfície medial é côncava; a superfície lateral é curta e convexa. Sua borda dorsal é sinuosa e continua caudalmente com a crista temporal: rostralmente, ela deixa de articular-se com o processo zigomático do osso frontal, resultando numa órbita óssea incompleta. A larga parte caudal apresenta, em sua face ventral, uma superfície para articulação com o côndilo da mandíbula. Esta superfície consiste em um **tubérculo articular**, transversalmente alongado e raso, caudalmente ao qual se encontra a **fossa mandibular**, rasa e triangular, cujo ápice está direcionado dorsalmente. A fossa é limitada caudalmente por um **processo retroarticular**, grandemente reduzido. O meato temporal e o forame retroarticular estão ausentes.

A **borda parietal** (dorsal) da parte escamosa articular com o osso parietal, formando a **sutura escamosa**. A **borda frontal** (rostrodorsal) une-se ao osso frontal na **sutura escamosa frontal**. A borda esfenoidal (rostroventral) une-se à asa do osso basi-esfenóide na **sutura esfenoescamosa**. Caudalmente, as escamas articulam-se, em grande parte, com o osso occipital; ventralmente, elas estão intimamente relacionadas, medialmente, com a parte petrosa e, lateralmente, com as partes timpânicas do osso temporal.

A **parte petrosa** do osso temporal é relativamente pequena e de formato irregular. Ela está colocada entre o osso occipital, caudalmente, o osso parietal, rostrodorsalmente, e a parte timpânica, lateroventralmente, e coberta pela parte escamosa, lateralmente.

A **superfície medial** defronta-se dentro da fossa cranial caudal. Ela é irregular e densa. Dorsalmente é côncava e apresenta uma **fossa cerebelar** de profundidade variável; centralmente há a entrada para um canal curto, o **meato acústico interno**, que conduz os nervos facial e vestibulococlear. A entrada para o meato é denominada **poro acústico interno**. O fundo do meato está dividido por uma crista em uma fossa rostral e outra caudal. Caudal e ligeiramente dorsal ao meato, e próximo à margem caudal da superfície, encontra-se a **abertura externa do aqueduto vestibular**. Ventralmente a este há uma pequena abertura que conduz ao **canal coclear**.

A parte petrosa não possui uma crista, que contribui para a formação do tentório ósseo do cerebelo.

---
*Uma parte do labirinto etmoidal está acomodada profundamente nesta incisura.

O **processo mastóide** é muito reduzido. O **processo estilóide**, que é uma haste oval e curta que atinge um comprimento de aproximadamente 0,5 cm, está fundido com a parede caudal lateral da bolha timpânica. Ele está ligado por uma barra de cartilagem, a cartilagem tímpano-hióidea, com o osso estilo-hióide. O **forame estilomastóideo** (Fig. 37-35/30), a abertura externa do canal facial através do qual emerge o nervo facial, está incompletamente separado do processo estilóide por uma prateleira óssea.

A **parte timpânica** é ventral à parte petrosa. A **bolha timpânica**, uma característica distinta do osso timpânico, é alongada, e lateralmente comprimida, com um **processo muscular** abreviado direcionado ventralmente de sua borda rostral. A **cavidade timpânica** é pequena e comunica-se, em sua parede ventral, com o interior esponjoso da bolha. A parte timpânica é completada, em sua formação, pelo **meato acústico externo**, alongado e estreito, circundado pela incisura timpânica da parte escamosa do osso temporal. O meato, que se situa em proximidade íntima à crista temporal, está direcionado lateralmente, dorsal e um pouco rostralmente, terminando numa borda áspera imediatamente caudal ao ápice do processo zigomático do osso temporal.

O **seio esfenóide** estende-se variavelmente caudolateralmente dentro da parte escamosa do osso temporal.

VÔMER
(Figs. 37-41/I e 43/C)

O **vômer** é um osso mediano que auxilia na formação da parte ventral do septo nasal. Ele é muito longo. Sua extremidade rostral quase atinge o corpo do osso incisivo e é pontiagudo. Caudalmente, ele estende-se até ao nível do pré-esfenóide, cujo corpo oculta parcialmente. Em todo o seu comprimento ele é distintamente sulcado (sulco septal) em sua superfície dorsal para receber a cartilagem do septo nasal; caudalmente, ele recebe a lâmina perpendicular óssea do osso etmóide.

Ventralmente, afunila-se até uma borda afilada, o quarto rostral da qual é modificado para a articulação com o processo palatino do osso incisivo; sua metade média é recebida dentro de um sulco formado pela crista nasal do processo palatino da maxila e lâmina horizontal do osso palatino. Caudalmente, esta relação contribui para a formação de um extenso septo ósseo entre os meatos nasofaríngeos direito e esquerdo. Sua parte mais caudal é côncava.

A metade caudal do vômer articula-se com três ossos: (1) o terço rostral desta articulação, na forma de uma **asa,** projeta-se lateralmente e se funde, numa idade muito jovem, à lâmina basal do osso etmóide. Esta fusão precoce resulta em uma **lâmina horizontal** que separa o fundo nasal dorsalmente do meato nasofaríngeo alongado ventralmente. (2) Em seu terço médio o vômer articula-se ventrolateralmente com a parte perpendicular do osso palatino. (3) O terço caudal articula-se lateralmente com a parte rostral expandida do corpo do pré-esfenóide. Aquela parte do vômer dentro do fundo nasal apresenta sulcos e cristas, em sua superfície lateral, que correspondem aos meatos e conchas etmoidais.

MAXILA
(Figs. 37-34, 35, 41/C e 42)

As **maxilas**, que são os principais ossos do maxilar superior, sustentam os dentes molares superiores. Elas estão situadas na superfície lateral da face, e articulam-se com o osso incisivo, rostralmente; com o osso nasal, dorsomedialmente; com o osso frontal, caudodorsomedialmente; com o osso lacrimal, caudalmente; com o osso zigomático, caudolateralmente; com o osso palatino, caudoventromedialmente; com o etmóide, medialmente, e com o osso da concha nasal ventral, internamente. É extenso e forma uma parte considerável da parede lateral da cavidade nasal. Ele é grosseiramente piramidal. Para descrição, cada um pode ser dividido em um corpo e quatro processos — o zigomático, o frontal, o alveolar e o palatino.

A **superfície facial** do **corpo** é côncava e lisa. Próximo ao centro do osso encontra-se o **forame infra-orbital,** a abertura rostral do canal infra-orbital (Figs. 37-37/2' e 44) através do qual os nervos e vasos infra-orbitais emergem. (Ocasionalmente, há dois forames.) Localizado na parte rostroventral do forame infra-orbital há o pequeno **canal alveolar** (maxilo-incisivo). Na superfície facial, caudalmente ao forame infra-orbital, encontra-se a **crista facial,** que se estende sobre o processo zigomático e continua como uma crista através do osso zigomático. Ela é menos proeminente do que no eqüino. Dorsal à crista zigomática e rostralmente ao forame infra-orbital a concavidade da superfície facial é conhecida como a **fossa canina.** Dorsalmente, onde a maxila se funde ao osso nasal, a borda mais grossa está demarcada por um sulco, no ponto médio, para a veia nasal dorsal.

Projetando-se caudalmente da parte ventral do corpo está o **túber da maxila.** No animal imaturo ele é grande e com o formato de um cone, com seu ápice direcionado caudodorsalmente. Em sua superfície ventrolateral ele é demarcado por um sulco distinto que é rostralmente contínuo com uma abertura que corresponde à posição do último dente molar. Medialmente a este sulco, o túber articula-se com a parte perpendicular do osso palatino. No animal adulto o túber é grandemente reduzido e comprimido lateralmente, e conforma-se à parede medial da fossa pterigopalatina. Entretanto, um espaço estreito permanece entre a parede da fossa e o túber. O **forame maxilar** (Fig. 37-35), a abertura caudal do canal infra-orbital, está localizado imediatamente medial ao processo zigomático e rostrodorsalmente ao túber da maxila. Ele é grande e de formato oval, com as bordas direcionadas mediolateralmente. No assoalho do forame e continuando rostralmente dentro do canal infra-orbital, há numerosos pequenos **forames alveolares.** Na borda medial do forame maxilar a maxila concorre com os ossos palatino e etmóide na formação do **forame esfenopalatino** (Fig. 37-41/n) e, com o osso palatino, na formação do **canal palatino.**

O **processo zigomático** é uma projeção curta e forte da superfície caudolateral do corpo. Articula-

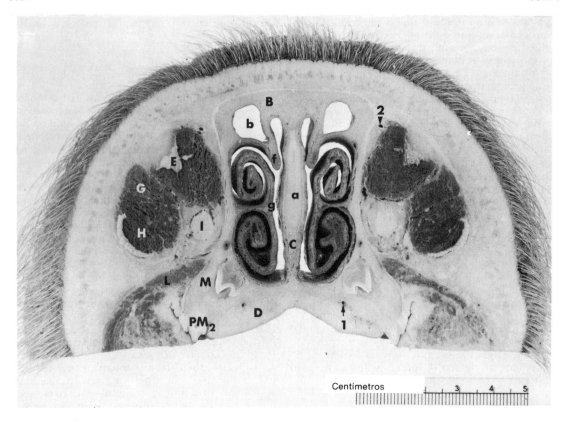

Figura 37-43. Secções transversais através da cavidade nasal do suíno maduro ao nível do segundo pré-molar.

B, Osso nasal; C, vômer; D, palato duro; E, músculo levantador do lábio maxilar e tendão; G, músculo canino; H, músculo depressor do lábio maxilar e tendão; I, nervo infra-orbital; L, músculo bucinador; M, maxila; PM₂, segundo pré-molar; a, septo nasal (cartilaginoso); b, seio da concha dorsal; f, concha nasal dorsal (endoturbinal I); g, concha nasal ventral. (Nota: espirais dorsais e ventrais.) 1, Artéria palatina maior; 2, veia nasal dorsal. (Por Hillmann.)

se caudalmente com o osso zigomático que o cobre lateralmente. No animal adulto o processo é escavado pela cavidade do seio maxilar.

O **processo frontal,** direcionado caudodorsalmente do corpo, é grandemente reduzido no suíno. Ele é coberto pelo osso lacrimal e concorre na formação do **canal nasolacrimal,** ósseo.

Estendendo-se ventrolateralmente do corpo há o **processo alveolar.** Ao longo de sua borda ventral estão os **alvéolos dentários** para os dentes pré-molares e molares. Na extremidade rostral e projetando-se ligeiramente lateralmente há um grande alvéolo para o dente canino, separado dos demais alvéolos pela curta **margem interalveolar.** Caudodorsalmente ao alvéolo para o dente canino há uma projeção que é de tamanho variável, porém mais proeminente no macho.

O **processo palatino** projeta-se medialmente da parte ventral do corpo, adjacente ao processo alveolar. Juntamente com o do lado oposto, com o qual se funde, ele forma a maior parte do **palato duro.** Ele é muito longo. Caudalmente é liso. Na sua extensão mais caudal apresenta o alongado **forame palatino maior,** a abertura rostral do canal palatino maior. Continuando rostralmente a partir deste forame, todo o processo é demarcado por um **sulco** longitudinal. Caudalmente o sulco é intimamente paralelo ao processo palatino, mas ao nível do segundo dente pré-molar ele desvia-se medialmente. Aproximadamente deste ponto rostralmente, o processo é demarcado por 10 a 12 sulcos e cristas transversais correspondendo àquelas da túnica mucosa do palato duro *(impressões rugais).* A extensão médio-rostral do processo palatino concorre com o osso incisivo para formar a **fissura palatina.**

No animal imaturo a **superfície nasal** do **corpo** e do **processo palatino** é longitudinalmente côncava. Ela é interrompida em sua parte caudodorsal pelo **hiato maxilar*** que conduz para uma distinta escavação lateral, o **seio maxilar.** O seio é dorsal ao canal infra-orbitário e estende-se para dentro do processo zigomático. Há uma crista para a concha nasal ventral **(crista nasal)** estendendo-se rostroventralmente de um ponto dorsal ao hiato maxilar.

CANAL INFRA-ORBITAL. O **canal infra-orbital** estende-se longitudinalmente, numa direção rostral, do forame maxilar até ao forame infra-orbital. O canal é largo e comprimido dorsoventralmente e, em sua maior parte, seu teto serve como o assoalho

---

*O hiato maxilar é incompleto no suíno imaturo.

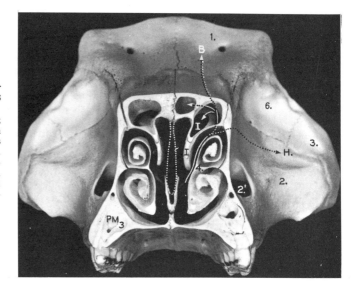

Figura 37-44. Secções transversais através da cavidade nasal do suíno ao nível do terceiro pré-molar; vista rostral.

1, Osso frontal; 2, maxila; 2', forame infra-orbital; 3, osso zigomático; 4, concha nasal ventral (lâmina basal para inserção na crista conchal). (Nota: espirais dorsais e ventrais); I, concha nasal dorsal — preto, projeção rostral do endoturbinal I estendendo-se ao longo da crista etmoidal do osso nasal; completando a forma da concha nasal dorsal; branco, parte conchal do seio da concha dorsal; PM3, terceiro pré-molar (nível ao qual a secção foi feita). (De Hillmann, 1971.)

do seio maxilar. Seu assoalho, formado pelos alvéolos dos dentes molares, é irregular e perfurado por numerosos forames. Ele dá passagem para os vasos e nervos infra-orbitais.

OSSOS NASAIS

O **osso nasal** (Figs. 37-34/B, 41/B e 42/I) é par. Ele é longo e forma o dorso do nariz e, internamente, uma parte considerável do teto da cavidade nasal. Apresenta superfícies externa (dorsal), interna, medial e lateral. Lateralmente, articula-se com o osso incisivo e com a maxila, caudalmente com o osso frontal e o primeiro endoturbinal do osso etmóide, e medialmente com o do lado oposto. Aproximadamente um quinto rostral do par de ossos é livre e estende-se entre as cartilagens nasais, curvadas lateralmente.

A **superfície externa** (dorsal) é achatada, com exceção do **sulco supra-orbital,** que cruza a superfície caudolateral de modo oblíquo. Caudalmente, ele é marcado por sulcos transversais e ondulantes para um plexo venoso entre as veias nasais dorsais direita e esquerda. As bordas laterais gradativamente afunilam-se rostralmente. No limite rostral da articulação com o osso incisivo, ele concorre na formação da grande **incisura nasomaxilar** (Fig. 37-34/2).

A **superfície lateral** é plana; caudalmente ela é larga e lisa, onde se articula com a maxila; rostralmente é áspera e articula-se com o osso incisivo.

A **superfície medial** é plana e áspera e articula-se com o osso do lado oposto.

A **superfície interna** (nasal) apresenta uma crista central, a **crista etmoidal,** que se estende da incisura nasomaxilar numa direção caudal. Caudalmente, no esqueleto articulado, a crista é reforçada pela continuação rostral do endoturbinal I. Na face medial da crista etmoidal há um profundo sulco que conduz o nervo etmoidal. Ao atingir a borda rostroventral da crista, ele penetra no osso e continua na superfície lateral do focinho. Medialmente à crista, a superfície interna é profundamente sulcada, amoldando-se ao meato nasal dorsal; lateralmente à crista, ele é sulcado, amoldando-se ao meato nasal médio. Caudalmente, o osso nasal é variavelmente escavado lateralmente ao longo do percurso da crista etmoidal, resultando na formação do seio da concha dorsal. No animal imaturo a cavidade estende-se rostralmente até ao nível do segundo pré-molar, resultando em aproximadamente metade do comprimento do osso. A extensão da cavidade varia consideravelmente dorsoventralmente e lateromedialmente (ocasionalmente atingindo a linha média). Entretanto, os seios dos lados direito e esquerdo permanecem independentes. Caudomedialmente, o osso é escavado, de modo e extensão variáveis, pelo seio frontal.

OSSO INCISIVO

O **osso incisivo** (Figs. 37-34, 35, 41 e 42) é par e forma a extensão mais rostral (com exceção do osso rostral) do crânio ósseo. O osso desarticulado apresenta um corpo e três processos — alveolar, nasal e palatino. Ele articula-se com o osso nasal e osso maxilar e indiretamente com o osso rostral. A fusão dos ossos pares, ao longo da linha média, é incompleta, formando portanto a estreita **fissura interincisiva** (Fig. 37-35/5). No crânio articulado, o osso incisivo concorre na formação do **palato duro** e da abertura nasal óssea.

O **corpo** é alongado, engrossado rostralmente e afunilado caudalmente, e apresenta superfícies labial e palatina. Laterocaudalmente ao corpo encontra-se a superfície palatina. É estreito, forma a borda lateral da fissura palatina e é marcado por dois a três sulcos transversos e cristas que correspondem às rugas do palato duro. Ele é contínuo com o processo palatino da maxila. Rostromedialmente, é côncavo e marcado pela continuação rostral do **sulco palatino** lateralmente à fissura palatina. A partir deste ponto o sulco curva-se acentuadamente medialmente, continuando paralelo ao processo alveolar, e corre na superfície medial do corpo, quer como um sulco ou, ocasionalmente, como um canal (a formação pode ser variável entre os lados direito e esquerdo). Ele conduz a artéria palatolabial.

O **processo alveolar** estende-se ventrolateralmente do corpo e é muito reduzido. Ele contém os três dentes incisivos superiores em seus **alvéolos dentários,** ao longo do liso arco alveolar.

O **processo nasal** estende-se do corpo numa direção dorsocaudal. Ele é largo e fino, e forma a parte rostral da parede nasal lateral. Apresenta duas superfícies curvas — a lateral, ou face externa, que é convexa e lisa, e a interna, ou face nasal, que é duplamente côncava com uma acentuada crista separando as concavidades. Esta crista é contínua caudalmente com a crista conchal da maxila. Dorsomedialmente, o processo nasal articula-se com o osso nasal. Juntamente com a projeção rostral do osso nasal, o osso incisivo completa a **incisura naso-incisiva** *(incisura nasomaxilar)* (Fig. 37-34/2). A borda rostral do processo nasal forma uma crista acentuada que se une com as cartilagens nasais e as aceita.

O **processo palatino** é uma fina lâmina medial de osso que se projeta caudalmente do corpo para articular-se com a maxila. No adulto, ele estende-se até um plano transversal, passando rostralmente ao primeiro pré-molar. Medialmente, ele está fundido ao osso do lado oposto. Lateralmente funde-se ao processo palatino da maxila completando a fissura palatina (Fig. 37-35/8). A parede lateral do processo palatino, sem estar fundida, contém um raso sulco que recebe a cartilagem do órgão vomeronasal. Quando os processos palatinos direito e esquerdo estão fundidos na linha média, um sulco mediano com o formato de um V *(sulco do septo nasal)* está presente, e aceita caudalmente a extensão rostral do vômer e rostralmente a cartilagem do septo nasal.

OSSOS PALATINOS
(Figs. 37-35/E e 41/D)

Os **ossos palatinos** estão situados em ambos os lados das coanas (narinas caudais) e formam a parte caudal do palato duro. Cada um se articula com o osso do lado oposto, com a maxila, com os ossos pterigóide, basi-esfenóide, vômer, pré-esfenóide e etmóide. Cada um está dobrado de modo a formar uma lâmina horizontal e perpendicular.

As **lâminas horizontais,** quando fundidas na linha média, formam aproximadamente o quinto caudal do palato duro. A superfície palatina é triangular, com a base caudal e o ápice rostral interpostos entre os processos palatinos das maxilas. Ele é liso, com exceção de uma crista transversal oblíqua que ocorre como a **crista palatina.** Lateralmente à crista e na linha da sutura palatomaxilar, diversos forames estão presentes, os **forames palatinos menores,** rostralmente aos quais se encontra o **forame palatino maior,** a abertura rostral do **canal palatino maior.** A **superfície nasal** é intensamente aprofundada e possui uma **crista nasal** medial que se estende dorsalmente e articula-se com o vômer. Desta forma, os dois ossos formam um completo septo ósseo na parte caudal da nasofaringe, separando-a em metades direita e esquerda. Caudalmente ele é incisado e geralmente apresenta uma espinha que se projeta caudalmente.

A **lâmina perpendicular** é ligeiramente côncava em sua **superfície nasal,** lisa e bastante fina ao formar a parede lateral da nasofaringe. Ela é grosseiramente triangular. Rostrodorsalmente, apresenta a **incisura esfenopalatina** que concorre com a maxila e o osso etmóide para completar o **forame esfenopalatino.** Seguindo ventralmente à incisura esfenopalatina, na superfície lateral, a lâmina perpendicular é sulcada de modo a formar a parede medial do **canal palatino maior.** O canal é completado por um sulco correspondente na superfície medial da maxila. Seguindo caudalmente à incisura esfenopalatina, na superfície nasal, há uma fina lâmina óssea alongada horizontal (a **lâmina esfenoetmoidal**) que é contínua caudalmente com o osso pré-esfenóide e medialmente com o vômer, formando o teto do meato nasofaríngeo. Entre esta lâmina e a parte perpendicular mais projetada (que se articula com a lâmina orbital do osso etmóide) há uma distinta depressão que forma parte do assoalho do fundo da cavidade nasal. Esta depressão é contínua, caudalmente, com o seio esfenóide e rostralmente percorre sobre a lâmina basal para comunicar-se com a cavidade nasal. Ventralmente, a **superfície maxilar** ou lateral da lâmina perpendicular é marcada por uma área de fusão com a maxila. Caudoventral a esta, a lâmina perpendicular apresenta um **processo piramidal,** rombudo, espesso e arredondado. Caudalmente, o processo articula-se com o processo pterigóide do osso basi-esfenóide e com o osso pterigóide.

OSSOS PTERIGÓIDES
(Figs. 37-35/G e 41/E)

Os **ossos pterigóides** são pares. Cada um, quase vertical na direção, é estreito na parte média e largo em cada extremidade. Ele articula-se com o osso palatino, com o processo pterigóide do osso basi-esfenóide e com o vômer. A superfície lateral é livre ventralmente e forma a parede medial da **fossa pterigopalatina.** A borda ventral é incisada para o percurso do tendão do músculo tensor do véu palatino; caudal à incisura encontra-se o **hâmulo,** fino e rombudo. Sua face medial é lisa e forma o limite caudal do **meato nasofaríngeo,** ósseo.

OSSOS LACRIMAIS
(Figs. 37-34/f e 42/E)

O **osso lacrimal** está localizado na margem rostral da órbita óssea. Ele é de formato irregular e articula-se com a maxila, com os ossos zigomático, etmóide, frontal, e, em extensão limitada, com os ossos nasal e da concha ventral.

Sua **face orbital** é côncava para permitir a presença da profunda glândula da terceira pálpebra (glândula Harderiana) e o seio venoso orbital. Profundamente, dentro da concavidade, há uma fossa profunda para a origem do músculo oblíquo ventral. Lateralmente a estas depressões há uma crista que é contínua com a periórbita. Esta crista é interrompida por um sulco oblíquo que recebe a artéria malar quando esta corre dorsalmente.

A **superfície facial** é côncava e também apresenta uma crista que é contínua, ventralmente, com a crista facial do osso zigomático e do osso maxilar, ao delinear a fossa do músculo levantador do lábio maxilar. Imediatamente caudal a esta crista, (ocasionalmente ocorrendo dentro da crista) encontram-se o par de **forames lacrimais** direcionados dorsal e lateralmente, respectivamente, que se tornam confluentes e orientam-se numa direção rostromedial dentro do canal lacrimal.

A **superfície nasal** é muito complicada. Ela é marcada por uma distinta crista, lateralmente à qual se encontra a cavidade para o seio maxilar. O seio maxilar, no espécime imaturo, possui uma extensão caudal, a **bolha lacrimal**, que é pequena e de parede muito fina. Caudomedialmente à crista, a superfície é marcada por uma série de cavidades secundárias (compartimentos potenciais dos seios paranasais) separadas por cristas que correspondem à lâmina do osso etmóide. No animal maduro o osso lacrimal é variavelmente cavitado para formar um **seio lacrimal**. Dorsomedialmente à crista, a superfície interna é marcada por um sulco curvo e achatado que representa a parede lateral da abertura nasomaxilar.

Canal Lacrimal

O **canal lacrimal** ósseo está localizado dentro do osso lacrimal transcorrendo numa direção rostromedial. Ele é contínuo caudalmente com o par de forames lacrimais na crista orbital do osso lacrimal. Rostralmente continua por uma extensão tubular óssea que se encaixa num sulco profundo formado na porção caudodorsal do osso da concha nasal ventral. O sulco é completado pela superfície nasal da maxila imediatamente ventral à crista conchal, formando a parede lateral do canal nasolacrimal.* O **canal nasolacrimal** não se estende além do nível do quarto dente pré-molar, no espécime imaturo, ou ao nível do primeiro dente molar, no espécime maduro. O **ducto nasolacrimal**, que se situa dentro do canal nasolacrimal, nem sempre se esvazia ou termina no seio da concha ventral. Ocasionalmente, um remanescente rostral pode ser encontrado em determinados espécimes.

OSSOS ZIGOMÁTICOS
(Figs. 37-34/D, 35/D e 42/F)

O **osso zigomático** é largo dorsoventralmente e comprimido mediolateralmente. Sua superfície lateral é larga e ligeiramente convexa, concorrendo rostralmente com a maxila e os ossos lacrimais na formação da fossa muscular. A fossa está limitada pela crista facial.

A **face orbital** é pequena e profundamente sulcada. Ela concorre na formação da órbita óssea. Caudal à superfície orbital e projetando-se dorsalmente encontra-se um pequeno e afilado **processo frontal**.

Projetando-se ventralmente numa direção caudal e ligeiramente dorsal está o grande e pontiagudo **processo temporal**. Sua borda dorsal, juntamente com a borda caudal do processo frontal, forma uma incisura que recebe o processo zigomático do osso temporal, completando o forte arco zigomático. Sua borda ventral é livre, convexa e afunila-se caudalmente.

Rostromedialmente, o osso zigomático é escavado pelo seio maxilar.

OSSO DA CONCHA NASAL VENTRAL
(Fig. 37-40/4)

O **osso da concha nasal ventral** (osso maxiloturbinal) (Figs. 37-41/M e 44/4) ocupa a maior parcela da cavidade nasal e é mais complexo que o da concha nasal dorsal. Ele origina-se de um centro de ossificação separado e é facilmente removível no crânio imaturo e desarticulado. Eventualmente, funde-se com a maxila, osso lacrimal e com o osso etmóide. Ele é composto de uma lâmina basal (inserida à crista conchal da maxila) que está dividida em sua borda medial em lâminas secundárias, formando uma parte dorsal e ventral. A lâmina basal estende-se longitudinalmente ao longo do percurso do osso da concha nasal ventral, seus dois terços rostrais estando orientados num plano horizontal enquanto o terço caudal está num plano vertical.

Originando-se de uma direção dorsal da borda medial e em um ângulo reto da lâmina basal encontra-se a **parte dorsal** (Fig. 37-41/m). Ela consiste em um e meio giro lateral formando uma espiral por todo seu comprimento. Rostralmente, ela é aberta; caudalmente, ela termina numa espiral fechada circundando um recesso da cavidade nasal.

A **parte ventral** é mais complexa do que a dorsal (variando com a idade e o espécime). No espécime maduro, a parte rostral (aproximadamente três quartos) consiste em uma lâmina secundária que se espiraliza uma a uma vez e meia no sentido da parede lateral ventral (Fig. 37-41/m'). O recesso (da cavidade nasal) formado pela espiral é ainda subdividido em células separadas por pequenos septos transversos incompletos. A parte caudal ou aproximadamente um quarto, o **seio da concha ventral** (Fig. 37-41/m"), está separada da parte rostral por um septo transverso irregular. O seio está em comunicação livre com o recesso da parte rostral através de uma abertura dorsal (de tamanho variável) no septo transverso, a um nível entre os dentes pré-molar e molar. O canal nasolacrimal* abre-se no seio da concha ventral numa direção caudodorsal no animal maduro. No espécime imaturo, a superfície caudal do osso da concha nasal ventral consiste em uma lâmina óssea triangular, profundamente côncava, fina e papirácea. Quando articulada, esta superfície caudal conforma-se ao hiato maxilar e, desta maneira, forma a parede rostromedial do seio maxilar. A borda caudomedial do fino e triangular osso articula-se com a lâmina orbital do osso etmóide, completando desta maneira a parede medial do seio maxilar. Imediatamente rostral à borda caudomedial há um raso sulco que conduz os vasos e nervos para o seio maxilar e cavidade nasal laterodorsal. Ocasionalmente, a porção dorsal deste sulco

---

*O canal lacrimal é encontrado somente no osso lacrimal; entretanto, com extensões ósseas dentro da maxila e do osso da concha nasal ventral, a totalidade do canal ósseo é conhecida como o canal nasolacrimal.

*Nos crânios não macerados a túnica mucosa que forma o ducto nasolacrimal deixa de esvaziar-se dentro do seio, mas continua rostralmente por baixo da lâmina basal, esvaziando-se dentro do meato nasal ventral.

sobrepõe-se, no espécime maduro, formando um canal muito curto para os vasos e nervos.

MANDÍBULA
(Figs. 37-33, 42 e 45)

A **mandíbula** é o maior osso da face. No nascimento ela consiste em duas metades, que logo se unem, e é normalmente descrita como um osso único. Ele sustenta os dentes inferiores e se articula, por seu processo condilar, com a parte escamosa do osso temporal em ambos os lados. Consiste em um corpo e dois ramos verticais.

Os **corpos** são unidos na sínfise e divergem em um ângulo maior do que no eqüino ou bovino. Cada corpo estreita-se rostralmente. A superfície mentoniana inclina-se ventral e caudalmente e forma, no ponto de divergência, uma distinta proeminência. Internamente, dorsal ao ângulo formado pelos dois corpos, há um par de **forames mentonianos mediais.** Na superfície labial há **forames mentonianos laterais.** A **borda alveolar** da **parte incisiva** apresenta seis alvéolos para os dentes incisivos e, um pouco adiante e caudalmente, duas grandes cavidades para os dentes caninos. A **parte molar** é muito

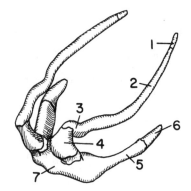

Figura 37-46. Osso hióideo do suíno; vista rostrolateral.

1, Tímpano-hióide; 2, estilo-hióide; 3, epi-hióide; 4, querato-hióide; 5, tíreo-hióide; 6, cartilagem de 5; 7, basi-hióide (a linha de indicação passa sobre o processo lingual).

espessa e forte. Sua superfície lateral é convexa dorsoventralmente. A superfície medial, proeminente sobre as raízes dos dentes molares, sobrepõe-se à parte ventral côncava. A borda alveolar é fina rostralmente e alarga-se caudalmente, paralela com a do lado oposto. Há sete alvéolos para os dentes molares inferiores e que aumentam de tamanho rostrocaudalmente. O primeiro é pequeno e nem sempre está presente no adulto; ele é separado por espaços curtos, as **bordas interalveolares,** do segundo e do alvéolo do canino.

O **ramo** é a parte vertical expandida que fornece inserção a poderosos músculos. A superfície lateral é grosseiramente achatada, com exceção da metade dorsal, que é côncava para a **fossa massetérica**. A superfície medial é achatada e, próximo a seu centro, é marcada pela presença do **forame mandibular,** a abertura caudal ao canal mandibular. O **ângulo mandibular,** curvado lisamente e espesso caudalmente, apresenta cristas mediais e laterais que o acompanham. As cristas apresentam outras cristas transversais secundárias para inserção muscular. O **processo coronóide** continua o ramo dorsalmente. Ele é pequeno, de borda fina, e está separado do processo condilar por uma larga incisura, a **incisura mandibular.** O **processo condilar** estende-se dorsalmente do ramo numa direção caudal. Ele é convexo em ambas as direções, largo rostralmente, e estreito e inclinado caudalmente.

OSSO HIÓIDE
(Fig. 37-46)

O **basi-hióide,** largo rostrocaudalmente e curto transversalmente, sustenta em sua superfície ventral um **processo lingual** muito curto e pontiagudo. Os **tíreo-hióides,** largos e curvos, são côncavos e sulcados dorsalmente; suas extremidades estão inseridas, na cartilagem tireóidea da laringe, por barras de cartilagem um tanto longas. Os **querato-hióides** são curtos, largos e achatados dorsoventralmente; eles estão inseridos nas curtas barras que se projetam da junção do basi-hióide e dos tíreo-hióides. O **epi-hióide** é um pouco mais longo do que o querato-hióide, mas é relativamente delgado; ele é em

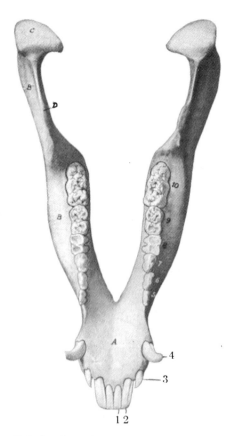

Figura 37-45. Mandíbula do suíno; vista dorsal.

A, Parte incisiva e B, parte molar do corpo; B', ramo; C, processo condilar; D, processo coronóide; 1, 2, 3, dentes incisivos; 4, dente canino; 5, 6, 7, dentes pré-molares (o primeiro ausente); 8, 9, 10, dentes molares.

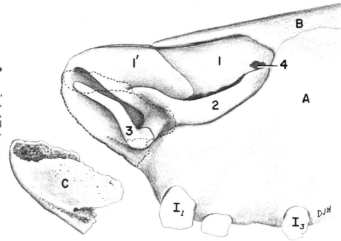

Figura 37-47. Cartilagens nasais e osso rostral do suíno, vista lateral.

A, Osso incisivo; B, osso nasal; C, osso rostral; 1, cartilagem nasal lateral dorsal (parte caudal) e 1', parte rostral; 2, cartilagem nasal lateral ventral; 3, cartilagem nasal acessória lateral; 4, abertura lateral para a saída da veia dorsal do nariz; I_1 e I_3, primeiro e terceiro incisivos. A linha pontilhada indica a posição do osso rostral, como ocorre dentro das cartilagens nasais. (De Hillmann, 1971.)

grande parte cartilaginoso no animal jovem e não se ossifica nas extremidades. O **estilo-hióide** é uma haste muito delgada, ligeiramente aumentada nas extremidades; a extremidade dorsal está inserida, no processo estilóide do osso temporal, por uma barra um tanto longa e larga de cartilagem, o **tímpano-hióide**.

OSSO ROSTRAL (os rostrale)
(Figs. 37-47, 48 e 49)

O **osso rostral** está localizado na extensão mais rostral da cartilagem do septo nasal. Ele é formado de dois centros de ossificação e funde-se precocemente, faltando-lhe um formato específico. Esta ossificação é semelhante à que ocorre na parte caudal do septo nasal, resultando no septo nasal ósseo.

No animal maduro o osso tem a aparência piramidal, com sua base direcionada rostroventralmente e seu ápice direcionado para dentro do septo nasal cartilaginoso. A base é ligeiramente convexa e marcada por uma fissura mediana (Figs. 37-48 e 49/5). Dorsalmente, a base desvia-se lateralmente, formando duas colunas arredondadas que são contínuas com as cartilagens laterais dorsais do nariz. Ventrocaudalmente, a base também se subdivide, formando duas projeções secundárias pares — ventromedial e dorsolateral uma à outra. O par ventromedial estende-se diretamente no sentido do osso incisivo e, no estado não-macerado, está preso a ele por forte tecido conjuntivo. O par dorsolateral curva-se lateralmente e forma uma base para a cartilagem acessória lateral do nariz. Na linha média, aproximadamente no centro da superfície basal, existe um forame que recebe um ramo unilateral da continuação da artéria palatina maior, servindo como a artéria nutrícia para o osso rostral.

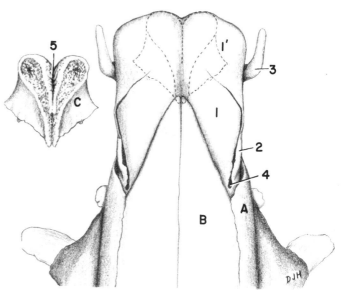

Figura 37-48. Cartilagens nasais e osso rostral do suíno, vista dorsal.

A, Osso incisivo; B, osso nasal; C, osso rostral; 1, cartilagem lateral dorsal do nariz (parte caudal) e 1', parte rostral; 2, cartilagem lateral ventral do nariz; 3, cartilagem acessória lateral do nariz; 4, abertura lateral para saída da veia dorsal do nariz; 5, fissura mediana (ilustrando a fusão rostral). A linha pontilhada indica a posição do osso rostral, como ele ocorre dentro das cartilagens nasais. (De Hillmann, 1971.)

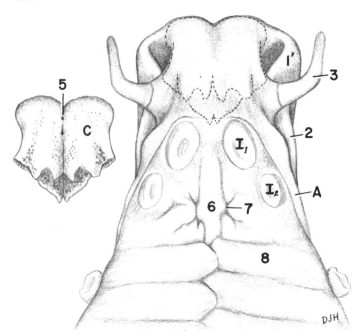

Figura 37-49. Cartilagens nasais e osso rostral do suíno, vista ventral.

A, Osso incisivo; C, osso rostral; 1', cartilagem lateral dorsal do nariz (parte rostral); 2, cartilagem lateral ventral do nariz; 3, cartilagem acessória lateral do nariz; 5, fissura mediana; 6, papila incisiva; 7, ducto incisivo; 8, rugas palatinas; I_1 e I_2, primeiro e segundo incisivos. A linha pontilhada indica a posição do osso rostral, como ele ocorre dentro das cartilagens nasais. (De Hillmann, 1971.)

A face lateral do osso rostral é lisa e côncava, e forma a parede medial das narinas. Ela une-se suavemente com a superfície basal.

Centralmente, na superfície dorsal, há uma profunda fissura que é contínua com a fissura basal.

O CRÂNIO COMO UM TODO
(Fig. 37-42)

O comprimento e o perfil variam grandemente nas diferentes raças. Primitivamente, o crânio é longo — especialmente em sua parte facial — e o perfil frontal é quase reto. A condição é muito pronunciada nos suínos selvagens ou semibravios, e também existe — embora em grau menor — nas raças melhoradas durante a juventude extrema. A maioria destes são decididamente braquicefálicos quando integralmente desenvolvidos; a face é "côncava" de modo pronunciado. A **região frontal** é achatada, inclina-se rostralmente e não dispõe da crista sagital externa, caudalmente. A **região nasal** é encurtada e, em determinados espécimes, tem perfil até distintamente côncavo. Os forames supra-orbitais estão aproximadamente na metade da distância entre a margem orbitária e a sutura frontal. Os sulcos supra-orbitais estendem-se rostralmente dos forames até à região nasal e dobram, ventrolateralmente, sobre a maxila por curta distância.

A **superfície lateral** é triangular quando a mandíbula está incluída. A fossa temporal é inteiramente lateral, e seu eixo longo é quase vertical. É limitada dorsocaudalmente pela crista nucal, caudalmente pela crista temporal e rostrodorsalmente pela linha temporal; é demarcada da cavidade orbitária pelo processo zigomático e uma crista curva que dela se estende até a raiz do processo pterigóide. O arco zigomático é forte e elevado, achatado lateralmente, e curto rostrocaudalmente. Sua raiz, incisada dorsalmente, sustenta uma projeção ventral. Rostralmente, ela se curva muito dorsalmente e forma uma projeção pontiaguda e recurvada, dorsal e rostral ao meato acústico externo. A órbita é pequena. Sua margem é deficiente caudolateralmente no crânio seco, espessa caudolateralmente e arredondada rostral e ventralmente. A cavidade é limitada ventralmente por uma crista nos ossos frontal e lacrimal, e está separada da fossa temporal por uma crista. A parede medial está perfurada dorsalmente pela abertura orbitária do canal supra-orbital e, ventralmente, pelos forames óptico e etmoidal; em sua parte rostroventral encontra-se a fossa na qual o músculo oblíquo ventral do olho tem sua origem. Dois forames lacrimais são encontrados na margem rostral ou próximo a ela. A fossa pterigopalatina é bem definida; sua parte dorsal forma um profundo sulco que conduz do forame órbito-rotundo ao forame maxilar, que é muito grande. A região nasal lateral é profundamente sulcada em seu comprimento e é claramente demarcada das regiões nasal dorsal e frontal por uma crista. A crista facial, curta e normalmente de borda afilada, situa-se dorsalmente ao quinto e sexto dentes molares. Ligeiramente (aproximadamente 2 cm) rostral à mesma encontra-se o forame infra-orbital. Há uma proeminência em crista sobre o alvéolo do canino. Em determinados crânios, a parte rostral do maxilar superior está inclinada dorsalmente.

As características mais notáveis da **superfície basal** (Fig. 37-35) são as seguintes: A parte basal do osso occipital é achatada; ela sustenta uma crista mediana, o tubérculo faríngeo, e dois tubérculos musculares laterais. O processo jugular é extremamente longo, menos achatado do que no eqüino e no bovino, e quase vertical. No lado medial de sua raiz encontra-se o canal do nervo hipoglosso e, rostrolateralmente à raiz, estão o forame estilomastóideo e uma cavidade profunda na qual o processo estilóide está oculto. A bolha timpânica é longa, comprimida lateralmente, e sustenta um processo muscular afilado e curto. Caudal à bolha timpânica e medialmente ao processo jugular há o forame jugular. Contínuo e ligeiramente rostral ao mesmo, e medialmente à bolha timpânica, está a fissura petro-occipital. A fissura alarga-se rostromedialmente para tornar-se o forame lácero. Rostral à bolha timpânica encontra-se a incisura espinhosa; rostromedial a ela está a incisura oval; mais adiante e rostromedialmente está a incisura carótida. As coanas são pequenas e mais largas ventralmente do que dorsalmente. A parte mais ventral é a tuberosidade do osso palatino, caudodorsalmente à qual se encontra a fossa pterigóide. O palato constitui aproximadamente dois terços de todo o comprimento do crânio, e é relativamente estreito. É mais largo entre os caninos e pré-molares e estreito em cada extremidade. Ele é marcado por uma crista, medialmente, e pelo forame palatino maior, caudolateralmente; caudalmente encontram-se os forames palatinos menores e, lateralmente, o sulco palatino maior. Rostralmente, no sentido do ápice, estão as fissuras palatinas, grandes e pares. A parte rostral sustenta cristas transversais. Ela é moderadamente arqueada lateralmente. Em determinados espécimes ela é quase reta ou ligeiramente côncava em seu comprimento; em outros ela curva-se dorsalmente em grau variável, rostralmente. A extremidade caudal sempre se inclina mais ou menos dorsalmente.

A **superfície nucal** (Fig. 37-33) é notável por sua altura e a amplitude da crista nucal. A parte central, dorsal do forame magno, lisa e côncava de lado a lado, é limitada lateralmente por cristas que convergem ventralmente e terminam em dois tubérculos nucais, na margem dorsal do forame magno. A superfície é separada das fossas temporais pelas cristas temporais, que se curvam ventrorrostrolateralmente para unirem-se ao meato acústico externo. O processo mastóide é grandemente reduzido e tem o formato de uma lâmina que se sobrepõe à raiz do processo jugular. O forame mastóide está ausente.

A **cavidade cranial** (Fig. 37-41) é pequena, apesar do grande tamanho do crânio; a discrepância é devido ao enorme desenvolvimento dos seios frontais no adulto. Ela é relativamente mais longa, porém bem mais baixa do que a do bovino. Sua largura é grandemente diminuída entre as órbitas. O assoalho da cavidade cranial está dividida em três fossas craniais. A **fossa cranial rostral** apresenta o canal óptico e é consideravelmente elevada quando comparada às fossas média e caudal. A **fossa etmoidal** estende-se rostrocaudalmente, com sua parte mais larga ligeiramente rostral a seu meio. Na parede caudolateral das fossas etmoidais encontra-se o **forame etmoidal**. A **fossa cranial média** é profunda e apresenta a **sela túrcica**, mediana, a qual, em determinados espécimes, é lateralmente completada pela presença dos processos clinóides rostral e caudal fundidos, e pelo dorso da sela mais caudal. Lateral e ligeiramente caudal à sela túrcica está o **forame lácero**. Lateralmente a ele, a fossa cranial média é longitudinalmente sulcada para o percurso do quinto nervo craniano. Caudalmente, este sulco é contínuo externamente com a incisura oval. Dorsalmente ao sulco há uma crista afilada que continua caudalmente, com a crista tentória e, rostralmente, com o osso pré-esfenóide, formando uma prateleira distinta sobreposta ao forame órbito-rotundo. Mais lateralmente, a fossa cranial média apresenta um sulco vascular distinto para o percurso da artéria meníngea média. A **fossa cranial caudal**, expandida em sua parte rostral, estreita-se caudalmente dentro do forame magno. O assoalho é liso e rostrolateralmente torna-se a **fissura petro-occipital,** que continua rostralmente com o **forame lácero** e, caudolateralmente, com o **forame jugular.** Caudomedialmente ao forame jugular, penetrando no assoalho da fossa cranial caudal, existe a abertura interna do canal do nervo hipoglosso. Dorsolateralmente, delimitando as fossas craniais caudal e média, está a **crista tentória,** que é reduzida caudalmente. Ventral à cista ocorre uma parte importante da parede lateral para a parte petrosa do osso temporal. A protuberância occipital interna é reduzida e o meato temporal está ausente.

A **cavidade nasal** é muito longa. Sua parte caudal está dividida, pela lâmina basal (transversa), em partes olfatória e respiratória. A parte olfatória ou o **fundo** é dorsal, e contém os etmoturbinais e os meatos etmoidais. A parte ventral é contínua rostralmente com o meato nasal ventral e conduz caudalmente para o orifício faríngeo, sendo portanto denominado **meato nasofaríngeo.** O teto ósseo é quase completo rostralmente por causa do grande comprimento dos ossos nasais. Ocupando a parte dorsolateral da cavidade nasal está a **concha nasal dorsal,** alongada. Ela é composta da crista da concha do osso nasal, rostralmente, e do endoturbinal I, caudalmente. Ventral à prateleira da concha nasal dorsal, na parte lateral da parede, encontra-se a **abertura nasofrontal,** que se estende dorsalmente, e a **abertura nasomaxilar,** que se estende lateralmente. Ventral à concha nasal dorsal, e ocupando a maior parte da cavidade nasal, há a **concha nasal ventral,** que é larga e plana caudalmente e afunilada rostralmente.

Seios Paranasais

SEIO MAXILAR
(Figs. 37-36/H e 37)

O **seio maxilar,** presente no nascimento, está localizado essencialmente dentro da maxila, e em extensão variável, no osso lacrimal, no osso zigomático, no osso etmóide e no osso da concha nasal ventral. No animal maduro, ele é um seio bem desenvolvido e apresenta extensões medial, lateral e dorsocaudal. Uma crista baixa e larga, ou septo (correspondente ao percurso do canal infra-orbital) projeta-se do assoalho ósseo e divide incompletamente o seio em extensões medial e lateral (Figs. 37-36 e 37/H). Caudalmente, dorsal ao nível do forame maxilar, o septo é variavelmente escavado pela presença da célula etmoidal, de secção transversal triangular (Figs. 37-36 e 37/I). O assoalho da extensão medial é mais elevado que o da extensão lateral. A extensão dorsocaudal escava-se dentro dos ossos lacrimal e zigomático. O canal lacrimal corre dentro do teto do seio, dele separado por uma fina lâmina óssea (Fig. 37-37/6). Medialmente e ligeiramente rostral, na junção da parede medial e dorsal do seio, encontra-se a **abertura nasomaxilar,** lateralmente comprimida. O assoalho do seio maxilar normalmente não se estende mais de 1 cm ventralmente ao nível da crista facial. Rostralmente, o seio termina aproximadamente a 1 a 2 cm caudal ao forame infra-orbital ou num plano transversal através do primeiro dente molar. Caudalmente, o seio maxilar estende-se até um nível transversal que passa através do último dente molar.

Na metade dos espécimes examinados por Hillmann (1971), foi encontrada uma fina bolha óssea, ventral e medial à abertura nasomaxilar e ligada a um meato etmoidal quer diretamente ou através de um seio frontal rostral.

ABERTURA NASOMAXILAR. A **abertura nasomaxilar** (Figs. 37-41/4 e 44/H) serve para ligar a cavidade nasal ao seio maxilar. Ela é uma passagem alongada e comprimida lateralmente. É formada pela superfície nasal dorsal da maxila, pelo osso da concha nasal ventral, pela superfície nasal do osso lacrimal e pela superfície dorsolateral da lâmina orbital do osso etmóide. Ela inicia no meato nasal médio, ao nível de um plano transverso através do primeiro dente molar. Neste local, o primeiro endoturbinal insere-se dorsomedialmente, e a concha nasal ventral, ventralmente. A partir deste ponto, ela corre ligeiramente lateral e dorsalmente, para finalmente esvaziar-se dentro da parede dorsal medial do seio maxilar, a um nível do plano transverso através do último dente molar.

SEIOS FRONTAIS
(Figs. 37-36 e 37/A,B,C, 40 e 41/f e g)

Os **seios frontais** representam a maior cavidade e são os mais complexos de todos os seios paranasais. Em termos de desenvolvimento, eles são separáveis em duas entidades, os seios frontais rostrais e caudais. O seio frontal caudal desenvolve-se e retém uma ligação direta com a cavidade nasal, semelhante ao seio maxilar, enquanto os seios frontais rostrais comunicam-se claramente através dos meatos etmoidais. Portanto, existem dois sistemas separados. Existe considerável variação entre espécimes, e isto deve ser levado em consideração.

Seio Frontal Caudal

O **seio frontal caudal** (Figs. 37-36, 37 e 38/B, 40/A e 41/F, F') no suíno maduro normalmente representa o maior dos seios paranasais e cavita o osso frontal, o osso parietal, o osso occipital e, em extensão variável, o osso temporal.

Em termos de desenvolvimento, o seio frontal caudal normalmente é o primeiro a demonstrar qualquer cavitação apreciável dentro do osso frontal. No espécime jovem, o assoalho do seio, dependendo da extensão da cavidade, representa a lâmina basal, a partir da qual se desenvolve o primeiro endoturbinal. Desta maneira, o seio frontal caudal (e de modo semelhante os seios lacrimais e os seios frontal rostral medial e lateral e as células etmoidais) estabelece um relacionamento com a cavidade nasal através do meato etmoidal.

Em determinados casos a cavidade pode ser limitada, resultando num seio frontal caudal diminuto (Fig. 37-38/B). Neste caso, os seios frontais rostrais são mais extensos do que de costume, assumindo a área normalmente ocupada pelo seio frontal caudal.

Normalmente, os seios dos lados direito e esquerdo estão separados por um septo mediano, que ocasionalmente se desvia unilateralmente (o **septo do seio frontal**). No espécime maduro, o seio frontal caudal é normalmente extensamente escavado, resultando em finas lamelas externa e interna de osso. Esta estrutura oca é grandemente reforçada por numerosas lamelas ósseas incompletas, as **lamelas intra-sinusais,** formando compartimentos que se comunicam livremente um com o outro, mas não com os do lado oposto.

ABERTURA NASOFRONTAL (Fig. 37-41/2). No espécime maduro, a **abertura nasofrontal,** de aproximadamente 3 cm de comprimento, ocorre ao nível do último dente molar. Ela é comprimida lateralmente como resultado do aumento no tamanho dos seios frontais vizinhos e, então, as mucosas de revestimento das paredes medial e lateral podem estar em contato uma com a outra.

Seio Frontal Rostral Medial

O **seio frontal rostral medial** (Figs. 37-36, 37 e 38/A e 41/g) é o compartimento etmoidal lateral seguinte ao seio frontal caudal. Sua formação é diferente daquela do seio frontal caudal, pois ele é limitado por duas lâminas etmoidais basais fundidas a duas lâminas correspondentes do osso frontal (Fig. 37-36/A). Ele desenvolve-se medialmente, comprimindo a abertura nasofrontal. Está localizado na parte rostral do osso frontal, permanecendo separadas as metades direita e esquerda. Ocasionalmente, o seio frontal rostral medial comunica-se diretamente com o seio da concha dorsal e com a cavidade nasal. Às vezes ele estende-se rostralmente dentro dos ossos nasais e, caudalmente, até ao nível da parede medial da órbita.

Seio Frontal Rostral Lateral

O **seio frontal rostral lateral** (Figs. 37-36, 37 e 38/C) é um seio paranasal relativamente grande somente no animal maduro. Ele desenvolve-se independente dos seios frontais vizinhos. Está localizado caudolateralmente ao seio frontal rostral medial, estendendo-se dentro da parede medial da órbita e escavando os processos do osso frontal.

SEIO LACRIMAL

O **seio lacrimal** (Figs. 37-36 e 37/G) desenvolve-se variavelmente e pode ser definido como a cavidade dentro do osso lacrimal pelo quarto ou quinto meato etmoidal. Ele pode ser grandemente reduzido ou estar ausente, ou pode ocorrer como uma parte do desenvolvimento dos seios frontais rostrais. É limitado ventrolateralmente pelo canal lacrimal e seio maxilar, medial e dorsalmente pelos seios frontais rostrais, e caudalmente pela parede rostromedial da órbita.

SEIO ESFENOIDAL

O **seio esfenoidal** (Figs. 37-38, 39 e 40/D e 41/h) é mais complexo no suíno do que nos outros animais domésticos. Ele é par, estando os seios direito e esquerdo separados por um septo, o **septo do seio esfenoidal**. O crescimento completo do seio resulta na cavitação do osso pré-esfenóide, osso basi-esfenóide e do osso temporal, estando em íntima proximidade ao quiasma óptico. Ele comunica-se caudalmente com o fundo da cavidade nasal através dos meatos etmoidais ventrais. O seio apresenta três extensões. Uma é rostral dentro do processo pterigóide do osso basi-esfenóide, ocasionalmente atingindo o osso palatino. A outra extensão escava-se extensamente, lateral e dorsalmente dentro da parte escamosa do osso temporal, atingindo o processo zigomático. Também há uma extensão caudal dentro da parte basal do osso occipital.

CÉLULAS ETMOIDAIS

As **células etmoidais** (os seios para-etmoidais de Loeffler, 1959) (Figs. 37-36 e 37/I e 41/j) são cavidades pequenas e independentes dentro dos ossos que circundam o labirinto etmoidal. Elas são semelhantes aos seios frontal rostral, lacrimal e esfenoidal, cavitando o osso circundante e mantendo sua continuidade com a cavidade nasal através dos meatos etmoidais. Uma das células mais proeminentes progride rostralmente dentro da parede ventral medial da órbita, e finalmente invade o septo ósseo do seio maxilar.

Ocasionalmente foram observadas células como extensões dentro da lâmina basal do osso etmóide. Elas também foram observadas ventralmente aos meatos etmoidais que se estendem dentro dos ossos palatinos na região das suturas vômero-etmoidal e vomeropalatina (Fig. 37-41/j). Ocasionalmente, pequenas cavidades fracamente desenvolvidas foram encontradas dentro da parede rostromedial da órbita (Hillmann, 1971).

SEIO DA CONCHA DORSAL

O **seio da concha dorsal** (Figs. 37-40/F, 41/k e 44/ branco I) é uma cavidade dentro do osso nasal, do osso etmóide, e, ocasionalmente, do osso frontal. Ela consiste em uma parte conchal e uma parte nasal.

A **parte conchal**, situada dentro da cavidade do primeiro endoturbinal, é grande no espécime imaturo. Ela alarga-se e se estende rostralmente do nível de um plano transverso que passa através do primeiro e do segundo molares ao nível de um plano transverso que passa entre o terceiro e quarto pré-molares. No espécime maduro ele é comprimido lateralmente e encurtado caudalmente, sendo desta forma de tamanho reduzido. Sua parte maior no espécime maduro ocorre ao nível de um plano transversal que passa entre o segundo e terceiro dentes molares.

A **parte nasal** ocupa a parte caudal do osso nasal e é contínua caudalmente com a parte conchal. No espécime maduro seu tamanho é reduzido, e ela não se estende rostralmente além do nível de um plano transverso que passa através do primeiro dente molar.

BIBLIOGRAFIA

Barone, R. 1966. Anatomie Comparee des Mammiferes Domestique. Tome Premier. Osteologie. Lyon, Laboratoire d'Anatomie Ecole Nationale Veterinaire.

Bruni, A. C. and U. Zimmerl. 1951. Anatomia Deglie Animali Domestici. 2nd ed. Vol. I. Milano, Casa Editrice Dottor Francesco Vallardi.

Ellenberger, W. 1908. Leisering's Atlas of the Anatomy of the Horse and the Other Domestic Animals. 2nd ed. Chicago, Alexander Eger.

Hillmann, D. J. 1971. Macroscopic anatomy of the nasal cavities and paranasal sinuses of the domestic pig (*Sus scrofa domestica*). Ph.D. Thesis, Iowa State University Library, Ames.

Lesbre, M. F. 1897. Contribution à l'étude de l'ossification du squilette des mammiferes domestiques principalement aux points de vue de sa marche et de sa chronologie. Annales de la Soc. Agric. Sci. Indust. de Lyon 5(7th series):1–106.

Loeffler, K. 1959. Zur Topographie der Nasenhöhle und der Nasennebenhöhlen beim Schwein. Deutsche Tierarztl. Wochensch. 66:237–242 and 270–273.

Preuss, F. and K. -D. Budras. 1969. Zur Homologie des Hufthöckers und anderer Knochenpunkte des Darmbeins. Berl. Munch. Tierarztl. Wochensch. 82:141–143.

CAPÍTULO 38

SINDESMOLOGIA SUÍNA*

S. Sisson

JUNTURAS E LIGAMENTOS DAS VÉRTEBRAS

O **ligamento da nuca** está representado por uma rafe fibrosa e finas camadas de tecido elástico que se estendem entre as vértebras cervicais.

As junturas **atlanto-occipital** e **atlanto-axial** lembram as do cão.

Os **ligamentos interespinhais** do pescoço são elásticos.

ARTICULAÇÕES DO TÓRAX

Da segunda à quinta ou sexta **junturas costocondrais** as articulações são do tipo sinovial. A **articulação interesternal** e os **ligamentos esternais** lembram os do bovino.

ARTICULAÇÕES DO MEMBRO TORÁCICO

JUNTURA DA ESCÁPULA

A cápsula da junção comunica-se livremente com a bolsa bicipitorradial, que ultimamente pode ser considerada como uma bolsa da cápsula. Há uma cartilagem marginal rudimentar em torno da borda da cavidade glenóide. A parte cranial da cápsula é reforçada pelas faixas cruzadas.

JUNTURA DO COTOVELO

Não há diferenças importantes. O rádio e a ulna estão firmemente unidos pelo ligamento interósseo de modo a evitar qualquer movimento entre eles.

JUNTURAS DO CARPO

Estas têm o mesmo arranjo geral que no cavalo. Numerosas pequenas diferenças existem, mas são excluídas desta pequena relação, que contém apenas características especiais importantes.

Dois feixes oblíquos, um tanto elásticos, cruzam dorsalmente em direção às junturas radiocárpicas e intercárpicas. A porção proximal está ligada à extremidade distal do rádio e passa distal e lateralmente ao osso ulnar do carpo; a outra porção liga o rádio e os ossos cárpicos IV de modo similar.

Os ligamentos dorsal, palmar e interósseo do carpo variam com o número dos ossos cárpicos presentes.

JUNTURAS INTERMETACÁRPICAS

Os principais ossos metacárpicos do porco articulam-se uns com os outros por meio de suas extremidades proximais e são conectados pelos ligamentos interósseos, os quais, entretanto, não são capazes de uni-los intimamente como no cavalo.

JUNTURAS METACARPOFALÂNGICAS

Há quatro junturas metacarpofalângicas, cada uma tem uma cápsula e ligamentos colateral, inter-

---

*Este capítulo consiste apenas num ligeiro relato das mais importantes diferenças entre as junturas do suíno. Além disso, a nomenclatura não está inteiramente de acordo com a NAV (1973).

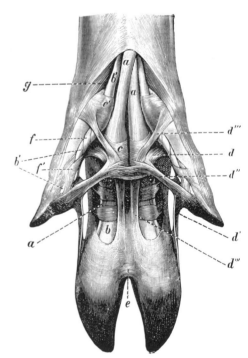

Figura 38-1. Ligamentos e tendões dos dedos do porco; visão palmar.

a, Tendão flexor digital superficial; b, tendão flexor digital profundo; b', ramos de b para dedos acessórios; c,c', ligamentos anulares; d,d''', ligamentos dos dedos acessórios; e, ligamentos interdigitais distais; f,f', feixe espiral em torno dos tendões flexores dos dedos acessórios; g, abdutor do dedo acessório. (Segundo Ellenberger and Baum, 1908.)

sesamoidiano e falange sesamóide. Embora estejam presentes músculos interósseos distintos, não existem, via de regra, ligamentos suspensórios.

JUNTURAS INTERFALÂNGICAS

As junturas interfalângicas dos principais dedos lembram, em geral, as do bovino. Entretanto, o ligamento interdigital distal lembra o do carneiro e está intimamente aderido à pele. Há, também, um arranjo considerável de ligamentos que ligam os dedos pequenos uns com os outros e com os dedos principais (Fig. 38-1).

Este aparelho é um tanto complexo, mas suas principais características são as seguintes: um ligamento interdigital está ligado de um lado às falanges digitais dos pequenos dedos, enquanto que se funde centralmente com os ligamentos anulares dos tendões flexores digitais palmarmente às junturas metacarpofalângicas dos dedos principais. Duas faixas (ligamentos interdigitais longitudinais centrais) têm origem nas bases dos dedos pequenos, atravessando distalmente os tendões flexores de maneira oblíqua e centralmente passando através do ligamento interdigital proximal e fundindo-se distalmente com o ligamento interdigital distal. Dois feixes colaterais (ligamentos interdigitais colaterais longitudinais) estão unidos juntamente com os ligamentos interdigitais proximais às falanges distais dos dedos pequenos e fundem-se distalmente com a parte externa do ligamento interdigital distal.

ARTICULAÇÕES DO MEMBRO PÉLVICO

JUNTURA SACROILÍACA

Esta juntura e os ligamentos pélvicos não apresentam grandes diferenças.

JUNTURA DOS QUADRIS

Não existem diferenças importantes.

JUNTURA DO JOELHO

A cápsula femoropatelar é fortemente reforçada em ambos os lados por faixas que se ligam aos ligamentos colaterais (femorotibiais). A cavidade é contínua distalmente com aquela da juntura femorotibial. A prega sinovial sagital (ϕ *rudimentum septi*) estende-se a uma pequena distância do ligamento cruzado cranial. A bolsa suprapatelar estende-se cerca de 2 a 3 cm próximo da tróclea; a partir desta, uma bolsa estende-se por baixo do quadríceps femoral até cerca de 2,5 cm e comunica-se através de uma grande abertura arredondada com a cavidade da juntura. Há um forte ligamento patelar que tem uma bolsa sob sua parte distal. O tendão do bíceps femoral assume o lugar do ligamento patelar lateral. Um pequeno ligamento transverso liga a face cranial dos meniscos.

JUNTURAS TIBIOFIBULARES

A juntura proximal é constituída de uma cápsula reforçada cranialmente e caudalmente por tecido fibroso. O ligamento interósseo une o corpo da fíbula à borda lateral da tíbia. A juntura distal está incluída na cápsula do jarrete e é reforçada pelos ligamentos dorsal e plantar (ϕ *lig. malleoli lateralis dorsalis, plantaris*) que se estendem quase transversalmente de um osso para outro. Há também um ligamento interósseo.

JUNTURA DO JARRETE

O arranjo lembra, geralmente, aquele que se observa no boi. O ligamento medial consiste em uma parte fina superficial, que se estende quase verticalmente do maléolo ao metatarso, e uma parte muito resistente e profunda que vai plantarmente desde o maleolo até o sustentáculo e o talo distalmente. O ligamento lateral consiste também em duas partes. A parte pequena superficial estende-se distalmente do maléolo até à face lateral do corpo do calcâneo. A parte profunda mais resistente origina-se na parte dorsal do maléolo, continua principalmente plantarmente, amplia-se e termina na porção mais elevada da superfície lateral do calcâneo. Um feixe forte estende-se a partir da face lateral do maléolo medial para uma depressão sobre a superfície medial da parte proximal do talo. Um feixe dorsal oblíquo conecta o osso central com o quarto osso tarsal.

As junturas restantes lembram as do membro torácico.

ARTICULAÇÕES DO CRÂNIO

ARTICULAÇÃO TEMPOROMANDIBULAR

O considerável diâmetro longitudinal das superfícies articulares temporais e o tamanho bastante reduzido do processo retroarticular permite grande liberdade de protraimento e retração da mandíbula inferior. O movimento transverso é limitado. O ligamento caudal está ausente.

As **outras articulações do crânio** estão suficientemente descritas no capítulo sobre Osteologia.

BIBLIOGRAFIA

Barone, R. 1968. Anatomie Comparée des Mammifères Domestiques. Tome II. Arthrologie et Myologie. Lyon, Laboratoire d'Anatomie Ecole Nationale Veterinaire.

Ellenberger, W., and H. Baum. 1908. Handbuch der Vergleichenden Anatomie der Haustiere. Berlin, von August Hirschwald.

Kostyra, J. 1961. Limb joints of the pig. I. Fore limb. Ann. Univ. M. Curie-Sklodowska, Sect. DD *14*:123-265.

Kostyra, J. 1962. Limb joints of the pig. II. Hind limb. Ann. Univ. M. Curie-Sklodowska, Sect. DD *15*:137-190.

Lange, K. 1960. Die Entwicklung der Rippenknorpelgelenke beim Schwein. Anat. Anz. *108*:172-201.

Wissdorf, H. 1965. Das Kniegelenk des Schweines. Anatomische Grundlagen und Injektionsmoglichkeit. Deutsche tierärztl. Wschr. 72:289-294.

Wissdorf, H. 1965. Das Ellbogengelenk–Articulatio cubiti–des Schweines. Grundlagen für die Gelenkinjektion. Deutsche tierärztl. Wschr. 72:569-570.

Wisdorf, H. 1966. Das Tarsalgelenk des Schweines. Zbl. Vet. Med. A *13*:369-383.

Wissdorf, H. 1966. Das Karpalgelenk des Schweines–Grundlagen für die Gelenkinjektion. Deutsche tierärztl. Wschr. 73:396-404.

CAPÍTULO 39

MÚSCULOS DO SUÍNO

S. Sisson
(com Músculos do Ouvido *por* S. S. Gandhi)

FACE

O **músculo cutâneo da face** é pálido, fino e difícil de separar da pele.

O **músculo orbicular da boca** é pouco desenvolvido.

O **músculo levantador nasolabial** é fino e pálido e indiviso.

O **músculo levantador do lábio maxilar** bem pode ser denominado de **levantador do rostro**. Ele tem um ventre volumoso, peniforme, que surge na fossa canina (pré-orbitária). O tendão termina na parte rostral do osso do rostro. Um segmento muscular liga este músculo ao osso incisivo.

O **músculo zigomático** surge na fáscia sobre o músculo masseter e termina no ângulo da boca.

O **músculo depressor do lábio mandibular** separa-se do músculo bucinador somente próximo ao ângulo da boca; ele termina por um número de ramos tendíneos no lábio inferior.

O **músculo canino** (anteriormente o músculo dilatador lateral do nariz) é bem desenvolvido. Ele surge sob o músculo levantador do lábio maxilar e termina por uma rede tendínea ao redor da narina.

O **músculo dilatador apical do nariz** (anteriormente o músculo transverso nasal) é representado por apenas algumas fibras que se cruzam sobre o osso do rostro.

O **músculo depressor do lábio maxilar (depressor do rostro)** surge na crista facial. Tem um tendão longo e forte que passa ventralmente à narina e

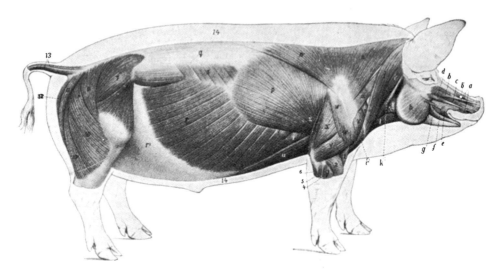

Figura 39-1. Músculos superficiais do suíno, após remoção do músculo cutâneo.

a, Músculo levantador nasolabial; b, músculo levantador do lábio maxilar; b', segmento muscular de b que vem do osso incisivo; c, músculo canino (dilatador lateral do nariz); d, músculo depressor do lábio maxilar (depressor do rostro); e, músculo orbicular da boca; f, músculo depressor do lábio mandibular; g, músculo zigomático; h, músculo masseter; i, i', i'', músculo braquiocefálico (cleido-occipital, cleidomastóideo, parte clavicular do músculo deltóide); k, esternocefálico; l, músculo esterno-hióideo; m, músculo omotransversal; n, n', músculo trapézio; o, músculo subclávio; p, músculo grande dorsal; q, fáscia toracolombar; r, músculo oblíquo externo do abdome; r', aponeurose de r; s, músculo serrátil dorsal; t, músculo serrátil ventral do tórax; u, músculo peitoral ascendente; v, músculo supra-espinhal; w, w', músculo deltóide; x, porção longa do músculo tríceps do braço; y, porção lateral do músculo tríceps do braço; z, músculo tensor da fáscia do antebraço; 1, músculo braquial; 2, músculo extensor radial do carpo; 3, músculo extensor do dedo IV; 4, músculo extensor do dedo V; 5, músculo extensor ulnar do carpo; 6, porção ulnar do músculo flexor profundo dos dedos; 7, músculo glúteo médio; 8, músculo tensor da fáscia lata; 9, 10, 10', músculo bíceps da coxa; 11, músculo semitendíneo; 12, músculo semimembranáceo; 13, músculo sacrocaudal; 14, panículo adiposo em corte. (De Ellenberger, 1908.)

dobra dorsomedialmente para encontrar o tendão do lado oposto e terminar na pele do focinho. Ele deprime o focinho e contrai a narina.

O **músculo malar** está ausente, e os outros músculos palpebrais não apresentam características especiais.

Músculos Mandibulares

O músculo **masseter** é espesso.

O músculo **pterigóideo medial** é largo em sua inserção.

O músculo **pterigóideo lateral** é grande e distinto.

A parte occipitomandibular do **músculo digástrico** surge no processo jugular do osso occipital e termina nas superfícies medial e ventral da mandíbula, rostralmente ao sulco para os vasos faciais.

Músculos Hióideos

O **músculo milo-hióideo** consiste em duas camadas mais ou menos distintas, a superficial sendo a ϕ*transversus mandibulae*.

O **músculo occípito-hióideo** e o **músculo cerato-hióideo** são pequenos.

O **músculo hióideo transverso** está ausente.

O **músculo omo-hióideo** e o **músculo esterno-hióideo** são citados em relação com os músculos do pescoço.

OUVIDO

S. S. Gandhi

MÚSCULOS AURICULARES ROSTRALES
(Figs. 39-2 e 3)

O **músculo zigomaticoauricular** é uma pequena faixa de músculo quando comparada com a dos pequenos ruminantes, e é de tamanho uniforme.

Origem: Do arco zigomático, e depois curva-se caudalmente ao longo da borda caudal da cartilagem auricular.

Inserção: No terço distal da base da borda caudal da cartilagem auricular, situado rostralmente à inserção do músculo parotidoauricular. Sua inserção não é em comum com o músculo parotidoauricular.

Estrutura: Em sua origem as fibras musculares sobrepõem-se com as do músculo escutuloauricular superficial. Ele é mais estreito em sua inserção do que em sua origem.

Os **músculos escutuloauriculares** superficiais são bem desenvolvidos.

Origem: Essencialmente da superfície dorsal da cartilagem escutiforme, embora algumas fibras originem-se do arco zigomático em comum com o músculo zigomaticoauricular. Estas fibras ascendem dorsalmente ao longo da borda rostral da cartilagem auricular.

Inserção: No terço distal da borda rostral da cartilagem auricular, em sua superfície medial.

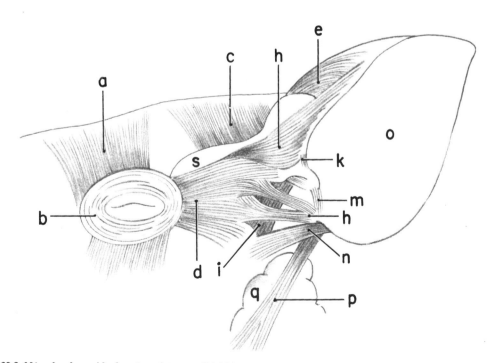

Figura 39-2. Músculos do ouvido do suíno, vista superficial lateral.

a, Músculo levantador medial do ângulo do olho; b, músculo orbicular do olho; c, músculo interescutular; d, músculo frontoescutular; e, músculo cervicoauricular superficial; h, músculo escutuloauricular superficial; i, ϕ músculo trágico (Nikolai, 1954); k, ϕ hélix (porção externa); m, ϕ músculo trago-helicino (Nikolai, 1954); n, músculo zigomaticoauricular; o, cartilagem auricular; p, músculo parotidoauricular; q, glândula parótida; s, cartilagem escutular. (Ilustração por Godinho.)

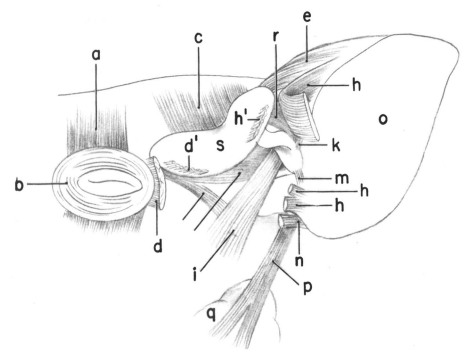

Figura 39-3. Músculos do ouvido do suíno, vista profunda lateral.

a, Músculo levantador medial do ângulo do olho; b, músculo orbicular do olho; c, músculo interescutular; d, músculo frontoescutular e d', sua inserção; e, músculo cervicoauricular superficial; h, músculo escutuloauricular superficial e h', suas inserções; i, ϕ músculo trágico (Nikolai, 1954); k, ϕ hélix (porção externa); m, ϕ músculo trago-helicino (Nikolai, 1954); n, músculo zigomaticoauricular; o, cartilagem auricular; p, músculo parotidoauricular; q, glândula parótida; r, músculo escutuloauricular profundo; s, cartilagem escutular. (Ilustrações por Godinho.)

Os **músculos escutuloauriculares profundos** situam-se na superfície profunda da cartilagem escutiforme e são cobertos por ela em seu ponto de origem. Depois suas fibras estendem-se no sentido da face caudomedial da cartilagem auricular e se inserem na face caudomedial da proeminência, na base da cartilagem auricular.

O **músculo frontoescapular** é um músculo bem desenvolvido.
Origem: Da crista frontal.
Inserção: Na parte rostromedial da superfície dorsal da cartilagem escutiforme.

MÚSCULOS AURICULARES DORSAIS
(Fig. 39-4)

O **músculo interescutular**, no suíno idoso, foi visto como sendo um músculo espesso e bem desenvolvido, com suas fibras direcionadas irregularmente, ventral e caudalmente.
Origem: Da parte frontal da linha temporal, e depois cruza para a superfície medial do lado oposto situado parcialmente sobre o músculo cervicoauricular superficial.
Inserção: Na superfície rostromedial da superfície dorsal da cartilagem escutiforme.

O **músculo parietoauricular** é um músculo mais profundo, situado sob o músculo cervicoauricular e o músculo escutular superficial.
Origem: Da parte parietal da linha temporal.

Inserção: Na superfície convexa dorsal da cartilagem auricular em sua base.

AURICULAR CAUDAL

O **músculo cervicoescutular** é uma fina lâmina muscular.
Origem: Da fáscia da região atlanto-axial e estendendo-se rostralmente, situado sobre o músculo cervicoauricular superficial.
Inserção: No aspecto caudomedial da superfície dorsal da cartilagem escutiforme e coberto pelo músculo interescutular.

O **músculo cervicoauricular superficial** é muito bem desenvolvido no suíno.
Origem: Da crista da nuca e da fáscia da região da nuca, depois estendendo-se caudomedialmente, coberto pelo músculo interescutular e pelo músculo cervicoescutular superficial.
Inserção: Na parte caudomedial do terço distal da superfície dorsal da cartilagem auricular, enquanto sua segunda parte está inserida na superfície caudolateral da cartilagem auricular, próximo à sua base.
Suprimento Nervoso: Nervo auricular caudal.

O **músculo cervicoauricular médio** é um músculo bem desenvolvido situado caudalmente ao músculo cervicoauricular superficial.
Origem: Em comum com o músculo cervicoauricular superficial, surgindo da superfície mais profunda da fáscia da nuca e da crista de nuca. Ele

curva-se no sentido da superfície caudolateral da cartilagem auricular.

Inserção: No aspecto caudolateral da superfície base do ouvido.

Suprimento Nervoso: Nervo auricular caudal.

O **músculo cervicoauricular profundo** é um músculo bem desenvolvido situado sob os músculos cervicoauricular superficial e o músculo cervicoauricular médio.

Origem: Da face profunda da porção parietal da linha temporal e do osso occipital.

Inserção: A principal porção na superfície caudomedial da eminência caudomedial na base do ouvido; algumas fibras na superfície caudolateral da eminência.

Estrutura: Suas fibras estendem-se ventralmente.

Suprimento Nervoso: Nervo auricular caudal.

MÚSCULOS AURICULARES VENTRAIS

O **músculo estiloauricular** é uma fina lâmina muscular situada ao longo da parte rostral da glândula parótida.

Origem: Da fáscia que cobre a parte rostral da glândula parótida e do ângulo da mandíbula.

Inserção: Em comum com o músculo parotidoauricular no meio da eminência caudolateral da cartilagem auricular, em sua base.

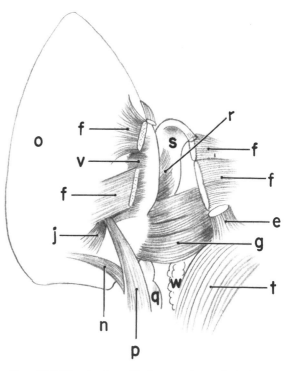

Figura 39-5. Músculos do ouvido do suíno, vista profunda dorsal.

e, Músculo cervicoauricular superficial; f, músculo cervicoauricular médio; g, músculo cervicoauricular profundo; j,⏀músculo antitrágico (Nikolai, 1954); n, músculo zigomaticoauricular; o, cartilagem auricular; p, músculo parotidoauricular; q, glândula parótida; r, músculo escutuloauricular profundo; s, cartilagem escutular; t, músculo trapézio; v, ⏀músculos transversos e oblíquos auriculares (Nikolai, 1954); w, corpo adiposo auricular. (Ilustração por Godinho.)

Estrutura: Ele ascende dorsalmente e, logo ventral à base do ouvido, suas fibras musculares unem-se às do músculo parotidoauricular.

Suprimento Nervoso: Nervo auricular caudal.

O **músculo parotidoauricular** é uma pequena lâmina muscular filamentar e longa, que está encaixada na glândula parótida.

Origem: Na fáscia da parte ventral da glândula parótida e estendendo-se dorsalmente.

Inserção: Em comum com o músculo estiloauricular.

Estrutura: Ele é mais longo do que o músculo estiloauricular, com o qual se une aproximadamente, 5 cm ventralmente à base do ouvido.

S. Sisson

PESCOÇO
(Figs. 46-16 e 19)

O **músculo cutâneo do pescoço** consiste em duas camadas que se cruzam obliquamente. As fibras da camada superficial estão direcionadas quase verticalmente e, as da camada profunda, no sentido da face, de onde continuam para formar a porção facial.

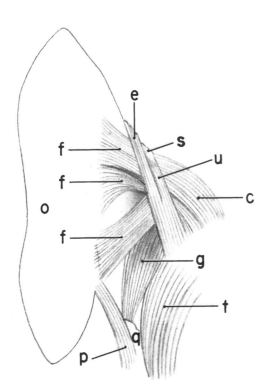

Figura 39-4. Músculos do ouvido do suíno, vista superficial dorsal.

c, Músculo interescutular; e, músculo cervicoauricular superficial; f, músculo cervicoauricular médio; g, músculo cervicoauricular profundo; o, cartilagem auricular; p, músculo parotidoauricular; q, glândula parótida; s, cartilagem escutular; t, músculo trapézio; u, músculo cervicoescutular. (Ilustração por Godinho.)

O **músculo braquiocefálico** é descrito com os músculos da cintura escapular.

O **músculo esternocefálico** surge no esterno e se insere, por um longo tendão redondo, no processo mastóide.

A parte tireóide do **músculo esternotireóideo** tem uma disposição peculiar. Ele surge (separadamente do músculo oposto) no manúbrio do esterno. Aproximadamente na metade do pescoço ele tem uma interseção tendínea oblíqua, além da qual ele se divide em dois ramos; um destes se insere do modo costumeiro, o outro termina na proeminência laríngea. A parte hióidea está bem desenvolvida.

O **músculo omo-hióideo** é fino. Ele surge como no eqüino, mas não tem ligação com o músculo braquiocefálico nem com o músculo oposto.

O **músculo omotransversal** surge na primeira ou segunda vértebra cervical (sob cobertura do músculo braquiocefálico) e se insere na parte ventral da espinha escapular.

Há dois **músculos escalenos**. O **músculo escaleno ventral** assemelha-se ao do bovino, e insere-se nas quatro últimas vértebras cervicais e é perfurado pelos nervos do plexo braquial. O **músculo escaleno dorsal** surge nos processos transversos da terceira à sexta vértebras cervicais e termina na terceira costela.

Os **músculos ventrais da cabeça** não apresentam nenhuma característica especial.

O **músculo longo do pescoço** está separado do músculo oposto, de modo que partes dos corpos das vértebras cervicais não estão cobertas pelo músculo, como no homem.

Os **músculos intertransversais** são semelhantes aos do bovino.

O **músculo esplênio cervical** é espesso e extenso. Ele termina em três partes dos ossos occipital e temporal e na asa do atlas (inconstante).

O **músculo longo da cabeça e do atlas** é pequeno; sua parte atlantal se une com a do músculo longo cervical.

O **músculo semi-espinhal da cabeça** é grande e está claramente dividido em duas partes: a parte dorsal *(biventral cervical)* é marcada por diversas interseções tendíneas; a parte ventral é o **músculo complexo**.

O **músculo oblíquo caudal da cabeça** é relativamente fino.

Os **músculos retos dorsais da cabeça** são espessos e mais ou menos fundidos.

TÓRAX
(Figs. 46-18, 19 e 24)

Os **músculos levantadores das costelas** e o **reto do tórax** não apresentam nenhuma característica especial.

Os **músculos intercostais externos** estão ausentes sob o músculo serrátil dorsal e as digitações do músculo oblíquo externo do abdome.

Os **músculos intercostais internos** são espessos entre as cartilagens das costelas esternais.

O **músculo retrator das costelas** e o **músculo transverso do tórax** são semelhantes aos do eqüino; este último estende-se caudalmente até a oitava cartilagem e funde-se com o músculo transverso do abdome.

O **diafragma** tem sete digitações costais em cada lado, as digitações caudais estando inseridas nas costelas a certa distância (aproximadamente um terço a um quarto do comprimento da costela) da articulação costocondral.* A linha de inserção atinge esta ultima na décima costela e passa ao longo da oitava cartilagem até o processo xifóide. O centro tendíneo é mais arredondado do que no eqüino. Os pilares são bem desenvolvidos. O pilar direito é muito grande e é perfurado pelo extenso hiato esofágico, semelhante a uma fenda, que é mediano em posição e situa-se aproximadamente 6 a 8 cm ventralmente à décima segunda vértebral torácica. Um saco seroso é encontrado no hiato esofágico, normalmente para a direita e ventralmente ao esôfago, estendendo-se do estômago, cranialmente, entre as pleuras, por uma distância de 7,5 a 10 cm; este saco pode ter a forma de uma bainha sinovial nos animais mais idosos e ser de extensão maior tanto cranial como caudalmente. O hiato aórtico está entre os pilares.

ABDOME
(Fig. 46-19)

A **túnica abdominal** é pouco desenvolvida.

O **músculo oblíquo externo do abdome** possui uma extensa porção muscular e uma aponeurose correspondentemente estreita; esta última não destaca uma lâmina femoral, mas se reflete *in toto* para formar o ligamento inguinal.

O **músculo oblíquo interno do abdome** (Fig. 46-18) é semelhante ao do bovino. Um pequeno músculo fusiforme, que cruza o canal inguinal obliquamente e está inserido na superfície abdominal do ligamento inguinal, é aparentemente um seg-

---

*É interessante notar que o diafragma não possui inserção para a décima quinta costela, que está muitas vezes presente e bem desenvolvida.

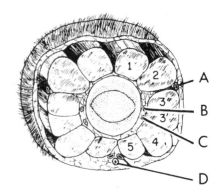

Figura 39-6. Secção transversal entre a quinta e sexta vértebras caudais do suíno.

A, Veia cutânea; B, artéria caudal dorsolateral; C, artéria caudal ventrolateral; D, artéria e veia caudal média; 1, músculo sacrocaudal dorsal medial; 2, músculo sacrocaudal dorsal lateral; 3', músculos intertransversais ventrais da cauda; 3", músculos intertransversais dorsais da cauda; 4, músculo sacrocaudal ventral lateral; 5, músculo sacrocaudal ventral medial. (De Getty, 1964.)

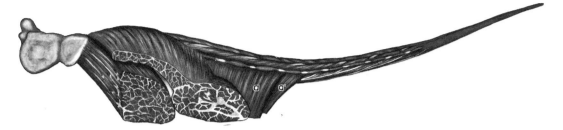

Figura 39-7. Vista lateral da cauda do suíno.
a, Músculo coccígeo; a', músculo levantador do ânus. (De Getty e Ghoshal, 1967.)

mento destacado do músculo oblíquo interno do abdome.

O **músculo reto do abdome** é extenso e espesso. Ele tem de sete a dez inscrições. Seu tendão de inserção funde-se essencialmente com o tendão comum do músculo grácil e não emite uma faixa acessória para a cabeça do fêmur.

A parte muscular do **músculo transverso do abdome** é bem desenvolvida. Ela une-se cranialmente ao músculo transverso do tórax.

O músculo **cremaster** (externo) está presente na fêmea bem como no macho.

DORSO E LOMBO
(Figs. 46-19 e 24)

O **músculo serrátil dorsal cranial** está inserido desde a quinta à oitava costelas, inclusive; o **músculo serrátil dorsal caudal** nas quatro ou cinco últimas costelas. Normalmente não há nenhuma digitação inserida na nona e na décima costelas.

O **músculo iliocostal do tórax** e **lombar** (longo da costela) estende-se até a asa do atlas (Fig. 46-18).

Os **músculos espinhal** e **semi-espinhal** podem ser separados, sem muita dificuldade do **músculo longo** (dorsal), começando a divisão da massa comum do lombo aproximadamente na primeira vértebra lombar.

O **músculo multífido** é semelhante ao do eqüino.

Os **músculos interespinhais** estão presentes, bem como os **intertransversais** distintos no dorso e no lombo.

CAUDA
(Figs. 39-6, 7 e 8)

Essencialmente há dois grupos principais de músculos na cauda — os músculos caudais (coccígeos) da coluna vertebral e os músculos coccígeos da pelve (Getty e Ghoshal, 1967).*

Os músculos da coluna vertebral caudal, compostos de elevadores, depressores e músculos laterais da cauda, estendem-se dorsal, lateral e ventralmente ao longo da coluna vertebral caudal, numa disposição segmentar entre as vértebras individuais. Estes músculos são:

O **músculo sacrocaudal dorsal medial,** considerado como sendo a continuação caudal do músculo multífido, é inicialmente difícil de ser distinguido ou separado da continuação caudal dos segmentos do músculo multífido.

O **músculo sacrocaudal dorsal lateral** representa o músculo longo na região caudal. Este músculo, situado lateralmente ao músculo sacrocaudal dorsal medial, surge da última vértebra sacral e continua, na área da cauda, por uma série de tendões individuais.

Os **músculos intertransversais dorsais e ventrais da cauda** estão localizados entre os processos transversos das vértebras caudais.

O **músculo sacrocaudal ventral lateral** é mais desenvolvido do que o músculo sacrocaudal ventral medial. Ele surge como um forte músculo comprimido bilateralmente, da segunda à terceira (muitas vezes da primeira à quarta) vértebras sacrais, ao longo da superfície ventral do sacro e estende-se até os processos transversos da primeira e décima primeira vértebras caudais.

O **músculo sacrocaudal ventral medial** é fracamente desenvolvido quando comparado ao músculo sacrocaudal ventral lateral. Situado medialmente ao músculo sacrocaudal ventral lateral, ele está localizado na superfície ventral da cauda, onde forma um sulco com o do lado oposto. Este mesmo sulco também contém os vasos caudais (artéria caudal média, ímpar, e a veia, par).

Os músculos coccígeos da pelve são compostos dos músculos coccígeos da cauda, que consistem no coccígeo e nos músculos levantadores do ânus.

O **músculo coccígeo** (coccígeo lateral, isquiococcígeo) surge da superfície medial da espinha isquiática e do ligamento sacrotuberal largo, próximo à espinha isquiática. Ele alarga-se dorsalmente, para se inserir nos processos transversos da primeira à quarta vértebras caudais e na fáscia caudal, após passar entre os músculos intertransversais ventrais da cauda e o músculo sacrocaudal ventral lateral.

O **músculo levantador do ânus** (coccígeo medial, retrator do ânus), mais espesso do que o músculo coccígeo e situado medialmente a ele, está separado do mesmo por uma lâmina aponeurótica. Ele é um músculo plano situado no lado medial da espinha isquiática, com fibras estendendo-se até o forame obturador. Insere-se na quarta e quinta vértebras caudais e, por meio da fáscia caudal, no ânus.

---

*Gurlt (Sisson, 1910) explica o enrolamento da cauda como sendo devido à disposição espiralada das inserções dos tendões.

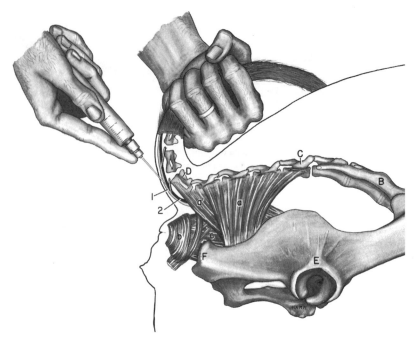

Figura 39-8. Músculos coccígeos do suíno.

B, sacro; C, primeira vértebra caudal; D, quinta vértebra caudal; E, osso pélvico (os coxae); F, tuberosidade isquiática; a, músculo coccígeo; a', músculo levantador do ânus; b, músculo esfíncter externo do ânus; c, reto; 1, artéria caudal média; 2, veia caudal média. (De Getty e Ghoshal, 1967.)

APÊNDICE TORÁCICO
Cintura Escapular
(Fig. 46-16)

O **músculo trapézio** é muito largo, sua linha de origem estendendo-se do osso occipital até à décima vértebra torácica. Não há uma divisão clara entre as suas duas partes, ambas inseridas na espinha da escápula.

O **músculo omotransversal** é semelhante ao do bovino.

O **músculo rombóide** consiste em três partes: a parte cervical (**rombóide cervical**) é muito desenvolvida, e sua origem estende-se da segunda vértebra cervical até à sexta vértebra torácica. A parte cefálica (**rombóide da cabeça**) surge, com o músculo esplênio, no osso occipital e se insere com a parte cervical. A parte torácica (**rombóide do tórax**) estende-se caudalmente até a nona ou décima vértebra torácica.

O **músculo grande dorsal** está unido nas quatro costelas, anteriores à última. Ele se insere no tubérculo menor do úmero.

O **músculo braquiocefálico** divide-se em duas partes, o **clidomastóideo** e o **cleido-occipital**, que surgem no processo mastóide e na crista da nuca, respectivamente, e se unem no vestígio fibroso da clavícula.

O **músculo peitoral descendente** é fino. O **músculo peitoral transverso** está dividido em duas partes, uma das quais termina no úmero, e a outra, na fáscia do antebraço. O **músculo subclávio** é semelhante ao do eqüino, mas sua origem não se estende caudalmente às primeiras duas articulações esternocostais. O **músculo peitoral ascendente** é muito longo.

A parte cervical do **músculo serrátil ventral** é muito desenvolvida, sua origem estende-se da asa do atlas até à parte dorsal da quinta costela, passando sob a parte torácica; esta última é semelhante à do bovino.

Ombro

O **músculo deltóide** é indiviso; ele surge da aponeurose que cobre o músculo infra-espinhal e termina essencialmente na crista deltóide, mas parcialmente na fáscia do braço.

O **músculo supra-espinhal** é grande; ele tem uma pequena inserção para o tubérculo menor e termina essencialmente no tubérculo maior do úmero. Há uma bolsa entre o tendão e a parte cranial do tubérculo maior.

O **músculo infra-espinhal** é largo; ele é inserido dentro de uma depressão ventral à divisão caudal do tubérculo maior. Há uma bolsa entre o tendão e o tubérculo.

O **músculo redondo menor** é grande e arredondado; ele termina em um tubérculo entre o tubérculo maior e a tuberosidade deltóide do úmero.

O **músculo subescapular** é muito largo em sua parte dorsal. Ele estende-se caudalmente até o ângulo caudal da escápula, mas cranialmente apenas em cerca de dois terços da distância até a borda vertebral.

O **músculo redondo maior** nada apresenta de notável.

O **músculo coracobraquial** é outro, largo e indiviso. Há uma bolsa entre seu largo tendão de origem e o tendão de inserção do músculo subescapular.

O **músculo articular umeral** (capsular) é variável; ele pode ter aproximadamente 1,5 cm de largura, ser menor ou mesmo faltar.

Braço

O **músculo bíceps do braço** é fusiforme e não é muito desenvolvido. Seu tendão de origem é arredondado, e a bolsa subjacente comunica-se tão livremente com a articulação do ombro, a ponto de ser considerada como uma evaginação da membrana sinovial desta última. Uma pequena lâmina fixa o tendão no sulco bicipital. O tendão de inserção divide-se em dois ramos. Um ramo passa caudalmente através da superfície medial do colo do rádio para terminar na extremidade proximal da ulna. O outro se insere no rádio sob a cobertura do tendão do músculo braquial.

O **músculo braquial** é grande. Seu tendão de inserção divide-se. O pequeno ramo se insere na borda medial do rádio, distalmente ao tendão do músculo bíceps do braço. O grande ramo cruza a borda medial do rádio e termina na superfície medial da ulna, distalmente ao tendão do músculo bíceps do braço; há uma bolsa sob este tendão.

O **músculo tensor da fáscia do antebraço** é semelhante ao do eqüino, mas é muito largo e dobra-se ao redor da borda caudal do músculo tríceps do braço.

A **porção longa** do **músculo tríceps do braço** está inserida no vértice do olecrano por dois tendões, entre os quais há uma bolsa sinovial. A **porção lateral** está inserida, em uma crista na superfície lateral do olecrano, por um tendão fino, sob o qual há uma bolsa. A **porção medial** surge do terço proximal da superfície medial do úmero; ela se insere na superfície medial do olecrano por um tendão curto, sob o qual há uma pequena bolsa.

Há dois **músculos anconeus**.

Antebraço e Mão

O **músculo extensor radial do carpo** é forte e muscular, cujo tendão está inserido na extremidade proximal do terceiro osso metacárpico. Ele pode ser divido em duas partes (extensor radial longo e curto do carpo).

O **músculo abdutor longo do dedo I** (extensor oblíquo do carpo) é bem desenvolvido; ele surge dos dois terços distais da superfície lateral do rádio e da ulna e termina no segundo osso metacárpico.

O **músculo extensor comum dos dedos** surge no epicôndilo lateral do úmero e no ligamento colateral lateral do cotovelo e divide-se em três partes. O tendão da porção medial termina essencialmente no terceiro dígito, mas comumente envia um pequeno ramo para o segundo. O tendão da porção média divide-se mais distalmente em dois ramos para o terceiro e quarto dígitos; proximal a esta bifurcação ele destaca um pequeno ramo para o segundo dígito, que normalmente se une ao tendão do músculo extensor do dígito II. O tendão da porção profunda divide-se em dois ramos, o medial unindo-se ao tendão da porção média, enquanto o lateral termina no quinto dígito.

O **músculo extensor do dedo II** é coberto pelo músculo anterior, com o qual ele é parcialmente fundido. Ele surge na ulna. Seu delicado tendão normalmente se une ao tendão da porção média do músculo extensor comum dos dedos, destinado ao segundo dígito.

O **músculo extensor lateral dos dedos** consiste em duas partes distintas: (1) A grande parte superficial tem um longo tendão que termina no quarto dígito e muitas vezes envia um segmento para o quinto dígito. (2) A pequena parte profunda termina, por um longo tendão, na superfície lateral do quinto dígito.

O **músculo supinador,** quando presente, é um segmento muscular fino e pálido, que surge na borda lateral do rádio, próximo ao espaço interósseo, e estende-se medial e ventralmente através da

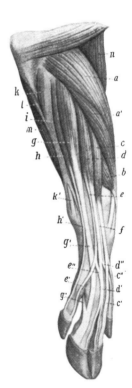

Figura 39-9. Músculos do antebraço e da mão do suíno; vista dorsolateral.

a, a', Músculo extensor radial do carpo; b, músculo abdutor longo do dedo I (extensor oblíquo do carpo); c, d, e, músculo extensor comum dos dedos; c', c'', tendões de inserção de c; d', d'', tendões de d; e', e'', tendões de e; f, tendão do músculo extensor do dedo II; g, músculo extensor do dedo IV; h, músculo extensor do dedo V; h', tendão de h; i, parte tendínea e k, parte muscular, do músculo ulnar lateral; k', tendão de k; l, porção ulnar do músculo flexor profundo dos dedos; m, músculo flexor superficial dos dedos; n, músculo braquial. (De Ellenberger, 1908.)

superfície dorsal do osso para sua borda medial, onde ele se une com a porção radial do músculo flexor profundo dos dedos.

O **músculo pronador redondo** é um músculo fusiforme e delicado que se situa ao longo da superfície medial do cotovelo e da parte proximal do antebraço. Ele surge do epicôndilo medial e do ligamento colateral medial do cotovelo e se insere por um fino tendão na borda medial do rádio ao redor de sua metade.

O **músculo flexor radial do carpo** é bem desenvolvido. Ele surge no epicôndilo medial do úmero e se insere no terceiro osso metacárpico.

O **músculo flexor ulnar do carpo** é estreito e normalmente não possui a porção ulnar. Ele corre oblíqua e distalmente no lado caudal do antebraço e no sulco formado entre o músculo flexor superficial dos dedos e o músculo flexor profundo dos dedos. Origina-se do epicôndilo medial do úmero e termina no osso cárpico acessório.

O **músculo ulnar lateral** (extensor ulnar do carpo) é coberto por uma faixa tendínea, que é uma parte engrossada da fáscia do antebraço e se estende do epicôndilo lateral até o osso cárpico acessório e a superfície lateral do carpo. O ventre do músculo é redondo; seu tendão de inserção perfura esta faixa na parte distal do antebraço e termina na extremidade proximal do quinto osso metacárpico.

O **músculo flexor superficial dos dedos** se origina do epicôndilo medial do úmero e consiste em duas partes. O tendão da porção superficial passa distalmente fixado por um espessamento fascial, o **retináculo flexor**. Ele forma um ânulo no boleto para um tendão do músculo flexor profundo dos dedos e termina por dois ramos na falange média do quarto dígito. Recebe uma pequena lâmina do osso acessório do carpo. O tendão da porção profunda, após destacar um forte ramo para o tendão do músculo flexor profundo dos dedos, passa distalmente com este último (para o qual forma um ânulo) e termina no terceiro dígito.

O **músculo flexor profundo dos dedos** possui três porções — a umeral, a ulnar e a radial. A **porção umeral** é muito grande e forma a maior parte do contorno da face caudal do antebraço. Ele consiste em duas partes — uma grande parte superficial, e uma outra, bem menor, a parte profunda, que surge com o músculo flexor superficial dos dedos. Cada uma termina, na parte distal do antebraço, num curto tendão. Estes unem-se e recebem os tendões das porções radial e ulnar e um ramo do tendão do flexor digital superficial. A **porção ulnar** tem um ventre curto, espesso e prismático, que surge da superfície medial da parte proximal da ulna. Seu tendão longo e fino passa distalmente na porção umeral e une-se ao tendão deste ao nível do osso acessório do carpo. A **porção radial** é pequena. Ela surge da parte proximal da borda medial do rádio e da fáscia profunda, e seu tendão une-se ao da porção umeral na extremidade distal do antebraço. O tendão comum divide-se em quatro ramos, o par central maior terminando nas falanges distais dos dígitos principais, o par menor abaxial nos dígitos acessórios. Estes últimos são presos por uma lâmina espiral peculiar. A bainha cárpica circunda o tendão do músculo flexor profundo dos dedos e o da parte profunda do músculo flexor superficial dos dedos. Ela estende-se do terço distal do antebraço até o terço distal do metacarpo. Na parte proximal do metacarpo uma pequena faixa muscular estende-se do tendão do flexor digital profundo até o tendão da parte profunda do músculo flexor superficial dos dedos. Outro feixe muscular passa do tendão flexor digital profundo para o segundo dígito.

Os **músculos lumbricais** são representados por feixes que se estendem do tendão flexor digital profundo para o tendão da porção profunda do músculo flexor superficial dos dedos.

O terceiro e quarto **músculos interósseos** estão presentes. Cada um envia dois segmentos para os ossos sesamóides correspondentes e o tendão extensor.

Há **flexores, adutores** e **abdutores** do segundo e quinto dígitos.

APÊNDICE PÉLVICO

Músculos Sublombares

O **músculo psoas menor** está intimamente unido ao músculo psoas maior cranialmente e possui um largo e delgado tendão que termina no tubérculo do psoas. Ele não possui parte torácica.

O **músculo psoas maior** é grande e arredondado. Ele tem início na última costela.

O **músculo quadrado lombar** é bem desenvolvido e estende-se até às três ou quatro últimas vértebras torácicas.

Quadril e Coxa
(Fig. 46-16)

O **músculo tensor da fáscia lata** é largo e sua parte muscular quase atinge a patela.

O **músculo glúteo superficial** tem apenas uma porção sacral; ele se une ao músculo bíceps da coxa.

O **músculo glúteo médio** tem uma pequena parte lombar que não se estende tanto cranialmente como no eqüino. A parte profunda (glúteo acessório) é claramente demarcada.

O **músculo glúteo profundo** é extenso, atingindo quase a tuberosidade da coxa.

O **músculo bíceps da coxa** tem uma origem estreita no ligamento sacrotuberal largo e na tuberosidade isquiática. Ele termina ventralmente como o do bovino.

O **músculo semitendíneo** tem duas porções como no eqüino.

O **músculo semimembranáceo** surge da tuberosidade isquiática e tem duas inserções, como no bovino.

O **músculo sartório** tem duas porções de origem, entre as quais os vasos ilíacos externos estão situados. A porção medial surge do tendão do músculo psoas menor; e a porção lateral, da fáscia ilíaca.

O **músculo grácil** está unido com o do lado oposto em sua origem, mais extensamente do que no bovino.

O **músculo pectíneo** é bem desenvolvido e achatado craniocaudalmente.

O **músculo adutor** não apresenta nenhuma divisão e está parcialmente fundido ao músculo grácil. Ele termina no fêmur imediatamente dorsal à origem do músculo gastrocnêmio.

O **músculo quadrado da coxa** é grande.

O **músculo obturador externo** é semelhante ao do eqüino.

O **músculo obturador interno** é extenso e forte; seu tendão emerge através do forame obturador.

O **músculo gêmeo** está fundido, em parte, ao músculo obturador interno.

O **músculo quadríceps da coxa** é mais claramente dividido do que no eqüino e sua ação é transmitida por um único ligamento patelar.

O **músculo articular do quadril** (capsular) está ausente.

Perna e Pé

O **músculo fibular terceiro** (peroneu) é um músculo bem desenvolvido e está, em grande parte, situado superficialmente na superfície cranial da perna. Cobre o músculo extensor longo dos dedos com o qual está unido, exceto no terço distal da perna. Ele surge da fossa extensora do fêmur por um tendão comum com aquele músculo, uma bolsa sinovial procedente da articulação femorotibial estendendo-se sob a origem.

Este saco tem cerca de 3 a 4 cm de comprimento nos animais de grande tamanho e estende-se ao redor da borda lateral do tendão até sua face superficial, de modo a formar uma bainha parcial e situar-se também por baixo da origem do músculo fibular longo.

O músculo continua na extremidade distal da perna por um tendão forte que passa sobre a superfície de flexão do jarrete, entre o tendão do músculo extensor longo dos dedos (lateral) e o do músculo tibial cranial (medial), todas as três estando fixadas por um forte ligamento anular que se estende através de um maléolo ao outro. Termina por dois ou mais ramos no primeiro e segundo ossos társicos e no terceiro osso metatársico. Não raramente há um delgado tendão inserido no quarto osso metatársico. O tendão normalmente recebe um pequeno ramo daquele do músculo tibial cranial no ligamento anular.

O **músculo tibial cranial** é menor do que o anterior. Origina-se da superfície lateral da tuberosidade e do côndilo lateral da tíbia. Na extremidade distal da perna o tendão passa sob o ligamento anular mencionado acima (onde emite um pequeno ramo para o músculo fibular terceiro) e termina no segundo osso társico e na extremidade proximal do segundo osso metatársico. A parte terminal passa sob uma camada superficial do ligamento colateral medial do jarrete e é provida de uma bolsa.

O **músculo fibular longo** (peroneu) desce cranialmente à fíbula e ao músculo extensor lateral dos dedos. Origina-se essencialmente do côndilo lateral da tíbia. O tendão de inserção desce através de um sulco no maléolo lateral, cruza sobre os tendões do músculo extensor lateral dos dedos, depois sob o ligamento colateral lateral até à superfície plantar do jarrete, para terminar no primeiro osso társico.

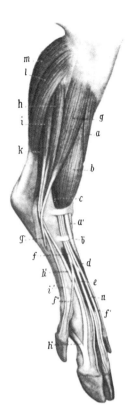

Figura 39-10. Músculos da perna e do pé do suíno; vista dorsolateral.

a, Músculo tibial cranial; a', tendão de a; b, músculo fibular terceiro; b', tendão de b; c, músculo extensor longo dos dedos; d, e, f, f', f'' tendões de c; g, músculo fibular longo; g', tendão de g; h, músculo extensor do dedo IV; h', tendão de h, que recebe h'' do músculo interósseo médio; i, músculo extensor do dedo V; k, músculo flexor profundo dos dedos; l, músculo sóleo; m, músculo gastrocnêmio; n, músculo extensor curto dos dedos. (De Ellenberger, 1908.)

Há uma bolsa sob o tendão onde ele se situa no sulco do quarto osso társico. O músculo é um flexor do jarrete.

O **músculo extensor longo dos dedos** surge em comum com o músculo fibular terceiro, pelo qual ele é em grande parte coberto e com o qual está unido até o terço distal da perna. Três tendões aparecem no retináculo proximal dos extensores e estendem-se distalmente e um pouco medialmente sobre a superfície de flexão do jarrete. Aqui eles são presos por um ligamento anular emitido do tendão do músculo fibular terceiro e inserido lateralmente na extremidade distal do calcâneo. Os tendões gradativamente divergem ao descenderem pelo metatarso. O tendão central divide-se, na extremidade distal do metatarso, em dois ramos que terminam nas falanges distais dos dígitos principais (o terceiro e o quarto). Este tendão se une antes de sua bifurcação, com o tendão do músculo extensor curto dos dedos. O tendão medial termina nas falanges média e distal do dígito medial principal (o terceiro). Ele recebe um ramo do músculo interósseo na extremidade distal da falange proximal e pode destacar um tendão para o segundo dígito. O tendão lateral é menor. Seus ramos terminam nas falanges distais dos dígitos acessórios (segundo e quinto) e no dígito lateral principal (quarto dígito); poderá haver um ramo para o terceiro dígito, e o ramo para o quarto pode ir para o ramo correspondente do tendão central. Outras variações ocorrem.

A bainha sinovial para os tendões do músculo extensor longo dos dedos e o músculo fibular terceiro no jarrete estende-se cerca de 1 cm próximo ao retináculo proximal dos extensores e aproximadamente 2 a 3 cm distal ao retináculo distal dos extensores no animal adulto de grande porte.

O **músculo extensor lateral dos dedos** situa-se na face lateral da perna, caudal ao músculo fibular longo. Ele tem origem na superfície lateral da fíbula no ligamento femorotibial colateral lateral e, o septo intermuscular, entre este músculo e o músculo flexor profundo dos dedos. Consiste em duas partes. A parte superficial, mais volumosa, tem um tendão que aparece um pouco distal à metade da perna, desce na superfície lateral sulcada da fíbula, inclina-se cranialmente, cruzando sob o tendão do músculo fibular longo e termina no processo extensor da falange distal do dígito lateral principal (o quarto). Recebe um tendão interósseo (segmento extensor) na falange proximal. O tendão da parte profunda acompanha o da parte superficial até ao tarso e desce para o dígito acessório lateral (quinto).

Os dois tendões estão fixados no maléolo lateral por um ligamento anular. O tendão superficial pode receber um ramo do tendão extensor digital longo e envia um tendão para o quinto dígito. O tendão caudal poderá enviar um ramo de reforço para o tendão extensor digital longo para o quinto dígito. Poderá haver uma terceira porção pequena que surge na metade da fíbula e envia um tendão delicado para unir-se com o da porção profunda.

O **músculo extensor longo do dedo I** (hálux) é um pequeno músculo fusiforme que está coberto pelo músculo extensor longo dos dedos e o músculo fibular longo. Ele tem origem na extremidade proximal da fíbula e seu delicado tendão desce, a princípio, sob o do músculo fibular terceiro, inclina-se medialmente no jarrete, e termina no dígito acessório medial (segundo).

O **músculo extensor curto dos dedos** é um músculo bem desenvolvido que se situa na face dorsal da parte distal do tarso e nos principais ossos metatársicos. Tem origem no colo do talo e no corpo do calcâneo, e está parcialmente dividido em três partes. O tendão da parte superficial une-se ao do músculo extensor longo dos dedos para seus dígitos principais. A parte profunda tem dois tendões que se unem aos do músculo extensor longo dos dedos para os dígitos acessórios.

O **músculo gastrocnêmio** tem porções curtas mas largas e espessas. A porção lateral é a maior e está unida ao músculo flexor superficial dos dedos até o terço distal da perna. O tendão forma um sulco para o tendão de flexor digital superficial proximal ao jarrete e se insere essencialmente nas proeminências que existem em cada lado da incisura da tuberosidade calcânea.

O **músculo sóleo** é espesso e largo e une-se à porção lateral do músculo gastrocnêmio. Ele tem origem no epicôndilo lateral do fêmur e na fáscia profunda do joelho. Seu tendão une-se ao do músculo gastrocnêmio.

O **músculo poplíteo** nada apresenta de notável.

O **músculo flexor superficial dos dedos** tem um ventre de considerável tamanho. Ele se origina da porção lateral do músculo gastrocnêmio, com o qual está fundido até o terço distal da perna. O tendão está quase inteiramente circundado pela dobra do gastrocnêmio, na parte distal da perna. Na tuberosidade calcânea é espesso e em grande parte cartilaginoso, e está moldado no sulco e cristas do osso. Ele se insere, por uma forte lâmina, a cada lado da tuberosidade calcânea. Uma grande bolsa sob o tendão estende-se proximalmente no sulco formado pelo músculo gastrocnêmio quase até alcançar a parte muscular e distalmente até à metade do calcâneo. O tendão divide-se distalmente em dois ramos que vão para os dígitos principais. Ele também emite, de sua superfície plantar, duas lâminas que se unem à fáscia dos dígitos acessórios.

O **músculo flexor profundo dos dedos** apresenta três porções distintas: (1) A porção **tibial caudal** é a menor. Ela tem um ventre fusiforme, na metade proximal da perna, e surge da superfície caudal sulcada da fíbula. O tendão une-se ao do músculo flexor longo do dedo I na extremidade distal da perna. (2) A porção que constitui o **flexor longo dos dedos** é muito maior e tem um ventre fusiforme e peniforme que se estende obliquamente através dos dois terços proximais da perna. Ele tem origem na extremidade proximal da fíbula, a linha poplítea, o terço médio da parte medial da superfície caudal da tíbia e no septo intermuscular entre este músculo e o músculo flexor longo do dedo I. O tendão (que possui uma bainha sinovial) desce em um sulco caudal ao maléolo medial, fixado pelo ligamento anular, inclina-se lateralmente na cápsula da articulação, e une-se ao tendão do músculo flexor longo do dedo I. (3) O **flexor longo do dedo I** tem um grande ventre fusiforme que se estende até quase à extremidade distal da perna. Tem origem na parte maior da superfície caudal da tíbia, a superfície medial e a borda caudal da fíbula, e na membrana interóssea. O tendão desce no canal társico, recebendo os tendões das outras porções, e termina como o tendão correspondente do membro torácico. A bainha sinovial társica tem início na extremidade distal da parte muscular e estende-se até à metade do metatarso.

Os **músculos lumbricais** estão ausentes, mas há quatro **músculos interósseos. Adutores** rudimentares do segundo e quinto dígitos poderão ser encontrados.

BIBLIOGRAFIA

Ellenberger, W. 1908. Leisering's Atlas of the Anatomy of the Horse and the Other Domestic Animals. 2nd ed. Chicago, Alexander Eger.

Exner, W. 1963. Tendon sheaths and synovial bursae in the limbs of pig. Wiss. Z. Humboldt. -Univ. 12:811-893.

Getty, R. 1964. Atlas for Applied Veterinary Anatomy. 2nd ed. Ames, Iowa State University Press.

Getty, R., and N. G. Ghoshal. 1967. Applied anatomy of the sacrococcygeal region of the pig as related to tail-bleeding. Vet. Med./Small Anim. Clinic. 62:361-367.

Godinho, H. P., and R. Getty. 1968. Innervation of the ear muscles and associated structures in the pig. Arq. Esc. Vet. 20:15-19.

Heinze, W. 1961. Anatomical and functional aspects of the muscles of mastication of the pig. Anat. Anz. 109:269-291.

Simic, V. 1957. Eigenschaften und Unterschiede des M. omohyoideus des Menshen und der Haussaugetiere. Verhandlungen Anat. Gestallschaft der 54 Versammlung in Freiburg, Br. vom 22, bis 25, September, 1957, pp. 366-375.

Sisson, S. 1910. A Text-book of Veterinary Anatomy. Philadelphia, W. B. Saunders Company.

CAPÍTULO 40

SISTEMA DIGESTIVO DO SUÍNO

S. Sisson
(com Dentes *por* L. E. St. Clair)

BOCA

A **cavidade da boca,** propriamente dita, é relativamente profunda; o comprimento específico é influenciado pela raça. A **rima da boca** é extensa, e os seus ângulos estão situados bem caudalmente. O lábio superior, grosso e curto, está unido ao focinho; o lábio inferior é pequeno e pontudo. Ambos os lábios possuem pêlos e seios pilosos em suas margens. A parte do lábio superior, rostral aos dentes incisivos, é destituída de pêlos. Os lábios não são dotados de muita motilidade. As **glândulas labiais** são pequenas e pouco numerosas.

BOCHECHAS

A túnica mucosa das **bochechas** é lisa. As **glândulas bucais,** compactamente dispostas em duas fileiras, situam-se opostamente aos dentes molares (Fig. 40-1). Elas estendem-se do ângulo dos lábios até o músculo masseter, que as cobre em parte. Elas enviam numerosos ductos excretórios para o vestíbulo da boca. O **ducto parotídeo** abre-se opostamente ao quarto ou quinto dente molar.

PALATO DURO

O **palato duro** é longo e estreito; ele é marcado por uma estria mediana, existindo, em cada lado desta, 20 ou mais ressaltos (Fig. 40-2). Em sua parte rostral há uma longa proeminência, a papila incisiva, em cuja parte caudal abrem-se os ductos incisivos (nasopalatinos). Há uma proeminência redonda, rostralmente localizada em relação ao primeiro par de incisivos.

LÍNGUA

A **língua** é longa e estreita e o ápice é fino (Fig. 40-3). Duas ou três papilas valadas estão presentes. As papilas fungiformes, pequenas, são mais numerosas lateralmente. As papilas filiformes são moles e muito pequenas. Na raiz há papilas moles, longas e pontudas, direcionadas caudalmente. Papilas folhadas também estão presentes.

Há uma bem demarcada prega glossoepiglótica mediana que possui, em qualquer um dos lados, uma depressão (*vallecula epiglottica*). O frênulo da língua é duplo.

Na parte pré-frenular do assoalho da boca, caudalmente aos dentes incisivos médios, encontram-se os órgãos orobasais, cujo tamanho é igual ao da cabeça de um alfinete. Lateralmente à afixação do frênulo da língua encontram-se as carúnculas sublinguais, muito pequenas.

DENTES*

L. E. St. Clair

Dentes Permanentes

A fórmula dos dentes permanentes dos suínos é a seguinte:

$$2 (I3/3\ C1/1\ P4/4\ M3/3) = 44$$

Os suínos possuem o mesmo número completo de dentes dos mamíferos placentários primitivos.

DENTES INCISIVOS. As áreas incisivas estão formadas de modo que os dentes mediais situam-se em um plano rostral aos dentes laterais. Na face vestibular (labial), a coroa dos dentes possui uma extensa cobertura de esmalte, enquanto que na face lingual o esmalte é observado apenas em suas margens. O cemento cobre as partes que não possuem esmalte. Os incisivos superiores, afastados uns dos outros por pequenos espaços, separam-se dos caninos por um grande intervalo. Embora não haja um colo distinto, a coroa, que é larga, afunila-se em direção à extremidade da raiz. A redução no tamanho é contínua ao longo da raiz, que é curta e redonda. Os dentes diminuem de tamanho e curvatura, do 1.º para o 3.º. A convexidade, nas faces vestibulares, ocorre tanto na coroa como na raiz. A coroa do terceiro incisivo pode ser ligeiramente trituberculada. Os incisivos inferiores, localizados próximos uns aos outros, situam-se em um plano horizontal. São semelhantes a bastões, e apenas ligeiramente curvos. O dente intermediário, ligeiramente maior do que o central, é muito maior do que o incisivo do canto. O terceiro incisivo é o único com um colo. As raízes são

---

*Outras figuras ilustrativas dos dentes poderão ser encontradas no Capítulo 37.

SISTEMA DIGESTIVO DO SUÍNO

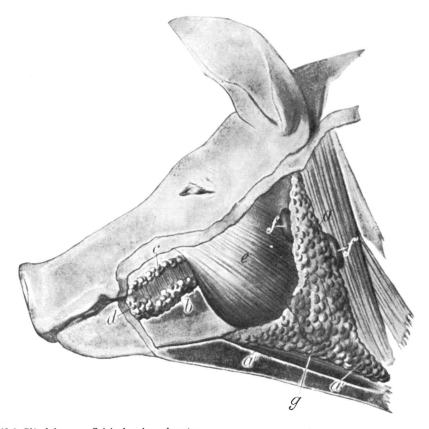

Figura 40-1. Glândulas superficiais da cabeça de suíno.

a, Glândula parótida; a', a'', ângulos cervical e mandibular de a; b, glândulas bucais ventral e c, dorsal; d, glândulas labiais; e, músculo masseter; f, nodos linfáticos parotídeo e f' retrofaríngeo lateral; g, linha pontilhada indicativa do contorno da glândula mandibular, que está oculta. (De Ellenberger e Baum, 1908.)

longas, redondas em seção transversal e profundamente implantadas na mandíbula.

DENTES CANINOS (PRESAS). O dente canino, especialmente bem desenvolvido no macho, projeta-se da boca. Ele é de raiz aberta e, desta forma, é reabastecido à medida que é empurrado do alvéolo. A coroa do canino superior é cônica e curva-se em sentido lateral, dorsal e ligeiramente caudal. O canino inferior é longo, pontudo e trilaterado. Ele curva-se lateral e caudalmente rostral em relação ao canino superior, de modo que o atrito entre os dois os mantém afiados e pontudos. A face convexa é coberta com esmalte, a côncava, com cemento (Fig. 40-4).

DENTES MOLARES. Os dentes molares aumentam de tamanho em sentido rostral-caudal. Possuem coroas bunodontes que são curtas, formando um colo próximo às raízes. As faces oclusais (mediais) dos molares consistem de complexas elevações triturantes, enquanto as dos pré-molares são do tipo cortante. O primeiro pré-molar em cada mandíbula é pequeno e simples. O inferior situa-se imediatamente caudal ao dente canino. O diastema, na mandíbula superior, ocorre entre o canino e o primeiro pré-molar, porém entre o primeiro e o segundo pré-molares, na mandíbula inferior. Na mandíbula superior, o primeiro e segundo pré-molares possuem duas raízes; o terceiro, três raízes; e o quarto pré-molar, cinco raízes. Os molares possuem seis raízes. Na mandíbula inferior, o primeiro pré-molar tem uma raiz; o segundo e terceiro, duas raízes; e o quarto pré-molar, três raízes. O primeiro e segundo molares possuem quatro raízes; o terceiro molar tem cinco raízes (Figs. 40-5, 6 e 7). O esmalte cobre a coroa e o cemento as raízes.

Dentes Decíduos

A fórmula para os dentes decíduos é a seguinte:

$$2 \, (Di3/3 \; Dc1/1 \; Dp3/3) = 28$$

Os dentes decíduos são muito semelhantes aos correspondentes permanentes. Entretanto, Dp^4 é mais bunodonte do que P^4 e Dp^4 possui três unidades de cúspide. Os pré-molares decíduos superiores possuem duas, três e quatro raízes, respectivamente. Os pré-molares decíduos inferiores possuem duas raízes, exceto o último que tem cinco raízes (Figs. 40-8 e 9).

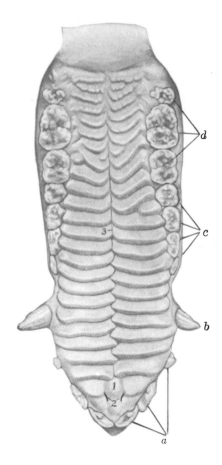

Figura 40-2. Palato duro de suíno jovem.
1, Papila incisiva; 2, aberturas do ducto incisivo; 3, rafe palatina; a, dentes incisivos; b, dente canino; c, dentes pré-molares; d, dentes molares.

Erupção dos Dentes

O incisivo decíduo do canto e o canino estão presentes na época do nascimento. Os pré-molares decíduos e o incisivo central irrompem durante o primeiro mês. O incisivo decíduo intermediário apa-

Quadro 40-1. *Tempos de Erupção dos Dentes do Suíno*

Dente	Erupção	Muda
I 1	2 a 4 semanas	12 meses
I 2	superior, 2 a 3 meses	
	inferior, 1½ a 2 meses	16 a 20 meses
I 3	antes do nascimento	8 a 10 meses
C	antes do nascimento	9 a 10 meses
P 1	5 meses	
P 2	5 a 7 semanas	
P 3	superior, 4 a 8 dias	
	inferior, 2 a 4 semanas	12 a 15 meses
P 4	superior, 4 a 8 dias	
	inferior, 2 a 4 semanas	
M 1	4 a 6 meses	
M 2	8 a 12 meses	
M 3	18 a 20 meses	

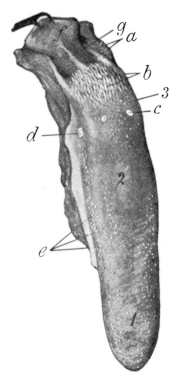

Figura 40-3. Língua de suíno.
1, Ápice; 2, dorso; 3, raiz; a, orifícios dos ductos das glândulas linguais; b, papilas da raiz; c, papila valada (realmente não é tão distinta quanto na figura); d, papila folhada; e, papilas fungiformes; f, epiglote (puxada para trás); g, prega glossoepiglótica mediana. (De Ellenberger e Baum, 1908.)

rece aos dois meses. O primeiro pré-molar e o primeiro molar aparecem aos cinco meses. O incisivo do canto e o canino irrompem aos nove meses, mais ou menos. O incisivo central e o segundo molar irrompem, aproximadamente, aos 12 meses. Os outros pré-molares surgem aos 15 meses, e o incisivo intermediário aos 18 meses. A latitude no tempo é vista no Quadro 40-1.

S. Sisson

GLÂNDULAS SALIVARES
GLÂNDULA PARÓTIDA

A **glândula parótida** é grande e distintamente triangular (Fig. 40-1). Ela estende-se muito pouco

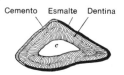

Figura 40-4. Secção transversal do dente canino inferior de suíno.
c, Cavidade do dente.

SISTEMA DIGESTIVO DO SUÍNO

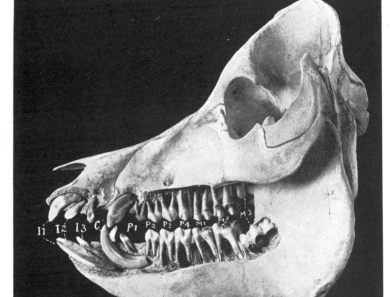

Figura 40-5. Crânio de suíno com cerca de um ano e meio de idade, esculturado para mostrar as partes embutidas dos dentes.

C, Canino; I 1-3, incisivos; P 1-4, prémolares; M 1-3, molares. O terceiro molar ainda não irrompeu e suas raízes ainda não estão formadas.

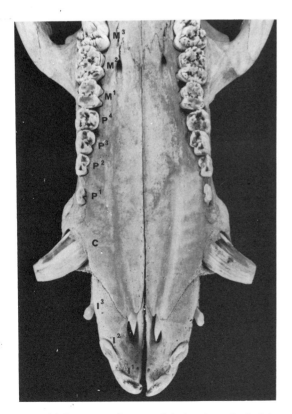

Figura 40-6. Dentes superiores no crânio de suíno; animal adulto.

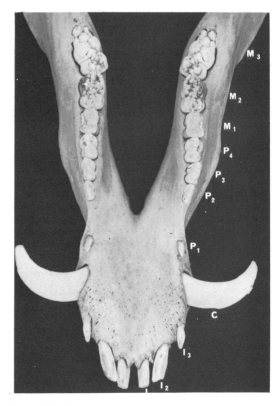

Figura 40-7. Dentes inferiores na mandíbula de suíno; animal adulto.

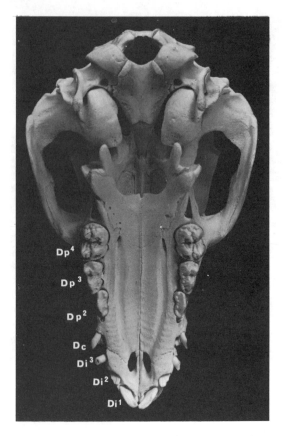

Figura 40-8. Dentes superiores no crânio de suíno; animal jovem, decíduo.
Di$^{1-3}$, Incisivos; Dc, canino; Dp$^{2-4}$, pré-molares.

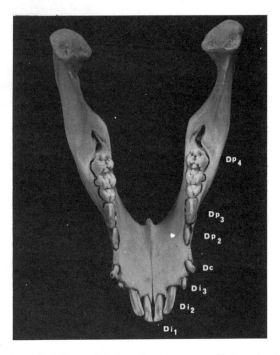

Figura 40-9. Dentes inferiores do suíno na mandíbula; animal jovem, decíduo.
Di$_{1-3}$, Incisivos; Dc, canino; Dp$_{2-4}$, pré-molares.

para dentro do músculo masseter, e o seu ângulo dorsal não atinge a base da orelha. É de cor pálida e está mergulhada em gordura, nos animais em boa condição. Em sua face profunda há diversos e grandes nodos linfáticos parotídeos, alguns dos quais estão só parcialmente cobertos pela parótida. O **ducto parotídeo,** de percurso semelhante ao ducto parotídeo dos bovinos, surge na face profunda, e perfura a bochecha, opostamente ao quarto ou quinto dente molar superior. Pequenas **glândulas parótidas acessórias** podem ser encontradas ao longo do percurso do ducto.

GLÂNDULA MANDIBULAR

A **glândula mandibular** é pequena, de cor avermelhada e de contorno oval; ela é coberta pela parótida (Fig. 40-1). Sua face superficial, convexa, é marcada por proeminências arredondadas (Fig. 40-10). Um estreito processo de sua face profunda estende-se rostralmente cerca de 5 a 7,5 cm por baixo do músculo milo-hióideo, juntamente com o ducto. Este abre-se próximo ao frênulo da língua, mas não há papilas.

GLÂNDULA SUBLINGUAL

A glândula sublingual possui uma disposição semelhante à dos bovinos. A parte caudal (**glândula sublingual monostomática**) é de cor amarela-avermelhada, tendo cerca de 5 cm de comprimento e 1 cm de largura; sua extremidade caudal relaciona-se com a glândula mandibular e seu ducto. Todos ou a maioria dos ductos da parte caudal unem-se para formar o **ducto sublingual maior,** que abre-se próximo ao ducto mandibular. A parte rostral (**glândula sublingual polistomática**) é muito maior, tendo de 5 a 7 cm de comprimento e cerca do dobro da largura e espessura da parte caudal. Oito ou dez **ductos sublinguais menores** transportam a secreção da parte rostral através do assoalho da boca (Fig. 40-10).

FARINGE

A **faringe,** que é longa e estreita, estende-se até ao nível da segunda vértebra cervical. Ela está dividida nas partes nasal e oral, ligadas por meio da estreita **abertura intrafaríngea,** o palato mole e o arco palatofaríngeo.

SISTEMA DIGESTIVO DO SUÍNO

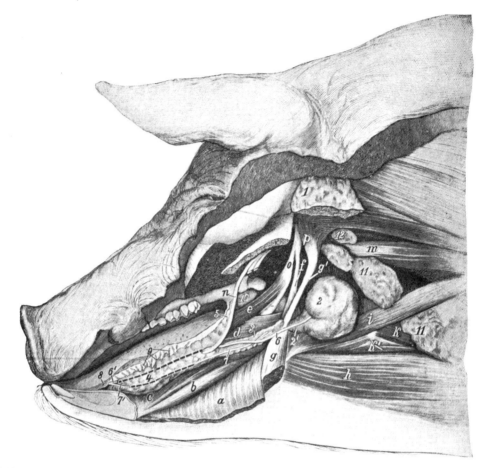

Figura 40-10. Dissecção da boca e região faríngea de suíno.
1, Extremidade dorsal da glândula parótida; 2,2′, glândula mandibular; 3, glândula sublingual monostomática e 4, polistomática; 5, glândulas palatinas; 6,6′, ducto mandibular (parte pontilhada oculta); 7,7′, ducto sublingual maior (parte pontilhada oculta); 8, abertura de 6 e 7; 9, ducto sublingual menor; 10, tonsila; 11, timo; 12, nodo linfático retrofaríngeo; a, músculo milo-hióideo (refletido); b, músculo gênio-hióideo; c, músculo genioglosso; d, músculo hioglosso; e, músculo estiloglosso; f, músculo estilo-hióideo; g, músculo digástrico (corte) e g', seu tendão de origem; h, músculo esterno-hióideo; i, músculo omo-hióideo; k,k', músculo esterno-tireóideo; m, músculo longo da cabeça; n, nervo lingual; o, osso estilo-hióideo: p, processo jugular. (De Ellenberger e Baum, 1915.)

PALATO MOLE

O **palato mole** é muito espesso; seu comprimento, no animal de tamanho médio, é de cerca de 5 cm; sua direção quase que continua àquela do palato duro; isto é, ele é quase horizontal. Estende-se até à parte média da face oral da epiglote. Possui, em muitos casos, um pequeno prolongamento mediano denominado de **úvula palatina**. A face oral apresenta uma estria mediana, que possui, em ambos os lados, uma área oval elevada, marcada por numerosas criptas; estas elevações são as **tonsilas**. Tecido tonsilar também ocorre nas paredes laterais do istmo da garganta e na raiz da língua.

O **istmo da garganta** é curto como o palato mole. Seu assoalho, a base da língua, cai profundamente contra a base da epiglote, enquanto que o seu teto, representado pelo palato mole, localiza-se quase horizontalmente. Na maioria dos casos, a epiglote é encontrada, no exame *post mortem*, projetando-se sob o palato mole e para o istmo da garganta. A proeminência laríngea, especialmente elevada, possui recessos piriformes conspicuamente profundos que situam-se lateralmente a ela, na parte laríngea adjacente da faringe. Supõe-se que o alimento seja capaz de fluir além da laringe fechada, através destes sulcos profundos, e que o suíno seja capaz de respirar e deglutir ao mesmo tempo. As cartilagens corniculadas da cartilagem aritenóide e o arco palatofaríngeo situam-se no mesmo plano transverso, que, ao mesmo tempo, forma a fronteira oral do vestíbulo do esôfago adjacente. Este passa para dentro do esôfago sem um *límen faringo-esofágico* (Nickel et al., 1960).

A faringe apresenta em sua parte caudal um *cul-de-sac* mediano de cerca de 3 a 4 cm de comprimento, que está situado entre o músculo reto ventral da cabeça e a origem do esôfago; ele é denominado de **divertículo faríngeo** (Fig. 40-11). Sua

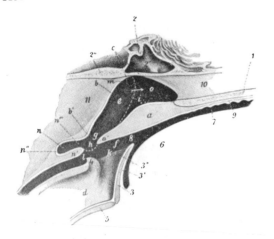

Figura 40-11. Secção sagital da região faríngea do suíno, parcialmente esquemática.

1, Osso palatino; 2, osso esfenóide; 2', seio esfenóide; 2'', osso occipital; 3, epiglote com 3', túnica mucosa oral e 3'', laríngea; 4, cartilagem aritenóide; 5, cartilagem tireóide; 6, raiz da língua; 7, cavidade da boca; 8, istmo da garganta; 9, palato duro; 10, septo nasal; 11, músculos ventrais da cabeça; a, palato mole; a' borda livre de a; b, parede dorsal da faringe; c, fórnix da faringe; d, cavidade da laringe; e, g, nasofaringe; f, orofaringe; h, arco palatofaríngeo do palato mole; i, linha pontilhada indicando os limites laterais entre a cavidade nasal e a faringe; k, vestíbulo da laringe; 1, abertura do esôfago; m, orifício auditivo; n, divertículo faríngeo; o, coana. (De Ellenberger e Baum, 1908.)

margem ventral está formada pela junção do arco palatofaríngeo do palato mole, que contém tecido muscular derivado dos arcos palatino e palatofaríngeo. O fórnix da faringe está dividido por uma prega mediana da túnica mucosa, que é uma continuação direta do septo nasal. Em qualquer dos lados dele há um infundíbulo, dentro do qual a tuba auditiva abre-se.

ESÔFAGO

O **esôfago** origina-se do vestíbulo esofágico da faringe ao nível da margem nucal dos músculos constritores caudais da faringe. O esôfago é curto e quase reto. Ele possui (de acordo com Rubeli, citado por Sisson, 1910) um calibre potencial no adulto de quase 7 cm, em qualquer extremidade, e de cerca de 4,2 cm, em sua parte média. O hiato esofágico é uma longa fenda no crus direito do diafragma, e a parte terminal do esôfago, que se situa nela, é achatada transversalmente. A túnica muscular é estriada, exceto próximo ao óstio cárdico, onde a parte profunda é lisa. Há numerosas glândulas tubuloalveolares na metade cranial do tubo; mais adiante, caudalmente, elas ocorrem em números decrescentes. Há a presença de muitos nódulos linfáticos e de muito tecido linfóide.

ESTÔMAGO

O **estômago** é grande; sua capacidade média é de cerca de 5,7 a 8,0 l. Quando cheio, seu maior eixo é transversal, e sua curvatura maior estende-se caudalmente no assoalho do abdome, um pouco mais à frente do que a metade da distância entre a cartilagem xifóide e o umbigo. A parte esquerda é grande e arredondada, enquanto a parte direita (parte pilórica) é pequena e dobra-se fortemente para cima, para unir-se ao intestino delgado. A face parietal (Fig. 40-12) está voltada principalmente para diante e relaciona-se com o fígado e o diafragma. A face visceral está voltada (Fig. 40-13) principalmente para trás e relaciona-se com o intestino, o omento maior, o mesentério e o pâncreas. A curvatura maior está relacionada ao diafragma, baço, fígado e ao assoalho abdominal. A extremidade pilórica situa-se contra o lobo lateral direito do fígado, quase opostamente ao meio do décimo terceiro espaço intercostal. A extremidade esquerda é ventral à parte dorsal da décima terceira costela e ao espaço intercostal e está relacionada à extremidade dorsal do baço e à extremidade esquerda do pâncreas; ela apresenta um saco cego cônico e achatado, o **divertículo,** cujo ápice projeta-se caudalmente. O esôfago une-se muito obliquamente ao estômago, logo à esquerda do plano mediano, e cerca de 6 a 10 cm, ventralmente, à décima terceira vértebra torácica. O óstio cárdico é como uma fenda e está limitado dorsalmente para a esquerda por uma prega que contém um engrossamento da camada oblíqua interna da túnica muscular. A abertura para o divertículo está situada acima e um pouco para a esquerda do óstio cárdico (Fig. 40-14); ela é oval e limitada por uma grossa prega que contém fibras musculares dispostas espiralmente.

A túnica mucosa pode ser dividida em quatro regiões (Figs. 40-15 e 16). Sobre uma área quadrilátera ao redor do óstio cárdico (que se estende à esquerda até a margem do divertículo) é do tipo esofágico, sem glândulas, e apresenta várias pregas na **parte**

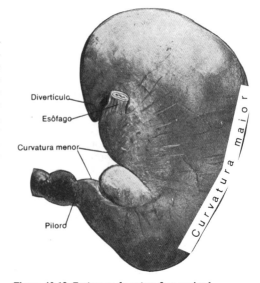

Figura 40-12. Estômago de suíno; face parietal.

O órgão continha uma quantidade um tanto pequena de alimento e está, portanto, um tanto contraído.

SISTEMA DIGESTIVO DO SUÍNO

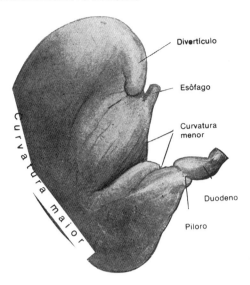

Figura 40-13. Estômago de suíno; face visceral.
O órgão foi fixado *in situ* e está um tanto contraído.

cor parda e salpicada.* A **região pilórica** é pálida, mais fina do que a anterior e apresenta algumas pregas irregulares.† No piloro, uma notável proeminência (*torus pyloricus*) projeta-se da parede da curvatura menor e diminui consideravelmente o tamanho do orifício (Fig. 40-17). Ela tem cerca de 3 a 4 cm de comprimento e quase 1 cm de altura. Ela é, às vezes, um ressalto sulcado; em outros casos, possui o formato de uma eminência arredondada afixada por um pedículo à parede. De acordo com Bal e Ghoshal (1972), ela é ricamente glandular, com lóbulos de glândulas mucosas tubulares em sua lâmina própria. Grandes espaços vasculares são vistos na base da lâmina própria. Há duas camadas musculares distintas — uma camada fibromuscular interna e uma camada muscular externa, com uma camada inconstante de tecido adiposo entre elas. A camada muscular externa forma o pedículo. O toro pilórico exerce um papel tanto ativo como passivo no fechamento completo do óstio pilórico; o toro encaixa-se entre as extremidades livres do músculo semilunar do esfíncter do piloro, agindo como uma tampa. A disposição da túnica muscular do estômago é vista nas Figs. 40-17 e 18.

pró-ventricular. Uma definida linha de demarcação separa-a do restante da túnica mucosa, que é macia e glandular. A **região glandular cardíaca** é de cor cinza-pálido e fina (cerca de 0,5 a 1 mm); ela estende-se aproximadamente até o centro do estômago. A **região glandular fúndica** é prontamente distinguida por sua espessura (cerca de 3 mm) e por sua

---

*Deve ser notado que a região das glândulas fúndicas não se estende até a curvatura menor; aqui a região das glândulas cárdicas une-se com a região das glândulas pilóricas.

†O exame microscópico mostra-nos que estas regiões não são claramente delimitadas umas das outras; ao contrário, existem zonas intermediárias em que se encontram glândulas das regiões adjacentes, e existem também glândulas de caráter histológico intermediário.

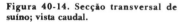

Figura 40-14. Secção transversal de suíno; vista caudal.

A secção passa pela extremidade caudal da décima terceira vértebra torácica. 1, Aorta (ducto torácico para a direita, superiormente à aorta); 2,2', pilar direito e esquerdo do diafragma 3, veia cava caudal; 4, veia porta; 5, nodos linfáticos hepáticos; 6, artéria hepática; 7, ramo gástrico; 8, ducto colédoco; 9, divertículo do estômago; 10, vesícula biliar; C, 11, cartilagem da décima primeira costela; L.L., pulmão esquerdo; R.12, R.13, costelas 12 e 13; R. L., pulmão direito; a seta aponta para o óstio cárdico; XIII, décima terceira vértebra torácica.

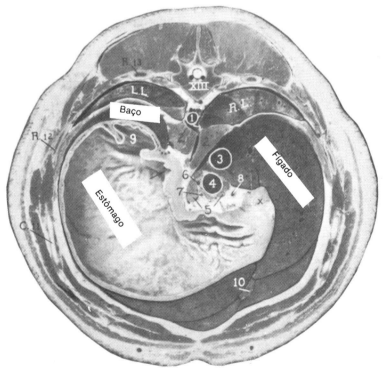

INTESTINO DELGADO

O **intestino delgado** tem de 15 a 20 m de comprimento.

DUODENO

O mesentério dos primeiros 60 cm, aproximadamente, tem de 5 a 6 cm de comprimento; esta parte pode ser denominada de **duodeno**. Ela surge no lado direito, do piloro, na região do décimo ao décimo segundo espaço intercostal. A parte cranial do duodeno dobra-se pronunciadamente sobre a face visceral do fígado, à direita da fissura portal. A parte descendente passa caudalmente em relação à parte medial do rim direito, dorsalmente, e o cólon, ventralmente, e, próximo à parte média da região sublombar, cruza o plano mediano e se dirige (como a parte ascendente) cranialmente para continuar com a parte mesentérica (jejuno e íleo) do intestino delgado. A extremidade direita do pâncreas está afixada à parte cranial e, aí, o ducto pancreático abre-se no intestino.

JEJUNO E ÍLEO

O restante do intestino possui um mesentério de cerca de 15 a 20 cm de comprimento, é grosso e contém uma quantidade de gordura e numerosos nodos linfáticos volumosos em sua raiz; a raiz está afixada na região sublombar, caudalmente ao estômago e une-se ao mesentério do intestino grosso. A parte mesentérica do intestino delgado é disposta nos anéis próximos e situa-se principalmente dorsalmente ao cólon e ao cecum, desde o estômago até a pélvis; muitos anéis situam-se contra o flanco direito e na parte caudal do assoalho do abdome (Fig. 40-19). A abertura do **ducto colédoco** situa-se a cerca de 2,5 a 5 cm do piloro, e a do **ducto pancreático**, a cerca de 10 a 12 cm além deste. Agregados de **nódulos linfáticos** ou **placas de Peyer** e **nódulos linfáticos solitários** são numerosos e muito distintos (Fig. 40-20). As placas têm normalmente a forma de cintas e são proeminentes; seu número pode variar de 16 a 38. Elas se iniciam a uma distância de 20 a 50 cm do piloro. A última continua em uma distância variável do cecum. Os nódulos solitários são distintos (exceto no duodeno), mas têm somente cerca de um milímetro de altura. As glândulas duodenais estendem-se até uns 3 a 5 m do piloro.

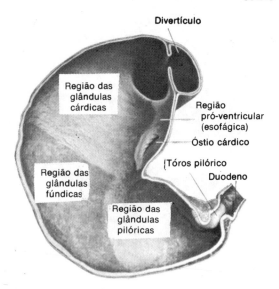

Figura 40-16. Secção frontal do estômago de suíno.

INTESTINO GROSSO

O **intestino grosso** tem cerca de 4 a 4,5 m de comprimento e é, em sua maior parte, bem mais largo do que o intestino delgado; ele está ligado à parede abdominal dorsal, por um mesentério, entre os rins.

CECUM

O **cecum** é cilíndrico, tendo cerca de 20 a 30 cm de comprimento e 8 a 10 cm de largura. Ele situa-se contra a parte dorsal e cranial do flanco esquerdo e estende-se ventral, caudal e medialmente, à parte do cólon, em forma de anel, de modo que sua extremidade cega, ventral, situa-se normalmente no assoalho do abdome, próximo ao plano mediano e a um ponto variável entre o umbigo e a entrada pélvica (Fig. 40-19). Sua extremidade dorsal continua diretamente com o cólon (Figs. 40-21 e 22), estando indicada a linha de demarcação pela terminação do intestino delgado. Ele possui três tênias musculares longitudinais e três fileiras de haustros. As tênias medial e lateral são livres e fundem-se na ponta do cecum. A tênia ventral é a afixação para a prega ileocecal. O íleo une-se obliquamente ao cecum e projeta-se consideravelmente neste. Uma prega da túnica mucosa (*frenulum papillae ilealis*) passa de cada lado do óstio ileocecal (*ostium ileale*) (Fig. 40-23). A última placa de Peyer do intestino delgado continua por uma distância variável no cecum.

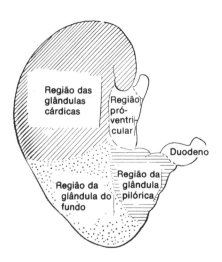

Figura 40-15. Diagrama das zonas da mucosa do estômago de suíno.

SISTEMA DIGESTIVO DO SUÍNO

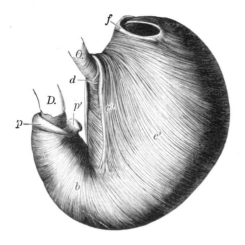

Figura 40-17. Estômago evertido de suíno, do qual a túnica mucosa foi removida.

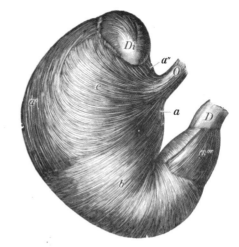

Figura 40-18. Estômago de suíno, do qual a túnica serosa foi removida.

D, Duodeno; Di, divertículo; O, esôfago; a, a', a'', a''', fibras longitudinais; b, fibras circulares; c, fibras oblíquas externas; c', fibras oblíquas internas; c'', alça cárdica; d, fibras que ligam os ramos da alça cárdica; f, prega na entrada para o divertículo; p, esfíncter pilórico; p', toro pilórico. (De Ellenberger e Baum, 1908.)

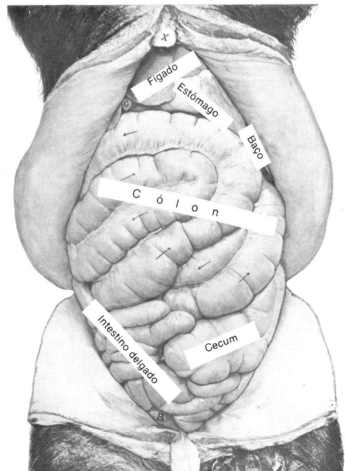

Figura 40-19. Víscera abdominal de suíno; vista central.

O omento maior foi removido. B, Bexiga urinária; G, vesícula biliar; X, cartilagem xifóide. As setas indicam o percurso dos anéis do cólon. O baço estava contraído.

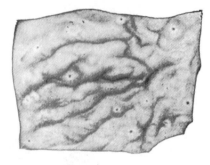

Figura 40-20. Nódulos linfáticos solitários do intestino grosso de suíno.
(De Ellenberger e Baum, 1908.)

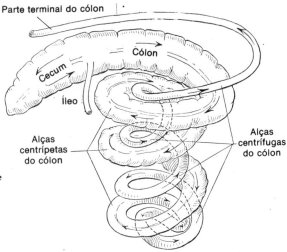

Figura 40-21. Diagrama do cecum e cólon de suíno.
Os anéis do cólon foram puxados e separados.

CÓLON

O **cólon** possui a princípio o mesmo calibre do cecum, mas logo torna-se gradativamente menor. Situa-se principalmente à esquerda do plano mediano, caudalmente ao estômago. O cólon ascendente está disposto no mesentério em três anéis espirais duplos, próximos uns aos outros, em relação ao assoalho do abdome, ventralmente, ao estômago e ao fígado, cranialmente, ao cecum e intestino delgado, caudalmente, e ao intestino delgado à direita. Ao emergir deste labirinto em espiral, ele dirige-se a princípio cranialmente na região sublombar à direita do plano médio e, ao atingir o estômago e a extremidade direita do pâncreas, dobra para a esquerda como o **cólon transverso.** Ele, então, segue caudalmente como o **cólon descendente** na face ventral do pâncreas e, em relação à parte medial do rim esquerdo, inclina-se medialmente e continua na entrada pélvica como o reto. Esta parte terminal está intimamente afixada, por um curto mesentério, à região sublombar.

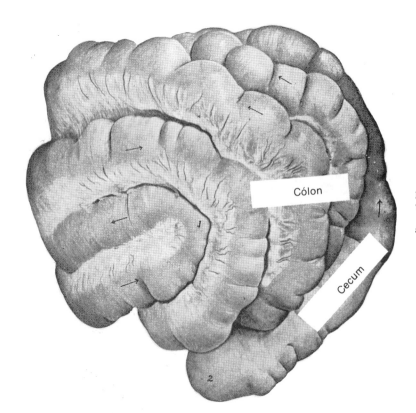

Figura 40-22. Cecum e cólon de suíno; vista ventral esquerda.

1, Ápice do anel espiral do cólon; 2, ápice do cecum.

SISTEMA DIGESTIVO DO SUÍNO

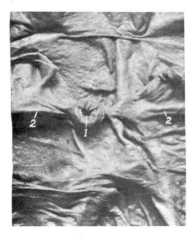

Figura 40-23. Óstio do íleo de suíno.
1, Óstio do íleo; 2, frênulo do íleo.

O cólon ascendente possui duas tênias e duas séries de saculações; estas, entretanto, gradativamente, desaparecem na parte centrífuga. Os **nódulos solitários** são numerosos e aparecem como proeminências redondas, de 2 a 3 mm de diâmetro, muitas vezes com uma depressão em forma de cratera. Muitas vezes há **agregados de nódulos** ou **placas de Peyer** na primeira parte do cólon.

RETO

O reto é a continuação do cólon descendente. Ele está normalmente circundado por uma grande quantidade de gordura.

ÂNUS

O **ânus** é curto. Os seguintes músculos estão relacionados ao ânus: músculo esfíncter interno do ânus, um anel de músculo liso que circunda o ânus, músculo esfíncter externo do ânus e músculo levantador do ânus.

O **intestino** tem cerca de quinze vezes o comprimento do corpo.

PÂNCREAS

O **pâncreas** estende-se através da parede dorsal da cavidade abdominal, caudalmente ao estômago. Ele é trirradiado ou triangular. O lobo direito está afixado à primeira curvatura (*flexura portalis*) do duodeno, e aqui o ducto excretor passa para o intestino. O lobo esquerdo está relacionado com a extremidade esquerda do estômago, a extremidade dorsal do baço e o pólo cranial do rim esquerdo. A parte média relaciona-se com a veia porta e a raiz do mesentério. O **ducto pancreático** passa do lobo direito diretamente através da parede duodenal, situando-se seu óstio a cerca de 10 a 12 cm do piloro. O tecido interlobular normalmente contém considerável quantidade de gordura.

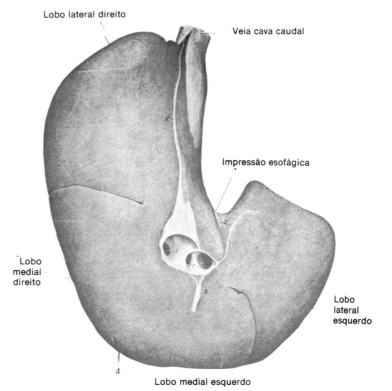

Figura 40-24. Fígado de suíno; face parietal.
1,1', grandes veias hepáticas, abrindo-se na veia cava caudal; 2,2', ligamento coronário; 3, ligamento falciforme. Somente é visível acima de 4 uma parte muito pequena da fissura para o ligamento redondo, entre os lobos mediais direito e esquerdo.

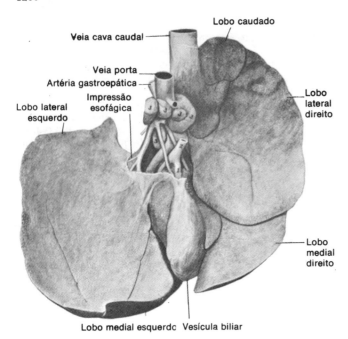

Figura 40-25. Fígado de suíno; race visceral.
O peritônio e a gordura foram removidos da vizinhança da fissura portal. 1, Ducto cístico; 2, ducto colédoco; 3, nodos linfáticos.

FÍGADO

O **fígado** é relativamente volumoso; seu peso médio no adulto é de cerca de 1,5 a 2,0 kg. Ele é grosso centralmente, mas sua circunferência é fina. Está dividido por três incisuras interlobares profundas — a **lateral direita**, a **medial direita**, a **medial esquerda** e a **lateral esquerda**; a última delas é consideravelmente a maior. Na parte dorsal do lobo lateral direito há o **lobo caudado**, que é claramente demarcado por uma fissura e é muitas vezes subdividido por uma fissura secundária. O **processo caudado** projeta-se para a direita e dorsalmente. Não há processo papilar. O **lobo quadrado** situa-se ventralmente à fissura portal e à esquerda da vesícula biliar e ducto cístico. A face diafragmática (parietal) é extremamente convexa, em conformidade com a curvatura do diafragma, com o qual ela principalmente se relaciona* (Fig. 40-24). Uma pequena parte da face diafragmática está em contato com o assoalho

---

*A descrição aqui fornecida é baseada na aparência do órgão conforme endurecido *in situ*, que difere radicalmente do órgão macio. São também grandes as diferenças entre a forma do órgão no animal jovem e no animal adulto.

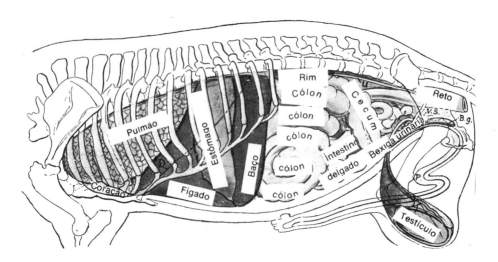

Figura 40-26. Projeção da víscera de suíno sobre a parede do corpo; lado esquerdo.
B,g., Glândula bulbouretral; D, linha costal do diafragma; P, pênis; U, ureter; V.S., glândula vesicular.

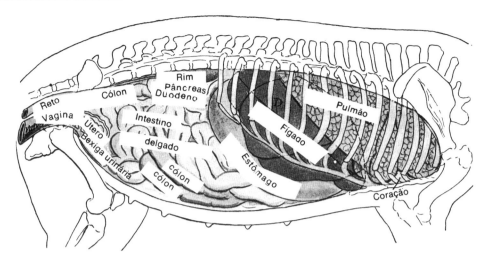

Figura 40-27. Projeção da víscera de suíno sobre a parede do corpo; lado direito.

D. Linha costal do diafragma; O, ovário. O pâncreas e o duodeno não estão em contato com o flanco, como naturalmente estaria inferido nesta figura, mas estão situados mais medialmente e cobertos lateralmente pelo intestino delgado.

abdominal, na região xifóide, e ventralmente ao arco costal direito. Sua parte mais cranial atinge um plano transversal, através da parte ventral da sexta costela ou espaço intercostal. A face visceral é profundamente côncava; a maior parte dela relaciona-se ao estômago, para o qual há uma correspondente, profunda e grande impressão gástrica. Poderá haver uma impressão duodenal na parte dorsal do lobo direito lateral, mas não existe nenhuma impressão renal, pois o rim direito não atinge o fígado. A fossa da vesícula biliar situa-se principalmente no lobo medial direito, mas também em parte na face adjacente do lobo medial esquerdo. A veia cava caudal penetra na borda dorsal do lobo caudado e logo torna-se totalmente mergulhada na glândula, emergindo apenas em sua passagem através do diafragma (Fig. 40-25). A impressão esofágica é grande e está principalmente ocupada pelo grande pilar direito do diafragma. A borda lateral direita estende-se caudalmente até a parte dorsal do último espaço intercostal. A borda lateral esquerda está situada opostamente ao nono espaço intercostal e à décima costela. A borda ventral situa-se no assoalho abdominal a uma curta distância (cerca de 3 a 5 cm), caudalmente à cartilagem xifóide.

O **ligamento coronário** assemelha-se ao dos eqüideos. O **ligamento falciforme** é muito curto ou ausente no adulto e está afixado ao diafragma, imediatamente ventral ao forame da veia cava. O **ligamento redondo** está presente nos animais jovens. Não estão presentes nem o ligamento caudado nem o triangular.

Devido à grande quantidade de tecido interlobular, os lóbulos são demarcados claramente; eles são de formato poliédrico e possuem de 1 a 2,5 cm de diâmetro. Pela mesma razão, a glândula é muito menos triável do que a dos outros animais, dos quais ela é facilmente distinguível.

VESÍCULA BILIAR

A **vesícula biliar** se insere na fossa da vesícula biliar entre os lobos quadrado e medial direito do fígado. Seu fundo não atinge a borda ventral. O ducto cístico une-se ao ducto hepático para formar o ducto biliar, em um ângulo agudo, imediatamente após a emergência deste último através da fissura portal. O **ducto biliar comum** (ducto colédoco) abre-se na papila do duodeno a cerca de 2,5 a 5 cm do piloro; uma ampola pode ser formada.

BIBLIOGRAFIA

Archer, J. N. 1962. Age changes in the gastric mucosa of the domestic pig. M. S. Thesis. Ames, Iowa State University.

Bal, H. S., and N. G. Ghoshal. 1972. Histomorphology of the torus pyloricus of the domestic pig. Zbl. Vet. Med., Series C. 1:289–298.

Biswal, G., C. C. Morrill and E. L. Dorstewitz. 1954. Glands in the submucosa of the porcine colon. Cornell Vet. 44:93.

Bourdelle, E., and C. Bressou. 1964. Anatomie Regionale des Animaux Domestiques, Le Porc. Vol. 3. Paris, J. B. Baillière et Fils.

Bradley, O. C. 1930. The dentition of the pig. Vet. Rec., 10:957–961.

Ellenberger, W., and H. Baum. 1908 and 1915. Handbuch der Vergleichenden Anatomie der Haustiere. Berlin, von August Hirschwald.

Heinze, W. 1971. Morphology of the stomach muscles of our domestic mammals. 1. Problem position, review of literature, material and methods, stomach muscles of the swine. Anat. Anz., 129:84–104.

Koppang, H. S., and R. Getty. 1970. Histomorphological studies of the porcine parotid gland as related to age: Birth to early adulthood. Growth, 34:321–340.

Koppang, H. S., and R. Getty. 1970. Histomorphological studies in the porcine parotid gland as related to age: Maturity to senescence. J. Geront.. 25:364–372.

Nickel, R., A. Schummer and E. Seiferle. 1960. Lehrbuch der Anatomie der Haustiere. Band II. Berlin, Paul Parey.

Preuss, F., and H. Lange. 1970. Double-spiral colon of the pig. Zbl Vet. Med., A17:803-17.
Sisson, S. 1910. A Text-book of Veterinary Anatomy. Philadelphia, W. B. Saunders Company.
Sloss, M. W. 1954. The microscopic anatomy of the digestive tract of *Sus scrofa domestica*. Am. J. vet. Res., 15:578-593.
St. Clair, L. E. 1970. Chapter One. *In* H. W. Dunne (ed.) Diseases of Swine. 3rd ed. Ames, Iowa State University Press.
Weaver, M. E., E. B. Jump and C. F. McKean. 1966. The eruption pattern of deciduous teeth in miniature swine. Anat. Rec., 154:81-86.
Weaver, M. E., E. B. Jump and C. F. McKean. 1969. The eruption pattern of permanent teeth in miniature swine. Arch. oral Biol., 14:323-331.
Zietzschman, O., E. Ackernecht and H. Grau. 1943. Ellenberger and Baum's Handbuch der Vergleichenden Anatomie der Haustiere. 18th ed. Berlin, Springer-Verlag.

CAPÍTULO 41

SISTEMA RESPIRATÓRIO DO SUÍNO*

W. C. D. Hare

NARIZ E NARINAS

O **nariz** está incorporado dentro do esqueleto da face e estende-se caudalmente até próximo do nível dos olhos. O ápice do nariz e o lábio superior formam o **focinho** ou **rostro**. A pele do nariz, excetuando-se aquela do ápice, é coberta por pêlos. As paredes dorsal e lateral do nariz são ósseas, exceto nas partes rostrais das paredes laterais, que são cartilaginosas. As **cartilagens lateral** (parietal) **ventral** e **dorsal** do nariz curvam-se lateroventralmente e laterodorsalmente, respectivamente, e encontram-se para completar a parede, em cada lado, no ângulo formado pela borda do osso nasal e o processo palatino do osso incisivo (Figs. 37-47 e 48).

As **narinas** são duas aberturas redondas situadas no focinho, limitada pelas **asas lateral** e **medial**, ou **alas**, e sustentadas pelo esqueleto subjacente.

O esqueleto do focinho e das narinas é formado conforme segue: A extremidade rostral do septo nasal é modificada para formar o **osso rostral** *(os rostrale)*, que possui o formato de um prisma trilateral. O ápice do prisma está em aposição com o septo nasal, com a base do prisma defrontando-se rostralmente e subjacente à pele, entre as duas narinas (Fig. 37-49). A face dorsal possui um sulco mediano, enquanto as faces laterais são côncavas e convergem ventralmente. A parte rostral de cada cartilagem lateral dorsal surge da face dorsal do osso e curva-se dorsalmente, lateral e ventralmente para apoiar a parte dorsal da narina. A parte rostral está separada da parte principal da cartilagem lateral dorsal por uma fissura profunda. Projetando-se laterodorsalmente da parte ventral do osso rostral há uma **cartilagem acessória lateral** (Figs. 37-47 a 49), com a forma de um furador, que apóia a asa lateral da narina. A presença do osso rostral fornece ao focinho uma firme base para seu enraizamento.

As narinas do suíno não podem ser dilatadas em extensão ponderável dado o apoio esquelético relativamente completo.

A pele sensível e fina que cobre o focinho forma o **plano rostral**. Ela sustenta curtos pêlos eriçados e táteis, e pode ser pigmentada. A superfície da pele está dividida por **sulcos** rasos em pequenas áreas denominadas de **aréolas**. Estas marcações superficiais são características para cada animal, e impressões delas podem ser utilizadas para fins de identificação. Glândulas serosas tubulosas, cujas secreções mantêm a superfície do plano rostral úmida, abrem-se no fundo dos sulcos. A pele que é refletida para dentro das narinas sustenta pêlos *(vibrissae)*. O **filtro**, um sulco mediano que divide o lábio superior, estende-se dorsalmente e por curta distância no plano rostral.

VASOS E NERVOS. As narinas e a área circundante são supridas principalmente pelos ramos terminais da artéria infra-orbitária, juntamente com os ramos terminais das **artérias** palatina maior e a artéria esfenopalatina. O sangue é drenado da área pelas **veias** infraorbitárias, palatina e esfenopalatina. Os **vasos linfáticos** drenam para os nodos linfáticos parotídeo e mandibular. Os impulsos nervosos são conduzidos do focinho pelos **nervos** infra-orbitários (sensorial) e aos músculos das narinas pelos ramos dos nervos faciais (motor).

CAVIDADE NASAL

A **cavidade nasal** é relativamente longa e estreita. Ela é dividida, nas metades direita e esquerda, pelo septo nasal mediano. Cada narina conduz para dentro de uma metade da cavidade nasal. O septo nasal possui uma **parte óssea**, uma **parte cartilaginosa** e uma **parte membranosa**. A parte óssea é composta do **vômer** e pela **placa perpendicular do etmóide**. O vômer é muito longo e estende-se rostralmente até o corpo do osso incisivo. Ventralmente ele está em contato com os ossos palatino, maxilar e incisivo, desde a borda caudal do palato duro até o corpo do osso incisivo. A placa perpendicular do etmóide estende-se rostralmente até ao nível transverso do sexto dente molar. A parte cartilaginosa do septo consiste em uma placa mediana de cartilagem hialina que se estende da borda rostral da placa perpendicular do etmóide até ao ápice do *os rostrale*, que está encaixado na extremidade rostral do septo. Em animais mais velhos, a cartilagem torna-se ossificada em grau variável. Ela se relaciona com os ossos nasais e ventralmente com o vômer. A borda dorsal se espande em cada lado para formar as finas cartilagens laterais dorsais (Fig. 41-1). Rostralmente a

---

*Para as considerações, terminologia e conceitos embriológicos viscerais gerais, veja os detalhes no Capítulo 6, Esplancnologia Geral.

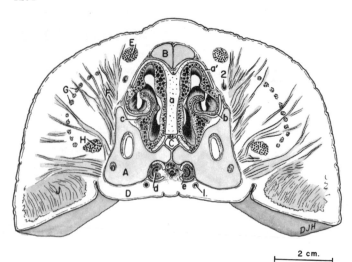

Figura 41-1. Secção transversal da cavidade nasal de suíno adulto (esquemático); vista caudal.

A, Osso incisivo; B, osso nasal; C, vômer; D, palato duro (mucosa); E, tendão do músculo levantador do lábio maxilar; F, incisura maxilar; G, tendão do canino; H, tendão do músculo depressor do lábio maxilar; J, parte labial do músculo orbicular da boca; a, septo nasal (cartilaginoso); a', cartilagem nasal lateral dorsal; b, cartilagem nasal lateral ventral; c, ducto nasolacrimal; d, órgão vomeronasal (mucosa); e, cartilagem vomeronasal; 1, artéria palatina maior; 2. veia nasal dorsal (por Hillmann).

borda ventral se expande lateralmente para formar as cartilagens laterais ventrais (Fig. 41-1). Em cada lado, na região da incisura nasoincisiva, as cartilagens lateral ventral e dorsal curvam-se no sentido uma da outra, completando rostralmente o esqueleto da parede nasal. A parte da cavidade nasal caudal, ao nível do quinto ou sexto dente molar, está completamente dividida nas partes dorsal e ventral por uma **placa horizontal** (lâmina transversa) que é formada pelos ossos do vômer, palatino e etmóide. A parte da cavidade situada dorsalmente à placa horizontal tem a função olfatória e é conhecida como o **fundo**, enquanto que a parte situada ventralmente à lâmina tem função respiratória e é conhecida como **meato nasofaríngeo**. Cada meato nasofaríngeo conduz para a **nasofaringe** através de um nariz caudal, ou **coana**. Cada coana é limitada ventralmente pela borda caudal do processo palatino do osso palatino, lateralmente pela placa perpendicular do osso palatino e dorsal e medialmente pelo vômer e osso palatino. A crista do vômer está coberta por uma túnica mucosa que continua caudalmente como uma prega, para dentro do teto da nasofaringe. Esta prega da túnica mucosa forma a parte membranos do septo nasal e divide a parte dorsal da nasofaringe em duas metades.

A maior parte da cavidade nasal está ocupada pelas **conchas** (ossos turbinais) que se projetam da parede lateral quase ao septo.

A **concha nasal dorsal** é longa e estreita. Ela estende-se da placa cribriforme do etmóide, até à extremidade rostral do osso nasal. A prega da túnica mucosa estendendo-se rostralmente da concha nasal, dorsalmente ao longo da parte dorsal da parede lateral e no sentido da narina, é denominada de **prega reta**.

A **concha nasal ventral** é a mais curta e a mais larga. Ela estende-se do nível do quinto dente molar até aproximadamente o nível do dente canino. A prega da túnica mucosa estendendo-se rostralmente da concha nasal ventral, ao longo da parede lateral da cavidade, até à parte dorsolateral da narina, é denominada de **prega alar**; ela contém a **cartilagem acessória medial** e também pode conter um ducto e orifício nasolacrimal rudimentar. A cartilagem acessória medial surge da extremidade rostral da concha nasal ventral e da cartilagem lateral ventral. Estendendo-se caudalmente da prega alar, ventralmente à concha nasal ventral, existe uma outra prega baixa da túnica mucosa, a **prega ventral** ou **prega basal**, que contém um plexo venoso.

Os **ossos etmoturbinais** ocupam a região fúndica da cavidade. O maior é denominado de **concha nasal média**. Está situado ventralmente à concha nasal dorsal e estende-se rostralmente até à extremidade caudal da concha nasal ventral.

A projeção das conchas nasais, para dentro da cavidade nasal, divide a cavidade em passagens, ou meatos. O **meato nasal dorsal** está situado entre o teto da cavidade e a concha nasal dorsal. Ele estende-se caudalmente até à junção da placa interna do osso frontal com o etmóide.

O **meato nasal médio** está situado entre a concha nasal dorsal e a concha nasal ventral, sendo ligeiramente mais estreito do que o meato dorsal. Ele comunica-se com o recesso dorsal da concha ventral. O **óstio nasomaxilar** está situado na parte caudal do meato médio (ao nível do quinto ou sexto dente molar) e é coberto pela concha nasal dorsal. No mesmo nível o meato nasal médio, por meio de dois óstios pequenos, também se comunica com o seio da concha nasal dorsal e a parte caudal do seio frontal.

O **meato nasal ventral** é maior do que os meatos nasal médio e nasal dorsal. Ele está situado entre a concha nasal ventral e o assoalho da cavidade nasal, comunicando-se com o recesso ventral e o seio da concha nasal ventral. Caudalmente ele conduz diretamente para o meato nasofaríngeo. O óstio nasolacrimal, que é o óstio do ducto nasolacrimal, está situado na parte caudal do meato ventral.

O **meato nasofaríngeo** estende-se da borda rostral da placa horizontal até a coana.

Os **meatos etmoidais** são as estreitas passagens entre os ossos etmoturbinais. Eles contêm os óstios das partes dos seios frontal, lacrimal e esfenoidal e as células etmoidais.

O **meato nasal comum** está situado entre as conchas nasais e o septo, e se estende do teto ao assoalho da cavidade. Ele se liga lateralmente com os meatos dorsal, médio, ventral e etmoidal.

A túnica mucosa que forra a cavidade nasal é extremamente vascular e sustenta três tipos diferentes de epitélio. Na parte rostral da cavidade, ou vestíbulo, a túnica mucosa, que pode ser pigmentada, é coberta por epitélio estratificado pavimentoso e contém numerosas glândulas serosas. O epitélio da túnica mucosa que cobre os ossos etmoturbinais, a parte caudal da concha nasal dorsal e sua extensão para dentro do seio frontal, e a parte adjacente do septo nasal, é do tipo olfatório. A área assim coberta é conhecida como a **região olfatória**; sua túnica mucosa é de cor marrom e contém glândulas olfatórias tubulosas, de secreção serosa. O restante da cavidade nasal é conhecida como **região respiratória**. Ela é coberta por uma túnica mucosa avermelhada que sustenta um epitélio pseudo-estratificado cilíndrico ciliado com numerosas células caliciformes. Dentro da túnica mucosa da região respiratória encontram-se numerosas glândulas tubuloacinosas (tubuloalveolares). A maioria destas glândulas elabora secreção serosa, porém algumas produzem uma mistura de secreção serosa e mucosa.

A **glândula nasal lateral**, de secreção serosa, está localizada na túnica mucosa e ao redor do óstio do seio maxilar. Seu ducto se abre próximo da narina, na extremidade da prega reta (Bojsen-Moller, 1967).

O **ducto incisivo** (nasopalatinoφ), é um tubo bilateral e mucoso-membranoso que se abre dentro da cavidade oral, na superfície lateral das papilas incisivas e no assoalho de cada cavidade nasal.

O **órgão vomeronasal** consiste em dois tubos cegos que são forrados por túnica mucosa e cobertos externamente por uma fina placa de cartilagem (Figs. 41-1 e 2). Eles situam-se nos lados da borda ventral do septo nasal e estendem-se caudalmente até o nível do segundo ao quarto dente molar. Cada tubo abre-se na cavidade oral, juntamente com o ducto incisivo ipsilateral. A túnica mucosa na superfície lateral do tubo sustenta um epitélio pseudo-estratificado cilíndrico ciliado e, na parede medial do tubo, epitélio olfatório.

Os **seios paranasais** estão descritos no capítulo de Osteologia.

VASOS E NERVOS. O sangue é levado para a cavidade nasal pelas seguintes **artérias**: artéria esfenopalatina, artéria etmoidal e artéria palatina maior, e pelas artérias que suprem o focinho. O sangue é drenado pelas **veias** correspondentes. Os **vasos linfáticos** drenam para os nodos linfáticos retrofaríngeo medial e mandibular. Os **nervos** originam-se do nervo olfatório e dos ramos do trigêmeo.

LARINGE

A **laringe** do suíno é relativamente longa e estende-se do nível de um plano transverso, através da base do osso occipital, até ao nível de um plano transverso, através da quarta ou quinta vértebra. Rostralmente a laringe é relativamente superficial, mas caudalmente ela está mais profundamente situada.

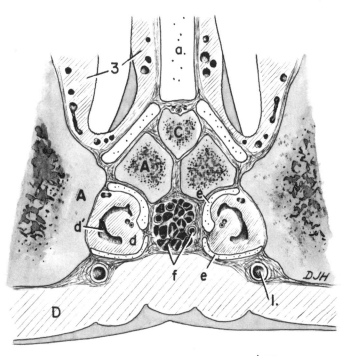

Figura 41-2. Secção transversal da cavidade nasal de suíno adulto (esquemático); vista caudal, aumentada.

A, Osso incisivo; C, vômer; D, palato duro; (mucosa); a, septo nasal (cartilaginoso); d, órgão vomeronasal; d', lúmen de d; e, cartilagem vomeronasal (entre os órgãos vomeronasais, par); f, plexo venoso e artérias (relacionados aos vasos palatinos maiores); 1, artéria palatina maior (direita); 3, túnica mucosa nasal (por Hillmann).

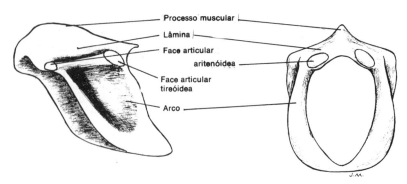

Figura 41-3. Cartilagem cricóide de suíno.
Aspecto lateral (esquerda); aspecto rostral (direita).

A laringe se relaciona ventralmente ao músculo esterno-hióideo e à parte ventral do músculo esternotireóideo; lateralmente, à parte dorsal dos músculos esternotireóideo, esternocefálico e omo-hióideo, a veia linguofacial e a glândula mandibular, e dorsalmente à faringe e à primeira parte do esôfago.

CARTILAGENS DA LARINGE

CARTILAGEM CRICÓIDE. A **cartilagem cricóide** (Fig. 41-3), única e com formato de anel, e situada em porção imediatamente rostral ao anel proximal da traquéia, é espessa e lateralmente comprimida. Sua abertura oval está posicionada obliquamente ao eixo longo da laringe. A **lâmina** da cartilagem cricóide é longa e estreita. Sua face dorsal apresenta uma **crista muscular mediana** que é aguda e proeminente rostralmente, porém achatada caudalmente. Lateralmente a borda rostral da lâmina apresenta uma **faceta** convexa **para articulação com a cartilagem aritenóide ipsilateral**. Em cada lado da face dorsal da lâmina e próximo à borda caudal, há uma **faceta** côncava para a articulação com a cartilagem tireóide. A face ventral da lâmina é lisa e côncava. O **arco** da cartilagem cricóide é estreito e se inclina caudoventralmente de modo a situar-se obliquamente ao eixo longo da laringe. A borda rostral do arco tem o formato de um S. A borda caudal é mais reta, porém ventralmente ela é estendida de modo a formar um ponto projetado caudalmente.

CARTILAGEM TIREÓIDE. A **cartilagem tireóide** (Fig. 41-4), ímpar e com formato de uma calha, é muito longa. Ela possui um **corpo** ventral e **lâminas** laterais. Cada lâmina é uma placa quadrilateral larga de forma irregular, que é mais alta caudalmente do que rostralmente. O ângulo caudodorsal se prolonga para formar o curto e largo **corno caudal**, que se sobrepõe e se articula com a cartilagem cricóide. O **corno rostral** está ausente. Na face lateral da lâmina uma crista baixa, a **linha oblíqua**, se estende rostralmente e por curta distância além do limite dorsal da borda caudal. O corpo da cartilagem tireóide é longo e espessado ventralmente para formar a **proeminência laríngea**. A borda rostral do corpo é convexa, a borda caudal apresenta uma projeção cônica mediana. O corpo da cartilagem tireóide está situado rostralmente ao arco da cartilagem cricóide e por baixo de uma grande parte do assoalho da laringe. As lâminas flanqueiam as cartilagens aritenóides e formam o esqueleto de uma grande parte da parede laríngea lateral.

CARTILAGENS ARITENÓIDES. As **cartilagens aritenóides** (Fig. 41-5), em par, situam-se rostralmente à

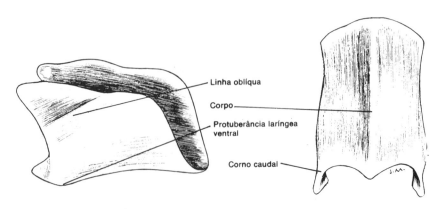

Figura 41-4. Cartilagem tireóide de suíno.
Aspecto lateral (esquerda); aspecto ventral (direita).

SISTEMA RESPIRATÓRIO DO SUÍNO

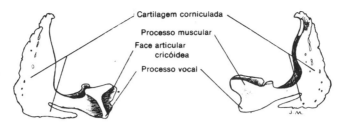

Figura 41-5. Cartilagem aritenóide, com cartilagem corniculada, de suíno.
Aspecto medial (esquerda); aspecto lateral (direita).

lâmina da cartilagem cricóide e são flanqueadas pelas partes dorsais das lâminas da cartilagem tireóide. São de forma irregular, mas assemelham-se a uma pirâmide de três lados, com o ápice situado rostralmente e a base caudalmente. A **face dorsal** côncava está separada da **face lateral** por uma **crista** proeminente. A parte caudal da crista forma o **processo muscular**. A **face medial** da cartilagem é achatada, e a borda ventral é côncava. O espesso ângulo formado entre a borda ventral e a base é conhecido como **processo vocal**. O ângulo formado entre a borda dorsomedial e a base se estende para formar uma projeção medial distinta. Quando as cartilagens aritenóides de qualquer dos lados estão *in situ*, as projeções mediais situam-se bem próximas uma da outra e com uma pequena cartilagem acessória intermediária, a **cartilagem interaritenóidea**. Medialmente, a parte caudodorsal da base apresenta uma pequena **faceta** côncava **para a articulação com a cartilagem cricóide**. O ápice da cartilagem aritenóide possui fusionada a ele uma cartilagem corniculada que se projeta dorsalmente.

CARTILAGENS CORNICULADAS. As **cartilagens corniculadas**, em par, estão fusionadas com os ápices das cartilagens aritenóides e se projetam dorsomesialmente. As cartilagens corniculadas são bastante características no suíno, pois apresentam duas partes distintas, a saber: uma parte dorsal que apresenta formato cônico e corresponde à totalidade da cartilagem corniculada nas outras espécies, e uma parte lateral que tem o formato de uma meia-lua. O ápice da parte dorsal está fusionado com o seu acompanhante do lado oposto.

CARTILAGEM EPIGLÓTICA. A **cartilagem epiglótica**, sem par (Fig. 41-6), está situada rostrodorsalmente para a borda rostral do corpo da cartilagem tireóide. Possui formato semelhante à uma folha orbiculada, com suas bordas dobradas para cima. A **face lingual** é côncava, no sentido de seu comprimento, e convexa, de um lado para o outro. A **face laríngea** é convexa, em seu comprimento, e côncava, de um lado para o outro. A base é larga e está dobrada rostralmente, de modo que ela se projeta no sentido do osso basi-hióide e apresenta uma projeção mediana, o **pecíolo** ou **talo**.

ARTICULAÇÕES, LIGAMENTOS E MEMBRANAS DA LARINGE

A **articulação cricotireóidea** é uma articulação sinovial formada entre a faceta do corno caudal da cartilagem tireóide e a face articular tireóidea da cartilagem cricóide. O principal movimento é a rotação da cartilagem tireóide ao redor do eixo horizontal da articulação.

A **articulação cricoaritenóidea** é uma articulação sinovial formada entre a face articular da cartilagem aritenóide e a face articular aritenóide da cartilagem cricóide. Seus principais movimentos são o de um dobramento dorsoventral e um deslizamento concomitante da cartilagem aritenóide sobre a cartilagem cricóide, e uma rotação da cartilagem aritenóide ao redor de um eixo perpendicular através da articulação.

A **articulação aricorniculada** φ é uma articulação cartilaginosa formada entre o ápice da cartilagem aritenóide e a cartilagem corniculada.

A **articulação tíreo-hióidea** é representada pela **sindesmose tíreo-hióidea**.

O **ligamento cricotraqueal** é o ligamento elástico que liga a borda caudal da cartilagem cricóide com a borda cranial do primeiro anel traqueal.

O **ligamento cricotireóideo** é um ligamento elástico que liga a borda rostral do arco da cartilagem cricóide com as bordas caudais da lâmina e o corpo da cartilagem tireóide. Ventralmente, há uma grande fenda entre as cartilagens e, nesta área, o ligamento cricotireóideo é denominado de **membrana cricotireóidea** φ. O ligamento cricotireóideo estende-se rostralmente ao longo da face dorsal do corpo da cartilagem tireóide, terminando próximo à sua borda rostral. Fibras elásticas, que são destacadas da superfície interna do ligamento cricotireóideo e se estendem para dentro da túnica mucosa laríngea, são extremamente curtas.

O **ligamento cricoaritenóideo** é uma fraca faixa fibrosa que se estende através da face ventromedial da articulação cricoaritenóidea. Ela está afixada à face medial da cartilagem cricóide, próximo à face articular aritenóidea e a face medial da cartilagem aritenóide, imediatamente ventral à face articular.

O **ligamento aritenóideo transverso** é uma faixa fibrosa que se estende entre os ângulos dorsomediais das cartilagens aritenóides. Uma pequena peça de cartilagem, a **cartilagem interaritenóidea**, é encontrada encaixada no ligamento.

O **ligamento tireoepiglótico** é uma faixa larga e fina de fibras elásticas que estão frouxamente afixadas à borda rostral do corpo e às partes ventrais das lâminas da cartilagem tireóide, até à base da cartilagem epiglótica.

O **ligamento hioepiglótico** consiste em duas partes. A parte média é curta, espessa e inelástica, e liga

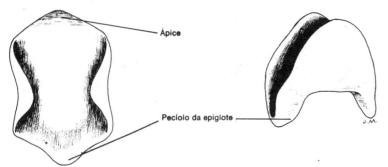

Figura 41-6. Cartilagem epiglótica de suíno.

Aspecto dorsal (esquerda); aspecto lateral (direita).

a parte basal da face rostral da cartilagem epiglótica com o osso basi-hióideo. As partes laterais são elásticas e ligam as partes ventrais das bordas da cartilagem epiglótica com o osso tíreo-hióideo.

A **membrana tíreo-hióidea** é uma membrana elástica que se estende entre a borda rostral da lâmina e corpo da cartilagem tireóide até os ossos basi-hióideo e tíreo-hióideo. Com os cornos rostrais da cartilagem tireóide não são desenvolvidos, não existem articulações entre o osso tíreo-hióideo e as lâminas da cartilagem tireóide. Em verdade, estas partes são mantidas juntas por tecido conjuntivo que forma a sindesmose tíreo-hióidea.

Os **ligamentos vocais** são ligamentos elásticos pares. Em cada lado um ligamento se estende do processo vocal da cartilagem aritenóide até a borda caudal do corpo da cartilagem tireóide, onde ela se irradia para dentro do ligamento cricotireóideo. As fibras do ligamento vocal passam em direção ventrocaudal e são subdivididas longitudinalmente nas faixas rostral e caudal.

Os **ligamentos vestibulares** (ventriculares) são curtas faixas fibrosas pares. Em cada lado um ligamento se estende da parte basal da face caudal da cartilagem epiglótica até a face lateral da cartilagem corniculada ou aritenóide.

Em cada lado, na área entre os ligamentos vestibular e vocal, existe uma larga faixa de fibras que se espalham da borda ventral da cartilagem aritenóide até a superfície interna da lâmina da cartilagem tireóide.

MÚSCULOS DA LARINGE

Os **músculos extrínsecos** consistem no **tíreo-hióideo, hioepiglótico** e **esternotireóideo,** que são descritos em detalhes no capítulo sobre Miologia.

Os **músculos intrínsecos,** também descritos em detalhes no capítulo sobre Miologia, consistem nos seguintes: o músculo **cricotireóideo, cricoaritenóideo dorsal e lateral, aritenóideo transverso** e **tireoaritenóideo.** Entretanto, uma sucinta descrição de sua ação é a que segue. Os músculos cricotireóideos tensionam os ligamentos vocais (e pregas) pela aproximação da parte ventral do arco da cartilagem cricóide e o corpo da cartilagem tireóide, aumentando, desta forma, o diâmetro dorsoventral da glote. Esta ação também possui o efeito de aduzir as pregas vocais. Os músculos tireoaritenóideo, aritenóideo transverso e cricoaritenóideo lateral aduzem os processos vocais das cartilagens aritenóides, desta forma afrouxando e aduzindo as pregas vocais e estreitando a *rima da glote*. Os músculos cricoaritenóideo dorsal e aritenóideo transverso abduzem os processos vocais e, ao mesmo tempo, movimentam-nos dorsalmente, de modo que a *rima da glote* é alargada e os ligamentos vocais (pregas) são tensionados.

SUPRIMENTO NERVOSO DOS MÚSCULOS INTRÍNSECOS. Todos os músculos intrínsecos da laringe são supridos pelos nervos laríngeos recorrentes, exceto os músculos cricotireóideos, que são supridos pelos nervos laríngeos craniais.

TÚNICA MUCOSA DA LARINGE. A **túnica mucosa da laringe** é contínua, rostralmente, com a da laringofaringe e a da traquéia, caudalmente. Ela está firmemente afixada sobre a superfície caudal da epiglote, ligamentos vocais e face interna da cartilagem cricóide, estando, no restante, afixada frouxamente.

Uma prega lateral de túnica mucosa é destacada da parte apical da borda da cartilagem epiglótica, em qualquer dos lados. As **pregas laterais** (Prodinger, 1940) estendem-se dorsocaudalmente e se misturam uma com a outra sobre as superfícies dorsais das cartilagens aritenóide e cricóide, para formar parte do assoalho do vestíbulo do esôfago. Em cada lado, uma pequena bolsa é formada entre a prega lateral e a túnica mucosa que cobre as cartilagens corniculada e aritenóide.

A túnica mucosa que cobre o ligamento vocal se evagina em cada lado, através do espaço entre as duas partes do ligamento. Ela então se expande rostralmente, para situar-se entre as fibras de tecido conjuntivo da faixa, com forma de leque, que se estende entre a borda ventral da cartilagem aritenóide e a lâmina da cartilagem tireóide e o músculo tireoaritenóideo. A depressão formada entre as duas partes do ligamento vocal é conhecida como o **ventrículo lateral** (Fig. 41-7), e a extensão rostral da túnica mucosa é conhecida como **sáculo da laringe***. A túnica mucosa que cobre a parte caudal do ligamento vocal e a parte subjacente do músculo tireoaritenóideo forma a **prega vocal.**

No assoalho da laringe a túnica mucosa se apresenta evaginada entre a base da cartilagem epiglótica e a borda rostral do corpo da cartilagem tireóide. Esta depressão mediana é conhecida como o **ventrículo médio** (Fig. 41-7).

---

*Veja a nota de rodapé na pág. 117.

A túnica mucosa do ádito até a *rima da glote,* incluindo a evaginação da túnica mucosa ou o ventrículo lateral, possui epitélio estratificado pavimentoso. Caudalmente a este nível o epitélio da túnica mucosa é pseudo-estratificado cilíndrico ciliado. Os corpúsculos gustativos estão presentes no epitélio, na superfície caudal da epiglote. A lâmina própria contém muitas fibras elásticas, bem como glândulas serosas, mucosas e mistas. Nódulos linfóides solitários são encontrados na túnica mucosa da epiglote, na pequena bolsa entre a prega lateral e as cartilagens corniculada e aritenóide, no ventrículo lateral e na base da epiglote. Este último grupo de nódulos linfóides compreendem o que é denominado de **tonsila paraepiglótica.**

CAVIDADE DA LARINGE

A **cavidade da laringe** liga a cavidade da laringofaringe com a da traquéia. A entrada para esta cavidade está posicionada obliquamente e defronta-se rostrodorsalmente. É limitada rostralmente pela epiglote, lateralmente pelas pregas laterais e caudodorsalmente pelas cartilagens corniculadas. A parte da cavidade entre a entrada e as pregas vocais é conhecida como **vestíbulo.** A parte da cavidade limitada pelas pregas vocais, os processos vocais, e as partes adjacentes das faces mediais das cartilagens aritenóides são denominadas de **rima da glote.** O compartimento caudal da laringe se estende da *rima da glote* até à saída da laringe, que é limitada pela borda caudal da cartilagem cricóide. O vestíbulo é bastante largo, porém o compartimento caudal é estreito, visto que a cartilagem cricóide está comprimida lateralmente.

VASOS E NERVOS. A **artéria** que supre a laringe é a artéria laríngea cranial, que surge da artéria carótida comum, próximo à sua terminação. As **veias** drenam para veia jugular interna. Os **vasos linfáticos** drenam para os nodos linfáticos retrofaríngeo lateral e medial e para os nodos linfáticos cervicais profundos.

O **nervo** sensorial é conforme segue: os nervos da túnica mucosa da laringe, caudal até à prega vocal, são os ramos internos dos nervos laríngeos craniais, que são ramos dos nervos vagos. O nervo laríngeo interno atinge o interior da laringe ao passar através da parte dorsal da membrana tíreo-hióidea entre a lâmina da cartilagem tireóide e o osso tíreo-hióideo.

A túnica mucosa da laringe, caudal às pregas vocais, é inervada por ramos dos nervos laríngeos recorrentes. Os ramos penetram na laringe ao passarem através da parte dorsal da membrana cricotireóidea, entre a parte lateral do arco da cartilagem cricóide e a lâmina da cartilagem tireóide.

O suprimento nervoso motor é conforme segue. O músculo cricotireóideo é suprido pelo ramo externo do nervo laríngeo cranial. Todos os demais músculos intrínsecos são supridos por ramos do nervo laríngeo recorrente.

TRAQUÉIA

A **traquéia** é um tubo flexível, cartilaginoso e membranoso que forma a parte proximal da árvore traqueobronquial. Ela tem cerca de 15 a 20 cm de comprimento e se estende da laringe, ao nível da quarta ou quinta vértebra cervical, até ao nível da quinta vértebra torácica, onde se bifurca nos **brônquios principais direito** e **esquerdo,** dorsalmente à base do coração. A traquéia está em posição aproximadamente mediana, exceto em sua parte terminal, que se apresenta deslocada para a direita, pelo arco aórtico. No lado direito, ao nível do terceiro espaço intercostal, a traquéia emite um **brônquio** para o lobo apical do pulmão direito.

A parte da traquéia que está situada no pescoço é denominada de **parte cervical,** e a parte que está situada na cavidade torácica é denominada de **parte torácica.**

A parte cervical da traquéia está relacionada dorsalmente com os músculos longos do pescoço, exceto pelos poucos centímetros craniais em que o esôfago intervém; ventralmente aos nodos linfáticos cervicais profundos caudais e aos músculos esternotíreo-hióideos; e lateralmente aos músculos braquiocefálico, esternocefálico e escaleno. No lado esquerdo da parte caudal do pescoço, a traquéia está relacionada dorsolateralmente ao esôfago. Em qualquer dos lados a artéria carótida comum, a veia jugular interna, o tronco vagos simpático e o nervo laríngeo recorrente, todos circundados pela bainha carotídea, cruzam a face lateral da traquéia obliquamente, a começar de uma posição dorsolateral, na extremidade cranial, e terminando em uma posição ventrolateral, na entrada para a cavidade torá-

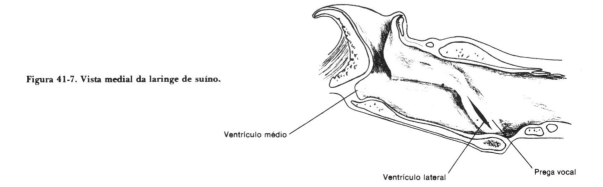

Figura 41-7. Vista medial da laringe de suíno.

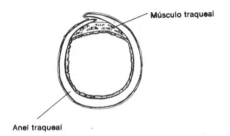

Figura 41-8. Secção transversal do anel traqueal de suíno.

cica. Imediatamente ventral à bainha carotídea, as veias jugulares externas estão relacionadas com as superfícies laterais da traquéia. Imediatamente caudal à laringe, as paredes lateral e ventral da traquéia estão relacionadas aos lobos e istmo da glândula tireóide. A glândula tireóide normalmente se estende do nível da laringe ao nível da sexta ou oitava placa cartilaginosa, mas, às vezes, está situada mais caudalmente. No animal jovem, de até um ano de idade, o timo está presente no pescoço e se relaciona à superfície ventral da traquéia.

A parte torácica da traquéia situa-se na parte craniodorsal do mediastino. Ela está relacionada, ventralmente, às veias braquiocefálicas, veia cava cranial, ao tronco braquiocefálico, às artérias carótida comum esquerda e direita, aos nodos linfáticos mediastinais craniais, ao nervo laríngeo recorrente esquerdo e aos nervos cardiossimpáticos direitos. Dorsalmente a traquéia está relacionada aos músculos longos do pescoço. A traquéia se relaciona à esquerda com os nervos vago esquerdo e cardiossimpático e, próximo a sua bifurcação, ao arco aórtico e nodo linfático braquebronquial esquerdo. No animal jovem ela também está relacionada ao timo, à esquerda. O esôfago está situado na superfície dorsolateral esquerda da traquéia; próximo à bifurcação ele move-se dorsomedialmente para situar-se na superfície dorsal. A traquéia está relacionada à direita com o tronco arterial comum e veia satélite para os vasos vertebral, cervical profundo e costocervical, a alça subclávia, os nervos vago direito e cardiossimpático, a veia ázigos direita*, os nodos linfáticos traqueobronquiais cranial e direito e o lobo apical do pulmão direito.

A parede da traquéia consiste em quatro camadas: uma mucosa, uma submucosa, uma camada musculocartilaginosa e uma adventícia. A estrutura da mucosa, submucosa e da adventícia é conforme a descrição feita na seção geral do sistema respiratório e, deste modo, esta descrição restringir-se-á à descrição das características especiais da camada musculocartilaginosa.

Existem entre 32 e 36 **placas cartilaginosas** na traquéia. Elas são dobradas de modo que em seção transversal a forma da traquéia é aproximadamente cilíndrica, embora ela possa ser ligeiramente achatada dorsalmente na região cervical. As extremidades livres das placas sobrepõem-se um pouco, dorsalmente, e com o lado direito sobrepondo-se ao esquerdo (Fig. 41-8). Na parte dorsal da parede traqueal, o **músculo traqueal** situa-se transversalmente e está afixado à face interna das placas cartilaginosas.

O lúmen da traquéia é menor do que o da laringe e está sujeito a determinada mudança no tamanho, sob a ação do músculo traqueal (Negus, 1965).

VASOS E NERVOS. As **artérias** que suprem a parede traqueal são as seguintes: ramos das artérias carótida comum e, na região da bifurcação, ramos das artérias broncoesofágicas. O sangue é drenado pelas tributárias das **veias** jugular interna e externa e pelas veias broncoesofágicas. Os **vasos linfáticos** drenam para os nodos linfáticos cervical profundo, mediastinal cranial e traqueobronquial. Os **nervos** que suprem a traquéia são: fibras nervosas sensoriais e parassimpáticas dos nervos laríngeos recorrentes, e fibras do nervo simpático do gânglio cervical médio e do tronco simpático.

---

*A veia ázigos tem comprimento reduzido e normalmente só recebe a segunda, a quarta ou quinta veia intercostal direita, visto que a principal drenagem dorsal das veias intercostais é feita pela veia ázigos esquerda.

CAVIDADE TORÁCICA

A **abertura cranial do tórax** é de formato oval. Sua altura é de cerca de 10 cm e sua maior largura é de aproximadamente 5 cm. As paredes laterais da cavidade não são tão achatadas como o são nos eqüinos ou nos ruminantes e, portanto, a forma da secção transversal da cavidade, ao nível da sexta ou sétima costela, é mais cilíndrica. A cavidade aumenta de largura, de modo relativamente igual, da primeira para a décima primeira costela, onde ela possui cerca de 25 a 28 cm de largura. Ao nível da última esternebra, o diâmetro sagital é de cerca de 20 cm. A parede dorsal da cavidade tem mais do que o dobro do comprimento da parede ventral, pois existem 14 a 15 vértebras torácicas e apenas seis esternebras. A **abertura caudal do tórax**, marcada pelas afixações costais do diafragma, é oblíqua. O diafragma está afixado ao processo xifóide do esterno, ao longo das cartilagens costais da oitava, nona e décima costelas, até às junções costocondrais das décimas costelas. A partir daí, ela se estende em uma linha aproximadamente reta, até às décimas quartas costelas, na junção de seus terços médio e ventral. No plano mediano, o diafragma se inclina cranioventralmente e muito inclinadamente do corpo da décima primeira ou décima segunda vértebra torácica até ao nível das junções costocondrais das sextas costelas, e depois até o esterno.

A PLEURA E A FÁSCIA ENDOTORÁCICA

A **fáscia endotorácica** e a **pleura** são bem desenvolvidas. Os dois sacos pleurais são completos e não se comunicam através do mediastino caudal. O saco pleural direito é consideravelmente maior do que o esquerdo por causa da diferença no tamanho dos pulmões. As *cúpulas das pleuras* não se estendem cranialmente até o primeiro par de costelas. Em qualquer dos lados, a linha diafragmática de reflexão pleural se estende ao longo da sétima e oitava cartilagens costais, até à junção costocondral da oitava costela. Deste local ela se estende em uma suave curva, com uma convexidade ventral, até o meio da décima quarta costela e daí caudalmente, no sentido do plano mediano (a presença de uma décima quinta costela não afeta a linha diafragmática de reflexão pleural). Um saco seroso se estende cranialmente do hiato esofágico, por uma distância de 7,5 a 10 cm. Ele está situado ventralmente à aorta e à direita do esôfago.

As partes dorsais do **mediastino cranial** e **caudal** e a totalidade do **mediastino médio** estão localizados principalmente no plano mediano. Entretanto, a parte ventral do mediastino cranial está deslocada para a esquerda, pelo lobo apical do pulmão direito, de modo que a pleura mediastinal fica em contato com a pleura costal esquerda, e a parte do mediastino caudal, ventral ao esôfago, está deslocada para a esquerda, pelo lobo acessório do pulmão direito.

PULMÕES

Os **pulmões** são órgãos respiratórios, em par, direito e esquerdo (Fig. 41-9), que ocupam a maior parte do espaço da cavidade torácica. Cada pulmão está coberto pela pleura pulmonar e invaginado no saco pleural ipsilateral, onde está livre para movimentar-se, pois está ancorado apenas por sua raiz e pelo ligamento pulmonar.

O **pulmão direito** é subdividido por fissuras interlobares em quatro bolos* — **apical**φ (cranial), **médio** (cardíaco), **diafragmático**φ caudal e **aces-**

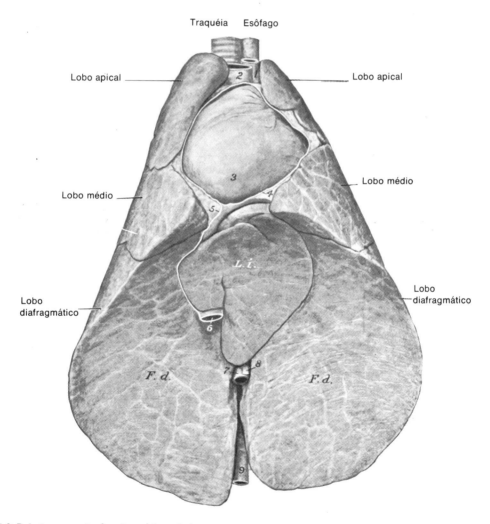

Figura 41-9. Pulmões e coração de suíno; vista ventral.

L.i, Lobo acessório do pulmão direito; F.d, face diafragmática dos pulmões; i, artéria braquial esquerda; 2, tronco braquiocefálico; 3, ápice do coração; 4, pericárdio (borda cortada); 5, prega da veia cava; 6, veia cava caudal; 7, esôfago; 8, tronco nervoso esofágico ventral; 9, aorta.

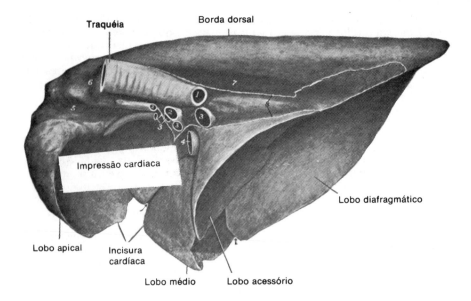

Figura 41-10. Pulmão direito de suíno; vista medial.

1, Brônquio esquerdo (cortado); 2, artérias pulmonares; 3, veias pulmonares; 4, veia cava caudal; 5, sulco para a veia cava cranial; 6, sulco para a veia ázigos; 7, sulco para a aorta; 8 (colocado no sulco para o esôfago), linhas de reflexão pleural. As setas indicam fissuras interlobares.

sório (intermediário) (Fig. 41-10) Ele é um pouco maior do que o **pulmão esquerdo,** que possui apenas dois lobos* — **apical**ϕ (cranial) e **diafragmático**ϕ (caudal).†

Cada pulmão apresenta, para fins de descrição, um **ápice** cranial, uma **base** caudal (face diafragmática), **duas faces** (costal e medial) e **três bordas** (dorsal, ventral e basal).

A **base** do pulmão, ou face diafragmática, está relacionada à face torácica convexa do diafragma. Ela é côncava (de formato mais ou menos oval) e completamente limitada pela borda basal, exceto no pulmão direito, onde o lobo acessório também se relaciona com o diafragma.

O **ápice** do pulmão ocupa o espaço formado pela *cúpula pleural.* O ápice do pulmão direito é maior do que o do pulmão esquerdo.

A **face costal,** a maior face, é lisa e convexa em conformidade com a face interna da parede torácica lateral, e pode sustentar impressões costais nos pulmões que foram endurecidos *in situ.*

A **face medial** é menos extensa do que a face costal. Cranialmente a parte mediastinal possui uma área côncava, bem demarcada, que se relaciona com o coração em seu pericárdio e é conhecida como **impressão cardíaca.** Dorsalmente à impressão cardíaca existe uma área do pulmão que não é coberta pela pleura e que contém os brônquios, vasos sanguíneos e linfáticos, e nervos que penetram e deixam o pulmão. A área é conhecida como o **hilo** do pulmão, e as estruturas que penetram e deixam o órgão formar a **raiz** do pulmão. Caudalmente ao hilo existe uma pequena área triangular, não coberta pela pleura e que é limitada dorsal e ventralmente pelas camadas do ligamento pulmonar. Quando os pulmões estão *in situ,* estas áreas não cobertas pela pleura podem estar em contato.

As posições relativas das estruturas que penetram ou deixam o pulmão, no hilo, são as seguintes. No pulmão direito, o brônquio principal está localizado na parte caudodorsal do hilo, com a pequena artéria bronquial e a parte dorsal do plexo pulmonar em sua face dorsal, e com as veias bronquiais e vasos linfáticos ao seu redor. A veia pulmonar, que drena os lobos diafragmático e acessório, é caudal ao brônquio. A artéria pulmonar direita com a parte ventral associada do plexo pulmonar é ventral ou cranioventral ao brônquio, enquanto a veia que drena o lobo médio é ventral a ele. O brônquio lobar apical direito está situado na parte cranial do hilo, com a artéria e a veia lobar apical ventralmente a ele.

No pulmão esquerdo o brônquio principal está localizado na parte dorsal do hilo, com a artéria bronquial e a parte dorsal do plexo pulmonar em sua superfície dorsal e com a parte ventral do plexo pulmonar em sua superfície ventral. A artéria pulmonar está situada cranialmente ao brônquio principal. A veia que drena o lobo apical é ventral ao brônquio, e a veia que drena o lobo diafragmático é caudoventral ao brônquio.

Nos pulmões que foram endurecidos *in situ,* as partes mediastinais das faces mediais sustentam algumas impressões feitas por várias estruturas mediastinais e que estão em contato com os pulmões. No pulmão direito há um sulco horizontal formado pela traquéia que se estende cranialmente do brônquio principal até o ápice do pulmão. Ventralmente

---

*Veja a nota de rodapé na pág. 127.

†Isto é contrário às descrições de Barone (1959) e Talanti (1959), que descrevem o pulmão esquerdo como possuindo três lobos, correspondentes a um apical, um médio, e um diafragmático, mas consistente com a racionalidade de lobos e segmentos broncopulmonares delineada na Seção Geral.

a este sulco, e cranialmente à impressão cardíaca, existe um sulco horizontal formado pela veia cava cranial. Cranialmente, há um pequeno sulco vertical para a veia costocervical. Estendendo-se caudalmente da parte dorsal do hilo, há um sulco horizontal raso formado pelo esôfago.

No pulmão esquerdo, imediatamente cranial ao hilo, existe um sulco vertical, estreito e curvo, formado pela veia ázigos esquerda. Dois sulcos horizontais e rasos se estendem caudalmente da parte dorsal do hilo — o sulco dorsal formado pela aorta e o sulco ventral formado pelo esôfago. Além disso, poderá haver um sulco raso formado pela artéria subclávia esquerda dorsal, cranialmente à impressão cardíaca.

A **borda ventral** de cada pulmão é aguda e irregular. Ela é indentada ao nível do coração para formar a **incisura cardíaca**. A incisura cardíaca é estreita e profunda no pulmão direito e, quando os órgãos estão *in situ*, permite que o coração, em seu pericárdio, entre em relação com a parede torácica lateral direita, na região da extremidade ventral da terceira costela e dos espaços intercostais adjacentes. No pulmão esquerdo a incisura cardíaca é larga e estreita e, quando os órgãos estão *in situ*, o coração em seu pericárdio se relaciona com a parede torácica lateral esquerda, em uma área limitada cranialmente pelo lobo apical do pulmão direito e dorsal e caudalmente pela borda ventral do pulmão esquerdo. Esta área situa-se no terço ventral do segundo e terceiro espaços intercostais e na parte ventral do quarto espaço intercostal.

A **borda dorsal** de cada pulmão é espessa e arredondada. Ela forma o limite dorsal entre a face costal e a parte vertebral da face medial.

A **borda basal** de cada pulmão separa a face diafragmática das faces medial e costal. A borda é lisa e arredondada entre as faces diafragmática e medial, e fina e aguda entre as faces diafragmática e costal. Esta última parte se estende no sentido do recesso pleural costodiafragmático (mas sem ocupá-lo integralmente), exceto talvez durante a inspiração mais profunda. Ela segue uma linha ligeiramente curva e com uma convexidade ventral, da junção costocondral da sexta costela à extremidade vertebral do penúltimo espaço intercostal. As fissuras interlobares que subdividem os pulmões em lobos variam um pouco em seu comprimento e profundidade de um pulmão para o outro e, portanto, alteram ligeiramente a aparência externa dos pulmões.

No **pulmão direito** o **lobo apical**ϕ compreende uma parte relativamente grande do pulmão. Quando os pulmões estão *in situ*, o lobo apical se estende para a esquerda do plano mediano, cranialmente ao coração e seu pericárdio, e ventralmente aos grandes vasos, no mediastino cranial. No animal jovem a presença do timo, no mediastino cranial, limita a expansão do lobo apical direito. A face medial do lobo apical contém a metade cranial da impressão cardíaca. O limite caudal do lobo pode ser marcado, em extensão e profundidade variáveis, por uma fissura. Ventralmente o limite caudal segue uma linha direcionada caudodorsalmente, da profundidade da incisura cardíaca até a junção dos terços dorsal e médio do pulmão, ao nível da bifurcação traqueal, e separa o lobo apical do lobo médio. Deste local o limite caudal segue uma linha transversa e separa o lobo apical do lobo diafragmático. O lobo apical pode ser dividido em partes cranial e caudal, ou segmentos broncopulmonares. O plano de divisão é indicado grosseiramente por um plano transverso através da parte mais profunda da incisura cardíaca.

O **lobo médio** tem o formato de uma pirâmide, com sua base formando a face costal do lobo e seu ápice direcionado no sentido do hilo do pulmão. Ele se relaciona cranialmente ao lobo apical e caudalmente ao lobo diafragmático, do qual está separado por uma fissura profunda; esta fissura pode ligar-se dorsalmente com a fissura que separa os lobos apical e médio. A face craniomedial do lobo médio forma a metade caudal da impressão cardíaca.

O **lobo diafragmático**ϕ, o maior lobo, tem posição caudal. Ele se relaciona cranialmente aos lobos apical e médio e tem afixado à sua face medial, imediatamente caudal ao hilo, o lobo acessório.

O **lobo acessório** tem formato piramidal, com sua base ligeiramente côncava relacionada com o diafragma e seu ápice direcionado no sentido do hilo do pulmão. Ventralmente, os lobos acessórios e diafragmático estão separados por uma fissura que se abre, em sua parte dorsal, para formar um canal para a veia cava caudal e o nervo frênico direito. A *prega da veia cava* está situada na fissura entre esses lobos.

No **pulmão esquerdo** o **lobo apical**ϕ é o menor lobo e de localização cranial. Está separado do **lobo diafragmático**ϕ, maior, por uma fissura que se estende para dentro do pulmão, por uma distância variável. O lobo apical tem a forma de um L e consiste em duas partes ou segmentos: uma parte apical, cranial, e uma parte média, caudoventral. A divisão entre estas duas partes está indicada, grosseiramente, por uma linha passando do ângulo da incisura cardíaca, no sentido do hilo do pulmão. A face medial do lobo apical apresenta a impressão cardíaca.

A pleura pulmonar possui uma camada subserosa relativamente espessa contínua com o tecido conjuntivo intrapulmonar. Os septos interlobulares são relativamente espessos e completos, estando os limites dos lóbulos demarcados na superfície do pulmão.

A ÁRVORE BRONQUIAL

A traquéia emite um brônquio lobar apical direito ou traqueal (Fig. 41-11), de seu lado direito, aproximadamente ao nível da terceira costela. Ela então se bifurca nos brônquios principais direito e esquerdo, ligeiramente à direita da linha média, ao nível do quinto espaço intercostal.

O brônquio lobar apical direito é curto. Ele parte lateralmente da traquéia penetrando no pulmão direito, na parte craniodorsal do hilo. Logo após haver penetrado no pulmão, o brônquio lobar apical direito se divide em brônquios segmentares caudal e cranial. O brônquio cranial passa cranioventralmente para ventilar a parte cranial, ou segmento broncopulmonar, do lobo, enquanto o outro dobra caudalmente para suprir a parte caudal, ou segmento broncopulmonar do lobo.

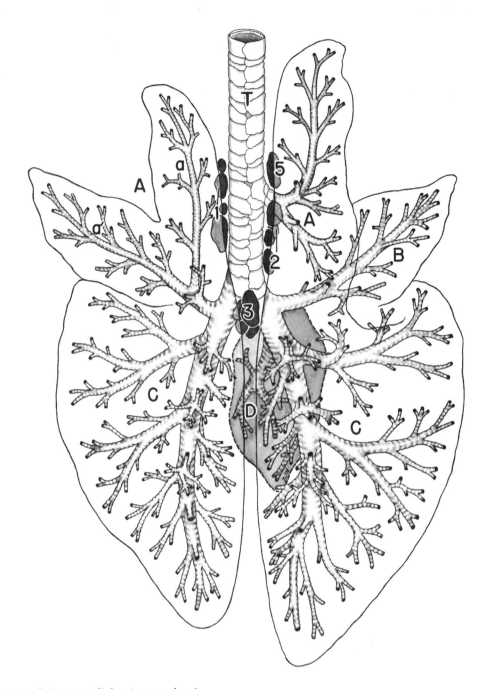

Figura 41-11. Pulmões *teased** de suíno; vista dorsal.

A, Lobo apical; a, lobo apical, segmento cranial; a', lobo apical, segmento caudal; B, lobo médio; C, lobo diafragmático; D, lobo acessório; T, traquéia; 1, nodo linfático traqueobronquial esquerdo; 2, nodo linfático traqueobronquial direito; 3, nodo linfático traqueobronquial médio; 5, nodo linfático traqueobronquial cranial.

---

*Teased é o processo de separação de pequenos fragmentos de tecidos por intermédio de agulhas, para observação ao microscópio. (N. do T.)

O **brônquio principal direito** passa caudolateralmente para penetrar no pulmão direito, na parte caudodorsal do hilo. Logo após o brônquio principal ter penetrado no pulmão, ele emite um brônquio de sua superfície ventrolateral, o brônquio lobar médio direito, que passa ventrolateralmente para ventilar o lobo médio. O brônquio lobar médio direito posteriormente se divide nos brônquios ventral e dorsal, que ventilam os segmentos broncopulmonares ventral e dorsal do lobo médio, respectivamente.

Após emitir o brônquio lobar médio, o brônquio principal emite um brônquio de sua superfície ventromedial, o brônquio lobar acessório, que passa caudomedialmente para ventilar o lobo acessório. O brônquio lobar acessório divide-se em dois brônquios que ventilam os segmentos broncopulmonares dorsal e ventral do lobo acessório.

A continuação do brônquio principal, o brônquio lobar diafragmático direito, ventila o lobo diafragmático. Os primeiros dois brônquios que surgem da superfície ventrolateral do brônquio lobar ventilam os segmentos broncopulmonares basal ventral e basal lateral, respectivamente, enquanto os primeiros dois brônquios que surgem da superfície dorsal do brônquio lobar ventilam os segmentos broncopulmonares dorsal cranial e dorsal caudal, respectivamente. Depois que o brônquio lobar diafragmático emitiu estes quatro brônquios, ele continua como brônquio segmentar basal dorsal, ventilando o segmento basal dorsal. Um ou dois brônquios, que ventilam pequenas áreas na superfície medial do lobo, podem ser emitidos pelo brônquio lobar.

O **brônquio principal esquerdo** passa lateralmente e um tanto caudalmente da bifurcação traqueal para penetrar no pulmão esquerdo, na parte dorsal do seu hilo. Após penetrar no pulmão, o brônquio principal emite um brônquio de sua superfície lateral. Este brônquio, o brônquio apical, ventila o lobo apical. O brônquio lobar apical é curto e termina ao se dividir em dois brônquios: um deles, o brônquio segmentar cranial, segue cranialmente para ventilar a parte cranial (segmento broncopulmonar) do lobo; o outro, o brônquio segmentar caudal, corre ventrolateralmente para ventilar a parte caudal (segmento broncopulmonar) do lobo.

Depois que o brônquio principal emitiu o brônquio lobar apical, ele ventila o lobo diafragmático e é conhecido como o brônquio lobar diafragmático esquerdo. A disposição segmentar broncopulmonar do lobo diafragmático e a origem dos brônquios segmentares a partir do brônquio lobar, são semelhantes, no pulmão esquerdo, aos do pulmão direito.

A parte terminal da árvore bronquial normalmente consiste em bronquíolos terminais que conduzem diretamente para os ductos alveolares, porém alguns dos bronquíolos terminais podem conduzir para os bronquíolos respiratórios de pequeno desenvolvimento.

VASOS E NERVOS. Os ramos da artéria pulmonar transportam sangue venoso para os pulmões e acompanham os brônquios. De longe a maior parte do sangue dos pulmões e o sangue da pleura pulmonar são devolvidos ao átrio esquerdo do coração pelas veias pulmonares. (Para uma descrição, veja o capítulo geral sobre o sistema respiratório.)

Os lobos são drenados exclusivamente por suas veias lobares, exceto para áreas que são adjacentes a outros lobos. As veias lobares estão sempre intimamente associadas aos brônquios lobares correspondentes e geralmente, situam-se no lado oposto dos brônquios, em relação às artérias pulmonares. Em todos os lobos, exceto o diafragmático, as veias seguem de perto as ramificações da árvore bronquial e, em geral, situam-se no lado oposto das vias aéreas para as artérias pulmonares. Nos lobos diafragmáticos, as veias menores parecem estar situadas nos planos de tecido conjuntivo entre áreas do pulmão, ao invés de ao lado das vias aéreas e artérias axiais (Töndury e Picco, 1952).

O ramo (artéria) bronquial, ímpar, surge da superfície ventral da aorta, juntamente com a artéria esofágica cranial, formando uma artéria broncoesofágica. O ramo bronquial passa ventralmente sobre a face direita do esôfago para atingir a superfície dorsal da bifurcação traqueal. Aqui ela se divide nos ramos bronquiais esquerdo e direito, o ramo bronquial para o lobo apical direito, ramos para a traquéia.

Os ramos bronquiais que penetram no pulmão, nas superfícies dorsais dos brônquios principais e do brônquio lobar apical direito, emitem ramos para os nodos linfáticos traqueobronquiais e para a pleura, na região do hilo. Dentro do pulmão os ramos bronquiais podem ser encontrados enrolados ao redor dos brônquios e emitindo ramos para a parede bronquial, e vasa vasorum para os vasos pulmonares. Os ramos bronquiais também dão surgimento a ramos que passam para a superfície do pulmão, pelos septos interlobulares, e suprem a pleura pulmonar. Os ramos bronquiais terminam nas extremidades distais dos bronquíolos terminais, em um leito capilar comum com ramos das artérias pulmonares (McLaughlin et al., 1961).

As veias bronquiais estão presentes conforme descrito na seção geral do pulmão. Os vasos linfáticos e os nodos linfáticos pulmonares estão dispostos conforme descrito no capítulo linfático. O suprimento de nervos para os pulmões e para a pleura pulmonar é feito conforme está descrito nos capítulos sobre neurologia em geral.

BIBLIOGRAFIA

Barone, R. 1959. Bronches et vaisseaux pulmonaires chez le porc. Comptes Rendus de l'Association des Anatomistes XLV Réunion pp. 143–154.

Bojsen-Moller, F. 1967. Topography and development of anterior nasal glands in pigs. J. Anat., *101*:321–331.

McLaughlin, R. F., W. S. Tyler, and R. O. Canada. 1961. A study of the subgross pulmonary anatomy in various mammals. Am. J. Anat., *108*:149–165.

Negus, V. 1965. The Biology of Respiration. London, E. and S. Livingston, Ltd., pp. 109–110.

Prodinger, F. 1940. Die Artmerkmale des Kehlkopfes der Haussäugetiere. Inaugural Dissertation, Leipzig

Talanti, S. 1959. Studies on the lungs in the pig. Anat. Anz., *106*:68–75.

Töndury, G., and G. Picco. 1952. Zur Anatomie der Schweinelunge. Acta Anat., *16*:436.

CAPÍTULO 42

SISTEMA UROGENITAL DO SUÍNO

S. Sisson

ÓRGÃOS URINÁRIOS (ÓRGÃOS UROPOIÉTICOS)

RINS

Os **rins** são lisos e têm formato de feijão (Fig. 42-1); são mais achatados dorsoventralmente, mas alongados e menores nas extremidades do que os do cão. Sua coloração é marrom. O comprimento tem aproximadamente o dobro da largura. Eles estão, normalmente, quase simetricamente colocados ventralmente aos processos transversos das primeiras quatro vértebras lombares, porém o rim esquerdo, muitas vezes, está um pouco mais cranialmente do que o direito. A borda lateral situa-se contra o flanco, paralela com a borda do músculo longíssimo. A extremidade caudal está normalmente e aproximadamente na metade da distância entre a última costela e a tuberosidade coxal. A extremidade cranial do rim direito não possui nenhum contato com o fígado. Existe uma cápsula de gordura, bem desenvolvida, associada ao rim.

Variações na posição não são raras e envolvem mais o rim esquerdo do que o direito; o rim esquerdo foi encontrado próximo à entrada pélvica. Quando está presente uma décima quinta costela, a extremidade cranial do rim normalmente localiza-se ventralmente à mesma. O rim direito está normalmente separado do fígado por um intervalo de 2,5 cm ou mais. A ausência do rim esquerdo foi registrada.

O peso do rim de um suíno adulto é de aproximadamente 100 a 250 gramas. A proporção entre seu peso e o peso corporal é de aproximadamente 1:150

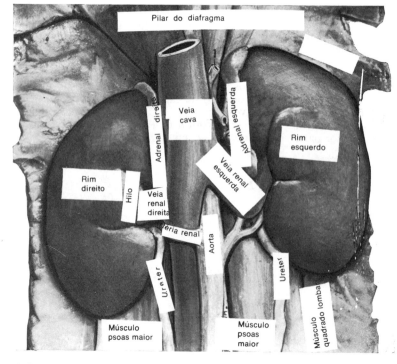

Figura 42-1. Rins do suíno *in situ;* vista ventral.

1, Artéria hepática; 2, artéria esplênica.

SISTEMA UROGENITAL DO SUÍNO

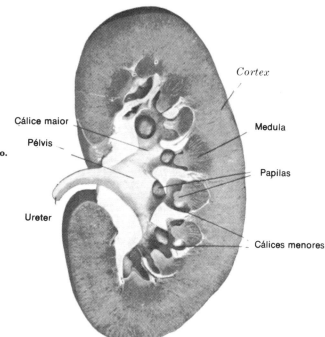

Figura 42-2. Secção frontal do rim do suíno.

a 200. O comprimento, no adulto de bom tamanho, é de aproximadamente 12,5 cm, e a maior largura, de aproximadamente 6,0 a 6,5 cm.

ESTRUTURA. O **hilo** está aproximadamente no meio da borda medial. A pelve tem o formato de funil e divide-se em dois cálices principais que, formando uma curva, dirigem-se cranial e caudalmente, respectivamente, e emitem de oito a 12 cálices menores e curtos; cada um destes contém uma papila (Fig. 42-2). Algumas papilas são estreitas e cônicas e correspondem a uma única pirâmide; outras são largas e achatadas e resultam da fusão de duas ou mais pirâmides; algumas projetam-se diretamente através da parede da pelve renal sem a formação de um cálice. As pirâmides renais são distintas, mas é aparente que algumas são compostas, isto é, formadas pela fusão de pirâmides primitivamente separadas; as colunas renais estão presentes entre as pirâmides. As alças de Henle são longas. Os vasos renais penetram na parte ventral do hilo, dividindo-se em ramos interlobares entre as pirâmides; o ureter deixa o rim dorsalmente.

URETERES

As únicas características especiais com relação ao **ureter** são que ele é, a princípio, relativamente largo e gradativamente diminui de calibre e ligeiramente flexuoso, deixando o rim numa acentuada curva caudal (Figs. 44-11, 12 e 15).

BEXIGA URINÁRIA
(VESÍCULA URINÁRIA)

A **bexiga urinária** é relativamente muito grande; quando cheia, ela se situa essencialmente na cavidade abdominal (Figs. 44-11, 12 e 15). A superfície dorsal está quase completamente coberta por peritônio, mas a cobertura serosa ventral não se estende tanto caudalmente.

ÓRGÃOS GENITAIS MASCULINOS (Fig. 42-3)

ESCROTO

O **escroto** está situado a curta distância do ânus e não é tão acentuadamente definido, em relação às partes circundantes, como nos outros animais.

TESTÍCULOS

Os **testículos** são muito grandes e possuem contorno regularmente elíptico (Figs. 44-11 e 15). Eles estão colocados de modo tal que o eixo longo está direcionado dorsal e caudalmente, a borda livre sendo superficial e a cauda do epidídimo a mais alta. Eles são comparativamente macios em textura. A túnica albugínea contém muito tecido elástico mas nenhuma fibra muscular. O mediastino do testículo é uma faixa axial de tecido fibroelástico do qual se irradiam septos interlobulares. Outros septos são emitidos da face profunda da túnica albugínea. O tecido interlobular é abundante e, a lobulação, correspondentemente distinta. O parênquima é cinzento e muitas vezes escuro nos animais obesos. Há uma rede do testículo, da qual sete ou oito ductos eferentes direcionam-se para o epidídimo.

EPIDÍDIMO

O **epidídimo** está intimamente inserido ao testículo; sua cauda é muito grande e forma uma projeção cônica, rombuda, na extremidade caudal do testículo (Fig. 44-11).

FUNÍCULO ESPERMÁTICO

O **funículo espermático** é necessariamente muito longo (20 a 25 cm no porco de tamanho médio). Ele tem início no ânulo inguinal profundo, onde suas partes constituintes se encontram, estende-se oblíqua e ventralmente através do canal inguinal, passa sobre o lado do pênis e termina na borda inserida do testículo. Ele consiste nas seguintes estruturas:
1. Artéria testicular
2. Veias testiculares, que formam o plexo pampiniforme ao redor da artéria.
3. Dos linfáticos, que acompanham as veias
4. O plexo testicular do nervo autônomo, que corre com a artéria.
5. Ducto deferente, artéria e veia
6. Feixes de tecido muscular liso ao redor dos vasos (antigo músculo cremaster interno)
7. Da camada visceral da túnica vaginal*

DUCTO DEFERENTE

O **ducto deferente** em sua parte testicular é flexuoso e intimamente inserido na túnica vaginal; ele não forma nenhuma ampola distinta. O **músculo cremaster** é bem desenvolvido (Fig. 44-11) e estende-se até, aproximadamente, o centro da parte escrotal da túnica.

Glândulas Genitais Acessórias

GLÂNDULAS VESICULARES

As **glândulas vesiculares** são extremamente grandes, e estendem-se dentro da cavidade abdominal (Figs. 44-11 e 15). Elas são massas piramidais com três faces, e estão em aposição uma com a outra medialmente, cobrindo a parte caudal da bexiga urinária e dos ureteres, o ducto deferente, o corpo da próstata e a parte cranial da uretra e as glândulas bulbouretrais. Elas são de coloração cor-de-rosa, distintamente lobadas e de estrutura glandular, e circundadas numa fina cápsula fibrosa. Meia dúzia ou mais de grandes ductos e de parede fina emergem da superfície medial de cada glândula e convergem para um ducto excretório bem menor. Este passa caudalmente lateral ao ducto deferente e termina numa abertura, semelhante a uma fenda, no colículo seminal. Os dois ductos podem unir-se.

No porco reprodutor adulto as glândulas vesiculares têm aproximadamente 12 a 15 cm de comprimento, 5 a 8 cm de largura e 4 a 5 cm de espessura; elas pesam aproximadamente 170 a 225 g cada uma. Elas têm uma estrutura tubular ramificada e estão distintamente divididas em lóbulos. Muitos dos túbulos são extremamente largos (até 2 mm de diâmetro) e estão carregados de extensões semelhantes a recessos e ramos curtos e largos. Estes espaços axiais dos lóbulos são sucedidos pelos ductos eferentes. As cavidades são forradas por uma única camada de células colunares. A secreção é espessa e túrbida e possui uma reação ácida.

PRÓSTATA

A próstata consiste em duas partes, como no bovino. O **corpo** tem aproximadamente 2,5 cm de largura e sobrepõe-se ao colo da bexiga urinária e a uretra em sua junção. Ela está oculta pelas glândulas vesiculares (Fig. 44-15). A *parte disseminada* forma uma camada que circunda a parte pélvica da uretra e está coberta pelo músculo uretral, exceto dorsalmente.

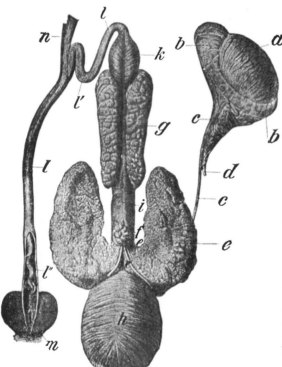

Figura 42-3. Órgãos genitais do porco reprodutor.
a, Testículo; b, epidídimo; c, ducto deferente; d, artéria testicular; e, glândula vesicular; e' ductos excretores de e; f, corpo da próstata; g, músculo bulboesponjoso; l, pênis; l', flexura sigmóide do pênis; l'', parte cranial espiral do pênis, exposta pelo corte do prepúcio; m, orifício da bolsa prepucial; n, músculo retrátil do pênis. As glândulas vesiculares foram lateralmente posicionadas para permitir a observação das estruturas que, na posição natural, estão cobertas pelas mesmas. (De Ellenberg e Baum, 1908.)

GLÂNDULAS BULBOURETRAIS

As **glândulas bulbouretrais** são muito grandes e densas (Fig. 44-11). Elas são um tanto cilíndricas, e situam-se em cada lado e sobre os dois terços caudais

---
*Ocasionalmente os clínicos tendem a incluir, além disso, a camada parietal e as estruturas situadas fora dela, a saber o músculo cremaster (externo) e os vasos cremaster e o nervo genitofemoral.

SISTEMA UROGENITAL DO SUÍNO

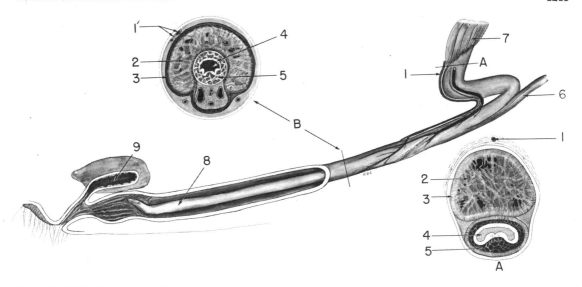

Figura 42-4. Pênis do porco reprodutor.

1, Artéria dorsal do pênis; 1', artéria e veia dorsais do pênis; 2, corpo cavernoso do pênis; 3, túnica albugínea; 4, uretra; 5, corpo esponjoso do pênis; 6, músculo retrátil do pênis; 7, **músculo isquiocavernoso**; 8, corpo do pênis; 9, divertículo prepucial; A e B, local de secções.

da uretra pélvica* (Fig. 44-15). No reprodutor de grande tamanho elas têm aproximadamente 12 cm de comprimento e 2,5 a 3,0 cm de largura. Estão parcialmente cobertas por uma camada de músculo estriado (músculo bulboglandular) e possuem uma superfície lobulada. Cada glândula tem um grande ducto excretório que sai da face profunda da parte caudal, perfura a parede dorsal da uretra no arco isquiático, e abre-se num fundo de saco coberto por uma prega de túnica mucosa.

Deve-se notar que estas glândulas acessórias são muito pequenas nos animais que foram castrados precocemente; as glândulas bulbouretrais podem ter aproximadamente 2,5 cm de comprimento em tais espécimes.

Partes Genitais Externas

PÊNIS

O **pênis** é semelhante, em geral, ao do bovino (Fig. 42-4). Entretanto, a flexura sigmóide é pré-escrotal. A parte cranial não possui a glande e é retorcida em espiral, especialmente na ereção. O orifício uretral externo é semelhante a uma fenda e está situado ventrolateralmente, próximo à extremidade pontiaguda. O pênis de um reprodutor adulto mede aproximadamente 45 a 50 cm de comprimento. Seus músculos são semelhantes aos do touro. O músculo bulboesponjoso é muito forte, mas curto. O músculo retrátil do pênis origina-se do terceiro e quarto segmentos sacrais; suas duas partes correm caudalmente, e um pouco ventralmente, em cada lado do reto até o períneo, onde atingem a superfície uretral do pênis; elas terminam na curva ventral da flexura sigmóide do pênis (Figs. 44-11 e 15).

---

*Quando endurecido *in situ*, eles têm, em grande parte, três faces, com bordas arredondadas. Estão em contato um com o outro, em extensão considerável, e cobrem a uretra dorsal e lateralmente. O músculo uretral cobre parcialmente suas superfícies laterais.

PREPÚCIO

O **prepúcio** possui um orifício estreito, ao redor do qual há pêlos rígidos. A cavidade é muito longa e está parcialmente dividida, por uma prega circular, numa parte estreita caudal e em uma parte cranial, muito mais larga. A membrana de revestimento da parte caudal possui papilas e está em contato íntimo com o pênis; ela contém numerosos nódulos linfáticos, o maior dos quais ocorre no fundo. Na parede dorsal da parte larga há uma abertura circular que conduz a um fundo de saco, o **divertículo prepucial** (Fig. 44-11). Esta bolsa é de forma ovóide (quando distendida) e varia grandemente no tamanho em espécimes diferentes. Ela estende-se, em sua maior parte, caudalmente sobre a parte estreita do prepúcio. Sua cavidade está parcialmente dividida por um estreito septo. Normalmente contém urina em decomposição e epitélio macerado, que possuem um cheiro característico e muito desagradável. Nele foram encontradas concreções.

Oehmke (Sisson, 1921) verificou que uma moldagem da bolsa, num porco reprodutor Yorkshire que pesava aproximadamente 227 kg, media 9 cm de comprimento, 12,5 cm de largura e 6 cm de altura. A abertura do prepúcio permite a passagem de dois dedos no adulto, mas está normalmente fechada por pregas da membrana de revestimento. O saco é muito menor nos animais que foram castrados jovens, e a abertura é vertical e mais caudal; neles elas muitas vezes está vazia ou contém apenas um pouco de urina límpida. A bolsa está isenta de glândulas mas contém muitos nódulos linfáticos pequenos; está coberta por uma camada de músculo estriado que é essencialmente derivado do homólogo do protrator do prepúcio dos ruminantes.

URETRA MASCULINA

A **uretra** tem uma parte pélvica muito longa (de aproximadamente 15 a 20 cm de comprimento no adulto) (Fig. 44-15); está coberta (juntamente com a parte disseminada da próstata) por um espesso **músculo uretral,** exceto dorsalmente, onde há uma densa camada fibrosa. Há, circundando a túnica mucosa, um rico plexo venoso, que é considerado como um estrato cavernoso. Por fora deste a parte disseminada da próstata é facilmente distinguida, em seção transversal, por sua coloração amarela. Os ductos prostáticos são numerosos e pequenos. O ducto deferente e os ductos excretores das glândulas vesiculares possuem aberturas semelhantes a fendas, próximas uma as outras, que se abrem em pequenos divertículos nos lados do colículo seminal. Este tem o formato de uma proeminência arredonda. Um pequeno **útero masculino** pode ocorrer no colículo, entre os ductos, mas ele muitas vezes está ausente. Há um bulbo distinto na raiz do pênis. Ele tem uma densa cobertura, a qual é em parte semelhante a fibrocartilagem. O tecido eréctil neste ponto está altamente desenvolvido. Os espaços cavernosos são grandes, e as trabéculas contêm muito músculo liso; entre os espaços há numerosas artérias. A parte peniana é de pequeno calibre e está circundada por tecido eréctil, o qual, entretanto, não se estende até a extremidade do pênis.

ÓRGÃOS GENITAIS FEMININOS (Fig. 42-5)

OVÁRIOS

Os **ovários**, cilíndricos, estão ocultos na bolsa ovariana (Fig. 44-12) devido à grande extensão do mesossalpinge. Eles são mais arredondados do que na cadela e possuem um hilo distinto. Podem estar situados na margem lateral da entrada pélvica, ou próxima a ela, como na vaca; mas sua posição é bastante variável nos animais que tenham reproduzido muito jovem, e podem estar apenas 2,5 a 5,0 cm caudalmente ao rim. A superfície comumente apresenta proeminências arredondadas, de modo que a glândula normalmente tem uma aparência lobulada irregular; as projeções são grandes folículos e corpos lúteos. Os folículos maduros podem ter um diâmetro de aproximadamente 7 a 8 mm, e os corpos lúteos podem ser encontrados medindo 12 a 15 mm.

TUBAS UTERINAS

As **tubas uterinas** (de Fallopio) são longas (aproximadamente 15 a 30 cm) e menos flexuosas do que na égua. A extremidade fimbriada forma uma ampola e tem uma grande abertura abdominal. A extremidade uterina termina insensivelmente na pequena extremidade da tuba (Fig. 44-12).

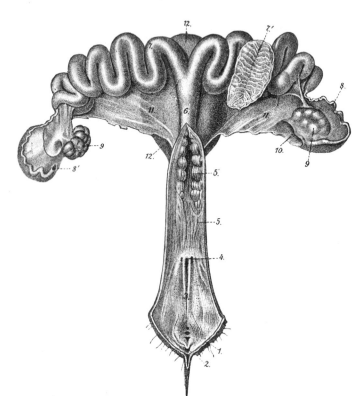

Figura 42-5. Órgãos genitais da porca; vista dorsal. O vestíbulo da vagina, a vagina e o cérvix do útero foram cortados e abertos.

1, Lábios do pudendo; 2, glande do clitóris; 3, vestíbulo da vagina; 4, orifício uretral externo; 5, vagina; 5', cérvix do útero; 6, corpo do útero; 7, cornos do útero, um dos quais está aberto em 7' para apresentar as pregas de túnica mucosa; 8, tuba uterina; 8', abertura abdominal da tuba; 9, ovários; 10, bolsa ovariana; 11, ligamentos largos do útero; 12, bexiga urinária. (De Ellenberger, 1908).

ÚTERO

O **útero** apresenta diversas características notáveis. O **corpo** tem apenas aproximadamente 5 cm de comprimento. Os **cornos** são extremamente longos e flexuosos, e são livremente móveis por causa da grande extensão dos ligamentos largos. Na fêmea não grávida, eles estão dispostos em numerosas espirais e assumindo uma semelhança com um intestino delgado de paredes grossas (Fig. 44-12). Podem ter de 1,2 a 1,5 m de comprimento. As extremidades dos corpos afunilam-se até aproximadamente o diâmetro das tubas uterinas. O colo é notável pelo seu comprimento (aproximadamente 10 cm) e pelo fato de que diretamente continua pela vagina, sem qualquer projeção intravaginal. Quando cortado e exposto, pequenas proeminências arredondadas são observadas em seu interior; algumas delas se encaixam e ocluem o canal cervical. São contínuas caudalmente com pregas da túnica mucosa da vagina. Os ligamentos largos *(lig. latum uteri)* contêm uma grande quantidade de músculo liso; eles também contêm um grande nodo linfático uterino próximo ao ovário.* Na parte dorsal do ligamento o tecido muscular forma uma faixa arredondada denominada de ligamento redondo *(lig. teres uteri)*. Na porca adulta de grande porte ele mede aproximadamente 15 cm de comprimento; sua extremidade cranial forma uma projeção rombuda e, caudalmente, termina no tecido subseroso do ânulo inguinal profundo. A camada medial do ligamento largo continua com o ligamento lateral da bexiga urinária.

VAGINA

A **vagina** tem aproximadamente 10 a 12 cm de comprimento na porca de tamanho médio. Ela é pequena no calibre e tem uma espessa camada muscular que consiste em fibras circulares entre duas camadas de fibras longitudinais. A túnica mucosa é preguada e unida à camada muscular.

---

*As mudanças na forma e na posição do útero, durante a gravidez, são semelhantes às citadas posteriormente no caso da cadela (Cap. 53).

VESTÍBULO DA VAGINA

O **vestíbulo da vagina** tem aproximadamente 7,5 cm de comprimento. A uretra abre-se dentro dele. Em qualquer lado da parte cranial do assoalho do vestíbulo da vagina há um fundo de saco e um sulco profundo que reconduzem a ela; estão limitados medialmente por uma prega longitudinal. Ductos longitudinais de epoóforo (canais de Gartner) podem ser encontrados abrindo-se cranialmente ao orifício retral externo.

Partes Genitais Externas

PUDENDO FEMININO (VULVA)

O **lábio do pudendo** são espessos e estão cobertos por um tegumento enrugado. A comissura dorsal é arredondada, porém a comissura ventral forma uma projeção longa e pontiaguda (Fig. 44-12). A fossa do clitóris está aproximadamente 2 cm cranial à comissura ventral. Acima dela a glande do clitóris forma uma projeção pontiaguda da qual uma prega mucosa estende-se lateral e caudalmente em cada lado. Há uma depressão central, profunda, aproximadamente na metade da distância entre a fossa do clitóris e o orifício uretral externo. Este está limitado, em cada lado, por uma prega espessa que se estende caudalmente por distância variável. Lateral a esta prega há uma depressão na qual os ductos das glândulas vestibulares abrem-se.

CLITÓRIS

O **clitóris** é longo e flexuoso; sua glande forma uma projeção pontiaguda sobre a fossa do clitóris.

URETRA FEMININA

A **uretra** tem aproximadamente 7 a 8 cm de comprimento. Sua parte caudal está fundida à vagina e produz uma elevação correspondente do assoalho desta última.

GLÂNDULAS MAMÁRIAS

As **mamas** são normalmente de 10 ou 12 em número, e estão dispostas em duas fileiras, como na cadela. Cada teta normalmente tem dois ductos.

BIBLIOGRAFIA

Backhouse, K. M., and H. Butler. 1960. The gubernaculum testis of the pig (*Sus scrofa*). J. Anat., 94:107–120.

Barone, R., and C. Pavaux. 1962. Les vaisseaux sanguins de tractus génital chez les femelles domestiques. Bull. Soc. Sci. Vet. Lyon, No. 1:33–52.

Barone, R., C. Pavaux and P. Frapart. 1962. Les vaisseaux sanguins de l'appareil génital chez la truie. Bull. Soc. Sci. Vet. Lyon, No. 3:337–346.

Ellenberger, W. 1908. Leisering's Atlas of the Anatomy of the Horse and the Other Domestic Animals. 2nd ed. Chicago, Alexander Eger.

Ellenberger, W., and H. Baum. 1908. Handbuch der Vergleichenden Anatomie der Haustiere. Berlin, von August Hirschwald.

Meyen, J. 1958. Untersuchungen zur Funktion des Praputialbeutels des Schweines. Zbl. Vet. Med., 55:475–492.

Neuville, H. 1934. De l'organe génital de la truie. Bull. Mus. Nation. Hist. (Paris), 6:7-14.

Nickel, R., A, Schummer and E. Seiferle. 1960. Lehrbuch der Anatomie der Haustiere. Vol. II. Berlin, Paul Parey.

Nunez, Q., and R. Getty. 1969. Arterial supply to the genitalia and accessory genital organs of swine. Iowa State J. Sci., 44:93-126.

Nunez, Q., and R. Getty. 1970. Blood vessels of the genitalia and accessory genital organs of swine (*Sus scrofa domestica*). II. Veins. Iowa State J. Sci., 45:299–317.

Sisson, S. 1921. The Anatomy of the Domestic Animals. 2nd ed. Philadelphia, W. B. Saunders Company.

CAPÍTULO 43

ENDOCRINOLOGIA DO SUÍNO

W. B. Venzke

HIPÓFISE (GLÂNDULA PITUITÁRIA)
(Figs. 43-1 e 46-4)

A **hipófise** está situada na parte dorsal da cadeira turca.* Um revestimento fibroso de dura-máter envolve intimamente a glândula e se funde com sua cápsula, exceto onde o diafragma da cadeira não cobre a hipófise. A pars nervosa se estende caudalmente e está unida ao piso do diencéfalo por uma delgada haste infundibular. A pars intermédia está unida à neuro-hipófise. A pars tuberalis forma uma fina lâmina de células glandulares ao redor da haste pituitária. A pars distalis circunda a neuro-hipófise. Uma fenda intraglandular normalmente separa a pars distalis da pars intermédia.

A hipófise de um suíno de seis meses de idade pesa aproximadamente 0,25 g. A pars distalis compreende cerca de 60 por cento do volume hipofisário, enquanto a neuro-hipófise compreende aproximadamente 25 por cento. Os outros dois lobos e a haste infundibular completam o restante do volume glandular.

Os vasos sangüíneos associados com a hipófise são semelhantes àqueles do cão e do gato. As artérias carótidas internas estão situadas lateralmente ao infundíbulo. Estas artérias atravessam o seio cavernoso e sob a glândula formam uma delicada rede, a

*Fossa pituitária (N. do T.).

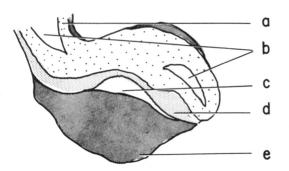

Figura 43-1. Hipófise do suíno; corte sagital médio.

a, Infundíbulo com pars tuberalis adjacentes; b, cavidade infundibular; c, cavidade hipofisária; d, pars intermédia e tuberalis; e, pars distalis. A área pontilhada é a pars nervosa. (Após Trautmann e Fiebiger, 1952.)

rede admirável epidural rostral. A rede admirável não deve contribuir muito para o suprimento arterial da glândula. A artéria carótida interna dá origem ao círculo arterial cerebral. Destas artérias, duas artérias hipofisárias rostrais podem seguir, sob o quiasma óptico, para a pars distalis. A neuro-hipófise recebe seu suprimento arterial pela artéria basilar.

A drenagem venosa da glândula passa diretamente para o seio cavernoso. As veias portas são encontradas no infundíbulo, do hipotálamo para os sinusóides de pars distalis.

A hipófise é suprida por fibras nervosas do plexo carotídeo e dos núcleos localizados no hipotálamo. As fibras dos tratos hipotalâmico-hipofisários nascem das células dos núcleos supra-óptico, paraventricular e tuberal lateral. Este último não é muito desenvolvido. A distribuição dos tratos hipotalâmico-hipofisários é semelhante àquela do cão e do gato.

GLÂNDULA TIREÓIDE

A **glândula tireóide** está situada na linha média ventralmente à traquéia e em posição justa cranial à entrada do tórax. Os lobos são de cor castanho-avermelhado, irregularmente triangulares em sua forma, e medindo aproximadamente 5 a 6 cm de comprimento. Os lobos são achatados verticalmente no sentido longitudinal. A glândula pesa aproximadamente 5 gramas nos adultos. Os lobos estão unidos por certa extensão em sua superfície ventral de modo que um istmo distinto não pode ser identificado. A superfície dorsal da glândula é sulcada longitudinalmente. Profundamente a glândula se relaciona com os lados e a face ventral da traquéia; dorsalmente a glândula se relaciona com o esôfago.

O suprimento arterial é dado por um ou mais ramos originários da artéria omocervical direita. A artéria penetra na glândula pelo pólo caudal. A veia satélite deixa a glândula pelo pólo caudal e penetra na veia cava cranial. Os vasos linfáticos drenam para os linfonodos cervicais. O suprimento nervoso provém do sistema nervoso autônomo.

GLÂNDULA PARATIREÓIDE

Os embriologistas descrevem dois pares de **glândulas paratireóides** se originando das bolsas branquiais III e IV no desenvolvimento do suíno. Os anatomistas descrevem apenas um par, as glândulas paratireóides externas ou craniais. Estas glândulas estão localizadas cranialmente à tireóide e um pouco distante, encaixadas no timo, uns 3 cm distante do processo paracondilar, próximo da bifurcação da artéria carótida. Elas estão localizadas cranialmente ao músculo omo-hióideo. As glândulas são globulares ou ovais em formato, medindo de 1 a 4 mm de comprimento, com peso de 0,08 a 0,10 gramas e têm coloração rosada. As glândulas são mais consistentes do que o tecido do timo circundante. As glândulas estão normalmente associadas com um septo imediatamente debaixo da cápsula acompanhando uma pequena veia na superfície medial do timo.

Nenhuma descrição pode ser encontrada para as glândulas paratireóides internas (caudais). Elas estão provavelmente localizadas caudalmente à tireóide.

GLÂNDULAS ADRENAIS

As **adrenais** (supra-renais) são órgãos cilíndricos e alongados situados na superfície medial dos rins, cranialmente ao seu hilo, na gordura peri-renal (Fig. 42-1). Algumas glândulas podem ser triangulares ou ovais. Ambas as glândulas se encontram aproximadamente no mesmo plano. A glândula direita está aderida à veia cava caudal. Seu pólo caudal se relaciona com a veia renal direita. As glândulas são de cor castanho-avermelhada por causa do pobre conteúdo em lipídios. A glândula esquerda é normalmente mais longa e mais pesada do que a direita. As glândulas de suínos com 200 libras* de peso medem de 5 a 10 cm de comprimento, 1 a 3 cm de largura e 0,5 a 0,8 cm de espessura. Cada adrenal pesa aproximadamente 2,5 gramas.

As pequenas artérias adrenais penetram na glândula através do hilo, vindas diretamente da aorta, ou das artérias abdominais dorsais, ou artérias lombares.

As veias adrenais direitas podem verter diretamente na veia cava caudal ou na veia abdominal dorsal. As veias adrenais esquerdas penetram na veia abdominal dorsal ou na veia renal esquerda.

Os vasos linfáticos passam aos linfonodos renais mas podem se dirigir aos linfonodos lombares, celíacos ou mesentéricos craniais.

ILHOTAS PANCREÁTICAS (DE LANGEHANS)

Veja Cap. 10.

TESTÍCULOS

Veja Caps. 10 e 42.

OVÁRIOS

Veja Caps. 10 e 42.

GLÂNDULA PINEAL

No suíno, a **glândula pineal** tem uma forma estreita e cônica, um tanto alongada. Está voltada dorsal e caudalmente a partir do teto caudal do terceiro ventrículo, sobre a linha média. Sua cor é branco-acinzentada. O tamanho do órgão varia, mas no suíno adulto mede de 2 a 4 mm de comprimento e pesa de 100 a 200 mg.

MUCOSA INTESTINAL

Veja Cap. 10.

---

*Aproximadamente 100 kg (N. do T.).

BIBLIOGRAFIA

Barker, W. L. 1951. A cytochemical study of lipids in sows' ovaries during the estrous cycle. Endocrinology, 48:772-785.

Bjersing, L. 1967. On the ultrastructure of follicles and isolated follicular granulosa cells of porcine ovary. Z. Zellforsch. 82:173-186.

Dorst, J. 1968. On the macroscopic and topographic anatomy of the pituitary gland of the domestic pig (*Sus scrofa domestica*) with particular reference to comparative morphological aspects. Arch. Exp. Veterinärmed., 22:777-803.

Littledike, E. T. 1967. A method for collecting porcine parathyroid glands at slaughtering plants. Am. J. vet. Res., 28:1905-1907.

Lukens, F. D. 1937. Pancreatectomy in the pig. Am. J. Physiol., *118*: 321-327.

McFee, A. F., and J. R. Eblen. 1967. Testicular development in miniature swine. J. Anim. Sci., 26:772-776.

Seitz, H. M. 1965. On the electron microscopic morphology of neurosecretion in the hypophyseal stalk of swine. Z. Zellforsch., 67: 351-366.

Trautmann, A., and J. Fiebiger. 1952. Fundamentals of the Histology of Domestic Animals. Translated by R. E. Habel. Ithaca, New York, Comstock Publishing Co.

Trolldenier, H. 1967. On the ultrastructure of the thyroid gland epithelium of various domestic animals. Z. Mikr. Anat. Forsch., 77:29-57.

CAPÍTULO 44

CORAÇÃO E ARTÉRIAS DO SUÍNO

N. G. Ghoshal (com Suprimento Sangüíneo para o Cérebro *por* B. S. Nanda)

PERICÁRDIO

O pericárdio está inserido no esterno de um ponto oposto à terceira costela até a cartilagem xifóide, e também a parte esternal do diafragma. Mostra ainda extenso contato com a parede torácica lateral do segundo espaço intercostal até a quinta costela.

CORAÇÃO

O coração *(cor)* é pequeno em proporção ao peso corporal (0,23 a 0,28 por cento), especialmente nos animais gordos. Seu peso no adulto de grande porte normalmente é inferior a uma libra (240 a 500 g). É largo, curto e rombudo. Quando endurecido *in situ* apresenta-se comprimido dorsoventralmente. A superfície ventral ou auricular é apenas moderadamente convexa (Fig. 44-1); ela sobrepõe-se ao esterno, da segunda esternebra até a parte cranial da sétima esternebra. O **sulco interventricular paraconal** situa-se em sua parte esquerda (Fig. 44-2), e quase paralelo à borda ventricular esquerda. A superfície dorsal ou atrial é mais convexa (Fig. 44-3). O **sulco interventricular subsinuoso** corre obliquamente através desta superfície (Fig. 44-4); ele tem início ventralmente à extremidade da veia cava caudal e estende-se até a borda ventricular esquerda. Muitas vezes há um **sulco intermédio,** na borda ventricular esquerda (Fig. 44-2); ele pode estender-se até o ápice, mas é freqüentemente pequeno e às vezes está ausente. O ápice, rombudo, é quase mediano; ele sobrepõe-se à parte cranial da sétima esternebra e está, aproximadamente, de 5 a 6 mm da parte esternal do diafragma. Quando os ventrículos estão distendidos, há uma incisura no ápice *(incisura apicis cordis).* A borda ventral da aurícula esquerda é demarcada por diversas incisuras (Fig. 44-1) e está situada a um nível mais baixo do que a borda direita.

No átrio direito o grande óstio da veia ázigos esquerda é observado ventralmente ao óstio da veia cava caudal; os dois estão separados por uma prega valvular com uma borda livre côncava. O **tubérculo**

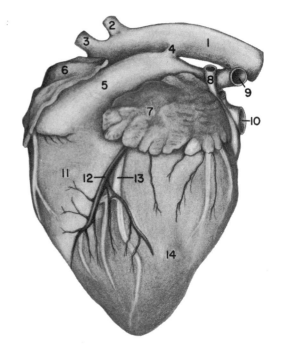

Figura 44-1. Coração do suíno, superfície auricular (esquerda).

1, Aorta descendente; 2, artéria subclávia esquerda; 3, tronco braquiocefálico; 4, ligamento arterial; 5, tronco pulmonar; 6, aurícula direita; 7, aurícula esquerda; 8, veia ázigos esquerda; 9, artéria pulmonar esquerda; 10, veia pulmonar esquerda; 11, ventrículo direito; 12, veia magna do coração; 13, ramo interventricular paraconal; 14, ventrículo esquerdo.

CORAÇÃO E ARTÉRIAS DO SUÍNO

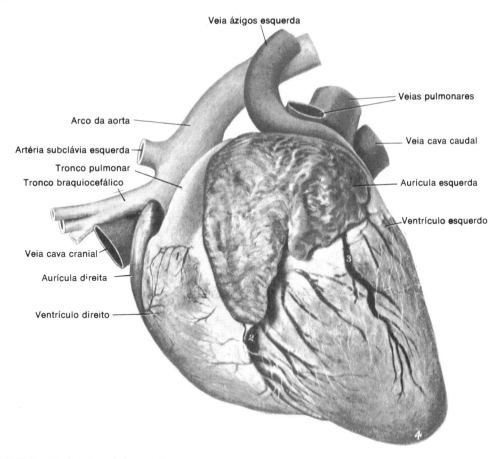

Figura 44-2. Coração do suíno; vista esquerda.
1, Cone arterial; 2, grande veia cardíaca no sulco interventricular paraconal; 3, ramo intermédio no chamado sulco intermédio; 4, ápice.

Figura 44-3. Coração do suíno, superfície atrial (direita).
1, Aorta descendente; 2, artéria subclávia esquerda; 3, tronco braquiocefálico; 4, ligamento arterial; 5, tronco pulmonar (artéria lobar apical ϕ não marcada acima do n.º 6); 6, veias pulmonares; 7, veia ázigos esquerda; 8, veia cava caudal; 9, veia cava cranial; 10, átrio direito; 11, veia magna do coração; 12, seio coronário; 13, artéria coronária direita; 14, veia média do coração; 15, ramo interventricular subsinuoso; 16, ventrículo esquerdo; 17, ventrículo direito.

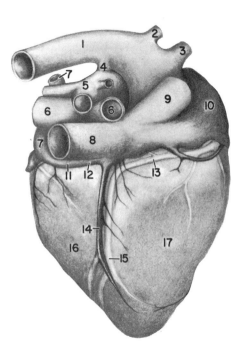

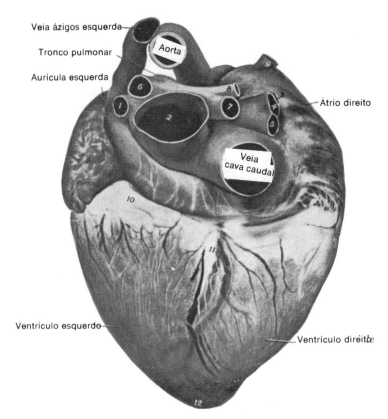

Figura 44-4. Coração do suíno, superfície atrial.
1 a 5, Veias pulmonares; 6, artéria pulmonar esquerda; 7, 8, ramos da artéria pulmonar direita; 9, veia ázigos direita; 10, gordura no sulco coronário; 11, vasos e gordura no sulco interventricular subsinuoso; 12, ápice. Por veia cava posterior leia veia cava caudal.

intervenoso é largo e arredondado, não proeminente, como no eqüino. Os **músculos pectinados** irradiam-se a partir de uma **crista terminal** distinta e formam uma rede altamente desenvolvida na aurícula. A **fossa oval** é extensa. Há uma grande **trabécula septomarginal** no ventrículo direito.

Shaner (1928) descreveu o desenvolvimento da arquitetura muscular dos ventrículos do coração do suíno, notando um maior desenvolvimento do ventrículo direito no homem. A parede muscular do ventrículo consiste da **esponja cortical** (uma lâmina superficial externa e uma lâmina de cristas) e as **lâminas em cestas**. A lâmina superficial externa (da lâmina cortical) corresponde à lâmina vórtice de Tandler (1913) ou às lâminas conjuntas sinospiral e bulbospiral superficial de Mall (1911). A lâmina de cristas, juntamente com o septo muscular, forma a lâmina média do adulto, que inclui uma parte externa comum a ambos os ventrículos e um músculo bulbospiral profundo limitado ao ventrículo esquerdo. As lâminas de esponja e em cesta compõem a lâmina mais profunda de cada ventrículo, incluindo os músculos papilares, as trabéculas cárneas, a trabécula septomarginal e o músculo longitudinal do ventrículo direito.

ARTÉRIAS

O **tronco pulmonar** não apresenta nenhuma característica notável.

A **aorta** é semelhante, em seu percurso e relações, à do eqüino e bovino mas o arco é muito mais acentuadamente encurvado. A artéria subclávia esquerda e o tronco braquiocefálico surgem separadamente do arco da aorta.

Ramos da Aorta Ascendente

1. As **artérias coronárias**, direita e esquerda, são quase do mesmo tamanho. A **artéria coronária esquerda** supre a maior parte da parede do ventrículo e aurícula esquerdas, incluindo o septo interventricular, por meio de seu **ramo circunflexo** e do **ramo interventricular paraconal**. O **ramo circunflexo** e o **ramo interventricular subsinuoso** da artéria coronária direita suprem a parede do ventrículo e aurícula direitas, incluindo o restante do septo interventricular (Schwarze e Schröder, 1964).

De acordo com Christensen e Campeti (1959), as artérias atriais que surgem das artérias coronárias são relativamente escassas, mas diversos vasos pequenos nutrem as paredes das câmaras do coração dorsal. A grande **artéria esquerda ventral do átrio** supre o átrio esquerdo, a área valvular da aorta, a base dos átrios esquerdo e direito e a parede da veia cava cranial. A **artéria direita ventral do átrio** supre o átrio direito, a base da veia cava cranial, as paredes das veias pulmonares e a veia cava caudal. A artéria direita ventral do átrio normalmente surge em comum com a artéria direita ventral acessória. Intrinsecamente, estas artérias também vascularizam o septo interatrial, o nodo A-V, e o fascículo atrioventricular, juntamente com numerosos pequenos ramos das artérias coronárias. A **artéria direita dorsal do átrio** surge do terço distal do ramo circunflexo da artéria coronária direita (Christensen e Campeti, 1959). A artéria esquerda dorsal freqüentemente origina-se com a artéria ventral correspondente e supre o lado ventral do átrio esquerdo, a região da valva da aorta e as veias pulmonares. O **ramo circunflexo** da artéria coronária direita termina ao transcorrer no sulco interventricular subsinuoso da superfície atrial do coração. Ele emite um grande ramo interventricular subsinuoso para a parte central do ventrículo direito, suprindo sua musculatura por numerosos ramos pequenos. A **artéria septal** surge na junção ou próximo a ela do ramo interventricular paraconal e do ramo circunflexo da artéria coronária esquerda. Ela supre o septo interventricular por meio de numerosos ramos. O ramo circunflexo esquerdo termina em numerosos ramos pequenos próximo ao seio coronário.

2. O **tronco braquiocefálico** surge primeiro do arco da aorta e passa, cranialmente ventral à traquéia, até a primeira costela. Ela aqui emite a artéria subclávia direita.

A origem anômala da artéria subclávia direita do tronco pulmonar ou distalmente do tronco braquiocefálico nos suínos Chester White foi reportada por Kitchell, et al. (1957).

O tronco braquiocefálico divide-se na artéria subclávia direita e no tronco bicarótido. A proporção do comprimento entre os dois vasos citados varia consideravelmente. Existem diferenças no padrão de ramificação entre as artérias subclávia direita e esquerda.

3. A **artéria subclávia esquerda** surge independentemente do arco da aorta logo dorsal ao tronco braquiocefálico. Ela curva-se cranial e ventralmente e deixa a cavidade torácica na abertura torácica cranial (entrada) ao dobrar ao redor da borda cranial da primeira costela. Os ramos da artéria subclávia esquerda são os seguintes:

a. O **tronco costocervical** consiste da artéria cervical profunda e da artéria intercostal suprema. A artéria cervical profunda é pequena e, após emergir através do segundo espaço intercostal (Kähler, 1960), emite a **primeira artéria intercostal dorsal (esquerda)**. A seguir ela passa dorsal e cranialmente e se ramifica essencialmente ao longo da face profunda do músculo semi-espinhal da cabeça e do músculo multífido. A **artéria intercostal suprema** surge dentro da cavidade torácica e emite a **terceira, quarta e quinta artérias intercostais dorsais.**

b. A **artéria escapular dorsal,** após deixar a cavidade torácica através do primeiro espaço intercostal, supre o músculo serrátil ventral, o músculo rombóideo e o músculo trapézio. Ela emite a **segunda artéria intercostal dorsal.**

c. A **artéria vertebral** é semelhante à do eqüino. Ela continua através da fossa atlantal e anastomosa-se com a artéria occipital. A seguir passa através do forame alar e do forame vertebral lateral para dentro do canal vertebral, onde une-se à rede admirável epidural caudal e continua para formar a artéria basilar ao unir-se com a artéria vertebral do lado oposto.

O **ramo descendente** emerge dorsalmente do forame alar e supre o músculo oblíquo cranial da cabeça, o músculo oblíquo caudal da cabeça, os músculos reto dorsal maior e menor da cabeça, o músculo semi-espinhal da cabeça e o músculo esplênio da cabeça.

d. A **artéria cervical superficial (esquerda)** é grande (Fig. 44-10). O **ramo pré-escapular** normalmente surge separadamente da artéria axilar esquerda (Koch, 1970). Ela surge medialmente à primeira costela e ascende no pescoço. A **artéria cervical superficial (direita)** surge por um tronco comum com a artéria tireóidea caudal (direita), formando assim o **tronco tireocervical.**

e. A **artéria torácica interna** surge, medialmente à primeira costela, da superfície ventral da artéria subclávia (Fig. 44-10). Ela transcorre caudalmente sob o músculo transverso do tórax. Emite os **ramos intercostais ventrais** para os primeiros sete espaços intercostais, anastomosando-se com as artérias intercostais dorsais correspondentes (exceto a primeira artéria intercostal dorsal que é delgada e não é típica; a segunda artéria intercostal dorsal não se estende abaixo da metade do espaço intercostal correspondente e, portanto, não se anastomosa com o ramo intercostal ventral respectivo). Medialmente ela emite os **ramos perfurantes** (Fig. 44-10), os quais, por sua vez, suprem o músculo transverso do tórax, os nodos linfáticos esternais e o esterno *(rami sternales).* Caudal aos ramos perfurantes surgem ramificações delicadas, as quais, após perfurarem os músculos peitorais, suprem o complexo mamário e a pele *(rami mammarii).* Medialmente ao arco costal e ao nível do sexto espaço intercostal ela divide-se na artéria musculofrênica e na artéria epigástrica cranial (Fig. 44-10). A **artéria musculofrênica** é relativamente grande e emite os ramos intercostais ventrais para o sétimo e o oitavo, e ocasionalmente ao sexto espaços intercostais (Kähler, 1960). Além disso, ela libera diversos pequenos ramos para a parte costal do diafragma e para o músculo transverso do abdome. A **artéria epigástrica cranial** continua a artéria torácica interna até a região abdominal, suprindo quase os dois terços craniais do músculo reto do abdome. Ela emite o ramo intercostal ventral e o ramo costoabdominal ventral, os quais, após ascenderem nos espaços intercostais respectivos e caudalmente à última costela, anastomosam-se com a artéria intercostal dorsal e a artéria costoabdominal dorsal correspondentes, respectivamente. Durante seu percurso ela libera diversos pequenos ramos; os ramos mediais vascularizam o músculo reto do abdome, o músculo peitoral ascendente, o músculo oblíquo externo do abdome, o músculo cutâneo do tronco, as glândulas mamárias e a pele ao redor da região xifóide. Os ramos laterais suprem o músculo transverso do abdome; após perfurarem o músculo reto do abdome, eles se ramificam no músculo cutâneo do tronco e na pele da região abdominal cranial.

A **artéria subclávia direita,** após surgir da artéria braquiocefálica, emite o seguinte:

a. A **artéria vertebral** possui um percurso, área de vascularização e relacionamento semelhantes aos da artéria esquerda. Próximo à sua origem ela libera uma delgada **primeira artéria intercostal dorsal (direita).**

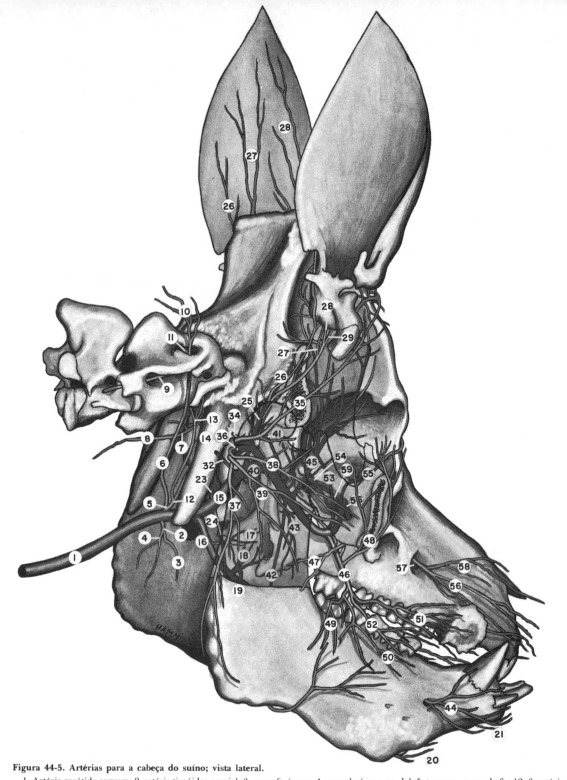

Figura 44-5. Artérias para a cabeça do suíno; vista lateral.

1, Artéria carótida comum; 2, artéria tireóidea cranial; 3, ramo faríngeo; 4, ramo laríngeo caudal; 5, tronco comum de 6 e 12; 6, artéria occipital; 7, artéria meníngea caudal; 8, ramo muscular; 9, artéria vertebral; 10, ramo occipital; 11, ramo descendente; 12, artéria carótida interna; 13, artéria condilar; 14, artéria estilomastóidea; 15, artéria carótida externa; 16, artéria lingual; 17, artéria palatina ascendente; 18, artéria faríngea ascendente; 19, artéria faríngea descendenteɸ; 20, artéria submentoniana; 21, ramos mentonianos; 23, ramos musculares; 24, artéria facial; 25, artéria auricular caudal; 26, ramo auricular lateral; 27, ramo auricular intermédio; 28, ramo auricular medial; 29, artéria auricular profunda; 32, 34, ramos parotídeos; 35, artéria temporal superficial; 36, artéria transversa da face; 37, artéria massetérica; 38, ramo dorsal; 39, ramo ventral; 40, artéria maxilar; 41, artéria meníngea média; 42, artéria alveolar mandibular; 43, ramo pterigóideo; 44, ramo mentoniano; 45, artéria temporal profunda caudal; 46, artéria bucal; 47, ramo muscular; 48, artéria para o ângulo do olho; 49, ramo anastomótico; 50, artéria mandibular labial; 51, artéria maxilar labial; 52, artéria para o ângulo da boca; 53, artéria oftálmica externa; 54, artéria meníngea rostral; 55, artéria malar; 56, ramo profundo da artéria infra-orbitária; 57, artéria maxilo-incisiva (ramos dentários); 58, ramo superficial de 56 (artéria lateral do nariz); 59, artéria palatina descendente.

b. A **artéria escapular dorsal** também possui relacionamentos idênticos aos da artéria do lado esquerdo.

c. A **artéria cervical profunda** normalmente não dá surgimento a **artéria intercostal suprema** e, portanto, um tronco costocervical está ausente no lado direito (Koch, 1970).

d. A **artéria intercostal suprema** surge separadamente da artéria subclávia direita e dá origem à **terceira, quarta e quinta artérias intercostais.** Ela ocasionalmente surge da artéria cervical profunda.

e. A **artéria cervical superficial (direita)** foi descrita com a artéria esquerda correspondente.

f. A **artéria torácica interna** do lado direito possui uma origem, percurso, padrão de ramificação e área de vascularização idênticas à da artéria do lado esquerdo.

ARTÉRIAS CARÓTIDAS COMUNS

Ao nível da primeira costela, seguindo a origem da artéria subclávia direita, o tronco braquiocefálico normalmente continua por curto percurso como o **tronco bicarótido.**

O comprimento do tronco braquiocefálico e do tronco bicarótido varia consideravelmente entre espécimes. A proporção entre eles é de uma média de 3:1 (Smollich e Berg, 1960). Ocasionalmente a artéria subclávia direita surge, juntamente com o tronco bicarótido, do tronco braquiocefálico. Às vezes a artéria carótida comum esquerda surge separadamente na ausência de um tronco bicarótido; nesse caso, a artéria carótida comum direita surge juntamente com a artéria subclávia direita.

As **artérias carótidas comuns** separam-se em artéria direita e artéria esquerda próximo da abertura torácica cranial (entrada). Cada artéria a seguir continua a ascender no pescoço ao longo da superfície ventrolateral da traquéia, acompanhando a veia jugular interna lateralmente, o tronco vagossimpático dorsomedialmente, o nervo laríngeo recorrente ventralmente, dentro da bainha carótida. A artéria carótida comum termina, de modo variável, na artéria carótida externa, artéria occipital e artéria carótida interna, na superfície profunda cranial do sulco jugular. Os ramos da artéria carótida comum são (Fig. 44-5):

1. A **artéria tireóidea cranial** surge a um nível variável, freqüentemente próximo do terceiro anel traqueal. Ela emite o **ramo esofágico**, o **ramo traqueal** e o **ramo faríngeo.** Durante seu percurso para a glândula tireóide ela emite **ramos musculares** para o músculo tíreo-hióideo, músculo esternotireóideo e músculo cricotireóideo. Seu **ramo laríngeo caudal** passa caudalmente, acompanhando o nervo laríngeo caudal. Às vezes, a artéria tireóidea cranial só é encontrada no lado esquerdo (Becker, 1960). Anastomosa-se com a artéria tireóidea caudal, que é normalmente um ramo do tronco tireocervical no lado direito; no esquerdo sua origem é extremamente variável.

2. A **artéria laríngea cranial** surge próximo às divisões terminais da artéria carótida comum. Emite o **ramo esofágico,** o **ramo traqueal,** o **ramo faríngeo** e o **ramo laríngeo.** Ela penetra na laringe e divide-se num ramo medial e outro lateral; o ramo medial supre os músculos intrínsecos da laringe e a túnica mucosa. O ramo lateral é relativamente grande, transcorrendo ventral e lateralmente no músculo tíreo-hióideo. Ele supre o músculo omo-hióideo, o músculo esterno-hióideo e a glândula parótida.

ARTÉRIA CARÓTIDA EXTERNA
(Fig. 44-5)

A **artéria carótida externa** surge da artéria carótida comum medialmente ao processo jugular. Durante seu percurso ela descreve uma curva semelhante a um S e emite os seguintes colaterais:

1. A **artéria lingual** surge da superfície medial da ponta do processo jugular, medialmente ao músculo digástrico, seguindo o nervo hipoglosso. Penetra na língua após passar medialmente ao músculo estiloglosso. Ela libera os seguintes ramos:

a. Os **ramos peri-hióideos.**

b. A **artéria palatina ascendente,** após transcorrer rostromedialmente medial ao músculo estilo-hióideo, supre o palato mole e sua musculatura.

c. Os **ramos musculares** para o músculo tíreo-hióideo, músculo estilofaríngeo, músculo estilo-hióideo e músculo digástrico.

d. A **artéria faríngea ascendente,** após cruzar o músculo querato-hióideo, surge da superfície dorsal e divide-se no **ramo palatino** e **ramo faríngeo.** Eles suprem os músculos palatino e faríngeo A artéria faríngea ascendente pode ser dupla.

e. A **artéria faríngea descendente** surge, no mesmo nível da artéria anterior, da superfície ventral da artéria lingual. Ela corre ventralmente ao longo da superfície lateral do músculo genioglosso e, após perfurar o mesmo, atinge a parede faríngea ventral. Ocasionalmente, ela emite um forte **ramo laríngeo** que supre a túnica mucosa faríngea próxima à epiglote (Becker, 1960).

f. Os **ramos dorsais da língua,** pequenos, penetram na língua na superfície medial do músculo estiloglosso. Eles se ramificam no sentido do dorso da língua. Muitas vezes anastomosam-se com ramos semelhantes do lado oposto.

g. A **artéria submentoniana** surge ao nível do quarto dente molar. Ramifica-se no músculo genioglosso, músculo milo-hióideo e músculo gênio-hióideo. Ela passa no sentido do ângulo mentoniano no músculo genioglosso e penetra na mandíbula através do forame mentoniano medial. Após anastomosar-se com a artéria alveolar mandibular ela supre os dentes incisivos mandibulares (Becker, 1960).

h. A **artéria sublingual** é delgada, surgindo da artéria submentoniana pouco depois de sua origem. Ela também pode surgir da artéria lingual antes da origem da artéria submentoniana. Ela vasculariza o músculo gênio-hióideo, o músculo genioglosso e o músculo milo-hióideo, a glândula sublingual e a túnica mucosa do assoalho da boca, incluindo o freio da língua (*frenulum linguae*).

i. A **artéria profunda da língua** é a continuação do vaso paterno depois da origem da artéria submentoniana. Ela passa dorsalmente ao longo da superfície profunda do músculo estiloglosso e corre no sentido da extremidade da língua, descrevendo um percurso tortuoso. Ela anastomosa-se com sua companheira do lado oposto nas proximidades do freio da língua.

2. A **artéria facial** surge, imediatamente rostral à origem da artéria lingual, da superfície ventrolateral da artéria carótida externa. É coberta lateralmente pela extremidade ventral do processo jugular. Ela supre o músculo digástrico e o músculo pterigóideo medial e libera os seguintes ramos:

a. O **ramo faríngeo** supre o músculo estiloglosso, o músculo pterigóideo medial e a parte faríngea lateral, incluindo o palato mole.

b. Os **ramos glandulares** suprem a glândula mandibular e alguns deles, após perfurarem a mesma, ramificam-se na glândula parótida.

c. Os **ramos musculares** surgem próximo ao ângulo mandibular e suprem o músculo masseter e os músculos que surgem do ângulo mentoniano.

d. A **artéria submentoniana** pode surgir da artéria facial.

3. A **artéria auricular caudal** surge profundamente da artéria carótida externa, rostral ao processo jugular e caudal ao músculo estilo-hióideo. Ela ascende entre a glândula parótida e a crista temporal, fornece ramos para a glândula parótida, para ambas as partes do músculo clidocefálico e para o tendão de inserção do músculo esternomastóideo. Sua ramificação terminal é bastante variável, terminando numa almofada de gordura; ela divide-se nos ramos auricular lateral, auricular medial e auricular intermédio, destinados a suprirem os músculos e cartilagens auriculares. Ela pode emitir a **artéria meníngea caudal** (ao invés da artéria occipital), que penetra na cavidade cranial através do forame mastóideo (Sisson e Grossman, 1953). A **artéria auricular profunda** é a continuação do vaso paterno. Ela supre o músculo temporal e anastomosa-se com a artéria temporal superficial.

4. Os **ramos parotídeos** são delgados, surgindo em números variáveis da artéria carótida externa. Eles suprem a glândula parótida.

5. A **artéria temporal superficial** é o último ramo da artéria carótida externa. Ela freqüentemente surge, juntamente com a artéria transversa da face, por um curto tronco comum, que logo separa-se. Ela transcorre dorsal e rostralmente lateral ao arco zigomático e fornece ramos para o músculo temporal e o músculo auricular ventral. Ela passa por baixo do músculo zigomático-auricular onde anastomosa-se com a artéria auricular profunda e depois se ramifica nos músculos auriculares rostral, dorsal e caudal. As **artérias auriculares rostrais**, após surgirem da artéria temporal superficial, suprem os músculos adutores e a superfície medial da cartilagem auricular.

De acordo com Sisson e Grossman (1953), a artéria temporal superficial é pequena ou pode estar ausente. Neste último caso a artéria auricular rostral e a artéria transversa da face surgem separadamente da artéria carótida externa.

6. A **artéria transversa da face** surge juntamente com a artéria temporal superficial. Este vaso delgado, após transcorrer ao redor do processo articular da mandíbula, corre rostralmente na superfície do músculo masseter. Ela emite dorsalmente o **ramo articular** para suprir a cápsula articular temporo-mandibular. Ela às vezes destaca ventralmente a **artéria massetérica**, que penetra na parte dorsal do músculo masseter (Becker, 1960). Após liberar diversos ramos pequenos para o músculo masseter, ventralmente ao olho, a artéria transversa da face termina em ramos dorsal e ventral. O **ramo dorsal** ramifica-se no músculo zigomático, no músculo malar, músculo orbicular do olho e na pálpebra inferior, enquanto o **ramo ventral** está destinado a suprir o músculo masseter ao longo de sua borda rostral.

7. A **artéria maxilar** é a continuação rostral da artéria carótida externa além da origem da artéria temporal superficial ou do tronco comum para esta última e artéria transversa da face. Ela segue um percurso tortuoso entre o músculo pterigóideo medial e o músculo pterigóideo lateral, acompanhada lateralmente por uma veia homônima através da fossa pterigopalatina. Próximo à extremidade rostral desta última, termina na artéria infra-orbitária e na artéria palatina descendente. Durante seu percurso através da fossa pterigopalatina ela emite o seguinte:

a. A **artéria meníngea média**, após surgir da superfície medial da artéria maxilar, passa caudomedialmente ao longo da superfície medial da bolha timpânica. Como uma variação, ela pode surgir da artéria temporal profunda caudal (Becker, 1960). Durante seu percurso, ela supre o músculo pterigóideo medial e transcorre entre este e o músculo pterigóideo lateral. O **ramo para a rede admirável epidural rostral** penetra na cavidade cranial através do forame lácero e concorre na formação da rede admirável epidural rostral.

b. A **artéria temporal profunda caudal** surge da superfície dorsal da artéria maxilar e, após perfurar o músculo pterigóideo lateral, transcorre no sentido da incisura mandibular, medialmente ao arco zigomático. Ela normalmente emite a **artéria massetérica** próximo à incisura mandibular, a qual, após atravessar esta, supre essencialmente o músculo masseter. Além disso, ela libera os **ramos pterigóideos** (alguns deles surgem diretamente da artéria maxilar) suprindo o músculo pterigóideo lateral e o músculo temporal. A artéria temporal profunda caudal transcorre profunda ao músculo temporal, dentro da fossa temporal e anastomosa-se com a artéria auricular profunda (Becker, 1960).

c. A **artéria alveolar mandibular**, após surgir próximo da origem do vaso paterno, passa rostroventralmente entre o ramo da mandíbula e o músculo pterigóideo medial. Antes de penetrar no forame mandibular ela supre o músculo citado e o músculo milo-hióideo. Ao transcorrer dentro do canal mandibular juntamente com a veia e o nervo homônimos ela libera, para os dentes molares, uma série de **ramos dentários**. Ela emerge através do forame mentoniano lateral, onde ela emite os **ramos mentonianos** que se ramificam no lábio mandibular. Continua através do canal alveolar e, após anastomosar-se com a artéria submentoniana, através do forame mentoniano medial, supre os dentes incisivos como a **artéria incisiva mandibular** (Becker, 1960).

d. A **artéria bucal** é o maior ramo colateral da artéria maxilar, compensando parcialmente a artéria facial relativamente menor. Após surgir dorsalmente do vaso paterno, ela corre no sentido da fossa pterigopalatina, acompanhando a veia satélite. Seguindo sua origem, situa-se na superfície dorsal do músculo pterigóideo medial, ao qual supre. Neste ponto, libera uma longa **artéria temporal profunda rostral** para o músculo temporal. Antes de transcorrer entre a tuberosidade maxilar e a borda rostral da mandíbula, ela emite um **ramo anastomótico,** o qual, após passar ventral e caudalmente ao longo da borda rostral do músculo masseter, une-se à artéria facial. Após emitir o ramo anastomótico, ela passa ao longo da superfície lateral do músculo masseter e, na borda rostral deste, divide-se em ramos terminais. A **artéria angular do olho** ascende até o processo temporal do osso zigomático, a seguir dobra rostralmente e, após transcorrer ao longo da crista facial, supre o músculo malar e o músculo orbicular do olho. Ela libera uma pequena **artéria medial para a pálpebra inferior** (*a. palpebralis inferior medialis*). Os outros ramos da artéria bucal suprem os músculos de ambos os lábios maxilar e mandibular. A **artéria angular da boca** passa rostroventralmente e penetra no músculo orbicular da boca em sua extremidade caudal. A **artéria labial mandibular** supre as glândulas bucais ventrais, o músculo depressor do lábio mandibular e o músculo orbicular da boca. A **artéria labial maxilar** supre as glândulas bucais dorsais, o músculo orbicular da boca e o músculo depressor do lábio maxilar.

e. A **artéria oftálmica externa** surge ligeiramente rostral à origem da artéria bucal. Esta é a principal artéria a suprir o olho e seus anexos. Ela passa rostral à crista pterigóidea, seguindo o nervo maxilar lateralmente. Neste ponto, ela libera a **artéria meníngea rostral** que supre a gordura periorbitária e emite o **ramo para a rede admirável epidural rostral.** Esta passa através do forame órbito-rotundo e penetra na cavidade craniana, onde concorre na formação da rede admirável epidural rostral. Dorsalmente ela emite uma bem desenvolvida **artéria supratroclear,** a qual, após perfurar a periórbita transcorre ao longo do músculo reto lateral. Ela passa dorsalmente e cruza o músculo reto dorsal e o músculo levantador da pálpebra superior, ao qual supre. Após mais uma vez perfurar a periórbita ela torna-se a **artéria medial da pálpebra superior** (*a. palpebralis superior medialis*), transcorrendo ao longo da superfície rostral do processo zigomático do osso frontal. Ela supre o músculo orbicular do olho e o músculo frontoscutular. A **artéria etmoidal externa** é a continuação do vaso paterno e penetra na cavidade craniana através do forame etmoidal. Ela se ramifica no osso etmóide, nas partes adjacentes do septo nasal e na concha dorsal. Na fossa etmoidal ela forma uma **rede etmoidal** com a artéria etmoidal interna (*ramus anastomoticus cum a. ophthalmica interna*). A **artéria supra-orbitária** surge do vaso paterno e supre a periórbita e o periósteo da órbita. Ela raramente emerge através do forame supraorbitário do osso frontal suprindo as estruturas vizinhas (Nickel e Schwarz, 1963). A **artéria lacrimal** passa entre o músculo reto dorsal e medial, divide-se em duas, e supre a glândula lacrimal. Ela emite a **artéria lateral para a pálpebra inferior** (*a. palpebralis inferior lateralis*) e a **artéria lateral para a pálpebra superior** (*a. palpebralis superior lateralis*). Os **ramos musculares** situam-se na superfície dorsal do nervo óptico, medialmente ao músculo reto medial. Ela logo divide-se nas **artérias ciliares posteriores longas** e nas **artérias conjuntivais posteriores.** A **artéria central da retina** surge quer dos ramos musculares, pouco antes de seus ramos terminais ou, freqüentemente, das artérias ciliares posteriores longas (Becker, 1960). Ela penetra no nervo óptico ligeiramente caudal ao bulbo do olho.

f. A **artéria malar** surge diretamente da artéria maxilar na fossa pterigopalatina (Becker, 1960). Pouco depois de sua origem ela libera o **ramo frontal,** o qual, após transcorrer fora da periórbita e seguindo a borda ventral da órbita, atinge o ângulo medial do olho, onde emite a **artéria palpebral medial inferior** (*a. palpebralis inferior medialis*). Ela anastomosa-se com a artéria lateral correspondente e supre o músculo malar e o músculo orbicular do olho. O **ramo frontal** continua no sentido do ângulo medial do olho e desaparece na conjuntiva após emitir um ramo para o músculo levantador do lábio maxilar, que se anastomosa com um ramo da artéria infra-orbitária (Becker, 1960). A artéria malar perfura a periórbita e emite a **artéria da terceira pálpebra** (*a. palpebrae tertiae*). Ao transcorrer ventralmente ao músculo oblíquo ventral ela supre este e a bem desenvolvida glândula profunda da terceira pálpebra. As **artérias conjuntivais anteriores** são os ramos terminais do vaso paterno, suprindo a conjuntiva: A **artéria dorsal do nariz** é pequena e delgada; ela surge da artéria malar próximo do ângulo medial do olho.

g. A **artéria infra-orbitária** surge da artéria maxilar na extremidade rostral da fossa pterigopalatina, como um de seus ramos terminais. Ela penetra no canal infra-orbitário através do forame maxilar na companhia do nervo infra-orbitário. Dentro do canal ela fornece diversos **ramos dentários** para os dentes molares maxilares e, após transcorrer dentro do canal maxilo-incisivo, supre os dentes canino e incisivos. Após sua emergência através do forame infra-orbitário ela subdivide-se em diversos ramos que suprem os músculos faciais. De acordo com Becker (1960), ela emite um ramo superficial e um ramo profundo. O **ramo profundo** se destina a suprir os músculos do lábio maxilar. O **ramo superficial** também supre o focinho, mas de seu perturso e relacionamento ele corresponde à **artéria lateral do nariz.** Alguns dos ramos terminam no lábio maxilar, suplementando a área de vascularização da artéria labial maxilar.

h. A **artéria palatina descendente** é o outro ramo terminal da artéria maxilar na extremidade rostral da fossa pterigopalatina. Logo depois de sua origem ela libera a **artéria esfenopalatina.** Esta pode originar-se diretamente da artéria maxilar, um tanto caudal à origem da artéria palatina maior. Ela penetra na cavidade nasal através do forame esfenopalatino e ramifica-se na túnica mucosa do septo nasal, na mucosa olfatória e na túnica mucosa que reveste as conchas nasais dorsal e ventral (*a. nasales caudales, laterales et septi*). Dentro da cavidade nasal ela anastomosa-se com os ramos da artéria palatina maior. Durante seu percurso no sentido do forame palatino caudal a artéria palatina descendente está relacionada com a superfície ventral do nervo infra-orbitário, e emite a **artéria palatina menor**. Esta é pequena e às vezes está ausente. Após transcorrer entre o processo pterigóideo do osso palatino e a tuberosidade maxilar ela penetra no palato mole, ramificando-se dentro deste. A **artéria palatina maior** continua a artéria palatina descendente após a origem da artéria palatina menor. Ela transcorre rostralmente através do canal palatino e do sulco palatino, emitindo numerosos ramos para a túnica mucosa do palato duro. Emite um ramo anastomótico caudal à fissura palatina, anastomosando-se com sua companheira do lado oposto. Ela penetra na cavidade nasal através da fissura palatina, supre a túnica mucosa nasal e finalmente anastomosa-se com a artéria caudal do nariz. Às vezes ambas as artérias palatinas maiores anastomosam-se na fissura interincisiva e freqüentemente ramificam de modo variável dentro do focinho.

ARTÉRIA CARÓTIDA INTERNA
(Fig. 44-5)

A **artéria carótida interna** normalmente surge por um curto tronco comum com a artéria occipital. Ela é maior do que a artéria occipital, diferentemente da artéria nos outros animais domésticos. Ela passa dorsalmente no sentido do forame jugular, medialmente à bolha timpânica, suprindo a duramáter. Na extremidade do processo jugular a **artéria occipital** libera a artéria condilar, que é às vezes representada por dois vasos (Becker, 1960). A **artéria condilar** divide-se na fossa condilóide; um destes ramos penetra na cavidade craniana através do forame hipoglosso, enquanto o outro penetra através do forame jugular, contribuindo para a **rede admirável epidural caudal**. De acordo com Becker (1960), a **artéria estilomastóidea** pode surgir da artéria condilar ou de seus ramos terminais. Esta artéria acompanha o nervo facial e atinge o ouvido médio após atravessar o canal facial. A **artéria meníngea caudal** surge da artéria occipital ao nível da asa do atlas e penetra a cavidade craniana através do canal temporal. Ela ramifica-se na dura-máter. A artéria occipital anastomosa-se com a artéria vertebral dentro da fossa atlantal.

SUPRIMENTO SANGÜÍNEO PARA O CÉREBRO
(Fig. 44-6)
B. S. Nanda

O cérebro do suíno recebe seu suprimento sangüíneo da artéria carótida interna e da artéria basilar.

A **rede admirável epidural rostral** é formada pelos ramos da artéria maxilar e da artéria carótida interna.

De cordo com Daniel, et al. (1953), a artéria carótida interna não participa na formação da rede e ao invés disso é substituída pela artéria faríngea ascendente. Becker (1960), Nickel e Schwarz (1963) e a NAV (1968) não concordam com os autores citados.

A rede é uma malha de finas arteríolas situadas no seio cavernoso ao redor da superfície lateral da hipófise. As redes de cada lado estão ligadas uma a outra rostral e caudalmente. Os ramos rostrais de ligação entre as redes são muito fracos. A malha interanastomosante que liga as redes de cada lado está localizada no seio intercavernoso e representa uma formação plexiforme que parece ser homóloga à artéria intercarótida caudal, geralmente presente no cão, gato, eqüino e no homem. Os ramos que formam a malha interanastomosante entre as redes de cada lado podem ser denominados "ramos intercarótidos caudais". Contudo, ela foi denominada "plexo intercarótido" por Fleschsig e Zintzsch (1969). Da formação acima diversos finos ramos são enviados para suprir a *parte nervosa, parte intermédia* e o infundíbulo da hipófise, que podem ser denominadas artérias hipofisárias caudais (inferiores).

A **artéria meníngea média** (um ramo da artéria maxilar) penetra na cavidade craniana e no seio cavernoso através do forame lácero e concorre na formação da rede admirável epidural rostral por meio de um ramo.

Isto foi referido diferentemente por vários autores. A artéria meníngea média, emitida pelo ramo anastomótico, foi citada por Canova (1909), Schmidt (1910), Heeschen (1958) e Schwarz (1959) como o ramo proximal de rede nos ruminantes. Becker (1960) a chamou de artéria meníngea média.

A artéria meníngea rostral (um ramo da artéria oftálmica externa) passa através do forame órbitorotundo para contribuir na formação da rede por meio de um ramo. No suíno a contribuição pelos ramos da artéria maxilar é muito pequena em comparação com a contribuição no caso do bovino, suíno, caprino e do gato.

A **artéria carótida interna** emite ramos para a rede ao penetrar o seio cavernoso e une-se aos ramos acima citados da artéria maxilar para completar a rede. No seio cavernoso, a malha da rede converge rostromedialmente para reunir-se ao tronco arterial.

O termo artéria carótida cerebral foi usado por vários autores para o segmento arterial formado pela convergência dos ramos que formam a rede. Contudo, o termo artéria carótida interna foi ad-

---

Figura 44-6. Suprimento sangüíneo para o cérebro do suíno; vista ventral.

1, Artéria etmoidal interna; 2, artéria comum (mediana) do corpo caloso; 3, ramos centrais (estriados mediais); 4, artéria rostral do cérebro; 5, artéria comunicante rostral; 6, artéria média do cérebro; 7, artéria carótida interna; 8, artérias hipofisárias rostrais (superiores); 9, artéria oftálmica interna; 10, artéria corióidea rostral; 11, artéria carótida interna; 12, artéria comunicante caudal (parte proximal); 13, ramos caudomediais (dorsomediais); 14, artéria caudal do cérebro; 15, artéria mesencefálica (parte distal de n.º 12); 16, ramo para o tecto mesencefálico rostral; 17, artéria rostral do cerebelo; 18, ramo para a ponte; 19, artéria caudal do cerebelo; 20, artéria média do cerebelo e artéria labirintina; 21, artéria basilar; 22, ramo medular; 23, artéria vertebral (anteriormente denominada artéria cerebrospinhal); 24, artéria espinhal ventral; A, bulbo olfatório; B, trato olfatório medial; C, trato olfatório lateral; D, tubérculo olfatório; E, nervo óptico; F, túber cinéreo; G, sulco rinal lateral; H, lobo piriforme; I, corpo mamilar; J, substância perfurada caudal; K, nervo oculomotor; L, pilar do cérebro; M, ponte; N, nervo trigêmeo; O, nervo abducente; P, nervo facial; Q, nervo vestibulococlear; R, medula oblonga; S, cerebelo; T, nervo glossofaríngeo; U, nervo vago; V, nervo acessório; W, nervo hipoglosso; X, medula espinhal.

CORAÇÃO E ARTÉRIAS DO SUINO 1233

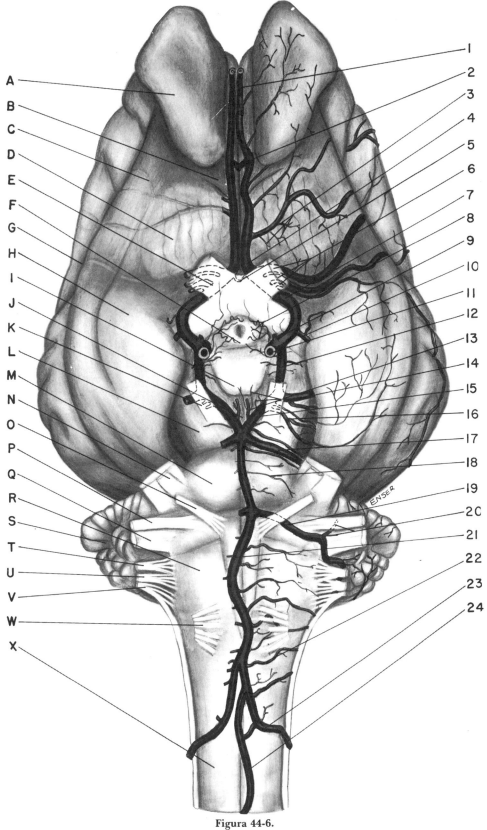

Figura 44-6.

Veja a página oposta para as legendas.

vogado pela NAV (1968). Este é justificável devido ao fato de que a rede assim descrita e contribuída pelos vasos anteriormente citados é uma rede intercalada no percurso da artéria carótida interna.

A artéria carótida interna deixa o seio cavernoso ao perfurar a dura-máter. Ela imediatamente emite um ramo caudal, a artéria comunicante caudal. O principal segmento da artéria carótida interna continua rostralmente na superfície ventral do trato óptico, onde ela forma uma curvatura para percorrer numa direção medial. Durante este percurso ela vem a situar-se na superfície dorsal do quiasma óptico e do nervo óptico. Neste ponto, ela divide-se em dois conjuntos de ramos, a artéria média do cérebro e a artéria rostral do cérebro;* esta última pode ser considerada como a continuação da artéria paterna. Durante seu percurso e antes da formação dos ramos acima, a artéria carótida interna emite diversos ramos conforme segue:

A artéria carótida interna emite dois ou três ramos, as **artérias hipofisárias rostrais** (superiores), que transcorrem medialmente para se distribuir no *túber cinério*, quiasma óptico e ao redor da parte proximal da neuro-hipófise (infundíbulo). Estes ramos unem-se aos ramos do lado contralateral bem como aos ramos mediais da artéria comunicante caudal para participar no suprimento sangüíneo ao assoalho hipotalâmico, quiasma óptico, e à *pars intermedia*, infundíbulo, e, indiretamente, à *pars distalis* da hipófise.

A **artéria oftálmica interna** deixa a artéria carótida interna como um vaso muito delicado. Este vaso transcorre na superfície ventral do quiasma óptico e do nervo óptico ventrolateralmente. Ela encurva-se e volta para a superfície dorsal do nervo óptico. Ela deixa a cavidade craniana através do forame óptico para penetrar na fossa orbitária e unir-se ao ramo anastomótico da artéria oftálmica externa (artéria ciliar — Prince, et al., 1960).

A **artéria corióidea rostral** tem sua origem na artéria carótida interna. Ela deixa a artéria acima ventrolateralmente e percorre ao longo do trato óptico sob a cobertura do lobo piriforme e do giro parahipocampal. Penetra no ventrículo lateral, onde termina ao fornecer ramos para a *tela choroidea*, para o plexo corióideo do ventrículo lateral e do terceiro ventrículo. Ela supre ramos para o lobo piriforme, trato óptico, corpo geniculado lateral, pilares cerebrais e outras estruturas associadas em seu percurso. Ao nível do corpo geniculado lateral a artéria recebe um ramo comunicante da artéria corióidea caudal, ramo da artéria caudal do cérebro.

A maneira de origem da **artéria média do cérebro** é diferente no suíno em relação ao bovino, ovino, caprino, eqüino, cão e gato. A artéria geralmente não possui um segmento único comum de origem conforme é observado nos animais acima citados, mas no suíno dois ou três ramos surgem da artéria carótida interna em íntima proximidade. Estes ramos podem ser coletivamente denominados de artérias médias do cérebro. Contudo, de um ponto de vista comparativo, eles representam os ramos da artéria média do cérebro de outros animais domésticos. Estes ramos transcorrem dorsolateralmente rostral ao lobo piriforme e à superfície ventral da substância perfurada rostral para atingir o sulco rinal lateral e distribuírem-se nas partes lateral, dorsolateral e rostrolateral do hemisfério cerebral. Os ramos da artéria média do cérebro, ao atingirem o sulco rinal lateral, mais uma vez dividem-se em diversos ramos num padrão variável e se distribuem sobre a superfície lateral do hemisfério cerebral, exceto rostrolateralmente, onde enviam ramos perfurantes aos córtices das diferentes áreas incluindo o lobo piriforme e a ínsula. Os ramos da artéria média do cérebro, durante seu percurso inicial, antes de atingirem o trato olfatório lateral (estria), emitem diversos ramos perfurantes. Estes ramos penetram através da substância perfurada rostral e da parte rostral do lobo piriforme para suprirem o núcleo caudado, o corpo amigdalóide, o *pallidum*, o putame e a cápsula interna lateralmente. Eles podem enviar alguns ramos que suprem a cápsula externa e o claustro. Os ramos podem ser denominados ramos centrais (ramos estriados laterais).

A **artéria rostral do cérebro** é a continuação direta da artéria carótida interna. A artéria corre rostralmente no plano mediano ao longo da superfície ventral do trato olfatório medial e da fissura longitudinal.

A **artéria comunicante rostral** no suíno é representada por uma malha reticulada ou plexiforme formada ao nível da origem da artéria rostral do cérebro. Um ou dois ramos finos das artérias rostrais do cérebro, de ambos os lados, contribuem para a malha. Alguns ramos finos também podem vir da artéria carótida interna ao nível de sua divisão na artéria média do cérebro e artéria rostral do cérebro.

A artéria rostral do cérebro, em seu percurso ao longo da superfície ventral do trato olfatório medial, quase alcança a extremidade caudal do bulbo olfatório. Neste ponto ela dobra para ascender na superfície medial do hemisfério cerebral, por distância muito curta, e une-se à artéria contralateral semelhante. O tronco arterial fundido é denominado de **artéria comum** (mediana) **do corpo caloso** ϕ, por causa da fusão completa das artérias de ambos os lados e seu percurso comum subseqüente. Esta artéria transcorre dorsalmente no espaço inter-hemisférico e curva caudalmente para atingir o joelho do corpo caloso, daí em diante ela continua caudalmente na superfície caudal do corpo caloso. Em seu percurso ela emite ramos corticais para os giros cerebrais, aproximadamente na metade cranial da superfície medial de ambos os hemisférios cerebrais. Seus ramos também são distribuídos para a superfície dorsal dos hemisférios cerebrais. A artéria termina ao anastomosar-se com os ramos corticais da artéria caudal do cérebro e da artéria média do cérebro.

A **artéria etmoidal interna** é a continuação rostral da artéria rostral do cérebro após a emissão da artéria comum (mediana) do corpo caloso. A artéria etmoidal interna continua rostralmente ao longo do trato olfatório medial, atinge a parte rostral dos bulbos olfatórios e perfura a dura-máter para atingir a *lâmina cribrosa*, onde forma uma rede juntamente

---

* Também denominado ramo nasal ou artéria comunicante nasal.

com os ramos da artéria etmoidal externa. A artéria etmoidal interna, durante seu percurso, emite ramos para o bulbo olfatório e anastomosa-se com a artéria do lado oposto. Os ramos olfatórios podem vir da artéria rostral do cérebro.

Como já foi indicado, os **ramos corticais** são emitidos pela artéria comum (mediana) do corpo caloso, no espaço inter-hemisférico, para se distribuírem na superfície medial de cada hemisfério cerebral. Além destas, dois ou três grandes ramos corticais são emitidos pela artéria rostral do cérebro em si ao transcorrer ao longo do trato olfatório medial no plano mediano. Estes ramos correm lateralmente na superfície ventral do trígono olfatório e ascendem no trato olfatório lateral para cruzarem a fissura rinal lateral e se dividirem para distribuírem-se no pólo cranial ou frontal do hemisfério cerebral.

Os **ramos centrais** são ramos finos emitidos pelos ramos corticais da artéria rostral do cérebro durante seu percurso na superfície ventral do trígono olfatório. Estes ramos penetram na área acima e suprem as partes rostral e rostromedial do núcleo caudado, o putame, o *pallidum* e a cápsula interna, e podem ser denominados ramos centrais (ramos estriados mediais).

A **artéria comunicante caudal** é o ramo caudal da artéria carótida interna. Ela estende-se entre a artéria carótida interna e a artéria basilar e é dividida em dois segmentos, o proximal correspondente à parte proximal da artéria caudal do cérebro e o distal correspondente à artéria mesencefálica de Kaplan (1956) no ser humano, tendo em vista a topografia e os relacionamentos neurovasculares. Ela emite a artéria caudal do cérebro rostralmente à origem do nervo oculomotor. A **artéria mesencefálica**ϕ (ou o segmento distal da artéria comunicante caudal) foi citada por Jenke (1919) como a parte terminal da artéria basilar. A parte proximal da artéria comunicante caudal está relacionada dorsalmente aos pilares do cérebro. Ela emite alguns ramos pequenos mediais e laterais, em seu percurso, para suprirem o hipotálamo, o subtálamo, a hipófise e os pilares do cérebro.

A **artéria caudal do cérebro** é considerada como um dos ramos da artéria comunicante caudal. A artéria curva-se dorsolateralmente para ascender ao longo do pilar do cérebro, chegando sob a parte caudal do lobo piriforme. Ela cruza o corpo geniculado medial para vir em relação ao giro para-hipocampal. Em seu curso posterior ela está relacionada ventralmente ao corpo pulvinar e ao corpo geniculado lateral. A parte terminal da artéria deixa a associação do giro para-hipocampal no esplênio do corpo caloso e se distribui na parte caudal e caudomedial do hemisfério do cérebro. Ela une-se à parte terminal da artéria rostral do cérebro. Durante seu percurso inicial a artéria caudal do cérebro emite diversos ramos para o pilar do cérebro, trato óptico, corpo geniculado medial e para o giro para-hipocampal. Além dos vasos acima, os seguintes ramos são emitidos em seu percurso:

Alguns **ramos corticais** são emitidos pela artéria caudal do cérebro em todo seu percurso. Enquanto ainda em associação com o hipocampo alguns ramos corticais são emitidos para distribuição no pólo caudal ou no pólo occipital do hemisfério cerebral incluindo a parte caudal do lobo piriforme. (Como já indicado, alguns dos ramos corticais são emitidos após a artéria caudal do cérebro alcançar a superfície caudal e caudomedial do hemisfério cerebral. Estes ramos corticais anastomosam-se com os ramos corticais da artéria média do cérebro e da artéria rostral do cérebro no espaço inter-hemisférico.) A artéria caudal do cérebro em si termina na superfície dorsal do corpo caloso onde une-se ao ramo terminal da artéria rostral do cérebro (artéria comum mediana do corpo caloso).

A artéria caudal do cérebro emite dois ou três ramos ao nível do corpo geniculado lateral e pulvinar. Estes ramos transcorrem medialmente para suprir as áreas talâmicas dorsais, pulvinar, corpo geniculado lateral e o corpo pineal, bem como contribuem como ramos para o suprimento dos plexos corióideos do ventrículo lateral e para o terceiro ventrículo ao anastomosar-se com a artéria corióidea caudal emitida pela artéria mesencefálica ϕ.

A artéria comunicante caudal, após emitir a artéria caudal do cérebro, continua caudalmente como a artéria mesencefálica. Ela transcorre caudalmente na superfície ventral dos pilares do cérebro e encontra-se com sua companheira do lado oposto, próximo da borda rostroventral da ponte, ventralmente à substância perfurada caudal, e une-se à artéria basilar. Ela emite alguns ramos durante seu percurso.

O **ramo corióideo caudal** é emitido da artéria mesencefálica, geralmente em comum com o ramo ao tecto mesencefálico rostral. Ele corre dorsolateralmente para localizar-se rostralmente ao colículo rostral, onde assume um percurso rostromedial e supre o plexo corióideo do terceiro ventrículo, o corpo pineal e estruturas associadas. Ele também anastomosa-se com ramos da artéria caudal do cérebro e ramo para a parte rostral do tecto mesencefálico.

O **ramo**ϕ **ao tecto mesencefálico rostral** surge da artéria mesencefálica e transcorre ao redor do pilar do cérebro ao dividir-se em dois ou três ramos. Estes ramos alcançam a superfície dorsal do colículo rostral e o sulco entre os dois colículos. Ele anastomosa-se com o ramo caudal do mesmo nome, ramo do lado contralateral e a artéria corióidea caudal. O ramo supre ramos para o pilar do cérebro, o tegmento e o colículo rostral. Ele também pode enviar ramos para suprir o corpo pineal e estruturas associadas.

Os **ramos dorsomediais** ϕ (posteromediais) são ramos finos emitidos pela parte terminal da artéria mesencefálica e sua união com a artéria contralateral para unir-se à artéria basilar. O número de vasos é variável. Os ramos estão direcionados dorsomedialmente para perfurarem a substância perfurada caudal, o corpo mamilar, e o pilar do cérebro. Estes ramos suprem as áreas mesencefálicas localizadas no plano mediano tais como os núcleos intercrurais, a *substância negra*, o *núcleo rubro* e tratos fibrosos e raízes nervosas associadas. Entre estes ramos dois são maiores do que os restantes e suprem o subtálamo e áreas talâmicas caudais; e são denominadas artérias talamoperfurantes no ser humano por alguns autores.

A **artéria rostral do cerebelo** deixa a artéria comunicante caudal próximo à sua terminação e união com a artéria basilar e corre dorsolateralmente. Ela cruza o pilar do cérebro e alcança o espaço entre o cerebelo e o colículo caudal, onde emite seus ramos terminais. A artéria rostral do cerebelo emite alguns ramos perfurantes em seu percurso; estes ramos suprem a formação reticular, o colículo caudal, o pilar do cérebro, o braço da ponte e o nervo trigêmeo. A artéria termina ao emitir três ramos terminais — lateral, intermédio e medial — para distribuição nas partes rostral e dorsal do hemisfério cerebelar e *vérmis do cerebelo* de seu próprio lado. Estes ramos interanastomosam-se uns com os outros e com os ramos da artéria caudal do cerebelo; uma ou duas artérias cerebelares rostrais acessórias podem estar presentes em alguns casos.

A origem da artéria é variável, de tal forma que ela pode surgir na união das artérias mesencefálicas ou assimetricamente; a artéria direita surge da artéria mesencefálica e a artéria esquerda surge da união das artérias mesencefálicas. Em muito poucos casos a artéria rostral do cerebelo pode sair unilateralmente da artéria basilar. Tendo em vista a freqüência e o padrão de origem, a artéria rostral do cerebelo é considerada como um ramo da artéria mesencefálica. Isto é substanciado pelo fato de que a artéria basilar na região pontina é de calibre menor do que a artéria rostral do cerebelo ou da artéria mesencefálica.

O **ramo**φ **ao tecto mesencefálico caudal** é emitido da artéria rostral do cerebelo. Ele transcorre rostralmente sobre o colículo caudal, dorsolateralmente, e perfura o tecto. Anastomosa-se com o ramo ao tecto mesencefálico rostral e o ramo caudal contralateral. Supre o colículo caudal e estruturas associadas. O colículo caudal também recebe alguns ramos finos do ramo medial terminal da artéria rostral do cerebelo.

A formação da **artéria basilar** foi descrita por Becker (1960). De acordo com o referido autor, a artéria occipital emite na fossa alar o ramo descendente que passa através do canal transverso do atlas, anastomosa-se com a artéria vertebral e penetra no canal vertebral ao nível do atlas. Segue de modo tortuoso na parede lateral e corre rostralmente. Emite finas ramificações para as meninges. O ramo occipital, que é o ramo terminal da artéria occipital, passa através do forame vertebral lateral do atlas para continuar como a **artéria cerebrospinhal.** O ramo descendente da artéria occipital une-se ao ramo occipital no forame vertebral lateral. A artéria cerebrospinhal, após penetrar no canal vertebral, forma uma pequena rede admirável triangular. A artéria cerebrospinhal divide-se nos ramos basilar e espinhal ventral, que se unem a ramos semelhantes do lado oposto para formarem rostralmente à artéria basilar e caudalmente à artéria espinhal ventral na superfície ventral. O ramo basilar recebe a artéria vertebral no forame magno.

Contudo, de acordo com a NAV (1968), a artéria basilar pode ser considerada como um ramo da artéria vertebral. Isto é baseado no fato de que o ramo descendente e a artéria cerebrospinhal do suíno correspondem às partes terminais da artéria vertebral do homem. De acordo com o acima descrito a artéria vertebral ascende no pescoço através dos forames transversos e atinge a fossa atlantal. A artéria vertebral anastomosa-se neste ponto com a artéria occipital através de um ramo anastomótico com a artéria occipital e o ramo descendente e passa através do forame alar e forame vertebral lateral para dentro do canal vertebral. A artéria transcorre na parede lateral do canal vertebral, ao nível do atlas, de modo tortuoso, e une-se para formar a rede admirável epidural caudal com a artéria condilar e o ramo espinhal. A artéria continua rostralmente para unir-se à artéria vertebral do lado oposto a fim de formar a artéria basilar.

A **rede admirável epidural caudal** está presente no suíno e é formada pelos ramos da artéria occipital e da artéria vertebral. A rede é comparativamente menor no suíno do que no bovino. Ela é formada ao nível do atlas e do áxis e continua rostralmente por curta distância. A rede não se comunica com a rede rostral como o faz no bovino. A artéria occipital emite um ramo, a artéria condilar, que passa através do forame hipoglosso e une-se aos ramos da artéria vertebral e do ramo espinhal para completar a formação da rede.

A artéria basilar continua rostralmente de modo tortuoso na superfície ventral da medula oblonga, corpo trapezóide e ponte. O diâmetro da artéria basilar se estreita ao transcorrer rostralmente. Isto é observável em seu segmento pontino, onde ela mais uma vez aumenta de calibre ao unir-se à fonte sangüínea da artéria carótida interna. A artéria basilar em seu percurso emite alguns ramos.

Os **ramos paramedianos**φ são finos ramos emitidos da superfície dorsomedial da artéria basilar, em todo seu percurso. Estes ramos perfuram ventromedialmente a medula oblonga, o corpo trapezóide e a ponte através da fissura mediana ventral e o sulco basilar para suprir os campos nucleares e os tratos no plano mediano dos segmentos citados do cérebro.

A artéria basilar, em seu percurso inicial, emite três a quatro **ramos medulares**φ. Estes ramos transcorrem dorsolateralmente, ficam sob a cobertura do nervo acessório e dobram medialmente na superfície dorsal da medula oblonga. Anastomosam-se uns com os outros durante seu percurso. Eles fornecem ramos perfurantes para a medula oblonga.

A artéria basilar continua rostralmente após fornecer os ramos acima citados. Ela atinge aproximadamente a origem do nervo abducente onde emite a artéria caudal do cerebelo. Durante este percurso, entre a origem dos ramos anteriores e a **artéria caudal do cerebelo,** a artéria basilar emite alguns pequenos ramos colaterais que suprem a medula oblonga ao enviar ramos perfurantes. A artéria caudal do cerebelo transcorre dorsolateralmente e obliquamente. Ela atinge a superfície dorsal da medula oblonga ao curvar-se medialmente rostral ao nervo glossofaríngeo. Segue em relação com o hemisfério cerebelar e o plexo corióide do quarto ventrículo e termina ao dividir-se em três ramos cerebelares — o ramo lateral, o ramo intermédio e o ramo medial. Durante o percurso da artéria caudal do cerebelo, tanto ventrolateral como dorsalmente ao corpo trapezóide e a medula oblonga, ela envia alguns ramos perfurantes para dentro da substância das estruturas já citadas. Além do que antecede, ela emite ramos para o plexo corióide do quarto ventrículo. A artéria caudal do cerebelo, durante seu percurso, anastomosa-se com os ramos colaterais adjacentes. A artéria caudal do cerebelo, durante seu percurso ao longo das raízes nervosas dos nervos facial e vestibulococlear, emite um pequeno ramo que transcorre entre as raízes nervosas acima citadas e ascende para curvar-se na superfície dorsolateral da ponte, e se distribuir nas partes ventrolaterais do lobo flocular e do lobo paraflocular. Anastomosa-se com os ramos da artéria rostral do cerebelo e da artéria caudal do cerebelo. Também está unida à ponte rostralmente ao nervo facial por um ou dois ramos. A artéria acima citada pode ser denominada artéria média do cerebelo.

A **artéria labirintina** é um vaso semelhante a um pêlo que tem sua origem na artéria média do cerebelo e que penetra no meato acústico interno para se distribuir no ouvido interno.

Há três a quatro **ramos para a ponte** emitidos pela artéria basilar. Estes ramos colaterais são distribuídos sobre as partes dorsolateral e ventral da ponte e para o nervo trigêmeo. Eles suprem ramos perfurantes para a ponte e anastomosam-se com ramos da artéria caudal do cerebelo e da artéria rostral do cerebelo.

A **artéria occipital** (Fig. 44-5) normalmente surge por um tronco comum com a artéria carótida interna ou da artéria carótida comum como um ramo terminal. Ela anastomosa-se com a artéria vertebral na fossa atlantal. Emite o **ramo occipital** que supre o músculo esternomastóideo, o músculo longo da cabeça, o músculo reto ventral da cabeça, o músculo reto lateral da cabeça e, às vezes, o músculo esplênio cervical. Ao nível da asa do atlas ele libera a **artéria meníngea caudal,** a qual, após suprir os flexores da cabeça, penetra na cavidade craniana através do canal temporal e ramifica-se na dura-máter. De acordo com Becker (1960) ela surge, em casos excepcionais, da artéria condilar.

N. G. Ghoshal

MEMBRO TORÁCICO

A **artéria axilar** é a continuação da artéria subclávia após a origem da artéria cervical superficial no lado esquerdo (no lado direito esta última artéria surge do tronco tireocervical). Uma "verdadeira" artéria cervical superficial está freqüentemente ausente, pois tanto o ramo ascendente como o ramo pré-escapular normalmente surgem independentemente da artéria subclávia. Às vezes o ramo pré-escapular parte da artéria torácica externa. A artéria axilar, após curvar-se ao redor da borda cranial da primeira costela, transcorre caudoventralmente para o intervalo entre o músculo subescapular e o músculo redondo maior, onde divide-se em: (1) um tronco comum para a artéria subescapular e a artéria toracodorsal; (2) um tronco comum para a artéria supra-escapular, artéria circunflexa cranial do úmero e a artéria circunflexa caudal do úmero; e (3) a artéria braquial. Às vezes a artéria supra-escapular surge da artéria subescapular na superfície flexora da articulação do ombro. Os principais ramos da artéria axilar são os seguintes:

1. A **artéria torácica externa** supre essencialmente o músculo peitoral e o músculo braquiocefálico. Ela emite a artéria torácica lateral que acompanha o nervo correspondente na parede torácica lateral. Durante seu percurso esta última artéria supre variavelmente os ramos mamários dos dois primeiros pares de mamas torácicas. Ocasionalmente, o ramo pré-escapular da artéria cervical superficial surge dela (Fig. 44-10).

2. A **artéria subescapular** surge juntamente com a artéria toracodorsal e transcorre dorsocaudalmente, ao longo da borda caudal da escápula, entre o músculo subescapular e o músculo redondo maior (Fig. 44-7). Ela fornece ramos musculares para o músculo tríceps do braço (parte longa), músculo infra-espinhal, músculo rombóideo, músculo supra-espinhal, músculo deltóideo, músculo redondo menor, músculo redondo maior, músculo grande dorsal e músculo subescapular.

A **artéria circunflexa da escápula** separa-se da artéria subescapular próximo da metade da borda caudal da escápula. Ela passa entre o músculo subescapular e a parte longa do músculo tríceps do braço, distribuindo-se neste músculo. A artéria nutrícia da escápula normalmente surge deste vaso.

3. A **artéria toracodorsal** surge, juntamente com a artéria subescapular, como uma terminação da artéria axilar (Fig. 44-7). Ela continua caudodorsalmente sobre as superfícies mediais do músculo redondo maior e do músculo grande dorsal e termina dentro dos interstícios deste último músculo. Durante seu percurso ela fornece colaterais para os músculos anteriores, músculo peitoral ascendente, músculo escaleno dorsal e para o músculo serrátil ventral do tórax, e, após perfurar o músculo grande dorsal, supre o músculo cutâneo do tronco e a pele que cobre este último.

4. A **artéria circunflexa caudal do úmero** passa lateralmente entre o músculo redondo maior e o músculo subescapular ao longo da superfície caudal da articulação do ombro. Ela emerge na face profunda do músculo deltóideo, onde divide-se em dois ramos (Fig. 44-7). Merz (1911) descreve este vaso como surgindo da artéria axilar.

a. O **ramo proximal** passa ao longo da superfície caudolateral da articulação do ombro; por repetidas ramificações ele supre a parte longa do músculo tríceps do braço, o músculo deltóideo, o músculo redondo menor, o músculo infra-espinhal, o músculo braquial e o músculo subescapular, bem como a superfície craniolateral da articulação do ombro.

b. O **ramo distal** (artéria radial colateral) continua o vaso paterno distocaudalmente entre o músculo braquial e a parte longa do músculo tríceps do braço, acompanhando o nervo radial no sulco musculoespiral *(sulcus m. brachialis)* do úmero. Na superfície flexora da articulação do ombro ele anastomosa-se com um ramo da artéria transversa do cotovelo. Durante seu percurso ele libera ramos musculares para o músculo tríceps do braço, músculo braquial, músculo anconeu, músculo extensor radial do carpo e para as superfícies lateral e caudolateral da articulação do cotovelo.* Como regra a artéria nutrícia do úmero surge da artéria radial colateral.

---

* De acordo com a NAV (1968), nos Artiodactyla, a artéria superficial cranial do antebraço origina-se da artéria radial colateral, da qual a artéria digital dorsal comum III e a artéria digital dorsal própria surgem.

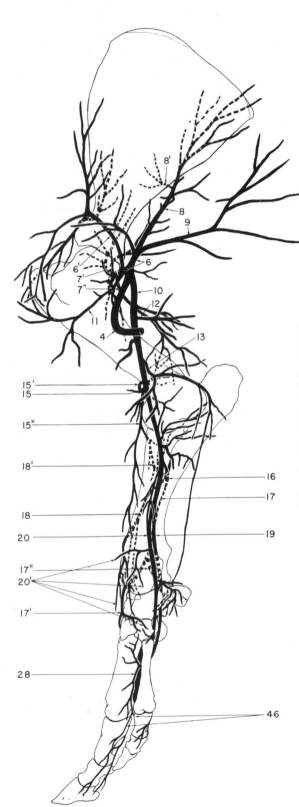

Figura 44-7. Suprimento de sangue arterial para o membro torácico do suíno doméstico através da artéria axilar; vista medial, esquemática.

4, Artéria axilar; 6, artéria subescapular; 6', artéria supraescapular; 7', ramo proximal da artéria circunflexa caudal do úmero; 7'', ramo distal (radial colateral) da artéria circunflexa caudal do úmero; 8, continuação de 6; 8', artéria circunflexa da escápula; 9, artéria toracodorsal; 10, artéria braquial; 11, artéria circunflexa cranial do úmero; 12, artéria profunda do braço; 13, artéria ulnar colateral; 15, artéria transversa do cotovelo; 15', ramo proximal (artéria bicipital); 15'', ramo distal; 16, artéria interóssea comum; 17, artéria interóssea caudal; 17', ramo dorsal (interósseo); 17'', ramo palmar; 18, artéria interóssea cranial; 18', artéria interóssea recorrente; 19, artéria mediana; 20, artéria radial; 20', ramos cárpicos dorsais da artéria radial; 28, artéria digital dorsal comum II; 46, artérias digitais dorsais próprias II e III. (De Ghoshal e Getty, 1968.)

5. A **artéria supra-escapular** normalmente é grande e possui uma origem variável (Fig. 44-7). Ela passa dorsocranialmente entre o músculo subescapular e a superfície costal da escápula. Ligeiramente dorsal ao tubérculo supraglenóide ela divide-se em três ramos, suprindo o músculo subescapular, o músculo supra-espinhal, o músculo peitoral ascendente e a superfície craniomedial da articulação do ombro. Ela continua mais adiante lateralmente, entre o músculo subescapular e o músculo supra-espinhal, acompanhando o nervo homônimo e ramificando-se neste último músculo.

6. A **artéria circunflexa cranial do úmero** possui uma origem extremamente variável (Fig. 44-7). Ela pode surgir da artéria circunflexa caudal do úmero, da artéria braquial ou do tronco subescapular (Badawi, 1959). É um vaso relativamente grande, que passsa distocranialmente entre as duas partes do músculo coracobraquial. Ela fornece ramos para este músculo, para o músculo peitoral ascendente, músculo supra-espinhal, músculo bíceps do braço, músculo subescapular, músculo redondo maior e as superfícies cranial, medial e caudomedial da articulação do ombro.

A **artéria braquial** é o outro ramo terminal da artéria axilar que continua no braço acompanhando o nervo mediano (Fig. 44-7). Ela situa-se a princípio entre o músculo coracobraquial e a parte medial do músculo tríceps do braço e, a seguir, entre o músculo bíceps do braço e a superfície flexora da articulação do cotovelo, por baixo do músculo peitoral descendente e do músculo pronador redondo. Distalmente à articulação do cotovelo ela emite a artéria interóssea comum e continua mais adiante como a artéria mediana. Durante seu percurso ela destaca ramos musculares para o músculo coracobraquial, o músculo peitoral ascendente, o músculo pronador redondo, o músculo flexor radial do carpo e o músculo flexor superficial dos dedos. Os principais ramos da artéria braquial são os seguintes:

1. A **artéria profunda do braço** normalmente é de tamanho considerável, mas poderá ser representada por pequenos vasos; contudo, de acordo com Merz (1911), ela está aparentemente ausente e sua área de suprimento é assumida pela artéria colateral radial. Ela transcorre caudalmente e vasculariza principalmente o músculo tríceps do braço.

2. Próximo à metade do braço um grande ramo muscular surge do vaso paterno, que, após vascularizar a parte medial do músculo tríceps do braço, penetra no músculo bíceps do braço.

3. A **artéria colateral ulnar** deixa a artéria braquial próximo ao olécrano. Após curto percurso ela emite pequenos ramos para a parte medial do músculo tríceps do braço, músculo tensor da fáscia do antebraço, partes umeral e ulnar do músculo flexor profundo dos dedos, músculo peitoral transverso, superfície caudomedial da articulação do cotovelo e para a fáscia e pele na superfície caudal do antebraço ao carpo. Um ramo longo e delgado *(ramus carpeus palmaris)* continua distalmente acompanhando o nervo ulnar, no sulco entre o músculo flexor ulnar do carpo e o músculo flexor profundo dos dedos. Ligeiramente proximal ao osso cárpico acessório ela anastomosa-se com o ramo palmar superficial da artéria interóssea caudal.

4. A **artéria transversa do cotovelo** (anteriormente denominada artéria colateral radial distal) surge da artéria braquial na superfície flexora da articulação do cotovelo. Profundamente ao músculo bíceps do braço e ao músculo braquial ela divide-se num ramo proximal e outro distal. Ela fornece colaterais aos músculos citados e aos músculos braquiocefálico e peitoral transverso, e para a superfície cranial da articulação do cotovelo.

a. O **ramo proximal (artéria bicipital)**, após transcorrer entre o músculo braquial e o músculo extensor radial do carpo, anastomosa-se com a artéria colateral radial, como já foi indicado acima. Além disso, ela libera pequenas ramificações para os músculos adjacentes.

b. O **ramo distal** é grande e anastomosa-se com a artéria interóssea recorrente da artéria interóssea cranial. Ela destaca ramos para o músculo extensor radial do carpo e para o músculo extensor comum dos dedos.

5. A **artéria profunda do antebraço** surge da artéria braquial imediatamente distal à articulação do cotovelo e supre os músculos da superfície caudal do antebraço.

6. A **artéria interóssea comum** é o último ramo da artéria braquial, surgindo ao nível da parte proximal do espaço interósseo (proximal) do antebraço. Ela emite os seguintes ramos (Fig. 44-7):

a. A **artéria interóssea caudal** assume a extensão distal do vaso paterno. Ela continua dentro do espaço interósseo do antebraço e, no terço distal, divide-se em um ramo dorsal e outro palmar. O **ramo dorsal** (interósseo) corre profundamente ao músculo abdutor longo do dedo I e emerge ligeiramente proximal ao carpo. Na superfície dorsal do carpo ele supre ramificações para a cápsula articular e também auxilia na formação da rede cárpica dorsal. O **ramo palmar** logo divide-se nos ramos superficial e profundo. O primeiro fornece ramificações para a superfície palmar lateral do carpo, músculo ulnar lateral e músculo flexor superficial dos dedos. Após seguir profundamente ao músculo ulnar lateral ele anastomosa-se com a artéria colateral ulnar próximo ao osso cárpico acessório. Distalmente ao carpo ele libera um ramo anastomótico para constituir o arco palmar profundo (proximal) e emite a artéria digital comum dorsal IV (na ausência de uma artéria metacárpica dorsal correspondente). Este último vaso passa através do quarto espaço intermetacárpico e aparece na superfície dorsal da mão e, próximo à articulação do boleto, divide-se nas artérias digitais próprias dorsais IV e V, descendo ao longo da superfície abaxial do quarto dígito e superfície axial do quinto dígito. O ramo palmar superficial libera um ramo comunicante para a artéria digital comum palmar IV. Seu ramo profundo supre a superfície palmar do carpo.

b. A **artéria interóssea cranial** é delgada e, após seguir sobre o músculo abdutor longo do dedo I, contribui para a rede cárpica dorsal. Durante seu percurso emite a **artéria interóssea recorrente** ao nível da parte proximal do espaço interósseo (proximal) do antebraço. Este último vaso passa disto-

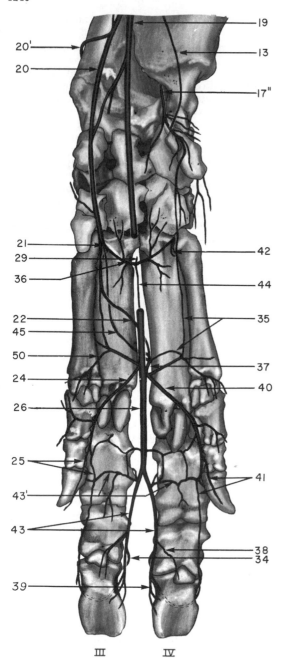

Figura 44-8. Artérias da parte distal do membro torácico direito do suíno doméstico; vista palmar, esquemático.

13, Continuação distal da artéria ulnar colateral; 17", ramo palmar da artéria interóssea caudal; 19, artéria mediana; 20, artéria radial; 20', ramo cárpico dorsal da artéria radial; 21, ramo profundo de 20; 22, arco palmar superficial; 24, artéria digital comum palmar II; 25, artérias digitais palmares próprias II e III; 26, artéria digital palmar comum III; 29, ramo perfurante proximal; 34, ramo dorsal da falange média; 35, artéria metacárpica palmar IV; 36, arco palmar profundo (proximal); 37, arco palmar profundo (distal); 38, ramo para a região bulbar; 39, ramo palmar da falange distal; 40, artéria digital palmar comum IV; 41, artérias digitais palmares próprias IV e V; 42, artéria digital dorsal comum IV; 43, artérias digitais palmares próprias III e IV; 43', ramos palmares da falange proximal; 44, artéria metacárpica palmar III; 45, artéria metacárpica palmar II; 50, artéria digital medial (abaxial) palmar II. (De Ghoshal e Getty, 1968.)

cranialmente e supre o músculo extensor lateral dos dedos, o músculo extensor comum dos dedos e o músculo abdutor longo do dedo I. Ele estende-se profundamente aos músculos citados e anastomosa-se com a artéria transversa do cotovelo.

A **artéria mediana** é a extensão distal da artéria braquial além da origem da artéria interóssea comum. Ela desce ao longo da superfície caudomedial do rádio, por baixo do músculo pronador redondo e do músculo flexor radial do carpo, e continua adiante através do canal cárpico sob o retináculo flexor. Neste ponto, ela emite um delgado ramo que, após descrever um arco ao redor do tendão de inserção do músculo flexor radial do carpo, une-se à artéria radial. Próximo da metade do metacarpo a continuação (ramo lateral ou ulnar) da artéria radial anastomosa-se com ela, constituindo assim o arco palmar superficial, além do qual continua como a artéria digital comum palmar III. Ela fornece ramos musculares para o músculo flexor superficial dos dedos. Os principais ramos colaterais da artéria mediana são:

A **artéria radial** surge da artéria mediana próximo da metade do antebraço e desce entre a superfície caudomedial do rádio e o músculo flexor radial do carpo, continuando ao longo da superfície palmomedial do carpo (Figs. 44-7 e 8). Ligeiramente distal à base do segundo osso metacárpico ela emite o ramo profundo; próximo à metade do segundo osso metacárpico a artéria radial divide-se em um ramo lateral e outro medial. O ramo lateral (ulnar) une-se ao mediano para formar o arco palmar superficial. O ramo medial, após emitir um ramo comunicante para a artéria digital comum palmar II, próximo à origem desta, desce como a artéria digital palmar medial (abaxial) ao longo do lado abaxial do segundo dígito (acessório medial). Os principais ramos da artéria radial são os seguintes:

a. Os **ramos para a rede cárpica dorsal** surgem variavelmente separados um do outro, normalmente um proximal e o outro distal ao nível do carpo. As artérias metacárpicas dorsais surgem variavelmente desta malha vascular. Em realidade, as artérias metacárpicas dorsais II, III e IV podem surgir desta última ou das artérias metacárpicas palmares correspondentes (na ausência dos vasos dorsais correspondentes). Contudo, a artéria metacárpica dorsal III normalmente parte da rede cárpica dorsal e liga-se aos arcos palmares profundos (proximal e distal) por meio de ramos perfurantes correspondentes (Fig. 44-9). Após a anastomose do ramo perfurante distal a artéria metacárpica dorsal III segue como a artéria digital comum dorsal III que, próximo da metade de falange proximal, emite as artérias digitais próprias dorsais axiais III e IV e, ao atravessar o espaço interdigital, esvazia-se na artéria digital comum palmar III, formando assim a artéria interdigital.*

b. O **ramo profundo** separa-se da artéria radial ligeiramente distal à base do segundo osso metacárpico. Após curto percurso ele destaca um ramo

---

* De acordo com a NAV (1968), a artéria superficial cranial do antebraço da artéria radial colateral emite a artéria digital dorsal comum III.

CORAÇÃO E ARTÉRIAS DO SUÍNO

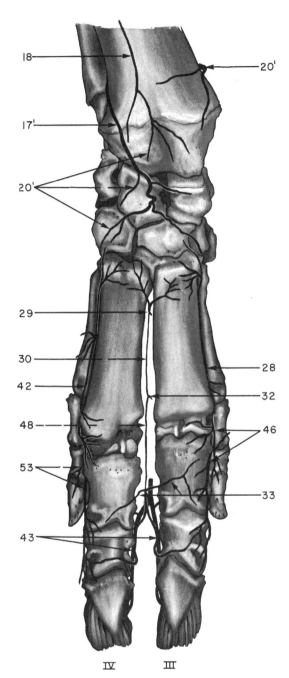

Figura 44-9. Artérias da parte distal do membro torácico direito do suíno doméstico; vista dorsal, esquemático.

17', Ramo dorsal (interósseo) da artéria interóssea caudal; 18, artéria interóssea cranial; 20', ramos cárpicos dorsais da artéria radial; 28, artéria digital dorsal comum II; 29, ramo perfurante proximal; 30, artéria metacárpica dorsal III; 32, ramo perfurante distal; 33, artérias digitais dorsais próprias III e IV; 42, artéria digital dorsal comum IV; 43, artérias digitais palmares próprias III e IV; 46, artérias digitais dorsais próprias II e III; 48, artéria digital dorsal comum II; 53, artérias digitais dorsais próprias IV e V. (De Ghoshal e Getty, 1968.)

anastomótico que, após transcorrer lateralmente entre os músculos interósseos e os ossos metacárpicos, une-se a um ramo semelhante do ramo palmar superficial da artéria interóssea caudal, constituindo assim o **arco palmar profundo** (proximal). Pequenas ramificações do arco suprem os músculos interósseos e a superfície caudal do carpo. A artéria metacárpica palmar III continua distalmente deste arco e une-se às artérias metacárpicas palmares II e IV, formando o arco palmar profundo (distal). Deste último surge o ramo perfurante distal que, após atravessar o terceiro espaço intermetacárpico, anastomosa-se com a artéria metacárpica dorsal correspondente, ligeiramente proximal à articulação do boleto. Posteriormente o ramo profundo divide-se na artéria digital comum dorsal II e a artéria metacárpica palmar II, embora este último vaso possa surgir do ramo palmar superficial da artéria radial. Durante seu percurso ela supre os músculos flexores, adutores e abdutores do segundo dígito. A artéria digital comum dorsal II (na ausência da artéria metacárpica dorsal correspondente), após passar através do segundo espaço intermetacárpico libera alguns ramos para a rede cárpica dorsal e, próximo da articulação do boleto, divide-se nas artérias digitais próprias dorsais II e III descendo ao longo da superfície axial do segundo dígito e da superfície abaxial do terceiro dígito, respectivamente (Fig. 44-9).

A **artéria digital comum palmar III** é a extensão distal da artéria mediana além do arco palmar superficial (Fig. 44-8). Ao transcorrer ao longo da superfície palmar da articulação do boleto, ela recebe o ramo anastomótico do arco palmar profundo (distal) e, próximo da metade da falange proximal, divide-se nas artérias digitais próprias palmares III e IV, que correm ao longo das superfícies axiais do terceiro e do quarto dígitos. Neste local dos dígitos respectivos a artéria axial (às vezes a artéria interdigital) emite a artéria falângica proximal que logo se divide nos ramos dorsal e palmar da falange proximal. Cada um destes ramos estende-se profundamente aos tendões flexores ao longo da superfície palmar da falange proximal e une-se à artéria digital própria palmar nas superfícies abaxiais do segundo e do quarto dígitos, respectivamente. Após a anastomose ela continua dorsalmente e fornece um ramo de reforço para a artéria digital própria dorsal que transcorre ao longo das superfícies abaxiais do terceiro e do quarto dígitos, respectivamente. Além disso, as artérias digitais próprias palmares III e IV estão ligadas à artéria digital comum dorsal por intermédio da artéria interdigital, conforme indicado anteriormente. Ambas as artérias digitais próprias palmares finalmente dividem-se em três ramos — um ramo forte supre a almofada subcutânea e o cório da região bulbar (*ramus tori digitalis*) e os outros dois suprem a superfície palmar e o cório da falange distal. As artérias digitais próprias palmares, ligeiramente proximais ao sesamóide distal, emitem o ramo dorsal da falange média, formando o círculo arterial coronário. Após penetrar na falange distal eles formam o **arco terminal**. O ramo dorsal passa dorsalmente ao longo da superfície medial da falange média e supre a fáscia e a pele da área adjacente. Oposto à origem de cada ramo dorsal da falange média surge um ramo palmar muito delgado da falange média que liga as artérias digitais palmares (axial e abaxial) III e IV. Em seu percurso a artéria digital comum palmar III emite:

1. **Artéria digital comum palmar II** surge do vaso paterno na superfície palmar da articulação do boleto, onde recebe um ramo comunicante do ramo palmar superficial da artéria radial. Ela divide-se nas artérias digitais próprias palmares II e III, descendo na superfície axial do segundo dígito e na superfície abaxial do terceiro dígito, respectivamente. A artéria digital própria palmar (abaxial) III está ligada ao vaso axial correspondente do terceiro dígito através do ramo palmar da falange proximal próximo de sua metade.

2. A **artéria digital comum palmar IV** surge do vaso paterno, ligeiramente distal à artéria anterior, na superfície palmar da articulação do boleto, onde se anastomosa com um ramo comunicante do ramo palmar superficial da artéria interóssea caudal. Posteriormente, ela divide-se nas artérias digitais próprias palmares IV e V que se estendem ao longo da superfície abaxial do quarto dígito e da superfície axial do quinto dígito, respectivamente. A artéria digital própria palmar (abaxial) IV está ligada ao vaso axial correspondente do quarto dígito por intermédio do ramo palmar da falange proximal, semelhantemente ao do terceiro dígito.

Aorta Descendente

AORTA TORÁCICA

Os **ramos bronquiais e esofágicos** da artéria broncoesofágica freqüentemente surgem separadamente da aorta torácica. O ramo bronquial passa ventralmente à bifurcação da traquéia e divide-se em quatro ramos, os quais (juntamente com as veias bronquiais) formam seu próprio leito capilar (Zietzschmann, et al. 1943). O ramo esofágico normalmente é representado por dois vasos, que suprem os segmentos mediastinais cranial e médio do esôfago. Além disso, há alguns pequenos ramos esofágicos que surgem diretamente da aorta torácica destinados a suprirem o segmento caudal do esôfago. Na região do hiato aórtico as **artérias frênicas craniais,** normalmente duas, podem originar-se da aorta torácica.

Normalmente há 13 ou 14 pares de **artérias intercostais dorsais;** destas, oito ou nove pares surgem freqüentemente da aorta torácica por curtos troncos comuns que logo dividem-se na artéria direita e esquerda. A **artéria costoabdominal dorsal** desce caudalmente à última costela. O primeiro e o segundo espaços intercostais não contém uma artéria intercostal dorsal típica. A primeira artéria intercostal dorsal surge da artéria vertebral, no lado direito, e da artéria cervical profunda, no lado esquerdo. As segundas artérias intercostais dorsais originam-se da artéria dorsal da escápula. A terceira, quarta e quinta artérias intercostais dorsais surgem da artéria intercostal suprema (um ramo do tronco costocervical ou da artéria cervical profunda no lado esquerdo), enquanto no lado direito a artéria intercostal suprema surge independentemente da artéria subclávia direita e, ocasionalmente, da artéria cervical profunda. A **artéria intercostal suprema** corre dorsal e caudalmente ao longo da superfície lateral do músculo longo do pescoço, suprindo o mesmo. A terceira, quarta e quinta artérias intercostais dorsais emitem dois delgados **ramos dorsais,** que suprem o músculo longo do tórax.

Após a separação, cada artéria intercostal dorsal passa craniodorsalmente ao longo do lado lateral do corpo vertebral e, desta forma, atinge a borda caudal da costela correspondente. Aproximadamente ao nível da articulação costovertebral emite o ramo dorsal que, próximo ao forame intervertebral, divide-se nos ramos espinhal e muscular. O **ramo espinhal** penetra no canal vertebral através do forame intervertebral e supre a medula espinhal e suas meninges. O **ramo muscular** ascende dorsalmente através do forame vertebral lateral e divide-se num ramo medial e outro lateral (Kähler, 1960). O ramo medial passa ao longo da borda caudal da espinha da vértebra correspondente e supre o músculo multífido, os músculos interespinhais, os músculos rotatores e os músculos levantadores das costas. O ramo lateral, após transcorrer dorsalmente entre o músculo longo do tórax e o músculo espinhal do tórax, supre essencialmente estes músculos e o músculo multífido. De acordo com Kähler (1960), os ramos dorsais não suprem a pele externa. Às vezes uma artéria intercostal dorsal é emitida daquela de um espaço intercostal adjacente.

Em um caso, a nona, décima e décima primeira artérias intercostais dorsais surgiram por um tronco comum ao nível do décimo primeiro espaço intercostal (Kähler, 1960).

As artérias intercostais dorsais emitem **ramos colaterais** que se subdividem em ramos mediais e laterais. O ramo medial passa lateralmente entre o músculo longo do tórax e o músculo iliocostal do tórax, enquanto o ramo lateral corre ao longo da borda ventral do músculo iliocostal do tórax. Os dois ramos suprem os músculos citados e o músculo serrátil dorsal cranial e caudal e, também freqüentemente, o músculo cutâneo do tronco e a pele. A continuação distal das artérias intercostais dorsais dentro dos espaços intercostais respectivos é típica. Cada uma delas libera um **ramo cutâneo lateral** que, após perfurar o músculo serrátil ventral do tórax e o músculo oblíquo externo do abdome, supre estes músculos e o músculo peitoral ascendente, incluindo a pele da parede abdominal ventral. Na fêmea, ele também vasculariza os complexos mamários torácicos (*rami mammarii*). A **artéria costoabdominal dorsal** é pequena e, após correr por pequena distância ao longo da borda caudal da última costela, termina dentro do músculo transverso do abdome. As últimas três ou quatro artérias intercostais dorsais suprem a parte costal do diafragma (*rami phrenici*). Como foi dito anteriormente, as artérias intercostais dorsais dos primeiros dois espaços intercostais não se desenvolvem tipicamente e, portanto, normalmente não se anastomosam com os ramos ventrais correspondentes da artéria torácica interna. As artérias intercostais dorsais do terceiro ao quinto ou sexto espaços intercostais anastomosam-se com os ramos intercostais ventrais correspondentes da arté-

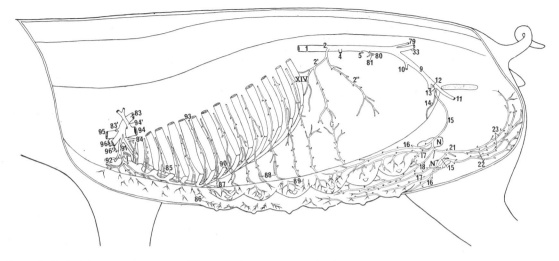

Figura 44-10. Artérias para a parede ventral do tronco da porca (esquemático).
1, Aorta abdominal; 2, artéria abdominal cranial; 2', artéria frênica caudal; 2'', continuação de 2; 4, artéria renal (esquerda); 5, artéria ovárica; 9, artéria ilíaca externa; 10, artéria circunflexa profunda do ílio; 11, artéria circunflexa medial do fêmur; 12, artéria cremastérica; 13, tronco pudendoepigástrico; 14, artéria epigástrica caudal (profunda); 15, artéria pudenda externa; 16, ramo cranial lateral de 15; 17, ramo cranial médio de 15; 18, ramo cranial medial de 15; 21 a 23, ramos escrotais craniais; 33, artéria ilíaca interna; 79, artéria mediana sacral; 80, artéria mesentérica caudal; 81, artéria retal cranial; 83, artéria subclávia; 83', artéria cervical superficial; 84, artéria e veia torácica interna; 85, ramos intercostais ventrais de 84; 86, ramos esternais dos ramos perfurantes de 84; 87, artéria epigástrica cranial; 88, ramos laterais de 87; 89, ramos mediais de 87; 90, artéria musculofrênica; 91, artéria torácica externa; 92, ramo pré-escapular; 93, artérias intercostais dorsais; 94, veia cava cranial; 94', tronco costocervical; 95, veia jugular externa; 96, veia axilar proximal φ; 96', veia axilar distal φ; N, nodos linfáticos mamários (inguinais superficiais); I-XIV, costelas. (De Nunez e Getty, 1969.)

ria torácica interna, as do sétimo e oitavo com ramos semelhantes da artéria musculofrênica e, as restantes, com os ramos intercostais ventrais da artéria epigástrica cranial (Fig. 44-10). A artéria costoabdominal dorsal anastomosa-se variavelmente com o ramo ventral correspondente da artéria epigástrica cranial.

AORTA ABDOMINAL

A **artéria abdominal cranial** surge em qualquer dos lados ligeiramente cranial à artéria renal correspondente, aproximadamente ao nível da terceira vértebra lombar (Fig. 44-10). Ela passa para a parede abdominal lateral situando-se nos músculos sublombares. Na borda lateral do músculo psoas maior ela divide-se num ramo cranial e outro caudal. Após seguir a borda caudal da última costela, o **ramo cranial** supre o músculo transverso do abdome e, às vezes, o músculo oblíquo externo do abdome. O **ramo caudal** igualmente supre os músculos citados. O ramo cranial anastomosa-se com o ramo lateral da artéria epigástrica cranial; enquanto o ramo caudal anastomosa-se com o ramo medial da artéria epigástrica caudal e o ramo cranial da artéria circunflexa profunda do ílio (Kähler, 1960).

As **artérias lombares** freqüentemente são em número de seis pares, mas podem variar entre cinco e sete pares, dependendo da raça. Os primeiros cinco pares normalmente surgem da parede dorsal da aorta abdominal enquanto o sexto (às vezes o sétimo) par surge da artéria sacral mediana. As artérias lombares direita e esquerda dentro dos primeiros quatro segmentos surgem separadamente, mas elas freqüentemente surgem por um tronco comum nos últimos dois (ou três) segmentos lombares. Ao nível do corpo vertebral correspondente cada artéria lombar fornece um ou dois pequenos ramos para os músculos sublombares. Ela continua sua ascensão e próximo ao forame intervertebral libera o **ramo espinhal** para a medula espinhal e suas meninges. Após passar através do forame vertebral lateral, na base do processo transverso, ela divide-se num ramo medial e outro lateral que suprem os músculos epaxiais.

A **artéria sacral mediana** é a continuação da aorta abdominal na região sacrocaudal (Figs. 44-10, 11 e 12). Ela surge entre as duas artérias ilíacas internas, ao nível do promontório sacral, e passa caudodorsalmente ao longo da superfície pélvica do sacro. Em seu percurso ela emite pares de **ramos sacrais** segmentares (Fig. 44-13) que penetram no canal vertebral através dos forames sacrais pélvicos e suprem a medula espinhal e suas meninges (*rami spinales*) (Fig. 44-14). Cada ramo sacral libera um delgado **ramo dorsal** que, após emergir através do forame sacral dorsal, ramifica-se nos músculos epaxiais. O quarto ramo sacral freqüentemente surge por um tronco comum ao nível da primeira vértebra caudal e, além deste nível, a artéria sacral mediana continua como a artéria caudal mediana até a extremidade da cauda.

A **artéria caudal mediana** transcorre ao longo da superfície das vértebras caudais (Fig. 44-13), situada no sulco vascular entre o músculo sacrocaudal ventral medial de ambos os lados. Durante seu percurso ela libera pares de **ramos caudais** segmentares que logo se dividem nos ramos ventral e dorsal. Estes ramos anastomosam-se com os ramos adjacentes correspondentes formando a **artéria caudal ventro-**

lateral e a **artéria caudal dorsolateral**. Elas passam ao longo das superfícies ventral e dorsal dos processos transversos das vértebras caudais. Após emitir os ramos ventral e dorsal, os ramos caudais passam dorsalmente, suprindo os músculos dorsais da cauda. Eles anastomosam-se com os ramos correspondentes do lado oposto ao longo da linha média dorsal. Pequenas ramificações emitidas ao longo da superfície ventrolateral da cauda, ramificam-se na fáscia, gordura e pele da área adjacente. Por meio de anastomoses arteriovenosas, **corpora caudalia** são formadas nesta região. Além do nível da quinta vértebra caudal, o calibre da artéria caudal mediana é relativamente pequeno.

A **artéria celíaca**, ímpar, surge da superfície ventral da aorta abdominal, aproximadamente ao nível da última vértebra torácica e primeira vértebra lombar, entre os pilares do diafragma. Ela possui de 1 a 2,5 cm de comprimento e transcorre caudoventralmente na curvatura menor do estômago. Ela essencialmente divide-se nas **artérias hepática** e **esplênica**.

Smollich e Berg (1960) observaram, em um caso em 155 fetos, que tanto a artéria hepática como a artéria esplênica surgiram diretamente da aorta abdominal.

A **artéria frênica caudal** surge do segmento inicial da artéria celíaca e está destinada a suprir o pilar medial do diafragma. A origem dos **ramos adrenais craniais** (supra-renais) é variável, surgindo quer da artéria frênica caudal ou diretamente da aorta abdominal.

A **artéria hepática** é o maior dos dois ramos terminais da artéria celíaca. Ela passa cranioventral-

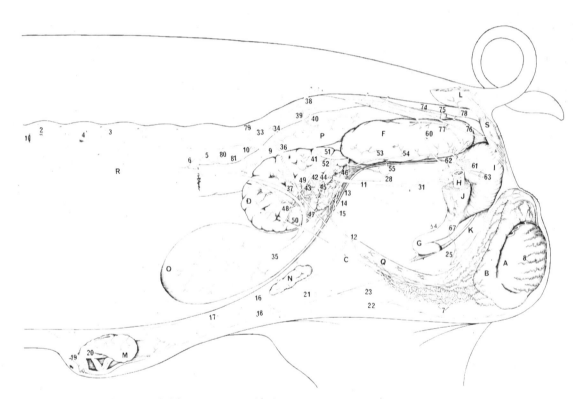

Figura 44-11. Artérias do trato genital do varrão (esquemático).
A, Testículo; B, epidídimo; C, ducto deferente; D, glândula vesicular; F, glândula bulbouretral; G, flexura sigmóide do pênis; H, pilar do pênis (cortado e removido do arco isquiático); I, músculo bulboesponjoso; J, músculo isquiocavernoso; K, músculo retrator do pênis; L, músculo coccígeo; M, divertículo prepucial; N, nodos linfáticos escrotais (inguinais superficiais) (levantados); O, bexiga urinária; P, reto; Q, músculo cremáster; R, ureter; S, esfíncter externo do ânus; 1, aorta abdominal; 2, artéria abdominal cranial; 3, artérias lombares; 4, artéria renal (esquerda); 5, artéria testicular; 6, ramo uretérico de 5; 7, cone arterial e plexo pampiniforme; 8, ramos testiculares; 9, artéria ilíaca externa; 10, artéria circunflexa profunda do ílio; 11, artéria circunflexa medial do fêmur; 12, artéria cremastérica; 13, tronco pudendoepigástrico; 14, artéria epigástrica caudal (profunda); 15, artéria pudenda externa; 16, ramo cranial lateral de 15; 17, ramo cranial médio de 15; 18, ramo cranial medial de 15; 19, semicírculo arterial do prepúcio; 20, artéria recorrente (esquerda) de 18; 21, ramo caudal de 15; 22, ramo superficial de 21; 23, ramo profundo de 21; 25, anastomose de 15 com 60; 28, ramo obturatório de 11; 31, ramo caudoproximal de 11; 33, artéria ilíaca interna; 34, artéria umbilical; 35, artéria vesical cranial; 36, artéria do ducto deferente; 37, ramo uretérico de 36; 38, artéria glútea cranial; 39, artéria obturatória; 40, artéria urogenital; 41, ramo cranial de 40; 42, ramo prostático; 43, arco arterial formado por 42 e 49; 44, arco arterial formado por 42 e 51; 45, ramos para a próstata de 43 e 44; 46, malha arterial da uretra; 47, artéria vesical caudal; 48, ramo uretérico de 41; 49, ramo para a glândula vesicular; 50, ramo do ducto deferente; 51, ramo caudal de 40; 52, ramos anastomóticos de 51 a 42; 53, ramos anastomóticos de 51 a 60; 54, ramos dorsais de 53; 55, ramos ventrais de 53; 60 artéria pudenda interna; 61, artéria do bulbo do pênis; 62, artéria profunda do pênis; 63, ramos musculares; 67, ramo para anastomose com 15; 74, artéria glútea caudal; 75, artéria retal caudal; 76, artéria perineal dorsal; 77, ramo para a glândula bulbouretral; 78, ramo para o músculo coccígeo; 79, artéria sacral mediana; 80, artéria mesentérica caudal; 81, artéria retal cranial. (De Nunez e Getty, 1969.)

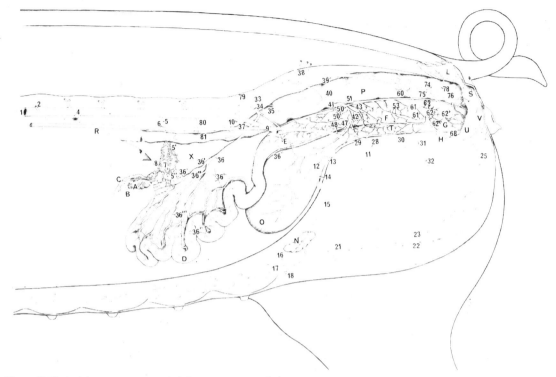

Figura 44-12. Artérias para o trato genital da porca (esquemático).

A, Ovário; B, bolsa ovariana; C, tuba uterina; D, corno uterino; E, corpo do útero; F, vagina; G, vestíbulo vaginal; H, pilar do clitóris (cortado fora do arco isquiático); L, músculo coccígeo; N, nodos linfáticos mamários (inguinais superficiais) (levantados); O, bexiga urinária; P, reto; R, ureter; S, esfíncter externo do ânus; T, uretra; U, músculo constritor do vestíbulo; V, músculo constritor da vulva; X, ligamento largo (cortado fora de sua origem); 1, aorta abdominal; 2, artéria abdominal cranial; 4, artéria renal (esquerda); 5, artéria ovárica; 5', ramos tubários; 5'', ramo uterino (cranial); 6, ramo uretérico; 7, plexo venoso pampiniforme; 8, continuação de 5; 9, artéria ilíaca externa; 10, artéria circunflexa profunda do ílio; 11, artéria circunflexa medial do fêmur; 12, artéria cremastérica; 13, tronco pudendo-epigástrico; 14, artéria epigástrica caudal (profunda); 15, artéria pudenda externa; 16, ramo cranial lateral da artéria epigástrica superficial caudal; 17, ramo cranial médio da artéria epigástrica superficial caudal; 18, ramo cranial medial de 15; 21, 22, 23, ramos labiais craniais; 25, anastomose entre 15 e 60; 28, ramo obturatório de 11; 29, 30, ramos de 28; 31, ramo caudoproximal de 11; 32, continuação de 11; 33, artéria ilíaca interna; 34, artéria umbilical; 35, artéria vesical cranial; 36, artéria uterina; 36', continuação de 36; 36'', ramos primários de 36; 36''', ramos secundários de 36; 36^{IV}, ramos ao ligamento largo do útero; 36^V, ramo anastomótico ao 5''; 36^{VI}, ramo anastomótico a 50'; 36^{VII}, ramos uterinos; 37, ramo uretérico de 36; 38, artéria glútea cranial; 39; artéria obturatória; 40, artéria urogenital; 41, ramo cranial de 40; 42, ramos vaginais de 41; 43, ramo uretral de 41; 47, artéria vesicular caudal; 48, ramo uretérico; 50, 50', ramos uterinos (caudais); 51, ramo caudal de 40; 53, ramo anastomótico de 51 a 60; 60, artéria pudenda interna; 61, artéria uretral; 61', ramo anastomótico a 51; 62, tronco comum para 62' e 62''; 62', ramos vestibulares; 62'', artéria clitoral profunda; 63, artéria do bulbo do vestíbulo; 68, artéria dorsal do clitóris; 74, artéria glútea caudal; 75, artéria perineal dorsal; 76, artéria retal caudal; 78, ramo para o músculo coccígeo; 79, artéria sacral mediana; 80, artéria mesentérica caudal; 81, artéria retal cranial. (De Nunez e Getty, 1969.)

mente e, ventralmente à veia cava caudal, estende-se até a curvatura menor do estômago, entre o cárdia e o piloro, e divide-se nos seguintes ramos. A origem dos vasos seguintes pode diferir consideravelmente entre espécimes.

a. Os **ramos pancreáticos,** de quatro a sete em número, após separarem-se da artéria hepática, passam caudoventralmente e suprem o corpo e segmentos craniais adjacentes, tanto do lobo direito como do lobo esquerdo do pâncreas. Às vezes os ramos pancreáticos representam em suas origens um a dois vasos que, após subdividirem-se em diversos ramos, ramificam-se no pâncreas.

b. O **ramo lateral direito** é o mais delgado de todos os vasos hepáticos. Ele supre o processo caudado do lobo caudado do fígado (*a. lobi caudati*) e partes do lobo lateral direito e do lobo medial direito do fígado. Ele freqüentemente fornece o sangue nu-

tritivo para a veia cava caudal que, neste ponto, está circundada pelo processo caudado (Schiltsky, 1966).

c. A **artéria gastroduodenal** surge do lado direito da artéria hepática. Após transcorrer ventralmente através do pâncreas, ela atinge a parte cranial do duodeno. Ela emite de cinco a nove **ramos pancreáticos,** os quais, após correrem cranialmente, vascularizam uma parte do lobo direito e o corpo do pâncreas. A artéria gastroduodenal libera de um a quatro **ramos pilóricos,** que se ramificam na curvatura menor do estômago e do piloro. No ângulo de divergência do lobo pancreático direito do corpo ela divide-se na artéria pancreaticoduodenal cranial e na artéria gastrepiplóica direita.

(1) A **artéria pancreaticoduodenal cranial** ascende caudodorsalmente no lado direito entre a parte cranial do duodeno e o lobo pancreático direito, sendo circundada por ambas as camadas do

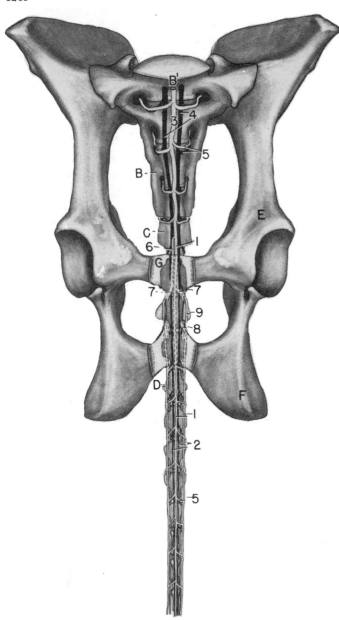

Figura 44-13. Vista ventral da região sacrocaudal do suíno.

B, Sacro; B', promontório sacral; C, vértebra caudal I; D, vértebral caudal V; E, osso coxal; F, tuberosidade isquiática; G, púbis (apresentado transparente para ilustrar as vértebras caudais); 1, artéria mediana caudal; 2, veia mediana caudal; 3, artéria sacral mediana; 4, veia sacral mediana; 5, ramos sacrais; 6, origem do quarto ramo sacral; 7, quarto ramo sacral (esquerdo) e 7', direito; 8, artéria caudal dorsolateral; 9, artéria caudal ventrolateral. (De Getty e Ghoshal, 1967.)

mesoduodeno. Ela libera à esquerda diversos pequenos ramos para o pâncreas e para as partes cranial e descendente do duodeno à direita. O padrão de ramificação pode diferir grandemente entre espécimes individuais.

(2) A **artéria gastrepiplóica direita** passa cranioventralmente no lado direito. Cruza caudoventralmente a parte cranial do duodeno, próximo ao piloro, emitindo diversos ramos para os mesmos. Ela corre por certa distância ao longo da curvatura maior do estômago e fornece numerosos **ramos gástricos curtos** para as superfícies parietal e visceral do estômago, incluindo o omento maior. Anastomosa-se com a artéria correspondente da artéria esplênica.

d. O **ramo medial direito** surge na vizinhança do vaso anterior e supre essencialmente o lobo medial direito, o lobo lateral direito e, às vezes, o lobo medial esquerdo do fígado. Ele emite a **artéria cística,** a qual, após passar ventralmente ao longo do ducto cístico, ramifica-se de modo variável na vesícula biliar.

e. O **ramo esquerdo** (hepático) é o maior dos vasos hepáticos. Após correr dorsalmente e para a esquerda, ele divide-se em três ramos. Dois ramos suprem o lobo lateral esquerdo e, o outro, o lobo medial esquerdo do fígado.

f. A **artéria gástrica direita** situa-se muito próxima à parede do estômago. Pouco depois de sua

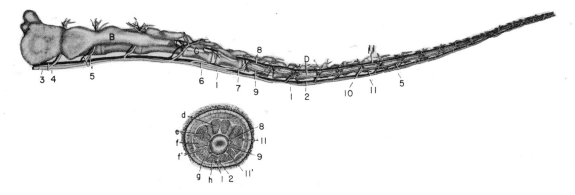

Figura 44-14. Sacro e vértebras caudais do suíno; vista lateral.
1, Artéria mediana caudal; 2, veia mediana caudal; 3, artéria sacral mediana; 4, veia sacral mediana; 5, ramos sacrais; 6, origem dos quartos ramos sacrais; 7, quarto ramo sacral (esquerdo); 8, artéria caudal dorsolateral; 9, artéria caudal ventrolateral; 10, continuação dorsal do ramo caudal; 11, veia caudal dorsolateral; 11', veia caudal ventrolateral; B, sacro; C, vértebra caudal I; D, vértebra caudal V; d, músculo sacrocaudal dorsal medial; e, músculo sacrocaudal dorsal lateral; f, músculos intertransversais dorsais caudais; f', músculos intertransversais ventrais caudais; g, músculo sacrocaudal ventral lateral; h, músculo sacrocaudal ventral medial. (De Getty e Ghoshal, 1967.)

origem ela libera de dois a quatro ramos que se ramificam no terço médio da superfície parietal.

De acordo com Schiltsky (1966), um **ramo esofágico** freqüentemente surge (nove vezes em 11 espécimes) da artéria gástrica direita, o qual, após ascender no cárdia, supre o segmento caudal do esôfago, anastomosando-se com o ramo esofágico da aorta torácica ou da artéria broncoesofágica.

A **artéria esplênica** é o outro ramo terminal da artéria celíaca. Ela passa para a esquerda, transcorrendo ao longo da extremidade dorsal do baço, onde está relacionada craniodorsalmente ao lobo pancreático esquerdo e, caudalmente, ao divertículo do estômago. Deste ponto ela passa no sentido da superfície visceral do estômago, estando mergulhado em gordura, e estende-se ventralmente ao longo do ligamento gastroesplênico (*ramus gastrolienalis*). Ela supre o baço, exceto uma pequena parte dorsal que é vascularizada pelos ramos gástricos curtos (Schiltsky, 1966). Além disso, a artéria esplênica supre o omento maior e os nodos linfáticos esplênicos. Ela emite os seguintes ramos colaterais:

a. A **artéria gástrica esquerda** surge da artéria esplênica, próximo à origem desta última na artéria celíaca. Transcorre ventralmente no sentido da superfície visceral do estômago e parte adjacente da curvatura menor, onde divide-se em diversos ramos. Estes correm ventralmente ao longo da superfície visceral do estômago, no sentido da curvatura maior, e, desta forma, suprem o terço médio de sua superfície visceral. Ocasionalmente eles anastomosam-se com os ramos gástricos curtos das artérias gastroepilóicas direita e esquerda. Às vezes, os **ramos esofágicos** surgem da artéria gástrica esquerda, estendem-se sobre a curvatura menor do estômago e suprem o segmento caudal do esôfago, anastomosando-se com o ramo esofágico da aorta torácica ou a artéria broncoesofágica.

b. A **artéria do divertículo** surge cranialmente da artéria esplênica, após a origem da artéria gástrica esquerda. Ocasionalmente, ela surge por um curto tronco comum com a artéria gástrica esquerda. Ela supre o divertículo do estômago.

c. O **ramo pancreático** surge caudalmente, normalmente ligeiramente distal à origem do vaso anterior, da artéria esplênica e passa no lado esquerdo. Ele vasculariza o lobo pancreático esquerdo.

d. A **artéria gastroepiplóica esquerda** surge da artéria esplênica dentro da metade ventral do baço. Ela corre cranioventralmente dentro do ligamento gastroesplênico, ao longo da curvatura maior do estômago. Fornece finos ramos para o ligamento gastroesplênico e anastomosa-se com a artéria direita correspondente da artéria hepática. Ela libera diversos **ramos curtos** ao longo da curvatura maior do estômago.

A **artéria mesentérica cranial,** ímpar, surge da superfície ventral da aorta abdominal, aproximadamente ao nível da primeira vértebra lombar. Próximo à sua origem ela está relacionada cranialmente ao cólon transverso, à veia porta e, à direita, ao corpo do pâncreas. Ela passa um tanto caudoventralmente e no sentido da esquerda e emite os seguintes ramos que podem apresentar variação individual em sua origem.

a. A **artéria pancreaticoduodenal caudal** surge da superfície caudal do vaso paterno e logo divide-se em dois ramos. O ramo delgado passa caudoventralmente no sentido da flexura duodenojejunal, enquanto o ramo mais forte passa caudoventralmente no sentido da flexura duodenal caudal. Ambos correm para o segmento médio do duodeno descendente, onde se dividem, suprindo o duodeno e a parte adjacente do pâncreas.

b. As **artérias jejunais,** de 42 a 79 em número, surgem do vaso paterno (Schiltsky, 1966). Elas são emitidas pelo segmento proximal da artéria mesentérica cranial no lado direito, enquanto em seu segmento caudal elas são liberadas tanto no lado direito como no esquerdo. A **primeira artéria jejunal** surge logo distal à origem da artéria pancreaticoduodenal caudal e ramifica-se na flexura duodenojejunal. Ela anastomosa-se com a artéria pancreaticoduodenal e com a segunda artéria jejunal. As **segunda a quinta artérias jejunais** surgem entre a artéria cólica direita e a artéria iliococecólica (ileocólica) no lado direito e suprem o segmento inicial do jejuno. As primeiras dez artérias jejunais são relativamente grandes; as restantes gradativamente diminuem tanto no tamanho como no comprimento. Os primeiros vasos dividem-se em ramos ascendente e descendente, anastomosando-se com os vasos adjacentes, e formando arcadas. Além da décima artéria jejunal, cada uma fornece de três a seis ramos radiantes, os quais anastomosam-se com os ramos de outras artérias jejunais. Eles suprem o jejuno e os nodos linfáticos mesentéricos por intermédio de pequenos ramos.

c. As **artérias do íleo**, de dois a quatro em número, surgem da superfície esquerda e um tanto caudal da artéria mesentérica cranial. Logo após suas origens elas dividem-se e formam uma rede vascular. Um dos ramos da primeira artéria do íleo corre paralelo com o íleo dentro do mesentério, anastomosando-se com o ramo mesentérico do íleo. As artérias do íleo em geral suprem dois terços do íleo e o ramo mesentérico um terço (Schiltsky, 1966).

d. A **artéria ileocecocólica** (NAV: artéria ileocólica) surge do lado esquerdo do vaso paterno. Ela passa ventralmente e, logo após sua origem, emite o **ramo cólico.** De acordo com Schiltsky (1966), o ceco situa-se transversalmente cranial à abertura pélvica cranial quando o estômago está vazio; portanto, a artéria ileocecocólica passa para a direita e caudalmente no arco e corre cranialmente ao ceco, enquanto o ramo cólico situa-se no lado esquerdo e penetra no cólon ascendente caudoventralmente. Quando o estômago está parcial ou completamente cheio, o ceco situa-se na parede abdominal esquerda com seu ápice situado no lado esquerdo da abertura pélvica cranial; portanto, a artéria ileocecocólica corre caudalmente no lado direito do ceco, enquanto o ramo cólico dobra ventralmente e para a esquerda.

(1) O **ramo cólico** penetra no cólon ascendente e segue suas espirais. Ele também supre a flexura central e os giros centrípetos. Dorsalmente à flexura central do cólon ascendente ele anastomosa-se com a artéria cólica direita.

(2) A **artéria cecal** é o maior ramo do vaso paterno. Ela corre na prega ileocecal até ao ápice do ceco, suprindo sua faixa ventral.

(3) O **ramo mesentérico do íleo** é relativamente pequeno e corre paralelo com o íleo dentro do mesentério. Ele anastomosa-se com a primeira artéria do íleo e supre a parte terminal (aproximadamente um terço) do íleo.

e. A **artéria cólica direita** surge da superfície cranioventral da artéria mesentérica cranial. Ela às vezes surge por um tronco comum com a artéria cólica média. Supre os giros centrífugos do cólon ascendente e, dorsalmente à flexura central, anastomosa-se com o ramo cólico da artéria ileocecocólica. Além disso, um ou dois ramos pequenos surgem de seu segmento inicial e suprem a parte do cólon transverso que está adjacente ao cólon ascendente.

f. A **artéria cólica média** pode surgir, por um tronco comum com a artéria cólica direita, da artéria mesentérica cranial. Ela passa craniodorsalmente para a esquerda, acompanha o cólon transverso e supre-o por diversos ramos finos. Ela anastomosa-se com a artéria cólica esquerda. Às vezes a artéria cólica média, próximo de sua origem, divide-se num ramo que transcorre no cólon descendente e que se anastomosa com a artéria cólica esquerda, enquanto o outro ramo corre no sentido do cólon ascendente e anastomosa-se com a artéria cólica direita.

As **artérias renais** surgem da superfície lateral da aorta abdominal, ligeiramente caudal à origem da artéria abdominal cranial (Figs. 44-10, 11 e 12). A artéria renal direita surge um tanto mais cranial do que a artéria esquerda correspondente. A artéria renal direita passa ao longo da superfície dorsal da veia cava caudal e da glândula adrenal direita e, próximo ao hilo do rim, divide-se em diversos ramos. Durante seu percurso ela fornece pequenos ramos para a adrenal (*rami adrenales* [*suprarenales*] *caudales*), ureter (*ramus uretericus*) e para a cápsula do rim direito. A artéria renal esquerda passa dorsalmente à glândula adrenal e divide-se em diversos ramos antes de penetrar no hilo do rim esquerdo. Ela fornece ramos idênticos para a glândula adrenal e para o ureter.

As **artérias testiculares** surgem, ligeiramente caudal às origens das artérias renais, da aorta abdominal (Fig. 44-11). Suprem essencialmente os testículos e, por intermédio de ramos colaterais, também o epidídimo e o ducto deferente.

As **artérias ováricas** são o homólogo das artérias testiculares do macho (Figs. 44-10 e 12). Elas essencialmente suprem os ovários, incluindo o oviduto (*ramus tubarius*) e a parte cranial da tuba uterina (*ramus uterinus*).

A **artéria mesentérica caudal**, ímpar, surge próximo à terminação da aorta abdominal, de sua superfície ventral, a um nível entre a quinta e a sexta vértebras lombares (Figs. 44-10 e 12). Após transcorrer caudoventralmente ela logo divide-se, em seus ramos terminais, na superfície dorsal do cólon descendente. A **artéria cólica esquerda,** após transcorrer cranialmente no mesocólon, supre a maior parte do cólon descendente por intermédio de diversos pequenos ramos. Ela freqüentemente anastomosa-se, com ramos da artéria cólica média, próximo à transição do cólon transverso para o cólon descendente. Na ausência da artéria cólica média, a artéria cólica esquerda é bem desenvolvida, supre a área de vascularização da artéria cólica média (Schiltsky, 1966), finalmente anastomosando-se com ramos da artéria cólica direita. A **artéria retal cranial** é maior do que o vaso anterior. Após passar caudalmente, dorsalmente ao cólon descendente e ao reto, ela divide-se em diversos ramos, suprindo a parte terminal do cólon descendente, o reto e o ânus (Figs. 44-11 e 12). Ela anastomosa-se com ramos de ambas as artérias retais caudais, formando uma delicada rede vascular.

A **artéria ilíaca interna** surge como um ramo terminal da aorta abdominal aproximadamente de 1 a 1,5 cm caudal à origem da artéria ilíaca externa, ao nível da última vértebra lombar (Figs. 44-11 e 12).

Ela passa, no sentido da abertura pélvica, cranialmente ao longo do músculo ilíaco e, dentro da cavidade pélvica, situa-se entre o músculo citado e a parte intrapélvica do músculo obturatório externo. Ela perfura o ligamento sacrotuberal largo, no forame isquiático maior, e corre superficialmente, naquele ligamento, lateralmente à espinha isquiática e no sentido do forame isquiático menor, onde termina ao dividir-se na artéria glútea caudal e na artéria pudenda interna. Durante seu percurso ela emite os seguintes ramos:

a. A **artéria umbilical** surge próximo à origem do vaso paterno e corre ao longo da parede lateral da abertura pélvica cranial. Ela transcorre lateralmente até o ureter e, a seguir, um tanto cranialmente no sentido do ligamento lateral da bexiga urinária, onde libera as **artérias vesicais craniais**. Seu segmento distal é obliterado após o parto, formando o **ligamento redondo da bexiga urinária.** A artéria umbilical emite a artéria do ducto deferente no macho que é homóloga à artéria uterina na fêmea.

(1) A **artéria do ducto deferente** (*a. ductus deferentis*) surge da parede medial ou caudal da artéria umbilical, ligeiramente caudal à origem desta última. Após transcorrer cranioventralmente, lateralmente à glândula vesicular, ela libera caudalmente um delgado **ramo uretérico** para o ureter. Prossegue no sentido do ânulo inguinal profundo, torna-se incorporada no cordão espermático e desce no canal inguinal. Dentro do canal inguinal ela divide-se em diversos ramos que transcorrem no sentido do epidídimo ao longo do ducto deferente. Após passar entre a superfície medial do epidídimo e o testículo ela perfura a cauda do epidídimo. Os ramos da artéria do ducto deferente anastomosam-se com a artéria testicular, formando a **artéria testicular acessória** (Nunez e Getty, 1969).

(2) A **artéria uterina** corresponde à artéria anteriormente referida do macho. Ela surge da artéria umbilical, quase no mesmo lugar que surge a artéria do ducto deferente. Ela segue um percurso cranioventral tortuoso, no lado medial do ligamento largo e, ao atravessar a face profunda do ureter, emite o **ramo uretérico.** Ela avança no ligamento largo onde divide-se em diversos pequenos ramos que se anastomosam uns com os outros e estendem-se no sentido da curvatura menor da tuba uterina. Após dividirem-se mais uma vez suprem os cornos uterinos, o terço caudal da tuba uterina e o corpo e o cérvix do útero. Os ramos da artéria uterina anastomosam-se cranialmente com o ramo uterino (cranial) da artéria ovárica e caudalmente com o ramo uterino (caudal) da artéria urogenital.

b. A **artéria iliolombar** surge da superfície dorsolateral do vaso paterno ao longo da borda cranial da parte intrapélvica do músculo obturatório externo. Ela supre o músculo ilíaco e anastomosa-se com ramos da artéria circunflexa profunda do ílio e a artéria femoral (Bickhardt, 1961).

De acordo com Sisson e Grossman (1953), ela emite um ramo para o músculo quadríceps da coxa e para os músculos laterais da coxa, e ramificando-se nos músculos abdominais. Ela também pode dar origem à artéria epigástrica superficial caudal que, de outra forma, surge da artéria femoral profunda.

A **artéria obturatória** (Figs. 44-11 e 12), de acordo com a NAV (1968), surge da artéria iliolombar e supre a parte intrapélvica do músculo obturatório externo. Ela anastomosa-se com o ramo obturatório da artéria femoral circunflexa medial.

c. A **artéria glútea cranial** surge ao nível da incisura isquiática maior da artéria ilíaca interna e supre o músculo glúteo médio, o músculo glúteo acessório e o músculo glúteo profundo, anastomosando-se com a artéria circunflexa profunda do ílio e a sexta artéria lombar, bem como com os ramos sacrais da artéria sacral mediana (Koch, 1970).

d. A **artéria urogenital** surge da parede ventral da artéria ilíaca interna, oposta à origem da artéria glútea cranial (Figs. 44-11, 12 e 15). Ela divide-se nos ramos cranial e caudal no lado lateral da glândula vesicular no macho. O **ramo cranial** ramifica-se na glândula vesicular e, durante seu percurso cranioventral, emite as seguintes colaterais:

(1) O **ramo do ducto deferente** (*ramus ductus deferentis*) surge próximo à base da glândula vesicular, passando tortuosamente na face medial do ducto deferente. Ele supre o terço cranial do ducto deferente e, normalmente, anastomosa-se com a artéria do ducto deferente da artéria umbilical. Ele freqüentemente surge por um tronco comum com a artéria vesical caudal.

(2) A **artéria vesical caudal** corre ventralmente no colo da bexiga urinária, contribuindo com ramos para a rede arterial ao redor da uretra. Ela normalmente emite um delgado **ramo uretérico,** para a face medial da extremidade caudal do ureter.

(3) O **ramo prostático** é grande e passa ventralmente para a superfície dorsal da próstata, onde divide-se em dois ramos. Um deles, após transcorrer cranioventralmente, anastomosa-se com o ramo colateral para a glândula vesicular, formando um arco arterial para a próstata (Nunez e Getty, 1969). O outro ramo corre dorsocaudalmente e anastomosa-se com os ramos prostáticos do ramo caudal da artéria urogenital. Alguns deles passam para a superfície dorsolateral da uretra (*ramus urethralis*), formando uma rede arterial que se anastomosa com sua companheira do lado oposto.

O **ramo caudal** da artéria urogenital corre caudalmente entre as glândulas bulbouretrais e emite alguns ramos cranioventralmente, os quais, após anastomosarem-se com o ramo prostático, formam um arco arterial, conforme já foi mencionado. Ele supre o reto por intermédio da **artéria retal média** (*a. rectalis media*).

Na fêmea, de modo semelhante ao macho, a artéria urogenital divide-se nos ramos cranial e caudal. O **ramo cranial** transcorre caudoventralmente no sentido do terço cranial da vagina, na borda caudal do ligamento largo do útero. Ele divide-se em diversos ramos:

(1) O **ramo uterino** (caudal) continua craniolateralmente, perfurando a parede lateral do cérvix e o corpo do útero. Posteriormente, ele corre ao longo da superfície ventral do útero e anastomosa-se com os ramos da artéria uterina da artéria umbilical. Às vezes a artéria vesical caudal surge juntamente com o ramo uterino (caudal).

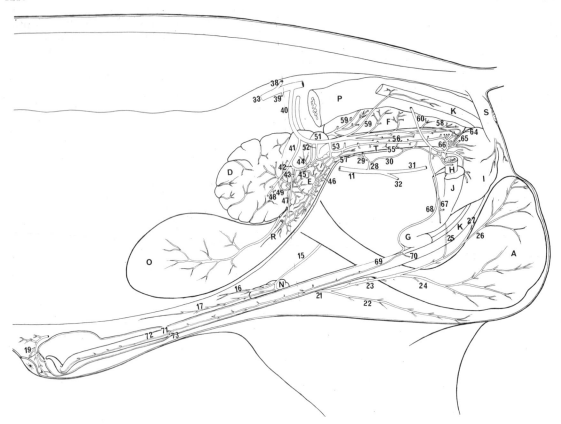

Figura 44-15. Artérias para o trato genital do varrão (esquemático).

A, Testículo direito; D, glândula vesicular direita; E, glândula próstata; F, glândula bulbouretral direita; G, pênis (flexura sigmóide); H, pilar do pênis (cortado fora do arco isquiático); I, músculo bulboesponjoso; J, músculo isquiocavernoso (parte removida); K, músculo retrator do pênis (cortado); N, nodos linfáticos escrotais (inguinais superficiais) (refletidos); O, bexiga urinária; P, reto; R, ureter (cortado); S, músculo esfíncter externo do ânus; T, uretra (a bainha do pênis e o saco prepucial foram abertos); 11, artéria circunflexa medial do fêmur; 15, artéria pudenda externa; 16, ramos laterais, e 17, ramos médios craniais da artéria epigástrica superficial caudal; 19, semicírculo arterial do prepúcio; 21, continuação de 15; 22, 23, ramos escrotais craniais; 24, ramo para o septo escrotal; 25, ramo anastomótico de 21 com 60; 26, ramo terminal medial de 21 e 22; 27, ramo terminal lateral de 21 e 22; 28, ramo obturatório de 11; 29, 30, ramos de 28; 31, ramo caudoproximal de 11; 32, continuação de 11; 33, artéria ilíaca interna; 38, artéria glútea caudal; 39, artéria obturatória; 40, artéria urogenital; 41, ramo cranial de 40; 42, ramo prostático; 43, arco arterial formado por 42 e 49; 44, arco arterial formado po 42 e 51; 45, ramos para a próstata de 43 e 44; 46, rede arterial da uretra; 47, artéria vesicular caudal; 48, ramo uretérico de 41; 49, ramo para a glândula vesicular; 51, ramo caudal de 40; 52, ramos anastomóticos de 51 para 42; 53, ramos anastomóticos de 51 a 60; 55, ramos ventrais de 53; 56, ramos mediais de 53; 57, ramos anastomóticos de 46 a 28; 58, artéria perineal dorsal; 59, ramo ao músculo retrator do pênis; 60, artéria pudenda interna; 64, ramos perineais; 65, ramo ao músculo isquiouretral; 66, ramos anastomóticos de 60 a 40; 67, ramo para anastomosar-se com 15; 68, artéria dorsal do pênis; 69, ramos laterais de 68; 70, ramo para o músculo retrator do pênis; 71, ramo prepucial de 68; 72, ramo superficial de 68; 73, ramo profundo de 68. (De Nunez e Getty, 1969.)

(2) A **artéria vesical caudal** passa cranioventralmente no sentido do colo da bexiga urinária, anastomosando-se com as artérias vesicais craniais emitidas da artéria umbilical. Ela emite lateralmente um delgado **ramo uretérico** para o ureter e outro **ramo uretral** para os terços cranial e médio da uretra. Este anastomosa-se com a artéria uretral, ramo da artéria pudenda interna, e desta anastomose um vaso delicado, por sua vez, anastomosa-se com o ramo obturatório da artéria femoral circunflexa medial (Nunez e Getty, 1969).

(3) O **ramo vaginal** corre caudalmente na parede lateral da vagina e, após anastomosar-se com ramos semelhantes do ramo caudal da artéria urogenital, supre os dois terços cranial e médio da vagina.

O **ramo caudal** corre caudalmente ao longo da superfície dorsal da vagina e do vestíbulo da vulva, e ao reto, suprindo-os (*a. rectalis media*).

e. A **artéria perineal dorsal** é a continuação do ramo caudal da artéria urogenital, após a origem da artéria retal média, em ambos os sexos (Fig. 44-15). No macho, ela transcorre caudalmente entre as glândulas bulbouretrais, onde emite numerosos ramos para suprirem a glândula e o músculo retrator do pênis, e um ramo anastomótico para a artéria pudenda interna (Nunez e Getty, 1969). Na fêmea, após passar medialmente à vagina, a qual supre, ela atinge o reto e a vulva. Ela continua medialmente ao músculo constritor do vestíbulo para atingir o músculo constritor da vulva, onde forma um círculo arterial. Ela supre o terço ventral do músculo esfíncter interno e externo do ânus, incluindo a gordura e a pele da região perineal. Próximo à sua origem ela libera um ramo, o qual, após transcorrer caudoventralmente, anastomosa-se com a artéria pudenda interna (Nunez e Getty, 1969). Ela emite a **artéria retal caudal** na fêmea, que supre à parte caudal do reto, o ânus, e o músculo coccígeo. Como uma variação, a artéria perineal dorsal surge da artéria glútea caudal em ambos os sexos (Nunez e Getty, 1969).

Existem variações entre as **artérias perineais dorsais** direita e esquerda do mesmo espécime. Às vezes uma delas é mais desenvolvida que a outra.

f. **Ramos musculares,** de três a seis em número, surgem da artéria ilíaca interna próximo da incisura isquiática menor. Um deles (*a. obturatoria*) passa mediodistalmente. Após suprir a parte intrapélvica do músculo obturatório externo, ela anastomosa-se com o ramo obturatório da artéria femoral circunflexa medial (Bickhardt, 1961). Outros ramos vascularizam de modo variável o músculo glúteo superficial, o músculo glúteo médio, o músculo glúteo profundo e o músculo piriforme. De acordo com Bickhardt (1961), um destes ramos anastomosa-se com a artéria glútea cranial.

g. A **artéria glútea caudal** é um dos ramos terminais da artéria ilíaca interna próximo à incisura isquiática menor (Figs. 44-11 e .12). Divide-se em diversos ramos, que suprem o músculo gluteobíceps, o músculo piriforme, o músculo glúteo médio, o músculo semitendinoso e o músculo semimembranoso. Ela anastomosa-se com ramos da artéria circunflexa profunda do ílio e a artéria femoral circunflexa medial. No macho, ela pode dar origem à **artéria retal caudal.**

h. A **artéria pudenda interna** é o outro ramo terminal da artéria ilíaca interna próximo da incisura isquiática menor (Figs. 44-11, 12 e 15) ou cranial a ela. Ela perfura o ligamento sacrotuberal largo e penetra na parte retroperitoneal da cavidade pélvica. Ela passa caudoventralmente sobre o músculo obturatório externo no sentido do arco isquiático, acompanhando a veia satélite e o nervo pudendo. Ela emite os seguintes ramos:

(1) Ramos musculares para a parte intrapélvica do músculo obturatório externo.

(2) A **artéria uretral** passa cranialmente para a parede lateral da uretra, onde anastomosa-se com sua companheira do lado oposto bem como com o ramo uretral da artéria urogenital, formando uma rede arterial.

(3) A **artéria perineal ventral** passa dorsocaudalmente para a região perineal, entre o músculo retrator do pênis e o músculo esfíncter externo do ânus. Ela supre o músculo isquiouretral e a fáscia e a pele da região perineal ventral. De acordo com a NAV (1968), no porco, a **artéria retal caudal** surge da artéria perineal ventral quando ela não se origina da artéria glútea caudal. Alguns dos ramos da artéria perineal ventral ramificam-se na parede escrotal caudal (*rami scrotales caudales*).

A **artéria retal caudal** possui origem variável; ela pode surgir da artéria ilíaca interna (Bickhardt, 1961) e da artéria glútea caudal ou da artéria pudenda interna (Nunez e Getty, 1969).

(4) A **artéria do pênis** é a continuação da artéria pudenda interna ao redor do arco isquiático. Ela divide-se nos seguintes vasos: na **artéria do bulbo do pênis** (*a. bulbi penis*); na **artéria profunda do pênis** (*a. profunda penis*), que supre o corpo cavernoso do pênis; e na **artéria dorsal do pênis.** Esta última divide-se nos ramos direito e esquerdo além da segunda dobra da flexura sigmóide. O ramo esquerdo é relativamente menos desenvolvido que o ramo correspondente direito; tanto o ramo direito como o esquerdo emitem um ramo delgado para o músculo retrator do pênis. O ramo esquerdo, a seguir, transcorre ventrolateralmente e, próximo do fórnice prepucial, divide-se nos ramos prepucial, superficial e profundo. O **ramo prepucial** penetra na bainha prepúcia e anastomosa-se com a artéria pudenda externa. O **ramo superficial** passa entre a lâmina prepucial interna e a túnica albugínea do pênis, enquanto o **ramo profundo,** após perfurar a túnica albugínea, ramifica-se no corpo cavernoso do pênis.

(4a) Na fêmea a artéria pudenda interna torna-se a **artéria do clitóris,** próximo ao arco isquiático, a qual, de modo variável, divide-se na **artéria do bulbo do vestíbulo,** na **artéria profunda do clitóris** e na **artéria dorsal do clitóris.** A artéria do bulbo do vestíbulo, após transcorrer caudalmente na parede vaginal lateral, supre o bulbo do vestíbulo. Após a artéria anterior, surgem os **ramos vestibulares** (Nunez e Getty, 1969), que correm caudalmente no sentido do músculo constritor do vestíbulo, anastomosando-se com os ramos correspondentes da artéria urogenital. A **artéria profunda do clitóris** surge do ramo caudal do vaso paterno ou juntamente com os ramos vestibulares. Ela corre cranioventralmente no sentido dos pilares do clitóris. A **artéria dorsal do clitóris** continua o vaso paterno ventralmente ao arco isquiático e, após transcorrer caudalmente na parede lateral do corpo do clitóris, o penetra.

Às vezes a **artéria dorsal do clitóris,** de ambos os lados, surge por um tronco comum da artéria esquerda do clitóris (Nunez e Getty, 1969).

MEMBRO PÉLVICO

A **artéria ilíaca externa** surge da aorta abdominal ventralmente à última vértebra lombar, um tanto cranialmente ao promontório sacral (Fig. 44-10). Ela transcorre caudolateralmente em paralelo com a face medial do músculo iliopsoas até a origem do músculo sartório, onde dobra ventrocaudalmente e deixa a cavidade abdominal através do ânulo femoral. Daí em diante, ela passa ao longo da face profunda do músculo sartório e continua na coxa como a artéria femoral. Os principais ramos da artéria ilíaca externa são (Fig. 44-16):

1. A **artéria circunflexa profunda do ílio** surge do vaso paterno e, após passar ventrolateralmente ao longo da face ventral do músculo iliopsoas, divide-se num ramo cranial e outro caudal. Próximo à sua origem ela fornece ramos para os nodos linfáticos ilíacos laterais. O ramo cranial estende-se cranioventralmente na face profunda do músculo transverso do abdome; ao dividir-se em diversos ramos ela vasculariza o músculo citado, o músculo oblíquo interno do abdome, o músculo reto do ab-

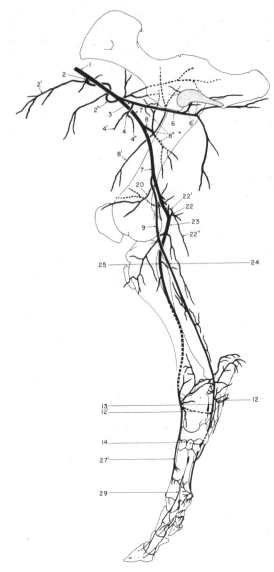

Figura 44-16. Suprimento de sangue arterial ao membro pélvico do suíno doméstico através da artéria ilíaca externa; vista medial, esquemática.

1, Artéria ilíaca externa; 2, artéria circunflexa profunda do ílio; 2', ramo cranial; 2", ramo caudal; 3, artéria femoral profunda; 4, tronco pudendoepigástrico; 4', artéria epigástrica caudal (profunda); 4", artéria pudenda externa; 6, artéria circunflexa medial do fêmur; 6', ramo obturatório; 7, artéria femoral; 8, artéria circunflexa lateral do fêmur; 8', ramo descendente de 8; 8", continuação de 8; 9, artéria safena; 10, ramos maleolares mediais; 11, continuação de 9; 12, artéria plantar lateral; 12', ramo perfurante proximal acessório; 13, artéria plantar medial; 14, ramo perfurante proximal; 20, artéria descendente do joelho; 22, artéria femoral caudal; 22', ramo ascendente; 22", ramo descendente; 23, artéria poplítea; 24, artéria tibial caudal; 25, artéria tibial cranial; 27', artéria metatársica dorsal III; 29, artéria digital dorsal comum (pedal) II. (De Ghoshal e Getty, 1968.)

dome, o músculo tensor da fáscia lata e a fáscia e pele da região do flanco. O ramo caudal, ligeiramente caudal à tuberosidade da coxa, perfura a parede abdominal e, ao atingir a face profunda do músculo tensor da fáscia lata, divide-se em diversos ramos, vascularizando o músculo citado, o músculo reto da coxa, o músculo vasto lateral, o músculo glúteo médio, o músculo gluteobíceps e os nodos linfáticos subilíacos. Ele também vasculariza extensamente a fáscia e a pele do flanco.

2. A **artéria femoral profunda** surge da artéria ilíaca externa próximo da borda cranial do púbis. Ela passa medialmente à parte caudal do músculo sartório e um tanto ventralmente ao *pecten ossis pubis*, entre o músculo iliopsoas e o músculo obturatório externo até ao músculo adutor, onde termina em diversos ramos. Os principais ramos são:

A. O **tronco pudendoepigástrico** surge da artéria femoral profunda medialmente à parte caudal do músculo sartório e continua no sentido do ânulo inguinal profundo, onde divide-se na artéria epigástrica caudal (profunda) e na artéria pudenda externa. As artérias citadas podem surgir separadamente da artéria femoral profunda sem formar um tronco.

a. A **artéria epigástrica caudal** (profunda) passa ao longo da face profunda do músculo reto do abdome. Após suprir esse músculo ela anastomosa-se com a artéria epigástrica cranial, artéria abdominal cranial e artéria circunflexa profunda do ílio. Ela também anastomosa-se com os ramos da artéria pudenda externa. Além disso ela emite, para a bexiga urinária, a **artéria vesical média.**

b. A **artéria pudenda externa** desce através do canal inguinal, emergindo no ânulo inguinal superficial (Fig. 44-17). Ela emite a artéria epigástrica superficial caudal que corre cranialmente ao longo da face superficial do músculo reto do abdome e supre esse músculo extensamente; finalmente, ela anastomosa-se com a artéria epigástrica superficial cranial. Ela fornece ramos para o cordão espermático, prepúcio e escroto no macho, enquanto na fêmea ela supre os quatro complexos mamários caudais e o períneo, onde anastomosa-se com a artéria pudenda interna. A **artéria cremastérica** é um vaso delgado presente em ambos os sexos (Nunez, 1964). Ela possui uma origem variável no tronco pudendoepigástrico em referência à artéria femoral profunda, artéria circunflexa profunda do ílio ou artéria pudenda externa. Ela supre o músculo cremáster tanto no macho como na fêmea.

B. A **artéria circunflexa medial do fêmur** é a continuação da artéria femoral profunda além da origem do tronco pudendoepigástrico (Figs. 44-11, 12, 15 e 16). Ela passa caudodistalmente através do músculo adutor entre as faces apostas do músculo semitendinoso e o músculo gluteobíceps até os nodos linfáticos poplíteos. Ela fornece colaterais para o músculo pectíneo, músculo obturatório externo, músculo gluteobíceps, músculo adutor, músculo quadrado da coxa, músculos gêmeos, músculo semimembranoso, músculo semitendinoso e para o músculo grácil. Um desses ramos anastomosa-se com a artéria glútea cranial na superfície lateral do músculo glúteo profundo.

O **ramo obturatório** normalmente é único e passa dorsocranialmente através do forame obturatório, supre a parte intrapélvica do músculo obturatório externo e do músculo coccígeo e anastomosa-se com a artéria obturatória emitida pela artéria iliolombar, artéria pudenda interna ou artéria ilíaca interna. Além disso, o ramo obturatório anastomosa-se com a artéria urogenital (NAV: *a. prostatica* no macho ou *a. vaginalis* na fêmea) na parede lateral da uretra, ou com os ramos musculares da artéria pudenda interna.

A **artéria femoral** é a extensão distal da artéria ilíaca externa no membro pélvico além do ânulo femoral. Ela passa entre as duas partes do músculo sartório e desce no canal femoral. Ela continua através da região poplítea e torna-se a artéria poplítea ao correr entre as duas partes do músculo gastrocnêmio. Imediatamente após penetrar no canal femoral ela emite ramos para o músculo ilíaco, o músculo sartório, o músculo pectíneo, o músculo adutor e o músculo semimembranoso. Alguns de seus ramos anastomosam-se com a artéria iliolombar e a artéria circunflexa profunda do ílio. Seus principais ramos são (Fig. 44-16):

1. A **artéria circunflexa lateral do fêmur** é grande e, após correr lateralmente por curta distância entre o músculo reto da coxa e o músculo vasto medial, divide-se num distinto ramo ascendente e descendente. O primeiro divide-se em diversos ramos musculares ao longo da face profunda do músculo vasto lateral para o músculo quadríceps da coxa, o músculo glúteo médio e profundo, o músculo tensor da fáscia lata e o músculo gluteobíceps. Ela anastomosa-se com a artéria femoral caudal e a artéria descendente do joelho próximo da patela, e também com a artéria circunflexa profunda do ílio e a artéria glútea caudal. Às vezes a artéria nutrícia do fêmur surge dela. O **ramo descendente** (anteriormente à artéria femoral cranial) corre distocranialmente e vasculariza o músculo reto da coxa, o músculo vasto medial, o músculo sartório, e o músculo ilíaco e anastomosa-se com a artéria circunflexa profunda do ílio.

2. A **artéria safena** é o ramo mais extenso do vaso paterno. Ela passa subcutânea e distocaudalmente e, próximo da metade da perna, situa-se cranialmente ao tendão calcâneo comum. Ela descende ao longo da superfície medial da tuberosidade calcânea e, ligeiramente distal à estrutura anterior, emite os **ramos maleolares mediais,** que se ramificam na superfície dorsomedial do tarso e anastomosam-se com a artéria dorsal do pé. Neste local ela também libera os **ramos calcâneos,** que são distribuídos ao redor da tuberosidade calcânea, e na fáscia e pele na superfície lateral do tarso. Ao nível do sustentáculo do talo a artéria safena divide-se na artéria plantar medial e na artéria plantar lateral. Durante seu percurso na coxa e perna ela destaca diversas pequenas ramificações para a fáscia e a pele na superfície craniomedial da articulação do joelho e para a superfície medial da perna (Fig. 44-18).

a. Ao nível da articulação tarsocrural a **artéria plantar medial** emite um ramo medial que se abre na artéria digital plantar comum II, próximo da articulação do boleto, perto da origem deste. Próximo da base dos grandes ossos metatársicos ela libera um **ramo profundo,** o qual, após transcorrer lateralmente entre os músculos interósseos e o metatarso, anastomosa-se com a artéria plantar lateral, constituindo o arco plantar profundo (proximal). O **ramo superficial** da artéria plantar medial, aproximadamente na metade do metatarso, emite a artéria digital dorsal comum (pedal) II (na ausência de uma artéria metatársica dorsal correspondente), a qual, após passar através do segundo espaço intermetatársico, aparece dorsalmente e, ligeiramente proximal à articulação do boleto, divide-se nas artérias digitais dorsais próprias (pedais) II e III, que descem ao longo da superfície axial do segundo dígito e a superfície abaxial do terceiro dígito, respectivamente. A artéria digital dorsal (abaxial) própria (pedal) III recebe mais extensões do ramo plantar da falange proximal da artéria digital plantar comum III ou de seu ramo terminal axial próximo da metade da falange proximal. O ramo superficial da artéria plantar medial desce ao longo da face medial dos tendões flexores e, na superfície plantar da articulação do boleto, forma o arco plantar superficial, de modo parecido com um ziguezague, juntamente com o ramo medial da artéria plantar lateral. Na superfície plantar das articulações dos boletos dos dígitos principais tanto o arco plantar superficial como o arco plantar profundo (distal) estão ligados um ao outro.

(1) A **artéria digital plantar comum II** surge do ramo superficial da artéria plantar medial na superfície plantar da articulação do boleto do segundo dígito e, próximo a sua origem, recebe o ramo medial da artéria plantar medial. Ela logo divide-se nas artérias digitais plantares próprias II e III ao longo da superfície axial do segundo dígito e na superfície abaxial do terceiro dígito. A artéria digital plantar (abaxial) própria III recebe o ramo plantar da falange proximal do vaso paterno ou de seu ramo terminal axial (*a. digitalis plantaris propria III*) próximo da metade da falange proximal. Ela penetra na falange distal através de um forame para anastomosar-se com a artéria digital plantar (abaxial) própria III formando o **arco terminal.**

(2) A **artéria digital plantar comum IV** surge do ramo superficial da artéria plantar medial ligeiramente distal ao vaso anterior. Em seu percurso ela recebe a artéria plantar lateral e, após curto percurso, divide-se nas artérias digitais plantares próprias IV e V, que descem ao longo da superfície abaxial do quarto dígito e da superfície axial do quinto dígito, respectivamente. A artéria digital plantar (abaxial) própria IV recebe o ramo plantar da falange proximal do vaso paterno ou de seu ramo terminal axial (*a. digitalis plantaris propria IV*) próximo da metade da falange proximal. Após transcorrer ao longo da superfície abaxial do quarto dígito, ela penetra na falange distal através de um forame. Dentro do osso, ela anastomosa-se com a artéria digital plantar (axial) própria IV, constituindo o **arco terminal.**

(3) A **artéria digital plantar comum III** continua o ramo superficial da artéria plantar medial ao longo das superfícies plantares das articulações dos boletos dos dígitos principais. Próximo da metade da falange proximal ela fornece os ramos plantares, os quais, após transcorrerem profundamente aos tendões flexores ao longo da superfície plantar da falange proximal, anastomosam-se com as artérias

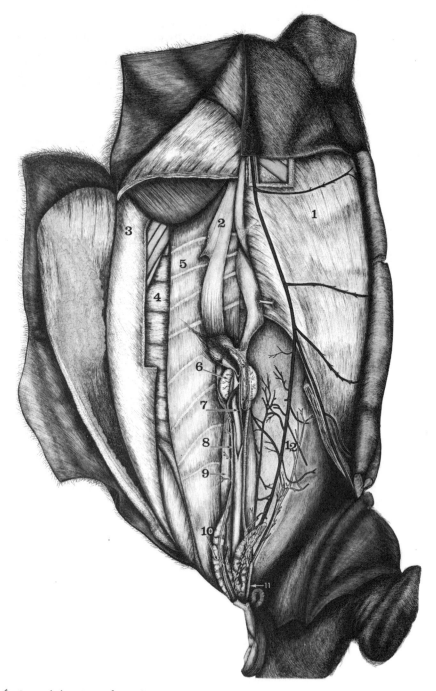

Figura 44-17. Órgãos genitais externos do varrão.

1, Músculo oblíquo externo do abdome; 2, músculo prepucial cranial; 3, músculo oblíquo interno do abdome; 4, músculo transverso do abdome; 5, músculo reto do abdome; 6, divertículo prepucial; 7, glande do pênis; 8, artéria epigástrica superficial caudal; 9, músculo prepucial caudal; 10, nodos linfáticos escrotais; 11, vasos pudendos externos; 12, vasos epigástricos superficiais caudais.

digitais plantares (abaxiais) próprias III e IV, respectivamente. Após suas anastomoses os ramos plantares da falange proximal estendem-se mais adiante até as superfícies dorsomedial e dorsolateral dos dígitos principais, onde finalmente anastomosam-se com as artérias digitais dorsais (abaxiais) próprias (pedais) III e IV, respectivamente. Posteriormente, a artéria digital plantar comum III divide-se nas artérias digitais plantares (axiais) próprias III e IV, que descem ao longo das superfícies axiais do terceiro e do quarto dígitos. Às vezes os ramos plantares da falange proximal sur-

CORAÇÃO E ARTÉRIAS DO SUÍNO

gem das artérias digitais plantares (axiais) próprias III e IV. Próximo à origem dos vasos anteriores, duas artérias intergitais são emitidas, as quais, após atravessarem o espaço interdigital dos dígitos principais, anastomosam-se com as artérias correspondentes digitais dorsais (axiais) próprias (pedais) III e IV. As outras ramificações e disposições são idênticas às do membro torácico.

b. A **artéria plantar lateral,** após cruzar obliquamente o tendão flexor digital superficial, desce no sulco formado pelos tendões flexores e o ligamento plantar longo e anastomosa-se com o ramo perfurante proximal acessório (NAV: *a. tarsea perforans proximalis*) da artéria dorsal do pé. Ligeiramente distal à base dos grandes ossos metatársicos, ela fornece um ramo anastomótico que, após transcorrer medialmente entre o metatarso e os músculos interósseos, auxilia na formação do arco plantar profundo (proximal). Próximo da metade do metatarso ela emite a artéria digital dorsal comum (pedal) IV (na ausência da artéria metatársica dorsal correspondente), a qual, após atravessar o quarto espaço intermetatársico, aparece na superfície dorsal no terço distal desta região. Ligeiramente proximal à articulação do boleto ela divide-se nas artérias digitais dorsais próprias (pedais) IV e V, que transcorrem ao longo da superfície abaxial do quarto dígito e da superfície axial do quinto dígito, respectivamente. A artéria plantar lateral continua distalmente e, um tanto proximal à articulação do boleto, libera a artéria metatársica plantar IV e se esvazia na artéria digital plantar comum IV na superfície plantar da articulação do boleto do quinto dígito. A primeira desce entre o metatarso e os músculos interósseos e contribui na formação do arco plantar profundo (distal). Durante seu percurso a artéria plantar lateral fornece ramos para a fáscia e ligamentos na superfície plantar do tarso e dos tendões flexores.

3. A **artéria descendente do joelho** surge da artéria femoral, ligeiramente distal à origem da artéria safena (Fig. 44-16). Ela passa craniodistalmente ao longo da borda caudal do músculo vasto medial e ramifica-se extensamente dentro daquele músculo, estendendo-se até a superfície medial da articulação do joelho. Ela também supre o músculo reto da coxa e a pele cranialmente à articulação do joelho. Às vezes, lateralmente à tróclea patelar, ela anastomosa-se com o ramo descendente da artéria circunflexa lateral do fêmur.

4. A **artéria femoral caudal** surge da artéria femoral na região poplítea antes dela passar entre as duas partes do músculo gastrocnêmio. Após curto percurso ela divide-se em dois ramos.

a. O **ramo ascendente** passa lateralmente e atinge a superfície profunda do músculo gluteobíceps. Ele fornece ramos para o músculo citado, para o músculo vasto lateral, músculo adutor, parte lateral do músculo gastrocnêmio e para a superfície lateral da articulação do joelho. Ele às vezes anastomosa-se com a artéria circunflexa lateral do fêmur e com a artéria poplítea.

b. O **ramo descendente** supre essencialmente o músculo gastrocnêmio e o músculo flexor superficial dos dedos e, às vezes, os nodos linfáticos poplíteos superficiais. Na superfície lateral da tuberosi-

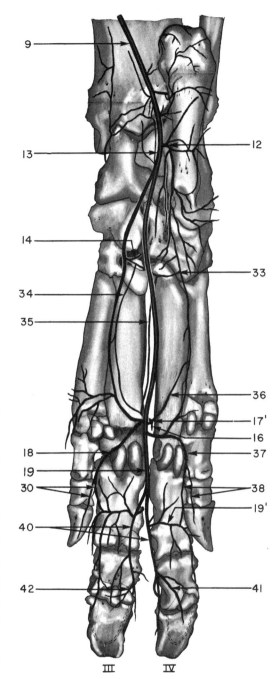

Figura 44-18. Artérias da parte distal do membro pélvico direito do suíno doméstico; vista plantar, esquemática.

9, Artéria safena; 11, continuação de 9; 12, artéria plantar lateral; 13, artéria plantar medial; 14, ramo perfurante proximal; 16, ramo perfurante distal; 17', arco plantar profundo (distal); 18, artéria digital plantar comum II; 19, artéria digital plantar comum III; 19', ramo plantar da falange proximal; 30, artérias digitais plantares próprias II e III; 33, arco plantar profundo (proximal); 34, artéria metatársica plantar II; 35, artéria metatársica plantar III; 36, artéria metatársica plantar IV; 37, artéria digital plantar comum IV; 38, artérias digitais plantares próprias IV e V; 40, artérias digitais plantares próprias III e IV; 41, ramo a região bulbar; 42, ramo plantar da falange proximal. (De Ghoshal e Getty, 1968.)

dade calcânea ele anastomosa-se com a artéria safena.

A **artéria poplítea** continua entre as duas partes do músculo gastrocnêmio, ao qual fornece um ramo, dividindo-se finalmente na artéria tibial cranial e na artéria tibial caudal profundamente ao músculo poplíteo (Fig. 44-16). Durante seu percurso ela variavelmente emite a **artéria proximal lateral do joelho**, a **artéria média do joelho**, a **artéria distal lateral do joelho** e a **artéria distal medial do joelho** ao nível dos côndilos femorais. Elas suprem, em geral, os meniscos, a cápsula articular, o pericôndrio e a gordura sob os ligamentos patelares. A **artéria proximal lateral do joelho** anastomosa-se com a artéria femoral caudal, a artéria poplítea e a artéria tibial cranial (Bickhardt, 1961; Koch, 1965).

1. A **artéria tibial cranial** assume a continuação distal da artéria poplítea e, após perfurar a membrana interóssea crural, aparece na superfície cranial da perna. Após emergir através do espaço interósseo da perna, ela emite a **artéria recorrente tibial cranial**, a qual, após dividir-se num ramo ascendente e descendente, supre o músculo fibular longo, o músculo fibular terceiro, o músculo tibial cranial, o músculo extensor longo dos dedos (incluindo o extensor do dedo III), o músculo extensor longo do dedo I e o músculo extensor lateral dos dedos. Ligeiramente distal à artéria anterior, outro ramo (NAV: *a. interossea cruris*) surge da artéria tibial cranial e fornece ramos para o músculo extensor lateral dos dedos, músculo extensor longo do dedo I e o músculo tibial cranial. As **artérias nutrícias** tanto da tíbia como da fíbula surgem deste vaso e penetram nos ossos respectivos através dos forames nutrícios. A artéria tibial cranial cruza a face profunda do músculo extensor longo do dedo I e, ao nível da tuberosidade calcânea, destaca um ramo lateralmente para suprir o músculo extensor lateral dos dedos e a cápsula articular da superfície lateral do tarso. Ela desce sob o retináculo extensor proximal e continua como a artéria dorsal do pé opostamente à articulação tarsocrural (Fig. 44-19). Durante seu percurso ela fornece ramos para a parte medial do músculo gastrocnêmio, músculo poplíteo, superfície caudal da cápsula articular do joelho e para o periósteo dos ossos da perna.

A **artéria dorsal do pé** emite na superfície flexora do tarso a **artéria társica lateral** e a **artéria társica medial**. A primeira emite o ramo perfurante proximal acessório (NAV: *a. tarsea perforans proximalis*) ao nível da articulação tarsocrural que, após transcorrer entre o talus e o calcâneo da articulação intertársica proximal, anastomosa-se com a artéria plantar lateral. De modo semelhante, a artéria dorsal do pé emite o ramo perfurante proximal (NAV: *a. tarsea perforans distali*) que, após atravessar o canal társico, anastomosa-se com a artéria plantar medial, constituindo o arco plantar profundo (proximal). Uma extensa **rede társica dorsal** é formada na superfície flexora do tarso entre os tendões extensores e a cápsula articular para a qual o ramo perfurante proximal contribui. A artéria dorsal do pé desce sob o retináculo extensor distal no espaço interósseo entre o terceiro e quarto metatársicos, como a artéria metatársica dorsal III por baixo do músculo ex-

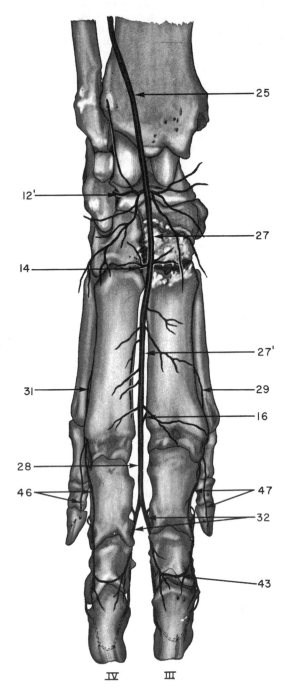

Figura 44-19. Artérias da parte distal do membro pélvico direito do suíno doméstico; vista dorsal, esquemático.

12', Ramo perfurante proximal acessório; 14, ramo perfurante proximal; 16, ramo perfurante distal; 25, artéria tibial cranial; 27, artéria dorsal do pé; 27', artéria metatársica dorsal III; 28, artéria digital dorsal comum (pedal) III; 29, artéria digital dorsal comum (pedal) II; 31, artéria digital dorsal comum (pedal) IV; 32, artérias digitais dorsais próprias (pedais) III e IV; 43, ramo dorsal da falange média; 46, artérias digitais dorsais próprias (pedais) IV e V; 47, artérias digitais dorsais próprias (pedais) II e III. (De Ghoshal e Getty, 1968.)

tensor curto dos dedos. As origens das artérias metatársicas dorsais, semelhantemente às artérias metacárpicas correspondentes, são extremamente variáveis. Às vezes as artérias metatársicas dorsais II, III e IV surgem da artéria dorsal do pé ou da rede társica dorsal. Durante seu percurso, a artéria metatársica dorsal III anastomosa-se com a artéria plantar correspondente por intermédio do ramo perfurante distal ligeiramente proximal às articulações dos boletos dos dígitos principais. Ela continua mais adiante como a artéria digital dorsal comum (pedal) III, a qual, próximo à metade da falange proximal, divide-se nas artérias digitais dorsais (axiais) próprias (pedais) III e IV, que se estendem ao longo das superfícies axiais do terceiro e quarto dígitos. Cada artéria anastomosa-se com a artéria digital plantar correspondente por intermédio de uma **artéria interdigital** que atravessa o espaço interdigital.

2. A **artéria tibial caudal** é o outro ramo terminal da artéria poplítea. A princípio, ela transcorre distalmente entre o músculo poplíteo e o músculo flexor longo do dedo I por baixo do músculo tibial caudal e, daí em diante, entre este último músculo e o músculo flexor longo dos dedos. Ela vasculariza todas as partes do músculo flexor profundo dos dedos.

BIBLIOGRAFIA

Badawi, H. 1959. Arterien und Venen der Vordergliedmasse des Schweines. Dissertation, Tierärztliche Hochschule, Hannover, Germany.
Becker, H. 1960. Arterien und Venen am Kopf des Schweines. Dissertation, Tierärztliche Hochschule, Hannover, Germany.
Bickhardt, K. 1961. Arterien und Venen der Hintergliedmasse des Schweines. Dissertation, Tierärztliche Hochschule, Hannover, Germany.
Canova, P. 1909. Die Arteriellen Gefässe des Bulbus und seiner Nebenorgane bei Schaf und Ziege. Dissertation (Med. Vet. Fakultät), Zurich, Switzerland.
Christensen, G. C., and F. L. Campeti. 1959. Anatomic and functional studies of the coronary circulation in the dog and pig. Am. J. Vet. Res. 20:18-26.
Daniel, P. M., J. D. K. Dawes and M. M. L. Prichard. 1953. Studies of the carotid rete and associated arteries. Phil. Trans. Roy. Soc. Lond. Series B., 237:173-208.
Fleschsig, G. and I. Zintzsch. 1969. Die Arterien der Schadelbasis des Schweines. Anat. Anz. 125:206-219.
Getty, R., and N. G. Ghoshal. 1967. Applied anatomy of the sacrococcygeal region of the pig as related to tail-bleeding. Vet Med Small Anim. Clin. 62:361-367.
Ghoshal, N. G. 1973. Significance of so-called perforating tarsal artery of domestic animals. Anat. Anz. 134:289-297.
Ghoshal, N. G. and R. Getty. 1968. The arterial blood supply to the appendages of the domestic pig (Sus scrofa domesticus). Iowa State J. Sci. 43:125-152.
Ghoshal, N. G., and R. Getty. 1970. Comparative morphological study of the major arterial supply to the thoracic limb of the domestic animals. Anat. Anz. 127:422-443.
Ghoshal, N. G., and R. Getty. 1970. Comparative morphological study of the major arterial supply to the pelvic limb of the domestic animals. Zbl. Vet. Med. A 17:453-470.
Heeschen, W. 1958. Arterien und Venen am Kopf des Schafes. Dissertation, Tierärztliche Hochschule, Hannover, Germany.
Jenke, W. 1919. Die Gehrinarterien des Pferd, Hundes und Schweines. Vergleichen mit denen des Menschen. Dissertation (Med. Vet. Fakultät) Leipzig.
Kähler, W. 1960. Arterien der Körperwand des Schweines. Dissertation, Tierärztliche Hochschule, Hannover, Germany.
Kaplan, H. A. 1956. Arteries of the brain, an anatomic study. Acta Radiol. (Stockh.) 46:364-370.
Kitchell, R. L., C. E. Stevens and C. C. Turbes. 1957. Cardiac and aortic arch anomalies, hydrocephalus, and other abnormalities in newborn pigs. J. Am. Vet. Med. Assoc. 130:453-457.
Koch, T. 1965. Lehrbuch der Veterinär-Anatomie. Band III, Jena, VEB Gustav Fischer Verlag.

Koch, T. 1970. Lehrbuch der Veterinär-Anatomie. Band III, 2nd edition. Jena, VEB Gustav Fischer Verlag.
Mall, F. P. 1911. On the muscular architecture of the ventricles of the human heart. Am. J. Anat. 11:211-266.
Merz, J. 1911. Über die Arterien der Schulterextremität von Rind und Schwein mit besonderer Berücksichtigung ihrer Anlage. Österreichische Wochenschrift für Tierheilkunde 34-35:93-151.
Nickel, R., and R. Schwarz. 1963. Vergleichende Betrachtung der Kopfarterien der Haussäugetiere (Katze, Hund, Schwein, Rind, Schaf, Ziege, Pferd). Zbl. Vet. Med. 19(A):89-120.
Nomina Anatomica Veterinaria. 1968. International Committee on Vet. Anat. Nomen. Vienna, Austria, Printed by Adolf Holzhausen's Successors.
Nunez, Q. 1964. Blood vessels of the genitalia and accessory genital organs of swine, M. S. Thesis. Ames, Iowa, Library Iowa State University.
Nunez, Q. and R. Getty. 1969. Arterial supply to the genitalia and accessory genital organs of swine. Iowa State J. Sci. 44:93-126.
Prince, J. H., D. C. Diesem, I. Eglitis and G. L. Ruskell. 1960. Anatomy and Histology of the Eye and Orbit in Domestic Animals. Springfield, Charles C Thomas.
Schiltsky, R. 1966. Arterien der Verdavungsorgane in Bauch- und Beckenhöhle einschliesslich Leber, Bauchspeicheldrüsse und Milz des Schweines. Dissertation, Tierärztliche Hochschule, Hannover, Germany.
Schmidt. K. 1910. Die Arteriellen Kopfgefässe des Rindes. Dissertation (Med. Vet. Fakultät), Zurich, Switzerland.
Schwarz, R. 1959. Arterien und Venen am Kopf der Ziege. Dissertation, Tierärztliche Hochschule, Hannover, Germany.
Schwarze, E. and L. Schröder. 1964. Kompendium der Veterinär-Anatomie, Band III. Jena, VEB Gustav Fischer Verlag.
Shaner, R. F. 1928. The development of the muscular architecture of the ventricles of the pig's heart, with a review of the adult heart and a note on two abnormal mammalian hearts. Anat. Rec. 39:1-35.
Sisson, S. and J. D. Grossman. 1953. The Anatomy of the Domestic Animals. 4th ed. Philadelphia, W. B. Saunders Company.
Smollich, A. and R. Berg. 1960. Systematische Untersuchungen über Ursprung und Aufzweigung der Äste des Aortenbogens beim Hausschwein (Sus scrofa domesticus). Monatschefte für Veterinärmedizin, 15:489-492.
Tandler, J. 1899. Zur Vergleichenden Anatomie der Kopfarterien bei den Mammalia. Denkschr. Akad. Wiss. Wien 67:677-784.
Zietzschmann, O., E. Ackernecht and H. Grau. 1943. Ellenberger-Baum: Handbuch der vergleichenden Anatomie der Haustiere. 18th ed., Berlin, Springer Verlag.

CAPÍTULO 45

SISTEMA LINFÁTICO DO SUÍNO

L. I. Saar *e* R. Getty

CENTROS LINFÁTICOS DA CABEÇA

CENTRO LINFÁTICO MANDIBULAR

Linfonodos mandibulares (Figs. 45-1 e 2). Os **linfonodos mandibulares** estão localizados na borda caudoventral da mandíbula na face lateral do músculo esterno-hióideo. Estão cobertos lateralmente pelos músculos cutâneos e pela glândula parótida, estando situados ventromedialmente à mandíbula e em posição rostral em relação à glândula mandibular. Normalmente os linfonodos estão localizados em posição ventral à veia linguofacial, mas freqüentemente eles se estendem até a face dorsomedial da veia. Normalmente eles formam uma massa de linfonodos de 2 a 3 cm de comprimento e 1,5 a 2,5 cm de largura. Os vasos aferentes provêm de regiões da mandíbula que incluem a pele, músculos superficiais e profundos daquela área, toda a língua, membranas mucosas do assoalho da boca, amígdalas, bochechas e o terço rostral da cavidade nasal, focinho e lábio superior. Os vasos linfáticos eferentes passam para os linfonodos cervicais superficiais ventral e dorsal e também aos linfonodos mandibulares acessórios. Ocasionalmente alguns vasos linfáticos eferentes se dirigem aos linfonodos retrofaríngeos laterais.

Linfonodos mandibulares acessórios (Figs. 45-1 e 2). Os **linfonodos mandibulares acessórios** são encontrados em relação ventral à veia linguofacial onde ela termina na veia jugular externa. Eles estão situados caudalmente à glândula mandibular no músculo esternomastóideo e estão completamente cobertos pela glândula parótida. Os vasos linfáticos aferentes provêm de todas as áreas descritas para os aferentes dos linfonodos mandibulares. Os aferentes provêm também das porções ventrais do pescoço e das porções craniais (ventral) da região torácica bem como dos linfonodos mandibulares. Os vasos linfáticos eferentes se dirigem principalmente para os linfonodos cervicais superficiais ventrais e dorsais. Ocasionalmente alguns eferentes passam ao grupo ventral de linfonodos cervicais superficiais médios.

CENTRO LINFÁTICO PAROTÍDEO

Linfonodos parotídeos (Figs. 45-1 e 2). Os **linfonodos parotídeos** estão situados ventralmente à articulação da mandíbula na borda caudal do músculo masseter. Eles estão parcial ou completamente cobertos lateralmente pela extremidade rostral da glândula parótida. Normalmente dois a oito linfonodos são encontrados formando um aglomerado alongado de 2,5 a 5 cm de comprimento e 0,5 a 1,5 cm de largura. Os vasos linfáticos aferentes provêm das estruturas superficiais e profundas da cabeça acima da linha horizontal que se estende caudalmente através da comissura dos lábios incluindo a pele, o tecido subcutâneo, músculo da face e região do focinho, lábio superior, bochechas, parte medial das orelhas e pálpebras. Os vasos linfáticos eferentes se dirigem aos linfonodos retrofaríngeos laterais e às vezes também ao grupo dorsal ou cranial dos linfonodos cervicais superficiais ventrais.

CENTRO LINFÁTICO RETROFARÍNGEO

Linfonodos retrofaríngeos laterais (Figs. 45-1 e 2). Os **linfonodos retrofaríngeos laterais** formam um grupo de um ou dois linfonodos ao longo da borda dorsal caudal da glândula parótida. Eles são encontrados em relação caudal à veia auricular no músculo braquiocefálico (cleidomastóideo). Esses linfonodos estão cobertos parcial ou completamente pela borda caudal da glândula parótida. Freqüentemente eles não são claramente distinguíveis do grupo cranial dos linfonodos cervicais superficiais ventrais. O tamanho do aglomerado de linfonodos varia de 1 a 2,5 cm de comprimento. Os vasos linfáticos aferentes chegam principalmente dos linfonodos parotídeos, pele e músculos superficiais das porções dorsais da cabeça, do terço cranial da parte dorsolateral do pescoço e do ouvido externo, da parte caudolateral das orelhas e estruturas superficiais das regiões occipital, parietal e temporal da cabeça incluindo as pálpebras. Os vasos linfáticos eferentes se dirigem aos linfonodos cervicais superficiais dorsais. Em alguns poucos casos um vaso eferente pode passar sobre a borda dorsal do músculo braquiocefálico e seguir o curso na face medial deste até os linfonodos retrofaríngeos mediais e ocasionalmente para os linfonodos cervicais superficiais ventrais (grupo cranial).

Linfonodos retrofaríngeos mediais (Figs. 45-1 e 3). Os **linfonodos retrofaríngeos mediais** estão lo-

SISTEMA LINFÁTICO DO SUÍNO

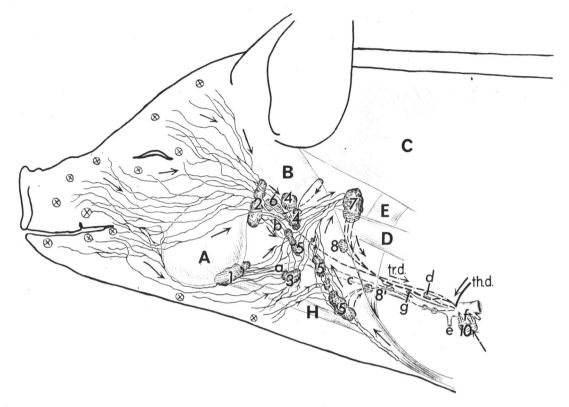

Figura 45-1. Fluxo linfático da cabeça, pescoço e região da espádua do suíno.

Note-se o fluxo linfático desde os sítios de injeção subcutâneos da cabeça para 1, 2 e 3. Um eferente partindo de 4 passa por cima do bordo dorsal do braquiocefálico até 6. Eferentes de 5 passam a 8'. Aferentes de 5 originários do tecido subcutâneo do membro anterior. 1, Linfonodos mandibulares; 2, linfonodos parotídeos; 3, linfonodos acessórios mandibulares; 4, linfonodos retrofaríngeos laterais; 5, linfonodos cervicais superficiais ventrais; 6, linfonodos retrofaríngeos mediais; 7, linfonodos cervicais superficiais dorsais; 8, 8', linfonodos cervicais superficiais médios; 10, linfonodo axilar da primeira costela; A, masseter; B, braquiocefálico; C, trapézio; D, omotransverso; E, peitorais profundos (porção pré-escapular); H, esternomastóideo; a, v. linguofacial; b, v. maxilar; c, v. jugular externa; d, v. jugular interna; e, v. cefálica; f, v. axilar; g, v. cervical superficial; th.d., ducto torácico; tr.d, ducto traqueal. (De Saar e Getty, 1964a.)

calizados na face dorsolateral dos músculos da faringe. Eles estão localizados em posição dorsal à artéria carótida comum, veia jugular interna e tronco vagossimpático. Estes linfonodos são encontrados exatamente em relação caudal ao osso hióideo e se estendem 2 cm ventromedialmente à asa do atlas. Lateralmente eles estão cobertos por tecido adiposo, pelo timo (quando presente) e o tendão do músculo esternomastóideo, estruturas essas que, por sua vez, são cobertas lateralmente pelo músculo cleidomastóideo. Normalmente os linfonodos apresentam um aglomerado oval de 2 a 3 cm de comprimento e 1,5 cm de largura. Os vasos linfáticos aferentes provêm dos músculos da cabeça e pescoço, palatos duro e mole, metade caudal da cavidade nasal, seios nasais, amígdalas e músculos da laringe e faringe. Ocasionalmente vasos aferentes podem ser recebidos dos linfonodos retrofaríngeos laterais e dos cervicais superficiais dorsais e ventrais. Os eferentes se juntam e formam os troncos traqueais.

CENTROS LINFÁTICOS DO PESCOÇO

CENTRO LINFÁTICO CERVICAL SUPERFICIAL

LINFONODOS CERVICAIS SUPERFICIAIS DORSAIS (Figs. 45-1 a 5). Os **linfonodos cervicais superficiais dorsais** estão localizados em posição craniodorsal à articulação da espádua cranialmente ao músculo cleido-escapular peitoral, situado sobre o serrato ventral. O terço dorsal do aglomerado de linfonodos está coberto pelo músculo trapézio, enquanto que a porção ventral se estende sob o omotransverso. Geralmente está presente apenas um aglomerado de linfonodos de forma oval, de tamanho variável de 1 a 4 cm de comprimento, embora ocasionalmente um ou dois linfonodos menores de 0,5 a 1 cm de tamanho possam estar presen-

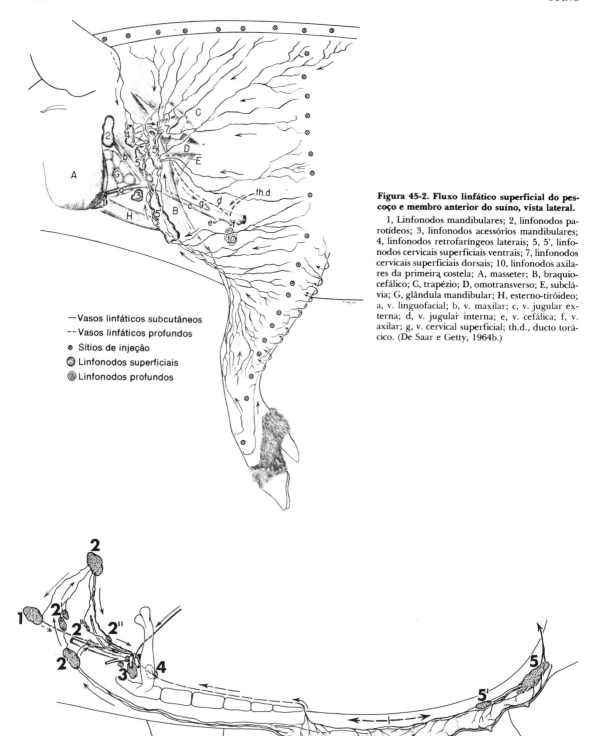

Figura 45-2. Fluxo linfático superficial do pescoço e membro anterior do suíno, vista lateral.

1, Linfonodos mandibulares; 2, linfonodos parotídeos; 3, linfonodos acessórios mandibulares; 4, linfonodos retrofaríngeos laterais; 5, 5', linfonodos cervicais superficiais ventrais; 7, linfonodos cervicais superficiais dorsais; 10, linfonodos axilares da primeira costela; A, masseter; B, braquiocefálico; C, trapézio; D, omotransverso; E, subclávia; G, glândula mandibular; H, esterno-tiróideo; a, v. linguofacial; b, v. maxilar; c, v. jugular externa; d, v. jugular interna; e, v. cefálica; f, v. axilar; g, v. cervical superficial; th.d., ducto torácico. (De Saar e Getty, 1964b.)

—Vasos linfáticos subcutâneos
--Vasos linfáticos profundos
⊗ Sítios de injeção
◉ Linfonodos superficiais
◉ Linfonodos profundos

Figura 45-3. Fluxo linfático das glândulas mamárias da porca.

1, Linfonodos retrofaríngeos mediais; 2, linfonodos cervicais superficiais dorsais; 2', ventrais e 2",mediais; 3, linfonodos axilares da primeira costela; 4, linfonodos esternais; 5, linfonodos mamários; 5', linfonodos mamários acessórios. (De Getty, 1964.)

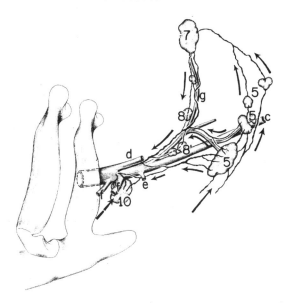

Figura 45-4. Conexões de vasos linfáticos dos linfonodos cervical superficial e axilar da primeira costela, lado direito.

5, Linfonodos cervicais superficiais ventrais, 7, dorsais e 8, 8', mediais; 10, linfonodos axilares da primeira costela; c, v. jugular externa; d, v. jugular interna; e, v. cefálica; f, v. axilar; g, v. cervical superficial (ramo ascendente). (De Saar e Getty, 1964a).

tes, ventralmente ao grupo principal cobertos pelo omotransverso. Os vasos linfáticos aferentes provêm da pele, tecido subcutâneo, músculos do pescoço e metade anterior da área torácica e da pele e tecido subcutâneo de partes medial e lateral do membro anterior, incluindo todas as estruturas (músculos e articulações) distais à articulação carpal. Entretanto, os vasos linfáticos aferentes provêm dos linfonodos parotídeo, retrofaríngeo lateral, mandibular, cervical superficial ventral e mandibular acessório. Os vasos linfáticos eferentes formam vasos calibrosos ao longo dos vasos sangüíneos cervicais superficiais e terminam na veia braquiocefálica. Alguns dos eferentes passam primeiro aos linfonodos cervicais médios. Ocasionalmente um linfático eferente se dirige aos linfonodos retrofaríngeos medianos.

LINFONODOS CERVICAIS SUPERFICIAIS VENTRAIS (Figs. 45-1 a 5). Os **linfonodos cervicais superficiais ventrais** formam uma fileira na face ventrolateral do músculo cleido-occipital e na face lateral do músculo cleidomastóideo ao longo da borda caudal da glândula parótida. Eles representam uma cadeia de linfonodos que se estendem dos linfonodos retrofaríngeos laterais em sentido caudoventral ao longo da extremidade cranial do músculo braquiocefálico. Normalmente os linfonodos parecem formar dois ou três grupos ao longo do músculo braquiocefálico, os quais podem ser distinguidos como grupos cranial, médio e caudal. O grupo cranial é muito freqüentemente pouco distinguível. O grupo médio é normalmente composto de pequenos linfonodos menores que 0,5 a 1 cm de tamanho. Ocasionalmente alguns destes linfonodos são encontrados cobrindo uma área dorsalmente sobre o músculo cleido-occipital atingindo a borda dorsal do omotransverso, assim localizado próximo aos linfonodos cervicais superficiais dorsais. O grupo caudal parece estar representado por um grande aglomerado de linfonodos, de aproximadamente 2 a 3 cm de comprimento e 1 a 2 cm de largura. Os vasos linfáticos aferentes aos grupos cranial e medial provêm principalmente dos linfonodos mandibulares e mandibulares acessórios e ocasionalmente são recebidos dos linfonodos retrofaríngeos laterais e parotídeos; os aferentes são recebidos pelos grupos cranial e medial vindos do grupo caudal dos linfonodos cervicais superficiais ventrais. O grupo caudal dos linfonodos cervicais superficiais ventrais recebe os vasos linfáticos superficiais do membro anterior bem como das regiões lateral e ventral da parede torácica, a qual, nas fêmeas, inclui os vasos linfáticos das duas ou três primeiras glândulas mamárias. Os linfáticos eferentes se dirigem principalmente para os linfonodos cervicais superficiais dorsais. Ocasionalmente alguns linfáticos eferentes do grupo cranial podem passar dos linfonodos retrofaríngeos mediais e do grupo caudal ao grupo ventral de linfonodos cervicais superficiais mediais, e ocasionalmente aos linfonodos axilares da primeira costela.

LINFONODOS CERVICAIS SUPERFICIAIS MEDIAIS (Figs. 45-1, 3, 4 e 5). Os **linfonodos cervicais superficiais** podem ser descritos como os dois grupos inconsistentemente encontrados, dos quais o primeiro grupo (dorsal), variando o tamanho entre 0,5 e 1 cm de comprimento, está localizado ao longo do curso da veia cervical superficial até sua entrada na veia jugular externa. Cranialmente esses linfonodos não podem ser sempre claramente distinguidos dos linfonodos cervicais superficiais dorsais. O segundo grupo está situado dorsalmente ao curso da veia jugular externa, estando coberto lateralmente pelos músculos cleido-occipital e cleidomastóideo. Os linfonodos não podem ser sempre claramente distinguidos, cranialmente, dos linfonodos cervicais superficiais ventrais, e caudalmente eles freqüentemente aparecem como sendo linfonodos originados dos linfonodos axilares da primeira costela. O grupo dorsal recebe aferentes dos linfonodos cervicais superficiais dorsais e de estruturas adjacentes. Os aferentes para o grupo ventral provêm do grupo dorsal e do grupo caudal dos linfonodos superficiais ventrais. Os eferentes de ambos os grupos se unem aos troncos traqueais, se esvaziam na veia braquiocefálica e se dirigem aos linfonodos axilares da primeira costela ou aos linfonodos cervicais profundos caudais.

CENTROS LINFÁTICOS CERVICAIS PROFUNDOS

No suíno, este centro linfático consiste de pequenos linfonodos relacionados com a traquéia e se estende da parte caudal da laringe até a entrada do tórax ventralmente. Eles são relativamente pequenos, não encontrados com freqüência e de pequena importância comparados com os numerosos e bem desenvolvidos linfonodos cervicais superficiais encontrados nesta espécie. Os linfonodos cervicais profundos formam três grupos que podem ser distinguidos como sendo cranial, médio e caudal.

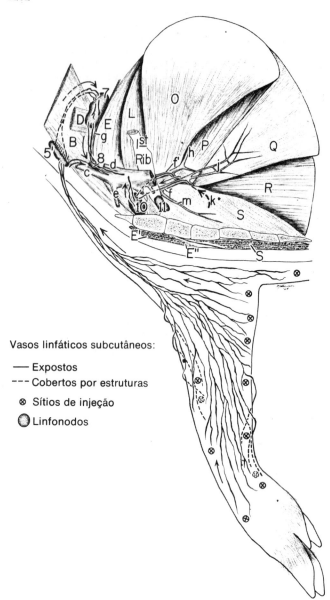

Figura 45-5. Fluxo linfático do membro anterior do suíno, vista medial.

Todas as costelas, exceto a primeira, foram removidas. 5' Linfonodos cervicais superficiais ventrais, 7, dorsais e 8, mediais; 10, linfonodos axilares da primeira costela; 11, linfonodos esternais; B, braquiocefálico; D, omotransverso; E, subclávia; E', peitorais descendentes, E'', peitorais transversos; L, supraspinatus; O, subescapular; P, teres major; Q, latissimus dorsi; R, cutaneus trunci; S, peitorais ascendentes; c, v. jugular externa; d, v. jugular interna; e, v. cefálica; f, v. toracodorsal; f, v. subescapular; g, ramo ascendente da v. cervical superficial; h, a. subescapular; j, v. toracodorsal; k, vasos linfáticos profundos ao longo das veias braquiais; m, v. torácica externa. (De Saar e Getty, 1964b.)

Vasos linfáticos subcutâneos:

— Expostos
--- Cobertos por estruturas
⊗ Sítios de injeção
◉ Linfonodos

LINFONODOS CERVICAIS PROFUNDOS CRANIAIS. Os **linfonodos cervicais profundos craniais** estão situados na região entre a laringe e a tireóide sobre o primeiro e segundo anéis traqueais (ventral à veia jugular interna). Estes linfonodos estão normalmente ausentes. Seu tamanho varia de menos de 0,25 a 0,5 cm de comprimento.

LINFONODOS CRANIAIS MÉDIOS CERVICAIS PROFUNDOS. Estes **linfonodos** estão localizados precisamente em relação dorsal à tireóide e ventrolateralmente à traquéia. Estes linfonodos são raramente encontrados. Eles podem facilmente passar despercebidos por causa de seu pequeno tamanho.

LINFONODOS CERVICAIS CAUDAIS PROFUNDOS (Fig. 45-6). Estes **linfonodos** formam um grupo ímpar localizado caudalmente à tireóide, ventral à traquéia no ângulo formado pelas veias jugulares comuns. Normalmente há de três a oito pequenos linfonodos presentes, menores do que 1 cm de tamanho. Lateralmente os linfonodos estão cobertos pelo timo. Este último, quando presente, separa os linfonodos cervicais profundos caudais dos axilares da primeira costela.

Os linfonodos cervicais profundos craniais e médios recebem aferentes da traquéia, esôfago, laringe, faringe, timo e músculos adjacentes. Os eferentes passam aos linfonodos cervicais profundos caudais ou se esvaziam nos troncos traqueais. Os aferentes dos linfonodos cervicais profundos caudais provêm dos músculos profundos do pescoço, esôfago, traquéia, timo e tireóide e dos grupos cranial e médio cervicais profundos e ocasionalmente

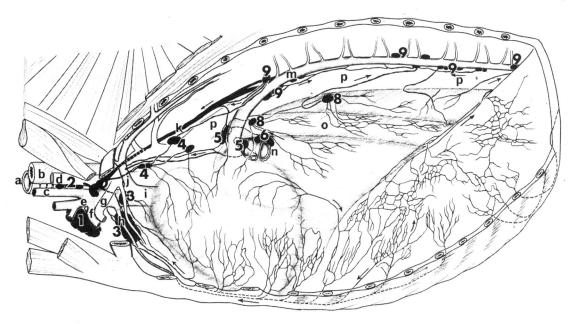

Figura 45-6. Linfonodos e fluxo linfático da cavidade torácica do suíno.

1, Linfonodos axilares da primeira costela; 2, linfonodos cervicais profundos caudais; 3, linfonodos esternais; 4, linfonodos mediastínicos craniais; 5, linfonodos traqueobrônquicos esquerdos; 6, linfonodos traqueobrônquicos médios; 8, linfonodos mediastínicos caudais; 9, linfonodos aorticotorácicos; a, traquéia; b, esôfago; c, v. jugular interna; d, a. carótida comum; e, veia jugular externa; f, v. axilar; g, a. axilar; h, v. torácica interna; i, veia cava cranial; j, tronco costocervical; k, ducto torácico; m, veia ázigos esquerda; n, brônquio principal esquerdo; o, esôfago; p, aorta torácica. (Segundo Baum & Grau, 1938.)

do grupo de linfonodos cervicais superficiais médios. Os eferentes podem se dirigir aos troncos traqueais, ducto torácico (lado esquerdo), veia braquiocefálica ou veia jugular comum ou ocasionalmente para os linfonodos axilares da primeira costela.

CENTRO LINFÁTICO DO MEMBRO ANTERIOR

CENTRO LINFÁTICO AXILAR

LINFONODOS AXILARES DA PRIMEIRA COSTELA (Figs. 45-1 a 6). Os **linfonodos axilares da primeira costela** formam um aglomerado de linfonodos craniais à primeira costela estando situados na face lateral do timo, em posição ventral às veias axilares. Seu tamanho varia de 1 a 2,5 cm de comprimento. Ocasionalmente um ou dois pequenos linfonodos, menores que 0,5 cm de tamanho, podem ser encontrados cranialmente ao grupo principal ao longo da face lateral ou ventral da veia jugular externa. Assim, isto às vezes dificulta distinguir estes últimos linfonodos dos grupos cervical superficial medial e cervical profundo caudal. Os vasos linfáticos aferentes provêm de todas as estruturas profundas (músculos, tendões e cápsulas articulares) do membro anterior. Os aferentes se originam também da pele e tecido subcutâneo distal ao carpo, incluindo os bulbos das unhas. (Vasos linfáticos do membro anterior distal ao carpo penetram nos centros linfáticos cervical superficial ou axilar.) Os eferentes terminam na veia braquiocefálica formando numerosas variações com o ducto torácico (lado esquerdo), ou com os eferentes dos linfonodos cervicais superficiais médios e dorsais e cervicais profundos caudais.

CENTROS LINFÁTICOS DA CAVIDADE TORÁCICA

CENTRO LINFÁTICO TORÁCICO DORSAL

LINFONODOS AORTICOTORÁCICOS. Estes **linfonodos** estão localizados no mediastino dorsalmente à aorta torácica e caudalmente à sexta costela, normalmente em associação com as veias ázigos. O número e o tamanho dos linfonodos variam grandemente. Os aferentes nascem dos músculos da metade dorsal do tórax, pleura, mediastino e dos linfonodos mediastínicos caudais. Os eferentes se dirigem ao ducto torácico.

CENTRO LINFÁTICO TORÁCICO VENTRAL

LINFONODOS ESTERNAIS (Figs. 45-3, 5 e 6). Os **linfonodos esternais** estão situados ventralmente à veia cava anterior em associação com os vasos torácicos internos no manúbrio do esterno. Seu tamanho varia de 3 a 5 cm de comprimento. Os vasos linfáticos aferentes provêm dos músculos da metade ventral da parede torácica, músculos peitorais, oblíquo, reto abdominal e transverso do abdome. Os aferen-

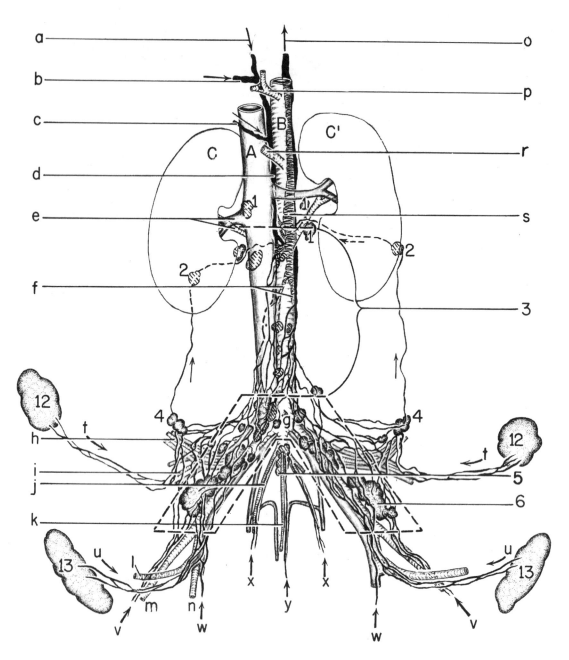

Figura 45-7. Esquema do fluxo linfático da área lombossacral de suíno, vistal ventral.

1, Linfonodos renais; 2, linfonodo frenicoabdominal; 3, linfonodos aorticolombares; 4, linfonodo ilíaco lateral; 5, linfonodo sacral; 6 (área circundada por linha tracejada), linfonodos ilíacos mediais; 12, linfonodo (pré-femoral) subilíaco; 13, linfonodos inguinais superficiais (mamários ou escrotais); A, veia cava caudal; B, aorta abdominal; C, C', rins direito e esquerdo; a, tronco celíaco (eferente dos linfonodos celíacos, e eferentes dos linfonodos gástricos e esplênicos); b, eferentes dos linfonodos hepáticos e pancreaticoduodenais, unidos ao tronco celíaco (normalmente o tronco está ausente); c, tronco intestinal se unindo ao tronco celíaco; d, tronco visceral; e, vasos renais; f, troncos lombares; g, a. mesentérica caudal; h, ramo cranial da a. ilíaca circunflexa profunda; i, ramo ventral da a. ilíaca circunflexa profunda; j, vasos ilíacos internos; k, a. sacral média; l, a. pudenda externa; m, a. femoral; n, a. femoral profunda; o, continuação da cisterna do quilo (ducto torácico); p, a. celíaca; r, a. mesentérica cranial; s, cisterna do quilo; t, eferentes dos linfonodos subilíacos; u, eferentes dos linfonodos inguinais superficiais; v, eferentes das estruturas profundas do membro anterior; w, eferentes dos linfonodos poplíteos; x, eferentes dos linfonodos glúteos e isquiáticos; y, eferentes provindos da cauda, ânus e vulva. (De Saar e Getty, 1964c.)

SISTEMA LINFÁTICO DO SUÍNO

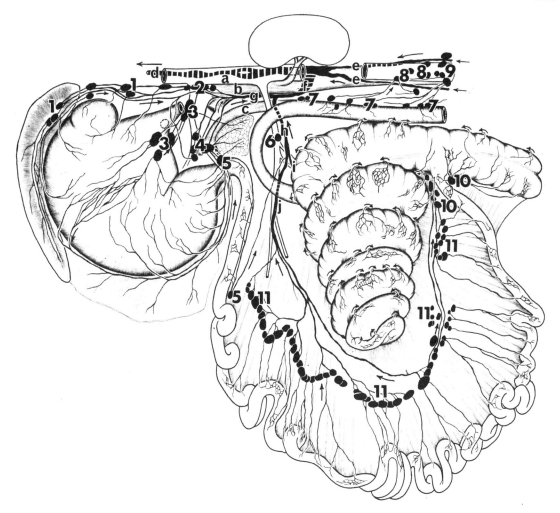

Figura 45-8. Linfonodos e vasos linfáticos das vísceras abdominais de suíno.

1, Linfonodos esplênicos; 2, linfonodos celíacos; 3, linfonodos gástricos; 4, linfonodos hepáticos; 5, linfonodos pancreaticoduodenais; 6, linfonodos cólicos; 7, linfonodos mesentéricos caudais; 8, linfonodos aorticolombares; 9, linfonodos ilíacos mediais; 10, linfonodos ileocólicos; 11, linfonodos jejunais; a, aorta abdominal; b, veia cava caudal; c, v. porta; d, ducto torácico (continuação da cisterna do quilo atrás da aorta abdominal); e, troncos lombares; f, tronco visceral terminando na cisterna do quilo; g, tronco celíaco; h, tronco intestinal; i, tronco cólico; j, tronco jejunal. As setas indicam a direção do fluxo linfático. (Segundo Baum & Grau, 1938.)

tes provêm também da pleura, mediastino e peritônio e ainda das duas ou três primeiras glândulas mamárias. Os eferentes entram na veia jugular comum, na veia braquiocefálica ou no ducto torácico (lado esquerdo).

CENTRO LINFÁTICO MEDIASTÍNICO

LINFONODOS MEDIASTÍNICOS CRANIAIS (Fig. 45-6). Os **linfonodos mediastínicos craniais** estão localizados no mediastino precordial. Normalmente estes linfonodos estão associados com a traquéia, o esôfago e os grandes vasos sangüíneos desta região e são freqüentemente indistinguíveis dos linfonodos esternais, cranialmente, e dos traqueobronquiais, caudalmente. O número de linfonodos pode variar de um a dez, e o tamanho, de uns poucos milímetros a 2,5 cm de comprimento. Os aferentes provêm dos músculos do pescoço, espádua e região torácica incluindo o músculo peitoral profundo, da parte cervical da traquéia, esôfago e timo, pleura, mediastino e saco pericárdico. Os aferentes são recebidos dos linfonodos aórticos torácicos e do centro linfático bronquial. Os eferentes passam ao ducto torácico (lado esquerdo), se juntam aos troncos traqueais ou com os eferentes dos linfonodos cervicais superficiais dorsais, ou se esvaziam na veia braquiocefálica. Alguns dos eferentes podem se dirigir aos linfonodos esternais.

LINFONODOS MEDIASTÍNICOS CAUDAIS (Fig. 45-6). Os **linfonodos mediastínicos caudais** são encontrados ocasionalmente situados em posição caudal ao arco aórtico e ao longo do esôfago; seu número varia de um a três. Freqüentemente estes linfonodos não são claramente distinguíveis dos traqueobronquiais médios e esquerdos. Os aferentes provêm do esôfago e mediastino; os eferentes terminam nos linfonodos traqueobronquiais esquerdos.

CENTRO LINFÁTICO BRONQUIAL

Linfonodos traqueobronquiais esquerdos (Figs. 41-9 e 45-6). Os **linfonodos traqueobronquiais esquerdos** estão localizados cranialmente ao brônquio apical esquerdo sobre o lado esquerdo da traquéia e medial em relação à veia ázigos esquerda. Cranialmente estes linfonodos podem não ser claramente distinguíveis dos mediastínicos craniais. Normalmente dois a sete linfonodos, de 0,2 a 5 cm de comprimento, são encontrados. Aferentes provêm dos pulmões, traquéia, coração e linfonodos traqueobronquiais direitos e mediastínicos caudais. Eferentes passam ao ducto torácico ou aos linfonodos mediastínicos craniais ou ocasionalmente vertem na veia subclávia.

Linfonodos traqueobronquiais direitos (Fig. 41-9). Os **linfonodos traqueobronquiais direitos** estão situados sobre o lado direito (ventral) da traquéia entre os brônquios apical e médio. Normalmente existem de um a três linfonodos de 0,3 a 2 cm de tamanho. Aferentes provêm dos pulmões e traquéia. Eferentes se dirigem aos linfonodos traqueobronquiais craniais esquerdos ou mediastínicos craniais.

Linfonodos traqueobronquiais médios (Figs. 41-9 e 45-6). Os **linfonodos traqueobronquiais médios** estão situados no ângulo formado pela bifurcação da traquéia. Seu número varia de dois a cinco e seu tamanho de 0,3 a 2,5 cm de comprimento. Aferentes provêm dos pulmões, traquéia, esôfago, mediastino e saco pericárdico. Os eferentes normalmente terminam nos linfonodos traqueobronquiais esquerdos ou mediastínicos craniais.

Linfonodos traqueobronquiais craniais (Fig. 41-9). Os **linfonodos traqueobronquiais craniais** estão localizados cranialmente aos brônquios apicais sobre o lado direito da traquéia. Normalmente existem dois a cinco linfonodos, de 0,4 a 3,5 cm de tamanho. Ocasionalmente apenas um linfonodo está presente. Os vasos linfáticos aferentes provêm dos pulmões, coração e linfonodos traqueobronquiais direitos. Eferentes passam aos linfonodos mediastínicos craniais.

Linfonodos pulmonares. Os **linfonodos pulmonares** estão ausentes.

CENTROS LINFÁTICOS DA PAREDE ABDOMINAL E PÉLVICA

CENTRO LINFÁTICO LOMBAR

Linfonodos aorticolombares (Figs. 45-6, 7 e 8). Os **linfonodos aorticolombares** compreendem uma dúzia ou mais de linfonodos pequenos dispersos ao longo dos lados ventral e lateral (freqüentemente dorsal) da aorta abdominal e veia cava caudal. Eles se estendem caudalmente das proximidades dos vasos renais até a artéria mesentérica caudal. Cranialmente esses linfonodos são freqüentemente indistinguíveis dos linfonodos renais e caudalmente pode ser difícil diferenciá-los dos linfonodos ilíacos mediais. O tamanho dos linfonodos varia de poucos milímetros até 2 cm de comprimento. Vasos linfáticos aferentes provêm dos músculos da região lombossacra e da metade dorsal da parede abdominal, peritônio, órgãos urogenitais e renais, linfonodos frenicoabdominais, mesentérico caudal, ilíacos medial e lateral. Vasos linfáticos eferentes se unem aos troncos lombares ou passam à cisterna do quilo.

Linfonodos renais (Fig. 45-7). Os **linfonodos renais** são encontrados em associação com os vasos renais. Normalmente há de um a quatro linfonodos de aproximadamente 0,25 a 1,5 cm de tamanho. Eles freqüentemente são difíceis de distinguir dos linfonodos aorticolombares. Aferentes provêm dos rins, peritônio, glândulas supra-renais, músculos adjacentes abdominais e lombares e dos linfonodos frenicoabdominais. Os vasos linfáticos eferentes passam para os linfonodos aorticolombares ou se dirigem para a cisterna do quilo.

Linfonodos frenicoabdominais (Fig. 45-7). Os **linfonodos frenicoabdominais** estão localizados em posição caudal ao ramo caudal dos vasos frenicoabdominais na porção lateral do músculo ileopsoas, incluído na gordura. Ocasionalmente estes linfonodos podem estar ausentes de um ou de ambos os lados. Seu tamanho varia de uns poucos milímetros até aproximadamente 1 cm de comprimento. Vasos linfáticos aferentes provêm do peritônio, músculos abdominais e linfonodos ilíacos laterais. Eferentes se dirigem aos linfonodos renais ou aorticolombares, ou passam aos troncos lombares ou se esvaziam na cisterna do quilo.

Linfonodos testiculares. Os linfonodos testiculares são encontrados, no macho, ao longo do cordão espermático em associação com os vasos testiculares. Seu número, tamanho e localização variam grandemente. Alguns dos linfonodos testiculares estão situados na parte proximal do plexo pampiniforme, uns poucos linfonodos pequenos estão localizados ao longo do curso da artéria testicular; em uns poucos casos os linfonodos estão situados próximo da origem da artéria testicular quando ela cruza o ureter. O tamanho varia de poucos milímetros a 1,5 cm de comprimento. Vasos linfáticos aferentes provêm dos testículos. Eferentes passam aos linfonodos aorticolombares ou aos ilíacos mediais.

CENTRO LINFÁTICO ILIOSSACRAL

Linfonodos ilíacos mediais (Figs. 45-7, 8 e 9). Os **linfonodos ilíacos mediais** estão situados cranial e caudalmente à origem da artéria ilíaca circunflexa profunda ao longo das faces lateral e medial dos vasos ilíacos externos. Cranialmente os linfonodos se estendem até a artéria mesentérica caudal e freqüentemente não são claramente distinguíveis dos linfonodos aorticolombares. Os linfonodos situados caudalmente aos vasos ilíacos circunflexos profundos são normalmente maiores (acima de 3,5 cm de comprimento). O grupo cranial inclui de três a oito linfonodos de tamanho variável desde poucos milímetros até aproximadamente 2 cm de comprimento. Os vasos linfáticos aferentes provêm dos linfonodos sacrais, ilíacos laterais, mesentéricos caudais, testiculares e anorretais e dos centros linfáticos inguinofemorais, isquiáticos e poplíteos. Além disso, aferentes provêm dos músculos da região lombossacra e da metade posterior da parede abdominal,

SISTEMA LINFÁTICO DO SUÍNO 1267

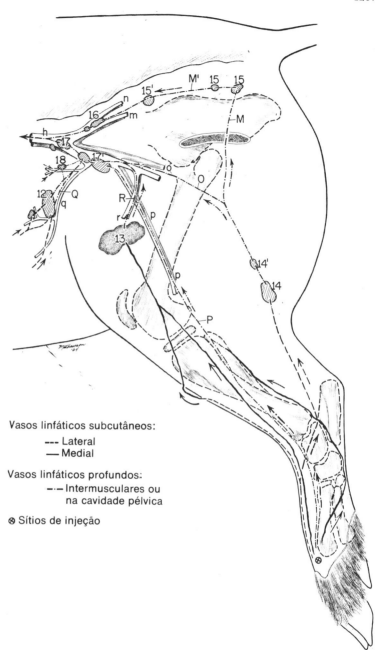

Figura 45-9. Fluxo linfático do membro posterior de suíno, vista medial.

1,12, Linfonodos subilíacos; 13, linfonodos superficiais inguinais; 14, 14', linfonodos poplíteos superficial e profundo; 15, linfonodos glúteos; 15', linfonodos isquiáticos; 16, linfonodos sacrais; 17, 17', linfonodos ilíacos mediais; 18, linfonodos ilíacos laterais; h, aorta abdominal; m, a. ilíaca interna; n, a. sacral média; o, v. femoral profunda; p, v. femoral; q, ramo ventral da a. ilíaca circunflexa profunda; r, a. pudenda externa; M, eferentes do centro linfático poplíteo; M', eferentes dos linfonodos glúteos (seguem os vasos ilíacos internos); O, eferentes de M (seguem os vasos femorais circunflexos mediais até os femorais profundos); P, eferentes provindos da face medial do membro ao longo da safena magna (seguem o curso dos vasos femorais); Q, eferentes dos linfonodos subilíacos passando ao longo dos vasos ilíacos circunflexos profundos até os linfonodos ilíacos laterais e mediais; R, eferentes dos linfonodos inguinais superficiais (seguem o curso dos vasos pudendos externos). (De Saar e Getty, 1964c).

Vasos linfáticos subcutâneos:
--- Lateral
— Medial

Vasos linfáticos profundos:
—·— Intermusculares ou na cavidade pélvica

⊗ Sítios de injeção

estruturas profundas (músculos, tendões, articulações, ossos) dos membros posteriores, os quais incluem os músculos da anca, coxa, perna e pé, e dos tendões, ligamentos, fáscia e cápsulas articulares. Eferentes formam extensa rede na região da aorta abdominal e veia cava caudal. Eles continuam anteriormente até se incorporarem aos linfonodos aorticolombares. A partir desta rede de vasos linfáticos um a três troncos linfáticos maiores podem surgir, podendo ramificar-se e articular-se novamente e formar colaterais. Estes troncos linfáticos são denominados como troncos lombares. Eles terminam na cisterna do quilo.

LINFONODOS SACRAIS (Figs. 45-7 e 9). Os **linfonodos sacrais** estão localizados no ângulo formado pelos vasos ilíacos internos, situados próximo da origem da artéria sacra medial. Normalmente há de um a três linfonodos de aproximadamente 0,25 a 1 cm de tamanho que parece formar um grupo ímpar de linfonodos. Vasos linfáticos aferentes provêm dos músculos da anca e região pélvica, cauda, órgãos urinários e genitais e linfonodos anorretais, urogenitais, glúteos e isquiáticos. Eferentes terminam nos linfonodos ilíacos mediais.

LINFONODOS ILÍACOS LATERAIS (Figs. 45-7 e 9). Os **linfonodos ilíacos laterais** estão localizados cranialmente aos ramos craniais dos vasos ilíacos circunflexos profundos. Eles estão situados próximo à extremidade caudal do músculo transverso abdominal, incluído na gordura da superfície ventrolateral do músculo iliopsoas. Normalmente existem um a três linfonodos pequenos variando em tamanho de vários milímetros até aproximadamente 1,5 cm de comprimento. Ocasionalmente estes linfonodos podem estar ausentes em um ou ambos os lados. Os vasos linfáticos aferentes provêm dos músculos das regiões lombossacra e abdominal e das regiões caudodorsais do peritônio. Todavia, aferentes são recebidos do grupo subilíaco e ocasionalmente também do grupo caudal dos linfonodos ilíacos mediais. Eferentes passam ao grupo cranial dos linfonodos ilíacos mediais ou se dirigem, em parte aos linfonodos frenicoabdominais ou aorticolombares.

LINFONODOS ILÍACOS INTERNOS*. Os **linfonodos ilíacos internos** incluem os linfonodos medialmente situados ao extenso ligamento sacrotuberal em associação com os ramos dos vasos ilíacos internos. Entretanto, no suíno não estão presentes os verdadeiros linfonodos ilíacos internos, embora ocasionalmente existam pequenos linfonodos em ambos os sexos (linfonodos urogenitais) na prega urogenital em associação com a artéria umbilical. Na fêmea, os linfonodos urogenitais estão localizados no ligamento largo do útero em associação com a parte proximal da artéria umbilical. Normalmente estes linfonodos estão ausentes. No macho, pode ser encontrado um pequeno linfonodo urogenital menor que 0,5 cm de diâmetro, na face dorsolateral da vesícula seminal, na prega urogenital. Normalmente este linfonodo está ausente.

LINFONODOS ANORRETAIS. Os **linfonodos anorretais** estão situados ao longo da face dorsal ou dorsolateral da porção retroperitoneal do reto. Normalmente estes linfonodos se estendem caudalmente, 5 a 8 cm a partir do ânus. Cranialmente eles não são bem diferenciados dos linfonodos mesentéricos caudais. Seu número varia de dois a dez, e seu tamanho, de 0,2 a 2,2 cm de comprimento. Ocasionalmente estes linfonodos podem estar ausentes. Vasos linfáticos aferentes provêm do ânus, reto e músculos da cauda. Eferentes passam aos linfonodos ilíacos sacrais e mediais, ocasionalmente também aos linfonodos mesentéricos caudais.

LINFONODO UTERINO. O **linfonodo uterino** é encontrado na parte cranial do ligamento largo do útero, associado com os vasos útero-ovarianos. Normalmente há um ou dois linfonodos de aproximadamente 0,25 a 2 cm de tamanho. Ocasionalmente os linfonodos estão presentes em um lado apenas, são completamente ausentes ou são dificilmente distinguíveis dos linfonodos aorticolombares. Aferentes provêm dos ovários e dos cornos uterinos. Eferentes vão para os linfonodos aorticolombares ou para a cisterna do quilo.

---

*Os autores consideram o termo "linfonodos ilíacos internos" mais adequado que o termo "linfonodos hipogástricos" N.A.V. (1973) especialmente porque as artérias e as veias correspondentes são oficialmente chamadas de vasos ilíacos internos.

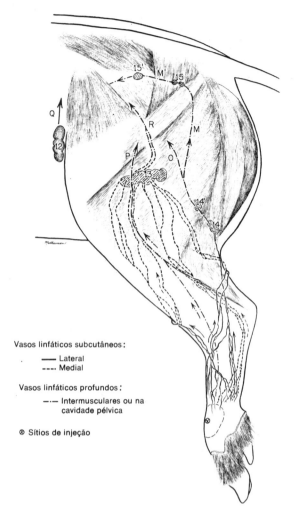

Figura 45-10. Fluxo linfático do membro posterior de suíno, vista lateral.

12, Linfonodos subilíacos; 13, linfonodos inguinais superficiais; 14, 14', linfonodos poplíteos superficiais e profundos, 15, linfonodo glúteo; 15', linfonodo isquiático; M, eferentes do centro linfático poplíteo; M', eferentes dos linfonodos glúteos (seguem os vasos femorais circunflexos médios até os circunflexos profundos); P, eferentes da face medial do membro ao longo da safena magna (seguem o curso dos vasos femorais); Q, eferentes dos linfonodos subilíacos, passando ao longo dos vasos ilíacos circunflexos profundos para os linfonodos ilíacos lateral e medial; R, eferentes dos linfonodos inguinais superficiais (seguem o curso dos vasos pudendos externos). (De Saar e Getty, 1964c.)

CENTRO LINFÁTICO INGUINOFEMORAL (SUPERFICIAL INGUINAL)

LINFONODOS SUPERFICIAIS INGUINAIS (Figs. 45-3, 7, 9, 10 e 11). Os **linfonodos superficiais inguinais** da fêmea são descritos como **linfonodos mamários**. Eles estão situados ventralmente aos ramos craniais dos vasos pudendos externos ao longo das bordas caudal e lateral da metade caudal da última glândula mamária. Eles representam um grupo pouco organizado, alongado, de linfonodos de 3 a 8 cm de comprimento e 1 a 2,5 cm de largura.

SISTEMA LINFÁTICO DO SUÍNO

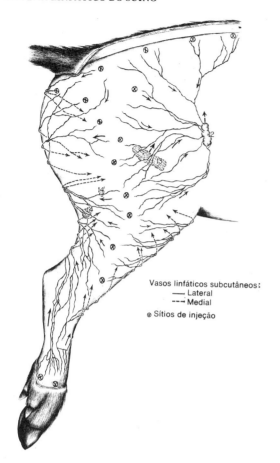

Figura 45-11. Vasos linfáticos subcutâneos nas faces lateral e medial do membro posterior de suíno, vista lateral.
12, Linfonodos subilíacos; 13, linfonodos inguinais superficiais; 14, linfonodo poplíteo superficial; 14', linfonodo poplíteo profundo. (De Saar e Getty, 1964c.)

No macho, os linfonodos inguinais superficiais são chamados de **linfonodos escrotais**. Eles estão localizados na face ventral da parede abdominal, lateralmente ao pênis. Os linfonodos escrotais estão associados principalmente com os ramos craniais dos vasos pudendos externos os quais eles cobrem ventralmente. Os linfonodos se estendem principalmente em direção craniolateral ao cordão espermático e por uma extensão menor, caudo medialmente. O conglomerado de linfonodos mede aproximadamente 3 a 7 cm de comprimento e 1 a 2 cm de largura.

Ocasionalmente são encontrados no macho e na fêmea, uns poucos linfonodos superficiais inguinais acessórios, 5 a 15 cm cranialmente ao grupo principal de linfonodos ao longo dos vasos abdominais subcutâneos (Fig. 45-3). Vasos linfáticos aferentes provêm da metade lateroventral e da parte ventral da metade caudal do corpo e do terço lateral (caudal) da coxa e da pele da cauda. Os aferentes provêm também de áreas da pele da porção lateral do membro posterior (distal à articulação femorotíbio-patelar) e de todo o lado medial do membro posterior incluindo estruturas profundas dos dedos, dedos acessórios e bulbos das unhas. Além disso, aferentes provêm do músculo reto abdominal e, no macho, da pele e tecido subcutâneo do pênis, prepúcio, regiões prepuciais craniais e caudais, e tecido subcutâneo do escroto. Na fêmea, os linfonodos mamários drenam o tecido subcutâneo da vulva e as quatro ou cinco glândulas mamárias caudais, no máximo seis. Ocasionalmente chegam aferentes a partir da cápsula da articulação femoropatelar. Vasos linfáticos eferentes seguem o curso dos vasos pudendos externos (tronco pudendo epigástrico) para os vasos femorais profundos e continuam cranialmente ao longo dos vasos ilíacos externos para os linfonodos ilíacos mediais.

LINFONODOS SUBILÍACOS (pré-femorais) (Figs. 45-7, 9, 10 e 11). Os **linfonodos subilíacos** formam um grande conglomerado alongado, de pequenos linfonodos na linha média entre a tuberosidade coxal e a patela. Eles estão situados cranialmente ao músculo tensor da fáscia lata, incluídos em tecido subcutâneo gorduroso ao longo dos ramos ventrais dos vasos ilíacos circunflexos profundos. Normalmente o conglomerado de linfonodos mede 2 a 5 cm de comprimento e 1 a 2 cm de largura; algumas vezes há dois ou três conglomerados menores de linfonodos. Vasos linfáticos aferentes chegam a partir da pele, tecido subcutâneo e do tronco de músculos cutâneos das regiões lombossacral, abdominal, pélvica e região da coxa. Cranialmente, a área de drenagem pode se estender até a decima primeira ou décima segunda vértebras torácicas. Em uns poucos casos, chegam aferentes da cápsula da articulação femoropatelar. Vasos linfáticos eferentes seguem o curso dos ramos ventrais dos vasos ilíacos circunflexos profundos para os linfonodos ilíacos mediais e laterais.

CENTRO LINFÁTICO ISQUIÁTICO

LINFONODOS ISQUIÁTICOS (Figs. 45-9 e 10). Os **linfonodos isquiáticos** estão localizados sobre a face lateral ao longo do ligamento sacro tuberal, 1 a 3 cm caudalmente dos vasos glúteos craniais, cobertos pelo músculo glúteo médio. Normalmente há um ou dois, às vezes três linfonodos. Ocasionalmente estes linfonodos estão ausentes em um ou ambos os lados. Seu tamanho varia de 0,2 a 1,5 cm de comprimento. Aferentes chegam dos linfonodos glúteos e poplíteos. Os eferentes vão para os linfonodos ilíacos mediais e sacrais.

LINFONODOS GLÚTEOS (Figs. 45-9 e 10). Os **linfonodos glúteos** estão situados 2 a 3 cm cranialmente à extremidade caudal do longo ligamento sacro tuberal, dorsalmente aos vasos glúteos caudais. Em uns poucos casos alguns dos linfonodos estão localizados próximo à tuberosidade isquiática. Seu tamanho varia de 0,5 a 1,5 cm de comprimento. Aferentes provêm da pele e tecido subcutâneo das áreas caudodorsais da região pélvica incluindo a pele das regiões circunvizinhas ao ânus. Aferentes também chegam dos músculos adjacentes e dos linfonodos poplíteos. Eferentes se dirigem aos linfonodos sacrais, ilíacos, mediais e isquiáticos.

CENTROS LINFÁTICOS DOS MEMBROS POSTERIORES

CENTRO LINFÁTICO ILEOFEMORAL

LINFONODOS ILEOFEMORAIS. Os **linfonodos ileofemorais** estão normalmente localizados próximo à artéria femoral profunda, próximo à origem do tronco pudendo-epigástrico. Estes linfonodos, às vezes descritos como sendo os linfonodos inguinais profundos, estão ausentes.

CENTRO LINFÁTICO POPLÍTEO

LINFONODO POPLÍTEO SUPERFICIAL (Figs. 45-9, 10 e 11). O **linfonodo poplíteo superficial** está localizado na superfície dorso caudal do músculo gastrocnêmio, em uma incisura entre o bíceps femoral e os músculos semitendinosos. Normalmente está presente 2 a 3 cm abaixo da pele, incluído em gordura, na veia safena menor. O tamanho varia de 0,5 a 3 cm de comprimento e ocasionalmente um segundo linfonodo menor pode estar presente. Entretanto, em casos excepcionais este grupo de linfonodos pode estar ausente. Vasos linfáticos aferentes provêm da pele e tecido subcutâneo das áreas caudolateral e plantar da perna, distal ao tarso e incluído no tecido subcutâneo entre os bulbos e unhas; a partir da face dorsal dos dedos e da porção da perna, distal ao tarso. Além disso, chegam aferentes da musculatura, tendões, ligamentos e cápsulas articulares do tarso e dedos. Eferentes passam aos linfonodos ilíacos mediais e poplíteo profundo. Alguns dos eferentes se dirigem aos linfonodos isquiático e glúteo.

LINFONODO POPLÍTEO PROFUNDO (Figs. 45-9, 10 e 11). O **linfonodo poplíteo profundo** está localizado aproximadamente 3 a 6 cm craniodorsalmente aos linfonodos poplíteos superficiais ao longo do curso da veia safena menor situada no músculo gastrocnêmio entre o bíceps femoral e músculos semitendinosos. Este último, está incluído em gordura e freqüentemente, por causa de seu pequeno tamanho (normalmente menor que 0,5 a 0,75 cm) pode passar despercebido. Ocasionalmente há dois ou três linfonodos pequenos. Em metade dos casos, entretanto, estes linfonodos estão ausentes. Aferentes chegam principalmente dos linfonodos poplíteos superficiais, mas também dos músculos das áreas adjacentes. Eferentes passam aos linfonodos ilíacos mediais, ou alguns deles se dirigem antes aos linfonodos isquiático e glúteo.

CENTROS LINFÁTICOS DAS VÍSCERAS ABDOMINAIS

CENTRO LINFÁTICO CELÍACO

LINFONODOS HEPÁTICOS (PORTAIS) (Fig. 45-8). Os **linfonodos hepáticos** estão situados em torno da veia porta na fissura portal. Eles formam um grupo de dois a sete linfonodos de 0,7 a 2,8 cm de tamanho. Vasos linfáticos aferentes provêm do fígado, vesícula biliar, pâncreas e linfonodos pancreático-duodenais. Eferentes se dirigem aos linfonodos celíacos ou se juntam ao tronco celíaco.

LINFONODOS ESPLÊNICOS (Fig. 45-8). Os **linfonodos esplênicos** estão associados com os vasos esplênicos. Alguns desses linfonodos estão localizados na porção dorsal do hilo esplênico (normalmente dois a oito linfonodos de 0,2 a 2,5 cm de tamanho), enquanto outros linfonodos são encontrados ao longo do curso da artéria esplênica, próximo à sua origem. Freqüentemente os linfonodos esplênicos não são claramente diferenciados dos linfonodos celíacos. Aferentes provêm do baço, pâncreas, estômago e omento. Os eferentes se dirigem aos linfonodos celíacos ou terminam no tronco linfático celíaco.

LINFONODOS GÁSTRICOS (Fig. 45-8). Os **linfonodos gástricos** estão situados à altura do cárdia do estômago, estando associados com a artéria gástrica direita. Normalmente há de um a cinco linfonodos de 0,3 a 4 cm de tamanho. Freqüentemente não são claramente distinguíveis dos linfonodos celíacos. Os vasos linfáticos aferentes chegam a partir do estômago, pâncreas, esôfago, mediastino e diafragma. Os eferentes se unem para formar vasos linfáticos maiores (tronco gástrico) e terminam no tronco linfático celíaco.

LINFONODOS PANCREÁTICO-DUODENAIS (Fig. 45-8). Os **linfonodos pancreático-duodenais** estão localizados entre o duodeno e o pâncreas e estão associados com a artéria pancreático-duodenal. Alguns dos linfonodos podem ser encontrados parcialmente embutidos no pâncreas. Normalmente há cinco a dez linfonodos de 0,5 a 1,5 cm de tamanho. Os aferentes se originam a partir do duodeno, pâncreas, estômago e omento. Os eferentes passam aos linfonodos celíacos ou se dirigem ao tronco linfático celíaco. Alguns dos eferentes podem terminar nos linfonodos hepáticos.

LINFONODOS CELÍACOS (Fig. 45-8). Os **linfonodos celíacos** estão situados próximo à origem da artéria celíaca. Normalmente há dois a quatro linfonodos, de 0,3 a 4 cm de tamanho, e eles freqüentemente não são claramente distinguíveis dos linfonodos gástricos e esplênicos. Vasos linfáticos aferentes provêm dos pulmões, mediastino, diafragma, baço, fígado, glândulas adrenais, e a partir dos linfonodos esplênicos, hepáticos e pancreático-duodenal. Os eferentes se unem ao tronco linfático celíaco.

CENTRO LINFÁTICO MESENTÉRICO CRANIAL

LINFONODOS MESENTÉRICOS CRANIAIS Os **linfonodos mesentéricos craniais** estão localizados próximo à origem da artéria mesentérica cranial. As vezes é difícil distingui-los dos linfonodos pancreático-duodenais ou cólicos. Aferentes provêm dos linfonodos jejunais e cólicos e do cólon e pâncreas. Eferentes se unem aos troncos linfáticos intestinal ou visceral.

LINFONODOS JEJUNAIS (Fig. 45-8). Os **linfonodos jejunais** estão localizados em grande número no mesentério do jejuno. Eles formam duas fileiras de linfonodos de cada lado do mesentério, separados pelas artérias jejunais e por uma camada de tecido conjuntivo gorduroso. Aferentes provêm do jejuno e íleo e eferentes se unem para formar o tronco linfático jejunal que termina no tronco linfático intestinal. Alguns eferentes dos linfonodos jejunais localizados distalmente passam aos linfonodos ileocólicos.

LINFONODOS ILEOCÓLICOS (Fig. 45-8). Os **linfonodos ileocólicos** estão situados próximo à terminação do íleo no ceco, e alguns dos linfonodos estão localizados no ligamento ileo cecal. Estes linfonodos freqüentemente não são claramente distinguíveis dos linfonodos jejunais e cólicos. Vasos linfáticos aferentes provêm do ceco, íleo e jejuno e dos linfonodos jejunais adjacentes. Eferentes se dirigem ao tronco linfático intestinal.

LINFONODOS CÓLICOS (Fig. 45-8). Os **linfonodos cólicos** estão associados com a artéria cólica direita e seus ramos, os quais suprem a parte espiral do cólon. Eles são expostos quando se separam as alças espiraladas do cólon. Normalmente existem mais de 50 linfonodos de 0,2 a 9 cm de comprimento. Vasos linfáticos aferentes provêm do cólon, ceco e ocasionalmente também dos linfonodos pancreáticoduodenais. Eferentes formam o tronco linfático cólico que se une ao tronco jejunal para formar o tronco linfático intestinal. Algumas vezes o tronco cólico não está presente e em seu lugar existem diversos vasos linfáticos maiores.

CENTRO LINFÁTICO MESENTÉRICO CAUDAL

LINFONODOS MESENTÉRICOS CAUDAIS (Fig. 45-8). Os **linfonodos mesentéricos caudais** estão localizados ao longo do cólon descendente em direção à reflexão peritoneal caudalmente. Alguns desses linfonodos podem não ser claramente distinguíveis dos linfonodos mesentéricos craniais e dos linfonodos anorretais situados retroperitonealmente ao longo do reto. Normalmente existem 7 a 12 linfonodos de 0,2 a 1,2 cm de tamanho. Aferentes chegam a partir do cólon descendente e pâncreas e ocasionalmente também dos linfonodos anorretais. Eferentes se dirigem aos linfonodos ilíacos mediais e aorticolombares.

GRANDES TRONCOS LINFÁTICOS E DUCTOS

TRONCOS TRAQUEAIS. Os **troncos traqueais** representam os vasos linfáticos eferentes do linfonodo retrofaríngeo medial. Normalmente eles formam um ou dois troncos linfáticos maiores que se unem e se ramificam. Esses troncos cursam ao longo da artéria carótida comum e veia jugular interna recebendo os eferentes dos linfonodos craniais médios e cervical profundo caudal. Eles podem também receber os eferentes dos linfonodos cervicais superficiais dorsais imediatamente antes de desembocar nas veias jugular comum ou braquiocefálica. Do lado esquerdo, os troncos traqueais podem ocasionalmente se esvaziar na porção final do ducto torácico. Além disso são comuns numerosas variações de terminação nos troncos traqueais.

DUCTO LINFÁTICO DIREITO. O **ducto linfático direito** no suíno está descrito como um tronco comum ocasionalmente formado pelo tronco traqueal direito e eferentes dos linfonodos cervicais superficiais dorsais. Este tronco pode ter mais de 2 cm de comprimento.

TRONCOS LOMBARES (Figs. 45-7 e 8). Os **troncos lombares** são formados pelos eferentes dos linfonodos mediais e ilíacos laterais. Normalmente um destes troncos é encontrado na face dorsolateral esquerda da aorta e se alargando gradualmente, continua cranialmente como a cisterna do quilo. Um outro tronco lombar pode ser localizado na porção lateral da veia cava caudal. Ele se volta dorso cranialmente para a veia cava caudal e eventualmente se une ao tronco lombar esquerdo poucos centímetros caudalmente à artéria renal esquerda. Às vezes, um terceiro tronco lombar pode ser identificado ao longo da borda ventrolateral direita da aorta abdominal como sendo um ramo ventral do tronco lombar direito. Este termina no tronco linfático visceral ou na cisterna do quilo.

TRONCO JEJUNAL (Fig. 45-8). O **tronco jejunal** é formado pela confluência dos eferentes dos linfonodos jejunais.

TRONCO CÓLICO (Fig. 45-8). O **tronco cólico** representa os eferentes comuns dos linfonodos cólicos. Freqüentemente, entretanto, há somente vasos linfáticos maiores.

TRONCO INTESTINAL (Figs. 45-7 e 8). O **tronco intestinal** é o tronco comum para os troncos jejunal e cólico.

TRONCO CELÍACO (Figs. 45-7 e 8). O **tronco celíaco** é descrito como sendo o tronco linfático comum formado pelos eferentes dos linfonodos esplênicos, gástricos, hepáticos e pancreáticoduodenais.

Troncos hepáticos e **gástricos** estão freqüentemente ausentes. Normalmente um número de vasos linfáticos de maior tamanho saem dos linfonodos hepáticos e gástricos e se unem ao tronco celíaco.

TRONCO VISCERAL (Figs. 45-7 e 8). O **tronco visceral** é o tronco comum para os troncos celíaco e intestinal. Ele desemboca na porção caudal da cisterna do quilo.

CISTERNA DO QUILO (Fig. 45-7). A **cisterna do quilo** é formada pela confluência dos troncos visceral e lombares. Ela representa um ducto linfático protuberante de contorno irregular e grandemente aumentado, situada principalmente ao longo da borda dorsolateral da aorta abdominal, se estendendo da esquerda uns poucos centímetros caudalmente à artéria renal para o hiato aórtico. Os diâmetros maiores estimados para o vaso cheio, na parte caudal da cisterna, podem variar de 0,25 a 1,25 cm. A cisterna do quilo continua cranialmente através do diafragma, penetrando na cavidade torácica como o ducto torácico.

DUCTO TORÁCICO (Figs. 45-3, 7 e 8). O **ducto torácico** é a continuação cisterna do quilo, que penetra na cavidade torácica cranialmente. Ele cursa ao longo da borda dorsal direita da aorta até a região da nona vértebra torácica. Na região da quinta até a nona vértebra torácica, ele está localizado lateralmente à aorta. Então ele se volta gradualmente para o lado esquerdo da cavidade torácica, localizado sobre o lado esquerdo do esôfago e traquéia e à direita da artéria subclávia. O ducto torácico termina finalmente na veia cava cranial ou veia braquiocefálica.

BIBLIOGRAFIA

Andersen, D. H. 1926. Lymphatics and blood vessels of the ovary of the swine. Carnegie Contrib. Embryol., 17:109.
Andersen, D. H. 1927. Lymphatics of the fallopian tube of the swine. Carnegie Contrib. Embryol., 19:135
Apostoleanu, E., and O. Vladutiu. 1936. Le lymphoganglion testis proprius (nobis) du porc. Arhiva Vet., 28:161.
Baetjer, W. A. 1908. The origin of the mesenteric lymph sac in the pig. Anat. Rec., 2:55-57.
Barthol, A. 1914. Beitrage zur Anatomie und Histologie der Magenschleimhaut von Sus scrofa domestica. Inaug. Diss., Leipzig.
Barthol, A., and A. Trautmann. 1917. Vorkommen, makroskopisches und mikroskopisches Verhalten der Lymphapparate im Magen von Sus scrofa. Arch. Wiss. und prakt. Tierheilk, 43:39-48.
Baum, H., and H. Grau. 1938. Das Lymphgefäss-System des Schweines. Berlin, Paul Parey.
Egehøj. J. 1936. Untersuchungen über das Verhalten einiger Lymphknoten am Kopf und am Halse des Schweines. Deutsche tierärztl. Wschr., 44:287-289 and 319-322.
Egehøj, J. 1937. Das Lymphgefäss-System des Schweines. Z. f. Fleisch.-u. Milchhyg., 47:293-298.
Getty, R. 1964. Atlas for Applied Veterinary Anatomy. Ames, Iowa State University Press.
Grau H. 1941. Zur Benennung der Lymphknoten, Hier: Die lymphknoten des Beckeneinganges und der Beckenhöhle. Berl. Münch. tierärztl. Wschr., 237-241.
Grau, H. 1942. Zur Benennung der Lymphknoten, Hier: Die Lymphknoten der Beckenwand und des Brusteinganges. Berl. Münch. tierärztl. Wschr., 180-181.
Grau, H. 1960. Prinzipielles und Vergleichendes über das Lymphgefäss-System. Referat analässlich des 66. Internisten Kongress, Wiesbaden, Sonderdruck 61 Verhandlungen der Deutschen Gesellschaft für innere Medizin. München. Verlag J. F. Bergmann.
Grau, H., and J. Boessneck. 1960. Der Lymphapparat. In Kukenthal, W.: Handbuch der Zoologie. Vol. 25, Berlin, Lieferung, Walter de Gruyter and Co., pp. 1-74.
Gregor, P. 1914. Lymphknoten und Lymphbahnen am Kopf und Hals des Schweines. Inaug. Diss., Berlin.
Heuer, G. J. 1908. The development of the lymphatics in the small intestine of the pig. Am. J. Anat, 2:57-58.
Jossifow, J. M. 1932. Das Lymphgefäss-System des Schweines. Anat. Anz., 75:91-104.
Martin, P. 1923. Lehrbuch der Anatomie der Haustiere. Vol. 4, pp. 95-97. Stuttgart, Verlag von Schickhart and Ebner.
Meyer, A. W. 1918. Studies on hemal nodes. VIII. The absence of hemal nodes in the domestic pigs. Am J. Anat., 24:109-125.
Montanè, L., and E. Bourdelle. 1920. Anatomie Regionale des Animaux Domestiques. III. Porc. Paris, J. B. Baillière et Fils.
Most, A. 1927. Zur Darstellung der Chylusgefässe in vivo. Anat. Anz., 64:119-128.

Postma, C. 1927. Über das Lymphgefäss-System an Kopf, Hals und Schulter beim Schwein. Z. f. Fleisch-u. Milchhyg., 38:1-2.
Postma, C. 1928. Das Lymphgefäss-System des Schweines. Z. f. Fleisch.-u. Milchhyg., 38:354-362.
Ranvier, L. 1895. Structure des ganglions mesenteriques du porc. Compte rend. seances soc. biol., 47:774-775.
Retterer, E., and A. Lelievre. 1913. Developement des Hematies dans les Ganglions lymphatiques du porc. Compte rend seances soc biol., 74:1226-1229.
Richter, J. 1902. Vergleichende Untersuchungen über den mikroscopischen Bau der Lymphdrüsen von Pferd, Rind, Schwein und Hund. Arch. Mikr. Anat., 60:469-514.
Saar, L. I., and R. Getty. 1962-63. Lymph nodes of the head, neck and shoulder region of swine. Iowa State University Vet., 25:120-134.
Saar. L. I., and R. Getty. 1964a. The interrelationship of the lymph vessel connections of the lymph nodes of the head, neck, and shoulder regions of swine. Am. J. vet. Res., 25:618-636.
Saar, L. I., and R. Getty. 1964b. The lymph vessels of the thoracic limb of swine. Iowa State University Vet., 26:161-168.
Saar, L. I., and R. Getty. 1964c. The lymph nodes and the lymph vessels of the abdominal wall, pelvic wall and the pelvic limb of swine. Iowa State University Vet., 27:97-113.
Sabin, F. R. 1902. On the origin of the lymphatic system from the duct in the pig. Am. J. Anat., 1:367-389.
Sabin, F. R. 1904. On the development of the superficial lymphatics in the skin of the pig. Am. J. Anat, 3:183-195.
Sabin, F. R. 1905. The development of the lymphatic nodes in the pig and their relation to the lymph hearts. Am. J. Anat, 4:355-389.
Spira, A. 1961. Die Lymphknotengruppen (Lymphocentra) bei den Säugern-ein Homologisierungsversuch. Inaug. Diss., München.
Titze, C. 1914. Lage und Wurzelgebiete der Fleischlymphknoten beim Rinde und Schweine. Z. f. Fleisch.-u. Milchhyg., 24:525-529.
Trautmann, A. 1925. Die embryonale und postembryonale Entwicklung der Kardia drüsenzone in Magen von Sus scrofa sowie die Ausbildung und physiologische Bedeutung des lymphatischen (Zytoblastischen) Gewebes in derselben. Anat. Anz., 60:321-346.
Trautmann, A. 1926. Die Łymphknoten (Lymphonodi) von Sus scrofa, insbesondere deren Lymphstrom-, Färbungs- und Rückbildungsverhältnisse. Z. f. Anat. Entw., 78:733-755.
Zietzschmann, O. 1958. Das Lymphsystem. In Schönberg, F., and D. Zietzschmann, Die Ausführung der tierärztlichen Fleischuntersuchung, pp. 1-30. Berlin, Paul Parey.
Zietzschmann, O., E. Ackerknecht, and H. Grau (eds.). 1943. Ellenberger and Baum's Handbuch der Vergleichenden Anatomie der Haustiere. 18th ed. Berlin, Springer-Verlag.

BAÇO

S. Sisson

O **baço** é comprido e achatado (Fig. 45-12). Seu eixo longitudinal tem direção aproximadamente dorsoventral, e está curvado para acompanhar a curvatura maior do estômago. A extremidade dorsal jaz sob as extremidades vertebrais das três últimas costelas; ele se relaciona com o estômago cranialmente, com o rim esquerdo caudalmente e a extremidade esquerda do pâncreas medialmente. A **superfície visceral** tem um sulco estreito e alongado no qual se situa o hilo; este divide a superfície em dúas áreas aproximadamente iguais, a gástrica e a intestinal, que estão em contato com o estômago e cólon, respectivamente. A **superfície parietal** é convexa e está relacionada com as paredes laterais e ventrais esquerdas do abdome. A extremidade ventral é menor do que a dorsal; normalmente ele jaz sobre o assoalho abdominal, na região umbilical. O baço está aderido tão fracamente ao estômago que ele pode ser considerado como estando interposto no omento maior. Nos animais de grande porte pode atingir um comprimento de aproximadamente 60 cm, com uma largura de 8 a 10 cm e com um peso de cerca de 350 g. Baços acessórios podem ser encontrados no ligamento gastroesplênico.

A posição do baço varia de acordo com o estado de repleção do estômago e com seu próprio tamanho. A extremidade dorsal varia pouco. Mas a extremidade ventral tem uma faixa de variação na largura como pode ser esperado; ele pode estar em contato com o lobo esquerdo do fígado ou pode estar situado centralmente em posição justa cranial ao umbigo. Como em outras espécies animais, o tamanho do baço é extremamente variável. Também no adulto de grande porte ele pode ter apenas um pouco mais de 35 cm de comprimento, com cerca de 6 cm de largura e peso de cerca de 200 g.

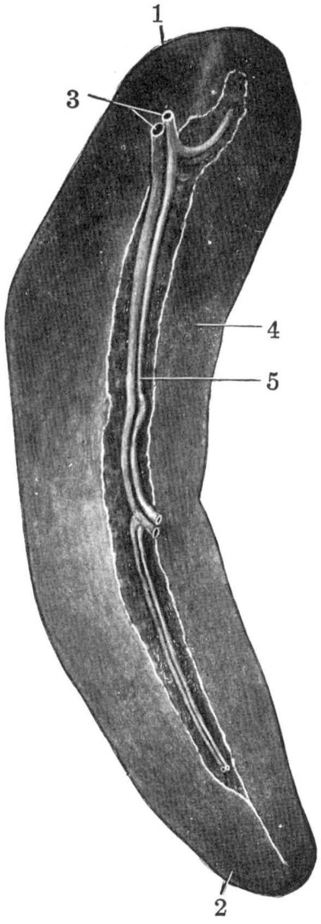

Figura 45-12. Baço do porco; superfície visceral.
1, Extremidade dorsal; 2, extremidade ventral; 3, pontas dos vasos esplênicos; 4, superfície gástrica; 5, hilo com vasos.

TIMO

W. G. Venzke

O grande **timo** em suínos jovens se estende caudalmente desde a origem do músculo digástrico, ao longo das artérias carótidas em ambos os lados do pescoço até a entrada do tórax onde os lados direito e esquerdo parecem se fundir. As duas porções torácicas ocupam o mediastino pré-cardial. Superficialmente o órgão está relacionado em sua porção cranial com o músculo omo-hióideo (Fig. 40-10).

No feto, o timo é vermelho acinzentado e em porcos mais velhos varia de branco-amarelado a vermelho-acinzentado. É um órgão lobular, de consistência macia. No quinto mês de idade, o timo do suíno pesa cerca de 80 g, e aos 9 meses, cerca de 90 g. Após um ano, o timo involui deixando uma trama de tecido conjuntivo adiposo contendo remanescentes microscópicos de tecido ativo.

VASOS E NERVOS. O suprimento sangüíneo provém de ramos das artérias carótidas comum e torácica interna. Vasos linfáticos aferentes provêm dos linfonodos cervicais e mediastínicos externos e craniais. O suprimento nervoso é vagossimpático.

CAPÍTULO 46

SISTEMA NERVOSO DO SUÍNO

SISTEMA NERVOSO CENTRAL

H.-D. Dellmann *e* R. C. McClure

MEDULA ESPINHAL
(Figs. 46-1, 2 e 3)

O **intumescimento cervical** da medula espinhal do suíno é composto essencialmente do sétimo e do oitavo segmentos da medula espinhal cervical e está localizado nos canais vertebrais das sexta e sétima vértebras cervicais. O **intumescimento lombar,** embora não seja tão proeminente quanto nas outras espécies, está ao nível do sexto e do sétimo segmentos da medula espinhal lombar, os quais estão localizados no canal vertebral da sexta vértebra lombar. A medula espinhal termina caudalmente entre a borda cranial da segunda vértebra sacral e a parte média da terceira vértebra sacral. A secção transversal da medula espinhal é quase circular, exceto nos intumescimentos cervical e lombar, onde é achatada dorsoventralmente.

O trato ou os sistemas de fibras da medula espinhal do suíno foram escassamente estudados. Foi reportado que o **trato corticospinhal** apenas atinge o primeiro segmento cervical. Um **trato espinotalâmico** foi demonstrado; ele é apenas uma pequena parte do sistema de fibras contido no funículo ventrolateral da medula espinhal.

ENCÉFALO

Rombencéfalo

MIELENCÉFALO
(MEDULA OBLONGA)

A **medula oblonga** do suíno é relativamente mais larga do que a dos outros animais domésticos (Fig. 46-4). O corpo trapezóide é largo e fino e destaca-se muito pouco da superfície ventral. Os tubérculos faciais são elevações muito pequenas, caudais ao corpo trapezóide.

As **pirâmides,** visíveis na superfície ventral de qualquer dos lados da linha média, não se destacam na superfície. Os núcleos olivares, em seus pontos de origem, produzem uma proeminência na superfície ventral.

A superfície dorsal da medula está quase completamente coberta pelo largo cerebelo. O tubérculo do núcleo grácil é muito pequeno, enquanto o tubérculo do núcleo cuneado é bem grande. O sulco lateral dorsal da medula espinhal continua rostralmente por um proeminente sulco lateral ao fascículo e tubérculo cuneado.

A **fossa rombóide** apresenta proeminentes áreas sobre os núcleos hipoglosso e vagal e a área vestibular é ligeiramente elevada, da mesma forma que o núcleo cerúleo, lateralmente. O núcleo coclear dorsal ou tubérculo acústico é um tanto fracamente desenvolvido. A eminência medial, na parte rostral da fossa rombóide, é uma área ligeiramente elevada.

Os recessos laterais que se estendem do quarto ventrículo são muito bem desenvolvidos e podem apontar caudal e ventralmente.

A anatomia microscópica da medula oblonga está, em geral, descrita no Cap. 13. Para outras informações sobre a citoarquitetura dos principais núcleos da medula oblonga do suíno doméstico, veja as citações da literatura.

Metencéfalo

Ponte

No suíno as fibras transversais da ponte são consideravelmente mais planas e menos proeminentes na superfície ventral da base do cérebro do que nos outros animais domésticos. Ela atinge sua maior largura na linha média, diminuindo continuamente no sentido das partes dorsolaterais, onde penetra nos hemisférios cerebelares como os pedúnculos cerebelares médios. O sulco basilar da ponte é muito raso na linha média ventral. A borda rostral da ponte é muito espessa, arredondada e destacada das pernas do cérebro pelo sulco pré-pontino; a borda caudal é um tanto plana e escassamente evidente, estando separada do corpo trapezóide e das pirâmides por um sulco muito raso.

O leitor encontrará informações gerais sobre a anatomia microscópica da ponte no Cap. 13, que é, em sua maior parte, aplicável ao suíno.

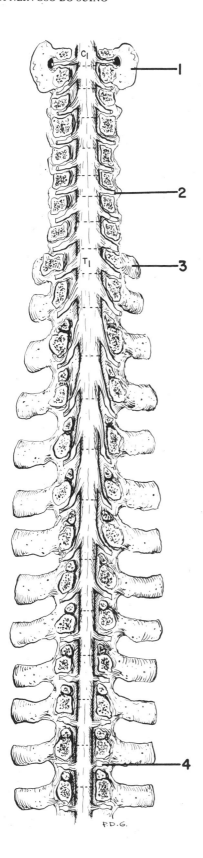

Cerebelo

O **cerebelo** do suíno é uma estrutura muito larga com grandes hemisférios laterais que se estendem, em sua maioria, além das bordas laterais da medula oblonga (Fig. 46-4). Ele está topograficamente muito intimamente relacionado com a superfície cerebelar do hemisfério cerebral, do qual separa-se pelo tentório membranoso do cerebelo, e com a lâmina do tecto, que indentam o órgão ao nível do vérmis e da parte medial dos hemisférios. A totalidade da superfície rostral do cerebelo no suíno está subdividida em folhas, que são contínuas do vérmis até aos hemisférios, no fundo das depressões muito rasas, ou sulcos, que circundam o primeiro. Partes das superfícies dorsal e caudal do cerebelo são muito mais irregulares e estão subdivididas em lobos e lóbulos.

A fissura primária é uma profunda fissura que divide o cerebelo em metades rostral e caudal, claramente reconhecíveis por causa da disposição regular das folhas na parte rostral e pela disposição irregular na parte caudal. A língula, o lóbulo central e o cúlmen compõem a parte rostral do vérmis; os dois primeiros estão em contato com o véu medular rostral e lâmina do tecto do mesencéfalo. O cúlmen é seguido caudalmente pelo declive, a irregular e muitas vezes muito proeminente folha e túber do vérmis, e pela pirâmide que continua dentro da língula e sua parte mais rostral, o nódulo. Estas duas últimas estruturas estão relacionadas com o véu medular caudal, o plexo corióide do quarto ventrículo e com os pedúnculos cerebelares caudais.

Os pedúnculos cerebelares são facilmente distinguíveis um do outro. Os pedúnculos cerebelares caudais (corpos restiformes) não são tão bem demarcados do restante da medula quanto nos outros animais domésticos. Os pedúnculos cerebelares médios estão situados lateral à indentação formada pelos pedúnculos cerebelares caudais e rostrais; eles são de formato oval e podem ser seguidos por curta distância, antes de penetrarem nos hemisférios cerebelares, para subdividirem-se nas lamelas medulares. Os pedúnculos cerebelares rostrais, aos quais o véu medular rostral está inserido, são relativamente curtos, redondos e espessos e desaparecem no mesencéfalo, ventralmente aos colículos caudais.

Para uma descrição da anatomia microscópica geral e das ligações das fibras do cerebelo veja o Cap. 13 e as citações da literatura.

Mesencéfalo

A remoção do cerebelo e parte dos pólos occipitais dos hemisférios cerebrais expõe o tecto ou a parte dorsal do mesencéfalo. As pernas do cérebro são visíveis na superfície ventral, enquanto a parte média, o tegmento, atinge a superfície ventral do cérebro somente na profundidade da fossa intercru-

---

Figura 46-1. Partes cervical e torácica da medula espinhal.

1, Asa do atlas, primeira vértebra cervical; 2, sexto nervo espinhal cervical; 3, primeira costela torácica; 4, décimo segundo nervo espinhal torácico.

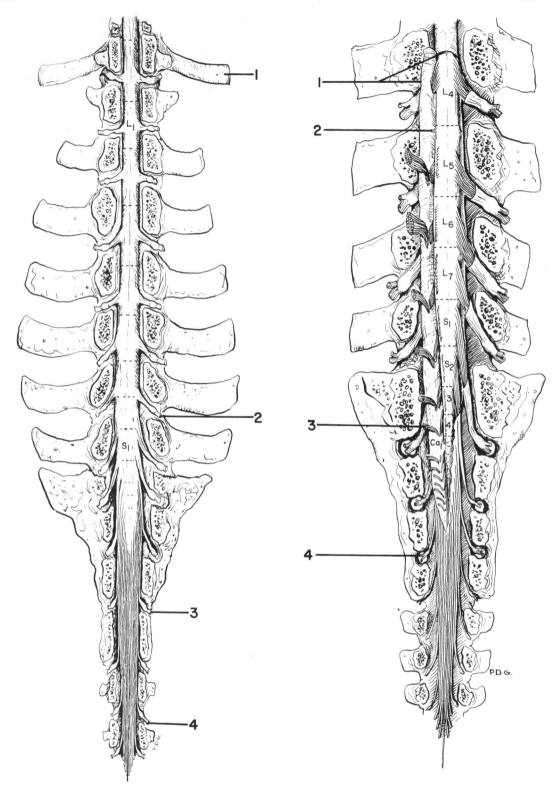

Figura 46-2. Partes lombar e sacral da medula espinhal.
1, Décima quarta costela torácica; 2, sexto nervo espinhal lombar; 3, terceiro nervo espinhal sacral; 4, primeiro nervo espinhal caudal.

Figura 46-3. Cauda eqüina.
1, Borda cortada e refletida da dura máter; 2, recorte serreado do ligamento denticulado; 3, radículas dorsais cortadas e refletidas do terceiro nervo espinhal sacral; 4, gânglio da raiz dorsal do primeiro nervo espinhal caudal (coccígeo).

SISTEMA NERVOSO DO SUÍNO

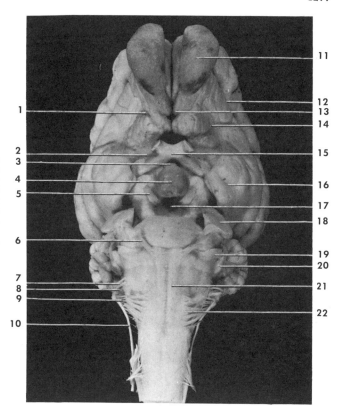

Figura 46-4. Cérebro do suíno, vista ventral.

1, Trato olfatório intermediário; 2, giro diagonal; 3, hipófise proximal; 4, parte distal da adeno-hipófise; 5, nervo oculomotor; 6, nervo abducente; 7, nervo glossofaríngeo; 8, nervo vago; 9, radículas caudais do nervo vago; 10, raiz espinhal do nervo acessório; 11, bulbo olfatório; 12, sulco rinal lateral, parte rostral; 13, trato olfatório medial; 14, trato olfatório lateral; 15, quiasma óptico; 16, lobo piriforme, parte caudal; 17, fossa intercrural; 18, nervo trigêmeo; 19, nervo facial; 20, nervo vestibulococlear; 21, pirâmide; 22, nervo hipoglosso.

ral. Os colículos caudais da lâmina do tecto são extremamente bem desenvolvidos e maiores do que os colículos rostrais. Eles são de coloração ligeiramente cinzenta, especialmente em seu ponto caudolateral, enquanto o restante dos mesmos é consideravelmente mais claro na coloração, especialmente se comparados aos colículos rostrais. Eles estão topograficamente relacionados aos pedúnculos cerebelares rostrais, hemisférios cerebelares e ao vérmis, que está localizado na linha média, imediatamente entre os proeminentes tubérculos. Sobre a linha média os colículos caudais estão ligados por um segmento de fibras plano e bem desenvolvido, que forma um apoio para a porção caudal do colículo rostral. Um sulco bem pronunciado forma o limite entre o véu medular rostral e os pedúnculos cerebelares rostrais e continua dentro do sulco pré-pontinoϕ e do sulco limitante do trígono lemniscal; um sulco profundo forma a linha de demarcação entre os colículos caudais, seus pedúnculos e o corpo geniculado medial, respectivamente.

Os colículos rostrais são quase hemisféricos; quando observados de cima eles são de formato triangular, com os lados direcionados rostrolateral, caudolateral e medialmente. Separados um do outro por um sulco profundo, os colículos rostrais se destacam dos colículos caudais adjacentes e dos corpos geniculados laterais por um sulco contínuo que se torna muito raso no sentido da parte rostromedial dos colículos, próximo à linha média, onde o braço do colículo rostral emerge por baixo desse colículo.

O trígono lemniscal, situado ventralmente ao braço do colículo caudal, está separado, por sulcos rasos, do braço que acabamos de citar, do pedúnculo cerebelar rostral e das pernas do cérebro e pelo profundo sulco pré-pontinoϕ, no sentido da ponte. O trato crural transversal emerge como um pequeno e redondo trato fibroso na junção do sulco mesencefálico lateralϕ e do sulco entre o pedúnculo cerebelar rostral e o trígono lemniscal. O trato crural transversal pode tornar-se invisível na superfície ventral das pernas do cérebro ou ser um trato muito plano e quase invisível que pode ser seguido por apenas curta distância e raramente até o sulco do nervo oculomotor.

As pernas do cérebro emergem rostralmente à ponte como dois largos feixes fibrosos espessos, que divergem consideravelmente no sentido do diencéfalo e dos tratos ópticos, rostralmente. Elas são separadas pelo sulco intercrural, que começa ligeiramente rostral à ponte, sendo o espaço entre ele e a ponte ocupado por uma pequena elevação cinzenta, o núcleo intercrural. O sulco alarga-se rostralmente dentro da fossa intercrural (Fig. 46-4). As pernas do cérebro no suíno são facilmente separadas nas porções lateral e medial. A porção lateral, maior e convexa na direção ventrodorsal, está separada da porção medial por um sulco raso; a porção medial, mais estreita do que a lateral, é muito plana, ou em determinados casos até côncava, e possui uma coloração cinzenta mais escura, que é aparentemente devida ao fato de que a camada branca ventral é muito mais fina. O trato crural transversal, ou um sulco que está localizado em seu nível ou ligeiramente caudal a ele, divide as pernas do cérebro em uma porção um tanto convexa, semelhante a um tubérculo, e uma porção caudal, ligeiramente convexa.

Para a anatomia microscópica, a organização e função gerais do mesencéfalo, veja o Cap. 13.

Prosencéfalo

DIENCÉFALO

A parte do diencéfalo que aparece na superfície ventral do cérebro, entre as pernas do cérebro, é denominada de *túber cinéreo*. Sua parte mais caudal, o corpo mamilar, é um grande tubérculo branco, ímpar, quase hemisférico e muito proeminente. As partes média e rostral do túber cinéreo são de coloração cinzenta, bem mais largas do que o corpo mamilar, e convexas em todas as direções. A comissura supra-óptica aparece como pequenas faixas fibrosas brancas que correm paralelas aos tratos ópticos, caudomedialmente, através das pernas do cérebro. Elas passam dorsolateral e caudalmente e parecem terminar no corpo geniculado lateral; algumas fibras, entretanto, poderão terminar no corpo geniculado medial.

O terceiro ventrículo separa o diencéfalo em duas partes simétricas. A parte dorsal do terceiro ventrículo é bem mais larga no suíno do que em todos os demais animais anteriormente descritos. Nas direções mediolateral e rostrocaudal, a parte dorsal do terceiro ventrículo é ligeiramente convexa e circundada lateralmente pela *estria habenular do tálamo*. Macroscopicamente a estria habenular do tálamo tem início, aproximadamente, ao nível da abertura do terceiro ventrículo para dentro dos dois ventrículos laterais. Ela é uma faixa branca estreita que se alarga caudalmente para formar a habênula, muito espessa, que está ligada pela comissura habenular à habênula do lado oposto. Imediatamente rostral ao início das habênulas há um intumescimento devido à presença do núcleo habenular. O corpo pineal é um órgão um tanto pequeno e de formato cônico, situado dorsalmente e entre os dois colículos rostrais do mesencéfalo.

As superfícies dorsomedial e dorsolateral do diencéfalo, situadas lateralmente à estria habenular do tálamo, são um tanto irregulares. A superfície dorsomedial do tálamo é caracterizada por um pequeno tubérculo rostral e o pulvinar, seguido lateral e caudalmente pelo corpo geniculado lateral, cuja superfície está inteiramente coberta pelas fibras do trato óptico. O corpo geniculado medial, situado quase na superfície caudolateral do diencéfalo, é extremamente bem desenvolvido. Ele tem uma estrutura cinzenta e arredondada, separada por sulcos um tanto profundos das estruturas circundantes, o trato óptico dorsolateralmente, as pernas do cérebro ventromedialmente, o braço do colículo caudal caudalmente e o colículo rostral dorsomedialmente.

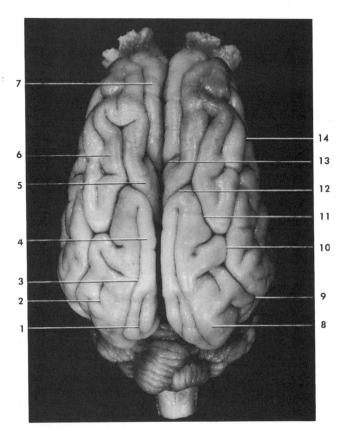

Figura 46-5. Cérebro do suíno, vista dorsal.

1, Sulco endomarginal; 2, sulco ectomarginal; 3, sulco marginal; 4, giro marginal; 5, giro cruzadoφ; 6, giro coronalφ; 7, giro sigmóideφ; 8, giro ectomarginal; 9, sulco supra-silviano caudal; 10, sulco supra-silviano médio; 11, ligação entre o sulco supra-silviano rostral e o sulco coronal; 12, sulco coronal; 13, sulco cruzado; 14, sulco supra-silviano rostral.

SISTEMA NERVOSO DO SUÍNO

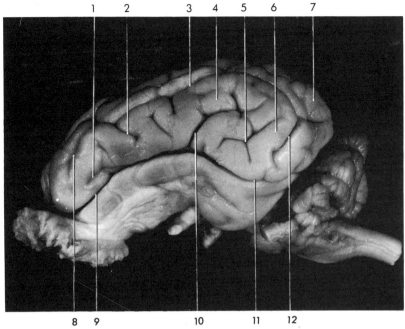

Figura 46-6. Cérebro do suíno; vista lateral.

1, Sulco pré-silviano; 2, sulco diagonal; 3, sulco supra-silviano médio; 4, giro silviano; 5, sulco ecto-silviano; 6, giro ecto-silviano; 7, giro ectomarginal; 8, sulco coronal; 9, sulco rinal lateral, parte rostral; 10, fissura silviana; 11, sulco rinal lateral, parte caudal; 12, sulco supra-silviano caudal.

O ponto de fusão das duas metades do diencéfalo é a adesividade intertalâmica e a parte ventral do hipotálamo rostral e caudalmente para a inserção da hipófise. O limite rostral do diencéfalo está indicado, a olho nu, pela *lâmina terminal cinzenta*, uma fina placa que forra rostralmente o terceiro ventrículo; caudalmente o diencéfalo é contínuo com o mesencéfalo.

Para a anatomia microscópica e a função, deve-se consultar as descrições no Cap. 13 e as referências especiais da literatura que dão informações sobre determinadas características especiais no suíno.

TELENCÉFALO

As variações na forma do telencéfalo são influenciadas muito mais pela raça do suíno do que no eqüino e nos ruminantes. O telencéfalo do suíno possui uma aparência característica, particularmente aquela parte do órgão que está situada ventralmente à parte rostral do sulco rinal lateral e à parte caudal do lobo piriforme que defrontam-se lateral e não ventralmente (Fig. 46-4). Portanto, porções do telencéfalo, que em outras espécies eram definitivamente orientadas ventralmente, são orientadas lateralmente. Isto é verdadeiro para o trato olfatório lateral bem como para toda a substância perfurada rostral (ou às vezes apenas sua parte mais lateral).

Os hemisférios aumentam de peso, da parte rostral para a caudal, sua circunferência dorsal descrevendo uma curva regular. A porção frontal do cérebro é consideravelmente mais estreita do que a porção temporal. A parte caudal do lobo piriforme, o lobo temporal e o pólo occipital são quase de formato ovóide.

As duas superfícies mediais planas dos hemisférios que se defrontam estão separadas pela fissura longitudinal (Fig. 46-5). A superfície cerebelar é muito plana (Fig. 46-6), escassamente denteada pela insignificante parte rostral do vérmis do cerebelo. (Para a descrição da superfície basal do telencéfalo, veja o Cap. 13.)

O assoalho da porção rostral da parte central do ventrículo lateral está formado pelo núcleo caudado, um dos núcleos basais dos hemisférios. Sua cabeça um tanto grande começa na parte rostral do ventrículo lateral; portanto, parte da cabeça situa-se por baixo do ventrículo; a borda lateral da superfície convexa dorsal do núcleo caudado segue a borda entre as paredes dorsal e lateral do ventrículo lateral, imediatamente por baixo do fascículo subcaloso; a borda ventromedial da superfície frontal através da comissura rostral, a largura do núcleo caudado diminui consideravelmente de modo a formar uma fina cauda. Esta cauda termina macroscopicamente após uma curva lateroventral, com um aumento de espessura quase ao nível de um plano frontal através da borda rostral do corpo geniculado lateral. A superfície lateral do núcleo caudado é quase plana, em determinados casos um tanto côncava, e defrontando-se com a cápsula interna.

O putame tem início caudal e lateral ao começo da cabeça do núcleo caudado. As duas estruturas neste nível, bem como o *núcleo acumbente* em seu lado medial, não podem ser separadas. O putame aumenta de altura dorsal e ventralmente, mas é sempre um tanto menor do que o núcleo caudado. Sua superfície lateral é convexa. A superfície medial, no sentido da cápsula interna, é côncava; a borda ventral é lisa e a borda dorsal, muito irregular. Ambos os núcleos estão separados pelas massas fibrosas da cápsula interna, através das quais são ligados por numerosas pontes cinzentas.

Macroscopicamente é impossível identificar-se o globo pálido; microscopicamente suas células nervosas estão localizadas entre as fibras da cápsula interna, ventromedialmente ao putame.

As fibras de projeção da cápsula interna são facilmente identificáveis como uma grande massa fibrosa entre o núcleo caudado e o putame. As partes da cápsula interna que estão localizadas neste nível são conhecidas como a perna rostral e o joelho. A perna caudal é encontrada entre o diencéfalo e o putame, ventralmente. A cápsula interna espalha suas fibras, dentro dos hemisférios, como a coroa radiada

O claustro é uma camada alongada, quase quadrangular e irregular, de substância cizenta que, por causa de sua pequena espessura, só pode ser dissecada com dificuldade. O claustro situa-se na profundidade da região insular e torna-se aparente apenas após a remoção dos curtos giros insulares e suas fibras de associação, bem como da cápsula externa, uma camada muito fina de fibras.

Grosseiramente o corpo amigdalóide, que compõe a protuberância da parte caudal do lobo piriforme, pode ser dividido em pelo menos dois núcleos, os quais, na base de sua citologia e das divisões das fibras, podem ser ainda subdivididos microscopicamente. Todo o complexo tem formato de amêndoa; uma extremidade está situada na parte caudal do lobo piriforme e a outra, contra o lúmen do ventrículo lateral. Os relacionamentos topográficos são os mesmos que aqueles descritos na seção geral.

Em contraste com todas as espécies descritas anteriormente, a fissura silviana no lado lateral do hemisfério, no suíno, não é a fissura mais proeminente, mas é semelhante a todas as outras fissuras. Originando-se do sulco rinal lateral ao nível da fossa lateral na região insular, a fissura silviana está direcionada dorsocaudolateralmente e, em determinadas raças, consiste de apenas um único ramo, o médio (*ramus acuminis*ϕ). Em outras raças este ramo pode ser um ramo estritamente vertical, com sulcos menores emitidos nas direções caudais e rostrais e que correspondem aos sulcos descritos para o eqüino e os ruminantes. O ramo rostral pode ser contínuo com o sulco diagonal.

Independentemente de sua topografia, a fissura silviana é circundada pelos sulcos supra-silvianos rostral, médio e caudal, que formam um arco irregular ao seu redor. Caudalmente o sulco supra-silviano médio continua com o sulco supra-silviano caudal, que corre ligeiramente rostral e quase une-se com a parte caudal do sulco rinal lateral. Rostralmente o sulco supra-silviano rostral corre quase paralelo à parte rostral do sulco rinal e emitindo pequenos sulcos perpendiculares, sendo vertical a sua extremidade mais rostral. No limite dos terços caudal e médio do hemisfério, o sulco supra-silviano médio emite um ramo que corre mediorrostralmente e que estabelece comunicação com o sulco cruzado (central) e o sulco pós-cruzado (pós-central) bem como com o sulco coronal. O sulco coronal, que é praticamente a continuação rostral deste ramo do sulco supra-silviano médio, corre paralelo à fissura longitudinal e desvia-se um tanto lateralmente na sua parte mais rostral.

O sulco pré-silviano possui uma topografia semelhante à encontrada nos ruminantes. Ele origina-se da parte rostral do sulco rinal lateral, numa direção rostrodorsomedial, e termina medialmente à extremidade rostral do sulco coronal. Ventrolateralmente a ele e parcialmente coberto pelos bulbos olfatórios, situa-se o sulco pró-reus, muito pouco desenvolvido. A área localizada entre a parte rostral do sulco supra-silviano rostral e o sulco coronal contém o sulco diagonal, sagitalmente orientado. Ele às vezes comunica-se quer com a parte rostral do sulco supra-silviano rostral ou com a parte rostral do sulco rinal lateral, ou até, se presente, com o ramo rostral da fissura silviana. A área localizada entre o ramo comunicante, entre o sulco supra-silviano e o sulco pós-cruzado, e a parte caudal da fissura supra-silviana e da fissura longitudinal, está dividida, em duas partes desiguais, pelo sulco marginal.

O sulco marginal está situado entre o terço interno e médio desta área e corre sobre todo seu comprimento. A parte medial, entre o sulco marginal e o sulco calosomarginalϕ, na superfície medial do cérebro, é novamente dividida pelo sulco endomarginal, que nem é um sulco curto, independente, e nem se comunica com o sulco marginal. O sulco ectomarginal é encontrado quase equidistante, entre o sulco supra-silviano e o sulco marginal. Ele é um sulco relativamente curto que subdivide somente a parte caudal do território entre os dois sulcos citados ou continua rostralmente por alguns pequenos sulcos. Na superfície medial dos hemisférios a disposição dos sulcos é quase semelhante à encontrada nos ruminantes.

O sulco calosomarginal é um sulco interrompido, situado a uma distância igual entre a borda dorsal do hemisfério e o corpo caloso, na parte caudal da superfície medial do hemisfério, e na vizinhança imediata da borda dorsomedial do hemisfério, na sua parte rostral. A parte caudal do sulco calosomarginal é muitas vezes denominada de sulco esplenial; ele se comunica com a continuação da parte caudal do sulco rinal lateral, na superfície cerebelar do hemisfério, e é muitas vezes denominado de sulco têmpero-occipital. Rostralmente ele continua com o sulco cruzado, na superfície dorsolateral do hemisfério. Na parte rostral da superfície medial do hemisfério o sulco calosomarginal pode ser denominado de sulco genual. Este sulco é, às vezes, acompanhado por dois sulcos mais ou menos paralelos, um no sentido da periferia, o sulco ectogenualϕ, e o outro no sentido do corpo caloso, o sulco endogenualϕ. Da descrição anterior torna-se óbvio que, pelo menos para fins didáticos, a superfície lateral do hemisfério deve ser novamente subdividida nas convoluções silvianas e ecto-silvianas, embora a topografia, um tanto diferente, da parte caudal do sulco rinal lateral torna tal subdivisão quase impossível. Desta forma, a convolução silviana estaria limitada, na periferia, pelo sulco ecto-silviano, sulco supra-silviano médio, sulco coronal e pelo sulco pré-silviano; a convolução ecto-silviana seria limitada, na periferia, pelos sulcos supra-silvianos caudal, rostral e médio, pelo ramo comunicante entre o sulco supra-silviano médio e o sulco coronal, e pelo sulco coronal, onde se unem os giros silviano e o giro ecto-silviano.

Ocorrem variações na operculização da ínsula. Em determinadas raças ela é muito pronunciada e a ínsula está totalmente escondida. Em outras a ínsula aparece claramente na superfície lateral do hemisfério cerebral. No caso de operculização total, os giros curtos parecem ser muito mais desenvolvidos do que quando a ínsula está visível, formando assim uma área bastante uniforme.

A substância cinzenta dorsomedial do hemisfério cerebral está limitada pelo sulco calosomarginal, medialmente, e pelos sulcos supra-silviano caudal e médio, sulco coronal e sulco pré-silviano, lateralmente. Ela é dividida, nos giros marginal e ectomarginal, pelo sulco marginal.

O giro ectomarginal é muito desenvolvido, ocupando os dois terços laterais de todo o território periférico caudal. Ele está dividido, em duas partes desiguais, pelo sulco ectomarginal.

Em sua parte caudal o giro marginal é um tanto estreito. Rostralmente ele continua com o giro-sigmóide ou giro cruzado e com a continuação rostral deste, o giro pró-reus. O giro marginal é interrompido pelos sulcos cruzado e pós-cruzado e suas comunicações com o sulco coronal e sulco supra-silviano médio. Como nos ungulados, toda a área é acentuadamente deprimida quando comparada com os giros circundantes.

Além dos giros um tanto irregulares na parte mais rostral da superfície medial do hemisfério, que levam os mesmos nomes que os sulcos adjacentes, encontramos na parte caudal o giro para-hipocampal, o giro do corpo caloso, o tubérculo do giro denteado, e o giro fasciolar e o giro do cíngulo, que circundam o corpo caloso e unem-se dentro da área pré-comissural.

Rostralmente o rinencéfalo tem início com os bulbos olfatórios — duas estruturas bem desenvolvidas, planas e ovais, que estão intimamente relacionadas ao pólo frontal dos hemisférios. No suíno, não somente a parte ventral dos lobos olfatórios, mas também parte da superfície dorsal e das bordas laterais recebem os ramos olfatórios e são, desta forma, de superfície áspera; portanto, somente aquela parte da superfície dorsal que é adjacente ao pólo frontal do hemisfério, possui uma superfície lisa. Dado o alongamento caudal do bulbo olfatório, praticamente não há nenhum pendúnculo olfatório; entretanto, os dois tratos olfatórios são claramente reconhecíveis.

O trato olfatório lateral origina-se das superfícies dorsal e lateral do bulbo olfatório; ele é uma faixa fibrosa, um tanto larga e plana, não muito circunscrita, que torna-se um trato bem definido lateralmente à parte rostral do lobo piriforme (*área olfatória*). Este trato pode ser claramente seguido até a fossa lateral. O tubérculo olfatório, bem desenvolvido, situa-se medialmente ao trato olfatório lateral.

O trato olfatório medial está representado por uma elevação cinzenta, separada da parte rostral do lobo piriforme (triângulo olfatório) e da área olfatória por um sulco raso rostral, o sulco para-olfatório. Este sulco desaparece na fissura inter-hemisférica e termina na área pré-comissural.

Freqüentemente o trato olfatório intermediário é claramente reconhecível como um trato fibroso extremamente curto e plano que desaparece ao nível da parte rostral do lobo piriforme (triângulo olfatório).

A parte rostral do lobo piriforme, ou a área olfatória, é uma área triangular com uma superfície convexa irregular entre as faixas diagonais de Broca e os tratos olfatórios; ela é perfurada por numerosos orifícios para a passagem de vasos sangüíneos e é muitas vezes denominada de substância perfurada rostral.

Estas faixas aparecem lateralmente no ponto onde o trato olfatório lateral desaparece na parte caudal do lobo piriforme, dobram ao redor da borda ventromedial do hemisfério e terminam na área pré-comissural.

Caudalmente o paleopálio se continua com a parte caudal do lobo piriforme. Esta parte do lobo é extremamente desenvolvida nos suínos. É uma estrutura muito larga, oval e quase hemisférica, que está forrada lateralmente pela parte caudal do sulco rinal lateral. A parte caudal do lobo piriforme está dividida, por um sulco sagital, em diversos giros.

O hipocampo tem o formato de um corno de carneiro; sua superfície ventricular se invagina no ventrículo lateral e é convexa em todas as direções. O hipocampo forma parte do fundo do ventrículo lateral e começa, aproximadamente, ao nível onde o corpo do núcleo caudado une-se à cauda; ele circunda o tálamo e termina na parte caudal do lobo piriforme, com sua extremidade sendo ligeiramente mais rostral do que seu início. A superfície ventricular do hipocampo possui uma aparência estriada devido à presença de numerosas fibras, que formam o álveo. Na borda rostral do hipocampo elas formam a fímbria do hipocampo. A fímbria continua rostralmente com o fórnice e forma a comissura do hipocampo, na extremidade rostromedial do hipocampo. Ventralmente um sulco um tanto raso, o sulco hipocampal, separa o giro para-hipocampal e o giro denteado lateral, este último sendo associado à fímbria.

O giro para-hipocampal está ligado ao neocórtice por pequenos giros transicionais e termina, dorsomedialmente, próximo ao tubérculo do giro denteado. O tubérculo do giro denteado é adjacente a outro pequeno giro do paleopálio, o giro fasciolar, que continua com o indúsio cinzento na superfície dorsal do corpo caloso.

O giro denteado tem início com um pequeno engrossamento em sua extremidade rostrolateral. Em suas partes média e caudal ele torna-se uma faixa cinzenta um tanto estreita, que geralmente não possui as indentações características responsáveis pelo nome deste giro. Ele termina dorsomedialmente com um tubérculo, o tubérculo do giro denteado.

O maior sistema comissural dos hemisférios cerebrais é o corpo caloso. Numa secção médio-sagital através do cérebro ele aparece como uma espessa placa fibrosa, com extremidades ligeiramente engrossadas, o esplênio e o joelho do corpo caloso. Sua superfície dorsal é ligeiramente convexa ou plana e continua com os dois hemisférios, onde forma a irradiação do corpo caloso, os feixes de fibras que ligam áreas corticais correspondentes dos hemisférios.

As duas áreas olfatórias e os complexos amigadalóides estão ligados pela comissura rostral, cuja topografia foi descrita em detalhes no Cap. 13. Como a disposição é semelhante no suíno, o leitor deve consultar aquela seção.

A área entre o fórnice e o corpo caloso, e a área pré-comissural e o corpo caloso, respectivamente, estão ocupadas pelo septo telencefálico. Entre o fórnice e o corpo caloso ele é desenvolvido somente em sua parte rostral, rostralmente à fusão do fórnice e corpo caloso. O septo telencefálico consiste de duas lâminas muito finas que estão separadas pela cavidade do septo telencefálico. Elas estão relacionadas a um núcleo bem desenvolvido, o *núcleo acumbente* na parte ventral do septo, o qual, por sua vez, está intimamente relacionado com a cabeça do núcleo caudado, do qual ventralmente ele não é separável.

O hipocampo e os corpos mamilares estão ligados pelo fórnice. Originando-se do álveo as fibras formam a fímbria do hipocampo, na borda rostrolateral do hipocampo. As duas fímbrias fundem-se na linha média, para formarem a comissura do hipocampo, e continuar rostralmente como as duas pernas, para formar o corpo do fórnice. Do corpo estendem-se as duas colunas do fórnice, que terminam nos corpos mamilares. As relações topográficas do fórnice foram descritas na seção sobre eqüinos e são também válidas para o suíno.

Além dos feixes fibrosos de associação que ligam os giros adjacentes com giros mais distantes, o cíngulo e os feixes subcalosos são os únicos feixes facilmente demonstráveis macroscopicamente. O cíngulo estende-se entre a área pré-comissural e o complexo amigdalóide, sendo dorsalmente paralelo ao corpo caloso.

O feixe subcaloso ou feixe occípito-frontal dorsal está situado na borda dorsolateral do ventrículo lateral, imediatamente por baixo da irradiação do corpo caloso. Ao nível da cabeça e do corpo do núcleo caudado ele é um feixe fibroso muito fino, cujas fibras espalham-se consideravelmente na parede dorsocaudal do ventrículo lateral e terminam no lobo occipital.

O fascículo longitudinal inferior (feixe fronto-occipital ventral) consiste de algumas fibras que são demonstráveis ventromedialmente para a área insular. Passando lateralmente sobre o complexo amigdalóide, eles ligam os lobos frontal e occipital.

Para a descrição dos sistemas de projeção longo e curto, veja o Cap. 13.

MENINGES

As **meninges,** no suíno, são semelhantes à descrição da seção geral e apenas os detalhes aplicáveis ao animal serão fornecidos nesta seção.

DURA-MÁTER

A foice do cérebro, no suíno, é estreita e não se estende ventralmente até o corpo caloso, mas apenas aproximadamente na metade da distância da borda dorsal dos hemisférios cerebrais até o corpo caloso.

O filamento da dura-máter espinhal normalmente está inserido caudalmente ao corpo da sexta vértebra caudal e, ocasionalmente, na quinta ou na sétima vértebras caudais.

ARACNÓIDE E PIA-MÁTER

A aracnóide e a pia-máter não apresentam nenhuma característica especial. O cavo subaracnóideo estende-se caudalmente até o nível da última vértebra sacral e é bem pequeno do nível da segunda vértebra sacral até sua terminação caudal.

SISTEMA NERVOSO PERIFÉRICO

NERVOS CRANIANOS*

H. P. Godinho e R. Getty

Nervos Olfatórios (I)

Os **nervos olfatórios** são distribuídos para a túnica mucosa da região olfatória da cavidade nasal. Esta região compreende a porção caudal da concha nasal dorsal, as conchas etmoidais e a área correspondente do septo nasal. As fibras nervosas originam-se dos processos centrais das células olfatórias e estão unidas umas às outras, formando feixes que perfuram a lâmina crivosa do osso etmóide e terminam no bulbo olfatório.

NERVOS TERMINAIS. Os **nervos terminais** dos fetos suínos são descritos por Johnston (1913, 1914) como consistindo de um nervo ganglionar, cuja raiz penetra no telencéfalo caudalmente ao bulbo olfatório. Este nervo existe além do nervo vomeronasal e se distribui essencialmente no órgão vomeronasal.

Nervo Óptico (II)

O **nervo óptico** surge, a olho nu, do quiasma óptico e, após atravessar o canal óptico, atinge a cavi-

---
*Para detalhes dos gânglios e o percurso dos autônomos veja a seção sobre o sistema autônomo no Cap. 13.

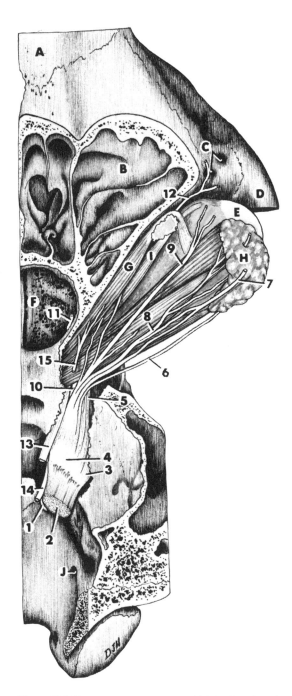

Figura 46-7. Nervos para as estruturas orbitárias do suíno, vista dorsal (semi-esquemática).

A, Osso nasal; B, seio frontal; C, forames lacrimais; D, processo zigomático, cortado; E, bulbo ocular; F, fossa etmoidal; G, músculo oblíquo dorsal; H, glândula lacrimal; I, músculo reto dorsal; J, canal para o nervo hipoglosso; 1, raiz motora do nervo trigêmeo; 2, raiz sensitiva do nervo trigêmeo; 3, nervo mandibular; 4, gânglio trigeminal; 5, nervo maxilar; 6, ramo zigomaticofacial; 7, ramo zigomaticotemporal; 8, nervo lacrimal; 9, nervo frontal (divide-se nos nervos supratroclear e supra-orbitário); 10, nervo nasociliar; 11, nervo etmoidal; 12, nervo infratroclear; 13, nervo oculomotor; 14, nervo abducente; 15, nervo troclear, cortado. (De Godinho e Getty, 1968a.)

dade orbitária. Neste local o nervo está circundado, em toda sua extensão, pelas meninges cranianas. Ele corre, a princípio, dorsolateralmente e depois dobra ligeiramente dorsorrostralmente para atingir o bulbo do olho. O nervo óptico relaciona-se ao músculo retrator do bulbo e, em sua superfície dorsal, também está relacionado aos nervos ciliares.

Nervo Oculomotor (III)

O **nervo oculomotor** (Fig. 46-7) é o maior dos nervos para os músculos extrínsecos do olho. Ele emerge no lado ventral da perna do cérebro, na borda da fossa intercrural. Ao correr rostral e lateralmente ele perfura a dura-máter do seio cavernoso. A seguir deixa a cavidade craniana através do forame órbito-rotundo juntamente com o nervo maxilar, nervo oftálmico, nervo abducente e o nervo troclear. No ápice da órbita o nervo oculomotor relaciona-se medialmente ao nervo nasociliar e divide-se nos ramos dorsal e ventral. O **ramo dorsal** é muito curto e imediatamente penetra no músculo reto dorsal. Algumas de suas fibras perfuram o músculo reto dorsal para inervarem o músculo levantador da pálpebra superior. O **ramo ventral** (Figs. 46-8, 9 e 10) mergulha entre o nervo óptico e o músculo retrator do bulbo e corre ao longo da superfície ventrolateral do nervo óptico, onde emite curtas ramificações para a superfície interna do músculo reto medial e do músculo reto ventral. O ramo ventral emite a raiz oculomotora* para o gânglio ciliar, que é destacada juntamente com ramificações para o músculo reto ventral. Por último, o ramo ventral passa rostralmente na superfície lateral do músculo reto lateral para terminar no músculo oblíquo ventral.

O **gânglio ciliar** (Fig. 46-10) está localizado na superfície ventrolateral do nervo óptico, em sua primeira curvatura na cavidade orbitária. Está ligado ao ramo ventral do nervo oculomotor por meio de diversas radículas, a raiz oculomotora. A distância entre o gânglio e o ramo ventral do nervo oculomotor é variável. Em determinados casos o gânglio está situado muito próximo àquele ramo, enquanto em outros eles estão até 5 mm distantes um do outro. Em 80 por cento dos casos um gânglio ciliar acessórioϕ está presente, e situado na superfície dorsolateral do nervo óptico. Ele é menor, distanciado de 3 a 6 mm do gânglio principal, e associado a este por meio de uma ou duas ramificações de ligação. O gânglio ciliar e o gânglio ciliar acessório emitem dois a três **nervos ciliares curtos** (Fig. 46-10), delgados, que correm ao longo do nervo óptico para penetrarem na parte posterior do bulbo do olho. O gânglio ciliar recebe algumas fibras de um grande ramo originado do nervo maxilar — o ramo comunicante com o nervo oculomotor — o qual, correndo dorsalmente, atinge o ramo ventral do nervo oculomotor e o gânglio ciliar (Fig. 46-10). Finalmente, o gânglio ciliar emite o ramo comunicante com o nervo nasociliar, que corre caudalmente no ramo ventral do nervo oculomotor

---

*As fibras ligadas ao gânglio são geralmente descritas como suas raízes.

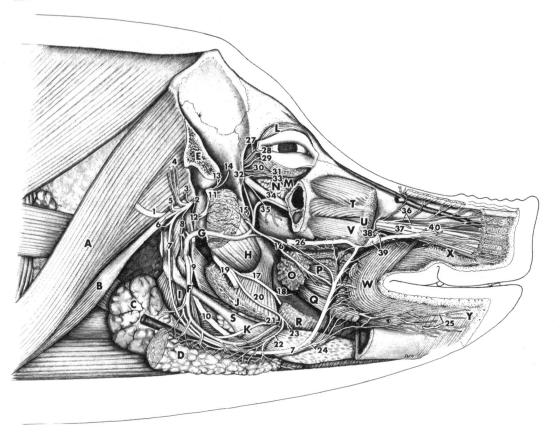

Figura 46-8. Nervos da superfície lateral profunda da cabeça do suíno (semi-esquemática).

A, Músculo braquiocefálico; B, músculo esternocefálico; C, glândula mandibular; D, glândula parótida (porção ventral); E, processo zigomático do osso temporal (cortado); F, artéria facial; G, artéria maxilar; H, músculo pterigóideo lateral; I, músculo estilo-hióideo; J, músculo pterigóideo medial; K, ducto mandibular; L, músculo orbicular do olho; M, músculo oblíquo ventral; N, glândula profunda da terceira pálpebra; O, glândula bucal; P, músculo bucinador; Q, músculo depressor do lábio mandibular; R, músculo milo-hióideo; S, músculo digástrico; T, músculo levantador do lábio maxilar; U, músculo canino; V, músculo depressor do lábio maxilar; W, músculo orbicular da boca; X, músculo levantador nasolabial; Y, músculo mentoniano; 1, nervo acessório; 2, nervo facial; 3, nervo auricular interno (cortado); 4, nervo auricular caudal (cortado); 5, ramo bucal dorsal (cortado); 6, ramo cervical (cortado); 7, ramo bucal ventral; 8, ramo estilo-hióideo; 9, ramo do nervo carótido externo; 10, nervo hipoglosso; 11, nervo mandibular; 12, nervo auriculotemporal; 13, nervo massetérico; 14, nervo temporal profundo; 15, ramo do nervo bucal para o músculo temporal; 16, nervo bucal; 17, nervo lingual; 18, ramo para o istmo da fauce; 19, nervo alveolar mandibular; 20, nervo milo-hióideo; 21, ramo comunicante de 9 para 20; 22, ramo lateral do nervo milo-hióideo; 23, ramo medial do nervo milo-hióideo; 24, ramo bucal ventral; 25, nervos mentonianos; 26, ramo bucal dorsal (cortado); 27, nervo frontal; 28, nervo lacrimal; 29, ramo zigomaticotemporal; 30, ramo zigomaticofacial; 31, ramo zigomaticofacial acessório; 32, ramo comunicante com o nervo oculomotor; 33, ramo ventral do nervo oculomotor; 34, nervo maxilar; 35, ramo alveolar maxilar caudal; 36, ramos nasais externos; 37, ramos nasais internos; 38, ramos para o lábio superior; 39, 40, ramos musculares do ramo bucal dorsal. (De Godinho, 1966.)

e, ao nível do ápice da órbita, deixa o nervo oculomotor para unir-se ao nervo nasociliar.

Nervo Troclear (IV)

O **nervo troclear** (Fig. 46-7) é um delgado feixe de fibras que emerge do pedúnculo cerebelar rostral próximo ao colículo caudal. Ele corre lateralmente e penetra no tentório do cerebelo. O nervo corre na borda do tentório do cerebelo, o qual, em determinados casos, não apresenta um canal completo para o nervo. No tentório do cerebelo o nervo libera o ramo meníngeo, o qual, após um percurso recurrente, desaparece na estrutura da dura-máter. O nervo troclear deixa a cavidade craniana através da porção superior do forame órbito-rotundo. Ao correr sobre a inserção do músculo reto dorsal e o músculo levantador da pálpebra superior, o nervo troclear atinge a superfície dorsal do terço caudal do músculo oblíquo dorsal. Neste local ele divide-se em dois ou três ramos que desaparecem grosseiramente dentro da borda lateral ou superfície dorsal do músculo oblíquo dorsal.

Nervo Trigêmeo (V)

O **nervo trigêmeo** emerge da superfície lateral da ponte por meio de duas raízes — a grande raiz sensitiva e a pequena raiz motora (Fig. 46-7). A **raiz sensitiva** corre rostralmente para atingir o gânglio trigeminal (Fig. 46-7), que está colocado lateralmente à fossa hipofisária e cobre, em parte, o forame lácero. A **raiz motora** passa sob o gânglio para constituir parte do nervo mandibular. Do gânglio trigeminal, a maioria das fibras corre rostralmente dentro do forame órbito-rotundo e dá origem aos nervos maxilar e oftálmico; entretanto, uma parte une-se ao nervo mandibular, constituindo uma grande parte de seu volume. Outras fibras, após um curto percurso recurrente, penetram dorsalmente na dura-máter e constituem o ramo meníngeo. O nervo trigêmeo emite três nervos:

NERVO OFTÁLMICO. O **nervo oftálmico** é a menor divisão do nervo trigêmeo. Ele origina-se, na saída do forame órbito-rotundo, de um tronco comum com o nervo maxilar. O nervo oftálmico imediatamente divide-se nos seguintes ramos principais:

O **nervo lacrimal,** após curto percurso, divide-se em dois ou três ramos ao ascender na órbita, na superfície dorsal do músculo reto dorsal e do músculo reto lateral. O ramo mais lateral recebe uma ramificação comunicante do ramo zigomaticotemporal. Normalmente os ramos menores penetram na glândula lacrimal, enquanto os outros atingem a pele da porção lateral da pálpebra superior e a área adjacente, onde distribuem-se.

O **nervo frontal** emerge do nervo oftálmico em associação muito íntima com o nervo lacrimal. Ele percorre rostrodorsalmente sob a peri-órbita e, a seguir, ao nível do ligamento peri-orbitário, perfura este último para inervar a pele da região frontal. O nervo frontal divide-se, a um nível que varia do ápice da órbita até o ligamento peri-orbitário, nos **nervos supratroclear** e **supra-orbitário.** O nervo supratroclear é normalmente o menor e está medialmente localizado, enquanto o nervo supra-orbitário representa a continuação do nervo frontal e está mais lateralmente localizado. Ele também libera fibras para o músculo oblíquo dorsal e para o músculo reto dorsal.

O **nervo nasociliar** (Fig. 46-7) representa, na órbita, a continuação do nervo oftálmico. Ele recebe o ramo comunicante do gânglio ciliar, passa entre o músculo reto dorsal e o músculo retrator do bulbo e emite dois ou três delgados **nervos ciliares lon-**

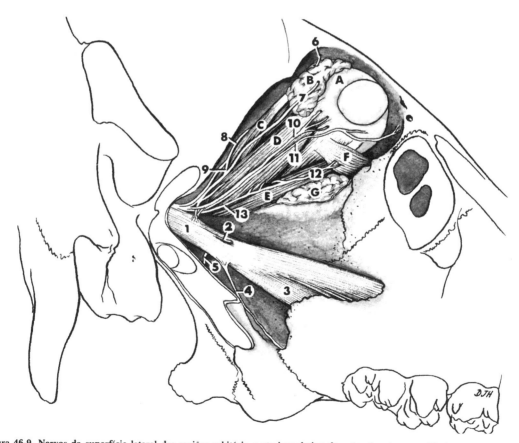

Figura 46-9. Nervos da superfície lateral das regiões orbitária e pterigopalatina do suíno (semi-esquemática).

A, Bulbo do olho; B, glândula lacrimal; C, músculo oblíquo dorsal; D, músculo reto dorsal; E, músculo reto lateral; F, músculo oblíquo ventral; G, glândula profunda da terceira pálpebra; 1, nervo maxilar; 2, ramo alveolar maxilar caudal; 3, nervo pterigopalatino; 4, nervo palatino menor; 5, nervo do canal pterigóideo; 6, ramo cutâneo de 8; 7, ramo zigomaticotemporal; 8, nervo lacrimal; 9, ramo comunicante entre 7 e 8; 10, ramo zigomaticofacial; 11, ramo zigomaticofacial acessório; 12, ramo ventral do nervo oculomotor; 13, ramo comunicante com o nervo oculomotor. (De Godinho e Getty, 1968a.)

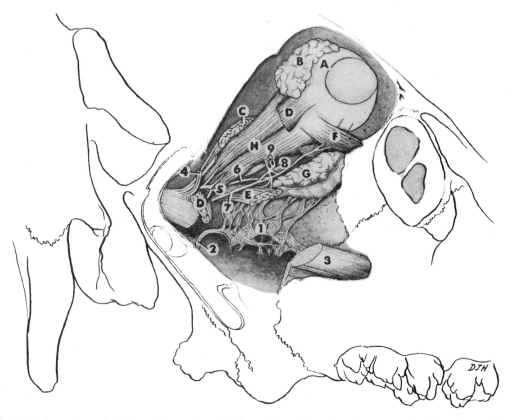

Figura 46-10. Nervos da superfície lateral das regiões orbitária e pterigopalatina do suíno, vista profunda (semi-esquemática).

A, Bulbo do olho; B, glândula lacrimal; C, músculo oblíquo dorsal, cortado; D, músculo reto lateral, cortado; E, músculo reto ventral; F, músculo oblíquo ventral; G, glândula profunda da terceira pálpebra; H, músculo retrator do bulbo; 1, gânglios pterigopalatinos; 2, nervo do canal pterigóideo; 3, nervo maxilar, cortado; 4, ramo zigomaticofacial, cortado; 5, nervo abducente; 6, ramo ventral do nervo oculomotor; 7, ramo comunicante com o nervo oculomotor; 8, gânglio ciliar; 9, nervos ciliares curtos. (De Godinho e Getty, 1968a.)

gos. Os nervos ciliares longos correm sobre ou na estrutura do músculo retrator do bulbo e perfuram a esclera próximo à inserção do nervo óptico. O nervo nasociliar, a seguir, divide-se em dois ramos. Um deles é o **nervo etmoidal**, o qual, após passar entre o músculo levantador da pálpebra superior e o músculo reto medial, deixa a cavidade orbitária através do forame etmoidal, juntamente com a artéria etmoidal externa. Ao correr no sulco ósseo da parte dorsal da fossa etmoidal, o nervo etmoidal fornece um ramo meníngeo e atinge o lado medial da lâmina crivosa. O nervo etmoidal deixa a fossa etmoidal através de um pequeno canal ósseo, atravessa a lâmina crivosa e atinge a cavidade nasal. Nesta última ele corre rostralmente na concha nasal dorsal, envia ramos (ramos nasais internos) para sua mucosa (ramo nasal lateral) e para o septo nasal (ramo nasal medial) e termina como o **ramo nasal externo**, que contribui para a inervação da narina. O outro ramo resultante da divisão do nervo nasociliar é o **nervo infratroclear** (Fig. 46-7). Este nervo corre dorsalmente na superfície medial do músculo reto medial, passa ventralmente à tróclea para o músculo oblíquo dorsal e, a seguir, divide-se em dois ramos (ramos palpebrais). Estes ramos, após cruzarem sobre o canalículo lacrimal dorsal, atingem a pele da porção dorsal do ângulo medial, onde se distribuem.

O **ramo zigomaticotemporal** origina-se da superfície lateral do nervo oftálmico e recebe contribuições do nervo maxilar para correr na superfície lateral do músculo reto lateral. Após perfurar a peri-órbita, o ramo zigomaticotemporal atinge a pele da região temporal, onde se distribui. (Fig. 46-7).

NERVO MAXILAR. O **nervo maxilar** (Figs. 46-9 e 10) é a maior divisão do nervo trigêmeo no suíno. Ele deixa a cavidade craniana através do forame órbito-rotundo e corre ao longo da fossa pterigopalatina para penetrar no canal infra-orbitário. Na fossa pterigopalatina ele emite, de sua superfície dorsal, o **ramo zigomaticofacial** e o **ramo zigomaticofacial acessório**, intimamente associados (Fig. 46-9). Eles perfuram a peri-órbita e correm na superfície externa do músculo reto lateral, ao longo da parede lateral da órbita. Próximo ao ligamento orbitário o ramo zigomaticofacial divide-se em três a quatro ramificações que atingem a pele da pálpebra inferior. O ramo zigomaticofacial acessório diverge rostralmente do ramo zigomaticofacial e termina na pele adjacente ao ângulo medial do olho. Embora variável nos espécimes, o nervo maxilar contribui com algumas fibras para a formação do ramo zigomaticotemporal descrito sob o nervo oftálmico. Próximo e medialmente à origem dos dois últimos ramos, o nervo maxilar emite o forte ramo comunicanteϕ com o nervo oculomotor (Figs. 46-9 e 10). Este ramo, ao correr dorsalmente, atinge o ramo ventral do nervo oculomotor na borda dorsolateral do músculo reto ventral. Algumas de suas fibras não correm ao longo do ramo ventral do nervo oculomotor, mas cruzando-o atingem o gânglio ciliar. De sua superfície lateral o nervo maxilar emite os **ramos alveolares maxilares caudais** (Fig. 46-8). Eles são em número de dois a três e, após passarem sobre a artéria maxilar, penetram no túber da maxila e inervam os dentes molares.

O nervo maxilar fornece, de sua borda ventral, o **nervo pterigopalatino**. Este nervo corre ventrorrostralmente e nos animais jovens está coberto pelo túber da maxila bem desenvolvido. O nervo recebe diversas fibras dos gânglios pterigopalatinos e do plexo do mesmo nome e emite o **nervo palatino menor** para o palato mole. O nervo pterigopalatino, a seguir, penetra no forame correspondente e divide-se no nervo nasal caudal e no nervo palatino maior. O **nervo nasal caudal** atinge a cavidade nasal e divide-se nos ramos medial e lateral. O ramo medial corre rostralmente, a princípio no lado lateral da cavidade nasal e, posteriormente, no assoalho sob a mucosa. Ele envia finas ramificações para a concha nasal ventral e para o septo nasal e termina na mucosa da porção rostral do assoalho da cavidade nasal. O ramo lateral curva-se ao redor de um sulco ósseo na porção rostral da massa lateral do osso etmóide e atinge a mucosa do seio maxilar. O **nervo palatino maior** é constituído pela maioria das fibras do nervo pterigopalatino. Ele corre rostralmente no canal palatino e se distribui, essencialmente, no palato duro e na gengiva. Ele também envia algumas ramificações para o palato mole.

O **nervo infra-orbitário** é a continuação do nervo maxilar no canal infra-orbitário. No canal ele emite o ramo alveolar maxilar médio. Antes de deixar o canal o nervo emite o **ramo alveolar ros-**

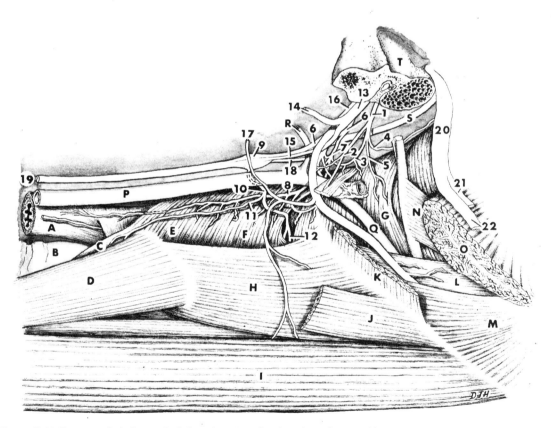

Figura 46-11. Inervação da laringe e da faringe do suíno, vista lateral (semi-esquemática).

A, Esôfago, cortado; B, traquéia, cortada; C, músculo cricotireóideo; D, músculo esternotireóideo; E, músculo cricofaríngeo; F, músculo tireofaríngeo; G, músculo hiofaríngeo; H, músculo tíreo-hióideo; I, músculo esterno-hióideo; J, músculo omo-hióideo; K, músculo estilo-hióideo; L, músculo hioglosso; M, músculo milo-hióideo; N, músculo estiloglosso; O, músculo pterigóideo medial; P, artéria carótida comum; Q, artéria lingual; R, artéria occipital; S, artéria faríngea ascendente; T, bolha timpânica, cortada; 1, nervo glossofaríngeo; 2, ramo do seio carotídeo; 3, ramo faríngeo de 1; 4, ramo para o músculo estilofaríngeo caudal; 5, ramo lingual de 1; 6, nervo vago; 7, ramo faríngeo de 6; 8, ramo esofágico; 9, gânglio distal de 6; 10, nervo laríngeo cranial; 11, ramo externo de 10; 12, ramo interno de 10; 13, nervo acessório; 13, ramo externo de 13; 15, ramo interno de 13; 16, nervo hipoglosso; 17, primeiro nervo cervical; 18, tronco simpático; 19, tronco vagossimpático; 20, nervo mandibular; 21, nervo lingual; 22, nervo alveolar mandibular. (De Godinho, 1966.)

tral que penetra no canal alveolar (incisivo) e inerva os dentes caninos e incisivos bem como as porções correspondentes da gengiva. O plexo dentário maxilar formado pelos ramos alveolares dá origem aos ramos dentários maxilares para os dentes prémolares e aos ramos gengivais maxilares para as gengivas.

Ao emergir do forame infra-orbitário o nervo infra-orbitário divide-se nos grupos de ramos dorsal, médio e ventral. O grupo dorsal constitui os pequenos ramos nasais externos. O grupo médio é normalmente constituído de três ramos nasais internos, muito fortes, que suprem as narinas e o focinho. O grupo ventral é formado pelos ramos labiais maxilares. Eles são de quatro a oito em número.

Os **gânglios pterigopalatinos** (Fig. 46-10) estão localizados na parede da fossa pterigopalatina e cobertos lateralmente pelo nervo maxilar e nervo pterigopalatino. Eles são em número de quatro a oito gânglios pequenos e acinzentados, unidos por grande número de fibras e dando a aparência de um grande plexo. O plexo está ligado por diversas ramificações ao nervo maxilar e ao nervo pterigopalatino. Grande número de fibras originam-se da margem dorsal do plexo e correm dorsalmente

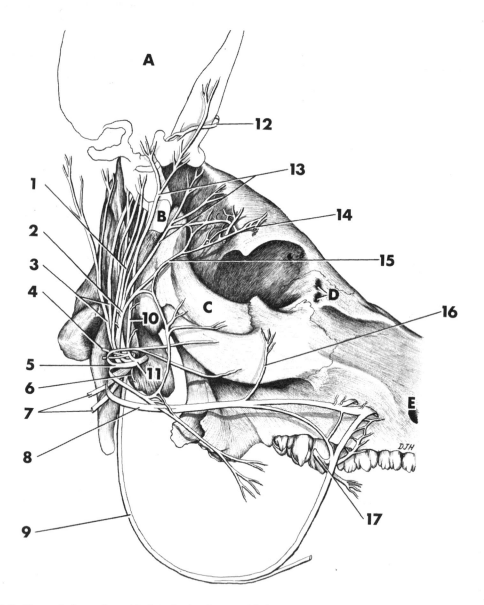

Figura 46-12. Nervos da face e do ouvido do suíno (semi-esquemático).

A, Cartilagem auricular; B, cartilagem anular; C, processo zigomático do osso temporal; D, forames lacrimais; E, forame infra-orbitário; 1, nervo auricular interno; 2, nervo auriculopalpebral; 3, nervo auricular caudal; 4, ramos parotídeos; 5, ramo transverso da face; 6, ramo estilo-hióideo; 7, ramo cervical; 8, ramo bucal dorsal; 9, ramo bucal ventral; 10, ramo comunicante de 11 para 2; 11, nervo auriculotemporal; 12, nervo auricular caudal (ramo muscular); 13, ramos auriculares rostrais do nervo auriculopalpebral; 14, nervo frontal; 15, ramo zigomático do nervo auriculopalpebral; 16, ramo muscular de 8; 17, nervo bucal. (De Godinho e Getty, 1968b.)

SISTEMA NERVOSO DO SUÍNO

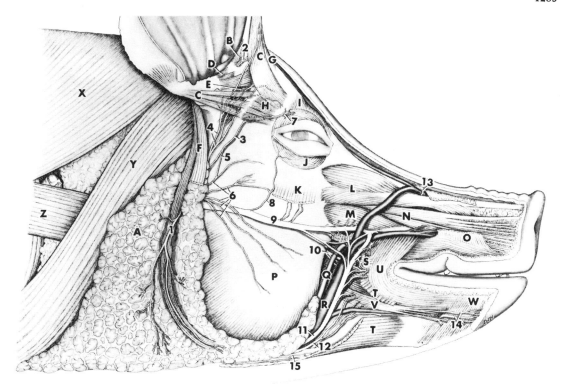

Figura 46-13. Nervos da superfície lateral superficial da cabeça do suíno (semi-esquemática).
A, Glândula parótida; B, músculo helicino retro-auricular (Nikolai, 1954); C, músculo escútulo-auricular superficial; D, músculo trago-helicino; E, músculo estilo-auricular; F, músculo parótido-auricular (cortado); G, músculo interescutular; H, músculo frontoscutular; I, músculo levantador medial do ângulo do olho; J, músculo orbicular do olho; K, músculo malar (cortado); L, músculo levantador do lábio maxilar; M, músculo depressor do lábio maxilar; N, músculo canino; O, músculo levantador nasolabial (cortado); P, músculo masseter; Q, ducto parotídeo; R, veia facial; S, músculo zigomático (cortado); T, músculo cutâneo da face (cortado); U, músculo orbicular da boca; V, músculo depressor do lábio mandibular; W, músculo mentoniano; X, músculo trapézio; Y, músculo braquiocefálico; Z, músculo omotransversal; 1, ramo cervical do nervo facial; 2, nervo auricular caudal; 3, ramo zigomático do nervo auriculopalpebral; 4, ramos auriculares rostrais; 5, ramo comunicante de 6 para 3; 6, ramos do ramo transverso da face; 7, nervo frontal; 8, ramo muscular de 9; 9, ramo bucal dorsal; 10, nervo bucal; 11, ramo de ligação de 12 para 9; 12, ramo bucal ventral; 13, ramo nasal externo; 14, nervos mentonianos; 15, ramo lateral do nervo milo-hióideo. (De Godinho, 1966.)

para atingir a peri-órbita, dentro da qual penetram. O **nervo do canal pterigóideo,** após emergir do canal pterigóideo, corre dorsalmente e se distribui na margem caudal do plexo e gânglio.

NERVO MANDIBULAR. O **nervo mandibular** (Figs. 46-7 e 11) deixa a cavidade craniana através da porção lateral do forame lácero. Em sua saída o nervo é plano e grande e cobre a porção rostrolateral da bolha timpânica. Ele corre ventral, rostral e um pouco lateralmente, a princípio entre a bolha timpânica e o músculo pterigóideo lateral e, a seguir, na superfície dorsal do músculo pterigóideo medial onde divide-se em dois ramos terminais — o nervo alveolar mandibular e o nervo lingual. Próximo à sua saída no forame lácero, o nervo mandibular emite o nervo bucal, o nervo massetérico e o nervo temporal profundo. O nervo massetérico e o nervo temporal profundo originam-se num tronco comum (nervo mastigador). Eles inervam o músculo masseter e o músculo temporal.

O **nervo massetérico** (Fig. 46-8) corre lateralmente, cruza sobre a incisura mandibular e atinge a superfície profunda do músculo masseter, onde se ramifica. O **nervo temporal profundo** para o músculo temporal frequentemente origina-se do nervo massetérico.

O **nervo bucal** (Figs. 46-8 e 12) atravessa a estrutura do músculo pterigóideo lateral para correr entre o músculo pterigóideo lateral e a porção ventral do músculo temporal. Neste local ele emite uma pequena ramificação para o músculo temporal. A seguir o nervo curva-se, de modo enroscado ao redor do túber da maxila, onde está unido pela artéria bucal e veia bucal. O nervo subdivide-se em diversos ramos, os quais, penetrando o músculo bucinador, ramificam-se na mucosa da bochecha. Ele também envia ramos que se ligam aos ramos dos ramos dorsal e ventral do nervo facial. O **nervo pterigóideo lateral** é uma pequena ramificação que se destaca da porção inicial do nervo bucal e pe-

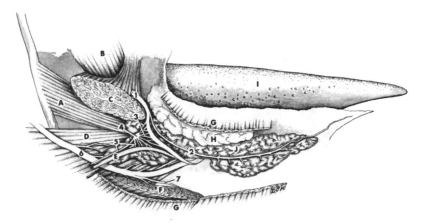

Figura 46-14. Vista lateral do gânglio mandibular do suíno e estruturas relacionadas (semi-esquemática).

A, Músculo estiloglosso; B, músculo pterigóideo lateral; C, músculo pterigóideo medial; D, músculo hioglosso; E, ducto mandibular; F, músculo gênio-hióideo; G, músculo milo-hióideo; H, glândula bucal; I, língua; J, glândula sublingual; 1, nervo lingual; 2, nervo sublingual; 3, ramos comunicantes com o nervo lingual; 4, gânglio mandibular; 5, ramos para as glândulas mandibular e sublingual; 6, nervo hipoglosso; 7, ramos musculares do nervo hipoglosso. (De Godinho e Getty, 1970.)

netra na borda caudal do músculo pterigóideo lateral.

O **nervo pterigóideo medial** origina-se da borda rostral do nervo mandibular. Ele segue o percurso do tronco principal, caudal e paralelamente à crista pterigóidea, para atingir o músculo pterigóideo medial. Na maioria dos casos o nervo pterigóideo medial dá origem ao nervo para o músculo levantador do véu palatino e músculo tensor do véu palatino. Ele é uma pequena ramificação que atravessa o gânglio óptico e termina nas superfícies laterais dos músculos citados. Outro ramo delgado penetra na tuba auditiva para suprir o músculo tensor do tímpano.

O **nervo auriculotemporal** (Figs. 46-8 e 12) destaca-se da borda caudal do nervo mandibular. Ele corre caudalmente e, a seguir, lateralmente ao redor da borda caudal do ramo da mandíbula. Na superfície profunda da glândula parótida subdivide-se nos seguintes ramos; (1) o **ramo transverso da face,** que tem uma disposição variável (na maioria dos casos ele divide-se em dois grupos de ramificações; o grupo dorsal ramifica-se na pele da bochecha e o grupo ventral ramifica-se na pele da região massetérica); (2) um forte ramo comunicante, que é muitas vezes observado unindo-se ao ramo bucal dorsal do nervo facial; (3) **ramos parotídeos** para a glândula parótida; e (4) **nervos auriculares rostrais,** os quais, correndo dorsalmente, unem-se aos ramos dos nervos auriculopalpebrais. O nervo para o meato acústico externo e os filamentos para a membrana timpânica originam-se do nervo auriculotemporal, no homem (Gloss, 1966), e também estão relacionados na NAV (1968).

O **nervo alveolar mandibular** (Figs. 46-8 e 11) é o ramo lateral resultante da bidivisão do nervo mandibular. Após curto percurso ele libera o nervo milo-hióideo (Fig. 46-8) e penetra no forame mandibular. Os ramos dentário e gengival do nervo mandibular estão dispostos como aqueles do nervo maxilar. Dentro do canal mandibular ele também emite os **nervos mentonianos** (Figs. 46-8 e 13). Estes são normalmente em número de dois e, após curto percurso dentro do canal, atravessam os forames mentonianos. Eles se distribuem na pele da porção rostral da mandíbula. O **nervo milo-hióideo** passa ao longo de um pequeno sulco na superfície medial do ramo da mandíbula e, a seguir, na face dorsal do músculo pterigóideo medial, próximo à sua inserção mandibular. Na margem rostral do músculo o nervo milo-hióideo divide-se nos ramos lateral e medial. O ramo lateral curva-se acentuadamente ventral e caudalmente para correr paralelo com a artéria facial, onde fibras simpáticas peri-arteriais são incorporadas ao nervo. A seguir ele cruza lateralmente o ventre do músculo digástrico; neste local diversos ramos parotídeos são liberados para a face profunda da porção ventral da glândula parótida. Neste ponto, o ramo lateral cruza o ramo bucal ventral do nervo facial, com o qual são realizados intercâmbios de algumas fibras. O ramo finalmente passa através da porção ventral do músculo cutâneo da face e se distribui para a pele desta região. O ramo medial representa a continuação direta do nervo milo-hióideo. Ele corre rostralmente na superfície lateral do músculo milo-hióideo e medialmente ao músculo digástrico. Ambos os músculos recebem inervação deste ramo. Na borda rostral do músculo milo-hióideo, ele perfura a fáscia superficial da porção rostral do espaço intermandibular e se distribui na pele.

O **nervo lingual** (Figs. 46-8, 11 e 14), após separar-se do nervo alveolar mandibular, passa sobre o músculo pterigóideo medial onde é unido pela corda do tímpano. Neste ponto ele fornece um ramo para o istmo da fauce. Na borda rostral do músculo pterigóideo medial, ou um pouco rostralmente, ele envia o delgado **nervo sublingual.** Este segue em frente, entre as porções dorsal e ventral da glândula sublingual, à qual fornece algumas ramificações. A seguir o nervo sublingual segue o percurso do ducto mandibular e finalmente inerva a mucosa do assoalho rostral da boca. O nervo lingual, após emitir o nervo sublingual, descreve uma curvatura medial ao redor da borda rostral do músculo pterigóideo medial onde emite uma série de fibras para o gânglio mandibular. São freqüentes as ligações entre o nervo lingual e o nervo hipoglosso.

O **gânglio ótico** é inconstantemente encontrado no lado rostromedial do nervo mandibular. Ele possui um formato semilunar irregular e está intimamente aderido ao nervo mandibular por meio de diversas ramificações.

O **gânglio mandibular** (Fig. 46-14) é um nodo único, redondo e pequeno de 2 a 3 mm de diâmetro, localizado na superfície dorsal do ducto mandibular, onde este cruza a superfície lateral da extremidade caudal da glândula sublingual. Está ligado ao nervo lingual por cinco a dez finos ramos comunicantes com o nervo lingual. O gânglio emite diversos ramos glandulares para a glândula mandibular, que correm caudalmente ao longo do ducto mandibular e penetram no hilo da glândula. Ele também fornece ramos para a glândula sublingual.

Nervo Abducente (VI)

O **nervo abducente** (Figs. 46-7 e 10) origina-se da medula oblonga imediatamente lateral à pirâmide e caudalmente à ponte. Ele corre rostralmente no assoalho da cavidade craniana, perfura a dura-máter e atravessa a rede admirável epidural rostral, onde recebe fibras do nervo carótido interno. O nervo abducente corre medialmente ao nervo trigêmeo, na companhia do qual deixa a cavidade craniana, passando através do forame órbito-rotundo. Na órbita ele passa sobre o nervo maxilar e rostralmente ao nervo oftálmico. A seguir emite ramos para as porções dorsal e ventral do músculo retrator do bulbo. Próximo à inserção orbitária do músculo reto lateral, o nervo abducente divide-se em dois ramos principais e atinge a face medial do músculo reto lateral. Em 5 por cento dos casos o nervo abducente fornece fibras para o músculo reto ventral.

Nervo Facial (VII)

O **nervo facial** origina-se do cérebro, imediatamente caudal à ponte, na parte lateral do corpo trapezóide. Ele atinge o meato acústico interno juntamente com o oitavo nervo. Neste local o nervo facial diverge rostralmente e penetra no canal facial. No canal facial ele apresenta o **gânglio geniculado** e emite os seguintes ramos: (1) O **nervo petroso maior** deixa o gânglio geniculado e corre ventralmente e um pouco rostralmente, passando por baixo do gânglio trigeminal. Ele atravessa o plexo carótido interno onde recebe um pequeno ramo do nervo carótido interno, o **nervo petroso profundo.** O nervo petroso maior e o nervo petroso profundo unem-se e, a seguir, penetram no canal pterigóideo como o **nervo do canal pterigóideo** e, por meio desta passagem, atingem a fossa pterigopalatina para terminarem no plexo pterigopalatino, (2) ramos para o músculo estapédio, que está situado próximo ao nervo facial, e (3) a **corda do tímpano,** que se origina do nervo facial na porção dorsal do canal facial; a corda do tímpano então segue um percurso recurrente para atingir a cavidade timpânica. Ela atravessa a cavidade timpânica, da parede caudal para a parede rostral, correndo entre o cabo do martelo e o ramo longo da bigorna. Ele reentra no osso através da fissura petrotimpânica e, após deixar esta fissura, corre ventral e rostralmente para unir-se ao nervo lingual.

No forame estilomastóideo o nervo facial é unido pelo ramo auricular do nervo vago. Em sua saída do forame estilomastóideo o nervo emite uma série de ramos.

O **nervo auricular caudal** (Fig. 46-12) origina-se perto do forame estilomastóideo, corre dorsalmente e divide-se nos ramos caudal e rostral. Ambos correm juntamente com a artéria auricular caudal e com o ramo auricular interno. O ramo caudal é o menor e inerva o músculo cérvico-auricular profundo. Algumas de suas ramificações podem atingir o músculo auricular transverso e o músculo auricular oblíquo, bem com o músculo parótido-auricular. O ramo rostral continua dorsalmente e passa entre a almofada de gordura retro-auricular e a superfície ventral do músculo cérvico-auricular profundo. A um nível variável entre a articulação temporo-mandibular e a superfície ventral do músculo cérvico-auricular médio, o ramo rostral emite um fino ramo para o músculo estilo-auricular. Este ramo passa, dependendo do local de origem, sob o músculo cérvico-auricular profundo e o músculo cérvico-auricular médio e ao redor da cartilagem auricular. Na superfície rostral da cartilagem auricular, ele corre sob o músculo escútulo-auricular superficial e as porções dorsais do músculo escútulo-auricular profundo. A seguir penetra na fissura helicina da cartilagem auricular onde libera fibras para o músculo helicino e termina no músculo estilo-auricular (Fig. 46-13).

O **ramo auricular interno** (Fig. 46-12) ramifica-se na pele da superfície interna da cartilagem auricular. Este nervo, após originar-se da borda dorsal do nervo facial, divide-se em dois ou três ramos antes de perfurar a cartilagem auricular.

O **nervo auriculopalpebral** (Fig. 46-12) corre dorsalmente, realiza intercâmbio de ramificações com o nervo auriculotemporal e divide-se nos ramos auriculares rostrais, que inervam os músculos auriculares rostrais, e um ramo zigomático para o músculo frontoscutular, músculo levantador medial do ângulo do olho e músculo orbicular do olho.

O **ramo bucal dorsal** (Figs. 46-8, 12 e 13) origina-se do nervo facial em tronco comum com o nervo auriculopalpebral. Ele emerge entre a glândula parótida e o músculo masseter e corre na superfície lateral do músculo masseter, ao longo da margem dorsal do músculo cutâneo da face. Neste local envia uma ramificação que corre dorsalmente e supre o músculo orbicular do olho e o músculo malar. A seguir o ramo bucal dorsal passa medialmente ao músculo zigomático. Na borda rostral do músculo masseter ele forma um extenso plexo com ramos do nervo bucal e do ramo bucal ventral. Do plexo diversas ramificações são emitidas para o músculo orbicular da boca, músculo depressor do lábio mandibular, músculo zigomático e para o músculo bucinador. Deixando o plexo, o ramo bucal dorsal dobra dorsal e rostralmente e, após curto percurso, divide-se nos grupos de ramos caudal e rostral. O grupo caudal corre sob o músculo depressor do lábio maxilar e músculo canino, libera diversas fibras para os mesmos e finalmente termina no músculo levantador do lábio maxilar. O grupo rostral continua rostral e medialmente ao tendão dos músculos acima citados para tornar-se associado aos ramos do nervo infra-orbitário.

O **ramo bucal ventral** (Figs. 46-8, 12 e 13) passa ventral e rostralmente coberto pela glândula parótida e rostralmente à glândula mandibular e ao nodo linfático mandibular. A seguir segue juntamente com o ducto parotídeo. Na borda ventral do músculo masseter ele recebe ramificações anastomóticas do ramo lateral do nervo milo-hióideo. O nervo corre ao longo da borda ventral do músculo masseter e, tão logo corre dorsalmente, emite um ramo comunicante com o ramo bucal dorsal. Este, seguindo o percurso da veia facial e do ducto parotídeo, envia algumas ramificações para o músculo depressor do lábio mandibular, o músculo cutâneo da face e para o músculo bucinador, contribui para a formação do plexo no ângulo da boca, e finalmente anastomosa-se com o ramo bucal dorsal. O ramo bucal ventral, que às vezes é duplo, continua rostralmente ao longo da superfície lateral do corpo da mandíbula e divide-se em diversas ramificações para a porção ventral do músculo cutâneo da face, músculo mentoniano e para o músculo depressor do lábio mandibular. Algumas destas ramificações comunicam-se com ramos dos nervos mentonianos.

O **ramo estilo-hióideo** (Figs. 46-8 e 12) emerge da borda ventral do nervo facial. Ele corre ventralmente na face lateral do músculo occípito-hióideo e cruza a artéria maxilar, onde fibras simpáticas associam-se ao mesmo. A seguir passa sobre a superfície lateral do músculo estilo-hióideo e penetra em sua borda rostral.

O **ramo cervical** (Figs. 46-12 e 13) emerge juntamente com o ramo bucal ventral. Ele perfura a glândula parótida e termina no músculo cutâneo da face. Ele também supre o músculo parótido-auricular.

Nervo Vestibulococlear (VIII)

O **nervo vestibulococlear** origina-se da medula, em íntima associação com o nervo facial, e penetra no meato acústico interno onde divide-se em duas partes, a vestibular e a coclear. A **parte vestibular** distribui-se para o utrículo, sáculo e para a ampola dos canais semicirculares. A **parte coclear** termina na base da cóclea onde suas fibras penetram para terminar no gânglio espiral.

Nervo Glossofaríngeo (IX)

O **nervo glossofaríngeo** (Figs. 46-11 e 15) está ligado à medula por uma série linear de raízes. Elas perfuram a dura-máter e deixam a cavidade craniana através do forame jugular, juntamente com o nervo vago e o nervo acessório. Ele apresenta, de acordo com Frewein (1965), um gânglio proximal fusiforme que se relaciona intimamente ao gânglio proximal do nervo vago.

Imediatamente fora do crânio ele sustenta o pequeno **gânglio distal** (petroso), uma massa cinzenta ovóide situada próxima ao gânglio proximal do nervo vago. O delgado **nervo timpânico** emerge do gânglio e, após curto percurso, penetra no pequeno canalículo timpânico na porção petrosa do osso temporal para inervar a membrana timpânica. O nervo glossofaríngeo, a seguir, corre ventral e rostralmente caudal à bolha timpânica e cruza lateralmente a artéria faríngea ascendente onde emite o ramo para o seio carotídeo (Figs. 46-11 e 15). A seguir o nervo emite o **ramo faríngeo** (Figs. 46-11 e 15), que logo une-se ao ramo faríngeo do nervo vago e com fibras simpáticas do gânglio cervical cranial para constituir o **plexo faríngeo.** O plexo envia ramos para os músculos da faringe e do palato mole, com exceção do músculo tensor do véu palatino e do músculo levantador do véu palatino. O nervo glossofaríngeo passa caudalmente ao músculo estilofaríngeo caudal, para o qual libera um curto ramo. O nervo a seguir atinge a superfície lateral da faringe e, após perfurar o músculo hipofaríngeo como o ramo lingual, penetra na língua, caudalmente à inserção do músculo hioglosso. Neste local ele envia um ramo para a mucosa da faringe.

Nervo Vago (X)

O **nervo vago** (Figs. 46-11 e 15) origina-se na superfície lateral da medula oblonga em íntima associação com o nervo acessório, deixando a cavidade craniana através do forame jugular juntamente com o nervo acessório e o nervo glossofaríngeo. O **gânglio proximal** (jugular), plano e pequeno, situa-se na entrada do forame jugular. O **ramo auricular** origina-se do gânglio e corre lateral e ventralmente para unir-se ao nervo facial no canal facial, próximo ao forame estilomastóideo. O nervo vago corre caudal e ventralmente formando, com o nervo acessório, uma prega onde corre o nervo hipoglosso. O nervo cruza lateralmente a artéria faríngea ascendente e fornece o ramo faríngeo (Fig. 46-11). Este toma parte na formação do plexo faríngeo. Ele emite o ramo esofágico (nervo faringoesofágico), que corre caudalmente na face lateral da laringe, envia ramos para o músculo tireofaríngeo e continua caudalmente para suprir a porção proximal do esôfago, em cuja musculatura penetra. O nervo vago comporta um **gânglio distal** (nodoso) bem desenvolvido (Figs. 46-11 e 15), localizado dorsalmente à artéria carótida comum. O **nervo laríngeo cranial** deixa o nervo vago no gânglio distal. No lado lateral da laringe divide-se em dois ramos — o externo e o interno. O ramo externo é o menor; ele corre paralelo ao ramo esofágico e termina no músculo cricotireóideo. O ramo interno é a continuação efetiva do nervo laríngeo cranial. Ele penetra na parede lateral da laringe e inerva a mucosa laríngea.

A uma distância variável do gânglio distal o nervo vago une-se ao tronco simpático, sendo mantidos numa associação íntima por uma bainha de tecido conjuntivo comum até a sétima vértebra cervical. No terço caudal do percurso cervical, o nervo vago esquerdo emite um a dois ramos que acompanham o tronco vagossimpático no sentido do coração. O nervo vago direito penetra no tórax e passa ventralmente à artéria subclávia. Neste local ele fornece o **nervo laríngeo recurrente** direito, que dobra ao

SISTEMA NERVOSO DO SUÍNO 1293

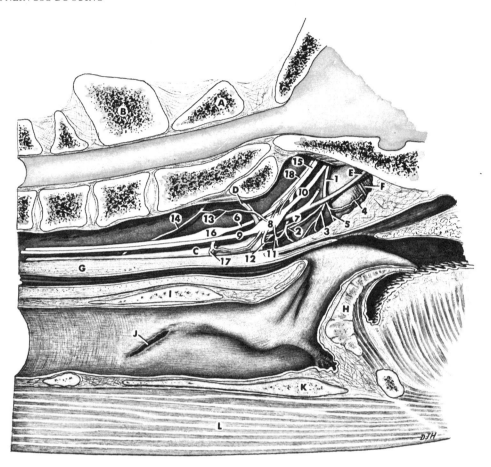

Figura 46-15. Inervação da laringe e da faringe do suíno, vista medial (semi-esquemática).
A, Atlas; B, áxis; C, artéria carótida comum; D, artéria occipital; E, artéria faríngea ascendente; F, músculo levantador do véu palatino; G, esôfago; H, epiglote; I, cartilagem cricóide; J, sáculo laríngeo lateral; K, cartilagem tireóidea; L, músculo esterno-hióideo; 1, nervo glossofaríngeo; 2, ramo do seio carotídeo; 3, 4, ramos faríngeos de 1; 5, ramo lingual de 1; 6, nervo vago; 7, ramo faríngeo de 6; 8, gânglio cervical cranial; 9, tronco simpático; 10, nervo carótido interno; 11, ramo faríngeo de 8; 12, nervo carótido externo; 13, ramo comunicante com o primeiro nervo cervical; 14, primeiro nervo cervical; 15, nervo vago; 16, gânglio distal de 15; 17, nervo laríngeo cranial; 18, nervo hipoglosso. (De Godinho, 1966.)

redor da artéria subclávia e ascende no pescoço no lado ventrolateral da traquéia. O nervo laríngeo recurrente termina como o **nervo laríngeo caudal.** Ele é o nervo motor para todos os músculos intrínsecos da laringe, com exceção do músculo cricotireóideo. Após emitir o nervo laríngeo recurrente o nervo vago direito passa caudalmente, cruza a superfície medial do tronco venoso costocervicovertebral e a superfície lateral direita da traquéia e divide-se nos ramos dorsal e ventral. O nervo vago esquerdo penetra no tórax, corre caudalmente ao longo da superfície lateral do arco aórtico e emite o nervo laríngeo recurrente esquerdo, que segue ao redor da aorta e corre rostralmente na face lateral esquerda do esôfago e, a seguir, da traquéia e, no pescoço, possui um percurso semelhante ao nervo direito. O nervo vago esquerdo continua caudalmente, passa sobre o brônquio principal esquerdo e divide-se nos ramos dorsal e ventral.

Os ramos dorsal e ventral unem-se aos ramos correspondente do lado oposto, formando os **troncos vagais dorsal** e **ventral.** O tronco vagal dorsal é maior e formado essencialmente pelas fibras do nervo vago direito. O tronco vagal ventral é constituído essencialmente de fibras do nervo vago esquerdo. Os troncos percorrem as superfícies dorsal e ventral do esôfago, respectivamente, e fornecem fibras para o esôfago e um para o outro. Na cavidade abdominal os troncos vagais suprem os ramos gástricos parietal e visceral, os ramos hepáticos, o ramo duodenal, o ramo pancreático e o ramo intestinal e terminam em diversos plexos que estão descritos em detalhes na seção autônoma geral, Cap. 13.

Nervo Acessório (XI)

O **nervo acessório** (Fig. 46-8) é formado por raízes cranial e espinhal. Esta última surge da superfície lateral da porção cervical da medula espinhal e a raiz cranial da medula oblonga, em série com as radículas do nervo vago. O nervo acessório deixa a cavidade craniana através do forame jugular juntamente com o nervo vago e o nervo glossofaríngeo. Ele corre em associação com o nervo vago, cruza lateralmente até a artéria faríngea ascendente e divide-se nos ramos interno e externo. O ramo interno é relativamente longo e une-se ao nervo vago no gânglio distal. O ramo externo corre lateralmente entre o músculo braquiocefálico e o músculo esternocefálico, onde divide-se nos ramos ventral e dorsal. O ramo ventral imediatamente penetra no músculo esternocefálico e o ramo dorsal corre ao longo da superfície lateral do pescoço para inervar o músculo trapézio. O ramo dorsal estabelece ligações com os nervos cervicais II, III e IV.

Nervo Hipoglosso (XII)

As fibras do **nervo hipoglosso** (Figs. 46-8, 11 e 14) originam-se da superfície ventrolateral da medula. O referido nervo deixa o crânio através do canal hipoglosso. Relaciona-se caudalmente com o nervo vago e o nervo acessório. A seguir passa entre os ramos interno e externo do nervo acessório. O nervo hipoglosso então corre ventral e rostralmente e libera um ramo para o primeiro nervo cervical, formando a **alça cervical**. Ele passa medialmente ao músculo estilo-hióideo e ao músculo digástrico, a seguir lateralmente ao músculo hiofaríngeo e músculo hioglosso. Após enviar ramos para o músculo hioglosso e músculo gênio-hióideo ele dobra medialmente ao redor da borda rostral deste último músculo para ascender na língua entre os mesmos. São freqüentemente observadas ligações com o nervo lingual.

BIBLIOGRAFIA

Ashton, E. R., and C. E. Oxnard. 1958. Variation in the maxillary nerve of certain mammals. Zool. Soc. London Proc. 138:607-624.
Baptista, B. V. 1944. Investigações anatômicas sôbre os nervos cranianos ventrais em "vertebrata." Anais da Academia Brasileira de Ciências 16:79-110.
Catania, V. 1924. Il plesso del ganglio sottomascellare ed il suo ramo faringeo nell'uomo ed alcuni mammiferi. Arch. Italiano Anat. Embriol. 21:487-532.
Fieandt, E. 1914. Über das Wurzelgebiet des Nervus hypoglossus und den Plexus hypoglosso-cervicalis bei den Säugetieren. Gegenbaur Morph. Jahrb. 48:513-642.
Fitzgerald, M. J. T., and M. E. Law. 1958. The peripheral connections between the lingual and hypoglossal nerves. J. Anat. 92:178-188.
Frewein, J. 1965. Ein Beitrag zur Kenntnis der sensiblen Wurzelganglien des N. glossopharyngeus. Zbl. Vet. Med., Reihe A 12:511-519.
Godinho, H. P. 1966. Course and distribution of the *nervi craniales* in the *Sus scrofa domesticus*: A gross anatomical study. M.S. Thesis. Ames, Iowa State University.
Godinho, H. P., and R. Getty. 1968a. Gross anatomy of the nerves in the orbit of the pig. Arquivos de Escola de Veterinaria (Belo Horizonte, Brazil) 20:21-31.
Godinho, H. P., and R. Getty. 1968b. Innervation of the ear muscles and associated structures in the pig. Arquivos de Escola de Veterinaria (Belo Horizonte, Brazil) 20:15-19.
Godinho, H. P., and R. Getty. 1970. Gross anatomy of the parasympathetic ganglia of the head in domestic artiodactyla. Arquivos de Escola de Veterinaria (Belo Horizonte, Brazil) 22:129-139.
Goss, C. M. 1966. Gray's Anatomy of the Human Body. 28th ed. Philadelphia, Lea & Febiger.
Grau, H. 1943. Das Ganglion nodosum unserer Haustiere. Deutsche tierärztl. Wnsch. 51:281-283.
Hollinger, A. 1955. Contribution à l'étude de la constitution de l'anse du nerf hypoglosse. Arch. Anat. Histol. Embryol. 38:3-46.
Johnston, J. B. 1913. Nervus terminalis in reptiles and mammals. J. Comp. Neur. 23:97-120.
Johnston, J. B. 1914. The nervus terminalis in man and mammals. Anat. Rec. 8:185-198.
Law, M. E. 1956. Sensory fibers in the superior oblique and IV cranial nerve in the pig. Irish J. Med. Sci. 6:68-77.
Law, M. E., and M. J. T. Fitzgerald. 1956. The lateral rectus muscle and sixth cranial nerve in the pig. Nature (London) 178:798-799.
Lesbre, F. X., and P. Maignon. 1907. Sur la part qui revient à la branche anastomotique du spinal dans les propriétés physiologiques du pneumogastrique ou pneumo-spinal. J. Med. Vet. Zootech. 2:212-227.
Moussu, M. 1889. Les nerfs excito-sécrétoires de la parotide chez le cheval, le mouton et le porc. Compt. Rend. Soc. Biol. 41:343-345.
Nikolai, N. 1954. Über die oberflächliche Facialsmuskulatur des Schweines (Sus scrofa). Gegenbaur Morph. Jahrb. 93:321-363.
Nitschke, Th. 1972. Zur makroskopischen Anatomie der Gehirnnerven des Hausschweines. 1. Teil: Die nn. encephali I-IV. Abl. Vet med. 1:212-236. 1973. 2. Teil: Die Nn. encephali V-VI. ibid. 2:78-103. 1973. 3. Teil: Die Nn. encephali VII-VIII. ibid. 2:187-208. 1973. 4. Teil: Nn. encephali IX-XI. ibid. 2:354-383. 1974. 5. Teil: Der N. encephalicus XII, hypoglossus. ibid. 3:142-183.
Wedgewood, M. 1962. Course of the incisive nerve in the pig. (Abstract) J. Dent. Res. 41:1263.
Winckler, G. 1936. La double innervation des muscles extrinséques de l'oeil chez Sus scrofa domesticus et Sus scrofa. Ann. d'Oculist. (Paris) 173:453-466.
Winckler, G. 1937. L'innervation sensitives et motrice des muscles extrinséques de l'oeil chez quelque ongulés. Arch. Anat. Histol. Embryol. 23:219-234.'

NERVOS ESPINHAIS

N. G. Ghoshal

Os **nervos espinhais** do suíno doméstico são semelhantes aos do eqüino na origem, ramificação e disposição geral. Normalmente há 39 pares: cervicais (8), torácicos (normalmente 15), lombares (normalmente 6), sacrais (4) e caudais ou coccígeos (normalmente 6). Entretanto, o número varia amplamente, dependendo das vértebras torácicas (14 a 16) e lombares (5 a 7) presentes nas diferentes raças (Fig. 46-16).

Nervos Cervicais

Os **nervos cervicais** são em número de oito pares, cada um apresentando as características de um nervo espinhal típico. Os **ramos dorsais** emergem através dos forames vertebrais laterais das vértebras correspondentes, enquanto os **ramos ventrais** emergem através dos forames intervertebrais (Gandhi e Getty, 1969a). Portanto, os ramos dorsais situam-se ao longo da vértebra cervical correspondente e os ramos ventrais caudalmente à mesma vértebra (Fig. 46-17). Os ramos dorsais, exceto o primeiro nervo cervical, subdividem-se nos **ramos medial e lateral.** Todos os ramos mediais, excetuados o primeiro e o oitavo, terminam como nervos cutâneos ao longo da superfície dorsal da região cervical (Fig. 46-18). O ramo ventral do primeiro nervo cervical comunica-se com o **nervo hipoglosso,** constituindo a *alça cervical.* Os componentes laterais dos ramos ventrais do segundo, terceiro, quarto e quinto nervos cervicais fornecem as inervações cutâneas das superfícies ventrolateral e ventral da região cervical. O **nervo auricular magno** e o **nervo cervical transverso** originam-se, em conjunto, do tronco único do segundo e terceiro nervos cervicais. Os ramos dorsais do quarto, quinto e sexto nervos cervicais normalmente comunicam-se um com o outro, formando o **plexo cervical dorsal** (Fig. 46-19), semelhante ao do eqüino. Um **plexo cervical ventral** semelhante é freqüentemente formado pelos ramos ventrais entre o segundo e o oitavo nervos cervicais (Fig. 46-16), como no eqüino e no bovino.

Nervo Frênico

O **nervo frênico** é formado pela união dos ramos ventrais do quinto, sexto e sétimo nervos cervicais. As raízes do quinto e sétimo nervos cervicais são normalmente delgadas. Elas convergem em um tronco único ao nível da sétima vértebra cervical.

Plexo Braquial
(Fig. 46-20)

O **plexo braquial** é formado pelos ramos ventrais do quinto, sexto, sétimo e oitavo nervos cervicais e pelo primeiro nervo torácico no suíno (Quadro 46-1).

Nervo Supra-Escapular

O **nervo supra-escapular** é derivado dos ramos ventrais do quinto, sexto e sétimo componentes cervicais do plexo braquial. O nervo penetra nos interstícios entre o músculo supra-espinhal e o músculo subescapular e inerva o músculo supra-espinhal e o músculo infra-espinhal.

Nervos Subescapulares

Os **nervos subescapulares** são normalmente representados por dois ramos. Derivam fibras dos ramos ventrais do sexto e do sétimo nervos cervicais. Eles inervam o músculo subescapular.

Nervos Peitorais

Os **nervos peitorais** são normalmente formados pelos ramos ventrais do sexto, sétimo e oitavo componentes cervicais do plexo braquial. Os **nervos peitorais craniais** derivam essencialmente das fibras do sétimo e oitavo nervos cervicais, enquanto os **nervos**

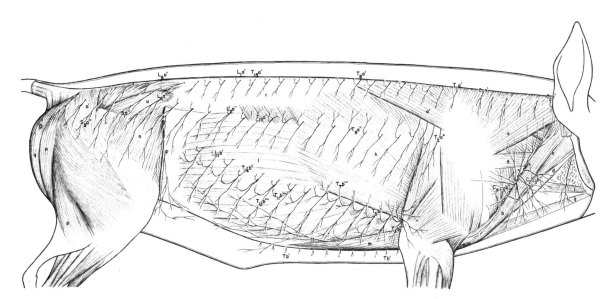

Figura 46-16. Ramos cutâneos dos nervos cervicais, torácicos, lombares e sacrais; vista lateral direita.

11, Nervo torácico lateral; D, nervo cutâneo caudal da coxa; F, nervo cutâneo lateral da coxa; a, parte cervical, e a', parte torácica do músculo trapézio; b, músculo braquiocefálico; d, músculo esternocefálico; e, músculo omotransversal; f, músculo omo-hióideo; g, músculo esternotireóideo; h, músculo grande dorsal; i, músculo oblíquo externo do abdome; j, músculo serrátil dorsal caudal; m, músculo peitoral ascendente; n, músculo tensor da fáscia lata; o, o', músculo gluteobíceps; p, músculo semitendinoso; q, músculo semimembranoso; r, músculo longo; u, músculo glúteo médio; C_2a'-C_7a', ramos mediais dos ramos dorsais dos nervos cervicais II a VII; $C_2 + 3b"$, $C_4 + 5b"$, ramos laterais dos ramos ventrais dos nervos cervicais II a V; $L_1a' - L_6a'$, ramos mediais dos ramos dorsais dos nervos lombares I a VI; $L_2a" - L_6a"$, ramos laterais dos ramos dorsais dos nervos lombares II a VI ($L_6a"$, nervos craniais das nádegas); L_1b', ramo lateral do nervo ílio-hipogástrico; $S_1a" - S_3a"$, ramos laterais dos ramos dorsais dos nervos sacrais I a III (nervos médios das nádegas); $T_1a' - T_{15}a'$, ramos mediais dos ramos dorsais dos nervos torácicos I a XV; $T_2a" — T_{15}a"$, ramos laterais dos ramos dorsais dos nervos torácicos II a XV; Tb', ramo cutâneo ventral do nervo intercostal (incluindo o ramo mamário medial); $T_5b" — T_{14}b"$, ramos cutâneos laterais dos **nervos intercostais** V a XIV; $T_7b"$, ramificações laterais do ramo cutâneo lateral; $T_3b"" — T_{12}b""$, ramos mamários laterais. (De Gandhi e Getty, 1969a e c.)

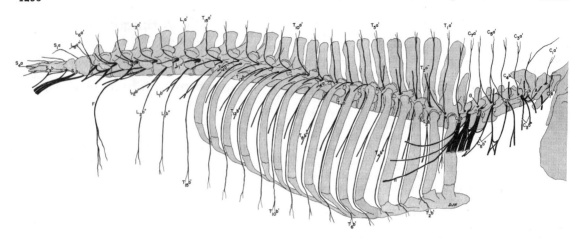

Figura 46-17. Ramos dorsais e ventrais dos nervos cervicais, torácicos, lombares e sacrais; vista lateral direita, esquemática.

11, Nervo torácico lateral; A, nervo auricular magno; F, nervo cutâneo lateral da coxa; G, H, forames vertebrais laterais; C_1a' – C_7a', ramos mediais dos ramos dorsais dos nervos cervicais I a VII; C_1b – C_8b, ramos ventrais dos nervos cervicais I a VIII; C_4b', ramo medial do ramo ventral do nervo cervical IV; C_3b'' – C_5b'', ramos laterais dos ramos ventrais dos nervos cervicais III a V; L_1a' – L_6a', ramos mediais dos ramos dorsais dos nervos lombares I a VI; L_1a'' – L_6a'', ramos laterais dos ramos dorsais dos nervos lombares I a VI; L_4b, ramo ventral do nervo lombar IV; L_1b' – L_2b', ramos laterais dos ramos ventrais dos nervos lombares I e II; L_1b'' – L_2b'', ramos mediais dos ramos ventrais dos nervos lombares I e II; S_1a – S_4a, ramos dorsais dos nervos sacrais I a IV; S_1b – S_3b, ramos ventrais dos nervos sacrais I a III; T_1a' – $T_{15}a'$, ramos mediais dos ramos dorsais dos nervos torácicos I a XV; T_2a'' – $T_{14}a''$, ramos laterais dos ramos dorsais dos nervos torácicos II a XIV; T_2b – $T_{13}b$, ramos ventrais dos nervos torácicos II a XIII; T_2b' – $T_{15}b'$, ramos cutâneos ventrais dos nervos intercostais (incluindo os ramos mamários mediais); $T_{15}b'$, ramo cutâneo ventral do nervo costoabdominal; T_4b'' – $T_{12}b''$, ramos cutâneos laterais dos nervos intercostais. (De Gandhi e Getty, 1969a, b, e c.)

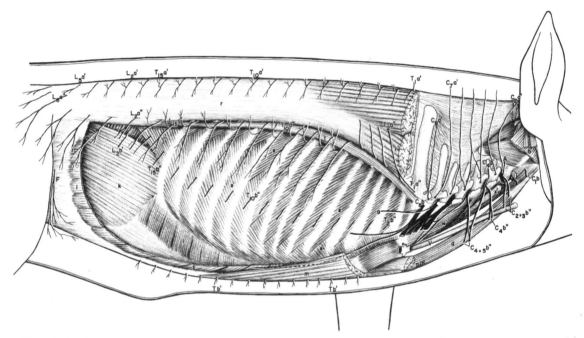

Figura 46-18. Plexos cervicais dorsais e ventrais e ramos cutâneos dos nervos torácicos e lombares; dissecação profunda, vista lateral direita.

9, Nervo torácico longo; 11 nervo torácico lateral; A, nervo auricular magno; F, nervo cutâneo lateral da coxa; V, veia jugular externa; b, músculo braquiocefálico (cortado); d, músculo esternocefálico; i, músculo oblíquo externo do abdome; j'', músculo retrator das costelas; k, músculo oblíquo interno do abdome; l, músculo transverso do abdome; m, músculo peitoral ascendente; r, r', músculo longo; s, músculos intercostais externos; s', músculos intercostais internos; t, músculo iliocostal; w', músculo escaleno; x', músculos intertransversais ventrais do pescoço; C_2a' – C_8a', ramos mediais dos ramos dorsais dos nervos cervicais II a VIII; C_1b – C_8b, ramos ventrais dos nervos cervicais I a VIII; C_4b', ramo medial do ramo ventral do nervo cervical IV; $C_2 + {}_3b''$, C_4b'', $C_4 + {}_5b''$, ramos laterais dos ramos ventrais II e III, IV, e IV e V; L_2a' – L_5a', ramos mediais dos ramos dorsais dos nervos lombares II a V; L_2a'' – L_6a'', ramos laterais dos ramos dorsais dos nervos lombares II a VI; L_2b', ramo lateral do ramo ventral do nervo lombar II; T_1a' – $T_{15}a'$, ramos mediais dos ramos dorsais dos nervos torácicos I a XV; T_1a'' – $T_{15}a''$, ramos laterais dos ramos dorsais dos nervos torácicos I a XV; Tb', ramos cutâneos ventrais (incluindo os ramos mamários mediais); T_2b'' – $T_{10}b''$, ramos cutâneos laterais dos nervos intercostais; $T_{15}b''$, ramo cutâneo lateral do nervo costoabdominal. (De Gandhi e Getty, 1969 a e b.)

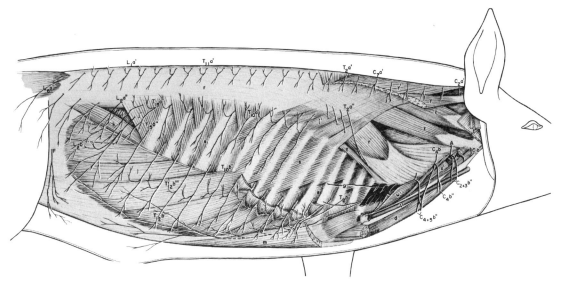

Figura 46-19. Ramos dorsais e ventrais dos nervos cervicais, torácicos e lombares; vista lateral direita.

9, Nervo torácico longo; 11, nervo torácico lateral; A, nervo auricular magno; F, nervo cutâneo lateral da coxa; V, veia jugular externa; b, músculo braquiocefálico (cortado); d, músculo esternocefálico; i, músculo oblíquo externo do abdome; j, músculo serrátil dorsal caudal; j', músculo serrátil dorsal cranial; j'', músculo retrator das costelas; k, músculo oblíquo interno do abdome; 1, músculo transverso do abdome; m, músculo peitoral ascendente; r, r', músculo longo; s, músculo intercostal externo; s', músculo intercostal interno; t, músculo iliocostal; v, músculo serrátil ventral do tórax; w', músculo escaleno; x', músculos intertransversais ventrais do pescoço; y, músculo rombóide da cabeça; y', músculo rombóide do pescoço; z, músculo semi-espinhal da cabeça; $C_2a' - C_7a'$, ramos mediais dos ramos dorsais dos nervos cervicais II a VII; C_1b, ramo ventral do nervo cervical I; C_4b', ramo medial do ramo ventral do nervo cervical IV; $C_2 + _3b''$, C_4b'', $C_4 + _5b''$, ramos laterais dos ramos ventrais dos nervos cervicais II e III, IV, e IV e V; L_1a', ramo medial do ramo dorsal do nervo lombar I; $L_2a'' - L_6a''$, ramos laterais dos ramos dorsais dos nervos lombares II a VI; L_2b', ramo lateral do ramo ventral do nervo lombar II; $T_2a' - T_{11}a'$, ramos mediais dos ramos dorsais dos nervos torácicos II a XI; $T_2a'' - T_{15}a''$, ramos laterais dos ramos dorsais dos nervos torácicos II a XV; $T_2b'' - T_{10}b''$, ramos cutâneos laterais dos nervos intercostais; $T_{15}b''$, ramo lateral do nervo costoabdominal; $T_{12}b'''$, ramificação lateral do ramo cutâneo lateral; $T_{12}b''''$, ramo mamário lateral. (De Gandhi e Getty, 1969 a e b.)

peitorais caudais derivam do sexto e do sétimo nervos cervicais. Eles suprem os músculos peitorais.

Nervo Musculocutâneo

O **nervo musculocutâneo** deriva suas fibras essencialmente dos ramos ventrais do sexto e do sétimo nervos cervicais, com uma pequena contribuição ocasional do oitavo nervo cervical (Magilton, Getty e Ghoshal, 1968). Ele forma a **alça axilar** juntamente com o nervo mediano, no qual a artéria axilar está suspensa. Além disso, inerva os músculos flexores da articulação do cotovelo por meio dos **ramos musculares proximal** e **distal**. O **nervo cutâneo medial do antebraço,** após emergir entre o músculo bíceps do braço e o músculo braquiocefálico, inerva a fáscia e a pele na superfície craniomedial do terço proximal do antebraço. De acordo com Gottwald (1969), o nervo cutâneo medial do antebraço comunica-se com o ramo medial do ramo superficial do nervo radial, ou, na ausência deste, com o nervo digital dorsal comum II.

Nervo Axilar
(Figs. 46-21 e 22)

O **nervo axilar** deriva suas fibras freqüentemente do quinto, sexto e sétimo nervos cervicais. Às vezes ele deriva fibras somente do sexto e do sétimo nervos cervicais. Inerva os músculos flexores da articulação do ombro e o músculo braquiocefálico. O **nervo cutâneo cranial do antebraço,** após emergir entre as duas partes do músculo deltóide, fornece ramificações sensitivas para a fáscia e a pele na superfície craniolateral do braço (*nervo cutâneo lateral cranial do braço*), se distribuindo finalmente na superfície craniolateral da articulação do cotovelo.

Nervo Radial

O **nervo radial** deriva suas fibras inteiramente dos ramos ventrais do sétimo e do oitavo nervos cervicais e do primeiro nervo torácico. A ramificação, percurso e área de suprimento do nervo radial no espaço axilar e na região do braço são semelhantes às do eqüino e bovino. Ao nível do epicôndilo lateral do úmero, divide-se em um ramo superficial e outro profundo.

O **ramo superficial** a princípio corre entre o músculo braquial e o músculo extensor radial do carpo. Durante seu percurso distal emite diversos ramos cutâneos (**nervo cutâneo lateral do antebraço**) para a fáscia e a pele cranial da articulação do cotovelo, aproximadamente na metade do trajeto para baixo na superfície craniolateral e, em extensão variável, na superfície craniomedial do antebraço. O ramo superficial desce ao longo da superfície dorsal do carpo onde libera algumas ramificações para a cápsula articular. Posteriormente, normalmente pró-

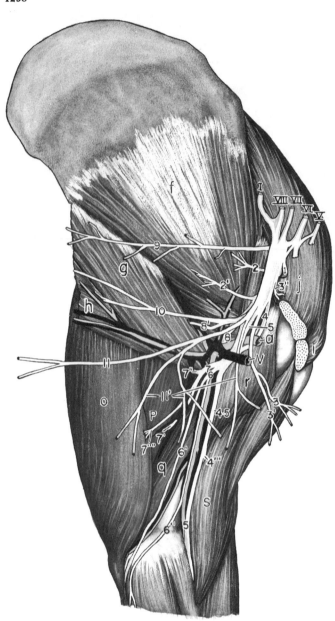

Figura 46-20. Plexo braquial do suíno; vista medial, esquemática.

a, Artéria axilar; f, músculo subescapular; g, músculo redondo maior; h, músculo grande dorsal; i, músculo peitoral ascendente; j, músculo subclávio; o, músculo tensor da fáscia do antebraço; p, porção longa e q, porção medial do músculo tríceps do braço; r, músculo coracobraquial; s, músculo bíceps do braço; v, veia axilar; I, ramo ventral do nervo torácico I; V, VI, VII, VIII, ramos ventrais dos nervos cervicais; 1, nervo supra-escapular; 2, 2', nervos subescapulares; 3, 3', 3'', nervos peitorais craniais; 4, nervo musculocutâneo; 4''', ramo muscular distal incluindo o nervo cutâneo medial do antebraço de 4; 4-5, tronco comum dos nervos musculocutâneo e mediano; 5, nervo mediano; 6, nervo ulnar; 6', ramo muscular de 6; 6'' nervo cutâneo caudal do antebraço de 6; 7, nervo radial; 7', parte de 7 no sulco do músculo braquial; 7'', 7'''', ramos musculares de 7; 8, nervo axilar; 8', parte de 8 para o músculo redondo maior; 9, nervo torácico longo; 10, nervo toracodorsal; 11, nervo torácico lateral; 11', nervos peitorais caudais. (De Magilton, Getty e Ghoshal, 1968.)

ximo ao meio do metacarpo, ele divide-se em um **ramo medial** e um **lateral,** possuindo um ramo comunicante entre eles; entretanto, esta divisão poderia resultar quer proximal ao carpo ou na região cárpica (Gottwald, 1969). O ramo medial logo divide-se no **nervo digital medial dorsal II** (abaxial) e no **nervo digital dorsal comum II** (Fig. 46-21). O primeiro é relativamente curto e pode não estender-se além da extremidade distal da falange proximal. O segundo dá surgimento aos **nervos digitais dorsais próprios II e III.** De forma semelhante, o ramo lateral divide-se no **nervo digital dorsal comum III** e num **ramo comunicante.** O primeiro divide-se nos **nervos digitais dorsais próprios III e IV,** enquanto o ramo comunicante une-se ao ramo dorsal do nervo ulnar. De acordo com Gottwald (1969), o ramo comunicante do nervo radial pode estar ausente. A divisão do ramo superficial do nervo radial, em ramos medial e lateral, pode nem sempre estar bem clara. Nesse caso o ramo lateral dá surgimento aos nervos digitais dorsais comuns II e III e o ramo medial une-se ao nervo digital dorsal comum II.

O **ramo profundo** do nervo radial passa entre o músculo braquial e o músculo extensor radial do carpo e divide-se, de modo variável, em diversos ramos musculares para inervarem o músculo extensor radial do carpo, o músculo extensor comum dos dedos (incluindo o músculo extensor do dedo III), o músculo abdutor longo do dedo I, o músculo extensor lateral dos dedos, o músculo ulnar lateral e,

SISTEMA NERVOSO DO SUÍNO

Quadro 46-1. *Origens e Freqüência dos Nervos que Compreendem o Plexo Braquial do Suíno**

Nervos	Origem	Porcentagem†
Nervo supra-escapular	5, 6, 7	100
Nervos subescapulares‡	6, 7	100
Nervos peitorais §	7, 8	90
	7	10
Nervo ao músculo subclávio	6, 7	100
Nervo musculocutâneo	6, 7	90
	6, 7, 8	10
Nervo mediano	7, 8, 1	100
Nervo ulnar	8, 1	100
Nervo radial	7, 8, 1	100
Nervo axilar	5, 6, 7	80
	6, 7	20
Nervo torácico longo	7, 8	100
Nervo toracodorsal	7, 8	100
Nervo torácico lateral	8, 1	100

*De Magilton, J. H., R., Getty e N. G. Ghoshal: Iowa State J. Sci. 42:245-279, 1968.
†Porcentagens baseadas em 10 espécimes.
‡Ramo cranial derivado dos nervos cervicais VI e VII; ramo caudal derivado do nervo cervical VII.
§ Coluna inclui ramos craniais e caudais.
|| Não penetra no plexo braquial.

às vezes, o músculo braquial, o músculo extensor do dedo II e o músculo supinador (quando presente).

Nervo Ulnar

O **nervo ulnar** deriva suas fibras inteiramente dos ramos ventrais do oitavo nervo cervical e do primeiro nervo torácico. Ao nível do tubérculo menor do úmero separa-se do nervo mediano. Dentro da metade proximal do braço emite o **nervo cutâneo caudal do antebraço**, que se ramifica na fáscia e na pele, aproximadamente na metade do trajeto para baixo na superfície medial e no terço proximal da superfície caudal do antebraço. Os ramos musculares do nervo ulnar inervam o músculo flexor ulnar do carpo, o músculo flexor superficial dos dedos, as porções umeral e ulnar do músculo flexor profundo dos dedos e, distalmente ao carpo, os músculos interósseos. O nervo ulnar divide-se normalmente, a um nível variável na metade distal do antebraço, nos **ramos dorsal e palmar.** Antes dessa ramificação o nervo ulnar supre as glândulas cárpicas.

O **ramo dorsal,** após correr ao longo da superfície caudolateral do antebraço, fornece ramificações para a fáscia e pele da região. Próximo ao carpo divide-se nos ramos medial e lateral (Fig. 46-21). O **ramo medial** une-se ao ramo comunicante do nervo radial (quando presente) e desce como o **nervo digital dorsal comum IV,** que finalmente divide-se nos **nervos digitais dorsais próprios IV e V.** O **ramo lateral** continua distalmente como o **nervo digital lateral dorsal V** (abaxial). O **ramo palmar,** após ter suprido os músculos interósseos por seu ramo profundo, divide-se nos **ramos medial e lateral** (Fig. 46-22). O ramo medial desce como o **nervo digital palmar comum IV,** que recebe o ramo comunicante do nervo mediano e subseqüentemente dá surgimento aos **nervos digitais palmares próprios IV e**

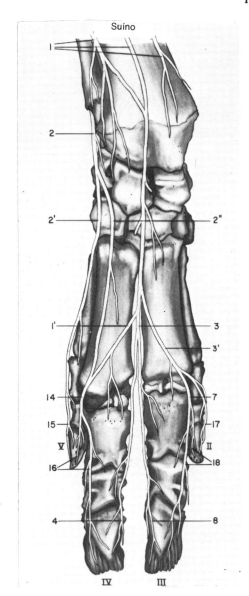

Figura 46-21. Nervos da parte distal do membro torácico direito do suíno; vista dorsal, esquemática.

1, Ramo superficial do nervo radial; 1', ramo lateral; 2, ramo dorsal do nervo ulnar; 2', ramo lateral de 2; 2", ramo medial de 2; 3, nervo digital dorsal comum III; 3', ramo medial; 4, nervo digital dorsal próprio IV (axial); 7, nervo digital dorsal comum II; 8, nervo digital dorsal próprio III (axial); 14, nervo digital dorsal comum IV; 15, nervo digital lateral dorsal V (abaxial); 16, nervos digitais dorsais próprios IV e V; 17, nervo digital medial dorsal II (abaxial); 18, nervos digitais dorsais próprios II e III. (De Ghoshal e Getty, 1967a.)

V. O ramo lateral continua como o **nervo digital lateral palmar V** (abaxial). De acordo com Gottwald (1969), o ramo palmar dá surgimento aos **nervos metacárpicos dorsais III e IV,** os quais, após atravessarem os espaços intermetacárpicos correspondentes, unem-se aos **nervos digitais dorsais comuns III e IV** do nervo radial e do nervo ulnar, respectivamente.

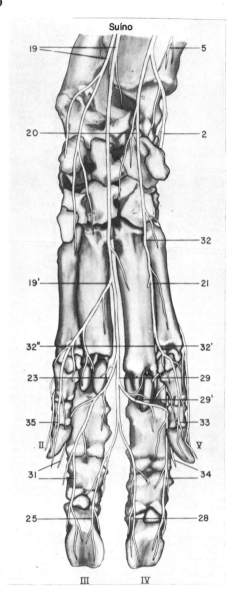

Figura 46-22. Nervos da parte distal do membro torácico direito do suíno; vista palmar, esquemática.

2, Ramo dorsal do nervo ulnar; 5, ramificação cranial do nervo cutâneo caudal do antebraço do nervo ulnar; 19, nervo mediano; 19', ramo medial; 20, ramo palmar do nervo ulnar; 21, ramo profundo; 23, nervo digital palmar comum II; 25, nervo digital palmar próprio III (axial); 28, nervo digital palmar próprio IV (axial); 29, nervo digital palmar comum III; 29', ramo comunicante; 31, nervos digitais palmares próprios II e III; 32, nervo digital palmar comum IV; 32', ramo lateral; 32", ramo medial; 33, nervo digital lateral palmar V (abaxial) 34, nervos digitais palmares próprios IV e V; 35, nervo digital medial palmar II (abaxial). (De Ghoshal e Getty, 1967a.)

Nervo Mediano

O **nervo mediano** deriva suas fibras inteiramente dos ramos ventrais do sétimo e do oitavo nervos cervicais e do primeiro nervo torácico. Ele emite ramos para o músculo pronador redondo, músculo flexor radial do carpo, músculo flexor ulnar do carpo e para os músculos flexores superficial e profundo dos dedos. Um **ramo palmar** do nervo mediano origina-se na metade distal do antebraço e une-se ao **nervo digital medial palmar II** (abaxial) (Gottwald, 1969). O ramo palmar também supre as glândulas cárpicas. Próximo ao meio do metacarpo o nervo mediano destaca o **nervo digital medial palmar II** (abaxial). O local da divisão do nervo mediano é extremamente variável, do meio do carpo até ao terço distal do metacarpo (Fig. 46-22). Ao nível da articulação metacarpofalângica (boleto) ele divide-se nos **nervos digitais palmares comuns II e III** e num **ramo comunicante**. Os nervos digitais palmares comuns II e III finalmente dividem-se nos nervos digitais palmares próprios II e III, e III e IV, respectivamente. Às vezes os nervos digitais palmares próprios (axiais), dos dígitos principais, comunicam-se com os nervos dorsais correspondentes através do espaço interdigital. O ramo comunicante do nervo mediano une-se ao **nervo digital palmar comum IV** do nervo ulnar, ligeiramente proximal à articulação metacarpofalângica, antes de dividir-se nos **nervos digitais palmares próprios IV e V**.

Nervo Torácico Longo

O **nervo torácico longo** deriva suas fibras unicamente dos ramos ventrais do sétimo e do oitavo nervos cervicais. Ele inerva o músculo serrátil ventral do tórax.

Nervo Toracodorsal

O **nervo toracodorsal** é formado pelos ramos ventrais do sétimo e do oitavo componentes cervicais do plexo braquial. Ele inerva o músculo grande dorsal e, às vezes, fornece ramificações colaterais para o músculo redondo maior.

Nervo Torácico Lateral

O **nervo torácico lateral** recebe fibras dos ramos ventrais do oitavo nervo cervical e do primeiro nervo torácico. Ele inerva o músculo cutâneo do tronco e o músculo prepucial cranial.

Nervos Torácicos
(Fig. 46-23)

Normalmente há 15 pares de **nervos torácicos.** (Eles podem variar entre 14 e 16 pares entre as raças diferentes.) Seu padrão de origem, ramificação, distribuição etc., assemelha-se ao do eqüino, exceto que os ramos dorsal e ventral deixam o canal vertebral através dos **forames laterais dorsais** e **ventrais** das vértebras torácicas correspondentes, respectivamente (Gandhi e Getty, 1969b), e não emergem através dos forames intervertebrais (Fig. 46-17). Os **ramos dorsais** subdividem-se ainda mais nos ramos medial e lateral, ambos terminando como ramificações cutâneas nas superfícies dorsal e dorsolateral da região torácica (Fig. 46-24). O percurso dos ramos mediais dos primeiros 10 ou 11 nervos toráci-

SISTEMA NERVOSO DO SUÍNO

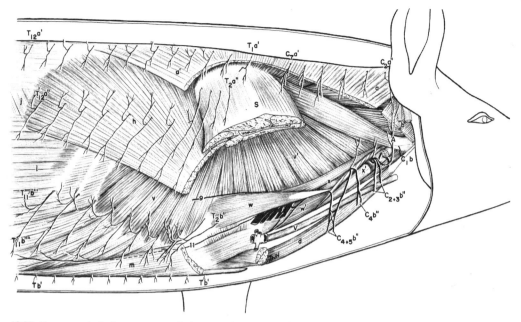

Figura 46-23. Ramos ventrais dos nervos cervicais e torácicos; dissecação profunda, vista lateral.

9, Nervo torácico longo; 11, nervo torácico lateral; A, nervo auricular magno; S, escápula; V, veia jugular externa; a, parte cervical, e a', parte torácica do músculo trapézio; b, músculo braquiocefálico (cortado); d, músculo esternocefálico; h, músculo grande dorsal; i, músculo oblíquo externo do abdome; j, músculo serrátil dorsal caudal; m, músculo peitoral ascendente; v, músculo serrátil ventral do tórax; v', músculo serrátil ventral do pescoço; w, w', músculo escaleno; x, músculos intertransversais dorsais do pescoço; x', músculos intertransversais ventrais do pescoço; C_2a' a C_7a', ramos mediais dos ramos dorsais dos nervos cervicais II a VII; C_1b, ramo ventral do nervo cervical I; $C_2 + _3b''$, C_4b'', $C_4 + _5b''$, ramos laterais dos ramos ventrais dos nervos cervicais II e III, IV, e IV e V; T_1a' — $T_{12}a'$, ramos mediais dos ramos dorsais dos nervos torácicos I a XII; T_2a'' — $T_{12}a''$, ramos laterais dos ramos dorsais dos nervos torácicos II a XII; Tb', ramos cutâneos ventrais dos nervos intercostais (incluindo o ramo mamário medial); T_2b'', ramo cutâneo lateral do nervo intercostal II; $T_{11}b'''$, ramificação lateral do ramo cutâneo lateral; $T_{11}b''''$, ramo mamário lateral. (De Gandhi e Getty, 1969b.)

cos é diferente daquele dos últimos cinco ou seis nervos, dependendo do grau de desenvolvimento dos processos mamilares. O **ramo ventral** ou **nervo intercostal** emite o **nervo cutâneo lateral** e as ramificações ventrais do que antecede (mamário lateral) e a terminação do ramo ventral como os **ramos cutâneos ventrais,** incluindo os ramos mamários mediais (Fig. 46-19). Eles são responsáveis pela inervação da fáscia e da pele nas superfícies lateral, ventrolateral e ventral da região torácica, incluindo as mamas abdominais torácicas e craniais.

Nervos Lombares

Os **nervos lombares** são semelhantes, na origem e disposição geral, aos nervos lombares do eqüino.

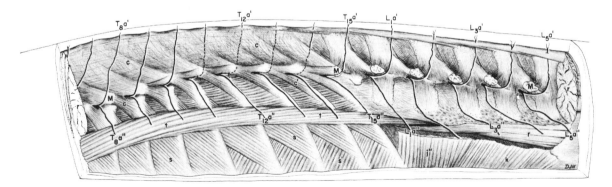

Figura 46-24. Ramos dorsais do nervo torácico VIII até o nervo lombar I; vista lateral esquerda, esquemática.

c, Músculo multífido dorsal; c', músculos levantadores das costelas; j'', músculo retrator das costelas; k, músculo oblíquo interno do abdome; r, músculo longo; s, músculos intercostais externos; s', músculos intercostais internos; t, músculo iliocostal; M, processo mamilar; L_1a' — L_5a', ramos mediais dos ramos dorsais dos nervos lombares I a V; L_1a'' — L_5a'', ramos laterais dos ramos dorsais dos nervos lombares I a V; T_8a' — $T_{15}a'$, ramos mediais dos ramos dorsais dos nervos torácicos VIII a XV; T_8a'' — $T_{15}a''$, ramos laterais dos ramos dorsais dos nervos torácicos VIII a XV. (De Gandhi, 1966.)

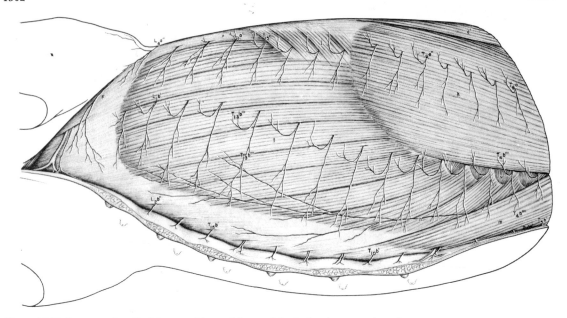

Figura 46-25. Inervação das glândulas mamárias torácicas e abdominais; vista ventrolateral.
11, Nervo torácico lateral; F, nervo cutâneo lateral da coxa; a', parte torácica do músculo trapézio; h, músculo grande dorsal; i, músculo oblíquo externo do abdome; j, músculo serrátil dorsal caudal; m, músculo peitoral ascendente; r, músculo longo; v, músculo serrátil ventral do tórax; L_1a'' – L_4a'', ramos laterais dos ramos dorsais dos nervos lombares I a IV; L_1b', ramo lateral do ramo ventral do nervo lombar I; L_2b'', ramo cutâneo ventral do nervo lombar II (incluindo os ramos mamários mediais); T_5a'' – $T_{15}a''$, ramos cutâneos laterais dos ramos dorsais dos nervos torácicos V a XV; T_5b' – $T_{10}b'$, ramos cutâneos ventrais dos nervos intercostais; $T_{15}b'$, ramo cutâneo ventral do nervo costoabdominal; T_4b''' – $T_{13}b'''$, ramificações laterais dos ramos cutâneos laterais; T_4b'''' – $T_{13}b''''$, ramos mamários laterais. (De Gandhi, 1966.)

Normalmente há seis pares, mas eles podem variar entre cinco e sete pares, dependendo da raça. Como nas outras regiões os **ramos dorsais** dos nervos lombares subdividem-se nos ramos medial e lateral, os quais terminam como ramificações cutâneas (Fig. 46-16). Os componentes sensitivos dos ramos dorsais, que se estendem sobre a crista ilíaca até a região glútea, são designados como os **nervos craniais das nádegas**.

Plexo Lombar

Os **ramos ventrais** de todos os nervos lombares estão unidos uns aos outros por meio de ramos comunicantes (Fig. 46-17). Quando há sete nervos lombares (Reimers, 1913; Zietzschmann et al., 1943), o primeiro e o segundo nervos lombares são denominados de nervos ílio-hipogástricos cranial e caudal, respectivamente, como no cão e no gato. Nesse caso, o ramo ventral do terceiro nervo lombar torna-se o **nervo ílio-inguinal**. Quando há cinco nervos lombares, o **nervo ílio-hipogástrico** está anatomicamente faltando e sua área de inervação é funcionalmente assumida pelo último nervo torácico. Os ramos ventrais do primeiro ao quarto nervos lombares inervam a **região paralombar** da parede abdominal, incluindo as regiões inguinal, prepucial caudal, mamária e escrotal cranial (Fig. 46-25).

O **nervo ílio-hipogástrico** corre sob o processo transverso da segunda vértebra lombar e divide-se em dois ramos que acompanham a artéria frênica caudal. Ele termina caudalmente ao umbigo, inervando as glândulas mamárias desta região. O **nervo ílio-inguinal** divide-se, de modo variável, para dar surgimento a aproximadamente quatro ramos. Estes ramos inervam os músculos abdominais, a fáscia da região inguinal, a pele do flanco, as glândulas mamárias e o prepúcio. O **nervo ílio-hipogástrico** e o **nervo ílio-inguinal** são os principais supridores para a parede abdominal, especialmente a área caudal ao umbigo e craniomedial à coxa.

O **nervo genitofemoral** é formado, em grande parte, pelo ramo ventral do terceiro nervo lombar, exceto quando formado pelo segundo e terceiro nervos lombares, em cujo caso o ramo ventral do segundo nervo lombar é a raiz principal. Na maioria dos casos ele deriva fibras dos ramos ventrais do terceiro e do quarto nervos lombares. O nervo genitofemoral, após correr entre o músculo psoas maior e o músculo psoas menor, emerge ao nível da quinta vértebra lombar, estando cranialmente ao nervo cutâneo lateral da coxa. Após correr através do canal inguinal, ele ramifica-se nos nodos linfáticos inguinais superficiais, na glândula mamária, no músculo prepucial caudal (quando presente) e no prepúcio. O **nervo cutâneo lateral da coxa** possui uma origem semelhante à do nervo anterior (Bosa e Getty, 1969), enquanto Montané e Bourdelle (1920) descrevem-no como surgindo dos ramos ventrais do quarto e do quinto nervos lombares; de acordo com Reimers (1913), ele origina-se dos ramos ventrais do quinto e do sexto nervos lombares. Após correr entre os músculos psoas, ele dobra acentuadamente ventral e lateralmente no sentido da tuberosidade coxal, onde

SISTEMA NERVOSO DO SUÍNO

Figura 46-26. Regiões paralombar, glútea e femoral do suíno; lado esquerdo, esquemático.

5, Nervo cutâneo lateral da coxa; 6, nervo glúteo cranial; 7, ramo de 6 para o músculo glúteo profundo; 8, nervo isquiático; 9, nervo glúteo caudal; 10, ramo comunicante do nervo isquiático para o nervo pudendo; 11, nervo pudendo; 12, nervo cutâneo caudal da coxa; 13, ramo para o músculo coccígeo; 14, ramo de 11 para o trato urogenital; 15, continuação de 11 como o nervo dorsal do pênis e nervo escrotal médio; 16, nervo perineal profundo; 17, nervo perineal superficial; 18, 19, nervo retal caudal (hemorroidal); 20, 21, 22, ramos musculares do nervo isquiático; 23, nervo cutâneo plantar lateral da sura (NAV, nervo cutâneo caudal da sura); 24, nervo tibial; 25, nervo fibular (NAV, nervo peroneal comum); A, músculo longo; B, aponeurose do músculo oblíquo interno do abdome; C, músculo oblíquo externo do abdome (cortado); D, músculo ilíaco; E, músculo vastolateral; F, músculo gluteobíceps (cortado); G, músculo gastrocnêmio; H, músculo sóleo; J, músculo semitendinoso; K, músculo semimembranoso; L, músculo retrator do pênis; M, músculo levantador do ânus; N, músculo coccígeo; O, glândula vesicular; P, músculo reto da coxa; Q, músculo glúteo profundo; R, músculo esfíncter externo do ânus; Cy_1, ramo ventral do nervo caudal I; S_1 - S_4, ramos ventrais dos nervos sacrais I a IV. (De Bosa e Getty, 1969.)

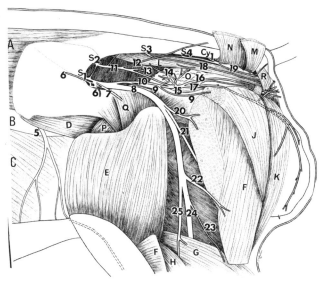

perfura o músculo oblíquo interno do abdome ou passa entre este e o músculo ilíaco e desce ao longo da superfície medial do músculo tensor da fáscia lata, acompanhando o ramo caudal da artéria circunflexa profunda do ílio. Ele é variavelmente distribuído para a fáscia e a pele distal da articulação do joelho, região inguinal e para o flanco, incluindo os nodos linfáticos subilíacos.

O **nervo femoral** possui uma origem extremamente variável. Freqüentemente o ramo ventral do quinto nervo lombar constitui-se na raiz principal mas, em casos excepcionais, a raiz principal poderá ser o quarto nervo lombar. De modo variável os ramos ventrais do terceiro ao sexto nervos lombares contribuem para sua formação. O **nervo safeno** supre a fáscia e a pele cranial da articulação do joelho, a superfície medial da coxa e perna e a superfície dorsomedial do tarso. No terço distal da perna ele divide-se nos ramos medial e lateral (Fig. 46-27). O **ramo lateral** une-se ao ramo medial do nervo fibular superficial para constituir o **nervo digital dorsal comum II** (pedal), enquanto seu **ramo medial** desce como o **nervo digital medial dorsal II** (pedal) (abaxial) (Bruni e Zimmerl, 1951; Ghoshal e Getty, 1968). De acordo com a NAV (1968) e Beer (1968), este último nervo pode originar-se do nervo fibular superficial. Neste último caso, o **nervo safeno** termina variavelmente quer proximal ao tarso, ou supre a superfície medial do tarso, ou estende-se até ao meio da superfície medial do segundo osso metatársico. O **nervo obturatório** possui uma origem semelhante à do nervo femoral. Ele inerva a parte intrapélvica do músculo obturatório externo, o músculo grácil, o músculo pectíneo e o músculo adutor.

Plexo Sacral

Os grandes **ramos ventrais** dos nervos sacrais deixam o canal sacral e continuam na parede medial da pelve. O **tronco lombossacral** compõe uma grande parte do **plexo lombossacral** e continua fora da cavidade pélvica como **nervo isquiático** (Fig. 46-26).

A origem do **nervo glúteo cranial** é de verificação muito difícil pois o mesmo está entrelaçado ao **nervo isquiático** e ao **nervo glúteo caudal**. Na maioria dos casos ele parece derivar fibras dos ramos ventrais do quinto e do sexto componentes lombares e do primeiro componente sacral do plexo lombossacral. Às vezes o terceiro e o quarto nervos lombares e o segundo nervo sacral contribuem variavelmente para sua formação. O nervo glúteo cranial deixa a superfície cranioventral do plexo e é relativamente espesso. Ele inerva variavelmente o músculo glúteo médio, o músculo glúteo profundo, o músculo tensor da fáscia lata e o músculo piriforme. O **nervo glúteo caudal** normalmente deriva suas fibras dos ramos ventrais do quinto e do sexto nervos lombares e do primeiro e do segundo nervos sacrais, com uma contribuição inconstante do terceiro e do quarto nervos lombares. Normalmente o nervo glúteo caudal separa-se, por dois segmentos, do nervo isquiático antes deste último emitir um **ramo comunicante** para o **nervo pudendo**. Às vezes, ele origina-se juntamente com o ramo comunicante ou, cada segmento do nervo glúteo caudal, pode originar-se separadamente antes e após a origem do ramo comunicante (Bosa, 1965). O nervo glúteo caudal supre o músculo gluteobíceps.

O **nervo cutâneo caudal da coxa** normalmente deriva suas fibras dos ramos ventrais do segundo e do terceiro nervos sacrais, com um ramo inconstante do primeiro nervo sacral. Às vezes as fibras que constituem o nervo cutâneo caudal da coxa correm separadamente ao cruzarem a parte proximal do nervo pudendo e penetram a textura do ligamento sacrotuberal largo ou unem-se ao nervo pudendo, correm conjuntamente por curto espaço no ligamento e, a seguir, o deixam quer como um nervo único ou numa sucessão de dois a três ramos que suprem a pele que cobre o músculo gluteobíceps e o músculo semitendinoso. Esta união entre o nervo

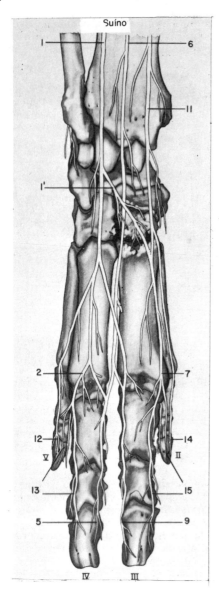

Figura 46-27. Nervos da parte distal do membro pélvico direito do suíno; vista dorsal, esquemática.

1, Nervo fibular superficial (peroneal); 1', ramo medial; 2, nervo digital dorsal comum IV (pedal); 5, nervo digital medial dorsal IV (axial) (pedal); 6, nervo fibular profundo (peroneal) (nervo metatársico dorsal III abaixo do tarso); 7, nervo digital dorsal comum II (pedal); 9, nervo digital medial dorsal III (axial) (pedal); 11, nervo safeno; 12, nervo digital lateral dorsal V (abaxial)(pedal); 13, nervos digitais dorsais próprios (pedais) IV e V; 14, nervo digital medial dorsal II (abaxial) (pedal); 15, nervos digitais dorsais próprios II e III (pedais). (De Ghoshal e Getty, 1967b.)

(Figs. 46-27 e 28). Estas fibras convergem ao nível da extremidade caudal do primeiro segmento caudal e passam através do forame isquiático maior. O nervo isquiático é uma faixa plana situada na região glútea, no músculo glúteo profundo (Fig. 46-26). Ele continua caudalmente sobre os músculos gêmeos, músculo quadrado da coxa e músculo adutor. Além dos **nervos glúteos cranial** e **caudal,** o nervo isquiá-

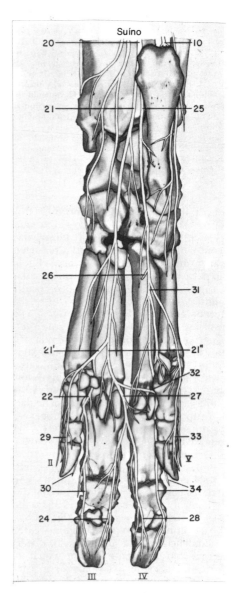

Figura 46-28. Nervos da parte distal do membro pélvico direito do suíno; vista plantar, esquemática.

10, Nervo cutâneo plantar lateral da sura (NAV, nervo cutâneo caudal da sura); 20, nervo tibial; 21, nervo plantar medial; 21', ramo medial; 21", ramo lateral; 22, nervo digital plantar comum II; 24, nervo digital plantar próprio III (axial); 25, nervo plantar lateral; 26, ramo profundo; 27, nervo digital plantar comum III; 28, nervo digital plantar próprio IV (axial); 29, nervo digital medial plantar II (abaxial); 30, nervos digitais plantares próprios II e III; 31, nervo digital plantar comum IV; 32, ramo comunicante; 33, nervo digital lateral plantar V (abaxial); 34, nervos digitais plantares próprios IV e V. (De Ghoshal e Getty, 1967b.)

cutâneo caudal da coxa e o nervo pudendo ocorre antes deste último receber o **ramo comunicante** do nervo isquiático (Bosa e Getty, 1969).

O **nervo isquiático** é formado pelos ramos ventrais do quinto e do sexto nervos lombares e do primeiro e segundo componentes sacrais do plexo lombossacral, com uma contribuição ocasional dos ramos ventrais do terceiro e quarto nervos lombares tico emite os seguintes ramos em sucessão: (1) Um ramo comunicante constante vai para o nervo pudendo, no limite caudal do forame isquiático maior Ele corre ao longo da borda dorsal do músculo glúteo profundo, passando entre os vasos ilíacos internos e, desta forma, atinge o forame isquiático menor onde une-se ao nervo pudendo. (2) Ao nível do trocanter maior do fêmur, ele libera um grande ramo muscular para as partes proximais do músculo gluteobíceps e músculo semitendinoso. (3) O **nervo cutâneo caudal da coxa** também inerva a pele imediatamente acima das inserções proximais do músculo gluteobíceps e o músculo semitendinoso, após correr entre os mesmos (**nervos caudais das nádegas**). (4) De sua superfície ventral ele emite ramos para os músculos gêmeos e músculo quadrado da coxa. (5) Ligeiramente distal, na região da coxa, ele emite um grande ramo muscular para o músculo gluteobíceps (parte média), músculo semitendinoso, músculo semimembranoso, músculo pectíneo e para o músculo adutor. (6) Outro ramo muscular é emitido para a parte distal do músculo gluteobíceps. Algumas de suas fibras, após perfurarem este músculo, ramificam-se na fáscia e na pele da superfície lateral da coxa. A aparente divisão do nervo isquiático nos **nervos fibular (peroneal comum)** e **tibial** normalmente ocorre próximo ao meio da coxa ou ligeiramente distal à mesma.

O **nervo fibular** passa distocranialmente por baixo da parte tibial do músculo gluteobíceps e situa-se na porção lateral do músculo gastrocnêmio. Próximo ao côndilo lateral da tíbia ele perfura o músculo sóleo e fornece um ramo para o músculo extensor lateral dos dedos. A seguir segue adiante entre o músculo fibular longo e o músculo extensor lateral dos dedos. Na vizinhança do côndilo lateral da tíbia o nervo fibular divide-se nos ramos superficial e profundo. O **nervo fibular superficial**, relativamente o mais forte dos dois, desce um tanto superficialmente entre o músculo fibular longo e o músculo extensor lateral dos dedos para o meio da perna e subseqüentemente cruza a face profunda do tendão do músculo fibular longo. O nervo fibular superficial destaca o ramo medial na superfície dorsal do tarso, o qual, após unir-se ao ramo lateral do nervo safeno, continua distalmente como o **nervo digital dorsal comum II** (pedal). Este divide-se nos **nervos digitais dorsais próprios II e III** (pedal).

De acordo com a NAV (1968) e Beer (1968), o **nervo digital medial dorsal II** (pedal) (abaxial) pode originar-se do nervo fibular superficial ao invés do **nervo safeno** conforme descrito anteriormente. Na superfície dorsal da articulação tarsometatársica, entre o retináculo extensor proximal e o retináculo extensor distal, o nervo fibular superficial divide-se nos ramos medial e lateral (Fig. 46-27). O **ramo lateral**, imediatamente distal ao tarso, destaca o **nervo digital lateral dorsal V** (abaxial) (pedal) e continua adiante como o **nervo digital dorsal comum IV** (pedal), que finalmente termina como os **nervos digitais dorsais próprios IV e V** (pedais). O **ramo medial** desce como o **nervo digital dorsal comum III** (pedal), o qual, próximo à articulação metatarsofalângica (boleto), recebe um **ramo comunicante** do **nervo metatársico dorsal III** do nervo fibular profundo. Posteriormente ele divide-se nos **nervos digitais dorsais próprios III e IV** (axiais) (pedais). Um tronco único, formando o nervo digital dorsal comum III (pedal) pode estar ausente e, nesse caso, o nervo digital medial dorsal IV (axial) (pedal) origina-se do ramo lateral, enquanto o nervo digital medial dorsal III (axial) (pedal) é a continuação do ramo medial do nervo fibular superficial (Ghoshal e Getty, 1968a).

Próximo à sua origem, o **nervo fibular profundo** emite diversos ramos musculares, de modo variável, para inervar o músculo fibular longo, o músculo fibular terceiro, o músculo extensor longo dos dedos (incluindo o músculo extensor do dedo III) e o músculo tibial cranial. Ele continua distalmente, a princípio ao lado do músculo extensor longo do dedo I e, posteriormente, cruza e inerva sua superfície profunda. Ele desce ao longo da superfície dorsal do tarso, sob o retináculo extensor proximal, e aparece entre os tendões do músculo fibular terceiro e o músculo extensor longo dos dedos (Fig. 46-27). Corre profundamente ao músculo extensor curto dos dedos e, próximo ao meio do metatarso, divide-se em dois ramos. O delgado **ramo medial** ramifica-se dentro do músculo anterior, enquanto o **ramo lateral (nervo metatársico dorsal III)** continua distalmente e, próximo às articulações metatarsofalângicas, emite um **ramo comunicante** para o **nervo digital dorsal comum III** (pedal) ou um ramo comunicante para cada um dos **nervos digitais mediais dorsal III e IV** (axial) (pedal), respectivamente. De acordo com Beer (1968), a variabilidade dos ramos do nervo fibular profundo demonstra que o ramo fibular que corre dentro do terceiro espaço metatársico supre ambos os dígitos principais.

O **nervo tibial**, seguindo sua separação do nervo fibular, estende-se distalmente através da região poplítea, um tanto medial aos nodos linfáticos poplíteos. Em geral, inerva os extensores do tarso e os flexores dos dígitos. Ele também supre o músculo poplíteo. Desce obliquamente ao longo da superfície caudal da perna, sendo cranial ao tendão calcâneo comum. A um nível variável, próximo à tuberosidade calcânea, divide-se nos **nervos plantares medial e lateral** e realiza intercâmbio entre os mesmos (Fig. 46-28).

O **nervo cutâneo plantar lateral da sura (nervo cutâneo caudal da sura)** freqüentemente origina-se do nervo fibular e, às vezes, diretamente do nervo isquiático, próximo às suas divisões terminais (Ghoshal e Getty, 1967b); de acordo com Schneider e Zintzsch (1962), é emitido pelo nervo tibial. Ele continua ao longo da superfície caudal da porção lateral do músculo gastrocnêmio entre o músculo gluteobíceps e o músculo semimembranoso. Descende mais adiante, ao longo da face lateral da porção lateral do músculo gastrocnêmio e cranialmente ao tendão calcâneo comum, aparece superficialmente ao redor do meio da perna. Inerva a fáscia e a pele na superfície lateral do tarso e, a uma extensão variável do metatarso, com ramificações ocasionais para o músculo gastrocnêmio (Fig. 46-28).

O **nervo plantar medial** do nervo tibial desce ao longo da superfície medial do tendão flexor digital superficial e, ligeiramente proximal à articulação metatarsofalângica do terceiro dígito, divide-se nos **ramos medial e lateral**. O ramo medial, próximo à articulação metatarsofalângica, emite o **nervo digital medial plantar II** (abaxial) e continua como o **nervo digital plantar comum II.** Este logo divide-se nos **nervos digitais plantares próprios II e III.** O ramo lateral, após emitir ramificações para a fáscia e a pele no lado plantar do metatarso, destaca um **ramo comunicante** que se une ao **ramo medial** do **nervo plantar lateral** (Ghoshal e Getty, 1967b) ou o **nervo digital plantar comum IV** proximal à articulação metatarsofalângica. Seguindo a origem do ramo comunicante ele continua como o **nervo digital plantar comum III,** que posteriormente divide-se nos **nervos digitais plantares próprios III e IV** (axiais). Os **nervos digitais plantares próprios** (axiais) dos dígitos principais comunicam-se com os nervos dorsais correspondentes através dos espaços interdigitais.

O **nervo plantar lateral** passa obliquamente sob o ligamento plantar longo do tarso e desce ao longo da face lateral do tendão flexor digital superficial. Ligeiramente distal ao tarso ele libera o **ramo profundo** que se ramifica dentro dos músculos interósseos; a partir daí emite o **nervo digital lateral plantar V** (abaxial) e continua adiante como o **nervo digital plantar comum IV.** Este último, ligeiramente proximal à articulação metatarsofalângica, divide-se nos **nervos digitais plantares próprios IV e V.** Como já foi citado, o ramo comunicante do nervo plantar medial une-se ao ramo medial do nervo digital plantar comum IV, ou ao nervo em si, dependendo do nível da ramificação terminal deste último dentro da região metatársica.

Nervos Sacrais

Os **nervos sacrais** compreendem quatro pares. Eles originam-se da parte terminal da medula espinhal, estendendo-se da borda cranial da sexta vértebra lombar até o terço cranial da segunda vértebra sacral, e são divididos nos **ramos dorsais e ventrais.** Cada ramo dorsal, por sua vez, divide-se em ramos medial e lateral, o ramo medial sendo muscular. Os **ramos laterais** terminam como nervos cutâneos sobre a região glútea, exceto o último sacral, e são denominados de **nervos médios das nádegas.** Os ramos ventrais do quinto nervo lombar até ao quarto nervo sacral correm para o membro pélvico e períneo.

O **nervo pudendo** frequentemente deriva suas fibras dos ramos ventrais do segundo e do terceiro nervos sacrais, com uma contribuição inconstante do primeiro ou do quarto nervos sacrais (Fig. 46-35). Ele corre ao longo da superfície medial do ligamento sacrotuberal largo, sendo coberto pela parte intrapélvica do músculo obturador externo. O nervo penetra na textura do ligamento e atravessa-o por curta distância, deixando-o próximo ao forame isquiático menor, onde une-se ao **ramo comunicante** do nervo isquiático. Dentro da cavidade pélvica ele emite um ramo que, após correr ao longo da borda dos músculos sacrocaudais ventrais, inerva o músculo coccígeo. Ao nível do forame isquiático menor o nervo pudendo emite os **nervos perineais superficial e profundo,** o **nervo dorsal do pênis** ou do **clitóris,** o **ramo escrotal caudal** ou **mamário** e o **nervo labial,** inervando as várias estruturas no períneo, incluindo o escroto, no macho, e as glândulas mamárias, na fêmea. Próximo ao arco isquiático o nervo pudendo emite dois ramos: um deles inerva o músculo isquiocavernoso, enquanto o outro, após passar ao longo do lado da flexura sigmóide, atinge a fáscia interescrotal onde se ramifica como o **nervo escrotal médio.** Os **ramos cutâneos proximal** e **distal** do nervo pudendo inervam aproximadamente a mesma área que o nervo cutâneo caudal da coxa em outras espécies. Além disso, o ramo cutâneo distal fornece o nervo perineal superficial.

Os **nervos perineais** são variáveis em número. Eles podem surgir, separadamente ou por um tronco comum, do nervo pudendo e estão dispostos nos **grupos superficial** e **profundo;** o grupo superficial inerva a pele do períneo, enquanto o grupo profundo está distribuído na musculatura estriada desta região. O **nervo perineal superficial** origina-

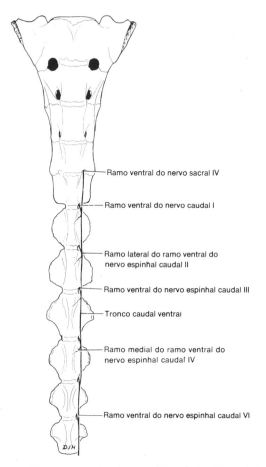

Figura 46-29. Formação do plexo caudal ventral; vista ventral, esquemática.

(De Gandhi e Getty, 1969c.)

se juntamente com o nervo perineal profundo. Seguindo um curto percurso, além da tuberosidade isquiática, ele separa-se e perfura a inserção tuberosa do ligamento sacrotuberal largo. Dentro da fossa isquiorretal divide-se em dois ramos; o **nervo labial** corre no sentido do ânus e se distribui na pele e parte superior da vulva; o outro ramo, maior, continua sobre a extremidade isquiática do músculo semimembranoso e supre a pele desta área e abaixo da vulva, na fêmea, e a da superfície caudal do escroto, no macho. Estes nervos são denominados **nervos labiais** na fêmea e **nervos escrotais caudais** no macho. O **nervo perineal profundo** pode originar-se juntamente com o nervo perineal superficial, como já foi citado, e inerva o músculo esfíncter externo do ânus, o músculo levantador do ânus, o músculo constritor da vulva, o músculo isquiocavernoso e o músculo bulboesponjoso (bulbocavernoso). Estes músculos também recebem pequenos ramos diretamente do nervo pudendo, todos os quais são designados como o grupo perineal profundo de nervos. Um ramo origina-se, em ambos os sexos, do nervo pudendo, que freqüentemente estende-se ao longo do trato urogenital e parece contribuir para a formação do plexo pélvico. Este ramo inerva o músculo uretral e o músculo constritor do vestíbulo.

O **nervo retal caudal** frequentemente origina-se do ramo ventral do quarto nervo sacral, com um ramo inconstante do terceiro nervo sacral. Ele corre caudalmente, sendo coberto pelos músculos sacrocaudais ventrais, e termina no músculo esfíncter externo do ânus e no músculo levantador do ânus. Em determinados casos o nervo retal médio do ramo ventral do terceiro nervo sacral ou do nervo pudendo emite um ramo para o nervo retal caudal e se distribuindo, quer separadamente ou em conjunto, nas estruturas já citadas.

Nervos Caudais

Os **nervos caudais** variam entre quatro e oito pares, embora seis pares estejam freqüentemente presentes (Gandhi e Getty, 1969c). Eles emergem através dos forames intervertebrais caudalmente às vértebras correspondentes. Imediatamente após sua emergência cada nervo divide-se nos ramos dorsal e ventral. Os **ramos dorsais** correm dorsalmente sobre os processos transversos das vértebras seguintes e os músculos intertransversais dorsais da cauda. Os ramos dorsais dos primeiros três ou quatro pares dividem-se distintamente nos ramos medial e lateral. O ramo dorsal do primeiro nervo caudal une-se ao do quarto nervo sacral. Os ramos dorsolaterais unem-se uns aos outros para formar um **plexo caudal dorsal**. Os **ramos ventrais** são mais fortes do que os dorsais, e cada um deles divide-se nos ramos medial e lateral nos primeiros três ou quatro pares. Os ramos ventrais do primeiro nervo caudal unem-se ao do quarto nervo sacral. Este conjunto corre caudalmente e constitui-se no **plexo caudal ventral** pela união dos ramos ventrolaterais (Fig. 46-29). Tanto o plexo caudal dorsal como o plexo caudal ventral suprem a musculatura, a fáscia e a pele no lado respectivo até a extremidade da cauda.

BIBLIOGRAFIA

Beer, D. 1968. Die Nerven des Hinterfusses beim Schwein. Inaug. Diss., Freien Universität, Berlin, Germany.

Bosa, Y. M. 1965. Somatic and autonomic nerves of the lumbar and pelvic regions of the domestic pig. M.S. Thesis, Iowa State University, Ames.

Bosa, Y. M., and R. Getty. 1969. Somatic and autonomic nerves of the lumbar, sacral and coccygeal regions of the domestic pig (Sus scrofa domestica). Iowa State J. Sci. 44:45-77.

Bruni, A. C., and U. Zimmerl. 1951 Anatomia degli Animali Domestici. 2nd ed., Vol. 2. Milano, Italy, Casa Éditrice Dottor Francesco Vallardi.

Gandhi, S. S. 1966. Cutaneous nerves of the trunk of the domestic pig with special reference to the spinal nerves. M.S. thesis, Iowa State University, Ames.

Gandhi, S. S., and R. Getty. 1969a. Cutaneous nerves of the trunk of the domestic pig with special reference to spinal nerves. Part I. Cutaneous nerves of the cervical region. Iowa State J. Sci. 43: 307-319.

Gandhi, S. S., and R. Getty. 1969b. Cutaneous nerves of the trunk of the domestic pig with special reference to the spinal nerves. Part II. Cutaneous nerves of the thoracic region. Iowa State J. Sci. 44:15-30.

Gandhi, S. S., and R. Getty. 1969c. Cutaneous nerves of the trunk of the domestic pig with special reference to the spinal nerves. Part III. Cutaneous nerves of the lumbar, sacral and coccygeal regions. Iowa State J. Sci. 44:31-43.

Ghoshal, N. G. 1966. A comparative morphological study of the somatic innervation of the antebrachium and manus, crus and pes of the domestic animals (Bovidae, Ovidae, Capridae, Suidae, Equidae). Ph.D. Thesis, Iowa State University, Ames.

Ghoshal, N. G., and R. Getty. 1967a. Innervation of the forearm and foot of the domestic pig. Iowa State Univ. Vet. 29:82-88.

Ghoshal, N. G., and R. Getty. 1967b. Innervation of the leg and foot of the domestic pig (Sus scrofa domestica). Indian J. Anim. Health 6:183-195.

Ghoshal, N. G., and R. Getty. 1968a. A comparative morphological study of the somatic innervation of the antebrachium and manus of the domestic animals (Bos taurus, Ovis aries, Capra hircus, Sus scrofa domestica, Equus caballus). Iowa State J. Sci. 42: 283-296.

Ghoshal, N. G., and R. Getty. 1968b. A comparative morphological study of the somatic innervation of the crus and pes of the domestic animals (Bos taurus, Ovis aries, Capra hircus, Sus scrofa domestica, Equus caballus). Iowa State J. Sci. 42:297-310.

Gottwald, F. 1969. Die Nerven des Vorderfusses beim Schwein. Inaug. Diss., Freien Universität, Berlin, Germany.

Magilton, J. H. 1966. A comparative morphological study of the brachial plexus of domestic animals (Bovidae, Ovidae, Capridae, Suidae, Equidae). Ph.D. Thesis, Iowa State University, Ames.

Magilton, J. H., R. Getty and N. G. Ghoshal. 1968. A comparative morphological study of the brachial plexus of domestic animals (Goat, sheep, ox, pig and horse). Iowa State J. Sci., 42:245-279.

Montané, L., and E. Bourdelle. 1920. Anatomie Régionale des Animaux Domestiques. Fascicule 3. Paris, Ballière et Fils.

Nomina Anatomica Veterinaria. 1968. World Association of Veterinary Anatomists, Vienna, Austria.

Reimers, H. 1913. Der Plexus lumbalis und sacralis des Rindes und Schweines. Inaug. Diss. University of Leipzig, Germany.

Reimers, H. 1929. Vergleichende Betrachtung über die Nervenversorgung an der Hand und dem Fusse bzw. Vorder- und Hinterfusse bei dem Menschen und den Haustieren. Festschrift Hermann Baum. pp. 197-206. Hannover, Verlag von M. & H. Schaper.

Schneider, J., and I. Zintzsch. 1962. Die Leitungsanästhesie an den Extremitäten des Schweines. Zbl. Vet Med. A 9:59-74.

Sisson, S., and J. D. Grossman. 1953. Anatomy of the Domestic Animals. 4th ed. Philadelphia, W. B. Saunders Company.

Zietzschmann, O., E. Ackernecht and H. Grau. 1943. Ellenberger and Baum's Handbuch der vergleichenden Anatomie der Haustiere. 18 ed. Berlin, Springer-Verlag.

SISTEMA NERVOSO AUTÔNOMO

A **porção craniana** do sistema nervoso autônomo é tratada juntamente com os nervos cranianos neste capítulo e no Cap. 13.

INERVAÇÃO AUTÔNOMA CERVICAL E TORÁCICA

J. S. McKibben

A cadeia ganglionar simpática torácica e cervical e o décimo nervo craniano e seus ramos fornecem a inervação autônoma para as estruturas cervicais, torácicas e abdominais.

Parte Simpática

Os gânglios das partes cervical e torácica do tronco simpático servem como origem para as fibras simpáticas pós-ganglionares que passam para as estruturas cervicais e torácicas.

PARTE CERVICAL

O tronco simpático cervical no suíno estende-se do gânglio cervicotorácico ou do gânglio cervical caudal ao gânglio cervical cranial, através da alça subclávia e do tronco vagossimpático. Os gânglios cervicais no suíno incluem o gânglio vertebral, o gânglio intermédio, o gânglio cervical médio e o gânglio cervical cranial. Em muitos suínos o primeiro gânglio torácico e o gânglio cervical caudal não se fundem e o gânglio cervical caudal pode ser considerado como parte do tronco simpático cervical.

GÂNGLIO VERTEBRALϕ. No lado esquerdo, a alça subclávia (Fig. 46-30/5) normalmente origina-se e retorna ao gânglio cervicotorácico como apenas um membro caudal. O gânglio vertebral está, portanto, incorporado ao gânglio cervicotorácico ou ao gânglio cervical caudal neste lado. O tronco simpático

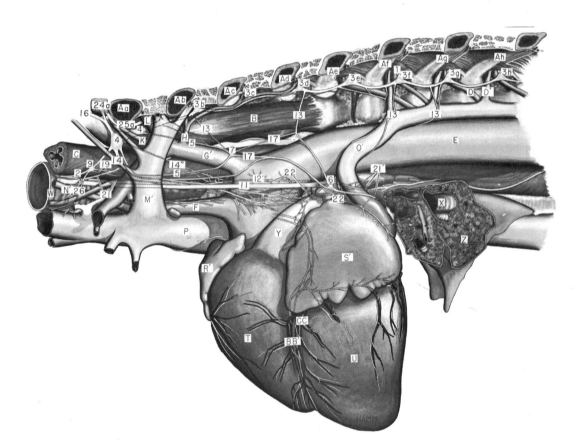

Figura 46-30. Nervos cardíacos e gânglios relacionados do suíno; vista lateral esquerda.

1, Ramo comunicante; 2, tronco simpático; 3b-h, do segundo ao oitavo gânglios torácicos; 4, gânglio cervicotorácico; 5, membro caudal da alça subclávia; 6, gânglio cardíaco do triângulo intervascular esquerdo; 7, gânglio intermédio; 9, gânglio cervical médio; 11, nervo vago; 12', nervo laríngeo recurrente esquerdo; 13, nervo cardíaco torácico; 14, nervo cardíaco cervicotorácico cranial; 14", nervo cardíaco cervicotorácico caudoventral; 16, nervo vertebral; 17, nervo cardíaco intermédio; 19, nervo cardíaco cervical médio; 21, nervo cardíaco vagal cranial; 21', nervo cardíaco vagal caudal; 22, nervo cardíaco recurrente; 24a, oitavo nervo espinhal cervical; 25a, primeiro nervo espinhal torácico; 26, nervo vascular; Aa-h, da primeira à oitava costelas; B, músculo longo do pescoço; C, esôfago; D, artéria intercostal; D', veia intercostal; E, aorta; F, tronco braquiocefálico; G', artéria subclávia esquerda; H, artéria costocervical; K, artéria vertebral; L, artéria cervical profunda; M', veia costocervicovertebral; N', artéria carótida comum esquerda; O', veia ázigos esquerda; P, veia cava cranial; R', aurícula direita; S', aurícula esquerda; T, ventrículo direito; U, ventrículo esquerdo; W, traquéia; X, brônquio; Y, tronco pulmonar; Z, pulmão; BB', ramo descendente da artéria coronária esquerda; CC, veia magna do coração. (De McKibben e Getty, 1969a.)

SISTEMA NERVOSO DO SUÍNO

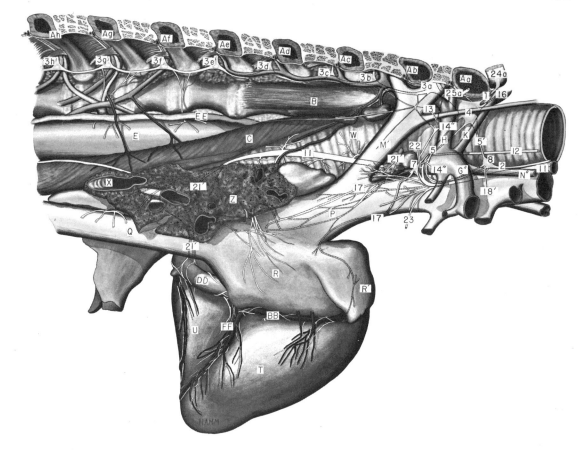

Figura 46-31. Nervos cardíacos e gânglios relacionados do suíno; vista lateral direita.

1, Ramo comunicante; 2, tronco simpático; 3a-h, do primeiro ao oitavo gânglios torácicos; 4, gânglio cervicotorácico; 5, membros caudais da alça subclávia; 5', membros craniais da alça subclávia; 7, gânglio intermédio; 8, gânglio vertebral; 11, nervo vago; 12, nervo laríngeo recurrente direito; 13, nervo cardíaco torácico; 14", nervo cardíaco cervicotorácico caudoventral; 16, nervo vertebral; 17, nervo cardíaco intermediário; 18', nervo cardíaco vertebral caudal; 21', nervo cardíaco vagal caudal; 22, nervo cardíaco recurrente; 23, nervo simpático para o nervo frênico; 24a, oitavo nervo espinhal cervical; 25a, primeiro nervo espinhal torácico; Aa-h, da primeira à oitava costelas; B, músculo longo do pescoço; C, esôfago; E, aorta; G", artéria subclávia direita; H, artéria costocervical; K, artéria vertebral; M', veia costocervicovertebral; N", artéria carótida comum direita; P, veia cava cranial; Q, veia cava caudal; R, átrio direito; R', aurícula direita; T, ventrículo direito; U, ventrículo esquerdo; W, traquéia; X, brônquio; Z, pulmão; BB, artéria coronária direita; DD, seio coronário; EE, ducto torácico; FF, veia cardíaca média. (De McKibben e Getty, 1969a.)

cervical (2) origina-se dos gânglios conjuntos e passa cranialmente, independente da alça subclávia, para unir-se ao tronco vagossimpático. Ambos os membros da alça subclávia estão geralmente presentes no lado direito (Figs. 46-31/5 e 5'). O gânglio vertebral direito (8) situa-se na extensão cranioventral desses membros e aproximadamente a 10 mm cranial ao gânglio cervicotorácico, imediatamente craniomedial à artéria vertebral (K). O tronco simpático cervical continua cranialmente do gânglio vertebral no tronco vagossimpático. O gânglio vertebral direito mede em média 10 mm craniocaudalmente, 3 mm dorsoventralmente e 2 mm mediolateralmente. Os nervos do gânglio vertebral direito passam para o nervo frênico, tronco braquiocefálico, artéria subclávia e seus ramos, veia cava cranial, nervo vago direito, coração e pulmões. Um **nervo cardíaco vertebral direito** (Fig. 46-31/18') corre caudalmente, ventral à artéria subclávia, para o gânglio intermédio direito (7). Suas fibras continuam com os nervos cardíacos intermédios direitos até a porção prétraqueal do plexo cardíaco, ao longo da artéria coronária direita, ramos descendente e circunflexo da artéria coronária esquerda, no lado esquerdo do coração, e entre a veia cava cranial e a veia cava caudal. Outro nervo cardíaco vertebral direito pode passar independentemente para a porção pré-traqueal do plexo cardíaco e sobre a parede lateral do átrio direito.

GÂNGLIO INTERMÉDIO. Um gânglio intermédio está localizado, entre outros gânglios com nomes, no membro caudal da alça subclávia, próximo à borda caudoventral da artéria subclávia, semelhante na localização à do gato. Embora constante na ocorrência na alça direita, ele é variável na ocorrência na alça esquerda.

O gânglio intermédio direito mede em média 4 mm craniocaudalmente, 2 mm dorsoventralmente e 1 mm mediolateralmente. Ramos passam deste gânglio para os vasos sangüíneos adjacentes, pulmões e

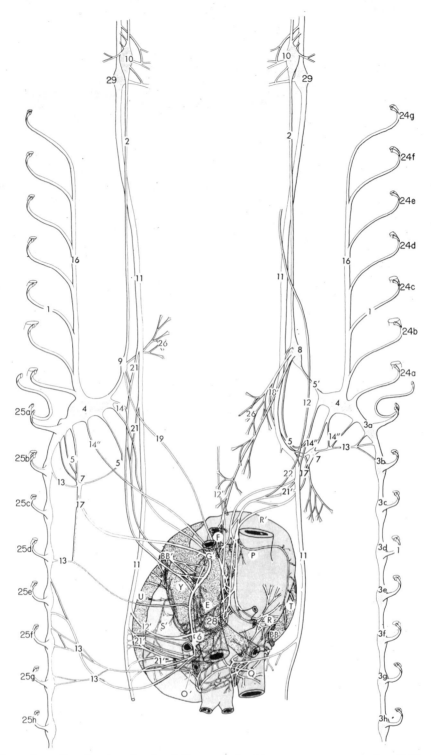

Figura 46-32. Inervação cardíaca do suíno; vista dorsal. Os troncos simpáticos e os nervos vagos estão refletidos lateralmente.

1, Ramo comunicante; 2, tronco simpático; 3a-h, do primeiro ao oitavo gânglios torácicos; 4, gânglio cervicotorácico; 5, membro caudal da alça subclávia; 5', membro cranial da alça subclávia; 6, gânglio cardíaco do triângulo intervascular esquerdo; 7, gânglio intermédio; 8, gânglio vertebral; 9, gânglio cervical médio; 10, gânglio cervical cranial; 11, nervo vago; 12, nervo laríngeo recurrente direito; 12', nervo laríngeo recurrente esquerdo; 13, nervo cardíaco torácico; 14, nervo cardíaco cervicotorácico cranial; 14'', nervo cardíaco cervicotorácico caudoventral; 16, nervo vertebral; 17, nervo cardíaco intermediário; 18', nervo cardíaco vertebral caudal; 19, nervo cardíaco cervical médio; 21, nervo cardíaco vagal cranial; 21', nervo cardíaco vagal caudal; 22, nervo cardíaco recurrente; 24a-g, do oitavo ao segundo nervo espinhal cervical; 25a-h, do primeiro ao oitavo nervos espinhais torácicos; 26, nervo vascular; 28, plexo cardíaco; 29, gânglio distal (nodoso) do nervo vago; E, aorta; F, tronco braquiocefálico; G', artéria subclávia esquerda; O', veia ázigos esquerda; P, veia cava cranial; Q, veia cava caudal; R, átrio direito; R', aurícula direita; S', aurícula esquerda; T, ventrículo direito; U, ventrículo esquerdo; Y, tronco pulmonar; BB, artéria coronária direita; BB', ramo descendente da artéria coronária esquerda. (De McKibben e Getty, 1969a.)

coração. Ramos estendem-se até os pulmões através de ramos dos nervos cardíacos.

Os **nervos cardíacos intermédios esquerdos** (Fig. 46-32/17) acompanham os nervos cardíacos cervicotorácicos esquerdos, essencialmente, para o gânglio cardíaco do triângulo intervascular esquerdo (6), a seguir seguem e ramificam-se ao longo do ramo circunflexo da artéria coronária esquerda, caudalmente, e no lado direito do coração.

Os **nervos cardíacos intermédios direitos** (Fig. 46-32/17) recebem contribuições do nervo vertebral direito e do nervo cardíaco cervicotorácico e passam caudalmente na veia cava cranial. Um passa ventralmente, para a esquerda da aurícula direita, dentro do sulco coronário e se distribui ao longo da artéria coronária direita. Outro nervo cardíaco intermédio direito passa caudalmente entre a aorta e a veia cava cranial para o plexo cardíaco. Sua continuação principal segue a borda cranial da aurícula esquerda para ramificar-se no sulco paraconal interventricular e na área do seio coronário. Outros ramos ramificam-se entre as veias cavas sobre a parede atrial direita.

GÂNGLIO CERVICAL MÉDIO. Um gânglio localizado no tronco simpático cervical esquerdo, entre o gânglio cervicotorácico e o gânglio cervical cranial, pode estar presente (Fig. 46-32/9). Este gânglio, que não está associado aos membros da alça subclávia, pode ser o gânglio cervical médio ou um gânglio intermédio, pois o gânglio vertebral está incorporado ao gânglio cervicotorácico (4) neste lado. Como pode formar-se num gânglio discreto que mede aproximadamente 7 mm craniocaudalmente, 3 mm dorsoventralmente e 2 mm mediolateralmente e está localizado semelhantemente ao gânglio cervical médio do caprino, ele será denominado como o gânglio cervical médio. Os nervos cardíacos cervicais médios (19) foram reportados como passando caudalmente deste gânglio para ramificarem-se no plexo cardíaco (McKibben e Getty, 1969a). Um gânglio semelhante foi observado em um suíno no lado direito (Engel, 1974).

GÂNGLIO CERVICAL CRANIAL. O gânglio cervical cranial situa-se na extremidade cranial do tronco simpático, caudomedialmente ao processo jugular do osso occipital e ventralmente à bolha timpânica, aproximadamente 1 cm dorsal à área do gânglio distal do nervo vago. Nos suínos jovens ele mede aproximadamente 10 mm × 4 mm × 3 mm. Nenhum nervo cardíaco foi demonstrado como originado deste gânglio. Ele fornece ramos para as estruturas cranial e cervical, semelhantemente aos ramos deste gânglio no eqüino.

PARTE TORÁCICA

O tronco simpático torácico situa-se bilateral e ventralmente às articulações costovertebrais do gânglio cervicotorácico até o diafragma. Quando o gânglio cervicotorácico não está fundido, a extensão cranial do tronco simpático torácico é o primeiro gânglio torácico.

GÂNGLIO CERVICOTORÁCICO. Este gânglio geralmente estende-se desde imediatamente cranial à primeira costela até o primeiro espaço intercostal, na superfície ventrolateral do músculo longo do pescoço (Figs. 46-30 e 31/4). Ele é, muitas vezes, parcialmente dividido pela artéria vertebral no lado esquerdo. O gânglio cervicotorácico é composto de, pelo menos, parte do primeiro gânglio torácico e do gânglio cervical caudal, mas no lado esquerdo ele também normalmente inclui o gânglio vertebral. Quando o primeiro gânglio torácico e o gânglio cervical caudal não estão completamente fundidos, o gânglio cervical caudal pode estar unido ao gânglio vertebral. As dimensões do gânglio cervicotorácico no suíno jovem são em média de 18 mm craniocaudalmente, 4 mm dorsoventralmente e 2 mm mediolateralmente. Ramos comunicantes geralmente estendem-se através do nervo vertebral para o sétimo ao segundo nervos espinhais cervicais (Fig. 46-32/29b-g) (McKibben e Getty, 1969). O ramo para o sétimo nervo espinhal cervical origina-se do nervo vertebral antes de sua entrada no forame transversal da sexta vértebra cervical. O oitavo ramo comunicante cervical (24a) e o primeiro ramo comunicante torácico (25a) originam-se independentemente do gânglio cervicotorácico (4). Os nervos cervicotorácicos, juntamente com ramos do gânglio vertebral, do gânglio intermédio e o nervo vago, unem-se para formar um plexo de nervos medial às artérias subclávias. Deste plexo estendem-se ramos para o timo, nervo frênico e glândula tireóide, bem como ao longo dos ramos da artéria subclávia e dos principais ramos do gânglio cervicotorácico, e suprem o coração e os pulmões. Um a quatro **nervos cardíacos cervicotorácicos esquerdos** (14″) passam para o gânglio intermédio direito (7) onde eles unem-se aos nervos cardíacos intermédios direitos (17). Em conjunto, estes nervos são distribuídos no plexo cardíaco, ao longo da artéria coronária direita, ramos descendente e circunflexo da artéria coronária esquerda, no lado esquerdo do coração, e entre as veias cavas.

GÂNGLIOS TORÁCICOS. Os gânglios do tronco simpático torácico (Figs. 46-30 e 31/3a-h) estão geralmente presentes em cada espaço intercostal do primeiro ou segundo espaço, caudalmente. Cada gânglio mede aproximadamente 3 mm craniocaudalmente, 2 mm dorsoventralmente e 2 mm mediolateralmente. Os nervos torácicos passam ventralmente dos gânglios torácicos para os grandes vasos, esôfago, pulmões e coração.

Os **nervos cardíacos torácicos esquerdos** (Fig. 46-30/13) originam-se do primeiro ao sétimo gânglios torácicos esquerdos. Dois ou três originam-se do primeiro e segundo gânglios e passam para o gânglio intermédio esquerdo, localizado no membro caudal da alça subclávia esquerda. Os ramos continuam com os nervos cardíacos intermédios esquerdos para o gânglio cardíaco do triângulo intervascular esquerdo. Neste local eles unem-se aos nervos cardíacos torácicos do quarto, quinto, sexto e ocasionalmente do sétimo espaços intercostais torácicos esquerdos. Alguns ramos não passam pelo gânglio cardíaco do triângulo intervascular esquerdo. Juntamente, os nervos torácicos esquerdos e cardíacos intermédios penetram no plexo cardíaco. A maioria, entretanto, continua da área do gânglio cardíaco ao longo da veia ázigos esquerda para o seio coronário. As artérias supridas incluem o dorso da aurícula esquerda, o *ventrum* do átrio esquerdo, as porções direita e caudal do ventrículo esquerdo, o septo interatrial e o septo interventricular do lado direito. Os **nervos cardíacos torácicos direitos** (Fig. 46-31/13) originam-se do primeiro e segundo gânglios torácicos. Eles correm ventrocranialmente para o gânglio intermédio direito e, juntamente com o nervo vertebral, o nervo intermédio direito e o nervo cardíaco cervicotorácico, passam para o coração. Os ramos continuam através do plexo cardíaco e ao longo das artérias coronárias. As áreas supridas incluem as porções cranial e ventral das aurículas, o ventrículo direito, as porções cranial e esquerda do ventrículo esquerdo e o septo interventricular do lado esquerdo. Também estendem-se ramificações entre as veias cavas para a parede atrial direita lateral.

O **plexo cardíaco** (Fig. 46-32/28) do suíno é semelhante ao dos outros animais domésticos. O gânglio cardíaco do triângulo intervascular esquerdo (Fig. 46-31/6) é semelhante ao do bovino (McKibben e Getty, 1969b), ovino (McKibben e Getty, 1969c) e do homem (Mizeres, 1963; Hardesty, 1933). Os ramos da porção pré-traqueal do plexo passam para os plexos cardíacos subsidiários bem como para os brônquios e pulmões.

Os **nervos esplâncnicos maiores** originam-se de diversos gânglios dentro da cavidade torácica e passam caudalmente em aposição ao tronco simpático torácico. Ao nível da última vértebra torácica eles separam-se do tronco simpático como um nervo muito maior do que o restante do tronco (Ghoshal e Getty, 1969). O tronco simpático torácico penetra na cavidade abdominal entre o músculo psoas menor e a coluna vertebral lateral ao pilar do diafragma e continua caudalmente como o fino tronco simpático lombar. O nervo esplâncnico maior, após passar através do arco lombocostal, se distribui aos órgãos abdominais através do plexo celiacomesentérico, conforme descrito na pág. 1316. Os nervos esplâncnicos lombares não estão claramente divididos em grupos cranial (nervo esplâncnico menor) e caudal, em suas contribuições para o plexo celiacomesentérico (Ghoshal e Getty, 1969).

Parte Parassimpática

O nervo vago fornece ramos parassimpáticos para o pescoço e tórax do suíno.

PARTE CERVICAL

Os gânglios proximal e distal do nervo vago são semelhantes, na localização e função, aos do cão. O gânglio distal situa-se caudoventralmente ao gânglio cervical cranial e, entretanto, não está a ele fundido. O nervo vago e o tronco simpático são mantidos numa bainha comum de tecido conjuntivo entre o gânglio distal do nervo vago e o nível da sétima vértebra cervical. Nenhum terceiro tronco independente (nervo depressor) corre com estes nervos nos dois terços craniais do pescoço, mas no lado esquerdo um ou dois nervos originam-se do nervo vago, no terço caudal do pescoço, e acompanham o tronco vagossimpático no sentido do coração. Os ramos do nervo vago cervical incluem o nervo faríngeo, o nervo laríngeo cranial, e o nervo cardíaco vagal cranial. Ramificações também passam para o plexo ao longo do lado medial da artéria subclávia.

RAMO FARÍNGEO. Este ramo é semelhante ao do eqüino no seu percurso e distribuição.

RAMO LARÍNGEO CRANIAL. Este ramo também é semelhante ao do eqüino no percurso e distribuição (Fig. 46-33).

NERVOS CARDÍACOS VAGAIS CRANIAIS. Os nervos cardíacos vagais craniais originam-se de cada tronco vagal cranialmente à origem dos nervos laríngeos recurrentes. Aqueles originados do nervo vago esquerdo (Fig. 46-32/21) surgem 2 a 3 cm cranialmente à artéria subclávia esquerda, passam caudalmente, ventral à artéria subclávia e sobre a superfície esquerda do arco aórtico e para o plexo cardíaco. Pequenos **nervos cardíacos vagais craniais direitos,** quando presentes, originam-se aproximadamente 2 cm cranialmente à origem do nervo laríngeo recurrente direito, correm caudalmente, entre a aorta torácica e a veia cava cranial, e se ramificam na porção pré-traqueal do plexo cardíaco.

PARTE TORÁCICA

Cada nervo vago corre através da cavidade torácica de modo semelhante aos dos outros animais domésticos. Os ramos vagais dorsal e ventral, direito e esquerdo, reformam-se nos troncos vagais dorsal e ventral, no esôfago. Outros ramos incluem o nervo laríngeo recurrente, o nervo cardíaco vagal caudal, o nervo bronquial e o nervo esofágico.

NERVOS LARÍNGEOS RECURRENTES. Os nervos laríngeos recurrentes originam-se e correm de modo semelhante aos dos outros animais domésticos. Os ramos deste nervo suprem o coração, os grandes vasos, os vasos da bainha carótida, os pulmões, a traquéia, o esôfago, a glândula tireóide e todos os músculos intrínsecos da laringe, exceto os músculos cricotireóideos. Os **nervos cardíacos recurrentes esquerdos** (Fig. 46-30/22) originam-se do nervo laríngeo recurrente esquerdo (12') próximo à origem deste no nervo vago esquerdo (11) ou após o tronco principal haver transcorrido para o lado direito da aorta. Os nervos cardíacos recurrentes esquerdos passam ventralmente para a porção pré-traqueal do plexo cardíaco ou unem-se aos nervos cardíacos vagais caudais esquerdos e acompanham a veia ázigos esquerda para o sulco coronariano. Os ramos são distribuídos essencialmente para as porções caudal e direita do coração. Geralmente um **nervo cardíaco recurrente direito** (Fig. 46-32/22) origina-se do nervo laríngeo recurrente direito, dentro de 5 mm da origem deste do nervo vago direito. Ele une-se ao nervo vagal caudal direito e ao nervo cardíaco cervicotorácico, passando para o plexo cardíaco. Os ramos que continuam passam essencialmente para a parede lateral do átrio direito, ramificando-se ao longo do sulco coronário no lado esquerdo, no sulco paraconal interventricular e ao longo da artéria coronária direita.

NERVOS CARDÍACOS VAGAIS CAUDAIS. Os nervos cardíacos vagais caudais originam-se, de cado nervo vago, caudalmente à origem dos nervos laríngeos recurrentes. Geralmente de três a seis **nervos cardíacos vagais caudais esquerdos** (Fig. 46-32/21')

SISTEMA NERVOSO DO SUÍNO

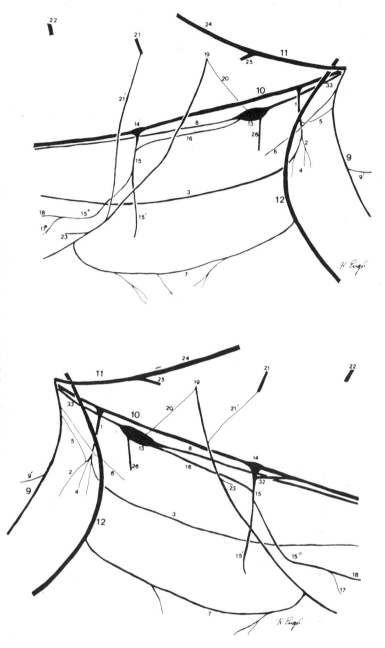

Figura 46-33. Distribuição do sistema nervoso autônomo na região cervical cranial do suíno.

Em cima, lado direito; embaixo, lado esquerdo.

1, Ramo faríngeo (nervo faringoesofágico); 2, ramo cranial de 1; 3, ramo caudal de 1; 4, plexo faríngeo; 5, ramo faríngeo de 9; 6, ramo do seio carotídeo; 7, alça cervical; 8, tronco simpático; 9, nervo glossofaríngeo; 9', ramo para o músculo estilofaríngeo; 10, nervo vago; 11, nervo acessório; 12, nervo hipoglosso; 13, gânglio cervical cranial; 14, gânglio distal do nervo vago; 15, nervo laríngeo cranial; 15', ramo interno de 15; 15'', ramo externo de 15; 17, ramo para o músculo cricotireóideo; 18, nervo tireóideo cranial; 19, ramo ventral do primeiro nervo cervical; 20, ramo entre 19 e 13; 21, ramo ventral do segundo nervo cervical; 21', ramo entre 19 e 21; 22, ramo ventral do terceiro nervo cervical; 22', ramo entre 21 e 22; 23, ramo para o músculo omo-hióideo; 24, ramo dorsal de 11; 25, ramo ventral de 11; 26, nervo carótido externo; 27, ramo entre 13 e 3; 32, nervo depressor; 33, nervo carótido interno. (De Engel, 1974.)

originam-se dentro de 4 cm caudais à origem do nervo laríngeo recurrente esquerdo. Estes nervos passam para um plexo no dorso da traquéia, ou diretamente ao longo da veia ázigos esquerda, para o coração. A maioria dos ramos que penetram no plexo, no dorso da traquéia, passam para os pulmões, mas dois ou três correm cranialmente e acompanham os ramos que passam, com a veia ázigos esquerda, para as porções esquerda e caudal do sulco coronariano e estendem-se até ao sulco subsinuoso interventricular.

Um **nervo cardíaco vagal caudal direito** (Fig. 46-32/21') une-se ao nervo recurrente direito e ao nervo cardíaco cervicotorácico direito e passa caudalmente no dorso da veia cava cranial. Estendem-se ramos entre as veias cavas sobre a parede atrial direita e a porção pré-traqueal do plexo cardíaco (28). Os ramos continuam através do plexo cardíaco e ramificam-se ao longo da artéria coronária esquerda, no lado esquerdo do coração. Um ou dois nervos cardíacos vagais caudais direitos originam-se do nervo vago direito, caudalmente à origem do brônquio apical direito. Eles correm ventralmente, em qualquer dos lados da veia cava caudal, e ramificam-se na área do seio coronário e sobre a parede atrial direita. Um nervo cardíaco vagal caudal direito pode originar-se do nervo vago entre as duas localizações descritas e correr ventralmente para as veias pulmonares direitas e porção pré-traqueal do plexo cardíaco.

NERVOS BRONQUIAIS. Os nervos bronquiais esquerdos originam-se com os nervos cardíacos vagais caudais esquerdos, imediatamente caudais aos mesmos, e passam ventralmente para um plexo no dorso da traquéia e do qual estendem-se nervos ao longo dos brônquios. Os nervos bronquiais direitos passam do nervo vago direito, caudalmente aos nervos cardíacos vagais caudais, e estendem-se ao longo dos brônquios. Também estendem-se ramos, do plexo cardíaco para os brônquios, como os nervos bronquiais.

NERVOS ESOFÁGICOS. Numerosos pequenos nervos esofágicos originam-se dos nervos vagos, ramos vagais dorsais e ventrais, e dos troncos vagais dorsal e ventral, e passam para o esôfago.

BIBLIOGRAFIA

Engel, H. N., Jr. 1974. A Comparative morphologic study of the cervical autonomic innervation in the Horse, Ox, Pig and Dog. M. S. Thesis, Auburn University, Auburn, Alabama.
Ghoshal, N. G., and R. Getty. 1969. Postdiaphragmatic disposition of the pars sympathica and major autonomic ganglia of the domestic pig (*Sus scrofa domestica*). Anat. Anz. 125:400–411.
Hardesty, I. 1933. The nervous system. In Morris' Human Anatomy. Edited by C. M. Jackson, 9th ed., Philadelphia, W. B. Saunders Co., pp. 825–1127.
McKibben, J. S., and R. Getty. 1969a. Innervation of heart of domesticated animals: Pig. Am. J. Vet. Res. 30:779–789.
McKibben, J. S., and R. Getty. 1969b. A study of the cardiac innervation in domestic animals: Cattle. Anat. Rec. 165:141–152.
McKibben, J. S., and R. Getty. 1969c. A comparative study of the cardiac innervation in domestic animals: Sheep. Acta Anat. 74: 228–242.
Mizeres, N. J. 1963. The cardiac plexus in man. Am. J. Anat. 112: 141–151.

INERVAÇÃO AUTÔNOMA ABDOMINAL, PÉLVICA E CAUDAL

N. G. Ghoshal

PARTE ABDOMINAL

O **nervo esplâncnico maior** origina-se de diversos gânglios dentro da cavidade torácica. Durante seu percurso está muito intimamente associado ao segmento torácico do **tronco simpático** e freqüentemente realiza intercâmbio de fibras com os **ramos interganglionares** do tronco simpático. Ele separa-se distintamente do tronco simpático ao nível da décima quinta ou da décima sexta vértebra torácica, dependendo da raça. O nervo esplâncnico maior é freqüentemente maior do que o tronco simpático pós-diafragmático e termina essencialmente no plexo adrenal e no plexo celiacomesentérico.

O **tronco simpático torácico** penetra na cavidade abdominal após atravessar o arco lombocostal. O **segmento abdominal** (lombar) é relativamente uniforme na espessura em todo o seu comprimento; os **ramos interganglionares** são únicos (Fig. 46-34). Às vezes **gânglios intermédios** estão presentes nos ramos interganglionares do tronco simpático abdominal (Uchida, 1929).

Os **gânglios lombares,** alongados e fusiformes, normalmente são de seis ou sete em número e correspondem aos segmentos lombares, dependendo da raça. A presença de **gânglios intermédios** no tronco simpático abdominal dá a aparência dividida dos gânglios lombares.

Os **ramos comunicantes** dos segmentos lombares craniais são normalmente subdivididos. Eles correm em qualquer dos lados dos vasos lombares e os inervam. Após originarem-se aproximadamente no meio dos gânglios lombares eles correm transversalmente e unem-se aos nervos espinhais próximo dos forames intervertebrais. Os **ramos comunicantes oblíquos** originam-se com um nervo espinhal de um segmento e, após correrem oblíqua e caudalmente sobre os discos intervertebrais, profundamente aos músculos sublombares, normalmente unem-se ao ramo interganglionar do tronco próximo aos gânglios caudais seguintes. Eles contêm fibras pré-ganglionares (Botár, 1932). Estão variavelmente presentes entre o último segmento torácico e os primeiros três ou quatro segmentos lombares. Às vezes os **gânglios intermédios** estão presentes próximo à origem dos ramos comunicantes (Uchida, 1929; Botár, 1932).

Os **nervos esplâncnicos lombares** não estão claramente dispostos em grupos cranial e caudal. Uma média de cinco a dez nervos esplâncnicos lombares estendem-se do tronco simpático abdominal para os gânglios ou o plexo visceral; seu limite caudal, indo até ao gânglio mesentérico caudal, situa-se no quarto ou no quinto gânglio lombar. Há mais nervos esplâncnicos no lado esquerdo que no lado direito (Bosa, 1965; Bosa e Getty, 1969).

Bosa (1965) descreve três nervos esplâncnicos lombares no lado direito, cada um dos quais origina-se do primeiro gânglio lombar, da parte interganglionar entre o segundo e o terceiro gânglios e da extremidade cranial do terceiro gânglio lombar, respectivamente. Ele também descreve cinco nervos esplâncnicos lombares no lado esquerdo que deixam o tronco simpático abdominal de um ponto entre o segundo e o terceiro gânglios lombares, e um outro entre o terceiro e o quarto gânglios lombares.

O primeiro nervo esplâncnico lombar está normalmente subdividido. Seu ramo cranial contribui para o plexo adrenal, plexo celiacomesentérico, incluindo os gânglios celíaco e mesentérico cranial, e para o plexo renal, enquanto seu ramo caudal une-se ao plexo aórtico abdominal (Ghoshal e Getty, 1969). O restante dos nervos esplâncnicos lombares contribuem diretamente para o **plexo aórtico abdominal** e, desta forma, atingem o plexo mesentérico caudal e o gânglio do mesmo nome (Bourdelle e Bressou, 1964; Bosa, 1965; Ghoshal e Getty, 1969). Algumas fibras dos nervos esplâncnicos lombares passam ao largo do plexo e do gânglio mesentérico caudal e são contínuas com os **nervos hipogástricos** aos quais o sexto nervo esplâncnico lombar também contribui diretamente.

Principais Plexos e Gânglios Autônomos da Cavidade Abdominal
(Fig. 46-35)

1. O **plexo adrenal (supra-renal)** é uma rede fibrosa, frouxamente disposta, entre a face profunda

SISTEMA NERVOSO DO SUÍNO

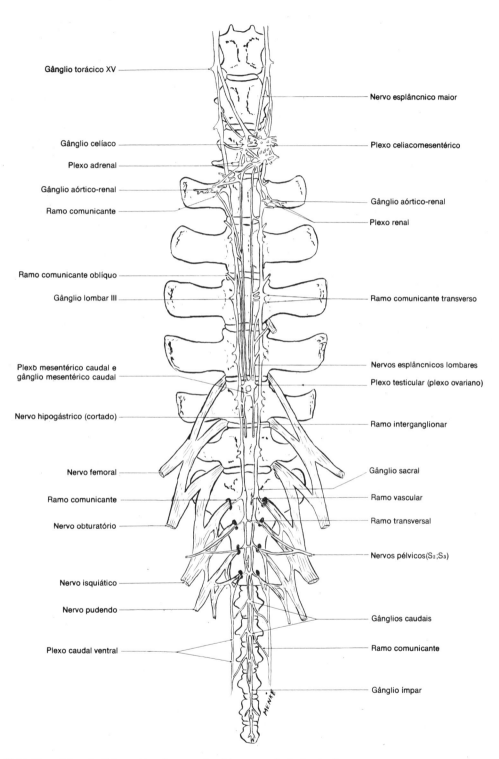

Figura 46-34. Disposição pós-diafragmática da parte simpática e os principais gânglios autônomos do suíno; vista ventral. (De Ghoshal e Getty, 1969.)

da glândula adrenal e o pilar do diafragma. Ele deriva fibras do **nervo esplâncnico maior,** dos filamentos dos ramos interganglionares entre os últimos dois gânglios torácicos e o último gânglio torácico e o primeiro gânglio lombar e o primeiro nervo esplâncnico lombar. Além disso, diversos ramos curtos mas fortes estendem-se do gânglio celíaco.

2. O **plexo celiacomesentérico** aparece como uma densa rede fibrosa que circunda as origens da artéria celíaca e a artéria mesentérica cranial. O **gânglio celíaco** e o **gânglio mesentérico cranial** estão entrelaçados no plexo celiacomesentérico. O par de gânglios celíacos situa-se, em qualquer lado, um tanto caudal à origem da artéria celíaca, enquanto o gânglio mesentérico cranial, aparentemente único, situa-se na origem da artéria correspondente. No lado direito, tanto o gânglio celíaco como o gânglio mesentérico cranial estão intimamente fundidos um com o outro. O plexo celiacomesentérico, o gânglio celíaco e o gânglio mesentérico cranial recebem contribuições do **nervo esplâncnico maior,** dos filamentos dos ramos interganglionares entre os últimos dois gânglios torácicos, do último gânglio torácico, do primeiro gânglio lombar, e do primeiro nervo esplâncnico lombar. As fibras parassimpáticas pré-ganglionares atingem o plexo celiacomesentérico através dos **troncos vagais dorsais.**

3. Os **gânglios aórtico-renais** estão intimamente relacionados ao plexo celiacomesentérico e ao gânglio celíaco e gânglio mesentérico cranial, o direito estando variavelmente fundido com o primeiro. Eles derivam fibras do plexo celiacomesentérico, gânglio celíaco e gânglio mesentérico cranial, dos nervos esplâncnicos torácicos e do primeiro nervo esplâncnico lombar.

4. O **plexo renal** é uma rede fibrosa, frouxamente disposta mas extensa, que deriva fibras essencialmente do gânglio celíaco e do gânglio aórtico-renal e do primeiro nervo esplâncnico lombar. Os ramos viscerais seguem a artéria renal.

5a. O **plexo** e o **gânglio testicular** estão freqüentemente fundidos, em extensão variável, com o plexo e gânglio mesentérico caudal, desta forma constituindo uma espessa massa de elementos nervosos ao redor das origens das artérias correspondentes. Esta fusão pode resultar entre a quinta e a sexta vértebras lombares. Às vezes gânglios separados, testicular e mesentérico caudal, são observados (Bosa, 1965). O plexo testicular, de modo variável, recebe fibras do primeiro ao quinto nervos esplâncnicos lombares, através do plexo aórtico abdominal. Os ramos viscerais acompanham a artéria testicular até o testículo e o epidídimo.

Alguns nervos esplâncnicos, após separarem-se dos ramos ventrais de alguns nervos espinhais lombares próximos aos forames intervertebrais, possivelmente contribuem também para o gânglio sem atravessarem o segmento abdominal do tronco simpático.

5b. O **plexo ovariano,** na fêmea, é o homólogo do antecedente. Ele está presente ao redor da origem da artéria ovariana. É quase idêntico ao plexo anterior em relação à fusão parcial com o plexo e gânglio mesentérico caudal, formação e distribuição de suas fibras para o ovário e oviduto.

6. O **plexo** e **gânglio mesentérico caudal** estão localizados ao redor da origem da artéria mesentérica caudal, entre a quinta e a sexta vértebras lombares. O plexo mesentérico caudal é formado, variavelmente, pela convergência do primeiro ao quinto nervos esplâncnicos lombares, através do plexo aórtico abdominal. Além disso, alguns nervos esplâncnicos, após separarem-se dos ramos ventrais de alguns nervos espinhais lombares, próximo aos foramés intervertebrais, contribuem para o plexo mesentérico caudal e gânglio do mesmo nome, sem passarem através do tronco simpático abdominal. Como citado anteriormente, o plexo e o gânglio mesentérico caudal estão mais ou menos fundidos com o plexo e gânglio testicular ou ovariano. Os ramos viscerais correm com os ramos da artéria mesentérica caudal para distribuição periférica. Os **nervos hipogástricos,** direito e esquerdo, originam-se essencialmente do plexo e do gânglio mesentérico caudal e continuam na cavidade pélvica. Em seu percurso recebem algumas fibras do plexo aórtico abdominal, passando ao lado do plexo e gânglio mesentérico caudal e do sexto nervo esplâncnico lombar.

7. O **plexo aórtico abdominal** está relacionado com a superfície ventrolateral da aorta abdominal. A porção deste plexo que se estende entre os plexos e gânglios celiacomesentérico e mesentérico caudal é denominada de **plexo intermesentérico.** Ele recebe contribuições dos gânglios celíacos direito e esquerdo, os gânglios aórtico-renais, variavelmente do primeiro ao quinto nervos esplâncnicos lombares e talvez também dos **troncos vagais dorsais** por meio do plexo celiacomesentérico e dos gânglios celíaco e mesentérico cranial. Às vezes um gânglio testicular separado, ocorrendo em cada lado da origem da artéria correspondente, está entrelaçado no plexo aórtico abdominal (Bosa, 1965).

PARTE PÉLVICA

O **segmento pélvico** (sacral) do tronco simpático gradativamente diminui de espessura e tende a convergir caudalmente. Ele corre ao longo da superfície pélvica do sacro, medialmente aos forames sacrais pélvicos, acompanhando a artéria sacral mediana.

Os **gânglios sacrais** são em número de quatro em cada lado e estão segmentarmente dispostos. Os primeiros dois gânglios são relativamente grandes e triangulares, os restantes são muito pequenos e um tanto fusiformes. Às vezes o primeiro e o segundo gânglios sacrais estão fundidos, tendo uma aparência claviforme.

Os **ramos comunicantes** originam-se regularmente das superfícies externas dos gânglios sacrais. Eles normalmente são únicos e curtos. Após correrem oblíqua e caudalmente unem-se aos nervos espinhais correspondentes próximo à sua emergência dos forames sacrais pélvicos.

Ocasionalmente os **ramos transversal** e **vascular** originam-se das superfícies internas dos gânglios sacrais dentro de determinados segmentos sacrais. Os delicados ramos vasculares inervam os vasos vizinhos.

SISTEMA NERVOSO DO SUÍNO

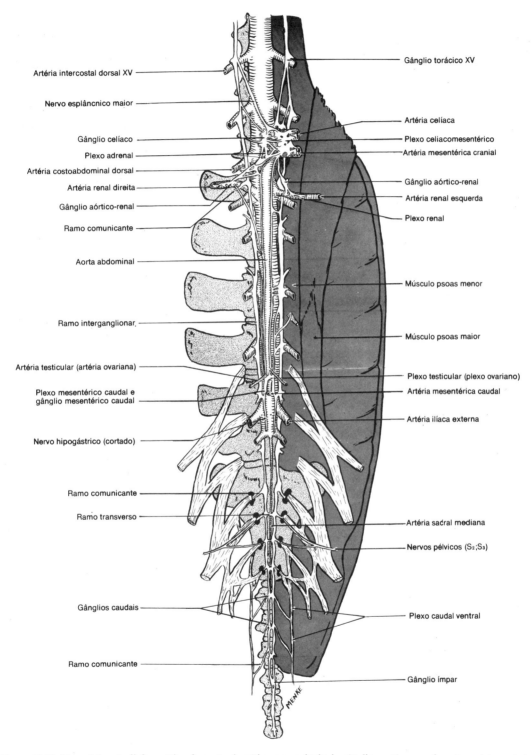

Figura 46-35. Disposição pós-diafragmática da parte simpática e os principais gânglios autônomos do suíno; vista ventral. (De Ghoshal e Getty, 1969.)

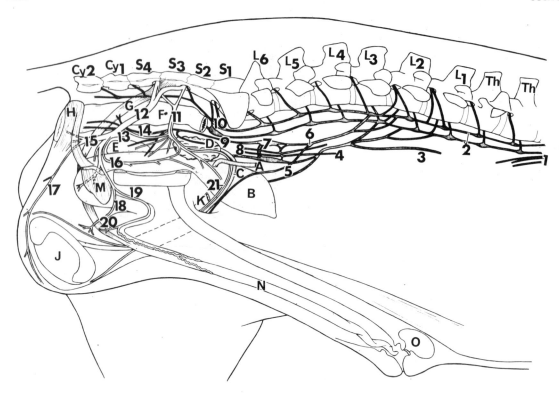

Figura 46-36. Troncos simpáticos e seu relacionamento com os nervos pudendo e pélvico no suíno; vista lateral.

1, Nervo esplâncnico maior; 2, troncos simpáticos (direito e esquerdo); 3, plexo aórtico abdominal; 4, ramo cranial do plexo mesentérico caudal que acompanha a artéria cólica esquerda; 5, nervo testicular do plexo testicular (anteriormente denominado nervo espermático interno); 6, gânglio testicular; 7, gânglio mesentérico caudal; 8, ramo caudal do plexo mesentérico caudal que acompanha a artéria retal cranial; 9, nervo hipogástrico direito; 10, primeiro gânglio sacral; 11, nervos pélvicos; 12, nervo pudendo; 13, ramo comunicante do nervo isquiático para o nervo pudendo; 14, ramos do plexo pélvico para o músculo retrator do pênis e reto; 15, tronco nervoso comum para o nervo perineal superficial e profundo; 16, ramo de 12 para o trato urogenital; 17, nervo perineal superficial dando origem ao nervo escrotal caudal; 18, nervo escrotal médio de 12; 19, nervo dorsal do pênis (continuação de 12); 20, ramo de 19 para a parte distal do músculo retrator do pênis; 21, nervo deferencial; A, ureter; B, bexiga urinária; C, ducto deferente; D, glândula vesicular; E, glândula bulbouretral; F, reto; G, músculo retrator do pênis; H, músculo esfíncter externo do ânus; J, testículo; K, músculo cremáster (externo); M, músculo isquiocavernoso; N, pênis; O, divertículo prepucial; Cy₁-Cy₂, vértebras caudais; L₁-L₆, vértebras lombares; S₁-S₄, vértebras sacrais. Th, últimas duas vértebras torácicas. (De Bosa e Getty, 1969.)

Principais Plexos e Gânglios Autônomos da Cavidade Pélvica

O **plexo pélvico** é uma extensa rede fibrosa na superfície ventrolateral da bolsa retogenital. As células ganglionares estão espalhadas por todo o plexo. O plexo pélvico deriva fibras essencialmente do segundo e do terceiro segmentos sacrais, através dos nervos pélvicos (Bosa, 1965; Bosa e Getty, 1969; Ghoshal e Getty, 1969), que contêm predominantemente fibras parassimpáticas pré-ganglionares.

Bosa (1965) e Bosa e Getty (1969) descrevem os nervos esplâncnicos pélvicos como às vezes surgindo do primeiro e do segundo segmentos sacrais.

Além disso, os **nervos hipogástricos** direito e esquerdo, originados essencialmente do plexo e do gânglio mesentérico caudal, juntamente com fibras do plexo aórtico abdominal e o sexto nervo esplâncnico lombar, fornecem fibras simpáticas para o plexo e gânglios pélvicos. Através de plexos periféricos secundários o plexo pélvico inerva todos os outros órgãos pélvicos.

PARTE CAUDAL

O **segmento caudal** (coccígeo) do tronco simpático é muito delgado e é de seguimento difícil além da nona vértebra caudal. Ele corre caudalmente ao longo da artéria caudal mediana. A partir do meio da quarta vértebra caudal ele é muito pequeno e difícil de ser separado de seu companheiro do lado oposto. O tronco simpático caudal parece unir-se e subdividir-se em vários locais.

Os troncos simpáticos caudais estão separados um do outro dentro dos segmentos craniais, os quais, entretanto, tornam-se únicos além do gânglio ímpar (quando presente), ou dentro dos segmentos caudais.

Os **gânglios caudais** são extremamente pequenos e nem sempre estão presentes. Eles variam no tamanho e são observados, a olho nu, somente nos três segmentos craniais em ambos os lados da artéria caudal mediana acompanhante. O quarto gânglio caudal é aparentemente único quando ocorre a convergência completa de ambos os troncos simpáticos caudais. Este constitui o **gânglio ímpar** (v. Schumacher, 1905; Botár, 1932; Ghoshal e Getty, 1969), embora possa ocorrer igualmente no terceiro gânglio caudal (Botár, 1932). Às vezes a fusão completa dos gânglios caudais não é observada e, portanto, a ocorrência constante de um gânglio ímpar é duvidosa (Bosa, 1965).

Os **ramos comunicantes** originam-se regularmente dentro de cada segmento caudal. Dentro dos segmentos craniais eles surgem dos gânglios caudais e unem-se aos nervos espinhais respectivos, antes destes formarem o plexo caudal ventral. Na ausência de um gânglio caudal, os ramos comunicantes, às vezes, originam-se ligeiramente mais adiante cranialmente e, após correrem uma curta distância com o tronco simpático caudal, mudam de percurso e unem-se aos nervos caudais (Botár, 1932). Dentro dos segmentos caudais os ramos comunicantes originam-se dos gânglios caudais ou do tronco simpático caudal, único. Freqüentemente eles correm transversalmente ou oblíqua e caudalmente, e, ao atingirem os forames intervertebrais, unem-se diretamente ao **plexo caudal ventral** ao invés de o fazerem aos nervos caudais. Os ramos transversos estendem-se entre as superfícies internas dos primeiros três gânglios caudais (Bosa, 1965).

BIBLIOGRAFIA

Bosa, Y. M. 1965. Somatic and autonomic nerves of the lumbar and pelvic regions of the domestic pig. M.S. Thesis, Iowa State University, Ames.

Bosa, Y. M., and R. Getty. 1969. Somatic and autonomic nerves of the lumbar, sacral and coccygeal regions of the domestic pig (*Sus scrofa domestica*). Iowa State J. Sci. 44:45-77.

Botár, J. 1932. Die Anatomie des lumbosacralen und coccygealen Abschnittes des Truncus sympathicus bei Haussäugetieren. Ztschr. Anat. Entwickl. Gesch. 97:382-424.

Bourdelle, E., and C. Bressou. 1964. *In* Anatomie Régionale des Animaux Domestiques. *By* L. Montané, E. Bourdelle and C. Bressou. Fascicule III. Paris. J. B. Baillière et Fils, Editeurs.

Ghoshal, N. G., and R. Getty. 1969. Postdiaphragmatic disposition of the pars sympathica and major autonomic ganglia of the domestic pig (*Sus scrofa domestica*). Anat. Anz. 125:400-411.

Uchida, S. 1929. Morphologische Studien über das sympathetische Nervensystem des Schweines (*Sus asiaticus*). II. Mitteilung. Brust- und Bauchteil. Kyoto, Japan. Anat. Inst., Imperial Univ.

von Schumacher, S. 1905. Über die Nerven des Schwanzes der Säugetiere und des Menschen mit besonderer Berücksichtigung des sympathischen Grenzstranges. Vienna, Sitzungsberichte der Kaiserl. Akademie der Wissenschaften. Mathematisch-Naturwissenschaftliche Klasse XIV (III), 569-604.

CAPÍTULO 47

ÓRGÃOS DOS SENTIDOS E TEGUMENTO COMUM DO SUÍNO

ÓRGÃO DA VISÃO
C. D. Diesem

A ÓRBITA

O crânio do suíno, como aquele do cão, apresenta mais variações do que é observado nas outras espécies de animais domésticos. A diferença no formato do crânio é devida à variação dos ossos faciais em várias raças de suínos. A forma dos ossos do crânio não está muito modificada e, como resultado, as **órbitas** das diversas raças suínas são semelhantes no tamanho e formato. O suíno pode possuir um ângulo de 80 a 120 graus entre seus eixos orbitários. Os eixos visuais do suíno não coincidem com os eixos orbitários; conseqüentemente o ângulo encontrado entre os primeiros se aproximará de 60 a 70 graus.

Os olhos do suíno não se destacam da órbita, em conseqüência ele não possui um campo de visão tão extenso quanto o do bovino; apesar disso, o campo de visão do suíno é de 260 a 275 graus, provavelmente. O suíno pode ter um campo de visão binocular, à sua frente, que poderá abranger de 30 a 50 graus (Prince et al., 1960).

O osso frontal forma o teto da órbita e uma parte extensa da parede medial. O forame supra-orbitário é encontrado na parte dorsal do osso frontal, logo abaixo da margem orbitária; seu diâmetro varia de 3 a 5 mm. O forame etmoidal está apenas a uma curta distância da junção do osso frontal e dos ossos esfenóides, na parede orbitária medial; seu diâmetro é de 1,5 a 2 mm.

A fóvea troclear é uma depressão encontrada a aproximadamente 1 cm, caudalmente à margem orbitária, e aproximadamente na mesma distância ventral e rostralmente ao forame supra-orbitário. Esta fossa acomoda a tróclea para o músculo oblíquo dorsal. O processo supra-orbitário não se projeta em toda a distância, até o arco zigomático e, como resultado, não há um círculo completo de osso circundando a órbita. Um ligamento orbitário de tecido conjuntivo estende-se entre o processo zigomático do osso frontal e o arco zigomático.

O osso lacrimal, no suíno, possui uma superfície orbitária e uma facial. A parte do osso que marca a margem da órbita é perfurada por dois forames, os forames lacrimais. Em determinados crânios poderá haver um, dois ou três forames lacrimais, que podem ser encontrados rostral ou caudalmente na margem orbitária. Estes forames variam no tamanho, mas podem ter de 3 a 4 mm de largura e de 4 a 5 mm de comprimento. O osso lacrimal também tem uma fossa profunda que pode ser, em determinados crânios, de 1 cm de comprimento e 0,5 cm em largura; porém, em outros crânios de suínos, ele pode ter apenas uma ligeira depressão. Esta depressão acomoda a glândula profunda (Harderiana) da terceira pálpebra e o bulbo.

O osso zigomático forma, com os ossos maxilar e lacrimal, o limite rostral da órbita. O processo temporal do osso zigomático estende-se caudalmente, ventralmente ao osso temporal, para ajudar a formar uma grande parte do arco zigomático e a margem lateral da órbita. O processo temporal deste osso é muito maior, comparativamente, no suíno do que em alguns dos outros animais domésticos.

A maxila forma uma parte da parte rostral e rostroventral da órbita. O forame maxilar conduz para fora da parte ventral da órbita e é bastante grande; o diâmetro horizontal pode ser de 15 a 18 mm, e o diâmetro vertical de 8 a 10 mm. A maxila sobrepõe-se a uma grande parte da parte vertical do osso palatino, quando este se projeta ventralmente da órbita e situa-se entre o ramo da mandíbula e a coana caudal.

A asa do osso pré-esfenóide está coberta pelo osso frontal, rostralmente, mas forma uma grande parte das partes medial e caudal da órbita. A asa do osso basi-esfenóide projeta-se ventralmente e funde-se com os ossos palatino e pterigóide, porém desempenha pequeno papel na formação da órbita.

O osso etmóide pode formar uma pequena parte da parede medial em algumas órbitas de suíno. Se parte do osso for exposta, ela será encontrada ventralmente ao osso lacrimal e frontal, caudalmente à maxila e rostralmente ao osso esfenóide. O etmóide não aparece na órbita de muitos crânios de suínos pelo fato de estar superposto pelos outros ossos da órbita, tais como o osso frontal e a maxila. Não se verificou estar ele exposto nas raças de suínos que possuem crânios braquicefálicos.

O diâmetro vertical da margem óssea orbitária é de aproximadamente 4,5 cm; o diâmetro horizontal da órbita óssea é de aproximadamente 3,5 cm. Estas dimensões apresentaram pouca variação nos crânios

ÓRGÃOS DOS SENTIDOS E TEGUMENTO COMUM DO SUÍNO

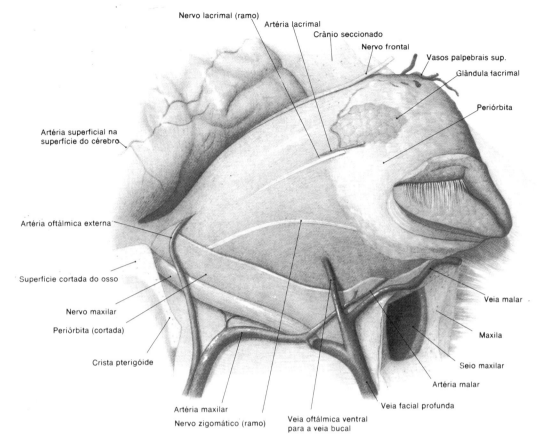

Figura 47-1. A parte supra-orbitária do osso frontal e a parede orbitária dorsal foram removidas para expor o cérebro e o conteúdo da órbita. As artérias e veias adjacentes à órbita foram expostas.

mesaticefálicos e braquicefálicos. A profundidade da órbita é de aproximadamente 5,2 cm. O espaço entre as órbitas é de aproximadamente 6 a 7 cm.

ÓRGÃOS ACESSÓRIOS DO OLHO

As Pálpebras e a Conjuntiva

As **pálpebras** do suíno não são tão finas quando as do eqüino. Em realidade, as pálpebras são relativamente espessas e seus movimentos são limitados. Há considerável tecido gorduroso sob a pele e a conjuntiva (Fig. 47-1). As pálpebras superiores contêm fortes **cílios**; nas pálpebras inferiores os cílios estão ausentes (Fig. 47-1). A pálpebra superior poderá apresentar uma prega transversal, e subjacente à pele desta pálpebra encontra-se uma espessa camada de tecido conjuntivo que se estende até à margem orbitária. Este tecido conjuntivo assemelha-se à placa társica de alguns animais, mas ele aparentemente não é muito importante na manutenção da rigidez da pálpebra superior. As glândulas társicas (Meibomianas) não são tão bem desenvolvidas no suíno como o são em outros animais. As glândulas na pálpebra inferior são menores do que o são na pálpebra superior. O suíno possui um grande número de glândulas sudoríferas nas pálpebras e algumas glândulas sebáceas associadas aos pêlos.

Além do tecido conjuntivo encontrado na pálpebra do suíno, alguns dos músculos superficiais são bem desenvolvidos. O músculo orbicular do bulbo é bastante proeminente.

A **terceira pálpebra** do suíno tem formato de âncora ou de um T, com a parte mais larga da cartilagem estando mais próxima à borda livre da pálpebra. A cartilagem é coberta por membrana (**membrana nictitante**), e o tecido que a cobre contém muitos nódulos linfáticos. O eixo da cartilagem está intimamente associado à **glândula superficial (nictitante)**. Esta glândula situa-se no lado palpebral da cartilagem; histologicamente ela é uma glândula mista de aproximadamente 4 mm de espessura e 1,5 cm de largura. No animal vivo a glândula tem uma coloração marrom ou amarelo-avermelhada. Os três a cinco ductos abrem-se com os ductos da **glândula profunda (glândula Harderiana)**, na face bulbar da cartilagem da terceira pálpebra. Uma camada compacta de tecido conjuntivo é encontrada entre as glândulas superficial e profunda. O suíno é um dos poucos animais a possuir tanto uma glândula profunda (Harderiana) como uma glândula superficial

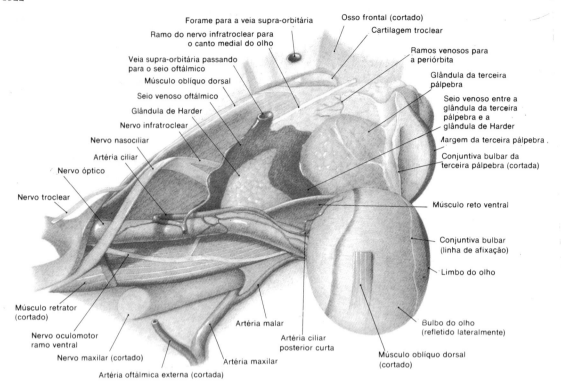

Figura 47-2. Estruturas orbitárias mediais expostas pela rotação do bulbo em aproximadamente 90° lateralmente considerando-se sua posição normal na órbita.

O seio venoso, a glândula da terceira pálpebra, a glândula de Harder e a cartilagem troclear estão expostos.

(nictitante). A glândula profunda é bem grande no suíno e ocupa a área entre a cartilagem da terceira pálpebra e o bulbo do olho; ela também ocupa parte da área entre o bulbo e a parede orbitária medial (Fig. 47-2). Em um suíno adulto a glândula pode ter um diâmetro longitudinal de 2 a 3 cm e um diâmetro transversal de 1,0 a 1,5 cm; ela tem 0,5 a 1,0 cm de espessura. Grande parte da glândula situa-se no lado medial da órbita e em uma fossa do osso lacrimal. Aparentemente o crescimento da glândula produz a fossa à medida que o osso lacrimal ossifica-se ao redor dos tecidos moles da órbita. A glândula está circundada por um seio venoso, que é formado pela parede externa da periórbita, enquanto a parede interna une-se com a fáscia que cobre os músculos reto medial e ventral. A glândula possui fibras de tecido conjuntivo que a afixam nas paredes das estruturas adjacentes. Os ductos da glândula surgem em uma borda rasa da superfície bulbar. Elas abrem-se na superfície bulbar da cartilagem da terceira pálpebra.

O Aparelho Lacrimal

A **glândula lacrimal** do suíno não é tão grande como a de alguns dos outros animais domésticos. Ela é considerada como sendo serosa; sua secreção é transportada do olho pelos ductos lacrimais. Está situada na superfície dorsolateral do bulbo como o é nos outros animais. Pode ser um tanto triangular no formato, com a base localizando-se próximo ao fórnix da conjuntiva da pálpebra superior e o ápice situado próximo ao ápice da órbita. Ela abre-se dentro do fórnix por meio de cinco a seis ductos. A estrutura histológica da glândula é virtualmente idêntica à de outros animais domésticos, com exceção de que os ductos intralobulares e interlobulares são mais numerosos, há grandes septos de tecido conjuntivo e um grande número de células adiposas que se infiltram na glândula (Prince et al., 1960).

O sistema de ductos lacrimais que veiculam a secreção do olho está modificado no suíno. Há ductos lacrimais dorsal e ventral, sendo que o ducto ventral está ocluído, na maioria dos exemplares, e não é funcional. Os dois ductos lacrimais encontram-se por meio de um forame especial na superfície facial do osso lacrimal, sem formarem uma dilatação. Não há saco lacrimal no suíno. O **canal lacrimal** dentro do osso é curto e possui uma forte parede, porém é bastante estreito. Característico dos suínos é o fato de que a parte média do canal lacrimal não está completa, por uma distância de 30 a 75 mm. Temos, então, que dividir a parte caudal transportadora de lágrimas da parte rostral não funcional. A abertura da parte caudal do canal lacrimal situa-se bem para trás na cavidade nasal. A abertura caudal da parte rostral do canal lacrimal é encontrada próximo à extremidade da concha nasal ventral, pela qual ela está coberta. A abertura rostral da parte rostral do canal lacrimal situa-se na borda lateral da narina,

ÓRGÃOS DOS SENTIDOS E TEGUMENTO COMUM DO SUÍNO

abaixo da prega da túnica mucosa da concha nasal ventral. A forma e o comprimento do canal lacrimal dependem do comprimento dos ossos faciais, que são bastante variáveis.

Músculos Bulbares

Os **músculos extrínsecos** do bulbo do olho do suíno possuem origens musculares bem desenvolvidas do ápice da órbita. Os sete músculos da órbita incluem os músculos retos dorsal, ventral, medial e lateral, os músculos oblíquos dorsal e ventral e o músculo retrator do bulbo (Figs. 47-3, 4 e 5).

BULBO DO OLHO

A dimensão ântero-posterior do **bulbo** do olho do suíno é de aproximadamente 20 mm; a dimensão vertical é de aproximadamente 20 a 21 mm; e o diâmetro horizontal, no equador do bulbo, é de aproximadamente 22 mm. Estes dados foram tirados de medidas realizadas em suínos pesando aproximadamente 100 kg, que tinham de cinco a seis meses de idade. As dimensões fornecidas por Prince et al. (1960) foram de 22 a 24 mm para a dimensão ântero-posterior; o diâmetro horizontal foi de 26 a 27 mm; e o diâmetro vertical foi de 25 mm. Esta diferença nos dados de Prince podem ser explicadas pelo fato de ter o referido autor trabalhado com olhos de suínos maiores e mais idosos.

TÚNICA FIBROSA

ESCLERA. A **esclera** pode ser muito pigmentada nos suínos com camadas de pêlos escuros; nos suínos com camadas de pêlos brancos a pigmentação da esclera pode ser reduzida. A pigmentação da esclera pode ser bem pronunciada próximo ao limbo do bulbo, na área crivosa e ao longo do percurso dos vasos ciliares posteriores longos. A pigmentação pode prolongar-se da área crivosa sobre o tecido conjuntivo que cobre o nervo óptico.

A espessura da esclera pode variar em diferentes localizações. Ela mede aproximadamente 0,55 mm no limbo e 0,5 a 0,8 mm no equador; na *área crivosa* ela pode ter de 1,0 a 1,2 mm (Martin, 1915). A esclera não é da mesma espessura em todos os quadrantes do bulbo; de acordo com observações reportadas por Martin (1915), a esclera é mais espessa na parede medial do bulbo do que na parede lateral.

CÓRNEA. A **córnea** é oval, com um maior comprimento horizontal de 14 a 16 mm; e o comprimento vertical é de 13 a 14 mm. A espessura da córnea é inferior a 1 mm nos espécimes examinados. Há na córnea cinco camadas como o observado nos outros animais domésticos. As camadas e as espessuras dessas camadas, da anterior para a posterior, são: (1) o epitélio superficial que consiste em diversas camadas de células, a mais anterior sendo composta de células pavimentosas e a mais posterior sendo colunar ou poliédrica; esta camada tem aproximadamente 50 a 55 μ de espessura; (2) a camada limitante anterior (membrana de Bowman) que não é fácil de se distinguir no suíno; (3) a *substância própria* que tem 0,7 mm de espessura; (4) a camada limitante posterior (membrana de Descemet) que tem de 8 a 12 μ; e (5) a camada endotelial da córnea que tem aproximadamente 5 μ de espessura. Martin

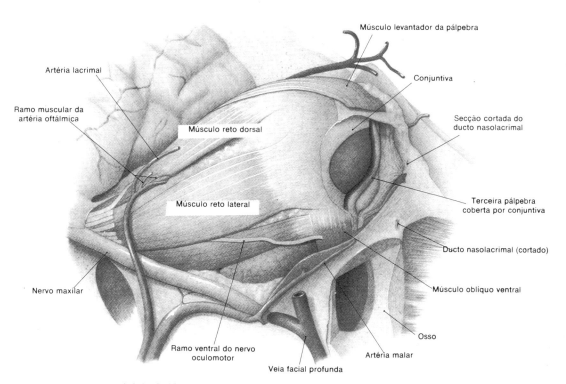

Figura 47-3. Periórbita e pálpebras removidas, expondo a terceira pálpebra e a conjuntiva.

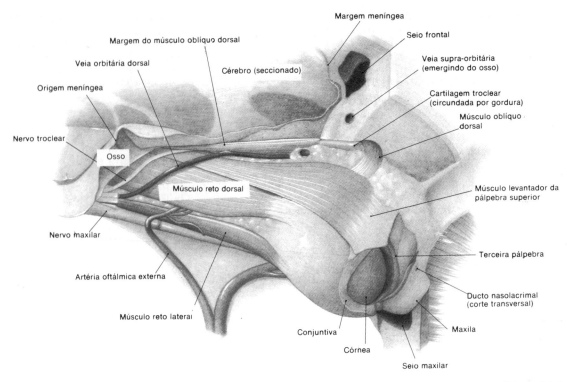

Figura 47-4. Vista dorsomedial do olho do suíno apresentando o percurso dos vasos e nervos que correm para a superfície medial do bulbo.

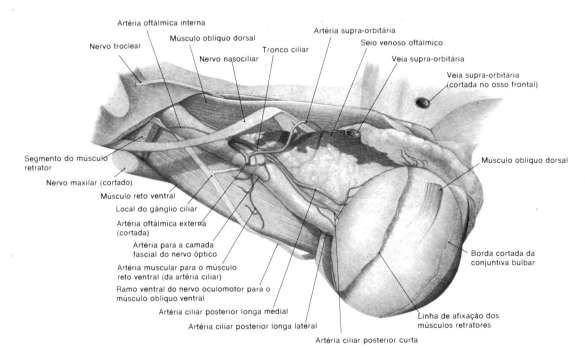

Figura 47-5. Vista dorsomedial do bulbo, nervo óptico e seio venoso oftálmico.
O músculo levantador da pálpebra superior, o músculo reto dorsal, a parte dorsal dos músculos retratores e as camadas superficiais da fáscia foram removidos.

(1915) declara que a parte média da córnea pode ter 1,0 a 1,2 mm de espessura, e a periferia 0,5 a 0,8 mm de espessura.

A junção da córnea com a esclera, no limbo, não é evidente. O ângulo iridocorneal, encontrado entre a córnea e a íris periférica, é adjacente a um plexo venoso que é sem dúvida a estrutura de drenagem da câmara anterior. Não há um canal único de Schlemm, mas diversas veias (seio venoso escleral) que parecem não ter sangue, em espécimes seccionados.

A inervação da córnea é feita por fibras que deixam os nervos ciliares e passam anteriormente, entre a corióide ou esclera até à vizinhança do corpo ciliar. As fibras que se dirigem para a córnea deixam aquelas que se destinam para o corpo ciliar e para a íris e passam anteriormente para a córnea (Prince et al., 1960).

TÚNICA VASCULAR

CORIÓIDE. A diferença notável entre a **corióide** do suíno e a de outros animais domésticos é o fato de que o suíno não possui *tapetum*. Olhando-se dentro do olho do suíno, observa-se uma coloração vermelho-laranja, muito semelhante à observada no fundo do olho do homem.

Histologicamente observa-se que a corióide do suíno varia em espessura; a membrana entre a corióide e a retina, a membrana basal (de Bruch), é mais espessa no suíno e pode ser prontamente definida.

CORPO CILIAR. Esta estrutura é muito parecida com o **corpo ciliar** de outros animais domésticos no sentido de que ela tem algumas fibras radiais e fibras musculares longitudinais, mas não fibras circulares. O número dos grandes **processos ciliares** é superior a 90, e estes alternam-se com processos menores. Estes processos estão inseridos na lente por intermédio de fibras zonulares. O corpo ciliar é mais desenvolvido nas superfícies medial e ventral do olho do que nas partes lateral e dorsal do mesmo.

ÍRIS. A **pupila** do olho do suíno é ligeiramente oval quando na posição normal, sendo maior o comprimento horizontal. A pupila é redonda quando está dilatada. As fibras concêntricas da **íris** estendem-se até à borda pupilar, e o estroma é intensamente pigmentado. As fibras dilatadoras estão presentes, porém são mais difíceis de serem vistas do que as fibras constritoras. A periferia da íris está intimamente inserida na córnea.

O sistema vascular sangüíneo para a íris forma uma **arcada maior** na sua periferia e a seguir uma extensa rede de vasos por todo o estroma, até a margem pupilar. Não são encontrados *grânulos irídicos* (ø *corpora nigra*) ao redor da periferia da pupila do suíno.

TÚNICA NERVOSA

RETINA. O suíno possui um tipo diurno de atividade e seus hábitos são tais que ele usa seus olhos sob condições que exigem a presença de bastonetes e cones na **retina**. Os vasos sangüíneos da retina são encontrados na camada de fibras nervosas, embora alguns deles projetem-se no sentido do humor vítreo. Há veias e artérias projetando-se da área do disco óptico. Normalmente há quatro artérias e um número de veias presentes. Poderá haver uma área semelhante a uma área macular, presente no suíno. A presença de uma mácula é sugerida por uma área da retina que está desprovida de vasos sangüíneos.

Foi declarado anteriormente que no fundo do olho do suíno falta um *tapetum*. O **fundo** possui uma coloração vermelho-amarelada quando observado com um oftalmoscópio. As veias parecem ter um diâmetro maior do que as artérias e não apresentam a arborização que caracteriza as artérias. O **disco óptico** é de contorno oval, sendo maior o diâmetro transverso. As fibras nervosas que se estendem do disco são mielínicas e podem constituir feixes. A área não vascular do fundo do olho do suíno está lateralmente situada no disco óptico. Esta área específica assemelha-se à mácula do fundo do olho dos primatas. Se o suíno utiliza esta área para tarefas visuais específicas não é sabido.

A *lâmina crivosa* é bem desenvolvida no suíno e este tecido conjuntivo continua posteriormente, por curta distância, para enviar septos entre os feixes do nervo óptico. A *lâmina crivosa* poderá conter células pigmentadas e, como resultado, a mesma pode parecer escura e os septos de tecido conjuntivo pigmentado poderão fazer com que o nervo óptico assuma uma aparência escura.

CÂMARAS DO OLHO

A **câmara anterior** do bulbo do olho está circundada anteriormente pela córnea e posteriormente pela íris e pela lente. Ela comunica-se através da pupila com a **câmara posterior**; este é um pequeno espaço anular, de corte transversal triangular, que está limitado anteriormente pela íris, posteriormente pela parte periférica da lente e seus ligamentos, e externamente pelos processos ciliares. As câmaras anterior e posterior estão ocupadas pelo humor aquoso, um fluido límpido. A **câmara vítrea** está situada entre a lente e a retina, e contém o corpo vítreo.

MEIOS DE REFRAÇÃO

A córnea, a lente, o humor aquoso e o corpo vítreo servem como meios de refração e são descritos em detalhe na Seção Geral.

VASOS E NERVOS (Figs. 47-5 a 9). O crânio do suíno não possui um canal alar; desta forma, a **artéria** maxilar penetra na área orbitária ventral sem passar através de um canal ósseo. A artéria corre ventralmente à crista pterigóide e, rostralmente à referida crista, dá origem à artéria oftálmica externa que passa através da periórbita e entre os músculos reto dorsal e lateral. A artéria oftálmica externa, no suíno, tem o maior percurso extra-orbitário do que em qualquer dos outros animais domésticos. Esta artéria, ao penetrar na órbita, emite uma artéria lacrimal (Fig. 47-6); a artéria lacrimal continua além da glândula lacrimal por ramos destinados às pálpebras e às conjuntivas.

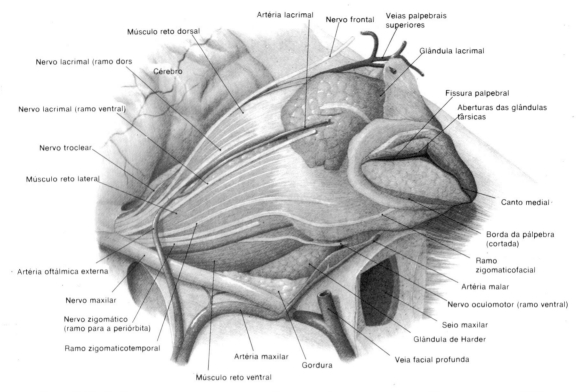

Figura 47-6. Periórbita completamente removida expondo os músculos retos e os vasos sangüíneos e nervos superficiais.

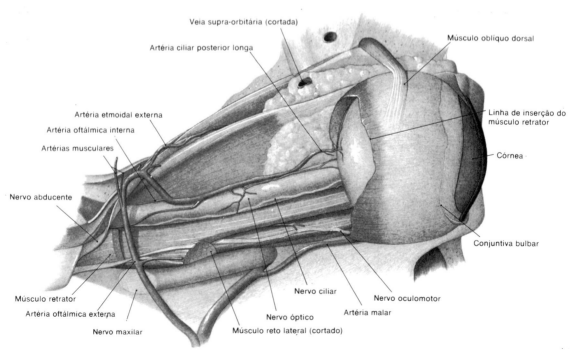

Figura 47-7. Vista posterior do bulbo mostrando a relação das artérias e dos nervos ciliares com o nervo óptico. A parte caudal do músculo retrator foi removida.

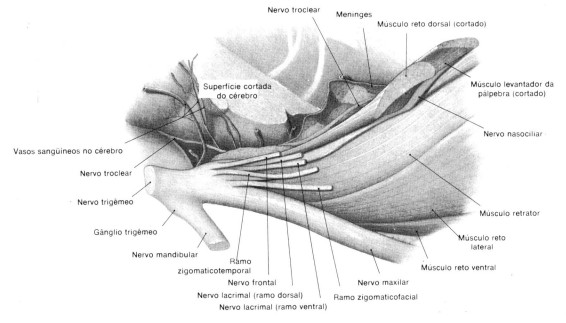

Figura 47-8. Vista dorsolateral da parte caudal da órbita.
Os ossos esfenóides foram removidos para expor o nervo trigêmeo. Note como os ramos dos nervos zigomático e lacrimal deixam o tronco nervoso do trigêmeo.

O **sistema venoso** da órbita do suíno não se assemelha ao de alguns dos outros animais domésticos, em virtude da extensa dilatação do sistema vascular entre a periórbita e os músculos retos. Esta camada é essencialmente um grande envoltório que cobre a maior parte do conteúdo intra-orbitário, posteriormente ao equador do bulbo. Quando o referido envoltório não cobre completamente os tecidos, como nos músculos dorsais do bulbo do olho, ocorrem ligações vasculares cruzadas que permitem que todas as partes da camada se comuniquem.

A inervação motora para o olho do suíno passa do crânio para a área orbitária através do forame órbito-rotundo. A inervação sensorial para a retina é feita através do nervo óptico. O nervo óptico, após deixar o quiasma óptico, penetra na órbita através

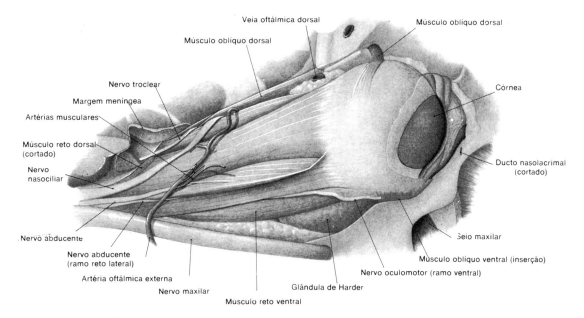

Figura 47-9. Vista ventrolateral do bulbo evidenciando as artérias musculares para os músculos retos.

do forame óptico. Ele dobra medialmente, depois dorsolateralmente e a seguir ventralmente antes de penetrar no bulbo, medialmente ao pólo posterior. O nervo oftálmico emerge da parte dorsal do forame órbito-rotundo; o nervo frontal surge do nervo oftálmico antes dele emergir do forame. Ruskell (Prince et al., 1960) notou, no suíno, a ausência de um ramo supra-orbitário do nervo frontal por causa da falha de qualquer fibra frontal em atingir a área supra-orbitária da cabeça (Fig. 47-6). Os nervos ciliar posterior longo, nasociliar, infratroclear, oftálmico, lacrimal e o zigomaticotemporal são descritos com detalhes no Capítulo 46.

O nervo maxilar (Fig. 47-5) situa-se na parte ventral do forame órbito-rotundo, e surgindo dele, enquanto ele ainda está na caixa craniana, pode-se obervar que as fibras do ramo zigomaticofacial separam-se e passam para a área da pálpebra inferior. O ramo zigomaticotemporal pode surgir no nervo oftálmico ao invés do nervo maxilar. Tal observação é contrária às observações feitas por Ruskell (Prince et al., 1960), no canino, no eqüino e no bovino. Deve ser declarado que estes ramos zigomáticos surgem mais proximais no suíno do que nas outras espécies domésticas. A origem do nervo zigomático é muito próxima ao gânglio trigêmeo do nervo trigêmeo. Variação individual na distribuição de fibras do nervo zigomático foi observada. Esta variação foi bastante aparente quando se tentou determinar se as fibras eram oriundas do nervo oftálmico ou do nervo maxilar. O nervo maxilar, após fornecer origem aos ramos zigomáticos, segue ventralmente ao olho. Ele fornece fibras para os nervos pterigopalatino (esfenopalatino), infra-orbitário e para o nervo palatino, terminando na fossa pterigopalatina rostral. Os nervos troclear, oculomotor e abducente (Fig. 47-9) são descritos com detalhes no Capítulo 46.

BIBLIOGRAFIA

Adler, F. H. 1965. Physiology of the Eye: Clinical Application. St. Louis, The C. V. Mosby Co.
Bloom, W., and D. W. Fawcett. 1968. A Textbook of Histology. 9th ed. Philadelphia, W. B. Saunders Company.
Bonavolonta, A. 1958. Proprioceptor nerves of the extrinsic muscles of the eye in pigs. Atti Soc. Ital. Sci. Vet. 12:522–524.
Darcel, C. le Q., L. Niilo, R. J. Avery and A. R. Bainborough. 1960. Microphthalmia and macrophthalmia in piglets. J. Path. Bact. 80:281–286.
Martin, P. 1915. Lehrbuch der Anatomie der Haustiere. Band II, Halfter 2. Stuttgart, Verlag von Schickhardt und Ebner.
Montane, L., E. Bourdelle and C. Bressou. 1949. Anatomie Régionale des Animaux Domestiques. Paris, J. B. Baillière et Fils.
Prince, H., C. D. Diesem, I. Eglitis and G. L. Ruskell. 1960. Anatomy and Histology of the Eye and Orbit in Domestic Animals. Springfield, Ill., Charles C Thomas.
Walls, G. L. 1942. The Vertebrate Eye. Bloomfield Hills, Michigan, Cranbrook Institute of Science.
Zietzschmann, O., E. Ackernecht and H. Grau. 1943. Ellenberger and Baum's Handbuch der vergleichenden Anatomie der Haustiere. 18th ed. Berlin, Springer-Verlag.

OUVIDO (ORGANUM VESTIBULOCOCHLEARE [AURIS])

S. S. Gandhi

OUVIDO EXTERNO

O **ouvido externo** difere consideravelmente no tamanho, espessura e posição nas várias raças de suínos. Ele pode ser movimentado verticalmente, inclinado para dentro, ou pendurado ventralmente. Ele é relativamente largo e um pouco curvo, exceto na base. Consiste na orelha *(pinna)* e no meato acústico externo. Ele é constituído de três cartilagens — da orelha, escutiforme e anularɸ. As primeiras duas cartilagens estão cobertas pelos músculos superficiais e pela pele, enquanto a cartilagem anular situa-se profundamente à base da cartilagem da orelha. As cartilagens anular e da orelha formam os limites do canal do ouvido ou meato acústico externo.

A **cartilagem da orelha,** a principal cartilagem do ouvido externo, é responsável pela formação da base da parte visível do ouvido. Ela é um tanto afunilada, embora sua parte principal assemelhe-se a uma folha. Sua parte medial, em sua base, está enrolada como um tubo incompleto, enquanto seu ápice é pontiagudo e está direcionado dorsalmente. Ela possui duas superfícies e duas bordas. Com o ápice da orelha direcionado dorsalmente a superfície externa ou convexa orienta-se medialmente; a superfície interna ou côncava orienta-se lateralmente. Na base ela está inserida no meato acústico externo ósseo do osso temporal. Portanto, as bordas são rostral e caudal com relação ao plano corporal. Toda a cartilagem está perfurada por alguns pequenos forames que permitem a passagem de vasos sangüíneos da superfície externa para a interna.

O **hélix,** a margem livre da cartilagem, é ligeiramente preguada, enquanto o anti-hélixɸ está presente na forma de uma baixa crista transversal na parede medial da parte proximal do meato acústico. A área triangular situada entre o hélix e o anti-hélix é a **escafa.** O **trágus,** que é uma placa retangular irregular de cartilagem, curva-se caudomedialmente; na superfície externa ela é fortemente convexa. Ela continua com o antitrágus, com o qual completa o limite caudal da abertura para dentro do meato acústico. Na superfície interna ela forma um sulco raso. Está separada do antitrágus por uma pequena incisura, a **incisura intertrágica.** Esta é uma convexidade cartilaginosa que forma a proeminência caudal na base do ouvido. O **antitrágus** é uma placa cartilaginosa situada caudalmente ao trágus. No suíno ele possui três partes — os processos medial e lateral e uma prega. O processo medial é uma placa retangular que se curva caudomedialmente, separada do trágus pela incisura intertrágica e da prega pela incisura pré-trágica. A prega é uma placa retangular, separada dos processos medial e lateral pelas incisuras pré-trágicas. O processo lateral é comparativamente menor; seu ápice livre termina em um processo agudo, o **processo estilóide**.

A borda rostral *(margo tragicus)* da cartilagem da orelha é irregularmente reta. Quase no meio desta borda há uma incisura profunda formando a espinha do hélix. A borda caudal *(margo antitragicus)* é serrilhada, possuindo várias projeções cartilaginosas pequenas. Na base ou extremidade caudal do processo caudal ela é separada do trágus e do antitrágus por uma profunda incisura larga, a **incisura antitrago-helicina**. A superfície interna, ou lateral, é correspondentemente côncava transversalmente. Na base há uma profunda concavidade ou sulco, a **cavidade da concha**, formada pela superfície interna côncava do trágus. Ela é limitada pelo anti-hélix, trágus e antitrágus. A cavidade da concha é contínua com o meato acústico externo. O antitrágus é responsável pela formação de dois terços do canal ósseo (o outro terço é formado pela cartilagem anular).

A pele que cobre a cartilagem está mais intimamente inserida na superfície interna da cartilagem da orelha do que na sua superfície externa. Ela é pigmentada, e a cor varia dependendo da raça. É espessada e mais intimamente inserida no ápice livre da cartilagem da orelha do que na sua base. Há menos pêlo na superfície interna do que na superfície externa, e ele decresce da base para o ápice. Na superfície interna há de duas a três cristas cutâneas que são muito proeminentes na base e diminuem no sentido do ápice, de modo que no terço proximal da superfície interna (no sentido do ápice) não há cristas.

A **cartilagem escutiforme** é uma placa cartilaginosa comparativamente pequena e semelhante a uma bota, que está localizada na superfície rostro-medial da base do ouvido e quase completamente coberta, superficialmente, pelos grupos de músculos rostral e medial.

A **cartilagem anular** ϕ é uma placa retangular irregular. Ela está inserida ventralmente no meato acústico externo ósseo e, dorsalmente, na parte inferior da cartilagem da orelha. É convexa externamente e côncava internamente. Juntamente com a cartilagem da orelha, é responsável pela formação do limite do meato acústico. Forma aproximadamente um terço da superfície medial do meato acústico. Ela tem quase o dobro de sua largura na sua afixação com a cartilagem da orelha; na sua terminação com o meato acústico externo ósseo ela é reduzida.

Para uma descrição dos músculos da orelha veja o Capítulo 39.

OUVIDO MÉDIO *(AURIS MEDIA [CAVUM TYMPANI])*

O **ouvido médio** do suíno é diferente do dos outros animais domésticos devido à diferente conformação dos ossos do crânio. No suíno a tuba auditiva é muito mais longa do que nos outros animais. Ela se direciona ventromedialmente e, portanto, a cavidade timpânica está localizada mais ventralmente e mais profundamente do que nos outros animais domésticos. O ouvido médio é composto da cavidade timpânica e da tuba auditiva. A cavidade timpânica acomoda os ossículos do ouvido, músculos e o nervo da corda do tímpano. A cavidade timpânica como um todo é muito menor no suíno quando comparada à dos outros animais domésticos. Como nos outros animais domésticos, ela pode ser dividida em três partes — a dorsal, ou recesso epitimpânico; a média ou cavidade timpânica propriamente dita; e a ventral, ou bolha timpânica, que é muito grande e bem desenvolvida no suíno.

O **recesso epitimpânico** é muito pequeno e situa-se rostralmente na parte tensa da membrana timpânica, na forma de uma pequena depressão côncava da superfície medial. Ele acomoda a cabeça e o colo do martelo e parte do corpo da bigorna.

A **cavidade timpânica propriamente dita** é muito menor quando comparada à dos outros animais domésticos e situa-se principalmente numa posição ventral à parte tensa circular da membrana timpânica. Não há cavidade circundando a superfície medial da parte tensa, porém a cavidade ao redor da superfície lateral é fortemente côncava. A cavidade ventral à membrana é fortemente côncava, pequena e de estrutura porosa, e é contínua com a bolha timpânica. Oposta à membrana timpânica, na superfície medial, há uma eminência óssea bem desenvolvida, fortemente convexa e arredondada, o **promontório**. O promontório no suíno é muito mais desenvolvido quando comparado aos outros animais, mas a depressão da qual se defronta dorsalmente, a **janela da cóclea**, que acomoda a cóclea, é muito menor. Ela é de formato mais ou menos elíptico e está coberta por uma fina lâmina membranosa, a membrana timpânica secundária. Ela está associada rostralmente ao estribo e à bigorna.

A **bolha timpânica** é muito desenvolvida e grande. É a parte mais inferior da cavidade timpânica, quando observada dorsalmente através da tuba auditiva e fortemente côncava na superfície interna. Ela está em comunicação com a cavidade timpânica propriamente dita por numerosas células porosas.

A **membrana timpânica** é bastante diferente da do bovino e do caprino, embora seja um tanto semelhante à do ovino. No suíno ela é uma cobertura membranosa, muito fina, que se estende da incisura timpânica até à superfície dorsal da cavidade timpânica. Como nos outros animais, ela pode ser dividida em duas partes: a parte tensa e a parte flácida. A **parte flácida** é bem desenvolvida no suíno, quando comparada à dos outros animais. Ela é de forma aproximadamente triangular em sua parte dorsal, porém à medida que desce no sentido do recesso epitimpânico, torna-se uma lâmina membranosa fina, retangular e plana que termina no processo lateral do martelo. A lâmina membranosa, irregularmente circular, que se situa caudalmente ao processo lateral, é a parte tensa. Ela é menor no suíno quando comparada à dos outros animais domésticos. Forma os limites medial, dorsal e lateral da cavidade timpânica propriamente dita. O revestimento periférico desta parte é muito menos desenvolvido do que no bovino, caprino e ovino, nessa ordem. Toda a membrana timpânica tem uma coloração rósea muito clara, sendo quase a mesma cor do revestimento periférico da parte tensa, contrariamente ao observado no bovino e caprino. Toda a superfície medial não é convexa; ela parece ser irregularmente côncavo-convexa. Aproximadamente em seu meio o manúbrio está frouxamente afixado. A tração na superfície medial da parte tensa da membrana timpânica do suíno é muito menor do que nos outros animais. A superfície lateral da parte tensa também é irregularmente côncavo-convexa. A estria malear é quase indistinta. A concavidade oposta ao término do manúbrio na superfície lateral não está bem marcada, e, portanto, o umbigo da membrana do tímpano não é muito evidente.

Os **ossículos do ouvido** do suíno são muito pequenos quando comparados aos dos outros animais domésticos. O martelo é pequeno e delgado; a bigorna é de formato triangular, com dois ramos estendendo-se dos lados da base do triângulo; o estribo é o menor. Apenas o manúbrio do martelo está colocado lateralmente, caso contrário todos esses ossos seriam mediais na posição.

O **martelo** é muito menos desenvolvido quando comparado ao dos outros animais, porém apresenta essencialmente as mesmas características para descrição. Ele pode ser descrito como possuindo uma cabeça, um colo e um manúbrio. A **cabeça** é muito fracamente desenvolvida e de formato delgado. Ela é ligeiramente curva, lateralmente, embora se situe em um plano medial e articule-se com o corpo da bigorna. O **colo** também é muito delgado, evidente e bem desenvolvido. Na junção do colo com o manúbrio, estende-se lateralmente de sua superfície lateral um proeminente **processo lateral**, bem desenvolvido, que está encaixado na membrana timpânica, dividindo-a na parte flácida e parte tensa. O processo lateral é muito proeminente quando comparado com o de outros animais domésticos. Ao mesmo nível, de sua superfície medial surge o **processo muscular**, bem desenvolvido, que se estende medialmente para a inserção do músculo tensor do tímpano. O processo muscular não possui um gancho e, portanto, o músculo tensor do tímpano não está firmemente inserido. Situado caudalmente ao processo muscular encontra-se o pequeno **processo rostral** (longo), que se estende rostralmente. Ele é o processo menos desenvolvido no suíno. O colo continua caudalmente como o **manúbrio** (cabo) que tem quase o dobro da largura do colo, porém afunila-se caudolateralmente, sendo a sua extremidade como a ponta de um alfinete. O manúbrio é a parte mais bem desenvolvida do martelo. Ela tem formato triangular, possuindo três superfícies. O referido ossículo está frouxamente inserido na superfície medial da parte tensa da membrana timpânica, exceto em sua terminação, onde a inserção é bem firme. Ele situa-se quase no centro da parte tensa circular.

A **bigorna** situa-se caudal e medialmente ao martelo. Ela não é bem desenvolvida quando comparada à dos outros animais domésticos. Pode ser descrita como possuindo um corpo triangular e dois ramos. O **corpo** triangular situa-se no plano medial, com seu ápice dorsolateralmente e sua base ventromedialmente orientados. Em sua superfície medial plana ele possui um pequeno sulco. A superfície caudal está em articulação com a delgada cabeça do martelo e situa-se no recesso epitimpânico. Uma pequena projeção surge do ápice do corpo. Os dois ramos são emitidos dos ângulos da base do triângulo, um estendendo-se rostralmente **(ramo longo)** e o outro caudalmente **(ramo curto)** em uma direção medial. Ambos divergem do mesmo ponto. Na terminação do ramo longo há uma pequena projeção achatada, o **processo lenticular**, que se articula com a cabeça do estribo.

Embora o **estribo** seja o osso menor, é bem desenvolvido no suíno em comparação ao dos outros animais domésticos. Ele possui um diâmetro uniforme, embora seja ligeiramente arredondado e mais estreito em sua cabeça. No estribo reconhecemos uma cabeça, um colo, dois ramos e uma base. A **cabeça** é pequena e convexa, e está adaptada para articulação com o processo lenticular da bigorna. O colo é indistinto e largo, e subdivide-se em dois ramos que estão separados um do outro por uma profunda depressão, bem desenvolvida. Tanto o **ramo rostral** como o **caudal** possuem o mesmo comprimento; eles são unidos um com o outro e com a base do estribo por uma membrana conjuntiva. A **base** é mais larga do que a cabeça. O estribo situa-se parcialmente em uma fossa localizada ao longo da superfície medial da janela do vestíbulo, quase em um plano horizontal, com a cabeça inclinada caudalmente e a base defrontando-se rostralmente.

Há dois músculos associados aos ossículos do ouvido. O **músculo tensor do tímpano** não é muito desenvolvido e está inserido aos processos musculares do martelo. O **músculo estapédio** é de coloração esbranquiçada e mais desenvolvido. Ele está associado ao estribo.

A **tuba auditiva** (de Eustáquio) é curta; sua abertura faríngea está situada na parte superior da parede da faringe, imediatamente caudal à coana. Ela é um tanto infundibular e limitada medialmente por uma espessa prega da túnica mucosa *(torus tubarius)*.

TEGUMENTO COMUM

C. R. Ellenport

De acordo com Montagna e Lobitz (1964) a cútis **(pele)** do suíno possui um notável número de especializações locais, algumas delas estando associadas a ricos campos glandulares. O mais significativo ocorreu no rinário, ou focinho. Caudalmente ao ângulo de divergência das mandíbulas encontra-se uma es-

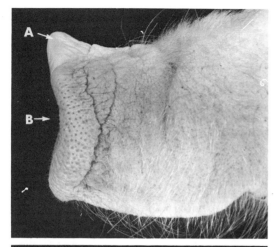

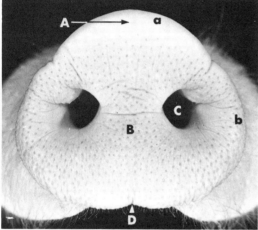

Figura 47-10. Características superficiais do nariz externo de suíno de seis meses de idade.

Em cima: Vista lateral. A, ápice; B, plano rostral. *Embaixo:* Vista rostral. A, ápice; B, plano rostral; C, narina; D, filtro; a, área glabra no disco do focinho; b, área pilosa no disco do focinho. (Por Hillmann.)

trutura redonda, e elevada, as **glândulas mentonianas,** compostas de glândulas sebáceas e apócrinas, e com vibrissas muito grosseiras.

A superfície da pele do suíno, marcada por delicados sulcos que se cruzam, quando raspada, aparenta uma semelhança superficial com a pele do homem. A pele é mais espessa, e com uma subestrutura correspondentemente mais elaborada na superfície glabra dos lábios, no focinho e entre os dígitos (Montagna e Lobitz, 1964). A espessura da pele, nas raças melhoradas, é de 1 a 2 mm, exceto no macho adulto, onde o cório do ombro pode alcançar de 3,5 a 4 mm. A gordura normalmente acumula-se na subcútis e forma sobre a maior parte do corpo um evidente e muitas vezes extremamente espesso **panículo adiposo** (Sisson, 1921).

Montagna e Lobitz (1964) declaram que, embora as raças variem na profusão de seus pêlos, os suínos possuem uma camada moderada a escassa de **pêlos** mais longos e mais grosseiros no dorso do que na barriga. Os pêlos são mais curtos e estão mais próximos nas áreas onde a expansão da superfície da pele seja mínima, tal como entre os dígitos, na base dos ouvidos, na cabeça e nas regiões axilar e inguinal. Vibrissas grosseiras e curtas estão espalhadas sobre o focinho, na ponta do focinho e nos lábios superior e inferior; elas são muito mais longas nas glândulas mentonianas. A pelagem escassa é composta de cerdas espessas, entre as quais há uma quantidade relativamente pequena de pêlos finos quase tão longos quanto as cerdas. Estes, entretanto, não formam uma verdadeira camada de pêlos subjacentes. Mesmo os animais razoavelmente hirsutos possuem uma pele um tanto exposta. Não há verdadeiras superfícies glabras que não as das bordas labiais. Os pêlos podem crescer em grupos de dois ou três, mas normalmente são encontrados isolados.

De acordo com Montagna e Lobitz (1964), a especialização mais significativa da pele do suíno é encontrada no **focinho,** que é uma estrutura achatada e expandida, modificada para a finalidade de focinhar. O focinho possui a única superfície que é comparável com as áreas de atrito dos mamíferos sem cascos (palmas e solas); ele é diferente, entretanto, em virtude de possuir sobre sua superfície vibrissas curtas e amplamente espaçadas. O focinho sofreu admirável adaptação; ele tem uma epiderme muito espessa, sob a qual se encontram muitas terminações nervosas tácteis, órgãos terminais e folículos de pêlos tácteis. À semelhança da superfície de atrito de outros mamíferos, a superfície do focinho é mantida úmida pela secreção de glândulas serosas especiais profundamente localizadas na derme. Não há glândulas sudoríparas apócrinas no focinho.

De acordo com Hillmann*, a superfície rostral do focinho *(planum rostrale)* está coberta de curtos pêlos tácteis (área pilosa), exceto na parte dorsal que limita uma área semelhante a um crescente *(apex nasi)* (Fig. 47-10 embaixo) de 10 às 2 horas. Esta área glabra continua caudalmente no dorso do focinho, em um formato triangular (Fig. 47-10 em cima). Ela apresenta um extrato córneo muito espessado, com pequenos ductos glandulares abrindo-se sobre sua superfície. A área imediatamente circundante às narinas é destituída de folículos pilosos com exceção do quadrante dorsolateral (uma ligeira irregularidade elevada na parede das narinas, apresentando vibrissas curtas).

Hillmann* considera que a diferença na natureza da vascularização das duas áreas, a pilosa versus glabra, é de interesse. Na área pilosa pode-se observar uma relação concêntrica (3 a 5 anéis) da papila dérmica vascular, com a camada mais interna circundando o próprio folículo piloso (Fig. 47-11 embaixo). Em contraste, o ápice glabro do focinho apresenta numerosas papilas dérmicas agudas, cônicas e vasculares. (Fig. 50-11, em cima).

De acordo com Sisson (1921) as **glândulas sebáceas** são, em geral, pequenas e muito menos numerosas do que nos outros animais. As **glândulas sudo-**

---

*Hillmann, comunicação pessoal, 1973.

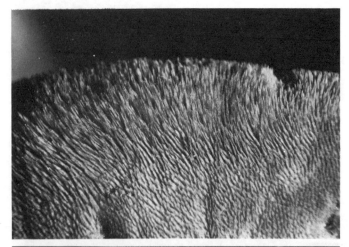

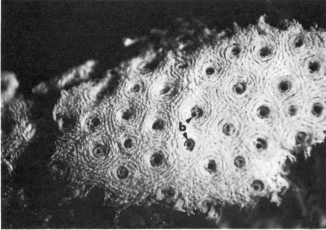

Figura 47-11. Fotografias de espécimes de corrosão do sistema vascular injetado do disco do focinho do suíno.

Em cima: Papilas dérmicas vasculares injetadas da área glabra (a da Fig. 47-10, embaixo) do disco do focinho. Note os numerosos pequenos tufos cônicos vasculares. *Embaixo:* papilas dérmicas vasculares injetadas na área pilosa (b da Fig. 47-10, embaixo) do disco do focinho. Note a disposição concêntrica das papilas que circundam cada folículo piloso. (Veja a Fig. 47-10 para a localização de áreas de onde os espécimes foram tirados.) (Por Hillmann.)

ríferas, por outro lado, são grandes, de coloração amarela ou marrom, e em muitos lugares visíveis a olho nu. No lado palmar medial do carpo há pequenos divertículos cutâneos, as **glândulas cárpicas**, dentro das quais numerosas glândulas espiraladas compostas abrem-se. Grandes glândulas também ocorrem na pele dos dígitos e nos espaços interdigitais. Glândulas tubulosas compostas estão presentes na pele do focinho. Grandes glândulas sebáceas e sudoríferas são encontradas na entrada do divertículo do prepúcio.

Os **cascos** (úngulas) ou unhas e seu cório assemelham-se aos do bovino, porém os bulbos são mais proeminentes e formam a maior parte da superfície da sola; eles são também melhor definidos do que a sola, que é pequena. Os cascos dos dígitos acessórios são mais desenvolvidos e suas partes mais diferenciadas do que as do bovino (Sisson, 1921).

ÓRGÃO DO OLFATO *(ORGANUM OLFACTUS)*

S. Sisson

A **região olfatória** é extensa em correlação com o grande tamanho dos bulbos olfatórios; a túnica mucosa aqui é de coloração marrom.

BIBLIOGRAFIA

Montagna, W. 1962. The Structure and Function of Skin. 2nd ed., New York, Academic Press.
Montagna, W., and W. E. Lobitz, Jr., eds. 1964. The Epidermis. New York, Academic Press.
Sisson, S. 1921. The Anatomy of the Domestic Animals. 2nd ed., Philadelphia, W. B. Saunders Co.

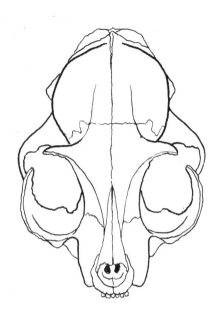
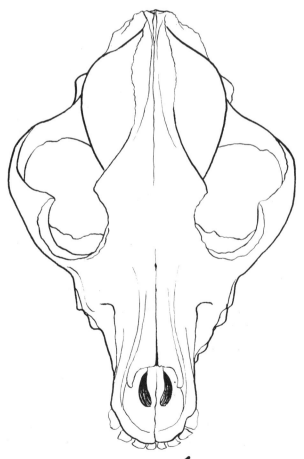

CARNÍVORO

		CANINO	FELINO
Classe:	*Mammalia*		
Subclasse:	*Theria*		
Infraclasse:	*Eutheria*		
Ordem:	*Carnivora*		
Subordem:	*Fissipedia*		
Infra-ordem:		*Arctoidea*	*Aeluroidea*
Família:		*Canidae*	*Felidae*
Gênero:		*Canis*	*Felis*
Espécie:		*domestica*	*domestica*

CARNÍVORO — INTRODUÇÃO

W. H. Riser

O cão e o gato têm sido companheiros inseparáveis do homem desde que a história foi primeiro registrada no ano 8000 A.C. Especula-se que quando o homem primitivo apareceu, o cão o protegeu, bem como os seus rebanhos, dos predadores que vagueavam pelas terras. O outro companheiro do homem, o gato, impedia que os roedores destruíssem seus cereais e invadissem seus domínios (Scott e Fuller, 1965). É irônico que séculos depois, e com um mundo de invenções modernas, o cão e o gato ainda permaneçam como os principais postos avançados de segurança para alertá-lo quanto ao perigo iminente e para manter à distância os roedores.

À medida que o homem desenvolveu uma organização social complexa, após emergir de sua existência nômade para tornar-se o mestre da capacitação técnica, houve tempo para a socialização e a demonstração de habilidades. Neste ponto, um segundo grupo de cães, o grupo esportivo, foi desenvolvido. Estes cães foram treinados para perseguir a caça através da visão e do olfato.

Um terceiro grupo, o cão companheiro sem quaisquer habilidades especiais, também foi desenvolvido, essencialmente porque o homem estava solitário e precisava de companhia. Como algumas pessoas gostam de cruzar e manter animais estranhos e grotescos, especialmente cães, não é de surpreender que muitos cães de companhia muitas vezes refletem as emoções e até as características faciais e as imagens de seu proprietário (Stockard, 1941). Os cães de companhia, mais do que os outros, foram instintivamente inclinados a dependerem do homem. O homem pode aliviar suas frustrações no seu cão, e o cão raramente reage. Após algumas carícias e palavras bondosas, a fé é restaurada e o homem e seu cão tornam-se novamente companheiros íntimos.

O gato tornou-se quase tão popular quanto o cão como animal de estimação. Ele se adapta bem à vivência familiar. Em sua maioria ele também pode ser ensinado a conviver bem com os cães e a viver confortavelmente num pequeno apartamento. O gato não ladra, não cria perturbações nem precisa ser conduzido, e ambos os sexos melhoram como animais de estimação quando são tornados estéreis. Operações simples hoje em dia são realizadas para remover sem dor as garras, sem qualquer desfiguração do animal.

A espécie felina é representada por uma variedade de raças, mas a seleção não modificou as características anatômicas nem o tamanho do animal. As diferenças se limitaram essencialmente a coisas tais como coloração e o caráter da camada de pêlos, o comprimento da cauda, o número de dedos e o perfil da face. A camada de pêlos é a mais facilmente modificada, pois varia desde o quase glabro até a diversas polegadas de comprimento e do reto ao encaracolado. A coloração do pêlo varia do branco ao preto, com todos os tipos de combinações de cores, e do sólido ao malhado. A coloração é um tanto vinculada ao sexo. Os machos apresentam camadas sólidas ou de duas colorações, enquanto somente as fêmeas poderão ter três colorações.

Até 2.000 raças distintas de cães foram desenvolvidas no mundo; nos Estados Unidos, o American Kennel Club reconhece 125 raças (Am. Kennel Club, 1968). Elas foram, em sua maioria, produtos da Europa, mas outros países produziram pelo menos uma e, às vezes, diversas raças distintas (Lorenz, 1958). Como as viagens internacionais aumentaram, mais e mais raças novas para a América foram trazidas para este país, especialmente nos últimos anos em que raças das civilizações orientais foram importadas pela primeira vez.

O protoplasma genético do cão pode facilmente ser modificado através da seleção. Um diminuto Chihuahua ou Pomeraniano pode atingir idade madura com menos de 1 kg, e são anões quando comparados com o dinamarquês gigante e o wolfhound irlandês que podem tornar-se maduros com mais de 100 kg. Nenhuma outra espécie de mamífero difere no peso e no tamanho por tal ordem de magnitude (100 vezes) (Stockard, 1941).

Igualmente notáveis são as diferenças no formato corporal. A cabeça pode ser redonda e acromegálica ou possuir um focinho achatado (boxer e pug), ou ela pode ser longa e delgada com um nariz estendido (wolfhound e greyhound). O corpo varia do curto (pug), arredondado (bulldog) e estreito (whippet), ao longo (dachsund), profundo (greyhound), largo (São Bernardo) e afunilado (Afghan). As pernas são longas e delgadas em algumas raças, curtas e atarracadas em outras. Algumas raças miniaturas possuem pernas longas e esguias; os condrodistrofóides possuem pernas curtas, pesadas, dobradas e tortas. As caudas variam desde longa, delgada e reta, a curta, cheia e curva, e em alguns não há nenhuma cauda. As camadas de pêlos podem ser de qualquer coloração ou combinação de cores, excetuado o verde; o comprimento e textura vão da quase completa ausência de pêlo, em algumas raças do México, América do Sul e Ceilão, para pêlos que atingem o solo e cobrem os olhos. Apesar desta gama de tamanho, formato e características, a leal devoção ao homem é partilhada por todas as raças (Lorenz, 1958; Scott e Fuller, 1965).

Muitas das peculiaridades de tipo e modificações estruturais beiram ao patológico, e várias das doenças encontradas no cão podem ser atribuídas diretamente a estás variações. Os exemplos disto são numerosos: hidrocefalia naqueles menores que o cão ancestral; respiração limitada no cão braquicefálico; desvio lateral das patas dianteiras e doença do disco intervertebral nos condrodistrofóides; alta incidência de tumores, especialmente tumores cerebrais, no boxer; osteocondrite dissecante do ombro e processos anconeais desunidos da ulna, nos cães grandes e gigantes; alta incidência de fraturas da pata dianteira nas raças miniatura e cães de raça anã com pernas longas e esguias, e displasia do quadril nas raças grandes; luxação patelar e necrose isquêmica da porção femoral nos miniaturas e cães de raça anã; distocia nos terriers de Yorkshire e de Boston; e uma variedade de doenças cardíacas e elevada ocorrência de tumores ósseos nas raças grandes e gigantes.

Esta relação de doenças anatômicas pode ser ampliada com cada raça específica estudada. Aqueles que desenvolvem uma raça tendem a crer que a sua supera todos os outros cães em habilidades e aparências particulares. Cães especialmente selecionados e suas crias podem consistentemente superar o cão ancestral numa habilidade específica mas nenhum deles pode ser considerado superior em todas as habilidades (Scott e Fuller, 1965). Com poucas exceções, as características e habilidades especiais que foram adquiridas, o foram às custas do sacrifício e diluição de outras capacidades, especialmente quando considerado do ponto de vista musculoesquelético.

O cão e o gato podem ofertar grandes estímulos ao veterinário para estudo e como pacientes para tratamento; como pacientes, é um desafio restaurá-los e mantê-los com vida e saúde; como espécimes de pesquisa, a ampla gama de tipo corporal e de tamanho e a variação na função metabólica e o comportamento genético oferecem oportunidade para analisar reações endócrinas, a ecologia de tumores, a função biomecânica, a fisiologia cardiovascular e as diferenças metabólicas que não podem ser conseguidas alhures.

BIBLIOGRAFIA

American Kennel Club. 1969. The Complete Dog Book. Revised edition. New York, Doubleday & Company, Inc.
Lorenz, K. 1958. Man Meets Dog. Middlesex, England, Penguin Books, Ltd.
Scott, J. P., and J. L. Fuller. 1965. Genetics and the Social Behavior of the Dog. Chicago, University of Chicago Press.
Stockard, C. R. 1941. The Genetic and Endocrinic Bases for Differences in Form and Behavior. Philadelphia, The Wistar Institute of Anatomy and Biology.

CAPÍTULO 48

OSTEOLOGIA DO CARNÍVORO

S. Sisson*

PARTE I — CÃO
COLUNA VERTEBRAL

A fórmula vertebral é $C_7T_{13}L_7S_3Ca_{20-23}$ (Fig. 48-1).

Vértebras Cervicais
(Figs. 48-2 a 8 e 15 a 18)

As **vértebras cervicais** são relativamente mais longas do que no bovino e no suíno. Os **corpos** das vértebras típicas diminuem no tamanho da primeira para a última e estão comprimidos dorsoventralmente. A extremidade cranial é moderadamente convexa e a extremidade caudal ligeiramente côncava; ambas são oblíquas. A crista mediana e os sulcos laterais na superfície dorsal do corpo da vértebra são muito bem demarcados. A segunda, terceira e quarta vértebras possuem **cristas ventrais** distintas. O **processo espinhoso** da terceira vértebra cervical tem o formato de uma crista longa e baixa; no restante ele é mais alto, de extremidade rombuda e inclinado cranialmente. Os **processos transversos** da terceira, quarta e quinta vértebras projetam-se ventral e caudalmente e dividem-se em dois ramos; destes, o ramo cranial é fino, e o ramo caudal é espesso e tuberculado em sua extremidade livre. O processo da sexta vértebra tem duas partes; uma é uma placa quadrilátera extensa, que está direcionada ventrolateralmente e é ressaltada em sua superfície medial; a outra é curta e rombuda, e está direcionada lateralmente e um pouco caudal e dorsalmente. A sétima vértebra é prontamente distinguida por ser curta, pelo comprimento de seu processo espinhoso e pelo processo transverso único. Os processos articulares caudais sustentam tubérculos que são grandes na terceira, quarta e na quinta vértebras.

ATLAS
(Figs. 48-9 a 13)

O **arco ventral** do **atlas** é estreito craniocaudalmente e sustenta um pequeno tubérculo caudalmente. A superfície dorsal do arco dorsal é fortemente convexa e áspera centralmente. As massas laterais apresentam processos transversos ou **asas,** que são largas, achatadas e quase horizontais. A superfície dorsal é áspera. Existe uma **incisura alar** ao invés do forame alar na borda cranial. O **forame transverso** está presente, mas o processo espinhoso está ausente.

ÁXIS
(Figs. 48-10 a 14)

O **corpo** do **áxis** é achatado dorsoventralmente, especialmente cranialmente. O **dente** é arredondado e relativamente longo, atingindo quase o osso occipital; ele é ligeiramente inclinado dorsalmente. As superfícies articulares que o flanqueiam são condilóides no formato e muito oblíquas. A superfície ventral é larga, e está dividida por uma crista mediana em duas fossas. Os **processos transversos** são únicos, pontiagudos, direcionados caudal e lateralmente, e perfurados por forames transversos relativamente grandes. O **processo espinhoso** é fino e de altura moderada, mas muito longo; ele se prolonga cranialmente de modo a sobrepor-se ao arco dorsal do atlas, e termina caudalmente por uma tuberosidade que está ligada, por duas cristas, aos processos articulares caudais. Os ressaltos craniais são grandes.

Vértebras Torácicas
(Figs. 48-15 a 19)

O **corpo** das treze **vértebras torácicas** é largo e comprimido dorsoventralmente, em especial em cada extremidade da região. Suas superfícies craniais convexas são deprimidas no centro. As facetas caudais das cabeças das costelas faltam nas três ou quatro últimas. Os **processos transversos** lembram aqueles do eqüino. Apresentam **processos mamilares,** exceto os da extremidade da região. As facetas para os tubérculos das costelas são largas e côncavas

---
*Editado por C. R. Ellenport e revisto (exceto crânio) por N. G. Ghoshal.

(O texto continua na pág. 1342).

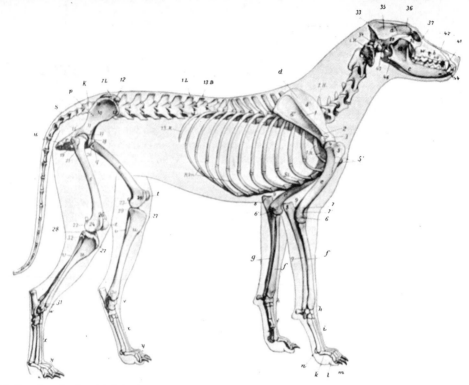

Figura 48-1. Esqueleto do cão; vista lateral.

13B, Última vértebra torácica; 1H-7H, vértebras cervicais; K, sacro; 1L-7L, vértebras lombares; 1R-13R, costelas; R.kn, cartilagens costais; S, vértebras caudais; St, esterno; a, crânio; b, face; c, mandíbula; d, escápula; d', fossa supra-espinhosa; d'', fossa infra-espinhosa; e, úmero; f, rádio; g, ulna; h, carpo; i, metacarpo; k, falanges proximais; l, falanges médias; m, falanges distais; n, sesamóide; p, ílio; q, púbis; r, ísquio; s, fêmur; t, patela; u, tíbia; v, fíbula; w, tarso; x, metatarso; y, falanges; 1, espinha da escápula; 2, acrômio; 3, tubérculo supraglenóide; 3', extremidade articular da escápula; 4, cabeça do úmero; 5, tubérculo maior do úmero; 5', tuberosidade deltóide; 6, 6', epicôndilos do úmero; 7, crista epicondilóide lateral; 7', fossa radial; 8, olécrano; 9, processo anconeal da ulna; 10, asa do ílio; 11, corpo do ílio; 12, crista do ílio; 13, espinha ilíaca ventral (tuberosidade coxal); 14, espinhas ilíacas dorsais (tuberosidade sacra); 15, espinha isquiática; 16, túber isquiático; 17, acetábulo; 18, cabeça do fêmur; 19, trocanter maior; 20, trocanter menor; 21, terceiro trocanter; 22, 23, côndilos; 24, 25, epicôndilos; 26, tróclea; 27, tuberosidade da tíbia; 28, 29, côndilos da tíbia; 30, maléolo medial; 31, maléolo lateral; 32, cabeça da fíbula; 33, osso occipital; 34, processo jugular; 35, osso parietal; 36, osso frontal; 37, osso lacrimal; 38, osso zigomático; 39, parte escamosa do osso temporal; 40, maxila; 40', forame infra-orbitário; 41, osso incisivo; 42, osso nasal; 43, meato acústico externo; 44, dente canino; 45, fossa massetérica; 46, processo angular da mandíbula. (De Ellenberger, 1908.)

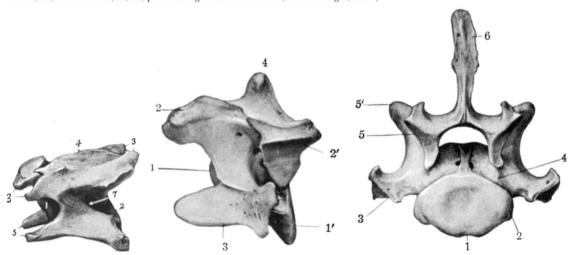

Figura 48-2 (esquerda). Terceira vértebra cervical do cão; vista lateral esquerda.

1, Extremidade cranial do corpo; 2, extremidade caudal do corpo; 3, processos articulares; 4, processos espinhosos; 5, 6, processo transverso; 7, forame transverso.

Figura 48-3 (centro). Quarta vértebra cervical do cão; vista lateral esquerda.

1, Extremidade cranial do corpo; 1', extremidade caudal do corpo; 2, 2', processos articulares; 3, processo transverso; 4, processo espinhoso.

Figura 48-4 (direita). Sétima vértebra cervical do cão; vista caudal.

1, Corpo; 2, faceta capitular para a primeira costela; 3, processo transverso; 4, incisura pedicular; 5, 5', processos articulares; 6, processo espinhoso.

OSTEOLOGIA DO CARNÍVORO

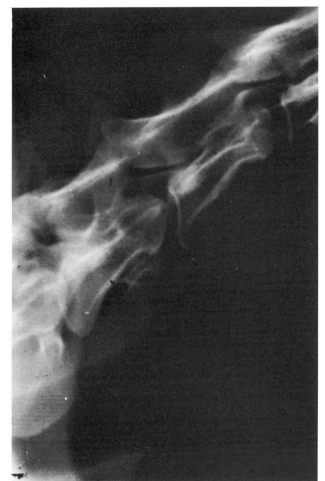

Figura 48-5. Vista oblíqua ventrodorsal das vértebras cervicais três a seis do cão.

Note o tamanho e a direção dos espaços intervertebrais entre os corpos das vértebras. (De Hare, 1961a.)

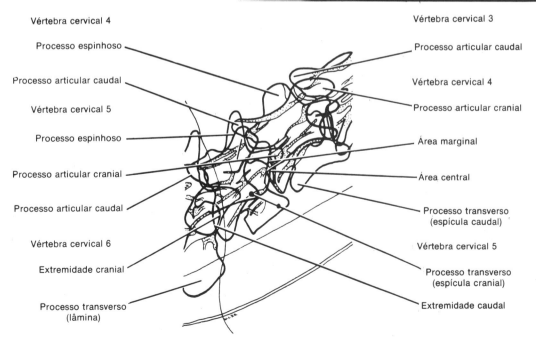

Figura 48-6. Cópia tracejada da Fig. 48-5.
(De Hare, 1961a.)

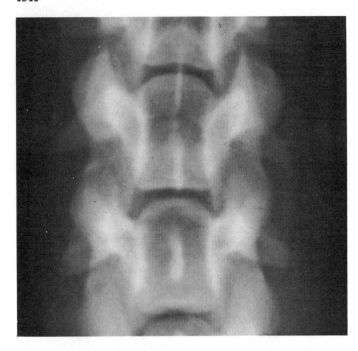

Figura 48-7. Vista ventrodorsal das vértebras cervicais três a seis do cão.

Note o espaço intervertebral entre os corpos das vértebras adjacentes. Este espaço é ocupado pelo disco intervertebral. Mudanças patológicas no disco podem resultar quer na redução da largura do espaço ou no aparecimento de uma área opaca, dentro do espaço, devido à calcificação do disco. Nos estudos radiológicos do espaço intervertebral, o posicionamento correto do tubo de raios X e do animal é crítico. (De Hare, 1961a.)

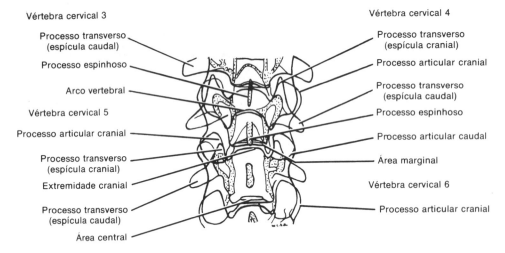

Figura 48-8. Cópia tracejada da Fig. 48-7. (De Hare, 1961a.)

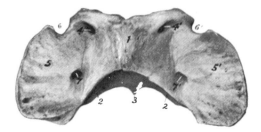

Figura 48-9. Atlas do cão; vista dorsal.

1, Arco dorsal; 2, cavidades articulares caudais; 3, tubérculo ventral; 4, 4', forames vertebrais laterais; 5, 5', asas; 6, 6', incisuras alares; 7, 7', forames transversos.

Figura 48-10. Vista lateral do atlas e áxis do cão.

Note que o dente do áxis forma o assoalho do canal vertebral, ao nível do atlas, e que a excessiva flexão da articulação atlantoaxial pode forçar o dente contra a medula espinhal. (De Hare, 1961a.)

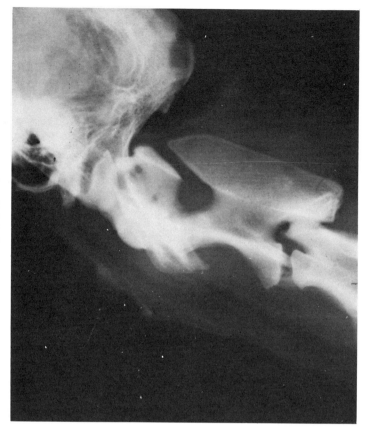

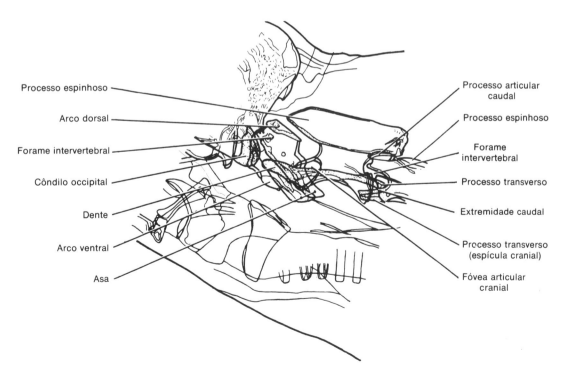

Figura 48-11. Cópia tracejada da Fig. 48-10.
(De Hare, 1961a.)

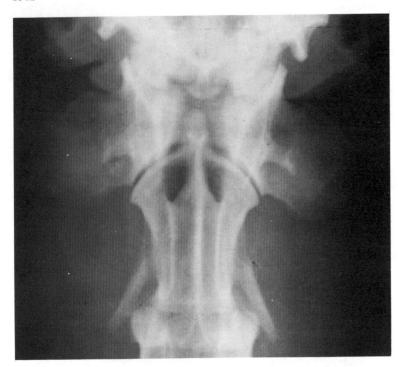

Figura 48-12. Atlas e áxis do cão; vista ventrodorsal.
(De Hare, 1961a.)

na parte cranial da série, tornando-se menores e ligeiramente convexas caudalmente. As três últimas têm também **processos acessórios.** Os primeiros três ou quatro **processos espinhosos** são aproximadamente iguais no comprimento. Caudal a este ponto eles tornam-se gradativamente mais curtos até a décima e, a seguir, permanecem iguais. A inclinação caudal é mais acentuada na nona e na décima vértebras. A décima primeira vértebra é praticamente vertical, e as últimas duas inclinam-se ligeiramente cranialmente.

Vértebras Lombares
(Fig. 48-20)

Os **corpos** das sete **vértebras lombares** são decididamente achatados dorsoventralmente, e aumentam de largura da primeira para a última. O comprimento aumenta até a sexta vértebra. Os **processos transversos** são semelhantes a placas e estão direcionados cranial e ventralmente. Seu comprimento aumenta até a quinta e a sexta vértebras. Eles não formam articulações uns com os outros ou com

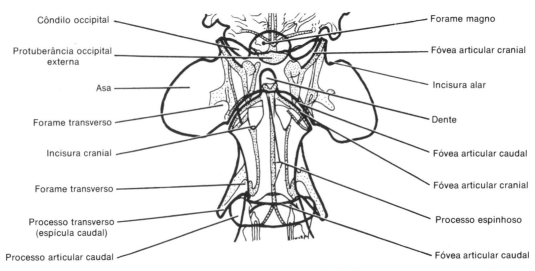

Figura 48-13. Cópia tracejada da Fig. 48-12.
(De Hare, 1961a.)

OSTEOLOGIA DO CARNÍVORO

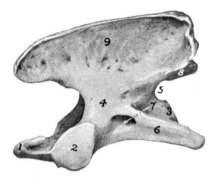

Figura 48-14. Áxis do cão; vista lateral esquerda.
1, Dente; 2, processo articular cranial; 3, extremidade caudal do corpo; 4, arco; 5, incisura pedicular caudal; 6, processo transverso; 7, forame transverso; 8, processo articular caudal; 9, processo espinhoso.

o sacro. Suas extremidades são aumentadas, com exceção da última. Os **processos acessórios** projetam-se caudalmente sobre as incisuras caudais das primeiras cinco vértebras. Os processos articulares craniais são grandes, estão comprimidos lateralmente e sustentam **processos mamilares**. Os **processos espinhosos** são largos ventralmente, mais estreitos dorsalmente e, com exceção da última, inclinam-se um pouco cranialmente. Sua altura diminui caudalmente à quarta vértebra.

Sacro
(Fig. 48-21)

O **sacro** resulta da fusão inicial de três vértebras. Ele é curto, largo e quadrangular. Os **processos espinhosos** estão fundidos para formarem uma **crista sacral mediana** que entretanto possui uma incisura, entre as extremidades dos processos espinhosos. Em qualquer dos lados há dois tubérculos, vestígios dos processos articulares fundidos. A **superfície pélvica** é profundamente côncava e apresenta dois pares de forames. As **asas** são prismáticas e muito altas. Suas superfícies laterais são extensas, defrontam-se quase diretamente lateralmente, e sustentam uma superfície auricular na parte ventral. A superfície cranial do corpo da primeira vértebra é extensa, está deprimida em sua parte média, e sustenta ventralmente um lábio proeminente. Os processos articulares craniais são grandes e possuem facetas extensas e ligeiramente côncavas que se defrontam dorsomedialmente. Os processos articulares caudais são pequenos. Os **processos transversos** da última vér-

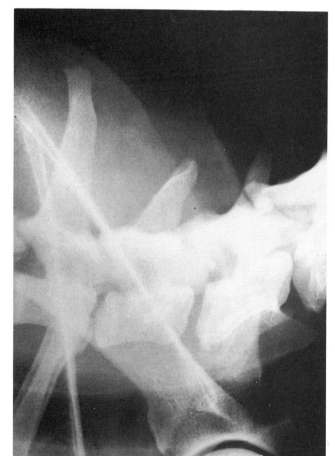

Figura 48-15. Vértebras cervicais cinco a sete e vértebra torácica um do cão; vista lateral.
Note o tamanho e a direção do espaço intervertebral entre os corpos das vértebras cervicais seis e sete e o processo transverso semelhante a uma lâmina da vértebra cervical seis. (De Hare, 1961a.)

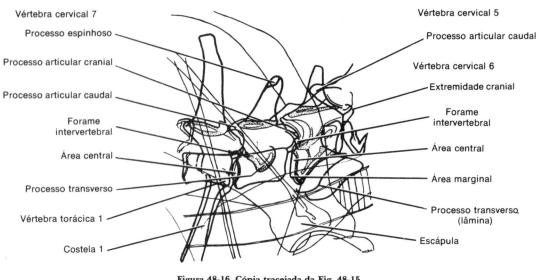

Figura 48-16. Cópia tracejada da Fig. 48-15.
(De Hare, 1961a.)

tebra projetam-se caudalmente e podem articular-se ou fundir-se com os da primeira vértebra caudal. O **canal** sacral está fortemente comprimido dorsoventralmente.

Vértebras Caudais

As **vértebras caudais** (coccígeas) são integralmente desenvolvidas na parte cranial da região. Normalmente, o **arco** está completo nas primeiras seis vértebras. As primeiras três ou quatro vértebras possuem processos articulares bem desenvolvidos em cada extremidade. Caudalmente a estes, os processos caudais rapidamente desaparecem, e os processos craniais tornam-se não articulares e de tamanho bem reduzido. Os **processos transversos** das primeiras cinco ou seis vértebras são relativamente

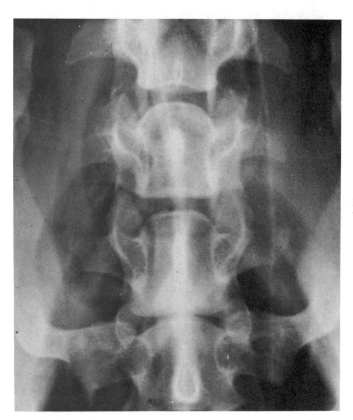

Figura 48-17. Vértebras cervicais cinco a sete e vértebra torácica um do cão; vista ventrodorsal.
(De Hare, 1961a.)

OSTEOLOGIA DO CARNÍVORO

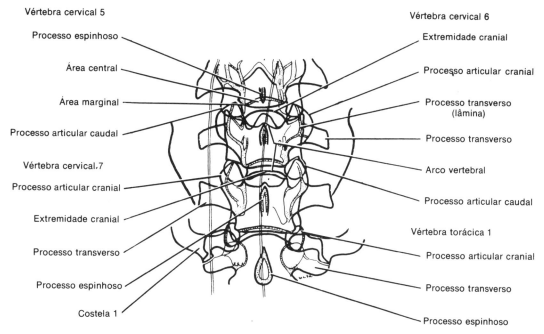

Figura 48-18. Cópia tracejada da Fig. 48-17.
(De Hare, 1961a.)

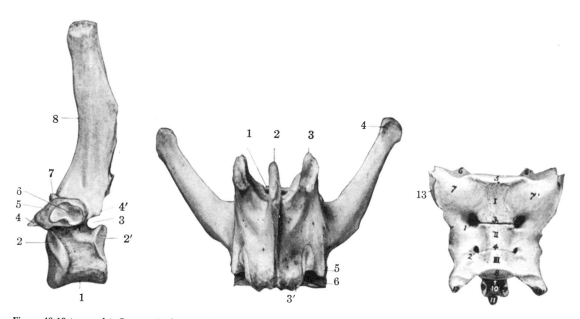

Figura 48-19 (esquerda). Quarta vértebra torácica do cão; vista esquerda.
1, Corpo; 2, 2', facetas costais do corpo; 3, incisura pedicular caudal; 4, 4', processos articulares; 5, processo transverso; 6, sulco para o nervo espinhal lombar; 7, processo mamilar; 8, processo espinhoso.

Figura 48-20 (centro). Quinta vértebra lombar do cão; vista dorsal.
1, Extremidade cranial do corpo; 2, processo espinhoso; 3, 3', processos articulares; 4, processo transverso; 5, processo acessório; 6, sulco para o nervo espinhal lombar.

Figura 48-21 (direita). Sacro do cão; vista ventral.
I, II, III, Corpos das vértebras; 1, 2, forames sacrais ventrais; 3, 4, linhas transversas; 5, extremidade cranial do corpo da primeira vértebra sacral; 6, 6', processos articulares craniais; 7, 7', asas; 8, extremidade caudal do corpo da última vértebra sacral; 9, 9', processos articulares caudais; 10, canal sacral; 11, processo espinhoso; 12, 12', processos transversos; 13, superfície auricular.

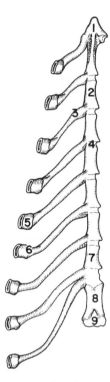

Figura 48-22. Esterno do cão; vista dorsal.
1, Manúbrio; 2, corpo da segunda esternebra; 3, terceira cartilagem costal; 4, cartilagem interesternebral; 5, quinta costela; 6, articulação costocondral; 7, sétima esternebra; 8, processo xifóide; 9, cartilagem xifóide.

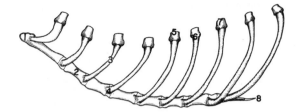

Figura 48-23. Esterno do cão; vista lateral.
1, Manúbrio; 2, corpo da segunda esternebra; 3, terceira cartilagem costal; 4, articulação esternocostal; 5, quinta costela; 6, articulação costocondral; 7, sétima costela; 8, cartilagem xifóide.

grandes; caudal a estes eles rapidamente desaparecem. Os **arcos hemais** (ou ossos de barras) na forma de um V ou Y ocorrem ventralmente nas junções intercentrais da terceira, quarta e quinta vértebras, normalmente. Eles transmitem a artéria caudal média, que passa entre pares de tubérculos ventrais, mais adiante e caudalmente.

CURVAS VERTEBRAIS

Uma curva suave, convexa ventralmente, é formada pelas partes cervical e cranial da região torácica. As vértebras torácicas caudais e as lombares formam uma segunda curva, côncava ventralmente. O promontório sacral é bem demarcado. O sacro e a parte cranial da região caudal constituem uma terceira curva, esta mais acentuada, côncava ventralmente. Nos cães de caudas longas, a região sacrocaudal tem formato parecido a um S.

VARIAÇÕES. Variações numéricas não são comuns, exceto na região caudal. O número de vértebras torácicas pode ser de doze ou quatorze, com ou sem mudança compensatória na região lombar. Girard (Sisson, 1921) registrou um caso com oito vértebras lombares e o número costumeiro de vértebras torácicas. Seis vértebras lombares com quatorze vértebras torácicas foram observadas. A primeira vértebra caudal às vezes une-se ao sacro.

TÓRAX

O **tórax** tem o formato distinto de um barril, e não é decididamente comprimido cranialmente como o do eqüino e do bovino. A abertura cranial (entrada) é oval, e relativamente larga por causa da curvatura acentuada do primeiro par de costelas e cartilagens.

Costelas

Treze pares de **costelas** estão presentes, dos quais nove são **verdadeiros** ou **esternais** e quatro **falsos** ou **asternais**. Elas são fortemente curvadas, estreitas e espessas. As costelas no meio da série são as mais longas. As primeiras oito ou nove aumentam de largura na sua parte ventral. A última costela normalmente é flutuante. As cabeças das últimas duas ou três costelas articulam-se com apenas uma vértebra. As **cartilagens costais** são longas, e curvam-se ventral e cranialmente; o comprimento e a curvatura do primeiro par são características especiais notáveis.

Esterno
(Figs. 48-22 e 23)

Ele é longo, comprimido lateralmente, e consiste em oito esternebras, que se fundem apenas em casos excepcionais e na velhice extrema. O primeiro segmento, o **manúbrio,** é o mais longo; sua extremidade cranial tem extremidade rombuda e sustenta uma cartilagem cônica, curta. Ele alarga-se no ponto de articulação do primeiro par de cartilagens. O último segmento, o **processo xifóide,** também é longo, sendo mais fino do que seus predecessores, e é largo cranialmente e estreito caudalmente, onde sustenta uma estreita **cartilagem xifóide.**

MEMBROS

OSSOS DO MEMBRO TORÁCICO
(Quadro 48-1)

O **membro torácico** do carnívoro é composto de quatro segmentos principais: a cinta torácica (clavícula e escápula), o braço (úmero), o antebraço (rádio e ulna), e a mão (carpo, metacarpo, falanges e ossos sesamóides).

Cinta Torácica (Ombro)
(*cíngulo do membro torácico*)

CLAVÍCULA

A **clavícula** é uma placa cartilaginosa ou óssea pequena, fina e irregularmente triangular. Ela está encaixada no músculo braquiocefálico, cranial à articulação do ombro e não forma nenhuma articulação com o restante do esqueleto.

ESCÁPULA
(Figs. 48-24 a 33)

A **escápula** é relativamente longa e estreita. A **espinha** aumenta gradativamente de altura dorsoventralmente, e divide a superfície lateral em duas fossas quase iguais (fossa supra-espinhal e fossa infra-espinhal). Sua borda livre é espessa e áspera dorsalmente e, na parte ventral, é fina e dobrada caudalmente. O **acrômio** é curto e rombudo, e está oposto à borda da cavidade glenóide. A **fossa subescapular** é muito rasa e demarcada por linhas grosseiras. A área áspera e a ela dorsal para a inserção do músculo serrátil ventral, a *face serrátil*, é grande e quadrilátera cranialmente, estreita e marginal caudalmente. A **borda cranial** é fina, fortemente convexa e sinuosa. A **borda caudal** é reta e espessa. A **borda dorsal** é convexa e espessa, e sustenta uma faixa de cartilagem escapular. O **ângulo cranial** está oposto à primeira espinha torácica e é arredondado. O **ângulo caudal** situa-se dorsalmente à extremidade vertebral da quarta costela. O **ângulo glenóide** situa-se a um ponto imediatamente cranial à extremidade esternal da primeira costela, na posição ordinária de pé, e é espesso e quadrado. O **colo** é bem definido e sustenta caudalmente uma áspera eminência, da qual surge a porção longa do músculo tríceps do braço. A **cavidade glenóide** continua cranialmente sobre a face ventral do tubérculo supraglenóide, que é rombudo e sustenta um pequeno processo coracóide. O tubérculo supraglenóide une-se ao restante do osso aos seis a oito meses de idade. O ombro possui uma grande gama de movimentos na parede torácica.

Braço

ÚMERO
(Figs. 48-33, 34 e 35)

O **úmero** é relativamente muito longo, um tanto delgado e possui um ligeiro giro espiral. O **corpo** é um tanto comprimido lateralmente, especialmente nos seus dois terços proximais; esta parte é curva, em grau variado e convexa cranialmente. A **tuberosidade deltóidea** tem o formato de um ressalto baixo, e continua por uma crista que corre dorsal e caudalmente e sustenta um tubérculo em sua parte proximal. Outra linha corre caudalmente na superfície cranial e forma o limite medial do sulco musculoespiral, muito raso (*sulco do músculo braquial*). O **forame nutrício** está aproximadamente no meio da superfície caudal. Uma ligeira elevação no terço proximal da superfície medial representa a **tuberosidade redonda maior**. A **cabeça** é longa e fortemente curvada craniocaudalmente. O **colo** é melhor demarcado do que no eqüino. O **tubérculo maior** (tuberosidade lateral), sem divisão, está colocado bem cranialmente e estende-se um pouco proximal ao nível da cabeça. O **tubérculo menor** (tuberosidade medial) é pequeno. O sulco intertubercular não é dividido e está deslocado para o lado medial pela extensão cranial do tubérculo maior. A extremidade distal pode ser considerada como um côndilo. Ela sustenta uma superfície articular troclear oblíqua para articulação com a ulna, a parte lateral que é a mais extensa e tenuemente sulcada, e um capítulo para articulação com o rádio. Os **epicôndilos** são proeminentes. As **fossas radial e do olécrano** muitas vezes comunicam-se através de um grande forame supratroclear. A extremidade proximal une-se ao corpo com aproximadamente um ano de idade, e, a distal, dos seis aos oito meses de idade.

Antebraço
(Figs. 48-36 a 44)

Os dois ossos do antebraço são relativamente longos, e articulam-se um com o outro em cada extre-

Quadro 48-1. *Tempos para o Fechamento Epifisário Anatômico do Membro Torácico do Cão*

Osso	Bruni e Zimmerl (1951)	Lesbre (1897)
Escápula	6 a 8 meses	6 a 8 meses
Úmero		
Proximal	1 ano e meio	~13 meses
Distal	6 a 8 meses	6 a 8 meses
Rádio		
Proximal	6 a 8 meses	6 a 8 meses
Distal	16 a 18 meses	16 a 18 meses
Ulna		
Proximal	15 meses	15 meses
Distal	15 meses	15 meses
Metacárpico III		
Proximal	antes de nascer	—
Distal	5 a 6 meses	5 a 6 meses
Falange proximal		
Proximal	5 a 6 meses	5 a 6 meses
Distal	antes de nascer	—
Falange média		
Proximal	5 a 6 meses	5 a 6 meses
Distal	antes de nascer	—
Falange distal	—	—

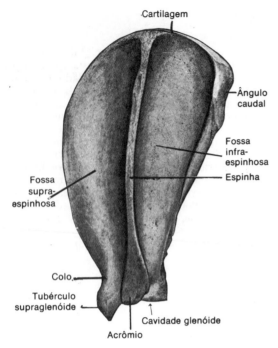

Figura 48-24. Escápula esquerda do cão; vista lateral.

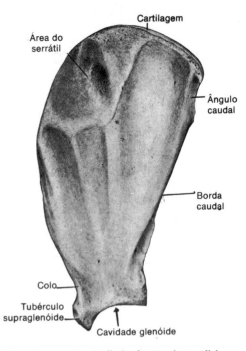

Figura 48-25. Escápula direita do cão; vista medial.

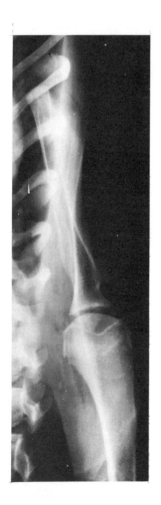

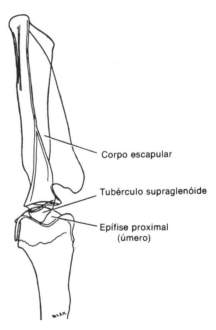

Figura 48-26. Vista caudocranial do ombro direito de collie escocesa fêmea de quatro meses de idade.

Note os centros de ossificação para o tubérculo supraglenóideo e a epífise proximal do úmero. (De Hare, 1959a.)

Figura 48-27. Cópia tracejada da Fig. 48-26.
(De Hare, 1959a.)

OSTEOLOGIA DO CARNÍVORO

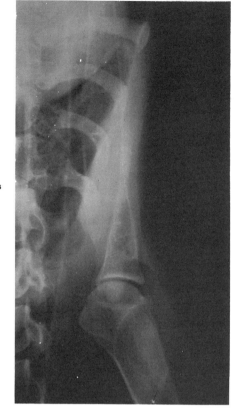

Figura 48-28. Ombro direito de pastor alemão macho de 11 meses de idade; vista caudocranial.
(De Hare, 1959b.)

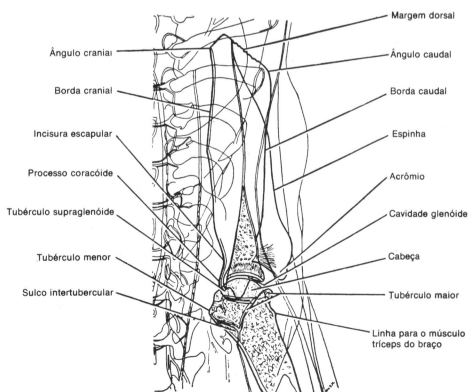

Figura 48-29. Cópia tracejada da Fig. 48-28.
(De Hare, 1959b.)

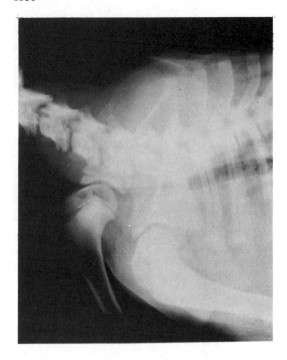

Figura 48-30. Ombro direito de collie escocês macho de 3 meses de idade; vista mediolateral.

Observar os centros de ossificação para o tubérculo supraglenóideo e a epífise proximal do úmero. (De Hare, 1959a.)

midade, de modo a permitir ligeiro movimento. Um estreito espaço interósseo separa seus eixos.

RÁDIO

O **rádio** é achatado craniocaudalmente e aumenta de tamanho distalmente. O **corpo** forma duas curvas, de modo que ele é convexo dorsal e medialmente. A superfície dorsal é convexa em ambas as direções e é marcada em sua metade distal por um sulco para o músculo abdutor longo do dedo I. A superfície caudal apresenta o forame nutrício em seu terço proximal, e sustenta lateralmente uma linha áspera para a inserção do ligamento interósseo. A extremidade proximal ou **cabeça** é relativamente pequena e está apoiada por um **colo** distinto.

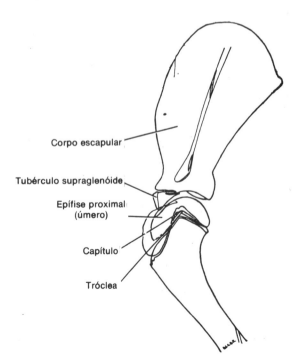

Figura 48-31. Cópia tracejada da Fig. 48-30. (De Hare, 1959a.)

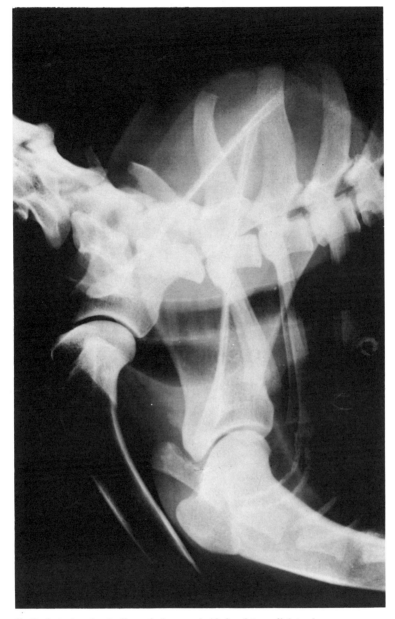

Figura 48-32. Ombro direito de pastor alemão fêmea de 9 meses de idade; vista mediolateral.
Note que parte da cartilagem epifisial ainda está presente entre a epífise proximal e a diáfise do úmero. (De Hare, 1959b.)

Ela sustenta uma superfície côncava para articulação com o úmero, e uma área marginal convexa, a circunferência articular, caudalmente para a ulna. A **tuberosidade do rádio** é pequena; proximal à mesma há uma grande **eminência lateral** e distal a esta uma eminência áspera. A extremidade distal é bastante mais larga, formando uma **tróclea.** Ela possui uma extensa superfície articular cárpica, côncava. Sua borda medial projeta-se distalmente, formando o **processo estilóide** do rádio. Lateralmente há uma faceta côncava, a **incisura ulnar,** para articulação com a ulna. Dorsalmente há três sulcos distintos para os tendões extensores.

ULNA

A **ulna** é bem desenvolvida, mas diminui de tamanho distalmente. Ela cruza a superfície caudal do rádio, mediolateralmente. O **corpo** é grande e trilaterado em seus dois terços proximais, menor e mais arredondado distalmente. Sua superfície cranial é,

(O texto continua na pág. 1355)

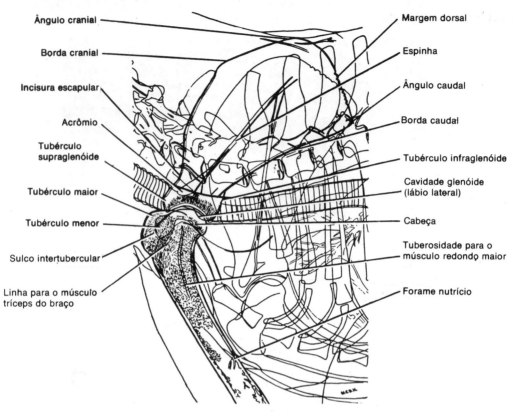

Figura 48-33. Cópia tracejada da Fig. 48-32. (De Hare, 1959b.)

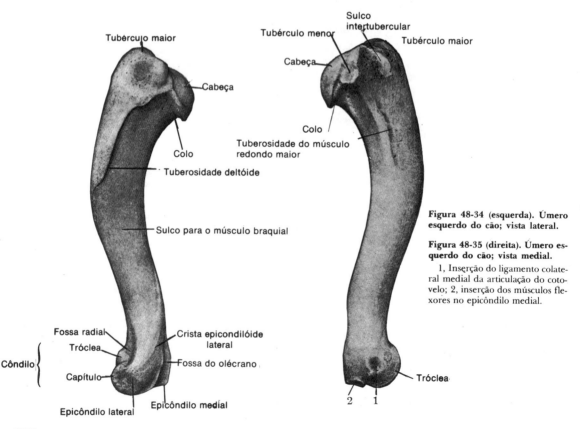

Figura 48-34 (esquerda). Úmero esquerdo do cão; vista lateral.

Figura 48-35 (direita). Úmero esquerdo do cão; vista medial.

1, Inserção do ligamento colateral medial da articulação do cotovelo; 2, inserção dos músculos flexores no epicôndilo medial.

1352

OSTEOLOGIA DO CARNÍVORO

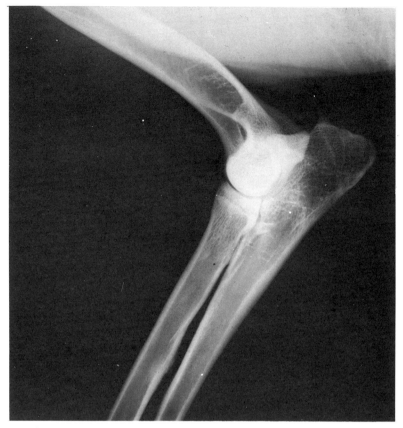

Figura 48-36. Articulação úmero-radioulnar direita de pastor alemão fêmea de 12 meses de idade; vista mediolateral.

Note que, embora a articulação esteja parcialmente flexionada, o processo anconeal da ulna ainda está situado entre as cristas epicondilares medial e lateral do úmero. Isto ilustra que a articulação deve estar inteiramente flexionada antes de tentar reduzir um deslocamento da articulação úmero-radioulnar. (De Hare, 1959b.)

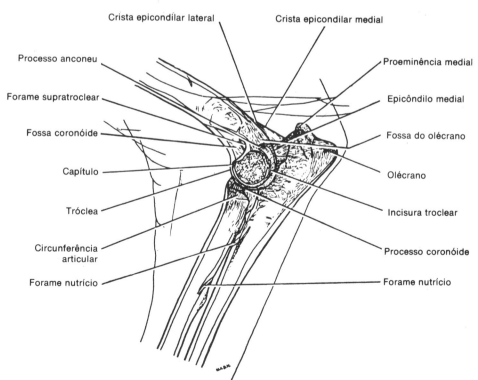

Figura 48-37. Cópia tracejada da Fig. 48-36. (De Hare, 1959b.)

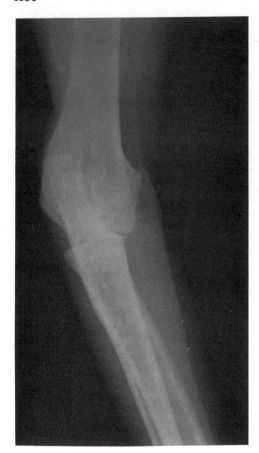

Figura 48-38. Articulação úmero-radioulnar direita de pastor alemão fêmea de 12 meses de idade; vista craniocaudal.
(De Hare, 1959b.)

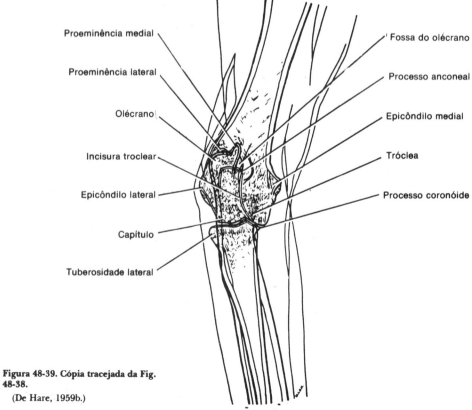

Figura 48-39. Cópia tracejada da Fig. 48-38.
(De Hare, 1959b.)

OSTEOLOGIA DO CARNÍVORO

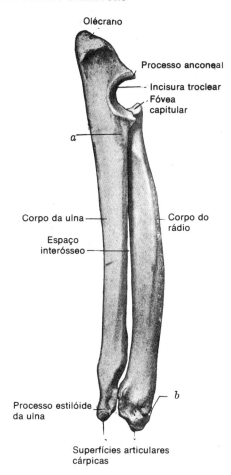

Figura 48-40. Rádio e ulna esquerdos do cão; vista medial.

a, Área áspera para inserção do músculo bíceps do braço e do músculo braquial; b, sulco para o tendão do músculo abdutor longo do dedo I.

O olécrano e a extremidade distal da ulna fundem-se com o restante do osso, aproximadamente aos quinze meses.

Mão
(Figs. 48-41 a 44 e 46 a 51)

OSSOS DO CARPO
(Fig. 48-45)

O **carpo** compreende sete ossos — três na fileira proximal e quatro na fileira distal. A redução numérica na fileira proximal é aparentemente devida à fusão do radial e o intermédio, constituindo um grande osso, o **intermédio-radial**, que se articula

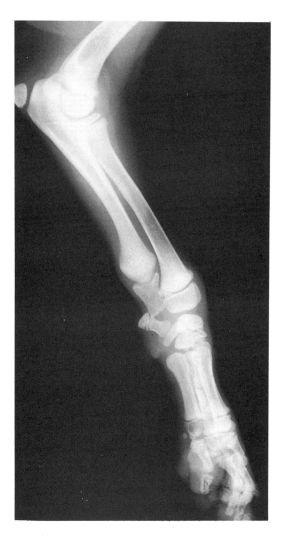

Figura 48-41. Membro anterior esquerdo de collie escocesa fêmea de 55 dias de idade; vista mediolateral.

Note os seguintes centros de ossificação: tróclea e capítulo e epicôndilo medial do úmero; olécrano e epífise distal da ulna; epífises proximal e distal do rádio; epífise e diáfise do osso acessório do carpo. (De Hăre, 1959a.)

em geral, áspera. O forame nutrício está próximo à extremidade proximal. Um sulco vascular desce da mesma e indica o percurso da artéria interóssea. A extremidade proximal é relativamente curta. Ela é côncava e lisa medialmente, convexa e áspera lateralmente. O **olécrano** é sulcado e sustenta três proeminências, das quais a caudal é grande e arredondada. A **incisura troclear** (semilunar) é larga distalmente e completa a superfície para a articulação com a tróclea do úmero. Distalmente a ela há uma superfície côncava, a **incisura radial**, que se articula com a parte caudal da cabeça do rádio; distal a este local há uma fossa, que recebe uma tuberosidade do rádio. A extremidade distal ou **cabeça** é pequena e está reduzida a uma extremidade romboda, o **processo estilóide**. Ele se articula com o osso cárpico ulnar, distalmente, e possui uma faceta convexa, em sua superfície dorsomedial, para o rádio. A extremidade proximal do rádio une-se ao corpo, do sexto ao oitavo meses e a extremidade distal, a aproximadamente um ano e meio de idade.

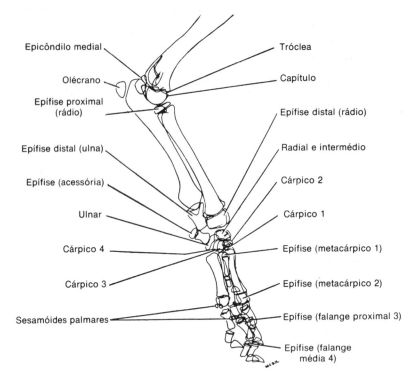

Figura 48-42. Cópia tracejada da Fig. 48-41.
(De Hare, 1959a.)

com quase toda a superfície distal do rádio e com os ossos da fileira distal. Ele projeta-se proeminentemente na superfície palmar do carpo. O **osso ulnar do carpo** é longo; ele articula-se com o rádio e a ulna, proximalmente, e com o osso acessório do carpo, palmarmente; distalmente ele repousa no quarto osso cárpico e se prolonga distalmente, para também articular-se com o quinto osso metacárpico. O **osso acessório do carpo** é cilíndrico, limitado em seu meio e aumentado em cada extremidade; a extremidade dorsal articula-se com a ulna e com o osso cárpico da ulna. O **primeiro osso cárpico** é o menor osso da fileira distal; ele articula-se com o segundo osso cárpico, lateralmente, e com o primeiro osso metacárpico, distalmente. O **segundo osso cárpico** tem o formato de uma cunha, a base sendo palmar; sua superfície proximal é convexa e sua superfície distal é côncava e repousa no segundo osso metacárpico. O **terceiro osso cárpico** é um pouco como o segundo; sua superfície distal é côncava e articula-se essencialmente com o terceiro osso metacárpico. O **quarto osso cárpico** é o maior da fileira; ele articula-se com o quarto e o quinto ossos metacárpicos. Dois ossos pequenos ou cartilagens podem ser encontrados na superfície palmar, na junção das duas fileiras, e um terceiro osso pequeno articula-se com o lado medial do osso intermédio-radial.

OSSOS METACÁRPICOS

Cinco **ossos metacárpicos** estão presentes. O primeiro é o menor; o terceiro e o quarto ossos metacárpicos são os mais longos e, aproximadamente, um quinto mais longos do que o segundo e o quinto ossos. O quinto osso metacárpico é o mais largo na extremidade proximal e é ligeiramente mais curto do que o segundo. Eles estão próximos uns aos outros, acima, mas divergem um tanto distalmente; o primeiro osso metacárpico está separado do segundo por um considerável espaço interósseo. Estão dispostos de modo a formar uma superfície dorsal convexa e uma superfície palmar côncava, que corresponde ao oco da palma da mão no homem. Cada um deles consiste em um corpo e duas extremidades. O corpo é comprimido dorsopalmarmente. No terceiro e no quarto ossos metacárpicos ele é quase quadrilátero, no segundo e no quinto trilaterado, e no primeiro arredondado. As extremidades proximais (bases) articulam-se uma com a outra e com os ossos cárpicos correspondentes. A superfície articular cárpica formada por eles é côncava, de lado a lado, e convexa dorsopalmarmente. As extremidades distais possuem superfícies articulares da natureza de uma cabeça, mas sustentam um ressalto sagital na superfície palmar, exceto o primeiro osso, que é sulcado. A ossificação está completa aos cinco ou seis meses de idade.

DÍGITOS DA MÃO

Os **dígitos** possuem três **falanges** cada um, exceto o primeiro, que tem duas. O terceiro e o quarto dígitos são os mais longos; o primeiro dígito é muito curto e não entra em contato com o solo ao andar.

OSTEOLOGIA DO CARNÍVORO 1357

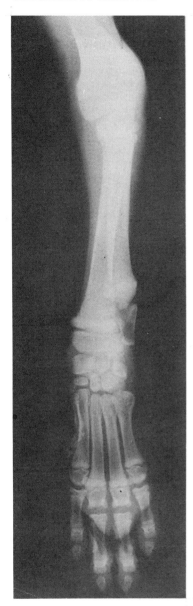

Figura 48-43. Membro anterior esquerdo de collie escocesa fêmea de 55 dias de idade; vista craniocaudal.

Note os seguintes centros de ossificação: epífise proximal para o osso metacárpico I; epífises distais para os metacárpicos II-V; epífises proximais para as falanges proximais dos dígitos I-V; epífises proximais para as falanges médias dos dígitos II-V. (De Hare, 1959a.)

Figura 48-44. Cópia tracejada da Fig. 48-43.
(De Hare, 1959a.)

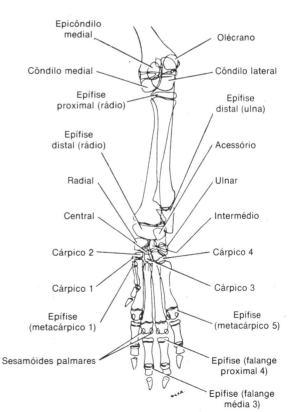

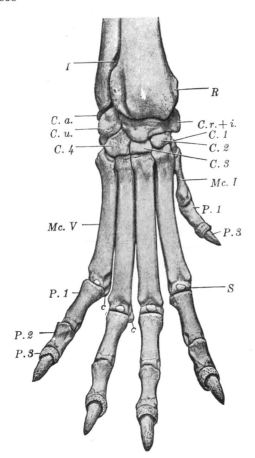

Figura 48-45. Esqueleto da parte distal do membro torácico direito do cão; vista dorsal.

Os dígitos estão separados. C, sesamóides palmares (proximais); C.a., osso acessório do carpo (parte muito pequena visível); C.r. + i., osso cárpico intermediorradial; C.u., osso cárpico ulnar; C.1, C.2, C.3, C.4, primeiro ao quarto ossos cárpicos; I, extremidade distal do espaço interósseo; Mc.I, osso metacárpico I; Mc.V, osso metacárpico V; P.1, P.2, P.3, falanges proximal, média e distal do quinto dígito; P. 1, P. 3, falanges proximal e distal do primeiro dígito R, extremidade distal (tróclea) do rádio; S, sesamóide dorsal.

superfície articular adaptada para a falange média e é circundada por um colar de osso *(crista unguicular)*. A superfície solear sustenta um tubérculo flexor, e em cada lado deste há um forame. O processo ungueal é um bastão curvo com uma extremidade livre de extremidade rombuda. Ela é áspera e porosa. Sua base forma, com o colar anteriormente citado, um sulco profundo, dentro do qual a borda proximal da garra é recebida. As duas falanges do primeiro dígito são semelhantes, na disposição, às falanges proximal e distal dos outros dígitos. A ossificação está completa aos cinco ou seis meses de idade.

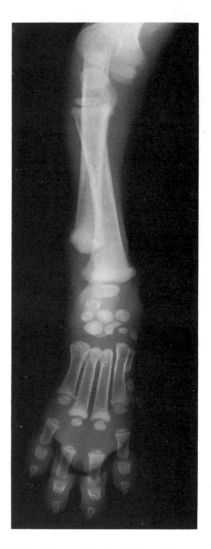

Figura 48-46. Membro anterior direito de collie escocesa fêmea de 40 dias de idade; vista craniocaudal.

Note os seguintes centros de ossificação: tróclea e capítulo do úmero (o capítulo pode possuir dois centros, a tróclea tem um centro e o epicôndilo medial tem um centro separado); epífises proximal e distal do rádio; nove centros para os ossos cárpicos; epífise proximal para o osso metacárpico I, mas epífises distais para os metacárpicos II-V. (De Hare, 1959a.)

As **falanges proximais** dos principais dígitos possuem eixos quadrilaterais, que são ligeiramente curvos dorsalmente. A extremidade proximal de cada dígito tem uma superfície côncava para articulação com o osso metacárpico, e é profundamente chanfrada palmarmente. A extremidade distal ou cabeça tem uma tróclea para articulação com a falange média, e depressões em cada lado para inserção ligamentosa. As **falanges médias** têm aproximadamente dois terços do comprimento das falanges proximais. A superfície articular proximal consiste em duas cavidades separadas por um ressalto sagital. A extremidade distal é mais larga e mais plana do que a da falange proximal. Não há falange média no primeiro dígito. As **falanges distais** correspondem, em geral, à forma das garras. A base tem uma

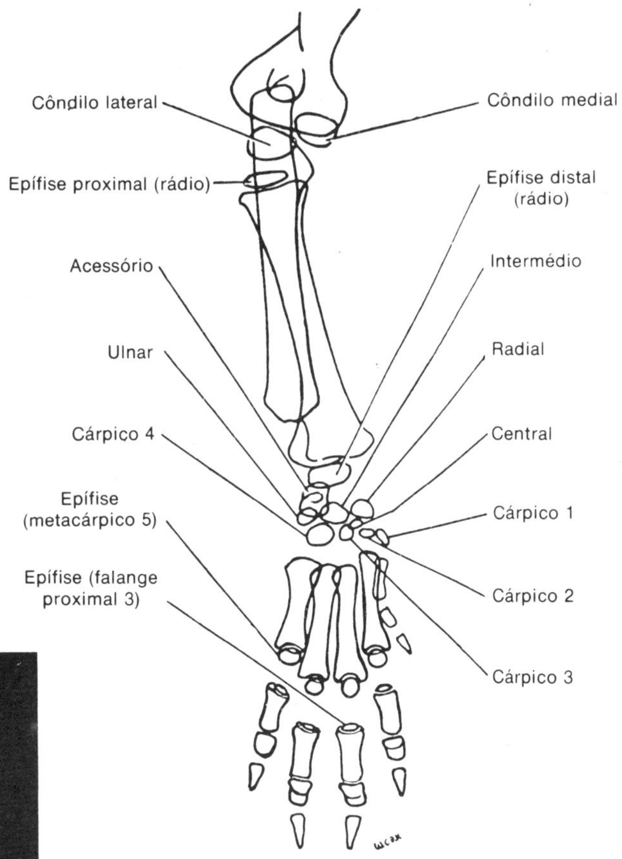

OSTEOLOGIA DO CARNÍVORO

Figura 48-47. Cópia tracejada da Fig. 48-46.
(De Hare, 1959a.)

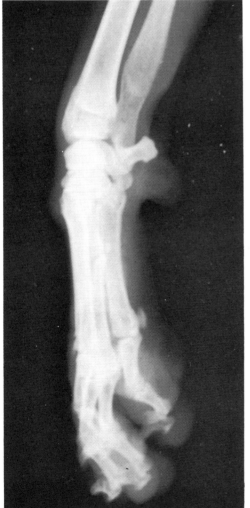

Figura 48-48. Pata direita de collie escocês macho de dez meses de idade; vista mediolateral.

Note que há um sesamóide dorsal e dois sesamóides palmares em cada articulação metacarpofalângica, exceto a do primeiro dígito em que há um sesamóide dorsal, embora ele esteja freqüentemente ausente, e somente um sesamóide palmar. (De Hare, 1959b.)

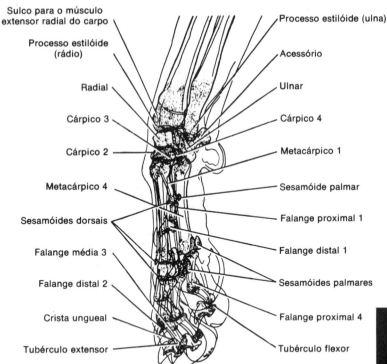

Figura 48-49. Cópia tracejada da Fig. 48-48.
(De Hare, 1959b.)

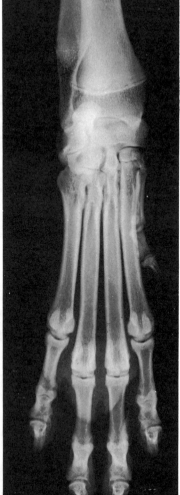

Figura 48-50. Pata direita de pastor alemão macho de 13 meses de idade; vista dorso-palmar.

Note o osso sesamóide do músculo abdutor longo do dedo I; ele não deve ser tomado por uma fratura parcial. O músculo flexor superficial dos dedos está inserido nos tubérculos medial e lateral das falanges médias. (De Hare, 1959b.)

OSTEOLOGIA DO CARNÍVORO

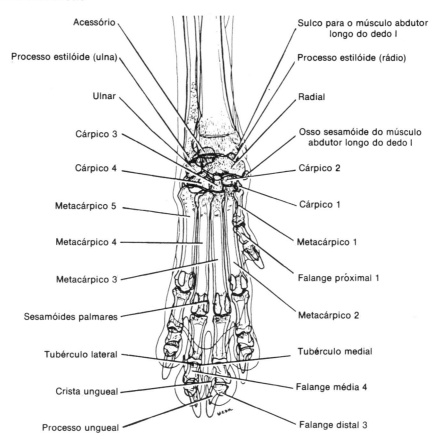

Figura 48-51. Cópia tracejada da Fig. 48-50.
(De Hare, 1959b.)

Ossos sesamóides. Nove **ossos sesamóides palmares** estão normalmente presentes. Dois são encontrados em cada articulação metacarpofalângica dos dígitos principais. Eles são altos e estreitos; articulam-se com a extremidade distal do osso metacárpico, dorsalmente, e possuem uma pequena faceta, na base, para a falange proximal. Nesta articulação do primeiro dígito normalmente há um único osso sesamóide, achatado; excepcionalmente, estão presentes dois. Os ossos sesamóides palmares distais permanecem cartilaginosos. Um sesamóide dorsal, nodular, ocorre na cápsula das articulações metacarpofalângicas, e nódulos cartilaginosos são encontrados, em posição semelhante, em relação com as articulações entre as falanges proximal e média.

OSSOS DO MEMBRO PÉLVICO
(Quadro 48-2)

O **membro pélvico**, como o membro torácico, consiste em quatro segmentos: o cíngulo do membro pélvico, a coxa (fêmur e patela), a perna (tíbia e fíbula) e pés (tarso, metatarso, falanges e sesamóides).

Cinta Pélvica (Pelve Óssea)
(cíngulo do membro pélvico)

A **cinta pélvica** consiste nos ossos do quadril (osso do quadril de ambos os lados) e do sacro (Fig. 48-52).

Quadro 48-2. *Tempos para o Fechamento Epifisário Anatômico do Membro Pélvico do Cão*

Osso	Bruni e Zimmerl (1951)	Lesbre (1897)
Ílio, ísquio, púbis	6 meses	6 meses
Fêmur		
Proximal	1 ano e meio	~ 1 ano e meio
Distal	1 ano e meio	—
Tíbia		
Proximal	1 ano e meio	1 ano e meio
Distal	14 a 15 meses	14 a 15 meses
Fíbula		
Proximal	15 a 16 meses	—
Distal	15 meses	—
Calcâneo	14 a 15 meses	14 a 15 meses
Ossos distais ao tarso iguais aos ossos distais ao carpo		

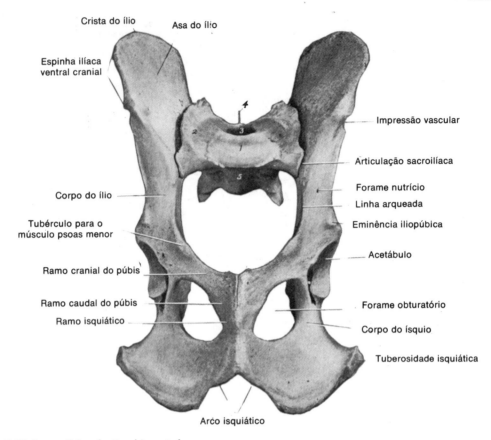

Figura 48-52. Ossos pélvicos do cão; vista ventral.
1, Corpo da primeira vértebra sacral; 2, asa do sacro; 3, entrada do canal sacral; 4, crista mediana do sacro; 5, superfície pélvica do sacro

Os ossos do quadril são compostos do osso do quadril, de ambos os lados, que formam uma sinostose ao longo da linha média (sínfise pélvica). A sínfise pélvica, por sua vez, consiste na sínfise púbica e na sínfise isquiática.

OSSO DO QUADRIL
(Figs. 48-53 e 54)

O **osso do quadril** é o maior dos ossos planos. Ele consiste essencialmente em três partes, o ílio, o ís-quio e o púbis, que se reúnem para formar o acetábulo, uma grande cavidade cotilóide que se articula com a cabeça do fêmur. Estas partes são fundidas no adulto, mas é conveniente descrevê-las separadamente.

Ílio

O **ílio** é quase paralelo com o plano mediano, e seu eixo é apenas ligeiramente oblíquo com relação ao plano horizontal. A **superfície glútea** é côncava.

(O texto continua na pág. 1367.)

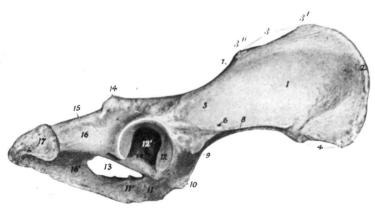

Figura 48-53. Osso do quadril direito do cão; vista lateral.

1, Superfície glútea do ílio; 2, crista do ílio; 3, tuberosidade sacra; 3', espinha ilíaca dorsal cranial; 3", espinha ilíaca dorsal caudal; 4, espinha ilíaca ventral cranial (tuberosidade coxal); 5, corpo do ílio; 6, forame nutrício; 7, incisura isquiática maior; 8, linha glútea ventral; 9, eminência iliopúbica; 10, tubérculo para o músculo psoas menor; 11, 11', ramos cranial e caudal do púbis; 12, superfície articular (lunada) do acetábulo; 12', fossa acetabular; 13, forame obturatório; 14, espinha isquiática; 15, incisura isquiática menor; 16, corpo do ísquio; 16', ramo do ísquio; 17, tuberosidade isquiática.

OSTEOLOGIA DO CARNÍVORO

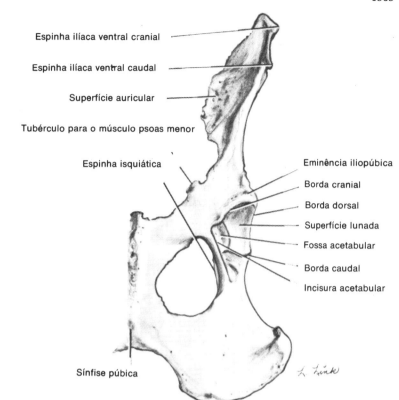

Figura 48-54. Osso do quadril esquerdo do cão; vista ventral. (De Hare, 1960a.)

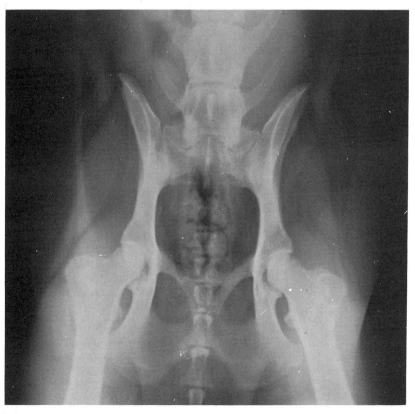

Figura 48-55. Articulação pélvica e coxofemoral de pastor alemão fêmea de 3 anos de idade; vista ventrodorsal.
Esta vista foi obtida ao posicionar o cão de costas e puxando os membros pélvicos inteiramente caudalmente, paralelos ao eixo longitudinal do corpo. Qualquer rotação do fêmur, ao redor do seu eixo longitudinal, irá alterar a imagem de sua cabeça e os trocanteres. (De Hare, 1960a.)

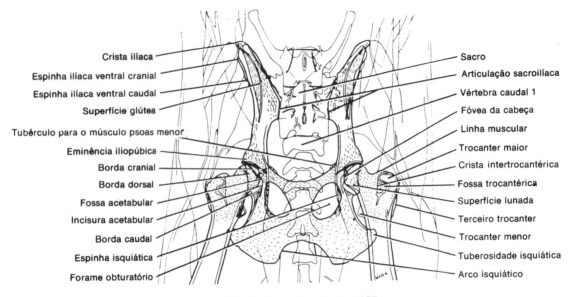

Figura 48-56. Cópia tracejada da Fig. 48-55. (De Hare, 1960a.)

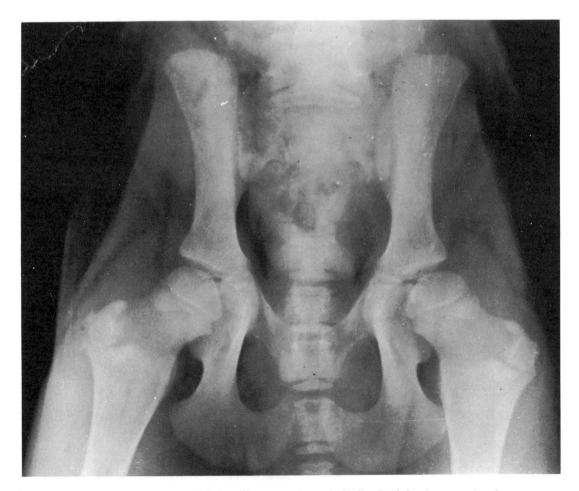

Figura 48-57. Articulação pélvica e do quadril de collie escocesa fêmea de 69 dias de idade; vista ventrodorsal.
O ílio, ísquio, púbis e acetábulo ainda não se uniram um ao outro, nem a cabeça, e os trocanteres maior e menor do fêmur uniram-se com a diáfise. (De Hare, 1960b.)

OSTEOLOGIA DO CARNÍVORO

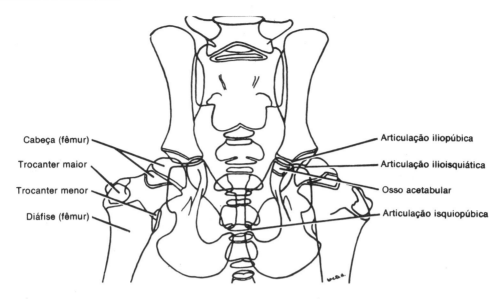

Figura 48-58. Cópia tracejada da Fig. 48-57.
As articulações iliopúbica, ilioisquiática e isquiopúbica são as articulações cartilaginosas entre o ílio, o ísquio e o púbis. (De Hare, 1960b.)

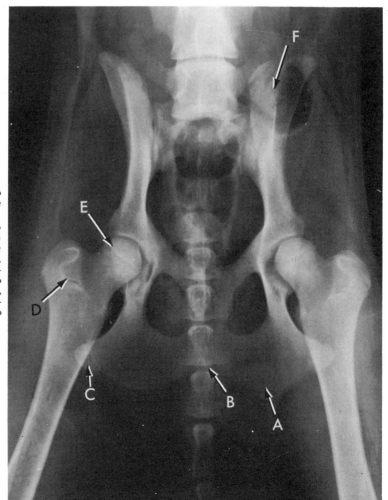

Figura 48-59. Articulações pélvica e do quadril de collie escocês de seis meses de idade; vista ventrodorsal.

A, Centro de ossificação para o arco isquiático; B, centro de ossificação para o osso semelhante a cunha que forma parte do arco isquiático na sínfise pélvica; C, centro de ossificação da tuberosidade isquiática; D, cartilagem epifisária entre o trocanter maior e a diáfise do fêmur; E, cartilagem epifisial entre a cabeça e a diáfise do fêmur; F, centro de ossificação para a crista ilíaca. (De Hare, 1960b.)

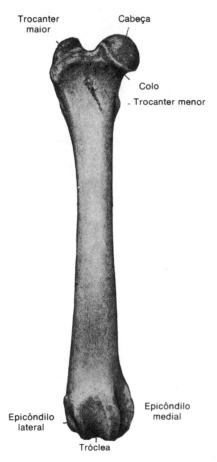

Figura 48-60. Fêmur direito do cão; vista cranial.

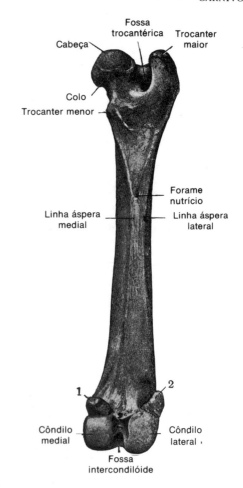

Figura 48-61. Fêmur direito do cão; vista caudal.
1, 2, Ossos sesamóides.

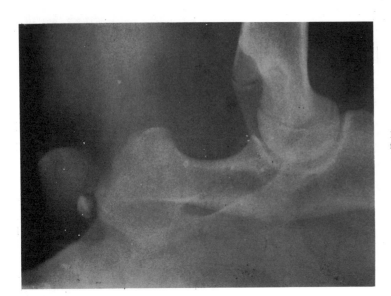

Figura 48-62. Extremidade proximal do fêmur direito de pastor alemão fêmea de 7 1/2 meses de idade; vista mediolateral.

(De Hare, 1960b.)

OSTEOLOGIA DO CARNÍVORO

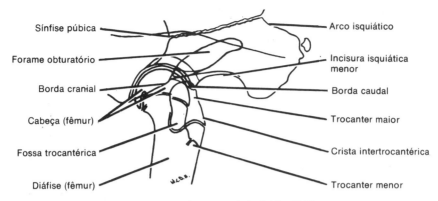

Figura 48-63. Cópia tracejada da Fig. 48-62.
(De Hare, 1960b.)

A **superfície sacropélvica** é quase plana. A superfície auricular defronta-se quase diretamente medialmente; cranialmente a ela há uma extensa área áspera. A **linha arqueada** (iliopectínea) é muito distinta e ininterrupta. A **crista** é fortemente convexa, espessa e áspera. A tuberosidade sacral é representada por uma parte engrossada, que sustenta duas eminências, as **espinhas** (ilíacas) **dorsais caudal e cranial** (homólogas às espinhas ilíacas superior posterior e inferior posterior do homem). A tuberosidade da coxa também tem duas proeminências, as **espinhas** (ilíacas) **ventrais cranial** e **caudal** (equivalentes às duas espinhas anteriores presentes no homem). O **corpo** é quase sagital, e está comprimido lateralmente. Ele é liso, arredondado dorsalmente, e sustenta uma crista ventrolateral *(linha glútea ventral)*, que termina numa tuberosidade cranial ao acetábulo. A **incisura isquiática maior** é alongada e muito rasa.

Ísquio

O **ísquio** possui uma aparência retorcida, devido ao fato de que sua parte acetabular é quase sagital, enquanto a parte caudal é quase horizontal. Os dois ossos também divergem caudalmente e as tuberosidades são achatadas e evertidas. A espinha isquiática é baixa e espessa; sua parte caudal é marcada por sulcos transversais e possui um lábio lateral proeminente. A **incisura isquiática menor** é rasa, lisa e arredondada para a passagem do tendão do músculo obturatório interno. O **arco isquiático** é relativamente pequeno e semi-elíptico.

Púbis

A parte sinfiseal do **púbis** é espessa, e funde-se com o osso oposto.

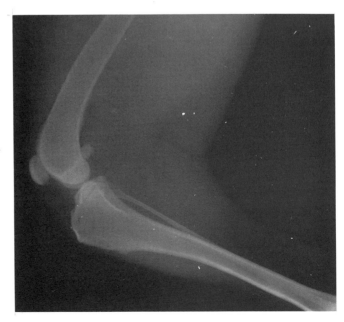

Figura 48-64. Articulação do joelho direito de pastor alemão de um ano de idade; vista mediolateral.
(De Hare, 1960a.)

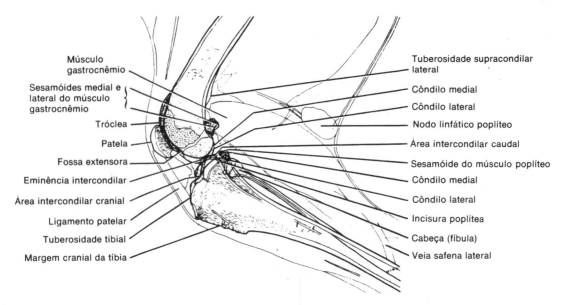

Figura 48-65. Cópia tracejada da Fig. 48-64.
(De Hare, 1960a.)

Figura 48-66. Articulação do joelho direito de pastor alemão fêmea de 1 ano de idade; vista caudocranial.

O espaço aparentemente grande entre os côndilos do fêmur e os da tíbia é devido estar a articulação em extensão e à presença de meniscos que são radioluzentes. O osso sesamóide do poplíteo não é observado nesta vista, porque sua imagem é de densidade insuficiente para aparecer através do côndilo lateral da tíbia. (De Hare, 1960a.)

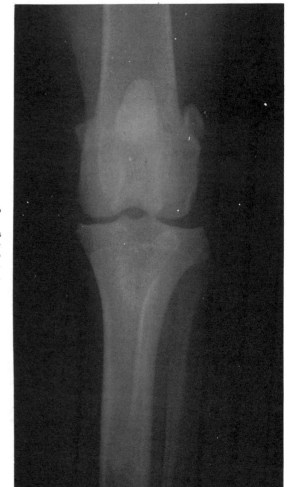

OSTEOLOGIA DO CARNÍVORO

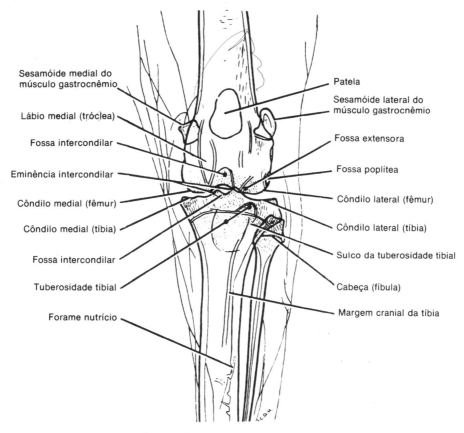

Figura 48-67. Cópia tracejada da Fig. 48-66.
(De Hare, 1960a.)

Figura 48-68. Articulação femorotibial direita de pastor alemão fêmea de 3 meses de idade; vista caudocranial.
(De Hare, 1960b.)

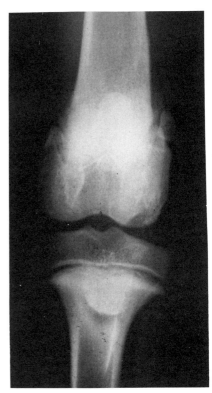

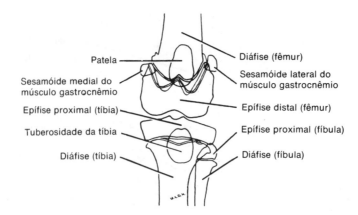

Figura 48-69. Cópia tracejada da Fig. 48-68.
(De Hare, 1960b.)

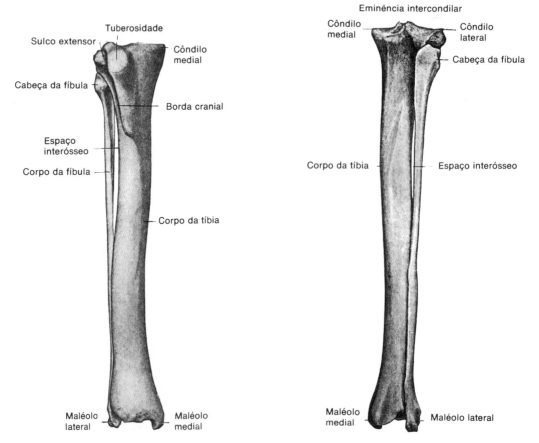

Figura 48-70. Tíbia e fíbula direitas do cão; vista cranial.

Figura 48-71. Tíbia e fíbula direitas do cão; vista caudal.

OSTEOLOGIA DO CARNÍVORO

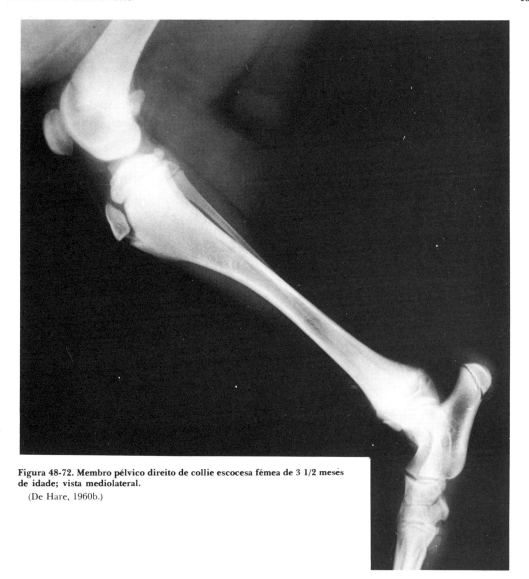

Figura 48-72. Membro pélvico direito de collie escocesa fêmea de 3 1/2 meses de idade; vista mediolateral.
(De Hare, 1960b.)

Acetábulo

O **acetábulo** está aproximadamente duas vezes mais distante da tuberosidade da coxa que da tuberosidade isquiática. A **fossa acetabular** é profunda, e está limitada medialmente por uma placa de osso plana; seu assoalho é tão fino a ponto de ser translúcido. Há uma pequena incisura acetabular, caudalmente.

Forame Obturatório

O **forame obturatório** é semelhante, no formato, a um triângulo equilátero com os ângulos arredondados.

A união das três partes dos ossos do quadril normalmente terá ocorrido aos seis meses de idade, mas as epífises do ílio e do ísquio não se fundem com a parte principal desses ossos até aproximadamente o final do segundo ano de vida pós-natal.

PELVE
(Figs. 48-55 a 59)

A abertura cranial da **pelve** (entrada) é muito oblíqua. Ela é quase circular na fêmea, mas no macho ela é elíptica e o conjugado (diâmetro) é maior. A cavidade é mais estreita entre os acetábulos e muito larga caudalmente. O assoalho é côncavo e relativamente estreito, cranialmente, e largo e plano caudalmente.

Coxa

FÊMUR
(Figs. 48-60 a 63)

O **fêmur** é relativamente bem mais longo do que no eqüino ou no bovino. O **corpo** é regularmente cilíndrico, exceto próximo das extremidades, onde é

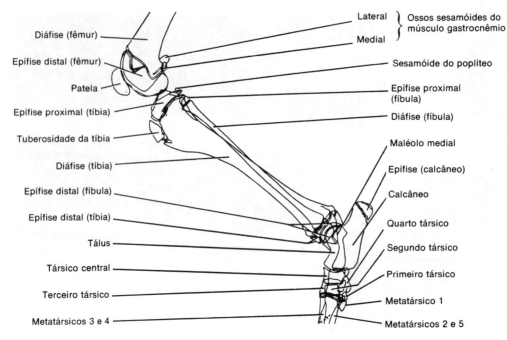

Figura 48-73. Cópia tracejada da Fig. 48-72.
(De Hare, 1960b.)

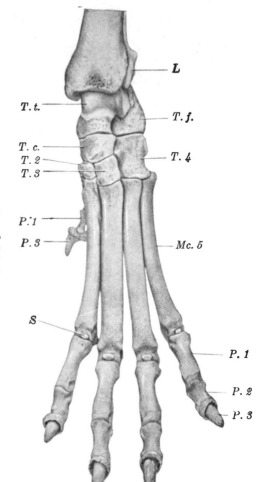

Figura 48-74. Esqueleto da parte distal do membro pélvico esquerdo do cão; vista dorsal.

L, Maléolo lateral (extremidade distal da fíbula); Mc.5, quinto osso metatársico; P.1, P.2, P.3, falanges proximal, média e distal do quinto dígito; P.1, P.3, falanges do primeiro dígito; S, sesamóide dorsal; T.t., tálus; T.c., osso társico central; T.2, T.3, T.4, segundo, terceiro e quarto ossos társicos; T.f., calcâneo.

OSTEOLOGIA DO CARNÍVORO

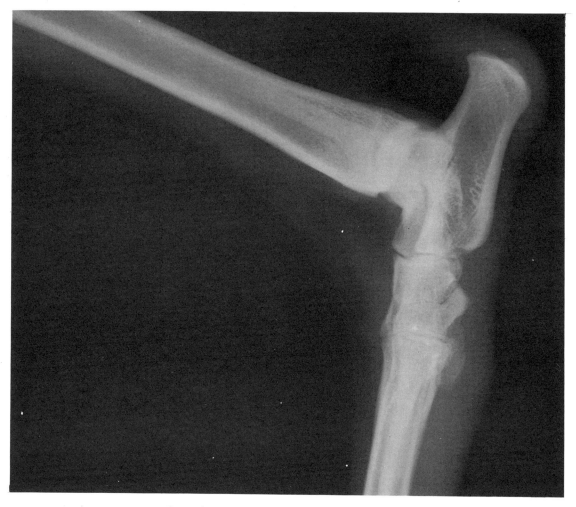

Figura 48-75. Articulação do jarrete direito de pastor alemão fêmea de um ano de idade; vista mediolateral. (De Hare, 1960a.)

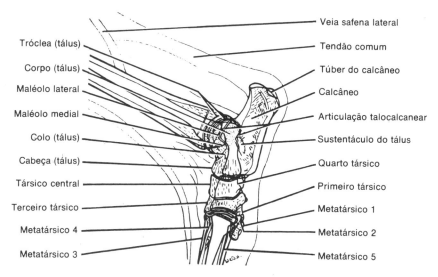

Figura 48-76. Cópia tracejada da Fig. 48-75. (De Hare, 1960a.)

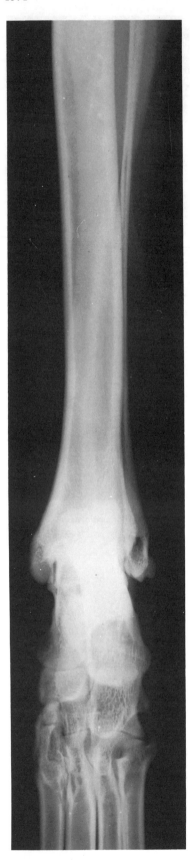

mais largo e comprimido craniocaudalmente. Ele é fortemente curvado em seus dois terços distais e convexo cranialmente. A **face áspera** é achatada transversalmente, estreita no meio, e alargando-se no sentido de cada extremidade. Ela é limitada por duas linhas ásperas *(lábios lateral e medial)*, que divergem no sentido das extremidades. O terceiro trocanter é pequeno. A fossa supracondilóide está ausente. Há duas **tuberosidades supracondilóides**, sendo a medial pequena. O forame nutrício localiza-se no terço proximal da superfície caudal. A **cabeça** é pouco mais do que um hemisfério e possui uma fóvea rasa, caudal e lateral a seu centro. O **colo** é bem definido. O **trocanter maior** não se estende tão alto quanto a cabeça; um ressalto espesso corre de sua superfície cranial para o colo. O **trocanter menor** tem o formato de uma tuberosidade romboda. A **fossa trocantérica** é redonda e profunda. Os ressaltos da tróclea são praticamente sagitais na direção e quase semelhantes. A fossa intercondilóide é larga. Imediatamente proximal a cada côndilo, caudalmente, há uma faceta para articulação com o osso sesamóide, que é desenvolvido na origem do músculo gastrocnêmio. A união do eixo e das extremidades ocorre aproximadamente na idade de um ano e meio.

PATELA

A **patela** é longa e estreita. A superfície livre é convexa em ambas as direções. A superfície articular é convexa, de lado a lado, e ligeiramente côncava próximo-distalmente.

Perna
(Figs. 48-70 a 73)

TÍBIA

A **tíbia** tem aproximadamente o mesmo comprimento que o fêmur. O **corpo** forma uma curva dupla; a parte proximal é convexa medialmente, a parte distal é convexa lateralmente. O terço proximal é prismático, mas é comprimido lateralmente e longo craniocaudalmente. O restante é quase regularmente cilíndrico. A **borda cranial** (crista) é curta mas muito proeminente. O forame nutrício está normalmente no terço proximal da borda lateral. A tuberosidade não é sulcada, mas sustenta uma marca distinta onde o ligamento patelar está inserido. Há uma pequena faceta para a fíbula na parte caudolateral do côndilo lateral, e um pequeno osso sesamóide, no tendão de origem do músculo poplíteo, está em contato com o ângulo caudal deste último. A extremidade distal é quadrangular e relativamente pequena. Os sulcos e o ressalto articular são quase sagitais. Há uma faceta, lateralmente, para articulação com a fíbula. Estão também presentes um sulco vertical, medialmente, e um sulco mais raso,

Figura 48-77. Articulação do jarrete direito e extremidade distal da tíbia e da fíbula de pastor alemão fêmea de um ano de idade; vista plantodorsal.

(De Hare, 1960a.)

OSTEOLOGIA DO CARNÍVORO

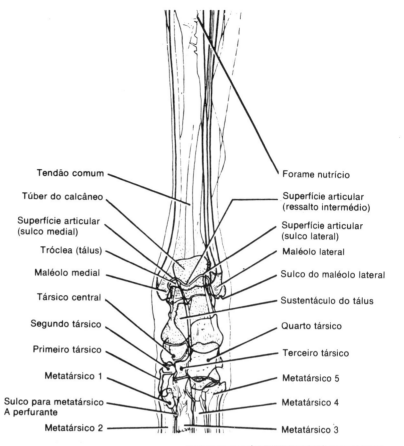

Figura 48-78. Cópia tracejada da Fig. 48-77.

(De Hare, 1960a.)

Labels: Tendão comum; Túber do calcâneo; Superfície articular (sulco medial); Tróclea (tálus); Maléolo medial; Társico central; Segundo társico; Primeiro társico; Metatársico 1; Sulco para metatársico A perfurante; Metatársico 2; Forame nutrício; Superfície articular (ressalto intermédio); Superfície articular (sulco lateral); Maléolo lateral; Sulco do maléolo lateral; Sustentáculo do tálus; Quarto társico; Terceiro társico; Metatársico 5; Metatársico 4; Metatársico 3.

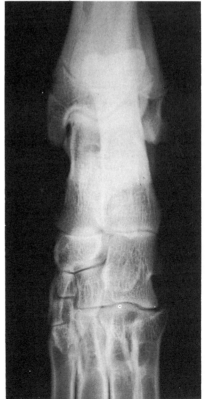

Figura 48-79. Articulação do jarrete direito e extremidade distal da tíbia e da fíbula de pastor alemão macho de seis meses e meio de idade; vista plantodorsal.

(De Hare, 1960b.)

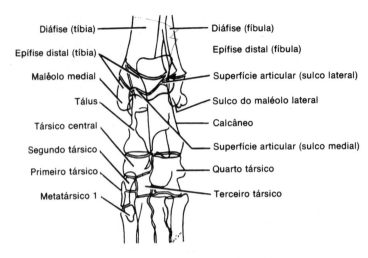

Figura 48-80. Cópia tracejada da Fig. 48-79.
(De Hare, 1960b.)

caudalmente — ambos para tendões. A extremidade proximal une-se ao corpo aproximadamente aos dezoito meses de idade, e a extremidade distal aos quatorze ou quinze meses.

FÍBULA

A **fíbula** estende-se por todo o comprimento da região. Ela é delgada e um pouco torcida, e alargada nas extremidades. A parte proximal do corpo está separada da tíbia por um considerável espaço interósseo, mas a parte distal é achatada e intimamente aplicada à tíbia. A extremidade proximal é achatada e articula-se com o côndilo lateral da tíbia. A extremidade distal é um tanto mais espessa e forma o **maléolo lateral**. Ele articula-se medialmente com a tíbia e o talo. Lateralmente sustenta dois tubérculos.

Pés

OSSOS DO TARSO
(Figs. 48-74 a 80)

O **tarso** compreende sete ossos. O **tálus** (tibial társico) consiste em um corpo, colo e cabeça, como no homem. O corpo apresenta uma tróclea proximal para articulação com a tíbia e a fíbula. A superfície plantar tem três facetas para articulação com o calcâneo. A cabeça está direcionada um pouco medialmente e articula-se com o osso társico central. O **calcâneo** (fibular társico) tem um longo processo coracóide dorsal ou "bico", mas o sustentáculo é curto. O túber do calcâneo apresenta um sulco sagital. O **osso central do tarso** possui uma superfície proximal côncava adaptada para a cabeça do tálus. Sua superfície distal articula-se com o primeiro, segundo e terceiro ossos társicos. Ele sustenta dois tubérculos plantares. O **primeiro osso társico** é achatado e irregularmente quadrangular; sua superfície proximal articula-se com o osso central do tarso e a superfície distal com o primeiro osso metatársico. O **segundo osso társico** é o menor e tem formato de cunha; ele articula-se distalmente com o segundo osso metatársico. O **terceiro osso társico** também tem o formato de uma cunha, a base sendo dorsal; ele articula-se distalmente com o terceiro osso metatársico. O **quarto osso társico** é notavelmente elevado, e é semelhante a um prisma quadrangular; sua superfície proximal articula-se com o calcâneo, a superfície distal com o quarto e o quinto ossos metatársicos, e a superfície medial com o osso central do tarso e o terceiro osso társico. Um sulco para o tendão do músculo fibular longo cruza sua superfície lateral e plantar; próximo a ele há um ou dois tubérculos. O túber do calcâneo funde-se com o corpo do osso aos quatorze ou quinze meses de idade.

OSSOS METATÁRSICOS

Cinco **ossos metatársicos** estão presentes. O primeiro é comumente muito pequeno e tem o formato de um cone rombudo, um tanto comprimido lateralmente. Ele articula-se com o primeiro osso társico e fornece inserção para o músculo tibial cranial. Em determinados casos funde-se com o primeiro osso társico; quando o primeiro dígito for bem desenvolvido, seu osso metatársico pode ser semelhante ao demais (exceto no tamanho) ou ser reduzido, em sua parte proximal, a uma faixa fibrosa. Os demais ossos metatársicos são ligeiramente mais longos do que os ossos metacárpicos correspondentes. Suas extremidades proximais são alongadas dorsoplantarmente e possuem projeções plantares, as quais, no caso do terceiro e quarto ossos, normalmente possuem facetas para articulação com dois ossos sesamóides pequenos e arredondados. Nos demais aspectos eles são semelhantes aos ossos metacárpicos.

DÍGITOS

O primeiro dígito muitas vezes está ausente. Quando presente, seu desenvolvimento varia e ele contém uma ou duas falanges. Nos outros casos — especialmente nos cães muito grandes — um sexto dígito está presente. Ele não se articula com o metatarso, mas está inserido por tecido fibroso. As falanges dos outros dígitos são semelhantes às do membro torácico.

A ossificação dos ossos metatársicos e das falanges está completa aos cinco ou seis meses de idade.

CRÂNIO*

OSSO OCCIPITAL
(Figs. 48-83, 84, 85 e 96)

O **osso occipital** é semelhante na posição ao osso occipital do eqüino. A **crista nucal** é proeminente e angular, e está direcionada caudalmente. Imediatamente ventral à crista há duas impressões ásperas ou tubérculos para inserção muscular. A superfície ventral aos tubérculos é convexa de lado a lado e côncava dorsoventralmente. Em cada lado, na junção com a parte escamosa do osso temporal, há um grande **forame mastóide**, que se abre na cavidade craniana e que se situa dorsal e rostralmente ao grande **forame magno**. Os **côndilos** são um tanto achatados e estão largamente separados dorsalmente; no lado medial, de cada um, há um curto **canal condilar** que se abre no meato temporal. Os **processos jugulares** são muito curtos. A **parte basilar** é larga e une-se à bolha timpânica em ambos os lados, sua superfície ventral é achatada e os tubérculos estão na junção com a bolha. O **canal do hipoglosso** é pequeno e está próximo ao **forame jugular**; este é limitado rostralmente pela bolha timpânica e caudal e medialmente pelo osso occipital. A parte escamosa (osso supra-occipital) funde-se com a interparietal antes do nascimento, formando o processo interparietal. O osso desenvolve-se de quatro centros — a parte escamosa, duas partes condilares e uma parte basilar (Miller et al., 1964).

OSSOS INTERPARIETAIS
(Fig. 48-83)

O **osso interparietal** funde-se com o osso supra-occipital (que se torna a parte escamosa do osso occipital) antes do nascimento, formando o **processo interparietal**. Ele sustenta a parte caudal elevada da **crista sagital externa** (Fig. 48-84), e está apertado entre os dois ossos parietais. A extremi-

---

*Nas descrições seguintes, dos ossos separados, um tipo intermediário — por exemplo, um fox-terrier — é selecionado, e as diferenças mais notáveis nas raças braquicefálicas e dolicocefálicas serão consideradas na seção sobre o crânio como um todo.

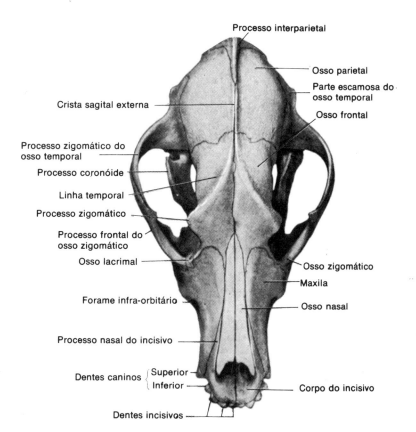

Figura 48-81. Crânio de cão dolicocefálico; vista dorsal.

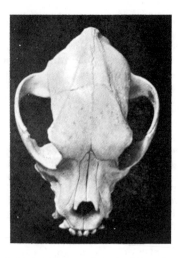

Figura 48-82. Crânio do cão braquicefálico; vista dorsal.

dade rostral é mais estreita e mais fina do que a extremidade caudal. Internamente ele forma a parte central do **tentório ósseo do cerebelo**, fino e curvo, e côncavo ventralmente. Sua base concorre com os ossos occipital e parietal na formação do canal do seio transverso que é contínuo, ventralmente, com os meatos temporal e, dorsalmente, com o sulco do seio transverso.

OSSOS PARIETAIS
(Figs. 48-81, 83, 84 e 96)

O **osso parietal**, de contorno rombóide, é fortemente curvo. Ele é extenso e forma a maior parte do teto da cavidade craniana. Na junção dos ossos direito e esquerdo há uma proeminente **crista sagital externa** que continua sobre os ossos frontais. A borda ventral articula-se com a asa do osso basisfenóide pela sua parte rostral e com a parte escamosa do osso temporal no restante de sua extensão. A superfície externa participa da formação da **fossa temporal**. A superfície interna (cerebral) é marcada por impressões e cristas digitais correspondentes aos giros e sulcos cerebrais e por sulcos para a artéria meníngea média e seus ramos.

OSSOS FRONTAIS
(Figs. 48-81, 83, 84 e 96)

A **superfície externa** do **osso frontal** é cruzada pela linha temporal, que se estende numa curva desde a crista sagital externa até o processo zigomático, e separa a escama da superfície temporal. A escama frontal de ambos os lados, em conjunto, forma uma depressão central e inclina-se ventral e rostralmente. O **processo zigomático** é muito curto (Fig. 48-84), de modo que a margem supra-orbitária é incompleta, como no suíno. Em 60% (de 25) de crânios examinados por Diesem,* o forame supra-orbitário estava presente, sua abertura variando de quase imperceptível a 2 mm de diâmetro (dois crânios apresentaram um forame apenas em um dos lados). Rostralmente há uma estreita e pontiaguda parte nasal que se encaixa entre o osso nasal e a maxila. As **superfícies orbitárias** e **temporal** são relativamente extensas. Dois **forames etmoidais** estão comumente presentes e são formados inteiramente no osso frontal (McFadyean, 1953). O **seio frontal**

---

*Comunicação pessoal.

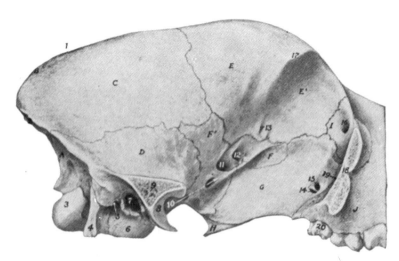

Figura 48-83. Regiões craniana e orbitária do crânio do cão. O arco zigomático foi serrado.

A, Osso occipital; B, osso interparietal; C, osso parietal; D, parte escamosa do osso temporal; E, E', partes temporal e orbitária do osso frontal; F, asa do osso pré-esfenóide; F', asa do osso basisfenóide; G, parte perpendicular do osso palatino; H, osso pterigóide; I, osso lacrimal; J, maxila; 1, crista sagital externa; 2, crista nucal; 3, côndilo occipital; 4, processo jugular; 5, forame estilomastóideo; 6, bolha timpânica; 7, meato acústico externo; 8, superfície articular para o côndilo da mandíbula; 9, secção da raiz do processo zigomático do osso temporal; 10, canal alar; 11, fissura orbitária; 12, canal óptico; 13, forame etmóide; 14, forame palatino caudal; 15, forame esfenopalatino; 16, entrada para o canal lacrimal; 17, processo zigomático; 18, processo frontal do osso zigomático (secção); 19, forame maxilar; 20, último dente molar.

OSTEOLOGIA DO CARNÍVORO 1379

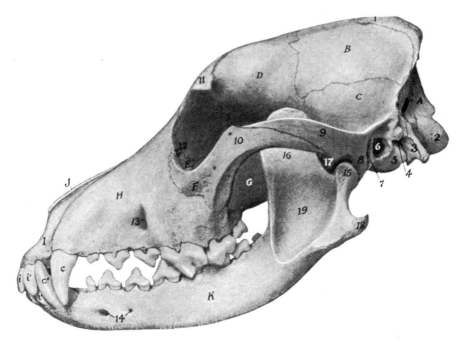

Figura 48-84. Crânio do cão; vista lateral.

A, Osso occipital; B, osso parietal; C, parte escamosa do osso temporal; D, osso frontal; E, osso lacrimal; F, osso zigomático; G, parte perpendicular do osso palatino; H, maxila; I, osso incisivo; J, osso nasal; K, mandíbula; 1, crista sagital externa; 2, côndilo occipital; 3, processo jugular; 4, forame estilomastóideo; 5, bolha timpânica; 6, meato acústico externo; 7, abertura externa do meato temporal; 8, processo retroarticular; 9, processo zigomático do osso temporal; 10, processo frontal do osso zigomático; 11, processo zigomático do osso frontal; 12, entrada para o canal lacrimal; 13, forame infra-orbitário; 14, forames mentonianos; 15, processo condilar da mandíbula; 16, processo coronóide; 17, incisura mandibular; 18, processo angular; 19, fossa massetérica; i, i', dentes incisivos; c, c', dentes caninos.

está limitado ao osso frontal. O osso articula-se com a maxila, osso parietal, osso basisfenóide, osso nasal, osso lacrimal, osso palatino e com o osso etmóide. Nas raças grandes uma considerável parte da superfície externa do osso concorre na formação da **fossa temporal**.

OSSOS TEMPORAIS
(Figs. 48-81, 83 e 84)

As partes do **osso temporal** fundem-se precocemente. O **processo zigomático** curva-se amplamente, lateral e rostralmente. Sua parte rostral é chanfrada ventralmente e articula-se extensamente com o processo temporal do osso zigomático. A superfície articular para o côndilo da mandíbula consiste em um sulco transverso, que continua sobre a parte rostral do grande **processo retroarticular**. Caudalmente a este há a abertura ventral do meato temporal. Não há nenhum tubérculo articular. A porção mastóide é pequena, mas há um distinto **processo mastóide**. O **meato acústico externo** é largo e muito curto, de modo que pode ser observado dentro do tímpano, no crânio seco. A **bolha timpânica** é muito grande, arredondada e lisa; seu lado medial está unido à parte basilar do osso occipital. Dorsal a esta junção e coberto por dentro pela união da parte petrosa do osso temporal e a parte basal do osso occipital há o **canal petro-occipital**; ele transmite uma veia do assoalho do crânio para o

forame jugular. Este abre-se dentro de uma estreita depressão caudal à bolha timpânica. Ele transmite o nono, o décimo e o décimo primeiro nervos cranianos. O **canal carótido** ramifica-se do canal petro-occipital, passa rostral e lateralmente a ele, através da parte medial da bolha timpânica, e abre-se rostralmente no forame carótido; ele transmite a artéria carótida interna. A **abertura auditiva** (de Eustáquio) está imediatamente lateral ao forame carótido. Os **processos muscular** e **estilóide** são extremamente rudimentares. A **parte petrosa** projeta-se dentro da cavidade craniana e forma uma **crista petrosa**, que é proeminente e aguda. A superfície medial apresenta uma profunda **fossa cerebelar** (flocular), dorsalmente ao meato acústico interno. A superfície rostral também é livre. O ângulo rostral está perfurado por um **canal para o nervo trigêmeo**.

OSSOS ESFENÓIDES
(Figs. 48-83, 85 e 96)

Os **ossos esfenóides** formam os dois terços rostrais da base do neurocrânio entre o osso basioccipital, caudalmente, e o osso etmóide, rostralmente. Há dois ossos, o osso pré-esfenóide, rostral, e o basisfenóide, caudal.

Osso Basisfenóide

O **osso basisfenóide** é composto de um corpo, um par de asas e processos pterigóides. Ele se articula

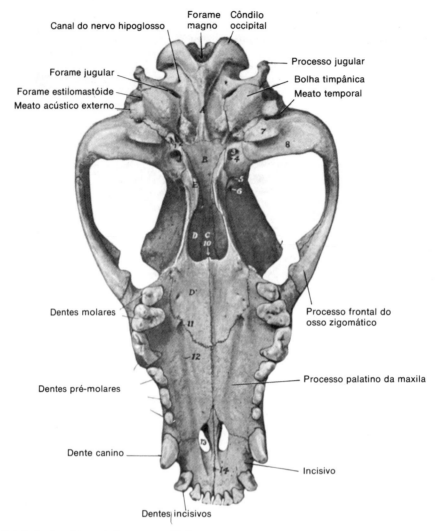

Figura 48-85. Crânio de cão; vista ventral, sem a mandíbula.
A, Parte basilar do osso occipital; B, corpo do osso basisfenóide; C, vômer; D, D', partes perpendicular e horizontal do osso palatino; E, osso pterigóide; 1, abertura do meato auditivo; 2, forame carótido externo; 3, forame oval; 4, 5, aberturas caudal e rostral do canal alar; 6, fissura orbitária; 7, processo retroarticular; 8, sulco articular do osso temporal; 9, processo zigomático; 10, meato nasofaríngeo; 11, forame palatino maior; 12, sulco palatino; 13, fissura palatina; 14, canal interincisivo. Há, neste espécime, um incisivo supernumerário no lado direito.

com os ossos temporal, parietal, frontal, occipital e o pré-esfenóide.

A superfície cerebral da sela túrcica é ligeiramente deprimida, para formar a **fossa hipofisial**, oval. A fossa hipofisial está limitada caudalmente pelo dorso da sela, o qual, nos crânios adultos, é achatado e expandido em sua extremidade livre. Projetando-se rostralmente em ambos os lados do dorso da sela há um processo clinóide caudal.

As **asas** são maiores do que as asas do osso pré-esfenóide e curvam-se lateral e dorsalmente. Na base de cada asa, próximo à sua junção com o corpo, encontra-se uma série de forames. O **forame oval**, medial à articulação temporomandibular, é uma grande abertura que conduz diretamente através da parede craniana. Um indistinto **forame espinhoso** pode estar presente ou pode unir-se ao forame oval. O **canal alar** corre através da parte rostral da base da asa. O **forame alar caudal** é menor que o forame alar rostral. Em sua parte dorsolateral o forame alar rostral contém um curto canal ou fissura, o **forame alar parvo**. Ele é penetrado em sua superfície dorsal pelo **forame redondo**, que conduz diretamente para a cavidade craniana. A borda rostrodorsal da asa do osso basisfenóide é marcada por uma distinta incisura, a **incisura orbitária**, a qual, juntamente com a incisura do pré-esfenóide, forma a fissura orbitária. Penetrando no osso basisfenóide, ligeiramente abaixo da abertura externa da fissura orbitária, há o **canal pterigóideo**, ocasionalmente presente como um canal incompleto no assoalho da fissura orbitária, que transmite o nervo pterigóideo. A borda caudal da base da asa apresenta duas incisuras; medialmente, a **incisura carótida** concorre com o osso temporal para formar o **forame carótido externo**; lateralmente uma incisura e sulco rostral e seu equivalente no osso temporal formam a curta **tuba auditiva óssea**.

Os **processos pterigóides**, finos e sagitais, estendem-se rostroventralmente a partir do corpo.

Osso Pré-Esfenóide

O **osso pré-esfenóide** é composto de um corpo e um par de asas. Ele articula-se com o osso basisfenóide, osso frontal, osso etmóide e com o vômer.

Caudalmente completa a parte rostral do assoalho da fossa craniana média, onde ele é marcado por um sulco raso, o **sulco do quiasma**, no qual se situa o quiasma óptico. A partir deste local o sulco continua rostrolateralmente, penetrando no osso.

As **asas**, que deixam cada lado do corpo do osso pré-esfenóide, são menores do que as do osso basisfenóide. Na junção das asas e do corpo, o osso pré-esfenóide é oco e dividido por um septo longitudinal para formar os **seios esfenoidais**, ocupados pelas partes ventrocaudais dos etmoturbinados. Na sutura frontosfenoidal está localizado o **forame etmóide**, que pode ser confluente com o forame etmóide do osso frontal.

Interna e rostralmente o corpo é elevado e completa o assoalho da fossa craniana rostral. O par de canais ópticos é salteado dorsalmente pelo jugo esfenoidal, a fusão das asas direita e esquerda, ventral ao qual eles são confluentes. Caudolateralmente, na junção da asa com o corpo, o osso pré-esfenóide é marcado por uma incisura rasa que concorre com a do osso basisfenóide na formação da **fissura orbitária**. Dorsalmente uma crista sobrepõe-se à fissura. Estendendo-se da crista numa direção caudal, ligeiramente lateral ao meio, encontram-se os rombudos **processos clinóides rostrais**.

OSSO ETMÓIDE
(Fig. 48-96)

O **osso etmóide** é altamente desenvolvido. A **lâmina crivosa** é extensa, e as **fossas etmóides** (olfatórias) são muito profundas. A **crista galli** (crista etmoidal) é pouco desenvolvida e muitas vezes está incompleta. A placa perpendicular é longa. Os **labirintos** (massas laterais) são grandemente desenvolvidos e projetam-se dentro do seio frontal. Há quatro grandes **endoturbinais** e seis **ectoturbinais**. A **placa orbitária** (lateral) é extensa e forma a parede medial do seio maxilar. Sua borda ventral une-se ao processo palatino da maxila e à parte horizontal do osso palatino. Uma placa semelhante a uma prateleira estende-se medialmente de sua parte ventral e concorre com a parte de encurvamento semelhante do osso palatino na formação da placa basal, que divide o fundo olfatório da cavidade nasal do meato nasofaríngeo.

A **concha nasal dorsal** é, em sua parte rostral, uma simples placa, inserida por uma borda à crista etmoidal do osso nasal; ela curva-se ventromedialmente, e sua borda livre é mais encorpada e evertida. A parte caudal é mais larga e semelhante aos etmoturbinais, aos quais está ligada.

CONCHA NASAL VENTRAL

A **concha nasal ventral** é curta e muito complexa. Ela está inserida na crista conchal da superfície nasal da maxila por uma placa basal que se divide em duas lamelas secundárias. Estas destacam numerosas lamelas terciárias, que são espiraladas e possuem bordas livres espessas.

MAXILA
(Figs. 48-81, 84 e 85)

A **maxila** é curta, mas muito alta caudalmente. A **crista facial** está ausente. O **forame infra-orbitário** localiza-se sobre o alvéolo para o terceiro pré-molar. O **canal infra-orbitário** é curto. O **processo frontal** encaixa-se dentro de uma profunda incisura entre as partes nasal e orbitária do osso frontal, e a parte média da borda caudal situa-se ao longo da margem orbitária. Há ressaltos mais ou menos pronunciados, as **eminências alveolares**, sobre os dentes caninos e molares. O **processo zigomático** é curto e fino; ele é completamente envolto, lateralmente, pelo osso zigomático e perfurado por diversos forames alveolares. Um **túber da maxila** não está presente no adulto, mas há uma projeção pontiaguda caudal ao

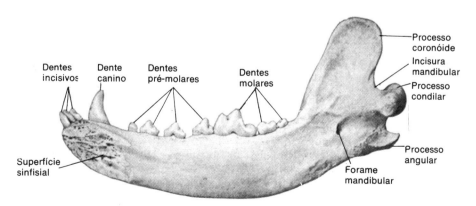

Figura 48-86. Metade direita da mandíbula do cão; vista medial.

último alvéolo. A **superfície nasal** sustenta uma curta **crista conchal** em sua parte rostral, caudal à qual ela é profundamente côncava e forma a parede lateral do pequeno **recesso maxilar**. O **processo palatino** é curto, largo caudalmente, e moderadamente arqueado de lado a lado. O **forame palatino maior** está próximo ou situado na sutura palatina transversa e aproximadamente na metade da distância entre a sutura palatina mediana e a borda alveolar. O **sulco palatino** é distinto. O grande alvéolo para o dente canino é completado pelo osso incisivo. O pequeno alvéolo para o primeiro pré-molar está separado do anterior por um pequeno intervalo. Os dois seguintes consistem em partes rostral e caudal para as raízes dos dentes. O quarto e o quinto são bem maiores e estão divididos em três partes. O último é pequeno e consiste em três divisões.

OSSOS INCISIVOS
(Figs. 48-81, 84, 85 e 96)

O **corpo** do **osso incisivo** é comprimido dorsoventralmente e contém três alvéolos para os dentes incisivos, que aumentam de tamanho do primeiro para o terceiro; ele também completa a parede medial do grande alvéolo para o dente canino. O **canal interincisivo** é muito pequeno, exceto nos crânios grandes. A **borda interalveolar** é larga e muito curta. O **processo nasal** é largo em sua origem e afunila-se pontiagudamente em sentido caudal; a parte rostral curva-se dorsal, caudal e ligeiramente medialmente, e forma a margem lateral da **abertura nasal óssea**; a parte caudal estende-se caudalmente, por longa distância, entre o osso nasal e a maxila. O **processo palatino** dobra dorsal e lateralmente, formando com o do lado oposto um largo sulco para a cartilagem septal; a extremidade caudal é pontiaguda e encaixa-se em uma incisura entre os processos palatinos das maxilas, e sustenta a extremidade do vômer. A fissura palatina é curta mas larga.

OSSOS PALATINOS
(Figs. 48-83, 84, 85 e 96)

A **placa horizontal** do **osso palatino** é extensa, formando aproximadamente um terço do palato duro. Ela apresenta um número variável de **forames palatinos menores** (acessórios). Normalmente há uma **espinha nasal caudal** na extremidade da sutura mediana. O canal palatino maior é, às vezes, formado inteiramente neste osso. A **lâmina perpendicular** é ainda mais extensa. Sua superfície lateral é essencialmente livre e forma a maior parte da parede medial da grande **fossa pterigopalatina**. O forame maxilar está situado num recesso profundo entre este osso e o processo zigomático da maxila. Imediatamente dorsal ao mesmo há comumente outro forame que se abre na cavidade nasal. Os **forames palatino maior e esfenopalatino** estão situados mais adiante, caudalmente, e um pouco mais ventralmente; o forame palatino maior é ventral ao forame esfenopalatino. Uma lâmina horizontal estende-se da superfície nasal, encontra-se com a do osso oposto, e completa a lâmina basal referida na descrição do osso etmóide. Não há seio palatino.

OSSOS PTERIGÓIDES
(Figs. 48-83, 85 e 96)

Os **ossos pterigóides** são muito largos e curtos. Eles formam uma parte considerável dos limites laterais das **coanas** (narinas caudais). As bordas ventral e caudal são livres, e em seu ângulo de junção há um **hâmulo** variável.

OSSOS NASAIS
(Figs. 48-81 e 96)

Os **ossos nasais** são (na maioria das raças) longos e mais largos rostralmente do que caudalmente. A **superfície externa** (facial) é variavelmente côncava em seu comprimento e está inclinada no sentido da sutura mediana, de modo a formar um sulco central. As bordas mediais dobram ventralmente e formam uma **crista etmoidal**, que se torna muito proeminente caudalmente. As partes caudais enquadram-se dentro de uma incisura formada pelos ossos frontais. As extremidades rostrais formam uma incisura nasal quase semicircular.

OSSOS LACRIMAIS
(Figs. 48-81, 83 e 84)

O **osso lacrimal** é muito pequeno. A superfície facial estende-se muito pouco ou nada além da margem orbitária. A **superfície orbitária** é pequena e triangular, e apresenta a entrada para o canal lacrimal. O osso articula-se com o osso palatino.

OSSOS ZIGOMÁTICOS
(Figs. 48-81, 84 e 85)

O grande **processo temporal** constitui-se na maior parte do **osso zigomático**. É muito longo e fortemente curvo. A borda dorsal, convexa, é livre rostralmente, onde forma parte da margem orbitária, e é chanfrada caudalmente para articulação com o processo semelhante do osso temporal. Entre eles ela sustenta uma eminência, o **processo frontal**, ao qual o ligamento orbitário está inserido. O corpo do osso pode ser considerado como consistindo em um processo lacrimalϕ direcionado dorsalmente e

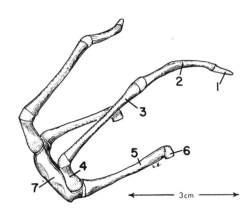

Figura 48-87. Osso hióide do cão.

1, Tímpano-hióide; 2, estilo-hióide; 3, epi-hióide; 4, cerato-hióide; 5, tíreo-hióide; 6, cartilagem de 5; 7, basi-hióide.

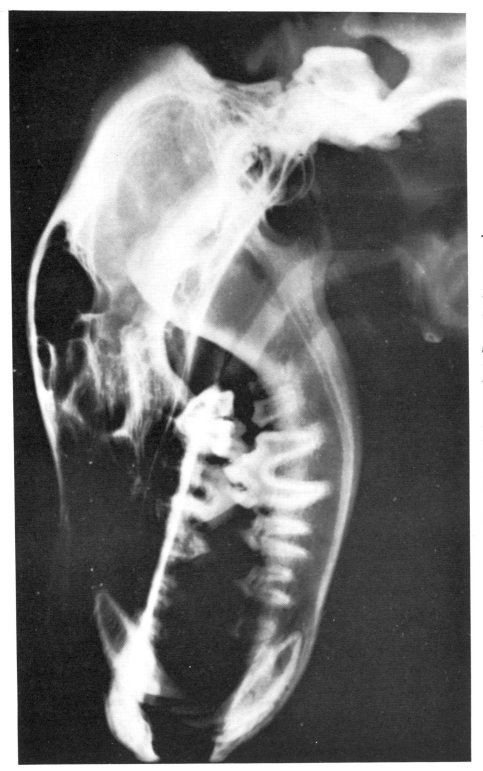

Figura 48-88. Crânio de pastor alemão fêmea; vista lateral esquerda. (De Hare, 1958.)

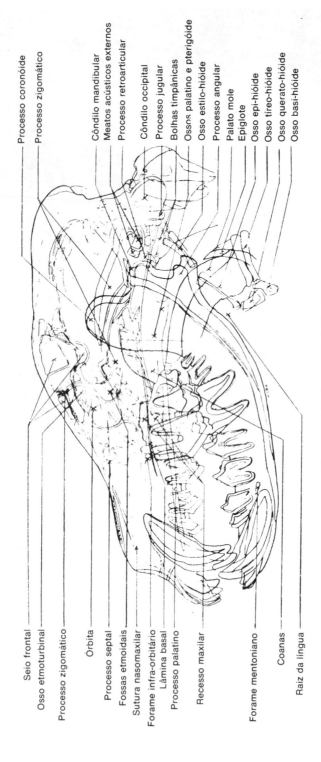

Figura 48-89. Cópia tracejada da Fig. 48-88.
(De Hare, 1958.)

OSTEOLOGIA DO CARNÍVORO 1385

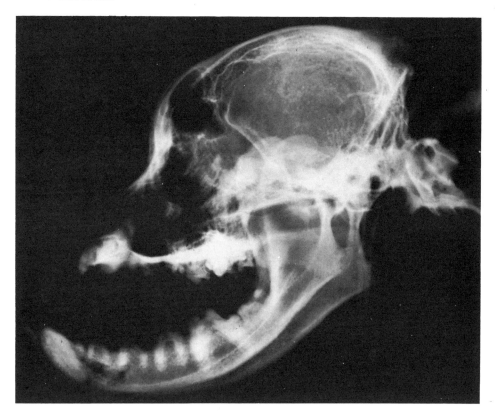

Figura 48-90. Crânio de bulldog inglesa fêmea; vista lateral.
(De Hare, 1958.)

enquadrando-se entre o lacrimal e a maxila, e um processo maxilar φ direcionado ventralmente. A superfície facial é convexa.

VÔMER
(Fig. 48-96)

O **vômer** não está em contato com a parte caudal do assoalho da cavidade nasal e não divide as coanas. A extremidade caudal é estreita e profundamente sulcada. Próximo às coanas as duas lâminas curvam-se lateralmente e unem-se aos ossos palatinos, bem como auxiliam na formação da lâmina basal.

MANDÍBULA
(Figs. 48-84 e 86)

As duas metades da **mandíbula** não se fundem completamente nem na idade avançada, de modo que há uma **sínfise** permanente. O corpo apresenta seis alvéolos para os dentes incisivos e dois para os caninos. Os alvéolos incisivos aumentam de tamanho do primeiro ao terceiro. O alvéolo canino estende-se profundamente, ventral e caudalmente. A divergência é menor do que no suíno. A borda ventral da **parte molar**, convexa em seu comprimento, é espessa e arredondada. A **borda alveolar** é ligeiramente côncava em seu comprimento e um pouco evertida, especialmente em sua parte média; ela apresenta sete alvéolos para os dentes maxilares inferiores, que são semelhantes aos da mandíbula superior, exceto o quarto e o sexto que são bem menores, e o quinto que é como o quarto da série superior. O **espaço interalveolar** é muito curto ou pode até estar ausente. Há dois ou três **forames mentonianos** em ambos os lados. O **ramo da mandíbula** é relativamente pequeno. Sua superfície lateral apresenta uma profunda **fossa massetérica** que avança sobre o processo coronóide e está limitada por ressaltos, rostral e ventralmente. A superfície medial, convexa, é marcada pelo costumeiro **forame mandibular**. Aproximadamente neste mesmo nível encontra-se o áspero **ângulo** que se projeta caudalmente da borda caudal. O **processo condilar** está colocado muito baixo — não muito mais alto do que o ápice do dente canino, quando o osso está repousando em superfície plana. Ele é longo transversalmente, e a parte medial da superfície articular é bem mais larga e estende-se sobre a superfície caudal. Seu longo eixo é um pouco oblíquo, a extremidade medial sendo inclinada um tanto ventral e rostralmente. O **processo coronóide** (Fig. 48-81), muito extenso, está dobrado ligeiramente lateral e caudalmente.

OSSO HIÓIDE
(Fig. 48-87)

O **basi-hióide** é um bastão transverso, ligeiramente curvo; ele é comprimido rostrocaudalmente,

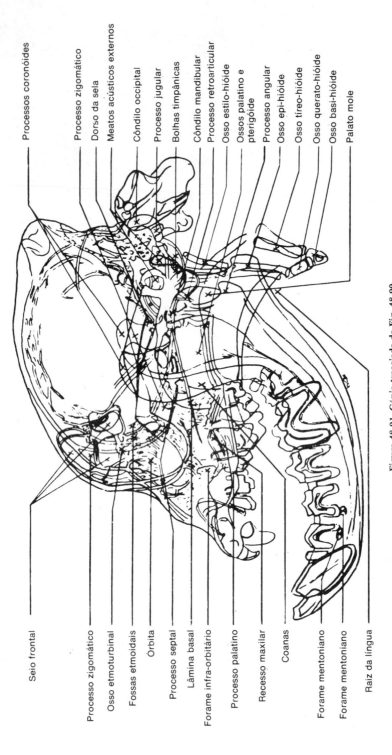

Figura 48-91. Cópia tracejada da **Fig. 48-90.**
(De Hare, 1958.)

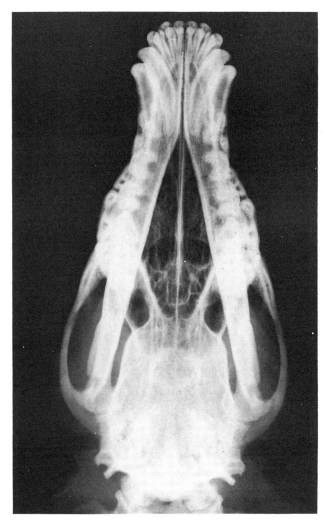

Figura 48-92. Crânio de pastor alemão fêmea; vista ventrodorsal.
(De Hare, 1958.)

e não sustenta nenhum **processo lingual**. Os **tíreo-hióides** estão permanentemente inseridos por cartilagem ao basi-hióide; eles divergem amplamente, curvam-se medialmente, e são comprimidos lateralmente. Os **querato-hióides** (corno menor) são curtos, prismáticos e fortes. Os **epi-hióides** (corno médio) são comumente um pouco mais longos do que os estilo-hióides; eles são comprimidos lateralmente e ligeiramente aumentados nas extremidades, que estão unidas por cartilagem ao corno adjacente. Os **estilo-hióides** são inclinados lateralmente e são um tanto torcidos.

O CRÂNIO COMO UM TODO

As diferentes raças de cães apresentam grandes variações no formato e no tamanho do crânio. Aquelas que possuem um crânio longo e estreito (por exemplo, o greyhound, o collie) são designados **dolicocefálicos** (Fig. 48-81). Outros cães (por exemplo, o bulldog, os pequenos spaniel) possuem crânios muito largos e curtos, e são denominados de **braquicefálicos** (Fig. 48-82). Formatos intermediários (por exemplo, o fox-terrier, o dachshund) são **mesaticefálicos**.

O comprimento do crânio é normalmente mensurado da crista nucal até à extremidade rostral da sutura interincisiva, e a largura entre os ápices dos arcos zigomáticos. O índice cefálico é a relação entre a largura e o comprimento, supondo que este é igual a 100; a fórmula é: $\frac{\text{largura} \times 100}{\text{comprimento}}$ = índice cefálico. O índice de raças dolicocefálicas extremas é de aproximadamente 50, como no greyhound, e o dos espécimes braquicefálicos pode ser tão alto quanto 90, como no pug e determinados terriers miniaturas. Entre os tipos mesaticefálicos temos o fox-terrier, com um índice de aproximadamente 70, e o pomeraniano branco, com um índice de aproximadamente 72 a 75. O índice craniofacial é o relacionamento da distância entre a crista nucal e a sutura frontonasal, até a distância entre a sutura frontonasal e a incisura naso-incisiva. Ela varia de 10:3 nas raças braquicefálicas extremas, a 10:7 nos espécimes dolicocefálicos extremos.

A **superfície frontal** apresenta a larga curva para fora dos arcos zigomáticos e a grande extensão das **fossas temporais**. Estas estão separadas pela **crista sagital externa**, a qual, nas raças maiores, é muito forte e proeminente, continuando pelas linhas temporais divergentes até os processos zigomáticos. As **regiões frontal e nasal** estão centralmente deprimidas, e são mais ou menos côncavas no perfil. A região nasal é estreita e terminada rostralmente por uma **incisura naso-incisiva**. Nas raças braquicefálicas extremas as diferenças são muito marcantes (Fig. 48-82). O crânio é fortemente convexo em ambas as direções, e é consideravelmente mais longo do que a face. A crista sagital externa é mais ou menos apagada caudalmente, e formada somente pela interparietal. As linhas temporais estão caudalmente separadas por um intervalo e divergem para os processos zigomáticos, de modo que as fossas temporais são largamente separadas. A região frontal é larga, fortemente convexa, e possui uma depressão central rasa. A região nasal é muito curta, relativamente larga, e centralmente deprimida. No perfil há uma depressão acentuada na junção frontonasal, produzindo o que é denominado pelos admiradores como o *"stop"* da face.

Na **superfície lateral** a grande extensão da fossa temporal é observada. A órbita comunica-se livremente com a fossa, a parte caudal da margem orbitária estando ausente no crânio seco. O eixo da cavidade orbitária forma um ângulo muito menor com o plano mediano do que no eqüino e no bovino. Uma crista distinta, a **crista orbitária ventral,** demarca o limite entre a cavidade orbitária e a extensa fossa pterigopalatina. A **região pré-orbitária** é um tanto triangular, côncava em seu comprimento e convexa dorsoventralmente; o forame infra-orbitário em sua parte ventral é dorsal ao terceiro dente molar. Nas raças braquicefálicas extremas a órbita é relativamente muito grande e a região pré-orbitária extremamente curta mas elevada. No bulldog a mandíbula inferior ressalta-se além da superior — uma condição conhecida como prognatismo. A condição oposta, braquignatismo, é observada no dachshund.

As características notáveis da **superfície basal** do crânio (Fig. 48-85) são a largura e o achatamento da parte basilar do osso occipital, o pequeno tamanho

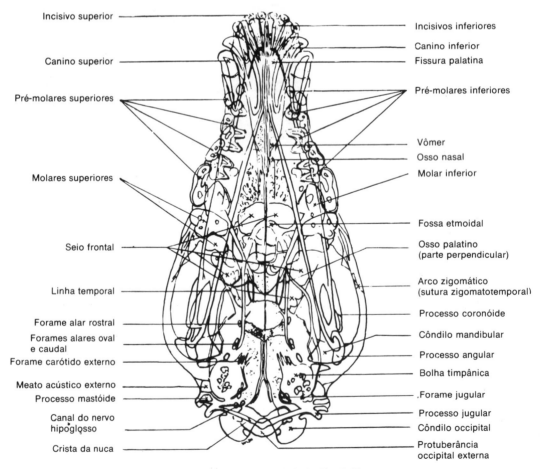

Figura 48-93. Cópia tracejada da Fig. 48-92.
(De Hare, 1958.)

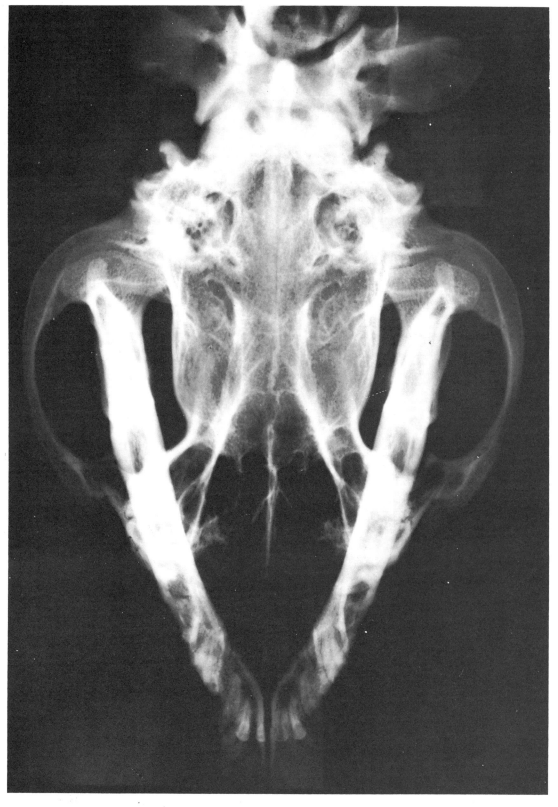

Figura 48-94. Crânio de bulldog inglesa fêmea; vista ventrodorsal. (De Hare, 1958.)

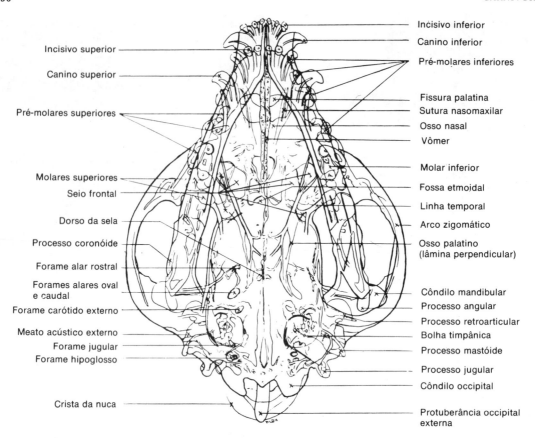

Figura 48-95. Cópia tracejada da Fig. 48-94.
(De Hare, 1958.)

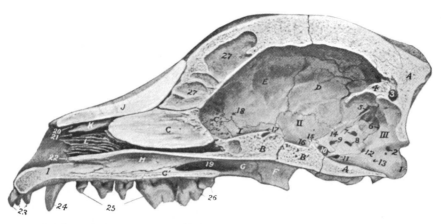

Figura 48-96. Secção sagital do crânio do cão, sem a mandíbula.

A, A', Partes basilar e escamosa do osso occipital; B, B', ossos pré-esfenóide e basisfenóide; C, C', lâminas perpendicular e crivosa do osso etmóide; D, osso parietal; E, osso frontal; F, osso pterigóide; G, G', partes vertical e horizontal do osso palatino; H, vômer; I, osso incisivo; J, osso nasal; K, concha nasal dorsal; L, concha nasal ventral; I, II, III, fossas rostral, caudal e média do crânio; 1, côndilo occipital; 2, abertura do canal condilóide; 3, canal para o seio intertransverso da dura-máter; 4, protuberância occipital interna; 5, abertura interna do meato temporal; 6, forame mastóideo; 7, fossa cerebelar; 8, meato acústico interno; 9, canal do nervo trigêmeo; 10, forame carótido interno; 11, 12, aberturas dentro do canal petro-occipital; 13, canal do nervo hipoglosso; 14, crista petrosa; 15, dorso da sela; 16, fossa hipofisial; 17, canal óptico; 18, forame etmoidal; 19, meato nasofaríngeo; 20, 21, 22, meatos nasais dorsal, médio e ventral; 23, dentes incisivos; 24, dente canino; 25, dentes pré-molares; 26, dentes molares; 27, septo entre os seios frontais.

dos **processos jugulares,** o grande tamanho e o formato arredondado da **bolha timpânica** e a forma sulcada das superfícies articulares para a mandíbula. As **coanas** são longas e estreitas e não são divididas pelo vômer. O palato duro normalmente tem aproximadamente a metade do comprimento do crânio. Ele é comumente demarcado por uma crista mediana ou uma linha áspera, e em cada lado encontram-se os forames palatinos maior e menor e os sulcos palatinos. A largura é maior entre o quarto par de dentes molares e, aqui, há na maioria dos crânios uma acentuada depressão em qualquer dos lados. O comprimento, a largura e o contorno variam grandemente nas diferentes raças.

O ângulo de divergência da mandíbula varia de 25 a 30 graus; ele é menor no greyhound e maior nos tipos braquicefálicos extremos, por exemplo, o bulldog, o pug.

A **superfície nucal** é um tanto triangular, com a base ventral. O cume é formado pela **crista nucal,** que se projeta muito fortemente e caudalmente nas grandes raças. Ventral à referida crista há duas muito distintas impressões ásperas para inserção muscular. Em determinados crânios há uma **crista occipital** fina e mediana e, em outras, uma elevação arredondada. Lateralmente encontram-se as **cristas temporais** e os **processos mastóides.** O **forame mastóideo** está na junção dos ossos occipital e temporal, dorsal à raiz do processo jugular; ele abre-se diretamente dentro da cavidade craniana. O **forame magno** varia grandemente no formato; na maioria das vezes o diâmetro transversal é o maior, mas em determinados crânios ele é igualado ou superado pelo diâmetro vertical.

A **cavidade craniana** (Fig. 48-96) corresponde no formato e no tamanho ao crânio, especialmente naquelas raças em que as várias cristas são mais ou menos apagadas e os seios frontais são pequenos. O eixo basicranial é quase paralelo com o palato, e o assoalho é achatado. A **fossa craniana rostral** é estreita, e é apenas ligeiramente mais alta do que a **fossa craniana média.** As **fossas etmoidais** são muito profundas e a crista é pouco desenvolvida. A **fossa hipofisial** é de profundidade variável, e o **dorso da sela** é relativamente alto e sustenta **processos clinóides,** lateralmente. Os compartimentos cerebral e cerebelar são bem demarcados, lateralmente, pelas cristas petrosas e, dorsalmente, pelo tentório ósseo. A base deste é atravessada por um canal, que se liga aos dois meatos temporais. O ângulo rostral da parte petrosa do osso temporal é perfurado por um canal para o nervo trigêmeo.

Cavidade Nasal

A **cavidade nasal** (Fig. 48-96) enquadra-se ao formato da face. Sua **abertura** rostral é grande e quase circular na maioria dos cães. As **conchas nasais ventrais,** complexas, ocupam a parte rostral da cavidade, em grande parte, exceto próximo à abertura. Caudalmente à concha nasal ventral encontra-se a grande abertura do recesso maxilar. Caudal a esta a cavidade é dividida, pela lâmina basal, na grande região olfatória dorsal ou **fundo nasal** e num inferior **meato nasofaríngeo.** O fundo é ocupado em grande parte pelos etmoturbinais. As **coanas,** não divididas, são em geral longas e estreitas, variando com o formato do crânio.

Seios Paranasais

O **seio frontal** é de tamanho considerável nas raças grandes, mas é limitado ao osso frontal. Ele é normalmente dividido num pequeno seio medial e num seio lateral bem maior, cada um abrindo-se no meato etmoidal dorsal. O seio é muito pequeno nos tipos braquicefálicos extremos.

O **recesso maxilar** é pequeno e está em comunicação tão livre com a cavidade nasal que o torna mais um recesso do que um verdadeiro seio. É limitado medialmente pela lâmina orbitária do osso etmóide, e sua parede lateral é cruzada obliquamente pelo canal nasolacrimal. As raízes dos dentes molares não se projetam dentro dele.

PARTE II — GATO

Acredita-se que, nesta oportunidade, uma apresentação do tipo atlas da estrutura óssea do felino será de real auxílio para o aluno. Assim, as Figs. 48-97 a 141 apresentam a estrutura óssea completa do gato.

(O texto continua na pág. 1412.)

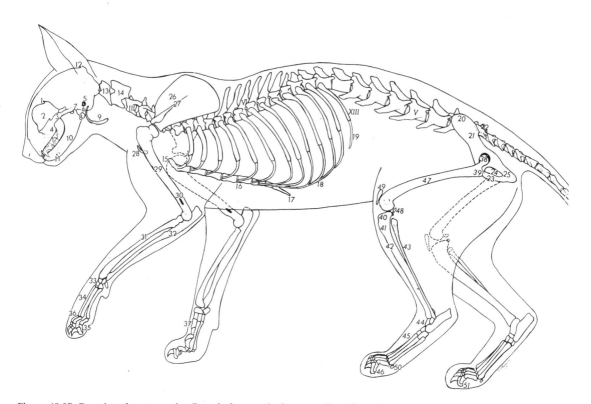

Figura 48-97. Esqueleto do gato macho. Desenhado a partir de uma radiografia.

1, Processo zigomático; 2, órbita; 3, arco zigomático; 4, maxila; 5, meato acústico externo; 6, bolha timpânica; 7, articulação temporomandibular; 8, processo angular; 9, osso hióide; 10, mandíbula; 11, forame mentoniano; 12, crista sagital externa; 13, atlas; 14, áxis; 15, manúbrio; 16, esterno; 17, processo xifóide; 18, arco costal; 19, cartilagem costal; 20, crista do ílio; 21, ílio; 22, sacro; 23, púbis; 24, forame obturatório; 25, ísquio; 26, escápula; 27, espinha; 28, clavícula; 29, úmero; 30, forame supracondilar; 31, rádio; 32, ulna; 33, carpo; 34, metacarpo; 35, falanges; 36, terceiro dígito; 37, primeiro dígito; 38, cabeça do fêmur; 39, trocanter maior; 40, tuberosidade da tíbia; 41, margem cranial da tíbia; 42, tíbia; 43, fíbula; 44, tarso; 45, metatarso; 46, quinto dígito; 47, fêmur; 48, osso sesamóide poplíteo; 49, patela; 50, sesamóide plantar; 51, segundo dígito; III, terceira vértebra cervical; V, quinta vértebra lombar; VI, sexta vértebra torácica; X, décima vértebra caudal; XIII, décima terceira costela. (De Sis, 1965.)

OSTEOLOGIA DO CARNÍVORO

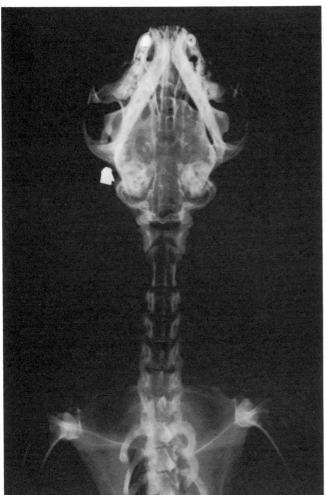

Figura 48-98. Radiografia dorsoventral da cabeça e pescoço do gato adulto.
(De Sis e Getty, 1968.)

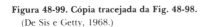

Figura 48-99. Cópia tracejada da Fig. 48-98.
(De Sis e Getty, 1968.)

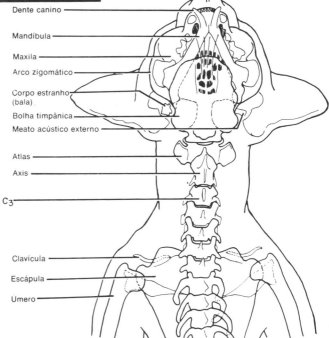

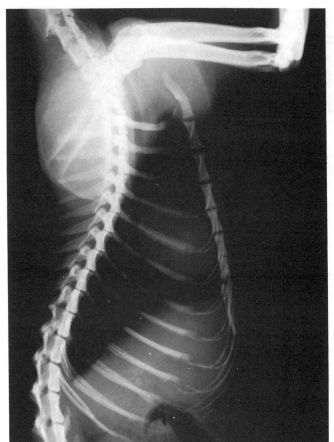

Figura 48-100. Radiografia, posição recumbente, vista lateral esquerda do tórax do gato adulto.

(De Sis e Getty, 1968.)

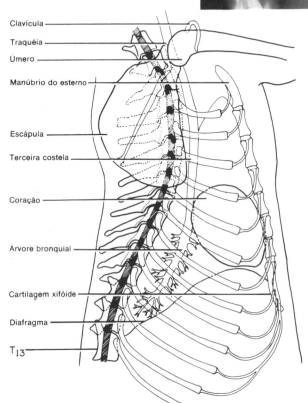

Figura 48-101. Cópia tracejada da Fig. 48-100.

(De Sis e Getty, 1968.)

OSTEOLOGIA DO CARNÍVORO

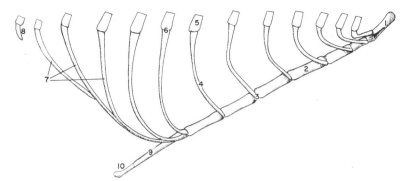

Figura 48-102. Esterno do gato; vista lateral.

1, Manúbrio; 2, esternebra; 3, articulação esternocostal; 4, cartilagem costal; 5, costela verdadeira; 6, junção costocondral; 7, costelas falsas; 8, costela flutuante; 9, processo xifóide; 10, cartilagem xifóide.

Figura 48-103. Esterno do gato; vista dorsal.

1, Manúbrio; 2, esternebra; 3, articulação esternocostal; 4, sincondrose interesternebral; 5, cartilagem costal; 6, costela verdadeira; 7, junção costocondral; 8, costelas falsas; 9, costela flutuante; 10, processo xifóide; 11, cartilagem xifóide.

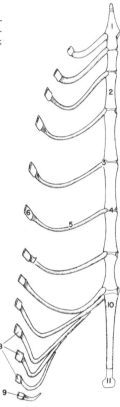

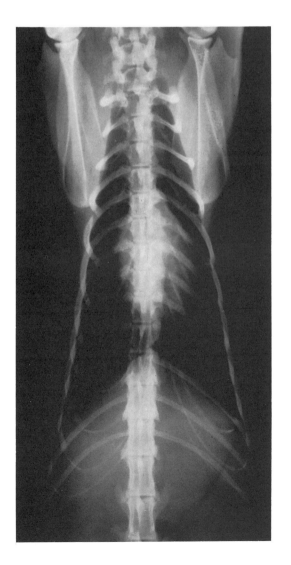

Figura 48-104. Radiografia ventrodorsal do tórax de gato adulto. (De Sis e Getty, 1968.)*

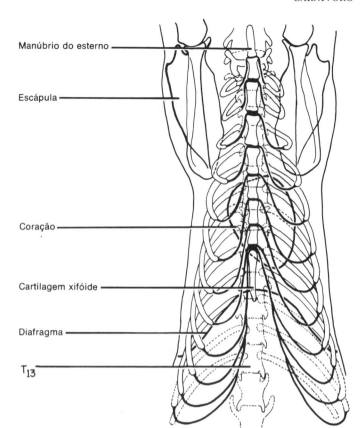

Figura 48-105. Cópia tracejada da Fig. 48-104.
(De Sis e Getty, 1968.)

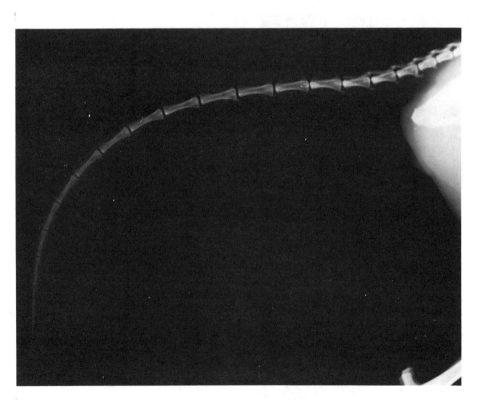

Figura 48-106. Radiografia lateral esquerda da cauda do gato adulto.
(De Sis e Getty, 1968.)

OSTEOLOGIA DO CARNÍVORO

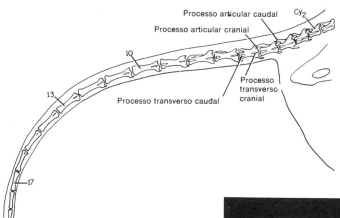

Figura 48-107. Cópia tracejada da Fig. 48-106.
(De Sis e Getty, 1968.)

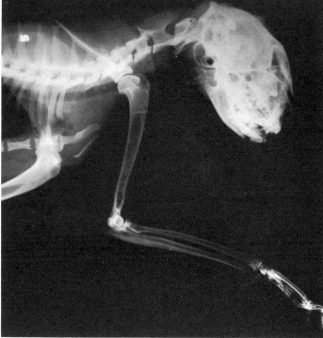

Figura 48-108. Radiografia mediolateral do membro torácico esquerdo do gato adulto.
(De Sis e Getty, 1968.)

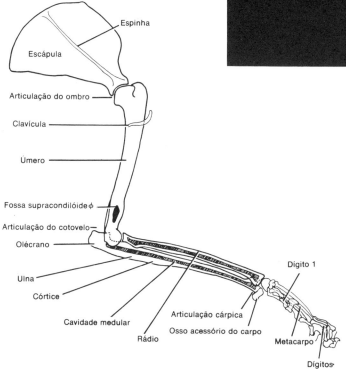

Figura 48-109. Cópia tracejada da Fig. 48-108.
(De Sis e Getty, 1968.)

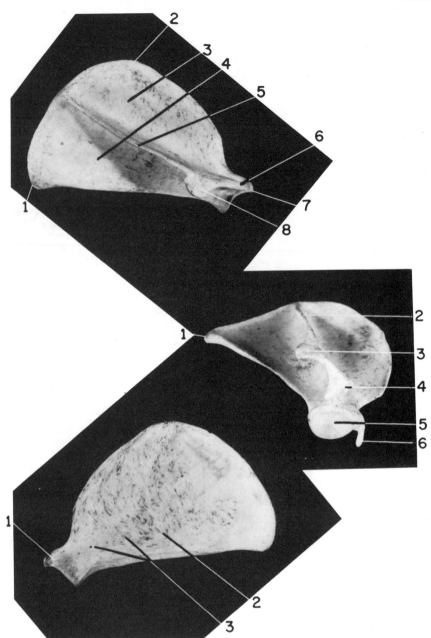

Figura 48-110. Escápula direita do gato.
Superfície lateral: 1, ângulo caudal; 2, ângulo cranial; 3, fossa supra-espinhosa; 4, fossa infra-espinhosa; 5, espinha; 6, acrômio *(processo hamato)*; 7, tubérculo supraglenóide; 8, acrômio *(processo supra-hamato)*. *Superfície craniolateral:* 1, ângulo caudal; 2, espinha; 3, acrômio *(processo supra-hamato)*; 4, acrômio *(processo hamato)*; 5, cavidade glenóide; 6, processo coracóide. *Superfície medial:* 1, tubérculo supraglenóide; 2, fossa subescapular; 3, forames nutrícios. (De Sis, 1965.)

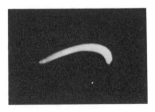

Figura 48-111. Clavícula do gato.
(De Sis, 1965.)

OSTEOLOGIA DO CARNÍVORO

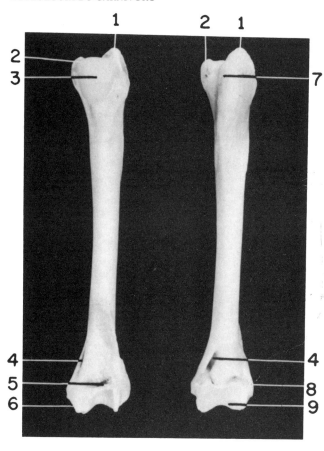

Figura 48-112. Úmero do gato; úmero direito, superfície caudal (esquerda) e úmero esquerdo, superfície cranial (direita).

1, Tubérculo maior; 2, tubérculo menor; 3, cabeça; 4, forame supracondilar; 5, forame supratroclear; 6, epicôndilo medial; 7, crista do tubérculo maior; 8, epicôndilo lateral; 9, extremidade distal. (De Sis, 1965.)

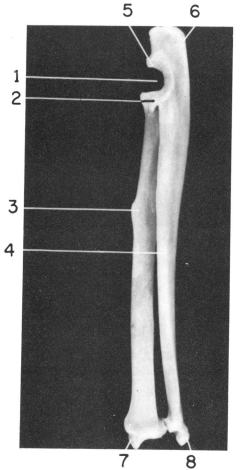

Figura 48-113. Rádio e ulna direitos do gato; superfície caudal medial.

1, Incisura troclear da ulna; 2, processo coronóide medial; 3, corpo do rádio; 4, corpo da ulna; 5, processo anconeu; 6, olécrano; 7, processo estilóide do rádio; 8, processo estilóide da ulna. (De Sis, 1965.)

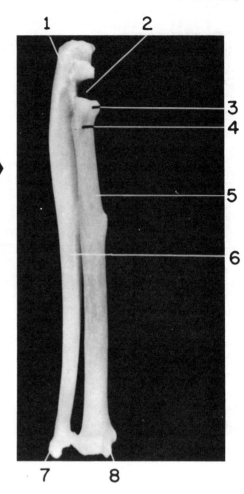

Figura 48-114. Rádio e ulna direitos do gato; superfície cranial lateral.

1, Olécrano; 2, incisura troclear; 3, cabeça; 4, colo; 5, corpo do rádio; 6, corpo da ulna; 7, processo estilóide da ulna; 8, processo estilóide do rádio. (De Sis, 1965.)

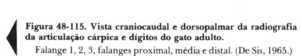

Figura 48-115. Vista craniocaudal e dorsopalmar da radiografia da articulação cárpica e dígitos do gato adulto.

Falange 1, 2, 3, falanges proximal, média e distal. (De Sis, 1965.)

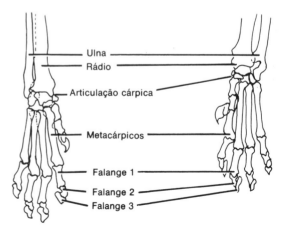

Figura 48-116. Cópia tracejada da Fig. 48-115.

Falange 1, 2, 3, falanges proximal, média e distal. (De Sis, 1965.)

OSTEOLOGIA DO CARNÍVORO 1401

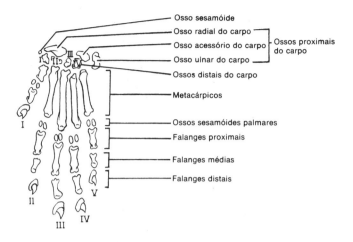

Figura 48-117. Mão do gato.
(De Sis, 1965.)

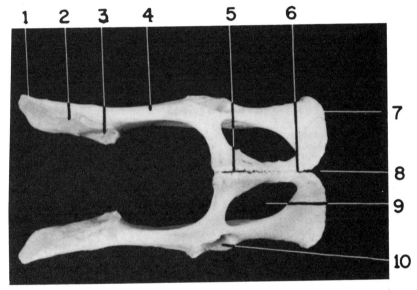

Figura 48-118. Osso do quadril, fundido, do gato; superfície ventral.
1, Crista ilíaca; 2, superfície ilíaca; 3, superfície auricular; 4, corpo do ílio; 5, sínfise púbica; 6, sínfise isquiática; 7, tuberosidade isquiática; 8, arco isquiático; 9, forame obturatório; 10, fossa acetabular. (De Sis, 1965.)

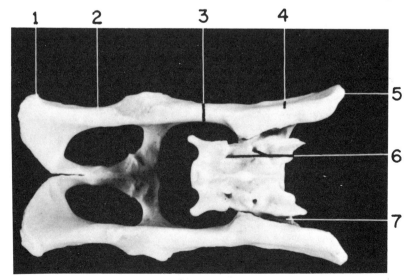

Figura 48-119. Pelve do gato; superfície dorsal.
1, Tuberosidade isquiática; 2, incisura isquiática menor; 3, incisura isquiática maior; 4, asa do ílio; 5, espinha ilíaca ventral cranial; 6, forames sacrais dorsais; 7, articulação sacroilíaca. (De Sis, 1965.)

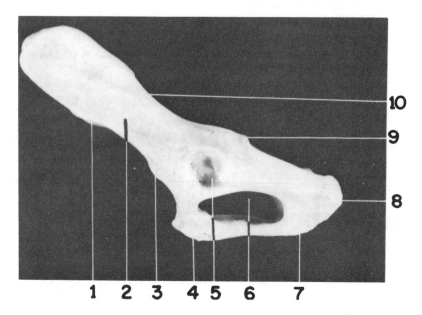

Figura 48-120. Osso do quadril esquerdo do gato; superfície ventrolateral.

1, Espinha ilíaca caudal ventral; 2, corpo do ílio; 3, eminência iliopúbica; 4, púbis; 5, fossa acetabular; 6, forame obturatório; 7, ísquio; 8, tuberosidade isquiática; 9, espinha isquiática; 10, incisura isquiática maior. (De Sis, 1965.)

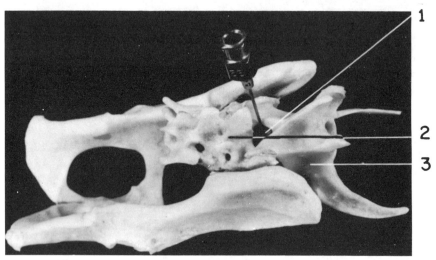

Figura 48-121. Local para injeção epidural no gato.

1, Espaço lombossacral; 2, sacro; 3, sétima vértebra lombar. (De Sis, 1965.)

OSTEOLOGIA DO CARNÍVORO

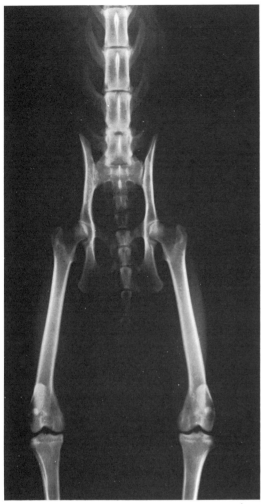

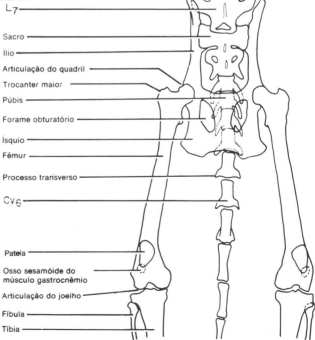

Figura 48-122. Radiografia ventrodorsal da pelve e vista craniocaudal da articulação do joelho do gato adulto.
(De Sis e Getty, 1968.)

Figura 48-123. Cópia tracejada da Fig. 48-122.
(De Sis e Getty, 1968.)

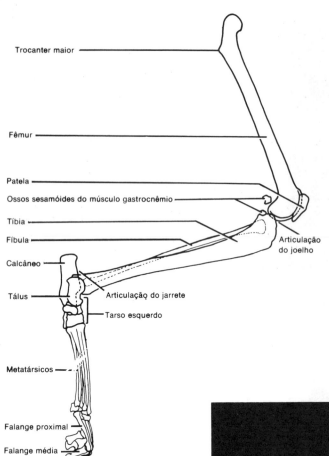

Figura 48-124. Cópia tracejada da Fig. 48-125.
(De Sis e Getty, 1968.)

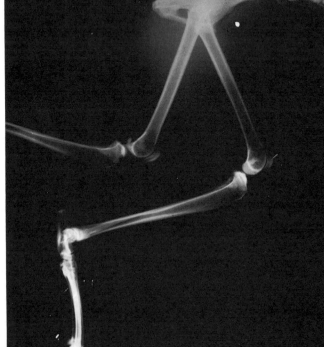

Figura 48-125. Radiografia mediolateral do membro pélvico esquerdo do gato adulto.
(De Sis e Getty, 1968.)

OSTEOLOGIA DO CARNÍVORO

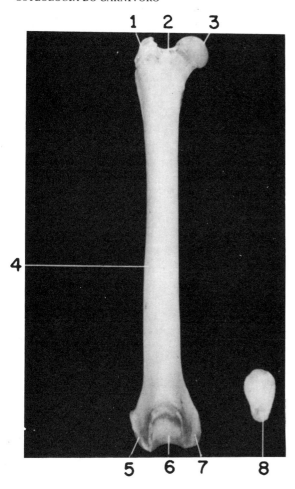

Figura 48-126. Fêmur e patela direitos do gato; vista cranial.
1, Trocanter maior; 2, colo; 3, cabeça; 4, corpo; 5, epicôndilo lateral; 6, tróclea; 7, epicôndilo medial; 8, ápice da patela. (De Sis, 1965.)

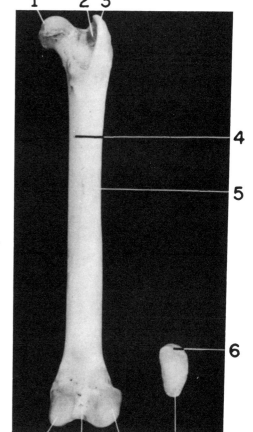

Figura 48-127. Fêmur e patela direitos do gato; vista caudal.
1, Fóvea da cabeça; 2, fossa trocantérica; 3, trocanter maior; 4, forame nutrício; 5, corpo; 6, base da patela; 7, côndilo medial; 8, fossa intercondilar; 9, côndilo lateral; 10, ápice da patela. (De Sis, 1965.)

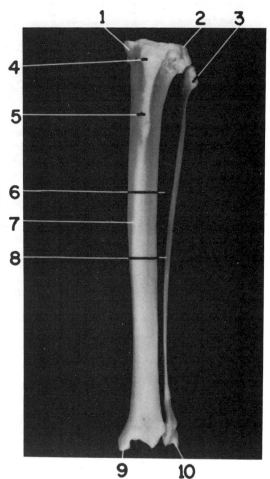

Figura 48-128. Tíbia e fíbula esquerdas do gato; superfície cranial.

1, Côndilo medial; 2, côndilo lateral; 3, cabeça da fíbula; 4, tuberosidade tibial; 5, margem cranial da tíbia; 6, espaço interósseo da perna; 7, tíbia; 8, fíbula; 9, maléolo medial; 10, maléolo lateral. (De Sis, 1965.)

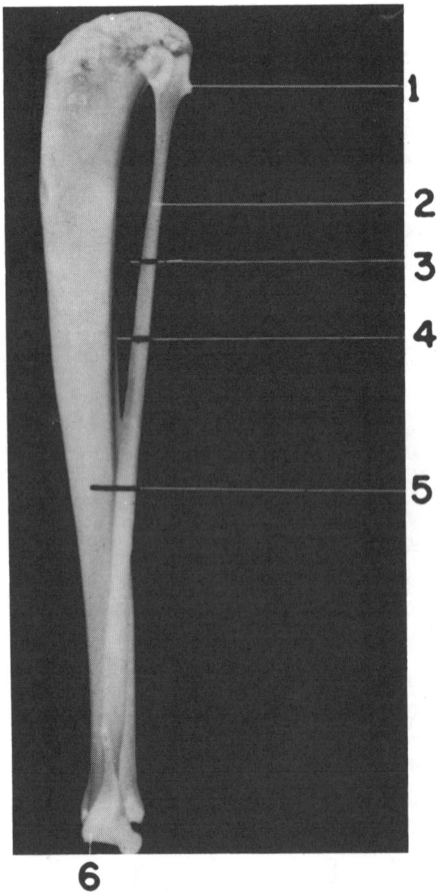

Figura 48-129. Tíbia e fíbula esquerdas do gato; superfície lateral.

1, Cabeça da fíbula; 2, fíbula; 3, espaço interósseo da perna; 4, borda interóssea; 5, tíbia; 6, maléolo lateral. (De Sis, 1965.)

OSTEOLOGIA DO CARNÍVORO

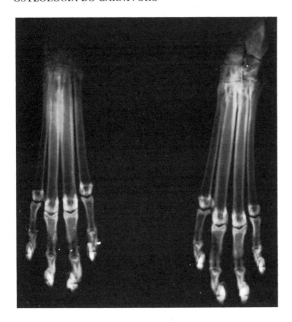

Figura 48-130. Radiografia plantodorsal da articulação társica e dígitos do gato adulto.
(De Sis, 1965.)

Figura 48-131. Cópia tracejada da Fig. 48-130.
Falange 1, 2, 3, falanges proximal, média e distal. (De Sis, 1965.)

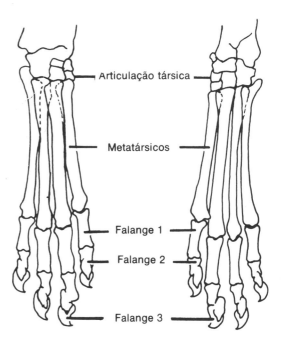

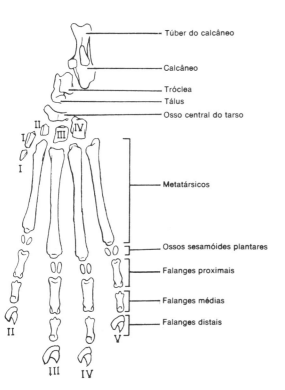

Figura 48-132. Pé do gato.
(De Sis, 1965.)

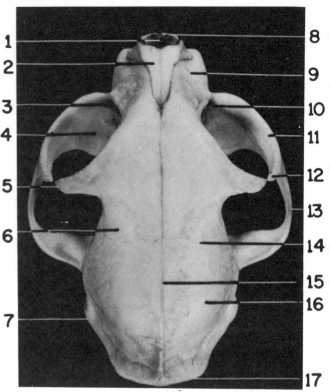

Figura 48-133. Crânio de gato; vista dorsal.

1, Narina externa; 2, osso nasal; 3, abertura dentro do canal lacrimal; 4, maxila; 5, processo zigomático do osso frontal; 6, osso frontal; 7, processo mastóideo do osso temporal; 8, osso incisivo; 9, maxila; 10, osso lacrimal; 11, osso zigomático; 12, processo frontal do osso zigomático; 13, processo zigomático do osso temporal; 14, sutura coronal; 15, sutura sagital; 16, osso parietal; 17, crista da nuca. (De Sis, 1965.)

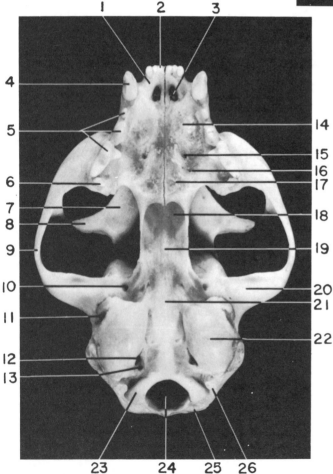

Figura 48-134. Crânio do gato; vista ventral.

1, Osso incisivo; 2, incisivos; 3, fissura palatina; 4, dente canino; 5, pré-molares; 6, molar; 7, osso frontal; 8, processo zigomático do osso frontal; 9, arco zigomático; 10, forame oval; 11, meato acústico externo; 12, forame jugular; 13, forame hipoglosso; 14, maxila; 15, forame palatino maior; 16, forame palatino menor; 17, osso palatino; 18, coanas; 19, osso pré-esfenóide; 20, fossa mandibular; 21, osso basisfenóide; 22, bolha timpânica; 23, côndilo occipital; 24, forame magno; 25, protuberância occipital externa; 26, osso occipital. (De Sis, 1965.)

OSTEOLOGIA DO CARNÍVORO

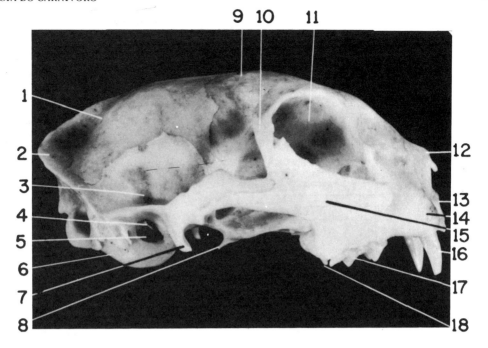

Figura 48-135. Crânio do gato; vista lateral.
1, Osso parietal; 2, osso occipital; 3, parte escamosa do osso temporal; 4, manúbrio do martelo; 5, meato acústico externo; 6, bolha timpânica; 7, processo retroarticular; 8, hâmulo do osso pterigóide; 9, osso frontal; 10, processo zigomático fundido do osso frontal e processo frontal do osso zigomático; 11, órbita; 12, osso nasal; 13, osso incisivo; 14, maxila; 15, osso zigomático; 16, dente canino; 17, terceiro pré-molar; 18, molar. (De Sis, 1965.)

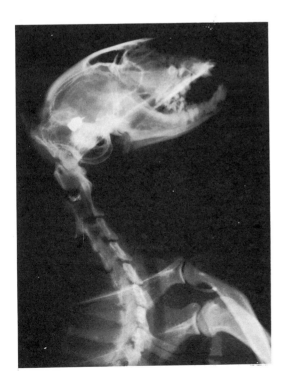

Figura 48-136. Radiografia lateral esquerda da cabeça do gato adulto.
(De Sis e Getty, 1968.)

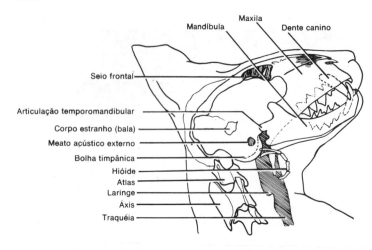

Figura 48-137. Cópia tracejada da Fig. 48-136. (De Sis e Getty, 1968.)

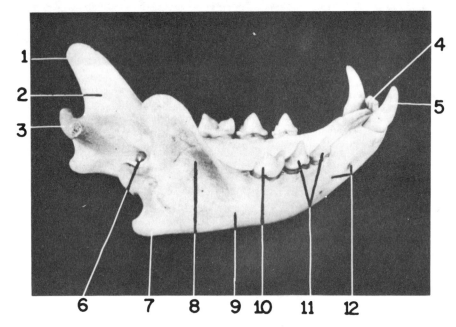

Figura 48-138. Mandíbula do gato.
1, Processo coronóide; 2, ramo; 3, processo condilar; 4, incisivos; 5, dente canino; 6, forame mandibular; 7, processo angular; 8, fossa massetérica; 9, corpo; 10, dente molar; 11, pré-molares; 12, forames mentonianos. (De Sis, 1965.)

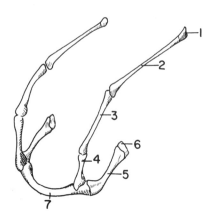

Figura 48-139. Osso hióide do gato.
1, Tímpano-hióide; 2, estilo-hióide; 3, epi-hióide; 4, querato-hióide; 5, tíreo-hióide; 6, cartilagem de 5; 7, basi-hióide.

OSTEOLOGIA DO CARNÍVORO

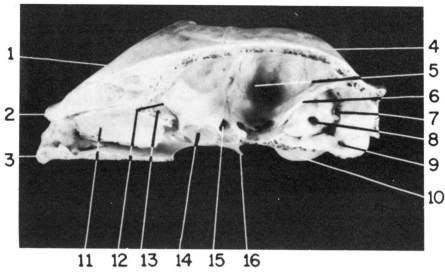

Figura 48-140. Crânio do gato; secção sagital.

1, Osso frontal; 2, osso nasal; 3, osso incisivo; 4, osso parietal; 5, fossa cerebral; 6, tentório ósseo do cerebelo; 7, fossa cerebelar; 8, meato acústico interno; 9, canal hipoglosso; 10, bolha timpânica; 11, lâmina perpendicular do osso etmóide; 12, fossa olfatória; 13, lâmina crivosa do osso etmóide; 14, seio esfenóide; 15, canal óptico; 16, processo hâmulo. (De Sis, 1965.)

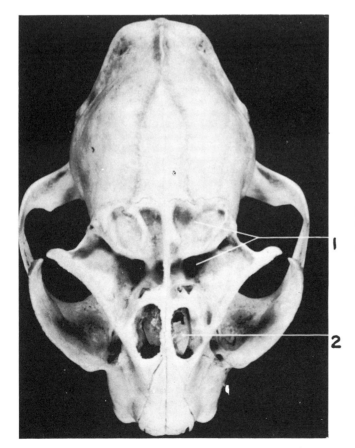

Figura 48-141. Crânio do gato (com porção dorsal do osso frontal removida); vista dorsal.

1, Seio frontal; 2, recesso dorsal da cavidade nasal. (De Sis, 1965.)

BIBLIOGRAFIA

Andersen, A. C., and M. Floyd. 1963. Growth and development of the femur in the beagle. Am. J. Vet. Res. 24:348-351.

Baum, H., and O. Zietzschmann. 1936. Handbuch der Anatomie des Hundes. Band I: Skelett- und Muskelsystem. Berlin, Paul Parey.

Bourdelle, E., and C. Bressou. 1953. Anatomie régionale des Animaux Domestiques. IV. Carnivores: Chien et Chat. Paris, J. B. Baillière.

Bradley, O. C., and T. Grahame. 1959. Topographical Anatomy of the Dog. 6th ed., New York, Macmillan Co.

Bressou, C., N. Pomriaskinsky-Koboziefff and N. Koboziefff. 1957. Étude radiologique de l'ossification du squelette du pied du Chien aux divers stades de son évolution, de la naissance à l'âge adulte. Rec. Méd. Vét. 133:449-464.

Bressou, C., N. A. Pomriaskinsky-Koboziefff and N. Koboziefff. 1959. Étude radiologique de l'ossification du squelette de la main du Chat. Rec. Méd. Vét. 135:547-555.

Bressou, C., N. A. Pomriaskinsky-Koboziefff and N. Koboziefff. 1959. Étude radiologique de l'ossification du squelette du pied du Chat. Rec. Méd. Vét. 135:611-618.

Bruni, A. C., and U. Zimmerl. 1951. Anatomia Degli Animali Domestici. 2nd ed. Vol. 1. Milano, Casa Editrice Dottor Francesco Vallardi.

Chapman, W. L. 1965. Appearance of ossification centers and epiphysial closures as determined by radiographic techniques. J. Am. Vet. Med. Assoc. 147:138-141.

de Beer, G. R. 1937. The Development of the Vertebrate Skull. London, Oxford Univ. Press.

Dyce, K. M., R. H. A. Merlen and F. J. Wadsworth. 1952. The clinical anatomy of the stifle of the dog. Brit. Vet. J. 108:346-353.

Ellenberger, W. 1908. Leisering's Atlas of the Anatomy of the Horse and the Other Domestic Animals. 2nd ed., Chicago, Alexander Eger.

Habel, R. E., R. B. Barrett, C. D. Diesem and W. J. Roenigk. 1963. Nomenclature for Radiologic Anatomy. J. Am. Vet. Med. Assoc. 142:38-41.

Hare, W. C. D. 1958. Radiographic anatomy of the canine skull. J. Am. Vet. Med. Assoc. 133:149-157.

Hare, W. C. D. 1959a. Radiographic anatomy of the canine pectoral limb. Part II. Developing limb. J. Am. Vet. Med. Assoc. 135:305-316.

Hare, W. C. D. 1959b. Radiographic anatomy of the canine pectoral limb. Part I. Fully-developed limb. J. Am. Vet. Med. Assoc. 135:264-271.

Hare, W. C. D. 1959c. Radiographic anatomy of the feline skull. J. Am. Vet. Med. Assoc. 134:349-356.

Hare, W. C. D. 1960a. Radiographic anatomy of the canine pelvic limb. Part I. Fully-developed limb. J. Am. Vet. Med. Assoc. 136:542-565.

Hare, W. C. D. 1960b. Radiographic anatomy of the canine pelvic limb. Part II. Developing limb. J. Am. Vet. Med. Assoc. 136:603-611.

Hare, W. C. D. 1960c. The age at which epiphyseal union takes place in the limb bones of the dog. Wiener Tierärztliche Monatschrift: 224-245.

Hare, W. C. D. 1961a. Radiographic anatomy of the cervical region of the canine vertebral column. Part I. Fully-developed vertebrae. J. Am. Vet. Med. Assoc. 139:209-220.

Hare, W. C. D. 1961b. Radiographic anatomy of the cervical region of the canine vertebral column. Part II. Developing vertebrae. J. Am. Vet. Med. Assoc. 139:217-220.

Hare, W. C. D. 1961c. The ages at which the centers of ossification appear roentgenographically in the limb bones of the dog. Am. J. Vet. Res. 22:825-835.

Hayne, H. 1898. Mammalian Anatomy. Part I. The skeleton of the cat. Philadelphia, J. B. Lippincott Co.

Leonard, E. P. 1960. Orthopedic Surgery of the Dog and Cat. Philadelphia, W. B. Saunders Co.

Lesbre, M. F. 1897. Contribution à l'étude de l'ossification du squelette des mammifères domestiques principalement aux points de vue de sa marche et de sa chronologie. Annales de la Soc. Agric. Sci. Indust. de Lyon 5(7th series):1-106.

McFadyean, J. 1953. Osteology and Arthrology of the Domesticated Animals. 4th ed. (Edited by H. V. Hughes and J. W. Dransfield). London, Bailliere, Tindall & Cox.

Miller, M. E., G. C. Christensen and H. E. Evans. 1964. Anatomy of the Dog. Philadelphia, W. B. Saunders Co.

Pomriaskinsky-Koboziefff, N. and N. Koboziefff. 1954. Étude radiologique de l'aspect du squelette normal de la main du chien aux divers stades de son évolution, de la naissance à l'âge adulte. Rec. Méd. Vét., Alfort 130:617-646.

Schlotthauer, C. F., and J. M. Janes. 1952. The time of closure of the lower femoral epiphyses and upper tibial epiphyses in the dog as determined by roentgenogram. Am. J. Vet. Res. 13:90.

Scholtysik, G. 1962. Die normale Zwischenwirbelscheibe des Hundes normaler und chondrodystropher Rassen. Inaugural-Dissertation, Freien Universität Berlin.

Sis, R. F. 1965. Anatomy in feline surgery. Ph.D. Thesis, Iowa State University Library, Ames.

Sis, R. F. and R. Getty. 1968. Normal radiographic anatomy of the cat. Vet. Med./Sm. Anim. Clin. 63:475-492.

Sisson, S. 1921. The Anatomy of the Domestic Animals. 2nd ed., Philadelphia, W. B. Saunders Co.

Smith, R. N. 1959. Protrusion of the intervertebral disk. Brit. Small Anim. Vet. Assoc. Congress Proc. 44-51.

Smith, R. N. 1960. Radiological observations on the limbs of young greyhounds. J. Small Anim. Pract. 1:84-90.

Smith, R. N. 1964. The pelvis of the young dog. Vet. Rec. 76:975-979.

Smith, R. N., and J. Allcock. 1960. Epiphysial fusion in the greyhound. Vet. Rec. 72:75-79.

Solis, J. A., and G. G. Orinion. 1963. More anatomical data on the clavicle of the dog. Philipp. J. vet. Med. 2:35-39.

Vitums, A. 1952. Hyperphalangism of an extremely well-developed first digit accompanied by an extra dewclaw in the hindpaws of a dog. J. Am. Vet. Med. Assoc. 121:93-95.

CAPÍTULO 49

ARTICULAÇÕES DO CARNÍVORO*

S. Sisson

ARTICULAÇÕES E LIGAMENTOS DAS VÉRTEBRAS

O **ligamento da nuca** consiste em uma pequena faixa fibrosa que se estende da espinha do áxis até as espinhas torácicas craniais; pode ser considerado como uma simples rafe fibrosa entre os músculos direito e esquerdo.

Há no pescoço **músculos interespinhais** ao invés de ligamentos.

Há três ligamentos em conexão com o dente do áxis. Os dois **ligamentos alares** surgem em cada lado do dente, divergem e terminam em ambos os lados do forame magno. O **ligamento transverso do atlas** estende-se através da superfície dorsal do dente e prende-o ao arco ventral do atlas; entre as superfícies se interpõe uma bolsa. Ele se insere em cada lado da massa lateral do atlas.

As duas cápsulas da **articulação atlanto-occipital** comunicam-se uma com a outra, e geralmente também com a cápsula da **articulação atlanto-axial**.

ARTICULAÇÕES DO TÓRAX

As primeiras **articulações esternocostais** não se unem. O **ligamento do esterno** divide-se em três faixas.

ARTICULAÇÕES DO MEMBRO TORÁCICO

ARTICULAÇÃO DO OMBRO

A cápsula articular comunica-se tão livremente com a bolsa bicipitorradial que esta última pode bem ser considerada como uma bolsa da cápsula. Há uma cartilagem marginal rudimentar ao redor da borda da cavidade glenóidea. Normalmente há uma forte faixa que se estende do acrômio até a parte lateral da cápsula; uma outra faixa muitas vezes estende-se entre a tuberosidade escapular e o acrômio.

ARTICULAÇÃO DO COTOVELO

A cápsula articular é reforçada cranialmente por um ligamento oblíquo que se origina cranialmente ao côndilo lateral do úmero, próximo à superfície da articulação, e se une com a parte terminal do músculo bíceps do braço e do músculo braquial, distalmente. Há um forte reforço da parte caudomedial da cápsula, que se estende obliquamente do lado medial da fossa do olécrano até a ulna, imediatamente proximal ao processo anconeu. O ligamento colateral lateral é bem mais forte do que o ligamento colateral medial. Ele está inserido próximo ao epicôndilo lateral do úmero, e distalmente, essencialmente, na eminência distal do colo do rádio, mas parte dele inclina-se caudalmente e se insere na ulna. A parte média do ligamento é larga, e forma uma espécie de capuz sobre a tuberosidade proximal do rádio. Desta parte uma faixa, o **ligamento anular do rádio,** estende-se através da parte cranial da extremidade proximal do rádio e termina na ulna; embora incorporado na cápsula articular, ele é facilmente definido. O ligamento medial é mais delgado. Ele surge do epicôndilo medial do úmero e passa profundamente pela parte proximal do espaço interósseo, terminando essencialmente na superfície caudal do rádio, um pouco medial à inserção do ligamento lateral; também há uma pequena inserção na borda interóssea da ulna. Este ligamento é muito oblíquo. Uma faixa elástica (*lig. olecrani*) estende-se da superfície lateral do epicôndilo medial à borda cranial da ulna.

Há duas articulações radioulnares. A **articulação radioulnar proximal** está incluída na cápsula do cotovelo, mas é provida de um ligamento anular, conforme descrito acima. A **articulação radioulnar distal** é formada por uma faceta côncava no rádio e outra convexa na ulna, e é circundada por uma cápsula intimamente ajustada. A membrana interóssea une os eixos dos dois ossos; sua parte proximal é especialmente forte e está inserida em proeminências de ambos os ossos. Os movimentos consistem em rotação limitada do rádio (aproximadamente 20 graus), levando a pata com ele. A posição ordinária é denominada pronação; a rotação para fora é a supinação.

Estes movimentos são melhor observados no homem, em quem o dorso da mão pode ser girado para a frente (pronação) ou para

---

*Este capítulo consiste apenas em uma rápida declaração das diferenças mais importantes nas articulações dos carnívoros. Além disso, dado o fator tempo, a nomenclatura não foi integralmente atualizada com a da NAV (1968).

trás (supinação). No canino, a rotação é bem mais restrita e é mais livre quando o cotovelo estiver flexionado.

ARTICULAÇÕES CÁRPICAS

Elas possuem a mesma disposição geral que no eqüino. Numerosas diferenças secundárias existem, mas são excluídas deste relato sucinto, que contém apenas características especiais de importância.

Os movimentos lateral e medial são mais livres, mas a flexão não é tão completa: a explicação anatômica para estes fatos situa-se na natureza das superfícies articulares e determinadas diferenças ligamentosas. Duas faixas oblíquas e um tanto elásticas cruzam dorsalmente as articulações radiocárpica e intercárpica. A faixa proximal está inserida na extremidade distal do rádio e passa distal e lateralmente até o osso cárpico ulnar; a outra liga o osso radial e quarto osso cárpico de modo semelhante. lhante.

Há seis ligamentos dorsais e seis ligamentos palmares. Os ligamentos interósseos não são interordinais. O osso cárpico acessório está inserido, por meio de ligamentos, à ulna, e ao osso intermédioradial, e o terceiro, quarto e quinto ossos metacárpicos. Os ossos cárpicos distais se unem com os ossos metacárpicos por ligamentos dorsais e palmares

ARTICULAÇÕES INTERMETACÁRPICAS

O segundo e quinto ossos metacárpicos articulam-se um com o outro em suas extremidades proximais, e são ligados por ligamentos interósseos, os quais, entretanto, não os unem intimamente, como no eqüino. Há ligamentos dorsais e palmares fracos, que unem as extremidades proximais dos ossos metacárpicos.

ARTICULAÇÕES METACARPOFALÂNGICAS

Há cinco articulações metacarpofalângicas, cada uma tendo sua própria cápsula e ligamentos colaterais indistintos. Um pequeno osso sesamóide ocorre na parte dorsal de cada cápsula, sobre o qual o tendão extensor digital correspondente desliza. Os ligamentos intersesamóideos não se estendem proximais aos sesamóides. Os ligamentos falangossesamóideos estão presentes, bem como uma camada fibrosa que insere as margens distais dos sesamóides na superfície palmar da extremidade proximal da falange proximal.

ARTICULAÇÕES INTERFALÂNGICAS

Cada articulação tem uma cápsula e dois ligamentos colaterais. As articulações distais também possuem dois **ligamentos dorsais** elásticos, que se estendem da extremidade proximal da falange distal. Eles produzem a flexão dorsal da articulação, e desta forma levantam ou retraem as garras quando os músculos flexóres relaxam. Os sesamóides distais são representados por cartilagens complementares inseridas nas margens palmares das superfícies articulares das falanges distais.

Três ligamentos interdigitais restringem a separação dos dígitos para os lados (Fig. 49-1). Dois deles cruzam a superfície palmar das partes proximais dos dígitos principais, isto é, um para o segundo e terceiro, o outro para o quarto e o quinto; eles unem-se aos ligamentos anulares em cada lado. O terceiro ligamento se insere em cada lado dos ligamentos anteriores e nos ligamentos anulares do terceiro e quarto dígitos, e curva-se central e distalmente terminando na grande almofada da pata

ARTICULAÇÕES DO MEMBRO PÉLVICO

ARTICULAÇÃO SACROILÍACA

Esta articulação e os ligamentos pélvicos não apresentam nenhuma diferença notável, exceto que o ligamento sacrotuberal é uma faixa estreita, mas forte, que se estende da parte caudal da margem lateral do sacro até a tuberosidade isquiática; ele é o homólogo do ligamento sacrotuberoso do homem.

ARTICULAÇÃO DO QUADRIL

Não há diferenças importantes.

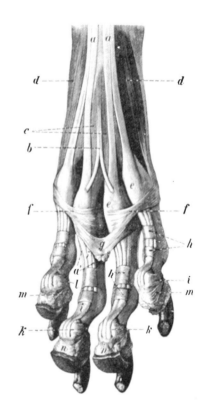

Figura 49-1. Ligamentos e tendões dos dígitos do canino, membro pélvico; vista plantar.

a, a', Tendão flexor digital superficial; b, tendão para a grande almofada; c, músculos lumbricais; d, músculos interósseos; e, f, ligamentos anulares nas articulações metatarsofalângicas; g, ligamento suspensório da grande almofada; h, ligamentos anulares digitais; i, tendão flexor digital profundo; k, osso sesamóide distal l, ligamento sesamóide colateral; m, ligamento suspensório da almofada digital; n, almofadas digitais. (De Ellenberger e Baum, 1908.)

ARTICULAÇÃO DO JOELHO

A articulação, em geral, é semelhante à do suíno. A parte caudal da cápsula contém dois ossos sesamóides, que estão encaixados na origem do músculo gastrocnêmio.

ARTICULAÇÕES TIBIOFIBULARES

A disposição é essencialmente a mesma que no suíno, mas não há ligamento interósseo na articulação distal. Não é incomum a parte distal do eixo da fíbula e a tíbia estarem anquilosadas.

ARTICULAÇÃO DO BOLETO

Os ligamentos colaterais longos são muito pequenos e os ligamentos curtos são duplos. O ligamento plantar é fraco, e termina no quarto osso metatársico. Nenhum ligamento dorsal distinto está presente, a menos que consideremos como tal um ligamento que se estende do colo do tálus ao quarto osso társico e terceiro osso metatársico.

As articulações restantes são semelhantes às do membro torácico.

ARTICULAÇÕES DO CRÂNIO

ARTICULAÇÃO TEMPOROMANDIBULAR

Como as superfícies articulares são de curvatura cilíndrica e o disco interarticular é muito fino, praticamente não há movimentos transversais ou de deslizamento. O ligamento caudal está ausente.

As **demais articulações do crânio** são suficientemente descritas no capítulo sobre Osteologia.

BIBLIOGRAFIA

Ansulayotin, C. 1960. Nerve supply to the shoulder, elbow, carpal, hip, stifle and tarsal joints of the dog as determined by gross dissection. Thesis, Cornell University, Ithaca, New York.

Barone, R. 1968. Anatomie Comparée des Mammifères Domestiques. Tome II. Arthrologie et Myologie. Lyon, Laboratoire d'anatomie Ecole Nationale Veterinaire.

Brown, R. E. 1953. A surgical approach to the coxofemoral joint of dogs. N. Am. Vet. 34:420-422.

Dyce, K. M., R. H. A. Merlen and F. J. Wadsworth. 1952. The clinical anatomy of the stifle of the dog. Brit. Vet. J. 108:346-354.

Ellenberger, W. and H. Baum. 1908. Handbuch der Vergleichenden Anatomie der Haustiere. von August Hirschwald, Berlin.

Garrick, J. G. and C. R. Sullivan. 1964. A technic of performing diskography in dogs. Mayo Clinic Proc. 39:270-272.

Hoerlein, B. F. 1953. Intervertebral disc protrusion in the dog. I. Incidence and pathological lesions. Am. J. Vet. Res. 14:260-269.

Hoerlein, B. F. 1953. Intervertebral disc protrusion in the dog. II. Symptomatology and clinical diagnosis. Am. J. Vet. Res. 14:270-274.

Hoerlein, B. F. 1953. Intervertebral disc protrusion in the dog. III. Radiological diagnosis. Am. J. Vet. Res. 14:275-283.

Hoerlein, B. F. 1956. Further evaluation of the treatment of disc protrusion paraplegia in the dog. J.A.V.M.A. 129:495-501.

King, A. S., and R. N. Smith. 1955. A comparison of the anatomy of the intervertebral disc in dog and man. Brit. Vet. J. 3:135-149.

King, A. S., and R. N. Smith. 1958. Protrusion of the intervertebral disc in the cat. Vet. Rec. 70:509-512.

Miller, M. E., G. C. Christensen and H. E. Evans. 1964. Anatomy of the Dog. W. B. Saunders Company, Philadelphia.

Mulligan, J. H. 1957. The innervation of the ligaments attached to the bodies of the vertebrae. J. Anat. 91:455-465.

Nilsson, F. 1949. Meniscal injuries in dogs. N. Am. Vet. 30:509-516.

Oltman, J. 1957. Intervertebral disc protrusions in the canine. Iowa State College Vet. 19:31.

Paatsama, S. 1952. Ligament injuries in the canine stifle joint. Helsinki Veterinary College.

Schreiber, J. 1947. Beitrage zur vergleichenden anatomie und zur Méchanik des Eniegelenkes. Wiener Tierärztl. Monatsch. 34:725-744.

Smith, R. N. 1958. Anatomical factors influencing disc protrusion in dog and man. Proc. R. Soc. Med. 51:571-573.

Vierheller, R. C. 1959. Surgical correction of patellar ectopia in the dog. J.A.V.M.A. 134:429-433.

CAPÍTULO 50

MÚSCULOS DO CARNÍVORO*

L. E. St. Clair

PARTE I — CÃO

MÚSCULOS CUTÂNEOS

Os músculos cutâneos são espalhados sobre o corpo como uma lâmina fina e interrompida na fáscia superficial. Em determinados casos poderá haver mais de uma camada. A inserção esquelética, entretanto, é escassa.

Na cabeça eles consistem no **músculo esfíncter superficial do pescoço**, o **platisma**, e o **músculo esfíncter profundo do pescoço**. O **músculo esfíncter superficial do pescoço** consiste em escassas fibras, orientadas transversalmente, distribuídas desde próximo ao esterno até a região hióidea. O **platisma** é uma lâmina bem desenvolvida de músculo que se estende, ventral e rostralmente, da rafe dorsal do pescoço, e ventralmente ao ouvido para fundir-se com os músculos faciais no canto da bôca (Fig. 50-1). Profundamente ao platisma na bochecha e ventralmente ao ouvido há o **músculo esfíncter profundo do pescoço**, que inclui as porções oral, palpebral, intermediária e auricular. As fibras são, em geral, orientadas transversalmente. Os músculos específicos da face, associados a este músculo e dele desenvolvidos, serão considerados posteriormente. Sobre a porção lateral e partes das porções ventral e dorsal do tórax e do abdome há o **músculo cutâneo do tronco**. Ele estende-se da região glútea, ventral e cranialmente, para fundir-se ao músculo peitoral profundo caudalmente à axila. Fibras longitudinais paralelas estendem-se dorsalmente até a coluna vertebral. Ventralmente, suas fibras formam a prega do flanco e dobram medialmente para aproximarem-se das fibras do outro lado, caudalmente ao esterno. Segmentos do músculo cutâneo do tronco formam o **músculo prepucial** no macho, e as bordas mediais correm profundamente às glândulas mamárias, um tanto como o **músculo súpramamário** na fêmea. O músculo cutâneo do tronco é inervado pelo nervo torácico lateral.

MÚSCULOS DA CABEÇA
(MUSCULI CAPITIS)

Dispostos ao redor da primeira vértebra cervical, profundamente a todos os demais músculos e inserindo-se no crânio, encontram-se diversos músculos, relativamente pequenos, que incluem o **músculo longo da cabeça**, o **músculo reto ventral da cabeça**, o **músculo reto lateral da cabeça**, o **músculo reto dorsal maior da cabeça**, o **músculo reto dorsal menor da cabeça**, e o **músculo oblíquo cranial da cabeça**. O **músculo oblíquo caudal da cabeça** cobre o áxis e o atlas dorsalmente, surgindo na espinha do áxis e correndo oblíqua e craniolateralmente para inserir-se na asa do atlas. O **músculo reto ventral da cabeça** está profundamente localizado ao **músculo longo da cabeça** e insere-se com ele na parte basal do osso occipital, mas surge apenas caudalmente até a sexta vértebra cervical. Os músculos direito e esquerdo, no pescoço, são separados pelo **músculo longo do pescoço**. Lateral às porções rostrais destes músculos encontra-se o **músculo reto lateral da cabeça,** quê se estende da asa do atlas até o processo jugular. Estes músculos flexionam a articulação atlanto-occipital. Os músculos retos dorsais inserem-se no occípute. O músculo maior surge na espinha do áxis; o músculo menor é mais profundo insere-se no atlas. O músculo oblíquo cranial da cabeça surge na superfície dorsal da asa do atlas e corre dorsomedialmente para inserir-se na linha da nuca e no processo mastóide. Estes músculos estendem a articulação atlanto-occipital. O músculo oblíquo caudal da cabeça gira a articulação atlanto-axial. Os membros deste grupo de músculos são supridos pelos ramos dorsal ou ventral dos nervos espinhais cervicais, dependendo de sua posição e extensão.

Os seguintes músculos foram considerados muito frequentemente como partes do **músculo esfíncter profundo do pescoço**: o **músculo orbicular da boca** é o músculo da boca semelhante a um esfíncter e situa-se nos lábios. Diversos outros músculos inserem-se ao unirem-se ao músculo orbicular da boca. O **músculo incisivo maxilar** e o **músculo incisivo mandibular** estão localizados nas bordas alveolares dos ossos que contêm os incisivos. Situam-se próximo à mucosa e estendem-se até o músculo orbicular da boca. Eles levantam e deprimem os lábios respectivos. O **músculo levantador do lábio maxilar**

---

*Os músculos são apresentados, em geral, na ordem relacionada na *Nomina Anatomica Veterinaria*. Quando viável, eles são colocados em grupos, na base do desenvolvimento embrionário e da inervação.

MÚSCULOS DO CARNÍVORO

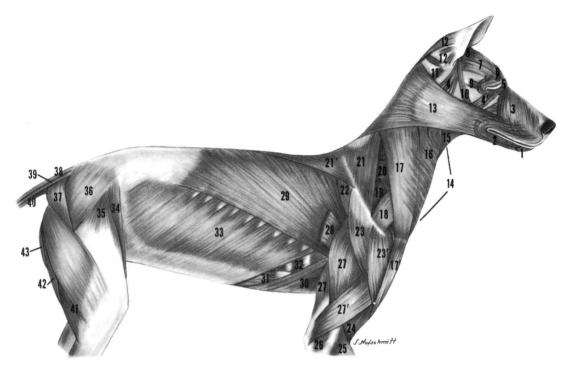

Figura 50-1. Músculos superficiais do cão; vista lateral.

1, Músculo mentoniano; 2, músculo orbicular da boca; 3, músculo levantador nasolabial; 4, músculo esfíncter profundo do pescoço; 4', músculo malar; 5, músculo orbicular do olho; 6, músculo levantador medial do ângulo do olho; 7, músculo frontal; 8, músculo auricular rostral; 9, músculo retrator lateral do ângulo do olho; 10, músculo zigomático; 11, músculo auricular ventral; 12, músculo auricular caudal; 13, platisma; 14, músculo esfíncter superficial do pescoço; 15, músculo esterno-hióideo; 16, músculo esternocefálico; 17, 17', músculo braquicefálico; 18, músculo omotransversal; 19, músculo supra-espinhal; 20, músculo serrátil ventral do pescoço; 21, 21', músculo trapézio; 22, músculo infra-espinhal; 23, 23', músculo deltóide; 24, músculo braquial; 25, músculo extensor radial do carpo; 26. músculo anconeu; 27, 27', músculo tríceps do braço; 28, músculo cutâneo do tronco; 29, músculo grande dorsal; 30, músculo peitoral profundo; 31, músculo reto do abdome; 32, músculo intercostal externo; 33, músculo oblíquo externo do abdome; 34, músculo sartório; 35, músculo tensor da fáscia lata; 36, músculo glúteo médio; 37, músculo glúteo superficial; 38, músculos sacrocaudais dorsais (lateral, medial); 39, músculos intertransversais da cauda; 40, músculos sacrocaudais ventrais (lateral, medial); 41, músculo bíceps da coxa; 42, músculo semitendinoso; 43, músculo semimembranoso.

e o **músculo canino** situam-se um próximo ao outro como duas partes de um músculo único. O primeiro é dorsal e surge próximo ao forame infra-orbitário. Ele corre rostralmente como uma faixa plana para expandir-se nas asas do nariz e lábio superior. O último músculo, a parte ventral um tanto mais fraca, é mais uma parte do lábio superior. Ambos estão sob cobertura do **músculo levantador nasolabial** (Fig. 50-3). Juntamente eles dilatam a narina e levantam o lábio superior. O **músculo bucinador** forma a bochecha. Ele consiste nas porções bucal e molar. A porção bucal é dorsal e surge da maxila, em parte profundamente ao músculo masseter. As fibras, em diversos planos, curvam-se rostroventralmente para misturarem-se ao músculo orbicular. A porção molar é ventral e surge da porção molar da mandíbula. As fibras caudais são profundas ao músculo masseter. À medida que as fibras dobram dorsal e rostralmente, elas entrelaçam-se com a porção dorsal. Extensões rostrais superficiais situam-se profundamente ao músculo orbicular. A contração do músculo bucinador faz com que a bochecha movimente-se medialmente. O **músculo mentoniano** consiste em fibras que se irradiam para dentro do lábio inferior a partir do corpo da mandíbula; ele endurece o lábio inferior. As fibras verticais que ascendem à pálpebra inferior e que agem para deprimi-lo constituem o **músculo malar.** Correndo ventral e rostralmente, do escútulo até o ângulo da boca, há uma faixa de músculo, o **músculo zigomático.** Este mergulha profundamente ao músculo malar e insere-se no músculo orbicular. Ele conduz caudalmente o ângulo da boca. Caudalmente no mesmo plano estão os músculos auriculares ventrais.

Os músculos da órbita, fronte e porção rostral do ouvido constituem um complexo muscular (Figs. 50-3 e 4). O **músculo orbicular do olho** é o esfíncter das pálpebras. Sua porção dorsal é realmente contínua com o **músculo frontal,** que corre como feixes achatados entre as cartilagens escutiformes. Uma porção do músculo frontal curva-se rostralmente do escútulo, para mergulhar por baixo da porção superior do músculo orbicular do olho, e insere-se no ligamento orbitário. O músculo frontal fixa e puxa o escútulo rostralmente. O **músculo retrator lateral do ângulo do olho** surge da fáscia temporal, caudal ao canto lateral do olho, e corre rostralmente como

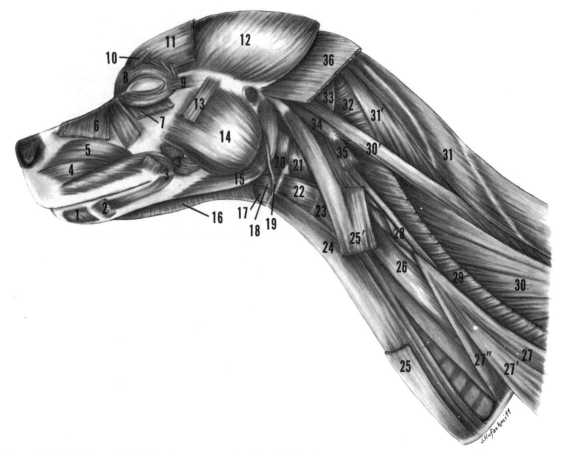

Figura 50-2. Músculos profundos da cabeça e pescoço do cão; vista lateral.

1, Músculo mentoniano; 2, músculo orbicular da boca; 3, 3', músculo bucinador; 4, músculo canino; 5, músculo levantador do lábio maxilar; 6, músculo levantador nasolabial; 7, músculo malar; 8, músculo orbicular do olho; 9, músculo retrator lateral do ângulo do olho; 10, músculo levantador medial do ângulo do olho; 11, músculo frontal; 12, músculo temporal; 13, músculo zigomático; 14, músculo masseter; 15, músculo digástrico; 16, músculo milo-hióideo; 17, músculo gênio-hióideo; 18, músculo hioglosso; 19, músculo estilo-hióideo; 20, músculo hiofaríngeo; 21, músculo tireofaríngeo; 22, músculo tíreo-hióideo; 23, músculo esternotireóideo; 24, músculo esterno-hióideo; 25, 25', músculo esternocefálico; 26, músculo longo da cabeça; 27, 27', músculo escaleno dorsal; 27'', músculo escaleno médio; 28, músculos intertransversais; 29, músculo serrátil ventral do pescoço; 30, 30', músculo longo (do pescoço, da cabeça); 31, 31', músculo semi-espinhal da cabeça (digástrico do pescoço, complexo); 32, músculo oblíquo caudal da cabeça; 33, músculo oblíquo cranial da cabeça; 34, músculo reto lateral da cabeça; 35, músculo omotransversal; 36, músculo esplênio.

uma faixa estreita para aprofundar-se no músculo orbicular do olho. Sua ação é suposta por seu nome. O **músculo levantador medial do ângulo do olho** (*músculo corrugador do supercílio*) corre da fáscia nasofrontal, rostromedialmente, para unir-se ao músculo orbicular, no sentido do canto medial. Ele levanta a porção medial da pálpebra superior. O **músculo levantador nasolabial** é um músculo plano, largo mas fino, que se estende da região frontal, entre as órbitas, para alargar-se à medida que se insere no nariz e no lábio superior (Fig. 50-4). As fibras continuam a surgir ao longo do osso nasal, próximo à linha média e correm numa direção rostrolateral. Elas misturam-se às fibras do músculo orbicular da boca, músculo bucinador e do músculo canino. A ação é a de levantar o lábio superior e aumentar o diâmetro do nariz.

Os músculos do ouvido externo estão divididos em quatro grupos (Fig. 50-1). O **grupo auricular rostral** consiste nos **músculos escutuloauriculares superficiais**, os **músculos escutuloauriculares profundos**, o **músculo frontoescutular**, o **músculo zigomaticoescutular**, e o **músculo zigomaticoauricular**. O grupo auricular dorsal inclui o **músculo interescutular**, o **músculo parietoescutular**, e o **músculo parietoauricular**. O grupo auricular caudal é derivado do platisma; consiste no **músculo cervicoescutular**, **músculo cervicoauricular superficial**, **músculo cervicoauricular médio**, e do **músculo cervicoauricular profundo**. O grupo auricular ventral inclui o **músculo estiloauricular** e o **músculo parotidoauricular**. Exceto pelo grupo ventral, a influência dos músculos na concha é realçada por sua inserção ao escútulo.

Os músculos da face, órbita e ouvido externo e os músculos cutâneos da cabeça são supridos pelo nervo facial. Os músculos faciais profundos, tratados a seguir, também são supridos pelo nervo facial.

MÚSCULOS DO CARNÍVORO

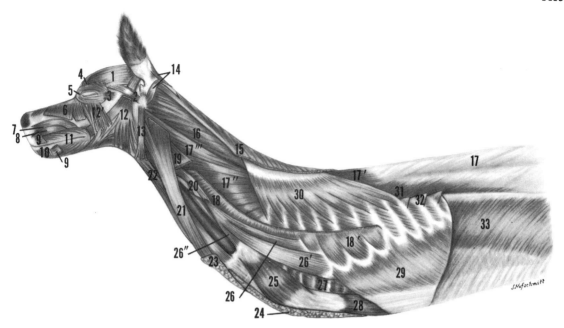

Figura 50-3. Músculos intermediários da cabeça, pescoço e tórax do cão; vista lateral.

1, Músculo frontal; 2, músculo auricular rostral; 3, músculo retrator lateral do ângulo do olho; 4, músculo levantador medial do ângulo do olho; 5, músculo orbicular do olho; 6, músculo levantador nasolabial; 7, músculo levantador do lábio maxilar; 8, músculo canino; 9, músculo orbicular da boca; 10, músculo mentoniano; 11, músculo bucinador; 12, músculo esfíncter profundo do pescoço; 12', músculo malar; 13, músculos auriculares ventrais; 14, músculos auriculares caudais; 15, músculo rombóide; 16, músculo esplênio; 17, 17', 17'', 17''', músculos longos (lombar, do tórax, do pescoço e da cabeça); 18, 18', músculos serráteis ventrais (do pescoço, do tórax); 19, músculos omotransversais; 20, músculos intertransversais; 21, músculo esternocefálico; 22, músculo esterno-hióideo; 23, músculo peitoral superficial; 24, músculo peitoral profundo; 25, músculo reto do tórax; 26, 26', músculo escaleno dorsal; 26'', músculo escaleno médio; 27, músculo intercostal externo; 28, músculo reto do abdome; 29, músculo oblíquo externo do abdome; 30, músculo serrátil dorsal cranial; 31, músculo iliocostal; 32, músculo serrátil dorsal caudal; 33, músculo oblíquo interno do abdome.

O **músculo estapédio** está no ouvido médio. O **músculo digástrico** surge no processo jugular do occípute e insere-se na borda ventral da mandíbula (Fig. 50-2). Uma intersecção tendínea indica a natureza digástrica do músculo. O ventre caudal pertence ao grupo suprido pelo nervo facial, mas o ventre rostral é suprido pelo nervo mandibular. Ele deprime a mandíbula. Sobre a superfície lateral da porção caudal do músculo digástrico corre uma pequena faixa muscular, o **músculo estilo-hióideo.** Ele estende-se da porção proximal do músculo estilo-hióideo até o músculo basi-hióideo, ao qual levanta. O **músculo occípito-hióideo** é um músculo triangular, muito pequeno, que se estende do processo jugular até a extremidade proximal do músculo estilo-hióideo, ao qual retrai.

Os quatro músculos da mastigação (os que fecham a mandíbula) são supridos pelo nervo mandibular. O **músculo masseter** forma um ressalto proeminente na superfície lateral da parte vertical da mandíbula (Fig. 50-2). Sua superfície é aponeurótica, e inscrições tendíneas estão presentes em toda sua profundidade. Há três camadas, cada uma originada do arco zigomático. Embora a direção das fibras seja um tanto diferente em cada camada, a direção geral é caudoventral para inserir-se sobre a fossa massetérica. Os limites projetam-se um tanto além das bordas da mandíbula. O **músculo temporal** é um músculo ressaltado e muito grande que ocupa a totalidade da fossa temporal. Suas fibras correm ventralmente para circundar o processo coronóide ao se inserirem. O músculo, coberto pelos músculos superficiais, está em contato com os outros músculos que fecham a mandíbula em sua inserção. Se os músculos direito e esquerdo irão entrar em contato um com o outro dorsalmente dependerá da posição da linha temporal e da crista sagital. Tecido conjuntivo dá uma aparência brilhante à superfície do músculo. Ao nível da ponta do processo coronóide um feixe curvo de fibras varre rostralmente da linha da nuca para unir-se à porção principal do músculo temporal. O **músculo pterigóideo medial** ocupa uma grande porção da fossa pterigopalatina, tendo surgido dos ossos pterigóide, palatino e esfenóide. As fibras correm caudolateralmente para se inserirem na superfície medial da mandíbula, próximo e incluindo o processo angular. Ventral à mandíbula o referido músculo forma uma rafe fibrosa com o músculo masseter. As porções do nervo mandibular, direcionadas no sentido do forame mandibular, correm entre o músculo pterigóideo medial e o músculo pterigóideo lateral. A artéria e o nervo maxilar cruzam a porção na fossa pterigopalatina. O **músculo pterigóideo lateral** é um músculo muito menor que surge do osso esfenóide rostralmente à fileira de forames. Ele passa ventrolateralmente para inserir-se na superfície medial do côndilo da mandíbula e na porção adjacente do disco articular. Suas fibras cruzam a porção dorsal do músculo pterigóideo medial.

Músculos Extrínsecos da Língua
(Fig. 51-3)

O **músculo estiloglosso** surge ao longo de quase toda a extensão do músculo estilo-hióideo (Fig. 50-5). Ele passa rostroventralmente, como uma faixa larga de fibras que está separada em porções longa, curta e rostral, para se inserir na porção ventral da língua. A ação é a de retrair a língua. O **músculo hioglosso** surge do basi-hióide e da porção adjacente do tíreo-hióide. Ele corre rostrodorsalmente como uma larga faixa de fibras que mergulha profundamente no músculo estiloglosso para unir a base da língua. Ele retrai e deprime a língua. O **músculo genioglosso** consiste em uma lâmina triangular de músculo originada da superfície medial da mandíbula, logo caudal ao corpo da mesma e espalhando-se dentro da língua em um plano sagital. Ventralmente os músculos direito e esquerdo são separados pelos músculos gênio-hióideos, mas na língua eles situam-se um ao lado do outro. A ação em geral é a de deprimir e estender a língua. O nervo hipoglosso supre os músculos da língua.

Músculos Extrínsecos da Faringe
(Fig. 50-2)

O **músculo hiofaríngeo** consiste em duas partes, as quais, quando consideradas separadamente, são o queratofaríngeo e o condrofaríngeo. O músculo hiofaríngeo, em geral, origina-se do tíreo-hióide e do querato-hióide. As fibras formam uma faixa que passa dorsalmente na parede da faringe para encontrar o músculo do outro lado na rafe dorsal mediana. O **músculo tireofaríngeo** situa-se caudal ao músculo hiofaríngeo e surge da superfície lateral da cartilagem tireóide para se inserir na rafe dorsal mediana. Ele forma uma porção considerável da parede da faringe. O **músculo cricofaríngeo** é o músculo caudal do grupo. Ele origina-se da superfície lateral da cartilagem cricóide da laringe e espalha-se à medida que se insere na rafe dorsal mediana, para unir-se ao esôfago. Estes músculos são constritores da faringe.

O **músculo palatofaríngeo** e o **músculo pterigofaríngeo** são músculos finos, mas relativamente longos, que surgem de uma posição rostral e percorrem a faringe para se inserirem em uma rafe dorsal mediana. As fibras do palatofaríngeo não são grupadas densamente ao seguirem de suas origens no palato mole. O músculo pterigofaríngeo é dorsal e um tanto superficial ao músculo palatofaríngeo. Suas fi-

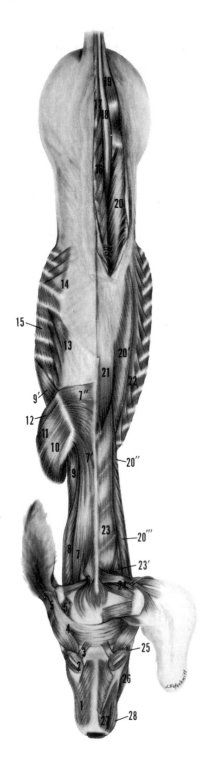

Figura 50-4. Músculos epaxiais do cão; vista dorsal.

1, Músculo levantador nasolabial; 2, músculo orbicular do olho; 3, músculo levantador medial do ângulo do olho; 4, músculo frontal; 5, 5', músculo auricular rostral; 6, músculo auricular caudal; 7, 7', 7", músculos rombóides (da cabeça, do pescoço, do tórax); 8, músculo esplênio; 9, 9', músculo serrátil ventral (do pescoço, do tórax); 10, músculo supra-espinhal; 11, músculo infra-espinhal; 12, músculo redondo maior; 13, músculo serrátil dorsal cranial; 14, músculo serrátil dorsal caudal; 15, músculo intercostal externo; 16, músculos multífidos; 17, músculo sacrocaudal dorsal medial; 18, músculo sacrocaudal dorsal lateral; 19, músculos intertransversais dorsais da cauda; 20, 20', 20", 20"', músculos longos (lombar, do tórax, do pescoço e da cabeça); 21, músculo espinhal; 22, músculo iliocostal; 23, 23', músculo semi-espinhal da cabeça (digástrico do pescoço, complexo); 24, músculo auricular dorsal; 25, músculo retrator lateral do ângulo do olho; 26, músculo masseter; 27, músculo levantador do lábio maxilar; 28, músculo canino.

bras são grupadas mais apertadamente e originam-se do hâmulo pterigóideo. Estes músculos constritam um tanto a faringe e a levam rostralmente. Os músculos constritores da faringe são supridos pelo nervo vago.

O **músculo estilofaríngeo caudal** é um pequeno músculo que dilata e eleva a faringe. Ele estende-se do estilo-hióide até a parede rostrodorsal da faringe, onde as fibras se espalham para se associarem às do músculo palatofaríngeo. Ele é suprido pelo nervo glossofaríngeo.

Músculos do Palato Mole

O **músculo tensor do véu palatino** é uma pequena faixa de músculo que tem origem no processo muscular do osso temporal. Ele corre rostroventralmente para dobrar ao redor do hâmulo pterigóideo e dispersar-se dentro do palato mole. Ele é tendíneo ao entrar em contato com o hâmulo. A ação, como implica o nome, é a de tensionar o palato mole. Ele desenvolve-se como um segmento dos músculos pterigóideos e assim é suprido pelo nervo mandibular. O **músculo levantador do véu palatino** é uma faixa ligeiramente maior que se origina próximo ao músculo tensor do véu palatino e passa ventralmente entre os músculos protractores da faringe para se inserir dentro da porção caudal do palato mole, ao qual levanta. O **músculo palatino** constitui-se na principal substância do palato mole. Suas fibras inserem-se rostralmente no processo do osso palatino e se orientam longitudinalmente no palato mole. Os dois últimos músculos são supridos pelo nervo vago. O músculo levantador do véu palatino, o músculo tensor do véu palatino e o músculo pterigofaríngeo formam um pequeno triângulo no lado da nasofaringe.

Músculos Intrínsecos da Laringe

O músculo cricotireóideo é inervado pelo ramo externo do ramo laríngeo cranial do nervo vago. Os outros músculos da laringe são inervados pelo ramo laríngeo recorrente do nervo vago. O **músculo cricotireóideo** é um músculo espesso, mas não extenso, que corre rostrodorsalmente da porção ventrolateral da cartilagem tireóide para se inserir na porção caudal da cartilagem tireóide. Ele situa-se profundamente nas inserções do músculo esterno-hióideo e do músculo esternotireóideo. A ação é a de tensionar as pregas vocais. O **músculo cricoaritenóideo dorsal** se distribui sobre a superfície dorsal da cartilagem cricóide. As fibras correm rostrolateralmente sobre a articulação cricoaritenóidea para convergir no processo muscular da cartilagem aritenóide. A ação é a de abduzir a cartilagem aritenóide e a prega vocal. O **músculo cricoaritenóideo lateral** tem origem na superfície lateral da cartilagem cricóide e corre rostrodorsalmente para inserir-se no processo muscular da cartilagem aritenóide, próximo ao músculo cricoaritenóideo dorsal. Ele aduz a prega vocal. O **músculo tireoaritenóide** é a massa muscular que se situa medialmente na lâmina da cartilagem tireóide e da qual surge próximo à linha média ventral. Suas fibras passam caudodorsalmente para se inserirem na cartilagem aritenóide, na rafe de origem do músculo aritenóideo transverso. Sua ação é a de relaxar as pregas vocais ao puxar a cartilagem aritenóide ventralmente. Profundamente ao músculo tireoaritenóide, e a ele associado, há dois músculos verticalmente orientados: o **músculo vocal**, situado lateral e caudalmente à prega e ao ligamento vocal, e o **músculo vestibular** (NAV: *m. ventricular*) situado dorsalmente ao ligamento vestibular, do processo cuneiforme até a cartilagem interaritenóide. Entre os dois músculos encontra-se o ventrículo laríngeo, que conduz para o sáculo. O músculo vocal relaxa as pregas vocais; o músculo vestibular dilata o sáculo. O **músculo aritenóideo transverso** situa-se caudalmente ao músculo vestibular e estende-se do processo muscular da cartilagem aritenóide até a linha média dorsal. Ele aduz a prega vocal.

Músculos Hióideos
(Figs. 50-2 e 5)

O **músculo estilo-hióideo** e o **músculo occípito-hióideo** foram descritos com os músculos profundos da face por serem supridos pelo nervo facial. Os outros músculos hióideos situam-se em diversos grupos de inervação. O **músculo milo-hióideo** é inervado, da mesma forma que o ventre rostral do **músculo digástrico,** pelo ramo milo-hióide do nervo mandibular. Ele é ventral no espaço intermandibular. O referido músculo surge ao longo do lado medial da porção do dente molar da mandíbula para inserir-se, juntamente com o músculo do outro lado, em uma rafe mediana desde próximo ao corpo da mandíbula até o osso basi-hióide. Esta fina lâmina de músculo forma um tirante para a língua. Ele levanta o assoalho da boca e protrai o aparelho hióide.

O **músculo gênio-hióideo** consiste em um grupo de fibras fusiformes, orientadas longitudinalmente, em cada lado da linha média, profundamente ao músculo milo-hióideo e estendendo-se do corpo da mandíbula até o osso basi-hióide. Desloca o osso basi-hióide rostralmente e é suprido pelo nervo hipoglosso. O **músculo querato-hióideo** é uma placa de músculo no ângulo entre o tíreo-hióide e o querato-hióide. Diminui o ângulo entre estes ossos. Ele é suprido pelo nervo glossofaríngeo. O **músculo tíreo-hióideo** origina-se da lâmina da cartilagem tireóide e corre rostralmente, como uma faixa plana, para se inserir no tíreo-hióide. Suas inserções oblíquas tornam as fibras dorsais bem mais curtas do que as fibras ventrais. Ele diminui a distância entre o aparelho hióide e a laringe. O **músculo esterno-hióideo** é um longo músculo, semelhante a uma cinta, que tem origem na porção cranial do esterno e corre ventralmente à traquéia, ao lado do músculo do outro lado, para se inserir no osso basi-hióide. Ele é fundido lateral e profundamente, no terço caudal do pescoço, com o **músculo esternotireóideo.** Este último, embora não seja realmente um músculo hióide, é aqui incluído por causa de seu relacionamento com o músculo esterno-hióideo. O **músculo esternotireóideo** dobra lateralmente na parte cranial do pescoço para se inserir na superfície lateral da lâmina tireóide da laringe, logo caudal à origem do músculo tíreo-hióideo. Ele é mais fraco do que o músculo esterno-hióideo. Tanto o músculo esterno-hióideo como o esternotireóideo tendem a possuir uma intersecção fibrosa transversa onde se separam um do outro. Eles afastam a laringe, o aparelho hióide e a

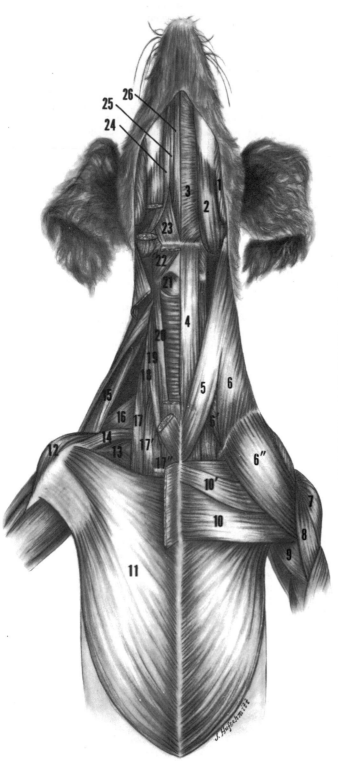

Figura 50-5. **Músculos da cabeça, pescoço e tórax do cão; vista ventral.**

1, Músculo masseter; 2, músculo digástrico; 3, músculo milo-hióideo; 4, músculo esterno-hióideo; 5, músculo esternocefálico; 6, 6', 6", músculo braquiocefálico (clidocervical, clidomastóideo, clidobraquial); 7, músculo tríceps do braço; 8, músculo braquial; 9, músculo bíceps do braço; 10, 10', músculo peitoral superficial; 11, músculo peitoral profundo; 12, músculo deltóide; 13, músculo subescapular; 14, músculo supra-espinhal; 15, músculo omotransversal; 16, músculo trapézio; 17, 17' 17", músculos escalenos (dorsal, médio, ventral); 18, músculos intertransversais; 19, músculo longo da cabeça; 20, músculo esternotireóideo; 21, músculo cricotireóideo; 22, músculo tíreo-hióideo; 23, músculo hioglosso; 24, músculo estiloglosso; 25, músculo genioglosso; 26, músculo gênio-hióideo.

língua, caudalmente. Os últimos três músculos são supridos pelo primeiro nervo cervical (e talvez o segundo nervo cervical) através da alça do hipoglosso e da alça cervical.

Músculos Extrínsecos do Bulbo do Olho

Há dois músculos oblíquos e dois músculos retos, além do músculo retrator do bulbo. Associado a eles, mas inserindo-se na pálpebra superior, encontra-se o músculo levantador da pálpebra superior. Todos os músculos, exceto o músculo oblíquo ventral, surgem da área ao redor dos forames óptico e orbitário (fissuras). Todos estão encaixados na periórbita. O **músculo oblíquo ventral** surge, no lado medial do forame maxilar, de uma pequena depressão. Ele passa lateral e superficialmente na inserção do músculo reto ventral para se inserir, profunda e superficialmente, no músculo reto lateral, sobre a esclera. O referido músculo torna-se mais largo e mais achatado no sentido de sua inserção. O bulbo do olho é girado por este músculo. A parte ventral movimenta-se medial e dorsalmente e a linha de visão dorsal e lateralmente. O **músculo oblíquo dorsal** situa-se medialmente à órbita formando, à frente de sua origem, um longo tendão redondo que passa ao redor da tróclea, corre dorsolateralmente sob o tendão do músculo reto dorsal e insere-se, na esclera, lateralmente ao músculo reto dorsal. O músculo e o tendão são delgados. O bulbo do olho é girado. A parte dorsal movimenta-se medial e ventralmente, e a linha de visão ventral e lateralmente. Os músculos **retos** estão dispostos, em posição, como quatro músculos relativamente longos, o dorsal, o medial, o ventral e o lateral. De suas origens, ao redor do forame óptico, eles seguem adiante e espalham-se um tanto ao se inserirem na esclera, ao nível do equador do bulbo do olho. Sua ação, no bulbo, é ditada pela posição dos músculos individuais. Agindo em conjunto eles retraem o bulbo. Como os músculos retos divergem da origem para a inserção, os intervalos são preenchidos pelo **músculo retrator do bulbo.** A origem é lateral ao nervo óptico. Mais adiante os feixes musculares tendem a formar pares dorsais e ventrais. As inserções são um tanto caudais e profundas em relação às dos músculos retos. A ação é como o sugere o nome. O ligeiro **músculo levantador da pálpebra superior** surge com o músculo oblíquo dorsal e o músculo reto dorsal. Ele corre adiante entre eles para tornar-se o músculo mais dorsal do grupo e espalhar-se na pálpebra superior. Sua ação é a de levantar a pálpebra superior. Vários segmentos ou áreas de músculos lisos estão associados ao bulbo do olho, às pálpebras, à órbita e aos músculos estriados. O músculo reto lateral e os músculos retratores são supridos pelo nervo abducente. O músculo oblíquo dorsal é suprido pelo nervo troclear. Todos os demais músculos extrínsecos do bulbo do olho recebem inervação oculomotora.

Fáscia da Cabeça

A fáscia superficial situa-se diretamente por baixo da pele, circunda os músculos cutâneos e pode estar ocupada por gordura. Ela pode tomar o nome da região que cobre. A fáscia profunda investe os músculos profundos da cabeça e as principais glândulas salivares. Ela situa-se por baixo dos grandes vasos superficiais e está ancorada nas proeminências.

MÚSCULOS DO PESCOÇO
(Musculi colli)

O **músculo esplênio (da cabeça e cervical)** é um grande músculo que se situa dorsolateral e superficialmente no pescoço, do tórax até o crânio. Ele origina-se da borda cranial da fáscia toracolombar e, assim, das primeiras vértebras torácicas. As fibras estão direcionadas ventrolateralmente para se inserirem ao longo da linha da nuca, dorsalmente ao osso occipital e à porção mastóide do osso temporal. Fibras surgem ao longo, uma rafe fibrosa mediana dorsal e cranialmente até o atlas. Desta forma, os feixes mais longos são aqueles ao longo da borda ventral do músculo. Caudalmente ele é coberto pelo músculo serrátil dorsal e pelo músculo rombóideo, cranialmente pelo músculo esterno-occipital e pelo músculo clidocervical. Profundamente a ele encontra-se o músculo semi-espinhal da cabeça. Ele é um extensor da cabeça e do pescoço.

O **músculo braquiocefálico** estende-se, como um longo e plano músculo, entre o braço e o pescoço e a cabeça (Figs. 50-1 e 2). Na parte caudal do pescoço ele forma o limite dorsal do sulco jugular. Logo cranial ao ombro o músculo é intersectado, transversalmente, por um tendão estreito que se liga medial e ventralmente com uma clavícula vestigial. Embora o músculo, no cão, estenda-se do braço até a cabeça, o tendão clavicular ainda é designado como a origem das partes que são o **clidobraquial** e **clidocefálico.** O clidobraquial é uma faixa que corre, através do ponto do ombro, do tendão clavicular para inserir-se, com os músculos peitorais superficiais, na crista curva ventral à tuberosidade deltóide do úmero. Do tendão clavicular até a cabeça e à parte cranial do pescoço encontra-se o músculo clidocefálico, que consiste em uma parte lateral e superficial, o **clidocervical,** e uma faixa profunda menor, o **clidomastóideo.** O primeiro espalha-se ao ir cranialmente sobre o pescoço para inserir-se, na rafe fibrosa da primeira metade do pescoço, cranialmente à parte cervical do músculo trapézio e superficialmente ao músculo esplênio. O último mergulha profundamente no clidocervical e no esterno-occipital na porção mastóidea do osso temporal. Todo o músculo age como um extensor do ombro.

O **músculo esternocefálico** origina-se do manúbrio do esterno juntamente com o músculo do lado oposto. Os músculos direito e esquerdo divergem ao correrem cranialmente (Fig. 50-2). Superficialmente, encontra-se o músculo cutâneo do pescoço. Cruzando o músculo obliquamente encontra-se a veia jugular externa, que deixa uma impressão no mesmo. Cranialmente o músculo divide-se no **esterno-occipital,** que se insere na linha da nuca, dorsalmente, e situa-se cranialmente ao clidocervical, e o **esternomastóideo,** que mergulha profundamente para inserir-se na parte mastóide do osso temporal juntamente com o músculo clidomastóideo. Entre o músculo esternocefálico e o músculo braquiocefálico, cranialmente ao músculo peitoral superficial, há uma depressão que contém a porção caudal da veia jugular externa. O músculo esternocefálico flexiona o pescoço.

O **músculo longo do pescoço** consiste em feixes de fibras cada um dos quais abarca uma ou mais vértebras. Eles situam-se próximo aos feixes do lado oposto, ventralmente aos corpos vertebrais, da sexta vértebra torácica até o atlas (Fig. 50-6). As fibras torácicas surgem ventralmente aos corpos vertebrais e correm craniolateralmente para se inserirem nos processos transversos da sétima e sexta vértebras cervicais. Os quatro feixes cervicais surgem no sexto ao terceiro processos transversos e correm craniomedialmente para se inserirem nas porções ventromediais dos corpos, uma ou duas vértebras cranialmente. A ação é a de flexionar o pescoço.

O **músculo escaleno dorsal** e o **músculo escaleno médio** formam um triângulo, desde os quatro últimos processos transversos cervicais até as primeiras costelas (Figs. 50-2, 3 e 5). O **músculo escaleno ventral** está ausente. O **músculo escaleno dorsal** estende-se caudalmente, do quarto e quinto processos transversos cervicais, como duas faixas planas. Uma insere-se na terceira ou quarta costela onde se situa profundamente às fibras do músculo serrátil ventral. A outra faixa ventral e mais longa insere-se na sexta a oitava costelas. O **músculo escaleno médio** consiste em uma faixa de fibras ventral ao músculo dorsal, do quinto processo transverso cervical até um tubérculo na superfície cranial da primeira costela e dois ou três feixes musculares profundamente àquela porção do médio e do dorsal. Estas fibras correm entre os dois últimos processos transversos cervicais e a primeira costela. A ação é a de levar as costelas cranialmente na inspiração.

O músculo esplênio é suprido por ramos dorsais, e o músculo longo do pescoço e os músculos escalenos, por ramos ventrais dos nervos torácico e cervical. O músculo esternocefálico e o músculo clidocefálico são supridos pelo nervo cranial XI. O músculo clidobraquial é inervado pelo plexo braquial.

A fáscia cervical profunda possui lâminas pré-traqueais e pré-vertebrais. A artéria carótida e suas estruturas associadas estão investidas pela bainha carótida.

MÚSCULOS DORSAIS

O **músculo trapézio** é um músculo superficial, plano e triangular, que consiste em partes cervical e torácica contínuas uma com a outra (Fig. 50-1). Ele tem origem na rafe fibrosa mediana do pescoço e no ligamento supra-espinhal do tórax, da terceira vértebra cervical até à nona vértebra torácica. As fibras convergem para se inserirem ao longo da espinha da escápula acima do acrômio. Uma faixa tendínea, ao longo da inserção, tende a dividir o músculo em duas partes. A porção torácica não se insere tão distalmente na espinha da escápula quanto a porção cervical. Cranial à origem cervical está o músculo clidocervical, e cobrindo a porção caudal da origem torácica está o músculo cutâneo do tronco. O ombro é elevado e avançado por este músculo. Ele é suprido pelo nervo cranial XI.

O **músculo omotransversal** é um músculo semelhante a uma faixa que se insere no acrômio e na espinha da escápula até o músculo trapézio (Fig. 50-5). Ele corre cranialmente, mergulhando profundamente no músculo clidocervical, para inserir-se na porção caudal da asa do atlas. Quando o pescoço é fixado, ele leva o ombro cranialmente. Ele é suprido pelo nervo cranial XI.

O **músculo grande dorsal** é um músculo, no formato de um leque, que tem origem na lâmina superficial da fáscia toracolombar e nas duas ou três últimas costelas (Fig. 50-1). Suas fibras convergem cranioventralmente e passam medialmente ao braço para se inserirem na tuberosidade redonda maior do úmero juntamente com o músculo redondo maior. Esta porção situa-se ao longo da borda dorsal do músculo peitoral profundo. Mais caudalmente ele é coberto pelo músculo cutâneo do tronco. O músculo grande dorsal flexiona a articulação do ombro e é suprido pelo nervo toracodorsal através do plexo braquial.

O **músculo rombóide** tem três porções, a torácica, a cervical e a da cabeça (Fig. 50-4). Ele situa-se profundamente no músculo trapézio com sua origem estendendo-se ao longo da rafe mediana dorsal do pescoço e às espinhas torácicas. As partes inserem-se ao longo da borda vertebral da escápula. O **músculo rombóide do tórax** origina-se das espinhas torácicas, diretamente acima da escápula. As fibras mais craniais correm caudoventralmente, mas as últimas são verticais e mais longas, pois a borda vertebral da escápula, nesse ponto, está mais distante das espinhas vertebrais. O **músculo rombóide do pescoço** surge cranialmente até a segunda ou terceira vértebra cervical e é contínuo com a porção torácica na terceira espinha torácica. As fibras são decididamente caudais na direção. O **músculo rombóide da cabeça** é um pequeno segmento que é separado, por um curto intervalo, da porção cervical, especialmente próximo à origem. Ele origina-se do occípute. As porções craniais do músculo rombóide são cobertas pelo músculo esterno-occipital e pelo músculo clidocervical. Eleva o ombro e leva-o cranialmente e contra o tronco. Ele recebe os ramos ventrais apropriados dos nervos cervical e torácico.

O **músculo serrátil ventral** do pescoço está descrito juntamente com o **músculo serrátil ventral do tórax** dos músculos torácicos.

O **músculo serrátil dorsal** consiste em dois músculos, o cranial e o caudal, que têm origem na borda ventral da fáscia toracolombar e cruzam sobre o músculo longo e o músculo iliocostal para se inserir nas costelas (Figs. 50-3 e 4). As fibras do músculo **serrátil dorsal cranial** correm caudoventralmente para se inserirem nas costelas 2 a 10. O **músculo serrátil dorsal caudal** consiste em três feixes que correm cranioventralmente para se inserirem nas costelas 11, 12 e 13. Os músculos são assim separados por um curto intervalo. O músculo cranial puxa as costelas cranialmente na inspiração enquanto o músculo caudal leva as costelas caudalmente na expiração. Eles são supridos pelos nervos intercostais.

O **músculo eretor da espinha** inclui o **músculo iliocostal**, o **músculo longo** e o **músculo espinhal**. Estes são músculos epaxiais colocados naquela ordem, do lateral ao medial, dorsalmente às costelas e aos processos transversos. Eles são extensores da coluna vertebral e ocupam a área do ílio até as vértebras cervicais craniais. As porções lombar, torácica e cervical são orientadas como prolongamentos longitudinais de cada músculo de origem. Eles são supridos pelos ramos dorsais dos nervos espinhais. O **músculo iliocostal lombar** está separado da porção lateral do músculo longo somente por um septo intermuscular. Os fascículos surgem da crista do ílio e do septo para correrem craniolateralmente e terminarem, após uma ou duas vértebras, nos processos transversos lombares e finalmente nas últimas costelas. Os fascículos tornam-se estreitos e separam-se do músculo longo como o **músculo iliocostal torácico**. Estes feixes estão direcionados craniolateralmente sobre diversas vértebras e costelas para se inserirem nas costelas e finalmente no processo transverso da sétima vértebra cervical. Cada tendão próximo de sua inserção é bastante distinto, o que é característico para este músculo. Os fascículos do **músculo longo** também transcorrem craniolateralmente sobre diversos segmentos (Fig. 50-3). As porções lombar e torácica podem ser consideradas, em conjunto, como o **músculo longo do tórax e lombar**. Esta grande massa de músculo começa na crista ilíaca e continua cranialmente até o sexto processo transverso cervical. A superfície da porção lombar é especialmente aponeurótica. Da décima primeira à sétima costela uma porção destaca-se da superfície medial para correr cranialmente como o **músculo espinhal**. As fibras, em geral, têm origem nos processos espinhosos e correm ventrolateralmente para se inserirem, de modo serrilhado, nos processos acessório e transverso e nas costelas. O **músculo longo cervical** continua cranialmente para se inserir, como quatro disposições serreadas, nos processos transversos da terceira à sexta vértebras cervicais. O **músculo longo da cabeça** surge medialmente à porção cervical cranial, dos primeiros processos transversos torácicos e dos últimos processos articulares cervicais. Ele corre cranialmente, lateral ao músculo semiespinhal da cabeça, para se inserir juntamente com o músculo esplênio, na porção mastóide do osso temporal (Fig. 50-2). Poderá haver fibras mais profundas que terminam no atlas. O **músculo espinhal**, após destacar-se do lado medial do músculo longo na região torácica (7 a 11), corre cranialmente para se inserir, próximo ao músculo do outro lado, nos processos espinhosos das seis últimas vértebras cervicais. Entre eles está o ligamento da nuca. O músculo pode ser considerado como tendo porções cervical e torácica.

O **músculo transverso espinhal** é um sistema de músculos epaxiais profundos. Incluído está o **semiespinhal**, detectável como o **músculo semi-espinhal da cabeça**, que é uma continuação cranial das porções cervical e torácica. Ele surge, na área de separação do músculo longo e do espinhal, dos primeiros processos transversos torácicos. No pescoço divide-se no **músculo digástrico do pescoço** e no **músculo complexo** (Fig. 50-2). Este último é mais lateral e possui origens contínuas dos processos articulares cervicais, entre as inserções do músculo longo da cabeça e os músculos multífidos. As fibras correm cranialmente até uma inserção tendínea na linha dorsal da nuca. O músculo medial, o digástrico do pescoço, adere à rate mediana do pescoço e corre, dos processos transversos torácicos craniais, até uma área áspera ventrolateral à protuberância occipital externa. Ele contém diversas inscrições tendíneas oblíquas. Os **músculos multífidos** consistem em porções lombar, torácica e cervical que se situam nos lados das espinhas vertebrais (Fig. 50-6). As porções torácica e lombar consistem em numerosos feixes que surgem nos processos transverso, articular e mamilar e correm craniodorsalmente para se inserirem na borda caudal da espinha, pelo menos, na segunda vértebra, cranialmente. Na região cervical as separações não são tão distintas. A massa de músculo situa-se sobre os processos articulares cervicais, cranialmente, até o áxis. Ele é lateral à inserção do músculo espinhal. Os **músculos rotadores** consistem em feixes longos e curtos que se situam profundamente aos multífidos, nos três quartos craniais do tórax (Fig. 50-6). Eles estão dispostos como os multífidos, mas são mais verticais e correm apenas entre vértebras adjacentes. Os músculos transversoespinhais são extensores da coluna vertebral. Eles também fixam a coluna vertebral e, naturalmente, os rotadores; agindo unilateralmente, tendem a girar a coluna vertebral torácica ao redor do eixo longitudinal. Eles são supridos pelos nervos espinhais dorsais.

Os **músculos interespinhais** consistem em fibras horizontais que se inserem nos processos espinhosos contíguos nas regiões lombar, torácica e caudal (Fig. 50-6). Eles fixam a coluna vertebral e são supridos pelos ramos dorsais dos nervos espinhais.

Os **músculos intertransversais** estão localizados em todas as regiões da coluna vertebral. Seus feixes abarcam duas ou mais vértebras. Os das regiões lombar e torácica são fibras escassas que correm, ventral e cranialmente, dos processos mamilar ao acessório e entre os processos transversos até a quarta vértebra torácica. Os músculos intertransversais do pescoço são mais proeminentes e consistem em feixes dorsais que correm, craniolateralmente, entre os processos articular e transverso, e grupos ventrais de fibras, que correm longitudinalmente ao longo dos processos transversos (Fig. 50-6). Eles fixam a coluna vertebral ou dobram-na lateralmente e são supridos pelos nervos espinhais dorsais. Os músculos intertransversais caudais são descritos com os músculos da cauda.

A **fáscia toracolombar** é bastante espessa e estende-se lateralmente sobre os músculos epaxiais do ligamento supra-espinhoso para dar origem a músculos e enviar septos intermusculares profundos. Na região lombar ela insere-se nas extremidades dos processos transversos e fornece origem aos músculos abdominais e ao músculo serrátil dorsal caudal. Fibras do músculo longo e iliocostal surgem

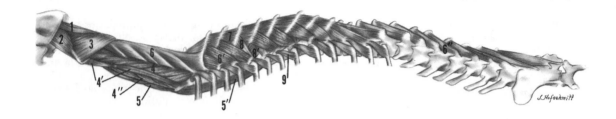

Figura 50-6. Músculos axiais profundos do cão; vista lateral.

1, Músculo reto dorsal da cabeça; 2, músculo oblíquo cranial da cabeça; 3, músculo oblíquo caudal da cabeça; 4, 4', 4", músculos intertransversais do pescoço; 5, 5', músculo longo do pescoço; 6, 6', 6", músculos multífidos (cervical, torácico, lombar); 7, músculo interespinhal; 8, 8', músculos rotadores (longo, curto); 9, músculos levantadores das costelas.

profundamente dela. Na região torácica uma lâmina superficial dá origem ao músculo grande dorsal. A porção mais profunda passa medialmente à escápula onde dá origem ao músculo esplênio e ao semi-espinhal da cabeça. Um septo passa entre o músculo longo e o iliocostal. A borda lateral dá origem ao músculo serrátil dorsal cranial. Caudalmente ela continua como a fáscia glútea profunda.

MÚSCULOS DO TÓRAX

O **músculo peitoral superficial** consiste nas divisões cranial (descendente) e caudal (transversa), em algumas espécies. Entretanto, no cão, é mais conveniente descrever um único músculo com segmentos distintos (Fig. 50-5). Ele surge na linha média do esterno, próximo ao músculo do outro lado, caudalmente, até o terceiro segmento. Os feixes de fibras correm lateralmente para mergulharem profundamente no clidobraquial e inserirem-se, com aquele músculo, por toda a crista do úmero. Uma porção parece separar-se de sua superfície.

O **músculo peitoral profundo** é largo em sua origem da rafe mediana ventral e do esterno, ligeiramente caudal à extensão cranial do músculo peitoral superficial, até a fáscia sobre a área xifóide (Fig. 50-5). As fibras correm craniolateralmente para agruparem-se numa inserção muito menos expansiva na tuberosidade menor do úmero. Uma porção fibrosa passa sobre o músculo bíceps do braço até a tuberosidade maior. As fibras mais caudais inserem-se, por uma fáscia, mais distalmente no úmero. A porção cranial e a inserção estão cobertas pelo músculo peitoral superficial. Uma porção lateral superficial tende a ser um tanto separada do músculo principal. Os músculos peitorais são adutores dos membros. O músculo peitoral profundo puxa o tronco cranialmente, no membro avançado, ou retrai e estende o ombro no membro livre. Os nervos originam-se do plexo braquial.

O **músculo serrátil ventral** consiste em duas porções, o **serrátil ventral do pescoço** e o **serrátil ventral do tórax** (Fig. 50-3). Todo o músculo tem um formato de leque, surgindo dos processos transversos das cinco últimas vértebras cervicais e da porção média das primeiras sete ou oito costelas. Os feixes de músculo convergem para se inserirem na face serrátil da escápula. Ventralmente à origem estão os músculos escalenos. As últimas inserções costais interdigitam-se, por uma borda serrilhada, com a origem do músculo oblíquo externo do abdome. As porções cervical e torácica formam uma lâmina contínua de músculo. O músculo age como um tirante para o corpo quando os membros superiores estão plantados. Os nervos cervicais ventrais suprem a porção cervical segmentarmente; a porção torácica é suprida pelo nervo torácico longo que corre, horizontalmente, em sua superfície lateral.

Os **músculos levantadores das costelas** surgem, como músculos um tanto fusiformes, dos processos transversos das primeiras 12 vértebras torácicas e correm caudolateralmente para se inserirem, em cada caso, na borda cranial da costela caudal seguinte (Fig. 50-6). Eles não correm lateralmente além do músculo iliocostal. Continuando lateralmente estão os músculos intercostais externos; eles puxam as costelas cranialmente na inspiração.

Os **músculos intercostais externos** ocupam os espaços intercostais, desde os músculos levantadores das costelas até aproximadamente as articulações costocondrais. Entretanto, com cada segmento sucessivo indo caudalmente, os músculos ocupam mais espaço intercondral. As fibras correm caudoventralmente da borda caudal da costela cranial até à borda cranial da costela caudal (Figs. 50-8 e 9). A origem é, assim, na costela cranial e a ação é a de puxar as costelas cranialmente na inspiração.

Os **músculos intercostais internos** ocupam os espaços intercostais e intercondrais durante todo seu comprimento. A direção das fibras é cranioventral. A origem é, assim, da costela caudal, e a ação é a de retrair as costelas na expiração. Agindo em conjunto os músculos intercostais são inspiratórios. Diversos feixes musculares, nas extremidades vertebrais dos músculos intercostais internos, podem estender-se através de uma ou mais costelas, especialmente as costelas de 9 a 11. Eles são denominados de **músculos subcostais.**

O **músculo retrator da costela** é um fino músculo triangular, profundo ao músculo transverso do abdome, que cobre o espaço entre os primeiros processos transversos lombares e a última costela (Fig. 50-7). Ele surge da fáscia toracolombar.

O **músculo transverso do tórax** situa-se na superfície interna do esterno e nas cartilagens costais esternais, exceto na primeira. As fibras surgem no esterno como feixes segmentares que correm craniola-

MÚSCULOS DO CARNÍVORO

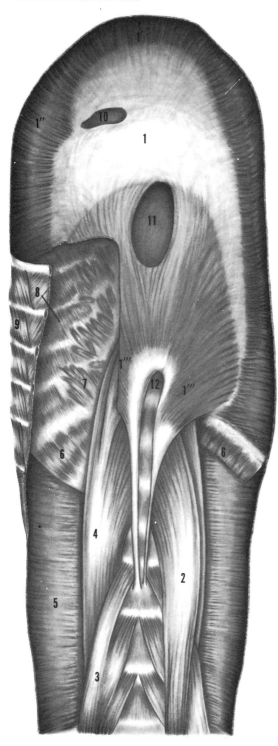

Figura 50-7. Músculos hipaxiais e diafragma do cão.

1, Tendão central; 1', parte esternal; 1", parte costal e 1''', parte lombar do diafragma; 2, músculo psoas menor; 3, músculo psoas maior; 4, músculo quadrado lombar; 5, músculo transverso do abdome; 6, músculo retrator das costelas; 7, músculo subcostal; 8, músculo intercostal interno; 9, músculo intercostal externo; 10, forame da veia cava; 11, hiato esofágico; 12, hiato aórtico.

teralmente para se inserirem nas cartilagens costais. Ele auxilia na expiração.

O **músculo reto do tórax** é um músculo plano e quase retangular (Fig. 50-3) que corre caudoventralmente da primeira costela, onde o músculo escaleno médio se afixa, para se inserir, por uma fáscia, com aquela de origem do músculo reto do abdome, na extremidade distal da costela 3 ou 4. Ele avança as costelas na inspiração.

Os músculos associados com as costelas e espaços intercostais são supridos por nervos intercostais.

O **diafragma** consiste em uma lâmina central tendínea circundada por músculo irradiante (Fig. 50-7). O centro tendíneo é relativamente pequeno e está indentado dorsalmente pelos pilares. Fibras musculares inserem-se ao longo do arco costal, onde se encontram com aquelas do músculo transverso do abdome. Elas continuam para surgir ao longo da superfície dorsal da cartilagem xifóide para se tornarem as do lado oposto. Todas as fibras das porções costal e esternal estão direcionadas no sentido do centro tendíneo. A porção lombar consiste em pilares direito e esquerdo, cada um dos quais se insere, por um longo tendão bífido estreito, ao ligamento longitudinal ventral das vértebras lombares. Entre os pilares um ânulo fibroso forma o hiato aórtico, para a aorta, a veia ázigos e o ducto torácico. O pilar direito é o maior e corre cranialmente, de seu tendão na terceira e quarta vértebras lombares, para espalhar-se no centro tendíneo do diafragma. Sua **porção medial** passa um tanto à esquerda da linha média e circunda o esôfago, formando o hiato esofágico. O pilar esquerdo, embora surja como o outro das vértebras lombares, não se estende cranialmente até ao diafragma. Lateralmente, os pilares são separados da porção costal por tecido conjuntivo que passa ventralmente aos músculos psoas para formar um arco lombocostal, onde a pleura e o peritônio com sua fáscia estão, desta forma, opostamente voltados. A veia cava passa através do centro tendíneo, ligeiramente para a direita da linha média, no forame da veia cava. O diafragma é acentuadamente convexo no sentido da cavidade torácica. Ele se contrai na inspiração. O nervo frênico, que surge do quinto ao sétimo nervos cervicais, atinge-o, em cada lado, através do mediastino ou prega caval.

MÚSCULOS ABDOMINAIS

Os quatro músculos abdominais, em cada lado, formam a parede abdominal (Fig. 50-3). Eles são, por necessidade, expansivos e relativamente finos. Dois são oblíquos, um é orientado transversalmente e o outro corre longitudinalmente próximo à linha média. Três deles surgem lateralmente e inserem-se na linha média ventralmente ao formar aponeuroses. O músculo longitudinal reto ocupa a área, em cada lado da linha média, onde as aponeuroses dos outros estão situadas.

O **músculo oblíquo externo do abdome** é o mais superficial do grupo. Ele surge, como uma lâmina expansiva de músculo, das porções médias da terceira a décima-segunda costelas por serrações distintas (Fig. 50-1). As primeiras interdigitam-se com as do músculo serrátil ventral do tórax. O músculo também surge ao longo de toda a área lombar da fáscia toracolombar, na borda lateral dos músculos epaxiais. A direção das fibras é caudoventral (Fig. 50-8). A inserção é por uma aponeurose que tem início mais ou menos na junção costocondral ou na borda lateral do músculo reto do abdome, exceto próximo à pelve, onde ele é bastante extenso. Aqui ele é espessado e na borda caudal estende-se da área da tuberosidade do ilíaco até o púbis e o tendão pré-púbico. Esta porção espessada caudal da aponeurose do músculo oblíquo externo do abdome já foi denominada de **ligamento inguinal**. As aponeuroses conjuntas dos músculos abdominais, de ambos os lados do corpo, formam uma união fibrosa na linha média ventral, da cartilagem xifóide até o tendão pré-púbico denominado de **linha alva**.

O **músculo oblíquo interno do abdome** situa-se profundamente no músculo externo. A direção da fibra, em geral, é cranioventral, colocando a direção dos dois músculos oblíquos em ângulos retos. A origem é da fáscia toracolombar e da área da espinha ilíaca cranial. A porção cranial insere-se ao longo do arco costal. A porção restante insere-se em uma aponeurose que se torna mais estreita no sentido da extensão caudal do músculo. Desta forma, cranialmente, as fibras não atingem a borda lateral do músculo reto do abdome, mas sobrepõem-se a ele caudalmente. A aponeurose cranial larga também envia uma porção profunda ao músculo reto do abdome. As últimas fibras musculares tendem a se curvar caudalmente à medida que se aproximam de suas aponeuroses. Elas só atingem a borda cranial do

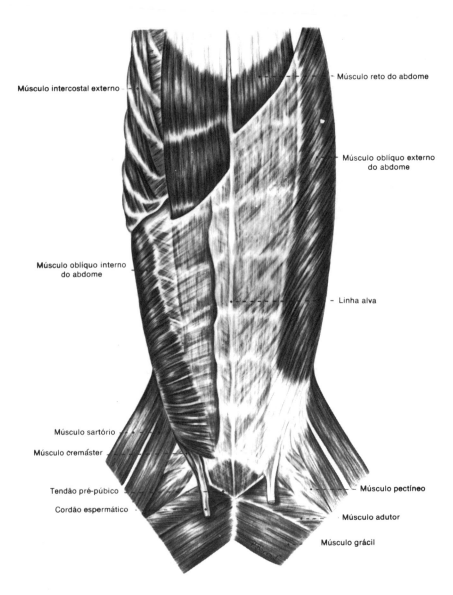

Figura 50-8. Músculos superficiais do tronco do cão; superfície ventral (músculo peitoral profundo removido).
(De Miller et al., 1964).

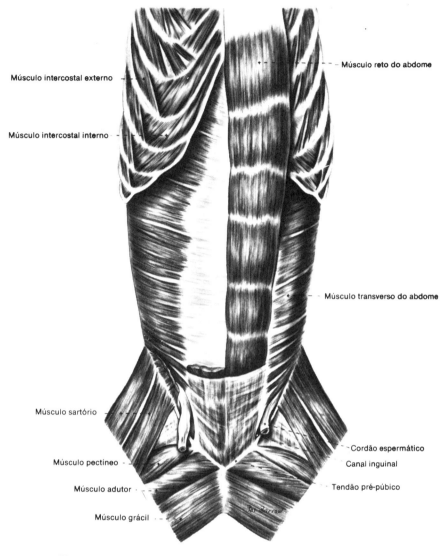

Figura 50-9. Músculos do tronco do cão; dissecação profunda; superfície ventral. (De Miller et al., 1964.)

ânulo inguinal profundo, que formam. A aponeurose então percorre caudalmente, com a aponeurose do músculo oblíquo externo do abdome, superficialmente ao músculo reto do abdome. Uma faixa de músculo separa-se das últimas fibras musculares do músculo oblíquo interno do abdome para constituir o **músculo cremáster,** que se insere na camada parietal da túnica vaginal, com sua fáscia espermática, no macho, após correr através do canal inguinal.

O **músculo transverso do abdome** é o mais profundo do grupo e situa-se imediatamente fora da fáscia transversa. A origem é ao longo do lado medial do arco costal, cranialmente, até a cartilagem xifóide e o músculo transverso do tórax. Esta porção surge com a parte costal do diafragma, mas as fibras dos dois músculos correm em direção oposta, no sentido de suas inserções. Os vasos musculofrênicos correm entre suas origens. Na região lombar o músculo transverso do abdome surge da fáscia toracolombar. As fibras passam transversalmente para se inserirem em uma aponeurose que passa profundamente ao músculo reto do abdome para se unir com a linha alva. As últimas fibras do músculo transverso do abdome não vão tão distante caudalmente quanto as do músculo oblíquo interno do abdome. Em realidade, os últimos feixes musculares, à medida que se aproximam da borda lateral do músculo reto do abdome, passam superficialmente a esse músculo para se inserirem, com as fibras do músculo oblíquo interno do abdome, na bainha externa do músculo reto do abdome (Fig. 50-9). Profundamente, neste ponto, não há aponeurose do músculo transverso do abdome. Regularmente os feixes do músculo transverso unem-se à aponeurose, ligeiramente medial à borda lateral do músculo reto do abdome.

O **músculo reto do abdome** situa-se longitudinalmente, como o terceiro músculo do grupo, entre as bainhas aponeuróticas externa e interna. Os músculos direito e esquerdo são separados apenas pelo tecido conjuntivo da linha alva (Fig. 50-8). Entretanto, através de um plano transverso com as últimas costelas, a linha alva é alargada pela presença da cicatriz umbilical. O músculo é mais largo cranialmente. Ele surge por um tendão largo e plano sobre as cartilagens costais esternais. Ele insere-se no tendão pré-púbico (Fig. 50-9), o qual se une à borda cranial do púbis, entre as eminências iliopúbicas. Três a seis intersecções tendíneas transversas estão espaçadas por todo o comprimento do músculo.

O **canal inguinal** (Fig. 50-9) está direcionado craniolateralmente, do ânulo inguinal superficial para o ânulo inguinal profundo. O ânulo superficial é uma abertura oval na aponeurose do músculo oblíquo externo do abdome, a uma curta distância cranial ao púbis, e medial à borda lateral do músculo reto do abdome. O conteúdo do canal, indo do externo para o interno, passa entre a aponeurose oblíqua externa e a borda lateral do músculo reto, que é coberta pelas últimas fibras caudais dobradas e pela aponeurose do músculo oblíquo interno do abdome. Lateral e cranialmente a isto eles passam caudalmente às últimas fibras musculares do músculo oblíquo interno do abdome, o qual forma a borda cranial do ânulo profundo. A borda caudal do ânulo profundo é formada pela continuação caudal da aponeurose do músculo oblíquo externo do abdome (ligamento inguinal). As últimas fibras do músculo transverso são realmente um tanto craniais ao ânulo inguinal profundo. O cordão espermático com a túnica vaginal e o músculo cremáster, no macho, e o processo vaginal, na fêmea, atravessam a porção cranial do canal. Os vasos pudendos externos estão na porção caudal do canal. Lateral e caudalmente, o canal realmente não tem estruturas limitantes. A comissura cranial do ânulo inguinal superficial é mais fraca que a comissura caudal.

A **fáscia transversa** situa-se fora do peritônio da mesma maneira que a **fáscia endotorácica** situa-se fora da pleura. Entretanto, na borda lateral do grupo psoas, ela torna-se contínua com a **fáscia ilíaca** e, na entrada pélvica, com a **fáscia pélvica**. A fáscia externa profunda que cobre a parede abdominal não forma uma bainha elástica no cão.

Os músculos abdominais contraem-se para aumentar a pressão intra-abdominal na defecação, micção, expiração e durante o parto. Eles também flexionam a coluna vertebral. São supridos, segmentarmente, pelos ramos ventrais dos nervos espinhais que aparecem na superfície do músculo transverso do abdome.

O **músculo quadrado lombar** situa-se ventralmente às três últimas vértebras torácicas, às duas últimas costelas e às vértebras lombares. As fibras correm longitudinalmente para se inserirem nos processos transversos das vértebras lombares e no ílio. O músculo é coberto, ventralmente, pelos músculos psoas. Entretanto, sua porção lateral está ventralmente exposta à origem do músculo transverso do abdome (Fig. 50-7). A ação é a de fixar a coluna vertebral lombar. Ele é suprido pelos ramos ventrais dos nervos lombares.

MÚSCULOS DA CAUDA
(MUSCULI CAUDAE)

As vértebras caudais estão circundadas por músculos. Os músculos começam nas vértebras lombar e sacral e continuam caudalmente em uma posição dorsal, lateral ou ventral. Eles são supridos pelos nervos espinhais apropriados.

O **músculo sacrocaudal dorsal lateral** (coccígeo) insere-se nos processos mamilares lombares e situa-se entre o músculo multífido e o longo. Mais caudalmente insere-se nos processos articulares sacrais e nas vértebras caudais, na forma de longos feixes. Diversos tendões longos substituem as camadas mais superficiais nas vértebras caudais. O **músculo sacrocaudal dorsal medial** consiste em curtos segmentos que parecem ser uma continuação do músculo multífido, no início do sacro. Segmentos individuais correm caudolateralmente sobre diversas vértebras. As partes mais superficiais são um tanto tendíneas. O **músculo sacrocaudal ventral lateral** começa na última vértebra lombar. Ele continua caudalmente como numerosas partes longas que surgem ao longo das superfícies ventrais do sacro e das vértebras caudais. As partes mais craniais formam tendões longos e as partes mais caudais tendões mais curtos que continuam caudalmente na cauda. O **músculo sacrocaudal ventral medial** é mais curto e mais delicado e consiste em feixes individuais que surgem e inserem-se sobre uma ou duas vértebras, começando na porção caudal do sacro. Pequenos tendões são formados superficialmente e se inserem nos tendões do músculo lateral. Lateralmente, entre o músculo sacrocaudal dorsolateral e o ventrolateral, situam-se os **músculos intertransversais caudais (dorsais e ventrais)**. Eles consistem em segmentos dorsal e ventral aos processos transversos, tendo início na extremidade caudal do sacro. O músculo ventral é o mais delicado.

Os músculos do diafragma pélvico inserem-se inteiramente ou parcialmente na base da cauda. O **músculo coccígeo** origina-se da espinha isquiática. Ele corre dorsocaudal e medialmente ao ligamento sacrotúbero, espalhando-se um tanto para se inserir, entre os músculos intertransversais, na segunda a quinta vértebras caudais. O músculo levantador do ânus origina-se do assoalho pélvico e do eixo do ílio. Ele segue caudal e medialmente à porção caudal do músculo coccígeo para se inserir no músculo esfíncter externo do ânus e unir-se, por um tendão forte lateral e caudal, ao músculo retococcígeo, na sétima vértebra caudal. O **músculo retococcígeo** consiste em fibras musculares lisas que continuam caudalmente do músculo da parede retal. As porções direita e esquerda fundem-se e inserem-se, na linha média, na quinta e sexta vértebras caudais. Eles tendem a separar as inserções do músculo levantador do ânus. A parte anal do músculo retrator do clitóris ou do pênis consiste em fibras musculares lisas que surgem, como uma faixa estreita, na junção sacrocaudal, logo lateral ao músculo retococcígeo. As fibras correm caudoventralmente para se inserirem no músculo esfíncter externo do ânus e continuam como o músculo retrator do pênis, no macho.

Os músculos do diafragma pélvico deprimem a cauda. Quando a cauda é levantada eles comprimem o reto. Eles são supridos pelos ramos ventrais do último nervo espinhal sacral. Os músculos lisos ajudam a ancorar o ânus. Eles são supridos por nervos autônomos.

MÚSCULOS DO MEMBRO TORÁCICO
(Figs. 50-10 e 11)

O **músculo supra-espinhal** ocupa a fossa supra-espinhosa da escápula, na qual tem sua origem (Fig. 50-5). Entretanto, ele mais que ocupa a fossa, e assim pode ser observado de uma vista medial cranial ao músculo subescapular. A porção distal situa-se cranialmente à articulação do ombro e insere-se, por um forte tendão, na porção cranial do tubérculo maior do úmero. É coberto pelo músculo trapézio, músculo omotransversal e pelo músculo braquiocefálico. Ele estende a articulação do ombro.

O **músculo infra-espinhal** situa-se na fossa infra-espinhosa. Ele surge da fossa e da lâmina tendínea do músculo deltóide. O forte tendão de inserção cruza a porção caudal do tubérculo maior do úmero onde a bolsa infra-espinhosa está localizada, insere-se em uma área áspera circular ventral à porção cranial do tubérculo maior. É coberto, exceto proximalmente, pelo músculo deltóideo. Ele age essencialmente como um ligamento colateral da articulação do ombro. O músculo supra-espinhal e o músculo infra-espinhal são supridos pelo nervo supra-escapular.

O **músculo deltóide** consiste em duas parcelas que se situam lateralmente à escápula e caudalmente à espinha escapular (Fig. 50-1). A porção maior (*parte escapular*) surge ao longo da espinha escapular por meio de uma aponeurose. A porção distal menor (*parte acromial*) surge do acrômio e parcialmente sobrepõe-se à porção proximal. As duas partes inserem-se juntas na tuberosidade deltóide do úmero. O músculo deltóide situa-se lateralmente ao músculo infra-espinhal e a uma parte das origens das porções longa e lateral do músculo tríceps do braço. A porção clavicular do músculo deltóide dos primatas é representada pelo músculo clidobraquial no cão.

O **músculo redondo menor** é um pequeno músculo que se situa profundamente no músculo deltóide, mas caudalmente ao músculo infra-espinhal, na articulação do ombro. Ele surge da borda caudal do terço distal da escápula, cruza a superfície flexora da articulação e insere-se no úmero, ligeiramente caudal e distal à inserção do músculo infra-espinhal.

O **músculo redondo maior** surge no ângulo caudal da escápula e corre, distal e medialmente, ao músculo redondo menor e ao músculo tríceps do braço e, caudalmente, ao músculo subescapular para se inserir, juntamente com o músculo grande dorsal, na tuberosidade redonda do úmero. Ele é um tanto plano e delgado.

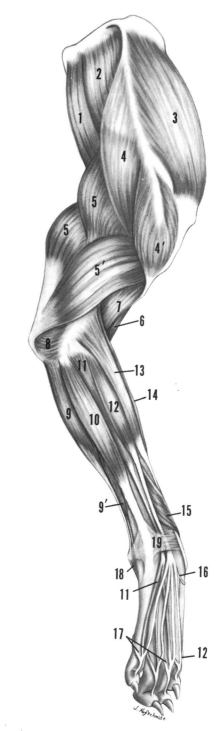

Figura 50-10. Músculos do membro torácico do cão; vista lateral.

1, Músculo redondo maior; 2, músculo infra-espinhal; 3, músculo supra-espinhal; 4, 4', músculo deltóide; 5, 5', músculo tríceps do braço; 6, músculo bíceps do braço; 7, músculo braquial; 8, músculo anconeu; 9, 9', músculo flexor ulnar do carpo; 10, músculo extensor ulnar do carpo; 11, músculo extensor lateral dos dedos; 12, músculo extensor comum dos dedos; 13, músculo extensor radial do carpo; 14, músculo braquiorradial; 15, músculo abdutor longo do dedo I; 16, músculo extensor do dedo I e do dedo II; 17, músculos interósseos; 18, músculo abdutor do dedo V; 19, retináculo extensor.

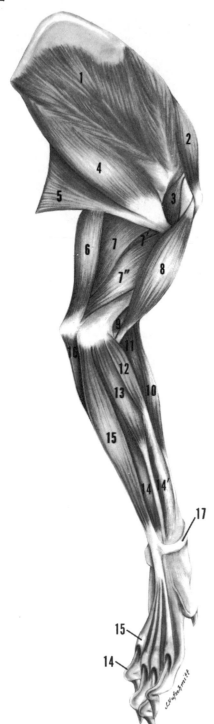

O músculo deltóide, o músculo redondo menor e o músculo redondo maior flexionam a articulação do ombro. Eles são inervados pelo nervo axilar. O **músculo grande dorsal**, que também é um flexor da articulação do ombro, foi descrito com os músculos dorsais.

O **músculo subescapular** ocupa a fossa subescapular distalmente à face serrátil. Faixas tendíneas dividem o músculo longitudinalmente e convergem na inserção no tubérculo menor do úmero. Sua superfície medial é plana. Ele age essencialmente como um ligamento colateral da articulação do ombro. O suprimento nervoso é através dos nervos subescapular e axilar.

O **músculo bíceps do braço** surge, por um tendão longo mas forte, do tubérculo supraglenóide. O tendão passa através do sulco intertubercular, onde uma extensão da cápsula da articulação age como uma bolsa ou bainha do tendão, para o tendão. Distal ao sulco o tendão cede lugar a um músculo fusiforme que desce craniomedialmente no braço para inserir-se, por intermédio de dois tendões, nas tuberosidades ulnar e radial, entre as quais se insere o músculo braquial. A porção proximal do músculo é embainhada por tecido fibroso. Filamentos e pregas tendíneas profundas tornam emplumada a disposição das fibras musculares. Extensões tendíneas distais unem a fáscia antebraquial.

O **músculo braquial** ocupa o **sulco do músculo braquial.** A porção distal torna-se estreita, cruza a superfície flexora do cotovelo e passa profundamente ao músculo bíceps do braço para inserir-se, com o bíceps, na tuberosidade do rádio. Ele envia fibras, entre os tendões de inserção do músculo bíceps do braço, para se inserirem na tuberosidade da ulna. No sulco ele é coberto pelas porções laterais do músculo tríceps do braço (Fig. 50-5). Distalmente ele é medial aos músculos antebraquiais dorsolaterais. Mais proximalmente ele é lateral às inserções do músculo braquiocefálico, peitoral superficial e deltóide.

O **músculo coracobraquial** é um curto músculo que surge, por um longo e estreito tendão, do processo coracóide da escápula. O tendão passa sobre a superfície medial da inserção do músculo subescapular e é provido de uma bainha sinovial. O músculo mergulha medialmente à porção medial do músculo tríceps do braço e do músculo redondo maior para se inserir, próximo a eles, no tubérculo redondo do úmero.

Estes músculos braquiais craniais são supridos pelo nervo musculocutâneo. O músculo bíceps do braço estende a articulação do ombro e flexiona a articulação do cotovelo; o músculo braquial flexiona a articulação do cotovelo; o músculo coracobraquial aduz o úmero e estende a articulação do ombro, quando ele está parcialmente estendido.

O **músculo tríceps do braço** consiste em quatro porções que se situam caudalmente à articulação do ombro e do úmero e inserem-se no olécrano. A **porção longa** é a maior e surge da borda caudal da escápula. À medida que as fibras se aproximam do tendão de inserção, uma porção caudal é demarcada, do restante da porção longa, por um sulco definido. O tendão de inserção conjunto insere-se

Figura 50-11. Músculos do membro torácico do cão; vista medial.

1, Músculo subescapular; 2, músculo supra-escapular; 3, músculo coracobraquial; 4, músculo redondo maior; 5, músculo grande dorsal; 6, músculo tensor da fáscia do antebraço; 7, 7', 7", músculo tríceps do braço; 8, músculo bíceps do braço; 9, músculo braquial; 10, músculo braquiorradial; 11, músculo extensor radial do carpo; 12, músculo pronador redondo; 13, músculo flexor radial do carpo; 14, 14', músculo flexor profundo dos dedos; 15, músculo flexor superficial dos dedos; 16, músculo flexor ulnar do carpo; 17, retináculo flexor.

na parte caudal do olécrano. Entre ele e o olécrano há uma bolsa. A **porção lateral,** que é a seguinte no tamanho, surge, por uma aponeurose, da crista lateral do úmero. Seu tendão de inserção, curto e largo, une-se ao tendão da porção longa. A **porção medial** é pequena e fusiforme. Ela origina-se da área da tuberosidade redonda do úmero, entre o músculo coracobraquial e o músculo redondo maior. Insere-se na porção medial do olécrano e une-se ao tendão da porção longa. Entre as demais porções, e caudalmente ao úmero, está a **porção acessória.** Ela surge na parte caudal do colo do úmero e forma um longo tendão que se une, aos demais, no olécrano.

O **músculo anconeu** é curto mas largo, e surge da crista epicondilar lateral e do epicôndilo lateral do úmero. Ele insere-se ao longo da superfície lateral da extremidade proximal da ulna. Sua porção proximal situa-se profundamente ao músculo tríceps do braço.

O **músculo tensor da fáscia do antebraço** é um músculo semelhante a uma cinta que se situa ao longo da superfície caudomedial da porção longa do músculo tríceps do braço. Ele insere-se no olécrano e também na fáscia antebraquial.

Os músculos braquiais caudais estendem a articulação do cotovelo. O músculo tensor da fáscia do antebraço também flexiona a articulação do ombro e tensiona a fáscia antebraquial. A porção longa do músculo tríceps é também um flexor da articulação do ombro. Eles são supridos pelo nervo radial.

Os músculos antebraquiais caudais incluem os flexores do carpo e dos dígitos. Eles surgem do epicôndilo medial do úmero ou das áreas adjacentes do rádio e ulna. Entre eles estão os pronadores. Eles são supridos pelos nervos mediano ou ulnar; a ação de cada um é refletida pelo seu nome.

O músculo mais medial é o **músculo pronador redondo,** que surge do epicôndilo medial do úmero e cruza a superfície medial da articulação do cotovelo para inserir-se na borda medial do rádio, proximal à sua parte média. Ele é de secção transversal redonda e está direcionado, distalmente e ligeiramente cranial, da origem à inserção.

O **músculo flexor radial do carpo** situa-se imediatamente caudal ao músculo anterior. Próximo à parte média do antebraço ele torna-se um tendão plano que continua distalmente através do ligamento cárpico palmar, onde é investido por uma bainha sinovial, para dividir-se e inserir-se nos lados palmares das porções proximais dos metacarpos II e III.

O **músculo flexor superficial dos dedos** é o músculo seguinte, caudal em posição, que surge por um forte tendão da porção mais caudal do epicôndilo medial do úmero. Ele desce como um músculo longo e muscular que se torna tendíneo próximo ao carpo. Este tendão forte passa superficialmente ao retináculo medial dos flexores e ao osso cárpico acessório. Na superfície palmar do terço proximal do metacarpo ele subdivide-se em quatro tendões que seguem os quatro dígitos principais. Cada um forma uma manga para o tendão flexor digital profundo ao nível dos sesamóides palmares. Distal a este ponto o tendão do flexor digital superficial divide-se para passar em cada lado do tendão flexor digital profundo. Ele espalha-se e insere-se na extremidade proximal da superfície palmar da falange média, enquanto o tendão flexor digital profundo continua (Fig. 50-12).

O **músculo flexor ulnar do carpo** é o músculo mais caudal do grupo flexor e consiste em duas porções. A porção caudal, menor, denominada a porção ulnar, surge na extremidade proximal da ulna e desce lateralmente ao músculo flexor superficial dos dedos para tornar-se um tendão plano no antebraço. Ele entra em contato com o restante do músculo, mas insere-se independentemente no osso cárpico acessório. A porção umeral, maior, surge por um curto tendão no epicôndilo medial do úmero, lateralmente ao músculo flexor superficial dos dedos. Ele desce como um **músculo forte** e plano, profundamente a este último, para inserir-se, por meio de um tendão curto, no osso cárpico acessório. A porção ulnar e a porção distal da porção umeral fundem-se com a fáscia antebraquial. Uma bolsa situa-se por baixo da origem umeral deste músculo e do músculo flexor superficial dos dedos. Uma outra

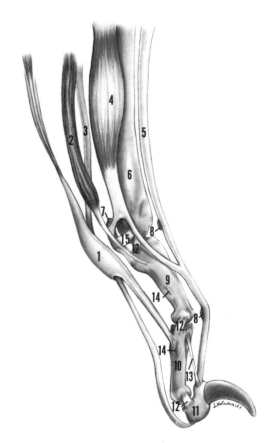

Figura 50-12. Músculos, tendões e ligamentos do dígito do cão.

1, Músculo flexor superficial dos dedos; 2, músculos lumbricais; 3, músculo flexor profundo dos dedos; 4, músculo interósseo; 5, músculo extensor comum dos dedos; 6, osso metacárpico III; 7, osso sesamóide palmar; 8, ossos sesamóides dorsais; 9, falange proximal; 10, falange média; 11, falange distal; 12, ligamentos colaterais; 13, ligamento dorsal (elástico); 14, ligamentos anulares digitais; 15, ligamento sesamóide colateral.

bolsa está localizada na inserção no osso cárpico acessório.

O **músculo flexor profundo dos dedos** é o mais profundo músculo do grupo caudal. Ele consiste em três porções que se unem próximo ao carpo para formar um tendão forte que passa distalmente através do canal cárpico. Na área metacárpica situa-se profundamente ao tendão flexor digital superficial. O tendão fornece uma porção medial pequena, logo distal ao carpo, para o primeiro dígito, e depois divide-se para os quatro dígitos principais (Fig. 50-13). Cada um passa através da bainha tubular (*manica flexoria*) formada pelo músculo flexor superficial dos dedos na região metacarpofalângica, para continuar na superfície palmar do dígito e inserir-se na tuberosidade palmar da falange distal (Fig. 50-12). Cada tendão do músculo flexor superficial dos dedos, até onde existe, e o do músculo flexor profundo dos dedos estão presos na articulação metacarpofalângica, na porção mais distal da falange proximal e na porção proximal da falange média, pelos ligamentos anulares proximal, médio e distal. A porção umeral inclui a parte principal do músculo e consiste, ela mesma, em três ventres que surgem por um tendão curto comum do epicôndilo medial do úmero, caudalmente à origem do músculo flexor radial do carpo e profundamente à do músculo flexor superficial dos dedos. Eles situam-se caudalmente ao rádio, circundados pelos outros músculos. Da porção caudomedial do rádio, exceto de sua porção distal, surge a pequena porção radial. Seu tendão une-se ao tendão principal no nível proximal do carpo. A porção ulnar é a seguinte no tamanho e origina-se ao longo da borda caudal da ulna. Ela é profunda ao músculo flexor ulnar do carpo e ao músculo extensor ulnar do carpo. Seu tendão une-se ao tendão principal, próximo ao carpo.

Por baixo da origem do músculo flexor profundo dos dedos há uma bolsa. Circundando o tendão, no carpo, há uma bainha sinovial. Os tendões, tanto do músculo flexor profundo dos dedos e o tendão do músculo superficial dos dedos pra os dígitos principais, possuem bainhas comuns que começam nos sesamóides. Entretanto, depois que os tendões flexores digitais superficiais subdividem-se, para inserirem-se, as bainhas continuam, somente, ao longo dos tendões flexores digitais profundos. O tendão do flexor profundo para o primeiro dígito está circundado por uma bainha em todo seu comprimento.

O **músculo pronador quadrado** ocupa o espaço entre o rádio e a ulna, na superfície palmar. Suas fibras correm distal e medialmente da ulna até ao rádio.

Os músculos do grupo flexor, que se inserem na ulna, são supridos pelo nervo ulnar. Os que se inserem no rádio, mais o músculo flexor superficial dos dedos e o músculo pronador quadrado, são supridos pelo nervo mediano. Esta disposição também se aplica às porções do músculo flexor profundo dos dedos. A ação é sugerida pelos nomes.

Os músculos que se estendem ao carpo e os dígitos situam-se craniolateralmente no antebraço e surgem, em geral, do epicôndilo lateral e da crista epicondilar lateral do úmero. Mais distalmente eles são

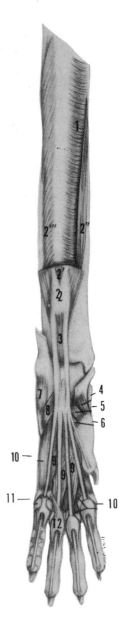

Figura 50-13. Músculos profundos antebraquiais e metacárpicos do cão; vista caudal e palmar.

1, Músculo pronador quadrado; 2, 2', 2'', 2''', músculo flexor profundo dos dedos; 3, músculos interflexores; 4, músculo abdutor curto do dedo I; 5, músculo flexor curto do dedo I; 6, músculo adutor do dedo I; 7, músculo abdutor do dedo V; 8, músculo flexor do dedo V; 9, músculos lumbricais; 10, músculos interósseos; 11, ligamento anular palmar; 12, músculo flexor superficial dos dedos.

dorsais no membro. O músculo abdutor longo do dedo I e o músculo supinador estão situados neste grupo. Eles todos são supridos pelo nervo radial.

Tendo início craniolateralmente e progredindo caudalmente, o primeiro músculo é o **braquiorradial,** que é um longo músculo estreito situado ao longo da veia cefálica. É de tamanho reduzido, podendo até estar ausente. Ele surge da crista epicondilar lateral e desce, ao longo da porção cranial do músculo extensor radial do carpo, para inserir-se no periósteo do rádio, onde este último músculo tornou-se um tendão.

O **músculo extensor radial do carpo** é o maior do grupo e está a seguir na posição. Ele surge da crista epicondilar lateral. O ventre do músculo cede lugar a dois tendões, dois terços da distância distalmente no rádio. Os dois tendões permanecem lado a lado circundados por uma bainha sinovial, à medida que descem para as inserções. Eles cruzam o sulco médio do rádio e a superfície extensora do carpo para se inserirem na parte proximal do metacárpico II (longo) e no metacárpico III (curto). Próximo à origem o músculo é coberto cranialmente por uma bainha aponeurótica associada ao músculo braquial e ao músculo bíceps do braço.

O **músculo extensor comum dos dedos** situa-se caudal e em parte profundamente ao músculo extensor radial do carpo e assim surge na porção distal da crista epicondilar lateral e do epicôndilo lateral do úmero. Os dois músculos são unidos, em suas origens, por uma aponeurose comum. O ventre muscular torna-se um tendão, aproximadamente dois terços da distância até o rádio, que consiste em quatro partes acondicionadas juntas. O tendão, circundado em uma bainha sinovial, desce através do sulco lateral do rádio e sobre a superfície extensora do carpo. Logo distal ao carpo o tendão separa-se em quatro tendões delgados, cada um dos quais continua até à superfície dorsal de um dígito principal para se inserir no processo extensor de sua falange distal. Profundamente a cada tendão, nas articulações metacarpofalângica e interfalângica proximal, há um pequeno elemento sesamóide. Cada tendão recebe os tendões interósseos na falange proximal (Fig. 50-12).

O **músculo extensor lateral dos dedos** é o músculo seguinte, caudal na posição; ele tem formato semelhante ao do músculo anterior, mas é ligeiramente menor. Sua origem, não tão proximal, é no ligamento colateral ulnar do cotovelo e na tuberosidade lateral do rádio. Há dois ventres musculares cujos tendões se situam um sobre o outro. Os tendões estão circundados em uma bainha comum ao descerem, no sulco entre as extremidades distais do rádio e da ulna, sobre a superfície dorsolateral do carpo até o metacarpo. Eles unem-se aos tendões dos digitais comuns para os dígitos III, IV e V e também se inserem nas porções proximais das falanges proximal e média desses dígitos.

O **músculo extensor ulnar do carpo** é o músculo mais caudal do grupo. Ele surge do epicôndilo lateral do úmero. Seu tendão, largo e forte, está em evidência logo após os dos outros músculos do grupo. Ele passa sobre a porção lateral do carpo, sem um sulco, e insere-se na porção proximal do metacárpico V. No carpo ele está inserido, por tecido fibroso, ao osso cárpico acessório.

O **músculo supinador** é um pequeno músculo que surge do ligamento colateral lateral da articulação do cotovelo, por um tendão curto, e corre distal e cranialmente, por curta distância, para se inserir ao longo da superfície dorsal do quarto proximal do rádio. Ele situa-se profundamente nos membros mais craniais do grupo extensor e pode mergulhar profundamente no músculo pronador redondo, próximo à sua inserção.

O **músculo extensor do dedo I (polegar) e II** é um músculo muito delgado que surge do terço médio da superfície dorsal da ulna, profundamente aos extensores. Ele desce superficialmente à origem do abdutor, entre os tendões extensores digitais longo e lateral. À medida que seu tendão delicado cruza o carpo ele passa profundamente no tendão do extensor digital comum para dividir-se nos primeiros dois dígitos. Um tendão muito fraco pode ser enviado para o dígito III. A inserção, em cada caso, é no tendão do extensor digital comum ou no osso, na extremidade distal do metacarpo.

O **músculo abdutor longo do dedo I (polegar)** surge da superfície lateral do rádio e da ulna, profundamente ao início dos tendões dos extensores e das membranas interósseas. Suas fibras são direcionadas obliquamente, medial e distalmente profundas ao músculo extensor dos dedos I e II e ao tendão do extensor digital comum, para cruzar superficialmente os tendões do músculo extensor radial do carpo. Ele forma um tendão que passa através do sulco medial do rádio e cruza a superfície medial da porção proximal do metacárpico I. Neste ponto um pequeno osso sesamóide está incluído no tendão. Uma bolsa ou pequena bainha está associada ao tendão quando este cruza os tendões do músculo extensor radial do carpo.

Os extensores do dígito estendem tanto o carpo como os dígitos; os do carpo estendem somente o carpo. O músculo supinador tende a supinar a pata, embora tal ação seja limitada. O músculo abdutor longo, naturalmente, abduz o primeiro dígito. Ele também o estende e causa o desvio medial da pata.

Além dos tendões que se inserem na pata há diversos pequenos músculos especiais que se situam na superfície palmar.

O **músculo interflexor** é um músculo delgado e redondo que se situa na superfície palmar do tendão flexor digital profundo no carpo (Fig. 50-13). Na parte média do metacarpo ele forma pequenos tendões que se unem aos do músculo flexor superficial dos dedos para os dígitos II, III e IV. O **músculo flexor curto dos dedos** é um músculo muito pequeno e redondo que se situa no metacarpo, na superfície profunda do tendão flexor digital superficial para o dígito V. Seu tendão, relativamente longo, insere-se no ligamento transverso daquela articulação metacarpofalângica. Os músculos **lumbricais** são três pequenos músculos que se situam entre os tendões flexores digitais profundos para os dígitos principais (Fig. 50-13). O pequeno tendão de cada músculo, por sua vez, insere-se na superfície medial proximal da falange proximal nos dígitos III, IV e V (Fig. 50-12). Estes músculos flexionam a antepata. O músculo interflexor é suprido pelo nervo mediano; o músculo flexor curto dos dedos e o lumbrical, pelo nervo ulnar.

Os músculos profundos, do lado palmar da pata, são supridos pelo nervo ulnar. Eles consistem em abdutores, flexores e adutores do primeiro e quinto dígitos (Fig. 50-13) e um adutor para o segundo dígito. Também palmar a cada dígito principal há um músculo interósseo. Os **músculos interósseos** situam-se no lado palmar dos quatro ossos metacárpicos principais (Fig. 50-13). Em cada caso o músculo surge da superfície palmar da extremidade proximal do osso metacárpico. O músculo de cada dígito principal divide-se ao aproximar-se da extremidade distal do metacarpo e insere-se, por um tendão, a cada osso sesamóide. Uma porção de cada tendão continua sobre as superfícies colaterais da articulação para unir-se ao tendão extensor digital comum, sobre a superfície dorsal da falange proximal (Fig. 50-12). Eles flexionam as articulações metacarpofalângicas.

Associados ao primeiro dígito há três músculos muito pequenos que estão situados, lado a lado, na superfície palmar do músculo metacárpico I. Do medial ao lateral eles são o **músculo abdutor curto do dedo I (polegar)**, o **músculo flexor curto do dedo I** e o **músculo adutor do dedo I** (Fig. 50-13). Eles surgem do ligamento cárpico palmar e inserem-se no osso sesamóide ou na falange proximal. Como eles estão tão próximos um do outro, flexionam essencialmente o dígito I.

Os três músculos especiais do dígito V são o **músculo abdutor do dedo V**, o **músculo flexor do dedo V** e o **músculo adutor do dedo V**. O abdutor é forte e surge no osso cárpico acessório. Insere-se por um tendão, em comum com o do flexor, no sesamóide lateral e na falange proximal do quinto dígito (Fig. 50-13). Ele abduz o quinto dígito. O flexor é o músculo seguinte, medial na posição, mas surge, distal e medialmente ao abdutor, do ligamento distal do osso cárpico acessório. Ele flexiona o quinto dígito. O músculo adutor situa-se entre os músculos interósseos III e IV. Com sua origem no ligamento cárpico palmar, ele passa entre os músculos interósseos IV e V para inserir-se na superfície medial do metacárpico e na falange proximal do dígito V. Ele aduz o quinto dígito.

O **músculo adutor do dedo II** surge no ligamento cárpico palmar, entre os músculos interósseos II e o músculo adutor do dedo V, e passa entre os músculos interósseos II e III para se inserir, por um tendão, na falange proximal do dígito II.

A fáscia profunda envia septos intermusculares especialmente para as áreas de cristas e proeminências ósseas. Uma destas está localizada na inserção do músculo braquiocefálico, no músculo bíceps do braço e no músculo braquial. Os músculos antebraquiais estão circundados por um espesso tubo de fáscia, que envia septos para os ossos, entre os grupos extensor e flexor. As almofadas estão firmemente inseridas na fáscia. O retináculo flexor (ligamento transverso cárpico palmar) é especialmente espesso e cobre os tendões flexores para formar o canal cárpico. Os tendões estão presos, na superfície dorsal do carpo, pelo retináculo extensor.

MÚSCULOS DO MEMBRO PÉLVICO

(Figs. 50-14 e 15)

O membro pélvico inclui o osso pélvico (*os coxae*). Os músculos sublombares inserem-se no osso pélvico e no fêmur. O **músculo iliopsoas** consiste no **músculo psoas maior** e no **ilíaco,** que se unem para se inserirem no trocanter menor do fêmur. O músculo psoas maior é estreito em sua origem nos processos transversos das vértebras lombares 2 e 3. Ele também se insere nas vértebras lombares de 4 a 7. É ventral ao músculo quadrado lombar, e lateral ao músculo psoas menor. Ao continuar caudalmente ele torna-se mais espesso e mais largo e é reforçado por fibras musculares da superfície ventral do ílio que constituem o músculo ilíaco. O iliopsoas flexiona a articulação do quadril e a coluna vertebral, e lateralmente gira o membro. O **músculo psoas menor** situa-se ventralmente ao músculo quadrado lombar e é largo em sua origem, que está mais adiante e cranialmente que a do músculo psoas maior. Ele surge dorsalmente ao diafragma, cranialmente até a última vértebra torácica e, ao obter origem das vértebras lombares, o ventre do músculo torna-se mais estreito e mais distanciado da linha média. Este tendão, brilhante e plano, passa medialmente ao músculo psoas maior para se inserir no tubérculo da linha arqueada, no eixo do ílio e proximal ao tubérculo, ao longo da linha, por curta distância. Ele age como um flexor da coluna vertebral. Estes músculos sublombares são supridos pelos ramos ventrais dos nervos lombares.

Os músculos da anca situam-se sobre a parte caudal e lateral da parede pélvica e estendem-se até a coxa. O **músculo tensor da fáscia lata** é um músculo triangular (Fig. 50-1) que surge da tuberosidade da coxa e espalha-se lateralmente ao músculo quadríceps da coxa para unir-se, ao nível do trocanter maior, à fáscia lata. Esta continua, distal e lateralmente ao quadríceps, até a patela. O músculo tende a estar dividido longitudinalmente em duas partes, especialmente no sentido de sua inserção. A ação é a de tensionar a fáscia lata e assim flexionar a articulação do quadril. Sua inserção, por meio da fáscia à patela, torna-o também um extensor do joelho.

O **músculo glúteo superficial** é o mais caudal do grupo glúteo (Fig. 50-1). Ele é relativamente pequeno, plano e de formato retangular. Situa-se caudal e parcialmente superficial ao músculo glúteo médio. A origem é no sacro e na primeira vértebra caudal e na parte proximal do ligamento sacrotuberal; a inserção é no trocanter terceiro. Normalmente há um segmento profundo que está separado da porção principal do músculo. O músculo é coberto por uma pesada fáscia glútea, no qual ela também tem origem.

O **músculo glúteo médio,** o maior dos músculos glúteos (Fig. 50-1), surge de toda a superfície glútea do ílio. Algumas fibras surgem da fáscia glútea. As fibras convergem para se inserir no trocanter maior do fêmur (Fig. 50-16). Ele é coberto, caudalmente, pelo músculo glúteo superficial.

O **músculo glúteo profundo** é completamente coberto pelo músculo glúteo médio e pelo piriforme. Ele surge, ao longo da borda lateral do eixo do ílio, da asa até a espinha isquiática. As fibras convergem sobre a articulação do quadril para inserirem-se, cranial e distalmente, ao músculo glúteo médio, no trocanter maior (Fig. 50-16).

O **músculo piriforme** surge da borda lateral do sacro e da extremidade dorsal do ligamento sacro-

MÚSCULOS DO CARNÍVORO

Figura 50-14. Músculos profundos do membro pélvico do cão; vista lateral.

1, Músculo sacrocaudal dorsal medial; 2, músculo sacrocaudal dorsal lateral; 3, músculos intertransversais da cauda; 4, músculo coccígeo; 5, músculo sacrocaudal ventral lateral; 6, músculo levantador do ânus; 7, ligamento sacrotuberal; 8, músculo piriforme; 9, músculo glúteo superficial (parte profunda); 10, músculo glúteo profundo; 11, músculo sartório; 12, 12', músculo quadríceps da coxa; 13, músculos gêmeos; 14, músculo obturador interno; 15, músculo quadrado da coxa; 16, músculo adutor; 17, músculo semimembranoso; 18, músculo abdutor caudal da coxa; 19, músculo semitendinòso; 20, músculo gastrocnêmio; 21, músculo fibular longo; 22, músculo tibial cranial; 23, músculo flexor superficial dos dedos; 24, músculo flexor profundo dos dedos; 25, músculo extensor longo dos dedos; 26, músculo fibular curto; 27, músculo extensor lateral dos dedos; 28, músculo extensor curto dos dedos; 29, retináculos extensores.

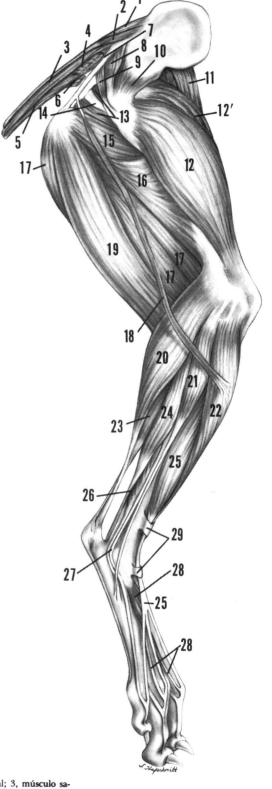

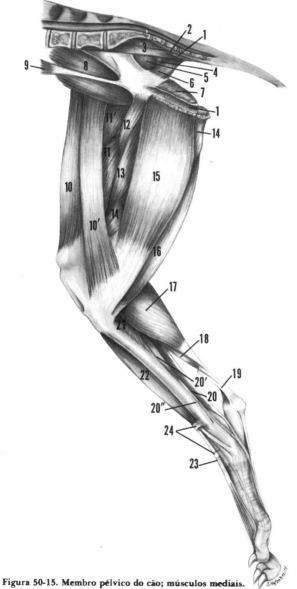

Figura 50-15. Membro pélvico do cão; músculos mediais.

1, Músculo levantador do ânus; 2, músculo sacrocaudal ventral medial; 3, **músculo sacrocaudal ventral lateral**; 4, músculo glúteo médio; 5, músculo piriforme; 6, **músculo coccígeo**; 7, músculo psoas menor; 10, 10', músculo sartório; 11, 11', músculo **quadríceps da coxa**; 12, músculo pectíneo; 13, músculo adutor; 14, músculo semimembranoso; 15, **músculo grácil**; 16, músculo semitendinoso; 17, músculo gastrocnêmio; 18, músculo flexor superficial dos dedos; 19, tendão calcanear comum; 20, 20', 20'', músculo flexor profundo dos dedos; 21, músculo poplíteo; 22, músculo tibial cranial; 23, músculo **extensor longo dos dedos**; 24, retináculos extensores.

tuberal, na região da incisura isquiática maior. Situa-se profundamente à porção caudal do músculo glúteo médio e insere-se nele. Ele possui um grande ventre e um pequeno mas definido tendão de inserção.

Os músculos glúteos, incluindo o piriforme, são extensores da articulação do quadril, mas também tendem a ser abdutores do membro. O músculo glúteo superficial é suprido pelo nervo glúteo caudal. Os outros músculos glúteos, piriforme e tensor da fáscia lata, são supridos pelo nervo glúteo cranial.

Um grupo de músculos curtos, que se situam caudalmente à articulação do quadril e são giradores laterais do membro, incluem o **músculo obturador interno**, os **músculos gêmeos** e o **músculo quadrado da coxa**. Eles são supridos pelo nervo isquiático. O **músculo obturador interno** surge da superfície interna do assoalho pélvico. Ele tem uma origem larga no púbis e no ísquio, medialmente ao forame obturador, ao qual cobre à medida que as fibras convergem para formar um tendão longo, forte e plano. O tendão é formado quando as fibras musculares passam lateralmente sobre a incisura isquiática menor. O tendão corre superficialmente aos músculos gêmeos pra se inserir na fossa trocantérica do fêmur. Sob o tendão, na borda lateral do ísquio, há uma bolsa sinovial. Os **músculos gêmeos** surgem da borda lateral do ísquio, caudalmente ao músculo glúteo profundo. As duas partes situam-se lado a lado, apenas demarcadas pelo tendão do músculo obturador interno, com o qual elas se inserem na fossa trocantérica. O **músculo quadrado da coxa**, curto mas muscular, surge medialmente à tuberosidade isquiática e corre, cranial e distalmente, próximo ao músculo adutor para se inserir, logo distalmente, na fossa trocantérica.

Os músculos caudais da coxa surgem da tuberosidade isquiática e descem para se inserirem, medial e lateralmente, na fossa poplítea. Eles estendem a articulação do quadril e flexionam a articulação do joelho quando o membro não está sustentando peso. Quando o peso é sustentado eles estendem o quadril, joelho e tornozelo (por meio da associação com o tendão calcanear comum). O grupo é suprido pelo nervo isquiático. A porção proximal e cranial do músculo lateral, que surge próximo à tuberosidade isquiática do ligamento sacrotuberal, é suprida pelo nervo glúteo caudal.

O **músculo bíceps da coxa** é não só o maior e mais lateral dos músculos caudais da coxa mas estende-se na perna (Fig. 50-1). Ele surge da tuberosidade isquiática e do terço distal do ligamento sacrotuberal. O músculo espalha-se distalmente e insere-se por uma pesada lâmina fascial que se une à fáscia lata, cranialmente, à fáscia crural, ao longo da tíbia, e ao tendão calcanear comum, caudalmente. Uma porção pequena, profunda mas caudal, pode ser separada longitudinalmente da massa principal do músculo. Esta porção surge da tuberosidade isquiática por um tendão definido. A inserção do músculo bíceps da coxa é lateral aos músculos mais profundos da coxa, joelho e perna.

O **músculo abdutor caudal da perna** é uma faixa longa e estreita que se situa profundamente na porção caudal do músculo bíceps. Ela surge da porção

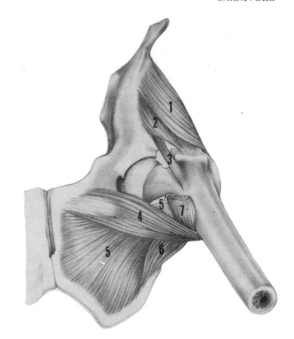

Figura 50-16. Músculos na área da articulação do quadril do cão.
1, Músculo glúteo médio; 2, músculo glúteo profundo; 3, músculo articular do quadril; 4, músculo adutor longo; 5, 5', músculo obturador externo; 6, músculo quadrado da coxa; 7, músculo iliopsoas.

distal do ligamento sacrotuberal e insere-se, na fáscia crural, com as fibras mais caudais do músculo bíceps da coxa. É coberta pelo músculo bíceps da coxa, exceto ao nível do poplíteo, onde ela se torna visível caudalmente. Além de sua função como parte dos músculos caudais da coxa, ele tende a abduzir o membro, como o fazem as fibras caudais do músculo bíceps da coxa.

O **músculo semitendinoso** é relativamente delgado em virtude de seu comprimento, mas forma o contorno caudal da coxa. Ele surge da tuberosidade isquiática caudal à origem do músculo bíceps da coxa, e desce caudalmente ao músculo bíceps da coxa para ter curso medial e passar medialmente à fossa poplítea e aos músculos caudais da perna. Insere-se, por meio de um tendão forte e plano, na porção distal da borda cranial da tíbia, distalmente ao tendão do músculo grácil. Destes dois músculos uma extensão tendínea une-se ao tendão calcanear comum. A porção média do músculo tende a ser côncava caudalmente e contém uma inscrição tendínea. A parte proximal do músculo pode ser observada em vista lateral.

O **músculo semimembranoso** é bastante muscular e, enquanto surge da tuberosidade isquiática, caudal e medialmente ao músculo semitendinoso, torna-se cranial ao referido músculo ao dobrar medialmente para se inserir. Duas porções podem ser distinguidas, embora tenham inserções adjacentes. A porção cranial tende a se inserir próximo à porção caudal, e assim se une ao epicôndilo medial do fêmur e à origem do músculo gastrocnêmio, enquanto a porção caudal insere-se no côndilo medial da tíbia. À medida que o músculo **semimebranoso** espalha-se no grupo medial de músculos, ele situa-se distal e caudalmente ao músculo adutor e medialmente às origens dos músculos caudais da perna.

O músculo cranial principal da coxa (quadríceps da coxa) estende a articulação do joelho, embora uma porção também flexione a articulação do quadril. Alguns músculos menores, incluindo o sartório, são colocados neste grupo, pois todos eles são supridos pelo nervo femoral.

O **músculo quadríceps da coxa** é um grande e forte músculo situado cranial, medial e lateralmente no fêmur. Ele consiste em quatro porções que terminam em um tendão comum contendo a patela. Insere-se na tuberosidade tibial. O **músculo reto da coxa** é a porção mais longa e a única que surge do osso pélvico. Ele é de secção transversal redonda e situa-se cranialmente em relação às outras porções do músculo quadríceps. Surge, por um tendão curto, de uma tuberosidade logo cranial ao acetábulo (Fig. 50-16). Ele é flanqueado, no lado medial, pelo **músculo vasto medial** e, no lado lateral, pelo **músculo vasto lateral,** cada um dos quais surge no lado respectivo do fêmur, próximo à extremidade proximal. Profundamente ao músculo vasto lateral, com o qual ele surge, e caudalmente ao músculo reto da coxa, está o **músculo vasto intermédio,** menor. Lateral ao músculo quadríceps está a fáscia lata, na qual ele possui inserções. A porção cranial da músculo tensor da fáscia lata é cranial; o músculo sartório é medial. Há um embolsamento proximal da cápsula articular profundamente ao tendão. Além de estender a articulação do joelho, o músculo reto da coxa flexiona a articulação do quadril.

O **músculo articular do quadril,** muito pequeno e fusiforme, cruza a superfície flexora da articulação do quadril (Fig. 50-16), profundamente ao músculo reto da coxa, com o qual surge para se inserir no colo do fêmur, entre os músculos vastos. Ele flexiona a articulação do quadril.

O **músculo articular do joelho** é um pequeno e curto músculo, que surge do fêmur, próximo à tróclea e à patela. Ao correr distalmente ele está intimamente relacionado à bolsa proximal da articulação do joelho e insere-se com o músculo quadríceps. Além de ser um extensor fraco do joelho ele coloca tensão na bolsa proximal da cápsula articular.

O **músculo sartório** consiste em duas porções longas e semelhantes a cintas que se estendem da tuberosidade da coxa até a superfície medial da articulação do joelho. Os dois ventres situam-se um cranialmente ao outro, ao descerem primeiro cranialmente ao músculo quadríceps da coxa, e depois no lado medial deste. A porção cranial insere-se juntamente com o músculo reto da coxa e o músculo vasto medial; a porção caudal insere-se, por meio de uma aponeurose, mais distalmente, na margem cranial da tíbia. Além de flexionar o quadril, a porção cranial estende o joelho e a porção caudal aduz o membro.

Os músculos mediais da coxa são invadidos cranialmente pelo músculo sartório e caudalmente pelo **músculo semimembranoso.** Eles são adutores da coxa e supridos pelo nervo obturador.

O **músculo grácil** é um músculo plano e largo que se situa na porção caudal da superfície medial da coxa. Mostra uma origem aponeurótica no tendão sinfisial e um tendão de inserção plano e forte, profundamente na porção caudal do músculo sartório e ao longo de todo o comprimento da margem cranial da tíbia. Ele também envia uma faixa tendínea, juntamente com aquela do músculo semitendinoso para o tendão calcanear comum. Além de aduzir a coxa, ele pode estender o quadril e o tornozelo.

O **músculo pectíneo** é o músculo mais cranial do grupo mais profundo dos músculos mediais da coxa. É relativamente pequeno e fusiforme e surge do tendão pré-púbico (Fig. 50-9). Ele desce na coxa em um sulco entre o músculo vasto medial e o músculo adutor para formar uma inserção tendínea ao longo da superfície caudal do fêmur, distalmente à sua parte média. A porção medial de sua inserção une-se à porção cranial do músculo semimembranoso. Ele aduz a coxa e gira o membro lateralmente.

O **músculo adutor** forma a parte caudal dos músculos mediais profundos da coxa. A porção principal do músculo, o **adutor magno e curto,** situa-se entre o músculo pectíneo e o músculo semimembranoso. Surge de toda a sínfise pélvica e do tendão sinfisial. Sua espessa massa de fibras corre oblíqua, distal e cranialmente lateral ao músculo grácil, músculo pectíneo e ao músculo sartório, para se inserir ao longo da área áspera (*face áspera*) da superfície caudal do fêmur. Uma pequena porção separada do adutor, o **adutor longo,** surge no tubérculo púbico. Ele corre lateral e ventralmente ao músculo obturador externo, onde forma um "V", com o músculo quadrado da coxa, para se inserir próximo a este músculo distalmente à fossa trocantérica (Fig. 50-16).

O **músculo obturador externo** é um músculo, em forma de leque, situado ventralmente ao ísquio e profundamente aos adutores, e que cobre o forame obturador ventralmente (Fig. 50-16). Ele surge da superfície ventral da pelve, medial e caudalmente ao forame obturador. As fibras convergem no sentido da fossa trocantérica onde o tendão se insere. Embora seja parte do grupo adutor, ele funciona como um girador lateral do membro.

Ventral à articulação do quadril, mas medialmente ao fêmur, há uma abertura para a passagem do músculo iliopsoas e o nervo femoral. A abertura é denominada de **lacuna muscular.** Ela é separada pelas fáscias conjuntas ilíaca e transversa da **lacuna vascular,** que é mais cranial e medial e contém os vasos femorais e o nervo safeno. Uma bainha femoral é formada, ao redor dos vasos, pela fáscia transversa. A disposição e na forma de um funil, o **canal femoral,** na base do qual está o **ânulo femoral.** Os músculos que circundam o funil formam um **triângulo** (*trígono femoral*). O sartório está cranial e o pectíneo caudalmente ao trígono. Como estes músculos convergem distalmente eles formam o ápice invertido do cone ou triângulo. Lateralmente, está o iliopsoas; ele é subcutâneo medialmente.

Os músculos craniais da perna (pilar) situam-se lateralmente à margem cranial da tíbia. A superfície medial da tíbia é subcutânea. Estes músculos craniolaterais são flexores do tarso e extensores dos dígitos, e descem até os dígitos. À medida que o tarso é abordado os músculos tornam-se craniais na posição. Três músculos situam-se lateralmente ao longo da fíbula por toda a distância. Eles são supridos pelo nervo fibular comum.

O **músculo tibial cranial** é o mais medial e superficial do grupo. Ele surge ao longo da superfície lateral da margem cranial da tíbia e da superfície lateral côncava da tíbia, proximalmente, até o sulco muscular. Desce como um músculo substancial, mas achatado, que forma a maior parte da porção cranial do grupo. No início do terço distal da tíbia, torna-se um tendão plano e fino que cruza a superfície dorsal do tarso, após mergulhar por baixo do retináculo proximal dos extensores para passar obliquamente no sentido da porção proximal do músculo metatársico II e do rudimento do músculo metatársico I, onde ele se insere.

O **músculo extensor longo dos dedos** surge, por um tendão longo e redondo, da fossa extensora do fêmur. O tendão perfura a origem do músculo tibial cranial ao passar através do sulco muscular e tornar-se o ventre do músculo que, a princípio, situa-se profundamente ao músculo tibial cranial. Ele parece ser lateral a esse músculo, no terço médio da tíbia, e permanece nessa posição para mergulhar profundamente no retináculo proximal como um tendão lateral ao tendão do músculo tibial cranial. Ao cruzar a superfície dorsal do tarso ele é preso pelo retináculo dos extensores distais e divide-se em quatro tendões, um para cada dígito principal, terminando nas falanges distais daqueles dígitos. Uma bolsa da cápsula da articulação situa-se sob o tendão de origem, no sulco muscular. O tendão tem uma bainha sinovial ao cruzar o tarso.

O **músculo extensor longo do dedo I (hálux)** é um músculo longo e muito delicado, situado profundamente no músculo extensor longo dos dedos e no músculo tibial cranial, que segue os vasos tibiais craniais. Ele surge da fíbula, próximo à sua parte média, e curva-se craniomedialmente para cruzar a superfície dorsal do tarso, lateralmente ao tendão do músculo tibial cranial. Segue a superfície dorsal do segundo osso metatársico, perdendo-se no tecido conjuntivo da junção metatarsofalângica. No tarso, seu tendão e o tendão do músculo tibial cranial estão contidos em uma bainha sinovial.

O **músculo fibular** (perônio) **longo** surge do côndilo lateral da tíbia, do ligamento colateral lateral e da extremidade proximal da fíbula, caudalmente à origem do músculo tibial cranial, do qual ele se separa ao descer na perna. Na metade da distância ele torna-se um longo e estreito tendão que segue a fíbula para passar através do sulco do maléolo lateral, juntamente com os tendões do músculo extensor lateral dos dedos e do músculo fibular curto, onde eles são presos por tecido conjuntivo. Dali curva-se um tanto dorsalmente para cruzar o quarto osso társico e ter curso através das superfícies plantares das extremidades proximais dos ossos metatársicos, onde se insere. Seu tendão é circundado por uma bainha sinovial, no sulco do maléolo lateral. Ele é um girador medial da pata traseira.

O **músculo extensor lateral dos dedos** é bem pequeno; entretanto, seu tendão percorre todo o trajeto, desde a parte média da fíbula até o dígito lateral. Ele surge da fíbula ao longo da porção distal de seu terço proximal, profundamente ao músculo fibular longo, e logo torna-se um tendão que desce entre os tendões do músculo fibular longo e do músculo fibular curto. Ele cruza o sulco caudal do maléolo lateral, juntamente com o tendão do músculo fibular curto. O tendão do extensor digital lateral então segue a mudança na direção do membro para passar obliquamente por baixo do tendão do músculo fibular longo. Ele finalmente une-se ao tendão do extensor digital longo para o quinto dígito, na área metatarsofalângica. Seu tendão está circundado, em comum com aquele do músculo fibular curto, no sulco do maléolo lateral, por uma bainha sinovial. Além de flexionar o tarso ele estende e abduz o quinto dígito.

O **músculo fibular** (peroneu) **curto** é o mais distal em sua origem na fíbula do que os outros músculos, surgindo distal à sua parte média e por vários centímetros, distalmente. Ele forma um tendão que passa juntamente com o tendão do músculo extensor lateral dos dedos, anteriormente descrito. Após passar por baixo do tendão do músculo fibular longo ele insere-se na extremidade proximal do metatársico V.

Os músculos caudais da perna, que surgem do fêmur, situam-se entre as inserções dos músculos semimembranoso e semitendinoso, medialmente, e o bíceps da coxa, lateralmente, e flexionam a articulação do joelho. Quase todos os músculos caudais estendem o tarso; aqueles que atingem os dígitos também os flexionam. Todos são supridos pelo nervo tibial.

O **músculo gastrocnêmio** surge como duas porções nas tuberosidades supracondilares medial e lateral do fêmur, por grandes tendões que incorporam os ossos sesamóides *(fabellae)*. As duas porções circundam o músculo flexor superficial dos dedos e distalmente, na perna, fundem-se um com o outro para formar a porção principal do tendão calcanear comum, que termina na tuberosidade calcânea. O músculo gastrocnêmio forma o enchimento caudal superficial da perna após emergir da área poplítea. Ele flexiona a articulação do joelho e estende o tarso.

O **tendão calcanear comum** consiste nos tendões do músculo gastrocnêmio, no tendão do músculo flexor superficial dos dedos, que o cruza medialmente para cobrir a tuberosidade calcânea, e contribuições dos músculos bíceps da coxa, semitendinoso e grácil. A porção principal está ancorada na tuberosidade calcânea, cranialmente à do músculo flexor superficial dos dedos.

O **músculo flexor superficial dos dedos** surge, logo profundamente à porção lateral do músculo gastrocnêmio, da superfície poplítea do fêmur. Ele desce circundado pelo músculo gastrocnêmio, mas especialmente inserido na sua porção lateral, aparecendo como um ventre muscular, contínuo cranialmente com o tendão do músculo gastrocnêmio. O referido músculo forma seu próprio tendão, que abraça a superfície medial do tendão calcanear comum, tornando-se plantar na tuberosidade calcânea, onde se alarga para formar um tampo. Ele insere-se na tuberosidade calcânea mas continua distalmente para dividir-se nos tendões para os dígitos II, III, IV e V. Os tendões inserem-se como aqueles do membro torácico. O músculo contém filamentos tendíneos em todo o seu comprimento e é classificado como multiplumado. Uma extensa bolsa sinovial situa-se profundamente no tampo tendíneo, na tuberosidade calcânea. O músculo flexiona a articulação do joelho, estende o tarso e flexiona os dígitos.

O **músculo poplíteo** situa-se caudalmente à cápsula da articulação femorotibial e insere-se na metade medial do terço proximal da tíbia. Ele surge de um longo tendão da superfície caudal do côndilo lateral do fêmur. O tendão corre oblíqua e medialmente sob o ligamento colateral fibular e através da cápsula articular e do côndilo lateral da tíbia, onde ele contém um pequeno osso sesamóide (*fabella*). O tendão está circundado em uma extensão sinovial da cápsula articular. As fibras musculares passam ventromedialmente até a linha poplítea. Além de flexionar o joelho, ele tende a girar o membro medialmente.

O **músculo flexor profundo dos dedos** situa-se contra a superfície caudal da tíbia. Ele consiste em uma porção lateral maior, o **flexor longo do dedo I (hálux)** e uma porção medial menor, o **flexor longo dos dedos,** distal ao poplíteo. Uma terceira porção, a **tibial caudal,** é independente das outras, nos carnívoros, e será tratada separadamente. O músculo flexor longo do dedo I surge dos três quintos proximais da fíbula e da tíbia, ao longo da linha poplítea e da superfície caudal a ela, distalmente. Um forte tendão é formado, começando na metade da perna e passando através do canal társico. O menor músculo flexor longo dos dedos situa-se caudalmente às fibras mediais do músculo flexor longo do dedo I e entre ele e o músculo poplíteo, após surgir da cabeça da fíbula e da linha poplítea. No meio da perna ele torna-se um pequeno tendão redondo que passa ao longo da borda medial da tíbia, através do sulco do maléolo medial, para unir-se ao tendão do músculo flexor longo do dedo I no sentido da extremidade distal do tarso. O tendão conjunto continua distalmente como no membro torácico. O tendão do músculo flexor longo do dedo I possui uma bainha sinovial ao passar através do canal társico. O tendão do músculo flexor longo dos dedos possui uma bainha sinovial ao passar através do sulco do maléolo medial. O músculo combinado estende o tarso e flexiona os dígitos.

O **músculo tibial caudal** é um músculo muito fraco que se situa profundamente no músculo flexor longo dos dedos. Ele surge da extremidade proximal da fíbula e seu tendão corre cranialmente ao tendão do músculo flexor longo dos dedos, através do sulco no maléolo medial, para terminar nos ligamentos mediais do tarso. Ele é um extensor do tarso.

O único músculo, na superfície dorsal da pata traseira, é o **músculo extensor curto dos dedos.** Ele consiste em três pequenos músculos que surgem da superfície dorsal da fileira distal dos ossos társicos. Cada um forma um longo tendão que segue a superfície dorsal do metatarso. O músculo médio divide-se para servir aos dígitos III e IV; o músculo medial continua para o metatársico II; e o músculo lateral vai para o metatársico V. Eles unem-se ao tendão do extensor digital longo nos ramos tendíneos dos músculos interósseos. O músculo extensor curto dos dedos estende os dígitos e é suprido pelo nervo fibular.

Os músculos da superfície plantar da pata traseira são semelhantes aos da pata dianteira. O primeiro dígito e seus músculos estão ausentes ou grandemente reduzidos. O **músculo quadrado plantar** é um pequeno músculo que surge da tuberosidade lateral do calcâneo. Ele passa medialmente e profundamente distal ao tendão do flexor digital superficial para unir-se ao tendão do flexor digital profundo, no limite distal do tarso. Eles são supridos pelos nervos plantares.

A fáscia profunda do quadril é uma continuação da fáscia toracolombar e dá origem aos músculos glúteos. Ela torna-se a fáscia da cauda e a fáscia lata lateral do quadríceps. A fáscia lata dá inserção ao músculo tensor da fáscia lata e ao músculo bíceps da coxa. Na perna, além da fáscia que insere os músculos da coxa, há ainda investimento mais profundo que forma septos intermusculares e separa o tendão calcanear comum dos músculos adjacentes à superfície caudal da tíbia. Há firme inserção no tarso e distribuição mais distal, como na pata dianteira.

PARTE II — GATO

Os músculos do gato seguem o padrão para os *carnivora* e assim são semelhantes aos do cão. Exceto pelo fato de refletirem uma conformação corporal diferente, a maioria dos músculos pode ser estudada ao usar as descrições escritas para o cão. Apenas as principais diferenças estão aqui incluídas.

O **músculo cutâneo do tronco** é muito extenso. O **epicrânio** inclui porções do **occipital** e do **frontal**. Este último continua rostralmente, na região nasal, como o **prócero**. O **músculo zigomático** é grande. O **músculo oblíquo cranial da cabeça** é separado em duas partes. A inscrição tendínea do **músculo braquiocefálico** é substancial. Medial a ele está a clavícula, mas não há o **músculo subclávio**. O **músculo peitoral superficial** tem um segmento que se insere na clavícula e uma porção que se insere na ulna.

O **músculo omotransversal** tem dois tendões de inserção: um deles insere-se na asa do atlas; o outro continua rostralmente para a parte basilar do osso occipital. Da borda ventral do **músculo grande dorsal** há um segmento de músculo que se insere na superfície do **músculo peitoral superficial**. O **músculo rombóide da cabeça** é substancial. Não há nenhum intervalo entre as porções caudal e cranial do **músculo serrátil dorsal**. Uma pequena porção do **músculo peitoral profundo** está separada do res-

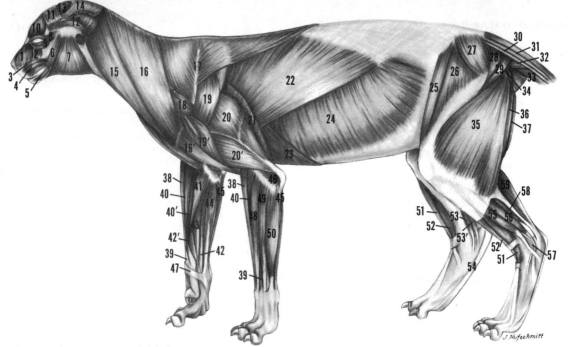

Figura 50-17. Músculos superficiais do gato.

1, Músculo levantador nasolabial; 2, músculo malar; 3, músculo levantador do lábio maxilar; 4, músculo canino; 5, músculo orbicular da boca; 6, músculo zigomático; 7, músculo esfíncter profundo do pescoço; 8, músculo retrator lateral do ângulo do olho; 9, músculo orbicular do olho; 10, músculo levantador medial do ângulo do olho; 11, músculo frontal; 12, músculo temporal; 13, músculo auricular dorsal; 14, músculo auricular caudal; 15, músculo esternocefálico; 16, 16', músculo braquiocefálico; 17, músculo trapézio; 18, músculo omotransversal; 19, 19', músculo deltóideo; 20, 20', músculo tríceps do braço; 21, músculo cutâneo do tronco; 22, músculo grande dorsal; 23, músculo peitoral profundo; 24, músculo oblíquo externo do abdome; 25, músculo sartório; 26, músculo tensor da fáscia lata; 27, músculo glúteo médio; 28, músculo glúteo superficial; 29, músculo caudofemoral; 30, músculos intertransversais da cauda; 31, músculo sacrocaudal dorsal; 32, músculo coccígeo; 33, músculo sacrocaudal ventral; 34, músculo obturador interno; 35, músculo bíceps da coxa; 36, músculo semitendinoso; 37, músculo semimembranoso; 38, músculo braquiorradial; 39, músculo abdutor longo do dedo 1; 40, 40', músculo extensor radial do carpo; 41, músculo pronador redondo; 42, 42', músculo flexor profundo dos dedos; 43, músculo flexor radial do carpo; 44, músculo flexor superficial dos dedos (palmar longo); 45, músculo flexor ulnar do carpo; 46, músculo anconeu; 47, retináculo flexor; 48, músculo extensor comum dos dedos; 49, músculo extensor lateral dos dedos; 50, músculo extensor ulnar do carpo; 51, músculo extensor longo dos dedos; 52, músculo tibial cranial; 53, 53', músculo flexor profundo dos dedos; 54, músculo flexor superficial dos dedos; 55, músculo fibular longo; 56, músculo extensor lateral dos dedos; 57, músculo fibular curto; 58, músculo sóleo; 59, músculo gastrocnêmio.

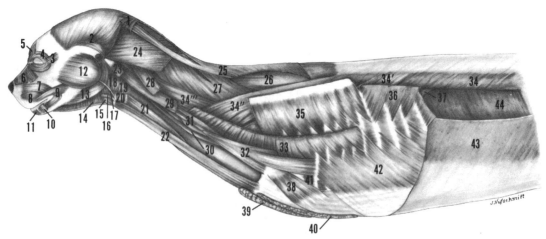

Figura 50-18. Músculos profundos do gato.

1, Músculo auricular caudal; 2, músculo temporal; 3, músculo retrator lateral do ângulo do olho; 4, músculo orbicular do olho; 5, músculo levantador medial do ângulo do olho; 6, músculo levantador nasolabial; 7, músculo levantador do lábio maxilar; 8, músculo canino; 9, músculo bucinador; 10, músculo orbicular da boca; 11, músculo mentoniano; 12, músculo masseter; 13, músculo digástrico; 14, músculo milo-hióideo; 15, músculo gênio-hióideo; 16, músculo hioglosso; 17, músculo estilo-hióideo; 18, músculo hiofaríngeo; 19, músculo tireofaríngeo; 20, músculo tíreo-hióideo; 21, músculo esternotireóideo; 22, músculo esterno-hióideo; 23, músculo esternocefálico; 24, músculo esplênio; 25, músculo rombóide; 26, músculo espinhal; 27, músculo semi-espinhal da cabeça; 28, músculo omotransversal; 29, músculo longo da cabeça; 30, músculo longo do pescoço; 31, músculos intertransversais; 32, músculo escaleno; 33, músculo serrátil ventral; 34, 34', 34'', 34''', músculos longos (lombar, do tórax, do pescoço, da cabeça); 35, músculo serrátil dorsal cranial; 36, músculo serrátil dorsal caudal; 37, músculos retratores das costelas; 38, músculo reto do tórax; 39, músculo peitoral superficial; 40, músculo peitoral profundo; 41, músculo intercostal externo; 42, músculo oblíquo externo do abdome; 43, músculo oblíquo interno do abdome; 44, músculo transverso do abdome.

MÚSCULOS DO CARNÍVORO 1443

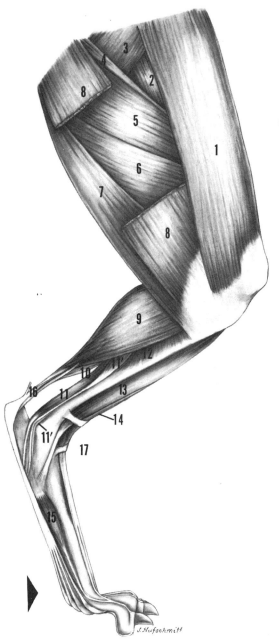

Figura 50-19. Músculos do membro torácico do gato; vista medial.

1, Músculo supra-espinhal; 2, músculo subescapular; 3, músculo coracobraquial; 4, músculo redondo maior; 5, músculo grande dorsal; 6, músculo tensor da fáscia do antebraço; 7, 7', músculo tríceps do braço; 8, músculo bíceps do braço; 9, músculo braquial; 10, músculo braquiorradial; 11, músculo extensor radial do carpo; 12, músculo pronador redondo; 13, músculo flexor radial do carpo; 14, músculo palmar longoϕ; 15, músculo flexor superficial dos dedos; 16, 16', músculo flexor profundo dos dedos; 17, 17', músculo flexor ulnar do carpo; 18, músculo pronador quadrado; 19, músculo abdutor longo do dedo I; 20, retináculo flexor.

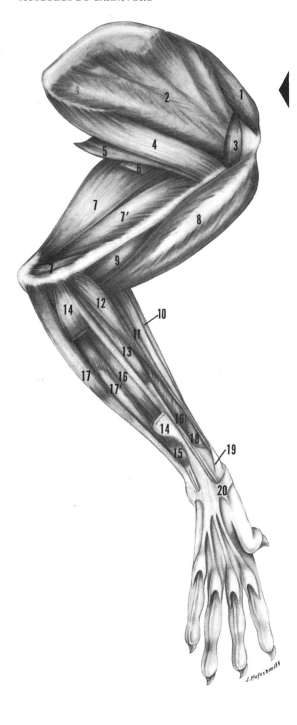

Figura 50-20. Músculos do membro pélvico do gato; vista medial.

1, Músculo sartório; 2, músculo quadríceps da coxa; 3, músculo iliopsoas; 4, músculo pectíneo; 5, músculo adutor; 6, músculo semimembranoso; 7, músculo semitendinoso; 8, músculo grácil; 9, músculo gastrocnêmio; 10, músculo flexor superficial dos dedos; 11, 11', músculo flexor profundo dos dedos; 12, músculo poplíteo; 13, músculo tibial cranial; 14, músculo extensor longo dos dedos; 15, músculos interósseos; 16, tendão calcanear comum; 17, retináculo extensor.

tante do músculo, ao longo da borda caudal, especialmente no sentido de sua origem no processo xifóide do esterno. Além da porção dorsomedial dos **músculos intertransversais lombares** há feixes dorsolaterais entre os processos transversos lombares.

Os músculos dos membros, especialmente os mais distais, são mais desenvolvidos no felino do que no canino. O giro da porção distal do membro torácico é realizado em extensão maior. Desta forma, o **músculo braquiorradial** é uma faixa larga. O **músculo pronador redondo** é maior do que no cão. Há um pequeno **músculo articular umeral** na superfície flexora da articulação do ombro. A porção lateral do **músculo tríceps do braço** está dividida nas porções acessória, intermédia e curta. Algumas fibras, na superfície medial do cotovelo, constituem o **epitrocleoanconeu**. O **músculo palmar longo**ϕ está localizado na posição usual do **músculo flexor superficial dos dedos**. Ele surge do epicôndilo medial do úmero e termina num tendão plano próximo ao carpo, onde passa através do retináculo flexor para dividir-se em quatro tendões (às vezes cinco) que se inserem na porção externa de cada tendão do flexor digital superficial. Há ligações tendíneas para a almofada cárpica. O verdadeiro **músculo flexor superficial dos dedos** tem uma porção ulnar que surge da borda caudal do músculo palmar longo e uma porção radial que é profunda ao músculo palmar longo e surge do músculo flexor profundo dos dedos, onde seus tendões estão sendo formados. Os tendões da porção ulnar vão para o quarto e o quinto dígitos; os da porção radial vão para o segundo e terceiro dígitos para se inserirem da maneira costumeira. Os tendões das porções ulnar e radial normalmente não se unem. O **músculo flexor profundo dos dedos** foi descrito como tendo cinco porções. As porções 2, 3 e 4 realmente constituem a porção umeral, como no cão. As duas outras porções são a radial e a ulnar. O **músculo extensor radial do carpo** está completamente dividido em duas partes, a longa e a curta. O **músculo extensor lateral dos dedos** tem quatro tendões de inserção, um para cada dígito principal. O **músculo extensor dos dedos I e II** é bem maior do que no cão. Os **músculos lumbricais** consistem em quatro pequenos músculos. Os **músculos interflexores** são em número de três.

Caudal ao **músculo glúteo superficial** há um músculo de tamanho comparável, o **caudofemoral**, que surge das primeiras três vértebras caudais e insere-se na fáscia, cranialmente ao **músculo bíceps da coxa**. Uma pequena porção desce distalmente até a patela. Ele abduz a coxa e estende a articulação do quadril. O **músculo iliocaudal** ϕ é uma extensão cranial do **músculo levantador do ânus**. O **músculo sartório** não está dividido. O **músculo extensor longo dos dedos** normalmente está incorporado no **músculo tibial cranial**. O **músculo tibial caudal** é substancial mas não se une ao tendão do **músculo flexor profundo dos dedos**. O **músculo sóleo** é bem desenvolvido. Os tendões do **músculo flexor superficial dos dedos**, distalmente ao tarso, contêm fibras musculares que são, às vezes, conhecidas como do **flexor curto dos dedos**. O **músculo quadrado plantar** é grande. Há fibras longitudinais, da tuberosidade calcânea para a base do quinto osso metatársico, que constituem a parte társica do **músculo abdutor do dedo V**. Também há algumas fibras profundas na superfície plantar do tarso. Os **músculos lumbricais** consistem em três partes. Os interflexores são em número de três, como no membro torácico.

BIBLIOGRAFIA

Barone, R. 1966. Anatomie Comparée des Mammiferes Domestic. Labor. Lyon, France, D'Anat. École Nat. Vét.

Baum, H., and O. Zietzschmann. 1936. Handbuch der Anatomie des Hundes. Vol. 1. Paul Parey, Berlin.

Crouch. J. E. 1969. Cat Anatomy. Philadelphia, Lea & Febiger.

McClure, R., M. J. Dallman and P.D. Garrett. 1973. Cat Anatomy. Lea & Febiger, Philadelphia.

Miller, M. E., G. C. Christensen and H. E. Evans. 1964. Anatomy of the Dog. Philadelphia, W. B. Saunders Company.

Nickel, R., A. Schummer and E. Seiferle. 1954. Lehrbuch der anatomic der Haustiere I. Berlin, Paul Parey.

Nomina Anatomica Veterinaria. 1968. World Association of Veterinary Anatomists, Vienna.

Reighard, J., and H. S. Jennings. 1935. Anatomy of the Cat. 3rd ed. New York, Henry Holt & Co., Inc.

Zietzschmann, O., E. Ackernecht and H. Grau. 1943. Ellenberger and Baum's Vergleichenden Anatomie der Haustiere. Berlin, Springer-Verlag.

CAPÍTULO 51

SISTEMA DIGESTIVO DO CARNÍVORO

C. R. Ellenport*
(com Dentes *por* L. F. St. Clair)

BOCA

O tamanho e o formato da **boca** variam grandemente em diferentes raças de cães, sendo a cavidade, em algumas raças, longa e estreita, e, em outras, curta e larga. Ela é curta e larga em todas as raças de gatos. A **rima da boca** *(rima oris)* é muito extensa, de modo que o ângulo labial situa-se opostamente ao terceiro ou quarto dente molar. Os **lábios** são finos e móveis e apresentam numerosos pêlos tácteis; os pêlos tácteis do lábio superior são especialmente distintos no gato. O lábio superior possui uma pequena área central desprovida de pêlos, que forma parte do focinho e é marcada por um sulco central, o **filtrum**, ou uma fissura (como no bulldog), dando a aparência de lábio leporino. As bordas laterais do lábio inferior são flácidas e denticuladas. No gato o lábio inferior contém numerosas glândulas sebáceas. A túnica mucosa é normalmente pigmentada e forma distinto frênulo no lábio maxilar *(frenula labiorum)*. As **glândulas labiais** são pequenas e escassas.

BOCHECHAS

As **bochechas** são soltas e espaçosas, e seu revestimento mucoso é liso e mais ou menos pigmentado. O **ducto parotídeo** abre-se opostamente ao terceiro dente molar superior, nos caninos, e ao nível do segundo dente molar, nos felinos. Próximo ao último dente estão os óstios de quatro ou cinco ductos da glândula zigomática. Esta glândula pode ser considerada como homóloga às glândulas bucais dorsais dos outros animais; ela será descrita posteriormente. As glândulas bucais ventrais estão defronte aos dentes molares e formam séries com as glândulas labiais ventrais.

PALATO DURO

O **palato duro** *(palatum durum)*, formado pelos ossos palatino, maxilar e incisivo, é mais largo entre o quarto par de dentes molares. Nos caninos ele tem oito a dez (sete a nove nos felinos) cristas curvas em qualquer dos lados da rafe mediana; nos felinos há papilas nos sulcos entre as cristas. A rafe mediana pode ser indistinta ou quase irreconhecível; nos felinos ela pode estar ausente. Caudalmente ao primeiro par de dentes incisivos localiza-se a papila incisiva, triangular ou arredondada, lateralmente à qual se abrem os ductos incisivos (nasopalatinos) (Fig. 51-1). A túnica mucosa normalmente é pigmentada. O epitélio ligeiramente queratinizado nos caninos o é mais intensamente nos felinos.

LÍNGUA

A **língua**, larga e delgada rostralmente, é mais grossa caudalmente; é muito móvel. Ela não é pigmentada, mas possui uma cor vermelha brilhante. O dorso é marcado por um sulco mediano (Fig. 51-2) e abundantemente dotado de curtas e pontudas papilas filiformes, cujas extremidades livres direcionam-se caudalmente. Nos caninos as papilas filiformes não são rígidas e aumentam de tamanho no sentido da faringe; nos felinos elas são queratinizadas, dando à superfície da língua um caráter áspero. Na raiz há longas papilas cônicas que são flexíveis e apontam caudalmente (papilas semelhantes ocorrem nas paredes laterais do istmo da garganta). As papilas fungiformes são pequenas e com grandes corpúsculos gustativos que estão distribuídos sobre o dorso e lados da língua, mas ausentes na parte caudal do dorso e na raiz, onde as papilas cônicas ocorrem. Normalmente há duas ou três papilas valadas em qualquer dos lados na parte caudal do dorso, onde as papilas cônicas começam a ser observadas. Pequenas papilas folhadas também estão presentes em localização imediatamente rostral ao arco palatoglosso do palato mole; elas são ovais e cruzadas por cerca de meia dúzia de finas fissuras. Na parte ventral da ponta da língua há a **lissa,** um cordão fusiforme composto de tecido fibroso, tecido muscular e gordura. Nos cães grandes ela tem cerca de 4 a 5 cm de comprimento. Os músculos linguais não apresentam nenhuma característica notável (Fig. 51-3) (para sua descrição veja o Capítulo 50).

A **carúncula sublingual** é uma pequena elevação mucosa próxima ao frênulo da língua. Os **órgãos orobasais** são dois sulcos rasos no assoalho da cavidade oral, na região pré-frenular.

---
*Cão baseado em Sisson e Grossman, 1953.

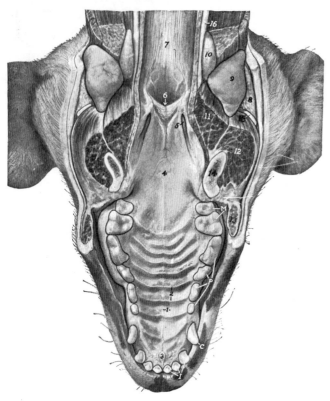

Figura 51-1. Palato de cão.

A mandíbula inferior e estruturas relacionadas foram removidas, serrando-se os ramos da mandíbula e cortando-se horizontalmente as estruturas moles.

1, Rafe do palato; 2, cristas do palato; 3, papila incisiva; 4, palato mole; 5, tonsila; 6, meato nasofaríngeo; 7, parede dorsal da faringe; 8, glândula parótida; 9, glândula mandibular; 10, nodo linfático retrofaríngeo; 11, parte occipitomandibular do músculo digástrico (seccionado); 12, músculo masseter (seccionado); 13, bochecha (seccionada); 14, ramo da mandíbula (seccionada); 15, nodo linfático parotídeo; 16, artéria carótida; C, dente canino; I, dentes incisivos; P, dentes pré-molares; M, dentes molares.

DENTES*
L. E. St. Clair

PARTE I — CÃO

Dentes Permanentes

A fórmula dos dentes permanentes do cão é a seguinte:

$$2 (I3/3 - C1/1 - P4/4 - M2/3) = 42$$

Cada dente possui uma **coroa** relativamente curta e um **colo** bem marcado. A face oclusal (mesa) é destituída de infundíbulos. O esmalte sobre a coroa e o cemento cobre as raízes. A parte da coroa próxima às raízes forma um ressalto horizontal denominado de **cíngulo**. Quando os dentes irrompem inteiramente, a raiz fecha-se, exceto no pequeno forame apical, não ocorrendo mais nenhum crescimento. A coroa é gradativamente reduzida pelo desgaste. Os dentes estão adaptados para o corte e a retenção de objetos. Apenas partes dos molares são molariformes.

DENTES INCISIVOS. As coroas são trituberculadas, sendo bem maior a proeminência central. O tubérculo lateral situa-se mais próximo do colo do dente do que o tubérculo medial. A face vestibular (labial) da coroa é convexa; a face lingual é ligeiramente côncava e demarcada do colo por um cíngulo com formato de um V. A curva feita pela coroa e raiz dos incisivos superiores é maior do que a dos inferiores, que são quase retos e assim mais horizontais em posição. Os incisivos aumentam de tamanho de 1 para 3. I_1 é especialmente pequeno e I^3 é grande e um tanto atípico, pois a convexidade labial da coroa está colocada lateralmente. As superfícies oclusais situam-se em um plano horizontal. Entretanto, um arco, que é convexo rostralmente, é formado pela fileira de incisivos. Isto é mais proeminente na fileira superior. Os incisivos superiores são maiores, e ocupam mais espaço como um grupo, do que os inferiores. Na oclusão, I^3 situa-se lateralmente a I_3. Nas cabeças de comprimento médio, o conjunto superior projeta-se um pouco rostralmente em relação ao conjunto inferior. Isto pode estar aumentado, especialmente nos animais de crânios longos. Nos animais de crânios curtos a face pode ser tão pequena que os incisivos inferiores projetam-se muito rostralmente em relação aos incisivos superiores. A raiz, que pode ter o dobro do tamanho da coroa, não é redonda, mas sim constrita mediolateralmente.

DENTES CANINOS. A coroa do dente canino é grande, cônica e curvada caudalmente. A raiz é oval em corte transversal, com o maior diâmetro orientado rostrocaudalmente. A coroa é maior próximo à raiz onde um baixo cíngulo é formado. A raiz aumenta de tamanho até que gradativamente se afunila em um ápice. A face lingual da coroa, embora convexa, distingue-se do resto da coroa por sulcos longitudinais rostrais e caudais. Os dentes caninos superior e inferior são semelhantes, exceto a coroa do inferior que é ligeiramente mais curta e mais curvada. Os caninos superiores estão colocados paralelamente um em relação ao outro, mas os inferio-

---
*Outras figuras ilustrando os dentes podem ser encontradas no Capítulo 48.

SISTEMA DIGESTIVO DO CARNÍVORO

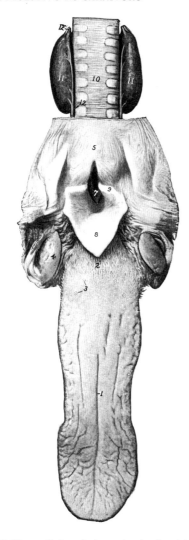

Figura 51-2. Língua, faringe, laringe etc., de cão; vista dorsal.

A faringe e o palato mole foram cortados medialmente e refletidos para fora, e o esôfago foi seccionado.

1, Sulco mediano da língua; 2, papilas cônicas longas da raiz da língua; 3, papilas valadas; 4, tonsila (afastada do seio tonsilar); 5, assoalho da faringe (a proeminência aqui é causada pela cartilagem cricóide e o músculo cricoaritenóide dorsal); 7, vestíbulo laríngeo; 8, epiglote; 9, cartilagem aritenóide; 10, traquéia (parte membranosa); 11, lobos laterais da glândula tireóide; 12, 12', vasos tireóideos cranial e caudal.

res diferem um pouco e suas raízes tendem a ser um pouco curvas lateralmente. Há entre o incisivo superior e o canino espaço suficiente para o canino inferior. Os caninos superior e inferior, na oclusão, situam-se um ao lado do outro, porém não se desgastam um contra o outro (Fig. 51-4).

DENTES MOLARES. A coroa de um dente pré-molar típico é mais longa do que larga ou alta e possui uma proeminência ou cúspide, situada centralmente. O ressalto caudal à cúspide é interrompido por uma ou mais cúspides pequenas. A face vestibular da coroa é mais convexa do que a face lingual. Desta forma, o cíngulo é mais proeminente medial do que lateralmente. As duas raízes cônicas estão colocadas no sentido das partes rostral e caudal do dente. As raízes são um tanto mais longas do que a coroa. P^2, P^3, P_2, P_3 e P_4 são deste tipo. Os dentes pré-molares da mandíbula inferior tendem a ser mais curtos e ligeiramente menores do que os da mandíbula superior. O primeiro pré-molar de cada mandíbula possui uma única raiz e uma pequena coroa, com uma cúspide pontuda, que é mais convexa lateral do que medialmente. O último pré-molar superior é bem maior do que os demais e possui uma pequena terceira raiz, localizada sob a extensão medial da parte rostral do dente. As partes laterais deste dente (P^4) são como P^2 e P^3, exceto que a cúspide caudal é quase tão grande quanto a rostral.

O primeiro molar superior (M^1) é aproximadamente triangular em corte transversal, com o ápice medial. Há três cúspides, duas laterais e uma medial. A cúspide rostrolateral é a maior das três; a parte da coroa com a cúspide medial é baixa. A posição das raízes corresponde à das cúspides. A raiz medial é a mais substancial. As raízes laterais podem curvar-se ligeiramente para dentro e no sentido de uma para a outra. M^2 é como M^1, exceto que ele é muito menor. O primeiro molar inferior (M^1) é muito grande. Ele possui uma raiz rostral e uma raiz caudal. Os dois terços rostrais da coroa são altos e possuem duas cúspides que são do tipo cortante, mas o terço caudal é baixo e achatado. Das duas cúspides cortantes, a caudal é ligeiramente maior. A face lateral da coroa é mais convexa do que a face medial. A face oclusal de M_2 assemelha-se à superfície triturante de M_1, na aparência e tamanho. Há duas raízes, destas a rostral pode curvar-se caudalmente no ápice. M_3 é um dente pequeno, cônico, de raiz única, com uma face molariforme. O último pré-molar superior e o primeiro molar inferior são denominados de dentes **sectórios** ou **carniceiros**.

Os pré-molares mais rostrais não entram em contato com os da mandíbula oposta. O primeiro pré-molar inferior é o dente molar de localização mais rostral. Os outros pré-molares superiores e inferiores alternam em posição, exceto nos crânios braquicefálicos. A parte de P^4 caudal à raiz medial passa lateralmente à parte alta de M_1. Os dentes molares superiores estão um pouco lateralmente situados em relação aos da mandíbula inferior, e na área de contato, que é de P^4, M^1, M^2 com M_1, M_2, M_3, os dentes superiores cortam além das superfícies laterais dos dentes inferiores. As áreas molariformes dos dentes superiores, que se opõem aos dentes inferiores, estão assim nas partes mediais das faces oclusais (Figs. 51-4 e 5).

Nas raças dolicocéfalas os dentes individuais de cada mandíbula quase não se tocam uns com os outros. Os pré-molares, na realidade, estão separados por substanciais espaços entre si. À medida que a face se encurta, nas raças braquicéfalas, a mandíbula superior desloca-se para cima e rostralmente em relação a um ponto que está entre P^4 e M^1. Os dentes e o arco zigomático movem-se lateralmente a partir deste ponto. Os dentes molares rostrais do-

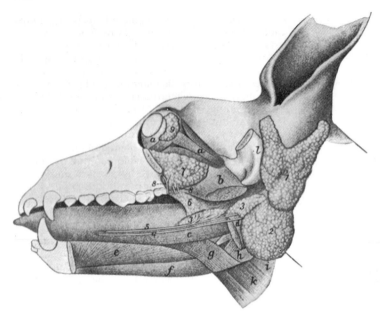

Figura 51-3. Dissecação da cabeça do cão, mostrando as glândulas salivares etc.

a, Músculos oculares; b, músculo pterigóideo medial (seccionado); c, músculo estiloglosso; d, parte occipitomandibular do músculo digástrico (seccionado); e, músculo genioglosso; f, músculo gênio-hióideo; g, músculo hioglosso; h, músculo tireofaríngeo; i, músculo cricofaríngeo; k, músculo tíreohióideo; l, processo zigomático do temporal (serrado); 1, glândula parótida; 2, glândula mandibular; 3, glândula sublingual monostomática, e 3', glândula sublingual polistomática; 4, ducto mandibular; 5, ducto sublingual maior; 6, glândulas palatinas; 7, glândula zigomática; 8, ductos de 7; 9, glândula lacrimal. (De Ellenberger, 1908.)

bram rostromedialmente como resultado da recessão da mandíbula e da disposição apertada dos dentes. A mandíbula inferior não recua tanto quanto a superior; entretanto, à medida que encurta, ela dobra para cima e rostralmente, desenvolvendo uma aparência de cadeira de balanço. Os dentes molares inferiores rostrais unem-se apertadamente e dobram ligeiramente, deslizando-se além um do outro nos casos extremos. A perda dos dentes é mais comum nas raças braquicéfalas. A redução ocorre em cada extremidade da série de dentes molares. Quando houver espaço, M_3 às vezes ocorre, ou até M_4. Um dente molar com uma única raiz pode desenvolver uma raiz sulcada ou até duas raízes. Nos dentes com três raízes, duas das raízes podem fundir-se. As duas raízes de um pré-molar rostral podem unir-se retendo um sulco vertical (Figs. 51-6, 7 e 8 e 48-84).

Dentes Decíduos

A fórmula para os dentes decíduos é a seguinte:

$$2 (Di_{3/3} - Dc_{1/1} - Dp_{3/3}) = 28$$

Os dentes decíduos são muito menores do que os permanentes e possuem raízes relativamente mais compridas. Os dentes decíduos incisivos e caninos assemelham-se aos dentes permanentes. As cúspides secundárias são bastante proeminentes, e os caninos possuem um definido cíngulo. Os pré-molares decíduos são de três tipos: o primeiro

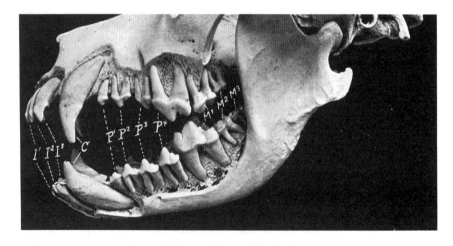

Figura 51-4. Mandíbulas de cão São Bernardo adulto, esculturadas para mostrar as partes encaixadas dos dentes.
C. Canino; I 1-3, incisivos; M 1-3, molares; P 1-4, pré-molares.

SISTEMA DIGESTIVO DO CARNÍVORO

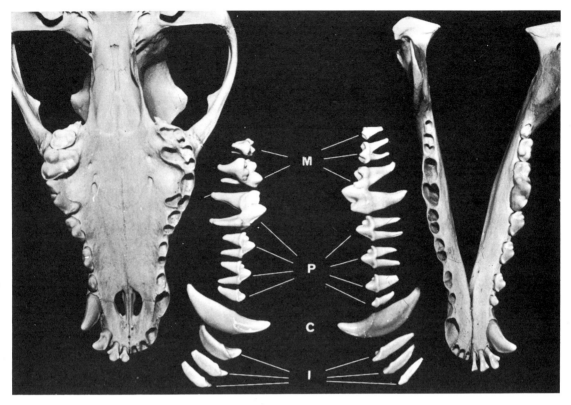

Figura 51-5. Dentes das mandíbulas superior e inferior de cão removidos de seus alvéolos.
C, Canino; I, incisivos; M, molares; P, pré-molares.

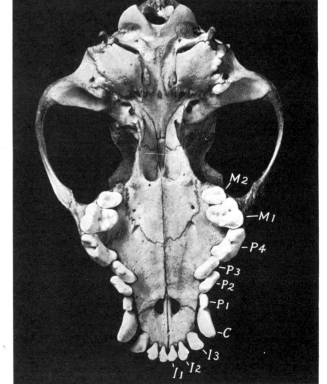

Figura 51-6. Disposição dos dentes em crânio encurtado (não em extremo).

C, Canino; I 1-3, incisivos; M 1-2, molares; P 1-4, pré-molares. Note a disposição apertada dos caninos e pré-molares, devido ao encurtamento da mandíbula.

pré-molar superior (Dp²) é pequeno, sendo parecido com um típico pré-molar superior permanente. O segundo (Dp³) é como o dente sectório superior, e o terceiro (Dp⁴) assemelha-se a M¹. Os primeiros dois pré-molares inferiores (Dp₂ e Dp₃) são como os típicos pré-molares inferiores permanentes. Entretanto, o primeiro é menor do que o segundo. O terceiro pré-molar decíduo inferior (Dp₄) assemelha-se ao dente sectório inferior (Figs. 51-9 e 10).

Erupção dos Dentes

Os incisivos permanentes irrompem caudalmente aos dentes temporários. O canino superior permanente é rostral e o canino inferior permanente é ligeiramente medial aos dentes temporários respectivos. Na mandíbula superior P² e P⁴ substituem Dp² e Dp⁴. O terceiro pré-molar superior (P³) irrompe entre Dp² e Dp³. O primeiro pré-molar (P¹) aparece rostralmente ao Dp². Na mandíbula inferior, P₂, P₃ e P₄ substituem Dp₂, Dp₃ e Dp₄, respectivamente. O primeiro pré-molar (P₁) irrompe rostralmente ao Dp₂.

Os dentes decíduos irrompem entre a terceira e quinta semanas de idade; o dente permanente pode irromper e tornar-se visível, durante várias semanas, antes do dente decíduo ser mudado. Alguns dos dentes decíduos, especialmente os caninos, podem ser retidos por longos períodos. Os dentes irrompem mais cedo nas raças grandes. Normalmente o tempo de erupção é aproximadamente o mesmo em ambas as mandíbulas. Os tempos de erupção são apresentados no Quadro 51-1.

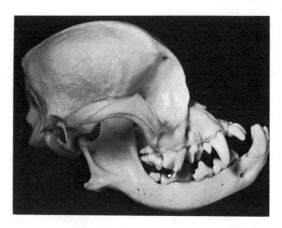

Figura 51-8. Vista lateral do crânio de cão braquicéfalo.
(Compare com o crânio mesaticefálico na Fig. 48-84.)

PARTE II — FELINOS

Dentes Permanentes

A fórmula dos dentes permanentes dos felinos é a seguinte:

$$2 (I3/3 - C1/1 - P3/2 - M1/1) = 30$$

Os dentes molares presentes são P², P³, P⁴ e M¹ na mandíbula superior e P₃, P₄ e M₁ na mandíbula inferior. Os pré-molares correspondentes ocorrem no conjunto decíduo. As características gerais dos dentes assemelham-se às dos cães (Fig. 51-11).

DENTES INCISIVOS. Os incisivos, especialmente os inferiores, são relativamente pequenos. Eles aumentam no tamanho de 1 para 3. As coroas são trituberculadas, sendo a cúspide média um pouco mais alta do que as demais. A face lingual, especialmente a dos incisivos superiores, possui uma proeminência baixa, o *talon*. A coroa do terceiro incisivo superior é cônica. Os dentes superiores são mais curvos do que os inferiores. A raiz é longa e redonda, mas tende a ser um tanto comprimida lateralmente.

DENTES CANINOS. O dente canino possui uma coroa pontuda, porém curva. A raiz é um tanto mais longa do que a coroa e é redonda, grossa e obtusa no ápice. A coroa do canino superior possui um cíngulo indistinto e a face interna ligeiramente côncava. A face externa, arredondada, geralmente é marcada por ressaltos e sulcos verticais. A borda caudal é estreita. A coroa do canino inferior é um pouco mais curta e curvada. A parte rostral da face externa é convexa e rígida. A parte caudal da face lateral, longitudinalmente côncava, apresenta-se ligeiramente torcida. A face interna é achatada. A parte interna da borda caudal é afilada. Há um definido cíngulo. A raiz do canino inferior tende a ser ligeiramente curva, com a concavidade lateralmente situada.

DENTES MOLARES. O primeiro pré-molar superior (P²) é pequeno, de raiz única e possui uma coroa cônica, comprimida lateralmente. A raiz pode estar sulcada verticalmente ou até ser dupla. A face externa da coroa é mais fortemente convexa do que a face medial. O segundo pré-molar superior (P³), o primeiro pré-molar inferior (P₃) e o segundo pré-

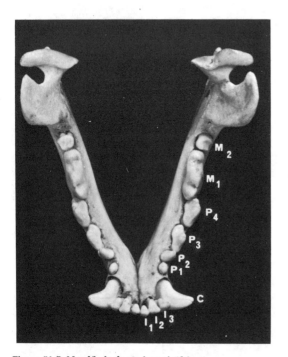

Figura 51-7. Mandíbula de cão braquicéfalo.
Note a disposição apertada dos dentes molares e a ausência de M₃.

molar inferior (P4) assemelham-se entre si. A coroa é comprimida mediolateralmente e é mais convexa lateral do que medialmente. Há uma cúspide principal, colocada centralmente. Rostralmente a ela existe uma cúspide basal e menor. Caudalmente à cúspide principal há uma pequena cúspide basal e caudalmente à mesma há uma pequena projeção *(talon)*. Existe um cíngulo definido. As duas raízes, rostral e caudal, são ligeiramente mais longas do que a altura da coroa. A cúspide rostral de P^3 é indistinta. O grande e último pré-molar superior (P^4), que é maior do que P_3, possui três raízes. Duas das raízes situam-se lado a lado e rostralmente; a terceira, expandida na direção rostrocaudal, é caudal em posição. Há uma cúspide principal no centro e uma cúspide basal sobre cada raiz. As cúspides basal e caudal e a principal são altas, afiladas e comprimidas mediolateralmente. As cúspides rostral e basal internas são de formato cônico e pequenas. Há um **dente sectório**. O molar superior, grandemente reduzido em tamanho, está orientado transversalmente. Ele possui duas raízes. A coroa tem uma pequena face triturante tubercular. O grande molar inferior é um dente sectório. Ele possui duas grandes cúspides que estão comprimidas mediolateralmente e um proeminente cíngulo. A

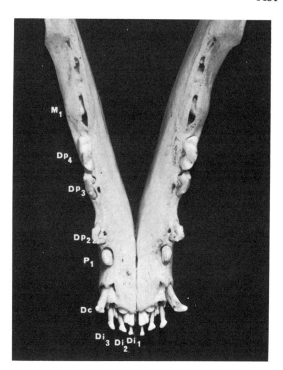

Figura 51-10. Mandíbula de cão jovem. **Vista dorsal mostrando os dentes decíduos.**

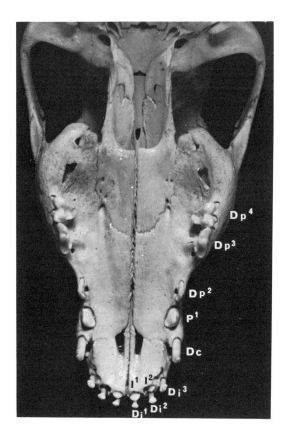

Figura 51-9. Crânio de cão jovem. **Vista ventral mostrando os dentes decíduos.**

Di, Incisivo decíduo; Dc, canino decíduo; Dp, pré-molar decíduo.

borda rostral desse dente direciona-se no sentido do lado medial do dente rostral a ele. Há duas raízes sendo a rostral muito grande. A raiz caudal pode dobrar-se rostralmente em seu ápice. O lado lateral da coroa é convexo, existindo uma depressão entre as cúspides, no lado medial.

Os incisivos inferiores atingem as partes caudais dos incisivos superiores. O grupo de incisivos superior ocupa mais espaço do que o grupo inferior, de modo que o incisivo do canto superior situa-se entre

Quadro 51-1. *Tempos de Erupção dos Dentes do Cão*

Dente	Erupção	Muda
I 1	4 a 5 semanas	
I 2	4 a 5 semanas	4 a 5 meses
I 3	4 semanas	
C	3 a 4 semanas	4 a 5 meses
P 1	4 a 5 meses	
P 2	4 a 5 semanas	
P 3	3 a 4 semanas	5 a 6 meses
P 4	3 a 4 semanas	
M 1	4 meses	
M 2	Superior, 5 a 6 meses; inferior, 4 ½ a 5 meses	
M 3	6 a 7 meses	

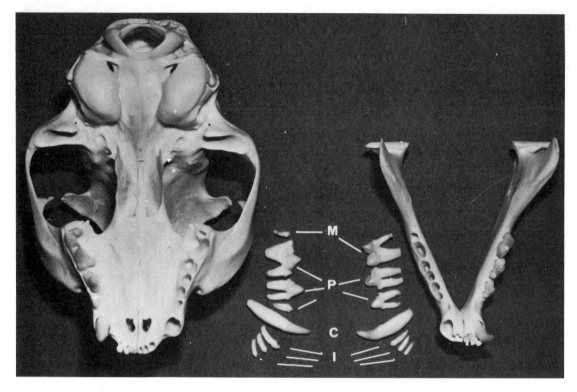

Figura 51-11. Dentes de gato adulto.
Os dentes foram removidos de seus alvéolos. C, Canino; I, incisivos; M, molares; P, pré-molares.

o incisivo do canto inferior e o canino inferior. O canino inferior passa rostral e medialmente ao canino superior. Os dentes molares superiores passam externamente aos dentes inferiores. Os primeiros pré-molares não contatam uns com os outros. O molar superior contata com o canto lateral caudal do molar inferior. Os dois últimos pré-molares, acima, e o último pré-molar e o molar, abaixo, dilaceram um o outro. Há presença de diástemas entre os caninos e pré-molares acima e abaixo e entre o canino superior e o incisivo do canto.

Dentes Decíduos

A fórmula para os dentes decíduos é a seguinte:

$$2 \,(Di_{3/3} - Dc_{1/1} - Dp_{3/2}) = 26$$

Os incisivos decíduos assemelham-se aos incisivos permanentes, exceto que são muito pequenos. O canino é muito fino e pode desenvolver uma cúspide no cíngulo. A coroa é fortemente curva. Os primeiros pré-molares decíduos (Dp^2, Dp_3) assemelham-se aos dentes que os substituem. Os segundos pré-molares decíduos (Dp^3 e Dp_4) assemelha-se a dentes sectórios. O último pré-molar superior decíduo (Dp^4) é como o molar; entretanto, possui três raízes.

Erupção dos Dentes

Os dentes decíduos começam a aparecer dentro de duas semanas. Aos 30 dias todos os dentes decíduos já irromperam, exceto o primeiro pré-molar superior. Ele irrompe em cerca de 45 dias. Os incisivos permanentes irrompem em cerca de três e meio a quatro meses, surgindo do medial para o lateral. Tal fato é seguido, imediatamente, pelo aparecimento do primeiro pré-molar superior e dos caninos. Depois que o molar superior está em seu lugar, os demais pré-molares irrompem. O canino superior e os dentes sectórios estão no lugar antes do sectório superior ser mudado. O molar inferior aparece antes de ser mudado o último pré-molar inferior. Desta forma, dois conjuntos de dentes sectórios estão presentes ao mesmo tempo, evitando a interrupção da eficiência da mastigação. A erupção dos dentes do gato termina em torno de cinco a seis meses de idade.

Os incisivos permanentes irrompem contra as partes caudais dos incisivos decíduos. O canino superior está localizado em posição imediatamente rostral ao canino decíduo. Os dentes molares permanentes tendem a aparecer no sentido da parte medial dos dentes que eles substituem.

GLÂNDULAS SALIVARES

GLÂNDULA PARÓTIDA. A **glândula parótida** é pequena e irregularmente triangular (Figs. 51-1 e 3). Sua extremidade dorsal é larga e está dividida em duas partes por um profundo sulco que recebe a base da orelha. A extremidade ventral é pequena e sobrepõe-se à glândula mandibular. O **ducto paro-**

tídeo deixa a glândula na parte inferior da borda rostral, cruza o músculo masseter, e se abre na boca, opostamente ao terceiro dente molar superior, no cão (segundo dente no gato). Pequenas glândulas parótidas acessórias são às vezes encontradas ao longo do percurso do ducto.

GLÂNDULA MANDIBULAR. A **glândula mandibular** é freqüentemente maior do que a glândula parótida (Figs. 51-1 e 3). Nos grandes cães ela tem cerca de 5 cm de comprimento e 3 cm de largura. Ela é de contorno arredondado, de cor amarelo-clara e circundada por uma cápsula fibrosa. Sua parte superior situa-se sob a glândula parótida, mas a parte restante é superficial e pode ser palpável no ângulo de junção das veias jugular e linguofacial. O **ducto mandibular** deixa a face profunda da glândula, passando ao longo da face da parte occipitomandibular do músculo digástrico e do músculo estiloglosso, abre-se na boca na carúncula sublingual, pouco evidente e próximo ao frênulo da língua.

GLÂNDULA SUBLINGUAL. A **glândula sublingual** é de cor rosada e está dividida em duas partes (Fig. 51-3). A parte caudal (**glândula sublingual monostomática**) situa-se na parte occipitomandibular do músculo digástrico e em relação íntima com a glândula mandibular, sendo facilmente separável desta após a retirada da cápsula fibrosa comum. Ela possui um processo rostral pontudo. Seu ducto, o **ducto sublingual maior,** acompanha o ducto mandibular e se abre ao lado do mesmo, ou une-se a ele. A parte rostral (**glândula sublingual polistomática**) é longa e estreita; ela situa-se entre a túnica mucosa da boca e o músculo milo-hióideo, dorsalmente ao músculo estiloglosso. Possui vários pequenos ductos (de 8 a 12), os **ductos sublinguais menores,** alguns dos quais se abrem diretamente na boca, enquanto os outros se unem ao ducto principal.

GLÂNDULA ZIGOMÁTICA.* A glândula zigomática (Fig. 51-3), entre os animais domésticos, apenas encontrada nos carnívoros, está situada na parte rostral da fossa pterigopalatina. Ela se relaciona superficialmente ao arco zigomático e aos músculos masseter e temporal. Sua face profunda está em contato com a periórbita, o músculo pterigóideo e a artéria e nervo maxilar. Ela tem quatro ou cinco **ductos** que se abrem próximo ao último dente molar superior; o ducto maior é quase tão grande quanto o ducto parotídeo; os demais são pequenos.

FARINGE

A faringe é longa; ela atinge a segunda vértebra cervical nos caninos e a terceira nos felinos. Ela é comum aos tratos digestivo e respiratório. Sua parte rostral une a boca à cavidade nasal, enquanto que caudalmente ela continua com o esôfago.

PALATO MOLE

O **palato mole** *(palatum molle)* (Figs. 51-1 e 52-1), particularmente longo nos carnívoros, é espesso, ex-

---

*Também conhecida como a glândula orbitária.

ceto em suas margens. Em repouso ele fica em contato com a epiglote.* Entre seus arcos palatoglosso e palatofaríngeo, em qualquer dos lados, há um marcado seio tonsilar, no qual está situada a tonsila palatina, alongada e fusiforme; ela é de cor avermelhada, com cerca de 2,5 cm de comprimento, estando em grande parte ou totalmente oculta entre duas pregas de túnica mucosa. O arco palatofaríngeo é duplo: a prega superior passa para a parede dorsal da faringe, onde repousa; a prega inferior vai para o lado da epiglote, nos cães. Nos felinos o arco palatofaríngeo é indicado por pequenas elevações da mucosa. Não há úvula nos carnívoros.

O fórnix da faringe é estreito. Os óstios das tubas auditivas são pequenos e com formato de fenda; a extremidade da referida tuba causa uma projeção, arredondada, da túnica mucosa *(tórus tubal)*. A tonsila faríngea situa-se entre os dois óstios. O óstio esofágico é relativamente pequeno e está bem definido por uma prega transversal da túnica mucosa. Os músculos não apresentam nenhuma característica diferencial marcante, mas o músculo hiofaríngeo mostra-se claramente dividido em uma parte queratofaríngeaϕ e uma parte condrofaríngeaϕ. (Para uma descrição dos músculos veja o Capítulo 50.) A proeminência da faringe projeta-se através do óstio intrafaríngeo para a parte laríngea da faringe. Isto supre uma entrada para o ar. O vestíbulo do esôfago é longo.

ESÔFAGO

O **esôfago** é relativamente largo e dilatável, exceto em sua origem, o lúmen faringoesofágico, onde há uma constrição. Este estreitamento inicial é causado por uma proeminência da parte ventral da túnica mucosa, sob a qual há uma espessa camada de glândulas mucosas (Fig. 52-11), nos caninos (ela é desprovida de glândulas nos felinos). A parte cervical é, a princípio, medial e dorsal à traquéia. A parte torácica continua nesta posição, ventralmente ao músculo longo do pescoço, à esquerda, até a base do coração; aqui, ele inclina-se medialmente, tendo o arco aórtico à sua esquerda, e passa de volta sobre a bifurcação da traquéia. Continuando caudalmente entre os pulmões, ele normalmente se inclina ligeiramente para a esquerda, passa através do hiato esofágico e se une ao óstio cárdico do estômago, à esquerda do plano mediano e ventralmente à décima primeira ou décima segunda vértebra torácica. O tecido muscular é estriado e consiste principalmente em duas camadas de fibras espirais que se cruzam entre si; próximo ao óstio cárdico, entretanto, as fibras são longitudinais e circulares. Há glândulas tubuloalveolares em toda a submucosa esofágica nos caninos; nos felinos, elas estão presentes apenas na parte cervical. O revestimento projeta-se em uma série de pregas longitudinais que tornam o esôfago dilatável.

---

*Normalmente se afirma que ela está em contato com a face oral da epiglote, mas a epiglote pode ser ventral ao palato mole (Fig. 52-1).

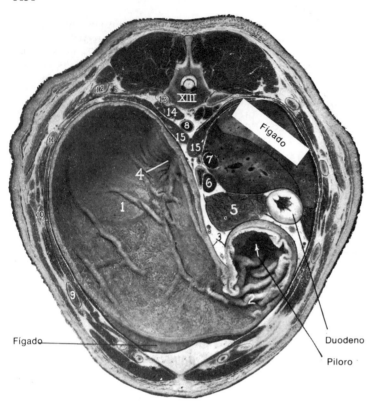

Figura 51-12. Secção transversal de cão através da décima terceira vértebra torácica; extremidade cranial.

1, Região das glândulas do fundo; 2, parte pilórica; 3, curvatura menor; 4, óstio cárdico; 5, pâncreas; 6, veia porta (medialmente a ela está a glândula adrenal direita); 7, veia cava caudal; 8, aorta; 9, 10, 11, 12, 13, secções de costelas (extremidade esternal da nona e articulação costovertebral da décima terceira); 14, músculo psoas menor; 15, 15', pilares esquerdo e direito do diafragma.

ESTÔMAGO

O **estômago** *(ventriculus gaster)* é relativamente volumoso. Sua capacidade no canino de tamanho médio é de cerca de 2,4 litros.

Colin (Sisson, 1910) estima a capacidade média em cerca de 2 litros, com uma variância entre 0,6 a 8,0 litros. Neumayer (Sisson, 1910) dá a capacidade como sendo de 100 a 250 ml/kg de peso do animal. Hall e Wigdor (Sisson e Grossman, 1938) estimam a capacidade em cerca de 1 litro para um canino de peso médio (aproximadamente 10 kg).

Quando cheio, o estômago é irregularmente piriforme. A parte esquerda (parte cárdica, fundo e corpo) é grande e arredondada, enquanto a parte direita ou pilórica é pequena e cilíndrica. (Fig. 51-12). Quando vazio ou quase vazio, o saco esquerdo está fortemente contraído; a parte pilórica é muito menos afetada pelas variações na quantidade de ingesta.

A face parietal do estômago repleto é muito extensa, fortemente convexa, e está voltada em parte cranialmente mas, em grande parte, ventralmente e para a esquerda (Fig. 51-13). Ela está relacionada com o fígado, a parte esquerda do diafragma e a parede abdominal esquerda e ventral, distante caudalmente do plano transversal que passa através da segunda ou terceira vértebra lombar. A face visceral é muito menos extensa e consideravelmente achatada (Fig. 51-14); ela está dirigida para cima e para a direita e se relaciona com o intestino, pâncreas e rim esquerdo.

A parte superior da curvatura menor é quase reta e vertical, mas a parte inferior forma um ângulo estreito e profundo *(incisura angular)* devido ao fato da parte pilórica estar fortemente direcionada cranial e dorsalmente (Fig. 51-15). A curvatura maior é quase quatro vezes maior do que a curvatura menor. No estômago repleto ela estende-se, consideravelmente, caudalmente ao arco costal esquerdo; ven-

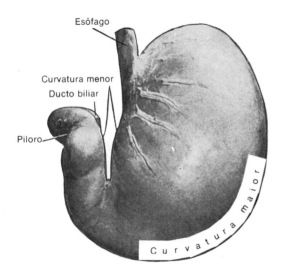

Figura 51-13. Estômago de cão; face parietal. Órgão fixado *in situ* quando bem repleto.

SISTEMA DIGESTIVO DO CARNÍVORO

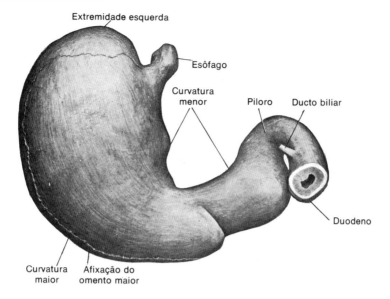

Figura 51-14. Estômago de cão; face visceral.
Órgão fixado *in situ* quando continha pouca quantidade de ingesta.

tralmente, ela situa-se na parede abdominal, próximo à metade da distância entre a cartilagem xifóide e o púbis.

A extremidade esquerda ou fundo é volumosa e arredondada; ela é a parte mais dorsal do órgão e situa-se sob as extremidades vertebrais da décima primeira e décima segunda costelas. A extremidade pilórica é pequena e está direcionada cranial e dorsalmente; ela normalmente está opostamente situada à parte ventral da nona costela ou espaço intercostal e a uma distância variável para a direita do plano mediano. Ela está relacionada com a fissura portal do fígado e com o pâncreas. O óstio cárdico, situado a cerca de 5 a 7 cm da extremidade es-

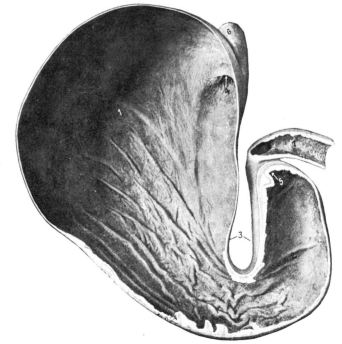

Figura 51-15. Estômago de cão; secção frontal.
1, Região das glândulas do fundo; 2, parte pilórica; 3, curvatura menor; 4, óstio cárdico; 5, piloro; 6, esôfago; 7, duodeno.

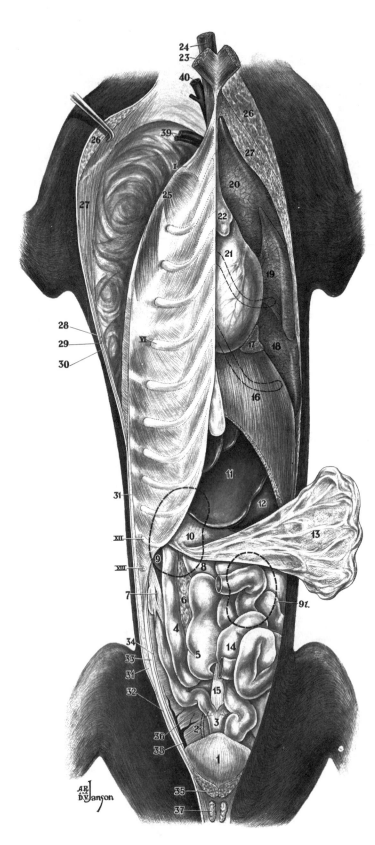

Figura 51-16. Dissecação das vísceras torácicas e abdominais da cadela.

I, VI, XII, XIII, costelas; 1, bexiga urinária; 2, ureter (===========); 3, útero; 4, duodeno; 5, ceco; 6, pâncreas; 7, bolsa ovariana; 8, cólon ascendente; 9, rim direito (contorno); 9l., rim esquerdo (contorno); 10, estômago; 11, fígado; 12, baço; 13, omento maior (puxado para a esquerda); 14, intestino delgado (cortado na linha medial); 15, cólon descendente; 16, diafragma; 17, lobo acessório do pulmão direito; 18, lobo diafragmático do pulmão esquerdo; 19, pulmão esquerdo, lobo médio (deslocado ligeiramente em sentido lateral); 20, pulmão esquerdo, lobo apical; 21, coração (coberto com pericárdio); 22, timo; 23, músculo esternocefálico; 24, músculo esternotireóideo; 25, músculo escaleno; 26, músculo peitoral superficial; 27, músculo peitoral profundo; 28, músculo grande dorsal; 29, músculo cutâneo; 30, tegumento comum; 31, músculo oblíquo externo do abdome; 32, ligamento inguinal; 33, músculo oblíquo interno do abdome; 34, músculo transverso do abdome; 35, músculo reto do abdome; 36, ligamento largo do útero; 37, nodos linfáticos inguinais superficiais; 38, artéria e veia uterina caudal; 39, artéria e veia braquial; 40, veia jugular externa. (De Foust e Getty, 1954.)

querda, é oval; ele situa-se imediatamente à esquerda do plano mediano, ventralmente à décima primeira ou décima segunda vértebra torácica.

Quando vazio, ou quase vazio, o estômago está separado da parede abdominal ventral pelo fígado e intestino, e a curvatura maior estende-se caudalmente, no lado esquerdo, até a décima primeira ou décima segunda costela. Neste estado há comumente uma constrição bem evidente entre a parte pilórica e o corpo.

As descrições topográficas anteriores estão baseadas em observações realizadas em um considerável número de exemplares endurecidos com formalina, e devem ser consideradas como resultados médios em caninos de tamanho médio. As extremidades cárdica e pilórica variam pouco na posição, a primeira varia no comprimento de uma vértebra e a última até dois espaços intercostais. Esta variação parece ser devida não só à quantidade de ingesta no estômago, mas também à fase em que o diafragma é fixado.

A túnica serosa é quase completa. Ao longo das curvaturas ela deixa o estômago para formar os omentos. As fibras musculares longitudinais estão principalmente ao longo das curvaturas e na parte pilórica; elas são contínuas com a camada externa do esôfago. As fibras oblíquas estão dispostas em duas camadas; a camada externa é em grande parte uma continuação das fibras longitudinais do esôfago para o corpo e o fundo. A camada circular cobre todo o estômago, exceto o fundo, e forma um duplo esfíncter pilórico. A camada oblíqua interna está disposta como nos eqüinos e forma um esfíncter cárdico semelhante, com o formato de uma alça. Existem três regiões da túnica mucosa. Glândulas cárdicas são encontradas em uma zona incolor muito estreita ao redor do óstio cárdico e também espalhadas ao longo da curvatura menor. A região da glândula do fundo possui uma espessa túnica mucosa, marrom-

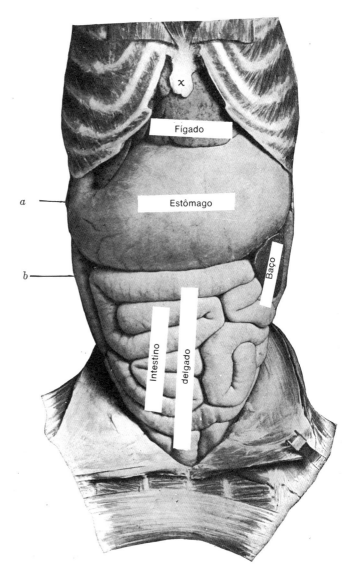

Figura 51-17. Vísceras abdominais de cão.
Vista ventral após remoção do omento maior. O estômago está repleto. a, Cartilagem da última costela; b, duodeno; x, cartilagem xifóide.

avermelhada, que forra cerca de dois terços do órgão. A túnica mucosa pilórica é mais fina e incolor; nos exemplares mortos ela está muitas vezes manchada por bile regurgitada.

O **omento maior** é muito extenso, e nos exemplares bem alimentados ele contém muita gordura disposta em fileiras entrelaçadas. Visto ventralmente ele cobre toda a massa intestinal, estendendo-se da curvatura maior do estômago até a entrada da pelve. Ele está afixado na curvatura maior do estômago, na parte esquerda do cólon, no ramo esquerdo do pâncreas e no hilo do baço (Fig. 51-16).

O **omento menor** estende-se da curvatura menor do estômago até a fissura portal; para atingir esta última, ele passa em grande parte entre o processo papilar e o lobo lateral esquerdo do fígado.

INTESTINO DELGADO

O **intestino delgado** *(intestinum tenue)* possui um comprimento médio de cerca de 4 m. Ele ocupa a maior parte da cavidade abdominal caudalmente ao fígado e estômago (Fig. 51-17). Está claramente dividido em uma parte fixa e uma mesentérica. A parte fixa é denominada de duodeno, enquanto a parte mesentérica é arbitrariamente dividida em partes denominadas de jejuno e íleo.

DUODENO

O **duodeno,** a parte mais curta, começa no piloro e passa caudalmente e um tanto dorsalmente, a princípio sobre a face visceral do fígado e depois em contato com o flanco direito. Próximo à pelve ele dobra medialmente e passa cranialmente ao longo do lado medial da parte esquerda do cólon e do rim esquerdo, dobra ventralmente e se une ao jejuno, à esquerda da raiz do mesentério.* O mesoduodeno é emitido do lado direito do mesentério comum; é uma prega relativamente larga. A parte esquerda do duodeno está ligada com o mesocólon por uma prega peritoneal; esta prega possui uma borda caudal livre que é claramente visível quando a flexura caudal do duodeno é afastada da região sublombar. A primeira parte do mesoduodeno contém o ramo direito do pâncreas. Sua raiz se fusiona com o mesocólon para formar o mesentério comum. O ducto colédoco e o ducto pancreático menor abrem-se no duodeno cerca de 5 a 8 cm do piloro; o ducto pancreático maior abre-se cerca de 2,5 a 5,0 cm mais

---
*O duodeno pode ser considerado como consistindo em uma primeira parte ou retrógrada, uma flexura ilíaca, e uma segunda parte ou recorrente; a dobra terminal é a flexura duodenojejunal.

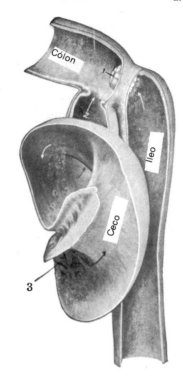

Figura 51-18. Vista após secção do íleo, ceco e cólon de cão.
1, Óstio iliocecal; 2, óstio cecocólico; 3, ápice do ceco.

caudalmente. A túnica mucosa possui vilos muito longos e delgados. As glândulas duodenais ocorrem apenas próximo ao piloro. São numerosos os agregados de nódulos linfóides ou placas de Peyer (cerca de 20 em exemplares jovens), que começam no duodeno. Eles têm normalmente contorno elíptico, mas o último é como uma faixa, que atinge a extremidade do íleo e tem cerca de 10 a 40 cm, nos cães jovens (Zietzschmann et al., 1943).

JEJUNO

O **jejuno** é a parte mais longa do intestino delgado. Seu mesentério largo e longo forma a raiz mesentérica cranial na parede abdominal dorsal. Ele ocupa o espaço entre o estômago e o fígado de um lado e a entrada da pelve do outro. Ele é composto de seis a oito anéis.

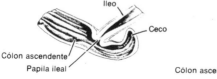 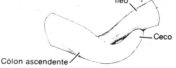

Figura 51-19. Íleo, ceco e cólon de gato.

SISTEMA DIGESTIVO DO CARNÍVORO

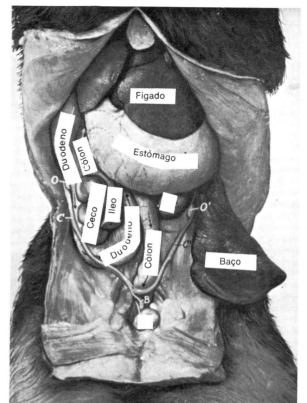

Figura 51-20. Dissecação profunda das vísceras abdominais da cadela.

B, Corpo do útero; Bl, bexiga; C, C', tubas uterinas; L. k., rim esquerdo; O, O', ovários. A parte oculta do cólon é indicada por linhas pontilhadas. O baço foi afastado caudal e lateralmente.

ÍLEO

A parte terminal do intestino delgado, o **íleo**, passa cranialmente na região sublombar ao longo da face medial do ceco e abre-se, no **óstio ileocecal**, no início do cólon (Figs. 51-18 e 19). Há uma papila ileal (valva iliocecal).* A túnica muscular é relativamente espessa.

A diferença entre o jejuno e o íleo não é discernível grosseiramente embora haja, nos caninos, diferenças distintas na mucosa; não há diferenças discerníveis nos felinos.

INTESTINO GROSSO

O **intestino grosso** tem uma média de cerca de 60 a 75 cm de comprimento. Seu calibre é aproximadamente igual ao do intestino delgado, não possuindo nem tênias nem saculações (*haustros*).

CECO

O **ceco** tem em média cerca de 12,5 a 15,0 cm de comprimento e é flexuoso (Fig. 51-20). As flexuras são mantidas pelo peritônio, que também o une ao íleo. Está situado em geral aproximadamente na metade de distância entre o flanco direito e o plano mediano, ventralmente ao duodeno e ao ramo direito do pâncreas.* Sua extremidade cranial abre-se na origem do cólon, lateralmente ao óstio iliocecal (Figs. 51-18 e 19). A outra extremidade é pontuda e cega. O ceco do felino é extremamente pequeno, tendo formato de vírgula; nos caninos seu formato é o de saca-rolha. No carnívoro, onde o íleo se comunica apenas com o cólon, o ceco existe como um divertículo da parte proximal do cólon. A túnica mucosa do ceco contém numerosos nódulos linfóides solitários circulares e com uma depressão central.

CÓLON

O **cólon** está afixado na região sublombar por um mesentério — o mesocólon (Fig. 51-21). Ele apre-

---

*A valva nem sempre parece ser eficiente, pois a experiência mostra que as injeções retais podem passar além dela. Isto pode ser em parte devido ao fato de que a porção terminal do íleo corre horizontalmente em sentido cranial e seu óstio também estar cranialmente orientado dentro do segmento inicial do cólon.

*Nos grandes cães (por exemplo, São Bernardo ou Dinamarques) o ceco pode atingir um comprimento de 45 cm (mensurado ao longo de suas curvas) e um diâmetro de 3 cm. Sua posição é um tanto variável. Ele pode estar mais perto da parede lateral, ou mais próximo à linha média do que é descrito acima. Sua extremidade cranial está normalmente em um plano transversal que passa através da extremidade ventral da última costela, se o estômago não estiver muito cheio; ele está muitas vezes em contato com o rim direito.

menos o mesmo em toda sua extensão. Ele não possui tênias ou saculações *(haustros)*. O mesentério do cólon é denominado de **mesocólon;** ele é emitido do lado esquerdo do mesentério comum.* Alguns nódulos linfóides solitários ocorrem na primeira parte do cólon.

RETO E ÂNUS

O **reto** é quase completamente coberto com peritônio, estando a linha de reflexão peritoneal sob a segunda ou terceira vértebra caudal. Na junção do reto e do **ânus,** a túnica mucosa possui um epitélio pavimentoso estratificado e contém as glândulas anais. Um pequeno óstio existente em cada lado conduz para os dois seios anais *(seios para-anais);* estes são normalmente mais ou menos do tamanho de uma noz e contêm uma substância gordurosa de cor cinza suja que possui um odor peculiar e muito desagradável. A pele que forra estas bolsas contém glândulas em espiral. Adiante e caudalmente, a pele contém grandes glândulas sebáceas e peculiares glândulas circum-anais. Há grande quantidade de nódulos linfóides solitários no reto.

O **músculo levantador do ânus** (retrator) é extenso. Ele surge do eixo do ílio, do púbis e da sínfise pélvica e passa dorsal e caudalmente para terminar na primeira vértebra caudal e no músculo esfíncter externo do ânus. O músculo levantador, juntamente com o músculo coccígeo, forma um tipo de diafragma pélvico, análogo ao do homem.

PÂNCREAS

O **pâncreas** tem formato de um V, consistindo em dois longos lobos estreitos, que se reúnem em um ângulo agudo, caudalmente ao piloro. O **lobo direito** estende-se caudal e dorsalmente à parte cranial do duodeno, caudalmente ao lobo caudado do fígado e do rim direito e em geral termina a uma pequena distância caudal a este último; ele é circundado pelo mesoduodeno. O **lobo esquerdo** passa para a esquerda e caudalmente entre a face visceral do estômago e o cólon transverso e termina no pólo cranial do rim esquerdo. Normalmente há dois **ductos pancreáticos.** O menor abre-se no duodeno com o ducto biliar ou próximo a este; o ducto maior abre-se no intestino, 3 a 5 cm mais caudalmente.

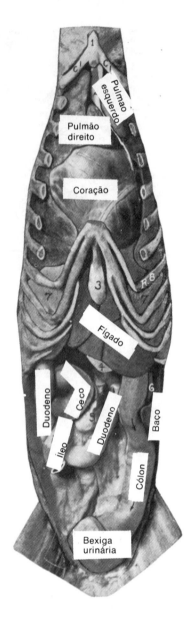

Figura 51-21. Dissecação profunda das vísceras abdominais do cão; vista ventral.

1, Cartilagem do manúbrio; 2, mediastino; 3, cartilagem xifóide; 4, estômago; 5, segmento do mesentério; 6, rim esquerdo; 7, diafragma; C.1, primeira cartilagem costal; R.8, oitava costela.

FÍGADO

O **fígado** é relativamente volumoso, pesando normalmente cerca de 3 por cento do peso corporal. Está dividido em cinco **lobos** principais por fissuras que convergem na fissura portal. Quando a glândula é examinada no estado natural os lobos podem ser espalhados de modo a serem todos visíveis (Fig. 51-24), mas quando o órgão é endurecido *in situ* os

senta três partes, que correspondem ao cólon ascendente, cólon transverso e cólon descendente dos seres humanos. O **cólon ascendente** é muito curto. Ele passa cranialmente ao longo da face medial da parte inicial do duodeno e do lobo direito do pâncreas até atingir a parte pilórica do estômago; aqui, dobra para a esquerda e cruza o plano mediano, formando o **cólon transverso.** O **cólon descendente** passa caudalmente na região sublombar ao longo da borda medial ou face ventral do rim esquerdo; ele então inclina-se no sentido do plano mediano e continua como o reto. O calibre do cólon é mais ou

---

*A disposição do cólon é variável. A parte transversa pode estender-se através do ângulo de junção dos dois lobos do pâncreas até a extremidade dorsal do baço. Por outro lado, uma parte transversa pode estar ausente, formando o cólon um ângulo agudo ou flexura. Quando o estômago está vazio e contraído o cólon transverso pode estar separado da parede ventral apenas pelo omento.

SISTEMA DIGESTIVO DO CARNÍVORO

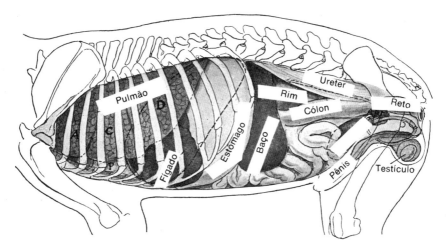

Figura 51-22. Projeção das vísceras do cão (macho) na parede corporal; lado esquerdo.

A, C, D, Lobos apical, médio e diafragmático do pulmão; P, pericárdio; Pr, próstata. A afixação costal e a linha mediana do diafragma estão pontilhadas.

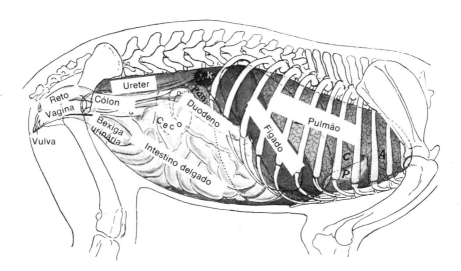

Figura 51-23. Projeção das vísceras da cadela na parede corporal; lado direito.

A, C, D, Lobos apical, médio e diafragmático do pulmão direito; K, rim direito; O, ovário; P, pericárdio; Pan, lobo direito do pâncreas; U, tuba uterina. A afixação costal e a linha mediana do diafragma estão pontilhadas; também o contorno caudal do estômago.

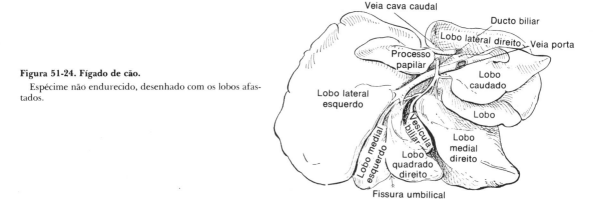

Figura 51-24. Fígado de cão.

Espécime não endurecido, desenhado com os lobos afastados.

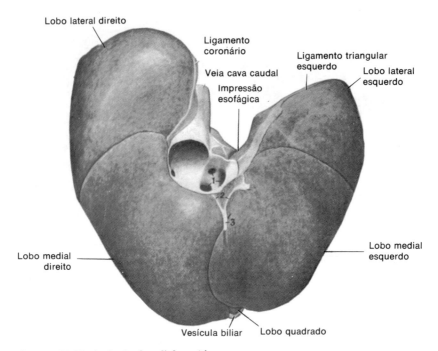

Figura 51-25. Fígado de cão; face diafragmática.
1, Veias hepáticas se abrindo na veia cava caudal; 2, ligamento coronário; 3, ligamento falciforme.

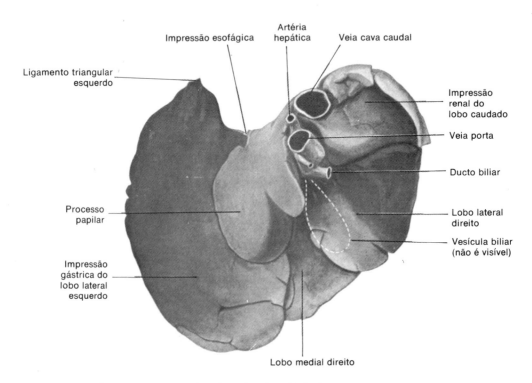

Figura 51-26. Fígado de cão, face visceral; endurecido *in situ*.
O lobo medial esquerdo, a vesícula biliar e grande parte do lobo medial direito não são visíveis.

lobos sobrepõem-se em grau considerável (Figs. 51-25 e 26).

O **lobo lateral esquerdo** é o maior e seu contorno é oval. O **lobo medial esquerdo** é menor e de forma prismática. O **lobo medial direito** é o segundo no tamanho e apresenta um **lobo quadrado**, com a forma semelhante a uma língua, demarcado pela fossa profunda onde se situa a vesícula biliar. O **lobo lateral direito** é o terceiro em tamanho e o seu contorno é oval. Em sua face visceral há o grande **lobo caudado;** este consiste em duas partes: à direita, o processo caudado; à esquerda, o processo papilar, ambos muitas vezes subdivididos por fissuras secundárias.

Quando endurecida *in situ* a glândula apresenta as seguintes características:

A face diafragmática (parietal) é fortemente convexa em conformidade com a curvatura do diafragma e a parte adjacente da parede ventral do abdome, com a qual está em contato.

A face visceral é em geral côncava, mas é irregular por adaptar-se às vísceras que estão em contato com ela. A maior destas é o estômago, e a configuração do fígado varia grandemente de acordo com o grau de repleção deste órgão. Quando o estômago está bem cheio, existe sobre o fígado uma crista que corresponde à curvatura menor. À esquerda desta há uma grande concavidade que se adapta ao corpo e fundo do estômago; e à direita há uma impressão menor, que corresponde à parte pilórica do estômago, à primeira parte do duodeno, e à parte cranial do lobo direito do pâncreas. Dorsalmente à concavidade para a parte pilórica do estômago há uma depressão profunda, e no fundo desta há a fissura portal. Para que esta última possa ser vista, o processo papilar e o lobo caudado terão que ser afastados e separados. A artéria hepática penetra no fígado na parte dorsal da fissura, a veia porta penetra centralmente, e o ducto hepático emerge na parte ventral. A vesícula biliar não é visível até que os lobos lateral direito e medial sejam separados.

Quando o estômago está vazio e contraído, a face visceral do fígado é notavelmente diferente. Existe então uma impressão rasa para a parte esquerda do estômago no lobo esquerdo e uma grande área convexa, relacionada ao intestino delgado e uma massa de omento. As impressões pilórica e duodenal não são muito alteradas.

A borda dorsal apresenta uma profunda impressão renal em sua parte direita. A veia cava caudal passa ventral e cranialmente, a princípio em um sulco profundo no lobo caudado, depois em grande parte incluída na face diafragmática do lobo lateral direito; ela recebe duas ou três veias hepáticas volumosas antes de perfurar o diafragma. A impressão esofágica é grande e está ocupada à direita pela grossa margem do hiato esofágico. O restante da circunferência é delgado e está cortado por profundas fissuras que separam os lobos. A borda ventral situa-se na parede abdominal, a uma distância variável, caudalmente à cartilagem xifóide. A borda esquerda também é variável, mas normalmente estende-se ventralmente para trás até o décimo espaço intercostal ou a décima primeira costela. A borda direita corresponde, quanto à direção, mais ou menos intimamente ao arco costal; a extremidade do processo caudado é ventral ao rim direito, oposto ou um pouco caudal à última costela.

De todos os ligamentos, o coronário e o triangular direito são bem desenvolvidos, o triangular esquerdo e o falciforme são pequenos; um ligamento estende-se do processo caudado para o rim direito.

VESÍCULA BILIAR

A **vesícula biliar** situa-se na *fossa da vesícula biliar* entre as duas partes do lobo medial direito; ela normalmente não atinge a borda ventral do fígado. O ducto cístico une-se ao ducto hepático na parte ventral da fissura portal, formando com ele o **ducto colédoco;** este passa para a direita e abre-se no duodeno, cerca de 5 a 8 cm do piloro.

BIBLIOGRAFIA

Arnall, L. 1961. Some aspects of dental development in the dog; calcification of crown and root of the deciduous dentitions. J. Small Anim. Pract., 1:169-173.

Baldyreff, E. B. 1929. Report of an accessory pancreas on the ileum of a dog. Anat. Rec. 43:47-51.

Bennett, G. A. 1944. The lyssa of the dog. (Abstr.) Anat. Rec., 88:422.

Bennett, G. A., and R. C. Hutchinson. 1946. Experimental studies on the movements of the mammalian tongue. II. The protrusion mechanism of the tongue (dog). Anat. Rec., 94:57-83.

Bennett, G. A., and A. J. Ramsay. 1941. Experimental studies on the movements of the mammalian tongue; movements of the split tongue (dog). Anat. Rec., 79:39-51.

Bensley, R. R. 1902. The cardiac glands of mammals. Am. J. Anat., 2:105-156.

Bottin, J. 1934. Contribution à l'étude de l'anatomie des canaux excréteurs du pancréas chez le chien. C. R. Soc. biol. (Paris), 117:825-827.

Bourdelle, E., and C. Bresso. 1927. Le cul de sac antérieur de la cavite pleurale chez les carnivores, en particulier chez le chien et chez le chat. Rec. Med. Vet., 103:30.

Bowie, D. J. 1940. The distribution of the chief or pepsin-forming cells in the gastric mucosa of the cat. Anat. Rec., 78:9-17.

Bremmer, C. G., R. G. Shorter and F. H. Ellis. 1970. Anatomy of feline esophagus with special reference to its muscular wall and phrenoesophageal membrane. J. Surg. Res., 10:327-330.

Brown, M. E. 1937. The occurrence of arteriovenous anastomoses in the tongue of the dog. Anat. Rec., 69:287-292.

Casas, A. P. 1958. Contribution à l'étude du sphincter d'Oddi chez *Canis familiaris*. Acta Anat. (Basel), 34:130-153.

Clark, A. G., and J. R. Vane. 1961. The cardiac sphincter in the cat. Gut, 2:252.

Crouch, J. E. 1969. Text-Atlas of Cat Anatomy. Philadelphia, Lea & Febiger.

Demos, N. J., G. W. Machiedo and J. J. Timmes. 1970. An apparently undescribed thoracic serous cavity in the dog. Exp. Med. Surg., 28:184-187.

Dyce, K. M. 1957. The muscles of the pharynx and palate of the dog. Anat. Rec., 127:497-508.

Eichhorn, E. P., Jr., and E. A. Boyden. 1955. The choledochoduodenal junction in the dog – a restudy of Oddi's sphincter. Am. J. Anat., 97:431-451.

Elias, H. 1949a. A re-examination of the structure of the mammalian liver; parenchymal architecture. Am. J. Anat., 84:311-333.

Elias, H. 1949b. A re-examination of the structure of the mammalian liver. II. The hepatic lobule and its relation to the vascular and billiary systems. Am. J. Anat., 85:379-456.

Ellenberger, W. 1908. Leisering's Atlas of the Anatomy of the Horse and the Other Domestic Animals. 2nd ed. Chicago, Alexander Eger.

Foust, H. L., and R. Getty. Atlas and Dissection Guide for the Study of the Anatomy of Domestic Animals. 3rd ed. Ames, Iowa State University Press.

Friedland, G. W., S. Kohatsu and K. Lewin. 1971. Comparative anatomy of feline and canine gastric sling fibers; analogy to human anatomy. Digest. Dis., *16*:495-507.

Gaunt, W. A. 1959. The development of the deciduous cheek teeth of the cat. Acta Anat., *38*:187-212.

Georges, W. 1968. General aspects of the innervation of the pelvic viscera of the cat. Arch. Anat. (Strasb.), *51*:781-788.

Glock, G. E., H. Mellanby, M. Mellanby, M. M. Murray and J. Thewlis. 1942. A study of the development of dental enamel in dogs. J. dent. Res., *21*:183-199.

Greenwood, R. K., J. F. Schlegel, W. J. Helm and C. F. Code. 1965. Pressure and potential difference characteristics of surgically created canine hiatal hernia. Gastroenterology, 48:602.

Halpert, B. 1932. The choledocho-duodenal junction—a morphological study in the dog. Anat. Rec., *53*:83-102.

Hammond, W. S. 1939. On the origin of the cells lining the liver sinusoids in the cat and the rat. Am. J. Anat., *65*:199-227.

Harvey, B. C. H. 1906. A study of the gastric glands of the dog and of the changes they undergo after gastroenterostomy and occlusion of the pylorus. Am. J. Anat., *6*:207-239.

Jayne, J. 1898. Mammalian Anatomy. Philadelphia, J. B. Lippincott Co.

Jemerin, E. E., and F. Hollander. 1938. Gastric vagi in the dog. Proc. Soc. exp. Biol. (N.Y.), *38*:139-146.

Kadletz, M. 1929. Über eine Blinddarmvarietät beim Hund, nebst Bemerkungen über die Lage, Gestalt und Entwicklungsgeschichte des Hundeblinddarmes. Morph. Jahrb. *60*:469-479.

Knudtson, K. P., R. E. Priest, A. J. Jacklin and J. E. Jesseph. 1962. Effects of partial resection on mammalian small intestine. I. Initial autoradiographic studies in the dog. Lab. Invest., *11*:433-439.

Kremenak, C. R. 1967. Dental exfoliation and eruption chronology in beagles. J. dent. Res., *46*:686-693.

Lacy, P. E. 1957. Electron microscopic identification of different cell types in the islets of Langerhans of the guinea pig, rat, rabbit and dog. Anat. Rec., *128*:255-267.

Lawson, D. D., G. S. Nixon, H. W. Noble and W. L. Weipers. 1960. Dental anatomy and histology of the dog. Res. Vet. Sci., *1*:201-204.

Mall, F. 1896. The vessels and walls of the dog's stomach. Johns Hopkins Hosp. Rep., *1*:1-36.

Markowitz, J., A. Rappaport and A. C. Scott. 1949. The function of the hepatic artery in the dog. Am. J. digest. Dis., *16*:344-348.

Michel, G. 1956. Beitrag zur Topographie der Ausführungsgänge der Gl. mandibularis und der Gl. sublingualis major des Hundes. Berl. Münch. tierärztl. Wschr., *69*:132-134.

Miller, M. E., G. C. Christensen and H. E. Evans. 1964. Anatomy of the Dog. Philadelphia, W. B. Saunders Company.

Mintzlaff, M. 1909. Leber, Milz, Magen, Pankreas des Hundes. Diss., Leipzig.

Montagna, W., and H. F. Parks. 1948. A histochemical study of the glands of the anal sac of the dog. Anat. Rec., *100*:297-318.

Nickel, R., A. Schummer and E. Seiferle. 1960. Lehrbuch der Anatomie der Haustiere. Vol. II. Berlin, Paul Parey.

Nielsen, S. W., and E. J. Bishop. 1954. The duct system of the canine pancreas. Am. J. vet. Res., *15*:266-271.

Papp, M. P., R. I. Rusznyak and I. Törö. 1962. An electron microscopic study of the central lacteal in the intestinal villus of the cat. A. Zellforsch., *57*:475-486.

Parks, H. F. 1950. Morphological and cytochemical observations on the circumanal glands of dogs. Thesis. Cornell University, Ithaca.

Payer, V. J., J. Riedel, J. Minar and R. Moravec. 1956. Der extrahepatale Abschnitt der Leberarterie des Hundes vom Gesichtspunkt der chirurgischen Anatomie. Anat. Anz., *103*:246-257.

Revell, D. G. 1902. The pancreatic ducts of the dog. Am. J. Anat. *1*:443-457.

Rinaldo, J. A., J. F. Levey, H. M. Smathers, L. W. Gardner and K. D. McGinnis. 1971. An integrated anatomic, physiologic and cineradiologic study of the canine gastroesophageal sphincter. Digest. Dis., *16*:556-565.

Saladino, C. F. 1971. Age changes in the canine pancreas: Histomorphological, electron microscopic, and biochemical study. Ph.D. Thesis. Iowa State University, Ames.

Sauer, M. E., and C. T. Rumble. 1946. The number of nerve cells in the myenteric and submucous plexuses of the small intestine of the cat. Anat. Rec., *96*:373-381.

Schlegel, J. F., and C. F. Code. 1958. Pressure characteristics of the esophagus and its sphincters in dogs. Am. J. Physiol., *193*:9.

Schumann, W. 1965. Beitrag zur pathologischen Anatomie des "exkretorischen" Pankreas des Hundes. Diss., Giessen.

Seiferle, E. 1956. Zum Gebissproblem des Hundes. Schweizer Hundesport, *11*:242-246.

Shabestari, L., G. N. Taylor and W. Angus. 1967. Dental eruption pattern of the beagle. J. dent. Res., *46*:276-278.

Shackleford, J. M., and W. H. Wilborn. 1968. Structural and histochemical diversity in mammalian salivary glands. Alabama J. Med. Sci., *5*:180-203.

Sisson, S. 1910. Anatomy of the Domestic Animals. Philadelphia, W. B. Saunders Company.

Sisson, S., and J. D. Grossman. 1938. Anatomy of the Domestic Animals, 3rd ed. Philadelphia, W. B. Saunders Company.

Smiddy, F. G., and M. Atkinson. 1960. Mechanisms preventing gastro-oesophageal reflux in the dog. Brit. J. Surg., 47:680.

St. Clair, L. E., and N. D. Jones. 1957. Observations on the cheek teeth of the dog. J. Am. Vet. Med. Ass., *130*:275-279.

Tsukamoto, A. 1956-57. A quantitative study on the gastric glands of cats. Okajimas Folia Anat. Jap., *29*:329-346.

Warren, R. 1939. Serosal and mucosal dimensions at different levels of the dog's small intestine. Anat. Rec., *75*:427-437.

Williams, T. 1935. The anatomy of the digestive system of the dog. Vet. Med., *30*:442-444.

Winkelstein, A., and P. W. Aschner. 1924. The pressure factors in the biliary duct system of the dog. Am. J. med. Sci., *168*:812-819.

Zietzschmann, O. 1938. Lage und Form des Hundemagens. Berl. Münch. tierärztl. Wschr., *10*:138-141; Vet. Rec., *50*:984-985.

Zietzschmann, O. 1939. Das Mesogastrium dorsale des Hundes mit einer Schematischen Darstellung seiner Blätter. Morph. Jahrb., *83*:325-358.

Zietzschmann, O., E. Ackernecht and H. Grau. 1943. Ellenberger and Baum's Handbuch der vergleichenden Anatomie der Haustiere. 18th ed. Berlin, Springer-Verlag.

CAPÍTULO 52

SISTEMA RESPIRATÓRIO DO CARNÍVORO*

W. C. D. Hare

NARIZ E NARINAS

O **nariz** está incorporado no esqueleto da face. Seu limite caudal é indicado por um plano transverso através dos olhos. O ápice do nariz apresenta as narinas e está fusionado com o lábio superior para formar o focinho, de movimentos livres.

A pele do nariz, exceto aquela que cobre o ápice, suporta pêlos. O esqueleto das paredes dorsal e lateral do nariz é formado pelos ossos da face, exceto na região rostral à abertura ou margem piriforme, que está limitada pelos ossos nasal e incisivo. Nesta região rostral o esqueleto está formado por finas placas curvas de cartilagem denominadas **cartilagens laterais** (parietais) **dorsal** e **ventral** do nariz. Elas são extensões bilaterais das bordas dorsal e ventral do septo nasal cartilaginoso, respectivamente.

As **narinas** pares estão situadas no ápice do nariz. Elas são aberturas com a forma de vírgula, colocadas de modo que a parte redonda da vírgula é medial e o membro da vírgula é dorsolateral. As narinas são limitadas pelas **asas medial** e **lateral** ou alas. A asa medial é a mais dorsal das duas, e sua margem é convexa lateralmente e côncava medialmente. A asa lateral é côncava. As asas encontram-se dorsolateral e ventromedialmente para formarem as **comissuras** ou **ângulos dorsal**ϕ e **ventral**ϕ, respectivamente.

O ápice do nariz e as narinas são sustentados por um esqueleto cartilaginoso subjacente. O septo nasal cartilaginoso continua rostralmente além do corpo do osso incisivo e termina no focinho. A borda rostral do septo nasal cartilaginoso é sulcada e conduz para dentro da fenda ventral. As projeções laterais assim formadas se estendem para dentro do lábio superior. As cartilagens laterais dorsais se prolongam até a borda rostral do septo nasal cartilaginoso e sustentam as asas mediais das narinas. As cartilagens laterais ventrais não se estendem tanto rostralmente quanto as cartilagens laterais dorsais. Afixado à borda rostral de cada cartilagem lateral ventral, ou articulando-se com elas, encontra-se o eixo da **cartilagem acessória lateral**, com o formato de âncora. A cartilagem acessória lateral projeta-se rostrolateralmente, e seus braços sustentam a asa lateral da narina.

As narinas do cão são relativamente pouco dilatadas, pois sua sustentação cartilaginosa não permite muito movimento e os músculos das narinas, que estão descritos no capítulo sobre Miologia, são de desenvolvimento relativamente pequeno.

A pele ao redor e entre as narinas está destituída de pêlos e normalmente é pigmentada. Ela forma o que é denominado de **plano nasal**. No cão a superfície da pele é demarcada por sulcos, em pequenas áreas, denominados de **áreas**. As marcações são características para cada indivíduo, e podem ser utilizadas impressões para fins de identificação. No gato a superfície da pele é levantada de modo a formar numerosos tubérculos pequenos. Não existem glândulas serosas tubulosas no plano nasal, e sua superfície é mantida úmida pelas secreções das glândulas na mucosa nasal, a saber, as **glândulas nasais laterais** e as **glândulas lacrimais**. O ducto que drena a glândula nasal lateral se abre próximo ao ângulo dorsal da narina, no sentido da extremidade da prega reta. O **ducto nasolacrimal** se abre no **óstio nasolacrimal**, que está localizado no ângulo ventral da narina. Em 88% dos cães existe um segundo óstio nasolacrimal que se abre na túnica mucosa da concha ventral, ao nível do dente canino. O sulco mediano, ou **filtro**, que divide o lábio superior, se estende para dentro do plano nasal, dividindo-o parcialmente. Em determinadas raças caninas o sulco é muito profundo e dá a aparência de um nariz duplo.

VASOS E NERVOS. Os tecidos das narinas e a área circundante são supridos pelas seguintes **artérias**: artérias nasais dorsal e lateral, artéria labial maxilar, artéria palatina maior, artéria esfenopalatina e artéria etmoidal. A área é drenada pelas **veias** correspondentes. Os **vasos linfáticos** drenam para os nodos linfáticos mandibulares e parotídeos. Os **nervos** são derivados do nervo infra-orbitário (sensorial) e do nervo facial (motor).

CAVIDADE NASAL

A **cavidade nasal** está dividida, pelo septo nasal, nas metades ou cavidades direita e esquerda. O septo nasal é parcialmente ósseo e parcialmente cartilaginoso. A parte óssea é formada pela placa perpendicular do etmóide e pelo vômer. O vômer estende-se dos processos palatinos dos ossos incisi-

---

*Para as considerações, terminologia e conceitos embriológicos gerais das vísceras, veja os detalhes no Cap. 6, Esplancnologia.

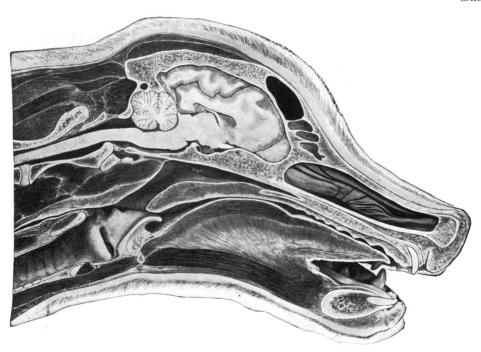

Figura 52-1. Secção sagital da cabeça e parte do pescoço de cão.

vos até o corpo do osso pré-esfenóide. Caudalmente ele não entra em contato com o assoalho da cavidade nasal, de modo que as cavidades direita e esquerda estão em comunicação. A parte cartilaginosa do septo nasal se estende da placa perpendicular do etmóide, rostralmente, além dos corpos dos ossos incisivos. A borda dorsal da cartilagem septal está em contato com a crista nasal, adiante e rostralmente, até a abertura piriforme; daí em diante ela é subcutânea. A borda ventral está situada no sulco do vômer e, rostralmente, dorsalmente aos ossos incisivos, porém sem entrar em contato com eles. A borda dorsal se expande lateralmente para formar as cartilagens laterais dorsais, com o formato de placas. A borda ventral se expande a qualquer lado, na região dos ossos incisivos, para formar as cartilagens laterais ventrais. Rostralmente à abertura piriforme as cartilagens laterais dorsal e ventral, de qualquer dos lados, curvam-se ao redor de si próprias e quase se encontram, de modo a formarem estreitas passagens que conduzem para dentro das cavidades nasais. Como ela não está afixada ao osso, a parte rostral do septo nasal é mais ou menos móvel.

A cavidade nasal é estreita e alongada, mas no cão seu comprimento relativo depende em grande parte do tipo de crânio (braquicéfalo, mesocéfalo ou dolicocéfalo). Caudalmente, a cavidade nasal está dividida, em um fundo dorsal e um meato nasofaríngeo ventral, por uma placa horizontal (transversa) de osso que é formada pelo vômer e pelos ossos palatino, esfenóide e etmóide. O fundo é dividido em metades pelo septo nasal, mas o meato nasofaríngeo é comum a ambas as cavidades, visto que o vômer não atinge o assoalho da cavidade nasal, neste nível.

Cada cavidade nasal é ocupada, em sua maioria, pelas **conchas** (ossos turbinais), que se projetam da parede lateral e quase atingem o septo nasal (Figs. 52-1 e 2).

A **concha nasal dorsal** é relativamente longa e estreita e possui uma face lisa. Ela se estende da placa cribriforme do etmóide quase atingindo a borda rostral do osso nasal. Estendendo-se rostralmente da concha nasal dorsal, por uma curta distância, existe uma baixa prega de túnica mucosa denominada **preta reta**.

A **concha nasal ventral** é bem mais curta e larga do que a concha nasal dorsal. No cão sua superfície é irregular devido à disposição das lamelas. No gato ela é muito pequena e sua superfície é lisa em virtude da disposição simples das lamelas. Ela se estende, no cão, do nível do terceiro ou quarto dente molar e no gato do segundo ou terceiro dente molar até o nível do dente canino. Estendendo-se rostralmente da concha nasal ventral, até a projeção da asa medial da narina, existe uma estreita prega da túnica mucosa denominada **prega alar** (Fig. 52-1 e 2). A prega alar contém a **cartilagem acessória medial**, que está afixada na extremidade rostral da concha nasal ventral e na cartilagem lateral ventral. Ela também contém o **ducto incisivo (nasolacrimal)**, que se abre dentro do **óstio nasolacrimal**, no ângulo ventral da narina. Estendendo-se caudalmente da parte rostral da prega alar, por curta distância ao longo do assoalho da cavidade, há a **prega ventral** (ou **basal**), baixa.

Os **ossos etmoturbinais** ocupam as regiões fúndicas das cavidades nasais. O **segundo osso endoturbinal**, ou concha nasal média, situa-se ventralmente

SISTEMA RESPIRATÓRIO DO CARNÍVORO

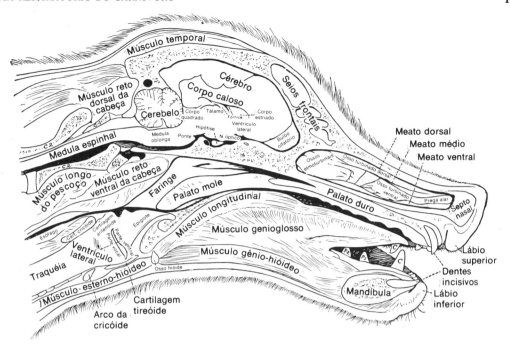

Figura 52-2. Chave para a figura anterior.

à concha dorsal. No cão, ele é extremamente longo e se estende rostralmente para situar-se entre as conchas nasais dorsal e ventral. Sua parte média está coberta medialmente pelo terceiro osso endoturbinal. No gato a concha média é muito grande e sua superfície é irregular devido à disposição das lamelas. O terceiro e quarto ossos endoturbinais são grandes, tanto no cão como no gato. No gato o quarto osso endoturbinal se estende caudalmente dentro do seio esfenoidal. No cão e no gato a concha nasal dorsal e o primeiro osso ectoturbinal se projetam para dentro do seio frontal (frontonasal no gato).

As intrusões das conchas dividem a cavidade nasal em passagens denominadas de meatos. O **meato dorsal** é estreito e raso. Ele está situado entre a concha nasal dorsal e o teto da cavidade nasal e se estende caudalmente até a placa cribriforme do etmóide. O **meato nasal médio** é curto (extremamente curto no gato) e estreito. Ele está situado entre as conchas nasais dorsal e ventral e se comunica com os recessos dorsais da concha ventral. Caudalmente ele está dividido pela concha média em passagens dorsal e ventral. A passagem dorsal passa caudalmente entre as conchas nasais dorsal e média. A passagem ventral se une ao meato ventral. Próximo ao ponto em que a passagem ventral se une ao meato ventral há um óstio relativamente grande (nasomaxilar), para dentro do recesso maxilar (seio). O **meato nasal ventral** é maior que os dois meatos anteriores. Ele está situado entre a concha nasal ventral e o assoalho da cavidade e se comunica com os recessos ventrais (recesso, no gato) na concha nasal ventral. Os meatos ventrais, de qualquer dos lados, conduzem para dentro do **meato nasofaríngeo** (comum) o qual, por sua vez, conduz para dentro da nasofaringe através de um nariz caudal comum ou **coana**. Os meatos ventrais, portanto, formam a via direta para o ar que passa para a laringe e para a árvore traqueobrônquica. Os **meatos etmoidais** são as estreitas passagens situadas entre os ossos etmoturbinais. Eles contêm as aberturas dos seios frontais e, no gato, esfenoidais. O **meato nasal comum** é a estreita passagem situada entre as conchas e o septo nasal. Ele se comunica lateralmente com os outros meatos e com o recesso lateral da concha nasal ventral, no cão. A coana constitui a saída da cavidade nasal para a nasofaringe. Ela está limitada ventralmente pela borda caudal dos processos palatinos dos ossos palatinos, lateralmente pelos ossos palatinos, e dorsalmente pelo vômer e pelos ossos palatinos.

A **túnica mucosa** que forra a cavidade nasal é muito vascularizada, particularmente na parte respiratória da cavidade. Ela sustenta três diferentes tipos de epitélio, que caracterizam as três partes da cavidade. Na parte rostral da cavidade a túnica mucosa é pigmentada e sustenta um epitélio estratificado pavimentoso. Ela também contém numerosas glândulas de secreção serosa. Esta parte da cavidade é denominada **vestíbulo** e corresponde, em posição, à parte móvel do septo nasal. Na região fúndica da cavidade a túnica mucosa tem cor amarelo-acinzentada e sustenta o epitélio olfatório. Ela forma o que é denominado **região olfatória** da cavidade nasal. A túnica mucosa contém glândulas tubuloacinosas (tubuloalveolares) que são de secreção serosa, no cão, e de secreção mucosa, no gato. O restante da cavidade nasal constitui a **região respiratória** da cavidade nasal. A túnica mucosa que cobre esta região tem uma

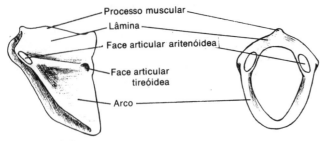

Figura 52-3. Cartilagem cricóide de cão. Aspecto lateral (à esquerda); aspecto rostral (à direita).

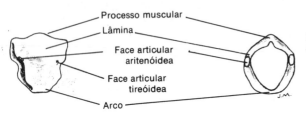

Figura 52-4. Cartilagem cricóide de gato. Aspecto lateral (à esquerda); aspecto rostral (à direita).

cor avermelhada e sustenta um epitélio pseudoestratificado cilíndrico ciliado que contém numerosas células caliciformes.

A **glândula nasal lateral** está localizada na túnica mucosa do recesso maxilar. Ela é relativamente grande no cão. A abertura de seu ducto já foi descrita em relação às narinas.

O **ducto incisivo (nasopalatino)** é um tubo mucomembranoso, bilateral, que liga a cavidade oral com a cavidade nasal. Em cada lado um ducto se abre dentro da cavidade oral, no lado lateral das papilas incisivas, e dentro da cavidade nasal, no assoalho.

O **órgão vomeronasal** consiste em um par de tubos cegos mucomembranosos, um em cada lado do septo nasal, que se estendem caudalmente da área incisiva, e relacionados aos processos palatinos dos ossos incisivos e ao vômer (Barone et al., 1966). Os tubos têm cerca de 2 a 3 cm de comprimento, no cão, e são ligeiramente menores no gato. Os tubos se abrem dentro do ducto incisivo ipsilateral, próximo à sua abertura oral. A túnica mucosa da parede lateral do tubo sustenta um epitélio pseudoestratificado cilíndrico ciliado, enquanto a da parede medial sustenta um epitélio olfatório. No cão os tubos são cobertos, em suas superfícies medial e ventral, por uma fina placa cartilaginosa e estão relacionados, dorsolateralmente, a espaços vasculares. No gato cada tubo está completamente circundado por uma fina placa cartilaginosa, exceto em sua extremidade caudal, onde a disposição é a mesma que no cão.

Os **seios paranasais** são considerados no capítulo de Osteologia.

VASOS E NERVOS. A mucosa nasal é muito vascularizada, e é caracterizada pelo grande número de veias e sua grande capacidade, comparada com as artérias. O sangue é transportado para a cavidade nasal pelas seguintes **artérias**: artéria esfenopalatina, artéria etmoidal e artéria palatina maior e também pelas artérias nasal dorsal e lateral e pela artéria labial maxilar. O sangue é levado da cavidade nasal pelas **veias** correspondentes. Os **vasos linfáticos** que drenam a cavidade nasal esvaziam-se nos nodos linfáticos mandibulares e retrofaríngeos. Os **nervos** vêm do nervo olfatório e de ramos do nervo trigêmeo.

LARINGE

A **laringe** é relativamente curta e larga. Ela está situada numa posição superficial, ventralmente à primeira e segunda vértebras cervicais. Está relacio-

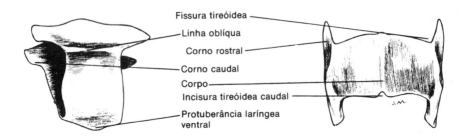

Figura 52-5. Cartilagem tireóide de cão. Aspecto lateral (à esquerda); aspecto ventral (à direita).

SISTEMA RESPIRATÓRIO DO CARNÍVORO

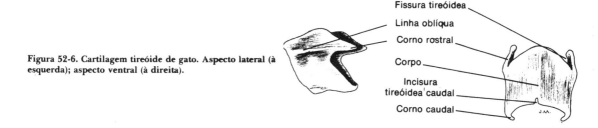

Figura 52-6. Cartilagem tireóide de gato. Aspecto lateral (à esquerda); aspecto ventral (à direita).

nada dorsalmente com a faringe e com o esôfago, lateralmente com o músculo esternotireóideo e com a glândula salivar mandibular, e ventralmente com o músculo esterno-hióideo.

CARTILAGENS DA LARINGE

O esqueleto da laringe consiste em três cartilagens únicas (ímpares) e três conjuntos pares de cartilagens, no cão, e três cartilagens únicas (ímpares) e um conjunto de cartilagem par, no gato.

CARTILAGEM CRICÓIDE. A **cartilagem cricóide** (Figs. 52-3 e 4), com o formato de um anel de grau, é única e está situada em posição imediatamente rostral à primeira placa cartilaginosa traqueal. Ela consiste em uma larga placa dorsal, quadrilátera, denominada **lâmina**, e uma estreita parte ventral, denominada **arco**. A face dorsal da lâmina apresenta uma crista mediana, o **processo muscular**, que é flanqueado por duas áreas lisas. A borda rostral da lâmina apresenta uma rasa incisura mediana e, em qualquer dos lados desta incisura, uma pequena faceta convexa para articulação com a cartilagem aritenóide. Em ambos os lados, próximo à borda caudal na face lateral na junção da lâmina e o arco, existe uma pequena faceta para articulação com a cartilagem tireóide. O arco, que é relativamente mais largo no gato do que no cão, apresenta sua face lateral ligeiramente escavada e sua face interna lisa. Ventralmente, a borda rostral do arco é ressaltada, no cão, enquanto que no gato é a borda caudal do arco que apresenta um ressalto.

CARTILAGEM TIREÓIDE. A **cartilagem tireóide**, única, assemelha-se a uma fina e larga placa cartilaginosa, dobrada na forma de um U, possuindo um corpo ventral e lâminas direita e esquerda (Figs. 52-5 e 6). A aparência da cartilagem tireóide difere no cão e no gato.

No cão as **lâminas** têm a forma de placas aproximadamente retangulares. O ângulo rostrodorsal se estende para formar um **corno rostral** curto e com o formato de um gancho. Entre o corno rostral e a borda cranial da lâmina existe uma incisura, a fissura tireóidea. O ângulo caudodorsal forma um rombudo **corno caudal**. Medialmente o corno caudal apresenta uma pequena faceta para articulação com a face articular tireóidea da cartilagem cricóide. A face lateral da lâmina apresenta uma crista oblíqua bem definida (a linha oblíqua) que se estende rostralmente do limite dorsal da borda caudal. A face ventral do corpo apresenta uma crista mediana, a proeminência laríngea ventral. A borda cranial apresenta uma pequena projeção cônica, e a borda caudal apresenta uma pequena e profunda incisura mediana.

No gato as lâminas são mais elevadas, mais estreitas e se estendem obliquamente e dorsocaudalmente do corpo na forma de um paralelograma. O ângulo rostrodorsal se estende para formar um longo e reto corno rostral. A fissura tireóidea é profunda. O corno caudal está presente como um pontudo ângulo dorsocaudal. Medialmente ele apresenta uma faceta para articulação com a face articular tireóidea da cartilagem cricóide. A linha oblíqua está na mesma posição que no cão, mas ela é muito menos demarcada. A face ventral do corpo não tem uma crista mediana e, portanto, não existe proeminência laríngea ventral. A borda cranial do corpo é convexa, a borda caudal apresenta uma profunda incisura mediana.

O corpo da cartilagem tireóide está localizado rostral ao arco da cartilagem cricóide. As lâminas da cartilagem tireóide formam o esqueleto de uma grande parte das paredes laríngeas laterais e flanqueiam dorsalmente as cartilagens aritenóides.

CARTILAGENS ARITENÓIDES. O par de **cartilagens aritenóides** é de formato irregular, mas elas podem

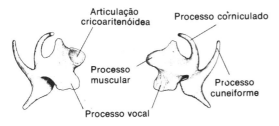

Figura 52-7. Cartilagem aritenóide, com as cartilagens corniculada e cuneiforme, de cão. Aspecto medial (à esquerda); aspecto lateral (à direita).

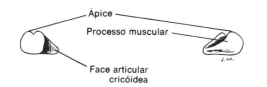

Figura 52-8. Cartilagem aritenóide de gato. Aspecto medial (à esquerda); aspecto lateral (à direita).

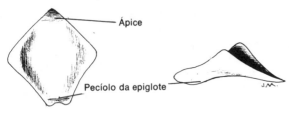

Figura 52-9. Cartilagem epiglótica de cão. Aspecto dorsal (à esquerda); aspecto lateral (à direita).

ser descritas como possuidoras de uma base caudal, um ápice rostral, três faces e três bordas (Figs. 52-7 e 8). A **face dorsal** é lisa e ligeiramente côncava, da mesma forma que a face lateral. As faces dorsal e lateral estão separadas por uma crista bem demarcada que forma a *crista arcuata* rostralmente e o **processo muscular** caudalmente. A **face medial** é lisa e mais ou menos plana. A borda ventral é côncava, e o ângulo que ela forma com a base é conhecido como o **processo vocal**. A borda dorsomedial também é côncava, e no cão o ângulo que ela forma com a base se estende para formar um bem demarcado processo que se projeta medialmente. A base apresenta uma faceta côncava, direcionada medialmente, para articulação com a face articular aritenóide da cartilagem cricóide. No cão o ápice tem a afixação das cartilagens corniculada e cuneiforme. No gato estas cartilagens estão ausentes, e o ápice da cartilagem aritenóide é largo e arredondado.

As cartilagens aritenóides estão situadas bilateralmente, rostral à lâmina da cartilagem cricóide e flanqueadas lateralmente pelas partes dorsais das lâminas da cartilagem tireóide.

CARTILAGEM CORNICULADA. O par de **cartilagens corniculadas** está presente no cão, mas não no gato. Cada cartilagem corniculada assemelha-se a uma trompa e está fusionada, por sua base, ao ápice de uma cartilagem aritenóide. Ela se curva dorsal, caudal e medialmente. Quando as cartilagens aritenóides estão *in situ*, os ápices das cartilagens corniculadas situam-se próximos um do outros, na parte caudodorsal da entrada laríngea.

CARTILAGENS CUNEIFORMES. O par de **cartilagens cuneiformes** está presente no cão, mas não no gato. Cada cartilagem cuneiforme está afixada ao ápice da cartilagem aritenóide ipsilateral e se projeta rostroventralmente no sentido da epiglote. A cartilagem cuneiforme assemelha-se à parte terminal dos galhos do chifre do alce, com uma haste ou processo se curvando dorsalmente e a outra apontando ventralmente. As cartilagens cuneiformes são flanquea-

das lateralmente pelas lâminas da cartilagem tireóide.

CARTILAGEM EPIGLÓTICA. A **cartilagem epiglótica**, única, tem o formato de uma folha oblanceolada com uma ponta proeminente (Figs. 52-9 e 10). Ela apresenta um ápice, duas faces, a lingual e a laríngea, duas bordas e uma base. A **base** da cartilagem é espessada. No cão sua borda caudal apresenta uma estreita extensão, o pecíolo, que tem uma incisura. No gato o pecíolo está ausente. Quando a cartilagem está *in situ*, sua base está posicionada imediatamente dorsal à extremidade rostral do corpo da cartilagem tireóidea. O restante da cartilagem se estende rostrodorsalmente a partir deste ponto. A **face lingual** é côncava, no sentido de seu comprimento, e convexa, de lado para lado. A **face laríngea** tem conformação oposta.

ARTICULAÇÕES, LIGAMENTOS E MEMBRANAS DA LARINGE

A **articulação cricotireóidea** é uma articulação sinovial formada entre a faceta do corno caudal da cartilagem tireóide e a face articular tireóidea da cartilagem cricóide. O principal movimento é o de uma rotação da cartilagem tireóide ao redor do eixo horizontal da articulação.

A **articulação cricoaritenóidea** é uma articulação sinovial formada entre a face articular da cartilagem aritenóide e a face articular aritenóidea da cartilagem cricóide. Os principais movimentos são o de uma dobra dorsoventral, com um deslizamento concomitante da cartilagem aritenóide na cartilagem cricóide, e rotação da cartilagem aritenóide ao redor de um eixo perpendicular através da articulação.

A **articulação aricorniculada**ϕ, no cão, é uma sincondrose formada entre o ápice da cartilagem aritenóide e a base da cartilagem corniculada.

A **articulação aricuneiforme**ϕ, no cão, é uma sincondrose formada entre o ápice da cartilagem aritenóide e a cartilagem cuneiforme.

A **articulação tíreo-hióidea** é uma sincondrose formada entre o osso tíreo-hióideo e o corno rostral da cartilagem tireóide.

O **ligamento cricotraqueal** é um ligamento elástico que liga a borda caudal da cartilagem cricóide com a borda cranial do primeiro anel traqueal.

O **ligamento cricotireóideo** é um ligamento elástico que se estende da borda rostral do arco da cartilagem cricóide até a borda caudal das lâminas e corpo da cartilagem tireóide. No gato, a parte ventral do ligamento ocupa a profunda incisura tireóidea, caudalmente, e é conhecida como a **membrana cricotireóidea**. Fibras elásticas são destacadas da superfície interna do ligamento cricotireóideo, próximo à sua afixação na borda caudal das lâminas da cartilagem tireóide. Estas fibras formam uma membrana elástica que se estende medial e rostralmente, através do músculo vocal, até o ligamento vocal.

O **ligamento cricoaritenóide** é uma curta faixa fibrosa que reforça a superfície medial da cápsula da articulação cricoaritenóidea. Suas fibras estão afixadas à borda rostral da cartilagem cricóide, medialmente à face articular aritenóidea, passando ventralmente para se inserirem na face medial da cartilagem aritenóide.

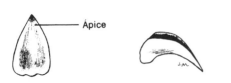

Figura 52-10. Cartilagem epiglótica de gato. Aspecto dorsal (à esquerda); aspecto lateral (à direita).

O **ligamento aritenóideo transverso** é um curto ligamento que liga os ângulos dorsomediais (processos mediais no cão) das cartilagens aritenóides, opostamente orientados. No cão ele contém uma pequena cartilagem interaritenóidea.

O **ligamento tireoepiglótico** é uma estreita faixa elástica que liga a parte média da base (o pecíolo, no cão) da cartilagem epiglótica com a borda rostral do corpo da cartilagem tireóide.

O **ligamento hioepiglótico** é um ligamento elástico que liga a parte basal da face rostral da cartilagem epiglótica com o osso basi-hióide.

A **membrana tíreo-hióidea** é uma larga membrana que liga as bordas rostrais das lâminas e corpo da cartilagem tireóide com as bordas caudais dos ossos basi-hióide e tíreo-hióide. Ela é mais forte na linha média ventral.

O **ligamento vocal** é um estreito ligamento elástico que está presente em qualquer um dos lados, estendendo-se ventralmente do processo vocal da cartilagem aritenóide até a face dorsal do corpo da cartilagem tireóide.

O **ligamento vestibular** (ventricular) é uma curta e estreita faixa fibrosa que está presente no cão, mas não no gato. Ele se estende ventralmente em qualquer um dos lados do processo ventral da cartilagem cuneiforme até a face dorsal do corpo da cartilagem tireóide.

Em cada lado, no cão, existe uma faixa de fibras que se estende da borda rostral da cartilagem cuneiforme até a face laríngea da cartilagem epiglótica. Estas fibras estão circundadas por uma prega de túnica mucosa conhecida como a **prega ariepiglótica**.

MÚSCULOS DA LARINGE

Os **músculos extrínsecos** consistem nos **músculos tireo-hióideo, hioepiglótico e esternotireóideo**, que são descritos em detalhes no capítulo sobre Miologia.

Os **músculos intrínsecos** consistem nos seguintes músculos e que também são descritos com detalhes no capítulo sobre Miologia: **músculo cricotireóideo, músculos cricoaritenóideo dorsal e lateral, músculo aritenóideo transverso e músculo tireoaritenóide (vocal e vestibular*)**. Uma sucinta descrição de sua ação é a seguinte: os músculos cricoaritenóideos tensionam os ligamentos e pregas vocais pela aproximação das partes ventrais das cartilagens cricóide e tireóide, aumentando, desta forma, o diâmetro dorsoventral da glote. Esta ação também tem como efeito a adução das pregas vocais. Os músculos tireoaritenóideo, aritenóideo transverso e o cricoaritenóideo lateral aduzem os processos vocais das cartilagens aritenóides e estreitam a *rima da glote*. Miller et al. (1964) declaram que, além disso, o músculo ventricular (vestibular) dilata o ventrículo lateral, no cão. Os músculos cricoaritenóideo dorsal e o aritenóideo transverso abduzem os processos vocais das cartilagens aritenóides e ao mesmo tempo movimentam-nos dorsalmente, de modo que a *rima da glote* é alargada e os ligamentos vocais são tensionados.

TÚNICA MUCOSA DA LARINGE. A **túnica mucosa** da laringe é contínua rostralmente com a da laringofaringe e com a da traquéia, caudalmente. Ela está firmemente afixada sobre a superfície caudal da cartilagem epiglótica, dos ligamentos vocais e a superfície interna da cartilagem cricóide, porém em outras partes ela está frouxamente afixada às estruturas subjacentes.

No cão e no gato uma prega da túnica mucosa é refletida de cada uma das bordas laterais da cartilagem epiglótica. No cão a prega passa caudalmente e torna-se contínua com a túnica mucosa que cobre as cartilagens corniculadas e aritenóide. Ela é denominada **prega ariepiglótica** e circunda a cartilagem cuneiforme e a faixa que liga as cartilagens cuneiforme e epiglótica. Uma pequena bolsa na cavidade faríngea conhecida como **processo piriforme** está presente entre cada prega ariepiglótica e lâmina da cartilagem tireóide. No gato, em cuja espécie as cartilagens corniculada e cuneiforme estão ausentes, a prega da túnica mucosa passa dorsocaudalmente e encontra-se com a prega do lado oposto, sobre a superfície dorsal da borda rostral da cartilagem cricóide, formando parte do assoalho do vestíbulo do esôfago. A prega é denominada prega cricoepiglóticaϕ. Entre a prega cricoepiglótica e a túnica mucosa que cobre a cartilagem aritenóide existe um pequeno recesso.

A túnica mucosa, que passa através de uma cartilagem corniculada ou aritenóide para a outra, forma o que é denominado prega interaritenóideaϕ.

No cão, a túnica mucosa que forra as paredes laterais da cavidade laríngea, entre os níveis dos ligamentos vestibular e vocal, evagina-se para formar uma profunda depressão retangular de cerca de 1 cm de comprimento denominada **ventrículo lateral**. A evaginação da túnica mucosa expande-se ventralmente para formar o **sáculo da laringe**.* O sáculo da laringe está situado, medialmente, entre o ligamento vestibular, as cartilagens cuneiforme e aritenóide, a parte ventral do músculo vestibular, lateralmente à lâmina da cartilagem tireóide, e caudalmente ao músculo vocal. A túnica mucosa, que circunda parcialmente o ligamento vestibular e as partes ventrais da cartilagem cuneiforme e do músculo vestibular, forma uma prega que é denominada prega vestibular. A prega vestibular forma o limite rostral do ventrículo lateral. A túnica mucosa que circunda parcialmente o ligamento vocal e a parte subjacente do músculo vocal forma o que é denominado prega vocal.

No gato não existe ventrículo lateral na parede lateral da cavidade laríngea. Entretanto, existe uma ligeira depressão que tem sido denominada de **fossa lateral**ϕ. A fossa lateral está situada entre a prega vestibular, rostralmente, e a prega vocal, caudalmente. A prega vestibular é meramente uma prega da túnica mucosa que liga a túnica mucosa que cobre o ápice da cartilagem aritenóide com a túnica mucosa do assoalho da cavidade laríngea. A túnica mucosa que cobre o ligamento vocal e a

---

*Veja a nota de rodapé na pág. 117.

*Veja a nota de rodapé na pág. 117.

parte subjacente do músculo tireoaritenóideo forma a prega vocal.

A túnica mucosa que forra a cavidade laríngea do ádito até a *rima da glote*, incluindo as pregas vocais, os ventrículos laterais e o sáculo da laringe sustenta um epitélio estratificado pavimentoso. Caudalmente à *rima da glote*, a túnica mucosa sustenta um epitélio pseudoestratificado cilíndrico ciliado. Corpúsculos gustativos estão presentes no epitélio, na superfície laríngea da epiglote. A *lâmina própria* contém numerosas fibras elásticas. Ela também contém glândulas serosas, mucosas e mistas, e agregados de tecido linfóide. No cão, nódulos linfóides são encontrados na região do ventrículo lateral e na túnica mucosa que cobre a superfície laríngea da epiglote. No gato o tecido linfóide existente na borda da prega cricoepiglótica é denominada tonsila paraepiglótica.

CAVIDADE DA LARINGE

A **cavidade da laringe** liga a cavidade da laringofaringe com a da traquéia (Figs. 52-1 e 2). O **ádito da laringe** está disposto obliquamente e se defronta rostrodorsalmente (Fig. 52-11). Está limitada rostralmente pelo ápice da epiglote, lateralmente pelas pregas ariepiglóticas, no cão, e pelas pregas cricoepiglóticas, no gato, e dorsocaudalmente pelas cartilagens corniculada ou aritenóide e sua túnica mucosa de ligação. A entrada conduz para o **vestíbulo**, que se estende caudalmente até a *rima da glote*. As paredes laterais do vestíbulo apresentam os seios laterais do vestíbulo, no gato, as pregas vestibulares e os ventrículos laterais, no cão, e as fossas lateraisϕ, no gato. A *rima da glote* está limitada, dorsalmente, pelas faces mediais e processos vocais das cartilagens aritenóides e, ventralmente, pelas pregas vocais. O **compartimento caudal** da cavidade laríngea se prolonga da *rima da glote* até a saída da cavidade, esta limitada pela borda caudal da cartilagem cricóide.

VASOS E NERVOS. As **artérias** que suprem a laringe são as artérias laríngeas cranial e caudal. A artéria laríngea cranial surge da face ventral da artéria carótida externa. Ela penetra na laringe ao passar através da membrana tíreo-hióidea entre a borda rostral da lâmina da cartilagem tireóide e o osso tíreo-hióide, próximo ao corno rostral. É acompanhada por uma pequena veia satélite e o ramo interno do nervo laríngeo cranial. O nervo laríngeo cranial supre a túnica mucosa do vestíbulo e o músculo tíreo-hióideo. A artéria laríngea caudal é um ramo da artéria tireóidea cranial, que surge da artéria carótida comum. Ramos da artéria passam entre o primeiro anel traqueal e a cartilagem cricóide e também entre o arco da cartilagem cricóide e a lâmina da cartilagem tireóide. Eles suprem os músculos intrínsecos da laringe e a túnica mucosa da laringe, caudalmente ao vestíbulo.

As **veias** correspondem às artérias e drenam para a veia jugular interna. Os **vasos linfáticos** drenam para os nodos linfáticos retrofaríngeo medial e cervical profundo cranial.

O suprimento de **nervos** sensoriais é o seguinte: a túnica mucosa da laringe do ádito até as pregas vocais é suprida pelo ramo interno do nervo laríngeo cranial. Ele penetra na laringe ao passar através da membrana tíreo-hióidea, próximo ao corno rostral da cartilagem tireóide, juntamente com a artéria laríngea cranial. A túnica mucosa do compartimento caudal é suprida por ramos do nervo laríngeo recorrente. Eles penetram na laringe ao passarem por entre o arco da cartilagem cricóide e a lâmina da cartilagem tireóide.

O suprimento de nervos motores é o seguinte: o músculo cricotireóideo é suprido pelo ramo externo do nervo laríngeo cranial. Os músculos intrínsecos restantes da laringe são supridos pelo nervo laríngeo recorrente.

TRAQUÉIA

A **traquéia** é o tubo cartilaginoso, flexível e membranoso, que forma a parte proximal da árvore traqueobrônquica. Ela se estende da saída da laringe, que está ao nível da segunda vértebra cervical, ao nível do quarto ou quinto espaço intercostal, onde se bifurca nos brônquios principais direito e esquerdo, em posição imediatamente dorsal à base do coração. A traquéia ocupa uma posição aproximadamente mediana, exceto em sua parte terminal, que está deslocada para a direita, pelo arco aórtico. A parte da traquéia que está localizada no pescoço é designada

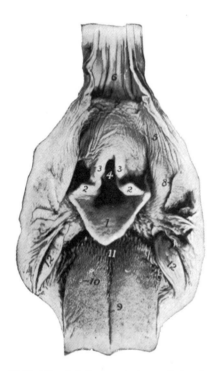

Figura 52-11. Ádito da laringe e estruturas relacionadas do cão.
A faringe e o esôfago foram cortados ao longo da linha média dorsal e refletidos.
1, Epiglote; 2, cartilagens corniculadas; 3, cartilagens aritenóides; 4, glote; 5, parede da faringe; 6, esôfago; 7, limite do esôfago; 8, arco palatofaríngeo (pilar caudal) do palato mole; 9, sulco mediano da língua; 10, papilas valadas; 11, papilas cônicas da raiz da língua; 12, tonsilas (mostradas pela abertura do seio tonsilar).

SISTEMA RESPIRATÓRIO DO CARNÍVORO

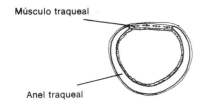

Figura 52-12. Secção transversal do anel traqueal de cão.

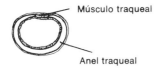

Figura 52-13. Secção transversal do anel traqueal de gato.

como **parte cervical**, e a parte que está localizada dentro da cavidade torácica é designada como **parte torácica**.

A traquéia possui as seguintes relações no pescoço (Figs. 52-1 e 2): dorsalmente está relacionada com os músculos longos do pescoço, exceto para os 2 a 4 cm craniais, onde o esôfago está interposto entre ela e os músculos. Ventralmente a traquéia está relacionada, na metade caudal do pescoço, com os músculos esternotíreo-hióideo e esternocefálico e na metade cranial do pescoço com os músculos esterno-hióideos. Lateralmente a traquéia se relaciona com os músculos braquiocefálicos, no terço caudal do pescoço, com os músculos esternocefálicos, no terço médio, e aos músculos esternotireóideos, no terço cranial. O esôfago está situado na superfície lateral ou dorsolateral esquerda da traquéia, caudalmente ao nível da terceira vértebra cervical. A artéria carótida comum, a veia jugular interna, o tronco vagossimpático e o nervo laríngeo recorrente situam-se ao lado da traquéia em suas superfícies dorsolaterais, na metade cranial do pescoço, e em suas superfícies laterais, na metade caudal do pescoço. No lado direito todas estas estruturas estão circundadas pela bainha carótida, porém no lado esquerdo o nervo laríngeo recorrente está fora da referida bainha e o esôfago poderá estar interposto entre a bainha e a traquéia. Os lobos da glândula tireóide e as pequenas glândulas paratireóides estão relacionados às superfícies laterais da parte cranial da traquéia, e os lobos da glândula tireóide poderão estar ligados por um istmo ventral. A parte cervical da traquéia também está relacionada, em qualquer dos lados, aos troncos linfáticos traqueais, aos nodos linfáticos cervicais profundos caudais e médios, e próximo à abertura cranial do tórax às veias jugulares externas.

Dentro da cavidade torácica a traquéia situa-se no mediastino cranial e médio. Suas principais relações ventrais são as veias braquiocefálicas, a veia cava cranial, a artéria pulmonar direita, o nervo cardiossimpático médio direito, o tronco braquiocefálico, as artérias carótidas comuns esquerda e direita, os nodos linfáticos mediastinais craniais e o nervo laríngeo recorrente esquerdo. A traquéia está relacionada dorsalmente aos músculos longos do pescoço e, na esquerda, ao esôfago. Próximo à bifurcação traqueal, o esôfago desloca-se dorsalmente e para a direita para situar-se entre os músculos longo do pescoço e a parede traqueal, e a traquéia está relacionada ao arco aórtico e aos nodos linfáticos bronquiais esquerdos. À direita, a traquéia está relacionada com os nervos vago, frênico direito e cardiossimpático, a alça subclávia, as artérias costocervical e vertebral e suas veias satélites, a veia ázigos direita, o nodo linfático bronquial direito e o lobo apical do pulmão direito.

A parede da traquéia está constituída por quatro camadas principais. De dentro para fora elas são: mucosa, submucosa, camada musculocartilaginosa e adventícia. A estrutura da traquéia segue a descrição feita no capítulo sobre o sistema respiratório na Seção Geral, e o relato aqui apenas ficará limitado à camada musculocartilaginosa.

Existem entre 42 e 46 **placas** cartilaginosas no cão e entre 38 e 43 no gato. As placas estão dobradas, de modo que em secção transversal o formato das placas cartilaginosas da parte cervical é o de uma elipse com seu menor diâmetro no plano sagital; o formato das placas cartilaginosas da parte torácica, em corte transversal, é quase cilíndrico. As extremidades livres da placa não se encontram dorsalmente. O **músculo traqueal** se estende transversalmente através das extremidades e está afixado à superfície externa das placas (Figs. 52-12 e 13). A parte dorsal da parede traqueal é conhecida como a parte membranosa, pois ela não possui cartilagem. O lúmen da traquéia pode ser marcadamente alterado em tamanho em virtude da disposição das placas cartilaginosas traqueais e do músculo traqueal.

VASOS E NERVOS. As **artérias** que suprem a parede traqueal são: ramos da artéria carótida comum e, próximo à sua bifurcação, a artéria broncoesofágica. As **veias** são: tributárias da veia jugular externa, veia jugular interna, veia tireóidea caudal e veia broncoesofágica. Os **vasos linfáticos** drenam para os nodos linfáticos cervical profundo, mediastinal cranial, retrofaríngeo medial e o traqueobrônquico. Os **nervos** que suprem a traquéia são: o nervo parassimpático e fibras dos nervos sensoriais dos nervos laríngeos recorrentes e fibras do nervo simpático do tronco do nervo simpático e do gânglio cervical médio.

CAVIDADE TORÁCICA

A **abertura cranial** do tórax dos carnívoros é larga e de formato elíptico, quando comparada com sua forma oval e estreita nas outras espécies. A razão para isto é que o primeiro par de cartilagens costais é longo e curvo. O formato, em secção transversal, da cavidade torácica é mais cilíndrico do que oval, em virtude da maior curvatura das costelas e o maior comprimento e curvatura das cartilagens costais das costelas esternais. A **parede dorsal** da cavidade é apenas ligeiramente mais longa do que a parede ventral. A **abertura caudal do tórax** é marcada pelas afixações costais do diafragma. As afixações costais estão ao longo das partes horizontais da oitava e da nona cartilagens costais, das décimas cartilagens costais, imediatamente ventral às junções costocondrais, das décimas primeiras costelas nas junções costocondrais, das partes ventrais das décimas segundas costelas, e no meio das últimas costelas. Com o animal na posição em pé, a face torácica do diafragma, no plano mediano, estende-se em uma curva suave, com a convexidade defrontando-se craniodorsalmente, do corpo da décima segunda vértebra torácica até o nível do sexto par de costelas, no cão, ou sétimo par, no gato, imediatamente dorsal à sua junção costocondral, e daí ventralmente, até o esterno. A metade esquerda do diafragma estende-se mais para adiante e craniodorsalmente do que à direita.

A PLEURA E A FÁSCIA ENDOTORÁCICA

A **fáscia endotorácica** é uma fina camada de fáscia contendo fibras elásticas. A **pleura** é muito fina. As cavidades estão separadas, mas a pleura, na parte ventral do mediastino caudal, é tão delgada e o tecido conjuntivo entre as camadas é tão delicado, que qualquer diferença marcante entre as pressões, nas cavidades pleurais, fará com que a pleura se rompa e permita comunicação entre as cavidades.

Tanto a **cúpula da pleura** esquerda como a da direita se estendem cranialmente, além da primeira costela, e estão apoiadas parcialmente pela origem dos músculos esternotireóideos.

A **linha diafragmática** de **reflexão pleural** estende-se ao longo da parte horizontal das oitava e nona cartilagens costais, cruza a décima cartilagem costal em posição imediatamente ventral à junção costocondral, e a décima primeira costela logo dorsalmente à junção costocondral. Ela então cruza o meio da última costela e passa caudomedialmente até o segundo processo transverso lombar.

Freqüentemente uma pequena bolsa serosa está presente no mediastino caudal, situado ventralmente à aorta e à direita do esôfago.

O **mediastino cranial** e o **mediastino médio** situam-se aproximadamente no plano mediano. A parte dorsal do **mediastino caudal** é de posição mediana, mas a parte que é ventral ao esôfago está deslocada para a esquerda, pelo lobo acessório do pulmão direito.

PULMÕES

Os **pulmões** são os órgãos respiratórios, pares, direito e esquerdo, que ocupam considerável parte do espaço da cavidade torácica. Cada pulmão está coberto pela pleura pulmonar e é invaginado no saco pleural ipsilateral, onde é livre para movimentar-se, pois só está afixado por sua raiz e pelo ligamento pulmonar.

Os pulmões estão subdivididos em lobos por profundas fissuras interlobares.* O pulmão **direito** (Fig. 52-14) possui quatro lobos, a saber, um **apical** ϕ (cranial), um **médio** (cardíaco), um **diafragmático**

---
*Veja a nota de rodapé na 1.ª coluna da pág. 127.

ϕ (caudal) e um **acessório** (intermediário), e é maior do que o **pulmão** esquerdo (Fig. 52-15), que somente possui dois lobos, a saber: um **apical** ϕ (cranial) e um **diafragmático** ϕ (caudal).

Cada pulmão apresenta, para descrição, uma base caudal, um ápice cranial, duas faces (costal e medial) e três bordas (dorsal, ventral e basal).

A **base** ou face diafragmática do pulmão (Fig. 52-16), que está aplicada à face torácica convexa do diafragma, é côncava e inclina-se em uma direção caudal e lateral. Ela é limitada pela borda basal.

O **ápice** do pulmão é livre, rombudamente pontudo e lateralmente achatado. Ele ocupa o espaço formado pela *cúpula da pleura*.

A **face costal** é a grande face lateral. Ela é lisa e convexa, em conformidade com a superfície interna da parede torácica lateral. Nos pulmões que foram endurecidos *in situ*, a face costal poderá sustentar impressões costais feitas pelas costelas.

A **face medial** é menos extensa do que a face costal. Ela pode ser dividida em duas partes, uma pequena parte vertebral, dorsal, relacionada aos corpos das vértebras torácicas, e uma parte mediastinal maior, ventral, relacionada ao mediastino e às estruturas mediastinais. A parte mediastinal possui uma impressão profunda formada pelo coração em seu pericárdio; é denominada de **impressão cardíaca**. A impressão cardíaca é mais profunda no pulmão direito do que no esquerdo. No gato, a impressão cardíaca está situada em posição relativamente mais caudal, em ambos os pulmões, do que ocorre no cão. Dorsalmente à impressão cardíaca existe uma área do pulmão que não é coberta pela pleura e que contém o brônquio, os vasos sangüíneos e linfáticos, e os nervos que penetram ou deixam o pulmão. A área é conhecida como o **hilo** do pulmão, e as estruturas que penetram ou deixam o órgão formam a **raiz** do pulmão.

As posições relativas das estruturas contidas no hilo são as seguintes: no pulmão direito o brônquio principal está situado na parte dorsal do hilo. Na superfície dorsal do brônquio principal encontra-se a artéria bronquial e a parte dorsal do plexo pulmonar. Ao redor do brônquio estão as veias bronquiais e os vasos linfáticos e, na superfície ventral, os pequenos ramos da artéria bronquial. Caudal ou caudoventralmente ao brônquio encontra-se a grande veia pulmonar que drena os lobos diafragmático e acessório. Ventral ou cranioventralmente ao brônquio encontram-se a artéria pulmonar e a parte ventral do plexo pulmonar. Ventralmente à artéria estão as duas veias que drenam os lobos apical e médio, respectivamente. Em determinados casos estas duas veias unem-se para formar um tronco comum. No pulmão esquerdo o brônquio principal está situado na parte dorsal do hilo, juntamente com a artéria bronquial e a parte dorsal do plexo pulmonar, em sua superfície dorsal, com as veias bronquiais e os vasos linfáticos a seu redor, e com os ramos da artéria bronquial em sua superfície ventral. A artéria pulmonar situa-se cranialmente ao brônquio, enquanto a parte ventral do plexo pulmonar e as duas veias pulmonares estão ventralmente localizadas em relação ao brônquio. A veia cranial drena a parte cranial do lobo apical e a veia

SISTEMA RESPIRATÓRIO DO CARNÍVORO

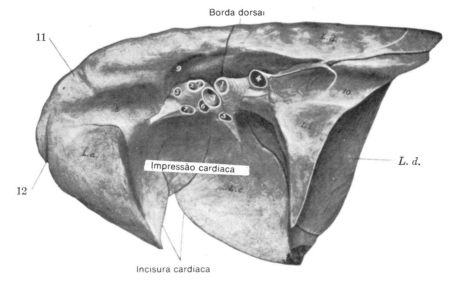

Figura 52-14. Pulmão direito de cão; vista medial.
L.a., Lobo apical; L.c., lobo médio; L.d., lobo diafragmático; L.i., lobo acessório; 1, haste do brônquio; 2,2', brônquios do lobo apical; 3, 3', divisões da artéria pulmonar; 4-7, veias pulmonares; 8, sulco para a veia cava cranial; 9, sulco para a veia ázigos direita; 10, sulco para o esôfago; 11, sulco para o tronco das veias vertebral, cervical e costocervical; 12, sulco para os vasos torácicos internos.

caudal drena a parte caudal do lobo apical. A veia pulmonar, que drena o lobo diafragmático, localiza-se caudalmente ao brônquio.

Caudal ao hilo do pulmão direito há uma área triangular, limitada pelas pregas dorsal e ventral do ligamento pulmonar, que não está coberta pela pleura. No pulmão esquerdo as pregas dorsal e ventral do ligamento pulmonar estão próximas, imediatamente caudal ao hilo.

Quando os pulmões são endurecidos *in situ*, as partes mediastinais das faces mediais sustentam algumas impressões, feitas pelas várias estruturas me-

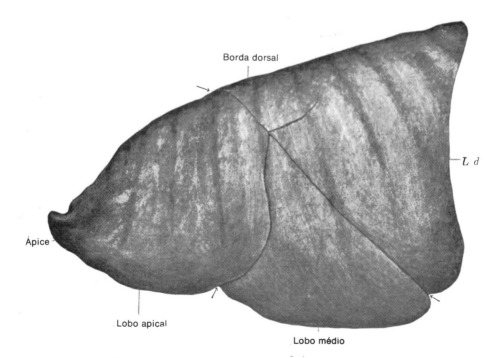

Figura 52-15. Pulmão esquerdo de cão; face costal.
L.d., Lobo diafragmático. As setas indicam fissuras interlobares.

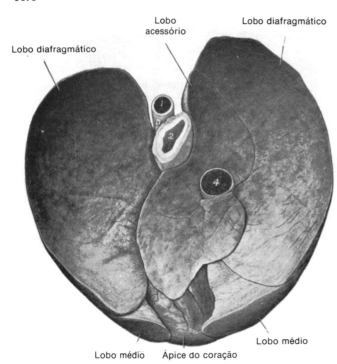

Figura 52-16. Face diafragmática dos pulmões e coração de cão.

1, Aorta; 2, esôfago; 3, tronco do nervo esofágico; 4, veia cava caudal.

diastinais em contato com elas. No pulmão direito há um raso sulco horizontal que se estende cranialmente da parte dorsal da impressão cardíaca. Este sulco é formado pela veia cava cranial. No gato há um outro sulco horizontal raso, formado pela traquéia, situado dorsalmente ao sulco para a veia cava cranial. Imediatamente cranial ao hilo há um sulco estreito, curvo cranioventralmente, que é formado pela veia ázigos direita. No cão, próximo ao ápice e dorsalmente ao sulco para a veia cava cranial, há um estreito sulco vertical para o tronco comum formado pelas veias costocervical e vertebral, enquanto que ao longo da borda cranial do ápice existe(m) outro(s) sulco(s) vertical(is) para os vasos torácicos internos. Estendendo-se caudalmente do hilo existe um raso sulco horizontal formado pela aorta. No pulmão esquerdo, dorsocranialmente à impressão cardíaca, a artéria subclávia esquerda forma um raso sulco horizontal. Dorsal e caudalmente ao hilo há dois sulcos horizontais: um sulco dorsal, formado pela aorta, e um sulco ventral, formado pelo esôfago. O sulco para a aorta pode ser seguido pois ele se curva ventral e cranialmente ao hilo.

A **borda ventral** é aguda e irregular. Ela ocupa o recesso costomediastinal e apresenta a **incisura cardíaca**. A incisura cardíaca é bem mais profunda no pulmão direito do que no esquerdo. Quando os órgãos torácicos estão *in situ*, a incisura cardíaca permite que o coração, em seu pericárdio, relacione-se com uma pequena área da parede torácica. No lado direito, no cão, está área está oposta ao terceiro espaço intercondral, a parte ventral do quarto espaço intercostal, ao quarto espaço intercondral e ao quinto espaço intercondral. No gato, a referida área tem quase o mesmo tamanho, mas está deslocada caudalmente em um espaço. No lado esquerdo, no cão, a área está opostamente posicionada ao terceiro, quarto e quinto espaços intercondrais, e no gato opostamente ao quarto, quinto, sexto e sétimo espaços intercondrais.

A **borda dorsal** do pulmão é espessa e arredondada. Ela forma a demarcação dorsal entre a face costal e a parte vertebral da face medial.

A **borda basal** do pulmão separa a face diafragmática das faces medial e costal. A parte da borda que separa a face diafragmática da face medial é, em sua maior parte, arredondada. A parte que separa a face diafragmática da face costal é aguda, e quando os pulmões estão *in situ* ela estende-se no sentido do recesso costodiafragmático, embora ocupe integralmente o recesso durante apenas a inspiração mais profunda. Ela segue uma linha curva da junção costocondral da sexta costela no cão, ou sétima costela no gato, até a extremidade vertebral do penúltimo espaço intercostal.

As fissuras interlobares são normalmente profundas e os lobos bem definidos. No pulmão direito o lobo apical constitui a metade cranial do pulmão. Ele está ventralmente separado do lobo médio por uma profunda fissura que se estende dorsocaudalmente da parte mais profunda da incisura cardíaca, e dorsalmente do lobo diafragmático, por uma fissura transversa ao nível do hilo. A face medial do lobo apical forma a parte cranial da impressão cardíaca. O lobo médio é um lobo relativamente pequeno com a forma de pirâmide. Está separado do lobo diafragmático por uma profunda fissura. Sua base forma parte da face costal do pulmão, seu ápice está direcionado no sentido do hilo, sua face craniomedial forma a parte caudal da impressão cardíaca e sua face caudomedial se relaciona ao lobo diafragmático e ao diafragma. O lobo diafragmático tem o lobo acessório unido à sua face medial, caudalmente ao hilo. O lobo acessório tem o formato de uma pirâmide, com sua base aplicada ao diafragma e seu ápice direcionado para o hilo. Ventralmente o lobo está separado do lobo diafragmático por uma fissura que se abre dorsalmente num canal para a veia cava caudal e o nervo frênico direito. A *prega da veia cava* situa-se nesta fissura. O lobo acessório é relativamente maior no cão do que no gato. No pulmão esquerdo o lobo apical forma a metade cranial do pulmão e está separado, do lobo diafragmático, por uma profunda fissura que se estende, dorsocranialmente, da borda ventral no sentido do hilo. O lobo apical está dividido, em uma parte cranial e uma parte caudal, por uma curta fissura que se estende dorsocaudalmente da parte mais profunda da incisura cardíaca. A face medial do lobo apical sustenta a impressão cardíaca.

A pleura pulmonar que cobre o pulmão possui uma camada subserosa muito fina. Os septos de tecido conjuntivo dentro do pulmão são muito finos, irregulares e com fraca definição, de modo que os

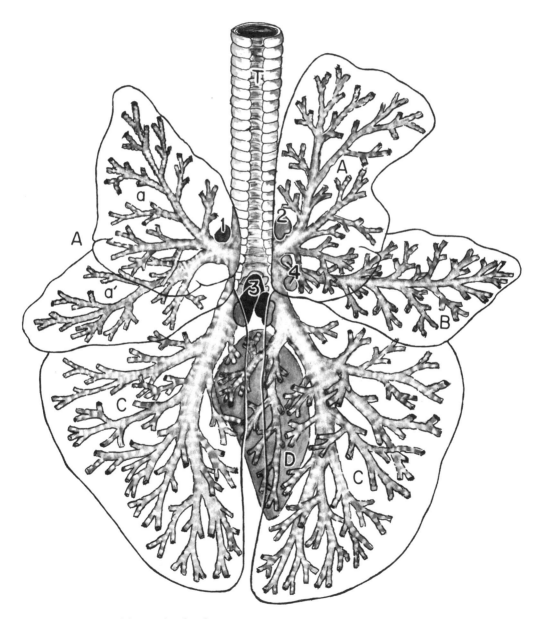

Figura 52-17. Pulmões *teased* de cão; vista dorsal.

A, Lobo apical; a, lobo apical, segmento cranial; a', lobo apical, segmento caudal; B, lobo médio; C, lobo diafragmático; D, lobo acessório; T, traquéia; 1, nodo linfático traqueobrônquico esquerdo; 2, nodo linfático traqueobrônquico direito; 3, nodo linfático traqueobrônquico médio; 4, nodos linfáticos pulmonares. (O termo *teased* é a separação dos tecidos por agulhas. [N. do T.])

lóbulos adjacentes, os subsegmentos e os segmentos não estão adequadamente separados um do outro, podendo ocorrer a ventilação cruzada. Pela mesma razão a lobulação não está demarcada na face do pulmão.

A ÁRVORE BRONQUIAL

A traquéia bifurca-se em brônquios principais direito e esquerdo (Figs. 52-17 e 18) ao nível do quinto espaço intercostal. A bifurcação traqueal está si-

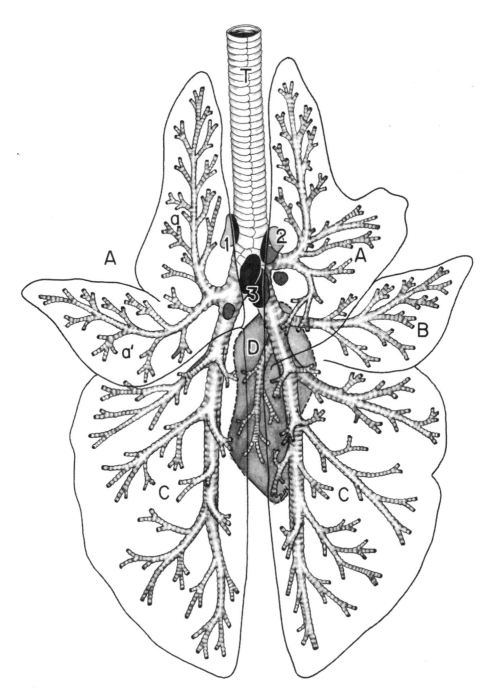

Figura 52-18. Pulmões *teased* de gato; vista dorsal.

A, Lobo apical; a, lobo apical, segmento cranial; a', lobo apical, segmento caudal; B, lobo médio; C, lobo diafragmático; D, lobo acessório; T, traquéia; 1, nodo linfático traqueobrônquico esquerdo; 2, nodo linfático traqueobrônquico direito; 3, nodo linfático traqueobrônquico médio. (O termo *teased* é a separação dos tecidos por agulhas. [N. do T.])

tuada ligeiramente para a direita da linha média, em posição imediatamente dorsal à base do coração.

O **brônquio principal direito** passa caudolateralmente da bifurcação traqueal e penetra no pulmão, na parte dorsal do hilo. Logo após o brônquio principal penetrar no pulmão ele emite, de sua superfície lateral, o brônquio lobar apical direito.

O brônquio lobar apical direito dobra cranialmente e emite, de sua superfície dorsal, um grande brônquio. Este brônquio dorsal ventila a parte caudodorsal ou segmento broncopulmonar caudal do lobo, e é conhecido como o brônquio do segmento caudal. A continuação do brônquio lobar apical direito passa cranioventralmente, no sentido do ápice do pulmão. Ela ventila o segmento broncopulmonar cranial e é conhecida como o brônquio segmentar cranial. Ele emite uma série de brônquios subsegmentares dorsais e ventrais, dos quais o dorsal é maior.

Após emitir o brônquio lobar apical direito, o brônquio principal emite, de sua superfície ventrolateral, o brônquio lobar médio direito. O brônquio lobar médio direito segue ventrolateralmente e ligeiramente caudal, e ventila o lobo médio direito. A curta distância de sua origem ele emite, de sua superfície lateral, um brônquio relativamente grande que ventila o segmento broncopulmonar dorsal do lobo médio e é denominado brônquio segmentar dorsal. O brônquio lobar médio direito continua no sentido da parte distal do lobo médio como brônquio segmentar ventral, ventilando o segmento broncopulmonar ventral.

Pouco depois de emitir o brônquio lobar médio direito, o brônquio principal emite, de sua superfície ventromedial, o brônquio lobar acessório. O brônquio lobar acessório passa caudalmente para dentro do lobo acessório e divide-se nos brônquios dorsal e ventral. O brônquio dorsal ventila o segmento broncopulmonar dorsal do lobo acessório e é denominado de brônquio segmentar dorsal. O brônquio ventral ventila o segmento broncopulmonar ventral do lobo e é denominado brônquio segmentar ventral. Após o brônquio principal ter emitido o brônquio lobar acessório, continua caudalmente, para dentro do lobo diafragmático, como o brônquio lobar diafragmático. Ele emite, de sua superfície ventrolateral, dois brônquios que correm numa direção ventral, lateral e caudal, e de sua superfície dorsal emite dois brônquios que correm em uma direção dorsal e caudal. O primeiro brônquio ventrolateral ventila a parte cranioventral ou segmento broncopulmonar basal ventral do lobo diafragmático e é denominado brônquio segmentar basal ventral. O segundo brônquio ventrolateral ventila o segmento broncopulmonar basal lateral do lobo diafragmático e é denominado brônquio segmentar basal lateral. O primeiro brônquio dorsal ventila o segmento broncopulmonar dorsal cranial do lobo diafragmático e é denominado brônquio segmentar dorsal cranial, enquanto o segundo brônquio dorsal ventila o segmento broncopulmonar dorsal caudal do lobo diafragmático e é denominado brônquio segmentar dorsal caudal. Após emitir os brônquios segmentares dorsal caudal, dorsal cranial, basal lateral e basal ventral, o brônquio lobar diafragmático ventila o segmento broncopulmonar basal dorsal do lobo diafragmático e é denominado brônquio segmentar basal dorsal.

O brônquio principal esquerdo passa lateral e ligeiramente caudalmente para penetrar no pulmão esquerdo, a nível do hilo. Após penetrar no pulmão, o brônquio principal emite, de sua superfície lateral, o brônquio lobar apical. O brônquio lobar apical é curto e termina ao se dividir em dois brônquios. Um brônquio dobra cranialmente e passa no sentido do ápice do pulmão; ele ventila a parte cranial, ou o segmento broncopulmonar cranial do lobo apical e é denominado de brônquio segmentar cranial. Ele emite uma série de brônquios subsegmentares ventrais e dorsais. O outro brônquio passa ventrolateralmente, e um tanto caudalmente, para ventilar a parte caudal ou segmento broncopulmonar do lobo apical e é denominado brônquio segmentar caudal. O brônquio principal continua como brônquio lobar diafragmático, ventilando o lobo diafragmático. A disposição e distribuição dos brônquios segmentares são semelhantes àqueles do pulmão direito.

Na parte distal da árvore bronquial os bronquíolos terminais conduzem para dentro dos bronquíolos respiratórios. Normalmente só há uma ordem de bronquíolo respiratório no gato, mas no cão normalmente há mais de uma.

A árvore bronquial do gato é caracterizada pela presença de numerosas glândulas que não estão confinadas, como é comum, à traquéia e aos brônquios maiores, mas que ocorrem em número e tamanho decrescente, distalmente até os bronquíolos terminais.

VASOS E NERVOS. Ramos da **artéria pulmonar** transportam **sangue venoso** para os pulmões. Elas acompanham os brônquios. No cão e no gato a pleura pulmonar é suprida por ramos das artérias pulmonares, exceto em uma pequena área ao redor do hilo, onde a pleura é suprida pelos ramos bronquiais (artérias). As **veias pulmonares** devolvem, para o átrio esquerdo do coração, a maior parte do sangue dos pulmões e da pleura pulmonar. No cão poderá haver um ou dois **ramos bronquiais** para cada pulmão. Faltam informações detalhadas sobre os ramos bronquiais no gato. As **veias bronquiais** drenam a área. A disposição e distribuição dos **nodos linfáticos** e vasos linfáticos pulmonares é aquela descrita no capítulo sobre Linfáticos. O suprimento de **nervos** para os pulmões e para a pleura pulmonar está descrito no capítulo sobre Neurologia. (Veja o Cap. 8 sobre o sistema respiratório para maiores detalhes das artérias e veias pulmonares.)

BIBLIOGRAFIA

Adrian, R. W. 1964. Segmental anatomy of the cat's lung. Am. J. vet. Res., 25:1724-1733.

Angulo, A. W., V. P. Kownacki and E. C. Hessert. 1958. Additional evidence of collateral ventilation between adjacent bronchopulmonary segments. Anat. Rec., 130:207-212.

Barone, R. 1957. Arbre bronchique et vaisseaux pulmonaires chez le chien. Compt. Rend. de l'assoc. Anat. XLIV Réunion, pp. 132-144.

Barone, R., M. Lombard and M. Morand. 1966. Organe de Jacobson, nerf vomero-nasal et nerf terminal du chien. Bull. Soc. Sci. Vet. Med. comparee, Lyon 68:257-270.

Bonfert, W. 1956. Untersuchungen über den Lobus intermedius der Hundelunge. Anat. Anz., 103:109-112.

Boyden, E. A., and D. H. Tompsett. 1961. The postnatal growth of the lung in the dog. Acta Anat., 47:185-215.

Christensen, G. C., and S. Toussaint. 1957. Vasculature of external nares and related areas in the dog. J. Am. vet. med. Assoc., 131: 504-509.

Dingler, E. Chr. 1957. Metrische Bestimmunger über das Ausmass des postnatelen Lungenwachstums: Untersuchungen an Felis domestica. Z. mikrosk.-anat. Forsch., 63:529-557.

Engel, S. 1958. The respiratory tissue of the dog. Acta Anat., 35: 301-310.

Engel, S. 1959. The respiratory tissue of the cat. Acta Anat., 36:234-239.

Loeffler, L. 1959. Zur Topographie der Nasenhöhle und der Nasennebenhöhlen bei der Katze. Berl. Münch. tierarztl. Wschr., 72:325-328.

McLaughlin, R. F., W. S. Tyler and R. C. Canada. 1965. A study of the subgross pulmonary anatomy in various mammals. Am. J. Anat., 108:149-168.

Miller, M. E., G. C. Christensen and H. E. Evans. 1964. Anatomy of the Dog. Philadelphia, W. B. Saunders Company, p. 159.

Moorehead, P. D., and R. F. Cross. 1965. The subgross vascular anatomy of the feline lung. Am. J. vet. Res., 26:740-743.

Pretto, E. 1959. Studio broncografico dell'anatomia broncosegmentaria del cane. Chir. Patol. Speriment., 7:761-804.

Reeves, J. T. 1967. Microradiography of intrapulmonary bronchial veins of the dog. Anat. Rec., 159:255-262.

Sagara, M. 1958. A comparative anatomical study of the laryngeal muscles in mammals. Igaku Kenkyu (Acta Medica), 28:3333-3355.

Schweiler, G. H., and S. Skoglund. 1964. Individual variations in the bronchial tree in cats of different ages. Acta Anat., 56:70-78.

Tucker, J. L., and E. T. Krementz. 1957. Anatomical corrosion specimens. II. Bronchopulmonary anatomy in the dog. Anat. Rec., 127:667-676.

Verity, M. A., T. Hughes and J. A. Bevan. 1965. Innervation of the pulmonary artery bifurcation of the cat. Am. J. Anat., 116:75-90.

CAPÍTULO 53

APARELHO UROGENITAL DO CARNÍVORO

C. R. Ellenport*

ÓRGÃOS UROPOÉTICOS
PARTE I — CÃO

RINS

Os **rins** são relativamente grandes, alcançando aproximadamente 1/150 a 1/200 do peso corporal; o peso do rim de um cão de tamanho médio é de aproximadamente 50 a 60 g; o rim esquerdo é normalmente mais pesado do que o direito. Ambos possuem o formato de um grão de feijão, espessos dorsoventralmente, com uma superfície ventral arredondada e uma superfície dorsal menos convexa; as superfícies são lisas e de coloração marrom-escura, vermelha, ou azul-vermelha. Os rins são retroperineais e estão localizados na região sublombar nos lados da aorta e da veia cava caudal. Ambos os rins são palpáveis através da parede abdominal.

O **rim direito** não está sujeito a muita variação na posição; está situado normalmente em posição oposta aos corpos das primeiras três vértebras lombares, mas pode estar tão distante cranialmente quanto a última vértebra torácica. Pelo menos sua metade cranial está situada na impressão renal profunda do fígado; sua parte caudal se relaciona dorsal aos músculos sublombares e ventralmente ao ramo direito do pâncreas e o duodeno.

O **rim esquerdo** está sujeito a alguma variação na posição; esta se deve ao fato de o órgão estar frouxamente inserido pelo peritônio e ser afetado pelo grau de enchimento do estômago. Quando este está quase vazio, o rim normalmente corresponde aos corpos da segunda, terceira e quarta vértebras lombares, de modo que sua extremidade cranial está oposta ao hilo do rim direito; excepcionalmente a extremidade cranial pode estar oposta à extremidade caudal da primeira vértebra lombar. Quando o estômago está repleto de alimentos, o rim esquerdo está normalmente localizado mais adiante caudalmente numa distância correspondente ao comprimento de uma vértebra, de modo que sua extremidade cranial pode estar oposta à extremidade caudal do rim direito. A superfície dorsal se relaciona com os músculos sublombares. A superfície ventral está em contato com a parte esquerda do cólon. A borda lateral se relaciona com o baço e o flanco. A extremidade cranial contata com o estômago e a extremidade esquerda do pâncreas.

A borda lateral do rim esquerdo normalmente possui considerável contato com o flanco e, assim, pode ser palpada mais ou menos distintamente no animal vivo, aproximadamente na metade da distância entre a última costela e a crista ilíaca. Mas, em determinados casos, o baço assume uma direção quase longitudinal, desta maneira situando-se entre o rim e o flanco.

Estrutura. O **hilo** localiza-se no centro da borda medial e é relativamente largo. Os vasos e nervos renais e os ureteres passam através do hilo. O hilo se abre dentro do seio renal. O córtex, a zona limitante e a medula estão claramente definidos. Nas secções frontais observa-se que a medula forma uma crista

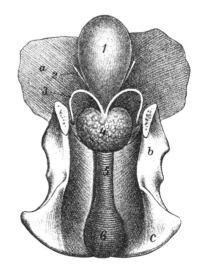

Figura 53-1. Órgãos genitais internos do cão; vista dorsal.
1, Bexiga urinária; 2, ureter; 3, ducto deferente; 4, próstata; 5, músculo uretral; 6, bulbo do pênis; a, parede abdominal; b, ílio; c, ísquio. (De Ellenberger, 1908.)

---
*Material sobre o cão baseado essencialmente em Sisson.

renal horizontal como a do eqüino, mas com a importante diferença de que cristas curvas prosseguem, um tanto como barreiras, dorsal e ventralmente da crista. Secções dorsal ou ventral da crista renal muitas vezes cortam tais cristas de modo a dar a aparência de papilas cônicas, e desta forma tendem acentuadamente a produzirem uma falsa impressão. A pelve está adaptada a esta disposição da medula. Ela circunda uma cavidade central dentro da qual projeta-se a crista renal e se prolonga para fora entre as cristas, formando cavidades para estas últimas e assim simulando a aparência de cálices que não existem.

URETERES

Cada **ureter** fibromuscular origina-se de uma pelve renal e desce caudoventralmente ao longo do músculo iliopsoas até a bexiga urinária. Seu comprimento varia (no beagle medem de 12 a 16 cm). O ureter direito é ligeiramente mais longo dada a posição mais cranial do rim direito (McFarland, 1970).

BEXIGA URINÁRIA

A **bexiga urinária** musculomembranosa, quando cheia, ocupa uma posição abdominal, seu colo estando situado na borda cranial dos ossos púbicos (Fig. 53-1). É relativamente volumosa e, quando distendida, seu vértice poderá atingir até ao umbigo. Quando vazia e contraída, está em geral inteiramente na cavidade pélvica. Possui uma camada peritoneal praticamente completa. Portanto, não está coberta pelo omento maior. No beagle a bexiga urinária tem de 2,5 a 3,0 cm de diâmetro e 3,5 a 4,0 cm de comprimento. Sua capacidade é de 150 a 180 ml (McFarland, 1970.)

PARTE II — GATO

RINS

Os **rins** do gato são comparativamente grandes (Fig. 53-2). Mostram uma coloração vermelho vivo ou amarelo-escuro-avermelhado. São espessos e do formato do grão de feijão, com uma superfície dorsal ligeiramente achatada. Medem 38 a 44 mm de comprimento, 27 a 31 mm de largura, e 20 a 25 mm de espessura. Seu peso conjunto varia de 15 a 30 g. Estão simetricamente colocados (Nickel et al., 1960).

As relações topográficas são quase as mesmas que para o cão; entretanto, ambos os rins são extratorácicos. O rim direito situa-se ventralmente aos processos transversos da primeira a quarta vértebras lombares; o rim esquerdo está situado ventralmente aos processos transversos da segunda a quinta vértebras lombares. Ambos os rins são palpáveis (Nickel et al., 1960). Apenas as superfícies ventrais estão cobertas pelo peritônio; assim, os rins ocupam posição retroperineal. Estão inseridos numa cápsula adiposa e mais frouxamente inseridos pela fáscia renal do que os rins do cão (Crouch, 1969).

As zonas cortical, subcortical e medular são prontamente distinguidas em secção transversal (Fig. 53-3). A parte convoluta e a parte radiada são distintas (Nickel et al., 1960).

Dentro do peritônio cada rim está recoberto por uma fina cápsula fibrosa que mergulha na borda medial para dentro do hilo e forra o seio renal. Ela também cobre as paredes dos vasos e dos nervos renais e forma uma cobertura para a pelve renal (Crouch, 1969).

As artérias renais penetram e as veias e o ureter deixam o seio renal no hilo (Fig. 53-4). O seio renal contém gordura e a extremidade expandida da pelve renal (Crouch, 1969). O rim do gato é composto de uma pirâmide renal cujo ápice, a papila renal, se projeta para a pelve renal (Fig. 53-3).

URETERES

O **ureter,** após deixar o hilo, passa caudalmente para a bexiga urinária (Figs. 53-2 e 5). Os ureteres são tubos musculofibrosos que passam caudal, dorsal ao peritônio parietal e ventralmente aos músculos psoas e aos vasos circunflexos ilíacos profundos. Cruzam dorsalmente o ducto deferente, que se enlaça ao redor dos mesmos e ao corno do útero. No ligamento vesicular lateral atingem a parte dorsolateral do colo da bexiga, no qual penetram ao passarem obliquamente através de sua parede (Crouch, 1969).

BEXIGA URINÁRIA

A **bexiga urinária,** musculomembranosa, que possui formato de feijão, está situada na cavidade abdominal ventral entre a parede ventral do corpo e o cólon descendente. Varia no tamanho, formato e posição, dependendo do grau de enchimento. A bexiga urinária possui um longo colo caudal que passa dorsalmente para as sínfises isquiática e púbica e para dentro da cavidade pélvica. A bexiga urinária está coberta pelo peritônio e mantida no local por seu colo e pelos ligamentos medial e lateral. Os vasos sangüíneos, os ureteres, e o ducto deferente passam todos dentro das pregas dos ligamentos laterais (Crouch, 1969).

APARELHO UROGENITAL DO CARNÍVORO 1483

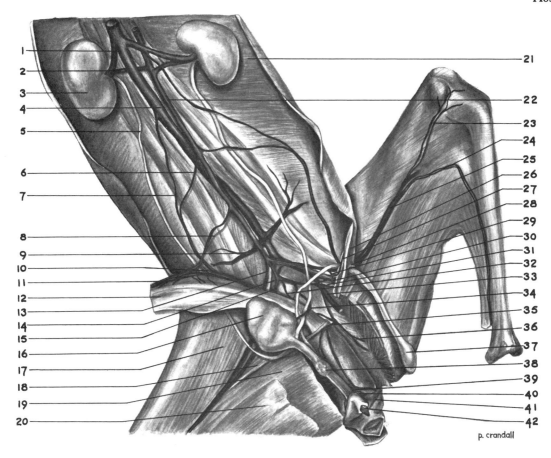

Figura 53-2. Dissecação dos órgãos genitais do gato.

1, Veia renal; 2, artéria renal; 3, rim direito; 4, veia cava caudal; 5, ureter direito; 6, artéria testicular; 7, veia testicular; 8, artéria e veia mesentérica caudal; 9, artéria e veia iliolombar; 10, artéria retal cranial (hemorroidal); 11, artéria cólica esquerda; 12, cólon descendente (refletido lateralmente); 13, artéria ilíaca externa; 14, veia ilíaca comum; 15, artéria ilíaca interna; 16, bexiga urinária; 17, músculo sartório; 18, músculo pectíneo; 19, músculos adutores; 20, músculo grácil; 21, músculo transverso do abdome; 22, aorta abdominal; 23, artéria genicular descendente; 24, artéria safena e veia safena maior; 25, artéria e veia femoral; 26, músculo reto do abdome; 27, artéria epigástrica caudal (profunda); 28, ânulo inguinal profundo; 29, artéria femoral profunda; 30, artéria pudenda externa; 31, artéria glútea cranial; 32, artéria sacral média; 33, veia ilíaca interna; 34, artéria umbilical; 35, artéria retal média (hemorroidal); 36, artéria glútea caudal; 37, testículo; 38, próstata; 39, artéria dorsal do pênis; 40, glândula bulbouretral; 41, tegumento comum (borda cortada); 42, pênis. (De Foust e Getty, 1954.)

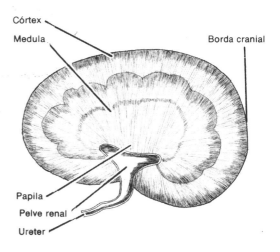

Figura 53-3. Rim direito do gato, superfície dorsal; plano médio-frontal.

(De Sis, 1965.)

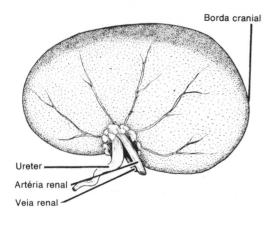

Figura 53-4. Rim direito do gato, superfície dorsal.
(De Sis, 1965.)

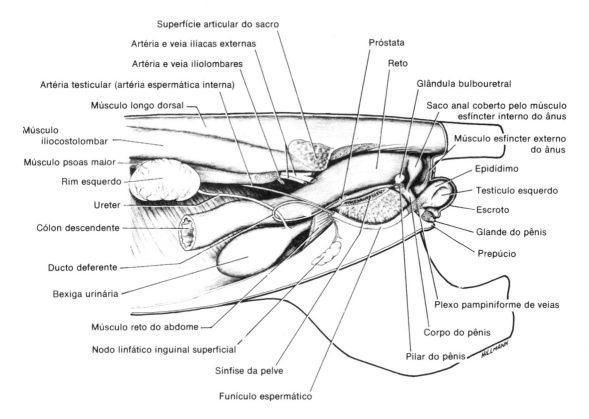

Figura 53-5. Partes genitais masculinas do gato.
(De Sis, 1965.)

ÓRGÃOS GENITAIS MASCULINOS

ESCROTO

O **escroto** (Fig. 53-6) está situado aproximadamente na metade do trajeto entre a região inguinal e o ânus. É uma bolsa membranosa dividida por um septo mediano em duas cavidades, cada uma das quais é ocupada pelo testículo, epidídimo e a parte distal do funículo espermático. A pele delgada que o cobre é pigmentada e está, no cão, coberta escassamente com finos pêlos. A rafe não é muito evidente. No gato ela é pequena e oculta por pêlos densos. Situa-se no curto pênis, ventralmente ao ânus.

TESTÍCULO

Os **testículos** são relativamente pequenos e possuem um formato redondo-ovalado (Figs. 53-7 e 8). O eixo longo é oblíquo e está direcionado dorsal e caudalmente. O mediastino do testículo é central e bem desenvolvido. Emite septos de tecido conjuntivo que dividem o testículo em lóbulos incompletos. Nos lóbulos estão os túbulos seminíferos que contêm células de Sertoli e vários outros tipos celulares envolvidos na produção de espermatozóides. Os túbulos esvaziam-se dentro da rede do testículo no mediastino. A rede do testículo drena nos ductos eferentes, que se unem para formarem a cabeça do epidídimo.

EPIDÍDIMO

O **epidídimo** é grande, extremamente convoluto e intimamente inserido ao longo da parte dorsal da superfície lateral do testículo (Figs. 53-5 e 6).

FUNÍCULO ESPERMÁTICO

O **funículo espermático** tem início no ânulo inguinal profundo, onde suas partes constituintes se reúnem e estendem-se oblíqua e ventralmente através do canal inguinal, passa sobre o lado do pênis e termina na borda inserida do testículo. Consiste das seguintes estruturas:

1. A artéria testicular
2. As veias testiculares que formam o plexo pampiniforme ao redor da artéria
3. Os linfáticos que acompanham as veias
4. O plexo testicular de nervos autônomos, que correm com a artéria
5. O ducto deferente e a artéria e veia
6. Feixes de tecido muscular liso ao redor dos vasos (antigo músculo cremáster interno)
7. A camada visceral da túnica vaginal*

O funículo espermático e a túnica vaginal são longos; cruzam o lado do pênis muito obliquamente (Fig. 53-6). A extremidade superior da túnica é às vezes fechada, de modo que não há ânulo vaginal.

DUCTO DEFERENTE

O **ducto deferente,** a continuação da cauda do epidídimo, possui ampolas estreitas no cão e nenhuma no gato. Penetram na superfície craniodorsal da próstata.

---

*Ocasionalmente os clínicos tendem a incluir, além disso, a camada parietal e as estruturas situadas externamente, a saber, o músculo cremáster (externo) e os vasos e o nervo genitofemoral.

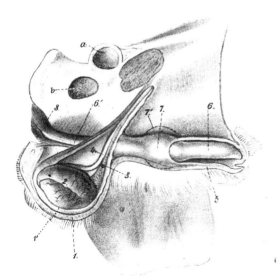

Figura 53-6. Órgãos genitais externos do cão; vista ventrolateral da preparação.

1, Escroto; 1', túnica vaginal; 2, epidídimo; 3, parte vascular do funículo espermático; 4, ducto deferente; 5, prepúcio; 6, parte longa da glande; 6', corpo cavernoso do pênis; 7, bulbo da glande; 7', contorno do bulbo na ereção; 8, músculo isquiocavernoso; a, acetábulo; b, forame obturatório. (De Ellenberger, 1908.)

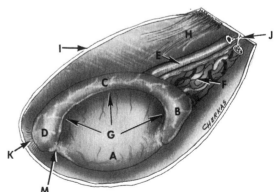

Figura 53-7. Testículo e epidídimo do cão.

A, Testículo; B, cabeça; C, corpo, e D, cauda do epidídimo; E, ducto deferente; F, vasos testiculares; G, bolsa testicular; H, músculo cremáster (externo); I, camada parietal da túnica vaginal; J, mesórquio; K, ligamento da cauda do epidídimo; L, gordura; M, ligamento próprio do testículo.

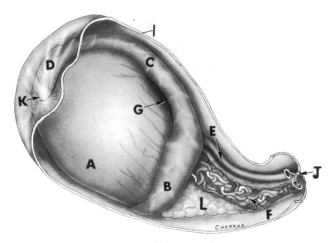

Figura 53-8. Testículo e epidídimo do gato.
A, Testículo; B, cabeça; C, corpo; e D, cauda do epidídimo; E, ducto deferente; F, vasos testiculares; G, bolsa testicular; I, camada parietal da túnica vaginal; J, mesórquio; K, ligamento da cauda do epidídimo; L, gordura.

Glândulas Genitais Acessórias

GLÂNDULAS VESICULARES

As **glândulas vesiculares** estão ausentes.

PRÓSTATA

A **próstata** é relativamente grande; é de coloração amarelada e de estrutura densa, situando-se na borda cranial do púbis ou próximo à mesma (Figs. 53-1 e 2). No gato a parede ventral é livre. E globular e circunda o colo da bexiga urinária e a uretra, em sua junção. Um sulco mediano indica uma divisão em dois lobos laterais. A cápsula e o estroma contêm uma grande quantidade de músculo liso. Os ductos são numerosos. Lóbulos de tecido prostático *(parte disseminada)* também são encontrados na parede da uretra por uma curta distância, mais adiante caudalmente. A glândula, sujeita a muita variação no tamanho, está muitas vezes aumentada, especialmente nos animais idosos.

A posição da próstata varia. Quando a bexiga urinária está vazia e contraída, a glândula está inteiramente na cavidade pélvica a 2,5 cm ou mais, caudalmente à borda cranial do púbis. Quando a bexiga está cheia, a próstata localiza-se muitas vezes essencialmente ou inteiramente em posição pré-púbica.

GLÂNDULAS BULBOURETRAIS

As **glândulas bulbouretrais** estão ausentes no cão. Estão presentes no gato caudalmente à próstata e possuem o tamanho de uma ervilha. Abrem-se na raiz do pênis (Figs. 53-2 e 5).

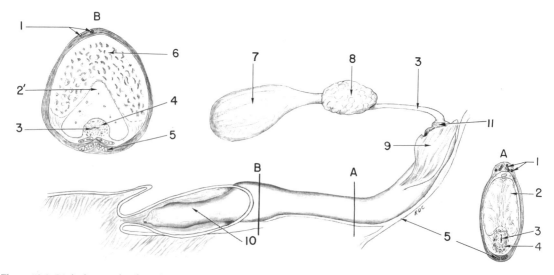

Figura 53-9. Pênis do cão; vista lateral.
1, Artéria e veia dorsal; 2, corpo cavernoso do pênis; 2', osso do pênis; 3, uretra; 4, corpo esponjoso do pênis; 5, músculo retrator; 6, **corpo esponjoso da glande**; 7, bexiga urinária; 8, próstata; 9, músculo isquiocavernoso; 10, parte longa da glande; 11, músculo bulboesponjoso; A e B, locais das secções transversais.

APARELHO UROGENITAL DO CARNÍVORO 1487

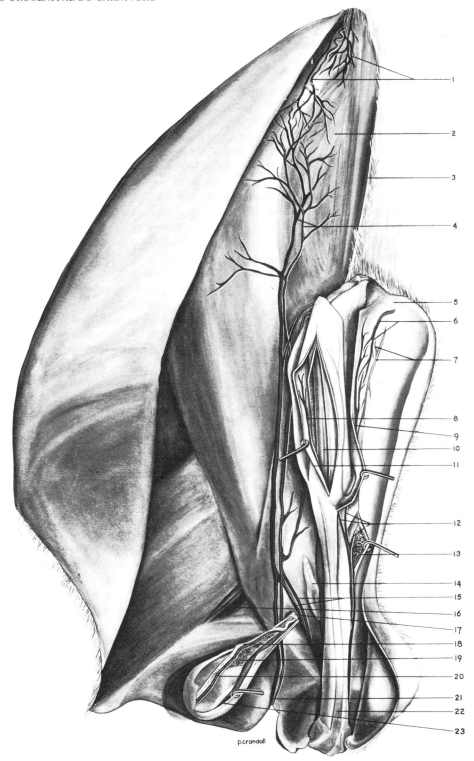

Figura 53-10. Dissecação dos órgãos genitais externos do cão.
1, Artéria e veia epigástrica superficial cranial; 2, músculo prepucial cranial (protractor); 3, tegumento comum; 4, artéria e veia epigástrica superficial caudal; 5, prepúcio, camada parietal; 6, ramos prepuciais da artéria epigástrica superficial caudal; 7, ramo prepucial da veia epigástrica superficial caudal; 8, ramo da artéria dorsal do pênis; 9, ramos prepuciais parietais da artéria dorsal do pênis; 10, osso do pênis; 11, prepúcio, borda cortada da parte visceral; 12, ramos da artéria dorsal do pênis; 13, bulbo do pênis; 14, nodos linfáticos inguinais (escrotais) superficiais; 15, artéria e veia pudenda externa; 16, artéria e veia femoral; 17, camada parietal da túnica vaginal; 18, ducto deferente; 19, artéria e veia testicular; 20, artéria e veia deferencial; 21, ramo escrotal; 22, músculo retrator do pênis; 23, túnica vaginal do testículo e funículo espermático (incisado). (De Foust e Getty, 1954.)

Partes Genitais Externas

PÊNIS

O **pênis** (composto da raiz, corpo e glande) apresenta diversas características especiais (Figs. 53-6 e 9). Em sua parte caudal há dois distintos corpos cavernosos, separados por um **septo mediano**. Em sua parte cranial há um osso, o **osso do pênis**, o qual, nos grandes caninos, atinge um comprimento de 10 cm ou mais (Fig. 53-10). É considerado como uma parte do corpo cavernoso que se ossificou. Ventralmente apresenta um sulco para a uretra, dorsal é convexo e cranialmente torna-se menor e possui um prolongamento fibroso curvo.* A glande é muito longa, estendendo-se sobre todo o comprimento do osso do pênis (no gato ela contém diversos pequenos espinhos [(Fig. 53-11)]; sua parte cranial, a **parte longa da glande,** é cilíndrica e com uma extremidade livre pontiaguda; caudal a isto há um intumescimento arredondado, o bulbo da glande. Ambos são compostos de tecido eréctil. As duas veias dorsais surgem do bulbo da glande, passam caudalmente no dorso do pênis e se unem no arco isquiático. Um pequeno músculo (músculo isquiouretral) surge nos lados da tuberosidade isquiática; os dois convergem no dorso, próximo ao bulbo da glande. Comprimem as veias dorsais e também podem tender a elevar o pênis e assim auxiliar na cópula. Os outros músculos não oferecem características merecedoras de descrição especial.

---

*No animal jovem possui um prolongamento composto de cartilagem hialina que posteriormente torna-se fibrosa.

Os espaços cavernosos da glande são de caráter venoso. Von Frei demonstrou que os espaços da parte longa são contínuos com veias oriundas da camada peniana do prepúcio e não possuem nenhum suprimento de sangue arterial. O tecido eréctil do bulbo da glande recebe sangue das veias que vêm da parte longa. Esta disposição é considerada como sendo a razão para a ereção do bulbo durante a cópula e a lentidão com que a ereção diminui.

Mecanismo de Ereção

Primeiro há um ingurgitamento do bulbo da glande e uma extensão do processo uretral. A seguir o colo da glande torna-se parcialmente ingurgitado. O ingurgitamento prossegue em todos os espaços cavernosos. Quando o pênis está completamente ereto, o epitélio está fortemente distendido e as veias superficiais são proeminentes. O bulbo da glande aumenta tanto que não pode ser retirado da vagina; assim, o macho e a fêmea ficam "presos" de cinco minutos a mais de 60 minutos (Hart, 1970). A detumescência do bulbo ocorre antes daquela da coroa e do colo.

PREPÚCIO

O **prepúcio** forma uma bainha completa ao redor da parte cranial do pênis (Fig. 53-10). A camada externa é o tegumento comum. As camadas internas são finas, de coloração avermelhada e isentas de glândulas. A camada peniana está intimamente inserida à parte longa da glande e frouxamente ao bulbo da glande. Há muitos nódulos linfáticos nestas camadas, que são especialmente grandes e muitas vezes proeminentes no fundo da cavidade prepucial. Os músculos protractores surgem na região xifóide e decussam-se caudalmente ao redor da extremidade do prepúcio.

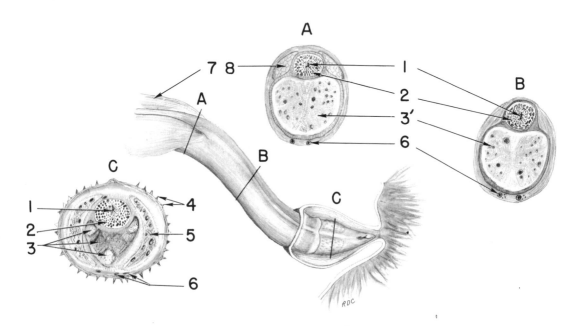

Figura 53-11. Pênis de gato; vista dorsolateral.

1, Uretra; 2, corpo esponjoso do pênis; 3, osso do pênis; 3', corpo cavernoso do pênis; 4, espinhas córneas; 5, corpo esponjoso da glande; 6, vasos dorsais; 7, músculo isquiocavernoso; 8, músculo bulboesponjoso; A, B e C, locais de secções transversais.

APARELHO UROGENITAL DO CARNÍVORO

URETRA MASCULINA

A parte pélvica da **uretra** é relativamente longa. Sua primeira parte se estende da bexiga urinária e está circundada na próstata.* No arco isquiático há um **bulbo do pênis** bem desenvolvido (Fig. 53-1). Está dividido, por um sulco mediano e um septo, em dois lobos ou hemisférios laterais e coberto pelo **músculo bulboesponjoso,** curto mas forte. Os outros corpos erécteis foram descritos. O **músculo uretral** é muito forte; circunda a uretra desde a próstata caudalmente e possui uma rafe mediana dorsal. O **músculo isquiouretral** surge da tuberosidade isquiática e termina num ânulo fibroso na sínfise isquiática, que circunda as veias dorsais do pênis. O **útero masculino** é um pequeno e comprimido sáculo no **colículo seminal.**

*Isto é importante clinicamente, pois o aumento da próstata pode interferir com a micção.

ÓRGÃOS GENITAIS FEMININOS (Fig. 53-12)

OVÁRIOS

Os **ovários** (Fig. 51-20) são pequenos, de contorno alongado e oval e achatados. O comprimento médio é de aproximadamente 2 cm na cadela e 1 cm na gata. Cada ovário está comumente situado a uma curta distância (aproximadamente 1 a 2 cm) caudalmente ao pólo caudal do rim correspondente, ou em contato com o mesmo, e assim situado opostamente à terceira ou quarta vértebras lombares, ou aproximadamente no meio da distância entre a última costela e a crista ilíaca. O ovário direito está situado entre a parte direita do duodeno e a parede abdominal lateral. O ovário esquerdo se relaciona lateralmente com o baço. Na cadela cada ovário está completamente oculto (na gata parcialmente) numa bolsa peritoneal, a **bolsa ovariana,** que possui ventralmente uma abertura semelhante a uma fenda. As duas camadas que formam esta bolsa contêm gordura e músculo liso. Elas se continuam até o corno uterino, constituindo o **mesossalpinge** e o **ligamento próprio do ovário** (Figs. 53-13 e 14). A superfície do ovário apresenta proeminências causadas por folículos projetantes. Muitos folículos contêm diversos ovócitos. Não há um hilo evidente.

TUBAS UTERINAS

As **tubas uterinas** (de Fallópio) são pequenas e possuem em média de 5 a 8 cm de comprimento. Cada tuba uterina passa a princípio cranialmente na parte lateral da bolsa ovariana e, a seguir, corre caudalmente na parte medial da bolsa; são apenas ligeiramente flexuosas. A bolsa é assim uma parte do mesossalpinge (Figs. 53-13 e 14). A extremidade fimbriada está essencialmente situada na bolsa ovariana, mas parte dela muitas vezes se projeta através da abertura, semelhante à fenda, da bolsa; possui uma abertura abdominal um tanto grande. O óstio uterino é muito pequeno.

ÚTERO

O **útero** tem um corpo muito pequeno e cornos extremamente longos e estreitos (Figs. 53-13 e 14). Na cadela de tamanho médio o corpo do útero tem aproximadamente 2 a 3 cm e os cornos aproximadamente 12 a 15 cm de comprimento. Os cornos são de diâmetro uniforme e quase retos, situando-se inteiramente dentro do abdome. Divergem do corpo na forma de um V no sentido de cada rim. Suas

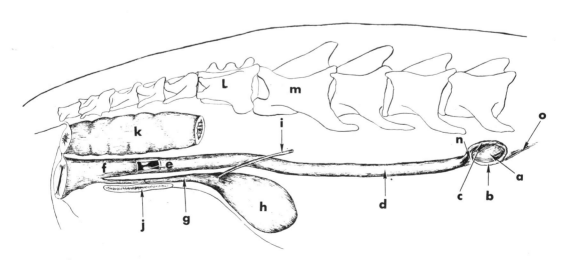

Figura 53-12. Órgãos urogenitais da gata; secção sagital.
a, Ovário; b, c, tuba uterina; d, corno do útero; e, cérvix; f, vagina; g, uretra; h, bexiga urinária; i, ureter; j, sínfise pélvica; k, reto; l, sacro; m, última vértebra lombar; n, ligamento próprio do ovário; o, ligamento suspensório do ovário.

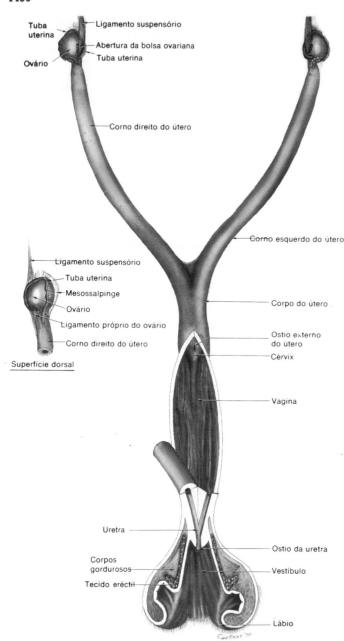

Figura 53-13. Órgãos genitais da cadela; vista ventral.

partes caudais estão unidas pelo peritônio. O colo é muito curto e possui uma espessa túnica muscular. Dorsalmente não há nenhuma linha de demarcação entre o útero e a vagina, mas o cérvix do útero é bem mais espesso do que a vagina. Ventralmente o cérvix forma uma projeção cilíndrica que se situa numa depressão da parede vaginal. A túnica mucosa do útero possui, na cadela, longas glândulas uterinas e criptas tubulares curtas; na gata, há pregas longitudinais radiais ou espiraladas.

Os **ligamentos largos** contêm muita gordura e algum músculo liso. São bem mais largos no meio do que nas extremidades. A parte caudal está inserida na parte cranial da vagina. Os **ligamentos redondos** estão contidos na borda livre das pregas emitidas da face lateral dos ligamentos largos. São faixas de músculo liso e gordura. Cada ligamento passa através do canal inguinal envolto por uma bolsa peritoneal (processo vaginal). Uma prega ligamentosa estende-se cranialmente da bolsa ovariana, lateral-

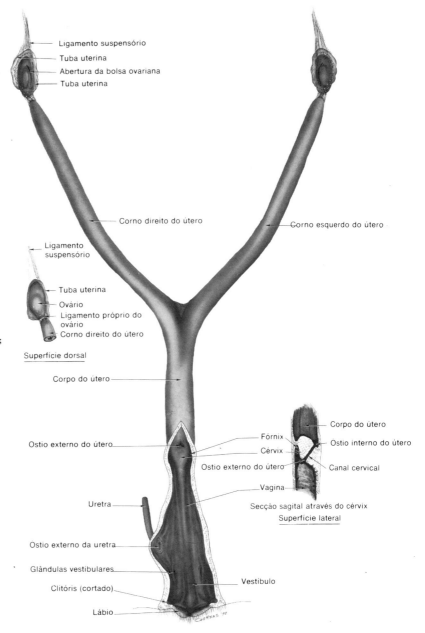

Figura 53-14. Órgãos genitais da gata; vista ventral.

mente ao rim, e se insere na parede abdominal no meio da última costela.

Os cornos do útero grávido apresentam dilatações, as ampolas, que contêm os fetos e estão separados por constrições. O útero grávido situa-se na parede abdominal ventral, e até o final da gestação estende-se cranialmente para o estômago e o fígado.

VAGINA

A **vagina** é relativamente longa (Figs. 53-13 e 14). É estreita cranialmente e não possui nenhum fórnix distinto. A túnica muscular é espessa e consiste essencialmente de fibras circulares. A túnica mucosa forma pregas longitudinais. Os ductos longitudinais do epoóforo (canais de Gartner) normalmente estão ausentes.

VESTÍBULO DA VAGINA

O **vestíbulo da vagina** liga a vagina na entrada da uretra com a abertura genital externa (Figs. 53-13 e 14). Desenvolve-se do seio urogenital embrionário e é homólogo à uretra masculina. Na entrada da uretra há um tubérculo uretral na parede ventral do vestíbulo. A uretra se abre no centro do tubérculo. Nos lados do óstio uretral há uma pequena depressão. As **glândulas vestibulares maiores** estão ausentes na cadela; na gata são pequenas e situam-se na parede lateral do vestíbulo, onde suas pequenas aberturas são visíveis. As **glândulas vestibulares menores** estão muitas vezes presentes, e seus ductos abrem-se ventralmente em ambos os lados de uma crista mediana. Os bulbos vestibulares são relativamente grandes e estão comumente unidos ventralmente por um tipo de istmo, na cadela; são ausentes na gata. O **músculo constritor** é forte e dividido em duas camadas que circundam o bulbo vestibular.

Partes Genitais Externas

PUDENDO FEMININO (VULVA)

O **pudendo feminino** possui **lábios** espessos que formam uma comissura ventral pontiaguda. A forração mucosa é lisa e vermelha. Ela freqüentemente apresenta pequenas proeminências causadas por folículos linfóides.

Há dois músculos circulares estriados ligados ao vestíbulo e ao pudendo feminino.

O forte **músculo constritor do vestíbulo** é o músculo cranial. É incompleto na superfície dorsal do

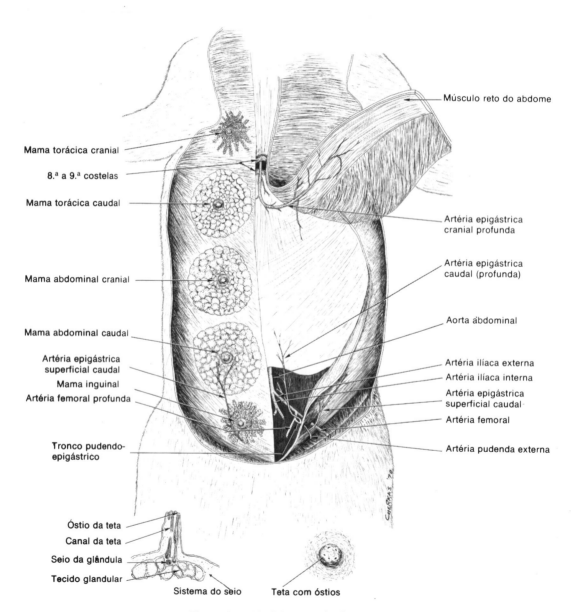

Figura 53-15. Glândulas mamárias da gata.

vestíbulo, mas funde-se ao longo de sua borda caudal com o músculo esfíncter externo do ânus. As fibras diagonais circundam a uretra, o vestíbulo e a porção caudal da vagina antes de unirem-se com as do lado oposto. Ela aperta o vestíbulo. O **músculo constritor da vulva,** relativamente fraco, é caudal ao músculo constritor do vestíbulo. É contínuo dorsalmente com o músculo esfíncter externo do ânus e circunda a vulva e o vestíbulo. Estes dois músculos juntos são homólogos ao músculo bulboesponjoso do macho. Os **músculos isquiouretrais** surgem da superfície caudomedial da tuberosidade isquiática e se inserem no tendão central do períneo. Os **músculos isquiocavernosos** são pequenos. Surgem bilateralmente da borda caudal do ísquio e se inserem nos pilares do clitóris de modo semelhante à sua inserção no macho (Miller et al., 1964).

CLITÓRIS

O corpo do **clitóris** é largo e plano e tem aproximadamente de 3 a 4 cm de comprimento no animal de tamanho médio. Não é de estrutura eréctil, mas está infiltrado por gordura. É circundado por uma albugínea fibrosa e contém em sua parte ventral grandes artérias e numerosos nervos. A **glande** é composta de tecido eréctil e está situada numa grande fossa. Uma prega de túnica mucosa se estende caudalmente sobre a glande e a fossa; uma projeção central desta prega pode ser tomada pela glande.

URETRA FEMININA

A longa **uretra** está presente entre o assoalho da pelve e a vagina. É marcada no assoalho da vagina como uma elevação longitudinal que atinge até o vestíbulo.

GLÂNDULAS MAMÁRIAS

As **mamas** normalmente são em número de 10 e estão dispostas em duas séries, estendendo-se da parte caudal da região peitoral até a região inguinal; são, portanto, designadas de acordo com a localização, como torácicas (4), abdominais (4) e inguinais (2) (Fig. 53-15). As **tetas** *(papilas da mama)* são curtas e em seus ápices apresentam de 6 a 12 pequenos orifícios dos ductos excretores. Glândulas supranumerárias são encontradas nas regiões torácica e abdominal.

BIBLIOGRAFIA

Arnautovic, I. 1959. The distribution of the renal artery in the kidney of the dog. Brit. Vet. J., 115:446-449.
Christensen, G. C. 1952. Circulation of blood through the canine kidney. Am. J. vet. Res., 13:236-245.
Christensen, G. C. 1954. Angioarchitecture of the canine penis and the process of erection. Am. J. Anat., 95:227-262.
Christensen, K. E., E. Lewis and A. Kuntz. 1951. Innervation of the renal blood vessels in the cat. J. Comp. Neurol., 95:373-385.
Christie, B. A. 1971. The ureterovesical junction in dogs. Invest. Urol., 9:10-15.
Crouch, J. E. 1969. Text-Atlas of Cat Anatomy. Philadelphia, Lea & Febiger.
Ellenberger, W. 1908. Leisering's Atlas of the Anatomy of the Horse and the Other Domestic Animals. 2nd ed. Chicago, Alexander Eger.
Fletcher, T. F., and W. F. Bradley. 1969. Comparative morphologic features of urinary bladder innervation. Am. J. vet. Res., 30: 1655-1662.
Fletcher, T. F., R. F. Hammer and W. E. Bradley. 1969. Nerve endings in the urinary bladder of the cat. J. Comp. Neurol., 136:1-19.
Foust, H. L., and R. Getty. 1954. Atlas and Dissection Guide for the Study of the Anatomy of Domestic Animals. 3rd ed. Ames, Iowa, Iowa State University Press.
Girado, J. M., and J. B. Campbell. 1959. The innervation of the urethra of the female cat. Exper. Neurol., 1:44-64.
Gordon, N. 1961. The position of the canine prostate gland. Am. J. vet. Res., 22:142-146.
Harman, P. J., and H. Davies. 1948. Intrinsic nerves in the mammalian kidney. Anatomy in mouse, rat, cat, and macaque. J. Comp. Neurol., 89:225-243.
Hart, B. L. 1970. Reproductive system: A, Male In Andersen, A. C. (ed.): The Beagle as an Experimental Dog. Ames, Iowa, Iowa State University Press, pp. 296-312.
Hart, B. L., and R. L. Kitchell. 1965. External morphology of the erect glans penis of the dog. Anat. Rec., 152:193-98.
Hart, B. L., and R. L. Kitchell. 1966. Penile erection and contraction of penile muscles in the spinal and intact dog. Am. J. Physiol., 210:257-62.
Ingersoll, E. H., and L. L. Jones. 1958. Effect upon the urinary bladder of unilateral stimulation of hypogastric nerves in the dog. Anat. Rec., 130:605-615.
Ingersoll, E. H., L. L. Jones and E. S. Hegre. 1954. Urinary bladder response to unilateral stimulation of hypogastric nerves. J. Urol., 72:178-190.
Kanagasuntheram, R., and S. Anandaraja. 1960. Development of the terminal urethra and prepuce in the dog. J. Anat., 94:121-129.
Kuntz, A. 1919. The innervation of the gonads in the dog. Anat. Rec., 17:203-219.
Latimer, H. B. 1939. The prenatal growth of the cat. VIII. The weights of the kidneys, bladder, gonads and uterus, with weights of the adult organs. Growth, 3:89-108.
Latimer, H. B. 1951. The growth of the kidneys and the bladder in the fetal dog. Anat. Rec., 109:1-13.
McCully, R. M., and K. L. Kraner. 1964. Subcutaneous translocation of the dog kidney. Am. J. vet. Res., 25:1308-1310.
McFarland, L. Z. 1970. Topographical anatomy. In Andersen, A.C. (ed.): The Beagle as an Experimental Dog. Ames, Iowa, Iowa State University Press, pp. 106-125.
Miller, M. E., G. C. Christensen and H. E. Evans. 1964. Anatomy of the dog. Philadelphia, W. B. Saunders Company.
Neider, C. 1957. Zur Gefassversorgung des Hundeuterus nebst Angioarchitektur seiner Wandabschnitte. Inaug. Diss., Free University, Berlin.
Nickel, R., A. Schummer and E. Seiferle. 1960. Lehrbuch der Anatomie der Haustiere. Vol. II. Berlin, Paul Parey.
Oppenheimer, M. J. 1938. Autonomic control of the retractor penis in the cat. Am. J. Physiol., 122:745-752.
Raps, G. 1948. The development of the dog ovary from birth to six months of age. J. Am. Vet. Med. Ass., 9:61-64.
Rieck, A. R., and R. H. Reis. 1953. Variations in the pattern of renal vessels and their relation to the type of posterior vena in the cat *(Felis domestica)*. Am. J. Anat., 93:457-474.
Riser, W. H. 1947. Surgical removal of the mammary gland of the bitch. J. Am. Vet. Med. Ass., 110 :86-90.
Sis, R. F. 1965. Anatomy in feline surgery. Ph.D. Thesis, Iowa State University, Ames.
Stott, G. G. 1970. Changes with age in the canine female genitalia: Histomorphological study. Ph.D. Thesis, Iowa State University, Ames.
Stott, G. G., W. E. Haensly and R. Getty. 1971. Age changes in the weight of the ovary of the dog. Exp. Geront. 6:37-42.
Tanaka, K. 1962. Morphological study on the canine ovary. Jap. J. Vet. Res., 10:80-81.
Turner, C. W., and E. T. Gomez. 1934. The normal and experimental development of the mammary gland. II. The male and female dog. Mo. Agr. Exp. Sta. Res. Bull. No. 207.
Vaerst, L. 1938. Über die Blutversorgung des Hundepenis. **Morph.** Jahrb., 81:307-352.
Yamauchi, S., Y. Ikeda and Y. Kajita. 1958. Morphological observations on the sexual maturity in a male dog. Jap. J. An. Reprod., 3: 151-154.
Zietzschmann, O. 1928. Über den Processus vaginalis der Hündin. Deutche. tierärztl. Wschr., 36:20-22.
Zuckerman, S., and T. McKeoun. 1938. The canine prostate in relation to normal and abnormal testicular changes. **J. Path. Bact.,** 46:7-19.

CAPÍTULO 54

ENDOCRINOLOGIA DO CARNÍVORO

W. G. Venzke

HIPÓFISE
(Figs. 54-1 e 2 e 57-12)

A **hipófise** no cão jaz na cadeira turca* no corpo do osso esfenóide. Histologicamente, como em outras espécies, está composta da pars distalis, pars intermedia, pars infundibular e neuro-hipófise. Macroscopicamente a pars distalis e a neuro-hipófise podem ser facilmente distinguidas. A pars distalis tem cor amarelo-rósea e envolve a neuro-hipófise lateral e rostralmente. A neuro-hipófise é branco-amarelada e tende a formar a parte central arredondada da hipófise como um todo.

Na superfície ventral do tronco cerebral, entre a ponte e os hemisférios cerebrais, ocorre a divergência dos pedúnculos cerebrais em direito e esquerdo. Uma fossa é formada por essa divergência e se denomina intercrural. A hipófise se estende caudalmente para dentro desta fossa. A haste infundibular da hipófise adere ao túber cinéreo, uma das partes do hipotálamo.

A pars distalis recebe seu suprimento arterial de numerosas e pequenas artérias que convergem em direção da haste pituitária. Muitos destes vasos se originam da parte rostral do círculo arterial cerebral. A pequena artéria comunicante dá origem de oito a dez pequenos ramos que cruzam então o quiasma óptico. Cada artéria comunicante posterior origina três a cinco pequenos ramos. Complementando, um par de artérias nasce a cada lado, de cada artéria carótida interna exatamente antes de sua trifurcação nas três artérias, cerebral, anterior, média, e comunicante caudal. Entretanto, 18 a 20 pequenos ramos arteriais separados convergem diretamente em direção à haste pituitária. Vasos adicionais nascem da metade caudal do círculo arterial cerebral, formam uma fina rede sobre os corpos mamilares e convergem na direção da superfície caudal da haste infundibular. Nesta região estes vasos se subdividem em capilares os quais vertem seu conteúdo nos sinusóides da pars distalis.

A pars intermedia recebe seu suprimento arterial das artérias da haste infundibular e de outras que podem cruzar do cérebro imediatamente adjacente. Algum sangue arterial pode afluir por circulação colateral vinda da neuro-hipófise.

A neuro-hipófise é a subdivisão menos vascular da hipófise. O suprimento arterial entra pelo pólo caudal da neuro-hipófise. Este suprimento sangüíneo é independente daquele da pars distalis. Cada artéria carótida interna, exatamente após a entrada na caixa craniana e se encontrar rostralmente no sulco carotídeo, dá origem a um pequeno ramo arterial. Estes dois ramos se unem para formar um único vaso na linha média o qual entra na neuro-hipófise próximo ao seu centro.

O retorno venoso da pars distalis é muito semelhante, em organização, ao suprimento arterial. Os sinusóides se transformam em vênulas e estas em numerosas pequenas veias na haste infundibular. A partir desta área seis ou oito veias coletoras se irradiam para o círculo de veias basilares as quais jazem sobre o círculo arterial cerebral com uma organização semelhante. As veias basilares repousam profundamente sob os lobos temporais do cérebro e daí passam para cima rodeando os pedúnculos cerebrais para desembocar nas veias cerebrais internas. Uma rede de vênulas emerge da parte caudal da haste infundibular, passa sobre os corpos mamilares e termina em diversas veias as quais desembocam em uma conexão transversa entre as duas veias basilares. Esta conexão transversa forma o arco caudal do círculo venoso próximo da hipófise.

O sangue venoso da pars intermedia passa para cima para as veias da haste infundibular e base do cérebro. Daí o sangue passa para dentro das veias da neuro-hipófise.

A drenagem venosa da neuro-hipófise se dá através de uma única grande veia e outra menor que entra no sinus circular venoso imediatamente por cima do círculo arterial cerebral (Dandy e Goetsch, 1911).

As fibras nervosas passam do processo e pedúnculo infundibulares para dentro da pars intermedia. Hair (1938) demonstrou umas poucas fibras nervosas para a pars distalis do gato. Fibras nervosas dos tratos hipotalâmico-hipofisários estão intimamente associadas com alças capilares. O sistema nervoso central regula a atividade secretória da adeno-hipófise por um suprimento neuro-humoral através dos vasos do sistema porta hipofisário.

---

*Fossa pituitária.(N. do T.)

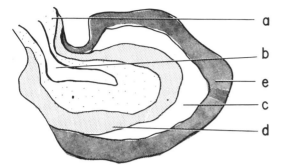

Figura 54-1

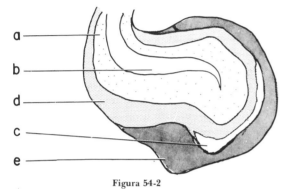

Figura 54-2

Figuras 54-1 e 54-2. Hipófises de cão e gato, secção sagital média.

a, Infundíbulo com pars tuberalis adjacente; b, cavidade infundibular; c, cavidade hipofisária; d, pars intermedia e tuberalis, e, pars distalis. A área pontilhada é a pars nervosa. (Segundo Trautmann e Fiebiger, 1952.)

GLÂNDULA TIREÓIDE

A **glândula tireóide** é um órgão bilobado que se situa em estreita relação com a superfície lateral das primeiras seis ou sete cartilagens traqueais. Os lobos têm forma achatada e elipsoidal medindo aproximadamente 3 cm de comprimento e 7 mm na sua maior largura (Fig. 51-2). Os polos caudais de cada lobo são finos e freqüentemente pontiagudos. Um istmo glandular conectando os pólos caudais de cada lobo pode estar presente ou não. A presença ou ausência de um istmo pode estar ligada ao tamanho e dieta do cão. A superfície lateral de cada lobo está coberta pelo músculo esternocefálico, enquanto o bordo ventral está relacionado com o músculo esternotireóideo.

O suprimento arterial da glândula provém da artéria tireóidea anterior que se origina da artéria carótida comum, e artéria tireóidea caudal que pode se originar de qualquer das grandes artérias na entrada do tórax. A artéria tireóidea caudal pode cursar com o nervo recorrente ascendendo pelo pescoço para irrigar a glândula. A artéria tireóidea anterior é calibrosa e não dá apenas ramos tireóideos mas também origina ramos faringeanos, laringeanos posteriores e musculares. Os ramos tireóideos provenientes da artéria tireóidea anterior suprem a glândula em suas faces dorsal, ventral e ventromedial. Um ramo tireóideo normalmente cursa posteriormente à traquéia e pode fazer anastomose na região cervical média com a pequena artéria tireóidea posterior quando ela está presente. Normalmente as artérias tireóideas cranial e caudal suprem de sangue arterial as porções cervicais da traquéia e esôfago.

A drenagem venosa da tireóide se dá através das veias tireóideas cranial e caudal que desembocam na veia jugular interna. Uma veia ímpar, tireóidea inferior, localizada na superfície ventral da traquéia e terminando na veia braquiocefálica direita ou esquerda pode ajudar a drenagem venosa da tireóide.

A drenagem linfática da glândula se dá através dos linfonodos cervicais.

A tireóide recebe fibras nervosas simpáticas derivadas do gânglio cervical dorsal e do nervo laríngeo dorsal. As fibras derivadas dos gânglios médio e cervical ventral podem suprir a tireóide através dos plexos vasculares.

GLÂNDULA PARATIREÓIDE

Aproximadamente a metade dos animais tem **glândulas paratireóides** externas (craniais) situadas na metade anterior da superfície lateral dos lobos tireóideos. Um terço dos cães apresenta as glândulas no pólo cranial da tireóide. Aproximadamente dez por cento dos cães têm paratireóides externas localizadas na superfície lateral ao longo da metade posterior dos lobos tireóideos. Em alguns poucos cães pode-se observar que as glândulas externas estão localizadas na borda dorsal ou no pólo caudal dos lobos da tireóide.

As paratireóides externas têm forma de disco ou são ovais e achatadas. Sua cor varia como segue: amarelo-dourado, amarelo-avermelhado, amarelo-pardo. O tamanho das glândulas varia de 1 mm de comprimento nos cães pequenos até 7,5 mm nos cães grandes; 1 a 5 mm de espessura, e 1,0 a 2,5 mm de largura.

As glândulas paratireóides internas (caudais) estão geralmente incrustadas nos lobos tireóideos na superfície medial. Muitas destas glândulas podem estar localizadas próximo do pólo caudal da tireóide ou ao longo do bordo dorsal.

A forma e a cor destas glândulas são semelhantes àquelas das glândulas externas, mas estas últimas são menores.

GLÂNDULA ADRENAL

A **adrenal** (supra-renal) direita tem forma triangular e está situada na borda medial do rim cranialmente em relação ao hilo. O ápice da glândula está voltado em direção caudal. Está ainda relacionada dorsolateralmente com a veia cava posterior. Um sulco produzido pela veia frênico-abdominal aparece obliquamente atravessando na glândula.

O bordo medial da adrenal esquerda se relaciona com a aorta, e a borda lateral com a metade anterior da borda medial do rim. A superfície dorsal se relaciona com a parede abdominal, enquanto que a superfície ventral se relaciona com a extremidade esquerda do pâncreas. A glândula está profundamente sulcada pela veia frênico-abdominal, conferindo à glândula o aspecto do número oito.

Normalmente as glândulas não fazem contato com os rins. Elas têm coloração creme e são ricas em lipídios. As glândulas em cães adultos medem de 2 a 3 cm de comprimento, 1,0 cm de largura e 0,5 cm de espessura. Cada glândula pesa aproximadamente 0,5 g.

O suprimento arterial da glândula pode provir de ramos das artérias renais, diretamente da aorta, da frênico-abdominal e ocasionalmente das artérias lombares.

As veias adrenais drenam para a veia cava caudal, para a frênico-abdominal ou para as veias lombares.

Os vasos linfáticos provavelmente drenam para os linfonodos lombares, distribuídos ao longo da aorta abdominal e da veia cava e para linfonodos localizados próximo do hilo renal.

ILHOTAS DE LANGEHANS
Veja Cap. 10

TESTÍCULOS
Veja Caps. 10 e 53.

OVÁRIOS
Veja Caps. 10 e 53.

GLÂNDULA PINEAL (Fig. 57-12)

No cão o órgão situa-se ligeiramente cranial ao colículo anterior e imediatamente caudal ao corpo habenular. Ela é pequena e alongada, em forma de lança e tem coloração cinza-esbranquiçada. No cão adulto tem cerca de 2 mm de comprimento.

MUCOSA INTESTINAL
Veja Cap. 10.

BIBLIOGRAFIA

Aureli, G., and A. Lauria. 1966. Electron microscopy of serous, mucous, and seromucous cells. Studies on pancreas, parotid, and submandibular glands of the dog. Clinica vet., Milano, 89:174-193.
Barker, S. B., W. H. Chambers and M. Dann. 1937. Metabolism of carbohydrate in the depancreatized dog. J. Biol. Chem., 118:177-195.
Bennett, H. S. 1940. The life history and secretion of the cells of the adrenal cortex of the cat. Am. J. Anat., 67:151-228.
Bennett, H. S. 1941. Cytological manifestations of secretions in the adrenal medulla of the cat. Am. J. Anat., 69:333-370.
Bensley, S. H. 1947. The normal mode of secretion in the parathyroid gland of the dog. Anat. Rec., 98:361-377.
Bloodworth, J. M. B., Jr., and K. L. Powers. 1968. The ultrastructure of the normal dog adrenal. J. Anat. (London), 102:457-476.
Brizzee, K. R. 1954. A comparison of cell structure in the area postrema, supraoptic crest, and intercolumnar tubercle with notes on the neurohypophysis and pineal body in the cat. J. Comp. Neurol., 100:699-715.
Brouha, L., W. B. Cannon and D. B. Dill. 1939. Blood sugar variations in normal and sympathectomized dogs. J. Physiol., 95:431-438.
Capen, C. C., and G. N. Rowland. 1968. The ultrastructure of the parathyroid glands of young cats. Anat. Rec., 162:327-339.
Dandy, W. E., and E. Goetsch. 1911. The blood supply of the pituitary body. Am. J. Anat., 11:137-150.
Dickman, S. R., and E. Bruenger. 1965. Structure of canine pancreas polysomes. Effects of proteases on sedimentation behavior and incorporation of amino acid into polypeptides. Biochem. (Wash.), 4:2335-2339.
Duncan, D., and G. Micheletti. 1966. Notes on the fine structure of the pineal organ of cats. Texas Rep. Biol. Med., 24:576-587.
Evans, H. M., K. Meyer, M. E. Simpson and F. L. Reichert. 1931-32. Disturbance of carbohydrate metabolism in normal dogs injected with the hypophyseal growth hormone. Proc. Soc. Exp. Biol. Med., 29:857-858.
Foa, P. P., L. Santamaria, H. R. Weinstein, S. Berger and J. A. Smith. 1952. Secretion of the hyperglycemic-glycogenolytic factor in normal dogs. Am. J. Physiol., 171:32-36.
Gordon, N. 1961. The position of the canine prostate gland. Am. J. vet. Res., 22:142-146.
Hair, G. W. 1938. The nerve supply of the hypophysis of the cat. Anat. Rec., 71:141-160.
Harrison, R. G. 1951. A comparative study of the vascularization of the adrenal gland in the rabbit, rat, and cat. J. Anat., 85:12-23.
Hellman, B., A. Wallgren and C. Hellerström. 1962. Two types of islet α-cells in different parts of the pancreas of the dog. Nature, 194:1201-1202.
Ichikawa, A. 1965. Fine structural changes in response to hormonal stimulation of the perfused canine pancreas. J. Cell. Biol., 24:369-385.
Lacy, P. E. 1957. Electron microscopic identification of different cell types in the islets of Langerhans of the guinea pig, rat, rabbit, and dog. Anat. Rec., 128:255-267.
Legg, P. G. 1968. Electron microscopic studies on compound tubular bodies in acinar cells of cat pancreas. J. Anat., 103:359-369.
Long, C. N. H., and F. D. W. Lukens. 1936. The effects of adrenalectomy and hypophysectomy upon experimental diabetes in the cat. J. Exp. Med., 63:465-490.
Long, C. N. H., F. D. W. Lukens and F. C. Dohan. 1937. Adrenalectomized-depancreatized dogs. Proc. Soc. Exp. Biol. Med ., 36:553-554.
Nakagami, K. 1965. Comparative electron microscopic studies of the parathyroid gland. I. Fine structure of monkey and dog parathyroid gland. Arch. Histol. Jap., 25:435-465.
Nonidez, J. F. 1931. Innervation of the thyroid gland. II. Origin and course of the thyroid nerves in the dog. Am. J. Anat., 48:299-318.
Nonidez, J. F. 1932. The origin of the "parafollicular" cell, a second epithelial component of the thyroid gland of the dog. Am. J. Anat., 49:479-495.
Randolph, K. H., R. Getty, H. L. Foust and F. K. Ramsey. 1951. Growth changes in the adrenal gland of the dog from birth to 2 years of age. J. Gerontol., 6:138-139, 1951.
Reinhoff, W. F., Jr. 1931. The lymphatic vessels of the thyroid gland in the dog and in man. Arch. Surg., 23:783-804.
Sergeyeva, M. A. 1953. New observations on the microscopic anatomy of the pancreas (in dogs and cats). Rev. Canad. Biol., 11:409-430.
Shively, J. N., and G. P. Epling. 1969. Fine structure of the thyroid gland of young dogs. Am. J. vet. Res., 30:219-228.
Stupin, I. V. 1965. Changes in the intraorganic lymphatic bed in the testis of dogs during experimental changes in the testicular function. Arkh. Anat., 48:57-69.
Tashiro, M. 1963. Electron microscopic observations of the cyst of ultimobranchial origin found in the thyroid gland of a dog. Nagoya J. Med. Sci., 25:159-163.
Tashiro, M. 1964. Electron microscopic studies of the parafollicular cells in the thyroid gland of the dog. Okajima Folia Anat. Jap., 39:191-211.
Tashiro, M., and S. Sugiyama. 1964. Electron microscopic studies of the follicle cells in the thyroid gland of the dog. Okajima Folia Anat. Jap., 40:131-160.
Trautmann, A., and J. Fiebiger. 1952. Fundamentals of the Histology of Domestic Animals. Translated by R. E. Habel. Ithaca, New York, Comstock Publishing Co.
Treves, G. 1959. Senile hypophysis in a dog. Arch. de Vecchi. Anat. Path., 30:771-794.
Wartenberg, H. 1965. Electron microscopic studies on the epiphysis cerebri of the cat. Verh. Anat. Ges., 115:275-279.
Welser, J. R., E. J. Hinsman and M. W. Stromberg. 1968. Fine structure of the canine pinealocyte. Am. J. vet. Res., 29:587-599.
Zach, B. 1960. Topography and histology of the pineal body in dogs and cats. Zbl. Vet. Med., 7:273-303.

CAPÍTULO 55

CORAÇÃO E ARTÉRIAS DO CARNÍVORO

N. G. Ghoshal (com Suprimento Sangüíneo para o Cérebro *por* B. S. Nanda)

PERICÁRDIO

O **pericárdio** é um saco fibrosseroso cônico que circunda o coração. Ele é coberto externamente pela pleura mediastinal. Consiste em um **pericárdio seroso** e um **pericárdio fibroso**. O primeiro é constituído por uma **lâmina parietal** e outra **visceral**, (epicárdio) ambas sendo contínuas na base do coração. Entre estas lâminas há a **cavidade do pericárdio**, contendo uma quantidade mínima de **fluido pericárdico**. O pericárdio fibroso, juntamente com a lâmina parietal do pericárdio seroso, é refletido na parede dos grandes vasos na base do coração. O pericárdio seroso forma um investimento comum tanto para o tronco pulmonar como para a aorta ascendente; ventral a estes vasos temos o **seio transverso do pericárdio**. A base do saco do pericárdio confronta-se no sentido das vértebras torácicas e da abertura torácica cranial, e o ápice no sentido do diafragma e esterno. A parte apical do pericárdio é afixada à parte esternal do diafragma por uma faixa fibrosa, o **ligamento frenicopericárdico**. Não há afixação entre o pericárdio e o esterno, exceto pela pleura mediastinal.

A área de contato do pericárdio com a parede torácica é essencialmente ventral, sendo melhor vista com o animal em posição recumbente. Nesta posição (após a retirada dos músculos intercostais internos e do reto do tórax), a área é quase triangular. A borda cranial do triângulo (formada pelo lobo apical (cranial) do pulmão direito) relacionando-se à quarta cartilagem costal estende-se através do plano medial, terminando no terceiro espaço intercondral próximo à articulação costocondral. A borda direita estende-se da extremidade esternal da quarta costela até a oitava articulação esternocostal (condroesternal). A borda esquerda tem início na extremidade esquerda da borda cranial, cruza a quarta cartilagem quase a 2,5 cm de sua junção com a costela e a quinta e sexta articulações costocondrais.

CORAÇÃO
(Figs. 55-1, 2, 3 e 4)

O **coração** é muito diferente em formato e posição ao dos demais animais domésticos. Em diástole ele é ovóide e o ápice é rombudo e arredondado. Seu maior eixo é muito oblíquo. Desta forma, a base direciona-se principalmente no sentido da abertura torácica cranial e das vértebras torácicas e é oposta à parte ventral da terceira costela. O ápice é localizado no lado esquerdo, no sexto espaço intercondral ou sétima cartilagem costal e está em íntima relação com a parte esternal do diafragma. A **face auricular** relaciona-se em grande parte caudalmente ao soalho torácico da quinta articulação esternocostal. Ela é cruzada obliquamente pelo **sulco interventricular paraconal**, que tem início caudalmente à origem do tronco pulmonar, unindo-se ao **sulco interventricular subsinuoso** na borda ventricular direita e formando, assim, um entalhe não muito distante do ápice. O sulco interventricular paraconal próximo à sua porção inicial fica sob a aurícula esquerda. A **face atrial** é menos extensa e menos convexa. Nela há o **sulco interventricular subsinuoso**, que, tendo início no sulco coronário, imediatamente ao término da veia cava caudal, une-se ao sulco interventricular paraconal à direita do ápice. Freqüentemente, há no ventrículo esquerdo um sulco denominado sulco intermediário, entre os sulcos interventriculares subsinuoso e paraconal, que se estende a uma distância variável no sentido do ápice. O peso absoluto do coração de um cachorro de tamanho médio é de 40 a 600 g, sendo de cerca de 0,9 a 2,2% do peso corporal (Koch, 1970).

O peso relativo está sujeito a ampla variação. Ele é grande nos cães de caça e naqueles que são treinados para velocidade ou trabalho. Nos cães obesos de hábitos sedentários o peso poderá ser somente de cerca de 0,5% do peso corporal. As diferenças de sexo são reportadas como não sendo significativas (Latimer, 1961).

O coração apresenta duas faces, duas bordas, a base, o ápice, e os sulcos.

A **face auricular** direciona-se cranioventralmente, sendo relacionada ao esterno e partes ventrais adjacentes das costelas. A **face atrial** situa-se caudal-

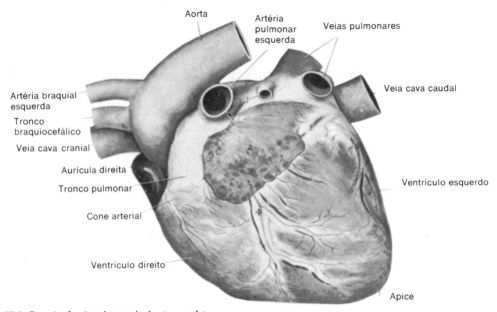

Figura 55-1. Coração do cão; vista auricular (esquerda).
1, Veias pulmonares; 2, aurícula esquerda; 3, vasos e gordura no sulco coronário; 4, vasos e gordura no sulco interventricular paraconal; 5, vasos e gordura no sulco intermediário.

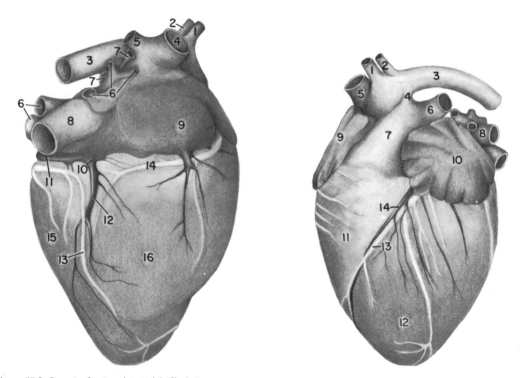

Figura 55-2. Coração do cão; vista atrial (direita).
1, Tronco braquiocefálico; 2, artéria subclávia esquerda; 3, aorta; 4, veia cava cranial; 5, veia ázigos direita; 6, veias pulmonares; 7, artérias pulmonares; 8, veia cava caudal; 9, átrio direito; 10, seio coronário; 11, veia magna do coração; 12, veia média do coração; 13, ramo interventricular subsinuoso; 14, artéria coronária direita; 15, ventrículo esquerdo; 16, ventrículo direito.

Figura 55-3. Coração do gato; vista auricular (esquerda).
1, Tronco braquiocefálico; 2, artéria subclávia esquerda; 3, aorta; 4, ligamento arterioso; 5, veia cava cranial; 6, artéria pulmonar esquerda; 7, tronco pulmonar; 8, veias pulmonares; 9, aurícula direita; 10, aurícula esquerda; 11, ventrículo direito; 12, ventrículo esquerdo; 13, ramo interventricular paraconal; 14, veia magna do coração.

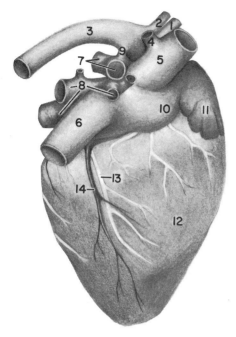

Figura 55-4. Coração do gato; vista atrial (direita).

1, Tronco braquiocefálico; 2, artéria subclávia esquerda; 3, aorta; 4, veia ázigos direita; 5, veia cava cranial; 6, veia cava caudal; 7, artéria pulmonar; 8, veias pulmonares; 9, ligamento arterioso; 10, átrio direito; 11, aurícula direita; 12, ventrículo direito; 13, ramo interventricular subsinuoso; 14, veia média do coração.

mente em confronto com o diafragma. As bordas são as ventriculares direita e esquerda. A **borda ventricular esquerda** é pequena, estendendo-se do cone arterial até o ápice entre as duas faces no lado esquerdo. À direita há a **borda ventricular direita** que é pouco definida. O ápice e a base do coração, inclusive os sulcos no exterior do coração, que serão descritos a seguir foram indicados acima. Os **sulcos interventriculares paraconal** e **subsinuoso** são depressões superficiais rasas que se aproximam internamente do septo interventricular, separando os ventrículos direito e esquerdo. Eles contêm vasos do mesmo nome e uma quantidade variável de gordura. O **sulco coronário** demarca externamente os átrios dos ventrículos. Ele é interrompido na face auricular pelo cone arterial que surge do ventrículo direito. Tem indentação relativamente profunda, contendo vasos coronários e considerável quantidade de gordura.

Câmaras do Coração

ÁTRIO. O **átrio direito** consiste no seio das veias cavas e da aurícula direita. As veias sistêmicas (veias cavas cranial e caudal e a veia ázigos direita) e as veias coronárias drenam para dentro dele. Na parede da aurícula e na parede direita do seio das veias cavas estão os **músculos pectíneos** que terminam em uma clara crista semilunar, a **crista terminal**, que corresponde em posição, no exterior do átrio direito, a um raso e muitas vezes mal definido **sulco terminal**. Entre os músculos pectíneos há pequenas aberturas (*forames das veias mínimas*) das pequenas veias cardíacas que drenam a parede. As veias cavas cranial e caudal penetram no átrio em extremidades opostas. Entre as suas aberturas (*óstios das veias cavas cranial e caudal*) há um ressalto semilunar que se projeta do septo interatrial, o **tubérculo intervenoso**, que direciona o sangue sistêmico que entra no sentido da abertura atrioventricular direita. Caudal a este tubérculo há uma depressão rasa de tamanho variado, denominada **fossa oval**, representante do vestígio do **forame oval** e que na vida fetal comunicava os átrios. O **seio coronário** abre-se próximo a ela ventralmente à abertura da veia cava caudal. Uma estrutura valvular consistindo em endocárdio e tecido subendocárdico está presente próximo às aberturas tanto da veia cava caudal (*válvula da veia cava caudal*) como do seio coronário (*válvula do seio coronário*). O sangue passa do átrio direito para o ventrículo direito através do óstio atrioventricular direito, que ocupa quase a totalidade do soalho do seio das veias cavas.

VENTRÍCULO DIREITO. A cavidade do **ventrículo direito** é triangular e não se estende até o ápice do coração. O lado direito do septo interventricular é convexo. O **óstio atrioventricular direito** é guardado pela **valva atrioventricular direita** (tricúspide). Esta consiste basicamente em duas cúspides, a parietal e a septal, com três ou quatro cúspides secundárias intervenientes. A **cúspide parietal** é larga e curta, e surge da margem parietal da abertura; a **cúspide septal** é quase tão larga quanto o é comprida e surge da margem septal. A **crista supraventricular** é representada por um baixo e oblíquo ressalto muscular entre o óstio atrioventricular direito e o cone arterial. O **cone arterial** é uma dilatação do ventrículo direito no ângulo craniodorsal esquerdo do coração. Seu segmento inicial é coberto pela aurícula direita. O tronco pulmonar deixa o ventrículo direito no cone arterial e seu óstio é guardado pela **valva do tronco pulmonar**, que consiste em três cúspides semilunares — direita, esquerda e intermédia (*válvulas semilunares direita, esquerda e intermédia*). Próximo ao meio da margem côncava livre de cada cúspide há um pequeno e fibroso **nódulo** (*nódulo das válvulas semilunares*), garantindo seu vedamento perfeito e evitando o fluxo de retorno do sangue do tronco pulmonar para o ventrículo direito. Estendendo-se dos nódulos no sentido das bordas livres das cúspides semilunares temos as **lúnulas das válvulas semilunares**, representando as áreas de contato entre as cúspides adjacentes quando a valva do tronco pulmonar se fecha. A parede interior do ventrículo direito apresenta ressaltos musculares, as **trabéculas cárneas**, que são menos visíveis próximo ao cone arterial. As **cordas tendíneas** são cordas filamentosas que se estendem entre a valva atrioventricular e os ápices dos **músculos papilares**, cônicos, na parede septal. Os músculos papilares são normalmente três ou mais (*magno, parvos e subarterial*), embora variações tenham sido reportadas na literatura. Uma ou mais **trabéculas septomarginais**, delicadas e muitas vezes ramificadas, estendem-se através do ventrículo direito do septo à parede marginal. Elas contêm um feixe de fibras de Purkinje, formando uma parte do sistema condutor do coração.

ÁTRIO ESQUERDO. O **átrio esquerdo** está localizado na parte dorsocaudal esquerda, dorsal ao ventrículo esquerdo e caudal ao cone arterial e o tronco pulmonar. A aurícula esquerda, mais ventral em posição do que a aurícula direita correspondente, é truncada com uma margem um tanto serrilhada. A parede auricular sustenta os **músculos pectíneos,** ausentes na cavidade principal. Uma fina e côncava aba de tecido representando a cúspide do forame oval (*válvula do forame oval*) existe freqüentemente na parte cranial da parede interatrial. Há cinco ou seis óstios das veias pulmonares (*óstios das veias pulmonares*). Os grandes óstios são normalmente de posição caudal, vindo dos lobos diafragmáticos (caudal) de ambos os pulmões.

VENTRÍCULO ESQUERDO. O sangue passa do átrio esquerdo para o **ventrículo esquerdo** através de um oval e relativamente pequeno **óstio atrioventricular esquerdo,** que é guardado pela **valva atrioventricular esquerda** (bicúspide ou mitral). A valva atrioventricular esquerda consiste em uma cúspide septal e outra parietal, com quatro ou cinco cúspides secundárias em suas extremidades. A divisão entre as duas cúspides principais nem sempre é discernível. O ventrículo esquerdo é cônico, estendendo-se até o ápice do coração. Sua parede muscular é conspicuamente espessa e o lado esquerdo do septo interventricular é côncavo. O **óstio da aorta** está situado próximo ao centro da base do coração, ligando o ventrículo esquerdo com a aorta ascendente. O óstio é guardado pela valva da aorta, consistindo nas válvulas semilunares septal, direita e esquerda. Cada válvula, próximo ao meio de sua borda côncava livre, suporta um **nódulo,** garantindo o vedamento perfeito e assim evitando o fluxo de retorno do sangue da aorta ascendente para o ventrículo esquerdo. Estendendo-se dos nódulos, no sentido das bordas livres das válvulas semilunares, temos as **lúnulas das válvulas semilunares,** representando as áreas de contato entre as cúspides adjacentes quando a valva da aorta se fecha. Os seios caudais às válvulas semilunares são denominados de acordo com as válvulas (direito, esquerdo e septal). Os seios da aorta direito e esquerdo dão origem às artérias coronárias correspondentes. As **trabéculas cárneas** são normalmente menos conspícuas do que no ventrículo direito. As **cordas tendíneas** são afixadas à valva atrioventricular esquerda e aos músculos papilares. Os **músculos papilares,** subauricular e subatrial, são relativamente maiores no ventrículo esquerdo do que no direito. Próximo à inserção do músculo papilar subauricular, e estendendo-se da parede septal, há uma delicada estrutura plexiforme que provavelmente contém fibras de Purkinje.

O **óstio do tronco pulmonar** situa-se opostamente ao quarto espaço intercostal esquerdo, e o **óstio da aorta** oposto à quinta costela esquerda. O **óstio atrioventricular direito** está ao nível da articulação costocondral do quarto espaço intercostal direito, e o **óstio atrioventricular esquerdo** está no quinto espaço intercostal esquerdo (Detweiler, 1955).

O **tronco pulmonar** surge do cone arterial do ventrículo direito. Ele passa caudal e dorsalmente entre as aurículas direita e esquerda, relacionando-se medialmente com a aorta ascendente. Ambos os vasos possuem um investimento tubular comum do pericárdio seroso. Ligeiramente caudal ao arco da aorta, e ventral à bifurcação traqueal, o tronco pulmonar divide-se nas artérias pulmonares direita e esquerda. Pouco antes dessa sua ramificação, ele é ligado à aorta descendente por uma união fibrosa, o **ligamento arterial,** que é o remanescente do **ducto arterial** do feto.

O ducto arterial permanece funcionalmente aberto nos filhotes com menos de quatro dias de idade, e normalmente não se fecha anatomicamente até os sete ou oito dias de idade (House e Ederstrom, 1968).

A **artéria pulmonar direita** é relativamente mais longa do que a artéria esquerda correspondente. Elas penetram nos pulmões respectivos, a nível dos hilos e dividem-se posteriormente seguindo a árvore bronquial.

ARTÉRIAS

Aorta Ascendente

A **aorta ascendente,** próximo à sua origem no ventrículo esquerdo, apresenta uma expansão, o **bulbo da aorta,** devido à presença de seios da aorta caudal a cada válvula semilunar. Os seios da aorta, direito e esquerdo, dão origem às artérias coronárias correspondentes, as quais, de acordo com Sisson e Grossman (1953), podem surgir de um tronco comum.

A **artéria coronária direita** é menor do que a artéria esquerda correspondente. Após surgir do seio direito da aorta ela passa para a direita e ventrocranialmente, dentro do sulco coronário.

Normalmente há um óstio (90%), às vezes dois (10%); neste último caso, há origens distintas dos ramos perfurantes ventricular direito, atrial direito e septal (Blair, 1961).

Freqüentemente ela estende-se até o sulco interventricular subsinuoso. Próximo à sua origem, situa-se entre a aurícula direita e o cone arterial, incluindo o tronco pulmonar. Supre principalmente a parede ventricular direita. Às vezes, uma **artéria coronária direita acessória** (Moore, 1930) surge do seio direito da aorta, próximo à origem da artéria coronária direita, e que normalmente termina ao redor do cone arterial.

A **artéria coronaria esquerda** é a maior das duas e surge do seio esquerdo da aorta.

Normalmente há um óstio (95%) mas ocasionalmente (5%) há dois; no segundo caso, o ramo circunflexo esquerdo surge separadamente do ramo interventricular paraconal da artéria coronária esquerda (Blair, 1961).

Após um curto trajeto caudal para a direita do tronco pulmonar, ela divide-se no **ramo interventri-**

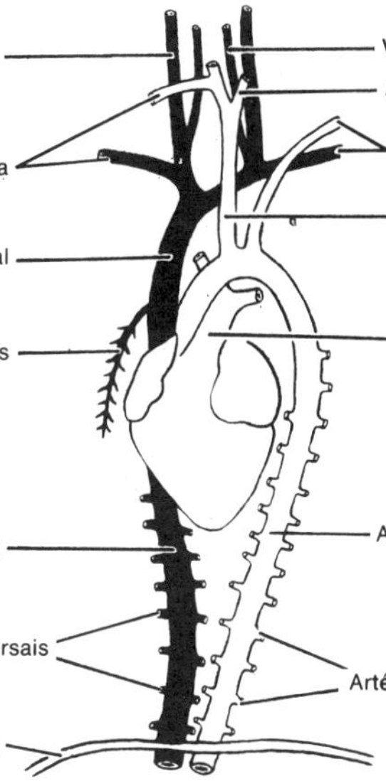

Figura 55-5. Coração e vasos sangüíneos relacionados na cavidade torácica do gato. (De Sis, 1965.)

cular paraconal e no **ramo circunflexo**. O primeiro desce no sulco interventricular paraconal na face auricular do coração. O ramo circunflexo é grande; é um vaso muito importante, suprindo pelo menos a metade, ou até mais, do ventrículo esquerdo e aproximadamente um terço da face atrial do ventrículo direito. Ele passa dentro do lado esquerdo do sulco coronário, estendendo-se até a face atrial do coração, onde libera o **ramo interventricular subsinuoso**. Este último desce no sulco homônimo do coração. Ambos os ramos suprem a parede ventricular esquerda por meio de ramos pequenos diversos.

De acordo com Christensen e Campeti (1959), há artérias atriais ventrais direita e esquerda, dorsal e intermédia derivadas de cada uma das artérias coronárias. A **artéria atrial ventral direita** supre o átrio direito, enquanto a **artéria atrial ventral esquerda** supre o átrio esquerdo e o septo interatrial. A **artéria atrial dorsal** (direita e esquerda) também vasculariza o septo interatrial; as **artérias atriais intermédias** suprem a musculatura atrial adjacente. Os **ramos septais** surgem no ângulo de divergência, ou próximo dele, dos ramos interventricular paraconal e circunflexo da artéria coronária esquerda. Eles suprem o septo interventricular. A artéria do nó sinoatrial é quase exclusivamente da artéria coronária direita (James, 1962). Com a exceção das fibras de Purkinje, a parcela atrioventricular do sistema de condução é suprida pela artéria coronária esquerda (Schaller, 1962).

Boucek et al. (1964), de um estudo cineangiográfico da anatomia funcional da aorta ascendente e dos óstios coronários, reportaram que a aorta ascendente aumenta durante a diástole e gira da direita para a esquerda durante a sístole com ambas as artérias coronárias. Este último resulta de sua afixação com a cúspide septal da valva atrioventricular esquerda e os componentes musculares do septo interventricular. A aorta ascendente é estabilizada pela cúspide septal da valva atrioventricular esquerda, o septo membranoso e ânulo fibroso atrioventricular esquerdo. A mobilidade das válvulas semilunares da aorta está aparentemente relacionada com as afixações ventriculares. O patamar do trato de fluxo exterior do ventrículo esquerdo é uma unidade consistindo nos músculos papilares, das cordas tendíneas, da cúspide septal da valva atrioventricular esquerda, do recesso subaórtico, da parte caudal da aorta, e dos locais de afixação valvular da aorta e suas comissuras. A origem da artéria coronária direita é dorsal à região anular, enquanto a artéria coronária esquerda surge na metade do trajeto ventral ao seio esquerdo. A patenticidade dos óstios coronários durante a totalidade do ciclo cardíaco é dependente da disposição da musculatura da aorta ventral ao ânulo.

A **aorta ascendente** corre a princípio quase reta e cranialmente, dobra a seguir caudalmente, formando deste modo um **arco da aorta**, muito curvo e fechado. Da convexidade do arco da aorta surge a **artéria subclávia esquerda** e o **tronco braquiocefálico** (Fig. 55-5). Além do arco ela continua caudalmente como a aorta descendente.

A **artéria subclávia esquerda**, após surgir separadamente da convexidade do **arco da aorta**, passa cranialmente na face esquerda do esôfago, formando um ligeiro arco (côncavo ventralmente), e enrosca-se ao redor da primeira costela. A artéria subclávia esquerda surge opostamente ao terceiro espaço intercostal esquerdo, enquanto a artéria direita correspondente surge opostamente ao primeiro espaço intercostal direito. Conseqüentemente, a artéria subclávia esquerda é relativamente mais longa do que a artéria direita. Os ramos intratorácicos de ambas as artérias subclávias são idênticos. Dentro da cavidade torácica cada uma delas emite o seguinte:

1. A **artéria vertebral** é o primeiro ramo, surgindo dorsalmente da artéria subclávia, na face ventrolateral da traquéia. Ela passa cranialmente ao músculo longo do pescoço e ascende no pescoço passando pelo forame transverso até a terceira vértebra cervical, onde se divide em três ramos. O maior deles supre os músculos longo do pescoço, escaleno, longo da cabeça, intertransversais dorsais, cervicais ventrais, serrátil ventral do pescoço, omotransversal, braquiocefálico e o esternocefálico, compensando a ausência de ramos da artéria cervical profunda. O segundo ramo passa entre a segunda e a terceira vértebras cervicais, pelo canal vertebral e indo unir-se com a artéria oposta para formar a **artéria espinhal ventral**. O terceiro ramo é a pequena continuação da artéria vertebral; ela passa através do forame transverso do atlas, emite um **ramo anastomótico** com a artéria occipital (*ramo anastomótico com a artéria occipital*) na fossa atlantal, dobra dorsalmente através da fissura alar e penetra no canal vertebral através

do forame vertebral lateral. Ambas as artérias vertebrais direita e esquerda unem-se para formar a **artéria basilar.**

Os sistemas arteriais carótido e vertebral-basilar são fisiologicamente independentes, e a mistura de sangue ocorre somente em condições patológicas (de la Torre et al., 1962).

Durante seu trajeto ela libera os **ramos espinhais** em cada forame intervertebral, os quais, dentro do canal vertebral, dividem-se em ramos dorsais e ventrais. Os ramos ventrais relativamente maiores constituem a **artéria espinhal ventral.** Os ramos espinhais suprem a parte cervical do cordão espinhal e suas meninges. O **ramo descendente** da artéria vertebral emerge dorsalmente através da fissura alar e supre os músculos oblíquos cranial e caudal da cabeça, retos dorsais maior e menor da cabeça, o semi-espinhal da cabeça e o esplênio da cabeça.

2. O **tronco costocervical** surge próximo à origem da artéria vertebral, cruzando sua face lateral e o esôfago no lado esquerdo e a traquéia no lado direito. Ele ascende no músculo longo do pescoço e divide-se nas artérias escapular dorsal, cervical profunda e vertebral torácica. A **artéria escapular dorsal** segue cranialmente, emergindo através da extremidade vertebral do primeiro espaço intercostal, e ramifica-se tanto no músculo serrátil ventral do pescoço como no músculo torácico. Ela emite o oitavo **ramo espinhal** cervical próximo ao forame intervertebral entre a sétima vértebra cervical e primeira vértebra torácica. A **artéria cervical profunda** é o ramo dorsocranial do tronco costocervical. Ela emerge medialmente à extremidade vertebral da primeira costela, terminando nos músculos espinhal e semi-espinhal do tórax e pescoço, músculos multífidos, músculo longo da cabeça, músculo semi-espinhal da cabeça e músculo longo do tórax. Na parte cranial do pescoço, anastomosa-se com os ramos (incluindo o ramo descendente) da artéria vertebral. Dela surge o primeiro ramo espinhal torácico. A **artéria vertebral torácica**, após surgir próximo à extremidade vertebral do primeiro espaço intercostal, segue dorsal e caudalmente aos colos das costelas até o terceiro ou quarto espaços intercostais, onde se anastomosa com a primeira artéria intercostal dorsal. Como regra geral, ela emite as primeiras três artérias intercostais dorsais, suprindo as estruturas do espaço intercostal correspondente. Elas descem dentro dos respectivos espaços intercostais, anastomosando-se com os ramos intercostais ventrais da artéria torácica interna. Às vezes, a primeira artéria intercostal dorsal surge separadamente do tronco costocervical próximo à sua origem ou da artéria cervical profunda (Suzuki, 1961). De acordo com Suzuki, a terceira artéria intercostal dorsal nem sempre surge da artéria vertebral torácica, mas sim diretamente da aorta torácica. O segundo, o terceiro e, às vezes, o quarto **ramo espinhal** torácico originam-se da artéria vertebral torácica; após penetrar o canal espinhal elas suprem a parte torácica do cordão espinhal e suas meninges.

A **artéria torácica interna lateral** normalmente surge próximo à origem do tronco costocervical, ou às vezes das artérias cervical profunda ou escapular dorsal. Após dividir-se, ela supre os músculos dos primeiros três espaços intercostais (Suzuki, 1961).

3. A **artéria torácica interna** é grande; ela surge na abertura torácica cranial oposta à origem da artéria cervical superficial. Ela passa caudoventralmente ao longo da face torácica do músculo esterno profundo ao músculo transverso torácico. Na abertura torácica caudal, e medial ao arco costal, ela divide-se nas artérias musculofrênica e epigástrica cranial. A **artéria musculofrênica** é pequena e surge opostamente ao oitavo espaço intercondral. Ela ascende caudodorsalmente no aspecto medial do arco costal, entre o diafragma e o músculo transverso abdominal, suprindo-os. Ela emite os **ramos intercostais ventrais** que se anastomosam com as artérias intercostais dorsais. Seus ramos anastomosam-se com a artéria epigástrica cranial. A **artéria epigástrica cranial** é grande e situa-se profundamente ao músculo transverso do tórax. Ela deixa a cavidade torácica ao atravessar o diafragma e divide-se nas artérias epigástricas cranial (profunda) e cranial superficial. A **artéria epigástrica cranial** (profunda) segue caudalmente ao longo da face profunda do músculo reto do abdome e, próximo ao umbigo, anastomosa-se com a artéria caudal correspondente do **tronco pudendoepigástrico.** A **artéria epigástrica cranial superficial,** após transpor o músculo reto do abdome, torna-se subcutânea entre as mamas torácica caudal e abdominal cranial. Ela supre esta última (*ramo mamário*) e caudal à mesma anastomosa-se com a artéria caudal correspondente da **artéria pudenda externa.** Durante seu percurso ela libera o seguinte:

a. A **artéria pericardicofrênica** é pequena e tem percurso caudal juntamente com o nervo frênico. Ela supre o pericárdio, o nervo frênico e, às vezes, o lobo adjacente do timo e a pleura mediastinal pericárdica. De acordo com Miller et al. (1964), ambas as artérias pericardicofrênicas, ao nível do coração, anastomosam-se com os ramos de percurso cranial da artéria musculofrênica, acompanhando o nervo frênico do diafragma.

b. Os **ramos tímicos** são normalmente pequenos, suprindo a parte torácica do timo.

c. Os **ramos bronquiais** são inconstantes, surgindo da artéria pericardicofrênica esquerda ou da artéria torácica interna. Eles transcorrem no sentido das raízes dos pulmões, e suprem os brônquios, os linfonodos traqueobronquiais, e o tecido conjuntivo (Miller et al., 1964).

d. Os **ramos mediastinais** surgem de um modo variável das artérias torácica interna, pericardicofrênica e musculofrênica, suprindo essencialmente o mediastino ventral.

e. Os **ramos perfurantes** são normalmente cinco ou seis, surgindo do aspecto ventral da artéria torácica interna. São curtos; em seu percurso ao longo das faces laterais da segunda a sexta ou sétima esternebras, os **ramos esternais** são emitidos. Os ramos perfurantes também suprem a parte intercondral dos músculos intercostais internos e os peitorais, incluindo a mama torácica (*ramos mamários*).

f. Os **ramos intercostais ventrais** são freqüentemente duplos do segundo ao oitavo espaços intercondrais. Eles suprem principalmente as estruturas intercostais. Estes ramos ascendem ao longo das bordas cranial e caudal da cartilagem costal, anastomosando-se um com o outro através da face

CORAÇÃO E ARTÉRIAS DO CARNÍVORO   1503

torácica das costelas. Os ramos caudais são relativamente maiores do que os ramos craniais. Os primeiros anastomosam-se com as artérias intercostais dorsais, enquanto os ramos craniais anastomosam-se com os ramos correspondentes das artérias intercostais dorsais.

4. A **artéria cervical superficial** surge da artéria subclávia, opostamente à origem do vaso anterior, na abertura torácica cranial, normalmente medial à primeira costela. Ela passa dorsocranialmente entre a escápula e o pescoço, ventral ao plexo braquial. Ela emite os seguintes ramos:

a. O **ramo deltóideo** acompanha a veia cefálica no sulco peitoral lateral. Ele supre o músculo peitoral descendente, músculo clidobraquial e/ou o bíceps do braço. Ele pode surgir da artéria torácica interna (Miller et al., 1964).

b. O **ramo ascendente** pode ser duplo; é a continuação cervical da artéria cervical superficial. Ao ascender no pescoço, ele supre, por meio de numerosos colaterais, os nodos linfáticos cervicais superficiais e os músculos rombóide, esternocefálico, omotransversal, clidocervical, escaleno médio, cutâneo do pescoço e a parte cervical do trapézio. Na região cervical cranial, anastomosa-se com os ramos da artéria auricular caudal (Miller et al., 1964).

c. O **ramo pré-escapular** é relativamente grande. Após circundar ao redor da borda cranial do músculo supra-espinhal, ramifica-se essencialmente no lado lateral do músculo citado. Umas poucas ramificações também podem atingir o músculo infra-espinhal. De acordo com Miller et al. (1964), alguns de seus ramos podem anastomosar-se com o ramo deltóideo e, profundamente ao músculo clidobraquial, com a artéria supra-escapular.

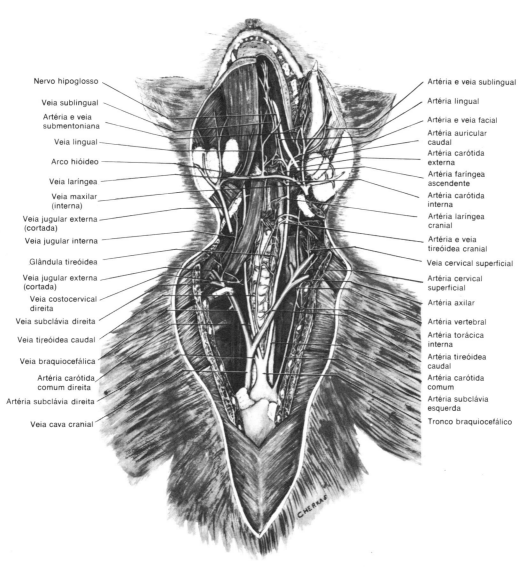

Figura 55-6. Dissecação profunda da região cervicotorácica do gato; vista ventral.

d. A **artéria supra-escapular** acompanha o nervo homônimo do plexo braquial através do intervalo entre os músculos peitoral ascendente, supra-espinhal e subescapular. Divide-se nos ramos medial e lateral com percurso em ambos os lados da escápula. Eles suprem principalmente os músculos supra-espinhal e subescapular, bem como a parte adjacente da escápula, incluindo a cápsula da articulação do ombro. Ambos os ramos, no sentido da borda caudal da escápula, anastomosam-se com a **artéria escapular circunflexa**. Além disso, o **ramo acromial** de seu ramo lateral, após transcorrer ventral à espinha da escápula, ramifica-se nos músculos infra-espinhal e redondo menor.

O **tronco braquiocefálico** estende-se cranialmente e para a direita do arco da aorta, ventralmente à traquéia. De uma maneira variável, ele divide-se em duas artérias carótidas comuns e na artéria subclávia direita (Figs. 55-5 e 6). Sua terminação normalmente situa-se medialmente ao primeiro espaço intercostal direito ou à primeira costela.

A artéria carótida comum esquerda normalmente é a primeira a separar-se; às vezes, as artérias carótidas comuns e a artéria subclávia direita surgem separadamente, resultante de uma trifurcação da artéria braquiocefálica. Ocasionalmente, a artéria subclávia direita é o primeiro ramo, com o tronco bicarótido estendendo-se cranialmente durante curto trajeto.

A **artéria traqueoesofágica** (Jarvis e Nell, 1963) normalmente surge como um ramo secundário do tronco braquiocefálico, que logo se divide nos ramos cranial e caudal. Estes ramos podem surgir independentemente do tronco braquiocefálico. Às vezes esta artéria tem sua origem cranialmente no tronco braquiocefálico, artéria subclávia direita ou esquerda, ou na artéria carótida comum esquerda (Jarvis e Nell, 1963).

Jarvis e Nell (1963) consideram este vaso como possuindo a relação mais próxima com a artéria tireóidea ima do homem. Eles enfatizam sua relação nas preparações coração-pulmão e na cirurgia experimental do esôfago.

A **artéria timopericárdica** (Jarvis e Nell, 1963) surge inconstantemente do aspecto cranial do tronco braquiocefálico, próximo à reflexão pericárdica. Ela supre principalmente o timo e o pericárdio. Na ausência deste vaso o timo recebe suprimento sangüíneo da artéria torácica interna esquerda (Jarvis e Nell, 1963).

Artérias Carótidas Comuns
(Figs. 55-6 a 10)

As **artérias carótidas comuns**, esquerda e direita, surgem nessa ordem do tronco braquiocefálico. Ocasionalmente, um curto **tronco bicarótido** está presente oposto ao primeiro espaço intercostal ou à segunda costela. No pescoço a artéria carótida comum esquerda situa-se no esôfago ou entre este e a traquéia, enquanto a artéria direita está relacionada dorsolateralmente à traquéia. Ambas as artérias são acompanhadas pelo tronco vago-simpático e, em grau variável, pela veia jugular interna dentro da bainha carótida. O trajeto e a ramificação de ambas as artérias carótidas comuns são quase idênticos no pescoço. Eles terminam nas artérias carótidas interna e externa, próximo ao nível do osso basi-

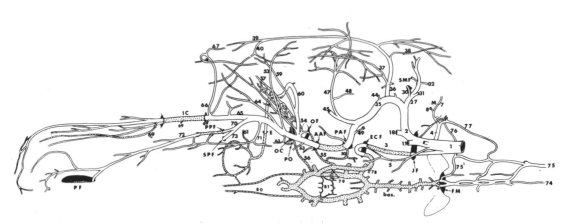

Figura 55-7. Suprimento sangüíneo para a cabeça e pescoço do cão, vista ventral.

1, Artéria carótida comum; 2, artéria carótida externa; 3, artéria carótida interna; 4, artéria occipital; 5, artéria faríngea ascendente; 6, artéria condilar; 7, ramo occipital; 8, artéria meníngea caudal; 11, artéria lingual; 18, artéria facial; 27, artéria auricular caudal; 30, artéria estilomastóidea; 31, 32, ramos auriculares; 35, artéria maxilar; 36, artéria temporal superficial; 37, artéria transversa da face; 38, artéria auricular rostral; 39, artéria palpebral lateral inferior; 40, artéria palpebral lateral superior; 44, ramo articular temporomandibular; 45, artéria alveolar mandibular; 47, artéria temporal profunda caudal; 48, artéria massetérica; 49, artéria timpânica; 50, artéria meníngea média; 53, artéria temporal profunda rostral; 54, artéria oftálmica externa; 55, artéria anastomótica com artéria carótida interna; 56, artéria oftálmica interna; 57, artéria ciliar; 59, artéria lacrimal; 60, artéria etmoidal externa; 61, artéria meníngea rostral; 63, ramos pterigóideos; 64, artéria bucal; 65, artéria infra-orbital; 66, artéria malar; 67, ramo palpebral; 69, ramos dentários; 70, artéria palatina descendente; 71, artéria palatina menor; 72, artéria palatina maior; 73, artéria esfenopalatina; 74, artéria espinhal ventral; 75, artéria vertebral; 75', continuação da artéria vertebral; 76, ramo descendente da artéria vertebral; 77, ramo da artéria vertebral para a artéria occipital; 78, artéria intercarótida caudal; 79, artéria intercarótida rostral; 80, artéria etmoidal interna; 81, ramos hipofisários; AAF, forame alar rostral; bas., artéria basilar; E, etmóide; ECF, forame carótido externo; FM, forame magno; IC, canal infra-orbital; JF, forame jugular; M, forame mastóideo; OC, canal óptico; OF, fissura orbital; PAF, forame alar caudal; PF, fissura palatina; PO, canal pterigóide; PPF, forame palatino caudal; SMF, forame estilomastóideo; SPF, forame esfenopalatino.

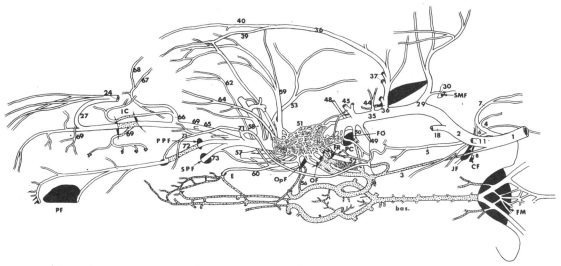

Figura 55-8. Suprimento sangüíneo para a cabeça e pescoço do gato, vista ventral.
1, Artéria carótida comum; 2, artéria carótida externa; 3, artéria carótida interna; 4, artéria occipital; 5, artéria faríngea ascendente; 6, artéria condilar; 7, ramo occipital; 8, artéria meníngea caudal; 11, artéria lingual; 18, artéria facial; 24, artéria labial maxilar; 27, ramo anastomótico com a artéria infra-orbital; 29, artéria auricular caudal; 30, artéria estilomastóidea; 35, artéria maxilar; 36, artéria temporal superficial; 37, artéria facial transversa; 39, artéria palpebral lateral inferior; 40, artéria palpebral lateral superior; 44, artéria auricular profunda; 45, artéria alveolar mandibular; 48, artéria massetérica; 49, artéria timpânica rostral; 50, artéria meníngea média; 51, rede admirável da artéria maxilar; 52, rede internaϕ; 53, artéria temporal profunda rostral; 56, artéria oftálmica interna; 57, artéria oftálmica externa; 58, ramo muscular; 59, artéria lacrimal; 60, artéria etmoidal externa; 62, artéria supra-orbital; 64, artéria bucal; 65, artéria infra-orbital; 66, artéria malar; 67, artéria palpebral inferior medial; 68, artéria palpebral superior medial; 69, ramo dentário; 71, artéria palatina menor; 72, artéria palatina maior; 73, artéria esfenopalatina; bas., artéria basilar; CF, forame condilar; E, etmóide; FM, forame magno; FO, forame oval; FR, forame redondo; IC, canal infra-orbitário; JF, forame jugular; OF, fissura óptica; OpF, forame óptico; PC, canal pterigóideo; PF, fissura palatina; PPF, forame palatino caudal; SMF, forame estilomastóideo; SPF, forame esfenopalatino.

hióide. Os ramos das artérias carótidas comuns são os seguintes:

1. **Ramos musculares** para os músculos adjacentes.

2. As **artérias tireóideas caudais,** direita e esquerda, são vasos delgados com origens extremamente variáveis. Elas podem surgir por um tronco comum do braquiocefálico, ou surgir separadamente em qualquer dos lados da artéria carótida comum próximo à sua origem, do tronco braquiocefálico entre as duas artérias carótidas comuns, da artéria subclávia esquerda ou do tronco costocervical direito e do ramo ascendente das artérias cervicais superficiais. Elas ascendem no pescoço em qualquer dos lados da traquéia, suprem o esôfago e a traquéia, o tronco vago-simpático e o gânglio cervical caudal. Pequenos ramos podem anastomosar-se com seus acompanhantes do lado oposto (Ellenberger e Baum, 1891). Próximo à glândula tireóidea elas anastomosam-se com os ramos da artéria tireóidea cranial.

A artéria tireóidea caudal é quase sempre ausente (Zietzschmann et al., 1943). Loeffler (1955) observou sua presença em apenas quatro de 11 espécimes, surgindo da artéria braquiocefálica; em três espécimes ela era bilateral e em um apenas existia no lado direito.

3. A **artéria tireóidea cranial** é um vaso relativamente grande, surgindo da parede ventral da artéria carótida comum aproximadamente ao nível da extremidade cranial da glândula tireóidea. Às vezes sua origem é deslocada cranial ou caudalmente. Após descrever um arco no aspecto lateral da parede laríngea caudal, ela transcorre no sentido da extremidade cranial da glândula tireóidea. Aqui, divide-se em dois ramos, o dorsal (ou medial) e o ventral (ou lateral). Além dos **ramos tireóideos,** ela libera:

a. **Ramos musculares** que, após percorrerem dorsolateralmente, suprem os músculos clidomastóideo e esternocefálico e, às vezes, os músculos longo da cabeça e longo do pescoço.

b. O **ramo faríngeo** que, normalmente, surge cranialmente da artéria tireóidea cranial. Ele segue craniodorsalmente o segmento inicial do esôfago. Um pequeno ramo passa ventralmente e penetra na laringe, seguindo o nervo laríngeo recorrente, entre as cartilagens cricóide e tireóide, anastomosando-se com os ramos da artéria laríngea cranial e o ramo cricotireóideo. Prossegue adiante cranialmente e supre os músculos constritores caudais e rostrais da faringe, anastomosando-se com os ramos da artéria laríngea cranial e o ramo descendente da artéria vertebral.

c. O **ramo cricotireóideo,** que passa cranioventralmente sobre o músculo cricotireóideo, e supre este último e os músculos esternotireóideo, esterno-hióideo e tireo-hióideo. Dentro do músculo esterno-hióideo, ele anastomosa-se com seu acompanhante do lado oposto e os ramos peri-hióideos da artéria lingual (Ellenberger e Baum, 1891).

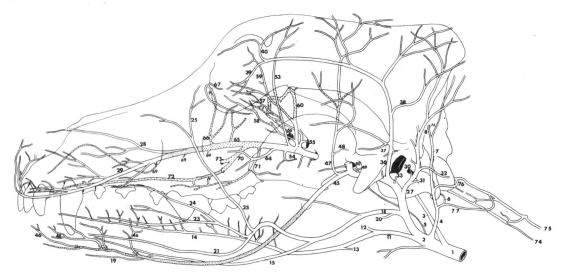

Figura 55-9. Suprimento sangüíneo para a cabeça e pescoço do cão; vista lateral.

1, Artéria carótida comum; 2, artéria carótida externa; 3, artéria carótida interna; 4, artéria occipital; 5, artéria faríngea ascendente; 6, artéria condilar; 7, ramo occipital; 8, artéria meníngea caudal; 11, artéria lingual; 12, artéria palatina ascendente; 13, ramo peri-hióideo; 14, artéria lingual profunda; 15, artéria sublingual; 18, artéria facial; 19, artéria submentoniana; 20, ramo glandular; 21, artéria labial mandibular; 23, artéria angular da boca; 24, artéria labial maxilar; 25, artéria angular do olho; 27, artéria auricular caudal; 28, artéria dorsal do nariz; 29, artéria lateral do nariz; 30, artéria estilomastóidea; 31, 32, ramos auriculares; 33, artéria parotídea; 36, artéria temporal superficial; 37, artéria transversa da face; 38, artéria auricular rostral; 39, artéria palpebral lateral inferior; 40, artéria palpebral superior lateral; 45, artéria alveolar mandibular; 46, ramos mentonianos caudal, médio e rostral; 47, artéria temporal profunda caudal; 48, artéria massetérica; 49, artéria timpânica; 50, artéria meníngea média; 53, artéria temporal profunda rostral; 54, artéria oftálmica externa; 55, ramo anastomótico com a artéria carótida interna; 56, artéria oftálmica interna; 57, artéria ciliar; 58, ramo muscular; 59, artéria lacrimal; 60, artéria etmoidal externa; 64, artéria bucal; 65, artéria infra-orbitária; 66, artéria malar; 67, ramos palpebrais; 69, ramos dentários; 70, artéria palatina descendente; 71, artéria palatina menor; 72, artéria palatina maior; 73, artéria esfenopalatina; 74, artéria espinhal ventral; 75, artéria vertebral; 76, ramo descendente da artéria vertebral; 77, ramo anastomótico da artéria para a artéria occipital.

d. O **ramo laríngeo caudal,** que corre caudalmente ao longo da borda dorsal da glândula tireóidea, paralelo ao nervo laríngeo caudal, anastomosando-se com a artéria tireóidea caudal. Durante seu percurso, ele libera diversos **ramos esofágicos** e a **traqueais.** Entretanto, estes ramos surgem da artéria tireóidea caudal quando esta é bem desenvolvida (Miller et al., 1964).

e. **Ramos glandulares,** que suprem a glândula mandibular e os nodos linfáticos faríngeos medial e mandibular.

ARTÉRIA CARÓTIDA EXTERNA (Fig. 55-11). A **artéria carótida externa** é a continuação da artéria carótida comum além do ponto de origem da artéria carótida interna. Ela é um tanto tortuosa quando passa cranialmente ao longo da face profunda do nervo hipoglosso, o músculo digástrico e a glândula mandibular. Corre ao longo da parede lateral da faringe, emerge da face profunda da porção caudal do digástrico, dividindo-se caudalmente ao processo retroarticular nas artérias temporal superficial e maxilar. Ela emite o seguinte:

1. A **artéria occipital** é pequena e normalmente é o primeiro ramo da artéria carótida externa. Ela às vezes surge da artéria carótida comum, ligeiramente caudal à origem da artéria carótida interna (Nickel e Schwarz, 1963). Ocasionalmente, um pequeno aumento (seio carótido) é visível próximo à sua origem. Ela ascende caudalmente ao nervo hipoglosso até o processo jugular, cruzando lateralmente a artéria carótida interna e os nervos vago e simpático. Ao nível da extremidade livre do processo jugular, ela recebe o ramo anastomótico da artéria vertebral. Fornece pequenos ramos para os músculos longo da cabeça e reto ventral da cabeça e para o nodo linfático retrofaríngeo medial. A **artéria condilar** normalmente surge da artéria occipital, relacionando-se ao nervo acessório na fissura petro-occipital. Ela penetra na cavidade cranial através do canal petro-occipital e ramifica-se na dura-máter. Continua craniodorsalmente no sentido da superfície nucal do osso occipital como o **ramo occipital,** e dentro dos músculos retos dorsais maior e menor da cabeça ela anastomosa-se com o vaso oposto. Durante seu percurso, emite a **artéria meníngea caudal** próximo à base do processo jugular. Esta artéria penetra na cavidade cranial através do forame mastóideo sendo distribuída à dura-máter e anastomosando-se com a artéria meníngea média. A artéria meníngea caudal, por sua vez, emite a **artéria timpânica caudal,** suprindo o ouvido médio e interno.

2. A **artéria laríngea cranial** surge, opostamente à artéria occipital, da artéria carótida externa ou artéria carótida comum. Ela pode surgir do ramo ventral da artéria tireóidea cranial (Loeffler, 1955; Koch, 1970). Divide-se, a artéria laríngea cranial, em um ramo faríngeo dorsal e um ramo laríngeo ventral. O **ramo faríngeo** supre os músculos hiofarín-

geo, tireofaríngeo e cricofaríngeo. O **ramo laríngeo** pode surgir separadamente da artéria carótida comum. Ela continua ventralmente, acompanhando o nervo laríngeo cranial, e penetra na laringe através da fissura tireóidea. Atravessa a membrana tireo-hióidea e supre a mucosa e os músculos laríngeos intrínsecos. De acordo com Miller et al. (1964), ela fornece cranialmente ramos para o músculo hioglosso, no qual podem anastomosar-se com a artéria lingual; caudal e ventralmente, ramos distribuem-se no músculo tíreo-hióideo, onde se anastomosam com o ramo cricotireóideo da artéria tireóidea cranial.

3. A **artéria faríngea ascendente** é um vaso relativamente pequeno com uma origem variável. Ela normalmente surge da artéria carótida externa mas, de acordo com Brückner (1909), pode surgir da artéria carótida comum próximo à origem da artéria occipital.

Koch (1970) declara que, como regra, a artéria faríngea ascendente surge da artéria carótida comum.

Ela segue dorsomedialmente ao longo da face medial da bolha timpânica e está relacionada medialmente com o ramo faríngeo do vago. Próximo à abertura faríngea do tubo auditivo ela anostomosa-se com a artéria carótida interna dentro do canal carotídeo. A artéria faríngea ascendente em sua parte inicial libera lateralmente diversos pequenos **ramos palatinos,** os quais, após ascender dorsalmente, ramificam-se no lado medial do músculo digástrico. De acordo com Miller et al. (1964), estes ramos seguem ventralmente na parede lateral da faringe até o palato mole, e vascularizam os músculos palatinos, as glândulas e mucosa palatina, anastomosando-se finalmente com ramos semelhantes do outro lado bem como com os ramos peri-hióides da artéria lingual. Os **ramos faríngeos** seguem medialmente, suprindo principalmente os músculos e a mucosa faríngea próximo à base do crânio, incluindo a extremidade rostral adjacente do músculo longo da cabeça.

4. A **artéria lingual** é um vaso grande e sinuoso, normalmente surgindo da artéria carótida externa medialmente ao músculo digástrico. De acordo com Nickel e Schwarz (1963), ela é, ao contrário, o primeiro ramo da artéria facial. Em casos excepcionais ela surge ventralmente à artéria maxilar. A artéria lingual segue cranioventralmente, junto com o nervo hipoglosso, ao longo da face lateral do osso

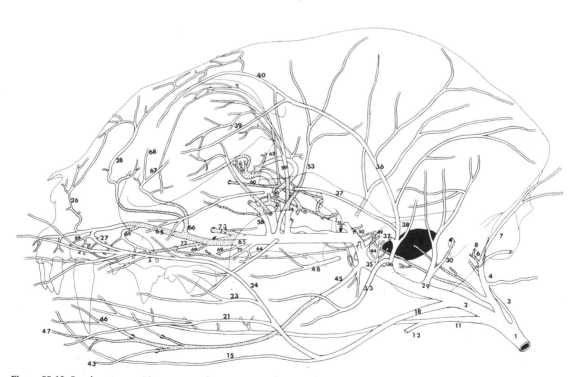

Figura 55-10. Suprimento sangüíneo para a cabeça e pescoço do gato; vista lateral.

1, Artéria carótida comum; 2, artéria carótida externa; 3, artéria carótida interna; 4, artéria occipital; 6, artéria condilar; 7, ramo occipital; 8, artéria meníngea caudal; 11, artéria lingual; 12, artéria palatina ascendente; 15, artéria sublingual; 18, artéria facial; 21, artéria labial mandibular; 23, artéria angular da boca; 24, artéria labial maxilar; 26, artéria lateral do nariz; 27, ramo anastomótico com a artéria infra-orbitária; 28, artéria dorsal do nariz; 29, artéria auricular caudal; 30, artéria estilomastóidea; 33, artéria parotídea; 35, artéria maxilar; 36, artéria temporal superficial; 37, artéria transversa da face; 38, artéria auricular rostral; 39, artéria palpebral lateral inferior; 40, artéria palpebral lateral superior; 43, artéria mentoniana; 44, artéria auricular profunda; 45, artéria alveolar mandibular; 46, ramo milo-hióideo; 47, artéria dentária; 48, artéria massetérica; 49, artéria timpânica rostral; 50, artéria meníngea média; 51, rede admirável da artéria maxilar removida deixando-se um segmento; 53, artéria temporal profunda rostral; 58, ramos musculares; 59, artéria lacrimal; 60, artéria etmoidal externa; 62, artéria supra-orbitária; 64, artéria bucal; 65, artéria infra-orbitária; 66, artéria malar; 67, artéria palpebral medial inferior; 68, artéria palpebral medial superior; 69, ramos dentários; 71, artéria palatina menor; 72, artéria palatina maior.

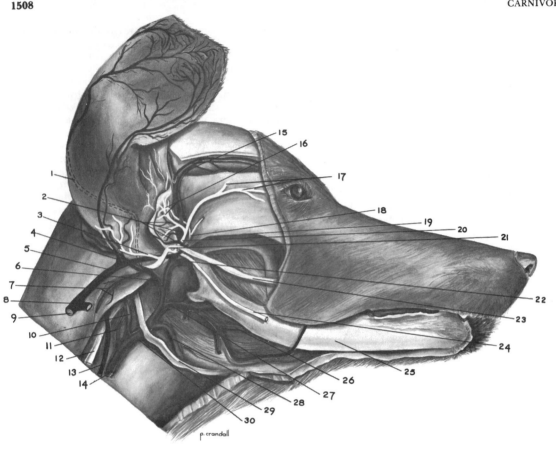

Figura 55-11. Dissecação da orelha do cão.

1, Ramo auricular intermédio; 2, artéria e veia auricular rostral; 3, nervo auricular caudal; 4, veia auricular caudal; 5, artéria maxilar; 6, artéria auricular caudal; 7, ramos musculares; 8, veia facial; 9, veia jugular externa; 10, artéria occipital; 11, artéria carótida interna; 12, nervo vago e tronco simpático; 13, veia jugular interna; 14, artéria carótida comum; 15, artéria e veia temporal superficial; 16, ramos temporais do nervo auriculopalpebral; 17, ramos zigomáticos do nervo auriculopalpebral; 18, nervo auriculotemporal; 19, músculo masseter (borda cortada); 20, nervo auriculopalpebral; 21, nervo facial; 22, artéria maxilar; 23, nervo dorsal da boca; 24, nervo ventral da boca; 25, mandíbula; 26, artéria sublingual; 27, artéria facial; 28, artéria lingual; 29, nervo hipoglosso; 30, artéria carótida externa. (De Foust e Getty, 1954.)

epi-hióideo. Ela passa entre os músculos hioglosso e genioglosso e, próximo à raiz da língua, emite os **ramos peri-hióides,** suprindo os músculos hióideo e faríngeo e a amígdala palatina. A artéria lingual continua rostralmente como a **artéria profunda da língua** no sentido da ponta da língua. A transição exata entre a artéria lingual e a artéria profunda da língua não é bem delineada. Durante seu trajeto, a artéria profunda da língua emite diversos **ramos dorsais da língua,** tortuosos, para os músculos e a mucosa da língua. A **artéria palatina ascendente** é normalmente representada por dois pequenos vasos que suprem a base da língua, os músculos e a mucosa do palato mole e a parte adjacente da faringe. Ocasionalmente, a artéria alveolar mandibular surge dela ao invés de surgir da artéria maxilar.

5. A **artéria facial** é relativamente menor do que a artéria lingual. Ela surge da artéria carótida externa (da artéria lingual de acordo com Nickel e Schwarz, 1963) na borda dorsolateral do osso estilo-hióide. A princípio ela passa entre o músculo digástrico e o pterigóideo medial, e depois entre este e o masseter (Fig. 55-12). Após cruzar a borda ventral da mandíbula, ela ascende ao longo da borda rostral do masseter lateralmente à face; próximo ao ângulo da boca divide-se nos seus ramos terminais. Ela fornece ramos para os músculos digástrico, pterigóideo medial e o masseter, bem como para a glândula mandibular. De acordo com Miller et al. (1964), ela pode suprir o músculo estiloglosso e anastomosar-se com a artéria faríngea ascendente. Ela emite as seguintes colaterais:

a. A **artéria sublingual** passa ao longo da borda dorsal da porção caudal do músculo digástrico, entre o músculo milo-hióideo e o ramo mandibular. Ela segue rostralmente ao longo da face medial da borda ventral da mandíbula, acompanhando a veia homônima e o nervo milo-hióideo, ramificando-se no soalho da boca próximo ao freio da língua. Além do milo-hióideo e da parte rostral do músculo digástrico, ela supre os músculos genio-hióideo e genioglosso. Antes de seguir rostralmente, ela emite uma **artéria submentoniana** razoavelmente grande, próximo ao meio do corpo da mandíbula, que segue no sentido da superfície ventral do queixo seguindo a borda ventral da mandíbula. A artéria submentoniana supre os músculos adjacentes, os incisivos mandibulares e o periósteo. De acordo com Ellenberger e Baum (1891), ela anastomosa-se com as artérias alveolar mandibular e a labial mandibular.

b. A **artéria labial mandibular** surge próximo da borda rostral do masseter, ligeiramente dorsal à borda ventral da mandíbula. Ela corre rostralmente ao longo da face ventral do músculo orbicular da boca, e próximo ao forame mentoniano caudal ela anastomosa-se com os ramos mentonianos. Alguns ramos da artéria labial mandibular estendem-se através da borda ventral da mandíbula, anastomosando-se com a artéria sublingual e a artéria submentoniana. Ela ramifica-se na pele e no periósteo da região adjacente ao lábio de mandíbula, com a artéria angular da boca e com as artérias labiais maxilares (Ellenberger e Baum, 1891).

c. A **artéria angular da boca** corre em paralelo com a artéria anterior no sentido do ângulo da boca, e supre o músculo orbicular de boca, o músculo bucinador, a pele e a mucosa. Ela anastomosa-se com a artéria mandibular e a artéria labial maxilar, bem como com os ramos mentonianos da artéria alveolar mandibular.

d. A **artéria labial maxilar** é a continuação da artéria facial ao longo da face e do nariz. Ela segue rostralmente, paralela ao processo alveolar da maxila sob o zigomático, no sentido do nariz e do lábio maxilar, onde se anastomosa com ramos da artéria angular da boca, da artéria lateral do nariz e da artéria infra-orbitária. Durante seu percurso, a artéria labial maxilar fornece pequenos ramos para a pálpebra inferior e o músculo levantador nasolabial, onde se anastomosa com ramos da artéria palpebral lateral inferior da artéria transversa da face. De acordo com Miller et al. (1964), a artéria labial maxilar também se anastomosa com ramos da artéria palpebral medial inferior da artéria malar próximo à órbita.

6. A **artéria auricular caudal** (Fig. 55-11) surge da artéria carótida externa ao nível do estilo-hióide ou epi-hióide, próximo à cartilagem do meato acústico. Em sua origem ela relaciona-se com a borda dorsomedial do músculo digástrico, ascendendo caudalmente à orelha e profundamente à glândula parótida, sob o tendão do músculo esternoclidomastóideo, ao qual supre. A referida artéria continua dorsalmente ao longo da face profunda dos músculos auriculares caudais, e dentro do músculo temporal anastomosa-se com a artéria auricular rostral. Ela acompanha o nervo auricular caudal e seus ramos

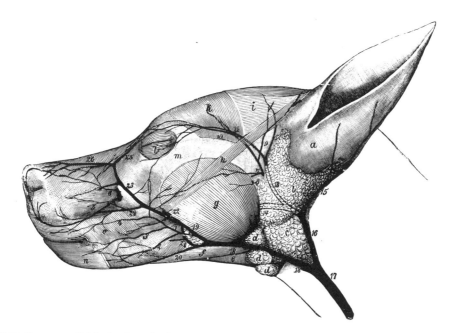

Figura 55-12. Vasos superficiais da cabeça do cão.

1, Artéria facial; 2, artéria labial mandibular; 3, artéria angular da boca; 4, artéria labial maxilar; 5, artéria lateral do nariz; 6, artéria dorsal rostral do nariz; 7, artéria temporal superficial; 8, artéria facial transversa; 9, artéria auricular rostral; 10, artérias palpebral superior e inferior laterais (continuação de 7); 11, veia satélite de 10; 12, veia auricular rostral; 13, veia temporal superficial; 14, veia maxilar; 15, veia auricular caudal; 16, continuação de 14; 17, veia jugular externa; 18, veia linguofacial; 19 e 23, veia facial; 20, veia labial mandibular; 21, veia bucal; 22, veia facial profunda; 24, veia labial maxilar; 25, veia angular do olho; 26, veia dorsal do nariz; a, aurícula; b, glândula parótida; c, glândula mandibular; d, linfonodos mandibulares; e, músculo milo-hióideo; f, músculo digástrico; g, músculo masseter; h, músculo zigomático; i, músculo frontoescutular; k, músculo temporal; l, músculo orbicular do olho; m, arco zigomático; n, músculo orbicular da boca; o, músculo bucinador. (De Ellenberger e Baum, 1891.)

durante a maior parte de seu trajeto. De uma forma variável, ela emite os seguintes vasos:

a. A **artéria estilomastóidea** é um pequeno ramo emitido caudoventralmente da artéria auricular caudal. Após fornecer ramos ao estilo-hióideo, ela acompanha o nervo facial até o forame estilomastóideo. De acordo com Miller et al. (1964) ela é, às vezes, dupla. A artéria estilomastóidea pode surgir da artéria auricular profunda (Nickel e Schwarz, 1963).

b. O **ramo parotídeo** supre a glândula parótida. Ocasionalmente, ele surge dos ramos musculares.

c. O **ramo esternoclidomastóideo,** normalmente um ou dois, supre o tendão conjunto dos músculos esternomastóideo, do clidomastóideo, do platisma, a gordura subcutânea e a pele. Ocasionalmente, ele fornece ramificações para o linfonodo retrofaríngeo medial. Ele anastomosa-se com os ramos da artéria cervical superficial e da artéria occipital. Freqüentemente, ele emite um **ramo glandular** para a glândula mandibular.

d. O **ramo auricular lateral** surge da artéria auricular caudal e, de acordo com Miller et al. (1964), pode originar-se do ramo muscular para o esplênio ou da artéria auricular intermédia. Ele tem percurso na borda lateral da orelha no sentido de seu ápice, quer após atravessar ou situar-se próximo à glândula parótida. Koch (1970) descreve duas artérias auriculares laterais no cão. Ela normalmente anastomosa-se com o ramo auricular intermédio, além da bolsa cutânea (*saco cutâneo marginal*).

e. O **ramo auricular intermédio** normalmente surge juntamente com o vaso anterior. Ele ascende no dorso da orelha após passar profundamente aos músculos auriculares caudais, aos quais supre. Durante seu percurso fornece diversas pequenas ramificações que, após atravessarem a cartilagem auricular, ramificam-se na superfície côncava da concha. Ele anastomosa-se com ramos das artérias auriculares lateral e medial.

f. O **ramo auricular medial** surge variavelmente do ramo auricular intermédio (Miller et al., 1964) ou da artéria auricular profunda (Nickel e Schwarz, 1963). Ele passa entre a cartilagem auricular e o músculo temporal. Segue ao longo da borda medial do ouvido, anastomosando-se com a artéria auricular rostral, a artéria temporal superficial e o ramo auricular intermédio.

g. O **ramo occipital** surge, após a origem dos ramos auriculares, da artéria auricular caudal. Ele corre ao longo da borda caudal do temporal e penetra-o no sentido da linha média, onde se anastomosa com a artéria temporal profunda caudal. Freqüentemente, ele emite um ramo que, após vascularizar os músculos auriculares caudais, anastomosa-se com os ramos da artéria cervical superficial.

h. A **artéria auricular profunda** é a continuação da artéria auricular caudal. De acordo com Miller et al. (1964), ela ocasionalmente surge do ramo auricular medial ou intermédio. Ela transcorre entre o tragus e o hélix, suprindo o meato acústico externo, cartilaginoso, e a pele. A artéria estilomastóidea pode surgir da artéria auricular profunda (Nickel e Schwarz, 1963).

7. A **artéria parotídea** é pequena, normalmente surgindo da artéria carótida externa, próximo à origem da artéria auricular caudal. Ela é a principal supridora de sangue para a glândula parótida. Além disso, ela freqüentemente envia ramificações para o linfonodo mandibular e o nervo facial.

8. A **artéria temporal superficial** (Figs. 55-11 e 12) é o último ramo da artéria carótida externa na fossa retromandibular, continuando após como a artéria maxilar. Ela surge rostralmente à base da cartilagem auricular e sua parte inicial situa-se profundamente à glândula parótida. Dorsalmente, no sentido da região parietal, ela segue ao longo da face lateral do arco zigomático. Dorsal a este arco, a artéria dobra no sentido do olho sob a aponeurose do músculo temporal. Próximo ao ligamento orbital ela divide-se nas artérias palpebrais laterais inferior e superior. Ela emite os seguintes ramos:

a. O **ramo massetérico,** que supre o músculo masseter e a pele. Ele anastomosa-se com ramos das artérias labial maxilar e facial. De acordo com Miller et al. (1964), ele fornece ramos para a glândula parótida, para o linfonodo parotídeo e a cápsula articular temporomandibular.

b. A **artéria transversa da face,** que surge, juntamente com o ramo massetérico, da borda rostral da artéria temporal superficial. Normalmente, é um vaso delgado. Profundamente à glândula parótida, ela divide-se em dois ramos. Após passarem sobre o masseter, os ramos ramificam-se no músculo cutâneo da face e na pele da bochecha. Ela anastomosa-se com ramos da artéria facial.

c. A **artéria auricular rostral,** que surge na borda ventral do arco zigomático e tem trajeto entre a glândula parótida e o músculo temporal. Ela supre as estruturas citadas, incluindo os músculos auriculares rostrais e dorsais. A artéria auricular rostral anastomosa-se com a artéria auricular caudal.

d. A **artéria palpebral inferior lateral,** que é relativamente pequena e supre a metade caudal da pálpebra inferior. Ela anastomosa-se com a correspondente artéria palpebral inferior medial da artéria malar. Alguns de seus ramos correm ao longo da parte ventral do arco zigomático até o músculo masseter, onde se anastomosam com a artéria transversa da face na fáscia superficial.

e. A **artéria palpebral superior lateral,** que é relativamente grande e segue no sentido do ângulo medial do olho, entre a pálpebra superior e o osso frontal. Supre a pálpebra superior e os músculos associados, incluindo a fáscia e pele da região frontal. Ela anastomosa-se com a artéria palpebral superior medial da artéria malar. Esta artéria emite a **artéria dorsal caudal** do nariz, anastomosando-se com a correspondente artéria dorsal rostral do nariz da artéria infra-orbital.

9. A **artéria maxilar,** que é a continuação da artéria carótida externa além da origem da artéria temporal superficial. Em seu trajeto da fossa retromandibular para a fossa pterigopalatina, ela atravessa o canal alar (penetrando através do forame alar caudal e emergindo através do forame alar rostral). Na extremidade rostral da fossa pterigopalatina ela divide-se nas artérias infra-orbital e palatina des-

cendente. Durante seu percurso, ela emite os seguintes ramos:

a. O **ramo articular temporomandibular,** que, em número de uma a três ramificações delgadas, após surgir da superfície dorsal da artéria principal, supre a porção caudal da cápsula da articulação.

b. A **artéria alveolar mandibular,** que surge rostrolateralmente próximo à origem da artéria maxilar. Ocasionalmente, ela surge da artéria lingual, logo penetrando no canal mandibular através do forame mandibular, entre o ramo da mandíbula e o músculo pterigóideo medial. Pouco antes de penetrar no canal mandibular, ela emite um **ramo milohióideo** para o músculo milo-hióideo. Dentro do canal, ela libera diversos **ramos dentários** para os dentes da mandíbula e emerge como os **ramos mentonianos** através da forame mentoniano. Os ramos mentonianos suprem o queixo e região adjacente do lábio mandibular, onde, às vezes, anastomosam-se com ramos da artéria submentoniana. A artéria alveolar mandibular continua como a **artéria incisiva mandibular** dentro do canal mandibuloincisivo, suprindo os dentes incisivos mandibulares.

c. A **artéria temporal profunda caudal,** que surge opostamente à origem da artéria alveolar mandibular ou pode surgir juntamente com esta da artéria maxilar. Segue dorsalmente ao longo da face medial do processo coronóide da mandíbula, ramificando-se dentro do músculo temporal, onde se anastomosa com as artérias temporal profunda rostral, auricular caudal e temporal superficial. Durante seu trajeto, ela libera um pequeno ramo para o músculo pterigóideo medial e a artéria massetérica. A **artéria massetérica** acompanha o nervo homônimo através da fissura mandibular até o músculo masseter e anastomosa-se com o ramo massetérico da artéria temporal superficial.

d. A **artéria timpânica rostral,** que é um vaso pequeno e inconstante que surge da artéria maxilar ou da artéria temporal profunda caudal, medialmente ao longo da articulação temporomandibular. Ela passa para o ouvido médio após penetrar no osso temporal através de uma pequena abertura localizada em uma depressão medial à articulação (Miller et al., 1964).

e. A **artéria meníngea média,** a maior das artérias meníngeas, que surge dorsalmente da artéria maxilar, antes que esta penetre no canal alar. Ela penetra na cavidade cranial através do forame oval, situando-se próxima ao nervo maxilar, ou através de uma fissura (ou raramente do forame espinhoso ou da parede rostral do forame oval). Dentro da cavidade cranial ela divide-se nos ramos rostral e caudal, situados nos sulcos vasculares na face interna do crânio. O ramo rostral ramifica-se na dura-máter, lateralmente à glândula pituitária, enquanto o ramo caudal ascende na face interna da parte escamosa do osso temporal no sentido da região fronto-occipital. Ela emite um ramo anastomótico, o qual, após emergir através da fissura orbital, une-se à artéria oftálmica externa (*ramo anastomótico com a artéria oftálmica externa*). Além disso, através de pequenos ramos, ela anastomosa-se com o plexo carotídeo da artéria carótida interna (*ramo anastomótico com a artéria carótida interna*) e a artéria meníngea caudal (de la Torre et al., 1959).

f. A **artéria oftálmica externa,** que surge da artéria maxilar logo após sua emergência do canal alar. É um vaso pequeno, relacionado lateralmente aos nervos zigomático e lacrimal e medialmente ao nervo maxilar. Ela está incluída dentro da periórbita, juntamente com os nervos zigomático e lacrimal. Ramifica-se essencialmente nos músculos oculares extrínsecos. É ligada à artéria carótida interna por um grande ramo anastomótico (*ramo anastomótico com a artéria carótida interna*) que passa através da fissura orbital. Como citado anteriormente, a artéria oftálmica externa também se comunica com a artéria meníngea média através da fissura orbital. Um ramo anastomótico da artéria oftálmica externa, após ter trajeto medialmente ao nervo óptico, anastomosa-se com a pequena artéria oftálmica interna (*ramo anastomótico com a artéria oftálmica interna*). Da confluência de ambas as artérias oftálmicas surgem a **artéria central da retina** e as **artérias ciliares posteriores** (longas e curtas). As **artérias episclerais** estendem-se no sentido da córnea até a face da esclera sem atravessar sua área cribriforme. Os ramos musculares da artéria oftálmica externa dão origem às **artérias ciliares anteriores, artérias episclerais** e **artérias conjuntivais posteriores.** A **artéria lacrimal** acompanha o nervo homônimo até a glândula lacrimal e emite um ramo para a periórbita e os músculos do bulbo ocular (Nickel e Schwarz, 1963). De acordo com Miller et al. (1964), ela passa profundamente ao ligamento orbital e ramifica-se na conjuntiva e pele da pálpebra superior. A **artéria etmoidal externa** deixando a órbita continua como artéria oftálmica externa, passando através do forame etmoidal para dentro da cavidade cranial. Ela supre o osso etmoidal e a parte caudal adjacente do septo nasal (*artérias septais caudais*). Dentro da cavidade cranial divide-se em um ramo dorsal e outro ventral. O ramo dorsal emite a **artéria meníngea rostral,** que corre na dura-máter na margem caudal da placa cribriforme, suprindo o seio frontal. Ela forma uma anastomose delicada com a artéria meníngea média (Miller et al., 1964). O ramo ventral anastomosa-se com a artéria etmoidal interna. A **artéria supra-orbital** está ausente.

g. Os **ramos pterigóideos,** que surgem da artéria maxilar opostamente à origem da artéria temporal profunda rostral. Eles suprem os músculos pterigóideo medial e lateral. Eles podem anastomosar-se com ramos da artéria bucal dentro do músculo pterigóideo medial.

h. A **artéria temporal profunda rostral,** que é um pequeno vaso, às vezes duplo, que surge dorsalmente à artéria maxilar próximo à origem da artéria oftálmica externa ou opostamente à artéria bucal. Após ter trajeto lateral ao ápice da periórbita, ela penetra no músculo temporal, dentro do qual se anastomosa com ramos das artérias temporais profundas caudal e superficial.

i. A **artéria bucal,** que surge ventralmente à artéria maxilar, e acompanha o nervo homônimo até a bochecha. Durante seu percurso ela fornece ramos para os músculos pterigóideo medial e lateral, temporal, masseter e bucinador, bem como para as glândulas zigomáticas (*ramos glandulares zigomáticos*), anastomosando-se, finalmente, com ramos da artéria facial. Ela emite um pequeno ramo para a dobra pterigomandibular. Ramifica-se na membrana mucosa bucal.

j. A **artéia infra-orbitária,** que é um dos ramos terminais da artéria maxilar na extremidade rostral da fossa pterigopalatina. Ela acompanha o nervo maxilar na parte medial da fossa pterigopalatina, bem como acompanha o nervo maxilar medialmente ao músculo pterigóideo medial penetrando no canal infra-orbital através do forame maxilar. Dentro do canal, ela emite os **ramos dentários** para parte dos dentes da maxila. Antes de deixar o canal através do forame infra-orbital, ela emite a artéria incisiva maxilar que, após atravessar o canal alveolar maxilar, supre os dentes incisivos maxilares. Na superfície facial da maxila, ela irradia-se em diversos ramos, que irão suprir as estruturas adjacentes do nariz e lábio superior, incluindo a glândula zigomática. Os ramos terminais da artéria infra-orbitária são as artérias dorsal rostral do nariz e lateral do nariz. A **artéria dorsal rostral do nariz** é pequena e se dirige no sentido rostrodorsal, por debaixo do elevador nasolabial. Após atingir a face dorsal do nariz, ela prossegue rostralmente, suprindo o focinho. De acordo com Miller et al. (1964), ela anastomosa-se com a artéria oposta, as artérias lateral do nariz e a dorsal caudal do nariz. A **artéria lateral do nariz** é o maior dos dois ramos terminais da artéria infra-orbitária. Ela segue rostralmente com ramos do nervo infra-orbital sob o músculo levantador nasolabial, anastomosando-se finalmente com ramos da artéria labial maxilar. Supre o lábio superior e a membrana mucosa, o focinho, e as cartilagens ventral e dorsal do nariz, anastomosando-se com a artéria dorsal rostral do nariz. Durante seu percurso dentro do canal infra-orbital, a artéria infra-orbitária emite a **artéria malar,** que segue caudalmente, deixando o canal através do forame maxilar. Ela passa para o ângulo medial do olho, situando-se superficialmente à periórbita, onde emite as **artérias palpebral inferior medial, palpebral superior medial** e a **artéria da terceira pálpebra.** As artérias palpebral inferior medial e palpebral superior medial anastomosam-se com as correspondentes artérias da superfície temporal. De acordo com Nickel e Schwarz, (1963), a artéria da terceira pálpebra surge da artéria oftálmica externa. Durante seu trajeto ela supre o músculo oblíquo ventral e o ducto nasolacrimal, anastomosando-se com ramos da artéria etmoidal externa (Miller et al., 1964).

k. A **artéria palatina descendente,** que é o outro ramo terminal da artéria maxilar na extremidade rostral da fossa pterigopalatina. Rostralmente à origem da artéria palatina menor, ela normalmente emite um ou dois ramos para o pterigóideo medial, que pode surgir da artéria maxilar ou da artéria infra-orbitária. A **artéria palatina menor** freqüentemente surge da artéria maxilar ou de um de seus ramos terminais. Ela transcorre no sentido do palato mole, lateralmente ao longo da parte rostral do músculo pterigóideo medial, emitindo um ramo para o mesmo. Seguindo rostralmente em posição medial ao processo pterigóideo da maxila, supre os músculos palatinos, as glândulas e mucosas palatinas, incluindo as do palato duro. Ocasionalmente, ela envia um pequeno ramo para a glândula zigomática (Miller et al., 1964). A artéria palatina menor anastomosa-se com ramos das artérias faríngea ascendente e palatina maior. A **artéria palatina maior** surge juntamente com a artéria esfenopalatina e passa lateralmente ao longo do músculo pterigóideo medial. Ela penetra no canal palatino através do forame palatino caudal, juntamente com a veia e nervo homônimos. Dentro do canal, ela divide-se em diversos ramos pequenos. Alguns deles, após emergirem através do forame palatino menor, anastomosam-se uns com os outros e com a artéria palatina menor. Após emergir através do forame palatino maior, ela continua rostralmente dentro do sulco palatino, no sentido do lábio maxilar, e após suprir o palato duro, dobra medialmente. Caudalmente aos dentes incisivos, ela anastomosa-se com sua acompanhante do lado oposto, formando, desta forma, um arco arterial. Pequenos ramos surgem deste arco, suprindo a mucosa, os dentes, o periósteo etc. Um de seus ramos segue dorsalmente e, através da fissura palatina, penetra na cavidade nasal, onde se anastomosa com ramos da artéria esfenopalatina e, de acordo com Ellenberger e Baum, (1891), também com os ramos da artéria etmoidal interna. A **artéria esfenopalatina** penetra na cavidade nasal após passar pelo forame esfenopalatino juntamente com a veia satélite e o nervo nasal caudal. Continuando medial e rostralmente ao longo da maxila, suprirá as células etmoidais, a concha nasal dorsal, e o septo nasal e sua mucosa (*artérias nasais caudais, laterais e do septo*). Ela anastomosa-se com ramos da artéria palatina maior e, de acordo com Ellenberger e Baum (1891), também com as artérias etmoidal interna e infra-orbital.

ARTÉRIA CARÓTIDA INTERNA (Fig. 55-6). A **artéria carótida interna** é o menor ramo terminal da artéria carótida comum, cerca de 4 cm cranialmente à origem da artéria tireóidea cranial, um tanto medial ao linfonodo faríngeo tireóide. Próximo à sua origem, ela relaciona-se com as artérias faríngea ascendente e occipital. Um alargamento variável (**seio carótido**) está localizado próximo à sua origem. Ela segue dorsorrostralmente, em posição medial à artéria occipital, lateral e ao longo dos músculos longo da cabeça e reto ventral da cabeça até suas inserções na parte basilar do osso occipital. Ela penetra no canal carótido através do forame jugular e, após descrever uma dobra próximo ao forame lácero, penetra na cavidade cranial. Freqüentemente neste ponto, um pequeno ramo da artéria faríngea ascendente une-se à dobra da artéria carótida interna. De acordo com de la Torre et al. (1959), esta anastomose entre as circulações interna e externa do crânio é provavelmente de tão pouca extensão a ponto de ser insignificante sob condições usuais. Ela corre no sulco carótido e, antes de atravessar a dura-mater, emite uma a duas ramificações pequenas que se anastomosam com a artéria meníngea média (*ramo anastomótico com artéria meníngea média*). Um de

SUPRIMENTO SANGÜÍNEO AO CÉREBRO
B. S. Nanda

Cão (Fig. 55-13)

O suprimento sangüíneo para o cérebro e a cabeça do cão foi tratado por diversos pesquisadores, e os principais entre eles são: Tandler, 1899; Hoffmann, 1900; de Vriese, 1905; Bruckner, 1909; Jenke, 1919; Zietzschmann et al., 1943; Jewell, 1952; de la Torre et al., 1959; de la Torre e Netsky, 1960 e Miller et al., 1964.

O cérebro é suprido por duas fontes principais, a artéria carótida interna e a artéria basilar. A artéria maxilar (interna) fornece ramos que formam uma fonte secundária pela formação de uma simples anastomose* com a artéria carótida interna. A anastomose é constituída por dois ramos da artéria maxilar e da artéria carótida interna. Os ramos da primeira são o ramo anastomótico com a artéria carótida interna, ramo da artéria meníngea média (ramo anastomótico, Miller et al., 1964), e o ramo anastomótico com a artéria carótida interna, ramo da artéria oftálmica externa (artéria anastomótica, Miller et al., 1964). Ela penetra na cavidade cranial através do forame oval, atravessa a dura-máter para alcançar o seio cavernoso, onde forma um percurso sinuoso durante curto trajeto, e une-se ao ramo anastomótico com a artéria carótida interna (ramo da artéria oftálmica externa). A última é um ramo maior e penetra na fissura orbital para ter percurso no seio cavernoso, onde se une ao ramo já citado. O vaso conjunto continua caudalmente em percurso sinuoso no seio e une-se à artéria carótida interna num plano transverso no dorso da sela. Desta forma, de acordo com Miller et al., (1964), é possível que o sangue passe da artéria maxilar para a artéria carótida interna, ou vice-versa, pelas artérias orbital e a anastomótica.

A continuação intracranial da **artéria carótida interna** perfura o dorso da sela para penetrar no seio cavernoso. A artéria carótida interna recebe no seio cavernoso os ramos acima citados da artéria maxilar. A artéria continua seu trajeto sinuoso no seio acima referido durante curto percurso. Perfurando a dura-máter ela deixa o seio. A artéria termina ao dividir-se em três ramos principais, a artéria comunicante caudal e as artérias rostral e média do cérebro.

Durante seu trajeto intracavernoso a artéria carótida interna emite um ramo medial que se une com um ramo semelhante da artéria carótida interna do outro lado. O vaso transverso assim formado denomina-se **artéria intercarótida caudal.** Ela está localizada na borda caudal da *parte nervosa* da hipófise à qual está intimamente relacionada. Ela emite ramos para *parte nervosa* e *parte intermédia,* em sua maioria. Estes ramos são denominados **artérias hipofisárias caudais** (inferiores)φ.

A artéria carótida interna emite um ramo logo antes ou após deixar o seio cavernoso. Este ramo segue medialmente para unir-se com seu acompanhante do lado oposto para formar a **artéria intercarótida rostral.** Finos ramos saem dela e unem-se com os ramos da artéria comunicante caudal para formarem uma rede circunferencial ao redor do infundíbulo. Estes ramos suprem o túber cinéreo, infundíbulo, a *parte intermédia*, o quiasma óptico e outras estruturas associadas. A *parte distal* recebe seu suprimento sangüíneo indiretamente dos ramos acima. Os ramos que vão à hipófise e estruturas associadas são definidos como **artérias hipofisárias rostrais** (superiores)φ.

A **artéria rostral do cérebro** é um dos ramos terminais da artéria carótida interna e é considerada como sua continuação. A artéria segue rostralmente curto percurso e dobra medialmente para a face dorsal do quiasma óptico e nervo óptico. A referida artéria atinge a fissura longitudinal para continuar ao longo da face ventral do trato olfatório medial (estria). Ela anastomosa-se com a artéria do lado oposto durante curta distância e separa-se para ascender dorsalmente e transcorrer na face medial do hemisfério cerebral. Ela atinge o joelho do corpo caloso, onde realiza uma dobra caudal para dirigir-se na face dorsal do corpo caloso. Ela anastomosa-se com a artéria caudal do cérebro no terço caudal do corpo caloso e aí termina. Durante seu percurso ela emite diversos ramos.

A **artéria oftálmica interna** é o primeiro ramo emitido pela artéria rostral do cérebro. Ela deixa a face ventral da artéria acima para continuar rostralmente ao longo do nervo óptico em sua face dorsolateral ou dorsal. A artéria oftálmica interna deixa a cavidade cranial através do forame óptico e penetra na órbita. Ela situa-se medialmente ao nervo óptico e anastomosa-se com a artéria oftálmica externa através de um ramo anastomótico com a artéria oftálmica interna, contribuindo para a formação das artérias centrais da retina e artérias ciliares posteriores. (A artéria oftálmica interna foi denominada por Tandler, 1899, artéria oftálmica.)

A **artéria etmoidal interna** surge como um ramo ventral da artéria rostral do cérebro, distal à artéria anterior. É um ramo delgado que segue ao longo da dura-máter, sobre a face ventral do trato olfatório medial e da fissura longitudinal. As artérias de cada lado anastomosam-se umas com as outras e atingem o bulbo olfatório e a lâmina cribrosa, onde se unem ao ramo ventral da artéria etmoidal externa para formar a **rede etmoidal**φ Esta rede também recebe contribuição dos ramos da **artéria marginal**φ. Os ramos desta rede suprem o bulbo e o trato olfatórios, intracranialmente. Da rede, ramos também penetram através da lâmina cribrosa para suprir os etmoturbinais e a mucosa olfatória. Os ramos da artéria etmoidal interna continuam rostralmente para suprir a parte caudal da cavidade nasal e anastomosam-se com os ramos da artéria esfenopalatina.

---
*Esta anastomose foi mencionada por Tandler (1899), Hofmann (1900) e Ask-Upmark (1935) como a rede admirável. Daniel et al. (1953) considera a anastomose como uma rede rudimentar.

1514 CARNÍVORO

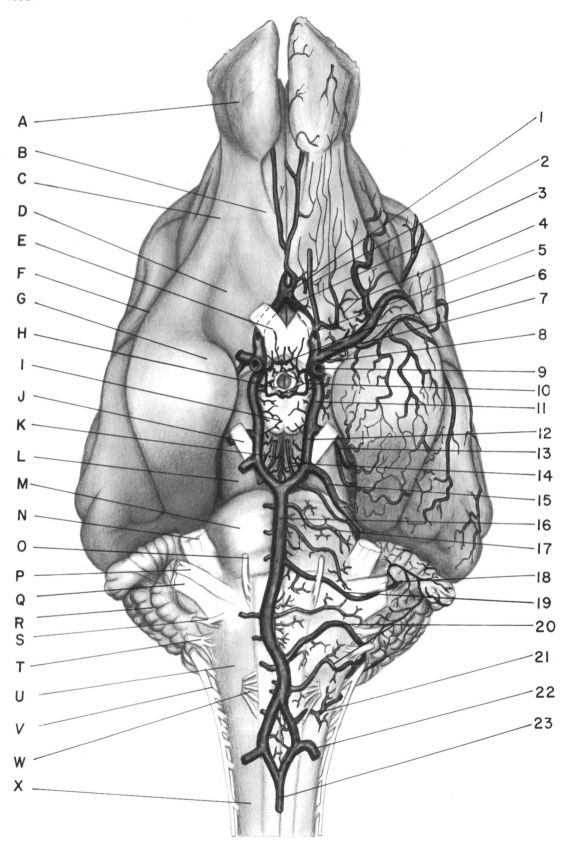

Figura 55-13. Veja a legenda na página oposta.

Da artéria rostral do cérebro, um ou dois ramos são emitidos e percorrem lateralmente a face ventral do trígono olfatório de um modo flexuoso. Estes ramos podem unir-se aos ramos da artéria média do cérebro. Eles continuam no sentido da parte lateral do bulbo olfatório, ao qual suprem. Durante seu trajeto, estes ramos enviam ramos perfurantes (ramos centrais — ramos estriados mediais) que penetram no trígono olfatório, e suprem as partes rostral e rostromedial do núcleo caudado, o putame, o pálido e o membro rostral da cápsula interna.

A artéria rostral do cérebro, após emitir os ramos citados acima, une-se durante curta distância à artéria rostral do cérebro do lado oposto, para formar um segmento comum de origem das artérias do corpo caloso de cada lado. O segmento comum acima pode ser denominado de **artéria comum (mediana)**ϕ do **corpo caloso**.

Isto é citado por Tandler (1899), Hofmann (1900), de Vriese (1905), e de la Torre e Netsky (1960), como a artéria comunicante rostral. Bradley e Graham (1959) e Miller et al. (1964) também reconheceram esta fusão. Miller et al. (1964) também declaram que às vezes existe uma ponte arterial transversa (artéria comunicante anterior) entre as duas artérias rostrais do cérebro, e não uma união ampla. Um tipo semelhante de disposição foi reportado no rato e na doninha por Brown (1966, 1968) que o denominou *artéria cerebral rostral ázigos*. Haines et al. (1969) sugeriram que a expressão artéria proximal anterior do cérebro seja aplicada à parte da artéria que se estende entre a artéria carótida interna e o tronco comum, enquanto a expressão artéria distal anterior do cérebro seja aplicada à parte da artéria distal à bifurcação do tronco comum. Parece que esta sugestão é válida no que se relaciona às partes da artéria, mas ela ignora o reconhecimento da fusão ou do tronco comum.

Após curta distância, a artéria comum (mediana) do corpo caloso mais uma vez separa-se em dois vasos denominados artérias do corpo caloso. Cada uma ascende no giro pró-reus e atinge o joelho do corpo caloso. Ela curva-se caudal e dorsalmente para transcorrer acima do corpo caloso e ao longo do giro do cíngulo para unir-se à artéria caudal do cérebro. Neste percurso ela emite vários ramos corticais a níveis variados. Estes são distribuídos nos giros reto, pró-reus, do cíngulo, pré-cruzado e pós-cruzado e no corpo caloso. Eles anastomosam-se com os ramos corticais das artérias média e caudal do cérebro. Também fornecem ramos finos para a dura-máter e podem participar na formação da rede etmoidalϕ.

A **artéria marginal**ϕ (Hofmann, 1900) surge da artéria rostral do cérebro na fissura longitudinal, e continua ao longo do trato olfatório medial no sentido do bulbo olfatório, emitindo um ramo para o bulbo olfatório, a artéria olfatória medialϕ. Ela continua no pólo rostral ou frontal do hemisfério cerebral para distribuir-se pelo córtex polar frontal.

A artéria rostral do cérebro, durante seu percurso, emite diversos ramos corticais de seu segmento principal, bem como de seus ramos principais descritos anteriormente.

A **artéria média do cérebro** tem sua origem na artéria carótida interna e com um percurso rostral ao lobo piriforme. Após sua origem ela ascende dorsolateralmente, cruzando ventralmente a substância perfurada rostral e o trato olfatório lateral, e indo atingir a junção do sulco rinal lateral (partes rostral e caudal). Ao atingir a fissura pseudossilviana ela termina emitindo vários ramos corticais para distribuição lateral na parte maior do hemisfério cerebral. A artéria média do cérebro, durante seu curso inicial, emite diversos ramos que podem ser classificados como ramos corticais, centrais e estriados.

A **artéria corióidea rostral** surge do segmento principal da artéria média do cérebro e tem percurso ao longo do trato óptico. Logo após sua origem, vem situar-se sob o lobo piriforme, e desta localização ascende para dentro do ventrículo lateral ao longo do trato óptico. Ela termina por fornecer ramos para o plexo corióideo do ventrículo lateral e do terceiro ventrículo. Em seu trajeto emite ramos para o trato óptico, o corpo geniculado medial, o giro para-hipocâmpico, a perna do cérebro, a cápsula interna, a parte caudal do núcleo caudado, as áreas talâmicas adjacentes e o lobo piriforme. Ela também recebe ramos anastomosantes da artéria corióidea caudal em seu percurso.

A artéria média do cérebro, ao longo de seu percurso sobre a substância perfurada rostral, emite vários ramos que penetram na área acima, bem como no lobo piriforme para suprir o corpo amigdalóide, o pálido, a cápsula interna, o putame e a cápsula externa. Estes ramos podem ser denominados de ramos centrais — ramos estriados laterais.

Os ramos corticais da artéria média do cérebro surgem tanto em seu percurso inicial, antes de atingir o sulco rinal lateral, como em seu término na fissura pseudossilviana. Estes ramos, que são distribuídos para a parte rostral do lobo piriforme e parte maior do hemisfério cerebral lateral, anastomosam-se com as artérias rostral e caudal do cérebro.

A **artéria comunicante caudal** estende-se como um ramo caudal emitido diretamente da artéria carótida interna. Este ramo segue trajeto na face ven-

---

Figura 55-13. Suprimento sangüíneo para o cérebro do cão.

1, Artéria comum (mediana) do corpo caloso; 2, artéria etmoidal interna; 3, artéria cerebral rostral; 4, ramos centrais (mediais estriados); 5, artéria oftálmica interna; 6, artéria intercarótida rostral; 7, artéria média do cérebro; 8, artéria corióidea rostral; 9, artéria carótida interna; 10, artérias hipofisárias rostrais (superiores); 11, artéria comunicante caudal (parte proximal); 12, artéria mesencefálica (parte distal de 11); 13, artéria caudal do cérebro; 14, ramos caudomediais (dorsomediais); 15, artéria rostral do cerebelo; 16, artéria basilar; 17, ramo pontino; 18, artéria do labirinto; 19, artéria média do cerebelo; 20, artéria caudal do cerebelo; 21, ramo espinhal; 22, artéria vertebral; 23, artéria espinhal ventral; A, bulbo olfatório; B, trato olfatório medial; C, trato olfatório lateral; D, tubérculo olfatório; E, nervo óptico; F, sulco rinal lateral; G, lobo piriforme; H, túber cinéreo; I, corpo mamilar; J, nervo oculomotor; K, substância perfurada caudal; L, cruz do cérebro; M, ponte; N, nervo trigêmeo; O, nervo abducente; P, nervo da face; Q, nervo vestibulococlear; R, cerebelo; S, nervo glossofaríngeo; T, nervo vago; U, medula oblonga; V, nervo acessório; W, nervo hipoglosso; X, medula espinhal.

tral da perna do cérebro para unir-se à artéria comunicante caudal do lado oposto e à artéria basilar rostral à ponte ventralmente. Jenke (1919), Sisson e Grossman (1953), Bradley e Graham (1959) e Miller et al. (1964) consideraram a extensão da artéria comunicante caudal como entre as artérias carótida interna e a caudal do cérebro. Isto é apoiado pelo fato de que o sangue vertebral, através da artéria basilar, encontra o sangue carótido na artéria comunicante caudal segundo os autores acima. Isto se baseia nos estudos de McDonald e Potter (1951), e Jewell e Verney (1957). Entretanto, de acordo com o NAV (1968) a artéria comunicante caudal estende-se entre a artéria carótida interna e a artéria basilar. Isto pode ser aceito tendo em vista a homologia com os demais animais domésticos. Entretanto, do ponto de vista funcional o conceito dos primeiros autores parece apropriado. Para fins de distribuição topográfica e relação neurovascular, sugere-se que a artéria comunicante caudal seja subdividida. A artéria comunicante caudal, ao nível da origem da raiz do nervo oculomotor, emite um ramo, a artéria caudal do cérebro, e continua caudalmente como a artéria mesencefálica. O último termo para a continuação da artéria comunicante caudal está sendo sugerido de acordo com os pontos de vista de Kaplan (1956). Esta parte da artéria comunicante caudal foi considerada por Jenke (1919), Sisson e Grossman (1953), Bradley e Graham (1959) e Miller et al. (1964) como sendo a artéria posterior do cérebro. A artéria comunicante caudal, durante seu percurso antes de atingir a raiz do nervo oculomotor, emite vários e finos ramos mediais e laterais. Os ramos mediais são distribuídos para o soalho hipotalâmico, a hipófise, o *túber cinéreo* e o corpo mamilar. Os ramos que vão suprir a hipófise unem-se a ramos semelhantes da artéria carótida interna e são denominados de **artérias hipofisárias rostrais** (superiores)φ. Os ramos laterais suprem a perna do cérebro, o subtálamo e áreas hipotalâmicas caudais.

A **artéria caudal do cérebro** tem sua origem na junção da artéria comunicante caudal com a artéria mesencefálica. Esta última representa o segmento mesencefálico da artéria comunicante caudal. Em sua origem, a artéria caudal do cérebro está relacionada com a perna do cérebro dorsalmente e dorsolateralmente e ao nervo oculomotor, ventralmente. A artéria, após sua origem, segue um trajeto dorsolateral e ligeiramente caudal, mas logo curva-se rostral e lateralmente à perna do cérebro para ascender em relação profunda com o braço do colículo rostral, corpo geniculado medial e trato óptico. Em seu percurso, mais adiante, relaciona-se com o giro para-hipocâmpico, corpo geniculado lateral e pulvinar. No esplênio ela deixa de se relacionar com o giro para-hipocâmpico e termina no terço caudal do sulco do corpo caloso, para anastomosar-se com a artéria rostral do cérebro. Durante este percurso, a artéria caudal do cérebro vai relacionar-se com outras estruturas a serem mencionadas juntamente com seus ramos. A artéria caudal do cérebro emite diversos ramos centrais e corticais.

O **ramo corióideo caudal** tem origem caudal na artéria caudal do cérebro logo após seu início. A artéria corióidea caudal segue numa direção dorsal no pedúnculo do cérebro e atinge a parte caudal do corpo geniculado lateral e do pulvinar, rostralmente ao colículo rostral e sobre o seu braço. Ela divide-se em três ou quatro finos ramos, que se unem com ramos semelhantes do lado oposto e ramos terminais do ramo para o tecto mesencefálico rostral, formando uma rede na vizinhança do corpo pineal. Um ou dois ramos terminais do ramo corióideo caudal continuam rostralmente no tálamo e contribuem para o suprimento do plexo coróide do terceiro ventrículo, corpo pineal e estruturas associadas. O ramo corióideo caudal, em seu trajeto, envia ramos perfurantes ao corpo geniculado medial, o braço do colículo rostral e área talâmica medial caudal.

O **ramo ao tecto mesencefálico rostral**φ é emitido da artéria corióidea caudal. Ele ascende dorsolateralmente no tecto (colículo rostral) e divide-se em diversos ramos que se distribuem no colículo rostral. Os ramos caudais anastomosam-se com o ramo adjacente ao tecto mesencefálico caudal, e os ramos rostrais anastomosam-se com a artéria corióidea caudal e continuam rostralmente para suprir o plexo coróide do terceiro ventrículo, o corpo pineal e suas estruturas associadas, de tal forma que seus ramos terminais podem ser considerados como pequenos ramos corióideos caudais.

A artéria caudal do cérebro, após fornecer os ramos acima, vai situar-se sob o hemisfério cerebral, onde percorre dorsalmente o trato óptico, sob o giro para-hipocâmpico e ao qual está relacionado e parcialmente mergulhada. A artéria caudal do cérebro durante curto trajeto mantém o relacionamento acima para então relacionar-se com o corpo geniculado lateral, ventralmente. Ela deixa a associação do giro para-hipocâmpico no esplênio do corpo caloso e continua rostralmente no sulco deste corpo caloso, terminando por anastomosar-se com a artéria do corpo caloso. Durante este percurso a artéria caudal do cérebro emite diversos ramos corticais que são distribuídos nas partes caudal e caudomedial do hemisfério cerebral, incluindo a parte caudal do lobo piriforme. O número e ponto de origem dos ramos corticais são variáveis. A artéria caudal do cérebro durante este percurso emite ramos anastomosantes para a artéria corióidea rostral.

Durante o percurso acima citado, a artéria caudal do cérebro emite alguns poucos ramos centrais que são distribuídos para a perna do cérebro, trato óptico e corpo geniculado medial. Alguns ramos finos são emitidos de seu aspecto dorsal para dentro da substância do giro para-hipocâmpico, e unem-se com o ramo para-hipocâmpico fornecido pela artéria corióidea rostral. Um ou dois ramos, surgindo a níveis variáveis, em comum ou separadamente, deixam a artéria caudal do cérebro. Estes ramos suprem o corpo geniculado lateral e as áreas talâmicas dorsais e contribuem também para o plexo coróide do ventrículo lateral e terceiro ventrículo.

O percurso da artéria mesencefálica já foi descrito, juntamente com a descrição da artéria comunicante caudal. A artéria emite vários finos ramos medialmente e um calibroso ramo lateralmente.

Vários **ramos dorsomediais**φ (posteriores mediais) partem da artéria mesencefálica. Estes ramos surgem medialmente e seguem rostral e dorsalmente no sentido da fossa intercrural. Eles perfuram a substância perfurada caudal e suprem em sua maioria os núcleos intercrurais e as áreas mesencefálicas medianas. Mais adiante um ou dois destes ramos ascendem obliquamente em sentido rostral e suprem os campos hipotalâmico caudal e talâmico caudoventral. Alguns desses ramos seguem rostralmente, antes de atingir a substância perfurada caudal, para se distribuírem e suprirem também a parte caudal do corpo mamilar. Estes ramos podem ser considerados como correspondentes aos ramos talamoperfurantes descritos, por vários autores, nos homens.

A **artéria rostral do cerebelo** surge como um ramo da artéria mesencefálica. Ela segue lateralmente e ascende, cruzando a perna do cérebro lateralmente. Seu percurso tem direcionamento caudal. Ao atingir o pedúnculo do cérebro ela curva-se medialmente e divide-se, para emitir três ramos terminais que se distribuem na parte rostral do hemisfério cerebelar e no vérmis, de seu próprio lado. Estes ramos surgem de modo variável e podem ser denominados ramos laterais, intermédios e mediais. O ramo lateral se distribui rostrolateralmente nos lobos dorsal e ventral paraflocular. Ele fornece alguns ramos em seu percurso ao *braço conjuntivo* e ao braço da ponte. O ramo intermédio se distribui no lobo ansiforme e parcialmente no vérmis lateralmente. O ramo medial, que é a continuação direta da artéria rostral do cerebelo, distribui-se ao *vérmis do cerebelo* de seu lado, anastomosando-se com o ramo semelhante do outro lado.

A artéria rostral do cerebelo, durante seu percurso, emite vários ramos para a perna do cérebro, braço da ponte, ponte, colículo caudal e seu braço e o nervo trigêmeo. Ela emite um ramo relativamente grande para o colículo caudal e denominado ramo para o tecto mesencefálico caudal.

O **ramo para o tecto mesencefálico caudal**φ é emitido pela artéria acima de seu segmento principal, antes de ela emitir o ramo lateral. O ramo segue obliquamente em direção dorsolateral. Ele cruza lateralmente o braço do colículo caudal para atingir o espaço entre os dois colículos, em seu próprio lado. Emite vários ramos que se distribuem em sua maioria nas partes caudal rostral do colículo caudal. Pequenos ramos tectais adicionais são também emitidos pela artéria rostral do cerebelo para distribuição nas parcelas dorsal e dorsomedial do colículo caudal.

ARTÉRIA BASILAR. A **artéria basilar** é formada pela artéria vertebral. A artéria vertebral, durante seu percurso terminal, passa através do forame vertebral lateral para penetrar no canal vertebral. Ela anastomosa-se com a artéria occipital, através de um ramo anastomótico desta artéria antes de penetrar no canal vertebral.

A expressão "artéria cerebroespinhal" foi empregada por vários autores para esta parte da artéria vertebral. Segundo esses autores, a artéria cerebroespinhal divide-se em dois ramos — cerebral e espinhal — que se unem com os ramos do mesmo nome da artéria cerebroespinhal contralateral, para continuar rostralmente como artéria basilar e caudalmente como artéria espinhal ventral. Entretanto, a NAV (1968) sugeriu que a expressão "artéria cerebroespinhal" pode ser omitida.

A artéria vertebral passa através do forame transverso do atlas e emite um ramo anastomótico com a artéria occipital. A artéria então passa através da fissura alar e penetra no canal vertebral através do forame vertebral lateral. No canal vertebral, a continuação das artérias vertebrais direita e esquerda juntando-se uma com a outra forma a artéria basilar. Esta união geralmente realiza-se a nível da origem da raiz do nervo hipoglosso. A artéria basilar assim formada segue rostralmente na face ventral da medula oblonga, corpo trapezóide e ponte, de um modo sinuoso no plano mediano. Ela termina unindo-se às artérias comunicantes caudais (artérias mesencefálicas). A terminação da artéria basilar é considerada diferentemente por Jenke (1919), Sisson e Grossman (1953), e Bradley e Graham (1959). De acordo com eles, ela termina dividindo-se em duas artérias posteriores do cérebro. A artéria basilar e a parte terminal da artéria vertebral emitem diversos ramos durante seu percurso.

Das artérias basilar e vertebral (cerebroespinhal), um ou dois pequenos **ramos medulares**φ são emitidos. Estes ramos, que se interanastomosam uns com os outros, seguem dorsolateralmente na medula oblonga para atingi-la dorsalmente. Eles enviam ramos perfurantes para a parte caudal da medula oblonga e também contribuem com ramos para o plexo coróide do quarto ventrículo.

O padrão e a origem das **artérias caudais do cerebelo** são variáveis. A maioria dos livros de anatomia veterinária mencionam que a artéria caudal do cerebelo é um ramo único surgido da artéria basilar. Entretanto, baseado na origem, freqüência e número de vasos que simulam a distribuição topográfica de sua homóloga no homem, observa-se que há pelo menos duas artérias caudais do cerebelo — as artérias caudal do cerebelo e caudal acessória do cerebelo. Estes vasos podem ser bilaterais ou até únicos em um lado, e unilateral no outro. Eles suprem coletivamente a área que de outra forma em outros animais domésticos e no homem é suprida por uma única artéria caudal do cerebelo.

A **artéria vertebral** (cerebroespinhal), antes ou após haver formado a artéria basilar, emite um ramo que segue dorsolateralmente e no sentido dorsal à medula oblonga. Ela continua em sentido rostral, para situar-se ventralmente ao vérmis e neste se distribui, em sua maioria através de ramos ascendentes e descendentes, caudalmente ao seu próprio lado. Esta artéria pode ser denominada artéria caudal acessória do cerebelo. Em sua distribuição ela simula a distribuição do ramo medial da artéria caudal do cerebelo que ocorre em outros animais (onde há apenas uma artéria caudal do cerebelo). A origem desta artéria assemelha-se à da *artéria cerebelar posterior inferior* do homem, porém se distribui para uma área mais limitada. Durante seu percurso a artéria pode anastomosar-se com a artéria caudal do cerebelo. A artéria caudal acessória do cerebelo pode estar presente em apenas um lado, em alguns casos.

A artéria caudal do cerebelo surge da artéria basilar após sua formação. A artéria segue dorsolateralmente, passando pelas raízes do nervo hipoglosso, indo se situar dorsalmente à medula oblonga. Ela termina dividindo-se em dois ramos — lateral e intermédio — e se distribui na parte caudal e caudolateral do hemisfério cerebelar. Em seu trajeto a artéria envia ramos perfurantes para a medula oblonga e ramos anastomosantes para os ramos medulares, artéria média do cerebelo e artéria caudal acessória do cerebelo. Ela também envia ramos para o plexo coróide do quarto ventrículo. Em casos onde apenas uma artéria caudal do cerebelo estiver presente, ela supre as áreas que de outra forma são também supridas pela artéria caudal acessória do cerebelo.

A **artéria média do cerebelo** é emitida lateralmente da artéria basilar antes desta atingir o corpo trapezóide. Ela surge como um ramo flexuoso e delgado. A referida artéria, após sua origem, segue lateralmente em relação ao nervo abducente, que está posicionado ventralmente. A artéria ascende dorsolateralmente no sentido das raízes dos nervos facial e vestibulococlear, mergulhando entre suas raízes — a do nervo facial rostralmente e a do nervo vestibulococlear caudalmente. Após deixar os nervos acima referidos, ela situa-se em relação com a parte ventral do paraflóculo lateralmente. Termina ao fornecer ramos parcialmente para o paraflóculo dorsal e ventral e o flóculo e alguns ramos perfurantes para o braço da ponte, núcleos vestibular e coclear e o pedúnculo caudal do cerebelo. Ela também contribui para o plexo coróide do quarto ventrículo. A artéria, em seu percurso, recebe ramos anastomosantes do ramo para a ponte e a artéria caudal do cerebelo.

A artéria-média do cerebelo, ao passar entre os nervos facial e vestibulococlear, emite uma pequena artéria, a **artéria do labirinto.** Esta artéria foi observada penetrando no meato acústico interno para suprir o ouvido interno.

Os **ramos para a ponte** são em número de três e se distribuem para as partes ventral e ventrolateral da ponte. Estes ramos podem ser classificados como caudal, médio ou intermédio, e rostral. Além destes, há pequenos ramos pontinos presentes entre os ramos maiores. Os ramos para a ponte anastomosam-se uns com os outros, bem como com as artérias média e rostral do cerebelo. Juntamente com os ramos paramedianos fornecidos pela parte pontina da artéria basilar, eles suprem quase a totalidade da ponte.

A artéria basilar, durante seu percurso ao longo da face ventral da medula oblonga, corpo trapezóide e a ponte, emite de sua face dorsal e dorsomedial vários **ramos paramedianos**ϕ, muito finos. Estes ramos penetram através da fissura basilar e do sulco mediano ventral, para dentro desta parte do cérebro. Os ramos ascendem o plano mediano e suprem os núcleos e os tratos na linha média dos segmentos do cérebro, acima citados.

Gato
(Fig. 55-14)

O suprimento sangüíneo para o cérebro e cabeça do gato foi investigado por Mivart (1881); Tandler (1899, 1906); Hofmann (1900); Norris (1906); Hurlimann (1912, 1913); Reighard e Jennings (1935); Ask-upmark (1935); Davis e Story (1943); Taylor e Weber (1951); Daniel et al. (1953); Harrison (1962); Nickel e Schwarz (1963); Sis (1965); Martinez (1965, 1967); e Chadzypanagiotis e Kubasik (1968).

O cérebro do gato recebe seu suprimento sangüíneo de três fontes principais: da artéria anastomótica (formada pela união do *ramo reto* — NAV, 1968), da artéria carótida interna ou artéria carótida do cérebro, e da artéria basilar formada pela união das artérias vertebrais.

ARTÉRIA CARÓTIDA INTERNA. A **artéria carótida interna,** que tem sua origem da artéria carótida comum, permanece patente nos estágios pré-natais. O percurso da artéria foi descrito por Tandler (1899) e Hurlimann (1912, 1913) bem como por outros autores citados abaixo. De acordo com os dois autores acima, a artéria penetra na cavidade cranial através do forame carotídeo externo. Ela percorre lateralmente o dorso da sela e une-se a uma grande artéria (artéria anastomótica) que deixa a rede na base do cérebro. Davis e Story (1943) descrevem a artéria carótida interna como um pequeno vaso que é obliterado em sua parte extracranial. A artéria penetra na cavidade cranial através do forame carotídeo em associação com o nervo carotídeo interno para atingir o promontório. De acordo com eles, a artéria carótida interna pode ser dividida em três partes: uma parte imperfurada posterior, estendendo-se de sua origem até o promontório; uma parte média, que se estende do promontório até o *forame lacerado médio,* que é funcionalmente uma ramificação da artéria faríngea ascendente, e no qual o fluxo sangüíneo foi invertido; e uma parte anterior (intracranial), estendendo-se entre o acima referido e o círculo de Willis *(círculo arterial do cérebro).* Esta parte é assumida pela artéria faríngea ascendente e é funcionalmente uma parte da artéria acima. Martinez (1965) e Chadzypanagiotis e Kubasik (1968) adotaram divisões semelhantes da artéria carótida interna, mas a denominaram parte terminal (intracranial) da artéria carótida interna, artéria carótida do cérebro ou artéria carótida interna. A contribuição da artéria faríngea ascendente para a parte terminal da artéria carótida interna é devido à obliteração tardia pré-natal e pós-natal do segmento proximal desta última artéria. A artéria faríngea ascendente serve como uma fonte de suplementação alternativa. Tendo em vista o que está acima, seu relacionamento neurovascular, o percurso homólogo e a topografia, a parte intracranial da artéria carótida interna pode ser considerada como sua continuação.

A artéria carótida interna em seu percurso no seio cavernoso recebe a artéria anastomótica formada pelos ramos retos (NAV, 1968). Os ramos retos acima citados são emitidos da rede externa (Davis e Story, 1943), rede carotídea (Daniel et al., 1953) e rede admirável da artéria maxilar (NAV, 1968). Estes ramos retos penetram na cavidade cranial e no seio cavernoso através da fissura orbital, para formar uma rede denominada rede interna por Davis e Story (1943) e Chadzypanagiotis e Kubasik (1968), de rede *der schadelbasis* pelo último autor e Hurlimann (1912 e 1913). e de *intrakranielle wundernetz* pelo último autor. Os ramos retos acima referidos são de número variável e se apresentam como dois conjuntos de vasos interanastomosantes. Os ramos retos também recebem um ramo anastomótico da artéria meníngea média, que foi denominado *ramo da rede admirável epidural rostral* nas espécies possuidoras da rede, conforme mencionado pela NAV (1968). Os vasos acima unem-se para formar um grande vaso denominado artéria carótida interna, como anteriormente citado. A formação reticular acima também foi reconhecida por Martinez (1965), e pode ser denominada *rede admirável epidural rostral*.

A artéria carótida interna em seu percurso no seio cavernoso emite uma **artéria intercarótida caudal** no seio intercavernoso e une-se com um ramo semelhante da artéria carótida interna do lado oposto. Ela emite **artérias hipofisárias caudais** (inferior) para o lobo neural e *parte intermédia* da adenohipófise. A artéria carótida interna, atravessando a dura-máter para deixar o seio cavernoso, emite seus ramos terminais, a artéria média do cérebro, a artéria rostral do cérebro e a artéria comunicante caudal.

A artéria carótida interna, logo após sua emergência do seio cavernoso, emite um ramo que segue rostromedialmente na face ventral do quiasma óptico e une-se a uma artéria semelhante à artéria carótida interna contralateral. Esta artéria pode ser denominada **artéria intercarótida rostral**. Da artéria acima diversos finos ramos são emitidos e formam uma rede circunferencial ao redor do segmento hipofisário ao unir-se com os ramos da artéria carótida interna do lado oposto bem como das artérias comunicantes caudais de ambos os lados. Estes ramos suprem coletivamente o infundíbulo, o *túber cinéreo*, a *parte intermédia*, o quiasma óptico e áreas hipotalâmicas associadas. A *parte distal* da adeno-hipófise é suprida indiretamente pelos ramos acima. Estes finos ramos podem ser denominados **artérias hipofisárias rostrais** (superiores).

Uma **artéria quiasmática mediana** (inferior) é formada na face ventral do quiasma óptico pela união das artérias intercarótidas rostrais. A artéria tem percurso na linha média e, quando bem desenvolvida, une-se com a artéria meníngea rostral. A artéria acima foi reconhecida por Martinez (1965).

A **artéria comunicante rostral** é inconstante no gato. A artéria pode estar presente como um vaso transverso ou oblíquo, entre as artérias rostrais do cérebro, em seu percurso ao longo do trato olfatório medial (estria) de seu lado.

A **artéria rostral do cérebro** continua no gato, como artéria do corpo caloso, em contraste com a do cão, onde as artérias rostrais do cérebro unem-se para formar a artéria comum (mediana) do corpo caloso, antes de continuar como artéria do corpo caloso para cada hemisfério cerebral.

A **artéria etmoidal interna** surge como um ramo da artéria rostral do cérebro, quando esta passa no espaço inter-hemisférico para continuar como artéria do corpo caloso. Ela deixa o vaso acima do nível da parte caudal do bulbo olfatório e continua em sua face medial. Divide-se em vários ramos e une-se à artéria meníngea rostral e ramos da artéria etmoidal externa, na fossa cribriforme. A artéria acima foi reconhecida por Hurlimann (1912, 1913) e Nickel e Schwarz (1963). Entretanto, Davis e Story (1943) e Daniel et al. (1953) a reconhecem como surgindo da parte rostromedial da rede externa ou *rede admirável da artéria maxilar* da NAV (1968).

A **artéria oftálmica interna** surge da parte rostromedial da rede externa ou da rede admirável da artéria maxilar. A artéria segue ao longo do nervo óptico para então penetrar na cavidade cranial através do canal óptico. Durante seu percurso a artéria emite diversos ramos para o nervo óptico. Ao penetrar na cavidade craniana, a artéria é direcionada medialmente para unir-se à artéria do lado oposto e formar a **artéria meníngea rostral**. A artéria meníngea rostral continua rostralmente ao longo da dura-máter e se distribui na fossa cranial rostral. Ela une-se com ramos da artéria etmoidal interna para contribuir na formação da **rede etmoidal**ϕ.

A formação da artéria meníngea rostral foi reconhecida por Hurlimann (1912, 1913), Davis e Story (1943), Daniel et al. (1953), Nickel e Schwarz (1963) e Martinez (1965).

Davis e Story (1943) e Daniel et al. (1953) denominaram a atualmente reconhecida artéria oftálmica interna como artéria etmoidal interna. Martinez (1965) observou um vaso, que ele denominou artéria inter-reticular, que corresponde à artéria oftálmica interna de Hurlimann e à artéria etmoidal interna de Davis e Story. Ele o denominou artéria inter-reticular porque ela unia ambas as redes. Tendo em vista o percurso, a topografia e a área de suprimento, ela pode ser considerada como a artéria oftálmica interna.

A **artéria comunicante caudal** está disposta de modo semelhante à do cão. Entretanto, sua parte distal recebe contribuição da artéria basilar devido à maior influência das artérias vertebrais que são comparativamente bem desenvolvidas. O segmento acima da artéria comunicante caudal pode ser considerado como a **artéria mesencefálica**ϕ, como no cão. A expressão "artéria comunicante caudal" foi aplicada por Harrison (1962) e Chadzypanagiotis e Kubasik (1968) ao segmento proximal da artéria, enquanto ela era chamada de artéria caudal do cérebro por Martinez (1965). Este último denominou a parte terminal da artéria basilar de artéria comunicante caudal, enquanto os primeiros autores denominaram-na artéria caudal do cérebro.

ARTÉRIA BASILAR. A **artéria basilar** é formada pela união das artérias vertebrais de qualquer dos lados na face ventral da junção meduloespinhal. A artéria segue de maneira sinuosa na face ventral da medula oblonga, corpo trapezóide e a ponte. Durante este trajeto a artéria emite **ramos medulares** que variam em número de dois a três. A artéria caudal do cerebelo é emitida entre a parte rostral da medula oblonga e o corpo trapezóide. A artéria divide-se em dois ramos durante seu percurso ascendente. O ramo caudal continua como **artéria caudal do cerebelo,** enquanto o rostral continua como **artéria média do cerebelo.** Esta última mergulha entre os nervos facial e vestibulococlear e se distribui no flóculo e no paraflóculo. A artéria acima emite uma **artéria do labirinto** enquanto segue em relação com os nervos facial e vestibulococlear. A artéria basilar, antes de seu término, emite diversos ramos transversos, os **ramos pontinos.** Eles variam de quatro a seis em número. A artéria basilar emite

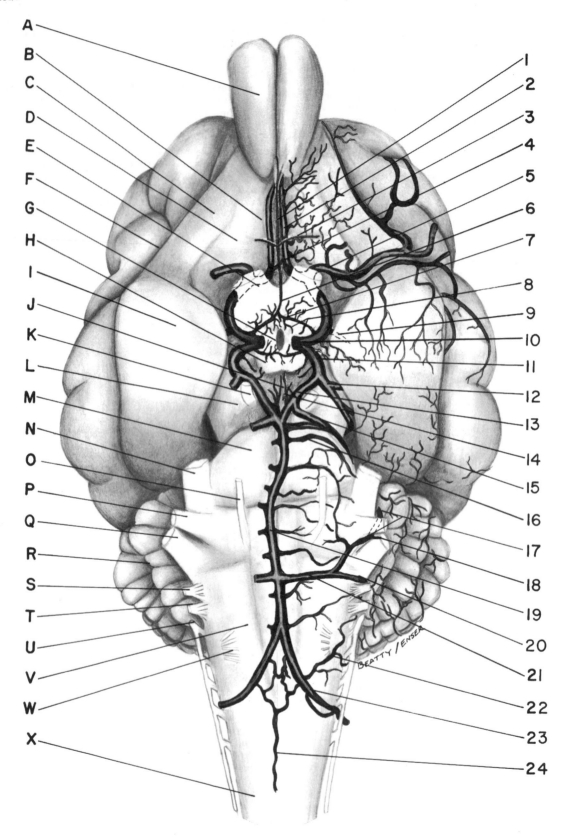

Figura 55-14. *Veja a legenda na página oposta.*

dorsal e dorsomedialmente os **ramos paramedianos**, que perfuram a medula oblonga, corpo trapezóide e a ponte em sua linha média.

MEMBRO TORÁCICO
N. G. Ghoshal

Cão

O suprimento de sangue arterial para o membro torácico do cão é derivado da artéria axilar, que é uma extensão da artéria subclávia além da primeira costela, seguindo a origem da artéria cervical superficial. A artéria axilar em seu trajeto na axila está relacionada com os nervos do plexo braquial. Próximo à superfície flexora da articulação do ombro, entre o músculo subescapular e o tendão unido dos músculos redondo maior e grande dorsal, a artéria axilar divide-se em dois ramos terminais — as artérias subescapular* e braquial (Fig. 55-15). Durante seu percurso, ela emite os seguintes vasos:

1. A **artéria torácica externa** surge ventralmente próximo à primeira costela e penetra no músculo peitoral descendente acompanhando os nervos peitorais craniais.

2. O **ramo deltóideo** possui uma origem variável na artéria axilar, terminando dentro dos músculos peitorais. Às vezes, a artéria torácica externa surge deste ramo.

3. A **artéria torácica lateral** surge da artéria axilar freqüentemente em posição dorsal e, às vezes, da artéria subescapular. Ela segue caudalmente ao longo da face lateral dos linfonodos axilares, suprindo os mesmos, bem como os músculos grande dorsal, os peitorais profundos e o cutâneo do tronco. Seus ramos mamários laterais suprem a fáscia e a pele da parede torácica ventral, incluindo os primeiros dois pares de glândulas mamárias na fêmea.

A **artéria subescapular,** uma das terminações da artéria axilar, é relativamente grande. Ela continua dorsocaudalmente entre os músculos subescapular e o redondo maior, ao longo da borda caudal da escápula e no sentido de seu ângulo caudal. Durante seu percurso, ela emite diversos ramos de tamanhos diferentes para vascularizar a porção longa do músculo tríceps do braço e os músculos grande dorsal, subescapular, coracobraquial, infra-espinhal, redondo menor e maior, deltóideo e supra-espinhal.

---

*Nos animais domésticos a distribuição e área de vascularização deste vaso são mais extensas do que no homem, e, portanto, a expressão "tronco subescapular" parece preferível.

A **artéria circunflexa da escápula** é pequena; ela surge cranialmente à artéria subescapular, próximo à articulação do ombro. Passa dorsocranialmente entre o músculo subescapular e a porção longa do músculo tríceps do braço, no sentido da borda caudal da escápula, onde se divide nos ramos medial e lateral. O ramo medial ramifica-se no músculo subescapular e no periósteo adjacente, enquanto que o ramo lateral desaparece dentro do músculo infra-espinhal e libera a artéria nutrícia para a escápula.

A artéria subescapular emite o seguinte:

1. A **artéria circunflexa caudal do úmero** deixa lateralmente a artéria subescapular, acompanhado o nervo axilar em seu trajeto entre a porção caudal do músculo subescapular e o músculo redondo maior, ao longo da superfície flexora do ombro. Ela logo se divide em um ramo proximal e distal. O primeiro divide-se variavelmente para suprir todas as quatro porções do músculo tríceps do braço e o músculo deltóideo. O ramo proximal da artéria circunflexa caudal do úmero forma uma anastomose com a artéria circunflexa cranial do úmero. O ramo distal (artéria colateral radial) primeiramente passa em posição lateral entre o músculo braquial e a porção acessória do músculo tríceps do braço, e depois desce gradativamente, acompanhando o nervo radial até a superfície do músculo braquial, ao qual supre. Durante seu percurso, ela emite a artéria nutrícia do úmero, no terço distal do braço, e finalmente anastomosa-se com a artéria cubital transversa, próximo à superfície flexora da articulação do cotovelo.

2. A **artéria toracodorsal** é relativamente grande e surge caudomedialmente à artéria subescapular. Ela cruza o tendão de inserção do músculo redondo maior, ao qual supre, e finalmente penetra no músculo grande dorsal juntamente com o nervo toracodorsal. Ela se distribui para a fáscia e a pele que cobre o músculo citado.

A **artéria braquial** é a continuação distal da artéria axilar no braço. Ela continua seu trajeto descendente entre o músculo bíceps do braço e a porção do músculo tríceps do braço, ao longo da superfície medial. A princípio ela se relaciona com o nervo musculocutâneo cranialmente e ao nervo radial caudalmente, mas, dentro da metade distal do braço, ela relaciona-se caudalmente com o tronco conjunto dos nervos mediano e ulnar. Segue distalmente ao longo da superfície flexora da articulação do cotovelo, onde passa entre os músculos bíceps do braço e pronador redondo, acompanhando o nervo mediano, sob o músculo flexor radial do carpo. A artéria braquial torna-se mediana seguindo a ori-

---

Figura 55-14. Suprimento sangüíneo para o cérebro do gato.

1, Artéria meníngea rostral; 2, artéria rostral do cérebro; 3, artéria oftálmica interna; 4, artéria comunicante rostral; 5, artéria média do cérebro; 6, artéria quiasmática mediana (inferior); 7, artéria intercarótida rostral; 8, artérias hipofisárias rostrais (superiores); 9, artéria corióidea rostral; 10, artéria carótida interna; 11, artéria comunicante caudal (parte proximal); 12, artéria caudal do cérebro; 13, artéria mesencefálica (parte distal de 11); 14, ramos caudomediais (dorsomediais); 15, artéria rostral do cerebelo; 16, ramo pontino; 17, artéria média do cerebelo; 18, artéria do labirinto; 19, artéria basilar; 20, 21, artéria caudal do cerebelo; 22, ramo medular; 23, artéria vertebral; 24, artéria espinhal ventral; A, bulbo olfatório; B, trato olfatório médio; C, trato olfatório lateral; D, tubérculo olfatório; E, nervo óptico; F, sulco rinal lateral; G, túber cinéreo; H, corpo mamilar; I, lobo piriforme; J, substância perfurada caudal; K, nervo oculomotor; L., cruz do cérebro; M, ponte; N, nervo trigêmeo; O, nervo abducente; P, nervo facial; Q, nervo vestibulococlear; R, cerebelo; S, nervo glossofaríngeo; T, nervo vago; U, nervo acessório; W, nervo hipoglosso; X, medula espinhal.

gem da artéria interóssea comum, distalmente à articulação do cotovelo. Seus principais ramos são:

1. A **artéria circunflexa cranial do úmero** que possui uma origem extremamente variável. Por razões anatômicas comparativas ela deve ser considerada como o primeiro ramo da artéria braquial; entretanto, ela pode surgir da artéria subescapular juntamente com a artéria circunflexa caudal do úmero, na bifurcação das artérias subescapular e braquial, ou até da artéria axilar. Este pequeno vaso, após cruzar o músculo coracobraquial ou o músculo redondo maior, divide-se nos ramos ascendente e descendente. O primeiro passa cranialmente sob o tendão de origem do músculo bíceps do braço, suprindo craniomedialmente a articulação do ombro e anastomosando-se com a artéria circunflexa caudal do úmero próximo ao tubérculo maior do úmero, conforme anteriormente citado. De acordo com Miller et al. (1964), o ramo ascendente também se anastomosa com a artéria supra-escapular proximalmente e com o ramo deltóideo (descendente) da artéria cervical superficial (omocervical) distalmente; ocasionalmente o ramo pré-escapular (supra-espinhoso) une-se a esta anastomose. O ramo deltóideo (descendente) supre o tendão conjunto dos músculos redondo maior e grande dorsal e o músculo coracobraquial. Seguindo o percurso do ramo muscular proximal do nervo musculocutâneo, ela desaparece dentro da metade proximal do músculo bíceps do braço.

2. A **artéria braquial profunda,** que surge caudalmente à artéria braquial, dentro do terço proximal do braço. Ela acompanha o nervo radial entre as porções longa e medial do músculo tríceps do braço, distribuindo-se finalmente dentro deste músculo. Às vezes a artéria braquial profunda é dupla. Dentro do músculo tríceps do braço ela anastomosa-se com as artérias circunflexa caudal do úmero e ulnar colateral (Miller et al., 1964).

3. A **artéria bicipital,** que é emitida medialmente à artéria braquial, no terço distal do braço, penetra na parte distal do músculo bíceps do braço. Dentro do músculo citado anastomosa-se com ramos da artéria circunflexa cranial do úmero. Freqüentemente surge juntamente com a artéria braquial superficial ou a artéria cubital transversa; quando ela é dupla, um dos ramos vem da artéria braquial e o outro das artérias braquiais superficiais.

4. A **artéria colateral ulnar,** que surge caudalmente à artéria braquial, está próxima à articulação do cotovelo. Ela segue trajeto com o nervo antebraquial cutâneo caudal do ulnar sobre a superfície medial da porção medial do músculo tríceps do braço no sentido do olécrano. Ela ramifica-se principalmente na parte distal do músculo tríceps do braço, caudalmente à articulação do cotovelo, e às partes proximais dos músculos flexores do carpo e dos dedos, ao longo das superfícies medial e caudal

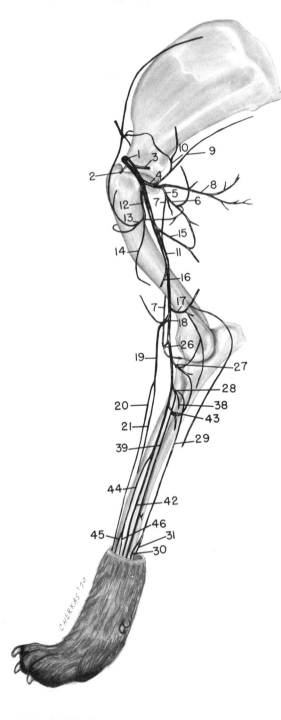

Figura 55-15. Artérias do membro torácico direito do cão; vista medial (esquemático).

1, Artéria axilar; 2, artéria torácica externa; 3, artéria torácica lateral; 4, artéria subescapular; 5, artéria circunflexa caudal do úmero; 6, ramo proximal de 5; 7, ramo distal de 5 (artéria colateral radial); 8, artéria toracodorsal; 9, continuação de 4; 10, artéria circunflexa da escápula; 11, artéria braquial; 12, artéria circunflexa cranial do úmero; 13, ramo ascendente de 12; 14, ramo descendente de 12; 15, artéria profunda do braço; 16, artéria bicipital; 17, artéria colateral ulnar; 18, artéria braquial superficial; 19, artéria antebraquial superficial cranial; 20, ramo medial de 19; 21, ramo lateral de 19; 26, artéria transversa do cotovelo; 27, artéria recorrente ulnar; 28, artéria interóssea comum; 29, artéria ulnar; 30, ramo cárpico dorsal de 29; 31, ramo cárpico palmar de 29; 38, artéria interóssea cranial; 39, artéria interóssea caudal; 42, artéria mediana; 43, artéria profunda do antebraço; 44, artéria radial; 45, ramo cárpico dorsal de 44; 46, ramo cárpico palmar de 44.

CORAÇÃO E ARTÉRIAS DO CARNÍVORO

do antebraço. Existe uma anastomose, com um ramo estendendo-se proximalmente da artéria ulnar (interóssea acessória) entre as porções ulnar e umeral do músculo flexor profundo dos dedos (Miller et al., 1964), e com a artéria recorrente interóssea da artéria interóssea cranial (dorsal) (Taylor, 1959).

5. A **artéria braquial superficial,** que é emitida cranialmente à artéria braquial no quarto distal do braço, quase opostamente à origem do vaso anterior, ou às vezes surge com este último. Ela gradativamente cruza sobre o ramo comunicante do nervo musculocutâneo até o nervo mediano, a parte terminal do músculo bíceps do braço, e a superfície flexora da articulação do cotovelo. Desta forma, atinge o antebraço, onde se torna a artéria antebraquial superficial cranial. Durante seu percurso, no braço, a artéria braquial superficial muitas vezes emite a artéria bicipital, como já mencionado. A artéria braquial superficial também emite pequenas artérias radiais superficiais, que acompanham o nervo antebraquial cutâneo medial do musculocutâneo.

A **artéria antebraquial superficial cranial** divide-se nos ramos medial e lateral, descendo em qual-

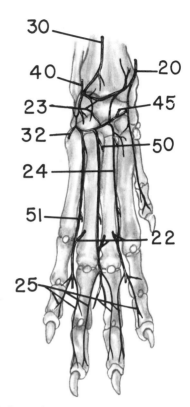

Figura 55-17. Artérias da parte distal do membro torácico direito do cão; vista dorsal profunda (esquemático).

20, Ramo medial da artéria antebraquial superficial cranial; 22, artérias digitais dorsais comuns II, III e IV; 23, rede dorsal do carpo; 24, artérias metacárpicas dorsais I, II, III e IV; 25, artérias digitais dorsais próprias; 30, ramo cárpico dorsal da artéria ulnar; 32, artéria digital dorsal V lateral (abaxial); 40, ramo dorsal (interósseo) da artéria interóssea caudal; 45, ramo cárpico dorsal da artéria radial; 50, ramo perfurante proximal; 51, ramos perfurantes distais.

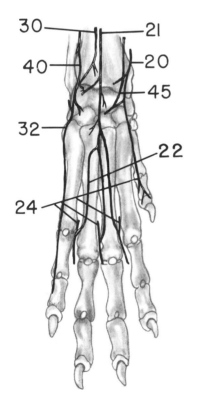

Figura 55-16. Artérias da parte distal do membro torácico direito do cão; vista dorsal superficial (esquemático).

20, Ramo medial da artéria antebraquial superficial cranial; 21, ramo lateral da artéria antebraquial superficial cranial; 22, artérias digitais dorsais comuns II, III e IV; 24, artérias metacárpicas dorsais I, II, III e IV; 30, ramo cárpico dorsal da artéria ulnar; 32, artéria digital dorsal V lateral (abaxial); 40, ramo dorsal (interósseo) da artéria interóssea caudal; 45, ramo cárpico dorsal da artéria radial.

quer dos lados da veia cefálica para a superfície do extensor radial do carpo. O **ramo lateral,** no dorso da antepata, variavelmente dá origem às artérias digitais dorsais comuns II, III e IV, com trajeto nos espaços intermetacárpicos correspondentes. O **ramo medial,** no carpo, contribui para a formação da rede dorsal do carpo com os ramos cárpicos dorsais das artérias radial e ulnar, e o ramo dorsal (interósseo) da artéria interóssea caudal. Posteriormente, o ramo medial continua como artéria digital dorsal comum I, com percurso no espaço intermetacárpico respectivo.

Da **rede dorsal do carpo** surgem as artérias metacárpicas dorsais I, II, III e IV (Figs. 55-16 e 17). Elas têm percurso nos espaços intermetacárpicos respectivos e, próximo às articulações metacarpofalângicas, cada uma delas se esvazia nas artérias digitais dorsais comuns correspondentes. Logo estas dividem-se em duas artérias digitais dorsais próprias, que seguem ao longo das superfícies apostas dos dedos contíguos.

6. A **artéria cubital transversa,** que é muito pequena e deixa lateralmente a artéria braquial. Ela às

vezes forma um curto tronco comum com a artéria bicipital, próximo à sua origem. Ela segue lateralmente ao longo da superfície flexora da articulação do cotovelo entre os músculos bíceps do braço e braquial e o úmero. Desta forma, está intimamente associada com o ramo profundo do nervo radial, na superfície cranial do antebraço. Ela emite ramos para a articulação do cotovelo e os músculos braquial, supinador e para os músculos extensores do carpo e dos dedos. De acordo com Miller et al. (1964), ela pode anastomosar-se com a artéria nutrícia do úmero, artéria interóssea cranial (dorsal) e artéria braquial superficial (radial colateral proximal).

7. A **artéria recorrente ulnar,** que é relativamente pequena e segue caudalmente no sentido do epicôndilo medial do úmero. Ocasionalmente, duas artérias recorrentes ulnares estão presentes no cão. Ela supre o músculo pronador redondo, os músculos flexor radial do carpo, flexor ulnar do carpo, flexor superficial dos dedos e as porções ulnar e umeral do flexor profundo dos dedos. Ela anastomosa-se com a artéria colateral ulnar próximo ao epicôndilo medial do úmero (Miller et al., 1964; Dallman e McClure, 1970) e com a artéria profunda do antebraço (palmar do antebraço) na superfície profunda do músculo flexor superficial do dedo (Miller et al., 1964).

8. A **artéria interóssea comum,** que é o último ramo da artéria braquial, surgindo em posição ligeiramente distal à articulação do cotovelo (Fig. 55-15). Ela fornece ramos para os músculos flexor ulnar do carpo e flexor profundo dos dedos. Próximo à sua origem ela emite a artéria ulnar, embora seja encontrada às vezes considerável variação, especialmente em relação à origem da artéria profunda do antebraço.

a. A **artéria ulnar** segue distal e lateralmente, acompanhando o nervo ulnar. Subseqüentemente, ela divide-se nos ramos cárpicos dorsal e palmar, que acompanham os ramos correspondentes do nervo ulnar. Estes anastomosam-se, no canal cárpico, com o ramo palmar da artéria interóssea caudal enquanto o ramo cárpico dorsal, após contribuir para a rede cárpica dorsal, continua como a artéria digital dorsal V lateral (abaxial). Seguindo a anastomose com o ramo cárpico palmar da artéria interóssea caudal, no canal cárpico, o ramo cárpico palmar da artéria ulnar subdivide-se nos ramos superficial e profundo. O ramo palmar superficial da artéria ulnar continua distalmente acompanhando o músculo flexor ulnar do carpo, e, após contribuir lateralmente para o **arco palmar superficial,** continua como artéria digital palmar V lateral (abaxial). O ramo palmar profundo da artéria ulnar estende-se sob o músculo flexor profundo do dedo e supre ramos para os músculos interósseo e abdutor, e finalmente auxilia na formação do **arco palmar profundo.** Ela fornece ramos para os músculos flexor radial do carpo, flexor ulnar do carpo, extensor ulnar do carpo, flexores superficiais e profundos dos dedos, e pronador quadrado. De acordo com Dallman e McClure (1970), a artéria ulnar emite uma delicada artéria ulnar colateral distal, ao longo do lado medial da ulna. Ela segue proximalmente

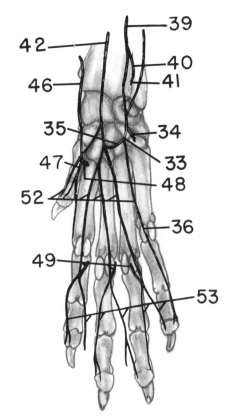

Figura 55-18. Artérias da parte distal do membro torácico direito do cão; vista palmar superficial (esquemático).

33, Ramo palmar superficial da artéria ulnar; 34, ramo palmar profundo da artéria ulnar; 35, arco palmar superficial; 36, artéria digital palmar lateral V (abaxial); 39, artéria interóssea caudal; 40, ramo dorsal (interósseo) de 39; 41 ramo cárpico palmar de 39; 42, artéria mediana; 46, ramo cárpico palmar da artéria radial; 47, ramo palmar superficial de 46; 48, ramo palmar profundo de 46; 49, artérias metacárpicas palmares II, III e IV; 52, artérias digitais palmares comuns I, II, III e IV; 53, artérias digitais palmares próprias.

com o nervo ulnar e anastomosa-se com a artéria colateral ulnar (proximal) e a artéria recorrente ulnar. Ela fornece um pequeno ramo para o músculo flexor ulnar do carpo.

A **artéria interóssea comum** prossegue adiante, lateralmente no sentido da extremidade proximal do pronador quadrado e, dentro do espaço interósseo do antebraço, divide-se nas artérias interósseas cranial e caudal.

b. A **artéria interóssea cranial** é a menor terminação da artéria principal. Ela continua através do espaço interósseo e aparece na face cranial do antebraço, após atravessar a membrana interóssea. Emite a artéria recorrente interóssea anastomosando-se com a artéria colateral ulnar. Ela fornece ramos para os músculos extensores do carpo e dos dedos e, por intermédio de seus ramos cárpicos dorsais, concorre na formação da parede cárpica dorsal.

c. A **artéria interóssea caudal** é a continuação distal do vaso principal. Ela tem percurso dentro do

CORAÇÃO E ARTÉRIAS DO CARNÍVORO

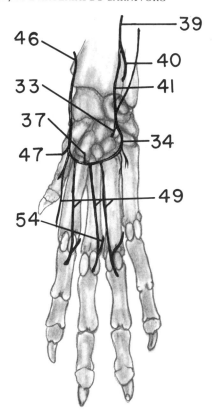

Figura 55-19. Artérias da parte distal do membro torácico direito do cão; vista palmar profunda (esquemático).

33, Ramo palmar superficial da artéria ulnar; 34, ramo palmar profundo da artéria ulnar; 37, arco palmar profundo proximal; 39, artéria interóssea caudal; 40, ramo dorsal (interósseo) de 39; 41, ramo cárpico palmar de 39; 46, ramo cárpico palmar da artéria radial; 47, ramo palmar superficial de 46; 49, artérias metacárpicas palmares I, II, III e IV; 54, ramos perfurantes distais.

espaço interósseo, sob cobertura do pronador quadrado. Próximo ao carpo ela divide-se nos ramos cárpicos dorsal (interósseo) e palmar. Durante seu percurso a artéria interóssea caudal emite ramos para o músculo pronador quadrado, porções umeral e ulnar do músculo flexor profundo dos dedos, músculos extensores comuns e laterais dos dedos, músculo abdutor longo do dedo I, e extensores longos dos dedos I e II. Ela também supre as artérias nutrícias para o rádio e a ulna. O ramo dorsal aparece sob o músculo abdutor longo do dedo I e contribui para a rede cárpica dorsal. O ramo cárpico palmar desce sob o flexor profundo dos dedos e, próximo à articulação ulnocárpica, anastomosa-se com o ramo correspondente da artéria ulnar.

A **artéria mediana** é a maior artéria do antebraço (Figs. 55-18 e 19). Ela é a extensão distal da artéria braquial além da origem da artéria interóssea comum, conforme mencionado anteriormente. A artéria mediana cruza a face profunda do músculo flexor radial do carpo e fornece ramos para os músculos pronador redondo, flexor ulnar do carpo, flexor superficial dos dedos e a porção umeral do músculo flexor profundo dos dedos. Os principais ramos da artéria mediana são os seguintes:

1. A **artéria profunda do antebraço,** que é relativamente grande; ela freqüentemente surge como o primeiro ramo caudal da artéria mediana dentro do terço proximal do antebraço. Ocasionalmente, é tida como surgindo da artéria interóssea comum, quer por um tronco comum com a artéria ulnar ou mesmo antes da origem da artéria ulnar. Ela passa distal e lateralmente, a princípio sob o músculo flexor radial do carpo e depois entre as porções do músculo flexor profundo dos dedos. Aqui ela divide-se nos ramos ascendente e descendente que se ramificam dentro dos músculos citados, os músculos flexor superficial dos dedos e flexor ulnar do carpo. Às vezes a origem da artéria profunda do antebraço é deslocada proximalmente e em decorrência ela pode até surgir como um ramo junto com a artéria braquial. De acordo com Miller et al. (1964), ela anastomosa-se com a artéria recorrente ulnar sob o músculo flexor superficial dos dedos e com a artéria ulnar (interóssea acessória) sob a porção umeral do músculo flexor ulnar do carpo, no quarto distal do antebraço.

2. A **artéria radial,** que surge cranialmente à artéria mediana, ligeiramente acima do meio do antebraço. Ela desce ao longo da borda caudomedial do rádio, sob a origem aponeurótica do músculo flexor radial do carpo. Durante seu percurso, fornece um ramo para a porção radial do flexor profundo dos dedos. Próxima ao carpo, ela divide-se nos ramos cárpicos dorsal e palmar. O primeiro, após percorrer a face profunda do músculo abdutor longo do dedo I, aparece no dorso do carpo, onde se anastomosa com o ramo medial da artéria antebraquial superficial, auxiliando na formação da rede cárpica dorsal. O ramo cárpico palmar é um vaso relativamente pequeno que tem trajeto na parte superficial do retináculo dos flexores no sentido do primeiro dedo, e divide-se em dois ramos. O ramo palmar superficial segue distalmente até a primeira articulação carpometacárpica e dobra lateralmente para ramificar-se entre o primeiro e segundo ossos metacárpicos (Dallman e McClure, 1970). O ramo palmar profundo, após passar sob o músculo flexor profundo dos dedos, anastomosa-se com o ramo palmar profundo da artéria ulnar, formando assim o **arco palmar profundo**. Este último estende-se através dos músculos interósseos na parte proximal do metacarpo. Do arco palmar profundo surgem as artérias metacárpicas palmares I, II, III e IV, que têm percurso nos espaços intermetacárpicos respectivos. As artérias metacárpicas palmares comunicam-se com as artérias metacárpicas dorsais correspondentes, nas duas extremidades dos espaços intermetacárpicos, por meio de ramos perfurantes proximal e distal.

A **artéria mediana** segue, com o nervo mediano, ao longo da borda medial do músculo flexor profundo dos dedos e envia um ramo de ligação para o radial, proximal ao carpo. Ela então inclina-se um tanto lateralmente e passa entre os tendões flexores dos músculos profundo e superficial dos dedos. Próximo ao meio do metacarpo, une-se ao ramo palmar superficial da artéria ulnar na formação do

arco palmar superficial. Deste arco surgem variavelmente a artéria digital palmar V lateral (abaxial) e as artérias digitais palmares comuns I, II, III e IV Estas seguem nos espaços intermetacárpicos respectivos e recebem as artérias metacárpicas palmares correspondentes, próximo às articulações metacarpofalângicas. Subseqüentemente, cada artéria digital palmar comum divide-se, após curto trajeto, em duas artérias digitais palmares próprias seguindo trajeto ao longo das superfícies apostas dos dedos contíguos. Antes de dividirem-se nas artérias digital palmar própria, e digital palmar comum II, III e IV, emitem artérias interdigitais para as artérias digitais dorsais comuns correspondentes, através dos espaços interdigitais. Além disso, elas fornecem ramos para as partes palmares metacárpicas e digitais.

Gato

O suprimento de sangue arterial para o membro torácico do gato é derivado principalmente da **artéria axilar,** que é a continuação da artéria subclávia além da primeira costela. A artéria axilar, depois de enroscar-se ao redor da primeira costela, penetra no espaço axilar entre os músculos peitorais, subescapular e o grande dorsal. Ela segue no sentido da superfície flexora da articulação do ombro e divide-se nas artérias subescapular e braquial (Fig. 55-20). Os principais ramos da artéria axilar são:

1. Um **ramo muscular** emitido para os músculos peitorais superficiais (Wissdorf, 1963).

2. A **artéria torácica externa,** que surge ventralmente da artéria axilar, em localização imediatamente lateral à primeira costela, distribuindo-se para os músculos peitorais, acompanhando os nervos peitorais craniais. O ramo muscular anteriormente citado pode surgir juntamente com a artéria torácica externa.

3. A **artéria torácica lateral,** que é mais longa do que a artéria anterior, e acompanha o nervo do mesmo nome. Ela passa entre os nodos linfáticos axilares próprios e acessórios e, após dividir-se variadamente, vasculariza os músculos peitorais, e grande dorsal e o cutâneo do tronco, incluindo as mamas torácicas.

A **artéria subescapular** é uma das terminações da artéria axilar. Ela estende-se ao longo da borda caudal da escápula, entre os músculos subescapular e redondo maior. Em seu trajeto entre os músculos citados, ela emite cranialmente a artéria circunflexa da escápula, e caudalmente ramos musculares para a porção longa do tríceps do braço e, a um nível variável, divide-se nos ramos cranial e caudal. O ramo cranial segue ao longo da face lateral da escápula, supre o músculo infra-espinhal e, caudalmente à espinha escapular, divide-se nos ramos ascendente e descendente. O primeiro vasculariza os músculos supra-espinhal e trapézio, enquanto o último, após suprir o músculo deltóide, anastomosa-se com o ramo proximal da artéria circunflexa caudal do úmero e com a artéria supra-escapular, próximo ao acrômio da escápula. O ramo caudal continua adiante e, proximalmente, supre os músculos subescapular e redondo maior, passando para a superfície lateral da escápula, onde termina dentro do músculo infra-espinhal.

A **artéria circunflexa da escápula** surge da artéria subescapular, durante o percurso desta última ao longo da borda caudal da escápula, entre os músculos subescapular e redondo maior. Ela supre os referidos músculos e, de acordo com Wissdorf (1963), anastomosa-se com o ramo pré-escapular da artéria cervical superficial dentro dos músculos subescapulares.

A artéria subescapular emite os seguinte ramos:

1. A **artéria toracodorsal** passa dorsocaudalmente ao longo da face medial dos músculos redondo maior e grande dorsal, acompanhando o nervo toracodorsal no sentido de sua distribuição periférica. Ela supre os músculos citados e, às vezes, o músculo tensor da fáscia do antebraço, e a pele caudal ao ombro. Ela pode suprir os músculos subescapulares e o trapézio (parte torácica). De acordo com Dallman (1967), o ramo cutâneo da artéria toracodorsal acompanha o nervo intercostobraquial.

2. A **artéria circunflexa caudal do úmero,** após percurso entre os músculos subescapular e o redondo maior, juntamente com o nervo axilar, ao longo da superfície flexora da articulação do ombro, supre os músculos mencionados. Posteriormente, ela passa lateralmente entre as porções longa e lateral do tríceps do braço, para, profundamente ao músculo deltóideo, dividir-se nos ramos proximal e distal. O ramo proximal divide-se variavelmente para suprir as porções longa e lateral do músculo tríceps do braço, os músculos infra-espinhal, redondo menor, deltóideo, coracobraquial e o omotransverso. Além disso, ela supre a articulação do ombro. O ramo proximal anastomosa-se com o ramo tricipital (muscular) e o ramo descendente da artéria subescapular, e o ramo supra-escapular da artéria cervical superficial (Wissdorf, 1963; Nickel e Wissdorf, 1964). O ramo distal da artéria circunflexa caudal do úmero (radial colateral) pode surgir juntamente com a artéria braquial profunda. Ela tem trajeto entre a porção acessória do músculo tríceps do braço e o músculo braquial, sob a porção lateral do músculo tríceps do braço, fornece ramos para os músculos tríceps do braço, anconeu, braquiorradial e o braquial para finalmente dividir-se em dois ou três ramos. Um destes ramos anastomosa-se com a artéria cubital transversa, na superfície flexora da articulação do cotovelo, enquanto o outro ramo segue no sentido do olécrano, vasculariza a fáscia e a pele, e anastomosa-se com as artérias colateral ulnar e interóssea comum (Wissdorf, 1963; Nickel e Wissdorf, 1964).

A **artéria braquial** é a continuação distal da artéria axilar, no braço. Ela acompanha o nervo mediano e segue por entre o músculo bíceps do braço e as porções medial e longa do músculo tríceps do braço no sentido do cotovelo. Após passar através do forame supracondilar, ela atinge o antebraço onde, após emitir quer a artéria interóssea comum ou a artéria interóssea caudal, continua como artéria mediana. Durante seu percurso, a artéria braquial emite os seguintes ramos:

1. A **artéria circunflexa cranial do úmero** possui origem variável. Normalmente, ela surge da artéria braquial próximo à origem desta. Entretanto, ela é tida como surgindo da artéria subescapular e da ar-

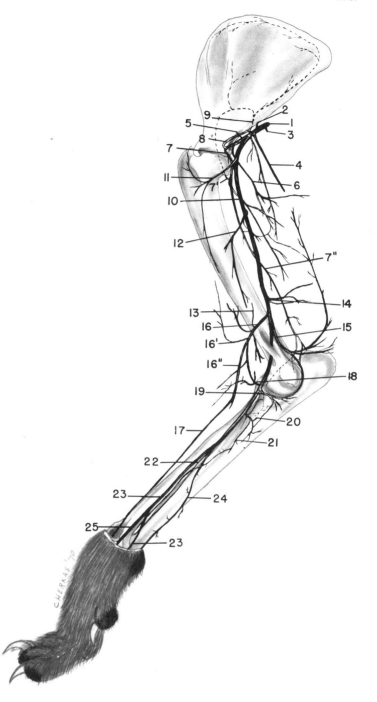

Figura 55-20. Artérias do membro torácico direito do gato; vista medial (esquemático).

1, Artéria axilar; 2, ramo muscular; 3, artéria torácica externa; 4, artéria torácica lateral; 5, artéria subescapular; 6, artéria toracodorsal; 7, artéria circunflexa caudal do úmero; 7', ramo proximal; 7'', ramo distal (artéria radial colateral); 8, artéria subescapular (continuação de 5); 9, artéria circunflexa da escápula; 10, artéria braquial; 11, artéria circunflexa cranial do úmero; 12, artéria profunda do braço; 13, artéria nutrícia do úmero; 14, ramos musculares; 15, artéria ulnar colateral; 16, artéria braquial superficial; 16', artéria bicipital; 16'', ramo descendente; 17, artéria antebraquial superficial cranial; 18, artéria transversa do cotovelo; 19, artéria recorrente ulnar; 20, artéria profunda do antebraço; 21, artéria interóssea cranial; 22, artéria interóssea caudal; 23, artéria mediana; 24, artéria ulnar; 25, artéria radial.

téria circunflexa caudal do úmero (Wissdorf, 1963; Nickel e Wissdorf, 1964). Ela supre principalmente o músculo bíceps do braço, a cápsula da articulação do ombro e o clidobraquial. A artéria anastomosa-se com o ramo pré-escapular da artéria cervical superficial e une-se ocasionalmente com o ramo proximal da artéria circunflexa caudal do úmero (Wissdorf, 1963).

2. A **artéria braquial profunda** surge caudalmente da artéria braquial e passa para a parte cranial do antebraço, acompanhando o nervo radial, naqueles casos em que a artéria colateral radial surge dela, ao invés de surgir da artéria circunflexa caudal do úmero. Esta última pode surgir da artéria subescapular (Wissdorf, 1963), conforme citado anteriormente. Ela supre os músculos coracobraquial, tríceps do braço, tensor da fáscia do antebraço e o grande dorsal. Dentro da porção longa do músculo tríceps do braço ela anastomosa-se com os ramos musculares da artéria subescapular, com o ramo

proximal da artéria circunflexa caudal do úmero e com a artéria colateral ulnar, conforme citado anteriormente.

3. A **artéria nutrícia do úmero** surge da artéria braquial, quer separadamente ou juntamente com ramos musculares, ou da artéria braquial superficial, dentro do terço distal do braço, próximo ao forame supracondilar.

4. **Ramos musculares** são normalmente emitidos e ligeiramente proximais ao forame supracondilar, para suprirem o músculo bíceps braquial, a porção longa do músculo tríceps do braço, o músculo braquial e o músculo tensor da fáscia do antebraço.

5. A **artéria colateral ulnar** (proximal) surge da artéria braquial quase no mesmo nível de origem da artéria braquial superficial, próximo ao forame supracondilar, ou elas podem surgir em conjunto de um tronco comum. Ela tem percurso acompanhando a porção longa do músculo tríceps do braço e anastomosa-se com a artéria braquial profunda. Posteriormente, passa no sentido da superfície extensora do cotovelo, onde supre as estruturas adjacentes, incluindo a cápsula da articulação. Aqui ela pode receber uma anastomose com a artéria radial colateral (Wissdorf, 1963) e com a artéria recorrente ulnar (Dallman e McClure, 1970).

6. A **artéria braquial superficial** surge da artéria braquial quer diretamente ou em conjunto com a artéria ulnar colateral (proximal) próximo ao forame supracondilar. Ela logo divide-se em um ramo ascendente e um descendente. O primeiro (artéria bicipital) supre o músculo bíceps braquial, enquanto o ramo descendente passa ao longo da face medial do terço distal do referido músculo para a superfície flexora do cotovelo, onde emite ramos delgados para os músculos braquiorradial, extensor radial do carpo, peitoral descendente e o clidobraquial. Sobre a fossa cubital a artéria braquial superficial emite as artérias radiais superficiais, que são pequenos vasos que acompanham o nervo antebraquial cutâneo medial do músculo cutâneo.

A **artéria antebraquial superficial cranial** é a extensão da artéria braquial superficial no antebraço. Ela tem curso inicialmente medial ao nervo cubital mediano e subseqüentemente medial à veia cefálica e ao ramo craniomedial do antebraço e medial do carpo. Ela então continua obliquamente até o dorso da região metacárpica, onde se anastomosa com o ramo cárpico dorsal da artéria ulnar para constituir o **arco dorsal superficial** (Fig. 55-21). Deste arco surgem variavelmente as artérias digitais dorsais comuns I, II, III e IV e a artéria digital dorsal V lateral (abaxial). As artérias digitais comuns, seguindo nos respectivos espaços intermetacárpicos, recebem as artérias metacárpicas dorsais correspondentes e, próximo à articulação metacarpofalângica, cada uma se divide em duas artérias digitais dorsais próprias que suprem as superfícies apostas dos dedos contíguos.

7. A **artéria cubital transversa** (antiga artéria radial colateral distal) surge da artéria braquial, imediatamente após a emergência desta através do forame supracondilar. Ela passa ao longo do lado medial do tendão do músculo bíceps do braço, no sentido da superfície flexora da articulação do cotovelo e estende-se lateralmente em direção ao nervo mediano, fornecendo ramos para os músculos pronador, redondo, bíceps do braço, braquial e peitorais superficiais. Um ramo passa próximo e lateralmente à articulação do ombro, onde pode anastomosar-se com o ramo proximal da artéria circunflexa caudal do úmero (Wissdorf, 1963). A continuação da artéria cubital transversa supre os músculos braquial, braquiorradial, extensor radial do carpo e o extensor comum dos dedos, estendendo-se até o carpo. Além disso, ela anastomosa-se com a artéria radial colateral dentro do músculo braquial (Wissdorf, 1963) ou profundamente ao músculo extensor radial do carpo (Dallman, 1967).

8. A **artéria recorrente ulnar** surge da artéria braquial, e imediatamente divide-se em dois ramos. Eles suprem os músculos flexor radial do carpo, flexor ulnar do carpo, pronador redondo, e as extremidades proximais dos músculos flexores superficial e profundo dos dedos. Um ramo segue proximalmente para anastomosar-se com a artéria ulnar colateral e a artéria radial (medianorradial) (Wissdorf, 1963) ou com a artéria colateral ulnar proximal profundamente ao músculo flexor ulnar do carpo e ao anconeu (epitrocleoanconeano) (Dallman, 1967).

9. A **artéria antebraquial profunda** surge do aspecto caudal da artéria braquial e às vezes origina-se juntamente quer com a artéria interóssea comum ou a interóssea cranial. Ela atravessa o músculo pronador quadrado e ramifica-se dentro dos músculos flexores superficial e profundo dos dedos.

10. A existência de uma **artéria interóssea comum** no gato é controversa na literatura.

Reighard e Jennings (1935) declaram que as artérias interósseas anterior (cranial) e posterior (caudal) são emitidas separadamente entre a origem da artéria ulnar e o tendão do músculo bíceps do braço. Elas às vezes surgem como um tronco comum que logo se divide. De acordo com Taylor e Weber (1951), a artéria interóssea posterior (cranial) origina-se da artéria radial seguindo a origem da artéria ulnar recorrente, onde a artéria interóssea anterior (caudal) surge da artéria radial, quer separadamente ou junto com a artéria ulnar, distalmente à origem da artéria interóssea posterior (cranial). Wissdorf (1963) e Nickel e Wissdorf (1964), embora descrevam a presença da artéria interóssea comum, também declaram que a artéria interóssea volar (caudal) surge por um tronco comum com a artéria medianorradial (radial). De acordo com Dallman (1967), e a NAV (1968), a artéria interóssea cranial surge imediatamente após a origem da artéria ulnar, recorrente, enquanto a artéria interóssea caudal surge separadamente da artéria ulnar, mais adiante e distalmente. DeVos (1965) declara que não há nenhuma artéria interóssea comum, enquanto Crouch (1969) descreve sua presença no gato.

O último ramo da artéria braquial na região do antebraço ou é a artéria interóssea comum, quando presente, ou a artéria interóssea caudal. No primeiro caso, a **artéria interóssea comum** logo se divide nas artérias interósseas cranial e caudal. A **artéria interóssea cranial** atravessa a membrana interóssea e o músculo pronador quadrado, emergindo entre o rádio e a ulna lateralmente no antebraço, onde se divide nos ramos proximal e distal. Eles suprem os músculos supinador, pronador quadrado, extensor ulnar do carpo, extensor lateral dos dedos, os extensores dos dedos I e II, e, às vezes, o músculo abdutor longo do dedo I. O ramo distal continua dentro do músculo pronador quadrado e emite um ramo para a superfície dorsal do carpo, contribuindo na formação da rede cárpica dorsal (Fig. 55-22). Um ramo delgado normalmente anastomosa-se com a artéria ulnar colateral e o ramo distal da artéria circunflexa caudal do úmero (colateral radial) (Wissdorf, 1963). A **artéria interóssea caudal** é muito delicada e corre distalmente ao longo do lado lateral do músculo pronador quadrado, no espaço entre o rádio e a ulna. Ela pode surgir quer da artéria interóssea comum ou juntamente com a artéria ulnar, como anteriormente citado. Através de ramificação variável, ela vasculariza os músculos flexores do antebraço, pronador redondo e o pronador quadrado. Próximo ao carpo ela divide-se em um ramo dorsal (interósseo) e um ramo palmar do carpo. O primeiro, após passar através do espaço interósseo do antebraço e o músculo abdutor longo do dedo I, contribui para a rede dorsal do carpo. O ramo palmar do carpo anastomosa-se com a artéria ulnar dentro do músculo pronador quadrado e, após ter trajeto ao longo e medialmente ao carpo, une-se à artéria mediana.

A **artéria mediana** é a continuação distal da artéria braquial, seguindo a origem quer da artéria interóssea comum ou da artéria interóssea caudal e, a princípio, passa entre os músculos flexor radial do carpo e o pronador redondo, e a seguir por entre os músculos citados e o flexor profundo dos dedos. Ela segue em sentido distal ao longo do lado medial da porção radial do músculo flexor profundo dos dedos. Próximo ao carpo, a um ponto em que o flexor radial do carpo torna-se tendinoso, ela passa caudalmente, a

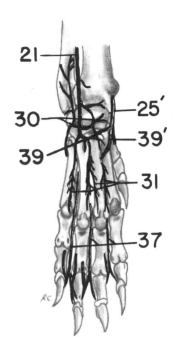

Figura 55-22. Artérias da parte distal do membro torácico direito do gato; vista dorsal profunda (esquemático).

21, Artéria interóssea cranial; 25', ramo cárpico dorsal da artéria radial; 30, rede cárpica dorsal; 31, artérias metacárpicas dorsais I, II, III e IV; 37, artérias metacárpicas palmares I, II, III e IV; 39, ramo superficial; 39', ramo profundo.

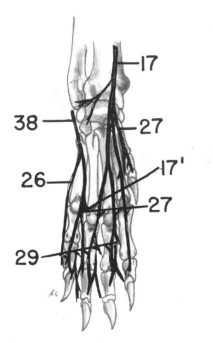

Figura 55-21. Artérias da parte distal do membro torácico direito do gato; vista dorsal superficial (esquemático).

17, Artéria antebraquial superficial cranial; 17', arco dorsal superficial; 26, artéria digital dorsal lateral V (abaxial); 27, artérias digitais dorsais comuns I, II, III e IV; 29, artérias digitais dorsais próprias; 38, ramo cárpico dorsal da artéria ulnar.

princípio entre os músculos flexor profundo dos dedos e o flexor radial do carpo e em seguida, no canal cárpico, por entre os músculos flexores superficiais e profundo dos dedos. Próximo ao nível do osso cárpico acessório, ela emite lateralmente um ramo pulvinar *(ramo do tórus metacárpico)* para suprir a parte palmar cárpica (Wissdorf, 1963). Após seguir por entre os tendões flexores superficial e flexor digital profundo, dentro da região metacárpica, ela divide-se nos ramos palmares superficial e profundo, que se anastomosam com os ramos correspondentes da artéria ulnar, constituindo os **arcos palmares superficial e profundo** (Fig. 55-23). Do arco palmar superficial surgem as artérias digitais palmares comuns I, II, III e IV. Elas têm percurso nos espaços intermetacárpicos correspondentes e concorrem com as respectivas artérias metacárpicas palmares, próximo à articulação metacarpofalângica. Dali em diante, cada artéria digital palmar comum divide-se em duas artérias digitais palmares próprias, suprindo as superfícies apostas dos dedos contíguos. Cada artéria digital palmar comum libera um **ramo pulvinar** *(ramo do tórus digital)* para a almofada do dedo, exceto a primeira, que supre a almofada metacárpica por um ramo pulvinar *(ramo do toro metacárpico)*. Os principais ramos da artéria mediana são:

1. A **artéria ulnar,** que é normalmente vista como surgindo diretamente da artéria mediana. A artéria interóssea caudal surge quer da artéria ulnar ou próximo à origem desta, na artéria mediana. Entre-

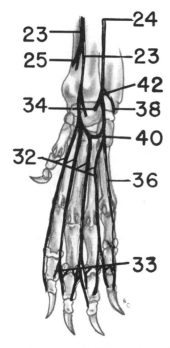

Figura 55-23. Artérias da parte distal do membro torácico direito do gato; vista palmar superficial (esquemático).

23, Artéria mediana; 24, artéria ulnar; 25', ramo cárpico dorsal da artéria radial; 32, artérias digitais palmares comuns I, II, III e IV; 33, artérias digitais palmares próprias; 34, ramo profundo; 36, artéria digital palmar lateral V (abaxial); 38, ramo cárpico dorsal da artéria ulnar; 40, arco palmar superficial; 42, ramo cárpico palmar da artéria ulnar.

xial), e continua como artéria digital palmar comum IV. Ela contribui para a formação do **arco palmar superficial** com a artéria mediana, conforme já foi citado, e continua distalmente dentro do espaço intermetacárpico respectivo. A artéria digital palmar comum IV recebe a artéria metacárpica palmar correspondente e, próximo à articulação metacarpofalângica, divide-se em duas artérias digitais palmares próprias com trajeto ao longo das superfícies apostas dos dedos contíguos. O ramo palmar profundo, após seguir profundamente em direção aos tendões dos músculos flexores profundos dos dedos, anastomosa-se com o ramo correspondente da artéria mediana e o ramo profundo da artéria dorsal do carporradial para formar o **arco palmar profundo** (Fig. 55-24). O arco palmar profundo emite alguns ramos para suprir a face palmar do carpo e, próximo à articulação capometacárpica, une-se através dos espaços intermetacárpicos, com a rede cárpica dorsal por meio dos ramos perfurantes proximais. Do arco palmar profundo surgem as artérias metacárpicas palmares I, II, III e IV, com trajeto no espaço intermetacárpico respectivo, e que se unem às artérias digitais palmares comuns correspondentes emitidas das artérias mediana e ulnar, próximo às articulações metacarpofalângicas.

2. A **artéria radial** (medianorradial de Wissdorf, 1963; Nickel e Wissdorf, 1964), que surge da artéria mediana e passa sob o tendão do músculo abdutor longo do dedo I para a face dorsomedial do carpo.

tanto, de acordo com Dallman e McClure (1970), a artéria ulnar é o primeiro ramo da artéria interóssea caudal. Ela tem curso caudal e distal, a princípio entre as porções ulnar e umeral do músculo flexor profundo dos dedos e depois por entre os músculos flexor ulnar do carpo e o extensor ulnar do carpo, acompanhando o nervo ulnar. Durante seu percurso, ela supre os músculos citados. De acordo com Dallman e McClure (1970), ela emite uma pequena artéria colateral ulnar (distal) que, após seguir proximalmente ao longo da face medial do olécrano, anastomosa-se com a artéria colateral ulnar (proximal) e a artéria ulnar recorrente. Próximo ao terço distal do antebraço, a artéria ulnar divide-se nos ramos cárpicos dorsal e palmar. Os primeiros, após seguirem profundamente ao músculo flexor ulnar do carpo, aparecem no aspecto dorsolateral do carpo com o ramo dorsal do nervo ulnar. Aqui ela anastomosa-se com a artéria antebraquial superficial cranial, constituindo o **arco dorsal superficial** (Figs. 55-21 e 23). O ramo cárpico palmar segue juntamente com o ramo palmar do nervo ulnar, supre as porções umeral e ulnar do músculo flexor profundo dos dedos e, próximo à quinta articulação carpometacárpica, divide-se nos ramos palmares superficial e profundo. O ramo palmar superficial, tendo trajeto juntamente com o ramo superficial do nervo ulnar, emite a artéria digital palmar lateral V (aba-

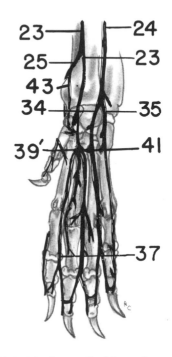

Figura 55-24. Artérias da parte distal do membro torácico direito do gato; vista palmar profunda (esquemático).

23, Artéria mediana; 24, artéria ulnar; 25, artéria radial; 34, ramo profundo; 35, ramo superficial; 37, artérias metacárpicas palmares I, II, III e IV; 39', ramo profundo; 41, arco palmar profundo; 43, ramo cárpico palmar da artéria radial.

Ela divide-se nos ramos cárpicos dorsal e palmar. O ramo cárpico palmar, estendendo-se até a face palmar do carpo, une-se à artéria mediana. O ramo cárpico dorsal divide-se de novo nos ramos superficial e profundo. O ramo superficial, após percurso sobre a face dorsomedial do carpo, contribui para a formação da rede cárpica dorsal. A **rede cárpica dorsal** é uma rede de delicadas artérias na face dorsal do carpo, profundamente aos tendões dos músculos extensores do carpo e dedos. Desta rede arterial surgem as artérias metacárpicas dorsais II, III e IV, que seguem nos espaços intermetacárpicos respectivos. Próximo ao meio da região metacárpica, cada artéria metacárpica dorsal emite um ramo palmar (perfurante distal) para esvaziar-se dentro da artéria metacárpica palmar correspondente. Depois, as artérias metacárpicas dorsais continuam distalmente para unirem-se às artérias digitais dorsais comuns próximo à articulação metacarpofalângica. O ramo profundo da artéria cárpica dorsal da radial, após seguir profundamente em direção ao tendão de inserção do músculo extensor radial do carpo no segundo osso metacárpico, atravessa o músculo interósseo no segundo espaço intermetacárpico. Seguindo sua emergência no lado palmar do músculo anterior, ela continua com o arco palmar profundo.

CÃO

Aorta Descendente

AORTA TORÁCICA

A **artéria broncoesofágica** é um vaso par; a artéria esquerda normalmente surge da aorta torácica, enquanto a artéria direita surge da quinta ou sexta artéria intercostal dorsal. Logo após sua origem, cada artéria broncoesofágica divide-se nos ramos bronquial e esofágico. O **ramo bronquial** é o principal supridor de sangue nutritivo para o pulmão e outras estruturas, no hilo. Existe apenas uma anastomose capilar entre os vasos bronquiais e os pulmonares (Berry et al., 1931). Os **ramos esofágicos** são variáveis tanto em número quanto em origem. Eles suprem essencialmente a parcela torácica do esôfago até o hiato esofágico do diafragma. Há uma pequena mas distinta anastomose arterial ligando a artéria tireóidea caudal à artéria gástrica esquerda na parede do esôfago ou sobre ela (Miller et al., 1964). Ocasionalmente os ramos esofágico e bronquial surgem separadamente da aorta torácica ou das artérias intercostais dorsais.

Ao longo da superfície dorsal e, às vezes, da superfície ventral, da aorta torácica, na região torácica caudal, surgem alguns pequenos e delgados ramos que se distribuem no pericárdio fibroso *(ramos pericárdicos)* e no mediastino dorsal *(ramos mediastínicos).*

As **artérias intercostais dorsais** são doze pares. O par que tem curso caudal à última costela não é intercostal, sendo denominado **artérias costoabdominais dorsais.** Dos doze pares, os primeiros três freqüentemente surgem da artéria vertebral torácica e os restantes diretamente da aorta torácica. Às vezes, a terceira artéria intercostal dorsal surge diretamente da aorta torácica (Suzuki, 1961).

As artérias intercostais dorsais aórticas, cranial e caudal, freqüentemente surgem de troncos comuns, enquanto as medianas surgem separadamente da aorta torácica. No caso de surgirem troncos comuns os ramos correm dorsal ou ventralmente ao colo da costela. As artérias intercostais dorsais normalmente surgem de um nível caudal em relação à vértebra correspondente. Isto se torna mais evidente na região torácica cranial. Freqüentemente as artérias intercostais dorsais esquerdas surgem mais cranialmente do que as artérias direitas correspondentes.

Em casos excepcionais, um tronco comum pode ser formado entre a segunda artéria intercostal dorsal esquerda e a quarta artéria intercostal dorsal direita (Suzuki, 1961).

Cada **artéria intercostal dorsal** (II a X) emite os **ramos dorsais,** ao nível da articulação costocentral *(articulação da cabeça da costela),* que seguem dorsalmente entre as vértebras torácicas, medialmente, e os músculos levantador da costela e o longo do tórax, lateralmente. Próximo à borda cranial do forame intervertebral cada ramo dorsal emite um **ramo espinhal,** o qual, após penetrar no canal vertebral, ramifica-se nas meninges e contribui para a artéria espinhal ventral. Ela passa dorsalmente, dividindo-se finalmente nos ramos cutâneos lateral e medial. O **ramo cutâneo medial** adiante segue medial e dorsalmente ao músculo multífido, suprindo-o, e aos músculos espinhais e semiespinhais do tórax e os rotadores. O **ramo cutâneo lateral** passa entre os músculos longo do tórax, levantador da costela e o iliocostal torácico. Ele supre o músculo longo do tórax; o ramo da segunda e terceira artérias intercostais dorsais suprem principalmente o músculo longo cervical (Marthen, 1939). O ramo dorsal da décima primeira artéria intercostal dorsal divide-se em diversos pequenos ramos, próximo ao forame intervertebral, suprindo o músculo longo do tórax e multífido. Os ramos dorsais da décima segunda artéria intercostal dorsal e costoabdominal dorsal assemelham-se ao percurso dos ramos dorsais das artérias lombares.

As artérias intercostais dorsais, durante seu percurso dentro dos espaços intercostais correspondentes, emitem os ramos colaterais ao nível do ângulo entre os fascículos do músculo serrátil dorsal cranial e, mais adiante, caudalmente ao longo, a borda lateral do músculo iliocostal torácico. Eles vascularizam os músculos serrátil dorsal cranial, serrátil ventral do tórax e o grande dorsal e, infreqüentemente, após atravessar este último, o músculo cutâneo do tronco e a pele. Em seu percurso, dentro dos espaços intercostais, eles situam-se próximo à borda caudal da costela correspondente, no sentido da extremidade vertebral geralmente acompanhando as veias homônimas, cranialmente, e os nervos intercostais, caudalmente. Os **ramos cutâneos laterais** surgem próximo ao meio dos espaços intercostais e atravessam as interdigitações entre os músculos serrátil ventral do tórax e o oblíquo externo do abdome. De acordo com Marthen (1939), o ramo cutâneo lateral da quarta e, ocasionalmente, da terceira artéria intercostal dorsal, penetra nos músculos serrátil ventral do tórax e no músculo escaleno dorsal; os ramos da quinta e sexta artérias penetram nos músculos serrátil ventral do tórax e oblíquo externo do abdome; e os das artérias restantes passam apenas através do músculo oblíquo externo do abdome. Além disso, os ramos cutâneos laterais da quinta e sucessivas artérias intercostais dorsais emitem um ramo que supre o músculo cutâneo do tronco e a pele, e que nem sempre está presente no caso da terceira artéria intercostal dorsal e da artéria costoabdominal dorsal (Marthen, 1939). As artérias intercostal dorsal (IX e XIII) e a costoabdominal dorsal também suprem a parte costal do diafragma. Ligeiramente dorsal à articulação costocondral, cada artéria intercostal dorsal divide-se em um grosso ramo cranial e um delgado ramo caudal, que seguem ao longo da borda correspondente da cartilagem costal. Eles anastomosam-se com os ramos intercostais ventrais correspondentes da artéria torácica interna e da artéria musculofrênica. De acordo com Koch (1970), a décima primeira e a décima segunda artérias intercostais dorsais e a artéria costoabdominal dorsal nem sempre se anastomosam com os ramos intercostais ventrais da artéria musculofrênica; ao invés disso, ramificam-se no diafragma e na parede abdominal.

As primeiras duas a três **artérias lombares** surgem da aorta torácica.

AORTA ABDOMINAL

A **aorta abdominal** é a parte da aorta descendente que penetra na cavidade abdominal após atravessar o hiato aórtico do diafragma. Na região abdominal cranial ela é mediana em posição, mas tende a ser deslocada para a esquerda, caudalmente, pela veia cava caudal. Ela freqüentemente termina em duas artérias ilíacas interna e sacral mediana, um tanto ventralmente aos corpos da sexta e sétima vértebras lombares (Fig. 55-25). Seus ramos são:

1. A **artéria frenicoabdominal,** que é par, e surge da aorta entre a artéria mesentérica cranial e a artéria renal. A origem da artéria frenicoabdominal esquerda é bastante constante, enquanto a artéria direita pode surgir da artéria renal direita. Após cruzar as faces ventrais dos músculos psoas maior e menor e a superfície dorsal da glândula adrenal, ela logo se divide nas artérias frênica caudal e abdominal cranial. Ocasionalmente, tanto a artéria frênica caudal como a artéria abdominal cranial mostram origens extremamente variáveis. Cada **artéria frênica caudal** diverge de sua acompanhante ao descer na superfície abdominal do pilar correspondente do diafragma, até sua parte esternal. Ela emite ramos para a glândula adrenal *(ramos adrenais [supra-renais] craniais)*. Os ramos mediais anastomosam-se com os ramos da artéria oposta, enquanto os ramos laterais anastomosam-se principalmente com as artérias intercostais dorsais. A **artéria abdominal cranial** passa lateralmente através dos músculos psoas maior e menor, e fornece ramos para os músculos sublombares, gordura renal e glândula adrenal. Ela continua para dentro da parede abdominal, acompanhando o nervo ílio-hipogástrico cranial, ramificando-se entre os músculos transverso do ab-

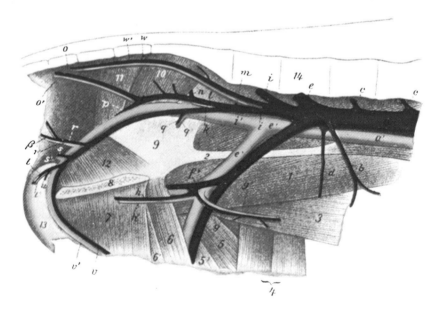

Figura 55-25. Ramos terminais da aorta abdominal e raízes da veia cava caudal do cão.
a, Aorta abdominal; a', veia cava caudal; b, artéria mesentérica caudal; c, artérias lombares; d, artéria circunflexa profunda do ílio; e, artéria ilíaca externa; f, artéria femoral profunda; f', tronco pudendoepigástrico; g, artéria epigástrica caudal (profunda); h, artéria pudenda externa; i, artérias ilíacas internas; k, artéria pudenda interna; l, artéria glútea caudal; m, artéria iliolombar; n, artéria glútea cranial; o, artéria caudal lateral; p, continuação de l; q, artéria umbilical; r, artéria retal média; s, artéria perineal ventral; t, artéria profunda do pênis; u, artéria do bulbo do pênis; v, artéria dorsal do pênis; w, artéria sacral mediana; α, artéria femoral; β, artéria retal caudal; outras veias são satélites das artérias e assim denominadas de acordo. 1, músculo iliopsoas; 2, tendão do músculo psoas menor; 3, músculos abdominais; 4, músculo sartório (partes cranial e caudal); 5, músculo reto da coxa; 5', músculo vasto medial; 6, músculo pectíneo; 6', músculo adutor; 7, músculo grácil; 8, sínfise pélvica (corte); 9, ílio; 10, músculo piriforme; 11, músculo glúteo superficial; 12, músculo obturador interno; 13, pênis; 14. vértebras lombares. (De Ellenberger, 1908.)

dome e o oblíquo interno do abdome. Freqüentemente divide-se nos ramos cranial e caudal após atravessar o músculo transverso do abdome. Nesse caso o ramo cranial segue no sentido do arco costal, enquanto o ramo caudal supre a parede abdominal lateral. A artéria abdominal cranial normalmente se anastomosa com ramos da artéria frênica caudal, das artérias epigástricas cranial e caudal (profunda) e da artéria circunflexa profunda do ílio.

2. Sete **artérias lombares** que estão presentes em cada lado do corpo. Destas, as primeiras duas ou três surgem da aorta torácica próximo ao hiato aórtico do diafragma; as restantes surgem da aorta abdominal. As sétimas artérias lombares podem surgir de um tronco comum, quer da parte terminal da aorta, quer da artéria sacral mediana ou da artéria ilíaca interna (Marthen, 1939). Próximo à sua origem, cada artéria lombar emite pequenos e delgados ramos para os músculos sublombares e o corpo vertebral, e passa caudolateralmente através da superfície ventrolateral da vértebra correspondente. De forma semelhante à artéria intercostal dorsal e à artéria costoabdominal dorsal, cada artéria lombar emite um **ramo espinhal** para as meninges da espinha lombar e um **ramo dorsal**. Este último, profundamente ao músculo longo lombar, divide-se em um ramo cutâneo medial e outro cutâneo lateral. O **ramo cutâneo medial** passa dorsalmente ao longo da face medial do músculo longo lombar, suprindo-o bem como aos músculos multifido e o interespinhal. O **ramo cutâneo lateral** pode apresentar diversas pequenas ramificações. Ele passa profundamente ao músculo iliocostal lombar e supre os fascículos do mesmo, no sentido de sua borda livre.

3. A **artéria circunflexa profunda do ílio,** que surge com a artéria mesentérica caudal, aproximadamente ao mesmo nível, um pouco antes da ramificação terminal da aorta (Marthen, 1939), normalmente ventral ao corpo da sexta vértebra lombar (Fig. 55-25). Ela pode surgir da artéria ilíaca externa (Ellenberger e Baum, 1891). A artéria esquerda corre através da superfície ventral dos músculos psoas maior e menor, enquanto a artéria circunflexa profunda direita do ílio cruza a veia cava caudal. Próximo ao corpo lateral do músculo psoas menor, cada artéria atravessa o músculo transverso do abdome e situa-se entre este e o músculo oblíquo interno do abdome. Aqui, ela emite diversas ramificações pequenas que suprem os músculos citados; algumas delas anastomosam-se com ramos das artérias epigástricas cranial e caudal (profunda), artéria abdominal cranial e artéria intercostal dorsal. Às vezes, a artéria circunflexa profunda do ílio divide-se em um ramo cranial e outro caudal. O ramo caudal acompanha o nervo femoral cutâneo lateral. Após atravessar o músculo oblíquo interno do abdome ele ramifica-se na região do flanco, incluindo o músculo cutâneo do tronco, a fáscia e a pele das superfícies cranial e lateral adjacentes da coxa. Além disso, ele fornece ramos para a pele das paredes abdominais dorsal e lateral.

4. A **artéria celíaca,** ímpar, que é um curto vaso que surge do aspecto ventral da aorta abdominal, ao nível do hiato aórtico do diafragma. Próximo à sua origem ela é circundada pelo plexo celíaco de nervos e gânglios. À esquerda ela relaciona-se com o estômago, à direita relaciona-se com o fígado e glândula adrenal, e caudalmente ao lobo pancreático esquerdo. Às vezes surgem dela um pequeno ramo frênico caudal e um ramo pancreático (ao invés de surgirem da artéria frenicoabdominal).

A **artéria celíaca** normalmente divide-se nas artérias gástrica esquerda, hepática e lienal. Às vezes, as artérias gástrica esquerda e esplênica surgem de um curto tronco comum.

a. A **artéria gástrica esquerda** é o menor dos três ramos da artéria celíaca. Ela passa para a curvatura menor do estômago, próximo ao cárdia. Durante seu percurso ela emite um ou dois **ramos esofágicos** que, após transcorrerem cranialmente através do hiato esofágico do diafragma, anastomosam-se com os ramos correspondentes surgidos de maneira variável da aorta torácica. Eles suprem o segmento caudal do esôfago. A artéria gástrica esquerda libera ramos para as superfícies parietal e visceral do estômago, suprindo o fundo do estômago e o omento menor. Ela finalmente se anastomosa com a artéria gástrica direita da hepática, no omento menor. Conforme indicado anteriormente, a artéria gástrica esquerda pode surgir juntamente com a artéria lienal. Às vezes, a artéria gástrica esquerda é dupla.

b. A **artéria hepática** passa para a direita sob o pilar direito do diafragma, estendendo-se dorsalmente até a veia porta e ao longo dos limites ventrais do forame epiplóico, até a fissura portal na superfície visceral do fígado. Aqui, ela divide-se principalmente em três ramos. O **ramo lateral direito** supre o lobo lateral direito, incluindo o lobo caudado (*artéria do lobo caudado*). O **ramo medial direito** pode ser representado por dois ou mais vasos, essencialmente supridores do lobo medial direito, incluindo a parte dorsal adjacente do lobo quadrado e parte do lobo medial esquerdo. O **ramo esquerdo** logo se divide nos ramos medial esquerdo e lateral esquerdo. Os **ramos mediais esquerdos** suprem os lobos medial esquerdo e o quadrado. Eles também emitem a **artéria cística,** que se distribui na superfície da vesícula. Os **ramos laterais esquerdos** vão para o grande lobo lateral esquerdo. A artéria hepática continua mais adiante caudalmente e para a direita, até a face pancreática do duodeno e, durante seu percurso, após emitir a **artéria gástrica direita,** torna-se a artéria gastroduodenal. A **artéria gástrica direita** segue para a esquerda no omento menor, ao longo da curvatura menor do estômago, no sentido do cárdia e indo anastomosar-se com a artéria gástrica esquerda. Durante seu percurso, ela fornece ramos para o piloro, antro pilórico e omento menor. Como uma variação, ela pode surgir de um dos ramos hepáticos. Próximo ao piloro a **artéria gastroduodenal** divide-se nas artérias pancreaticoduodenal cranial e gastrepiplóica direita. A **artéria pancreaticoduodenal cranial** corre no mesoduodeno e penetra no lobo direito do pâncreas, próximo a seu corpo. Ela emite um ou dois ramos pancreáticos para o lobo esquerdo, que se anastomosam com ramos correspondentes fora da artéria esplênica. O segmento restante continua no lobo direito do pâncreas, emitindo uma série de pequenos ramos tanto para o pâncreas como para o duodeno. Os **ramos pancreá-**

ticos anastomosam-se com os ramos correspondentes fora da artéria pancreaticoduodenal caudal da artéria mesentérica cranial, na metade caudal do lobo direito do pâncreas. Próximo à flexura caudal do duodeno descendente, os **ramos duodenais** unem-se à artéria pancreaticoduodenal caudal ao longo da borda mesentérica. A **artéria gastrepiplóica direita,** da mesma forma, situa-se dentro do pâncreas e passa para o grande omento no sentido da cárdia ao longo da curvatura maior do estômago. Durante seu percurso, ela emite diversos **ramos gástricos curtos** para as superfícies parietal e visceral adjacentes do estômago, onde eles freqüentemente se anastomosam com ramos tanto da artéria gástrica direita como da esquerda. Além disso, ela fornece pequenos **ramos epiplóicos** para a camada visceral do omento maior. A artéria gastrepiplóica direita anastomosa-se com a artéria esquerda correspondente, fora da artéria lienal e próximo à curvatura maior do antro pilórico.

c. A **artéria lienal** surge próximo ou junto à artéria gástrica esquerda. De acordo com Kennedy e Smith (1930), ela pode surgir, em casos excepcionais, da artéria mesentérica cranial. Representa a continuação da artéria celíaca. Continua para a esquerda e situando-se em um sulco do lobo esquerdo do pâncreas. Ela supre essencialmente o baço, o estômago, o pâncreas e o omento maior. Dentro do omento maior, ela emite **ramos pancreáticos** para o lobo esquerdo, anastomosando-se com ramos semelhantes da artéria pancreaticoduodenal cranial. Após emitir os **ramos esplênicos,** para o hilo do baço, ela atinge a curvatura maior do estômago por intermédio do ligamento gastresplênico, onde emite **artérias gástricas curtas** e anastomosa-se com a artéria gástrica esquerda. Após a origem das artérias gástricas curtas a artéria lienal continua como artéria gastrepiplóica esquerda. A **artéria gastrepiplóica esquerda,** após emitir diversos **ramos epiplóicos** para o omento maior, anastomosa-se com a pequena artéria direita correspondente, fora da artéria hepática e próximo da curvatura maior do antro pilórico.

5. A **artéria mesentérica cranial,** ímpar, que surge bem próximo e caudalmente à artéria celíaca, da superfície ventral da aorta abdominal, ao nível da segunda vértebra lombar. Próximo à sua origem ela é circundada pelo plexo e gânglio mesentérico cranial. Segue ventrocaudalmente entre as camadas do mesentério dorsal, atuando como um eixo para a rotação da totalidade dos intestinos delgado e grosso durante o desenvolvimento. Ela supre principalmente a metade caudal do duodeno, até a parte cranial do cólon descendente. Ela emite o seguinte:

a. A **artéria pancreaticoduodenal caudal,** às vezes dupla, surge caudalmente à artéria mesentérica cranial, distalmente à origem da artéria ileocólica. Seguindo um curto trajeto caudoventral no mesentério, ela divide-se em um ramo direito e outro esquerdo. Às vezes o ramo direito origina-se diretamente da artéria mesentérica cranial. Após emitir ramos para o lobo direito do pâncreas, próximo à borda mesentérica do duodeno descendente, o ramo direito divide-se em uma ramificação cranial e outra caudal. A primeira anastomosa-se com a artéria pancreaticoduodenal cranial, fora da artéria hepática, enquanto a ramificação caudal anastomosa-se com seu ramo esquerdo, próximo à flexura duodenal caudal. Da mesma forma, o ramo esquerdo divide-se em um ramo cranial e caudal, próximo ao meio do duodeno ascendente. O ramo cranial, juntamente com a primeira artéria jejunal, supre o duodeno ascendente até a flexura duodenojejunal. O ramo caudal passa no sentido da flexura duodenal caudal, anastomosando-se com o ramo direito, conforme citado acima.

b. A **artéria ileocólica** é o primeiro vaso da porção cranial da artéria mesentérica cranial. e, após percurso para a direita no sentido da junção ileocólica, emite a artéria cólica média. Logo depois, ela emite a artéria cólica direita e o ramo cólico. Finalmente, ela termina como o ramo ileal e a artéria cecal. Freqüentemente a artéria cólica média e a artéria cólica direita surgem de um tronco comum como o primeiro ramo da porção cranial da artéria mesentérica cranial, e este tronco comum é muitas vezes considerado como a **artéria cólica comum.** Nesse caso, os ramos cólico e ileal, bem como a artéria cecal, surgem em conjunto, também na parede cranial da artéria mesentérica cranial, distalmente à origem do tronco comum acima.

(i) A **artéria cólica média** surge da artéria ileocólica ou da artéria mesentérica cranial. Ela segue para a esquerda da parte cranial do cólon descendente e, ligeiramente distante deste, divide-se dentro do mesocólon transverso, nos ramos transverso esquerdo e descendente (Rauch, 1962). O **ramo transverso esquerdo** passa para a flexura cólica esquerda e mais adiante para a direita no cólon transverso, anastomosando-se com a artéria cólica direita. O **ramo descendente** segue caudalmente e, após suprir a metade cranial do cólon descendente, anastomosa-se com a artéria cólica esquerda.

De acordo com Miller et al. (1964), a **artéria cólica média acessória** supre a parte proximal do cólon transverso, formando arcadas terminais com as artérias cólicas média e direita. Este vaso pode estar ausente ou ser duplo.

(ii) A **artéria cólica direita** pode surgir separadamente, com a artéria cólica média, da artéria mesentérica cranial. É um vaso pequeno e, após passar cranialmente e para a direita, divide-se nos ramos descendente e transverso direito próximo à borda mesentérica do terço cranial do cólon ascendente (Rauch, 1962). O **ramo descendente** segue caudalmente, formando uma fina anastomose com o ramo cólico da artéria ileocólica, enquanto o **ramo transverso direito** passa para a esquerda ao longo da flexura cólica direita, anastomosando-se com o ramo transverso esquerdo da artéria cólica média.

(iii) O **ramo cólico** é variável tanto na origem como na terminação. Além da artéria ileocólica, ele freqüentemente surge da artéria cecal ou do ramo ileal. Muitas vezes ele é duplo e, nesse caso, o segundo ramo é delgado, surgindo quer do ramo ileal ou do cecal. Ele supre o terço caudal e às vezes o terço médio do cólon ascendente, quer formando um anastomose mais fina com o ramo descendente da artéria cólica direita, ou terminando neste segmento do intestino.

CORAÇÃO E ARTÉRIAS DO CARNÍVORO 1535

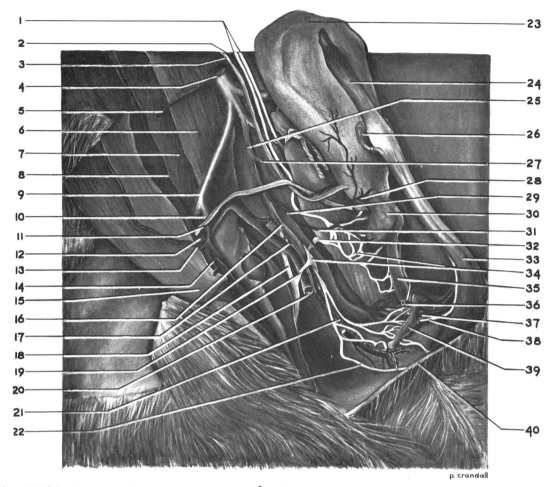

Figura 55-26. Suprimento vascular e nervoso das vísceras pélvicas do cão (macho).

1, Nervos hipogástricos; 2, artéria uretérica; 3, ureter; 4, aorta abdominal; 5, artéria circunflexa profunda do ílio; 6, músculo psoas menor; 7, músculo psoas maior; 8, artéria e veia testicular; 9, artéria ilíaca externa; 10, artéria femoral profunda; 11, ducto deferente e artéria do ducto deferente; 12, anel inguinal profundo; 13, artéria epigástrica caudal (profunda); 14, artéria pudenda externa; 15, músculo reto do abdome; 16, ramo parietal de 25; 17, ramo muscular; 18, nervo isquiático; 19, ramo comunicante de 18 ao plexo; 20, veia ilíaca interna; 21, ramo parietal de 25; 22, nervo perineal; 23, bexiga urinária; 24, pênis; 25, artéria ilíaca interna; 26, prepúcio; 27, artéria umbilical; 28, artérias vesiculares caudais; 29, ramo visceral de 25; 30, próstata; 31, artéria urogenital; 32, ramo sacral do nervo espinhal; 33, músculo retrator do pênis; 34, plexo pélvico; 35, músculo uretral; 36, veia dorsal do pênis; 37, artéria dorsal do pênis; 38, nervo dorsal do pênis; 39, músculo ísquio-uretral; 40, tegumento comum (borda cortada). (De Foust e Getty, 1954.)

(iv) O **ramo ileal** é pequeno e delgado, seguindo ventrocaudalmente no sentido da junção ileocólica. Próximo à borda mesentérica do íleo, ele emite o ramo cecal e continua caudalmente para anastomosar-se com a artéria ileal, fora da artéria mesentérica cranial. O **ramo cecal** é relativamente delgado, e supre uma pequena parte do ceco. Ele corre no sentido da junção ileocólica, ao longo da parede ventral, anastomosando-se próximo à base do ceco, com o ramo antimesentérico do íleo.

(v) A **artéria cecal,** que é a continuação da artéria ileocólica, cruza dorsalmente a junção ileocólica. Após emitir pequenas ramificações para a parede dorsal, ela passa para o ligamento ileocecal e emite o **primeiro ramo antimesentérico do íleo.** Ela anastomosa-se com o ramo cecal acima descrito. Próximo à borda antimesentérica do íleo, emite o **segundo ramo antimesentérico do íleo.** De acordo com Thamm (1941), ela anastomosa-se com o ramo ileal e a artéria do íleo. A artéria cecal supre o ceco até seu ápice.

c. As **artérias jejunais,** de acordo com Thamm (1941), são de 15 a 19 em número, emitidas caudalmente da artéria mesentérica cranial. A primeira artéria jejunal pode surgir juntamente com a artéria pancreaticoduodenal caudal e, a última, com a artéria ileocólica (Ellenberger e Baum, 1891). As artérias jejunais formam um tronco comum (Koch, 1970), suprindo todo o jejuno e a face mesentérica do íleo, exceto uma curta parte da borda ileocecal. Elas seguem caudoventralmente no mesojejuno e, próximo à borda mesentérica, anastomosam-se com os vasos adjacentes, formando arcos vasculares. Os **vasos retos** surgem destes arcos vasculares e suprem a parede do jejuno. De acordo com Koch (1970), ambos os ramos terminais do tronco jejunal são as **artérias do íleo proximal e distal,** que suprem a face mesentérica do íleo.

d. A **artéria do íleo** surge como o último ramo da artéria mesentérica cranial, representando sua continuação. Ela tem percurso cranialmente no íleo, anastomosando-se com o ramo ileal da artéria ileocólica.

6. A **artéria mesentérica caudal,** ímpar, que é pequena e surge ventralmente da aorta abdominal, ao nível da quinta vértebra lombar (Fig. 55-25). Ela corre caudoventralmente no mesocólon esquerdo, até a extremidade do cólon descendente. Próximo à sua origem ela é circundada pelo plexo mesentérico caudal. Ela supre as partes média e caudal do cólon descendente e a parte cranial do reto. Após percurso de cerca de 5 cm, e próximo ao cólon descendente, ela divide-se nas **artéria cólica esquerda e retal cranial.**

7. As **artérias renais,** pares, que surgem assimétricamente das superfícies laterais da aorta abdominal, ao nível da primeira vértebra lombar. São vasos relativamente grandes, que seguem ao longo da superfície ventral dos músculos sublombares e lateral ou caudalmente ao pilar do diafragma, no sentido do hilo renal. As artérias renais são acompanhadas pelo plexo de nervos renal. A artéria renal direita é de localização um tanto cranial à artéria esquerda correspondente, em conformidade com a posição relativamente cranial do rim direito. A **artéria renal direita,** após cruzar ventralmente a veia cava caudal, divide-se próximo ao hilo, em um ramo dorsal e outro ventral. Cada um destes ramos, por sua vez, pode dividir-se em diversas artérias interlobares, ou podem nem chegar a dividir-se, antes de penetrar no hilo renal (Christensen, 1952). Ela emite ramos para a glândula adrenal *(ramos adrenais [supra-renais] caudais,* e, às vezes, *a. adrenal [supra-renais] média),* o ureter, a gordura perirrenal e a cápsula. A **artéria renal esquerda** surge um tanto caudalmente à origem da artéria direita correspondente mas, de acordo com Koch (1970), em casos excepcionais, ambas as artérias renais podem surgir, no mesmo nível, da aorta abdominal. Às vezes a artéria renal esquerda é dupla, surgindo separadamente, porém próximo uma da outra, da aorta abdominal. Seu percurso e padrão de ramificação são semelhantes aos da artéria direita.

8. As **artérias e/ou ramos adrenais** (supra-renais), que surgem de locais diferentes e de uma maneira variável. Os ramos adrenais, cranial e caudal, normalmente surgem da artéria frenicoabdominal ou da artéria frênica caudal e da artéria renal, respectivamente. Entretanto, eles podem originar-se da artéria lombar, da artéria celíaca e da artéria mesentérica cranial. A **artéria adrenal média,** a principal supridora para a glândula, surge freqüentemente da aorta abdominal ou da artéria renal. Flint (1900) classifica estas artérias e/ou ramos adrenais em capsular, cortical e medular.

9a. As **artérias testiculares,** pares, que são vasos pequenos emitidos ventrolateralmente da aorta abdominal, aproximadamente a meio caminho entre as artérias renal e mesentérica caudal e um tanto entre as quarta e quinta vértebras lombares. Elas são acompanhadas pelo plexo de nervos testicular. A **artéria testicular direita** é ligeiramente cranial à artéria esquerda correspondente, em conformidade com a posição relativamente cranial do testículo direito.

Koch (1970) declara, pelo contrário, que a **artéria testicular esquerda** normalmente surge cranialmente à artéria direita correspondente.

Cada artéria testicular situa-se no mesórquio proximal (dobra vascular) estendendo-se até o mesoepidídimo. Cada uma delas segue lateralmente através da superfície ventral dos músculos sublombares, no sentido do anel inguinal profundo, onde se torna uma constituinte do cordão espermático. A artéria testicular é a única supridora do testículo. Ela segue lateralmente entre o epidídimo e o testículo, mantendo esta relação até o pólo caudal, onde ela corre cranialmente ao longo da borda ventral, emitindo, radialmente, ramos ascendentes. Durante seu percurso ela emite diversos pequenos ramos para o epidídimo e a parte adjacente do ducto deferente.

9b. As **artérias ovarianas,** pares, que são homólogas às artérias testiculares do macho. As origens destes vasos são quase idênticas às do macho. O tamanho, calibre e flexuosidade destes vasos são grandemente influenciados pela idade e pela atividade sexual anterior do animal. Estes vasos são circundados pelo plexo de nervos ovariano. Cada artéria ovariana, após trajeto na parede abdominal dorsal, segue no sentido do ovário e ao longo da borda cranial do ligamento largo do útero, suprindo a gônada. Medialmente ao ovário ela divide-se em três a quatro ramos que, por sua vez, fornecem pequenos ramos para os ligamentos largo e redondo, bolsa ovariana e tecido adiposo da região. Alguns deles suprem a tuba uterina e a bolsa ovariana *(ramo tubário)* e o ramo restante *(ramo uterino)* anastomosa-se com a artéria uterina, fora da artéria urogenital, suprindo a parte cranial da tuba uterina.

ARTÉRIAS ILÍACAS INTERNAS. As **artérias ilíacas internas** (Fig. 55-26), pares, surgem da parte final da aorta abdominal, ventralmente à extremidade caudal da sétima vértebra lombar. A artéria ilíaca interna termina ao dividir-se nas artérias glútea caudal e pudenda interna (Fig. 55-25). Como um único ramo colateral, ela emite:

1. A **artéria umbilical,** que surge da artéria ilíaca interna próximo à sua origem ou da parte final da aorta abdominal. No feto ela é a principal artéria da cavidade pélvica, conduzindo sangue para a placenta. Ela tem percurso no ligamento lateral da bexiga urinária. Seu segmento proximal é normalmente patente, enquanto em seu segmento distal o lúmen está obliterado, formando o **ligamento redondo da bexiga urinária** *(ligamento redondo da bexiga).* A **artéria vesical cranial,** quando presente, é muito delgada e pequena, e supre a parede cranial da bexiga urinária. Na ausência desta artéria, a área é suprida pelos ramos da artéria vesical caudal.

2. A **artéria glútea caudal**, que é o maior e mais dorsal dos dois ramos terminais, fora da artéria ilíaca interna (Fig. 55-25). Ela segue caudalmente na parede pélvica lateral, cruzando a face medial do ílio e os músculos piriforme e glúteo superficial. Deixando a cavidade pélvica por meio do forame isquiático menor, suprindo os músculos bíceps femoral, adutor, semimembranoso e semitendinoso. Ocasionalmente, a parte terminal da artéria glútea caudal (além da origem da artéria iliolombar e da artéria glútea cranial) surge da artéria pudenda interna. Ela emite o seguinte:

a. A **artéria iliolombar** surge quer imediatamente próximo à origem da artéria glútea caudal ou da artéria ilíaca interna, entre o corpo do ílio e o músculo iliopsoas. Ela fornece ramos para os músculos iliopsoas, psoas menor, sartório, tensor da fáscia lata, o glúteo médio, o quadrado lombar e os músculos da parede abdominal. Ela anastomosa-se com a artéria glútea cranial e a artéria circunflexa superficial do ílio. Em seu trajeto na borda do ílio ela emite caudoventralmente a artéria nutrícia do ílio.

b. A **artéria glútea cranial** surge na borda cranial do músculo piriforme, passa dorsocaudalmente através da face lateral do nervo isquiático, e deixa a cavidade pélvica através do forame isquiático maior. Profundamente ao músculo glúteo médio ela divide-se em diversos ramos, suprindo os músculos glúteo médio, superficial e profundo e o piriforme. Alguns de seus ramos acompanham o nervo homônimo. Ela anastomosa-se com a artéria iliolombar e circunflexa lateral do fêmur.

c. **Ramos musculares** suprem os músculos obturador interno, levantador do ânus, piriforme e o coccígeo.

d. A **artéria caudal lateral** surge na borda caudal do músculo coccígeo, passando caudodorsalmente entre o músculo glúteo superficial e a cauda. Durante seu percurso ela emite, a intervalos irregulares, pequenos ramos para suprirem a fáscia e a pele. Alguns destes ramos podem anastomosar-se com a artéria caudal mediana. Ela corre caudalmente na fáscia caudal profunda, dorsal aos processos transversos das vértebras caudais, suprindo o músculo sacrocaudal dorsal lateral da cauda. Ocasionalmente, a artéria caudal lateral surge da pudenda interna.

e. **artéria perineal dorsal** surge ventralmente da artéria glútea caudal e, após passar pela fossa isquiorretal, segue no sentido da abertura pélvica caudal (saída). Ela ramifica-se na gordura próximo à raiz do pênis neste local, incluindo a fáscia e pele da região perineal dorsal e a parte dorsal adjacente da região femoral caudal.

Ela pode anastomosar-se com a artéria perineal ventral ou pode substituí-la funcionalmente (Rauch, 1962; Miller et al., 1964).

3. A **artéria pudenda interna**, que é um ramo terminal relativamente menor, mais ventral, da artéria ilíaca interna (Fig. 55-25). Ela segue caudalmente na fossa isquiorretal ao longo da superfície lateral do reto, músculo levantador do ânus e músculo coccígeo. Da borda caudal do músculo coccígeo ela descreve, medialmente, um arco entre os músculos obturador interno e levantador do ânus até a extremidade caudal da sínfise pélvica. Ela aqui divide-se nas artérias perineal ventral e artéria do pênis ou do clitóris. Ela acompanha o nervo pudendo durante seu percurso e emite o seguinte:

a. A **artéria urogenital** (NAV: *artéria prostática* no macho e *artéria vaginal* na fêmea) surge da artéria pudenda interna ao nível da origem do músculo levantador do ânus. Ela descreve um arco à medida que segue no sentido da próstata, no macho, ou em direção à parte cranial da vagina, na fêmea. Ela freqüentemente se divide em um ramo cranial e caudal. O **ramo cranial** emite o seguinte:

(i) A **artéria do ducto deferente** segue percurso no sentido cranioventral e lateral ao reto, penetrando no ducto deferente próximo ao dorso da próstata. Logo depois, ela emite a **artéria vesical caudal,** que supre o colo e a superfície caudolateral da bexiga urinária, anastomosando-se com os vasos craniais correspondentes. Na ausência da artéria vesical cranial, ela assume o suprimento sangüíneo de todo o órgão. A artéria principal libera um **ramo caudal da artéria do ducto deferente** (Preuss, 1959) suprindo o ducto deferente e o testículo, onde ele se anastomosa com ramos da artéria testicular. próximo à cauda do epidídimo. Durante seu percurso a artéria do ducto deferente emite o **ramo uretérico,** o qual, após percurso cranial na superfície dorsal do ureter, anastomosa-se com o ramo correspondente, fora da artéria renal. Na fêmea, a **artéria uterina** é a homóloga da artéria do ducto deferente no macho. Ela segue ventrocaudalmente, penetra no ligamento largo do útero próximo e lateralmente à parte caudal do cérvix e prosseguindo cranialmente, onde forma arcos. Aqui é emitida, cranioventralmente, a **artéria vesical caudal.** Ela diverge do corpo uterino à medida que avança no sentido da tuba uterina, onde se anastomosa com o ramo uterino (cranial) da artéria ovariana. O ramo mais caudal da artéria uterina segue caudalmente para se anastomosar com a artéria vaginal.

O **ramo caudal** da artéria urogenital emite:

(ii) A **artéria retal média,** pequena, muitas vezes representada por diversos pequenos ramos, surgidos da parede dorsal da artéria prostática, no macho, ou da artéria vaginal, na fêmea. Ela ramifica-se no segmento médio do reto, anastomosando-se com a artéria retal cranial fora da artéria mesentérica caudal e a artéria retal caudal, normalmente fora da artéria perineal ventral.

(iii) O **ramo uretral,** que supre a parte caudal da próstata e a uretra adjacente. Ela normalmente surge ventrocaudalmente da artéria prostática ou da artéria vaginal, nos sexos respectivos.

(iv) A **artéria prostática,** que assume a continuação ventrocaudal do ramo caudal da artéria urogenital. Ela segue dorsolateralmente à extremidade caudal da próstata. Emite diversos pequenos ramos, que penetram na sua superfície lateral, e outros que suprem o parênquima. Alguns ramos, após percorrerem a próstata, suprem a uretra prostática e o colículo seminal. Na fêmea, a **artéria vaginal** é o homólogo da artéria prostática do macho. Ocasionalmente, ela é dupla. Após emitir a artéria retal média e o ramo uretral, ela corre ventrocaudalmente na parede lateral da vagina e ramifica-se em seu segmento caudal. Alguns de seus ramos podem estender-se até a parede vestibular. Ela anastomosa-se cranialmente com ramos da artéria uterina.

(v) A **artéria uretral,** que normalmente surge da artéria do pênis, no macho, e cranialmente da artéria perineal ventral na fêmea. Ela supre a uretra pélvica e o músculo uretral e, após estender-se além do arco isquiático, penetra na raiz do pênis, anastomosando-se com a artéria do bulbo do pênis. Ela é, às vezes, representada por diversos pequenos ramos.

(vi) A **artéria perineal ventral,** que é um dos ramos terminais da artéria pudenda interna. Ela às vezes está ausente e sua área de suprimento é compensada pela artéria perineal dorsal, fora da artéria glútea caudal. Ela segue caudalmente, suprindo a gordura, a fáscia e a pele na abertura pélvica caudal (saída). Continua ventralmente para supir caudalmente o escroto *(ramo escrotal caudal),* no macho, e na fêmea como ramo labial caudal ela supre a vulva *(ramo labial caudal).* Ela aqui se anastomosa com ramos da artéria pudenda externa. A artéria perineal ventral supre ventralmente o canal anal e os músculos bulboesponjoso ou constritor do vestíbulo. A **artéria retal caudal** freqüentemente surge da artéria perineal ventral na borda cranial do músculo esfíncter externo do ânus mas, às vezes, ela origina-se diretamente da artéria pudenda interna cranialmente à artéria perineal ventral. A artéria retal caudal é ocasionalmente única, surgindo da artéria caudal mediana opostamente à sexta vértebra caudal (Miller et al., 1964). Ela passa entre os músculos levantador do ânus e o esfíncter externo do ânus, seguindo caudodorsalmente sob este último. Durante seu percurso ela fornece ramos ventrais ao canal anal e sacos anais. Alguns de seus ramos passam dorsalmente entre a parede lateral do ânus e os sacos anais, onde se anastomosam com os ramos opostos, formando um círculo arterial. Um de seus ramos segue cranialmente, anastomosando-se com a artéria retal média e artéria retal cranial.

(vii) A **artéria do pênis,** que é o outro ramo terminal da artéria pudenda interna no arco isquiático, assumindo sua continuação distal, além da origem da artéria perineal ventral ou do tronco comum para a artéria perineal ventral e a artéria retal caudal. Ela é muito curta e normalmente é isenta de ramos colaterais, exceto a **artéria uretral** no macho, que foi anteriormente descrita. De uma maneira variável, ela divide-se no seguinte: a **artéria do bulbo do pênis** passa caudoventralmente, penetrando no bulbo do pênis próximo à união das raízes do pênis. Ela aqui se divide em um ramo dorsal e outro ventral, suprindo o bulbo do pênis, o corpo esponjoso do pênis, a parte esponjosa da uretra, e a parte longa da glande. A artéria do bulbo do pênis pode surgir da artéria profunda do pênis (Rauch, 1962). A **artéria profunda do pênis** corre ventrocaudalmente no local da união de ambas as raízes, no corpo do pênis. Após dividir-se em diversos ramos ela atravessa a túnica albugínea para suprir o corpo cavernoso do pênis, incluindo o osso do pênis. A **artéria dorsal do pênis** corre entre o músculo uretral e a raiz do pênis para o dorso do pênis, estendendo-se no sentido da glande. No bulbo da glande ela divide-se nos ramos profundo, superficial e prepucial. O **ramo profundo,** após atravessar a túnica albugínea do corpo cavernoso do pênis, atinge a superfície dorsolateral do osso do pênis, profundamente ao bulbo da glande. Ela corre na parte longa da glande ramificando-se próximo à ponta do pênis. Emite um grande ramo anastomótico para o corpo esponjoso do pênis distalmente ao bulbo da glande. O **ramo superficial** segue ao longo da face lateral do bulbo da glande, no sentido da ponta da glande, profundamente ao seu epitélio. Ela aqui vasculariza as camadas externa e interna do prepúcio. O **ramo prepucial** divide-se em diversos ramos pequenos que têm curso ao longo das faces dorsal e dorsolateral do bulbo da glande até o fórnix prepucial e, juntamente com ramos da artéria pudenda externa, supre a camada interna do prepúcio. A artéria dorsal do pênis, durante seu percurso, fornece pequenas ramificações para a túnica albugínea do pênis e o músculo retrátil do pênis e, de acordo com Rauch (1962), não supre o corpo do pênis.

(vii-a) A **artéria do clitóris,** que é a continuação da artéria pudenda interna, na fêmea, e é a homóloga da artéria do pênis, no macho. Do arco isquiático, ela passa caudoventralmente até a parede vestibular lateral, onde emite caudalmente a **artéria do bulbo do vestíbulo.** A artéria do bulbo do vestíbulo é a homóloga da artéria do bulbo do pênis do macho. Ela ramifica-se no bulbo vestibular. Após cruzar a parede vestibular lateral, a artéria do clitóris dobra caudalmente, seguindo ventrolateralmente o vestíbulo até a comissura labial ventral. Ela aqui se anastomosa com ramos da artéria pudenda externa e penetra no clitóris. De acordo com Rauch (1962), a divisão da artéria do clitóris nas artérias profunda e dorsal do clitóris não é distinta.

A **artéria sacral mediana,** única, é a continuação da aorta abdominal, além da origem das artérias ilíacas internas, ao nível da sétima vértebra lombar (Fig. 55-25). Ela segue caudalmente ao longo da superfície pélvica do sacro, entre os dois músculos sacrocaudais ventrais mediais, e ao nível da primeira vértebra caudal ela torna-se a artéria caudal mediana (coccígea). A artéria sacral mediana emite três pares de **ramos sacrais** que suprem o músculo sacrocaudal ventral. O primeiro e, às vezes, o segundo par de ramos sacrais podem surgir da artéria glútea caudal ou juntamente com a artéria glútea cranial. Os primeiros dois pares passam através da abertura sacral da pelve para suprir as meninges e o cordão espinhal *(ramos espinhais)* e emergem através da abertura sacral dorsal, suprindo os músculos epaxiais da região sacrocaudal *(ramos dorsais).* O terceiro ramo sacral passa dorsocaudalmente entre a última vértebra sacral e a primeira caudal. Após emitir os ramos ventral e dorsal, ela supre os músculos sacrocaudais dorsais.

Na primeira vértebra caudal, conforme mencionado anteriormente, a artéria sacral mediana continua como artéria caudal mediana. A **artéria caudal mediana** passa ao longo da superfície ventral de todo o comprimento da cauda, dentro do sulco vascular, circundado pelos processos hemais, que normalmente se fusionam nas quarta, quinta e ocasionalmente na sexta vértebras caudais. Durante seu percurso ela emite ramos segmentares caudais, em pares *(ramos caudais)*, os quais, após transcorrer dorsocaudalmente, dividem-se nos ramos ventral e dorsal. Estes ramos anastomosam-se com os ramos adjacentes, constituindo a **artéria caudal ventrolateral** e a **artéria caudal dorsolateral,** que têm percurso ao longo dos correspondentes processos transversos das vértebras caudais. Seguindo a divisão em ramos ventral e dorsal, os ramos caudais correm dorsalmente, suprindo o músculo sacrocaudal dorsal. Pequenas ramificações também suprem o músculo sacrocaudal ventral lateral e a fáscia, gordura e pele da área adjacente. Alguns deles anastomosam-se com ramos das artérias caudais laterais até a ponta da cauda.

MEMBRO PÉLVICO

Cão

A **artéria ilíaca externa** surge do aspecto lateral da aorta abdominal, normalmente entre a sexta e a sétima vértebras lombares (Figs. 55-25 e 27). Entretanto, freqüentemente, as artérias ilíaca externa direita e esquerda não deixam a aorta no mesmo nível; a artéria esquerda é um tanto mais cranial do que a artéria direita correspondente. A artéria ilíaca externa corre obliquamente no sentido ventrocaudal, primeiro ao longo do tendão do músculo psoas menor e, depois, ao longo do músculo iliopsoas até a borda cranial do osso púbico, onde deixa a cavidade abdominal ao passar através do ânulo femoral. O principal ramo da artéria ilíaca externa é:

A **artéria femoral profunda,** que é pequena e surge caudomedialmente do vaso principal dentro da cavidade abdominal, próximo ao anel femoral. Após emitir o tronco pudendoepigástrico, ela emerge através do anel femoral e continua adiante, a princípio entre os músculos iliopsoas e pectíneo, e depois entre os músculos obturador externo e o adutor, como a artéria circunflexa medial do fêmur. Ocasionalmente o tronco pudendoepigástrico surge da artéria ilíaca externa e, nesse caso, a artéria circunflexa medial do fêmur tem sua origem independentemente.

1. O **tronco pudendoepigástrico** é muito curto; próximo ao anel inguinal profundo ele emite a artéria epigástrica caudal (profunda) e segue através do

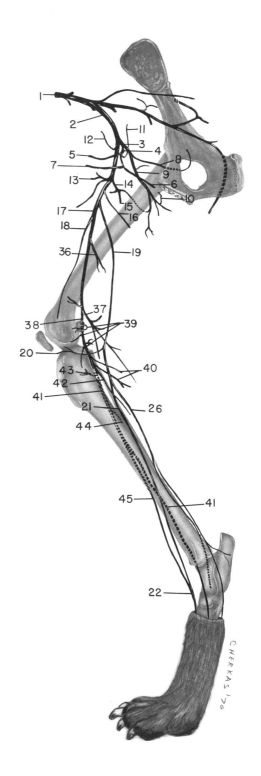

Figura 55-27. Artérias do membro pélvico do cão; vista medial (esquemático).

1, Aorta abdominal; 2, artéria ilíaca externa; 3, artéria femoral profunda; 4, tronco pudendoepigástrico; 5, artéria epigástrica caudal (profunda); 6, artéria pudenda externa; 7, artéria epigástrica caudal superficial; 8, ramo obturatório; 9, artéria circunflexa medial do fêmur; 10, artéria nutrícia do fêmur; 11, artéria vesical média; 12, artéria abdominal caudal; 13, artéria circunflexa superficial do ílio; 14, artéria circunflexa lateral do fêmur; 15, ramo descendente de 14; 16, artéria caudal proximal do fêmur; 17, artéria femoral; 18, artéria descendente do joelho; 19, artéria safena; 20, ramo articular; 21, ramo cranial de 19; 22, arco dorsal superficial; 26, ramo caudal de 19; 36, artéria caudal média do fêmur; 37, artéria caudal distal do fêmur; 38, artéria poplítea; 39, artérias geniculares; 40, artérias surais; 41, artéria tibial cranial; 42, artéria tibial caudal; 43, artéria recorrente tibial cranial; 44, artéria nutrícia da tíbia; 45, ramo superficial de 41.

canal inguinal como artéria pudenda externa. Às vezes, o tronco pudendoepigástrico está ausente, e tanto a artéria epigástrica caudal (profunda) como a artéria pudenda externa ramificam-se separadamente da artéria femoral profunda. Os principais ramos são os seguintes:

a. A **artéria abdominal caudal,** que possui uma origem extremamente variável. Ela normalmente surge como uma componente do tronco pudendoepigástrico, mas pode surgir quer da artéria ilíaca externa ou da artéria femoral profunda. É uma artéria relativamente pequena que se estende cranialmente ao longo da face profunda do músculo oblíquo interno do abdome e finalmente vasculariza o músculo referido e o músculo transverso do abdome.

b. A **artéria epigástrica caudal** (profunda), que, seguindo sua separação da artéria pudenda externa e próximo ao anel inguinal profundo, passa cranialmente ao longo da face profunda do músculo reto do abdome, sob o peritônio parietal. Ela anastomosa-se com a artéria epigástrica cranial (profunda) dentro do músculo reto do abdome e, de acordo com Miller et al. (1964), também com os ramos da artéria circunflexa profunda do ílio.

c. A **artéria vesical média,** que é muito delgada e, após percurso medial no ligamento lateral da bexiga urinária, distribui-se no peritônio carregado de gordura, na vizinhança do colo da bexiga urinária e na próstata (Bradley e Grahame, 1959). De acordo com Rauch (1962), ela pode surgir do tronco pudendoepigástrico, da artéria pudenda externa, da artéria epigástrica caudal (profunda) ou da artéria femoral profunda.

d. A **artéria cremastérica,** que está presente apenas no macho. Ela freqüentemente surge como um delicado ramo colateral do tronco pudendoepigástrico e ramifica-se na túnica vaginal (comum) (Zietzschmann et al., 1943; Koch, 1970).

e. A **artéria pudenda externa,** no macho, que cruza o lado medial do cordão espermático, descendo caudalmente ao longo deste, dentro do canal inguinal, e emergindo através do anel inguinal superficial. Ela aqui emite a **artéria epigástrica caudal superficial,** que prossegue cranialmente no sentido do umbigo e anastomosa-se com a artéria epigástrica cranial superficial. Ela fornece ramos para os nodos linfáticos escrotais, prepúcio e pele. De acordo com Zietzschmann et al. (1943) e Koch (1970), ela anastomosa-se com o ramo prepucial da artéria dorsal do pênis. A continuação caudal da artéria pudenda externa pode ser extremamente pequena ou até ausente. Ela normalmente termina como o **ramo escrotal cranial,** o qual, quando presente, anastomosa-se com o ramo escrotal caudal da artéria perineal ventral da artéria pudenda interna. Na fêmea, a artéria pudenda externa, após emergir através do anel inguinal superficial, emite a **artéria epigástrica caudal superficial,** que corre cranialmente e supre ramos para os nodos linfáticos mamários, as glândulas mamárias inguinais, abdominais cranial caudal e a pele circundante, e anastomosa-se com os ramos mamários da artéria epigástrica cranial superficial. A continuação da artéria pudenda externa segue um percurso caudal flexuoso entre as coxas, emite o **ramo labial cranial** até a vulva, onde seus ramos terminais se anastomosam com o ramo labial caudal da artéria perineal ventral da artéria pudenda interna.

2. A **artéria circunflexa medial do fêmur** é a continuação da artéria femoral profunda além da origem do tronco pudendoepigástrico, conforme mencionado anteriormente. Ela segue caudalmente ao longo do aspecto medial da coxa e emite diversos ramos musculares de tamanhos variados que suprem os músculos quadrado da coxa, o pectíneo, obturador externo, o quadríceps da coxa, o adutor e o semimembranoso. Distalmente ao trocanter maior do fêmur, ela emite a artéria nutrícia, que penetra no referido osso a nível da junção dos terços proximal e médio de sua superfície caudal. A artéria circunflexa medial do fêmur anastomosa-se com a artéria circunflexa lateral do fêmur dentro do quadríceps da coxa e com a artéria glútea caudal próximo ao terço médio do músculo semimembranoso (Miller et al., 1964). Ela emite:

a. O **ramo obturatório,** que surge da artéria circunflexa medial do fêmur próximo à borda cranial do forame obturatório. Ele passa através do forame obturatório e está relacionado ao nervo obturatório. Supre essencialmente os músculos obturador externo, levantador do ânus e coccígeo e finalmente desaparece dentro do músculo obturador interno.

A **artéria femoral** é a extensão distal da artéria ilíaca na coxa, além do anel femoral. Ela segue no canal femoral na face medial da coxa, em companhia do nervo safeno, cranialmente, e da veia femoral, caudalmente. A artéria femoral gradativamente inclina-se lateralmente ao longo da borda lateral de inserção do músculo adutor, onde é coberta pela porção caudal do músculo semimembranoso. Na superfície flexora da articulação femoropatelar, após emitir a artéria caudal distal do fêmur, ela passa entre as duas porções do músculo gastrocnêmio e torna-se a artéria poplítea. Os principais ramos da artéria femoral são:

1. A **artéria circunflexa superficial do ílio,** que é um pequeno vaso, emitido da superfície lateral da artéria femoral, ou juntamente com a artéria circunflexa lateral do fêmur por um curto tronco. Ela segue distal e cranialmente, a princípio na superfície medial do músculo reto da coxa, e depois passa entre os músculos sartório tensor da fáscia lata, onde se divide variavelmente e supre os músculos citados.

2. A **artéria circunflexa lateral do fêmur,** que surge, freqüentemente, em conjunto com o ramo descendente (artéria cranial anterior do fêmur) do vaso principal, ou, de um curto tronco juntamente com a artéria circunflexa superficial do ílio. Ela passa cranialmente entre o músculo sartório, medialmente, e os músculos reto da coxa e tensor da fáscia lata, lateralmente, Emite ramos para tais músculos e os músculos glúteo e vasto lateral. O ramo descendente passa distal e lateralmente ao redor da superfície caudal do músculo reto da coxa e mergulha entre o músculo anterior e o músculo vasto medial, acompanhando o nervo femoral. Ela essencialmente vasculariza os músculos quadríceps da coxa e o tensor da fáscia lata. Como já foi mencio-

nado, a artéria circunflexa lateral do fêmur anastomosa-se com o vaso medial correspondente, dentro do músculo quadríceps da coxa.

3. A **artéria caudal proximal do fêmur**, que é de tamanho considerável e é emitida caudalmente da femoral. Ela passa um tanto distal e caudalmente, a princípio sobre os músculos pectíneo e adutor, e depois segue ao longo da face profunda do músculo grácil. Ela emite ramos para os músculos citados.

4. A **artéria descendente do joelho**, que surge um pouco distalmente ao meio da coxa e possui uma origem variável. Ela pode surgir proximal ou distalmente à origem da artéria safena, ou pode até surgir de um tronco comum juntamente com esta última. Ocasionalmente é representada por dois ramos separados um do outro, proximal e distal à origem da artéria safena. Continua distal e cranialmente sob a porção caudal do músculo sartório, no sentido da face medial da articulação femoropatelar. Ela fornece pequenas ramificações para o músculo vasto medial e divide-se em ramos que suprem o côndilo medial do fêmur, a patela e a articulação femoropatelar.

5. A **artéria safena**, que surge da face medial da artéria femoral, ligeiramente distal ao meio da coxa. Ela pode surgir, juntamente, com a artéria genicular descendente do joelho e, em casos excepcionais, de um tronco muito curto com a artéria caudal média do fêmur. É o ramo mais extenso da artéria femoral e descende superficialmente, acompanhando o nervo e veia homônimos, a princípio entre os músculos sartório e semimembranoso, e posteriormente entre os músculos sartório e grácil. Ao passar sobre a superfície medial da articulação femoropatelar, ela emite um **ramo articular** *(ramo articular do joelho)*. Além disso, fornece pequenos ramos para o músculo anterior. De acordo com Miller et al. (1964), um ramo proximal corre dorsalmente e anastomosa-se com a parte superficial da artéria circunflexa profunda do ílio. Próximo ao nível do côndilo da tíbia ou da parte proximal da perna, a artéria safena divide-se nos ramos cranial e caudal.

a. O **ramo cranial** da artéria safena passa obliquamente e distal e cranialmente através da superfície medial da tíbia, até a superfície flexora do tarso, onde se anastomosa com o ramo superficial da artéria tibial cranial, formando o **arco dorsal superficial** (Fig. 55-28). A anastomose pode resultar ligeiramente distal ao tarso. Alguns ramos delicados são emitidos para suprir o músculo tibial cranial, a fáscia e a pele. Do arco dorsal superficial surgem as **artérias digitais dorsais comuns** (pedais) I, II, III e IV. Elas seguem nos espaços intermetatársicos respectivos e, próximo às articulações metatarsofalângicas, recebem as artérias metatársicas dorsais correspondentes (exceto a primeira). Seguindo um curto trajeto, cada artéria digital dorsal comum (pedal) divide-se em duas **artérias digitais dorsais próprias** (pedais). Estas correm ao longo das superfícies apostas dos dedos contíguos.

b. O **ramo caudal** da artéria safena, que é bem maior, tem curso na face medial dos músculos gastrocnêmio e flexor longo do dedo. Próximo ao tarso, ele destaca os ramos calcâneos. Na superfície plantar do tarso, divide-se nas artérias plantares medial e

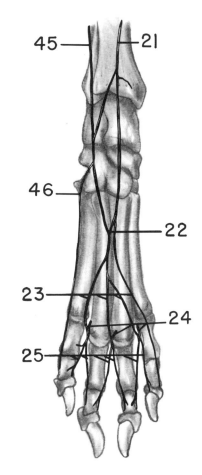

Figura 55-28. Artérias da parte distal do membro pélvico direito do cão; vista dorsal superficial (esquemático).

21, Ramo cranial da artéria safena; 22, arco dorsal superficial; 23, artérias digitais dorsais comuns (pedais) I, II, III e IV; 24, artérias metatársicas dorsais II, III e IV; 25, artérias digitais dorsais próprias (pedais); 45, ramo superficial da artéria tibial cranial; 46, artéria digital dorsal (pedal) lateral (abaxial) V.

lateral (Fig. 55-29). A **artéria plantar medial** segue ao longo da superfície medial do tendão do músculo flexor profundo do dedo; ligeiramente distal ao tarso ela divide-se nos ramos profundo e superficial (Fig. 55-30). O primeiro passa entre os tendões dos músculos flexores profundos e dos dedos do interósseo e anastomosa-se com o ramo perfurante proximal (segundo) e a artéria plantar lateral, constituindo, assim, o **arco plantar profundo**, próximo ao meio do metatarso. O ramo superficial continua distalmente e, dentro do terço distal do metatarso, dá origem às **artérias digitais plantares comuns** II, III e IV. Estas seguem nos espaços intermetatársicos correspondentes; próximo às articulações metatarsofalângicas, cada uma recebe a artéria metatársica plantar respectiva. Seguindo um curto trajeto, cada artéria digital plantar comum subdivide-se em duas **artérias digitais plantares próprias**, que suprem as superfícies apostas dos dedos contíguos. Antes de dividirem-se em artérias digitais plantares próprias,

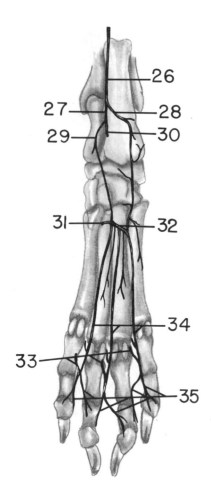

Figura 55-29. Artérias da parte distal do membro pélvico direito do cão; vista plantar profunda (esquemático).

26, Ramo caudal da artéria safena; 27, artéria plantar medial; 28, artéria plantar lateral; 29, ramo profundo de 27; 30, ramo superficial de 27; 31, ramo perfurante proximal II; 32, arco plantar profundo proximal; 33, artérias digitais plantares comuns II, III e IV; 34, artérias metatársicas plantares II, III e IV; 35, artérias digitais plantares próprias.

plantar anastomosa-se com a artéria metatársica dorsal correspondente, por meio do ramo perfurante distal.

6. A **artéria caudal média do fêmur**, que surge caudalmente da artéria femoral, normalmente distal à artéria descendente do joelho. Ela às vezes surge de um tronco comum com a artéria safena. Segue distal e caudalmente sobre o músculo adutor e depois desaparece sob o músculo semimembranoso, fornecendo ramos para ambos os músculos. De acordo com Miller et al. (1964), ela anastomosa-se com a artéria femoral caudal (distal).

7. A **artéria caudal distal do fêmur**, que é o último ramo da artéria femoral. Ela surge da artéria femoral, próximo à origem da porção medial do gastrocnêmio. Normalmente forma um tronco curto, que logo se divide em ramos ascendente, médio e descendente. Às vezes estes ramos surgem separadamente da artéria femoral. Eles suprem variavelmente os músculos adutor, vasto lateral, bíceps da coxa, semimembranoso, semitendinoso, gastroc-

as artérias digitais plantares comuns II, III e IV emitem as **artérias interdigitais** para as artérias digitais dorsais comuns (pedais) correspondentes, através dos espaços interdigitais. Além disso, elas fornecem pequenas ramificações para as almofadas metatársica e digital. A **artéria plantar lateral** continua distalmente ao longo da face lateral do tendão do músculo flexor profundo do dedo. Próximo ao meio do metatarso, após percurso entre o tendão do músculo flexor profundo do dedo e o músculo interósseo, ela anastomosa-se com o ramo profundo da artéria plantar medial e o (segundo) ramo perfurante proximal na formação do arco plantar profundo. Deste, surgem as **artérias metatársicas plantares** II, III e IV, que seguem nos respectivos espaços intermetatársicos e unem-se com as artérias digitais plantares comuns correspondentes, próximo às articulações metatarsofalângicas. Aqui cada artéria metatársica

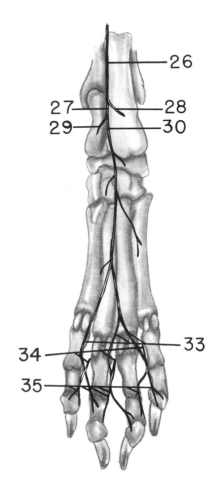

Figura 55-30. Artérias da parte distal do membro pélvico direito do cão; vista plantar superficial (esquemático).

26, Ramo caudal da artéria safena; 27, artéria plantar medial; 28, artéria plantar lateral; 29, ramo profundo de 27; 30, ramo superficial de 27; 33, artérias digitais plantares comuns II, III e IV; 34, artérias metatársicas plantares II, III e IV; 35, artérias digitais plantares próprias.

nêmio e flexor superficial do dedo. De acordo com Miller et al. (1964), a artéria caudal distal do fêmur anastomosa-se com as artérias glútea caudal, femoral profunda e ramos musculares da artéria femoral, dentro dos "músculos da corva".

A **artéria poplítea** é a continuação distal da artéria femoral, como anteriormente mencionado, seguindo a origem da artéria caudal distal do fêmur em seu trajeto por entre as duas porções do músculo gastrocnêmio. Ela segue entre o músculo poplíteo e a cápsula da articulação femorotibial, ao longo da superfície flexora da patela. Posteriormente perfura o músculo flexor longo do dedo I ao atingir o espaço interósseo da perna, onde se divide nas artérias tibial cranial e caudal. Durante seu percurso, a artéria poplítea emite diversos pequenos ramos para o joelho e musculares.

1. As **artérias do joelho** podem ser agrupadas como proximal, média e distal. As artérias do joelho, proximal e distal, de acordo com sua disposição, são mais uma vez designadas como medial e lateral. As artérias do joelho, em geral, são vasos relativamente pequenos, suprindo o máximo de sangue para a superfície caudal da articulação da patela, incluindo os ligamentos colateral e cruzado.

2. As **artérias surais** são normalmente em número de duas e surgem da artéria poplítea. Elas suprem essencialmente o músculo gastrocnêmio e os ligamentos colaterais da articulação da patela.

A **artéria tibial caudal** é a menor terminação da artéria poplítea. Tem um desenvolvimento muito pequeno e ramifica-se dentro do músculo flexor profundo do dedo.

A **artéria tibial cranial** é a continuação distal da artéria poplítea. Ela atravessa a membrana interóssea da perna e vem situar-se na superfície craniolateral da tíbia. Continua seu trajeto sob o músculo tibial cranial acompanhando o nervo fibular profundo; opostamente à articulação tarsocrural, a artéria tibial cranial torna-se a artéria dorsal do pé. Durante seu percurso, ela fornece ramos para os músculos tibial cranial e extensor longo do dedo e lateral. De acordo com Miller et al. (1964), existem pequenas anastomoses entre a artéria tibial cranial, a artéria caudal distal do fêmur e o ramo cranial (dorsal) da artéria safena (Fig. 55-28). A artéria tibial cranial emite os seguintes ramos:

1. A **artéria recorrente tibial cranial**, que é pequena e surge da artéria cranial tão logo ela atravessa a membrana interóssea da perna. Ela estende-se no sentido da superfície extensora da patela, onde se distribui na cápsula da articulação.

2. A **artéria nutrícia da tíbia e da fíbula**, que normalmente surgem da artéria tibial cranial e penetram nos ossos, próximo aos terços proximal e médio da superfície caudal, junto à borda lateral da tíbia.

3. O **ramo superficial** da artéria tibial cranial, que é delgado e surge próximo à extremidade proximal da tíbia. Ele passa entre os músculos fibular longo e o extensor longo do dedo, estando relacionado ao nervo fibular superficial dentro do terço distal da perna. Segue ao longo da superfície flexora do tarso ou ligeiramente distal a este, onde emite a artéria digital dorsal (pedal) V lateral (abaxial) e une-se ao

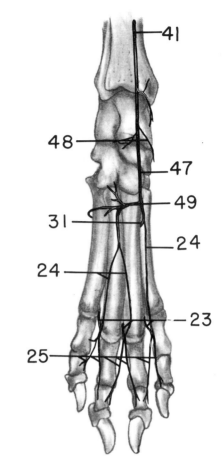

Figura 55-31. Artérias da parte distal do membro pélvico direito do cão; vista dorsal profunda (esquemático).

23, Artérias digitais dorsais comuns (pedais) II, III e IV; 24, artérias metatársicas dorsais II, III e IV; 25, artérias digitais dorsais próprias; 31, ramo perfurante proximal II; 41, artéria tibial cranial; 47, artéria dorsal do pé; 48, artéria társica medial; 49, artéria arqueada.

ramo cranial da artéria safena, formando o **arco dorsal superficial**. Durante seu percurso, no terço distal da perna, ela emite pequenos ramos para o maléolo lateral.

A **artéria dorsal do pé** é a extensão da artéria tibial cranial ao longo da superfície flexora do tarso (distalmente à articulação tarsocrural) (Fig. 55-31). Durante seu percurso ela emite ramos para as estruturas vizinhas. Os seguintes ramos são emitidos pela artéria dorsal do pé:

1. As **artérias társicas medial e lateral** correm profundamente para os lados respectivos do tarso e terminam nos ligamentos colaterais (Miller et al., 1964).

2. A **artéria arqueada** surge do aspecto lateral da artéria dorsal do pé na extremidade proximal do metatarso. Ela segue transversalmente no sentido do quinto osso metatársico e está refletida em sua superfície plantar. Durante seu percurso ela libera algumas ramificações delgadas para a superfície fle-

xora da articulação társica e dá origem às artérias metatársicas dorsais III e IV.

A artéria dorsal do pé tem percurso dentro do segundo espaço intermetatársico e, após emitir o (segundo) ramo perfurante proximal, torna-se a artéria metatársica dorsal II. O (segundo) ramo perfurante proximal, após trajeto entre o segundo e o terceiro ossos metatársicos, aparece na superfície plantar do metatarso. Próximo à sua metade, ele anastomosa-se com o ramo profundo das artérias plantares lateral e medial, constituindo o arco plantar profundo, entre o tendão do músculo flexor profundo do dedo e o músculo interósseo.

As **artérias metatársicas dorsais II, III e IV** seguem trajeto nos espaços intermetatársicos respectivos. Próximo às articulações metatarsofalângicas, elas se unem às artérias digitais dorsais comuns correspondentes.

Gato

A **artéria ilíaca externa** surge da aorta abdominal caudal, depois da origem da artéria circunflexa profunda do ílio e ventralmente ao corpo da sétima vértebra lombar (Fig. 55-32). Ela passa oblíqua e caudalmente ao longo da face ventral dos músculos psoas menor e iliopsoas, deixando a cavidade abdominal através do ânulo femoral. Seus principais ramos são os seguintes:

1. A **artéria abdominal caudal**, que é pequena e possui uma origem extremamente variável com referência à artéria femoral profunda. De acordo com Dallman (1967), ela surge da artéria ilíaca externa, proximal ou distalmente à origem da artéria femoral profunda ou da artéria circunflexa lateral do ílio. Passa craniolateralmente ao longo da face profunda do músculo oblíquo interno do abdome, e supre tanto o músculo oblíquo interno como o músculo externo do abdome.

2. A **artéria femoral profunda**, surge da artéria ilíaca externa, na vizinhança do anel femoral. Próximo à sua origem ela emite diversos ramos, o padrão dos quais varia grandemente entre os espécimes.

Como regra geral ela emite, ventralmente, o tronco pudendoepigástrico*. Este a princípio emite a **artéria epigástrica caudal** (profunda), próximo ao ânulo inguinal profundo, a qual, após seguir cranialmente ao longo da superfície abdominal do músculo reto do abdome, anastomosa-se com a artéria epigástrica cranial (profunda) da artéria torácica interna, próximo ao umbigo. A artéria epigástrica caudal (profunda) pode surgir diretamente da artéria femoral profunda, próximo à origem desta na artéria ilíaca externa. Ela fornece ramos para os músculos abdominais.

a. A **artéria vesical média** surge variavelmente do tronco pudendoepigástrico. Ela pode surgir quer em conjunto com a artéria epigástrica caudal (profunda) ou no ponto em que a artéria epigástrica caudal (profunda) diverge da artéria pudenda externa. Segue cranioventralmente e, acompanhando

---
*Biel (1966) observou um tronco pudendoepigástrico muito curto em 5 de 18 membros pélvicos.

o ligamento lateral da bexiga urinária, ramifica-se ao longo da superfície ventrolateral daquele órgão. Próximo à bexiga urinária ela divide-se em um ramo cranial e outro caudal. O ramo cranial anastomosa-se com a artéria vesical cranial da artéria umbilical, enquanto o ramo caudal anastomosa-se com a artéria vesical caudal da artéria urogenital (NAV: artéria vaginal ou prostática, nos sexos respectivos).

b. A **artéria pudenda externa** continua através do canal inguinal e emerge no ânulo inguinal superficial acompanhando o nervo genitofemoral. Ela aqui emite a delgada **artéria epigástrica caudal superficial** que, após percurso ao longo da face superficial do músculo reto do abdome, anastomosa-se com o ramo cranial correspondente da artéria torácica interna. Durante seu percurso ela supre o músculo reto do abdome e, além disso, as glândulas mamárias abdominais caudais, na fêmea. A artéria pudenda externa, seguindo caudalmente e entre os músculos iliopsoas e o adutor, termina no **ramo escrotal cranial**, no macho, ou **ramo labial cranial**, na fêmea, suprindo as estruturas respectivas em ambos os sexos. Durante seu percurso a artéria pudenda externa emite uma **artéria cremastérica** (espermática externa), muito delicada, para suprir o músculo cremáster, no macho.

c. Um **ramo comunicante** estende-se dela para unir-se à sua acompanhante do lado oposto.

Seguindo a origem do tronco pudendoepigástrico, a artéria femoral profunda continua como **artéria circunflexa medial do fêmur**, entre os músculos iliopsoas e pectíneo, ao longo da superfície ventral do ísquio. Na borda cranial do forame obturador ela emite o **ramo obturatório,** o qual, após correr medialmente, divide-se em diversos ramos que suprem os músculos adutor, pectíneo, obturadores externo e interno, quadrado da coxa, coccígeo e levantador do ânus (Dallman e McClure, 1971). Um dos ramos acima (o ramo obturatório), após seguir cranialmente ao longo da face medial ou ventral do nervo obturatório, anastomosa-se com a artéria obturatória. Seguindo a origem do ramo obturatório, a artéria circunflexa medial do fêmur continua caudodistalmente, a princípio entre o músculo iliopsoas e o músculo pectíneo e, depois, ao longo da superfície medial do músculo adutor. Durante seu percurso ela libera diversas colaterais para os músculos pectíneo, adutor, caudofemoral (abdutor cranial da perna) e o abdutor caudal da perna, o quadrado da coxa, semimembranoso e o semitendinoso. De acordo com Dallman (1967), um ramo caudal surge lateralmente da artéria circunflexa medial do fêmur, imediatamente distal ao ramo obturatório e que, após emergir na superfície caudomedial do trocanter maior do fêmur, anastomosa-se com a artéria circunflexa lateral do fêmur. Biel (1966) descreve uma anastomose dentro do músculo bíceps da coxa entre a artéria circunflexa medial do fêmur e a artéria caudal distal do fêmur e uma outra anastomose dentro do músculo semimembranoso entre a primeira artéria e a artéria caudal proximal do fêmur.

A **artéria femoral** é a extensão distal da artéria ilíaca externa no membro pélvico, além do ânulo femoral, seguindo a origem da artéria femoral pro-

CORAÇÃO E ARTÉRIAS DO CARNÍVORO

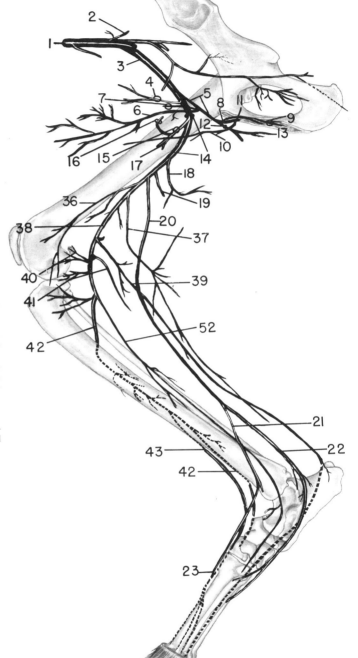

Figura 55-32. Artérias do membro pélvico direito do gato; vista medial (esquemático).

1, Aorta abdominal; 2, artéria circunflexa profunda do ílio; 3, artéria ilíaca externa; 4, artéria abdominal caudal; 5, artéria femoral profunda; 6, artéria epigástrica caudal (profunda); 7, artéria vesical média; 8, tronco pudendoepigástrico; 9, artéria pudenda externa; 10, artéria epigástrica caudal superficial; 11, ramo comunicante; 12, artéria circunflexa medial do fêmur; 13, ramo obturatório; 14, artéria femoral; 15, artéria circunflexa lateral do fêmur; 16, ramo ascendente de 15; 17, ramo descendente de 15 (antiga artéria femoral cranial); 18, artéria caudal proximal do fêmur; 19, artéria caudal média do fêmur; 20, artéria safena; 21, ramo cranial de 20; 22, ramo caudal de 20; 36, artéria descendente do joelho; 37, artéria caudal distal do fêmur; 38, artéria poplítea; 39, artérias surais; 40, artéria média do joelho; 41, artérias distal lateral e distal medial do joelho; 42, artéria tibial cranial; 43, ramo superficial de 42; 52, artéria tibial caudal. (De Ghoshal, 1972.)

funda. Ela passa caudodistalmente no triângulo femoral; na região da coxa ela tem trajeto no canal femoral, acompanhando o nervo safeno, cranialmente, e a veia femoral, caudalmente. Seguindo adiante até a região poplítea, após passar entre os músculos semimembranoso e vasto medial, e também entre as duas porções do músculo gastrocnêmico, ela continua como a artéria poplítea. Os principais ramos são os seguintes:

1. A **artéria circunflexa lateral do fêmur**, que surge da artéria femoral, próximo à sua emergência através do ânulo femoral. Ela passa distalmente para a superfície medial do músculo reto da coxa e divide-se em ramos ascendente e descendente. O ramo ascendente é a continuação direta do vaso principal e passa craniolateralmente, para suprir os músculos reto da coxa, vasto lateral e o glúteo médio e profundo, bem como a articulação do quadril. Um ramo corre caudalmente para se anastomosar com a artéria circunflexa medial do fêmur, medialmente ao trocanter maior do fêmur, conforme citado anteriormente. O ramo descendente (antiga artéria femoral cranial) acompanha a inervação femoral até o músculo vasto medial, e o músculo tensor da fáscia lata. Além disso, ela se anastomosa com a artéria lateral proximal do joelho, dentro do músculo vasto lateral. De acordo com Dallman e McClure (1971), a **artéria circunflexa superficial do ílio** surge da artéria circunflexa lateral do ílio e, após passar entre os músculos sartório e o reto da coxa, fornece ramos para os músculos citados e o músculo tensor da fáscia lata, e anastomosa-se cranialmente com a artéria circunflexa profunda do ílio.

2. A **artéria caudal proximal do fêmur**, que surge da artéria femoral, próximo ao ápice do triângulo femoral; após seguir profundamente ao músculo grácil, ela normalmente passa entre os músculos adutor e semimembranoso e divide-se em dois ramos. Um vasculariza o músculo grácil enquanto o outro, após seguir distalmente através do músculo adutor, desaparece dentro do músculo semimembranoso.

3. A **artéria caudal média do fêmur**, que surge caudolateralmente da artéria femoral, entre as origens da artéria anterior e a artéria safena. Ela corre caudalmente para suprir os músculos adutor, semimembranoso e o vasto lateral, e anastomosa-se com a artéria circunflexa medial do fêmur, após percurso proximal ao longo da porção caudal do fêmur (Dallman e McClure, 1971).

4. A **artéria safena**, que surge da artéria femoral e passa distalmente através do músculo grácil, acompanhando o nervo safeno e a grande veia safena. Ela emite colaterais para os músculos grácil e o semimembranoso, e diversos pequenos ramos para a região patelar. Mais adiante e distalmente, na superfície medial da perna, a artéria safena divide-se nos ramos cranial e caudal.

O **ramo cranial** segue ao longo do nervo safeno e da grande veia safena e, após passar ao redor da borda medial do músculo tibial cranial, corre sobre o dorso da pata traseira, onde se anastomosa com o ramo superficial da artéria tibial cranial, constituindo, assim, o **arco dorsal superficial** (Fig. 55-33). Deste último surgem variavelmente as **artérias digital dorsal** (pedal) **medial II** (abaxial), as **artérias digitais dorsais** (pedais) **comuns II, III e IV**, e a **artéria digital dorsal** (pedal) **V lateral** (abaxial) (Biel, 1966; Dallman, 1967; NAV, 1968). Entretanto, de acordo com Taylor e Weber (1951), e Crouch (1969), a artéria digital dorsal (pedal) V lateral (abaxial) surge da artéria sural da artéria poplítea. As artérias digitais dorsais comuns seguem nos espaços intermetatársicos correspondentes e, próximo às articulações metatarsofalângicas, cada uma delas se divide em duas **artérias digitais dorsais próprias** suprindo as superfícies apostas dos dedos contíguos.

O **ramo caudal** da artéria safena é o maior dos dois e segue distalmente, em situação cranial à porção medial do músculo gastrocnêmio, e alcança o músculo flexor longo do dedo I, acompanhando o nervo tibial. Na superfície medial da articulação intertársica, seguindo a comunicação da artéria caudal distal do fêmur, ele divide-se nas artérias plantares medial e lateral (Fig. 55-34).

A **artéria plantar lateral** corre profundamente ao tendão do músculo flexor superficial do dedo e segue ao longo da superfície lateral do tendão do músculo flexor profundo do dedo, acompanhando, a princípio, o nervo plantar lateral e depois seu

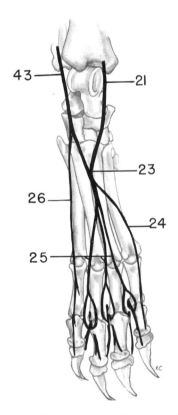

Figura 55-33. Artérias da parte distal do membro pélvico direito do gato; vista dorsal superficial (esquemático).

21, Ramo cranial da artéria safena; 23, arco dorsal superficial; 24, artéria digital dorsal (pedal) medial (abaxial) II; 25, artérias digitais dorsais comuns (pedais) II, III e IV; 26, artérias digital dorsal (pedal) lateral (abaxial) V; 43, ramo superficial da artéria tibial cranial. (De Ghoshal, 1972.)

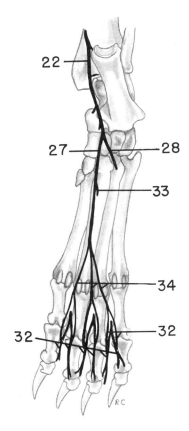

Figura 55-34. Artérias da parte distal do membro pélvico direito do gato; vista plantar superficial (esquemático).

22, Ramo caudal da artéria safena; 27, artéria plantar medial; 28, artéria plantar lateral; 32, artérias digitais plantares próprias; 33, ramo profundo de 27; 34, artérias digitais plantares comuns II, III e IV. (De Ghoshal, 1972.)

ximo às articulações metatarsofalângicas, cada uma recebe a respectiva artéria metatársica plantar e depois subdivide-se em duas artérias digitais plantares próprias, suprindo as superfícies apostas dos dedos contíguos. Antes de dividir-se nas artérias digitais plantares próprias, as artérias digitais plantares comuns II, III e IV emitem as **artérias interdigitais** para as artérias digitais dorsais (pedais) comuns correspondentes, através dos espaços interdigitais. Além disso, as artérias digitais plantares comuns destacam pequenas ramificações para suprir a almofada metatársica e as almofadas digitais.

5. A **artéria descendente do joelho**, que surge da artéria femoral, distalmente à origem da artéria safena, um pouco antes da artéria femoral passar lateralmente entre o músculo vasto medial e o músculo semimembranoso. Às vezes, tanto a artéria descendente do joelho como a artéria safena surgem em conjunto de um tronco comum. A artéria descendente do joelho segue distal e cranialmente no sentido da superfície medial da articulação femoropatelar e durante seu percurso emite ramos para os músculos grácil, semimembranoso e o vasto medial,

ramo profundo. Após trajeto profundo ao músculo quadrado plantar, ela anastomosa-se com o (segundo) ramo perfurante proximal, constituindo o **arco plantar profundo** (Fig. 55-35). Deste último surge um ramo muscular para o músculo interósseo e as **artérias metatársicas plantares** II, III e IV. Estas seguem nos espaços intermetatársicos correspondentes e são ligadas com as artérias metatársicas dorsais respectivas por meio de ramos perfurantes distais. As artérias metatársicas plantares abrem-se nas artérias digitais plantares comuns correspondentes, próximo às articulações metatarsofalângicas.

A **artéria plantar medial** passa ao longo da face medial do tendão do músculo flexor superficial do dedo, acompanhando o nervo plantar medial. Ligeiramente distal ao tarso ela emite um **ramo profundo,** o qual, após seguir lateralmente, anastomosa-se com o (segundo) ramo perfurante proximal (profundamente ao músculo flexor profundo do dedo), auxiliando, desta forma, na formação do **arco plantar profundo** (Fig. 55-35). A artéria plantar medial continua distalmente e, a um nível variável na superfície plantar do metatarso, dá origem às **artérias digitais plantares comuns** II, III e IV. Estas seguem nos espaços intermetatársicos correspondentes e, pró-

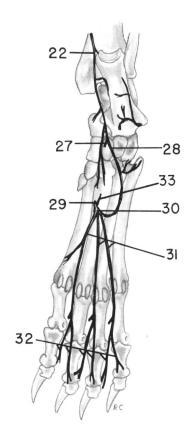

Figura 55-35. Artérias da parte distal do membro pélvico direito do gato; vista plantar profunda (esquemático).

22, Ramo caudal da artéria safena; 27, artéria plantar medial; 28, artéria plantar lateral; 29, ramo perfurante proximal II; 30, arco plantar profundo; 31, artérias metatársicas plantares II, III e IV; 32, artérias digitais plantares próprias; 33, ramo profundo de 27. (De Ghoshal, 1972.)

bem como para a cápsula da articulação referida. Ela realiza extensas anastomoses com as artérias lateral proximal, lateral distal e distal medial do joelho, ao redor da articulação femoropatelar.

6. A **artéria caudal distal do fêmur**, que surge do aspecto caudal da artéria femoral. Ela é às vezes representada por dois ramos distintos. Seguindo sua origem ela divide-se em um ramo ascendente e outro descendente. O primeiro passa lateralmente e vasculariza os músculos bíceps da coxa, vasto lateral, vasto intermédio, semitendinoso, abdutor caudal da perna e o adutor e também os nodos linfáticos poplíteos, enquanto o ramo descendente supre os músculos bíceps da coxa, gastrocnêmio e o flexor superficial do dedo. Ela anastomosa-se com as artérias glútea caudal e safena.

A **artéria poplítea** é a continuação distal da artéria femoral, além da origem da artéria caudal distal do fêmur, quando ela segue entre as duas porções do músculo gastrocnêmio. Seguindo um percurso através da região poplítea, a um nível variável, ela divide-se nas artérias tibial caudal e cranial. Durante seu percurso ela emite o seguinte:

1. As **artérias surais** surgem do aspecto caudal da artéria poplítea. Próximo à sua origem elas emitem um ramo para o músculo vasto lateral. Elas seguem primeiramente ao longo da porção lateral do músculo gastrocnêmio, suprem os músculos bíceps da coxa, flexor longo do dedo I, flexor superficial do dedo, poplíteo e semitendinoso, e depois passam para a superfície lateral do tendão calcâneo. Elas continuam sua descida, a princípio ao longo da extremidade proximal do aspecto dorsolateral do metatarso, e subseqüentemente ao longo do aspecto lateral da pata traseira como a **artéria digital dorsal (pedal) V lateral** (abaxial), conforme mencionado anteriormente.

2. As **artérias medial proximal, lateral proximal e média do joelho** surgem da artéria poplítea enquanto esta segue através da região poplítea. Elas suprem os músculos adjacentes aos côndilos femorais correspondentes e o aspecto caudal da cápsula da articulação femoropatelar. Formam extensas anastomoses entre si, bem como com a artéria descendente do joelho, ao redor da referida articulação.

3. As **artérias distal lateral e distal medial do joelho** passam ao longo do lado respectivo da articulação femoropatelar. De acordo com Dallman (1967), a distal medial supre a cápsula da articulação, os músculos sartório e vasto medial, enquanto que a outra supre a cápsula da articulação e a porção lateral do músculo gastrocnêmio.

A **artéria tibial cranial** é a maior de dois ramos terminais da artéria poplítea e assume a continuação distal dela. Ela perfura a membrana interóssea da perna e segue entre os músculos tibial cranial e o extensor longo do dedo acompanhando o nervo fibular profundo. Antes de emergir através do espaço interósseo da perna, a artéria tibial cranial libera uma delicada **artéria recorrente tibial caudal**, que vasculariza o músculo poplíteo. Seguindo seu percurso na superfície craniolateral da perna ela emite a **artéria recorrente tibial cranial**, a qual, após seguir ao longo da face lateral da borda tibial cranial,

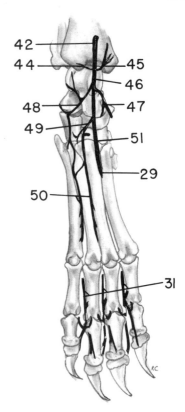

Figura 55-36. Artérias da parte distal do membro pélvico direito do gato; vista dorsal profunda (esquemático).

29, Ramo perfurante proximal II; 31, artérias metatársicas plantares II, III e IV; 42, artéria tibial cranial; 44, ramo maleolar lateral; 45, ramo maleolar medial; 46, artéria dorsal do pé; 47, artéria társica medial; 48, artéria társica lateral; 49, artéria arqueada; 50, artérias metatársicas dorsais III e IV; 51, artéria metatársica dorsal II. (De Ghoshal, 1972.)

anastomosa-se com a artéria distal lateral do joelho. A um nível variável na face craniolateral da perna, ela emite o ramo superficial que, após seguir profundamente ao músculo fibular longo, atinge a superfície dorsal do tarso, onde se anastomosa com o ramo cranial da artéria safena, formando o **arco dorsal superficial** (Fig. 55-33), conforme citado anteriormente. A artéria tibial cranial continua distalmente, emite um ramo interósseo, anastomosa-se com os ramos da artéria caudal distal do fêmur, e aparece no dorso do tarso. Aqui os ramos maleolares medial e lateral surgem da artéria tibial cranial e transcorrem caudalmente ao longo do maléolo lateral da fíbula e maléolo medial da tíbia, respectivamente, suprindo a cápsula da articulação társica. Oposta à articulação tarsocrural, a artéria tibial cranial torna-se a artéria dorsal do pé. Esta, na superfície flexora do tarso e profundamente aos tendões dos músculos extensores longos dos dedos, emite as artérias társicas lateral e medial (Fig. 55-36). Ao nível da fileira distal do tarso a artéria dorsal do pé emite a **artéria arqueada**, a qual, por sua vez, dá origem a delgadas artérias metatársicas dorsais III e IV, com percurso dentro dos espaços intermetatársicos correspondentes. A artéria dorsal do pé continua como a artéria metatársica dorsal II e, após percorrer uma curta distância dentro do espaço intermetatársico respectivo, passa para a superfície plantar do metatarso como o (segundo) ramo perfurante proximal contribuindo para a formação do arco plantar profundo, juntamente com as artérias plantares medial e lateral.

A **artéria tibial caudal** é o menor ramo terminal da artéria poplítea. Ela segue distalmente, acompanhando o músculo flexor longo do dedo I e depois o nervo tibial. Durante seu percurso ela fornece colaterais para os músculos poplíteo, flexor longo do dedo I, gastrocnêmio, sóleo e o flexor longo dos dedos. Em certos casos, de acordo com Taylor e Weber (1951), a artéria tibial caudal recebe o ramo caudal da artéria safena e continua juntamente com o nervo tibial na superfície plantar do metatarso, onde supre ramos para a musculatura plantar e finalmente torna-se confluente com o (segundo) ramo perfurante proximal da artéria metatársica dorsal II, para formar o arco plantar profundo.

BIBLIOGRAFIA

Ask-Upmark, E. 1935. The carotid sinus and the cerebral circulation. An anatomical and clinical investigation. Acta Psychiat. Scand. Suppl. 6:1–374.

Berry, J. L., J. F. Brailsford and I. de Burgh Daly. 1931. The bronchial vascular system in the dog. Proc. Roy. Soc. London, Series B 109: 214–228.

Biel, M. 1966. Arterien und Venen der Beckengliedmasse der Katze. Diss. Hannover.

Blair, E. 1961. Anatomy of the ventricular coronary arteries in the dog. Circ. Res. 9:333.

Boucek, R. J., R. Takashita and R. Fojaco. 1964. Functional anatomy of the ascending aorta and the coronary ostia. Am. J. Anat. 114: 273–282.

Bradley, O. C., and T. Graham. 1959. Topographical anatomy of the dog. Edinburgh and London, Oliver and Boyd.

Brown, J. O. 1966. The morphology of circulus arteriosus cerebri in rats. Anat. Rec. 156:99–106.

Brown, J. O. 1968. Some observations on the cerebral arterial circles of mink. (*Mustela vison*). Anat. Rec. 161:311–324.

Brückner, C. 1909. Die Kopfarterien des Hundes unter spezieller Berücksichtigung derer des Bulbus und der Schädelhohle. Dissertation (Med. Vet.), Zurich.

Chadzypanagiotis, D., and A. Kubasik. 1968. Arteries supplying blood to the brain in the cat (Translated title). Folia Morph. 27:477–487.

Christensen, G. C. 1952. Circulation of blood through the canine kidney. Am. J. Vet. Res. 13:236–245.

Christensen, G. C., and F. L. Campeti. 1959. Anatomic and functional studies of the coronary circulation in the dog and pig. Am. J. Vet. Res. 20:18–26.

Crouch, J. E. 1969. Text-Atlas of Cat Anatomy. Lea and Febiger, Philadelphia.

Dallman, M. J. 1967. Anatomy and nomenclature of muscles and arteries in the domestic cat. Unpublished M.S. thesis, Library, University of Missouri, Columbia.

Dallman, M. J., and R. McClure. 1970. Nomenclature of the brachial artery branches in the antebrachium of the domestic cat and dog. Zbl. Vet. Med., A, 17:365–377.

Dallman, M. J., and R. McClure. 1971. The arterial supply to the pelvic limb of the domestic cat. Zbl. Vet. Med., A, 18:15–26.

Daniel, P. M., J. D. K. Dawes and M. M. L. Prichard. 1953. Studies of the carotid rete and associated arteries. Phil. Trans. Roy. Soc. London, Series B, 237:173–208.

Davis, D. D., and H. E. Story. 1943. The carotid circulation in the domestic cat. Field. Mus. Nat. Hist. 28:1–47.

de la Torre, E., and M. A. Netsky. 1960. Studies of persistent primitive maxillary artery in human fetus: some homologies of cranial arteries in man and dog. Am. J. Anat. 106:185–195.

de la Torre, E., M. A. Netsky and I. Menschen. 1959. Intracranial and extracranial circulation in the dog: anatomic and angiographic studies. Am. J. Anat. 105:343–382.

de la Torre, E., O. C. Michell and M. A. Netsky. 1962. Anatomic and angiographic studies of the vertebral basilar arterial system in dog. Am. J. Anat. 110:187–198.

Detweiler, D. K. 1955. Clinical aspects of canine cardiology. Univ. of Penn. Vet. Ext. Quart. no. 137:39–62.

de Vos, N. R. 1955. Vergelijkende Studie van de Arteries van het Voorste Lidmaat bij de Huisdieren. Onderzoek Uitgevoerd onder subsidierung het N.F.W.O.

de Vriese, B. 1905. Sur la signification morphologique des arteres cerebrales. Arch. Biol. (Paris), 21:357–457.

Ellenberger, W., and H. Baum. 1891. Systematische und topographische Anatomie des Hundes. Berlin, Paul Parey.

Flint, J. M. 1900. The blood-vessels, angiogenesis, organogenesis, reticulum, and histology of the adrenal. Contribution to the Science of Medicine, pp. 153–228. Baltimore, Md., The Johns Hopkins Press.

Foust, H. L., and R. Getty. 1954. Atlas and Dissection Guide for the Study of the Anatomy of Domestic Animals. 3rd ed., Iowa State University Press, Ames.

Ghoshal, N. G. 1972. The arteries of the pelvic limb of the cat (*Felis domestica*.) Zbl. Vet. Med. A, 19:78–85.

Ghoshal, N. G. 1972. The arteries of the thoracic limb of the cat (*Felis domestica*) Anat. Anz. 131:259–271.

Haines, D. E., K. R. Holmes and J. A. Bollert. 1969. The occurrence of a common trunk of the anterior cerebral artery in dog. Anat. Rec. 163:303.

Harrison, M. B. 1962. Dissection of the cat and comparison with man. St. Louis, C. V. Mosby Company.

Hofmann, M. 1900. Zur vergleichenden Anatomie der Gehirn und Ruchenmarksarterien der Vertebraten. Z. Morphol. Anthrop. 2: 247–322.

House, E. W., and H. E. Ederstrom. 1968. Anatomical changes with age in the heart and ductus arteriosus in the dog after birth. Anat. Rec. 160:289–296.

Hurlimann, R. 1912. Die Arteriellen Kopfgefasse der Katze. Dissertation (Med. Vet.), Zurich.

Hurlimann, R. 1913. Die Arteriellen Kopfgefasse der Katze. Int. Mschr. Anat. Physiol. 29:371–442.

James, T. N. 1962. Anatomy of the sinus node of the dog. Anat. Rec. 143:251–265.

Jarvis, J. F., and A. M. H. Nell. 1963. The brachiocephalic artery in the dog with special reference to the arterial supply of the esophagus. Anat. Rec. 145:1–5.

Jenke, W. 1919. Die Gehirnarterien des Pferdes, Hundes, Rindes und Schweines. Vergleichen mit denen des Menschen. Dissertation (Med. Vet.), Leipzig.

Jewell, P. A. 1952. The anastomosis between the internal and external circulation in the dog. J. Anat. (London) 86:83–99.

Jewell, P. A., and P. W. Verney. 1957. An experimental attempt to determine the site of neurohypophysial osmoreceptors in the dog. Phil. Trans. Roy. Soc. London, Series B, 240:197–370.

Kaplan, H. A. 1956. Arteries of the brain: an anatomic study. Acta Radiol. (Stockh.) 46:364–370.

Kennedy, H. N., and A. W. Smith. 1930. An abnormal celiac artery in the dog. Vet. Rec. (London) 10:751.

Koch, T. 1970. Lehrbuch der Veterinar Anatomie. Band II. 2nd ed., Jena, VEB Gustav Fischer Verlag.

Latimer, H. B. 1961. Weights of the ventricular walls of the heart in the adult dog. Univ. Kansas Science Bull. XLII:3–11.

Loeffler, K. 1955. Blutgefässversorgung der Schilddrüse des Hundes. Diss. Hannover.

MacDonald, D. A., and J. M. Potter. 1951. The distribution of blood in the brain. J. Physiol. (London) 114:352–370.

Marthen, G. 1939. Über die Arterien der Körperwand des Hundes. Morph. Jahrb. 84:187–219.

Martinez, P. 1965. Le systeme arteriel de la base der cerveau et l'origine des arteres hypophysaires chez le chat. Acta anat. 61:511–546.

Martinez, P. 1967. Sur la morphologie du reseau admirable extracranien. Acta Anat. 67:24–52.

Miller, M. E., G. C. Christensen and H. E. Evans. 1964. Anatomy of the Dog. Philadelphia, W. B. Saunders Company.

Mivart, S. G. 1881. The Cat. An Introduction to the Study of Back Bone Animals, Especially Mammals. London, John Murray.

Moore, R. A. 1930. The coronary arteries of the dog. Am. Heart J. 5: 743–749.

Nickel, R., and R. Schwarz. 1963. Vergleichende Betrachtung der Kopfarterien der Haussäugetiere (Katze, Hund, Schwein, Rind, Schaf, Ziege, Pferd). Zbl. Vet. Med. (A) 10:89–120.

Nickel, R., and H. Wissdorf, 1964. Vergleichende Betrachtung der Arterien an der Schultergliedmasse der Haussäugetiere (Katze, Hund, Schwein, Rind, Schaf, Ziege, Pferd). Zbl. Vet. Med. (A) 11: 265–292.

Nomina Anatomica Veterinaria. 1968. Published by the International Committee on Veterinary Anatomical Nomenclature. Vienna, Adolf Holzhausen's Successors.

Norris, H. W. 1906. The carotid arteries and their relation to the circle of Willis in the cat. Proc. Iowa Acad. Sci. 13:251-255.

Preuss, F. 1959. Die A. Vaginalis der Haussäugetiere. Tierarztl. Wchnschr. 72:403-416.

Rauch, R. 1962. Beitrag zur arteriellen Versorgung der Bauch- und Beckenhöhle bei Katze und Hund. Inaugural dissertation, Free University of Berlin, J. No. 389.

Reighard, J., and H. S. Jennings. 1935. Anatomy of the Cat. New York, Henry Holt.

Schaller, O. 1962. Die arterielle Gefässversorgung des Erregungsleitungssystems des Herzens bei einigen Säugetieren. Morph. Jb. 102:541-569.

Sis, R. F. 1965. Anatomy in Feline Surgery. Unpublished Ph.D. Thesis, Ames, Iowa State University Library.

Sisson, S., and J. D. Grossman. 1953. Anatomy of the Domestic Animals. 4th ed., Philadelphia, W. B. Saunders Company.

Suzuki, T. 1961. The vascular system of the thoracic wall in the dog. II. The intercostal artery and the lateral internal thoracic artery. Acta Anat. Nip. 36:72-82.

Tandler, J. 1899. Zur vergleichenden Anatomie der Kopfarterien bei den Mammalia. Denkschr. Akad. Wiss, Wien 67:677-784.

Tandler, J. 1906. Zur Entwicklungsgeschichte der arteriellen Wundernetze. Anat. H. 31:235-269.

Taylor, J. A. 1959. Regional and Applied Anatomy of the Domestic Animals. Part II: Thoracic Limb. J. B. Lippincott, Philadelphia.

Taylor, W. T., and R. J. Weber. 1951. Functional Mammalian Anatomy (with special reference to the cat). New York, D. Van Nostrand Co., Inc.

Thamm, H. 1941. Die arterielle Blutversorgung des Magendarmkanals, seiner Anhangsdrüsen (Leber, Pankreas) und der Milz beim Hunde. Morph. Jahrb. 85:417-446.

Wissdorf, H. 1963. Arterien an der Schultergliedmasse der Katze und des Lowen Kleintierpraxis 8:159-166.

Zietzschmann, O., E. Ackernecht and H. Grau. 1943. Ellenberger-Baum: Handbuch der vergleichenden Anatomie der Haustiere. 18th ed., Berlin, Springer Verlag.

CAPÍTULO 56

SISTEMA LINFÁTICO DO CARNÍVORO

L. I. Saar *e* R. Getty

PARTE I — CÃO

CENTROS LINFÁTICOS DA CABEÇA

CENTRO LINFÁTICO MANDIBULAR

Linfonodos mandibulares (Figs. 56-1 e 2). Os **linfonodos mandibulares** estão localizados caudolateralmente ao processo angular da mandíbula. Os linfonodos (em número de dois a cinco) variam em comprimento de 1,0 a 5,5 cm e 0,75 a 3,0 cm de largura e estão situados dorsal e ventralmente à veia linguofacial. Vasos linfáticos aferentes provêm dos lábios, parte externa das narinas, faces, pálpebras (incluindo a carúncula lacrimal) glândula lacrimal, músculos superficiais da cabeça, digástrico e músculos milo-hióideos, articulações temporomandibulares e os ossos da cabeça (incisivo, nasal, maxilar, frontal, zigomático, palatino, mandibular). Aferentes são recebidos também da parte rostral da língua, gengiva, palatos mole e duro e das membranas mucosas da parte ventral da cavidade oral. Vasos linfáticos eferentes se dirigem aos linfonodos retrofaríngeos mediais e laterais.

CENTRO LINFÁTICO PAROTÍDEO

Linfonodo parotídeo (Figs. 56-1 e 2). O **linfonodo parotídeo** é encontrado perto da articulação temporomandibular. A parte rostral do linfonodo está situada na face lateral do músculo masseter, coberta pelos músculos cutâneos, enquanto a parte caudal do linfonodo está coberta pela glândula parótida. Geralmente apenas um linfonodo é encontrado medindo aproximadamente 2 a 3 cm de comprimento. Vasos linfáticos aferentes são recebidos da parte externa das narinas, pele e músculos subcutâneos das regiões frontal e temporal, as pálpebras (incluindo a carúncula lacrimal), glândula lacrimal, ouvido externo (incluindo os músculos e as cartilagens das aurículas) e a glândula parótida. Em adição, os aferentes vêm da articulação temporomandibular e dos ossos da cabeça (nasal, frontal, parietal, temporal e mandibular) e dos músculos zigomá-tico, temporal e masseter. Os vasos linfáticos eferentes passam principalmente ao linfonodo retrofaríngeo medial, mas também ao retrofaríngeo lateral (quando presente).

CENTRO LINFÁTICO RETROFARÍNGEO

Linfonodo retrofaríngeo lateral (Fig. 56-2). O **linfonodo retrofaríngeo lateral** está localizado ventromedialmente à asa do atlas, situado na borda dorsal da glândula mandibular. Este linfonodo é geralmente coberto pela borda caudal da glândula parótida. Geralmente o linfonodo retrofaríngeo lateral está ausente, embora ocasionalmente um ou dois linfonodos, aproximadamente de 0,5 a 0,75 cm de tamanho, possam ser encontrados. Os vasos linfáticos aferentes provêm dos linfonodos parotídeo e mandibulares e da parte caudal do ouvido externo. Aferentes são recebidos também dos músculos das regiões da cabeça e do pescoço (incluindo o músculo cutâneo do pescoço) e das cavidades paranasais. Vasos linfáticos eferentes vão ao linfonodo retrofaríngeo medial.

Linfonodo retrofaríngeo medial (Fig. 56-2). O **linfonodo retrofaríngeo medial** está localizado na parte dorsal da superfície lateral da faringe, caudalmente ao músculo digástrico. Este linfonodo geralmente se estende até a borda caudal do músculo cricofaríngeo. Algumas vezes um segundo nódulo menor está presente. O tamanho do linfonodo varia de 2 a 4 cm de comprimento. Vasos linfáticos aferentes provêm dos músculos da cabeça, aparelho hióideo, língua e a parte cranial do pescoço. Os aferentes chegam também do ouvido externo, cavidade nasal, membranas mucosas da cavidade oral, palato mole e duro, gengivas, amígdalas, faringe, laringe, esôfago, traquéia (parte cranial), e glândulas parótida, mandibulares e sublinguais. Os aferentes também são recebidos da parótida, linfonodos mandibulares e retrofaríngeo lateral. A confluência dos vasos linfáticos eferentes forma os troncos traqueais.

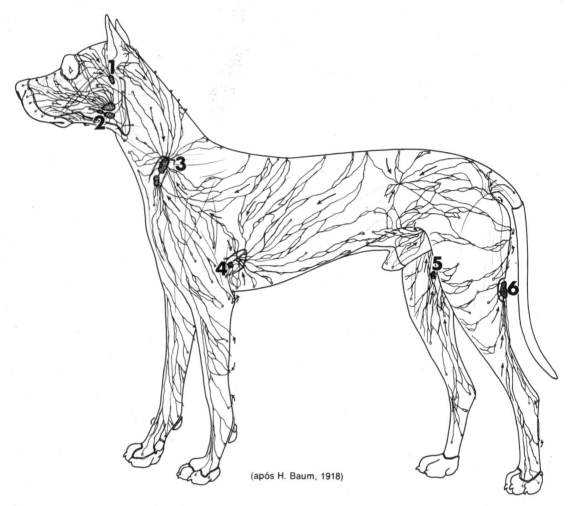

Figura 56-1. Fluxo linfático superficial do cão.

1, Linf. parotídeo; 2, linf. mandibular; 3, linf. cervical superficial; 4, linf. axilar acessório; 5, linf. femoral; 6, linf. poplíteo. (De Getty, 1964).

CENTROS LINFÁTICOS DO PESCOÇO

CENTRO LINFÁTICO CERVICAL SUPERFICIAL

LINFONODO CERVICAL SUPERFICIAL (Figs. 56-1, 2 e 3). Os **linfonodos cervicais superficiais** são encontrados na borda cranial do músculo supra-espinhoso, incluído em tecido conjuntivo graxo na face lateral dos músculos serrátil ventral e escaleno. Geralmente dois linfonodos estão presentes, embora ocasionalmente um, três ou quatro podem ser localizados. O tamanho dos linfonodos varia muito, e em cães grandes podem alcançar 7,4 cm de comprimento (Baum, 1918). Vasos linfáticos aferentes são recebidos da pele' e tecido subcutâneo das regiões caudais da cabeça, aurícula, pescoço e pele (subcutâneo), da parede da cavidade torácica e do membro anterior. Os aferentes provêm dos músculos do pescoço e região da espádua (incluindo os músculos peitorais) e dos flexores e extensores dos dedos. Além disso, os aferentes chegam de todos os ossos do membro anterior e das articulações do carpo e dedos. Os vasos linfáticos eferentes entram na veia jugular comum formando padrões variáveis com os troncos traqueais e o ducto torácico (lado esquerdo).

CENTRO LINFÁTICO CERVICAL PROFUNDO

LINFONODOS CERVICAIS PROFUNDOS CRANIAIS (Fig. 56-2). Os **linfonodos cervicais profundos craniais** são encontrados cranial e dorsalmente à tireóide na superfície lateral da traquéia. Muitas vezes pode ser difícil de distinguir estes linfonodos dos linfonodos retrofaríngeos mediais. Em muitos casos estes linfonodos podem estar ausentes, embora por seu tamanho pequeno (de poucos milímetros até 1 cm de comprimento) eles possam facilmente passar despercebidos. Vasos linfáticos aferentes são recebidos da laringe, traquéia, esôfago, tireóide e linfonodos retrofaríngeos mediais. Geralmente os eferentes se unem aos troncos traqueais.

SISTEMA LINFÁTICO DO CARNÍVORO

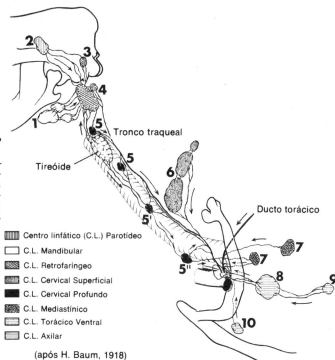

Figura 56-2. Fluxo linfático da cabeça, pescoço e região da espádua do cão.

1, Linf. mandibular; 2, linf. parotídeo; 3, linf. retrofaríngeo lateral; 4, linf. retrofaríngeo medial; 5, linf. cervical profundo cranial; 5', linf. cervical profundo médio; 5", linf. cervical profundo caudal; 6, linf. cervical superficial; 7, linf. mediastínico cranial; 8, linf. axilar profundo; 9, linf. axilar acessório; 10, linf. esternal. (De Getty, 1964.)

LINFONODOS CERVICAIS PROFUNDOS MÉDIOS (Fig. 56-2). Os **linfonodos cervicais profundos médios** estão localizados ao longo da parte mediana da traquéia. Estes linfonodos têm menos de 5 mm de tamanho e geralmente estão ausentes. Os aferentes provêm da traquéia, esôfago e tireóide. Os eferentes unem-se aos troncos traqueais ou se dirigem aos linfonodos cervicais profundos caudais quando presentes.

LINFONODOS CERVICAIS PROFUNDOS CAUDAIS (Fig. 56-2). Os **linfonodos cervicais profundos caudais** estão situados ventralmente à traquéia (uns poucos centímetros cranialmente à primeira costela). Quando presentes eles têm poucos milímetros de

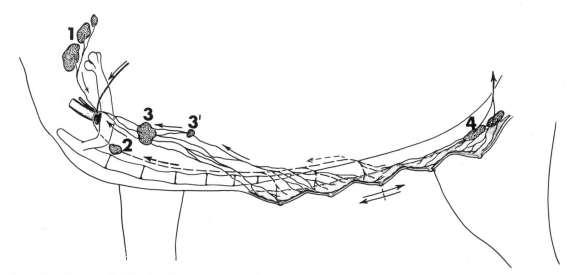

Figura 56-3. Drenagem linfática das glândulas mamárias do cão.

1, Linf. cervical superficial; 2, linf. esternal; 3, linf. axilar propriamente dito; 3', linf. axilar acessório; 4, linf. mamário. (De Getty, 1964.)

tamanho, embora normalmente estes linfonodos estejam ausentes. Vasos aferentes são recebidos da traquéia, esôfago e linfonodos cervicais profundos médios. Vasos linfáticos eferentes se unem também aos troncos traqueais ou ductos torácicos ou se esvaziam na veia jugular comum.

CENTRO LINFÁTICO DO MEMBRO ANTERIOR

CENTRO LINFÁTICO AXILAR

LINFONODOS AXILARES PROPRIAMENTE DITOS (Figs. 56-2 e 3). Os **linfonodos axilares propriamente ditos** estão localizados em uma massa de gordura na face medial da porção distal do músculo redondo maior na região da primeira e segunda costelas. Eles estão situados ventralmente à artéria e veia toracodorsal. Excepcionalmente, um segundo linfonodo menor pode estar presente. O tamanho dos linfonodos varia de 0,5 a 5,0 cm. Os vasos linfáticos aferentes provêm da pele, tecido subcutâneo e músculo cutâneo do tronco, cranialmente à última costela, e da pele, tecido subcutâneo da espádua e do braço, fáscia antebraquial, e músculos do membro anterior, incluindo o trapézio, grande do dorso e peitoral profundo. Além disso, os aferentes são recebidos de todos os ossos do membro anterior (exceto os dedos) das articulações da espádua, cubital e cárpica. Além desses, aferentes provêm das três primeiras (até cinco) glândulas mamárias e dos linfonodos axilares acessórios. Vasos linfáticos eferentes terminam, em geral, na veia jugular comum, ou formam numerosas variações com os troncos traqueais e o ducto torácico.

LINFONODO AXILAR ACESSÓRIO (Figs. 56-1, 2 e 3). O **linfonodo axilar acessório** é encontrado ventralmente ao músculo grande do dorso e dorsalmente ao peitoral profundo na região do segundo ou terceiro espaço intercostal. Este linfonodo, com menos de 1 cm de tamanho, foi encontrado em 10 casos dos 43 examinados por Baum (1918). Vasos linfáticos aferentes chegam da pele e tecido subcutâneo da parede torácica lateral e ventral e das regiões lateral e medial da espádua e braço, incluindo a região do olécrano, peitoral profundo e das três primeiras (até cinco) glândulas mamárias. Vasos linfáticos eferentes vão aos linfonodos axilares propriamente ditos.

CENTROS LINFÁTICOS DA CAVIDADE TORÁCICA

CENTRO LINFÁTICO TORÁCICO DORSAL

LINFONODOS INTERCOSTAIS. Os **linfonodos intercostais** são ocasionalmente encontrados no cão, e quando presentes estão localizados na região do décimo quinto ou décimo sexto espaço intercostal perto da extremidade superior da costela. Geralmente apenas um linfonodo está presente, variando em tamanho de 0,2 a 0,7 cm. Vasos linfáticos aferentes são recebidos da pleura, medula espinhal e músculos da parede torácica e tronco (intercostal, serráteis dorsal e ventral, longo do dorso, ileocostal, grande do dorso, rombóide torácico, trapézio, espinhal, semi-espinhal e subescapular). Os eferentes terminam nos linfonodos mediastínicos craniais.

CENTRO LINFÁTICO TORÁCICO VENTRAL

LINFONODOS ESTERNAIS (Fig. 56-2). Os **linfonodos esternais** estão localizados cranioventralmente aos vasos torácicos internos, incluídos em tecido conjuntivo graxo, medialmente à segunda cartilagem costal do esterno. Geralmente um linfonodo está presente, embora ocasionalmente dois ou mais linfonodos sejam encontrados. Excepcionalmente os linfonodos esternais podem estar ausentes. O tamanho dos linfonodos varia de 0,3 a 2,0 cm. Os vasos linfáticos aferentes provêm dos músculos intercostais, transverso torácico e costal, peitorais superficiais e profundo e serrátil ventral, o diafragma, mediastino, pleura e, em parte, das porções craniais dos músculos abdominais e das três primeiras glândulas mamárias (craniais).

CENTRO LINFÁTICO MEDIASTÍNICO

LINFONODOS MEDIASTÍNICOS CRANIAIS (Fig. 56-2). Os **linfonodos mediastínicos craniais** estão situados na região entre a primeira costela e o coração no mediastino pré-cardial em associação com os grandes vasos sangüíneos. Dois ou três linfonodos são encontrados ao longo da face ventral da traquéia, esôfago e tronco braquiocefálico à esquerda da veia cava cranial. Um ou dois linfonodos estão geralmente presentes entre a traquéia e a veia cava cranial, e um ou dois estão situados ao lado direito da traquéia, dorsalmente à artéria braquial direita. O tamanho dos linfonodos varia muito, acima de 3 cm de comprimento. Vasos linfáticos aferentes provêm do mediastino, pleura, coração, esôfago, traquéia e timo, e dos músculos do pescoço, espádua e região do tronco. Além disso, os aferentes são recebidos do centro linfático bronquial. Vasos linfáticos eferentes terminam no lado esquerdo dentro do ducto torácico, ou podem dirigir-se aos troncos traqueais esquerdo ou direito ou se esvaziar na veia jugular comum. Freqüentemente, entretanto, os vasos linfáticos formam um plexo próximo da entrada do tórax com os ramos do ducto torácico, com os troncos traqueais e com os eferentes dos linfonodos esternal e axilar.

CENTRO LINFÁTICO BRONQUIAL

LINFONODO TRAQUEOBRÔNQUICO ESQUERDO (Fig. 52-17). O **linfonodo traqueobrônquico esquerdo** jaz no brônquio apical esquerdo, na sua bifurcação e no ângulo entre a aorta torácica e a artéria pulmonar esquerda. O tamanho do linfonodo varia de 0,5 a 3,0 cm. Os aferentes são recebidos principalmente dos lobos cranial e caudal esquerdos e lobos apicais, esôfago, traquéia, aorta, coração, mediastino e linfonodos traqueobrônquicos mediais e pulmonares esquerdo (quando presentes). Eferentes vão aos linfonodos craniais.

LINFONODO TRAQUEOBRÔNQUICO DIREITO (Fig. 52-17). O **linfonodo traqueobrônquico direito** é encontrado cranialmente ao brônquio apical direito, situado caudoventralmente à veia ázigos direita. O tamanho do linfonodo varia de 0,5 a 3,0 cm de comprimento. Vasos linfáticos aferentes provêm do lobo pulmonar apical direito, médio e diafragmático, e ocasionalmente também do lobo cranial apical esquerdo do pulmão. Além disso, aferentes provêm da traquéia, brônquio, esôfago, mediastino, aorta e linfonodos pulmonares, quando presentes. Eferentes se dirigem aos linfonodos mediastínicos craniais e traqueobrônquico médio.

LINFONODO TRAQUEOBRÔNQUICO MÉDIO (Fig. 52-17). O **linfonodo traqueobrônquico médio** está situado no ângulo de divergência dos brônquios principais; é geralmente o maior dos linfonodos traqueobrônquicos. Seu tamanho varia de 0,5 a 3,5 cm de comprimento. Aferentes vêm dos lobos diafragmáticos direito e esquerdo e dos lobos médio e acessório do pulmão. Aferentes provêm também do diafragma, mediastino, esôfago e dos linfonodos pulmonares direitos, quando presentes. Eferentes se dirigem aos linfonodos mediastínicos craniais esquerdo e direito e ao linfonodo traqueobrônquico esquerdo.

LINFONODOS PULMONARES (Fig. 52-17). Os **linfonodos pulmonares** são pequenos linfonodos ocasionalmente encontrados no lado direito no ângulo formado pelos brônquios apical e médio ou entre os brônquios médio e diafragmático. No lado esquerdo eles estão localizados próximo à bifurcação dos brônquios apical e diafragmático. Vasos linfáticos aferentes são recebidos dos pulmões, incluindo os brônquios. Eferentes terminam nos linfonodos traqueobrônquicos.

CENTROS LINFÁTICOS DAS PAREDES ABDOMINAL E PÉLVICA

CENTRO LINFÁTICO LOMBAR

LINFONODOS AÓRTICOS LOMBARES (Figs. 56-4 e 5). Os **linfonodos aórticos lombares** (uma dúzia ou mais em número e são normalmente muito pequenos) estão disseminados ao longo da aorta e da veia cava caudal, do diafragma até as artérias ilíacas circunflexas profundas. Caudalmente, algumas vezes, os linfonodos não são claramente distinguíveis dos linfonodos mediais. Eles estão incluídos em tecido conjuntivo graxo e assim podem passar despercebidos. Vasos linfáticos aferentes provêm dos músculos lombares e abdominais, diafragma, peritônio, fígado, rim, glândulas adrenais, órgãos genitais (ovário, útero e testículos), dos linfonodos ilíacos mediais e dos linfonodos mesentéricos caudais. Eferentes unem-se para formarem os troncos lombares ou se envaziam diretamente na cisterna do quilo.

LINFONODOS RENAIS (Figs. 56-4 e 5). Os **linfonodos renais** são difíceis de distinguir dos linfonodos aórticos lombares. Eles estão localizados próximos dos vasos renais e são geralmente um pouco maiores e podem alcançar 1 cm de tamanho. Aferentes provêm do rim, peritônio, glândula adrenal e do ovário. Eferentes unem-se aos troncos lombares ou penetram na cisterna do quilo.

CENTRO LINFÁTICO ILIOSSACRAL

LINFONODOS ILÍACOS MEDIAIS (Figs. 56-4 e 5). Os **linfonodos ilíacos mediais** são encontrados na porção lateral da aorta abdominal e da veia cava caudal. Eles estão amplamente distribuídos entre as artérias

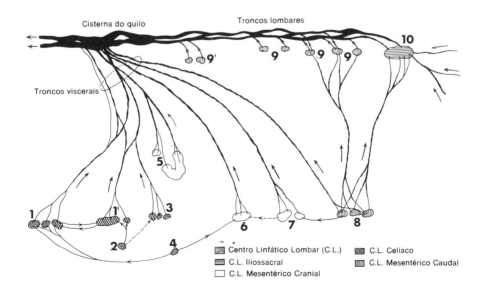

Figura 56-4. Fluxo linfático da cavidade pélvica e abdominal do cão.

1, Linf. hepático direito; 1', linf. hepático esquerdo; 2, linf. gástrico; 3, linf. esplênico; 4, linf. pancreaticoduodenal; 5, linf. jejunal; 6, linf. cólico direito; 7, linf. cólico médio; 8, linf. mesentérico caudal; 9, linf. aórtico lombar; 9', linf. renal; 10, linf. ilíaco medial; 11, eferentes da região sacra; 12, eferentes do membro posterior (centro linfático poplíteo e iliofemoral [inguinal profundo]) e dos linfonodos inguinais superficiais (mamários, escrotais); 13, continuação da cisterna do quilo como ducto torácico. (De Getty, 1964.)

ilíacas circunflexas profundas, cranialmente, e as artérias ilíacas externas caudalmente. Entretanto, ocasionalmente os linfonodos ilíacos mediais se estendem 1 a 2 cm cranialmente à origem das artérias ilíacas circunflexas profundas. Geralmente existem um ou dois, raramente três, linfonodos. Seu tamanho pode variar consideravelmente acima de 6 cm de comprimento. Aferentes são recebidos da pele, tecido subcutâneo e fáscia, caudalmente à última costela, e da pele da região pélvica (incluindo a cauda). Aferentes provêm também dos músculos, tendões e articulações do membro posterior e dos órgãos urogenitais, peritônio, cólon, reto e ânus. Além disso, aferentes são recebidos dos linfonodos sacrais, ilíacos internos, ileofemorais, femorais, inguinais superficiais, poplíteos e mesentéricos caudais. Eferentes unem-se para formar grandes troncos lombares, os quais se ramificam e se unem novamente e finalmente terminam na cisterna do quilo. Algumas vezes, entretanto, em lugar da cisterna do quilo há um grosseiro retículo de grandes vasos linfáticos estendendo-se da segunda à quarta vértebra lombar.

LINFONODOS ILÍACOS LATERAIS. Os **linfonodos ilíacos laterais** estão ausentes no cão.

LINFONODOS SACRAIS (Fig. 56-5). Os **linfonodos sacrais** estão associados com a artéria sacra média. Alguns deles estão situados na origem da artéria sacra média e não são freqüentemente fáceis de serem distinguidos dos linfonodos ilíacos internos. Outros pequenos linfonodos, de poucos milímetros de tamanho, são ocasionalmente encontrados ao longo da artéria sacra média. Aferentes provêm da cauda e dos músculos adjacentes a estes linfonodos. Eferentes vão aos linfonodos ilíacos mediais.

LINFONODOS ILÍACOS INTERNOS* (Fig. 56-5). Os **linfonodos ilíacos internos** estão associados com as artérias ilíacas internas. Geralmente um a três linfonodos, medindo menos de 0,75 cm de tamanho, estão localizados no ângulo formado pelas artérias ilíacas internas. Alguns deles não são claramente distinguíveis dos linfonodos sacrais. Ocasionalmente um pequeno linfonodo é encontrado no lado medial do músculo piriforme fixado em tecido conjuntivo graxo entre os músculos sacrocaudal, ventral e coccígeo. Aferentes provêm do cólon, reto, ânus, cauda e órgãos genitais (testículos, epidídimo, canal deferente, próstata, pênis e bexiga no macho e útero, vagina, vestíbulo da vagina, vulva e clitóris na fêmea). Além disso, aferentes provêm dos linfonodos ileofemoral e femoral, quando presentes. Eferentes se dirigem aos linfonodos ilíacos mediais.

LINFONODOS ANORRETAIS. Os **linfonodos anorretais** estão ausentes no cão.

CENTRO LINFÁTICO INGUINOFEMORAL (INGUINAL SUPERFICIAL)

LINFONODOS INGUINAIS SUPERFICIAIS. Os **linfonodos inguinais superficiais** são chamados linfo-

---

*Os autores acreditam que a expressão "linfonodos ilíacos internos" é mais apropriada do que a expressão linfonodos hipogástricos (NAV, 1973), uma vez que as artérias e vasos correspondentes são oficialmente chamados vasos ilíacos internos.

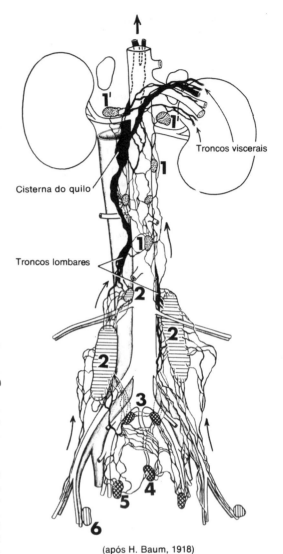

Figura 56-5. Fluxo linfático da região lombossacral do cão, vista ventral.

1, Linf. aórtico lombar; 1', linf. renal; 2, linf. ilíaco medial; 3, 5, linf. ilíacos internos; 4, linf. sacral; 6, linf. iliofemoral. As setas em cima apontam para o ducto torácico. (De Getty, 1964.)

nodos mamários na fêmea (Fig. 56-3). Eles estão localizados aproximadamente 3 a 4 cm cranialmente ao osso púbico na face dorsolateral das glândulas mamárias. Geralmente há dois linfonodos presentes, embora algumas vezes três ou quatro possam ser localizados. Seu tamanho varia de 0,5 a 2 cm de comprimento. Vasos linfáticos aferentes da pele e tecido subcutâneo das áreas abdominal e pélvica e membro posterior correspondem àqueles descritos para o macho. Na fêmea, entretanto, os vasos linfáticos são recebidos também da vulva, do clitóris e das últimas (caudais) três (até cinco) glândulas mamárias. Eferentes seguem os vasos pudendos externos e terminam nos linfonodos ilíacos mediais.

No macho estes linfonodos são chamados **linfonodos escrotais**. Eles estão situados ao longo da borda dorsolateral do pênis e fixados em tecido conjuntivo graxo cranialmente ao cordão espermático. Geralmente dois (algumas vezes um ou três) linfonodos são encontrados com tamanhos que variam de 0,5 a 5,0 cm de comprimento. Vasos linfáticos aferentes provêm da pele e tecido subcutâneo da parte ventrolateral do tronco caudal a um plano transverso através da última costela. Aferentes são recebidos do prepúcio, escroto, pele e tecido subcutâneo da região pélvica e da cauda, das faces medial e lateral da coxa e da face medial da perna, tarso, metatarso e falanges. Vasos linfáticos eferentes seguem o curso dos vasos pudendos externos até a artéria e veia ilíaca externa e passam para os linfonodos ilíacos mediais (também para os linfonodos iliofemorais quando presentes).

LINFONODO SUBILÍACO (PRÉ-FEMORAL). O **linfonodo subilíaco** está associado com os vasos ilíacos circunflexos. Está localizado na região em que esses vasos penetram no músculo oblíquo externo. O linfonodo está fixado na gordura e pode facilmente passar despercebido. Foi encontrado em aproximadamente um quinto dos cães beagles examinados por Ratzlaff (1970). O tamanho dos linfonodos variou de 0,1 a 0,7 cm de comprimento. Geralmente havia um (algumas vezes dois ou três) linfonodo presente. Os aferentes provêm das áreas superficiais da região sacra, flanco, superfícies femorais laterais e a região lombar. Eferentes vão aos linfonodos ilíacos mediais ou terminam nos troncos lombares (Ratzlaff, 1970).

CENTRO LINFÁTICO ISQUIÁTICO

O centro linfático isquiático está ausente no cão.

CENTROS LINFÁTICOS DO MEMBRO POSTERIOR

CENTRO LINFÁTICO ILIOFEMORAL (INGUINAL PROFUNDO)

LINFONODO ILIOFEMORAL (Fig. 56-5). O **linfonodo iliofemoral** está localizado na região da linha arqueada sobre a face ventral do músculo psoas menor. Está localizado dorsalmente à origem da artéria femoral profunda e caudalmente à veia ilíaca externa. Seu tamanho varia de 2 a 11 mm de comprimento. Está geralmente ausente. Aferentes são recebidos dos linfonodos superficial inguinal, poplíteo e femoral. Eferentes passam aos linfonodos ilíacos mediais.

LINFONODO FEMORAL (Fig. 56-1). O **linfonodo femoral** está localizado na parte distal do triângulo femoral entre os músculos sartório e pectíneo. Este linfonodo de menos de 0,5 cm de tamanho está geralmente ausente. Ratzlaff (1970) encontrou este linfonodo em aproximadamente um terço dos cães beagles examinados por ele. Aferentes são recebidos dos linfonodos poplíteos e da pele e tecido subcutâneo da face medial do membro posterior. Eferentes se dirigem aos linfonodos iliofemorais e ilíacos mediais.

CENTRO LINFÁTICO POPLÍTEO

LINFONODOS POPLÍTEOS (Fig. 56-1). Os **linfonodos poplíteos profundos** estão ausentes. Os **linfonodos poplíteos superficiais** estão localizados entre o bíceps femoral e o músculo semitendinoso na superfície caudal do músculo gastrocnêmio. Está fixado em tecido conjuntivo graxo e, caudalmente, coberto apenas pela pele. Seu tamanho varia de menos de 0,5 a 5,0 cm de comprimento em cães grandes. Aferentes são recebidos de todas as estruturas (pele, músculos, tendões, articulações) distais à localização do linfonodo e dos músculos da perna e coxa (semitendinoso, semimembranoso, gastrocnêmio). Eferentes passam aos linfonodos ilíacos mediais; quando os linfonodos ileofemoral ou femoral estão presentes, alguns dos eferentes vão primeiramente aos últimos linfonodos.

CENTROS LINFÁTICOS DAS VÍSCERAS ABDOMINAIS

CENTRO LINFÁTICO CELÍACO

LINFONODOS HEPÁTICOS (PORTAIS). O **linfonodo hepático esquerdo,** que está localizado no lado esquerdo do tronco da veia porta, pode caudalmente alcançar a veia gastresplênica (Fig. 56-4). (Este linfonodo foi primeiramente descrito por Aselli [1627] e é chamado de "pâncreas Aselli".) O tamanho do linfonodo varia de 1 a 6 cm. Vasos linfáticos aferentes provêm do esôfago, estômago, diafragma, fígado, pâncreas, mediastino e peritônio. Aferentes são recebidos também dos linfonodos gástricos e hepáticos direitos. Os **linfonodos hepáticos direitos** estão situados no lado direito do tronco da veia porta (Fig. 56-4). Seu número varia de um a cinco, e seu tamanho de 1 a 5 cm de comprimento. Aferentes provêm do estômago, duodeno, pâncreas, fígado e linfonodos pancreaticoduodenais e hepáticos esquerdos. Vasos linfáticos eferentes dos linfonodos hepáticos direitos e esquerdos seguem o curso da artéria mesentérica cranial e terminam na cisterna do quilo.

LINFONODOS ESPLÊNICOS (Fig. 56-4). Os **linfonodos esplênicos** estão agrupados ao redor dos vasos esplênicos e suas radículas. Seu número varia de um a cinco, e seu tamanho de 0,5 a 4,0 cm de comprimento. Aferentes provêm do esôfago, estômago, baço, fígado, pâncreas e diafragma e linfonodos gástricos. Vasos linfáticos eferentes passam para a cisterna do quilo.

LINFONODO GÁSTRICO (Fig. 56-4). O **linfonodo gástrico** é inconstantemente encontrado perto do piloro na pequena curvatura do estômago. O tamanho varia de 0,5 a 2,5 cm. Aferentes provêm do esôfago, estômago, fígado, diafragma, mediastino e peritônio. Eferentes vão aos linfonodos hepáticos esquerdos e algumas vezes também aos linfonodos esplênicos.

LINFONODOS PANCREATICODUODENAIS (Fig. 56-4). Os **linfonodos pancreaticoduodenais** são pequenos e inconstantemente encontrados na região da primeira flexura do duodeno, ventralmente ao pâncreas no lado medial do duodeno, ou podem ser localizados 2 a 5 cm distante do duodeno na parede dorsal do omento. Vasos linfáticos aferentes são recebidos do omento, duodeno, estômago e pâncreas. Eferentes passam para os linfonodos hepáticos direito ou ao cólico direito.

CENTRO LINFÁTICO MESENTÉRICO CRANIAL

LINFONODOS JEJUNAIS (Fig. 56-4). Os **linfonodos jejunais** geralmente formam um grupo de dois linfonodos alongados e achatados ao longo do curso dos vasos jejunais, os quais se estendem da raiz do mesentério do jejuno e íleo até a região onde os vasos jejunais se ramificam. O tamanho dos linfonodos varia grandemente de 0,5 cm em cães pequenos até 20 cm de comprimento em cães grandes. Vasos linfáticos aferentes são recebidos do jejuno, íleo e pâncreas. Eferentes vão para a cisterna do quilo.

LINFONODOS CÓLICOS. O **linfonodo cólico direito** está localizado perto da origem do cólon ascendente em associação com as ramificações da veia ileocólica (Fig. 56-4). Geralmente apenas um linfonodo está presente, algumas vezes dois, ou eles podem estar ausentes. O tamanho do linfonodo pode variar de poucos milímetros a 2,5 cm de comprimento. Aferentes provêm do íleo, ceco, cólon e, ocasionalmente, também dos linfonodos pancreaticoduodenais. Eferentes se dirigem à cisterna do quilo. O **linfonodo cólico médio** está localizado no mesentério do cólon transverso em associação com a veia cólica média (Fig. 56-4). Geralmente estão presentes um ou dois pequenos linfonodos, embora ocasionalmente os linfonodos possam estar ausentes. Algumas vezes os linfonodos cólicos médios estão 5 a 7 cm distais ao cólon transverso no mesentério e podem estar intimamente relacionados com os linfonodos cólicos direitos. Aferentes provêm do cólon transverso e do cólon descendente. Eferentes passam para a cisterna do quilo; alguns podem ir primeiro para os linfonodos cólicos direitos.

CENTRO LINFÁTICO MESENTÉRICO CAUDAL

LINFONODOS MESENTÉRICOS CAUDAIS (Fig. 56-4). Os **linfonodos mesentéricos caudais** foram previamente chamados de "linfonodos cólicos esquerdos". Eles estão localizados no músculo em associação com a artéria mesentérica caudal e suas radículas. Geralmente são encontrados dois a cinco linfonodos de tamanho variável de 0,5 a 2,0 cm de comprimento. Aferentes são recebidos do cólon descendente, eferentes se dirigem aos linfonodos ilíacos mediais, aórtico lombares e cólicos médios.

GRANDES DUCTOS LINFÁTICOS E TRONCOS

TRONCOS TRAQUEAIS (Fig. 56-2). Os **troncos traqueais** são vasos linfáticos de tamanho grande, a cada lado da traquéia. No cão, eles representam os eferentes dos linfonodos retrofaríngeos mediais. No lado direito eles cursam ao longo da traquéia, dorsomedialmente à tireóide e seguem a carótida comum e a veia jugular interna até o estreito anterior do tórax. Os troncos traqueais direitos terminam 2 a 3 cm cranialmente à primeira costela, na veia braquiocefálica ou no tronco comum das veias jugulares. Os troncos traqueais esquerdos passam ao longo da traquéia (dorsal à tireóide) e esôfago. Eles freqüentemente terminam na parte final do ducto torácico ou podem se ramificar e formar numerosas variações com os eferentes dos linfonodos cervicais superficiais e axilares e os ramos do ducto torácico. Algumas vezes existe um plexo de vasos linfáticos perto do estreito anterior do tórax, do qual alguns vasos linfáticos maiores se originam e terminam no sistema venoso (veias braquiocefálicas).

TRONCOS LOMBARES (Fig. 56-4). Os **troncos lombares** são essencialmente os eferentes dos linfonodos ilíacos mediais. Geralmente dois ou três vasos linfáticos de tamanho grande podem ser observados no curso da rede de vasos linfáticos, circundando a aorta abdominal. Os troncos lombares se unem para formar a cisterna do quilo.

TRONCOS VISCERAIS (56-4). Os **troncos viscerais** representam os eferentes dos vasos linfáticos provindos dos centros linfáticos celíaco e mesentérico cranial. Freqüentemente, entretanto, é encontrada, no lugar de grandes troncos, uma rede de vasos linfáticos que terminam na cisterna do quilo.

DUCTO LINFÁTICO DIREITO. O **ducto linfático direito** pode ser formado pelo tronco traqueal direito e os eferentes dos linfonodos cervicais superficiais. Geralmente, entretanto, o ducto linfático direito está ausente. Algumas vezes há uma rede de vasos linfáticos próxima à entrada do tórax, da qual nascem alguns vasos linfáticos de tamanho maior que entram nas veias braquiocefálicas.

CISTERNA DO QUILO (Fig. 56-4). A **cisterna do quilo** é formada pela confluência dos troncos linfáticos lombares e viscerais. É de forma muito irregular. Em geral, a cisterna do quilo pode aparecer como um ducto linfático dilatado situado nas superfícies direita e dorsal da aorta na região da primeira até a terceira (quarta) vértebra lombar. Cranialmente está localizada dorsalmente aos vasos renais e pode estender-se para o espaço encontrado entre a veia cava caudal e a aorta abdominal. Cranialmente a cisterna do quilo continua na cavidade torácica como ducto torácico.

DUCTO TORÁCICO (Fig. 56-2). O **ducto torácico** se origina da cisterna do quilo com vários vasos linfáticos de tamanho maior, os quais se unem e se ramificam novamente ao longo da face dorsal da aorta torácica até a sexta vértebra torácica. Daí, o ducto torácico segue o curso entre a veia ázigos e a aorta para o lado esquerdo, ao longo do mediastino pré-cardial, situado no lado esquerdo do esôfago. O ducto torácico finalmente termina na veia jugular comum esquerda como um ducto único ou pela formação de vários ramos e variações de entrada nas veias na entrada do tórax.

BIBLIOGRAFIA

Aselli, G. 1627. De Lactibus sive lacteis venis Quarto Vasorum Mesaraicorum genere novo invento Gasp. Asellii Cremonensis Anatomici Ticinensis. Dissertatio Qua Sententiae Anatomicae multae, vel perperam receptae conuelluntur, vel parum perceptae illustrantur. Milan.

Barone, R., and H. Grau. 1971. Comparative topography and nomenclature of the lymph nodes of the pelvis and pelvic limb. Zbl. Vet. Med. A, 18:39-47.

Baum, H. 1916. Lymphgefässe der Leber des Hundes. Z. Fleisch.-Milchhyg., 26:225.

Baum, H. 1916-17. Die Lymphgefässe der Gelenke der Schulter-and Beckengliedmasse des Hundes. Anat. Anz., 49:512-520.

Baum, H. 1917-18a. Die Lymphgefässe der Haut des Hundes. Anat. Anz., 50:1-15.

Baum, H. 1917-18b. Die im injizierten Zustande makroskopisch erkennbaren Lymphgefässe der Skelettknochen des Hundes. Anat. Anz., 50:521-539.

Baum, H. 1918. Das Lymphgefäss-system des Hundes. Berlin, Hirschwald Verlag.

Baum, H. 1926. Die Lymphgefässe der Lungen des Pferdes, Rindes, Hundes, und Schweines. Z. Anat. Entw.-Gesch., 78:714-732.

Baum, H. 1928. Zu dem Artikel von J. M. Josifoff: Die tiefen Lymphgefässe der Extremitäten des Hundes. Anat. Anz., 65:421-428.

Baum, H., and A. Trautmann. 1925. Die Lymphgefässe in der Nasenschleimhaut des Pferdes, Rindes, Schweines und Hundes und ihre Kommunikation mit der Nasenhöhle. Anat. Anz., 60: 161-181.

Bollman, J. L. 1950. Studies of hepatic lymphatics. 9th Conference on Liver Injury. New York, Josiah Macy Jr. Foundation, pp. 91-108.

Cain, J. C., J. H. Grindlay, J. L. Bollman, E. V. Flock and F. C. Mann. 1947. Lymph from liver and thoracic duct. Surg. Gynec. Obstet., 85:558-562.

Cecio, A. 1970. Topographic anatomical remarks on the parotid region of the dog. Acta Med. Vet., 16:483-506.

Chretien, P. B., R. J. Behar, Z. Kohn, G. Moldovanu, D. G. Miller and W. Lawrence, Jr. 1967. The canine lymphoid system. A study of the effect of surgical excision. Anat. Rec., 159:5-16

Engelmann, M. 1907. Untersuchungen über die elastischen Fasern. der Lymphknoten von Pferd, Rind, Schwein und Hund und über die an ihnen ablaufenden Altersveränderungen. Diss., Leipzig.

Freemann, L. W. 1942. The lymphatics of the intestinal tract of the dog. Anat. Rec., 82:543.

Getty, R. 1964. Atlas for Applied Veterinary Anatomy. Ames, Iowa State University Press.

Grindlay, J. H., J. C. Cain, J. L. Bollman and E. V. Flock. 1948. Experimental studies, of liver and thoracic duct lymph. Minnesota Med., 31:654-655.

Grindlay, J. H., J. C. Cain, J. L. Bollman and F. C. Mann. 1950. Lymph fistulas in trained dogs. Surgery, 27:152-158.

Josifoff, J. M. 1928. Die tiefen Lymphgefässe der Extremitäten des Hundes. Anat. Anz., 65:65-76.

Kretschmann, J. J. 1958. Die morphologischfunktionellen Beziehungen zwischen Aorta und Trunci lumbales, Cisterna Chyli, Ductus thoracicus beim Hund. Gegenbaur Morph. Jahrb., 99: 662-678.

Kubik, I., and T. Tömböl. 1958. Über die Abflussfolge der Regionären Lymphknoten der Lunge des Hundes. Acta Anat., 33:116-121.

Lawrentjew, A. P. 1925-26. Zur Lehre von der Innervation des Lymphsystems. I. Über die Nerven des Ductus Thoracicus beim Hünde. Anat. Anz., 60:475-481.

Lawrentjew, A. P. 1927. Zur Lehre von der Innervation des Lymphsystems. II. Über die Nerven der Lymphgefässe in der Bauchhöhle. Anat. Anz., 63:268-277.

Nylander, G., and B. Tjernberg. 1969. The lymphatics of the greater omentum. An experimental study in the dog. Lymphology, 2:3-7.

Patek, P. R. 1939. The morphology of the lymphatics of the mammalian heart. Am. J. Anat., 64:203-249.

Pflug, J. J., and J. S. Calnan. 1969. Lymphatics: Normal anatomy in the dog hind leg. J. Anat., 105:457-465.

Ratzlaff, M. H. 1970. Lymphatics. In: Andersen, A. C., and L. S. Good (eds.): The Beagle as an Experimental Dog. Ames, Iowa State University Press, pp. 246-260.

Richter, J. 1902. Vergleichende Untersuchungen über den mikroskopischen Bau der Lymphdrüsen von Pferd, Rind, Schwein und Hund. Arch. Microscop. Anat., 60:469-514.

Ritchie. H. D., J. H. Grindlay and J. L. Bollman. 1959. Flow of lymph from the canine liver. Am. J. Physiol., 196:105-109.

Warren, M. F., and C. K. Drinker. 1942. The flow of lymph from the lungs of the dog. Am. J. Physiol., 136:207-221.

Wenzel, J., and P. Kellermann. 1966. Comparative study on the lymphatic vessel system of the epididymis and testis of humans, dogs and rabbits. Z. Mikr. Anat. Forsch., 75:368-87.

PARTE II — GATO

CENTROS LINFÁTICOS DA CABEÇA

CENTRO LINFÁTICO MANDIBULAR

Linfonodos mandibulares (Fig. 56-6). Os **linfonodos mandibulares** estão situados caudalmente ao ângulo da mandíbula no curso da veia facial, coberta pelo platisma. Eles podem ser grupados em linfonodo mandibular **medial**, localizado cranialmente à terminação do arco hióideo na veia linguofacial e o linfonodo mandibular **lateral**, situado rostralmente à confluência da veia maxilar com a veia linguofacial (Sugimura et al., 1955). Seu tamanho varia de 0,25 a 2,4 cm de diâmetro maior, e eles têm a forma elipsóide achatada. Geralmente há dois, algumas vezes três, linfonodos presentes. Alguns linfonodos muito pequenos, de menos de 0,35 cm de comprimento, estão localizados caudalmente à união do arco hióideo e veia facial. Uns poucos linfonodos muito pequenos são encontrados caudalmente à terminação da veia maxilar com a veia jugular externa. Estes últimos linfonodos foram encontrados em quase 60% dos casos examinados por Sugimura e associados (1955). (De acordo com Spira, 1961, os últimos linfonodos devem ser referidos como linfonodos mandibulares acessórios.) Aferentes são recebidos da mandíbula, lábio, olho, glândulas bucais e cavidade oral e a parte ventral do pescoço. Eferentes vão aos linfonodos retrofaríngeos mediais.

CENTRO LINFÁTICO PAROTÍDEO

Linfonodos parotídeos (Fig. 56-6). Os **linfonodos parotídeos** são encontrados próximos à articulação temporomandibular em associação com a veia temporal superficial e a veia auricular caudal. Os linfonodos ao longo da veia superficial temporal são muito pequenos, variando de 0,1 a 0,86 cm de comprimento. Alguns dos linfonodos estão freqüentemente incluídos na glândula parótida e, deste modo, podem ser facilmente omitidos. Os linfonodos ao longo da veia auricular caudal podem alcançar 3,1 cm de comprimento (Sugimura et al., 1955). Eles estão incluídos em tecido gorduroso, situando-se caudalmente à glândula parótida. Aferentes são recebidos da parte dorsal da cabeça e do pescoço, aurícula, pálpebras, lábios superior e inferior e glândula parótida. Eferentes vão aos linfonodos retrofaríngeos mediais.

CENTRO LINFÁTICO RETROFARÍNGEO

Linfonodos retrofaríngeos mediais (Fig. 56-6). Os **linfonodos retrofaríngeos mediais** são os maiores linfonodos da cabeça e região do pescoço. Eles são encontrados ao longo da veia jugular interna, caudalmente à faringe. Geralmente são reniformes e com mais de 2,25 cm de comprimento (Sugimura et al., 1955). Vasos linfáticos aferentes provêm da língua, membranas mucosas da boca, todas

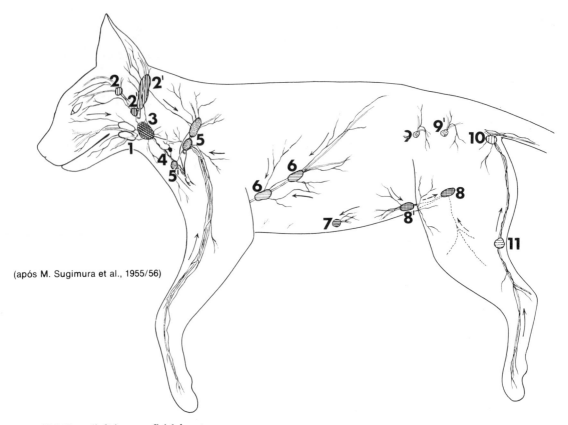

Figura 56-6. Fluxo linfático superficial do gato.
1, Linf. mandibulares; 2, 2', linf. parotídeos; 3, linf. retrofaríngeos mediais; 4, linf. cervical profundo; 5, linf. cervicais superficiais dorsais; 5', linf. cervical superficial ventral; 6, linf. axilares acessórios; 7, ϕlinf. xifóide; 8, linf. inguinais superficiais; 8', linf. inguinais superficiais acessórios; 9, linf. subilíaco (pré-femoral); 9', linf. coxal; 10, linf. glúteo; 11, linf. poplíteo. (De Getty, 1964.)

as estruturas profundas da cabeça, glândulas salivares mandibulares e parótidas, glândula tireóide, traquéia, esôfago e linfonodos parotídeos e mandibulares. Eferentes constituem os troncos traqueais, que terminam na jugular comum no ângulo formado pelas veias jugulares externa e interna.

LINFONODOS RETROFARÍNGEOS LATERAIS. Os **linfonodos retrofaríngeos laterais** ainda não foram descritos no gato.

CENTRO LINFÁTICO CERVICAL SUPERFICIAL

LINFONODOS CERVICAIS SUPERFICIAIS DORSAIS (Fig. 56-6). Os **linfonodos cervicais superficiais dorsais** estão incluídos em tecido orduroso localizado abaixo da parte cervical do músculo trapézio e omotransverso, ao longo da veia escapular descendente.

Estes linfonodos são de formato elipsóide e com mais de 3,22 cm de comprimento (Sugimura et al., 1955). Aferentes são recebidos do tecido subcutâneo da região do pescoço, membro anterior e região do esterno. Eferentes se unem com os troncos traqueais e ducto torácico (lado esquerdo), ou passam para a jugular comum no ângulo formado pelas veias jugulares externa e interna.

LINFONODOS CERVICAIS SUPERFICIAIS VENTRAIS (Fig. 56-6). Os **linfonodos cervicais superficiais ventrais** estão localizados próximos à terminação da veia escapular descendente na veia jugular externa. Eles são pequenos linfonodos variando de 0,08 a 1,46 cm de comprimento. Estão incluídos em tecido gorduroso (Sugimura et al., 1955). Aferentes são recebidos do tecido conjuntivo e músculos do pescoço e regiões esternais e dos linfonodos cervicais superficiais dorsais. Eferentes se unem aos troncos traqueais e ducto torácico ou terminam no ângulo jugular comum formado pelas veias jugulares externa e interna.

CENTRO LINFÁTICO CERVICAL PROFUNDO

LINFONODO CERVICAL PROFUNDO (Fig. 56-6). Os **linfonodos cervicais profundos** são muito pequenos e variáveis em número. Geralmente estão ausentes. Eles são designados como cranial, médio e caudal de acordo com sua localização ao longo da traquéia. O linfonodo cervical profundo cranial está localizado na traquéia na região da tireóide (Ottaviani e Cavalli, 1933). Geralmente este pequeno linfonodo está ausente. Os linfonodos cervicais pro-

SISTEMA LINFÁTICO DO CARNÍVORO

fundos médios parecem estar ausentes nos gatos. O linfonodo cervical profundo caudal está localizado como um linfonodo ímpar na face ventral da traquéia, na região da vigésima terceira cartilagem traqueal ao longo da veia jugular interna. Sugimura e seus associados (1955) encontraram este linfonodo presente em 12% dos casos examinados. Os linfonodos cervicais profundos recebem aferentes do tecido conjuntivo da área do pescoço, da glândula tireóide, traquéia, esôfago e linfonodos retrofaríngeos mediais (Sugimura et al., 1955). Eferentes se unem aos troncos traqueais.

CENTRO LINFÁTICO DO MEMBRO ANTERIOR

CENTRO LINFÁTICO AXILAR

CENTRO LINFÁTICO AXILAR PROPRIAMENTE DITO. O **linfonodo axilar propriamente dito**, acima de 1,95 cm de comprimento, está incluído em tecido gorduroso ao redor da união das veias torácicas lateral e axilar. Geralmente um só linfonodo está presente. Aferentes são recebidos das estruturas profundas e superficiais do membro anterior e das regiões lateral e ventral da parede torácica, incluindo as glândulas mamárias torácicas e abdominais craniais. Além disso, aferentes são recebidos também dos linfonodos acessórios axilares. Eferentes passam para o ângulo jugular comum formado pelas veias jugulares externa e interna, ou para o ducto torácico ou os troncos traqueais. Freqüentemente os eferentes terminam no ângulo formado pela veia subclávia e tronco bijugular.

LINFONODOS AXILARES ACESSÓRIOS (Figs. 56-6 e 7). Os **linfonodos axilares acessórios**, acima de 1,95 cm de comprimento, estão situados na parede torácica na região do terceiro ao sexto ou sétimo espaços intercostais, incluídos em tecido gorduroso. Eles estão localizados medialmente ao músculo grande do dorso em associação com vasos sangüíneos toracodorsais. Seu número varia de um a sete; geralmente existem dois ou três linfonodos (Sugimura et al., 1956). Eles estavam ausentes em 10 dos 54 gatos examinados por Ratzlaff (1970). Aferentes são recebidos do membro anterior e das faces lateral e ventral da parede torácica incluindo a primeira, segunda e terceira glândulas mamárias. Eferentes vão aos linfonodos axilares propriamente ditos ou passam ao ângulo formado pelo tronco bijugular e veia subclávia, ou para o ducto torácico (lado esquerdo) ou troncos traqueais.

LINFONODO AXILAR DA PRIMEIRA COSTELA (Fig. 56-7). O **linfonodo axilar da primeira costela** está situado ao longo da veia axilar, lateralmente à primeira costela. Este pequeno linfonodo, de menos de 0,45 cm de tamanho, foi encontrado em 19% dos casos examinados por Sugimura e seus associados (1956). Aferentes são recebidos do linfonodo axilar propriamente dito, axilar acessório, e do tecido conjuntivo do membro anterior. Eferentes se unem aos eferentes dos linfonodos axilares propriamente ditos.

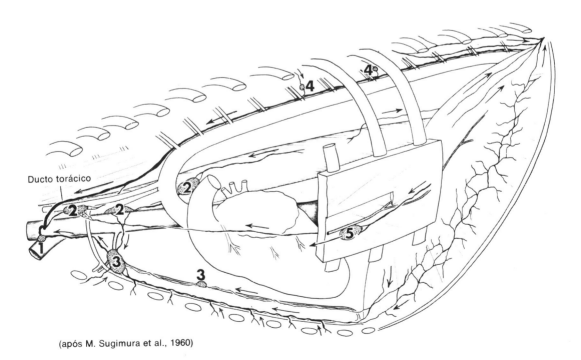

(após M. Sugimura et al., 1960)

Figura 56-7. Fluxo linfático da cavidade torácica do gato.
1, Linf. axilar da primeira costela; 2, linf. mediastínicos craniais; 3, linf. esternais; 4, linf. intercostais; 5, linf. axilar acessório.

CENTROS LINFÁTICOS DA CAVIDADE TORÁCICA

CENTRO LINFÁTICO TORÁCICO DORSAL

LINFONODOS INTERCOSTAIS (Fig. 56-7). Os **linfonodos intercostais** aparecem inconstantemente ao longo dos vasos intercostais nas extremidades dorsais dos espaços intercostais, sendo geralmente de formato esférico. Eles têm menos de 0,25 cm de comprimento. Nos 22 gatos examinados por Sugimura et al. (1959), estes linfonodos estavam ausentes em 17. Aferentes são recebidos da parte dorsal da pleura costal; eferentes vão ao ducto torácico.

LINFONODOS AÓRTICOS TORÁCICOS. Os **linfonodos aórticos torácicos** são encontrados ao longo da veia ázigos direita e aorta na face ventral do corpo da vértebra torácica, sendo a maioria de formato esférico. Estes linfonodos, em número de um a cinco, são inconstantes. Eles são muito pequenos, tendo acima de 0,53 cm de comprimento (Sugimura et al., 1959). Aferentes provêm da pleura costal; eferentes se dirigem ao ducto torácico.

CENTRO LINFÁTICO TORÁCICO VENTRAL

LINFONODOS ESTERNAIS. (Fig. 56-7). Os **linfonodos esternais** estão situados ao longo dos vasos torácicos internos ao nível da segunda cartilagem costal. Ocasionalmente alguns destes linfonodos podem estender-se caudalmente até a sexta cartilagem costal, cobertos pelo músculo torácico transverso. Eles têm menos de 1,46 cm de comprimento (Sugimura et al., 1959). Ocasionalmente um pequeno linfonodo está situado ao longo dos ramos pericárdicos da veia torácica interna perto do ápice do pericárdio. Aferentes são recebidos da pleura costal, diafragma, saco pericárdico, coração, porção ventrocranial da parede abdominal e dos linfonodos mediastínicos craniais. Eferentes se esvaziam no ducto torácico ou podem terminar no ângulo formado pelo tronco bijugular e veia subclávia, ou um plexo de vasos linfáticos se forma na entrada do tórax.

LINFONODO XIFÓIDE φ (Fig. 56-6). O **linfonodo xifóide** foi primeiramente descrito por Sugimura et al. (1956) e denominado provisoriamente de linfonodos epigástricos craniais. De 24 gatos examinados, este grupo de linfonodos foi encontrado somente em um gato. Dois pequenos linfonodos, de 0,12 e 0,03 cm de comprimento, foram localizados no músculo reto abdominal ao longo do ramo superficial da veia epigástrica cranial, caudalmente à cartilagem xifóide. Ratzlaff (1970) deu estes linfonodos como ausentes em 54 gatos examinados. Aferentes foram recebidos da região abdominal cranial (Sugimura et al., 1956). Os eferentes não foram descritos.

LINFONODO FRÊNICO. O **linfonodo frênico** é um pequeno linfonodo ocasionalmente encontrado na pleura diafragmática no forame da veia cava (Sugimura et al., 1959). Tem menos de 0,85 cm de comprimento. Aferentes provêm do diafragma; eferentes se dirigem aos linfonodos esternais ou passam aos centros linfáticos mediastínicos ou traqueais.

CENTRO LINFÁTICO MEDIASTÍNICO

LINFONODOS MEDIASTÍNICOS CRANIAIS (Fig. 56-7). Os **linfonodos mediastínicos craniais** incluem todos os pequenos linfonodos ao longo da veia cava cranial, na superfície ventral da traquéia e esôfago. Aferentes provêm do coração, traquéia, timo e freqüentemente também dos linfonodos esternais, frênicos e linfonodos traqueobrônquicos. Eferentes se unem ao ducto torácico (lado esquerdo) ou veia subclávia.

CENTRO LINFÁTICO BRONQUIAL

LINFONODOS TRAQUEOBRÔNQUICOS ESQUERDOS (Fig. 52-18). Os **linfonodos traqueobrônquicos esquerdos** estão situados no ângulo obtuso esquerdo da bifurcação da traquéia. Seu tamanho é variável. Medem acima de 1,2 cm de comprimento e são de forma elipsóide ou irregular. Geralmente um (algumas vezes dois) linfonodo está presente. Aferentes provêm dos pulmões, em alguns casos do saco

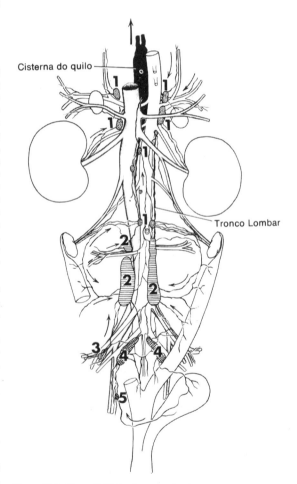

Figura 56-8. Fluxo linfático da região lombossacral da gata, vista ventral.

1, Linf. aorticolombares; 1', linf. renais; 2, linf. ilíaco medial; 3, linf. iliofemoral; 4, 5, linf. ilíacos internos. As setas mostram a direção do fluxo linfático para o ducto torácico. (Após M. Sugimura et al., 1958.)

pericárdico e esôfago. Além disso aferentes são recebidos dos linfonodos frênicos, traqueobrônquicos mediais e pulmonares e ocasionalmente também um ramo do ducto torácico pode penetrar nos linfonodos traqueobrônquicos esquerdos (Sugimura et al., 1959)

LINFONODOS TRAQUEOBRÔNQUICOS DIREITOS. Os **linfonodos traqueobrônquicos direitos** estão localizados no lado direito da bifurcação da traquéia. Seu tamanho varia de 0,22 a 1,4 cm de comprimento. Sua forma normalmente é elipsóide ou irregular. Geralmente um (às vezes dois) linfonodo está presente. Aferentes provêm dos pulmões, em alguns casos do saco pericárdico, esôfago, linfonodos pulmonares do lado direito e ocasionalmente também um ramo do ducto torácico penetra nesses linfonodos (Sugimura et al., 1959). Eferentes passam aos linfonodos mediastínicos craniais ou penetram nos troncos linfáticos maiores, ductos na entrada do tórax ou terminam na veia cava cranial.

LINFONODOS TRAQUEOBRÔNQUICOS MÉDIOS (Fig. 52-18). Os **linfonodos traqueobrônquicos médios** estão situados no ângulo caudal da bifurcação da traquéia. Seu tamanho é variável, acima de 1,2 cm de comprimento, e eles são de formato elipsóide ou irregular. Geralmente um (algumas vezes dois ou três) linfonodo está presente. Aferentes provêm dos pulmões, parte costal e esternal do diafragma e de um ramo do ducto torácico (Sugimura et al., 1959). Eferentes passam aos linfonodos mediastínicos craniais, aos grandes troncos linfáticos ou ductos na entrada do tórax ou se dirigem à veia cava cranial.

LINFONODOS PULMONARES. Os **linfonodos pulmonares** são muito pequenos e de número inconstante. Eles são encontrados nos brônquios principais dos pulmões, seu formato geralmente é esférico. Aferentes provêm dos pulmões; eferentes passam para os linfonodos traqueobrônquicos (Sugimura et al., 1959).

CENTROS LINFÁTICOS DAS PAREDES ABDOMINAL E PÉLVICA

CENTRO LINFÁTICO LOMBAR

LINFONODOS AÓRTICOS LOMBARES (Fig. 56-8). Os **linfonodos aórticos lombares** estão disseminados ao longo da aorta e veia cava caudal desde o diafragma até as artérias ilíacas circunflexas profundas. Eles variam de 0,05 a 1,75 cm de comprimento, e são de formato esférico. Seu número varia grandemente. (Em um dos 24 gatos examinados por Sugimura e associados [1958] estes linfonodos estavam ausentes, por outro lado até 19 linfonodos foram localizados.) Geralmente estão presentes quatro a 11 linfonodos. Aferentes são recebidos dos testículos, ovários e linfonodos ilíacos mediais e internos. Ocasionalmente aferentes chegam dos cornos do útero e dos linfonodos esplênicos, hepáticos e cólicos. Eferentes se unem aos troncos lombares (Sugimura et al., 1958).

LINFONODOS RENAIS (Fig. 56-8). Os **linfonodos renais** não são claramente distinguíveis dos linfonodos aórticos lombares. Eles estão associados com os vasos renais, estando localizados cranialmente a esses vasos. Geralmente existem três a quatro linfonodos, de 0,05 a 1,45 cm de comprimento (Sugimura et al., 1958). Aferentes provêm do diafragma, rins, glândulas adrenais, peritônio e músculos da parede abdominal. Ocasionalmente aferentes chegam dos linfonodos esplênicos, hepáticos e cólicos, dos testículos e ovários (Sugimura et al., 1958); eferentes terminam na cisterna do quilo.

CENTRO LINFÁTICO ILIOSSACRAL

LINFONODOS ILÍACOS MEDIAIS (Fig. 56-8). Os **linfonodos ilíacos mediais** são geralmente grandes linfonodos medindo cerca de 2,75 cm de comprimento. Eles estão situados bilateralmente ao longo da aorta abdominal entre as artérias ilíacas circunflexas profundas e ilíacas externas. Geralmente existem dois a cinco linfonodos, embora tenham sido encontrados até 13 (Sugimura et al., 1958). Aferentes são recebidos dos cornos do útero e das porções medial e caudal da parede abdominal. Além disso, aferentes provêm do membro posterior dos linfonodos ilíacos internos, subilíacos, coxais, inguinais superficiais, iliofemorais, glúteos e poplíteos e do centro linfático mesentérico caudal. Os eferentes formam os troncos lombares que terminam na cisterna do quilo.

LINFONODOS SACRAIS. Os **linfonodos sacrais** estão associados com os vasos sacrais médios. De acordo com Sugimura e associados (1958), os linfonodos sacrais foram descritos por Nomaguchi em 1955. Estes linfonodos, raramente encontrados, estavam ausentes em todos os gatos examinados por Sugimura et al. (1958) e Ratzlaff (1970).

LINFONODOS ILÍACOS LATERAIS. Os **linfonodos ilíacos laterais**, situados na bifurcação dos vasos ilíacos circunflexos profundos, estão ausentes nos gatos.

LINFONODOS ILÍACOS INTERNOS * (Fig. 56-8). Os **linfonodos ilíacos internos** estão associados com os vasos ilíacos internos. Eles estão situados no ângulo formado pela divergência das artérias ilíacas internas e freqüentemente estão fundidos em forma de ferradura. Geralmente existem dois ou três linfonodos. Seus tamanhos variam grandemente (Sugimura et al., 1958). Alguns dos linfonodos ilíacos internos são inconstantemente encontrados ao longo da porção caudal dos vasos ilíacos internos. Seu tamanho médio é de menos de 0,5 cm de diâmetro. Aferentes provêm do reto, corpo do útero, bexiga urinária, cauda e músculos da pele das regiões anal e glútea. Além disso, aferentes são recebidos dos linfonodos poplíteo, superficiais inguinais, glúteos e femorais. Eferentes se dirigem aos linfonodos ilíacos médios ou se unem aos troncos lombares.

LINFONODOS ANORRETAIS. Os **linfonodos anorretais** estão ausentes nos gatos.

CENTRO LINFÁTICO INGUINOFEMORAL (INGUINAL SUPERFICIAL)

LINFONODOS INGUINAIS SUPERFICIAIS (Fig. 56-6). Os **linfonodos inguinais superficiais** são chamados

---
*Veja rodapé da pág. 1556.

linfonodos mamários na fêmea e linfonodos escrotais no macho. Eles estão fixados em tecido gorduroso ao redor da união da veia epigástrica superficial caudal e veia pudenda externa. Geralmente existe um ou dois linfonodos. Eles são elipsóides ou com forma de cabaça e têm mais de 1,95 cm de comprimento (Sugimura et al., 1956). Aferentes provêm das regiões abdominal caudal, anal e glútea, tecido subcutâneo da face medial do membro posterior e linfonodos inguinais superficiais acessórios. Na fêmea os linfonodos mamários recebem aferentes da metade caudal das glândulas mamárias (três a cinco glândulas mamárias caudais). No macho os linfonodos escrotais recebem aferentes do escroto, testículos, prepúcio e pênis (Ratzlaff, 1970).

LINFONODOS INGUINAIS SUPERFICIAIS ACESSÓRIOS (Fig. 56-6). Os **linfonodos inguinais superficiais acessórios** são de formato elipsóide e variam de 0,05 a 2,4 cm de comprimento. Eles estão fixados em tecido gorduroso ao longo da veia epigástrica caudal. Geralmente existem dois a três linfonodos. Algumas vezes estes linfonodos podem estar ausentes (Sugimura et al., 1956). Aferentes provêm da região abdominal caudal (na fêmea das últimas três glândulas mamárias) e tecido subcutâneo da face medial do membro posterior. Eferentes passam aos linfonodos inguinais superficiais (mamários e escrotais).

LINFONODO SUBILÍACO (PRÉ-FEMORAL) (Fig. 56-6). O **linfonodo subilíaco** raramente está presente. Sugimura et al. (1956) localizaram este linfonodo bilateralmente em apenas um gato dos 24 examinados. Seu tamanho era 0,05 cm de comprimento e 0,52 cm de diâmetro. (Ratzlaff, 1970, estudou 54 gatos e foi incapaz de localizar este linfonodo.) O linfonodo está situado na borda cranial do músculo sartório, jazendo no curso do ramo caudal dos vasos ilíacos circunflexos profundos. Aferentes provêm das regiões lombar e glútea e do tecido subcutâneo do membro posterior. Eferentes passam aos linfonodos ilíacos mediais (Sugimura et al., 1956).

LINFONODO COXAL (Fig. 56-6). O **linfonodo coxal** (linfonodo femoral lateral de Sugimura et al., 1956) está incluído em tecido gorduroso, situado superficialmente entre os músculos tensor da fáscia lata e músculo sartório, ao longo de um ramo da veia circunflexa femoral lateral. Ele tem menos de 0,33 cm de comprimento. Dos 24 gatos examinados por Sugimura e associados (1956) o linfonodo estava presente em nove casos em um lado somente e em um gato estava presente em ambos os lados. Ratzlaff (1970) examinou 54 gatos e foi incapaz de localizar este linfonodo. Aferentes provêm da região glútea e tecido subcutâneo do membro posterior; eferentes passam aos linfonodos ilíacos mediais.

CENTRO LINFÁTICO ISQUIÁTICO

LINFONODO GLÚTEO (Fig. 56-6). O **linfonodo glúteo** está situado ao longo da veia glútea caudal, incluído em tecido gorduroso embaixo do músculo abdutor crural caudal. Geralmente existe um (ocasionalmente dois) llnfonodo presente. Varia de 0,1 a 1,0 cm de comprimento (Sugimura et al., 1956). Ocasionalmente os linfonodos estão ausentes em um ou ambos os lados. Ratzlaff (1970) examinou 54 gatos e foi incapaz de localizar estes linfonodos. Aferentes provêm da cauda, região anal, membro posterior e linfonodos poplíteos. Eferentes passam aos linfonodos ilíacos medial e interno.

LINFONODOS ISQUIÁTICOS. Os **linfonodos isquiáticos** estão ausentes nos gatos.

CENTROS LINFÁTICOS DO MEMBRO POSTERIOR

CENTRO LINFÁTICO ILIOFEMORAL (INGUINAL PROFUNDO)

LINFONODO ILIOFEMORAL (Fig. 56-8). O **linfonodo iliofemoral** está situado na união das veias ilíaca externa e femoral profunda. Este linfonodo estava presente em ambos os lados em dois casos dos 24 gatos examinados e em um, num lado somente (Sugimura et al., 1958). Eles variaram de 0,05 a 0,55 cm de comprimento. Ratzlaff (1970) encontrou este linfonodo em quatro dos 54 gatos examinados. Aferentes são recebidos da superfície lateral da parte distal do membro posterior, da porção ventrocaudal da parede abdominal e dos linfonodos poplíteo e inguinal superficial. Eferentes passam para os linfonodos ilíacos mediais (Sugimura et al., 1958).

LINFONODO FEMORAL. O **linfonodo femoral**, localizado na porção distal do triângulo femoral, está ausente nos gatos.

CENTRO LINFÁTICO POPLÍTEO

LINFONODO POPLÍTEO (Fig. 56-6). O **linfonodo poplíteo** está situado na fossa poplítea, entre o músculo bíceps da coxa e o músculo semitendinoso, dorsal ao músculo gastrocnêmio. Este nodo linfático é de formato esférico e inferior a 1,2 cm de comprimento (Sugimura et al., 1956). Aferentes surgem das estruturas distais do membro pélvico. Eferentes vão para os nodos linfáticos iliofemoral e glúteo quando presentes, ou então passam para os nodos linfáticos ilíacos medial e interno.

CENTROS LINFÁTICOS DAS VÍSCERAS ABDOMINAIS

CENTRO LINFÁTICO CELÍACO

LINFONODOS ESPLÊNICOS. Dois ou três **linfonodos esplênicos** estão situados na união das veias gástrica menor e esplênica e ao longo da veia esplênica. Um a três linfonodos esplênicos estão localizados na união dos vasos gastrepiplóico esquerdo e esplênico. Eles variam de 0,2 a 2,2 cm em comprimento. Aferentes são recebidos do baço, da grande curvatura do estômago, incluindo as regiões esofágica e do cárdia do estômago, e do pâncreas e diafragma. Ocasionalmente aferentes provêm dos linfonodos gástricos, pancreaticoduodenais, hepáticos e jejunais (Sugimura et al., 1958). Eferentes dos linfonodos esplênico e hepático formam o tronco celíaco.

LINFONODOS GÁSTRICOS. Os **linfonodos gástricos** estão localizados nos lados direito e esquerdo da curvatura menor do estômago; no lado direito há normalmente um ou dois, às vezes três linfonodos presentes, enquanto que no lado esquerdo há normalmente somente um linfonodo. Eles variam de 0,1 a 2 cm de comprimento. Aferentes chegam a partir do estômago. Eferentes se dirigem aos linfonodos esplênicos e hepáticos.

LINFONODOS HEPÁTICOS. Os **linfonodos hepáticos** estão situados ao longo da veia porta na união da veia porta com a veia gastroduodenal. Seu número varia de um a seis; normalmente há um ou dois linfonodos presentes. Eles variam de 0,15 a 3,05 cm de comprimento (Sugimura et al., 1958). Aferentes são recebidos do fígado, estômago, porção cranial do duodeno e dos linfonodos gástrico e pancreaticoduodenal. Eferentes se unem com os eferentes dos linfonodos esplênicos e formam o tronco celíaco.

LINFONODOS PANCREATICODUODENAIS. Os **linfonodos pancreaticoduodenais** estão situados próximos à união das veias gastrepiplóica direita e pancreaticoduodenal cranial, e localizados na porção caudal do piloro. Normalmente há somente um linfonodo presente. Ele varia de 0,3 a 1,55 cm de comprimento (Sugimura et al., 1958). Aferentes provêm do pâncreas, da porção cranial do duodeno e da região da curvatura maior do estômago. Eferentes se dirigem aos linfonodos hepáticos e, ocasionalmente, aos esplênicos.

CENTRO LINFÁTICO MESENTÉRICO CRANIAL

LINFONODOS JEJUNAIS. Os **linfonodos jejunais** estão localizados na região em que os ramos das artérias jejunais formam a artéria mesentérica cranial. Seu número varia de dois a 20; normalmente cinco a seis linfonodos estão presentes. Seu tamanho varia de 0,5 a 7,9 cm de comprimento (Sugimura et al., 1958). Ocasionalmente alguns pequenos linfonodos jejunais com menos de 1 cm de comprimento são encontrados ao longo dos vasos jejunais. Aferentes são recebidos do jejuno, íleo, porção caudal do duodeno e pâncreas. Eferentes se unem ao tronco intestinal.

LINFONODOS CECAIS. Os **linfonodos cecais** estão situados ao longo dos ramos cecais dos vasos ileocólicos, bilateralmente ao ceco. Normalmente há um ou dois linfonodos em cada lado do ceco. Ocasionalmente eles estão ausentes em um ou ambos os lados. Eles variam de 0,3 a 1,4 cm de comprimento Sugimura et al., 1958). Aferentes provêm do ceco e ocasionalmente da porção distal do íleo. Eferentes se dirigem aos linfonodos cólicos direitos.

LINFONODOS CÓLICOS DIREITOS. Os **linfonodos cólicos direitos** estão localizados próximos à origem do cólon ascendente. Eles estão situados na região em que a artéria ileocecólica dá origem aos ramos ileal, cecal e cólico. Normalmente há quatro ou cinco linfonodos presentes; seu número varia de um a 14. Eles variam de 0,1 a 3,4 cm de comprimento (Sugimura et al., 1958). Aferentes são recebidos do cólon ascendente, da porção distal do íleo e ceco, e dos linfonodos cecais, quando presentes. Eferentes se unem ao tronco intestinal.

CENTRO LINFÁTICO MESENTÉRICO CAUDAL

LINFONODOS MESENTÉRICOS CAUDAIS. Os **linfonodos mesentéricos caudais** estão localizados na união dos ramos cranial e caudal da artéria mesentérica caudal. Normalmente há dois ou três linfonodos presentes; seu número varia de um a cinco. Eles variam de 0,5 a 1,45 cm de comprimento (Sugimura et al., 1958). Aferentes são recebidos do cólon descendente e reto; eferentes se dirigem aos linfonodos ilíacos mediais e aórticos lombares, ou podem unir-se aos troncos lombares.

GRANDES TRONCOS LINFÁTICOS E DUCTOS

TRONCOS TRAQUEAIS. Os **troncos traqueais** são os eferentes dos linfonodos retrofaríngeos mediais. Eles recebem também os eferentes dos linfonodos cervicais profundos e superficiais. Os troncos traqueais normalmente terminam no ângulo jugular comum (formado pela união das veias jugulares externa e interna), ou no lado esquerdo um tronco comum é formado com a porção terminal do ducto torácico.

DUCTO TORÁCICO. O **ducto torácico** começa na cisterna do quilo, no pilar do diafragma. Ele se estende para formar uma rede em torno das artérias intercostais ao longo da face dorsal da aorta torácica. Após passar o arco da aorta ele normalmente forma um ducto simples e cursa ao longo da artéria subclávia esquerda. Próximo à entrada do tórax ele normalmente se divide em vários ramos que penetram no ângulo venoso esquerdo (ângulo de confluência formado pela união do tronco bijugular e da veia subclávia) (Sugimura et al., 1959).

CISTERNA DO QUILO (Fig. 56-8). A **cisterna do quilo** está localizada entre as veias renais e o pilar do diafragma ao longo da porção dorsal da aorta. É formada pela confluência dos troncos linfáticos lombar e visceral e continua como ducto torácico dentro da cavidade torácica. Normalmente a cisterna do quilo tem aproximadamente 3 cm de comprimento.

TRONCOS LOMBARES (Fig. 56-8). Os **troncos lombares** representam os eferentes maiores dos linfonodos ilíacos mediais. Normalmente há dois troncos lombares que cursam ao longo da face dorsal da aorta abdominal. Eles terminam caudalmente aos vasos renais na cisterna do quilo. Entre os troncos lombares um extenso plexo de vasos linfáticos está associado com os linfonodos aórticos lombares.

TRONCO INTESTINAL. O **tronco intestinal** é formado pela confluência dos eferentes dos linfonodos jejunais e cólicos direito e médio. Está associado com o curso da artéria mesentérica cranial. Normalmente este tronco se divide em vários ramos próximos à raiz do mesentério e se une com os eferentes dos linfonodos hepáticos e esplênicos (tronco celíaco).

TRONCO CELÍACO. O **tronco celíaco** é formado pela confluência dos eferentes dos linfonodos hepáticos e esplênicos. Na maioria dos casos o tronco celíaco está ausente e um número de eferentes maiores e menores se une ao tronco intestinal.

TRONCO VISCERAL. O **tronco visceral** é formado pela confluência dos troncos celíaco e intestinal antes de sua terminação na cisterna do quilo. Normalmente, entretanto, o tronco visceral está ausente. Em seu lugar, os troncos celíaco e intestinal se dividem em vários ramos antes de penetrarem na cisterna do quilo.

DUCTO LINFÁTICO DIREITO. O **ducto linfático direito** é formado pela confluência do tronco traqueal direito e dos eferentes dos linfonodos cervicais superficiais dorsais e ventrais e axilares. Este tronco é normalmente muito curto e freqüentemente está ausente. O ducto linfático direito, quando presente, termina no ângulo formado pelo tronco bijugular e veia subclávia.

BIBLIOGRAFIA

Courtice, F. C. 1950. The lymphatic drainage of plasma from the peritoneal cavity of the cat. Australian J. Exp. Biol. Med. Sci., 28:161-169.
Crouch, J. E. 1969. Text-Atlas of Cat Anatomy. Philadelphia, Lea & Febiger.
Darrack, W. 1907. Variations of the postcava and its tributaries as observed in 605 examples of the domestic cat. Anat. Rec., 1:30-33.
Getty, R. 1964. Atlas for Applied Veterinary Anatomy. Ames, Iowa State University Press.
Huntington, G. S. 1907. The interpretation of variations of the postcava and tributaries of the adult cat, based on their development. Anat. Rec., 1:33.
Huntington, G. S. 1911. The anatomy and development of the systematic lymphatic vessels in the domestic cat. Parts I and II. Philadelphia, Memoirs of the Wistar Institute of Anatomy and Biology.
Huntington, G. S., and C. F. W. McClure. 1907. The development of the main lymph channels of the cat in their relation to the venous system. Anat. Rec., 1:36-41.
Huntington, G. S., and C. F. W. McClure. 1907. Development of postcava and tributaries in the domestic cat. Anat. Rec., 1:29-30.
Huntington, G. S., and C. F. W. McClure. 1908. The anatomy and development of the jugular lymph sacs in the domestic cat (Felis domestica). Anat. Rec., 2:1-18.
Manube, S. 1930/31. Studien über das Lymphgefäss-system der Katze. Kaibo Z., 3:620.
McClure, C. F. W. 1908. The development of the thoracic and right lymphatic ducts in the domestic cat. Anat. Anz., 32:533-543.
Mel'nikova, K. V. 1969. Lymphatic bed of the small intestine in the cat. Arkh. Anat., 56:95-99.
Ottaviani, G. and M. Cavalli. 1933. Contributi all' anatomica del sistema linfatico del' gatto. La Nuova veterinaria Faenza, 11:5-70.
Ratzlaff, M. H. 1970. The superficial lymphatic system of the cat. Lymphology, 3:151-159.
Spira, A. 1961. Die Lymphknotengruppen (Lymphocentra) bei den Säugern – ein Homologisierungsversuch. Inaug. Diss., Universität München.
Sugimura, M., N. Kudo and K. Takahata. 1955. Studies on the lymphonodi of cats. I. Macroscopical observations on the lymphonodi of heads and necks. Jap. J. vet. Res., 3:90-105.
Sugimura, M., N. Kudo and K. Takahata. 1956. Studies on the lymphonodi of cats. II. Macroscopical observations on the lymphonodi of the body surfaces, thoracic and pelvic limbs. Jap. J. vet. Res., 4:101-112.
Sugimura, M., N. Kudo and K. Takahata. 1958. Studies on the lymphonodi of cats. III. Macroscopical observations on the lymphonodi in the abdominal and pelvic cavities. Jap. J. Vet. Res., 6:69-88.
Sugimura, M., N. Kudo and K. Takahata. 1959. Studies on the lymphonodi of cats. IV. Macroscopical observations on the lymphonodi in the thoracic cavity and supplemental observations on those in the head and neck. Jap. J. vet. Res., 7:27-51.
Sugimura, M., N. Kudo and K. Takahata. 1960. Studies on the lymphonodi of cats. V. Lymphatic drainage from the peritoneal and pleural cavities. Jap. J. vet. Res., 8:35-46.
Sugimura, M. 1962. Histological and histochemical studies on the postnatal lymph nodes of the cat. About structural variations with relation to differentiation, location and age. Jap. J. vet. Res., 10:155.

BAÇO

S. Sisson

PARTE I — CÃO

O **baço** é de cor vermelho-brilhante no estado fresco. É algo falciforme, longo e estreito; a parte ventral é mais larga. Seu peso em um cão de tamanho médio é de cerca de 50 g. Move-se livremente e com exceção da extremidade dorsal varia muito em posição e forma. A extremidade dorsal é ventral à extremidade vertebral da última costela e do primeiro processo transverso lombar; está situado no intervalo entre o pilar esquerdo do diafragma, a face esquerda do estômago e o rim esquerdo. Quando o estômago está cheio o eixo maior do baço corresponde à direção da última costela. Sua **superfície parietal** é convexa e jaz amplamente contra o flanco esquerdo (Fig. 56-9). A **superfície visceral** é côncava no sentido do comprimento e marcada por um sulco longitudinal no qual vasos e nervos estão situados e no qual está fixado o omento maior (Fig. 56-10). O baço é um tanto frouxamente fixado pelo omento como se fosse um apêndice desse último.

A extremidade dorsal do baço não varia muito em posição, mas o restante do órgão é muito variável. Quando o estômago está cheio, a parte da superfície visceral do baço cranial ao hilo está normalmente em oposição com a parte esquerda da curvatura maior do estômago (como no cavalo). Pode haver uma posição similar quando o estômago não está cheio e pode estar em contato com este último somente uma pequena extensão dorsalmente. Não é raro encontrar o baço jazendo ao longo da parte dorsal do flanco esquerdo com seu eixo maior quase longitudinal; isto pode ser percebido no caso do estômago estar vazio e contraído. Nesta condição o baço está em contato com o rim esquerdo inteiramente fora de contato com o flanco.

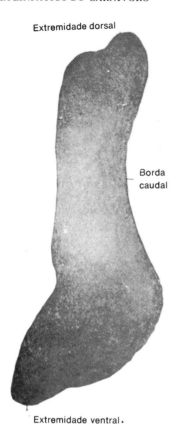

Figura 56-9. Baço do cão; superfície parietal.
Do estômago no qual o estômago estava cheio.

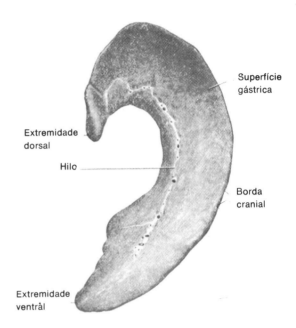

Figura 56-10. Baço do cão; superfície visceral.
Fixado *in situ* quando o estômago continha pouco alimento.

PARTE II — GATO

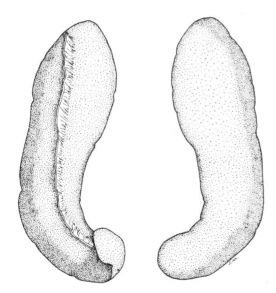

Figura 56-11 (esquerda). Baço do gato; superfície visceral.
Figura 56-12 (direita). Baço do gato; superfície parietal.

O baço (Figs. 56-11 e 12) é uma estrutura grande, curvada, achatada e alongada. Ele corre paralelamente à curvatura maior do estômago enclausurado na dobra descendente do omento maior (Sis, 1965). Na sua extremidade livre distal ele corre dorsalmente à bexiga (Crouch, 1969).

BIBLIOGRAFIA

Crouch, J. E. 1969. Text-Atlas of Cat Anatomy. Philadelphia, Lea & Febiger.
Doggett, T. H. 1951. The capillary system of the dog's spleen. Anat. Rec., *110*:65-82.
Farmer, J. B. 1966. Liberation of noradrenaline from the dog spleen. J. Pharm. Pharmacol., *18*:765-767.
Fillenz, M. 1970. The innervation of the cat spleen. Proc. Roy. Soc. London (Biol.), *174*:459-468.
Florentin, P., P. Cug and G. Leroy. 1963. Topography of the dog's biliary ducts. C. R. Ass. Anat., *118*:606-618.
Kapellei, K., F. Ciampor, M. Stolcova and M. Uharcekva. 1964. The vegetative innervation of the organs of the epigastric region of the dog. Bratisl. Lek. Listy., *44*:71-78.
Kirpekai, S. M., A. R. Wakade and J. C. Prat. 1970. Regeneration of sympathetic nerves to the vas deferens and spleen of the cat. J. Pharmacol. Exp. Ther., *175*:197-205.

Latimer, H. B. 1940. The prenatal growth of the cat. X. The weights of the spleen in the fetal period and in the adult. Growth, 4:259-265.
Latimer, H. B. 1952. The prenatal growth of the dog spleen. Growth, 16:47-54.
Lewis, O. J. 1957. The blood vessels of the adult mammalian spleen. J. Anat. (London), 91:245-250.
Moerman, E. J., U. Scapaginini, A. L. Delaunois and A. F. De Schaepdryver. 1968. Adrenergic receptors in dog spleen. Arch. Int. Pharmacodyn., 173:497-9.
Sis, R. F. 1965. Anatomy in Feline Surgery. Ph.D. Thesis. Iowa State University, Ames.
Zelenova, I. G. 1971. Adrenergic innervation of the cat spleen. Arkh. Anat. Gistol. Embriol., 60:88-90.

TIMO

W. G. Venzke

O timo é um órgão cinza-amarelado pálido localizado amplamente no espaço mediastínico pré-cardial no esterno entre os dois pulmões. Sua extremidade caudal é moldada na superfície cranial do pericárdio, enquanto que cranialmente pode estender-se por fora do primeiro par de costelas ventralmente à traquéia. A porção torácica esquerda do timo é normalmente maior que a direita. No seu desenvolvimento máximo o timo torácico se estende entre a primeira e sexta costelas. A porção cranial do timo é fina e estreita. Não mais que um quinto a um sexto do tecido tímico total se estende cranialmente ao primeiro par de costelas.

VASOS E NERVOS. O suprimento sangüíneo envolve as veias e artérias torácicas internas. Linfáticos aferentes passam aos linfonodos mediastínicos. O suprimento nervoso provém de ramos do tronco vagossimpático.

BIBLIOGRAFIA

Hammer, J. A. 1936. Die Normalmorphologische Thymusforschung in letzten Vierteljakrukundrert. Leipzig, Barth.
Latimer, H. B. 1954. The prenatal growth of the thymus in the dog. Growth, 18:71-77.
Palumbi, G., and G. Millonig. 1960. First observations on the ultrastructure of the thymus in newborn kittens. Arch. Ital. Anat. Embriol., 65:155-167.
Parks, E. A., and R. D. McClure. 1919. The results of thymus extirpation in the dog. Am. J. Dis. Child., 18:317-524.

CAPÍTULO 57

SISTEMA NERVOSO DO CARNÍVORO

SISTEMA NERVOSO CENTRAL

H. D. Dellmann e R. C. McClure

Esta seção inclui ilustrações do cérebro do felino para fins comparativos, embora o material do texto seja em referência ao canino. Para detalhes específicos do gato, referir-se à bibliografia na Seção Geral.

MEDULA ESPINHAL

A **intumescência cervical** inclui o quinto segmento da medula espinhal cervical até o segundo segmento da medula espinhal torácica. A **intumescência lombar** tem início no quarto segmento lombar e termina no segundo segmento sacral com a medula espinhal afunilando-se até o cone medular. A medula espinhal termina muito próximo da junção da sexta e sétima vértebras lombares. O tamanho e o formato, em corte transversal, da medula espinhal do canino variam em diferentes níveis (Fig. 57-1).

O relacionamento entre os segmentos da medula espinhal com os corpos das vértebras é apresentado nas Figs. 57-2, 3 e 4. A cauda eqüina e a porção caudal da medula espinhal são apresentadas na Fig. 57-4.

A distribuição relativa da substância cinzenta e da substância branca da medula espinhal é apresentada na Fig. 57-1, como também a localização teórica dos tratos da medula espinhal. O trato corticospinhal compõe 10% da substância branca da medula espinhal no cão. As fibras do trato corticospinhal estão distribuídas ou terminam na medula espinhal conforme segue: para a parte cervical, 50%; para a parte torácica, 20%, e para a parte lombar, 30%.

CÉREBRO

Rombencéfalo

MIELENCÉFALO
(MEDULA OBLONGA)

A **medula oblonga** no cão é larga e espessa. A superfície ventral é convexa de lado a lado. A **fissura mediana ventral** separa as pirâmides proeminentes e termina rostralmente em uma pequena depressão caudal às fibras transversais da ponte (Figs. 57-5, 6 e 7). A eminência olivar é visível lateralmente às pirâmides, na extremidade caudal da medula. As pequenas raízes do nervo hipoglosso emergem através do sulco lateral ventral, na borda lateral das pirâmides. As fibras arqueadas superficiais formam uma faixa que tem percurso dorsorrostralmente da proeminência da oliva até o pedúnculo cerebelar caudal.

A **fossa rombóide** é profunda e estreita, formando o assoalho do quarto ventrículo.

O assoalho do quarto ventrículo é uma estrutura alongada e quase quadrangular que termina rostral e caudalmente em um ponto que se abre no canal central da medula oblonga. O sulco mediano dorsal e o sulco intermédio são bem desenvolvidos. As áreas hipoglossais e vagais não são tão facilmente discerníveis quanto nas outras espécies descritas. O núcleo coclear dorsal é bem desenvolvido, mas a eminência medial e o *locus ceruleus* quase não são perceptíveis na parte rostral do quarto ventrículo. O quarto ventrículo no canino comunica-se com a cavidade subaracnóidea por duas aberturas, as aberturas laterais do quarto ventrículo. Elas estão localizadas por baixo do cerebelo, caudal ao pedúnculo cerebelar caudal, quando este dobra dorsalmente para penetrar no cerebelo.

A porção dorsal do nervo coclear passa dorsalmente no pedúnculo cerebelar caudal e termina no núcleo coclear dorsal que forma a parede ventral do recesso lateral do quarto ventrículo. O núcleo coclear ventral está localizado na borda lateral do corpo trapezóide onde este se une ao nervo vestibulococlear.

O nervo facial emerge na borda cranial do corpo trapezóide e está intimamente associado à superfície rostroventral do nervo vestibulococlear.

O **corpo trapezóide** é uma faixa proeminente de fibras, caudais às fibras transversais da ponte. O maior tamanho do corpo trapezóide, no cão, quando comparado com o de outros mamíferos domésticos é indicativo do sistema auditivo mais desenvolvido com o qual está associado.

Deve-se fazer referência ao Cap. 13 para uma descrição da anatomia microscópica da medula oblonga.

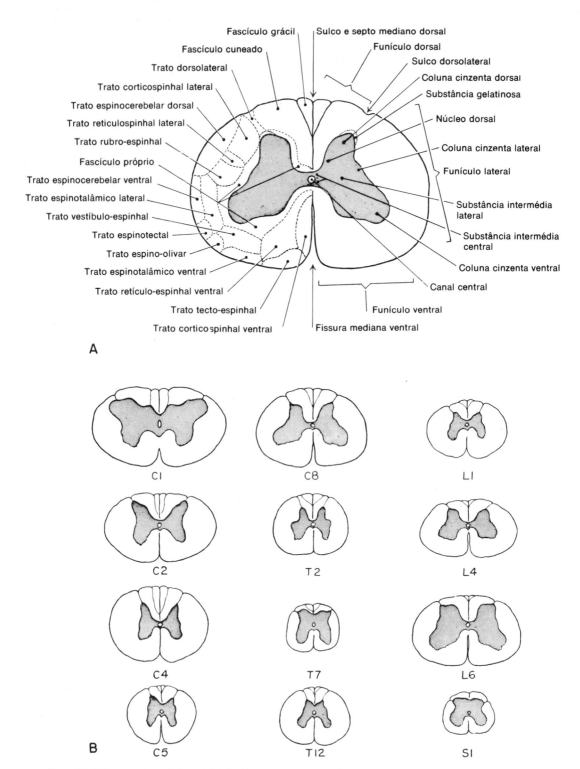

Figura 57-1. Esquema da medula espinhal de cão em corte transversal.
A, Tratos espinhais (a distribuição dos tratos é teórica). B, Cortes transversais a níveis selecionados. (De McClure, 1964.)

SISTEMA NERVOSO DO CARNÍVORO

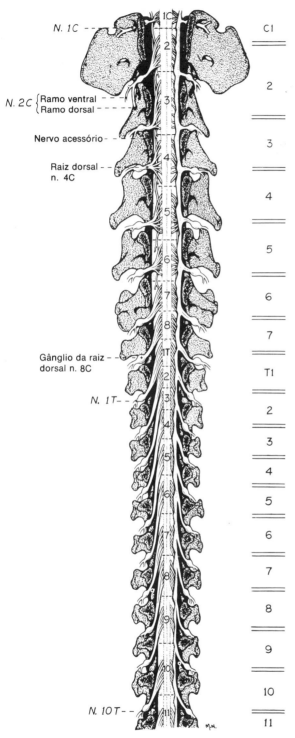

Figura 57-2. Segmentos da medula espinhal, de cão, da primeira vértebra cervical até a décima primeira vértebra torácica; vista dorsal.

A dura-máter foi removida, exceto no lado direito extremo. Os números à direita representam os níveis dos corpos vertebrais. (De Fletcher, 1965.)

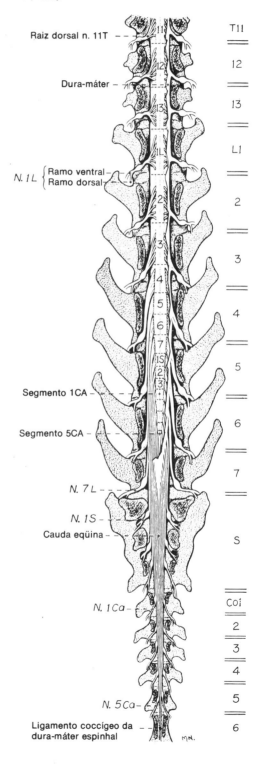

Figura 57-3. Segmentos da medula espinhal de cão, da décima primeira vértebra torácica até a quinta vértebra caudal; vista dorsal.

A dura-máter foi removida, exceto no lado direito extremo. Os números à direita representam os níveis dos corpos vertebrais. (De Fletcher, 1965).

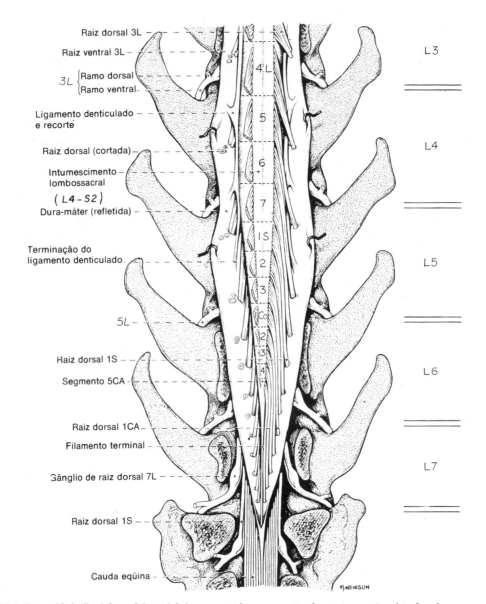

Figura 57-4. Extremidade distal da medula espinhal apresentando os segmentos da mesma, no cão; vista dorsal.
A dura-máter foi cortada dorsalmente e refletida. As raízes dorsais foram cortadas no lado esquerdo para expor as raízes ventrais e o ligamento denticulado. (De Fletcher, 1965.)

SISTEMA NERVOSO DO CARNÍVORO

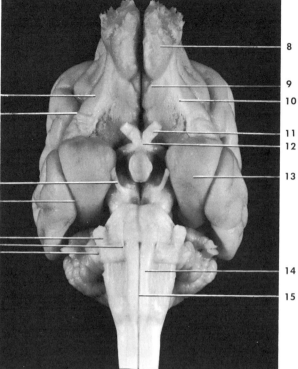

Figura 57-5. Cérebro de cão; vista ventral.

1, Giro olfatório lateral; 2, sulco rinal lateral, parte rostral; 3, nervo oculomotor; 4, sulco rinal lateral, parte caudal; 5, nervo trigêmeo; 6, nervo abducente; 7, nervo vestibulococlear; 8, bulbo olfatório; 9, trato olfatório medial; 10, trato olfatório lateral; 11, nervo óptico; 12, quiasma óptico; 13, lobo piriforme, parte caudal; 14, pirâmide; 15, fissura mediana.

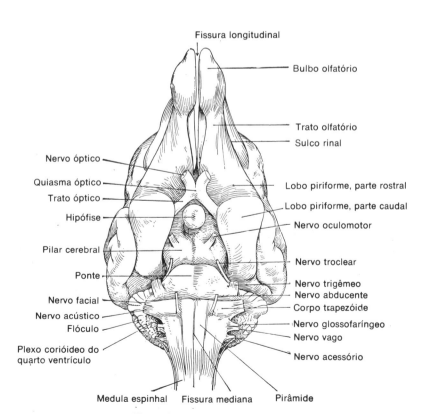

Figura 57-6. Base do cérebro de cão.

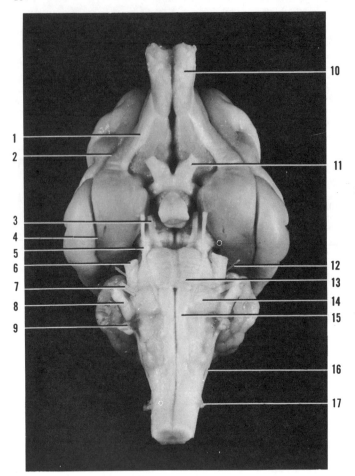

Figura 57-7. Cérebro de gato; vista ventral.

1, Trato olfatório lateral; 2, sulco rinal lateral, parte rostral; 3, nervo oculomotor; 4, sulco rinal lateral, parte caudal; 5, nervo abducente; 6, nervo trigêmeo; 7, nervo facial; 8, nervo vestibulococlear; 9, nervos glossofaríngeo, vago e acessório; 10, bulbo olfatório; 11, nervo óptico; 12, nervo troclear; 13, ponte; 14, corpo trapezóide; 15, pirâmide; 16, raiz espinhal do nervo acessório; 17, primeiro nervo espinhal cervical.

METENCÉFALO

Ponte
(Figs. 57-5, 6 e 7)

A **ponte** do cão é uma estrutura um tanto plana e larga, menos convexa na direção rostrocaudal do que nos outros animais domésticos. O **sulco basilar,** na linha média, embora existente, não é muito pronunciado. Ele é forrado, em ambos os lados, por uma ligeira mas definitiva protuberância, que é devida às duas pirâmides. Da parte mais larga da ponte, próximo à linha média, as fibras transversais da ponte convergem dorsolateralmente para formarem os **pedúnculos cerebelares médios,** que são planos. As bordas caudal e rostral da ponte são indentadas na linha média. O nervo trigêmeo origina-se logo por baixo do local onde o pedúnculo cerebelar médio penetra no cerebelo, entre a borda caudal da ponte e o corpo trapezóide. A borda rostral da ponte sobrepõe-se aos pilares cerebrais.

Deve ser feita referência à descrição no Cap. 13 e às citações sobre literatura.

Cerebelo
(Figs. 57-8 a 12)

O **cerebelo** é um órgão de formato irregular situado entre os hemisférios cerebrais e a medula oblonga. Seu maior diâmetro está na direção medial lateral. Ele é ligeiramente comprimido numa direção ventrocaudal. O vérmis e os hemisférios são bem desenvolvidos. A superfície rostral do cerebelo, dado o seu íntimo relacionamento topográfico com os hemisférios cerebrais, é um tanto regular e lisa, enquanto a superfície caudal está sujeita a maior variação morfológica.

A fissura primária é prontamente detectável como uma profunda fissura que separa o cerebelo nos lobos rostral e caudal. Está situada ao nível de um plano frontal através do ponto mais caudal do lobo occipital dos hemisférios centrais. A língula do cerebelo, o lóbulo central e o cúlmen são constituintes do lobo rostral. O declive, o túber do vérmis, a folha do vérmis, a pirâmide do vérmis, a úvula do vérmis, com sua parte mais rostral, e o nódulo são as subdivisões do lobo caudal.

O nódulo e o flóculo formam o lobo floculonodular, que está associado ao aparelho vestibular. O flóculo é a parte mais ventral do hemisfério do cerebelo, localizado dorsalmente à origem do nervo trigêmio.

Rostrolateral ao flóculo encontra-se o paraflóculo, que consiste de duas partes alongadas que correm em direção rostrocaudal, cada uma das quais mais uma vez subdividida em numerosas folhas. A porção

SISTEMA NERVOSO DO CARNÍVORO 1575

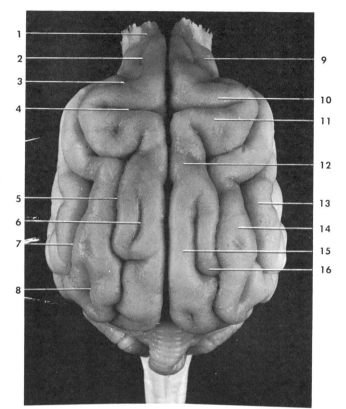

Figura 57-8. Cérebro de cão; vista dorsal.

1, Bulbo olfatório; 2, sulco pró-reus; 3, sulco pré-cruzado ϕ; 4, sulco cruzado; 5, sulco marginal; 6, sulco endomarginal; 7, sulco supra-silviano; 8, sulco ectomarginal; 9, giro pró-reus; 10, giro sigmóide rostral ϕ; 11, giro sigmóide caudal ϕ; 12, sulco anseado; 13, giro supra-silviano médio ϕ; 14, giro ectomarginal; 15, giro endomarginal; 16, giro marginal.

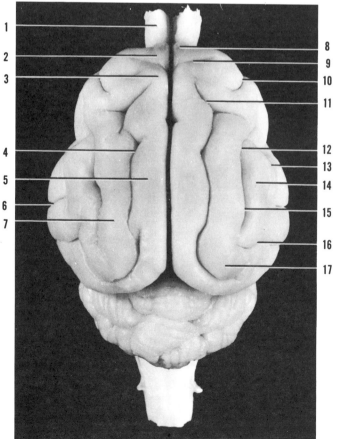

Figura 57-9. Cérebro de cão; vista dorsal.

1, Bulbo olfatório; 2, giro pré-cruzado; 3, giro pós-cruzado; 4, sulco marginal; 5, giro marginal; 6, sulco ecto-silviano caudal; 7, giro ectomarginal, porção media; 8, giro pró-reus; 9, sulco cruzado; 10, sulco coronal; 11, sulco anseado; 12, sulco supra-silviano rostral; 13, sulco ecto-silviano rostral; 14, giro ecto-silviano rostral; 15, giro supra-silviano médio; 16, sulco supra-silviano caudal; 17, giro ectomarginal caudal.

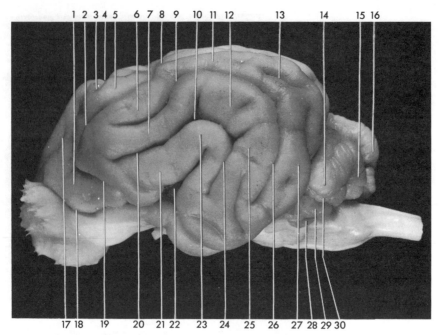

Figura 57-10. Cérebro de cão; vista lateral.

1, Giro pró-reus; 2, sulco coronal; 3, giro sigmóide rostral φ; 4, sulco cruzado; 5, giro sigmóide caudal φ; 6, giro supra-silviano rostral φ; 7, giro ecto-silviano rostral; 8, sulco marginal; 9, sulco supra-silviano médio; 10, sulco ecto-silviano médio φ; 11, giro supra-silviano médio φ; 12, giro ecto-silviano médio; 13, sulco ectomarginal; 14, lóbulo ansiforme; 15, lóbulo paramediano; 16, vérmis; 17, sulco pró-reus; 18, sulco rinal lateral, porção rostral; 19, sulco pré-silviano; 20, sulco ecto-silviano rostral; 21, giro silviano rostral; 22, fissura pseudo-silviana; 23, giro silviano médio φ; 24, sulco ecto-silviano caudal; 25, giro ecto-silviano caudal; 26, sulco supra-silviano caudal; 27, giro supra-silviano caudal φ; 28, flóculo; 29, paraflóculo ventral; 30, paraflóculo dorsal.

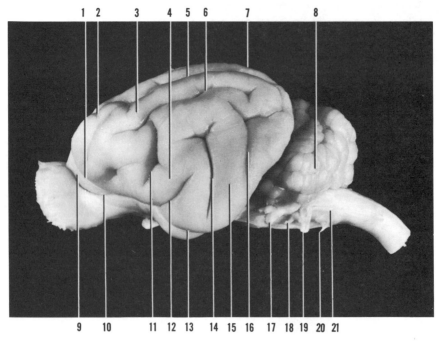

Figura 57-11. Cérebro de gato; vista lateral.

1, Sulco pré-silviano; 2, sulco cruzado; 3, giro ectomarginal rostral; 4, giro silviano rostral; 5, sulco marginal; 6, sulco supra-silviano médio; 7, giro marginal; 8, cerebelo; 9, giro pró-reus; 10, sulco rinal lateral, porção rostral; 11, sulco ecto-silviano rostral; 12, fissura pseudo-silviana; 13, sulco rinal lateral, porção caudal; 14, sulco ecto-silviano caudal; 15, giro ecto-silviano caudal; 16, sulco supra-silviano caudal; 17, nervo vestibulococlear; 18, nervo glossofaríngeo; 19, nervo vago e sua raiz caudal; 20, nervo hipoglosso; 21, raiz espinhal do nervo acessório.

SISTEMA NERVOSO DO CARNÍVORO

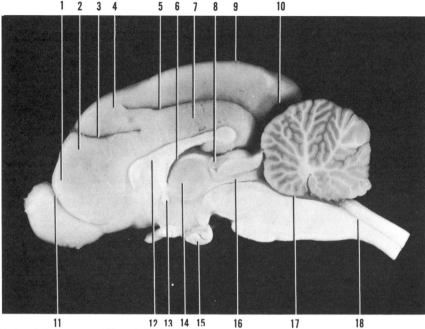

Figura 57-12. Cérebro de gato, corte médio-sagital; vista medial.

1, Giro pró-reus; 2, giro pré-cruzado; 3, sulco cruzado; 4, giro pós-cruzado; 5, sulco esplenial; 6, porção dorsal do terceiro ventrículo; 7, giro cingular; 8, corpo pineal; 9, giro marginal; 10, giro occipital; 11, sulco rinal medial; 12, corpo caloso; 13, comissura rostral; 14, adesão intertalâmica; 15, hipófise; 16, aqueduto do mesencéfalo; 17, quarto ventrículo; 18, canal central da medula oblonga.

dorsal do paraflóculo está relacionada rostralmente com a parte lateral do lóbulo simples, centralmente ao lóbulo ansiforme e caudalmente ao lóbulo paramediano. Este último lóbulo, com suas folhas orientadas na mesma direção que as folhas do vérmis, situa-se lateralmente à úvula do vérmis, à pirâmide do vérmis e ao túber do vérmis, sendo lateralmente contínuo ao lóbulo ansiforme. Este último estende-se lateralmente, e, em sua extremidade lateral, rostralmente para circundar a borda caudolateral do *lóbulo simples*.

Os **pedúnculos cerebelares médios** continuam dorsalmente com as fibras transversais da ponte. Medial a este feixe, após cuidadosa dissecção ou após a remoção do cerebelo, encontra-se o pedúnculo cerebelar caudal, que continua caudoventralmente na medula oblonga. Os pedúnculos cerebelares rostrais, localizados em ambos os lados da parte rostral do quarto ventrículo, estão ligados pelo véu medular rostral e penetram no tegumento do mesencéfalo.

Para a anatomia microscópica da medula e do córtex dos hemisférios cerebelares, consulte o Cap. 13.

Os núcleos cerebelares profundos estão circundados pela medula e podem ser divididos no núcleo cerebelar lateral (denteado), no núcleo interposto lateral, no núcleo interposto medial e no núcleo do fastígio. Deve-se enfatizar que esta subdivisão nem sempre é aplicável, especialmente no caso dos núcleos interpostos lateral e medial do cerebelo, que às vezes fundem-se e são então denominados como *núcleo interposto*.

As ligações das fibras e sua função já foram descritas no Cap. 13.

Mesencéfalo
(Figs. 57-13 e 14)

Tecto

Após a remoção do cerebelo e parte dos hemisférios cerebrais, a parte dorsal do mesencéfalo (o tecto) torna-se aparente. O **tecto**, ou a lâmina do tecto, consiste de dois pares de eminências hemisféricas (colículos). Os **colículos caudais** são extremamente bem desenvolvidos no cão. Eles podem ser de tamanho igual ou ligeiramente menores do que os colículos rostrais e são ovais e pontiagudos, com suas extremidades direcionadas dorsocaudolateralmente. Os dois colículos caudais estão ligados através da comissura dos colículos caudais, uma faixa fibrosa que cruza dorsalmente o aqueduto do cérebro. Por causa de seu íntimo relacionamento topográfico com o vérmis do cerebelo, esta faixa fibrosa forma uma curva que se abre caudalmente. Ventrorrostrolateralmente os colículos caudais se continuam pelos pequenos braços dos colículos caudais que os ligam ao corpo geniculado medial. Deve-se frisar que, em contraste com as condições nos demais animais domésticos, os colículos caudais

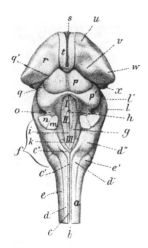

Figura 57-13. Base do cérebro de cão; vista dorsal.

a, Medula espinhal; b, sulco mediano dorsal; c, c', funículo grácil; c", clava; d, d', funículo cuneado; d", tubérculo cuneado; e, funículo lateral; e', túber cinéreo; f, medula oblonga; I, II, III, fóvea do assoalho do quarto ventrículo (fossa rombóide); g, sulco limitante; h, fissura mediana; i, eminência medial; k, trígono do nervo vago; 1, 1', ponte; m, pedúnculo caudal e n, pedúnculo médio do cerebelo (cortado); o, pedúnculo rostral do cerebelo; p, p', colículos rostral e caudal; q, q', pedúnculos de p e p'; r, tálamo; s, massa intermédia; t, estria medular; u, tubérculo rostral do tálamo; v, pulvinar; w, corpo geniculado lateral; x, corpo geniculado medial. (De Ellenberger, 1908.)

no cão são pelo menos tão elevados quanto os colículos rostrais. Os colículos caudais e/ou seus braços se destacam das estruturas circundantes (pedúnculo rostral do cerebelo, trígono do lemnisco, colículo rostral, corpo geniculado medial) por sulcos rasos.

Os **colículos rostrais** situam-se rostrodorsal e ligeiramente mediais aos colículos caudais; eles estão separados um do outro por um profundo sulco e dos colículos caudais e sua comissura por um sulco mais raso. Um largo sulco separa-os do tálamo, localizado rostralmente. Estes colículos são quase circulares; são planos e não hemisféricos, como na maioria dos demais animais domésticos; a superfície dorsal é ligeiramente oblíqua mediolateralmente. Uma área denteada triangular, em ambos os lados da linha média, logo rostral à comissura dos colículos caudais, marca o ponto de contato com o vérmis do cerebelo. Rostralmente, os colículos rostrais estão ligados ao corpo geniculado lateral através do braço dos colículos rostrais.

A parte dorsal da superfície lateral do mesencéfalo, consistindo dos colículos rostrais e caudais e do braço destes, é seguida ventralmente pelo **trígono do lemnisco.** No cão este trígono é simplesmente um campo quadrangular irregular que está forrado caudalmente e dorsalmente por um pequeno sulco. Este sulco o separa dos pedúnculos rostrais do cerebelo. Caudoventralmente, o trígono está limitado pelo sulco pré-pontinoϕ, ventrorrostralmente pelo sulco mesencefálico lateralϕ e, dorsorrostralmente, por um sulco muito raso. Na maioria dos cães é impossível detectar grosseiramente qualquer fibra do lemnisco; entretanto, sulcos na superfície do trí-

gono, que lhe emprestam uma aparência bastante irregular, indicam sua existência e a direção ventrodorsal das fibras.

As pernas do cérebro formam a parte mais ventral do mesencéfalo. Elas são dois feixes divergentes de fibras. A superfície ventral de cada perna possui muitos sulcos longitudinais. Os pernas do cérebro são cruzadas por tratos crurais transversais, bem desenvolvidos, que se originam entre os corpos geniculados mediais e os colículos caudais. A substância perfurante caudal está localizada na fossa intercrural. O núcleo intercrural não é visível macroscopicamente.

Consulte a descrição microscópica no Cap. 13 e as citações da literatura.

Para a descrição das ligações das fibras e as funções do mesencéfalo, o Cap. 13 deve ser consultado.

Prosencéfalo

DIENCÉFALO

No cérebro intacto, o **túber cinéreo,** parte da superfície ventral do **diencéfalo,** é visível dorsalmente à hipófise. É uma pequena eminência cinzenta situada entre as pernas do cérebro divergentes e rostralmente aos **corpos mamilares,** dois tubérculos separados por um sulco longitudinal muito raso. As partes média e rostral do *túber cinéreo* estão forradas lateralmente pelas pernas do cérebro e rostralmente pelos tratos ópticos. Em alguns casos encontra-se uma estreita faixa de fibra, a comissura supra-óptica dorsal, logo caudal ao quiasma óptico.

Após a remoção da parte dorsal dos hemisférios, juntamente com o corpo caloso, o fórnix e o plexo corióide do terceiro ventrículo, a porção dorsal do diencéfalo torna-se visível. Sua parte paramediana está separada do lado oposto pela parte dorsal do terceiro ventrículo. Ele é um liso trato fibroso, plano ou ligeiramente arredondado e bem desenvolvido, a **estria habenular do tálamo.** Após ligeira intumescência, devido à presença do núcleo habenular, ele se continua caudalmente dentro de duas habênulas, nas quais o corpo pineal está inserido. As habênulas estão interligadas por uma comissura pequena, a comissura das habênulas.

A parte lateral da superfície dorsal do tálamo está orientada caudomedialmente em sua porção rostral e caudolateralmente em sua porção caudal, sendo caracterizada por uma superfície extremamente irregular. O tubérculo rostral do tálamo e o pulvinar, ligeiramente caudal a ele, estão situados na borda rostrolateral do tálamo e intimamente relacionados, topograficamente, à **estria terminal.** Caudalmente ao pulvinar encontra-se o **corpo geniculado lateral;** ele tem o formato de uma vírgula ou de meia-lua, com uma superfície dorsal muito regular, e está coberto pelas fibras de trato óptico, que formam um feixe proeminente caudomedialmente ao corpo geniculado lateral. Caudoventromedialmente ao corpo geniculado lateral e ao tracto óptico, e deles separado por um sulco, encontra-se o **corpo geniculado medial,** uma estrutura oval muito proeminente. O relacionamento topográfico destas estruturas é o mesmo que aquele descrito nas seções geral e do eqüino.

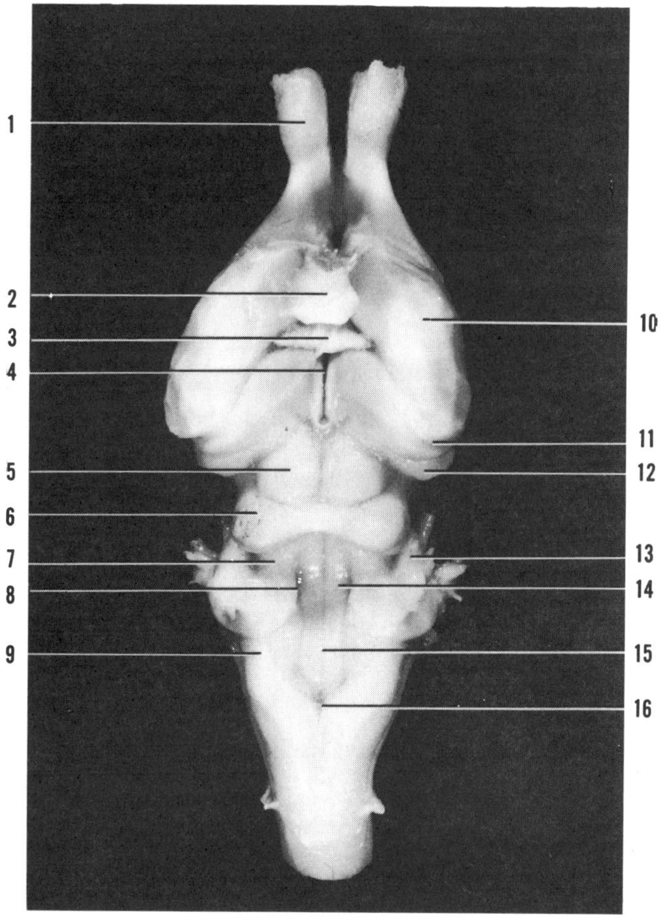

SISTEMA NERVOSO DO CARNÍVORO

Figura 57-14. Base do cérebro de gato; vista dorsal.

1, Bulbo olfatório; 2, joelho do corpo caloso; 3, fórnix; 4, terceiro ventrículo; 5, colículo rostral; 6, colículo caudal; 7, pedúnculo rostral do cerebelo; 8, sulco limitante; 9, pedúnculo caudal do cerebelo; 10, corpo estriado; 11, corpo geniculado lateral; 12, corpo geniculado medial; 13, pedúnculo médio do cerebelo; 14, eminência medial; 15, sulco mediano dorsal da fossa rombóide; 16, óbex.

Após a remoção do plexo corióide do terceiro ventrículo, a superfície medial de cada metade do diencéfalo é parcialmente visível. Entretanto, em virtude da **aderência intertalâmica** do tálamo, no centro do terceiro ventrículo, e do hipotálamo em sua parte ventral, com o assoalho do terceiro ventrículo, ela torna-se inteiramente visível somente após um corte longitudinal na linha média.

O **corpo pineal** é um órgão muito pequeno e estreito localizado na extremidade das duas habênulas. Ele é fácil e inadvertidamente removido juntamente com as meninges.

Apesar de algumas diferenças relacionadas às espécies, a organização geral do hipotálamo no cão é essencialmente conforme está descrito no Cap. 13. Informações mais detalhadas podem ser obtidas das citações da literatura.

Para a função consulte a parte semelhante no Cap. 13.

TELENCÉFALO
(Figs. 57-8 e 9)

Um fato característico dos **hemisférios** cerebrais do cão é o de que rostralmente ao sulco pré-silviano o pólo rostral (frontal) dos hemisférios está, bilateralmente, muito fortemente comprimido. Quando observado do lado lateral a parte caudal do lobo piriforme está subjacente lateralmente em parte pelo giro composto caudal e o giro silviano caudal, de modo que somente sua parte mais ventral é visível.

Observado dorsalmente, o **cérebro** de cão é quase triangular, com uma pequena projeção rostral, o **pólo rostral** (frontal). O **pólo caudal** (occipital), que é rombudo nos outros animais domésticos, é mais pontiagudo no canino. As superfícies caudais dos hemisférios estão direcionadas caudoventralmente e são mais visíveis após a remoção da base do cérebro e do cerebelo. São muito planos e estão forrados por bordas um tanto acentuadas no sentido das superfícies medial e lateral, bem como no sentido do giro para-hipocampal.

O **núcleo caudado** é o maior dos núcleos basais e forma a parede rostral do assoalho e a parede ventrolateral da parte central do ventrículo lateral. Sua parte rostral muito grande, a cabeça do núcleo caudado, está relacionada com a porção rostral do ventrículo lateral. Sua borda dorsolateral segue a junção entre as paredes lateral e dorsal do ventrículo lateral. Ao nível de um plano frontal através do pulvinar, o núcleo caudado é apreciavelmente de tamanho menor; sua cauda circunda o tálamo e é adjacente à parede lateral do ventrículo lateral. O núcleo caudado está topograficamente relacionado dorsalmente ao feixe subcaloso, à estria terminal, medialmente e com a cápsula interna, lateralmente, através da qual ele envia pontes cinzentas, estabelecendo desta forma relações com o putâmen.

Em contraste com o globo pálido, o **putâmen** é um núcleo alongado que pode ser demonstrado macroscopicamente. Ele está, de certa forma, fundido com a parte rostral do núcleo caudado. Situado lateralmente a ele, a placa de células, um tanto fina, do putâmen está separada do núcleo caudado pela cápsula interna.

Ventromedial ao putâmen, entre ele e as fibras da cápsula interna, situam-se as células espalhadas do globo **pálido.** Elas só podem ser demonstradas microscopicamente.

O núcleo caudado e o putâmen estão separados pelas fibras de projeção da **cápsula interna** (citadas neste nível como o pilar rostral (frontal). Caudal à dobra, o joelho, a cápsula interna está localizada lateralmente ao tálamo e à cauda do núcleo caudado. Esta porção é citada como o pilar caudal (occipital) da cápsula interna. Intersectando-se com as fibras do corpo caloso, a cápsula interna continua com o hemisfério como a *coroa radiada.*

O **claustro**, uma camada extremamente fina de substância cinzenta, localiza-se profundamente ao córtex, e está separada do putâmen, um tanto profundamente, pela cápsula externa e, do córtex cerebral superficial, pela cápsula extremaϕ. Isto torna uma demonstração macroscópica extremamente difícil.

O **corpo amigdalóide,** juntamente com o hipocampo, é responsável pela protuberância da parte caudal do lobo piriforme. Este complexo consiste de diversos núcleos que estão separados por finas camadas de fibras. O complexo nuclear, com o formato de gota, cuja superfície medial destaca-se na parede da tuba temporal do ventrículo lateral, é prontamente demonstrável após a remoção do córtex da parte caudal do lobo piriforme.

Mais do que em todas as outras espécies, o giro e os sulcos do cérebro do cão estão dispostos concentricamente ao redor da **fissura pseudo-silviana.*** Esta fissura corre numa direção caudodorsal oblíqua quando ao nível da fossa lateral. Sua base, um tanto larga, comunica-se com o sulco rinal lateral. Ele pode ser dividido, em sua extremidade distal, em dois ou mais pequenos ramos.

O **sulco ecto-silviano** circunda a fissura pseudo-silviana a uma distância igual ou quase igual à dela. De acordo com sua topografia, a mesma pode ser dividida em ramos rostral, médio e caudal.

A próxima camada concêntrica, no sentido da periferia, é formada pelo **sulco supra-silviano,** que pode ser novamente dividido em ramos rostral, médio e caudal. O ramo rostral, muitas vezes, comunica-se com o ramo rostral do sulco ecto-silviano. Muitas vezees também há um outro ramo comunicante que vincula o sulco supra-silviano ao ponto de junção dos sulcos coronal, marginal e anseado.

Como nos outros animais domésticos descritos, um território central está separado de um território periférico por uma linha mais ou menos contínua que consiste dos giros pré-silviano, coronal e marginal.

O **sulco pré-silviano** une-se ao sulco rinal ligeiramente rostral à área insular. Ele corre em direção oblíqua, rostrodorsalmente e medialmente, e, depois, em aproximadamente a metade de seu comprimento integral, caudodorsalmente e medialmente. Ao mesmo tempo ele forma o limite entre a parte rostral (frontal), bilateralmente comprimida do cérebro, e as partes mais caudais. O **sulco pró-reus** origina-se, aproximadamente, no nível onde o sulco pré-silviano muda de direção e corre rostroventromedialmente.

O **sulco coronal** origina-se no lado caudal do sulco pré-silviano oposto ou ligeiramente abaixo da origem do sulco pró-reus. Ele corre dorsocaudomedialmente numa curva ligeira ao redor do sulco cruzado e abre-se nos sulcos anseado e marginal. Sua continuação caudal, o **sulco marginal** (também conhecido como o sulco sagital), corre paralelo à fissura longitudinal ao nível do pólo caudal (occipital) do hemisfério. Neste local termina ou continua numa extensão orientada ventrolateralmente e ligeiramente rostral, que foi conhecida como o sulco pós-marginalϕ (ou pós-lateralϕ). Paralelo ao sulco marginal, eqüidistante da borda dorsomedial do hemisfério e este sulco, encontra-se o **sulco endomarginal** (endolateral), às vezes somente representado por algumas indentações pequenas e sulcadas. O território entre o sulco supra-silviano e o sulco marginal está dividido, em metades quase iguais, pelo **sulco ectomarginal** (ectolateral). O **sulco cruzado** está situado entre as extremidades do sulco marginal e o sulco pré-silviano. Ele é um sulco muito profundo intersectado profundamente, da borda dorsal do hemisfério, que muitas vezes continua na superfície medial para se unir com a extremidade rostral do sulco esplenial. Rostralmente e caudalmente o sulco cruzado é acompanhado pelo sulco pré-cruzadoϕ e sulco pós-cruzadoϕ, sulcos um tanto rasos que nem sempre são encontrados em todos os espécimes.

O **sulco calosomarginal**ϕ é o sulco mais proeminente da superfície medial do cérebro. Sua parte rostral, um sulco pequeno e irregularmente disposto rostralmente ao joelho do corpo caloso, é conhecida como o sulco genual. Um outro sulco muito inconspícuo localizado rostralmente ao sulco genual é o sulco ectogenualϕ.

A parte mais conspícua do sulco calosomarginalϕ é o profundo **sulco esplenial** que tem início ao nível da junção entre o terço rostral e médio do corpo caloso e corre, a uma distância igual, entre o corpo caloso e a borda dorsal do hemisfério. Caudalmente, ele dobra ao redor do esplênio do corpo caloso e pode eventualmente ligar-se ao sulco rinal lateral, o qual, neste ponto, emite um ramo orientado medialmente. Aqui o sulco rinal lateral também se continua com o sulco occipitotemporal, o qual, por sua vez, liga-se ao sulco ectomarginal ou possivelmente até com o sulco supra-silviano.

O território entre o sulco esplenial e a borda dorsal do hemisfério está dividido, em metades iguais, pelo sulco ectoesplenialϕ, que pode estar ligado ao ramo horizontal caudal do sulco esplenial. Este

---

*A fissura pseudo-silviana nos carnívoros e a fissura silviana nos outros animais ocupam a mesma posição topográfica, mas não se correspondem (NAV).

ramo é emitido próximo à junção entre as superfícies medial e cerebelar do hemisfério. O sulco esplenial, ocasionalmente emite um sulco de comprimento variável que corre quase paralelo com a porção do sulco cruzado localizada na superfície medial de hemisfério. Ele pode intersectar-se com a borda dorsal do hemisfério a ser conhecido como o sulco cruzado menor.

A parte mais central dos giros concêntricos, entre a fissura pseudo-silviana e o sulco ecto-silviano, está ocupada pelo **giro silviano.** Este é seguido, no sentido da periferia, pelo giro ecto-silviano. Ele pode, de acordo com sua topografia, ser dividido nas porções rostral, média e caudal. Nas partes ventral, caudal e rostral os dois giros são muitas vezes vinculados por giros transicionais.

A camada concêntrica seguinte é mais irregular do que as anteriores e na realidade consiste de duas partes com nomenclaturas diferentes. A parte rostral, situada entre o sulco supra-silviano e o sulco coronal, é conhecida como o **giro coronal**ϕ. A porção ventral deste giro está sujeita a variação morfológica devido à disposição irregular dos sulcos ecto-silviano e supra-silviano na parte rostroventral. O curto segmento situado entre os sulcos e que une os sulcos supra-silviano com o sulco coronal e o início de sulco ectomarginal, é conhecido como a porção média do giro supra-silviano. Caudalmente ele é seguido pela porção caudal, bem mais estreita, do giro supra-silviano. Este último está localizado entre a porção caudal do sulco supra-silviano e o sulco ectomarginal. A parte periférica desta camada concêntrica está situada entre o sulco ectomarginal e o sulco marginal e é conhecida como o giro ectomarginal.

A área central do hemisfério está circundada pelos giros periféricos. Eles começam com o giro pró-reus, situado entre o sulco pré-silviano e o sulco olfatórioϕ, um sulco muito curto, parcialmente coberto pelo bulbo olfatório, que se continua rostralmente com o sulco rinal lateral. O giro pró-reus se continua caudalmente pelo giro sigmóideϕ, que dobra ao redor do sulco cruzado e pelo qual é dividido em uma parte rostral e outra caudal. Caudalmente esta área é seguida pelo giro marginal, do qual o sulco endomarginal muitas vezes emite um giro ectomarginal.

No lado medial do hemisfério o corpo caloso está circundado pelo **giro do cíngulo,** cujo limite periférico é indicado pelo sulco calosomarginalϕ. Rostralmente ele continua na área pré-comissural e une-se ao giro paraterminal. Os outros giros na superfície medial do hemisfério compreendem o giro genual (giro genicular) e o giro ectogenualϕ, rostral ao joelho do corpo caloso, o giro paraterminal, rostral à lâmina terminal cinzenta, o giro esplenial, o giro supra-esplenialϕ e o giro pós-esplenialϕ, que estão sempre adjacentes a seus sulcos respectivos.

O **rinencéfalo** começa rostralmente com os **bulbos olfatórios.** Eles são duas protuberâncias ovais, quase verticais, ventrolaterais ao lobo frontal dos hemisférios. Os bulbos olfatórios possuem uma superfície ventrolateral rugosa em decorrência das fibras olfatórias aferentes. Caudalmente, os bulbos olfatórios se continuam pelo **pedúnculo olfatório.** Este pedúnculo é um largo feixe de fibras que logo se divide nos tratos olfatórios; estes tratos são feixes muito menos distintos no cão, em comparação com os outros animais considerados. O **trato olfatório lateral** é um grande feixe de fibras, no lado medial do giro olfatório lateral, e pode ser dele separado por um raso sulco.

O **trato olfatório medial** origina-se imediatamente medial ao trato olfatório lateral; ele é um tanto pequeno, mas ainda muito evidente, e acompanhado pela área subcalosa. O referido trato dobra ao redor da borda rostroventral do hemisfério para terminar na área da pré-comissural. Ao nível do triângulo olfatório, entre os tratos olfatórios lateral e medial, há algumas fibras e o **trato olfatório intermédio**, que penetram na área olfatória. A parte rostral do lobo piriforme, a área olfatória ou substância perfurante rostral, é uma área triangular situada entre os tratos olfatórios, a borda ventromedial do hemisfério e, caudalmente, à faixa diagonal de Broca. A superfície irregular desta área é devida à presença de múltiplos vasos sangüíneos que correm longitudinalmente e deixam impressões na superfície. O tubérculo olfatório geralmente não é bem desenvolvido.

As faixas diagonais são encontradas entre os tratos ópticos e a parte caudal do lobo piriforme, caudalmente, e a área olfatória, rostralmente. São duas faixas fibrosas largas e de superfícies lisas que formam o limite caudal da parte rostral do lobo piriforme (área olfatória) e que terminam na área pré-comissurial.

A parte caudal do lobo piriforme é uma região lisa, com o formato de gota, limitada lateralmente pela parte caudal do sulco rinal lateral. É caracterizada pela quase completa ausência de qualquer sulco, de modo que uma subdivisão em giros é impossível. Medialmente a parte caudal do lobo piriforme está em contato com os giros para-hipocampal e o giro denteado. Eles são uma parte daquela porção do paleopálio que, durante o desenvolvimento, foi dobrada internamente dentro dos hemisférios.

A porção dobrada para dentro do paleopálio somente é visível após cuidadosa remoção de parte do teto do ventrículo lateral, da base do cérebro ou parte da superfície lateral do hemisfério. O **hipocampo** é uma estrutura semicircular curvada ao redor do tálamo. Seu início rostromedial coincide com o início da cauda do núcleo caudado. Ele termina ventrolateralmente na parte caudal do lobo piriforme, ligeiramente mais rostral do que seu início. A superfície ventricular do hipocampo está coberta por uma camada relativamente espessa de fibras, que formam o álveo. Estas fibras eferentes acumulam-se ao longo da borda lateral do hipocampo e formam a fímbria. A fímbria do hipocampo é uma estrutura muito fina ao nível da parte caudal do lobo piriforme, mas, no sentido da linha média, ela gradativamente aumenta de tamanho e se continua com o fórnix. Rostromedialmente os dois hipocampos estão ligados pela comissura do hipocampo.

Um sulco um tanto profundo, o **sulco do hipocampo,** divide a superfície medial do hipocampo no giro para-hipocampal medial e no giro denteado lateral.

O **giro para-hipocampal** reflete quase com perfeição a estrutura interna do hipocampo. Ele tem uma superfície muito lisa e regular que está ligada, caudalmente, ao córtex do neopálio e terminando, rostromedialmente, pelo tubérculo do hipocampo ou unco, que o vincula ao giro denteado. Sua extremidade superior e medial, sob o esplênio do corpo caloso, está intimamente associada com a extremidade do giro denteado e o início da parte supracomissural do hipocampo (indusium griseum).

O **giro denteado** está separado da fímbria do hipocampo por um sulco raso, ausente em algumas partes. O giro em si começa dorsomedialmente com um acentuado tubérculo, o qual, bem como as partes adjacentes do giro denteado, é denteado por numerosas pequenas depressões. Ele segue o mesmo percurso do giro para-hipocampal e termina rostrolateralmente ao fundir-se com o tubérculo do giro para-hipocampal.

O **corpo caloso** é a maior comissura do cérebro (Figs. 57-12 e 15). Consiste de numerosos feixes de fibra que ligam partes correspondentes dos hemisférios e formam a radiação do corpo caloso. A radiação do corpo caloso forma o teto do ventrículo lateral. As diferentes partes do corpo caloso são conhecidas como o joelho (mais rostral), tronco (média) e esplênio (caudal).

A **comissura rostral** liga os bulbos olfatórios direito e esquerdo e as partes caudais dos lobos piriformes. Na parte mais rostral dos bulbos olfatórios as fibras da comissura rostral quase não são discerníveis. Elas tornam-se mais óbvias nas partes caudais, onde formam um feixe distinto. Este feixe passa através da cabeça do núcleo caudado para ligar áreas correspondentes do sistema olfatório. A parte caudal da comissura rostral é menos desenvolvida. Algumas fibras formam um pequeno feixe que penetra na cápsula interna para ligar as partes caudais dos dois lobos piriformes.

As paredes mediais dos ventrículos laterais e também a ligação entre o corpo caloso e o fórnix são estabelecidos por duas lâminas muito finas — os **septos telencefálicos** (pellucida). Suas superfícies mediais estão geralmente fundidas, mas em alguns casos formam as paredes laterais de uma pequena cavidade, a cavidade dos septos telencefálicos.

Os corpos mamilares e a área pré-comissural ou septal dos hemisférios estão ligadas ao hipocampo através do fórnix. O corpo do fórnix, imediatamente rostral à extremidade rostral do hipocampo, é um segmento fibroso e um tanto espesso, caudalmente triangular e rostralmente quase redondo. Ventrorrostralmente, ele se continua nas duas colunas do fórnix. Estas estão isoladas uma da outra, passam caudalmente, ao redor da comissura rostral, tornam-se cobertas pela substância cinzenta do diencéfalo e terminam nos corpos mamilares. Algumas das fibras do fórnix passam na área septal pré-comissural e podem ser citadas como o fórnix pré-comissural.

As várias áreas do córtex estão ligadas por feixes de fibras que são mais ou menos distintos macroscopicamente. Na medula dos hemisférios cerebrais eles podem, prontamente, ser demonstrados macroscopicamente. Aqui assumem um percurso no formato de um U e ligam áreas intimamente adjacentes (fibras de associação curtas) ou aquelas que se situam mais distantes umas das outras (fibras de associação longas).

Quanto aos feixes de fibra que ligam os diferentes lobos dos hemisférios, somente o cíngulo e o feixe subcaloso (feixe fronto-occipital superior) foram demonstrados com certeza no canino. O cíngulo pode ser seguido como um feixe distinto da área pré-comissural, que corre paralelo e dorsalmente ao corpo caloso, e que termina no giro para-hipocampal e no complexo amigdalóide.

O feixe subcaloso situa-se medialmente à cápsula interna, logo acima do núcleo caudado e ventralmente ao corpo caloso, e pode ser prontamente cortado. Caudalmente, no sentido do lobo temporal do hemisfério, ele espalha-se em um largo feixe cujas fibras formam apenas uma fina camada.

Os outros sistemas de fibras, que foram descritos para o eqüino e o bovino, são muito menos conspícuos no canino e são representados apenas por feixes muito pequenos, às vezes totalmente ausentes. Desta forma, poderá ser possível demonstrar um pequeno feixe ao longo da borda dorsal do claustro e que pode ser considerado como o feixe longitudinal superior. Da mesma forma, um feixe muito inconspícuo, na junção dos lobos frontal e temporal, pode ser interpretado como sendo o feixe uncinado.

Para a descrição dos sistemas de projeções longo e curto, veja o Cap. 13.

Os fatos essenciais da anatomia microscópica do telencéfalo foram fornecidos no Cap. 13.

MENINGES

As **meninges** do cão são, em sua maior parte, conforme descritas na descrição geral. O **filamento da dura-máter espinhal** está inserido no perióstea do canal espinhal da sétima ou oitava vértebras caudais. A cavidade subaracnóidea termina caudalmente ao nível da primeira vértebra sacral. Os tubos da dura-máter espinhal, que circundam as raízes dorsal e ventral dos nervos espinhais, estão normalmente aderidos um ao outro nos primeiros cinco segmentos cervicais.

As serrações do **ligamento denticulado** da piamáter são grandes e estendem-se caudalmente até o

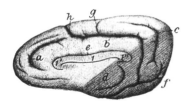

Figura 57-15. Hemisfério cerebral direito de cão; vista medial.

1, Corpo caloso; 1', joelho; 1'', esplênio do corpo caloso; a, fissura genual; b, fissura esplenial; c, fissura supra-esplenial; d, fissura do hipocampo; e, sulco do corpo caloso; f, fissura pós-esplenial; g, fissura cruzada menor; h, fissura cruzada. (De Ellenberger, 1908.)

SISTEMA NERVOSO DO CARNÍVORO

primeiro segmento sacral da medula espinhal. A última serração insere-se na dura-máter ao nível do corpo da quinta vértebra lombar, entre o quinto e sexto nervos espinhais lombares.

A **foice do cérebro** estende-se ventralmente na metade da distância da borda dorsal do hemisfério cerebral até o corpo caloso. Rostralmente ao joelho do corpo caloso, a foice do cérebro separa completamente os hemisférios cerebrais e insere-se na *crista galli* do osso etmóide.

O **tentório do cerebelo** no cão contém, em sua porção dorsal, a porção óssea do tentório do cerebelo do osso parietal. O nervo troclear cranial está encaixado na borda ventroletaral livre do tentório cerebelar membranoso.

A vilosidades aracnóideas são de tamanho microscópico e projetam-se, através da camada meníngea da dura-máter, dentro dos seios venosos sagitais dorsais e cavernosos.

O **plexo corióide** do quarto ventrículo é relativamente grande e muitas vezes estende-se, através das aberturas laterais do quarto ventrículo, para dentro da cavidade subaracnóidea. A abertura mediana não está normalmente presente.

BIBLIOGRAFIA

Ellenberger, W. 1908. Leisering's Atlas of the Anatomy of the Horse and the Other Domestic Animals. 2nd ed. Chicago, Alexander Eger.
Fletcher, T. F. 1965. Studies on the Canine Spinal Cord. Ph.D. Thesis. University of Minnesota, Minneapolis.
Fletcher, T. F., and R. L. Kitchell. 1966. Anatomical studies on the spinal cord segments of the dog. Am. J. vet. Res. 27:1759-67.
McClure, R. C. 1964. *In* Miller, M. E., G. C. Christensen and H. E. Evans (eds.): Anatomy of the Dog, Philadelphia, W. B. Saunders Company.

SISTEMA NERVOSO PERIFÉRICO

NERVOS CRANIANOS

H. P. Godinho *e* R. Getty

Parte I — Cão

Nervos Olfatórios (I)
(Fig. 57-16)

Os **nervos olfatórios,** inseridos na superfície ventral do bulbo olfatório, correm rostralmente, atravessam a lâmina crivosa e se distribuem na mucosa olfatória da cavidade nasal. Associados aos nervos craniais há dois outros nervos: o vomeronasal e o terminal.

NERVO VOMERONASAL. O **nervo vomeronasal** origina-se das superfícies dorsal e medial da porção caudal do órgão vomeronasal. Suas fibras correm caudalmente e dorsalmente no septo nasal, por baixo da mucosa intimamente aderida ao osso (Fig. 57-16). Ao atravessarem a lâmina crivosa, elas se unem em um trato único que atinge a cavidade craniana. Aqui ele corre caudalmente sobre o bulbo olfatório e termina no bulbo olfatório acessório. (Para uma descrição mais detalhada, veja McCotter, 1912; Barone et al., 1966.)

NERVOS TERMINAIS. Os **nervos terminais** são feixes de fibras nervosas que estão aparentemente associadas ao nervo vomeronasal. Eles correm caudalmente ao longo da superfície medial do bulbo e trato olfatórios e penetram na região para-olfatória

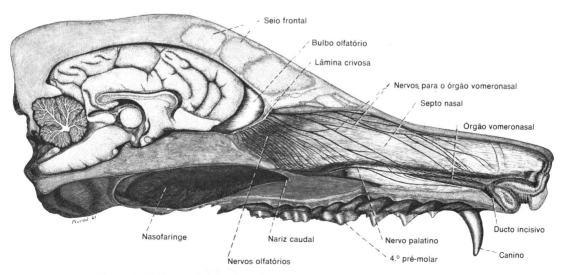

Figura 57-16. Corte sagital do crânio de cão, apresentando os nervos vomeronasais.

do cérebro. (Para uma descrição mais detalhada, veja McCotter, 1913, e Barone et al., 1966.)

Nervo Óptico (II)
(Figs. 57-5 e 6)

O **nervo óptico** é formado pelos prolongamentos das células ganglionares da retina. Estas fibras deixam o bulbo do olho em seu quadrante inferolateral, constituindo o nervo óptico, que é imediatamente circundado por extensões das meninges cranianas. Elas formam as bainhas externa e interna. O nervo óptico correndo dentro da órbita é quase completamente circundado pelo músculo retrator do bulbo. Ele penetra no canal óptico e une-se ao do lado oposto formando o quiasma óptico.

Nervo Oculomotor (III)

O **nervo oculomotor** origina-se da superfície medial do pilar cerebral. Ele segue lateralmente durante curta distância e depois dobra rostralmente, correndo dentro do espaço subaracnóideo. Perfura a dura-máter para correr dentro do seio cavernoso. Ele deixa a cavidade craniana através da fissura orbitária e, no ápice orbitário, divide-se nos ramos dorsal e ventral: o ramo dorsal é curto e imediatamente penetra no músculo reto dorsal, suprindo este músculo bem como fibras para o músculo levantador da pálpebra superior. O ramo ventral é maior e corre entre os músculos reto ventral e o músculo reto lateral para terminar no músculo oblíquo ventral. Também fornece fibras para os músculos retos ventral e medial. O pequeno gânglio ciliar situa-se no ramo ventral antes de passar entre os músculos reto ventral e reto lateral. Dois ou três nervos ciliares curtos deixam o gânglio ciliar e, seguindo o nervo óptico, penetram no bulbo do olho.

Nervo Troclear (IV)
(Fig. 57-17)

O **nervo troclear** é o menor dos nervos cranianos. Ele emerge da superfície dorsal da base do cérebro no véu medular rostral, imediatamente caudal ao colículo caudal. Ele então segue lateralmente e rostralmente, penetrando na dura-máter logo ventral do *tentório do cerebelo*. A seguir deixa a cavidade craniana por meio da fissura orbitária, onde supre o músculo oblíquo dorsal. Os nervos trocleares direito e esquerdo decussam-se no véu medular rostral.

Nervo Trigêmeo (V)
(Figs. 57-17 e 18)

O **nervo trigêmeo** surge na superfície lateral da base do cérebro, entre a ponte e o corpo trapezóide, por meio da grande raiz sensitiva e a pequena raiz motora. O grande **gânglio trigeminal,** situado na raiz sensitiva, localiza-se em uma cavidade da dura-máter. Os nervos oftálmico, maxilar e mandibular surgem dele. O nervo mandibular recebe toda a raiz motora.

NERVO OFTÁLMICO. O **nervo oftálmico** (Fig. 57-18) é a menor divisão do nervo trigêmeo. Ele

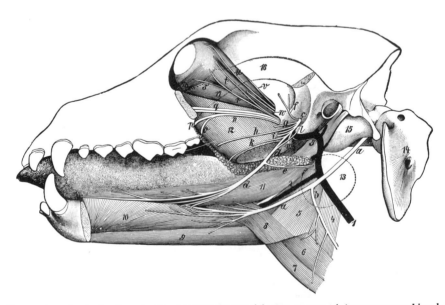

Figura 57-17. Dissecação profunda da cabeça de cão, apresentando especialmente o nervo trigêmeo e o nervo hipoglosso.

a, Nervo hipoglosso; b, ramo cervical de a; c, nervo mandibular; d, nervo lingual; e, nervo para a glândula mandibular; f, nervo temporal profundo; g, nervo pterigóideo; h, nervo bucal (cortado); i, nervo alveolar mandibular; k, ramo do nervo lingual para o istmo da fauce; l, corda do tímpano; m, nervo milo-hióide (cortado); n, nervo pterigopalatino; o, nervo palatino menor; p, nervo palatino maior; q, nervo maxilar; r, nervo zigomático; s, ramo do nervo oculomotor para o músculo oblíquo ventral; t, nervo lacrimal; u, nervo frontal; v, nervo troclear; w, nervo abducente; 1, artéria carótida comum; 2, artéria lingual; 3, artéria maxilar; 4, músculo tireofaríngeo; 5, músculo hio-faríngeo; 6, músculo tíreo-hióideo; 7, músculo esterno-hióideo; 8, músculo hioglosso; 9, músculo gênio-hióideo; 10, músculo genioglosso; 11, músculo estiloglosso; 12, músculo pterigóideo medial; 13, formato da glândula mandibular (pontilhado); 14, atlas; 15, bolha timpânica; 16, arco zigomático (pontilhado); 17, músculo reto ventral; 18, músculo oblíquo ventral. (De Ellenberger e Baum, 1891.)

SISTEMA NERVOSO DO CARNÍVORO

deixa a cavidade craniana através da fissura orbitária. Emite os seguintes ramos:

O **nervo frontal** (Figs. 57-17, 18 e 19) passa dorsalmente na periórbita e sobre os músculos reto dorsal e levantador da pálpebra superior. Ele deixa a órbita ao correr ao redor do ligamento orbitário e distribuir-se na pálpebra superior e área adjacente.

O **nervo lacrimal** (Figs. 57-17 e 19) surge do nervo oftálmico em sua origem e percorre rostrodorsalmente ao longo do músculo reto dorsal para terminar na glândula lacrimal. Ele emerge no ligamento orbitário e une-se aos nervos zigomático e frontal na formação do plexo auricular. O nervo lacrimal pode surgir, em determinados casos, do nervo maxilar.

O **nervo nasociliar** representa a efetiva continuação, na órbita, do nervo oftálmico. Neste local ele emite o **nervo ciliar longo,** que corre ao longo do nervo óptico e normalmente liga-se a um dos nervos ciliares curtos do gânglio ciliar, antes de penetrar no bulbo do olho. As fibras, no nervo ciliar longo, são essencialmente sensoriais para o globo ocular. O nervo nasociliar então divide-se nos nervos infratroclear e etmoidal. O **nervo infratroclear** (Figs. 57-18 e 19) corre dorsorrostralmente, passando ventral ao guincho para o músculo oblíquo dorsal. Ele então distribui-se na pele da parte medial da pálpebra superior e na área adjacente. O **nervo etmoidal** passa entre o músculo oblíquo dorsal e o músculo reto medial e penetra no forame etmoidal ventral. Ele então atinge a cavidade craniana e, correndo rostralmente, penetra na lâmina crivosa. O nervo etmoidal supre a mucosa da parte superior da cavidade nasal e fornece ramos sensoriais para a concha nasal. Algumas de suas fibras atingem o tegumento do nariz, onde se distribuem como o ramo nasal externo.

NERVO MAXILAR. O **nervo maxilar** (Fig. 57-18) origina-se da superfície cranial do gânglio trigemi-

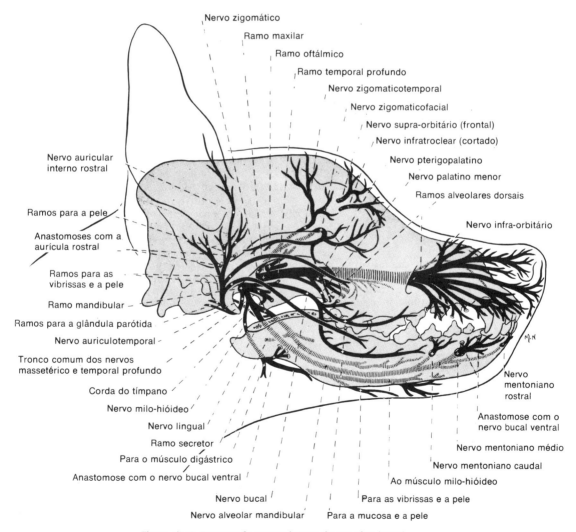

Figura 57-18. Esquema do nervo trigêmeo de cão; vista lateral.
(De Miller et al., 1964.)

nal e, correndo rostralmente, penetra no forame redondo através do qual ele deixará a cavidade cranial. O nervo maxilar, a maior das divisões trigeminais, é o nervo sensorial para os dentes superiores, palatos mole e duro, bochechas, nariz e túnica mucosa da nasofaringe. Ele passa através do canal alar onde se relaciona, muito intimamente, com a artéria maxilar. O nervo maxilar atinge a fossa pterigopalatina, a qual cruza, correndo sobre o músculo pterigóideo medial. Na fossa pterigopalatina ele emite os seguintes ramos:

O **nervo zigomático** (Fig. 57-18) é o primeiro ramo que surge do nervo maxilar na fossa pterigopalatina. Ele corre dorsalmente e logo divide-se nos ramos zigomaticotemporal e zigomaticofacial. O ramo zigomaticotemporal corre dorsalmente, perfura o ligamento orbitário e distribui-se para a parte lateral da pele da pálpebra superior e área adjacente. Antes de passar através do ligamento orbitário ele normalmente libera diversas pequenas ramificações que penetram e inervam a glândula lacrimal. O **nervo zigomaticofacial** corre na órbita imediatamente por baixo da periórbita; seguindo em frente, mais adiante, ele deixa a órbita e distribui-se para o canto lateral do olho, essencialmente na pele da parte lateral da pálpebra inferior.

O nervo maxilar emite, de sua superfície medial, o **nervo pterigopalatino** (Figs. 57-17 e 18). O nervo corre rostralmente na superfície dorsal do músculo pterigóideo medial. Ele está ligado, por meio de diversas pequenas e curtas ramificações, ao gânglio pterigopalatino. Emite, de sua borda ventral, o **nervo palatino menor** (Fig. 57-18), que dobra ventralmente ao redor da borda rostral do músculo pterigóideo medial e termina na superfície dorsal do palato mole. O nervo pterigopalatino então divide-se nos nervos palatino maior e nasal caudal. O **nervo palatino maior** atravessa o canal palatino e distribui-se no palato duro e nas gengivas. O **nervo nasal caudal** passa através do forame pterigopalatino e distribui-se na mucosa da parte inferior da cavidade nasal.

O **ramo alveolar maxilar caudal** surge da borda ventral do nervo maxilar. Corre rostralmente através do túber da maxila, no qual penetra e fornece ramos ventrais para os dentes molares caudais.

O nervo maxilar finalmente penetra no canal infra-orbitário como o **nervo infra-orbitário** (Figs. 57-17, 18 e 19). No referido canal ele emite os **ramos alveolares maxilares médios,** que suprem os dentes molares rostrais. Logo antes de emergir do canal infra-orbitário ele emite os **ramos alveolares maxilares rostrais,** que penetram no canal maxilo-incisivo e suprem os dentes caninos e incisivos. O nervo infra-orbitário deixa o canal infra-orbitário, através de forame infra-orbitário, e divide-se em diversas ramificações que se distribuem para a pele, mucosa da cavidade nasal e para as vibrissas do lábio superior e do focinho.

NERVO MANDIBULAR. O **nervo mandibular** (Figs. 57-17 e 18), que é um nervo misto, contribui tanto com fibras motoras quanto sensoriais. Surge da superfície lateral do gânglio trigeminal e deixa a cavidade cranial através do forame oval. Ele então corre ventrorrostralmente e, após curta distância, divide-se em seus ramos terminais — o nervo lingual e o nervo alveolar mandibular. Próximo ao forame oval o nervo mandibular relaciona-se ao gânglio ótico, ao qual está ligado por meio de diversas finas ramificações. O gânglio ótico recebe sua raiz motora, o nervo petroso menor. Imediatamente após deixar o forame oval o nervo mandibular emite os seguintes ramos:

O **nervo auriculotemporal** (Figs. 57-18 e 19) é um grande ramo que surge da borda lateral do nervo mandibular e segue caudalmente e depois lateralmente ao processo retroarticular da parte escamosa do osso temporal. Ele então divide-se nos nervos auriculares rostrais e no ramo transverso da face. Também supre a glândula parótida com algumas ramificações. Os **nervos auriculares rostrais** suprem a pele da superfície lateral do meato acústico externo; algumas de suas ramificações ligam-se aos ramos do nervo facial e se distribuem para a pele das regiões temporal e zigomática. O **ramo transverso da face** supre a pele da área da bochecha e também as vibrissas.

O **nervo massetérico** (Fig. 57-18) surge da superfície lateral do nervo mandibular. Ele emite um **nervo temporal profundo** e passa através da incisura mandibular da mandíbula para distribuir-se na superfície medial do músculo masseter como seu suprimento motor.

O **nervo bucal** (Figs. 57-17, 18 e 19) surge por um tronco comum com o nervo massetérico. Ele corre dorsalmente ao músculo pterigóideo lateral e depois na superfície dorsal do músculo pterigóideo medial. Finalmente ramifica-se na mucosa da bochecha. Algumas ramificações estão ligadas ao ramo bucal dorsal do nervo facial. Ramos eferentes do gânglio ótico normalmente unem-se ao nervo bucal para suprir a glândula zigomática.

O **nervo pterigóideo** (Fig. 57-17) emerge da borda ventral do nervo mandibular. Após curto percurso, ele divide-se em dois ramos que terminam nos músculos pterigóideo lateral e pterigóideo medial. O ramo para o músculo pterigóideo medial, antes de penetrar no mesmo, emite duas pequenas ramificações para o músculo tensor do tímpano e músculo tensor do véu palatino; o nervo mandibular então divide-se no nervo alveolar mandibular e no nervo lingual.

O **nervo alveolar mandibular** (Fig. 57-17 e 18) emite o nervo milo-hióideo, que também pode originar-se diretamente do tronco do nervo mandibular. O **nervo milo-hióideo** (Fig. 57-19) corre ventralmente, lateral a seu tronco paterno, e ramifica-se no ventre rostral do músculo digástrico e músculo milo-hióideo. Ele também emite um ramo que corre lateralmente e se une ao ramo bucal ventral do nervo facial. O nervo milo-hióideo termina na pele da região intermandibular. O nervo alveolar mandibular corre ventralmente seguindo pelo canal mandibular e fornecendo ramificações para os dentes molar, canino e incisivo. Na extremidade rostral da mandíbula ele deixa o canal, por intermédio do forame mentoniano, com os nervos mentonianos. Eles suprem a pele da região mentoniana.

O **nervo lingual** (Figs. 57-17 e 18) passa rostralmente e um pouco lateralmente na superfície dorsal do músculo pterigóideo medial, dobra ventralmente em sua margem rostral. Próximo à sua origem o nervo lingual está ligado pela **corda do tímpano** ao nervo facial. O nervo lingual fornece o ramo do **istmo da face** e passa entre o músculo milohióideo e o músculo estiloglosso. A seguir dobra medialmente e penetra na língua, onde se distribui. Ao passar lateralmente na língua, ele emite o **nervo sublingual,** que corre rostralmente e se distribui para a mucosa do assoalho da boca, bem como para a glândula sublingual. Neste ponto o nervo lingual emite o ramo comunicante para o gânglio mandibular e que segue, ao lado do ducto mandibular, para o gânglio mandibular situado no hilo da glândula mandibular. Freqüentemente um pequeno gânglio sublingual está situado no ângulo entre o ramo comunicante e o nervo lingual.

Nervo Abducente (VI)
(Fig. 57-17)

O **nervo abducente** origina-se da superfície ventral da medula oblonga, caudal à ponte. Corre rostralmente, primeiro no espaço subaracnóide e depois perfura a dura-máter para atravessar o seio cavernoso situado na superfície medial do nervo trigêmeo. Ele deixa a cavidade craniana através da fissura orbitária, na qual emite um ramo que logo se divide em duas ramificações que suprem as porções dorsal e ventral do músculo retrator do bulbo. O nervo finalmente termina na superfície medial do músculo reto lateral

Nervo Facial (VII)
(Fig. 57-19)

O **nervo facial** surge da superfície lateral da base do cérebro, ao nível da margem caudal da ponte. Corre lateralmente, junto com o nervo vestibulococlear, e penetra no meato acústico interno. No referido meato ele realiza intercâmbio de fibras com o nervo vestibulococlear e penetra no canal facial. Correndo no canal, o nervo apresenta o **gânglio genicular** em sua borda rostral ao nível do joelho do canal facial e emite o nervo petroso maior, a corda do tímpano e o nervo estapédio.

O **nervo petroso maior** emerge do gânglio genicular, corre rostroventralmente através de seu canalículo e torna-se associado com a tuba auditiva. Está unido ao nervo petroso profundo, formando o **nervo do canal pterigóideo.** Este penetra no canal pterigóideo e depois termina no gânglio pterigopalatino localizado na fossa pterigopalatina.

O **nervo estapédio** é um nervo curto que supre o músculo estapédio.

A **corda do tímpano** surge do nervo facial próximo ao forame estilomastóideo. Atravessa a cavidade timpânica, abandonando-a através da fissura petrotimpânica. Ele então corre na superfície dorsal do músculo pterigóideo medial e se une ao nervo lingual. No canal facial, logo antes de emergir através do forame estilomastóideo, o nervo facial se une ao ramo auricular do nervo vago. Após emergir do forame estilomastóideo, o nervo facial emite o nervo auricular caudal, o ramo auricular interno, o ramo digástrico e o ramo estilo-hióideo (Fig. 57-19). O **nervo auricular caudal** emerge da superfície dorsal do nervo facial, no forame estilomastóideo, e segue dorsalmente para suprir a musculatura auricular caudal. O **ramo auricular interno** emerge do nervo facial, imediatamente rostral ao nervo anterior, e penetra na cartilagem auricular para suprir a pele de sua superfície interna. O **ramo digástrico** emerge da superfície ventral do nervo facial e supre o ventre caudal do músculo digástrico. O **ramo estilohióideo** é uma pequena ramificação que deixa o nervo facial e supre o músculo estilo-hióideo.

O nervo facial corre então rostral e lateralmente dentro da glândula parótida e se divide em seus

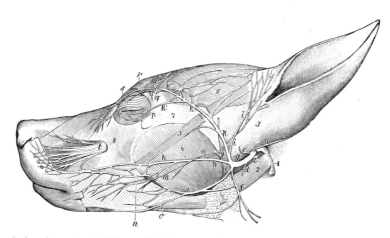

Figura 57-19. Nervos da face de cão. A glândula parótida foi removida.

a, Nervo facial; b, nervo auricular caudal; c, ramo auricular interno; d, nervo digástrico; e, ramo bucal ventral; f, ramo cervical do nervo facial; g, nervo auriculopalpebral; h, ramo bucal dorsal; i, ramos auriculares rostrais; k, ramo zigomático; k', k", ramos palpebrais; l, nervo auriculotemporal; m, ramo facial transverso; n, nervo bucal; o, nervo milo-hióideo; p, ramo para o músculo malar; q, nervo lacrimal; r, nervo frontal; s, nervo infratroclear; t, nervo infra-orbitário; 1, processo paramastóide; 2, parte occipitomandibular do músculo digástrico; 3, base da cartilagem auricular; 4, músculo masseter; 5, músculo zigomático; 6, músculo frontoscutular; 7, arco zigomático; 8, maxila. (De Ellenberger e Baum, 1891.)

ramos terminais, o nervo auriculopalpebral e os ramos bucais ventral e dorsal (Fig. 57-19). O **nervo auriculopalpebral** segue dorsalmente rostral à cartilagem anular do ouvido externo e se divide no ramo zigomático e nos ramos auriculares rostrais. O **ramo zigomático** segue rostral e dorsalmente, passando sobre o arco zigomático, e, como os ramos palpebrais, supre o músculo orbicular do bulbo e o músculo levantador medial do ângulo do olho, terminando no músculo levantador nasolabial. O **ramo bucal dorsal** continua rostralmente na face e está ligado a diversas ramificações do ramo transverso da face e ao nervo bucal do nervo mandibular. Próximo à borda rostral do músculo masseter, ele se une ao ramo de ligação do ramo bucal ventral, formando um extenso plexo. Do plexo ele passa através do músculo orbicular da boca e termina na musculatura da região nasal lateral. O **ramo bucal ventral** corre ventralmente e, após curta distância, emite um ramo cervical que inerva os músculos parótido-auriculares e o músculo esfíncter do pescoço. O ramo bucal ventral segue rostralmente, próximo à margem ventral do músculo masseter, supre um ramo de ligação para o ramo bucal dorsal e depois termina na porção ventral do músculo orbicular da boca.

Nervo Vestibulococlear (VIII)
(Fig. 57-5)

O **nervo vestibulococlear** surge da superfície dorsolateral da medula, em íntima associação com o nervo facial. Ele segue lateralmente e atinge o meato acústico interno juntamente com o nervo facial. Aqui ele se divide nas partes vestibular e coclear. A **parte vestibular** apresenta o gânglio vestibular e supre o utrículo, o sáculo e as ampolas, enquanto a **parte coclear** termina no gânglio espiral da cóclea.

Nervo Glossofaríngeo (IX)
(Fig. 57-6)

O **nervo glossofaríngeo** surge da superfície lateral da medula oblonga por meio de diversas raízes que se unem para formar um único tronco. O nervo glossofaríngeo perfura então a dura-máter e deixa a cavidade cranial através do forame jugular. No forame jugular o nervo glossofaríngeo apresenta dois **gânglios**, o **proximal** e o **distal,** que estão comumente fundidos (Frewein, 1965). Da margem ventral deste gânglio fundido surge o **nervo timpânico,** que passa para a cavidade timpânica. Na parede do promontório ele se une aos nervos caroticotimpânicos, formando o plexo timpânico. O **nervo petroso menor** surge do plexo e, depois de deixar a cavidade timpânica, se une ao gânglio ótico. Na borda ventral da bolha timpânica, o nervo glossofaríngeo emite o ramo faríngeo e o ramo do seio carotídeo. O **ramo faríngeo** passa lateralmente ao gânglio cervical cranial e se une ao ramo faríngeo do nervo vago e às ramificações do gânglio cervical cranial para constituir o plexo faríngeo. O **plexo faríngeo** supre a parede faríngea. O **ramo do seio carotídeo** deixa a borda caudal do nervo glossofaríngeo, corre paralelo à artéria carótida interna e ramifica-se no seio carotídeo próximo ao término da artéria carótida comum. O nervo glossofaríngeo continua ventralmente e um pouco rostralmente, e passa lateralmente ao músculo estilofaríngeo caudal, ao qual fornece uma pequena ramificação. Em determinados casos o nervo glossofaríngeo passa através da estrutura do músculo estilofaríngeo caudal. Ele então perfura a parede da faringe, ramifica-se na mucosa deste órgão e continua através da língua, como o **ramo lingual,** onde ele supre seu terço caudal.

Nervo Vago (X)
(Fig. 57-6)

O **nervo vago** se origina por intermédio de diversas finas raízes que emergem da superfície lateral da medula oblonga, caudalmente às do nervo glossofaríngeo. Ele deixa a cavidade craniana como um único tronco nervoso através do forame jugular. No forame jugular o nervo vago apresenta o **gânglio proximal** (jugular). O **ramo auricular** deixa o gânglio proximal e penetra no osso temporal para se unir ao nervo facial, no canal facial. O nervo vago segue ventralmente e caudalmente e, ao nível da margem ventral da bolha timpânica, ele apresenta o **gânglio distal** (nodoso), longo e fusiforme, e que está situado ao lado do gânglio cervical cranial. O nervo vago, na região retrofaríngea, emite os seguintes ramos:

O **ramo faríngeo** surge do nervo vago próximo ao pólo superior do gânglio distal. Imediatamente após sua origem ele se divide em dois ramos. O ramo rostral une-se ao ramo faríngeo do nervo glossofaríngeo para formar o **plexo faríngeo**. O ramo caudal, a efetiva continuação do ramo faríngeo, é denominado ramo esofágico (nervo faringoesofágico). Ele corre caudalmente na superfície dorsolateral da faringe, próximo ao plano mediano, ramifica-se nos músculos tireofaríngeo e cricofaríngeo e termina na porção cranial do esôfago. Ligações com o nervo laríngeo recorrente são freqüentemente observadas.

O **nervo laríngeo cranial** deixa o nervo vago no gânglio distal. Corre ventralmente, passando medialmente às artérias occipital e carótida comum onde se divide em um ramo externo e um ramo interno. O ramo externo corre caudalmente na superfície lateral da faringe e supre o músculo cricotireóideo. Freqüentemente também emite uma ramificação para a glândula tireóide. O ramo interno penetra na laringe ao nível da fissura tireóidea. Ele se ramifica na mucosa laríngea e envia, caudalmente, uma ramificação que se une à ramificação do nervo laríngeo recorrente. O nervo vago, além do gânglio distal, corre distalmente no pescoço e se une ao tronco simpático.

O **nervo laríngeo recorrente** tem sua origem do nervo vago, próximo à entrada torácica. Ele deixa o nervo vago direito e passa caudalmente à artéria subclávia direita (Fig. 57-47). Continua cranialmente na superfície dorsolateral direita da traquéia. O nervo recorrente esquerdo, após deixar o nervo vago esquerdo, passa caudalmente ao redor do arco aórtico e depois segue cranialmente para se situar entre o esôfago e a traquéia. Ramos traqueais e esofágicos são emitidos de ambos os nervos laríngeos recorrentes ao seguirem cranialmente. O

nervo laríngeo caudal, terminação do nervo laríngeo recorrente, é o nervo motor para todos os músculos intrínsecos da laringe, exceto o músculo cricotireóideo.

O **nervo depressor** é um filamento muito delicado que surge normalmente do nervo laríngeo cranial e se incorpora do tronco vagossimpático até o tórax. Aqui o nervo separa-se da borda ventral do tronco vagossimpático. O nervo direito passa caudalmente entre a veia cava cranial e a traquéia, inclina-se para a esquerda, e atinge a superfície medial do arco aórtico. O nervo esquerdo segue caudal e ventralmente ao nervo vago e através da face lateral (esquerda) do arco aórtico. Ambos os nervos fornecem filamentos para os nervos cardíacos e para a aorta e artéria pulmonar. Seus ramos terminais passam entre estes vasos e penetram na parede cardíaca.

Para maiores detalhes sobre o nervo vago, veja a discussão no Cap. 13 sobre o sistema nervoso autônomo.

Nervo Acessório (XI)
(Fig. 57-6)

O **nervo acessório** surge por meio das raízes espinhais e craniais. A **raiz espinhal** é formada por fibras que se originam nos primeiros sete segmentos cervicais da medula espinhal. A **raiz craniana** emerge da superfície lateral da medula oblonga, imediatamente caudal às raízes do vago. O nervo acessório deixa a cavidade craniana através do forame jugular. O ramo interno é pequeno e se une ao nervo vago. O nervo acessório segue laterocaudalmente através do músculo clidomastóideo como o ramo externo e se divide nos ramos ventral e dorsal. O ramo ventral supre o músculo clidomastóideo e o músculo esternomastóideo. O ramo dorsal continua caudalmente e termina, na superfície medial do músculo trapézio, como o único fornecedor motor. Ele normalmente realiza intercâmbio de fibras com o segundo, terceiro e quarto nervos cervicais.

Nervo Hipoglosso (XII)
(Fig. 57-17)

O **nervo hipoglosso** surge da superfície ventrolateral da medula oblonga. Ele deixa a cavidade craniana através do canal hipoglosso, corre medialmente ao nervo acessório e lateralmente ao nervo vago, e segue paralelo, durante um percurso, o trajeto da artéria lingual. O nervo passa então lateralmente ao músculo hioglosso e penetra na base da língua, suprindo sua musculatura. O nervo hipoglosso fornece os seguintes ramos colaterais:

Ao passar lateralmente à artéria carótida comum, ele fornece uma ramificação que em geral se une a um ramo do primeiro nervo cervical para formar a **alça cervical**. Ramificações da alça cervical terminam no músculo esterno-hióideo e no músculo esternotireóideo. O nervo hipoglosso fornece ramos musculares para o músculo esterno-hióideo; profundamente ao músculo milo-hióideo ele emite ramos que suprem o músculo estiloglosso, o músculo hioglosso, o músculo genioglosso e o músculo gênio-hióideo e as fibras musculares intrínsecas da língua. Ligações entre o nervo hipoglosso e o nervo lingual são freqüentemente observadas na estrutura da língua.

BIBLIOGRAFIA

Barone, R., M. Lombard and M. Morand. 1966. Organe de Jacobson, nerf vomeronasal et nerf terminal du chien. Bull. Soc. Sci. Vet. Lyon 68:257-270.
Bradley, O. C., and T. Grahame. 1959. Topographical Anatomy of the Dog. New York, The Macmillan Co.
Bruesch, S. R., and L. B. Arey. 1942. The number of myelinated and unmyelinated fibers in the optic nerve of vertebrates. J. comp. Neurol. 77:631-665.
Ellenberger, W., and H. Baum. 1891. Systematische und topographische Anatomie des Hundes. Berlin, Paul Parey.
FitzGerald, M. J. T., and M. E. Law, 1958. The peripheral connections between the lingual and hypoglossal nerves. J. Anat. (Lond.) 92: 178-188.
Frewein, J. 1965. Ein Beitrag zur Kenntnis der sensiblen Wurzelganglien des N. glossopharyngeus. Zbl. Vet. Med., Reihe A12: 511-519.
Huber, E. 1923. Über das Muskelgebiet des Nervus facialis beim Hund, nebst allgemeinen Beotrachtungen über die Facialismuskulatur, Morph. Jahrb. II Teil, 52:353-414.
Koch, S. L. 1916. Structure of the third, fourth, fifth, sixth, ninth, eleventh and twelfth cranial nerves. J. comp. Neurol. 26:541-552.
Kozma, A., and A. Gellert. 1959. Vergleichende histologische Untersuchungen über die mikroskopischen Ganglien und Nervenzellen des Nervus glossopharyngeus. Anat. Anz. 106:38-49.
McCotter, R. E. 1912. The connection of the vomeronasal nerves with the accessory olfactory bulb in the opossum and other mammals. Anat. Rec. 6:299-317.
McCotter, R. E. 1913. The nervus terminalis in the adult dog and cat. J. Comp. Neurol. 23:145-152.
Miller, M. E., G. C. Christensen and H. E. Evans. 1964. Anatomy of the Dog. Philadelphia, W. B. Saunders Company.
Read, E. A. 1908. A contribution to the knowledge of the olfactory apparatus in dog, cat and man. Am. J. Anat. 8:17-48.

Parte II — Gato

Nervos Olfatórios (I)

Os **nervos olfatórios** surgem da mucosa olfatória, atravessam a lâmina crivosa e terminam na superfície rostral do bulbo olfatório. De acordo com McCotter (1912, 1913), o gato possui um **nervo terminal** e um **nervo vomeronasal**.

Nervo Óptico (II)
(Fig. 57-7)

O **nervo óptico** é formado pelos axônios das células ganglionares da retina. Estas fibras se unem no disco óptico, penetram na área crivosa da esclera e emergem como o nervo óptico. O nervo é circun-

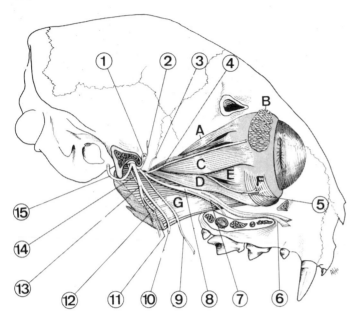

Figura 57-20. Dissecação profunda apresentando a inervação para o olho de gato; vista lateral direita.

A, Músculo reto dorsal; B, glândula lacrimal; C, músculo reto lateral; D, músculo reto ventral; E, músculo retrator do bulbo; F, músculo oblíquo ventral; G, músculo pterigóideo medial; 1, nervo massetérico; 2, nervo temporal profundo; 3, ramo muscular do nervo bucal; 4, nervo zigomático; 5, ramo ventral do nervo oculomotor; 6, nervo infra-orbitário; 7, ramo alveolar maxilar caudal; 8, nervo maxilar; 9, nervo bucal; 10, nervo lingual; 11, nervo alveolar mandibular; 12, nervo milo-hióideo; 13, nervo mandibular; 14, corda do tímpano; 15, nervo auriculotemporal.

dado por bainhas externa e interna que são prolongamentos das meninges cranianas. O nervo óptico descreve um percurso em S na cavidade orbitária, onde ele é parcialmente circundado pelo músculo retrator do bulbo. Penetra o canal óptico e, na fossa cranial média, se une ao companheiro do lado oposto, formando o quiasma óptico.

Nervo Oculomotor (III)
(Fig. 57-7)

O **nervo oculomotor** origina-se da superfície medial do pilar do cérebro. Corre rostralmente e deixa o crânio através da superfície medial da fissura orbitária. Na cavidade orbitária ele passa entre o músculo reto dorsal e o músculo retrator do bulbo, onde se divide nos ramos dorsal e ventral. O ramo dorsal, curto, imediatamente penetra no músculo reto dorsal. Ele supre o referido músculo bem como o músculo levantador da pálpebra superior. O ramo ventral (Fig. 57-20) passa rostralmente entre o nervo óptico e o músculo retrator do bulbo. A seguir curva-se lateralmente entre o músculo retrator do bulbo e o músculo reto ventral. Aqui ele envia ramificações para o músculo reto medial e o músculo reto ventral. Na superfície dorsal deste último ele suporta o **gânglio ciliar**, bem desenvolvido. O gânglio ciliar é de formato aproximadamente triangular e emite dois ou três fortes **nervos ciliares curtos**, os quais, correndo ao longo do nervo óptico, penetram no bulbo do olho. Neste ponto o ramo ventral continua como uma ramificação delgada que passa na superfície lateral da órbita para terminar no músculo oblíquo ventral.

Nervo Troclear (IV)
(Fig. 57-7)

O **nervo troclear** surge do véu medular rostral imediatamente caudal ao colículo caudal. Corre a princípio lateralmente e a seguir ventralmente para seguir no tentório do cerebelo. Abandona a cavidade craniana através da porção superior da fissura orbitária. Ao atingir a cavidade orbitária ele corre no sentido do músculo oblíquo dorsal, penetrando em sua borda lateral.

Nervo Trigêmeo (V)
(Fig. 57-7)

O **nervo trigêmeo** é constituído pela grande **raiz sensitiva** e a pequena **raiz motora** que surgem da superfície lateroventral da ponte. O grande **gânglio trigeminal**, largo e achatado dorsoventralmente, está situado na raiz sensitiva. Está situado em uma ligeira depressão da superfície dorsal do osso basisfenóide, lateral à sela túrcica, e dá origem aos nervos oftálmico, maxilar e mandibular; este último é reforçado pela raiz motora.

NERVO OFTÁLMICO. O **nervo oftálmico** corre rostralmente e deixa a cavidade craniana através da superfície medial da fissura orbitária. Ele emite os seguintes ramos:

O **nervo frontal** passa para cima na cavidade orbitária. Aqui ele corre na superfície dorsal do músculo reto dorsal, cruza por baixo da artéria etmoidal e atinge a borda orbitária. Ele se distribui para a pele da pálpebra superior e área adjacente.

O **nervo nasociliar** corre rostralmente entre o músculo reto dorsal e o músculo levantador da pálpebra superior, dorsalmente, e o nervo óptico, ventralmente. Divide-se nos **nervos infratroclear** e **etmoidal**. O nervo infratroclear prossegue rostralmente, passa entre o músculo oblíquo dorsal e o músculo reto medial e a seguir corre na superfície medial da cavidade orbitária. Aqui ele passa por baixo do gancho até o músculo oblíquo dorsal e finalmente distribui-se na pele da superfície dorsal do ângulo medial do olho. O nervo etmoidal passa juntamente com o nervo infratroclear entre o músculo oblíquo dorsal e o músculo reto medial. Penetra no forame etmoidal e atinge a cavidade nasal, passando através de um canalículo na lâmina crivosa. Ele então distribui-se para a mucosa da porção superior da cavidade nasal e para o tegumento do nariz.

O **nervo ciliar longo** é um pequeno nervo que também pode surgir do nervo nasociliar. Corre rostralmente ao longo deste último nervo e divide-se em duas ramificações que seguem, juntamente com as artérias do mesmo nome, na superfície dorsolateral do nervo óptico para penetrarem no bulbo do olho. Uma destas ramificações normalmente liga-se aos ramos dos nervos ciliares curtos.

NERVO MAXILAR. O **nervo maxilar** (Fig. 57-20) origina-se do gânglio trigeminal e deixa o crânio através do forame redondo. Fora do crânio ele atravessa a rede admirável da artéria maxilar e a seguir corre rostralmente na superfície dorsal do músculo pterigóideo medial juntamente com a artéria maxilar. O nervo maxilar emite os seguintes ramos:

No forame redondo emite o nervo zigomático (Fig. 57-20), que corre dorsalmente, atravessa a rede admirável da artéria maxilar e divide-se nos ramos zigomaticotemporal e zigomaticofacial. O **ramo zigomaticotemporal** é o mais caudal e o maior dos dois ramos. Ele corre dorsalmente e, após deixar a órbita, se distribui na pele das regiões frontal e temporal. Próximo à sua origem, o ramo zigomaticotemporal fornece o nervo lacrimal, o qual, seguindo a artéria de mesmo nome, penetra na glândula lacrimal. O **nervo lacrimal** também pode surgir diretamente dos nervos maxilar ou zigomático.

O **ramo zigomaticofacial** segue dorsalmente na superfície lateral da órbita e termina na pele da parte lateral da pálpebra inferior.

Ao passar através da rede admirável da artéria maxilar, o nervo maxilar emite, de sua borda ventral, o **nervo pterigopalatino**. Este último corre rostralmente na superfície dorsal do músculo pterigóideo medial, passando entre o maxilar e o nervo do canal pterigóideo. Ele então divide-se nos nervos nasal, caudal e palatino maior. O **nervo nasal caudal** corre medialmente; na entrada do forame pterigopalatino ele sustenta o **gânglio pterigopalatino**. O nervo nasal caudal penetra no forame e se distribui para a mucosa da parte inferior da cavidade nasal. Surgindo grosseiramente do gânglio pterigopalatino, o delgado **nervo palatino menor** corre rostralmente e dobra ao redor da borda rostral do músculo pterigóideo medial se distribuindo no palato mole.

O **nervo palatino maior** atravessa o canal palatino e se distribui no palato duro e na gengiva.

O nervo maxilar, ao atingir a superfície dorsal do túber da maxila, torna-se o **nervo infra-orbitário** (Figs. 57-20 e 21), que emite os **ramos alveolares maxilares**, caudal e médio, para os dentes molares.

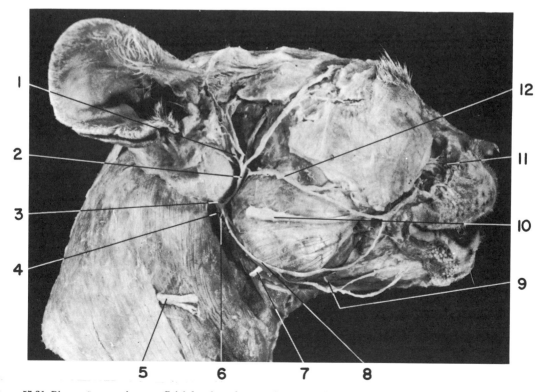

Figura 57-21. Dissecação grosseira superficial da cabeça de gato; vista lateral direita.

1, Nervo auriculotemporal; 2, nervo auriculopalpebral; 3, nervo facial; 4, ramo digástrico; 5, segundo nervo cervical; 6, ramo cervical; 7, ducto mandibular; 8, ramo bucal ventral; 9, ramo comunicante do nervo milo-hióideo; 10, ducto parotídeo; 11, nervo infra-orbitário; 12, ramo bucal dorsal.

Ele também emite o ramo alveolar maxilar rostral, que corre no canal maxilo-incisivo para suprir os dentes caninos e incisivos. O nervo infra-orbitário atravessa o curto forame infra-orbitário e supre a pele da região nasal lateral e o lábio maxilar.

NERVO MANDIBULAR. O **nervo mandibular** deixa a cavidade craniana através do forame oval. O pequeno **gânglio ótico** está situado 5 mm caudal ao nervo mandibular. Ele mede 1 mm de diâmetro e está ligado aos nervos mandibular e auriculotemporal por meio de diversas finas ramificações.

Imediatamente após cruzar sobre a artéria maxilar a um ponto logo caudal à rede admirável da artéria maxilar, o nervo mandibular emite os seguintes ramos:

O **nervo auriculotemporal** (Figs. 57-20 e 21), um grande nervo que surge da superfície dorsocaudal do nervo mandibular e, correndo laterodorsalmente, passa entre o músculo auriculomandibular e o processo zigomático do osso temporal. Aqui ele se divide no nervo auricular rostral e no ramo transverso da face. O nervo auricular rostral segue para cima, acompanhando o ramo auricular rostral do nervo facial, e finalmente se distribui na pele da região temporal e na porção rostral do ouvido externo. O **ramo transverso da face** passa entre a glândula parótida e o músculo masseter para se distribuir na pele da bochecha. Algumas de suas ramificações ligam-se ao ramo bucal dorsal.

O **nervo massetérico** (Fig. 57-20) surge da superfície dorsal do nervo mandibular e corre lateralmente, passando através da incisura mandibular. Ele termina na superfície medial do músculo masseter. Próximo à sua origem, o nervo massetérico emite um ou dois **nervos temporais profundos** que suprem o músculo temporal.

O **nervo bucal** (Fig. 57-20) é um longo e delgado nervo que surge da superfície dorsorrostral do nervo mandibular. Ele corre rostrolateralmente na superfície dorsal do músculo pterigóideo medial e, ao penetrar o músculo bucinador, divide-se em diversas ramificações, que suprem as glândulas bucais e a mucosa da bochecha. Uma delgada ramificação pode ser observada destacando-se do nervo bucal, próximo à sua origem, e penetrando no músculo temporal.

O **nervo pterigóideo**ϕ emerge da superfície ventral do nervo mandibular, rostralmente à artéria maxilar. Após curto percurso, ele libera um ramo que corre caudalmente, passando dentro do ouvido médio, onde supre o músculo tensor do tímpano. O nervo pterigóideo divide-se em dois ramos, que suprem os músculos pterigóideo medial e pterigóideo lateral. Uma fina ramificação do nervo pterigóideo ou do nervo tensor do tímpano supre o músculo tensor do véu palatino.

Após liberar os ramos citados, o nervo mandibular corre rostroventralmente, por uma distância de 5 mm, na superfície dorsal do músculo pterigóideo medial e divide-se nos nervos alveolar mandibular e lingual.

O **nervo alveolar mandibular** (Fig. 57-20) emite o **nervo milo-hióideo** imediatamente após separar-se do nervo lingual. O nervo milo-hióideo corre ventralmente, lateral e paralelamente ao seu tronco paterno, ramificando-se no ventre rostral do músculo digástrico e no músculo milo-hióideo. O nervo alveolar mandibular segue ventralmente, por uma distância de 10 mm, antes de penetrar no forame mandibular. Dentro do canal mandibular ele fornece ramificações para os dentes molares, caninos e incisivos. Na extremidade rostral do canal divide-se em várias ramificações que deixam o forame mentoniano como os nervos mentonianos e suprem a pele da região mentoniana.

O **nervo lingual** (Fig. 57-20) é o medial dos ramos terminais do nervo mandibular. Ele corre na superfície dorsal do músculo pterigóideo medial onde se une à corda do tímpano. A seguir passa ventralmente entre o músculo milo-hióideo e o músculo estiloglosso. Na margem ventral deste último dobra medialmente e penetra na língua, onde se distribui. Ao passar lateralmente na língua ele emite o **nervo sublingual**, que corre rostralmente e se distribui para a mucosa do assoalho da boca. Neste ponto ele também emite ramificações para as glândulas mandibular e sublingual. O **gânglio mandibular** não é visível macroscopicamente.

Nervo Abducente (VI)
(Fig. 57-7)

O **nervo abducente** origina-se da superfície ventral da medula oblonga. Ele corre rostralmente passando através do seio cavernoso e, na superfície medial do nervo trigêmeo, está unido por fibras simpáticas. O nervo abducente deixa a cavidade cranial através da fissura orbitária. Na cavidade orbitária ele atravessa o músculo retrator do bulbo, ao qual fornece algumas ramificações, terminando, a seguir, na superfície medial do músculo reto lateral.

Nervo Facial (VII)
(Figs. 57-7 e 21)

O **nervo facial** surge na margem caudal da ponte. Ele corre lateralmente no sentido do meato acústico interno, juntamente com o nervo vestibulococlear. No meato separa-se deste último e penetra no canal facial. Ele sustenta, dentro do canal, o **gânglio geniculado** e emite o nervo petroso maior, a corda do tímpano e o nervo estapédio.

O **nervo petroso maior** surge do gânglio geniculado, deixa a porção petrosa do osso temporal através de seu canalículo e depois se une ao nervo petroso profundo, formando o **nervo do canal pterigóideo**. Este último atinge a fossa pterigopalatina após passar através do canal pterigóideo, que se abre quer próximo da saída da fissura orbitária ou em seu assoalho. Daqui o nervo do canal pterigóideo corre rostralmente na superfície dorsal do músculo pterigóideo lateral e do músculo pterigóideo medial, medialmente ao nervo pterigopalatino e, finalmente, une-se ao gânglio pterigopalatino.

A **corda do tímpano** (Fig. 57-20) atravessa a cavidade do ouvido médio e penetra na fissura petrotimpânica. Ela em seguida corre na superfície dorsal do músculo pterigóideo medial e, passando por baixo da artéria maxilar e do nervo alveolar mandibular, se une ao nervo lingual.

O nervo estapédio é um ramo curto que supre o músculo estapédio.

Ao emergir do forame estilomastóideo o nervo facial emite o nervo auricular caudal, o ramo auricular interno e o ramo digástrico. O **nervo auricular caudal** corre dorsalmente e supre a musculatura auricular caudal. O **ramo auricular interno** perfura a cartilagem auricular e se distribui em sua superfície interna. O **ramo digástrico** (Fig. 57-21) é uma pequena ramificação que surge da borda ventral do nervo facial e, após curto percurso, penetra no ventre caudal do músculo digástrico. O nervo facial corre rostralmente na estrutura da glândula parótida e, a 5 mm de sua saída, emite um ou dois ramos cervicais e divide-se nos ramos dorsal e ventral. Os ramos cervicais, que podem surgir dos ramos dorsal e ventral, se distribuem para o músculo cutâneo da face. O ramo dorsal é o maior deles e está direcionado dorsalmente, passando entre o músculo masseter e a cartilagem anular. Ele pode suprir, com ramificações delgadas, o músculo cutâneo da face. Após correr por uma distância de 10 mm, ele se divide no **nervo auriculopalpebral** (Fig. 57-21) e no ramo bucal dorsal. O nervo auriculopalpebral corre dorsalmente próximo à cartilagem auricular. Aqui ele recebe um forte ramo de ligação do nervo auriculotemporal e depois emite o ramo auricular rostral, o qual, após subdividir-se em duas ou três ramificações, supre a musculatura auricular rostral. O nervo auriculopalpebral continua como o ramo zigomático. Este ramo corre rostrodorsalmente, cruza o arco zigomático obliquamente e prossegue no sentido do ângulo medial do olho, terminando na porção profunda do músculo levantador nasolabial. Ele fornece vários ramos palpebrais que suprem o músculo orbicular do olho e terminam tanto na pálpebra superior como na inferior. O **ramo bucal dorsal** curva-se ventralmente na face, sobre o músculo masseter e, próximo ao ângulo da boca, se une ao grande ramo comunicante do ramo bucal ventral. Na face ele emite ramificações para os músculos zigomático e malar. Continua rostrodorsalmente ao longo da veia facial, passa sob os músculos zigomático e malar e se distribui para a musculatura nasal lateral. O ramo ventral, resultante da bifurcação facial, é pequeno e corre rostroventralmente ao longo da superfície caudal do músculo masseter e, durante curto percurso, dentro da parênquima da parótida. Emite uma pequena ramificação, o ramo estilo-hióideoφ, para o músculo do mesmo nome e depois continua como o **ramo bucal ventral**. Este situa-se ao longo da borda ventral do músculo masseter, profundamente à veia facial e aos nodos linfáticos mandibulares. Aqui emite o ramo comunicante o qual, ao seguir dorsalmente, se une ao ramo bucal dorsal após emitir ramificações para o músculo bucinador, músculo orbicular da boca e músculo depressor do lábio maxilar. O ramo bucal ventral continua rostralmente, recebe uma ramificação do nervo milohióideo e finalmente se distribui, essencialmente, no músculo depressor do lábio mandibular.

Nervo Vestibulococlear (VIII)
(Figs. 57-7 e 11)

O **nervo vestibulococlear** surge da superfície dorsolateral da medula oblonga, imediatamente caudal ao nervo facial. Ele corre lateralmente no sentido do meato acústico interno onde se divide nas partes vestibular e coclear. A **parte vestibular** apresenta o **gânglio vestibular** e supre o utrículo e o sáculo, enquanto a **parte coclear** termina no **gânglio espiral** da cóclea.

Nervo Glossofaríngeo (IX)
(Figs. 57-11 e 22)

O **nervo glossofaríngeo** deixa a superfície lateral da medula oblonga por várias raízes que perfuram a dura-máter e se unem em um único tronco. Ele deixa a cavidade craniana através do forame jugular onde apresenta o pequeno **gânglio proximal** unido ao do nervo vago. A medida que o nervo glossofaríngeo começa a correr distalmente, na superfície medial da bolha timpânica, ele emite o **nervo timpânico**. O **gânglio distal**, uma estrutura ganglionar presente em outros animais, neste nível, não é macroscopicamente observado nos felinos. O nervo timpânico é relativamente grande e segue rostralmente, penetrando no ouvido médio entre a bolha timpânica e a porção petrosa do osso temporal. Corre na parede do promontório onde se une ao **nervo caroticotimpânico**, formando o **nervo petroso menor**. Este último deixa o ouvido médio e termina no gânglio ótico.

Na borda ventral da bolha timpânica o nervo glossofaríngeo emite o **ramo faríngeo** e o **ramo do seio carotídeo**. O primeiro participa da formação do **plexo faríngeo**, enquanto o último, após correr caudalmente e ligar-se aos ramos do gânglio cervical cranial, termina no seio carotídeo. O nervo glossofaríngeo continua ventralmente e, ao dobrar um pouco cranialmente, passa lateral ao músculo estilofaríngeo caudal, ao qual fornece uma ou duas ramificações. O nervo glossofaríngeo penetra na parede faríngea ao nível do músculo hiofaríngeo. Profundamente à mucosa faríngea ele se ramifica em diversos ramos que se distribuem na mucosa faríngea. Uma destas ramificações, normalmente a maior, penetra na língua como o **ramo lingual** e supre seu terço caudal.

Nervo Vago (X)
(Figs. 57-11 e 22)

O **nervo vago** origina-se da superfície dorsolateral da medula oblonga por meio de diversas raízes caudais às raízes do nervo glossofaríngeo. Após penetrar na dura-máter seu tronco alarga-se para constituir o **gânglio proximal** (jugular). O ramo auricular surge do gânglio proximal e se une, no canal facial, ao nervo facial. O nervo vago deixa a cavidade craniana através do forame jugular, juntamente com o nervo acessório. Ele corre ventrocaudalmente na região retrofaríngea. Aqui emite o **ramo faríngeo**, o qual, próximo da faringe, se divide nos ramos rostral e caudal. O ramo rostral une-se

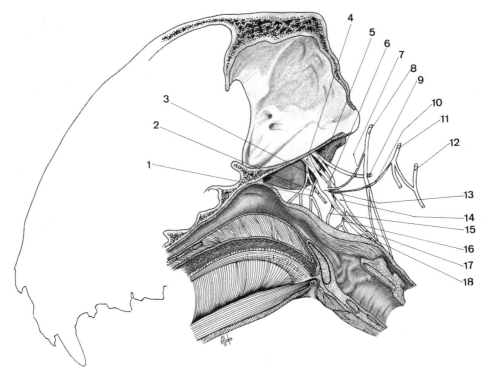

Figura 57-22. Nervos craniais de gato, dissecação profunda; vista medial direita.

1, Ramo faríngeo do nervo vago; 2, ramo do seio carotídeo; 3, nervo glossofaríngeo; 4, nervo carotídeo interno; 5, nervo vago; 6, nervo hipoglosso; 7, ramo comunicante do gânglio cervical cranial para 8; 8, primeiro nervo cervical; 9, nervo acessório; 10, ramo comunicante do gânglio cervical cranial para 11; 11, segundo nervo cervical; 12, terceiro nervo cervical; 13, gânglio cervical cranial; 14, gânglio distal do nervo vago; 15, nervo hipoglosso; 16, nervo laríngeo cranial; 17, nervo vago; 18, tronco simpático.

ao ramo faríngeo do nervo glossofaríngeo para constituir o **plexo faríngeo**. O ramo caudal representa o ramo esofágico (nervo faringoesofágico). Continua caudalmente na superfície dorsolateral da faringe, próximo ao plano mediano, ramificando-se nos músculos tireofaríngeo e cricofaríngeo. Ele termina na porção cranial da musculatura esofágica. Cinco milímetros abaixo da origem do ramo faríngeo o nervo vago apresenta outro intumescimento, o **gânglio distal** (nodoso), que é uma estrutura ovóide que mede 7 mm de comprimento por 4 mm de largura. O gânglio fornece, de sua borda rostral, o **nervo laríngeo cranial**. Este passa caudalmente entre a artéria carótida comum e o tronco simpático e, depois de um percurso de aproximadamente 20 mm, divide-se nos ramos externo e interno. O ramo externo continua caudalmente e termina no músculo cricotireóideo. O ramo interno é a continuação efetiva do tronco paterno. Ele imediatamente penetra na laringe através da fissura tireóidea. Em alguns casos há um forame completo na lâmina tireóidea através do qual passa o ramo interno. Ele se ramifica na mùcosa laríngea e envia, caudalmente, uma ramificação que corre sobre o músculo aritenóideo dorsal para finalmente ligar-se às ramificações do nervo laríngeo recorrente. Além do gânglio distal o nervo vago segue distalmente no pescoço, por aproxima-

damente 20 a 25 mm, antes de se unir ao tronco simpático. (Veja a seção sobre o sistema nervoso autônomo, no Cap. 13, para o restante da distribuição do nervo vago.)

Nervo Acessório (XI)
(Figs. 57-7, 11 e 22)

O **nervo acessório** surge por meio das **raízes espinhais** e **cranianas**. A raiz espinhal deriva suas fibras dos primeiros seis segmentos cervicais da medula espinhal. A raiz craniana emerge da superfície dorsolateral da medula oblonga, imediatamente caudal às raízes do nervo vago. O nervo acessório, assim formado, deixa a cavidade craniana em íntima associação com o nervo vago através do forame jugular. A divisão, em ramos interno e externo, do nervo acessório ocorre na superfície caudal da bolha timpânica, mas ela não é particularmente evidente no felino. O nervo acessório continua laterocaudalmente, passando através do músculo clidomastóideo suprindo-o com uma ramificação. Na superfície lateral do músculo clidomastóideo ele realiza intercâmbio de ramificações com ramos do segundo nervo cervical. Continua em seu trajeto, caudalmente, sob o músculo clido-occipital e o músculo clidocervical; termina na superfície medial do mús-

Nervo Hipoglosso (XII)
(Figs. 57-11 e 22)

O **nervo hipoglosso** surge da superfície ventrolateral da medula oblonga e deixa a cavidade craniana através do canal hipoglosso. Ele corre a princípio caudalmente ao nervo vago e ao nervo acessório e depois, em um ponto onde estes dois nervos começam a se separar, o nervo hipoglosso dobra rostralmente, passando entre aqueles. Aqui fornece uma delgada ramificação que corre caudalmente e passa na superfície lateral do gânglio distal do nervo vago, antes de se unir a um ramo do primeiro nervo cervical para constituir a **alça cervical**. O ramo resultante termina no músculo esternohióideo e no músculo esterno-tireóideo. O nervo hipoglosso então passa lateralmente à artéria carótida comum e fornece ramificações para os músculos tíreo-hióideo, estilo-hióideo e gênio-hióideo, antes de penetrar na base da língua e suprir sua musculatura.

BIBLIOGRAFIA

Bruesch, S. R. 1944. The distribution of myelinated afferent fibers in the branches of the cat's facial herve. J. comp. Neurol. *81*: 169-191.

DuBois, F. S., and J. O. Foley. 1936. Experimental studies on the vagus and spinal accessory nerves in the cat. Anat. Rec. 64:285-307.

Gacek, R. R., and G. L. Rasmussen. 1961. Fiber analysis of the statoacoustic nerve of guinea pig, cat, and monkey. Anat. Rec. *139*: 455-463.

Hollinshead, W. H. 1939. The origin of the nerve fibers to the glomus aorticum of the cat. J. comp. Neurol. 71:417-426.

Hollinshead, W. H. 1940. The innervation of the supracardial bodies in the cat. J. comp. Neurol. 73:37-48.

Kerr, F. W. L. 1962. Facial, vagal and glossopharyngeal nerves in the cat. Arch. Neurol. (Chicago) 6:264-281.

McCotter, R. E. 1912. The connection of the vomeronasal nerves with the accessory olfactory bulb in the opossum and other mammals. Anat. Rec. 6:299-317.

McCotter, R. E. 1913. The nervus terminalis in the adult dog and cat. J. comp. Neurol 23:145-152.

Read, E. A. 1908. A contribution to the knowledge of the olfactory apparatus in dog, cat and man. Am. J. Anat. 8:17-48.

NERVOS ESPINHAIS
N. G. Ghoshal

PARTE I — CÃO

Os **nervos espinhais** totalizam 35 ou 38 pares: cervicais (8), torácicos (13), lombares (7), sacrais (3) e caudais ou coccígeos (4 a 7).

Nervos Cervicais

Há oito pares de **nervos cervicais**, sete dos quais deixam o canal vertebral cranialmente às vértebras correspondentes; o oitavo emerge entre a sétima vértebra cervical e a primeira vértebra torácica. A ramificação e a disposição dos nervos cervicais são, em geral, semelhantes às do eqüino. Cada nervo cervical consiste de uma **raiz dorsal** e **ventral**, que penetram na dura-máter separadamente. Na vizinhança do forame vertebral lateral ou do forame intervertebral, tanto a raiz dorsal como a ventral se unem, formando um nervo espinhal típico, antes de deixar o canal vertebral. Ao deixar o canal vertebral cada nervo espinhal subdivide-se em um **ramo dorsal** e outro **ventral**. Os ramos ventrais recebem contribuições simpáticas diretamente do **gânglio cervicotorácico** ou através do **nervo vertebral**. O ramo dorsal, por sua vez, divide-se nos ramos medial (cutâneo) e lateral (muscular).

O **primeiro nervo cervical**, seguindo sua emergência através do forame vertebral lateral do atlas, divide-se em um ramo dorsal e outro ventral. O ramo dorsal (*nervo suboccipital*) não se divide em um ramo medial e lateral distintos e, normalmente, não possui ramificações sensoriais. Entretanto, de acordo com Ellenberger e Baum (1891), os ramos cutâneos do primeiro nervo cervical se unem aos ramos do nervo auricular caudal do nervo facial e ao nervo auricular magno do segundo nervo cervical. Seu ramo ventral está encaixado no sulco ósseo que liga o forame vertebral lateral com a incisura alar e depois corre caudoventralmente, por curta distância, com o nervo vago e o nervo acessório. Ele está ligado aos nervos vago e simpático (Ellenberger e Baum, 1891; Bradley e Grahame, 1959), e também com o nervo hipoglosso, formando a alça cervical. A extensão da alça cervical pode variar entre os espécimes. Ele inerva o músculo esternotireóideo e o músculo esterno-hióideo.

O **segundo nervo cervical** emerge através do forame intervertebral, cranialmente ao áxis, e divide-se em um ramo dorsal e outro ventral. Seu ramo dorsal (*nervo occipital maior*) possui um ramo medial e um lateral. Ele passa caudodorsalmente entre a espinha do áxis e o músculo oblíquo caudal da cabeça. Conforme citado anteriormente, anastomosa-se com os ramos cutâneos dorsais do primeiro nervo cervical, quando presente. O ramo ventral passa caudoventralmente e, após percorrer entre o músculo esternocefálico e o componente clidomastóideo do músculo clidocefálico, aparece superficialmente próximo à asa do atlas, onde se divide em um nervo auricular magno, maior, e o

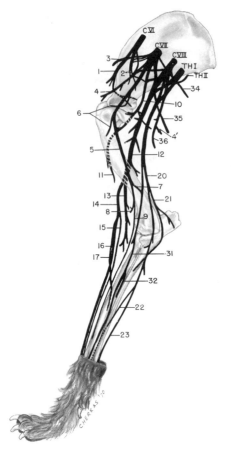

Figura 57-23. Plexo braquial de cão, vista medial.

1, Nervo supra-escapular; 2, nervos subescapulares; 3, nervo supraclavicular; 4, nervo peitoral cranial; 4', nervo peitoral caudal; 5, nervo musculocutâneo; 6, ramo muscular proximal; 7, ramo comunicante entre 5 e 31; 8, ramo muscular distal; 9, nervo cutâneo medial do antebraço; 10, nervo axilar; 11, nervo cutâneo cranial do antebraço; 12, nervo radial; 13, ramo profundo de 12; 14, ramo superficial de 12; 15, ramo medial de 14; 16, ramo lateral de 14; 17, nervo cutâneo caudal do antebraço; 20, nervo ulnar; 21, nervo cutâneo caudal do antebraço; 22, ramo dorsal de 20; 23, ramo palmar de 20; 31, nervo mediano; 32, nervo interósseo do antebraço; 34, nervo torácico longo; 35, nervo toracodorsal; 36, nervo torácico lateral; C VI, C VII, C VIII, nervos cervicais; TH I, TH II, nervos torácicos.

terceiro e às vezes o quarto nervos possuem um ramo medial e um lateral, distintos; o quinto e o sexto nervos podem apresentar estas divisões somente no sentido de sua distribuição periférica; o ramo cervical dorsal, do sétimo nervo cervical, pode estar reduzido a um ramo muscular, enquanto o do oitavo pode estar ausente (Miller et al., 1964). Os ramos ventrais do terceiro e quarto nervos cervicais, de forma semelhante ao segundo, ligam-se ao nervo acessório. Eles aparecem ao longo da face profunda do músculo omotransversal e parecem diminuir de tamanho do segundo para o quinto. Os ramos cutâneos ventrais do terceiro e quarto nervos cervicais constituem os **nervos supraclaviculares**.

Os ramos ventrais do quinto, sexto e sétimo nervos cervicais, com uma contribuição inconstante do ramo ventral do quarto nervo, compreendem o **nervo frênico**, no cão. As raízes do quinto e do sexto nervos cervicais se unem cranialmente à primeira costela; a raiz conjugada une-se com a da sétima, na abertura torácica cranial, um tanto medial à primeira costela. O nervo frênico recebe uma contribuição delgada do gânglio cervical caudal (gânglio vertebral de McKibben e Getty [1968]) ou do tronco simpático (Miller et al., 1964).

nervo cervical transverso, relativamente mais curto. O **nervo auricular magno** ascende dorsocranialmente, cruza o músculo esternocefálico e está destinado a suprir a região parótida e a base do ouvido externo. O **nervo transverso do pescoço** passa cranioventralmente e profundamente ao platisma, no sentido do espaço mandibular. Durante seu percurso ele fornece ramos para a região laríngea e, de acordo com Bradley e Grahame (1959), está ligado ao ramo cervical (*ramus colli*) do nervo facial. O ramo ventral anastomosa-se com o nervo acessório e, às vezes, com o ramo ventral do terceiro nervo cervical.

Os ramos dorsais do **terceiro ao sétimo nervos cervicais** diferem em seu padrão de ramificação. O

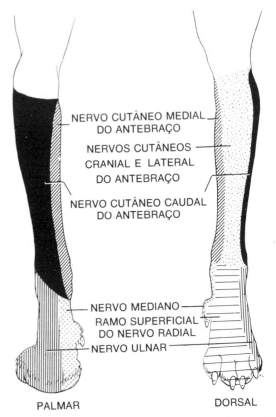

Figura 57-24. Distribuição sensorial cutânea no membro torácico de cão.

(De Hoerlein, 1971.)

Plexo Braquial

O **plexo braquial** do cão é formado pelos ramos ventrais do sexto, sétimo e oitavo nervos cervicais e pelo primeiro e segundo nervos torácicos, com uma contribuição inconstante do quinto nervo cervical. Entretanto, as contribuições do quinto nervo cervical e do segundo nervo torácico são relativamente muito pequenas. O plexo braquial de nervos, de forma semelhante ao do gato, não penetra nos músculos escalenos. Os nervos seguem caudoventralmente, sob os músculos anteriores, no sentido da borda cranial da primeira costela, entre o músculo subescapular e o músculo supra-espinhal, por um lado, e o músculo serrátil ventral do pescoço, por outro lado, para ganhar entrada no espaço axilar (Fig. 57-23).

Nervo Supra-Escapular

O **nervo supra-escapular** surge do ramo ventral do sexto nervo cervical, juntamente com uma delgada contribuição do ramo ventral do sétimo nervo cervical. De acordo com Reimers (1925), pode derivar fibras inteiramente do sexto nervo cervical. Ele corre entre o músculo subescapular e o músculo supra-espinhal, acompanhando os vasos supra-escapulares, ventralmente à espinha escapular. Supre essencialmente o músculo supra-espinhal e o músculo infra-espinhal e envia algumas delicadas ramificações para a superfície lateral da cápsula da articulação do ombro. De acordo com Taylor (1959), ele pode fornecer ramos para o músculo redondo menor e para o músculo deltóide.

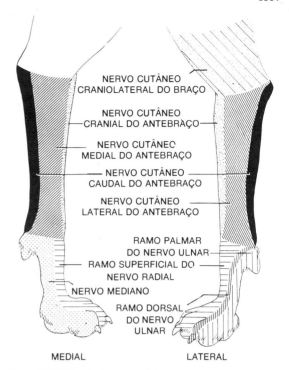

Figura 57-25. Distribuição sensorial cutânea no membro torácico de cão.
(De Hoerlein, 1971.)

Nervos Subescapulares

Os **nervos subescapulares** são normalmente em número de dois. Eles derivam fibras principalmente dos ramos ventrais do sexto e do sétimo nervos cervicais, embora possam se originar apenas do sétimo nervo cervical ou em combinação com o sexto e sétimo nervos cervicais e o nervo axilar (Bowne, 1959). Quando um único nervo subescapular estiver presente, ele normalmente surge quer do ramo ventral do sexto ou sétimo nervo cervical ou como uma extensão deste último (Reimers, 1925). Eles inervam a parte distal do músculo subescapular, embora freqüentemente um ramo supra o músculo redondo maior.

Nervos Peitorais

Os **nervos peitorais** podem ser divididos em grupos cranial e caudal. Eles normalmente surgem dos ramos ventrais do sexto, sétimo e oitavo nervos cervicais e do primeiro nervo torácico. Eles são freqüentemente em número de dois a cinco. Os nervos craniais surgem juntamente com o nervo musculocutâneo e os nervos peitorais caudais freqüentemente emergem com o nervo torácico lateral. Eles inervam principalmente os músculos peitorais.

Nervo Musculocutâneo

O **nervo musculocutâneo** tem uma origem variável. Ele normalmente deriva fibras do ramo ventral do sétimo nervo cervical mas, de acordo com Bowne (1959), ele pode receber uma pequena contribuição, quer do sexto ou do oitavo nervos cervicais, ou, em casos excepcionais, de ambos os nervos citados. Em sua origem ele está associado com os nervos peitorais craniais. Ele passa entre o músculo coracobraquial e a artéria braquial e desce no braço cranialmente a esta última. Na articulação do ombro ele emite o **ramo muscular proximal** para o músculo coracobraquial e para o músculo bíceps do braço, acompanhando a artéria umeral circunflexa cranial para a distribuição periférica. Freqüentemente os ramos musculares acima surgem separadamente do nervo musculocutâneo; entretanto, por razões anatômicas comparativas, ambos devem ser considerados como o ramo muscular proximal. No terço distal do braço, o nervo musculocutâneo está ligado ao nervo mediano por um ramo comunicante oblíquo. Próximo do cotovelo o nervo musculocutâneo divide-se em um **ramo muscular distal** e o **nervo cutâneo medial do antebraço** (Figs. 57-24 e 25). O primeiro penetra na parte distal do músculo bíceps do braço, enquanto o último, após destacar um pequeno ramo para o músculo braquial, continua distalmente sobre a face medial do cotovelo e, inclinando-se um pouco cranialmente, desce sobre a fáscia profunda do antebraço, até ao carpo. De acordo com Sussdorf (1889), o nervo cutâneo medial do antebraço se une ao ramo medial do ramo superficial do nervo radial, próximo ao carpo.

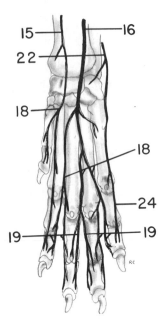

Figura 57-26. Nervos da parte distal do membro torácico esquerdo de cão; vista dorsal.

15, Ramo medial do ramo superficial do nervo radial; 16, ramo lateral do ramo superficial do nervo radial; 18, nervos digitais dorsais comuns I, II, III, IV; 19, nervos digitais dorsais próprios; 22, ramo dorsal do nervo ulnar; 24, nervo digital dorsal lateral V (abaxial).

espaço axilar e na articulação do ombro e está relacionado com a artéria axilar. Desce caudalmente ao nervo ulnar; fornece ramos para os músculos extensores do cotovelo (a saber, o músculo tríceps do braço, o músculo tensor da fáscia do antebraço e o músculo anconeu); mergulha entre as porções medial e acessória do músculo tríceps do braço, enrosca-se ao redor do braço e emite ramos sensoriais *(nervo cutâneo lateral caudal do braço)* para a fáscia e pele da superfície caudolateral do braço. Entre o músculo braquial e a porção lateral do músculo tríceps do braço o nervo radial divide-se em dois ramos. O **ramo profundo** supre os músculos extensores e supinadores do carpo e dígitos. O **ramo superficial** emerge sobre a superfície flexora do cotovelo e divide-se em ramos medial e lateral (Fig. 57-26). O **ramo lateral,** maior, emite o **nervo cutâneo lateral do antebraço,** que se ramifica sobre a superfície craniolateral até aproximadamente a metade do antebraço (Figs. 57-24 e 25). O ramo lateral desce ao longo da veia cefálica e segue sua borda lateral, juntamente com o ramo lateral da artéria superficial cranial do antebraço, distalmente, até o meio do antebraço. Ele mantém este relacionamento dentro do terço distal do antebraço e, subseqüentemente, o vaso e o nervo seguem a superfície lateral da veia cefálica acessória até o carpo. Às vezes, os ramos lateral e medial realizam intercâmbio de fibras e inervam a superfície dorsal do carpo. Ao atingir o metacarpo, o ramo lateral divide-se variavelmente

Nervo Axilar

O **nervo axilar** deriva suas fibras dos ramos ventrais do sétimo e oitavo nervos cervicais. Ele pode surgir inteiramente do sétimo nervo cervical ou tanto do sexto como do sétimo nervos cervicais. Ele corre ao longo da superfície flexora da articulação do ombro, acompanhando a artéria circunflexa caudal do úmero. Supre os "verdadeiros" flexores da articulação do ombro (a saber, o músculo redondo maior, o músculo redondo menor, o músculo deltóide e a parte caudal do músculo subescapular), incluindo a superfície caudal da cápsula da articulação do ombro. O ramo cutâneo do nervo axilar *(nervo cutâneo cranial do antebraço)* freqüentemente emerge entre o músculo deltóide e a porção lateral do músculo tríceps do braço e parcialmente ramifica-se na fáscia e pele na superfície craniolateral do braço *(nervos cutâneos laterais craniais do antebraço)* (Fig. 57-25). Ele continua mais adiante distalmente e efetua intercâmbio de fibras com o nervo cutâneo lateral do antebraço, do nervo radial, próximo à articulação do cotovelo, desta forma inervando a fáscia e a pele do antebraço e possivelmente também o dorso da pata.

Nervo Radial

O **nervo radial** é o maior e mais caudal nervo do plexo braquial. Tem origem nos ramos ventrais do sétimo e oitavo nervos cervicais e primeiro nervo torácico. Acompanha os nervos mediano e ulnar no

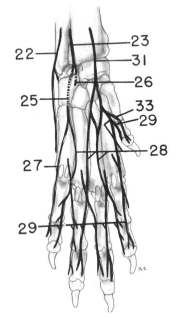

Figura 57-27. Nervos da parte distal do membro torácico esquerdo de cão; vista palmar superficial.

22, Ramo dorsal do nervo ulnar; 23, ramo palmar do nervo ulnar; 25, ramo superficial de 23; 26, ramo profundo de 23; 27, nervo digital palmar lateral V (abaxial); 28, nervos digitais palmares comuns I, II, III, IV; 29, nervos digitais palmares próprios; 31, nervo mediano; 33, nervo digital palmar medial I (abaxial).

SISTEMA NERVOSO DO CARNÍVORO

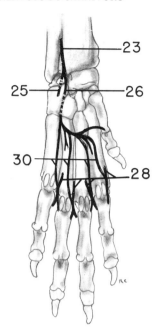

Figura 57-28. Nervos da parte distal do membro torácico esquerdo do cão; vista palmar profunda.

23, Ramo palmar do nervo ulnar; 25, ramo superficial de 23; 26, ramo profundo de 23; 28, nervos digitais palmares comuns I, II, III, IV; 30, nervos metacárpicos palmares I, II, III, IV.

para dar origem aos **nervos digitais dorsais comuns II, III e IV.** Os nervos digitais dorsais comuns, ao nível das articulações metacarpofalângicas, dividem-se em dois **nervos digitais dorsais próprios** e descem nos lados dos dígitos contíguos. O **ramo medial** desce ao longo do lado medial da veia cefálica e do ramo medial da artéria superficial cranial do antebraço, até o carpo. Ligeiramente proximal ao carpo ele pode se comunicar com o ramo lateral, como foi dito anteriormente.

De acordo com Sussdorf (1889), conforme indicado anteriormente, o ramo medial também realiza intercâmbio de fibras com o nervo cutâneo medial do antebraço, ramo do nervo musculocutâneo, na região do carpo.

Ao atingir a região metacárpica, o ramo medial torna-se o **nervo digital dorsal comum I,** que posteriormente se subdivide em dois **nervos digitais dorsais próprios** para as superfícies contíguas dos dois dígitos mediais.

Nervo Ulnar

O **nervo ulnar** deriva suas fibras dos ramos ventrais do oitavo nervo cervical e do primeiro e segundo nervo torácico componentes do plexo braquial. Ele é tão grande quanto, ou maior do que, o nervo mediano, com o qual está unido durante algum percurso. No terço distal do braço ele se separa do nervo mediano e passa sobre o epicôndilo medial do úmero. Pouco depois de sua separação do nervo mediano emite o **nervo cutâneo caudal do antebraço,** que corre subcutaneamente sobre a superfície medial do olécrano da ulna. Depois desce no antebraço, acompanhando os vasos colaterais ulnares, e se ramifica na pele do carpo. Na parte proximal do antebraço, ramos musculares são emitidos para o músculo flexor ulnar do carpo e para as porções umeral e ulnar do músculo flexor profundo dos dedos. Dentro do terço proximal do antebraço, e às vezes até próximo ao cotovelo, o nervo ulnar se divide em um delgado ramo dorsal e um espesso ramo palmar (Figs. 57-24, 25 e 27). O **ramo dorsal,** após correr entre o músculo extensor ulnar do carpo e o músculo flexor ulnar do carpo, emite ramificações cutâneas para a superfície craniolateral da parte distal do antebraço e parte adjacente do carpo, terminando como o **nervo digital dorsal lateral V** (abaxial) (Fig. 57-26). O **ramo palmar** desce profundamente para o músculo flexor ulnar do carpo. Após inclinar-se medialmente sob o tendão de inserção desse músculo, divide-se nos ramos superficial e profundo. O **ramo superficial** desce ao longo da borda lateral dos tendões flexores, emite o **nervo digital palmar lateral V** (abaxial) e continua como o **nervo digital palmar comum IV.** Este último desce no espaço entre o quarto e o quinto ossos metacárpicos e se une ao nervo metacárpico palmar correspondente (Fig. 57-28). Próximo à articulação metacarpofalangiana ele se subdivide nos **nervos digitais palmares próprios IV e V.** O **ramo profundo** desce no canal cárpico e se divide, profundamente ao tendão flexor digital profundo, nos seus ramos terminais. O menor destes supre o músculo lumbrical, os músculos interósseos, o músculo adutor do dígito II e outros músculos metacárpicos palmares. Os terminais maiores são os quatro **nervos metacárpicos palmares I, II, III, IV,** os quais descem ao longo do primeiro, segundo, terceiro e quarto espaços intermetacárpicos, subdividem-se, e concorrem com os nervos digitais palmares comuns I, II e III correspondentes do nervo mediano e do nervo digital palmar comum IV do nervo ulnar, conforme indicado anteriormente. Depois, cada nervo digital comum divide-se, próximo à articulação metacarpofalangiana, em dois nervos digitais palmares próprios que descem ao longo das superfícies apostas dos dígitos contíguos. Além disso, o nervo ulnar auxilia na inervação tanto da almofada cárpica como metacárpica, por meio de delicados ramos.

Nervo Mediano

O **nervo mediano** (Fig. 57-27) recebe suas fibras dos ramos ventrais do oitavo nervo cervical e do primeiro e segundo nervos torácicos. Em sua origem forma um único tronco com o nervo ulnar, estando intimamente relacionado ao nervo radial e com os vasos axilares. Na articulação do ombro o nervo radial deixa esta associação. O tronco conjunto, mediano e ulnar, continua durante pouca distância, caudalmente aos vasos braquiais situados entre a porção medial do músculo tríceps do braço e o músculo peitoral profundo. Depois da separação dos nervos anteriores, próximo ao meio do braço, o nervo mediano passa sobre o epicôndilo medial do úmero, sob o músculo pronador redondo e para o músculo longo da face profunda do músculo flexor radial do carpo. Fornece ramos distais ao cotovelo para o músculo flexor radial do carpo, músculo flexor superficial dos dedos e músculo flexor profundo dos dedos, músculo pronador redondo e para o músculo pronador quadrado. O pequeno **nervo interósseo do antebraço,** que normalmente surge com o ramo muscular destinado a suprir o músculo pronador quadrado, se distribui no ligamento interósseo do antebraço e no periósteo do rádio e da ulna. Posteriormente ele emite um ramo palmar para a pele, nas superfícies palmar e medial do carpo. No sentido da extremidade proximal do carpo o nervo mediano normalmente divide-se em um ramo medial e um ramo lateral entre os tendões flexores digitais superficial e profundo (Figs. 57-24 e 25). O primeiro, a princípio, libera o **nervo digital palmar medial I** (abaxial) e continua adiante como o **nervo digital palmar comum I.** Dentro da região metacárpica este último desce no primeiro espaço intermetacárpico, contribui com o nervo metacárpico palmar I do ramo profundo do nervo ulnar, e subseqüentemente subdivide-se em dois nervos digitais palmares próprios. O ramo lateral do nervo mediano dá origem aos **nervos digitais palmares comuns II e III,** que descem nos espaços intermetacárpicos correspondentes e se unem aos nervos metacárpicos palmares II e III, do ramo profundo do nervo ulnar. Daí em diante, cada nervo digital palmar comum divide-se em dois **nervos digitais palmares próprios,** que descem ao longo das superfícies apostas dos dígitos contíguos.

Nervo Torácico Longo

O **nervo torácico longo** tem sua origem dos ramos ventrais do sétimo e oitavo nervos cervicais. Em sua origem ele é coberto pelos músculos escalenos; depois emerge ventralmente aos mesmos e corre ao longo da superfície lateral do músculo serrátil ventral do tórax, no qual ele é completamente consumido.

Nervo Toracodorsal

O **nervo toracodorsal** surge do ramo ventral do oitavo nervo cervical, com contribuições variáveis do sétimo nervo cervical e do primeiro nervo torácico. Ele se distribui essencialmente para o músculo grande dorsal, acompanhando os vasos toracodorsais no sentido de sua distribuição periférica.

Nervo Torácico Lateral

O **nervo torácico lateral** deriva suas fibras essencialmente dos ramos ventrais do oitavo nervo cervical e do primeiro e do segundo nervos torácicos, com uma contribuição inconstante do sétimo nervo cervical. Freqüentemente emerge com os nervos peitorais caudais. É o principal nervo motor para o músculo cutâneo do tronco, incluindo o músculo prepucial cranial.

Nervos Torácicos

Há treze pares de **nervos torácicos** no cão. Eles deixam o canal vertebral através do forame intervertebral, situado caudalmente às vértebras correspondentes. Cada um deles divide-se nos ramos dorsal e ventral. O padrão de ramificação e a área de inervação assemelham-se muito aos do eqüino. Os **ramos dorsais,** como de costume, dividem-se em um ramo medial e outro lateral, o primeiro sendo muscular e o último cutâneo. Os **ramos ventrais** estão ligados à parte torácica do tronco simpático, por meio dos ramos comunicantes; daí em diante eles correm ventralmente dentro dos espaços intercostais como os **nervos intercostais.** Entretanto, o ramo ventral do décimo terceiro nervo torácico não se estende entre duas costelas e é, portanto, designado como o **nervo costoabdominal.** Os ramos ventrais dos primeiros dois nervos torácicos contribuem variavelmente para a formação do plexo braquial, conforme já foi mencionado. Os **nervos intercostais** situam-se no sulco costal, sendo caudais aos vasos intercostais dorsais correspondentes. Próximo ao meio da parede torácica eles emitem os **ramos cutâneos laterais,** acompanhando os vasos correspondentes das artérias intercostais dorsais e suprindo os músculos, fáscia e a pele da região. Algumas das ramificações correm ventralmente e suprem as superfícies laterais das glândulas mamárias *(ramos mamários laterais).* Além disso, algumas ramificações dos ramos cutâneos laterais do segundo nervo intercostal, e freqüentemente do terceiro, constituem o **nervo intercostobraquial,** suprindo inervação cutânea para uma área próxima ao cotovelo, imediatamente proximal ao mesmo. Os nervos intercostais descem mais e suprem o músculo transverso do tórax e o músculo reto do abdome e, com exceção dos três últimos nervos intercostais, continuam como os **ramos cutâneos ventrais.** Estes fornecem os ramos mamários mediais. As extensões ventrais dos três últimos nervos intercostais emergem dos espaços intercostais respectivos, mediais ao arco costal, prosseguindo no sentido da linha alva, na superfície superficial do músculo transverso do abdome, ao qual inervam antes de terminarem no músculo reto do abdome (Miller et al., 1964). Além disso, os quatro ou cinco últimos nervos intercostais e os nervos costoabdominais liberam, medialmente, ramos, para a parte costal do diafragma. O nervo costoabdominal é um tanto idêntico, na disposição, ao dos ramos ventrais dos três primeiros nervos lombares.

Nervos Lombares

Os **nervos lombares** são em número de sete pares. Eles emergem do canal vertebral através do forame intervertebral, caudalmente às vértebras correspondentes. Como outros nervos espinhais, cada nervo lombar divide-se em um ramo dorsal e outro ventral. Os **ramos dorsais** são relativamente delgados e subdividem-se em um ramo medial (essencialmente muscular) e lateral (cutâneo); entretanto, nos últimos três ou quatro nervos lombares os ramos dorsais podem não se dividir distintamente nos ramos medial e lateral. Os ramos laterais, como os **nervos craniais das nádegas,** inervam a pele das superfícies dorsolaterais das regiões lombar e sacral.

Os **ramos ventrais** dos nervos lombares são relativamente mais espessos do que os nervos dorsais correspondentes. Estão ligados, através de ramos comunicantes, à parte abdominal do tronco simpático.

SISTEMA NERVOSO DO CARNÍVORO

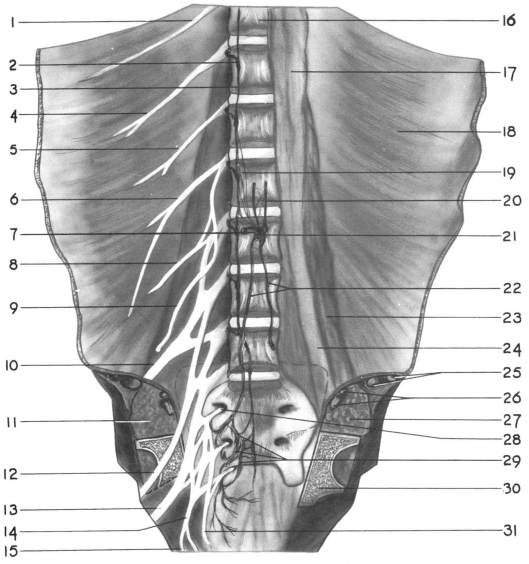

Figura 57-29. Nervos somáticos e autônomos das regiões pélvica e lombar de cão; vista ventral.

1, Nervo torácico XIII (costoabdominal); 2, gânglio lombar; 3, parte interganglionar do tronco simpático; 4, nervo ílio-hipogástrico cranial; 5, nervo ílio-hipogástrico caudal; 6, nervo ílio-inguinal; 7, artéria mesentérica caudal (segmento); 8, nervo cutâneo lateral do fêmur; 9, nervo genitofemoral; 10, nervo femoral; 11, músculo iliopsoas; 12, nervo obturador; 13, nervo isquiático; 14, nervo pudendo; 15, nervo perineal superficial; 16, vértebra lombar I; 17, músculo psoas menor esquerdo (o músculo psoas menor direito foi removido); 18, músculo transverso do abdome; 19, fibras simpáticas para o plexo mesentérico caudal (esplâncnicos lombares); 20, plexo intermesentérico, parte do plexo aórtico abdominal; 21, plexo mesentérico caudal; 22, nervos hipogástricos; 23, músculo psoas maior; 24, tendão de inserção do músculo psoas menor; 25, artéria e veia femoral; 27, músculo iliopsoas; 28, ramo ventral do nervo sacral I; 29, plexo pélvico (autônomo); 30, osso pélvico esquerdo cortado próximo ao acetábulo (o osso pélvico direito foi esculturado para expor os nervos); 31, nervo retal caudal (hemorroidal). (De Foust e Getty, 1954.)

Os primeiros três nervos lombares aproximam-se do tamanho e percurso do nervo costoabdominal.

O **nervo ílio-hipogástrico cranial** é o ramo ventral do primeiro nervo lombar. O ramo ventral do segundo nervo lombar é o **nervo ílio-hipogástrico caudal**. Ambos penetram no músculo quadrado lombar e passam sobre a origem aponeurótica do músculo transverso do abdome para obterem entrada na sua parte muscular. De acordo com Bradley e Grahame (1959), o nervo ílio-hipogástrico caudal pode receber uma contribuição delgada do terceiro nervo lombar. O **nervo ílio-inguinal**, que é a extensão ventrolateral do terceiro nervo lombar, às vezes recebe uma comunicação daquela do segundo nervo lombar (Bradley e Grahame, 1959) e, de acordo com Miller et al. (1964), anastomosa-se com o quarto nervo lombar. O **nervo genitofemoral** é essencialmente formado pelos ramos ventrais do terceiro e quarto nervos lombares. Entretanto, a contribuição do quarto nervo lombar pode estar ausente (Bradley e Grahame, 1959; Fletcher, 1970), e às vezes até a contribuição do terceiro nervo lombar (Fletcher, 1970). Ellenberger e Baum (1891) descrevem este nervo como sendo, às vezes, duplo e o nervo ílio-inguinal se unindo a ele, às vezes, para distribuição periférica.

O **nervo femoral cutâneo lateral** é essencialmente formado pelo ramo ventral do quarto nervo lombar, com uma contribuição variável do terceiro e quinto nervos lombares. Ele corre caudolateralmente dentro do músculo psoas menor e depois penetra na parede abdominal lateral, juntamente com os vasos circunflexos profundos do ílio, acompanhantes. Emite diversos ramos, de maneira variável, para a fáscia e pele ao redor do tuberosidade coxal, para a superfície cranial da coxa e para a superfície lateral da articulação do joelho (Figs. 57-31 e 32). O **nervo femoral** recebe a maior parte de suas fibras do ramo ventral do quarto nervo lombar, com contribuições variáveis do terceiro e do quinto nervos lombares. Ocasionalmente, uma ramificação delgada do sexto nervo lombar contribui para sua formação. Ele fornece o suprimento motor para o músculo quadríceps da coxa. O **nervo safeno** é relativamente grande e, em realidade, pode ser considerado como a continuação do nervo femoral. Ele desce, a princípio cranialmente à artéria femoral, dentro do canal femoral, depois passa sobre a parte distal da superfície medial da coxa juntamente com a artéria safena. Continua mais adiante distalmente, na perna, seguindo o ramo cranial da artéria safena, e anastomosando-se com ramos do nervo fibular superficial. Fornece ramificações cutâneas da articulação do joelho para o metatarso e pode inervar a região distal a este último, incluindo a pata (Figs. 57-31 e 32).

O **nervo obturador** é formado pelo quarto, quinto e sexto nervos lombares (a contribuição do quarto nervo lombar normalmente é delgada). Eles convergem dentro do músculo iliopsoas. Depois segue caudoventralmente, no sentido da abertura pélvica cranial, medial ao corpo do ílio. Ele continua sua descida ao longo da superfície craniolateral do forame obturador e, depois de penetrar neste último, inerva o músculo obturador externo, o músculo pectíneo, o músculo grácil e o músculo adutor.

Plexo Lombossacral

O **plexo lombossacral** é formado pelos ramos ventrais do sexto e do sétimo nervos lombares e pelo primeiro e segundo nervos sacrais (Fig. 57-30).

De acordo com Ellenberger e Baum (1891) e Havelka (1928), ramos ventrais do quinto nervo lombar e do terceiro nervo sacral, respectivamente, podem contribuir para sua formação. Fletcher (1970) descreve as origens variáveis de vários nervos lombossacrais no cão.

Nervo Glúteo Cranial

O **nervo glúteo cranial** normalmente surge dos ramos ventrais do sexto e sétimo nervos lombares, podendo haver contribuição do primeiro nervo sa-

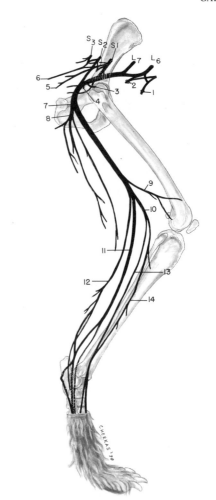

Figura 57-30. Plexo lombossacral de cão; vista medial.

1, Nervo femoral; 2, nervo obturador; 3, nervo glúteo cranial; 4, nervo glúteo caudal; 5, nervo pudendo; 6, nervo femoral cutâneo caudal; 7, nervo isquiático; 8, ramos musculares; 9, nervo cutâneo lateral da sura; 10, nervo fibular (peroneu comum); 11, nervo tibial; 12, nervo cutâneo plantar lateral da sura (NAV: nervo cutâneo caudal da sura); 13, nervo fibular superficial; 14, nervo fibular profundo; L$_6$, L$_7$, nervos lombares; S$_1$, S$_2$, S$_3$, nervos sacrais.

cral. Ele deixa a cavidade pélvica através do forame isquiático maior, acompanhando os vasos glúteos craniais. Divide-se, de modo variável, para suprir o músculo glúteo médio, o músculo glúteo profundo, o músculo tensor da fáscia lata e o músculo piriforme.

Nervo Glúteo Caudal

O **nervo glúteo caudal** freqüentemente surge dos ramos ventrais do sexto e do sétimo nervos lombares e do primeiro nervo sacral. Às vezes deriva fibras dos ramos ventrais do sexto e do sétimo nervos lombares ou pode estender-se unicamente dos do primeiro nervo sacral (Fletcher, 1970). Emerge através do forame isquiático maior da cavidade pélvica e cruza a borda caudal do músculo piriforme ou então passa entre o músculo piriforme e o músculo glúteo médio. Desta forma, ele atinge o músculo glúteo superficial; além disso, envia ramificações delicadas para o músculo glúteo médio e para o músculo piriforme.

Nervo Femoral Cutâneo Caudal

O **nervo femoral cutâneo caudal** normalmente surge dos ramos ventrais do primeiro e do segundo nervos sacrais; o terceiro nervo sacral pode também contribuir (Havelka, 1928; Fletcher, 1970).

De acordo com Fletcher (1970), em casos excepcionais ele pode surgir do ramo ventral do primeiro nervo sacral, enquanto Bradley e Grahame (1959) reportaram que a sua origem é dos ramos ventrais do sétimo nervo lombar e do primeiro nervo sacral, com uma possível adição do sexto nervo lombar.

Durante seu percurso dorsal ao arco isquiático, o nervo femoral cutâneo caudal emite os ramos perineais para a pele ao redor do ânus. Posteriormente continua como os **nervos caudais das nádegas,** os quais, após emergirem através da fossa ísquio-retal, correm distalmente para suprirem a pele da metade proximal da superfície caudal e das superfícies medial e lateral adjacentes da coxa (Miller et al., 1964).

Nervo Isquiático

O **nervo isquiático** é a continuação extrapélvica do plexo lombossacral além do forame isquiático maior. Ele deriva suas fibras essencialmente dos ramos ventrais do sexto e sétimo nervos lombares e do primeiro e segundo nervos sacrais componentes do plexo lombossacral (a segunda contribuição sacral pode nem sempre estar presente [Fletcher, 1970]). Após a emergência da cavidade pélvica o nervo isquiático, a princípio, acompanha os vasos glúteos caudais, estando coberto pelo músculo glúteo superficial, músculo bíceps da coxa e pelo músculo abdutor caudal crural. Ele corre sobre os músculos gêmeos e o tendão obturador interno e, daí em diante, passa caudoventralmente sobre o músculo quadrado da coxa, músculo adutor e músculo semimembranoso. Na região da articulação do quadril ele dobra distalmente e, a um nível variável da coxa, divide-se em um nervo fibular (peroneu comum) e um nervo tibial. Durante seu percurso na região glútea o nervo isquiático fornece ramos para os músculos anteriormente citados, incluindo o músculo semitendinoso ao nível do ápice do trocanter maior do fêmur. Dentro da região da coxa o **nervo cutâneo lateral da sura** surge quer diretamente do nervo isquiático ou do nervo fibular, quando a divisão terminal do nervo isquiático ocorrer mais proximalmente. Continua distalmente, estando relacionado, profundamente, ao músculo semimembranoso, músculo semitendinoso e músculo adutor e, superficialmente, ao músculo bíceps da coxa. Daí em diante penetra no músculo bíceps da coxa e se distribui, juntamente com os vasos femorais caudais, na pele das porções proximal e lateral da perna, distalmente até o tarso (Figs. 57-31 e 32).

O **nervo fibular** (peroneu comum) é o menor ramo terminal do nervo isquiático (Fig. 57-30). Ele corre distocranialmente através da porção lateral do

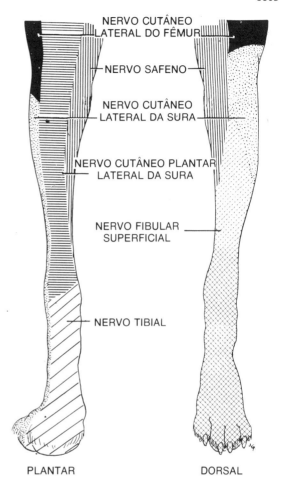

Figura 57-31. Distribuição sensorial cutânea do membro pélvico de cão.
(De Hoerlein, 1971.)

músculo gastrocnêmio e sob o músculo bíceps da coxa. Após passar entre o músculo flexor longo do dedo I e o músculo fibular longo, divide-se nos ramos superficial e profundo. Durante seu percurso libera um ramo articular, ao nível da articulação do joelho, e um outro ramo, antes de sua ramificação terminal, para suprir o músculo fibular longo.

O **nervo fibular superficial** desce na perna ao longo do músculo fibular terceiro e do músculo fibular longo (Figs. 57-31, 32 e 33). Emite o **nervo digital dorsal** (pedal) **medial II** (abaxial), ou o **nervo digital dorsal comum I** (pedal) quando o primeiro dígito estiver presente; este nervo pode conter fibras do nervo safeno para distribuição periférica. Depois, na extremidade proximal do metatarso, divide-se variavelmente nos **nervos digitais dorsais comuns II, III e IV** (pedais), que descem nos espaços intermetatársicos respectivos e concorrem com os nervos metatársicos dorsais do nervo fibular profundo. Próximo à articulação metatarsofalangiana cada nervo digital dorsal comum (pedal) divide-se em dois **nervos digitais dorsais próprios** (pedais),

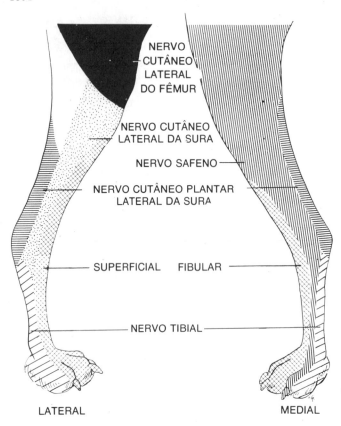

Figura 57-32. Distribuição sensorial cutânea no membro pélvico de cão.
(De Hoerlein, 1971.)

descendo ao longo das superfícies apostas dos dígitos contíguos. Além disto, a um nível variável no dorso da pata traseira, o nervo fibular superficial emite o **nervo digital dorsal** (pedal) **lateral V** (abaxial). O nervo fibular superficial fornece ramos musculares para o músculo fibular curto, músculo extensor longo dos dedos e músculo extensor lateral dos dedos.

O **nervo fibular profundo** passa distalmente na perna, juntamente com os vasos tibiais craniais, entre o músculo flexor profundo dos dedos e o músculo extensor lateral dos dedos, caudalmente, e o músculo fibular longo, cranialmente. Durante seu percurso, na região da perna, fornece ramos para o músculo fibular longo, músculo extensor longo dos dedos, músculo tibial cranial, músculo extensor longo do dedo I e para o tarso. Na superfície flexora do tarso o nervo fibular profundo se divide em um ramo medial e outro lateral (Fig. 57-34). O primeiro, a princípio, acompanha a artéria dorsal do pé e depois desce, no segundo espaço intermetatársico, como o **nervo metatársico dorsal II**. O ramo lateral corre por baixo do músculo extensor curto dos dedos, ao qual inerva, e se divide nos **nervos metatársicos dorsais III e IV,** descendo nos espaços intermetatársicos respectivos, acompanhando as artérias correspondentes. Conforme anteriormente citado, os nervos metatársicos dorsais II, III e IV unem-se aos respectivos nervos digitais dorsais (pedais) comuns, a níveis variáveis, no dorso da pata traseira.

O **nervo tibial** é o maior ramo terminal do nervo isquiático. Corre distalmente entre o músculo bíceps da coxa e o músculo semimembranoso e continua adiante através da região poplítea, entre as duas porções do músculo gastrocnêmio. De modo variável ele inerva as porções medial e lateral do músculo gastrocnêmio, o músculo flexor superficial dos dedos, o músculo flexor profundo dos dedos, o músculo poplíteo e o músculo tibial caudal. Opostamente à articulação tarsocrural o nervo tibial divide-se nos nervos plantares, medial e lateral (Fig. 57-35).

O **nervo cutâneo plantar lateral da sura** (NAV: *cutaneus surae caudalis*) surge da superfície caudal do nervo isquiático, antes da divisão deste em seus ramos terminais. Quando a ramificação terminal do nervo isquiático ocorre mais adiante proximalmente, o nervo cutâneo plantar lateral da sura então surge diretamente do nervo tibial. Por curta distância ele transcorre entre o músculo bíceps da coxa e o músculo semimembranoso e se relaciona à superfície caudal do músculo gastrocnêmio, na região da perna, acompanhando um ramo da artéria femoral caudal e a veia safena lateral. Próximo ao meio da perna o nervo divide-se em dois ramos — cranial e caudal (Figs. 57-31 e 32). O **ramo cranial** é maior e corre obliquamente, entre os tendões flexores digitais superficial e profundo, para se unir ao nervo tibial. Normalmente ele se ramifica na fáscia e pele da parte distal da perna, tarso e metatarso (Bradley e Grahame, 1959). O **ramo caudal,** menor, de acordo com Miller et al. (1964), corre lateralmente ao tendão do músculo gastrocnêmio e, ao atingir o tarso, normalmente se bifurca e supre a fáscia e a

SISTEMA NERVOSO DO CARNÍVORO

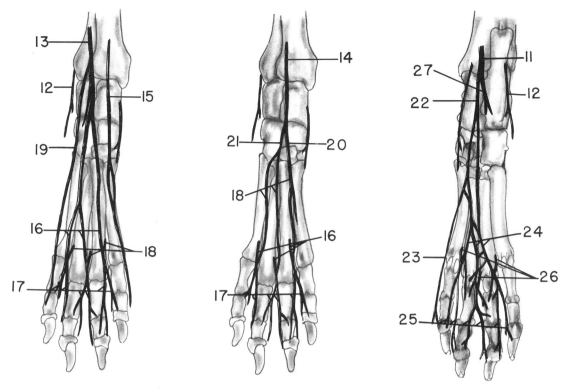

Figura 57-33 (esquerda). Parte distal do membro pélvico direito de cão; vista dorsal superficial.

12, Nervo cutâneo plantar lateral da sura (NAV: nervo cutâneo caudal da sura); 13, nervo fibular superficial; 15, nervo digital dorsal (pedal) medial II (abaxial) ou nervo digital dorsal comum (pedal) I; 16, nervos digitais dorsais comuns (pedais) II, III, IV; 17, nervos digitais dorsais próprios (pedais); 18, nervos metatársicos dorsais II, III, IV; 19, nervo digital dorsal (pedal) lateral V (abaxial).

Figura 57-34 (meio). Parte distal do membro pélvico direito de cão; vista dorsal profunda.

14, Nervo fibular profundo; 16, nervos digitais dorsais comuns (pedais) II, III, IV; 17, nervos digitais dorsais próprios (pedais); 18, nervos metatársicos dorsais II, III, IV; 20, ramo medial de 14; 21, ramo lateral de 14.

Figura 57-35 (direita). Parte distal do membro pélvico direito de cão; vista plantar superficial.

11, Nervo tibial; 12, nervo cutâneo plantar lateral da sura (NAV: nervo cutâneo caudal da sura); 22, nervo plantar medial; 23, nervo digital plantar medial II (abaxial) ou nervo digital plantar comum I; 24, nervos digitais plantares comuns II, III, IV; 25, nervos digitais plantares próprios; 26, nervos metatársicos plantares II, III, IV; 27, nervo plantar lateral.

pele ao redor do tarso, incluindo a cápsula articular tarsocrural.

Seguindo a separação no tarso, o **nervo plantar medial,** menor, desce ao longo da borda medial do tendão flexor digital superficial e, próximo ao meio do metatarso, se divide em dois ramos (Fig. 57-35). Destes, o ramo medial constitui-se no nervo digital plantar medial II (abaxial) ou, quando o primeiro dígito estiver presente, ele torna-se o nervo digital plantar comum I. O ramo lateral desce no tendão flexor digital superficial e divide-se nos nervos digitais plantares comuns II, III e IV, que continuam nos espaços intermetatársicos respectivos e concorrem com os nervos metatársicos plantares respectivos do nervo plantar lateral (Figs. 57-31 e 32). Ao redor da articulação metatarsofalangiana, cada nervo digital plantar comum subdivide-se em dois nervos digitais plantares próprios, suprindo as superfícies opostas dos dígitos contíguos.

O **nervo plantar lateral,** a maior terminação do nervo tibial, passa distalmente entre os tendões flexores digitais superficial e profundo, envia ramificações para os músculos na superfície plantar do metatarso, e divide-se nos nervos metatársicos plantares II, III e IV, que acompanham as artérias correspondentes dentro dos respectivos espaços intermetatársicos e se unem aos nervos digitais plantares comuns respectivos (Fig. 57-36). O nervo plantar lateral, próximo à sua origem, destaca o nervo digital plantar lateral V (abaxial). Este também inerva a almofada do pé durante seu percurso distal (Figs. 57-31 e 32).

Nervos Sacrais

Há três pares de **nervos sacrais.** Cada um deles divide-se em um ramo dorsal e outro ventral. Os **ramos dorsais** são relativamente delgados; o primeiro e o segundo emergem através da forame sacral dorsal, enquanto o terceiro nervo emerge através do forame intervertebral, entre a última vértebra sacral e a primeira vértebra caudal. Os ramos dorsais dos nervos sacrais anastomosam-se um com o outro. Seus ramos cutâneos constituem os **nervos**

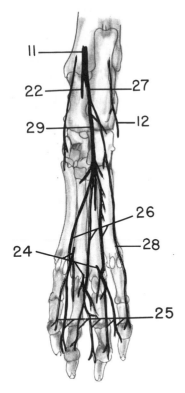

Figura 57-36. Parte distal do membro pélvico direito de cão; vista plantar profunda.

11, Nervo tibial; 12, nervo cutâneo plantar lateral da sura (NAV: nervo cutâneo caudal da sura); 22, nervo plantar medial; 24, nervos digitais plantares comuns II, III, IV; 25, nervos digitais plantares próprios; 26, nervos metatársicos plantares II, III, IV; 27, nervo plantar lateral; 28, nervo digital plantar lateral V (abaxial); 29, ramo profundo de 27.

médios das nádegas (Zietzschmann. et al., 1943), suprindo a pele próxima ao meio da superfície lateral da coxa. Os **ramos ventrais,** do primeiro e segundo nervos sacrais, deixam o canal vertebral através do forame sacral pélvico, enquanto o terceiro nervo sacral sai através do forame intervertebral, entre o sacro e a primeira vértebra caudal. Os ramos ventrais estão ligados à parte pélvica do tronco simpático, por ramos comunicantes. Freqüentemente os primeiros dois nervos sacrais unem-se aos variáveis ramos lombares ventrais formando o plexo lombossacral, conforme indicado anteriormente.

O **nervo pudendo** freqüentemente recebe fibras dos ramos ventrais de todos os três nervos sacrais e é relativamente grande. Ele é, às vezes, formado quer pelo segundo e terceiro nervos sacrais ou o primeiro e o segundo nervos sacrais. Corre caudoventralmente lateral ao músculo levantador do ânus e ao músculo coccígeo, no sentido da abertura pélvica caudal (saída), acompanhando os vasos pudendos internos. Na abertura pélvica caudal emite os seguintes nervos: os nervos perineais, superficial e profundo; o nervo dorsal do pênis ou do clitóris, de pendendo do sexo; e o nervo retal caudal. Os **nervos perineais profundos** surgem como uma série de ramos que inervam os músculos perineais. Após correr ventrocranialmente, o **nervo perineal superficial** ramifica-se como os nervos escrotais caudais, no macho, ou os nervos labiais (caudais), na fêmea. Poderá haver um ou dois **nervos retais caudais,** que se separam dos nervos pudendos na borda caudal do músculo levantador do ânus, e que estão profundamente relacionados aos vasos retais caudais. Eles se distribuem dentro do músculo esfíncter externo do ânus e no terço caudal do reto.

Nervos Caudais

Os pares de **nervos caudais** variam entre quatro e sete. Eles deixam o canal vertebral através do forame intervertebral, imediatamente caudal às vértebras correspondentes. Após a emergência dividem-se imediatamente nos **ramos dorsais e ventrais.** Anastomosam-se com os ramos dorsais e ventrais contíguos, desta forma dando origem a um **plexo caudal dorsal** e um **plexo caudal ventral,** respectivamente. Os ramos dorsais e ventrais, do primeiro nervo caudal, anastomosam-se com os ramos correspondentes do último nervo sacral. Os ramos ventrais estão ligados, com a parte caudal do tronco simpático, por ramos comunicantes.

BIBLIOGRAFIA

Bowne, J. G. 1959. Neuroanatomy of the brachial plexus of the dog. Ph.D. Thesis. Iowa State University, Ames.
Bradley, O. C., and T. Grahame. 1959. Topographical Anatomy of the Dog. 6th ed. New York, The Macmillan Co.
Ellenberger, W., and H. Baum. 1891. Systematische und topographische Anatomie des Hundes. Berlin, Paul Parey.
Fletcher, T. F. 1970. Lumbosacral plexus and pelvic limb myotomes of the dog. Am. J. Vet. Res. 31:35–41.
Foust, H. L., and R. Getty. 1954. Atlas and Dissection Guide for the Study of the Anatomy of Domestic Animals. 3rd ed. Ames, Iowa State University Press.
Havelka, F. 1928. Plexus lumbo-sacralis u psa. (In Czechoslovakian, with German summary.) Vysoká škola veterinárií Biologiché spisy 7:1–40, Brunn, Czechoslovakia.
Hoerlein, B. F. 1971. Canine Neurology. 2nd ed. Philadelphia, W. B. Saunders Company.
McKibben, J. S., and R. Getty. 1968. A comparative morphologic study of the cardiac innervation in domestic animals. I. The canine. Am. J. Anat. 122:533–544.
Mehler, W. R., J. C. Fischer and W. F. Alexander. 1952. The anatomy and variations of the lumbo-sacral sympathetic trunk in the dog. Anat. Rec. 113:421–435.
Miller, M. E., G. C. Christensen and H. E. Evans. 1964. Anatomy of the Dog. Philadelphia, W. B. Saunders Company.
Reimers, H. 1925. Der Plexus brachialis der Haussäugetiere; eine vergleichend-anatomische Studie. Z. Anat. 76:653–753.
Reimers, H. 1929. Vergleichende Betrachtung über die Nervenversorgung an der Hand und dem Fusse bzw. Vorder- und Hinterfusse bei dem Menschen und den Haustieren. Festschrift Hermann Baum, pp. 197–206, Hannover, Verlag von M. and H. Schaper.
Sussdorf, von M. 1889. Die Verteilung der Arterien und Nerven an Hand und Fuss der Haussäugetiere, Festschrift zum 25 jährigen Reg. Jubiläum des Königs Karl von Württemberg, pp. 1–39. Stuttgart, Verlag Kohlhammer.
Taylor, J. A. 1959. Regional and Applied Anatomy of the Domestic Animals. Part II, Thoracic Limb. Philadelphia, J. B. Lippincott Co.
Worthman, R. P. 1957. Demonstration of specific nerve paralysis in the dog. J. Am. Vet. Med. Assoc. 131:174–178.
Zietzschmann, O., E. Ackernecht and H. Grau. 1943. Ellenberger and Baum's Handbuch der vergleichenden Anatomie der Haustiere. 18th ed. Berlin, Springer-Verlag.

PARTE II — GATO

Há de 38 a 40 pares de **nervos espinhais** no gato, dependendo do número de vértebras caudais: cervicais (8), torácicos (13), lombares (7), sacrais (3) e caudais ou coccígeos (7 a 9).

Nervos Cervicais

Os **nervos cervicais** são em número de oito pares. Eles emergem do canal vertebral cranialmente às vértebras correspondentes, exceto o oitavo nervo, que passa entre a sétima vértebra cervical e a primeira vértebra torácica. A origem, ramificação e disposição geral dos nervos cervicais são semelhantes às do eqüino. O primeiro nervo cervical deixa o canal vertebral através do forame vertebral lateral do atlas e, os demais, através dos forames intervertebrais.

O **primeiro nervo cervical,** seguindo sua emergência, divide-se em um ramo dorsal e ventral. O **ramo dorsal** (*nervo suboccipital*) aparentemente não se divide, distintamente, em um ramo medial e lateral. Seu **ramo ventral** corre no sentido da incisura alar, passando caudoventralmente por curta distância. Aqui ele se relaciona com a artéria carótida comum e com os nervos vago e simpático; anastomosa-se com o ramo ventral do segundo nervo cervical. Recebe um ramo comunicante do gânglio cervical cranial do nervo simpático e também forma a alça cervical com o nervo hipoglosso. De acordo com Taylor e Weber (1951), ele está ligado ao gânglio distal do nervo vago.

O **segundo nervo cervical** emerge através do forame intervertebral, cranialmente ao áxis. O **ramo dorsal** (nervo occipital maior) divide-se em um ramo medial e um ramo lateral. Seu ramo medial freqüentemente se anastomosa com um pequeno ramo do terceiro nervo cervical. O **ramo ventral** anastomosa-se tanto com o primeiro como com o terceiro nervos cervicais. Na superfície medial do componente clidomastóideo do músculo clidocefálico ele emite um ramo comunicante para o nervo acessório. Próximo à borda dorsal do músculo esternomastóideo divide-se em um **nervo auricular magno,** maior, e o relativamente menor **nervo transverso do pescoço,** que pode receber uma contribuição do ramo do terceiro nervo cervical (Reighard e Jennings, 1935; Taylor e Weber, 1951).

Os ramos dorsais do **terceiro ao oitavo nervos cervicais** diferem um tanto em seu padrão de ramificação. Os ramos ventrais, dos primeiros cinco nervos cervicais, anastomosam-se variavelmente uns aos outros, formando um plexo cervical ventral. Os ramos cutâneos ventrais, dos quarto e quinto nervos cervicais, formam os **nervos supraclaviculares,** que suprem a pele ao redor e sobre a articulação do ombro. De acordo com Taylor e Weber (1951), um ramo emitido do ramo ventral do quinto nervo cervical se une ao nervo acessório próximo à aponeurose que separa as partes cervical e torácica do músculo trapézio.

O ramo ventral do quinto nervo cervical se une a um ramo do sexto nervo, juntamente com a superfície dos músculos escalenos, formando o **nervo frênico.** Às vezes ele recebe uma contribuição inconstante do ramo ventral do quarto nervo cervical.

Plexo Braquial

O **plexo braquial** do gato está formado pelos ramos ventrais do sexto, sétimo e oitavo nervos cervicais e pelo primeiro nervo torácico (Fig. 57-37). Quando presente, a contribuição do ramo ventral do segundo nervo torácico é normalmente muito delgada. Variações são muitas vezes encontradas em espécimes diferentes. Como no cão, ele não penetra nos músculos escalenos, mas corre ao longo da superfície ventral do mesmo e penetra no espaço axilar, onde está relacionado aos vasos axilares.

Nervo Supra-Escapular
(Fig. 57-38)

O **nervo supra-escapular** deriva suas fibras principalmente do ramo ventral do sexto nervo cervical, com uma contribuição inconstante e muito pequena do sétimo nervo cervical. Acompanha os vasos supra-escapulares ao seguir entre o músculo subescapular e o músculo supra-espinhal. Fornece a inervação motora ao músculo supra-espinhal e ao músculo infra-espinhal e, de acordo com Crouch (1969), ao músculo subescapular.

Nervos Subescapulares

Os **nervos subescapulares,** freqüentemente em número de três, podem ser convenientemente designados como cranial, médio e caudal. Eles são essencialmente constituídos de fibras originadas dos ramos ventrais do sexto e sétimo nervos cervicais componentes do plexo braquial, com uma possível contribuição do oitavo nervo cervical. Seguindo sua origem eles dividem-se irregularmente e suprem o músculo subscapular, o músculo redondo maior e o músculo grande dorsal.

Nervos Peitorais

Os **nervos peitorais** podem ser convenientemente divididos nos grupos craniais e caudais. Normalmente derivam fibras dos ramos ventrais do sétimo e oitavo nervos cervicais e do primeiro nervo torácico, com uma possível pequena contribuição do sexto nervo cervical. Os **nervos peitorais craniais** são normalmente dois (raramente três), os quais, após correrem ao longo da superfície lateral da artéria axilar, se distribuem, juntamente com os ramos da artéria torácica externa, dentro dos músculos peitorais (exceto o músculo peitoral ascendente). O **nervo peitoral caudal** normalmente é destacado do nervo torácico lateral, durante o percurso deste, e inerva o músculo peitoral ascendente.

Nervo Musculocutâneo

O **nervo musculocutâneo** deriva suas fibras dos ramos ventrais do sexto e do sétimo nervos cervicais componentes do plexo braquial. Fornece ramos para o músculo coracobraquial e para o músculo

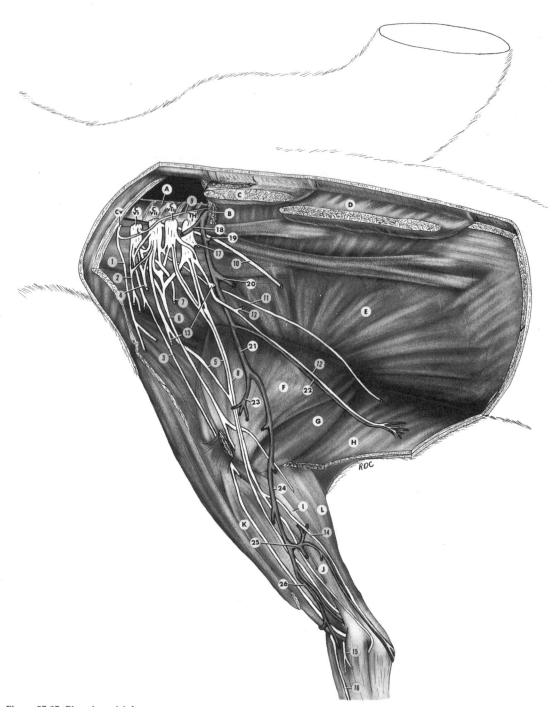

Figura 57-37. Plexo braquial de gato.

A, Traquéia; B, primeira costela; C, músculos peitorais superficiais (cortados); D, músculo peitoral profundo (cortado); E, músculo serrátil ventral do tórax; F, músculo subescapular; G, músculo redondo maior; H, músculo grande dorsal; I, músculo tríceps do braço (porção medial); J, músculo tríceps do braço (porção longa); K, músculo bíceps do braço; L, músculo tensor da fáscia do antebraço; C V, C VI, C VII, C VIII, nervos cervicais; TH I, nervo torácico I; 1, nervo para o músculo braquiocefálico; 2, nervo supra-escapular; 3, nervo musculocutâneo; 4, nervo subescapular; 5, nervo mediano; 6, nervo radial; 7, nervo axilar; 8, nervo ulnar; 9, nervo frênico; 10, nervo torácico longo; 11, nervo toracodorsal; 12, nervo torácico lateral; 13, nervos peitorais; 14, nervo cutâneo caudal do antebraço; 15, nervo cutâneo medial do antebraço; 16, ramo medial do ramo superficial do nervo radial; 17, primeiro nervo intercostal; 18, artéria cervical superficial; 19, artéria torácica externa; 20, artéria subescapular; 21, artéria axilar; 22, artéria torácica lateral; 23, artéria circunflexa caudal do úmero; 24, artéria braquial; 25, artéria ulnar colateral; 26, artéria braquial superficial.

SISTEMA NERVOSO DO CARNÍVORO 1609

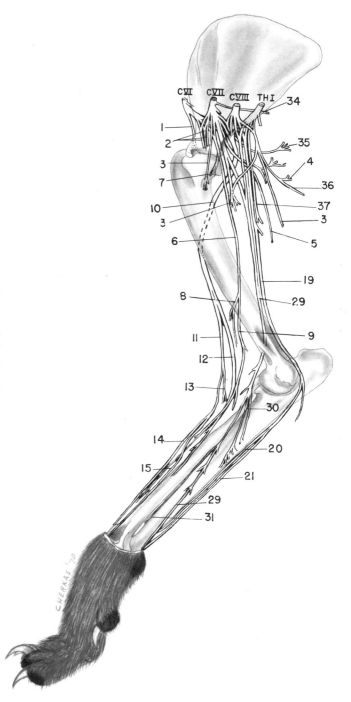

Figura 57-38. Nervos do membro torácico direito de gato; vista medial (esquemática).

1, Nervo supra-escapular; 2, nervos subescapulares; 3, nervos peitorais craniais; 4, nervo peitoral caudal; 5, nervo axilar; 6, nervo musculocutâneo; 7, ramo muscular proximal de 6; 8, ramo muscular distal de 6; 9, nervo cutâneo medial do antebraço; 10, nervo radial; 11, ramo superficial de 10; 12, ramo profundo de 10; 13, nervo cutâneo lateral do antebraço; 14, ramo lateral de 11; 15, ramo medial de 11; 19, nervo ulnar; 20, ramo dorsal de 19; 21, ramo palmar de 19; 29, nervo mediano; 30, nervo profundo do antebraço; 31, nervo interósseo do antebraço; 34, nervo torácico longo; 35, nervo toracodorsal; 36, nervo torácico lateral; 37, nervo cutâneo caudal do antebraço. (De Ghoshal, 1972a.)

bíceps do braço, próximo à articulação do ombro, por meio de seu **ramo muscular proximal,** acompanhando os vasos circunflexos craniais do úmero para distribuição periférica. Estes ramos musculares podem freqüentemente surgir separadamente do nervo paterno. Ele desce ao longo da superfície caudal do músculo bíceps do braço e, dentro do terço distal do braço, libera o **ramo muscular distal,** o qual, após correr entre o músculo bíceps do braço e o músculo braquial, desaparece dentro deste último. A continuação do nervo (**nervo cutâneo medial do antebraço**) passa entre o músculo peitoral descendente e o músculo clidobraquial, para distribuição na fáscia e na pele da superfície craniomedial do antebraço, distalmente até o carpo.

Nervo Axilar

O **nervo axilar** tem sua origem dos ramos ventrais do sexto e do sétimo nervos cervicais. Ele corre lateralmente entre o músculo subescapular e o músculo redondo maior, juntamente com os vasos circunflexos caudais do úmero, ao longo da superfície flexora da articulação do ombro. Depois aparece entre as porções lateral e longa do músculo tríceps do braço, onde se divide, de modo variável, em diversos ramos que suprem o músculo redondo maior, o músculo redondo menor e o músculo deltóide. De forma diferente do cão, de acordo com Reimers (1925), ele também inerva o músculo clidobraquial, incluindo a fáscia e a pele da região do ombro. Seus ramos sensoriais (nervo cutâneo cranial do antebraço) estendem-se até a superfície flexora da articulação do cotovelo e se comunica com o nervo cutâneo lateral do antebraço.

Nervo Radial

O **nervo radial** deriva suas fibras dos ramos ventrais do sétimo e oitavo nervos cervicais e do primeiro nervo torácico. De acordo com Reimers (1925), ele freqüentemente recebe uma contribuição do sexto nervo cervical. A princípio corre ao longo da superfície medial do músculo redondo maior, penetra na porção medial do músculo tríceps do braço, acompanhando a artéria radial colateral, e emerge lateralmente no braço. Na região do cotovelo divide-se em um ramo superficial e outro profundo; entretanto, esta divisão já é aparente, aproximadamente no meio do antebraço. Durante seu percurso, na região do braço, libera diversos ramos musculares para todas as porções do músculo tríceps do braço (incluindo a porção acessória), músculo tensor da fáscia do antebraço, músculo braquiorradial e para o músculo anconeu. O **ramo profundo** do nervo radial desce no antebraço, entre a parte distal do músculo braquial, as origens do músculo extensor radial do carpo e o músculo extensor comum dos dedos, aos quais ele fornece alguns ramos. Segue então entre o músculo supinador e o músculo extensor lateral dos dedos e inerva-os. Continua adiante e se distribui dentro do músculo abdutor longo do dedo I, músculo extensor dos dedos I e II e do músculo extensor ulnar do carpo.

O **ramo superficial** do nervo radial passa entre a porção lateral do músculo tríceps do braço e o músculo braquial e emite o **nervo cutâneo lateral do antebraço.** Ao nível da articulação do cotovelo, este último nervo normalmente se divide em dois, desce no antebraço e fornece ramos sensoriais para a fáscia e pele da região adjacente. O ramo superficial corre ao longo do músculo braquiorradial e divide-se nos ramos medial e lateral (Fig. 57-39). Ambos seguem a veia cefálica, estando dispostos nos lados, e atingem o dorso da pata dianteira, onde se dividem nos nervos digitais dorsais comuns. De acordo com Reimers (1925), um ramo comunicante pode se estender entre os ramos medial e lateral do ramo superficial do nervo radial do carpo. O delgado **ramo medial** emite o nervo digital dorsal medial I (abaxial) e o nervo digital dorsal comum I. O **ramo lateral** dá origem aos nervos digitais dorsais comuns II e III. Os nervos digitais dorsais comuns descem no espaço intermetacárpico respectivo e, próximo à articulação metacarpofalangiana, cada um deles se di-

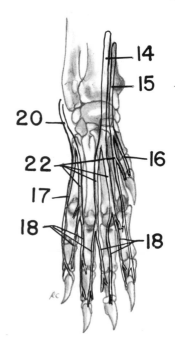

Figura 57-39. Nervos da parte distal do membro torácico direito de gato; vista dorsal (esquemática).

14, Ramo lateral do ramo superficial do nervo radial; 15, ramo medial do ramo superficial do nervo radial; 16, nervo digital dorsal medial I (abaxial); 17, nervo digital dorsal lateral V (abaxial); 18, nervos digitais dorsais próprios; 20, ramo dorsal do nervo ulnar; 22, nervos digitais dorsais comuns I, II, III, IV. (De Ghoshal, 1972a.)

vide em dois nervos digitais dorsais próprios, que suprem as superfícies apostas dos dígitos contíguos.

Nervo Ulnar

O **nervo ulnar** tem sua origem dos ramos ventrais do oitavo nervo cervical e do primeiro nervo torácico, componentes do plexo braquial. Próximo à sua origem ele está relacionado ao nervo cutâneo caudal do antebraço, que Reimers (1925) designa como o nervo cutâneo medial do antebraço, como no homem. Este último nervo deriva suas fibras inteiramente do ramo ventral do primeiro nervo torácico e segue um percurso quase independente daquele do nervo ulnar. Aproximadamente no meio do braço ele desassocia-se do nervo mediano e, após emergir entre o músculo peitoral descendente e o músculo tensor da fáscia do antebraço, ramifica-se na fáscia e na pele da extremidade distal do braço e na superfície caudolateral do antebraço, até o carpo. O nervo ulnar corre um tanto medialmente à artéria braquial, estando caudal ao nervo mediano. Próximo ao meio do braço, o nervo ulnar perde este relacionamento e corre no sentido da superfície extensora da articulação do cotovelo. Durante este percurso passa sobre o epicôndilo medial do úmero, sob a porção medial do músculo tríceps do braço e, após correr entre as duas porções do músculo flexor ulnar do carpo penetra no antebraço. Ele emite ramos para a porção acessória do músculo tríceps do braço, para a músculo flexor ulnar do carpo, e para as porções umeral e ulnar do músculo flexor profundo dos dedos, incluindo a superfície caudal da cápsula articular do cotovelo. Próximo ao meio do antebraço, o nervo ulnar aparentemente divide-se em um ramo dorsal e palmar; às vezes esta divisão ocorre mais adiante proximalmente, até próximo à articulação do cotovelo.

O **ramo dorsal** (Fig. 57-39) enrosca-se ao redor da superfície lateral do carpo e atinge o dorso da pata dianteira onde, a princípio, emite o nervo digital dorsal lateral V (abaxial) e continua como o nervo digital dorsal comum IV. Este último desce no espaço intermetacárpico correspondente e, próximo à articulação metacarpofalangiana, divide-se nos nervos digitais dorsais próprios IV e V.

O **ramo palmar** (Fig. 57-40) continua distalmente, ao longo do músculo flexor profundo dos dedos, através do canal cárpico, por baixo do retináculo flexor e, na superfície palmar do carpo, divide-se nos ramos superficial e profundo (Fig. 57-41).

O ramo palmar superficial emite um ramo para a almofada cárpica e, na superfície palmar do pé dianteiro, divide-se no nervo digital palmar lateral V (abaxial) e no nervo digital palmar comum IV. Este último desce no espaço intermetacárpico respectivo, recebe um ramo comunicante do nervo mediano e, próximo à articulação metacarpofalangiana, divide-se nos nervos digitais palmares próprios IV e V. De acordo com Reimers (1925), o ramo comunicante pode ser emitido pelo nervo digital palmar comum IV, ramo do nervo ulnar, como unindo-se ao nervo digital palmar comum III, ramo do nervo mediano. O ramo palmar profundo corre no sentido da superfície medial do carpo, antes de atingir a superfície palmar da pata dianteira, onde se divide nos nervos metacárpicos palmares. Estes últimos aparentemente não participam da inervação da superfície palmar da pata dianteira, como no cão, mas suprem os músculos desta região.

Nervo Mediano

O **nervo mediano** tem sua origem dos ramos ventrais do sétimo e do oitavo nervos cervicais e do primeiro nervo torácico. Estas fibras emergem como duas raízes distintas e estão dispostas nos lados da artéria axilar. A raiz lateral está formada, principalmente, pelo sétimo nervo cervical, enquanto a raiz medial está constituída pelo oitavo nervo cervical e pelo primeiro nervo torácico. Estas duas raízes normalmente se unem dentro da metade proximal do braço, lateralmente à artéria braquial. O nervo mediano corre ao longo da artéria braquial, através do forame supracondilóideo do úmero e desce no antebraço. De acordo com Reighard e Jennings (1935), o nervo mediano está ligado, por um ramo, ao nervo musculocutâneo, próximo ao forame supracondilóideo. Durante seu percurso o nervo mediano emite ramos *(nervo profundo do antebraço)* para o músculo pronador redondo, músculo flexor radial do carpo, músculo flexor superficial dos dedos, porção radial do músculo flexor profundo dos dedos e para o músculo pronador quadrado. No terço proximal do antebraço libera o **nervo interósseo do antebraço,** para o ligamento interósseo e periósteo do rádio e da ulna. O nervo interósseo do antebraço pode surgir juntamente com o ramo muscular, destinado a suprir o músculo pronador quadrado e o músculo flexor superficial dos dedos.

O nervo mediano continua mais adiante através do canal cárpico, por baixo do retináculo flexor e, no lado palmar do carpo, divide-se em um ramo medial e lateral (Fig. 57-40). O ramo medial é relativamente delgado e dá origem ao nervo digital palmar medial I (abaxial) e ao nervo digital palmar comum I. Este último desce no espaço intermetacárpico correspondente e divide-se nos nervos digitais palmares próprios I e II. O ramo lateral, maior, divide-se nos nervos digitais palmares comuns II e III e em um ramo comunicante. Cada nervo digital palmar comum, após descer no espaço intermetacárpico correspondente, divide-se em dois nervos digitais palmares próprios, próximo à articulação metacarpofalangiana e se ramifica ao longo das superfícies apostas dos dígitos contíguos. O ramo comunicante do nervo mediano se une ao nervo digital palmar IV, ramo do nervo ulnar, como citado anteriormente. De acordo com Reimers (1925), o nervo digital palmar comum IV, ramo do nervo ulnar, pode dar origem a este ramo comunicante.

Nervo Torácico Longo

O **nervo torácico longo** é normalmente formado pelo ramo ventral do sétimo nervo cervical, com

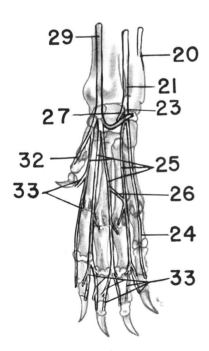

Figura 57-40. Nervos da parte distal do membro torácico direito de gato; vista palmar superficial (esquemática).

20, Ramo dorsal do nervo ulnar; 21, ramo palmar do nervo ulnar; 23, ramo superficial de 21; 24, nervo digital palmar lateral V (abaxial); 25, nervos digitais palmares comuns I, II, III, IV; 26, ramo comunicante; 27, ramo profundo de 21; 29, nervo mediano; 32, nervo digital palmar medial I (abaxial); 33, nervos digitais palmares próprios. (De Ghoshal, 1972a.)

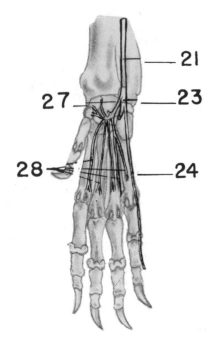

Figura 57-41. Nervos da parte distal do membro torácico direito de gato; vista palmar profunda (esquemática).

21, Ramo palmar do nervo ulnar; 23, ramo superficial de 21; 24, nervo digital palmar lateral V (abaxial); 27, ramo profundo de 21; 28, nervos metacárpicos palmares I, II, III, IV. (De Ghoshal, 1972a.)

uma contribuição inconstante do ramo do oitavo nervo. Ele corre profundamente aos músculos escalenos e ao longo da superfície lateral do músculo serrátil ventral do tórax, no qual se distribui. Pode fornecer ramificações para o músculo serrátil ventral do pescoço.

Nervo Toracodorsal

O **nervo toracodorsal,** normalmente formado pelo ramo ventral do sétimo e oitavo nervos cervicais, é essencialmente distribuído para o músculo grande dorsal.

Nervo Torácico Lateral

O **nervo torácico lateral** normalmente surge dos ramos ventrais do oitavo nervo cervical e do primeiro nervo torácico, juntamente com o nervo peitoral caudal. Ele emerge através do ângulo formado pela borda caudoventral do músculo grande dorsal e da borda caudal da porção longa do músculo tríceps do braço, correndo ao longo da superfície medial do músculo cutâneo do tronco. Inerva a pele da parede torácica lateral, incluindo o músculo cutâneo do tronco e a região abdominal ventral do flanco.

Nervos Torácicos

Os **nervos torácicos** totalizam 13 pares. Eles deixam o canal vertebral através dos forames vertebrais, situados caudalmente às vértebras correspondentes. Seguindo sua emergência cada um deles se divide em um ramo dorsal e outro ventral. Os **ramos dorsais,** em geral, dividem-se em um ramo medial (muscular) e outro lateral (cutâneo). Os **ramos ventrais** estão ligados ao tronco simpático torácico através de ramos comunicantes. Subseqüentemente eles descem dentro dos espaços intercostais como os **nervos intercostais,** ao longo da borda caudal das costelas, acompanhando os vasos intercostais dorsais. O ramo ventral do décimo terceiro nervo torácico é denominado de **nervo costoabdominal.** Conforme indicado anteriormente, o ramo ventral do primeiro nervo torácico contribui, em grande parte, para o plexo braquial e, às vezes, uma pequena contribuição do segundo nervo torácico estende-se até sua formação. Próximo ao meio da parede torácica lateral os nervos intercostais destacam os **ramos cutâneos laterais,** seguindo os vasos correspondentes dos vasos intercostais dorsais. Os ramos cutâneos laterais terminam ventralmente como ramos mamários laterais. Os nervos intercostais correm ventralmente e, após inervarem o músculo transverso do tórax e o músculo reto do abdome, terminam como os **ramos cutâneos ventrais.** Estes fornecem os ramos mamários mediais. Além disso, os últimos nervos intercostais suprem a parte costal do diafragma.

Nervos Lombares

Há sete pares de **nervos lombares.** Eles deixam o canal vertebral através dos forames vertebrais caudais às vértebras correspondentes. Cada nervo lombar normalmente divide-se em um ramo dorsal e um ramo ventral. Seguindo sua saída os **ramos dorsais** tendem a se dividir em um ramo medial (muscular) e outro lateral (cutâneo). Os **ramos ventrais** são relativamente mais fortes do que os ramos dorsais correspondentes. Eles estão ligados ao tronco simpático abdominal por meio de ramos comunicantes. Os primeiros três nervos lombares seguem um percurso quase independente, semelhante ao do nervo costoabdominal, enquanto os ramos ventrais dos quatro últimos nervos lombares estão ligados uns aos outros, formando o **plexo lombar.** A origem, percurso e relacionamento dos primeiros três nervos lombares (**cranial, ílio-hipogástrico e ílio-inguinal**) assemelham-se muito aos do cão. O **nervo genitofemoral** é variável na origem e na distribuição. Ele normalmente surge do ramo ventral do quarto nervo lombar. Freqüentemente consiste de um ramo medial e um ramo lateral. O primeiro corre ventrocaudalmente, a princípio entre o músculo psoas menor e o músculo iliopsoas, depois estende-se caudalmente ao longo da superfície ventromedial do músculo iliopsoas, até a superfície ventral da artéria ilíaca externa. Subseqüentemente segue o percurso da artéria femoral profunda e seus ramos e se ramifica na fáscia e na pele da região pélvica ventral. Ele cruza o cordão espermático e inerva a pele da parte proximal da superfície medial da coxa (Reighard e Jennings, 1935). O ramo lateral passa entre o músculo psoas menor e o músculo iliopsoas. Continua caudalmente e desce através do canal inguinal. Após emergir através do anel inguinal superficial inerva a superfície craniomedial da coxa e a parede abdominal caudal. Às vezes o ramo lateral está ausente. O **nervo cutâneo lateral da coxa** é formado pelos ramos ventrais do quarto e quinto nervos lombares. Freqüentemente a raiz deste último nervo é a maior. O **nervo femoral** é formado pelos ramos ventrais tanto do quinto como do sexto nervo lombar. O **nervo safeno** estende-se distalmente, a princípio acompanhando a artéria femoral e depois a artéria safena; dentro da metade distal da perna ele divide-se em dois ramos. Os dois ramos correm ao longo do ramo cranial da artéria safena para a superfície dorsal do tarso, onde parecem intercambiar fibras com o nervo fibular superficial, dando origem a uma estrutura plexiforme. Desta última, ramos podem se estender até os dígitos (Reighard e Jennings, 1935; Taylor e Weber, 1951). Os ramos ventrais do sexto e sétimo nervos lombares contribuem para a formação do **nervo obturador**.

Plexo Lombossacral

O **plexo lombossacral** do gato é formado pelos ramos ventrais dos quatros últimos nervos lombares e pelo primeiro nervo sacral. O segundo nervo sacral pode contribuir com um pequeno ramo para a sua formação (Fig. 57-43).

Nervo Glúteo Cranial

O **nervo glúteo cranial** deriva suas fibras dos ramos ventrais do sexto e sétimo nervos lombares. Logo separa-se do plexo lombossacral e emerge na superfície glútea do ílio, sob o músculo piriforme, acompanhando os vasos glúteos craniais através do forame isquiático maior. Aqui ele se divide e fornece ramos para o músculo glúteo médio (incluindo sua porção acessória), músculo glúteo profundo e para o músculo piriforme. Após correr entre a porção acessória do músculo glúteo médio e o músculo glúteo profundo ele se ramifica na superfície medial do músculo tensor da fáscia lata.

Nervo Glúteo Caudal

O **nervo glúteo caudal** surge do plexo lombossacral, ligeiramente caudal à origem do nervo anterior. Ele tem origem dos ramos ventrais do sexto e sétimo nervos lombares e do primeiro nervo sacral. Ele corre através do forame isquiático maior e aparece na superfície glútea do ílio sob o músculo piriforme. Inerva o músculo glúteo superficial e o músculo caudofemoral (abdutor crural cranial).

Nervo Cutâneo Caudal da Coxa

O **nervo cutâneo caudal da coxa** é formado pelos ramos ventrais do segundo e terceiro nervos sacrais. A princípio ele corre com o nervo pudendo, no lado medial do ligamento sacrotuberal e, subseqüentemente, deixa a cavidade pélvica através do forame isquiático menor, acompanhando os vasos glúteos caudais. Fornece ramos para a região anal e a pele que cobre o músculo bíceps da coxa na parte proximal da superfície caudal da coxa. Ele continua a descender na superfície lateral da coxa até a região poplítea.

Nervo Isquiático
(Fig. 57-43)

O **nervo isquiático** recebe fibras dos ramos ventrais do sexto e sétimo nervos lombares e do primeiro nervo sacral. Ele deixa a cavidade pélvica através do forame isquiático maior e situa-se entre o músculo piriforme e o músculo glúteo profundo. De acordo com Taylor e Weber (1951), o nervo isquiático se comunica por um curto ramo delgado, com o nervo pudendo ao correr sob o músculo piriforme. Emite ramos musculares para os músculos gêmeos e músculo quadrado da coxa e, após seguir sobre o tendão do músculo obturador interno, inerva o músculo bíceps da coxa, o músculo semitendinoso e o músculo semimembranoso. O nervo isquiático desce na coxa entre o trocanter maior do fêmur e a tuberosidade isquiática, ao longo da superfície lateral do músculo adutor e o músculo semimembranoso. Emite uma pequena ramificação para o músculo abdutor crural caudal e, dentro da metade distal desta região, se divide nos nervos fibular (peroneu comum) e tibial.

O **nervo cutâneo plantar lateral da sura** (NAV: nervo cutâneo caudal da sura) (Fig. 57-43) normalmente surge do nervo isquiático, próximo à ramificação terminal deste último, dentro da metade distal da coxa. Este nervo, delgado a princípio, desce ao longo da superfície lateral do músculo semimembranoso e, depois, à porção lateral do músculo gastrocnêmio, acompanhando os vasos femorais caudais. Distalmente ele se divide em dois ramos; um deles passa sobre o tendão calcanear, comum e se ramifica na região do calcâneo; o outro vai para a superfície lateral do pé traseiro e supre a pele sobre o tarso e o metatarso (Crouch, 1969).

O **nervo fibular** (peroneu comum) (Fig. 57-43) passa distocranialmente, a princípio, entre o músculo bíceps da coxa e a porção lateral do músculo gastrocnêmio e, depois, entre partes deste último músculo. A seguir desce no septo entre o músculo extensor longo dos dedos e o músculo fibular longo, onde se divide nos ramos superficial e profundo. Próximo a esta ramificação fornece ramificações musculares para o músculo extensor longo dos dedos. O **nervo fibular superficial** (Figs. 57-43 e 44) corre ao longo da superfície medial do músculo fibular longo, emite ramos para o músculo fibular longo e músculo fibular curto e, na parte distal da perna, emerge subcutaneamente entre os tendões do músculo extensor longo dos dedos e o músculo tibial cranial. Ele gradualmente passa sobre o retináculo extensor proximal e atinge o dorso da pata traseira, onde se divide em um ramo medial e um ramo lateral. O **ramo medial,** maior, emite o nervo digital dorsal (pedal) medial II (abaxial), e subseqüentemente se divide nos nervos digitais dorsais comuns (pedais) II e III. De forma semelhante, o delgado **ramo lateral** libera o nervo digital dorsal (pedal) lateral V (abaxial) e continua como o nervo digital dorsal comum (pedal) IV. Os nervos digitais dorsais comuns (pedais) II, III e IV, após receberem os nervos metatársicos dorsais correspondentes, descem nos espaços intermetatársicos respectivos e, próximo à articulação metatarsofalangiana, cada um deles se divide em dois nervos digitais dorsais pró-

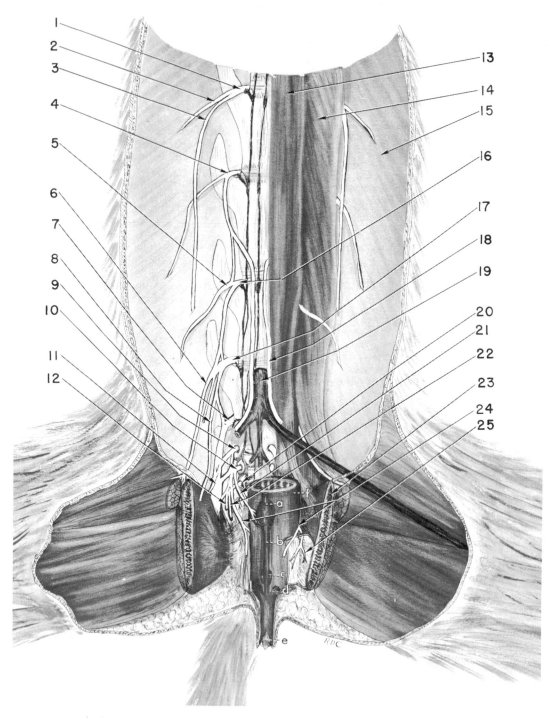

Figura 57-42. Plexo lombossacral de gato; vista ventral.

1, Nervo lombar III (ílio-inguinal); 2, ramo lateral de 1; 3, ramo medial de 1; 4, nervo genitofemoral; 5, nervo cutâneo lateral do fêmur; 6, nervo femoral; 7, nervo lombar VII; 8, nervo obturador; 9, nervo sacral I; 10, nervo sacral II; 11, nervo isquiático; 12, nervo cutâneo caudal do fêmur; 13, músculo psoas menor; 14, músculo psoas maior; 15, músculo transverso do abdome; 16, nervo lombar V; 17, nervo lombar VI; 18, parte abdominal do tronco simpático; 19, aorta abdominal; 20, nervo sacral III; 21, nervo glúteo caudal; 22, nervo cutâneo caudal do fêmur; 23, sínfise pélvica; 24, nervo pudendo; 25, nervo retal caudal; a, próstata; b, uretra; c, glândula bulbouretral : d, pilar do pênis; e, glande do pênis.

SISTEMA NERVOSO DO CARNÍVORO 1615

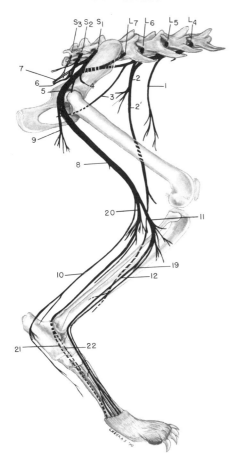

Figura 57-43. Nervos do membro pélvico direito de gato; vista lateral (esquemática).

1, Nervo cutâneo lateral do fêmur; 2, nervo femoral; 2', nervo safeno; 3, nervo obturador; 4, nervo glúteo cranial; 5, nervo glúteo caudal; 6, nervo cutâneo caudal do fêmur; 7, nervo pudendo; 8, nervo isquiático; 9, ramos musculares de 8; 10, nervo plantar cutâneo lateral da sura (NAV: nervo cutâneo caudal da sura); 11, nervo fibular (peroneu comum); 12, nervo fibular superficial; 19, nervo fibular profundo; 20, nervo tibial; 21, nervo plantar medial; 22, nervo plantar lateral. (De Ghoshal, 1972b.)

prios (pedais), suprindo as superfícies apostas dos dígitos contíguos.

O **nervo fibular profundo** (Figs. 57-43 e 44), a princípio, passa profundamente ao músculo extensor longo dos dedos e depois para o músculo tibial cranial. Ele desce ao longo da superfície medial, seguindo o tendão deste último músculo e aparece superficialmente após correr entre os tendões dos músculos anteriores. Durante seu percurso ele fornece uma ramificação para o músculo tibial cranial. Estende-se ao longo da superfície dorsomedial da pata traseira, fornece pequenos ramos musculares para o músculo extensor curto dos dedos e para as superfícies contíguas do quarto e quinto dígitos (Taylor e Weber, 1951; Crouch, 1969). De acordo com Zietzschmann et al. (1943), e a NAV (1968), o nervo fibular profundo, a um nível variável na região metatársica, se divide nos nervos metatársicos dorsais II, III e IV. Eles descem nos respectivos espaços intermetatársicos e se unem aos nervos digitais dorsais comuns (pedais) correspondentes, ligeiramente proximal às articulações metatarsofalangianas.

O **nervo tibial** (Figs. 57-43 e 45) é o maior dos dois ramos terminais do nervo isquiático. Ele passa através da região poplítea e continua distalmente entre as duas porções do músculo gastrocnêmio, ao longo da borda medial do músculo flexor superficial dos dedos. Durante seu percurso ele destaca ramos musculares para o músculo gastrocnêmio, músculo flexor superficial dos dedos, músculo flexor profundo dos dedos, músculo sóleo, músculo poplíteo e para o músculo tibial caudal, de modo variável. Além disso, ele supre a superfície caudal das cápsulas articulares do joelho e do tarso. Próximo à superfície plantar da articulação társica, o nervo tibial se divide em dois nervos plantares, suprindo os tendões do músculo flexor curto dos dedos e o músculo flexor longo dos dedos.

O **nervo plantar medial,** mais largo, dá origem ao nervo digital plantar medial II (abaxial) e aos nervos digitais plantares comuns II e III. O **nervo plantar**

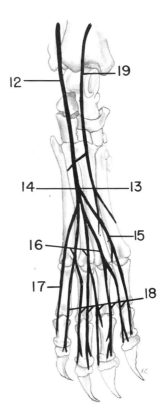

Figura 57-44. Nervos da parte distal do membro pélvico direito de gato; vista dorsal (esquemática).

12, Nervo fibular superficial; 13, ramo medial de 12; 14, ramo lateral de 12; 15, nervo digital dorsal (pedal) medial II (abaxial); 16, nervos digitais dorsais comuns (pedais) II, III, IV; 17, nervo digital dorsal (pedal) lateral V (abaxial); 18, nervos digitais dorsais próprios (pedais); 19, nervo fibular profundo. (De Ghoshal, 1972b.)

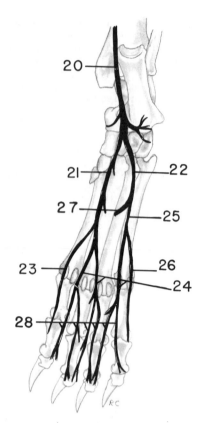

Figura 57-45. Nervos da parte distal do membro pélvico direito de gato; vista plantar superficial (esquemática).

20, Nervo tibial; 21, nervo plantar medial; 22, nervo plantar lateral; 23, nervo digital plantar medial II (abaxial); 24, nervos digitais plantares comuns II, III, IV; 25, ramo superficial de 22; 26, nervo digital plantar lateral V (abaxial); 27, ramo profundo de 22; 28, nervos digitais plantares próprios. (De Ghoshal, 1972b.)

gundo nervos sacrais deixam o canal vertebral através do forame sacral pélvico, enquanto o terceiro nervo sacral sai através do forame intervertebral, entre o sacro e a primeira vértebra caudal. Os ramos ventrais estão ligados à parte pélvica do tronco simpático, por ramos comunicantes. Conforme citado anteriormente, o ramo ventral do primeiro nervo sacral e, às vezes, um pequeno ramo do segundo nervo sacral contribuem para a formação do plexo lombossacral. Um ramo comunicante passa entre os ramos ventrais do primeiro e segundo nervos sacrais, próximo à sua emergência.

O **nervo pudendo** normalmente recebe fibras dos ramos ventrais do segundo e terceiro nervos sacrais, com um pequeno ramo inconstante do primeiro. O nervo pudendo recebe um pequeno ramo comunicante do nervo isquiático ao passar profundamente sob o músculo piriforme (Reighard e Jennings, 1935; Taylor e Weber, 1951). Ele corre caudalmente, lateral ao músculo coccígeo, no sentido da abertura pélvica caudal (saída). Subdivide-se em dois ramos: o **nervo perineal profundo** corre no sentido do ânus e libera, ventralmente, uma série de pequenos ramos, que inerva os músculos perineais. O outro ramo, o **nervo dorsal do pênis** ou do **clitóris,** estende-se, a princípio, no sentido da raiz e de-

lateral (Fig. 57-46) se divide nos ramos superficial e profundo. O ramo superficial, após destacar o nervo digital plantar lateral V (abaxial), continua como o nervo digital plantar comum IV. Os nervos digitais plantares comuns descem dentro dos espaços intermetatársicos correspondentes e, aproximadamente na articulação metatarsofalangiana, cada um deles se subdivide em dois nervos digitais plantares próprios, suprindo as superfícies apostas dos dígitos contíguos. O ramo profundo do nervo plantar lateral dá origem aos nervos metatársicos plantares para suprirem a musculatura, pele e a almofada do pé, no lado plantar do metatarso.

Nervos Sacrais

Há três pares de **nervos sacrais.** Cada um deles se divide em um ramo dorsal e ventral. Os delgados **ramos dorsais** dos primeiros dois nervos sacrais emergem através do forame sacral dorsal e a do terceiro nervo sacral através do forame intervertebral entre a última vértebra sacral e a primeira vértebra caudal. Os fortes **ramos ventrais** do primeiro e se-

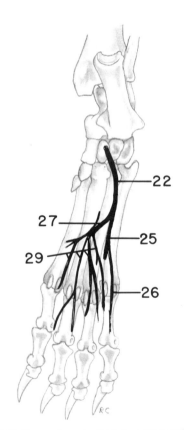

Figura 57-46. Nervos da parte distal do membro pélvico direito de gato; vista plantar profunda (esquemática).

22, Nervo plantar lateral; 25, ramo superficial de 22; 26, nervo digital plantar lateral V (abaxial); 27, ramo profundo de 22; 29, nervos metatársicos plantares I, II, III, IV. (De Ghoshal, 1972b.)

pois ao longo da superfície dorsal do pênis ou do clitóris, acompanhando os vasos homônimos. Na fêmea os ramos do nervo pudendo suprem o seio urogenital e estruturas associadas (Reighard e Jennings, 1935).

Os **nervos retais caudais** normalmente surgem, separadamente, dos ramos ventrais do segundo e terceiro nervos sacrais. A maioria deles se estende caudoventralmente ao longo da superfície lateral do reto, até a uretra, suprindo a bexiga urinária, o reto, o músculo coccígeo, o músculo levantador do ânus e o músculo abdutor crural caudal.

Nervos Caudais

Há de sete a nove pares de **nervos caudais.** Eles deixam o canal vertebral através do forame intervertebral, caudalmente às vértebras correspondentes. Como nas outras regiões, cada nervo caudal divide-se em um ramo dorsal e um ramo ventral. Os **ramos ventrais** freqüentemente se anastomosam uns com os outros, formando um **plexo caudal ventral.** Os ramos ventrais estão ligados à parte caudal do tronco simpático através de ramos comunicantes.

BIBLIOGRAFIA

Crouch, J. E. 1969. Text-Atlas of Cat Anatomy. Philadelphia, Lea & Febiger.
Ghoshal, N. G. 1972a. The brachial plexus (*Plexus brachialis*) of the cat (*Felis domestica*). Zbl. Vet. Med. C 1:6–13.
Ghoshal, N. G. 1972b. The lumbosacral plexus (*Plexus lumbosacralis*) of the cat (*Felis domestica*). Anat. Anz. *131*:272–279.
Nomina Anatomica Veterinaria. 1968. World Association of Veterinary Anatomists, Vienna.
Reighard, J., and H. S. Jennings. 1935. Anatomy of the Cat. 3rd ed. New York, Henry Holt & Co., Inc.
Reimers, H. 1925. Der Plexus brachialis de Haussäugetiere. Eine vergleichend-anatomische Studie. Z. gesamte Anatom. und Entwickl. geschichte 76:653–753.
Taylor, W. T., and R. J. Weber. 1951. Functional Mammalian Anatomy, with Special Reference to the Cat. Princeton, N.J., D. Van Nostrand Company, Inc.
Zietzschmann, O., E. Ackernecht and H. Grau. 1943. Ellenberger and Baum's Handbuch der vergleichenden Anatomie der Haustiere. 18th ed. Berlin, Springer-Verlag.

SISTEMA NERVOSO AUTÔNOMO

A **parte cranial** do sistema nervoso autônomo é tratada neste capítulo e no Cap. 13, com os nervos craniais.

INERVAÇÃO CERVICAL E TORÁCICA AUTÔNOMA

J. S. McKibben

A inervação cervical e torácica autônoma no cão e no gato é derivada de gânglios do tronco simpático torácico e cervical e dos ramos do nervo vago parassimpático.

Parte Simpática

No cão e no gato, gânglios do tronco simpático, de ocorrência constante, situam-se tanto ao longo da parte torácica como da parte cervical do tronco simpático e suprem estruturas cervicais e torácicas com inervação pós-ganglionar.

PARTE CERVICAL

Os gânglios do tronco simpático cervical, macroscopicamente distinguíveis no cão e no gato, são de localização semelhante à do homem (Gardner et al., 1969; Wrete, 1959a e b). Entre os gânglios cervicais, de ocorrência constante, temos os **gânglios vertebrais** e os **gânglios cervicais craniais.** Um gânglio independente e macroscopicamente visível, o **gânglio cervical médio,** comparável ao gânglio cervical médio do ser humano, que tem sido muitas vezes reportado como sendo ausente no homem, não é visível grosseiramente como um distinto gânglio cervical no cão e no gato (McKibben e Getty, 1968a e b). Às vezes são encontrados **gânglios intermédios** entre os gânglios acima citados, ao longo do tronco simpático cervical ou no membro caudal da alça subclávia. Nervos delgados surgem do tronco simpático cervical e se destinam, ocasionalmente, para a traquéia, esôfago e para os grandes vasos (Saccomanno, 1943). Como os nervos cardíacos cervicais surgem de diferentes gânglios cervicais, em diferentes animais domésticos, eles foram adicionalmente denominados por seu gânglio de origem. No cão eles foram identificados pelo seu local de origem nos gânglios específicos (McKibben e Getty, 1968a e b; Mizeres, 1955).

GÂNGLIO VERTEBRALφ **(MEDIOVERTEBRAL)** (Figs. 57-47 e 48/8). No cão e no gato este gânglio está localizado próximo à origem da artéria vertebral, na artéria subclávia, nas extremidades cranioventrais dos membros da alça subclávia (5 e 5'). Diferentemente do eqüino e bovino, no cão e no gato o gânglio vertebral só raramente se combina com o gânglio cervicotorácico em qualquer dos lados. O gânglio vertebral tem em média aproximadamente 10 mm craniocaudalmente, 3 mm dorsoventralmente, e 2 mm mediolateralmente. No gato estas dimensões são em média de aproximadamente 3 mm x 1 mm x 1 mm. No cão o gânglio vertebral serve como a origem para a maioria, se não a totalidade, das fibras eferentes simpáticas pós-ganglionares que passam para o coração (McKibben, 1969). Surgem ramos do gânglio vertebral que passam para o esôfago, traquéia, coração, pulmões, nodos linfáticos mediastinais craniais, timo, grandes vasos e vasos de percurso periféricos, incluindo a artéria subclávia, a artéria torácica interna, a artéria cervical superficial e a artéria carótida comum. Ramificações unem-se ao nervo vago, nervo laríngeo recorrente direito e

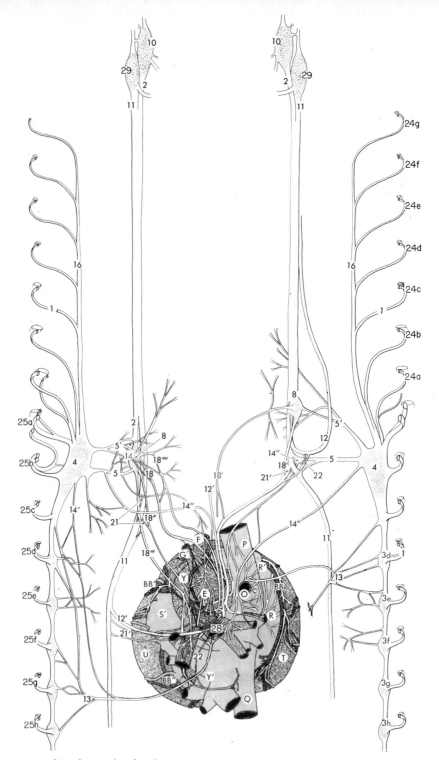

Figura 57-47. Inervação cardíaca de cão; vista dorsal.

Os troncos simpático e vago estão refletidos lateralmente. 1, Ramo comunicante; 2, tronco simpático; 3d — h, quarto a oitavo gânglios torácicos; 4, gânglio cervicotorácico; 5, membros caudais, e 5', membros craniais da alça subclávia; 8, gânglio vertebral; 10, gânglio cervical cranial; 11, nervo vago; 12, nervo laríngeo recorrente direito; 12', nervo laríngeo recorrente esquerdo; 13, nervo cardíaco torácico; 14, nervo cardíaco cervicotorácico cranial; 14', nervo cardíaco cervicotorácico caudodorsal; 14'', nervo cardíaco cervicotorácico caudoventral; 16, nervo vertebral; 18, nervo cardíaco vertebral cranial; 18', nervo cardíaco vertebral caudal; 18'', nervo cardíaco vertebral caudal medial; 18''', nervo cardíaco vertebral caudal lateral; 18'''', nervo cardíaco vertebral dorsal; 21, nervo cardíaco vagal cranial; 21', nervo cardíaco vagal caudal; 22, nervo cardíaco recorrente; 24a — g, do oitavo ao segundo nervos espinhais cervicais; 25a — h, do primeiro ao oitavo nervos espinhais torácicos; 28, plexo cardíaco; 29, gânglio distal (nodoso) do nervo vago; E, aorta; F, tronco braquiocefálico; G', artéria subclávia esquerda; O, veia ázigos direita; P, veia cava cranial; Q, veia cava caudal; R, átrio direito; R', aurícula direita; S', aurícula esquerda; T, ventrículo direito; U, ventrículo esquerdo; Y, tronco pulmonar; Y', veia pulmonar; BB, artéria coronária direita; BB', ramo descendente da artéria coronária esquerda; BB'', ramos circunflexos da artéria coronária esquerda. (Da Fig. 3, J. S. McKibben e R. Getty, Am. J. Anat. 122:539, 1968a.)

SISTEMA NERVOSO DO CARNÍVORO

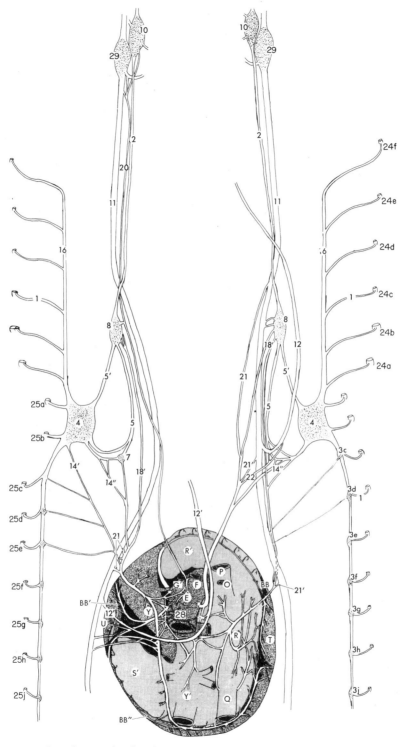

Figura 57-48. Inervação cardíaca de gato; vista dorsal.

Os troncos simpático e vago estão refletidos lateralmente. 1, Ramo comunicante; 2, tronco simpático; 3c — j, do terceiro ao nono gânglios torácicos; 4, gânglio cervicotorácico; 5, membro caudal, e 5', membro cranial da alça subclávia; 7, gânglio intermédio; 8, gânglio vertebral; 10, gânglio cervical cranial; 11, nervo vago; 12, nervo laríngeo recorrente direito; 12', nervo laríngeo recorrente esquerdo; 14', nervo cardíaco cervicotorácico caudodorsal; 14", nervo cardíaco cervicotorácico caudoventral; 16, nervo vertebral; 18', nervo cardíaco vertebral caudal; 20, nervo cardíaco cervical cranial; 21, nervo cardíaco vagal cranial; 21', nervo cardíaco vagal caudal; 22, nervo cardíaco recorrente; 24a — f, do oitavo ao terceiro nervos espinhais cervicais; 25a — j, do primeiro ao nono nervos espinhais torácicos; 28, plexo cardíaco; 29, gânglio distal (nodoso) do nervo vago; E, aorta; F, tronco braquiocefálico; G', artéria subclávia esquerda; O, veia ázigos direita; P, veia cava cranial; Q, veia cava caudal; R, átrio direito; R', aurícula direita; S', aurícula esquerda; T, ventrículo direito; U, ventrículo esquerdo; Y, tronco pulmonar; Y', veia pulmonar; BB, artéria coronária direita; BB', ramo descendente, e BB", ramo circunflexo da artéria coronária esquerda. (Da Fig. 3, J. S. McKibben e R. Getty, Am. J. Anat. *122*-550, 1968b.)

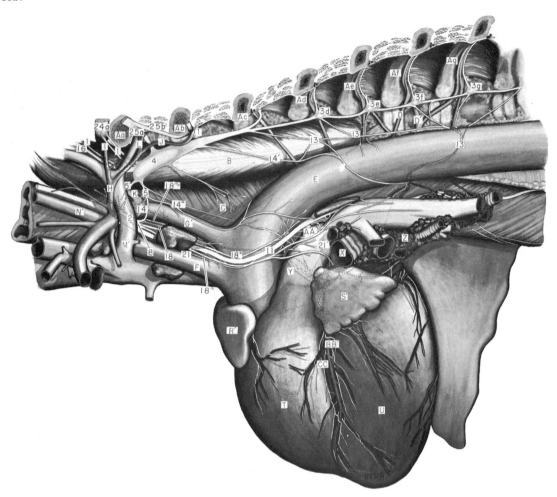

Figura 57-49. Nervos cardíacos e gânglios relacionados de cão; vista lateral esquerda.

1, Ramo comunicante; 2, tronco simpático; 3d — g, do quarto ao sétimo gânglios torácicos; 4, gânglio cervicotorácico; 5, membro caudal e, 5', membro cranial da alça subclávia; 8, gânglio vertebral; 11, nervo vago; 13, nervo cardíaco torácico; 14, nervo cardíaco cervicotorácico cranial; 14', nervo cardíaco cervicotorácico caudodorsal; 14", nervo cardíaco cervicotorácico caudoventral; 16, nervo vertebral; 18, nervo cardíaco vertebral cranial; 18'", nervo cardíaco vertebral caudal medial; 18'", nervo cardíaco vertebral caudal lateral; 18"", nervo cardíaco vertebral dorsal; 21, nervo cardíaco vagal cranial; 21', nervo cardíaco vagal caudal; 24a, oitavo nervo espinhal cervical; 25a — b, primeiro e segundo nervos espinhais torácicos; Aa — g, da primeira à sétima costelas; B, músculo longo do pescoço; C, esôfago; D, artéria intercostal; D', veia intercostal; E, aorta; F, tronco braquiocefálico; G', artéria subclávia esquerda; H, artéria costocervical; I, artéria escapular dorsal; J, artéria intercostal suprema; K, artéria vertebral; L, artéria cervical profunda; M', veia costocervicovertebral; N', artéria carótida comum esquerda; R', aurícula direita; S', aurícula esquerda; T, ventrículo direito; U, ventrículo esquerdo; X, brônquio; Y, tronco pulmonar; Z, pulmão; AA, ligamento arterial; BB', ramo descendente da artéria coronária esquerda; CC, veia cardíaca magna. (Da Fig. 1, J. S. McKibben e R. Getty, Am. J. Anat. *122*:537, 1968a.)

também ao nervo frênico. Os ramos do gânglio vertebral estendem-se até o nervo frênico, medialmente à artéria cervical superficial, a partir de um plexo formado por estes nervos na artéria cervical superficial. Um ramo do nervo vago pode surgir 4 a 5 cm cranial à entrada torácica, correndo caudodorsalmente, para se unir a este plexo e ao nervo frênico. Ramos para o timo originam-se, essencialmente, dos nervos cardíacos vertebrais.

Os **nervos cardíacos cervicais**, que surgem do gânglio vertebral, são relativamente constantes na origem, no cão, e denominados **nervo cardíaco vertebral dorsal, nervo cardíaco vertebral caudolateral, nervo cardíaco vertebral caudomedial,** e **nervo cardíaco vertebral craniomedial** (McKibben e Getty, 1968a). No cão o **nervo cardíaco vertebral caudolateral esquerdo** (Fig. 57-49/18'") corre caudalmente, com o nervo vago esquerdo, sobre a superfície lateral da aorta torácica e o tronco pulmonar. Ele deixa o nervo vago e passa ventralmente, principalmente entre a aurícula esquerda e as veias pulmonares esquerdas, para o sulco coronário na superfície caudal do coração. Acompanha o ramo circunflexo da artéria coronária esquerda e se ramifica sobre o lado direito do coração. Ramos deste nervo suprem a aurícula esquerda, o átrio esquerdo, os lados caudal e direito do ventrículo esquerdo, os septos interatrial e interventricular e a porção caudal direita do ventrículo direito. O nervo vertebral caudolateral esquerdo também envia ramificações para a aorta torácica, como para os vasos pulmonares e a porção pré-traqueal do plexo cardíaco.

O **nervo cardíaco vertebral caudomedial esquerdo** (Figs. 57-49 e 47/18") corre caudalmente, ventral ao esôfago e à traquéia, e passa entre a artéria subclávia esquerda e o tronco braquiocefálico até o lado direito. Em seu percurso ramos combinam-se com o nervo cardíaco vertebral dorsal esquerdo e ramificam na porção pré-traqueal do plexo cardíaco. O ramo maior continua, através do plexo, para o lado esquerdo, caudalmente ao ligamento arteiral e passa, ventralmente, dentro dos sulcos paraconais coronário e interventricular. Ele se ramifica sobre as porções esquerda e cranial dos ventrículos e da aurícula esquerda. Dois ramos podem deixar o nervo cardíaco vertebral craniomedial esquerdo, antes dele atingir o plexo cardíaco. Um deles passa ao longo do ramo circunflexo da artéria coronária esquerda, com o nervo cardíaco vertebral caudolateral esquerdo. O outro se ramifica na área entre a origem da artéria subclávia esquerda e o tronco braquiocefálico da aorta.

Um ou dois **nervos cardíacos vertebrais dorsais esquerdos** (Fig. 57-47/18"") passam para o coração, semelhantemente, no percurso, ao nervo cardíaco vertebral craniomedial esquerdo. Às vezes um ramo se une ao nervo cardíaco vertebral caudomedial esquerdo.

No gato os **nervos cardíacos vertebrais esquerdos** (Fig. 57-48/18') se unem em um tronco que acompanha o nervo vago esquerdo, caudalmente, para próximo do arco aórtico, onde ele se une a outros nervos cardíacos esquerdos que passam para o coração. A distribuição do nervo cardíaco vertebral esquerdo, no gato, é semelhante à do cão.

No cão um ou dois nervos cardíacos vertebrais surgem do pólo caudal do gânglio vertebral direito. Quando somente um nervo está presente, ele assume a mesma distribuição que aquela quando ambos os nervos estão presentes. Um **nervo cardíaco vertebral caudoventral direito** (Fig. 57-51/18') corre caudalmente entre as artérias subclávia e a artéria carótida comum direita, contribuindo para cada uma delas, e continua caudalmente entre a veia cava cranial e a aorta torácica, enviando ramificações para o plexo cardíaco e se combinando com outros nervos cardíacos direitos. Os segundo nervo cardíaco vertebral caudoventral direito geralmente segue o nervo vago direito para a superfície caudal da artéria subclávia, onde está unido pelo nervo recorrente direito, nervo cervicotorácico direito e o nervo cardíaco vagal caudal direito. O tronco conjunto passa entre a veia cava cranial e a aorta torácica para penetrar no plexo cardíaco. A continuação maior, através do plexo, passa caudalmente e à esquerda da aorta torácica para acompanhar as artérias coronárias direita e os ramos descendente e circunflexo da artéria coronária esquerda, no lado esquerdo do coração. Outros ramos passam, nos lados da veia cava caudal para as áreas do nodo sinoatrial e do seio coronário.

No gato três ou quatro **nervos cardíacos vertebrais direitos** (Fig. 57-48/18') passam caudalmente com o nervo vago direito e se unem, em um tronco, com outros nervos cardíacos direitos, imediatamente-caudal à artéria subclávia direita, ou mais adiante, caudalmente, com os nervos cardíacos vagais caudais direitos. Os nervos cardíacos vertebrais direitos, no gato, passam para as mesmas áreas do coração que os nervos cardíacos vertebrais direitos, do cão.

GÂNGLIOS INTERMÉDIOS. Gânglios intermédios de tamanho macroscópico, situados entre gânglios denominados e de ocorrência consistente, foram observados somente no membro caudal da alça subclávia, no cão e no gato. Um gânglio intermédio medindo de 0,5 a 2,0 mm, mediolateralmente, foi observado ocorrendo inconstantemente no membro caudal da alça subclávia esquerda, no gato (McKibben e Getty, 1968b). Ocasionalmente, este gânglio ocorre no membro direito, no gato, e em qualquer dos membros, no cão. No gato, foram observados **nervos cardíacos intermédios esquerdos** deixando o gânglio cardíaco vertebral esquerdo e acompanhando os nervos cardíacos cervicotorácicos até o coração. Outros ramos passam para os vasos sangüíneos adjacentes.

GÂNGLIO CERVICAL MÉDIO. Nenhum gânglio cervical médio, independente, foi observado grosseiramente no cão ou no gato. Suspeita-se que o gânglio cervical médio pode estar distribuído, em qualquer lugar, ao longo do tronco simpático cervical, como no homem (Wrete, 1959a). As células do gânglio cervical médio podem assim tornar-se parte dos gânglios cervical cranial ou vertebral ou estar distribuídas, microscopicamente, por todo o tronco simpático cervical. Quando distribuídas, não se consegue distingui-las dos gânglios intermédios.

GÂNGLIO CERVICAL CRANIAL. Este gânglio situa-se bilateral ventralmente à bolha timpânica. Ele é de formato fusiforme, tendo em média aproximadamente 13 mm de comprimento e 4 mm de diâmetro, no cão, e 8 mm de comprimento e 3 mm de diâmetro no gato (McKibben e Getty, 1968a e b). Os ramos pré-ganglionares que contribuem para o gânglio cervical cranial surgem dos primeiros 4 ou 5 gânglios torácicos (Foley e DuBois, 1940). Ramos passam deste gânglio ao longo das artérias da cabeça, nervo glossofaríngeo, nervo acessório, nervo vago e o nervo hipoglosso, e do primeiro ao terceiro nervos espinhais cervicais. Ramos também passam diretamente para o plexo laringofaríngeo, seio carótido, glândula tireóide, artéria carótida comum, artéria carótida interna e para a artéria carótida externa (Mizeres, 1955). Embora nenhum nervo cardíaco cervical cranial esteja presente no cão, ou no gato (Mizeres, 1958; McKibben e Getty, 1968a e b), neste último, um tronco nervoso que recebe contribuições do gânglio cervical cranial esquerdo, do nervo laríngeo cranial esquerdo e do nervo vago esquerdo, acompanha o tronco vagossimpático esquerdo, caudalmente. Ele passa ventralmente à artéria subclávia e entre esta artéria e o tronco braquiocefálico e se ramifica na aorta torácica (McKibben e Getty, 1968b). Este nervo, denominado de nervo depressor (Anufriew, 1928), foi encontrado no lado direito como um tronco independente, que passa, com o tronco vagossimpático direito em raros casos, no gato (Perman, 1924), mas normalmente não é um tronco separado em qualquer dos lados no cão (Mizeres, 1955). A distribuição cranial dos nervos que surgem dos gânglios cervicais craniais é descrita com mais detalhes com os nervos cranianos neste capítulo.

PARTE TORÁCICA

O tronco simpático torácico situa-se bilateralmente e ventralmente às articulações costovertebrais, estendendo-se do gânglio cervicotorácico até o pilar do diafragma.

GÂNGLIO CERVICOTORÁCICO. O gânglio cervicotorácico, formado pela fusão do gânglio embrionário cervical caudal e os primeiros dois ou três gânglios do tronco simpático torácico, está situado nas extremidades proximais da alça subclávia. O membro caudal é tipicamente duplo no gato. O gânglio cervicotorácico está situado na superfície dorsolateral do músculo longo do pescoço, ao nível do primeiro e do segundo espaços intercostais (Fig. 57-49, 50, 51 e 52/4). No cão ele tem, em média, aproximadamente 23 mm craniocaudalmente, 4 mm dorsoventralmente e 2 mm mediolateralmente. Estas dimensões, no gato, são em média de 7 mm × 4 mm × 2 mm. Ramos comunicantes ligam este gânglio com pelo menos os primeiros quatro segmentos da medula espinhal torácica. Extensões simpáticas, para a região cervical do gânglio cervicotorácico, passam pelo nervo vertebral (Figs. 57-47 e 48/16) para unirem-se com o do sétimo ao segundo ou terceiro nervos espinhais. O nervo vertebral, após emitir o ramo para o sétimo nervo espinhal cervical, penetra no forame transverso da sexta vértebra cervical e passa cranialmente no canal transversal das vértebras cervicais. Ramos deixam o nervo vertebral, dentro do canal transverso, e se unem ao segundo ou terceiro ao sexto nervos espinhais cervicais (McKibben e

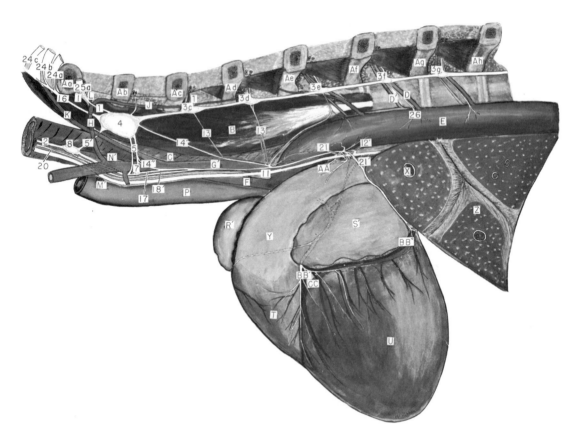

Figura 57-50. Nervos cardíacos e gânglios relacionados de cão; vista lateral esquerda.

1, Ramo comunicante; 2, tronco simpático; 3c — g, do terceiro ao sétimo gânglios torácicos; 4, gânglio cervicotorácico; 5, membro caudal e 5', membro cranial da alça subclávia; 7, gânglio intermédio; 8, gânglio vertebral; 11, nervo vago; 12', nervo laríngeo recorrente esquerdo; 13, nervo cardíaco torácico; 14', nervo cardíaco cervicotorácico caudodorsal; 14'', nervo cardíaco cervicotorácico caudoventral; 16, nervo vertebral; 17, nervo cardíaco intermédio; 18', nervo cardíaco vertebral caudal; 20, nervo cardíaco cervical cranial; 21, nervo cardíaco vagal cranial; 21', nervo cardíaco vagal caudal; 24a — c, do oitavo ao sexto nervos espinhais cervicais; 25a, primeiro nervo espinhal torácico; 26,° nervo vascular; Aa — h, da primeira a oitava costelas; B, músculo longo do pescoço; C, esôfago; D, artéria intercostal; D', veia intercostal; E, aorta; F, tronco braquiocefálico; G', artéria subclávia esquerda; H, artéria costocervical; I, artéria escapular dorsal; J, artéria intercostal suprema; K, artéria vertebral; L, artéria cervical profunda; M', veia costocervicovertebral; N', artéria carótida comum esquerda; P, veia cava cranial; R', aurícula direita; S', aurícula esquerda; T, ventrículo direito; U, ventrículo esquerdo; X, brônquio; Y, tronco pulmonar; Z, pulmão; AA, ligamento arterial; BB, ramo descendente, e BB', ramo circunflexo da artéria coronária esquerda; CC, veia cardíaca magna. (Da Fig. 1, J. S. McKibben e R. Getty, Am. J. Anat. 122:549, 1968b.)

SISTEMA NERVOSO DO CARNÍVORO

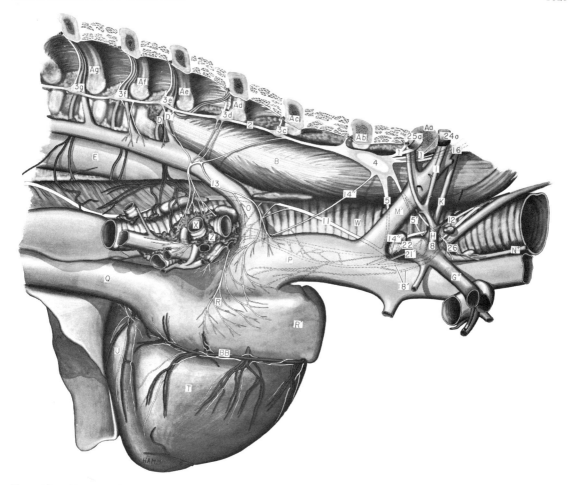

Figura 57-51. Nervos cardíacos e gânglios relacionados de cão; vista lateral direita.

1, Ramo comunicante; 2, tronco simpático; 3c — g, do terceiro ao sétimo gânglios torácicos; 4, gânglio cervicotorácico; 5, membro caudal e 5', membro cranial da alça subclávia; 8, gânglio vertebral; 11, nervo vago; 12, nervo laríngeo recorrente direito; 13, nervo cardíaco torácico; 14", nervo cardíaco cervicotorácico caudoventral; 16, nervo vertebral; 18', nervo cardíaco vertebral caudal; 21', nervo cardíaco vagal caudal; 22, nervo cardíaco recorrente; 24a, oitavo nervo espinhal cervical; 25a, primeiro nervo espinhal torácico; 26, nervo vascular; Aa — g, da primeira à sétima costelas; B, músculo longo do pescoço; D, artéria intercostal; D', veia intercostal; E, aorta; G", artéria subclávia direita; H, artéria costocervical; I, artéria escapular dorsal; K, artéria vertebral; M', veia costocervicovertebral; N", artéria carótida comum direita; O, veia ázigos direita; P, veia cava cranial; Q, veia cava caudal; R, átrio direito; R', aurícula direita; T, ventrículo direito; U, ventrículo esquerdo; W, traquéia; X, brônquio; Z, pulmão; BB, artéria coronária direita. (Da Fig. 2, J. S. McKibben e R. Getty, Am. J. Anat. 122:538, 1968a.)

Getty, 1968a e b; Christensen, et al., 1952; Saccomanno, 1943). O nervo subdivide-se num plexo vertebral ao passar cranialmente com a artéria vertebral. O oitavo nervo espinhal cervical geralmente recebe diretamente um ramo do gânglio cervicotorácico. Ramos do gânglio cervicotorácico passam para o esôfago, traquéia, grandes vasos, timo, pulmões, coração, nodos linfáticos mediastínicos craniais e ao longo dos vasos que passam perifericamente, e seus ramos, incluindo o tronco braquiocefálico, a artéria subclávia, a artéria axilar, a artéria carótida comum, a artéria vertebral, a artéria costocervical e a artéria cervical superficial.

Finos nervos cardíacos cervicotorácicos, no cão e no gato (Figs. 57-47 e 48/14, 14', 14"), surgem de cada gânglio cervicotorácico. Eles seguem os membros da alça subclávia, ventralmente, ou percorrem, independentemente, até o plexo cardíaco e ao longo dos vasos coronários, para cada câmara do coração. Tipicamente, três a sete nervos **esquerdos** seguem o nervo vago esquerdo, os nervos cardíacos vertebrais esquerdos e os nervos cardíacos torácicos esquerdos, ou correm caudalmente na artéria subclávia esquerda e no tronco braquiocefálico, através da face lateral esquerda da aorta torácica, até a porção pré-traqueal do plexo cardíaco. Ramos dos nervos cardíacos cervicotorácicos se ramificam no coração juntamente com ramos das artérias coronárias esquerda e direita. Ramificações também inervam a aorta, tronco pulmonar e artéria e veias pulmonares esquerdas. Os nervos cardíacos cervicotorácicos **direitos** geralmente seguem a alça subclávia até sua ex-

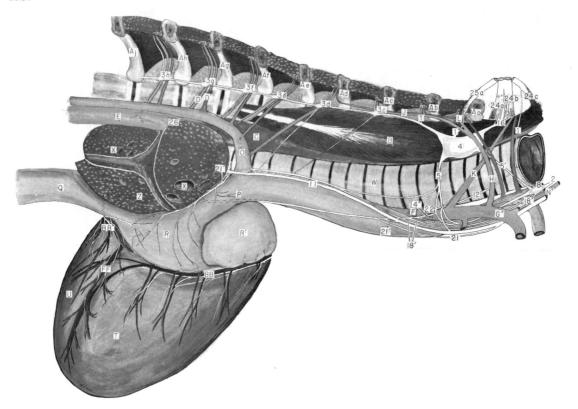

Figura 57-52. Nervos cardíacos e gânglios relacionados de gato; vista lateral direita.

1, Ramo comunicante; 2, tronco simpático; 3c — h, do terceiro ao oitavo gânglios torácicos; 4, gânglio cervicotorácico; 5, membro caudal e, 5', membro cranial da alça subclávia; 8, gânglio vertebral; 11, nervo vago; 12, nervo laríngeo recorrente direito; 14'', nervo cardíaco cervicotorácico caudoventral; 16, nervo vertebral; 18', nervo cardíaco vertebral caudal; 21, nervo cardíaco vagal cranial; 21', nervo cardíaco vagal caudal; 22, nervo cardíaco recorrente; 24a — c, do oitavo ao sexto nervos espinhais cervicais; 25a, primeiro nervo espinhal torácico; 26, nervo vascular; Aa — j, da primeira à nona costelas; B, músculo longo do pescoço; C, esôfago; D, artéria intercostal; D', veia intercostal; E, aorta; F, tronco braquiocefálico; G'', artéria subclávia direita; H, artéria costocervical; J, artéria intercostal suprema; K, artéria vertebral; L, artéria cervical profunda; N'', artéria carótida comum direita; O, veia ázigos direita; P, veia cava cranial; Q, veia cava caudal; R, átrio direito; R', aurícula direita; T, ventrículo direito; U, ventrículo esquerdo; W, traquéia; X, brônquio; Z, pulmão; BB, artéria coronária direita; BB'', ramo circunflexo da artéria coronária esquerda; FF, veia cardíaca média. (Da Fig. 2, J. S. McKibben e R. Getty, Am. J. Anat. *122*:549, 1968b.)

tensão mais caudoventral, onde a abandonam e se unem aos nervos vertebral direito, nervo vago e nervo cardíaco recorrente, bem como passam diretamente ao longo da veia cava cranial e se estendem dentro da porção pré-traqueal do plexo cardíaco. Do plexo, ramos dos nervos cardíacos cervicotorácicos direitos se ramificam ao longo da artéria coronária direita e ao longo dos ramos descendente e circunflexo da artéria coronária esquerda, no lado esquerdo do coração. Os nervos cardíacos cervicotorácicos direitos também enviam fibras através das paredes atriais, nos lados da veia cava caudal, para as áreas do nodo sinoatrial e seio coronário. Ramificações também passam para as veias cavas cranial e caudal e para a artéria e veias pulmonares direitas.

GÂNGLIOS TORÁCICOS. Os gânglios do tronco simpático torácico (Figs. 57-51 e 52/3c-q), geralmente estão presentes em cada espaço intercostal, do terceiro ou quarto espaço, caudalmente. Os gânglios são bastante uniformes no tamanho. No cão eles medem aproximadamente 3 mm craniocaudalmente, 3 mm dorsoventralmente e 1 mm mediolateralmente. Estas dimensões no gato são de 2 mm × 1 mm × 1 mm. Nervos delgados surgem destes gânglios e passam ventralmente para os grandes vasos, esôfago, pulmões e para o coração.

Os nervos cardíacos torácicos são inconstantes na origem, mas no cão e no gato podem surgir do terceiro ao oitavo gânglios do tronco simpático torácico (McKibben e Getty, 1968a), é terceiro e quinto ou sexto (McKibben e Getty, 1968b; Mizeres, 1955), respectivamente (Figs. 57-49 a 51/13). Os **nervos cardíacos torácicos esquerdos** geralmente seguem o tronco braquiocefálico, caudalmente, até a porção pré-traqueal do plexo cardíaco, de onde ramos são distribuídos para o coração (McKibben e Getty, 1968a e b; Anufriew, 1928; Schurawlew, 1928) enquanto os **nervos cardíacos torácicos direitos** essencialmente seguem a veia ázigos, até o átrio direito e a porção pré-traqueal do plexo cardíaco (McKibben e Getty, 1968a e b; Saccomanno, 1943). Estudos funcionais e químicos indicam que os nervos cardíacos torácicos podem levar impulsos aferentes ao invés de impulsos eferentes no cão (Randall et al., 1957; McKibben, 1969).

O **plexo cardíaco** no cão e no gato é semelhante ao do homem (Mitchell, 1956 e 1961; Mizeres, 1963) e outros animais domésticos (McKibben e Getty, 1969a, b, c e d 1970). Sua porção maior situa-se entre a base do coração, o arco aórtico e a bifurcação traqueal, e é denominada de porção pré-traqueal do plexo cardíaco. Plexos subsidiários coronário ϕ, pulmonar, atrial ϕ e do arco aórtico estendem-se da área da porção pré-traqueal do plexo cardíaco até as várias áreas do coração, grandes vasos e pulmões. Os nervos cardíacos não passam necessariamente através da porção pré-traqueal do plexo cardíaco em seu trajeto até as várias áreas do coração. Ramos que o fazem podem muitas vezes ser seguidos através do plexo, para áreas cardíacas supridas.

O **nervo esplâncnico maior** (Fig. 57-54/11) geralmente emerge ao nível do décimo terceiro gânglio torácico e é maior do que o tronco simpático abdominal contínuo. O **primeiro nervo esplâncnico lombar** pode se unir ao nervo esplâncnico maior. Nervos esplâncnicos lombares podem surgir de cada um dos sete gânglios simpáticos lombares; entretanto, a origem dos primeiros cinco é mais constante (Mizeres, 1955). Outros detalhes sobre a inervação simpática abdominal estão descritos nas págs. 1628 a 1633.

Parte Parassimpática

A inervação parassimpática, para as áreas cervical e torácica, surge dos ramos do nervo vago.

PARTE CERVICAL

Dois gânglios situam-se próximo à origem do nervo vago na medula oblonga. O pequeno **gânglio proximal** do nervo vago situa-se no forame jugular. Ele recebe inervação aferente do ouvido externo. O **gânglio distal** do nervo vago situa-se em íntima associação com a superfície lateral do gânglio cervical cranial. Corpos celulares deste gânglio recebem impulsos aferentes das vísceras (Stromberg, 1964). O nervo vago se une ao tronco vagossimpático imediatamente distal ao gânglio distal do nervo vago. Fibras vagais estão entrelaçadas com as fibras simpáticas cervicais, na bainha comum do tronco vagossimpático, na parte média do pescoço. Logo cranial ao gânglio vertebral o nervo vago torna-se separado do tronco vagossimpático. Ramos do nervo vago cervical incluem o nervo faríngeo, o nervo laríngeo cranial e o nervo cardíaco vagal cranial.

RAMO FARÍNGEO. O ramo faríngeo do nervo vago surge entre os gânglios proximais e distais do nervo vago e corre, ventralmente, para inervar os músculos intrínsecos da faringe e parte do esôfago, de modo semelhante ao do eqüino.

RAMO LARÍNGEO CRANIAL. O ramo laríngeo cranial deixa o nervo vago no gânglio distal deste nervo. Ele corre ventralmente, medial à bifurcação da artéria carótida comum. Divide-se nos ramos interno e externo (Fig. 57-53). O ramo interno penetra na laringe através da incisura tireóidea cranial e inerva a mucosa da laringe. Um ramo, que se une ao nervo laríngeo caudal, surge do ramo interno antes deste penetrar na laringe. Este ramo, do ramo interno, foi denominado nervo traqueoesofágico ou nervo para-recorrente. O ramo externo do nervo laríngeo cranial corre caudalmente, sobre a superfície lateral do músculo tireofaríngeo, para inervar o músculo cricotireóideo, partes do esôfago e a glândula tireóide.

NERVOS CARDÍACOS VAGAIS CRANIAIS. Geralmente três ou quatro nervos cardíacos vagais craniais surgem de cada nervo vago, cranialmente à origem dos nervos laríngeos recorrentes. No cão, ramos do **nervo cardíaco vagal cranial esquerdo** (Fig. 57-47/21) surgem ao nível do gânglio vertebral esquerdo e imediatamente caudal a ele, e passam para o coração com ramos dos nervos cardíacos vertebrais. Estendem-se ramos ao longo dos vasos coronários direito e esquerdo, bem como através da porção pré-traqueal do plexo cardíaco para todas as quatro câmaras do coração. Pequenos **nervos cardíacos vagais craniais direitos** surgem ao nível do gânglio vertebral direito e acompanham os nervos cardíacos vertebrais direitos até o coração. Pequenas contribuições estendem-se ao longo da artéria coronária direita, ramos descendente e circunflexos da artéria coronária esquerda, no lado esquerdo, nos lados da veia cava caudal e se ramificam na porção pré-traqueal do plexo cardíaco.

No gato, nervos cardíacos vagais craniais esquerdos deixam o nervo vago esquerdo, próximo à junção da aorta, tronco pulmonar e do brônquio esquerdo e estão intimamente entrelaçados com nervos simpáticos que seguiram o nervo vago esquerdo (Fig. 57-48/21). Estes nervos, unidos, passam dentro da porção pré-traqueal do plexo cardíaco, ao longo das artérias coronárias, e para a aorta torácica e artérias pulmonares. Um nervo cardíaco vagal cranial direito, no gato, une nervos cardíacos simpáticos direitos e nervos cardíacos recorrentes, próximo à artéria subclávia direita, e os acompanha até o coração.

PARTE TORÁCICA

Cada nervo vago corre ventromedialmente às artérias subclávias quando elas penetram na cavidade torácica. Cada nervo deixa sua íntima associação com o tronco simpático na extensão caudoventral do membro caudal da alça subclávia. O nervo vago esquerdo continua caudalmente sobre a superfície lateral esquerda do esôfago e do arco aórtico e o nervo vago direito, sobre a superfície lateral direita da traquéia. Eles continuam caudalmente **dorsal** aos brônquios primários e, então, cada um se divide nos **ramos vagais dorsal** e **ventral**. Os ramos vagais dorsais direito e esquerdo se unem na superfície dorsal do esôfago, formando o **tronco nervoso vagal dorsal**. O **tronco nervoso vagal ventral**, situado ventralmente no esôfago, é formado de modo semelhante pela união dos ramos vagais ventrais direito e esquerdo. Os troncos nervosos vagais ventral e dorsal passam caudalmente, através do hiato esofágico do diafragma, para suprirem as vísceras abdominais com inervação parassimpática. Pequenos ramos passam dos nervos vagos para os vasos pulmonares, brônquios, esôfago e para a traquéia. Ramos diretos,

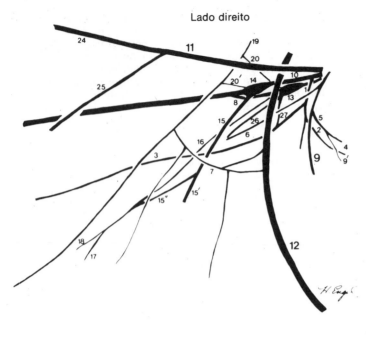

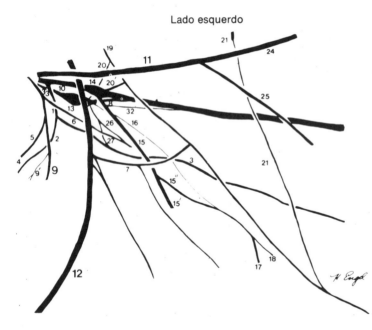

Figura 57-53. Distribuição do sistema nervoso autônomo na região cervical cranial do cão.

1, Ramo faríngeo (nervo faringoesofágico); 2, ramo cranial de 1; 3, ramo caudal de 1; 4, plexo faríngeo; 5, ramo faríngeo de 9; 6, ramo do seio carotídeo; 7, alça cervical; 8, tronco do nervo simpático; 9, nervo glossofaríngeo; 9', ramo para o músculo estilofaríngeo; 10, nervo vago; 11, nervo acessório; 12, nervo hipoglosso; 13, gânglio cervical cranial; 14, gânglio distal de 10; 15, nervo laríngeo cranial; 15', ramo interno de 15; 15'', ramo externo de 15; 17, ramo para o músculo cricotireóideo; 18, nervo tireóideo cranial; 19, ramo ventral do primeiro nervo cervical; 20, ramo entre 19 e 13; 20', ramo entre o gânglio distal de 10 e 19; 21, ramo ventral do segundo nervo cervical; 21', ramo entre 19 e 21; 22, ramo ventral do terceiro nervo cervical; 22', ramo entre 21 e 22; 24, ramo dorsal de 11; 25, ramo ventral de 11; 26, nervo carotídeo externo; 27, ramo entre 13 e 3; 32, nervo depressor; 33, nervo carotídeo interno. (De Engel, 1974.)

tanto dos ramos vagais ventral como dorsal dos nervos vagos (Mizeres, 1955) e os troncos vagais ventral e dorsal (Stromberg, 1964), contribuem com ramos para o esôfago. Ramos torácicos dos nervos vagos, além dos ramos vagais ventral e dorsal terminal, incluem o nervo laríngeo recorrente, o nervo cardíaco vagal caudal e os nervos bronquial e esofágico.

NERVOS LARÍNGEOS RECORRENTES. Os nervos laríngeos recorrentes surgem dos nervos vagos, semelhantes aos do eqüino. O **nervo laríngeo recorrente esquerdo** corre caudalmente ao arco da aorta e penetra na porção pré-traqueal do plexo cardíaco. Muitas vezes se ramifica e depois se reúne em um único tronco à medida que as fibras unem-se na extremidade cranial do plexo. O nervo laríngeo recorrente esquerdo continua cranialmente no pescoço, entre o esôfago e a traquéia. No cão, um ou dois pequenos **nervos cardíacos recorrentes esquerdos** surgem do nervo laríngeo recorrente esquerdo, na base do coração, e contribuem para o plexo cardíaco e para áreas supridas pelas artérias coronárias. No gato, ramos foram seguidos até a aorta, mas não até o coração, a partir do nervo laríngeo recorrente esquerdo (McKibben e Getty, 1968b). À medida que o **nervo laríngeo recorrente direito** corre caudal à artéria subclávia direita e passa cranialmente na superfície dorsolateral direita da traquéia, ele emite um ou dois **nervos cardíacos recorrentes direitos**, no cão e no gato (Figs. 57-47 e 48/22). No cão, eles se unem após curta distância, com o nervo vertebral direito ou com o nervo cardíaco vagal caudal, os quais acompanham ao longo das artérias coronárias e nos lados da veia cava caudal, para as áreas do nodo sinoatrial e do seio coronário. No gato, nervos cardíacos recorrentes direitos unem-se aos nervos simpático direito e ao cardíaco vagal próximo à artéria subclávia direita e os acompanham até o coração. Ramos do nervo cardíaco recorrente direito e esquerdo contribuem com um importante suprimento nervoso para a bifurcação do tronco pulmonar, no gato (Verity et al., 1965). Ramos de cada nervo laríngeo recorrente contribuem com inervação para os vasos pulmonares, os brônquios, o esôfago cervical, a traquéia e parte da glândula tireóide. Um ramo terminal, o **nervo laríngeo caudal**, inerva todos os músculos intrínsecos da laringe, exceto o músculo cricotireóideo. O outro ramo terminal, o ramo comunicante, se une ao nervo laríngeo cranial. Um pequeno gânglio poderá estar presente no nervo laríngeo recorrente, próximo a sua bifurcação ou em qualquer um dos dois ramos terminais (Nonidez, 1931).

NERVOS CARDÍACOS VAGAIS CAUDAIS. Tanto no cão como no gato, nervos cardíacos vagais caudais deixam o nervo vago caudalmente ao ponto onde o nervo laríngeo recorrente surge do referido nervo (Figs. 57-47 e 48/21'). No cão, **nervos cardíacos vagais caudais esquerdos** (Fig. 57-49/21') passam cranioventralmente entre o tronco pulmonar e o brônquio esquerdo primário para se ramificar na porção pré-traqueal do plexo cardíaco. Geralmente dois a cinco **nervos cardíacos vagais caudais direitos** (Fig. 57-51/21') surgem do nervo vago direito, dentro dos 3 mm caudais à origem do nervo laríngeo recorrente direito. Eles se unem aos nervos cardíacos vertebrais direitos ou passam independentemente para o átrio direito, para a área do seio coronário, e para dentro da porção pré-traqueal do plexo cardíaco. No gato dois ou três delicados nervos cardíacos vagais caudais surgem do nervo vago esquerdo, aproximadamente 5 mm caudal ao ponto onde o nervo laríngeo recorrente deixa o nervo vago esquerdo (Fig. 57-50/21'). Eles passam cranioventralmente, entre a veia pulmonar e a aurícula esquerda, dentro do sulco coronário. Áreas que recebem inervação incluem a aurícula esquerda, as superfícies caudal e direita do ventrículo esquerdo, o *ventrum* do átrio esquerdo, os septos interatrial e interventricular, a parede caudal do ventrículo direito e, às vezes, a porção pré-traqueal do plexo cardíaco. Delgados nervos cardíacos vagais caudais direitos surgem do nervo vago direito, caudalmente à artéria subclávia e se combinam com o nervo vagal cranial, direito, o nervo cardíaco recorrente direito e o nervo cardíaco simpático direito, acompanhando-os até o coração. Diversas outras ramificações deixam o nervo vago direito, imediatamente cranial ao nível do brônquio traqueal direito, e acompanham os nervos cardíacos cervicotorácicos direitos para o coração.

NERVOS BRONQUIAIS. Numerosos grandes ramos bronquiais surgem de cada nervo vago, tanto ramos vagais ventrais como o ramo vagal dorsal direito, próximo à superfície dorsal dos brônquios primários. Ramos do plexo cardíaco também se unem a estes nervos. O plexo conjunto de nervos bronquiais estende-se distalmente ao longo dos brônquios até os pulmões.

NERVOS ESOFÁGICOS. Numerosos finos ramos esofágicos surgem dos nervos vagos, ramos vagais ventrais e dorsais, e troncos vagais ventrais e dorsais e passam diretamente para o esôfago.

BIBLIOGRAFIA

Anufriew, W. N. 1928. Die Herznerven des Katze. Zeitschrift Gesamte Anat. 86:639-654.

Christensen, K., E. H. Polley, and E. Lewis. 1952. The nerves along the vertebral artery and innervation of the blood vessels of the hind brain of the cat. J. Comp. Neurol. 96:71-91.

Engel, H. N. Jr. 1974. A comparative morphologic study of the cervical autonomic innervation in the horse, ox, pig, and dog. M. S. Thesis, Auburn University, Auburn, Alabama.

Evans, H. E., and A. deLahunta. 1971. Miller's Guide to the Dissection of the Dog. Philadelphia, W. B. Saunders Co.

Foley, J. O., and F. S. DuBois. 1940. A quantitative and experimental study of the cervical sympathetic trunk. J. Comp. Neurol. 72: 587-603.

Gardner, E., D. J. Gray, and R. O'Rahilly. 1969. Anatomy. 3rd ed., Philadelphia, W. B. Saunders Co.

McKibben, J. S. 1969. Canine cardiac denervation: A structural, functional and chemical study. Ph.D. Thesis, Iowa State University, Ames.

McKibben, J. S., and R. Getty. 1968a. A comparative morphologic study of the cardiac innervation in domestic animals. I. The canine. Am. J. Anat. 122:533-544.

McKibben, J. S., and R. Getty. 1968b. A comparative morphologic study of the cardiac innervation in domestic animals. II. The feline. Am. J. Anat. 122:545-554.

McKibben, J. S., and R. Getty. 1969a. Innervation of the heart of domesticated animals: Horse. Am. J. Vet. Res. 30:193-202.

McKibben, J. S., and R. Getty. 1969b. A study of the cardiac innervation in domestic animals: Cattle. Anat. Rec. 165:141-152.

McKibben, J. S., and R. Getty. 1969c. A comparative study of the cardiac innervation in domestic animals: Sheep. Acta Anat. 74: 228-242.

McKibben, J. S., and R. Getty. 1969d. Innervation of heart of domesticated animals: Pig. Am. J. Vet. Res. 30:779-789.

McKibben, J. S., and R. Getty. 1970. A comparative study of the cardiac innervation in domestic animals: The goat. Anat. Anz. 126: 161-171.

Mitchell, G. A. G. 1956. Cardiovascular Innervation. Edinburgh, Scotland, E & S Livingstone Ltd.

Mitchell, G. A. G., 1961. The innervation of the heart and vessels. In Development and Structure of the Cardiovascular System. A. A. Luisada, ed. New York, McGraw-Hill Book Co., Inc.

Mizeres, N. J. 1955. The anatomy of the autonomic nervous system in the dog. Am. J. Anat. 96:285-318.

Mizeres, N. J. 1958. The origin and course of the cardioaccelerator fibers in the dog. Anat. Rec. 132:261-280.

Mizeres, N. J. 1963. The cardiac plexus in man. Am. J. Anat. 112: 141-151.

Nonidez, J. F., 1931. Innervation of the thyroid gland. II. Origin and course of the thyroid nerves in the dog. Am. J. Anat. 48:299-329.

Perman, E. 1924. Anatomische Untersuchung über die Herznerven bei den hoheren. Säugetieren und bei Menschen. Zeitschrift Gesamte Anat. 71:382-457.

Randall, W. C., H. McNally, J. Cowan, L. Caliguiri, and W. G. Rohse. 1957. Functional analysis of the cardioaugmentor and cardioaccelerator pathways in the dog. Am. J. Physiol. 191:213-217.

Saccomanno, G., 1943. Components of the upper thoracic sympathetic nerves. J. Comp. Neurol. 78-79:355-378.

Schurawlew, A. N. 1928. Die Herznerven des Hundes. Zeitschrift Gesamte Anat. 86:655-697.

Stromberg, M. S. 1964. The autonomic nervous system. In Anatomy of the Dog, by M. E. Miller, G. C. Christensen, and H. C. Evans. Philadelphia, W. B. Saunders Co.

Verity, M. A., T. Hughes, and J. A. Bevan. 1965. Innervation of the pulmonary artery bifurcation of the cat. Am. J. Anat. 116:75-90.

Wrete, M. 1959a. The anatomy of the sympathetic trunks in man. J. Anat. 93:448–459.
Wrete, M. 1959b. Anatomie der sympathischen Grenzstränge beim Menschen und bei Säugetieren mit spezieller Rücksicht auf die Nomenklatur. Anat. Anz. 106:304–322.

INERVAÇÃO ABDOMINAL, PÉLVICA E CAUDAL AUTÔNOMA

N. G. Ghoshal

Parte I — Cão

PARTE ABDOMINAL

O **nervo esplâncnico maior** surge da parte caudal do tronco simpático torácico, normalmente ao nível do décimo segundo (às vezes do décimo terceiro) gânglio torácico. De acordo com Mizeres (1955), ele pode deixar o tronco simpático torácico da parte interganglionar, entre o décimo terceiro gânglio torácico e o primeiro gânglio lombar. O nervo esplâncnico maior penetra na cavidade abdominal através do arco lombocostal e termina, essencialmente, nos plexos adrenal e celíacomesentérico. Os **nervos esplâncnicos menores**, quando presentes, são em número de dois ou três e surgem do tronco simpático, caudal ao nervo esplâncnico maior, normalmente do décimo terceiro gânglio torácico e primeiro gânglio lombar. Eles vão para a mesma área geral ao redor da glândula adrenal (Fig. 57-54). Freqüentemente os nervos esplâncnicos menores representam filamentos delicados que ligam variavelmente o nervo esplâncnico maior com o primeiro nervo esplâncnico lombar.

O **segmento abdominal** (lombar) do tronco simpático é razoavelmente espesso e uniforme no diâmetro. Os ramos interganglionares normalmente são únicos e às vezes contêm **gânglios intermédios**. Os troncos simpáticos abdominais tendem a convergir caudalmente, de modo variável, normalmente ao nível do sétimo (ocasionalmente do sexto) segmento lombar.

Os **gânglios lombares**, normalmente cinco ou seis, muitas vezes variam entre lados do mesmo espécime. Pode ocorrer um grau variável de fusão dos gânglios lombares. Às vezes o primeiro e o segundo gânglios lombares e também o sexto e o sétimo estão fundidos, unilateralmente ou bilateralmente, em extensão variável. Eles também variam consideravelmente no tamanho e no formato. Normalmente são alongados ou fusiformes.

Os ramos comunicantes são normalmente subdivididos e estão dispostos nos lados dos vasos lombares acompanhantes, aos quais inervam. Em geral unem-se aos nervos espinhais próximo ao forame intervertebral. Os ramos comunicantes oblíquos surgem com um nervo espinhal de um segmento e, após correrem oblíqua e caudalmente sobre os discos intervertebrais, profundamente aos músculos sublombares, normalmente se unem aos gânglios lombares seguintes. Eles contêm predominantemente fibras pré-ganglionares (Botár, 1932). Os ramos comunicantes oblíquos são freqüentemente observados para o quarto ou quinto (ocasionalmente o sexto) segmentos lombares; podem estar ausentes dentro de determinados segmentos lombares (Botár, 1932).

Os **nervos esplâncnicos lombares** surgem dos gânglios lombares ou dos ramos interganglionares do tronco simpático abdominal. Estão normalmente presentes nos primeiros cinco segmentos lombares e podem ser únicos ou subdivididos. Contribuem variavelmente para o plexo aórtico abdominal. Às vezes o primeiro nervo esplâncnico está ligado ao nervo esplâncnico maior e vai para os gânglios aórtico-renal e mesentérico cranial; o segundo nervo esplâncnico lombar, seguindo sua subdivisão, contribui para o gânglio mesentérico cranial, gânglio testicular ou ovariano acessório (quando presente) e, ocasionalmente, para o plexo renal e para o gânglio aórtico-renal. O terceiro nervo esplâncnico lombar, após dividir-se, contribui variavelmente para o gânglio aórtico-renal, plexo renal e, às vezes, para o gânglio testicular ou ovariano acessório (quando presente), gânglio ovariano próprio e para o gânglio mesentérico cranial. O quarto nervo esplâncnico lombar normalmente contribui para o plexo testicular ou ovariano próprio. O quinto nervo esplâncnico lombar vai diretamente para o gânglio mesentérico caudal. O sexto e o sétimo nervos esplâncnicos lombares estão variavelmente presentes e estendem-se até o gânglio mesentérico caudal. Ocasionalmente fibras estendem-se diretamente para o plexo pélvico através dos nervos hipogástricos. Seus filamentos também vão para a veia cava caudal e para as artérias ilíacas.

Fibras que seguem as artérias ilíacas externas e internas, além dos nervos esplâncnicos lombares mais caudalmente localizados, aparentemente surgem dos nervos hipogástricos e da continuação do plexo aórtico abdominal.

Principais Plexos e Gânglios Autônomos da Cavidade Abdominal
(Fig. 57-55)

1. O **plexo adrenal** (supra-renal) é uma densa rede de filamentos entre a face profunda da glândula adrenal e o pilar do diafragma. Os gânglios adrenais estão distribuídos por todo o plexo que recebem fibras do nervo esplâncnico maior, dos nervos esplâncnicos menores (quando presentes) e às vezes do ramo interganglionar, entre o décimo terceiro gânglio torácico e o primeiro gânglio lombar. Além disso, diversos curtos ramos mais fortes estendem-se do gânglio celíaco.

2. O **plexo celíacomesentérico** aparece como uma rede fibrosa que circunda as origens da artéria celíaca e da artéria mesentérica cranial. O **gânglio celíaco** e o **gânglio mesentérico cranial**, separados, situam-se nas redes do plexo. Os gânglios celíacos, pares, são alongados e situam-se ao longo da superfície caudal da origem da artéria celíaca. O único gânglio mesentérico cranial é menor e arredondado e está em contato com a origem da artéria correspondente. No lado esquerdo ambos os gânglios estão ligados por um cordão ganglionado. O plexo celíacomesentérico, o gânglio celíaco e o gânglio me-

SISTEMA NERVOSO DO CARNÍVORO 1629

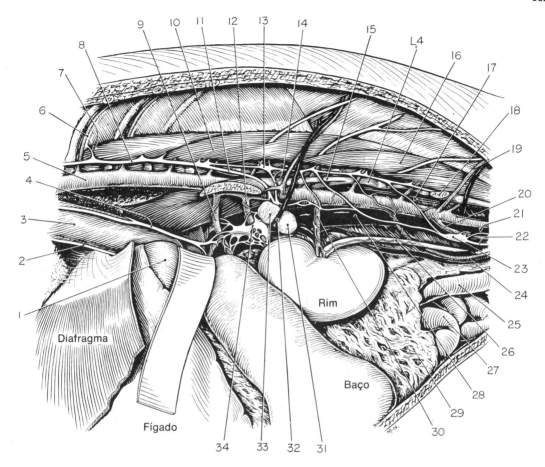

Figura 57-54. Sistema nervoso autônomo abdominal de cão; lado esquerdo.

1, Estômago; 2, tronco ventral do nervo vago; 3, esôfago; 4, tronco dorsal do nervo vago; 5, aorta; 6, artéria e nervo intercostais; 7, ramo comunicante; 8, tronco simpático; 9, artéria celíaca; 10, músculo quadrado lombar; 11, nervo esplâncnico maior; 12, artéria mesentérica cranial; 13, gânglio simpático lombar em L$_2$; 14, nervo esplâncnico menor; 15, pilar esquerdo do diafragma; 16, músculo psoas maior; 17, nervo esplâncnico lombar; 18, músculo psoas menor cortado transversalmente; 19, artéria circunflexa profunda do ílio; 20, artéria mesentérica caudal; 21, nervo hipogástrico esquerdo; 22, plexo mesentérico caudal; 23, gânglio mesentérico caudal; 24, artéria e veia testicular; 25, cólon descendente; 26, artéria uretral cranial; 27, jejuno; 28, veia cava caudal; 29, omento maior; 30, artéria e plexo renal; 31, glândula adrenal; 32, veia frênico-abdominal; 33, plexo adrenal; 34, gânglios e plexo celíaco e mesentérico cranial. (De Evans e de Lahunta, 1971.)

sentérico cranial recebem contribuições do nervo esplâncnico maior, possivelmente dos nervos esplâncnicos menores (quando presentes) e dos primeiros três nervos esplâncnicos lombares, de maneira variável. As fibras parassimpáticas pré-ganglionares atingem o plexo celiacomesentérico através dos troncos vagais dorsais. As fibras vagais são distribuídas, pelo menos, para a parte distal do cólon transverso (Schmidt, 1933).

Ocasionalmente um gânglio "frênico" do gânglio celíaco esquerdo é observado ao longo da artéria frênica caudal (Mizeres, 1955).

3. Os **ganglios aórtico-renais** estão intimamente relacionados ao plexo celiacomesentérico e aos gânglios celíaco e mesentérico cranial. Eles derivam fibras do nervo esplâncnico maior e do primeiro nervo esplâncnico lombar. De modo variável podem receber fibras do segundo e do terceiro nervos esplâncnicos lombares.

4. O **plexo renal** é formado de ramos que surgem quer dos gânglios esplâncnicos lombares e aórtico-renais ou somente dos gânglios aórtico-renais (Mizeres, 1955). Um ou dois **gânglios renais** freqüentemente situam-se em suas redes. Filamentos correm ao longo da porção extra-renal da artéria renal e penetram no rim.

5a. O **plexo testicular** pode ser dividido em uma parte própria e outra acessória (Mizeres, 1955). O **plexo testicular próprio** está relacionado à artéria testicular e, às vezes, contém um **gânglio testicular**. O **plexo testicular acessório** surge do plexo aórtico abdominal e freqüentemente contém, em suas redes, um **gânglio testicular acessório**.

5b. O **plexo ovariano** na fêmea é o homólogo do anterior. Ele também consiste de uma parte própria

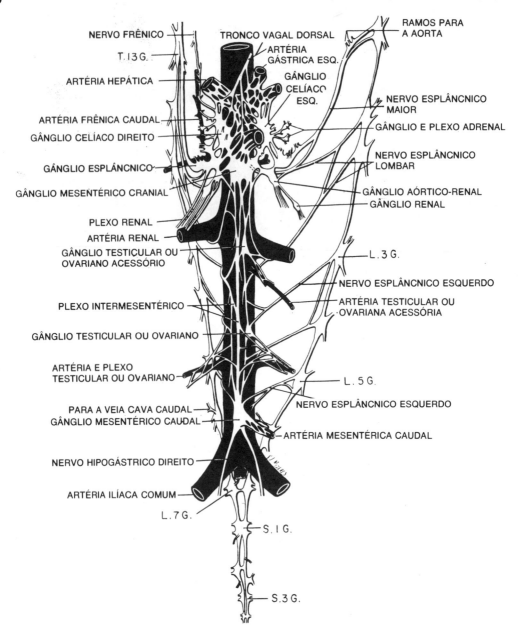

Figura 57-55. Tronco simpático lombossacral, seus ramos e gânglios colaterais, de cão. (De Mizeres, 1955.)

e outra acessória. O plexo ovariano próprio está associado à artéria ovariana e, às vezes, a um gânglio ovariano. O **plexo ovariano acessório** pode conter um *gânglio ovariano acessório* e está formado pelo plexo aórtico abdominal.

6. O **plexo mesentérico caudal** circunda a origem da artéria mesentérica caudal. Cranialmente ele se continua com o plexo mesentérico cranial e, caudalmente, com o plexo pélvico. Há um pequeno e alongado **gânglio mesentérico caudal** em relação à origem da artéria correspondente. O gânglio mesentérico caudal é freqüentemente subdividido em dois (Fischer, 1906; van den Broek, 1908). O plexo normalmente deriva suas fibras do plexo aórtico abdominal e dos nervos esplâncnicos lombares mais caudalmente localizados. Os ramos viscerais correm, com os ramos da artéria mesentérica caudal, para a distribuição periférica.

A porção inicial do plexo mesentérico caudal é designada como o nervo colônico lombar (Stromberg, 1964).

7. O **plexo aórtico abdominal** é bem desenvolvido e está relacionado à superfície ventrolateral da aorta

abdominal. A porção deste plexo que se estende entre os plexos celiacomesentéricos e o mesentérico caudal e os gânglios do mesmo nome é denominada **plexo intermesentérico**. Este compreende um grupo de fibras longas e paralelas. O plexo aórtico abdominal recebe contribuições dos gânglios celíacos direito e esquerdo, dos gânglios aórtico-renais, variavelmente de pelo menos os primeiros quatro nervos esplâncnicos lombares e, também, das fibras vagais dorsais, por meio do plexo celiacomesentérico, e dos gânglios celíaco e mesentérico cranial.

PARTE PÉLVICA

O **segmento pélvico** (sacral) do tronco simpático é delgado. Ele diminui gradativamente de espessura e tende a convergir caudalmente a um nível variável, dependendo do grau de fusão dos gânglios sacrais. Os ramos interganglionares do tronco simpático pélvico podem ser subdivididos. O tronco simpático pélvico corre caudalmente, acompanhando a artéria sacral mediana, e pode ser único ou duplo, dependendo da presença ou ausência de um gânglio ímpar.

Os **gânglios sacrais** são de três no total quando este segmento for inteiramente desenvolvido, embora o último par esteja freqüentemente ausente. São pequenos e estão completamente ou incompletamente fundidos dentro de determinados segmentos sacrais. Às vezes o primeiro gânglio sacral é contínuo com o sétimo gânglio lombar correspondente. A ocorrência do **gânglio ímpar** resultando na fusão quer de ambos os sétimos gânglios lombares ou de ambos os primeiros gânglios sacrais ou a de ambos os sétimos gânglios lombares e os primeiros gânglios sacrais, é controversa na literatura. Na ausência de um gânglio ímpar, ambos os troncos simpáticos pélvicos continuam caudalmente até um nível acima, e podem conter um ou mais pares adicionais de gânglios sacrais. Ocasionalmente alguns gânglios sacrais são penetrados pelos vasos sacrais.

Os **ramos comunicantes** são únicos. Após correrem obliquamente ao longo dos vasos sacrais, eles se unem aos nervos espinhais, próximo do forame sacral pélvico.

Às vezes ramos transversos são observados ligando as superfícies internas dos gânglios sacrais, dentro de determinados segmentos sacrais.

Plexo Autônomo Principal e Gânglio da Cavidade Pélvica

O **plexo pélvico** é uma densa rede fibrosa na superfície ventrolateral da bolsa retogenital. As células ganglionares estão distribuídas por todo o plexo. O plexo pélvico é bem desenvolvido e recebe fibras, essencialmente de todos os três segmentos sacrais, por meio dos nervos pélvicos ao longo de suas raízes ventrais. Antes de penetrar no plexo formam um ou dois troncos que se anastomosam com os nervos hipogástricos. Através de plexos secundários o plexo pélvico inerva os órgãos pélvicos.

Os **nervos hipogástricos** direito e esquerdo representam, em grande parte, as ligações entre o gânglio mesentérico caudal, o plexo mesentérico caudal e o plexo pélvico. Eles surgem do gânglio mesentérico caudal e, após correrem caudalmente na cavidade pélvica, anastomosam-se com os nervos pélvicos formando o plexo pélvico. Freqüentemente tanto os nervos hipogástricos como o plexo mesentérico caudal estão ligados por finos filamentos (Mizeres, 1955). Os filamentos estendem-se até o nervo isquiático dos plexos pélvico e retal médio (Spors, 1936).

PARTE CAUDAL

O **segmento caudal** (coccígeo) do tronco simpático é muito delgado e acompanha a artéria caudal mediana. Os troncos simpáticos caudais tendem a convergir, aproximadamente, no terceiro ou quarto gânglio caudal; subseqüentemente, eles podem continuar como um tronco único ou duplo, muito delicado, até o sexto ou sétimo segmento caudal.

O número e a disposição dos gânglios visíveis variam. Há cinco a seis **gânglios caudais** que estão um tanto fundidos com os do lado oposto (v. Schummacher, 1905). Eles são pequenos e variam no tamanho e no formato. Além do quarto gânglio caudal são normalmente muito rudimentares ou então ausentes.

Os **ramos comunicantes** são geralmente muito delicados. Surgem das superfícies externa ou lateral dos gânglios caudais e, na ausência destes, do tronco simpático caudal. Após correrem obliquamente, se unem aos nervos espinhais, próximo a sua emergência no forame intervertebral. Entretanto os ramos comunicantes caudais dos segmentos caudais normalmente se unem ao plexo caudal ventral, ao invés dos nervos caudais.

Parte II — Gato

PARTE ABDOMINAL

O **nervo esplâncnico maior** surge do quinto ao sétimo segmentos torácicos, embora contribuições do segundo ao quarto segmento torácicos, após correr o segmento torácico do tronco simpático, possam penetrar nos nervos esplâncnicos, no segmento torácico caudal (Hirt, 1934). De acordo com van den Broek (1908), o nervo esplâncnico maior aparentemente deixa o tronco simpático torácico ao décimo segundo segmento torácico. O nervo esplâncnico maior penetra na cavidade abdominal através do arco lombocostal e termina, essencialmente, na área geral dos plexos adrenal e celiacomesentérico. Os **nervos esplâncnicos menores** freqüentemente vêm dos primeiros três segmentos lombares.

O **segmento abdominal** (lombar) do tronco simpático, delgado, é razoavelmente uniforme na espessura. Os ramos interganglionares são normalmente únicos.

Os **gânglios lombares** são, freqüentemente, seis ou sete. Estão dispostos de modo regular segmentarmente, embora um certo número de fusões e subdivisões seja observado. Às vezes a fusão de gânglios vizinhos está limitada a apenas um lado. Os primeiros gânglios lombares podem estar fundidos ao nervo esplâncnico maior (Botár, 1932). Eles são fusiformes ou triangulares e de tamanho quase igual.

Às vezes as artérias lombares aparentemente penetram nos gânglios ou nos ramos interganglionares do tronco simpático abdominal.

Os **ramos comunicantes** são relativamente longos; um nervo lombar permanece ligado a dois gânglios lombares ou um gânglio lombar está ligado a dois nervos lombares (Botár, 1932). Os ramos comunicantes são freqüentemente subdivididos (van den Broek, 1908) e, de acordo com Langley (1896), compreendem ramos brancos e cinzentos. Os ramos comunicantes também estão sujeitos a variações, com relação a seu número e constituição de fibras (Pick, 1970). Os ramos comunicantes oblíquos estão presentes até o quarto segmento lombar (ocasionalmente o quinto) (Fischer, 1904; Botár, 1932). Apresentam ampla variação em sua origem, percurso, ramificação, espessura etc. Eles podem estar ausentes em determinados segmentos lombares craniais. Surgem com um nervo espinhal de um segmento e, após correrem oblíqua e caudalmente sobre os discos intervertebrais, profundamente aos músculos sublombares, normalmente se unem aos gânglios lombares seguintes ou penetram nos ramos interganglionares do tronco simpático abdominal. Às vezes podem penetrar no gânglio do mesmo segmento e, de acordo com Botár (1932), contêm predominantemente fibras pré-ganglionares. Os ramos comunicantes oblíquos (brancos) levam fibras pré-ganglionares para o tronco simpático.

As fibras pré-ganglionares que inervam os órgãos pélvicos atingem seu destino ao passarem parcialmente sobre o nervo hipogástrico e, parcialmente, por meio do tronco simpático pélvico. Elas deixam o tronco simpático pélvico através dos ramos comunicantes sacrais que subseqüentemente penetram no plexo pélvico. Os ramos destinados a inervar os vasos sangüíneos vizinhos surgem do tronco simpático abdominal, dos gânglios lombares ou dos ramos comunicantes transversos (cinzentos).

Os **nervos esplâncnicos lombares** estão dispostos de modo variável e, após correrem sobre a aorta abdominal, no lado esquerdo, e a veia cava caudal, no lado direito, contribuem para a formação do plexo aórtico abdominal. Os nervos esplâncnicos lombares diferem em referência a seus pontos de origem do segmento abdominal do tronco simpático, suas ligações e seus conteúdos. Os nervos esplâncnicos lombares dos segmentos lombares craniais normalmente terminam na área geral dos plexos adrenal e celiacomesentérico e dos gânglios aórtico-renais. Os nervos esplâncnicos lombares craniais freqüentemente levam o gânglio testicular ou ovariano (Pick, 1970). Do quarto segmento lombar caudalmente, os nervos esplâncnicos lombares normalmente estendem-se até o plexo e gânglio mesentérico caudal.

Plexos e Gânglios Principais Autônomos da Cavidade Abdominal

1. O **plexo adrenal** (supra-renal) está oculto pela glândula adrenal e contém células ganglionares em suas redes. Ele normalmente deriva fibras do nervo esplâncnico maior e dos nervos esplâncnicos menores. Além disso, diversos ramos curtos e fortes, do gânglio celíaco, contribuem para ele.

2. O **plexo celiacomesentérico** representa uma rede fibrosa que circunda as origens das artérias celíaca e mesentérica cranial. Os **gânglios celíaco e mesentérico cranial**, aparentemente separados, situam-se dentro deste plexo. Os gânglios citados estão relacionados com as origens das artérias correspondentes. De modo variável, o plexo celiacomesentérico e os gânglios celíaco e mesentérico cranial recebem fibras do nervo esplâncnico maior e dos nervos esplâncnicos menores. As fibras parassimpáticas pré-ganglionares atingem o plexo celiacomesentérico por meio dos troncos vagais dorsais, os quais, de acordo com Hirt (1934), podem conter algumas fibras simpáticas e frênicas.

3. O **gânglio aórtico-renal** normalmente se localiza próximo à origem da artéria renal na aorta abdominal. Ele está ligado aos gânglios celíaco e mesentérico cranial (Christensen et al., 1951).

4. O **plexo renal** circunda a porção extra-renal da artéria correspondente, por todo seu comprimento. Normalmente é contínuo com a extremidade caudal do plexo celiacomesentérico e com o plexo aórtico abdominal. Às vezes se comunica com o plexo adrenal do lado respectivo. Os filamentos acompanham a artéria renal até o rim. Deriva fibras do plexo celíaco, do gânglio aórtico-renal, dos dois ou três segmentos lombares craniais e do plexo aórtico abdominal (Stiemens, 1934; Christensen et al., 1951). Poucos gânglios microscópicos estão dispersos por todo o plexo e ao longo do percurso da artéria renal. As fibras simpáticas pré-ganglionares atingem este plexo através dos nervos esplâncnicos, enquanto algumas fibras vagais estendem-se do plexo celíaco. Ele freqüentemente recebe fibras do gânglio testicular ou ovariano, dependendo do sexo.

5. O **plexo testicular** ou **ovariano** circunda a artéria correspondente, em ambos os sexos. Deriva fibras essencialmente do plexo e gânglio mesentérico caudal. Os filamentos acompanham a artéria testicular ou ovariana para distribuição periférica. O **gânglio testicular** ou **ovariano** está freqüentemente associado aos nervos esplâncnicos lombares craniais. Este gânglio freqüentemente contribui para o plexo renal e inerva os vasos sangüíneos correspondentes.

6. O **plexo mesentérico caudal** circunda a origem da artéria correspondente. O **gânglio mesentérico caudal** é uma estrutura variável, normalmente representada por quatro massas ganglionares interligadas, duas dorsais e duas ventrais, para a artéria mesentérica caudal, aproximadamente 1,5 cm de sua origem na aorta abdominal (Pick, 1970). O gânglio mesentérico caudal normalmente recebe quatro (raramente, cinco) nervos esplâncnicos lombares, do quarto segmento lombar e além do tronco simpático abdominal. De acordo com Pick (1970), o gânglio mesentérico caudal pode contribuir com fibras, de seu pólo cranial, diretamente para os vasos sangüíneos testiculares ou ovarianos e ramos conspícuos para o plexo renal e o gânglio mesentérico cranial. Diversos filamentos (até 6) (**nervos colônicos lombares**), após surgirem do gânglio mesentérico caudal, descem ao longo da artéria mesentérica caudal para distribuição periférica. Filamentos delgados adicionais deste gânglio podem atingir os ureteres (Pick, 1970).

7. O **plexo aórtico abdominal** é bem desenvolvido e está relacionado com a superfície ventrolateral da aorta abdominal. A porção deste plexo que liga os plexos celiacomesentérico e o mesentérico caudal e os gânglios mesentéricos cranial, celíaco e mesentérico caudal é denominada de **plexo intermesentérico**. Ele contribui com fibras para o plexo renal. Às vezes células ganglionares estão presentes dentro de suas redes. Ele recebe variavelmente fibras dos nervos esplâncnicos lombares, e as fibras vagais dorsais podem contribuir para o mesmo através do plexo celiacomesentérico e dos gânglios celíaco e mesentérico cranial.

PARTE PÉLVICA

O **segmento pélvico** (sacral) do tronco simpático é delgado e corre ao longo da superfície pélvica do sacro, medialmente ao forame sacral pélvico. Caudalmente, ambos os troncos tendem a convergir e situam-se nos lados da artéria sacral mediana acompanhante. Eles apresentam consideráveis variações entre espécimes. Podem correr separadamente ou estar ligados através de gânglios ou ramos comunicantes.

Há três **gânglios sacrais** que têm formato fusiforme ou um tanto redondo. Eles estão freqüentemente ligados por ramos transversos, dentro de determinados segmentos. Ocasionalmente os gânglios sacrais estão fundidos. Freqüentemente os vasos sacrais penetram nos gânglios dos ramos interganglionares do tronco simpático pélvico.

Os **ramos comunicantes** são normalmente únicos e, após correrem oblíqua e caudalmente, se unem aos nervos espinhais, próximo à sua emergência através do forame sacral pélvico.

Plexo e Gânglios Autônomos Principais da Cavidade Pélvica

O **plexo pélvico** é uma densa rede fibrosa na superfície ventrolateral da bolsa retogenital. As células ganglionares estão distribuídas por todo o plexo. O plexo pélvico essencialmente recebe fibras de todos os três segmentos sacrais, através de um único **nervo pélvico**, o qual, após dividir-se de modo variável, une-se ao segmento dorsal do nervo hipogástrico. A ramificação posterior deste plexo varia grandemente.

Os **nervos hipogástricos** direito e esquerdo essencialmente surgem como troncos nervosos únicos do gânglio mesentérico caudal. Às vezes ocorrem nervos hipogástricos acessórios, pequenos e irregulares. Seguindo um curto percurso cada nervo divide-se em um segmento ventral, médio e dorsal. Células ganglionares estão presentes em seu segmento ventral, que se une aos ramos vesiculares do nervo pélvico e à uretra. O segmento médio supre os órgãos reprodutores internos. O segmento dorsal, seguindo posteriores divisões, entra na formação do plexo pélvico ganglionar, juntamente com o nervo pélvico.

As partes distais do cólon e os órgãos pélvicos são inervados pelos nervos simpático e parassimpático sacral. O suprimento simpático eferente é parcialmente derivado do gânglio mesentérico caudal, que corre caudalmente até a cavidade pélvica, ao longo do nervo hipogástrico e, parcialmente, por meio do tronco simpático e dos ramos comunicantes sacrais. A contribuição parassimpática sacral é derivada dos ramos ventrais dos três nervos espinhais sacrais. As fibras simpáticas e parassimpáticas entrelaçam-se no plexo pélvico. O nervo hipogástrico também leva fibras parassimpáticas eferentes ascendentes e fibras aferentes dos órgãos pélvicos, no sentido do complexo mesentérico caudal (Pick, 1970).

PARTE CAUDAL

O **segmento caudal** (coccígeo), do tronco simpático, é extremamente delicado e pode ser seguido até o sétimo ou oitavo segmento caudal. Ambos os troncos simpáticos caudais são normalmente observados ao nível do terceiro ou quarto (raramente o quinto) segmentos caudais; subseqüentemente eles continuam como um único tronco delgado acompanhando a artéria caudal mediana. Às vezes o tronco simpático caudal pode ser seguido até o décimo primeiro segmento caudal (Fischer, 1906).

Pequenos **gânglios caudais** estão freqüentemente presentes nos segmentos caudais craniais (normalmente até o quinto [Botár, 1932] e o sétimo [Fischer, 1906]). Eles são fusiformes ou ovais.

Os **ramos comunicantes** surgem dos gânglios caudais, nos segmentos craniais e, dentro dos segmentos caudais, na ausência de gânglios caudais, eles surgem diretamente do tronco. Seguindo um curto percurso oblíquo se unem aos nervos caudais, dentro dos segmentos craniais; dentro dos segmentos caudais se anastomosam com o plexo caudal ventral.

BIBLIOGRAFIA

Botár, J. 1932. Die Anatomie des lumbosacralen und coccygealen Abschnittes des Truncus sympathicus bei Haussäugetieren. Ztschr. Anat. Entwickl.-Gesch., 97:382-424.

Christensen, K., E. Lewis, and A. Kuntz. 1951. Innervation of renal blood vessels in cat. J. Comp. Neurol. 95:373-385.

Fischer, J. 1904. Vergleichend-anatomische und histologische Untersuchungen über den N. sympathicus einiger Tiere, insbesondere der Katze und der Ziege. Dissertation, Zürich, Switzerland.

Fischer, J. 1906. Vergleichend-anatomische Untersuchungen über den N. sympathicus einiger Tiere, insbesondere der Katze. Arch. wiss. prakt. Tierheilk. 32:89-106.

Foust, H. L., and R. Getty. 1954. Atlas and Dissection Guide for the Study of the Anatomy of Domestic Animals. Ames, Iowa, Iowa State University Press.

Hirt, A. 1934. Die vergleichende Anatomie des sympathischen Nervensystems. In Handbuch der vergleichenden Anatomie der Wirbeltiere edited by L. Bolk, E. Göppert, E. Kallius and W Lubosch. Band 2, Tail 1, Berlin, Urban und Schwarzenberg.

Langley, J. N. 1896. Observations on the medullated fibers of the sympathetic system and chiefly on those of the grey rami communicantes. J. Physiol. 20:55-76.

Mizeres, N. J. 1955. The anatomy of the autonomic nervous system in the dog. Am. J. Anat. 96:285-318.

Pick, J. 1970. The Autonomic Nervous System: Morphological, Comparative, Clinical and Surgical Aspects. Lippincott, Philadelphia.

Schmidt, C. A. 1933. Distribution of vagus and sacral nerves to the large intestine. Proc. Soc. exp. Biol. 30:739-740.

Spors, H., 1936. Welche Nervenbahnen zerstört die Neurektomie. Inaug. Dissert. Leipzig, Germany.

Stiemens, M. J. 1934. Anatomische Untersuchungen über die vagosympathische Innervation der Baucheingeweide bei den Verbraten Verhand. Kon. Adak. wet. Amsterdam Afdell. Naturk, II Deel 33:1-356.

Stromberg, M. W. 1964. The autonomic nervous system. *In* Anatomy of the Dog, by M. Miller, G. C. Christensen and H. E. Evans. Chapter 12, pp. 626-644, Philadelphia, W. B. Saunders Company.

van den Broek, A. J. P. 1908. Untersuchungen über den Bau des sympathischen Nervensystems der Säugetiere. Part II. Der Rumpf- und Beckensympathicus. Gegenbaurs morph. Jb., 38: 532-589.

von Schumacher, S. 1905. Über die Nerven des Schwanzes der Säugetiere und des Menschen mit besonderer Berücksichtigung des sympathischen Grenzstranges. Sitzungsbericht der Kaiserl. Akademie der Wissenschaften, Vienna, Austria. Mathematisch-Naturwissenschaftliche Klasse XIV (III):569-604.

CAPÍTULO 58

ÓRGÃOS DOS SENTIDOS DO CARNÍVORO E TEGUMENTO COMUM

ÓRGÃO DA VISÃO

C. Diesem

PARTE I — CÃO

ÓRBITA

O crânio do cão apresenta mais variação do que o crânio das demais espécies de animais domésticos. Os crânios das várias raças de cães podem ser subdivididos em três tipos, de acordo com o seu formato: (1) o crânio dolicocéfalo, que é alongado devido ao alongamento dos ossos faciais; (2) o crânio mesacéfalo, que possui um comprimento e largura médios; e (3) o crânio braquicéfalo, que possui um focinho encurtado em comparação à parte cranial do crânio. Esta variação no formato do crânio tem algum efeito, tanto no tamanho como nos ossos que possam estar envolvidos na formação da órbita. A **órbita** está ordinariamente formada pelos ossos frontal, lacrimal, esfenóide, zigomático, palatino e maxilar.

Três processos ósseos, o processo zigomático (supra-orbitárioϕ) do osso frontal, o processo frontal do osso zigomático e o processo zigomático do osso temporal, desempenham um papel na formação da parede óssea lateral da órbita. Estes processos não se fundem, como ocorre com o bovino ou eqüino; como resultado, um forte ligamento orbitário fibroso ponteia o espaço entre o osso frontal e o arco zigomático, completando a parede orbitária lateral. Este mesmo espaço entre os processos ósseos é encontrado no crânio do gato e está ocupado por um ligamento orbitário. A depressão orbitária continua para dentro da fossa temporal a menos que uma divisão física, tal como a borda orbitária ou o ligamento orbitário, separe as áreas. O comprimento do ligamento orbitário nos caninos grandes é em média de 24 mm; nas raças menores de cães ele irá medir de 14 a 20 mm (Fig. 58-1).

O índice cefálico do cão é determinado pela divisão da largura do crânio do animal pelo seu comprimento. Este índice irá variar com os três tipos de crânios anteriormente citados. Cálculos do índice orbitário indicam que há pouca variação na relação do tamanho orbitário com as mudanças no formato do crânio. Por exemplo, a órbita de um crânio mesacéfalo foi mensurada e calculada conforme segue:

$$\frac{\text{altura da órbita} \times 100}{\text{largura da órbita}} = \text{índice orbitário}$$

Tipo de crânio	Altura da órbita (mm)	Largura da órbita (mm)	Índice orbitário
Mesacéfalo	34,2	31,2	109,6
Dolicocéfalo	29,3	32,6	89,9
Braquicéfalo	31,6	28,2	112,06

Esta observação mostra que independente do formato do crânio o volume ou tamanho orbitário poderá não ser grandemente afetado e, como resultado, o cirurgião poderá ter, falando comparativamente, tanto lugar para manipular seus instrumentos cirúrgicos ao trabalhar no olho de uma raça dolicocéfala, tal como o collie, quanto teria ao trabalhar no olho de uma raça braquicéfala, tal como o bulldog inglês. A área orbitária de trabalho não aumenta perceptivelmente à medida em que aumenta o tamanho do cão, porque o aumento no tamanho do olho compensa mais do que qualquer aumento na abertura orbitária (Roberts, 1960).

Os diâmetros horizontal e vertical da órbita em sua abertura têm uma média de 19,7 e 18,7 mm, respectivamente, nos cães pequenos, e 24 e 23 mm nos cães grandes. A profundidade da órbita é em média de 20 mm nos cães pequenos e de 24,2 mm nos cães grandes (Zietzschmann et al., 1943). O eixo central do cone orbitário não coincide com o eixo visual do olho. Os eixos dos dois cones dos olhos esquerdo e direito formam um ângulo de 65 a 85 graus (Roberts, 1960). A variação é devida ao formato do crânio, com os ângulos entre os eixos orbitários sendo reduzido nas raças dolicocéfalas. O tamanho do ângulo formado pelo eixo orbitário e o

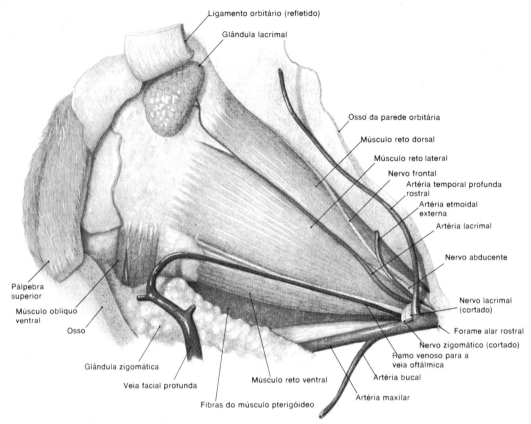

Figura 58-1. Vista lateral da órbita do cão mostrando a glândula lacrimal e sua relação com os músculos retos.

eixo visual de um olho, em relação ao plano mediano, varia em aproximadamente 7 graus, com o eixo visual formando um ângulo maior (Zietzschmann et al., 1943).

Os forames das órbitas diferem em tamanho e formato, em diferentes crânios, porém permanecendo na mesma posição relativa. O forame mais dorsal é o etmoidal, que é muitas vezes par; normalmente o forame etmoidal caudodorsal é o maior dos dois forames etmoidais. Existem quatro forames logo abaixo e caudalmente ao forame etmoidal; eles são, do rostral ao caudal: o óptico, o orbitário, o alar rostral e o alar caudal. O forame oval está situado caudalmente ao forame alar caudal e medialmente à face articular do arco zigomático. Uma pequena fenda ou forame, *forame espinhoso*, pode estar presente na borda caudolateral que dá passagem à artéria meníngea média. O *forame rotundo* se abre dentro do canal alar, imediatamente dorsal e ligeiramente caudal ao forame alar rostral. Este último forame dá passagem ao ramo maxilar do nervo trigêmeo e a artéria oftálmica externa, após o nervo maxilar penetrar no canal alar passando através do *forame rotundo*.

Outros forames associados com a órbita, mas encontrados sob o arco zigomático e na área pterigopalatina, são os forames esfenopalatino, maxilar e palatino caudal. O forame supra-orbitário está localizado próximo à parte dorsal da órbita, sob o processo zigomático do osso frontal. Em 25 crânios examinados por Diesem, 15 apresentaram um forame na posição descrita. A abertura do forame variou desde o quase imperceptível até o com 2 mm de diâmetro. Alguns crânios apresentaram um forame para uma das órbitas, mas não para a outra.

ÓRGÃOS OCULARES ACESSÓRIOS

As Pálpebras e a Conjuntiva

As **pálpebras** do canino, como nos demais animais, consistem de uma pálpebra superior e uma pálpebra inferior. Elas convergem e se unem, formando desta maneira os **ângulos** medial e lateral. O ângulo medial é maior do que o ângulo lateral. O espaço entre as pálpebras é a **rima da pálpebra;** o tamanho da rima depende de se as pálpebras estão abertas ou fechadas. A face exterior das pálpebras está coberta por pêlos enquanto a face interna ou bulbar está forrada pela **conjuntiva,** uma camada de túnica mucosa sublinhada por fáscia. A conjuntiva aderente às pálpebras é a **conjuntiva palpebral.** A conjuntiva se reflete das pálpebras para o bulbo do olho se inserindo no bulbo próximo à junção corneoescleral ou limbo do olho; esta parte é a **con-**

juntiva bulbar. Reflexões conjuntivais são conhecidas como o **fórnice** superior ou inferior. O espaço potencial entre as camadas da conjuntiva é denominado de **saco da conjuntiva**. A conjuntiva se une à pele na borda palpebral; esta borda da pálpebra também é denominada de limbo palpebral (Fig. 58-2). O epitélio da conjuntiva do cão contém células caliciformes e nódulos linfáticos.

A pálpebra do canino possui glândulas que secretam um fluido seroso e um fluido sebáceo. Elas se abrem próximo à base dos cílios das pálpebras. As glândulas serosas são semelhantes à glândula de Moll do homem e as glândulas sebáceas são semelhantes às glândulas de Zeis.

As **glândulas társicas** aparecem sob a mucosa da conjuntiva próximo à margem das pálpebras. As glândulas situam-se paralelas uma a outra, podendo haver 40 glândulas em cada pálpebra, que se abrem, através de ductos (Fig. 58-2) que têm aproximadamente 0,08 mm de diâmetro sobre a margem da pálpebra (Roberts, 1960). A secreção destas glândulas é de consistência mais viscosa do que a secreção da glândula lacrimal.

Os **cílios** da pálpebra superior são mais numerosos e muito maiores do que os da pálpebra inferior. Além dos cílios há alguns pêlos tácteis nas pálpebras superiores, que podem ter 2 cm de comprimento. O pêlo na face externa, normalmente, aponta para fora da abertura palpebral. A inversão da borda da pálpebra poderá ocorrer em certos cães. Quando isto ocorrer, o pêlo da face externa da pálpebra poderá irritar a conjuntiva ou a córnea. A eversão das pálpebras ou o defeito das pálpebras em se encaixarem intimamente contra o bulbo do olho pode ocorrer; isto resulta na exposição da conjuntiva.

A **terceira pálpebra** (Fig. 58-2) está localizada no ângulo medial da fissura das pálpebras. A borda livre da terceira pálpebra está normalmente exposta, porém se a pálpebra for estendida ela se movimenta dorsal e lateralmente através do olho. A pálpebra não se movimenta com o auxílio de músculos, mas quando a gordura ou o bulbo se movem para a frente, dentro da órbita, a pressão forçará a pálpebra a mover-se através do olho. A face convexa da pálpebra está distanciada do bulbo e pode ser mencionada como a face palpebral ou externa. A face côncava é a face interna ou bulbar.

A glândula da terceira pálpebra (Fig. 58-3) consiste de uma parte superficial no cão, não havendo parte mais profunda. Ela se abre, por meio de diversos ductos, dentro do saco da conjuntiva. A glândula está intimamente associada com a parte axial da cartilagem, com a forma de um T, da terceira pálpebra. A glândula possui uma cobertura gordurosa e, de acordo com Paul (1957), suas células apresentam uma reação PAS positiva. Esta glândula pode ser confundida com o tecido linfóide, na face bulbar da terceira pálpebra. O tecido linfóide está mais próximo da margem livre da pálpebra; ele muitas vezes fica inflamado e faz com que a borda da pálpebra inche e forme um pequeno nódulo avermelhado. Estes nódulos são muitas vezes removidos ou cortados da borda da terceira pálpebra, no cão; eles são conhecidos como a glândula nictante, o que é um erro terminológico.

A mucosa da terceira pálpebra pode conter células caliciformes intercaladas com as células epiteliais de sua superfície. A mucosa cobre uma placa de cartilagem hialina, com o formato de um T, com a parte de eixo do T estando inserida por tecido conjuntivo na superfície medial da órbita. A parte epitelial da terceira pálpebra pode estar pigmentada próximo à sua borda livre.

Os **músculos** das pálpebras consistem de diversos músculos superficiais e um músculo levantador mais profundo, da maior importância para o movimento da pálpebra superior. Os músculos superficiais são o músculo orbicular do bulbo, retrator do ângulo do bulbo, levantador do ângulo do bulbo medial e frontal. O músculo frontal tornou-se separado das estruturas orbitárias. Ele se insere no ligamento orbitário mas não tem papel no movimento das pálpebras. O músculo orbicular do bulbo circunda completamente a rima da pálpebra e é bem desenvolvido. Acredita-se que o músculo seja derivado do músculo zigomático, na pálpebra inferior, e do frontal, na pálpebra superior. Quando este músculo se contrai, ele fecha a rima da pálpebra. O *músculo retrator do ângulo do bulbo* aparentemente surge de uma parte do músculo frontal, e quando contrai-se puxa posteriormente o ângulo palpebral lateral. O músculo cruza as fibras do músculo orbicular antes de se entrelaçar com suas fibras dispostas concentricamente. O músculo levantador do ângulo do bulbo medial se origina, próximo à linha média do osso frontal, da fáscia nasofrontal. As fibras correm anterior e lateralmente, antes de se entrelaçarem com as fibras do músculo orbicular do bulbo, no ângulo medial do

Quadro 58-1. *Forames Orbitários do Cão*

Forame ou fissura	Estruturas associadas com o forame
Óptico	Nervo óptico; artéria oftálmica interna
Etmoidal	Veia e artéria etmoidais
Maxilar	Nervo e artéria infra-orbitárias
Esfenopalatino	Vasos esfenopalatinos e nervo pterigopalatino (esfenopalatinoϕ)
Palatino caudal	Artéria e veia palatinas maiores
Orbitário	Nervos abducente, oculomotor, troclear e oftálmico
Redondo	Nervo maxilar
Alar pequeno	Quando presente conduz o ramo zigomático do nervo maxilar
Supra-orbitário	Presença e tamanho variáveis

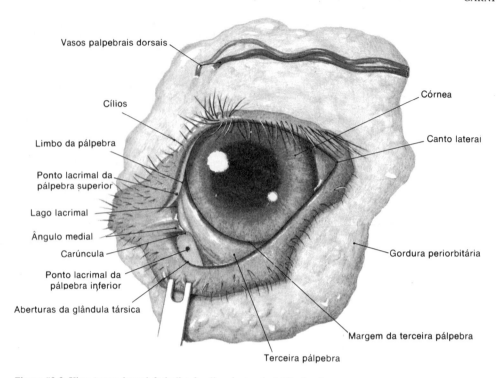

Figura 58-2. Vista ântero-lateral do bulbo do olho, dentro da órbita do cão.
A pálpebra inferior está refletida para mostrar a origem dos ductos lacrimais e os orifícios das glândulas társicas.

olho. Estas fibras passam sob a pele da pálpebra que sustenta os pêlos denominados de sobrancelhas. Quando o músculo se contrai ele levanta as sobrancelhas e auxilia em levantar a parte nasal da pálpebra superior.

A disposição do tecido na pálpebra, da superfície anterior à posterior, é a seguinte: pele, músculo orbicular do bulbo, placa társica ou gordura, músculo levantador da pálpebra superior, tecido conjuntivo e conjuntiva palpebral. Próximo à base da pálpebra o músculo levantador é espesso, porém à medida em que se aproxima da placa társica e dos fascículos do músculo orbicular do bulbo, próximo à margem da pálpebra, torna-se mais fino. Próximo à base da pálpebra, a separação entre o músculo orbicular do bulbo e o músculo levantador da pálpebra superior pode ser feita por gordura, porém próximo à margem da pálpebra a camada de tecido conjuntivo, a

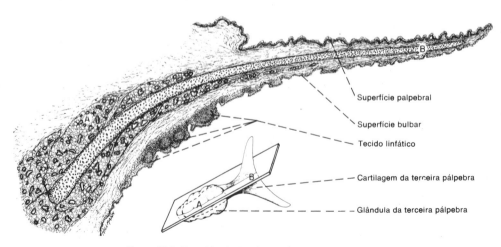

Figura 58-3. Corte histológico da terceira pálpebra do cão.
(De Miller et al., 1964.)

placa társica serve como um local para inserção de fibras e parcialmente separa os músculos.

A **inervação motora**, para todos estes músculos superficiais, é fornecida pelo ramo auriculopalpebral do sétimo nervo craniano (facial). O bloqueio deste nervo poderá ser necessário quando da tentativa de cirurgia no olho, a fim de eliminar o movimento das pálpebras. O **suprimento de nervos sensoriais** é feito por ramos da parte oftálmica do quinto nervo cranial. O **suprimento sangüíneo** surge das artérias malar e temporal.

O músculo levantador da pálpebra superior é um músculo fino que surge na parte caudal da órbita, entre o músculo reto dorsal e o músculo oblíquo dorsal; sua origem está próxima do forame óptico. Ele é relativamente estreito e delgado em sua parte caudal, mas torna-se bastante largo, 1,0 a 1,5 cm, antes de se inserir na pálpebra superior. O suprimento nervoso motor para este músculo é o terceiro nervo craniano (oculomotor). A conjuntiva da pálpebra é suprida pelas artérias palpebral e ciliar anterior.

Aparelho Lacrimal

O **aparelho lacrimal** consiste de uma parte secretora, a glândula lacrimal e seus ductos, o lago lacrimal, o saco lacrimal e o ducto nasolacrimal. A **glândula lacrimal** é lobulada e possui uma coloração vermelho clara ou cor de rosa, no espécime não formolizado. A glândula torna-se achatada por causa de sua posição entre o bulbo do olho, o ligamento orbitário e o processo zigomático do osso frontal. A glândula está dentro da periórbita mas pode ser separada dos músculos retos pela delgada camada superficial da fáscia orbitária. A glândula se une aos músculos extra-oculares e pode ser difícil distingui-la deles. A localização da glândula lacrimal é dorsolateral ao bulbo do olho (Figs. 58-1 e 4). O tamanho da glândula depende do tamanho do animal. Ela possui um comprimento de 0,5 a 2,0 cm, uma largura de 3,0 a 1,5 cm e uma espessura de 0,7 a 1,5 cm. Ela é uma glândula plana de formato aproximadamente oval. Os ductos da glândula não são facilmente observados. Michel (1955) declara que há de três a cinco **dúctulos excretores.** Parece haver menos dúctulos no cão do que nos animais domésticos maiores. Os dúctulos se esvaziam dentro do fórnice superior. A glândula nictitante é considerada como sendo uma glândula lacrimal acessória. Esta glândula foi mencionada com a terceira pálpebra. Ela se abre dentro do fórnice inferior da conjuntiva por meio de dois ou quatro ductos. As aberturas são de tamanho microscópico.

A secreção destas glândulas flui sobre a córnea até o ângulo medial do olho para se acumular no **lago lacrimal** (Fig. 58-2). A **carúncula lacrimal** se projeta desta parte do olho. Ela é considerada como sendo uma modificação da terceira pálpebra. Ela consiste de uma cartilagem caruncular coberta por mucosa. A mucosa pode ser pigmentada e pode possuir alguns pêlos projetados de sua superfície. Algumas glândulas sebáceas ou do tipo seroso podem estar presentes.

Os **pontos lacrimais** (Fig. 58-2) são as aberturas dos canais lacrimais. Eles estão de 2 a 5 mm da junção das pálpebras na comissura medial. Nas aberturas pode faltar pigmento. Elas se situam próximo à margem bulbar da pálpebra e podem ser de formato oval. Sua dimensão longitudinal é de 0,5 a 1,0 mm e a dimensão transversa é de 0,2 a 0,5 mm.

Os **canais lacrimais** possuem um comprimento de 4 a 7 mm e um diâmetro de 0,5 a 1,0 mm. Eles correm dentro das pálpebras convergindo para o saco lacrimal, dentro do qual eles se abrem individualmente (Michel, 1955). O canal lacrimal dorsal corre quase reto e depois faz uma curva repentina antes de penetrar no saco lacrimal, enquanto o canal lacrimal ventral descreve um arco de sua origem até o saco lacrimal.

O **saco lacrimal** é a terminação caudal do **ducto nasolacrimal;** ele se situa em uma fossa do osso lacrimal. A dimensão longitudinal é de 0,2 a 0,5 cm; o diâmetro transversal é de 0,05 a 0,2 cm. O ducto nasolacrimal, no cão, consiste de três partes: (1) A parte caudal situa-se em um canal ósseo do osso lacrimal e depois no sulco lacrimal da maxila. Esta parte tem o formato de um arco, sendo a convexidade do arco ventral. A primeira parte do ducto consiste de cerca de um quarto do comprimento global do ducto. O ducto nasolacrimal deixa o canal ósseo ao nível do segundo pré-molar ou no canal infra-orbitário. (2) A parte média do ducto nasolacrimal situa-se na parede medial da maxila e está coberto pela mucosa nasal. Ela pode se situar na substância da concha ventral. Esta segunda parte do ducto consiste de aproximadamente metade do comprimento total do ducto. Ainda nesta segunda parte poderá haver uma falha na continuidade do ducto nasolacrimal, aproximadamente no nível do dente canino. Tal falha permitiria que o conteúdo do ducto passasse para dentro da cavidade nasal. A freqüência de ocorrência deste defeito foi observada por diferentes investigadores (Lichal, 1915, conforme citado por Zietzschmann et al., 1943) como sendo variável. (3) A terceira parte do ducto nasolacrimal é a parte livre do ducto. Após passar entre as cartilagens que formam as superfícies ventral e lateral da narina externa ela termina no tecido pigmentado do vestíbulo nasal. O ducto nasolacrimal poderá se estender rostralmente até a narina externa, em um lado da linha média, e descarregar dentro da cavidade nasal através de uma falha no ducto no lado oposto do plano mediano no mesmo animal.

A **glândula zigomática** (Fig. 58-1) também é chamada de glândula orbitária ou glândula bucal dorsal. Esta glândula é uma condensação das glândulas bucais dorsais, dispersas em todos os demais animais domésticos, exceto no cão e gato. A glândula não tem uma parte na função do olho, muito embora ela se situe sob o arco zigomático e ventralmente à órbita. Ela secreta para dentro da cavidade oral por meio de um ducto principal e diversos ductos secundários que se abrem caudalmente ao último molar superior. Se a glândula fica inflamada ou seus ductos tornam-se ocluídos, a glândula irá inchar e poderá então interferir na função do olho. A glândula é lobulada e de formato piramidal; ela está situada sob o arco zigomático e ventralmente à órbita.

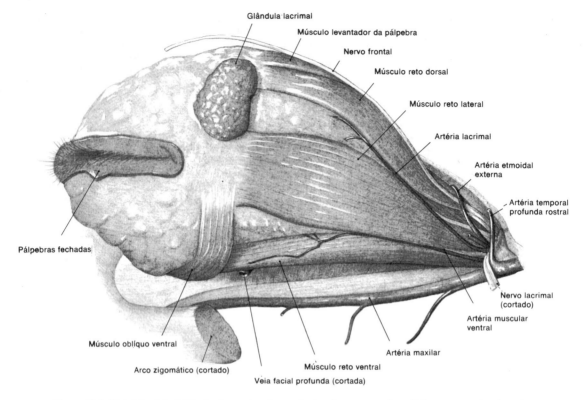

Figura 58-4. Vista lateral da órbita do cão mostrando as relações dos nervos e das artérias com os músculos retos.

A glândula em uma raça de cão mesaticéfalo mede 11 mm de espessura, 28 mm de altura e 23 mm de comprimento.

A Periórbita e as Fáscias Orbitárias

A **periórbita** é a camada externa de fáscia que circunda o conteúdo da órbita. Ela age como o periósteo para os ossos que formam a órbita; na margem da órbita ela engrossa e se torna contínua com a periórbita do crânio.

A **fáscia** da órbita do cão não varia do padrão observado em outros animais domésticos. Há uma camada distinta que circunda os ventres dos músculos extra-oculares e forma o que seria comparável à cápsula de Tenon. A fáscia do bulbo passa do bulbo para o nervo óptico, onde continua como a camada externa de fáscia que circunda o nervo óptico.

Músculos do Bulbo

Os músculos extra-oculares estão expostos após a abertura da periórbita. O cão e os outros animais domésticos possuem o mesmo número de músculos extra-oculares. Os quatro músculos retos (medial, lateral, dorsal e ventral) se inserem na esclera, posteriormente ao limbo do bulbo do olho. A parte anterior destes músculos tem a tendência de se tornarem mais largos e mais finos, antes de suas inserções. O ponto de inserção está aproximadamente 5 mm caudal à face bulbar e está coberto por conjuntiva (Figs. 58-1, 5 e 6).

O formato da inserção aponeurótica dos músculos na esclera não pode ser determinado através da palpação do globo por meio da conjuntiva intata. Estes músculos podem ser palpados no homem. Eles circundam os quatro ventres do músculo retrator do bulbo. Os músculos retos estão separados da periórbita por fáscia, e, além disso, o músculo reto dorsal está separado da periórbita pelo músculo levantador da pálpebra superior, este músculo continuando adiante até a pálpebra superior. Além disso, há considerável gordura entre a periórbita e os músculos retos e entre os músculos retos individuais (Fig. 58-4).

BULBO DO OLHO (GLOBO OCULAR)

O **globo ocular,** no cão, consiste de três principais camadas que são observadas em todos os olhos dos vertebrados. A camada externa é a camada fibrosa, consistindo da córnea e da esclera; a camada média é a túnica vascular; e a camada interna é a camada nervosa da retina.

O bulbo do olho no carnívoro está colocado na órbita de modo tal que o animal pode ver muito bem os objetos à sua frente. O ângulo entre os eixos ópticos do cão variam entre 20 e 50 graus (Michel, 1955). O bulbo é bem mais uma esfera no cão, com o raio de curvatura da córnea aproximando-se daquele da parte posterior. O cão provavelmente possui um campo de visão de 240 a 290 graus.

ÓRGÃOS DOS SENTIDOS DO CARNÍVORO E TEGUMENTO COMUM 1641

Os eixos do globo do cão medem de 19,7 a 24,0 mm horizontalmente, 18,7 a 23,0 mm verticalmente, e 20,0 a 24,2 mm numa direção ântero-posterior (Zietzschmann et al., 1943). Estas dimensões novamente indicam o fato de que o bulbo do olho do cão é quase uma esfera. A dimensão ântero-posterior parece ser a maior, na maioria dos olhos examinados.

O bulbo é relativamente grande, sendo o bulbo de cães pequenos comparativamente mais pesado do que o bulbo de cães grandes. Se o peso de ambos os olhos de um cão pequeno for comparado ao peso corporal total a proporção é de 1:960; entretanto, se o peso dos olhos de um cão maior for comparado ao peso corporal total a proporção é de 1:2.574, de acordo com Koschel (Zietzschmann et al., 1943).

Outras comparações entre o volume do bulbo e estruturas dentro do mesmo são: o bulbo em comparação com a lente, 10:2; o bulbo em relação às câmaras anteriores, 11,1:1; e o bulbo comparado ao corpo vítreo, 1,6:1 (Zietzschmann et al., 1943).

TÚNICA FIBROSA

ESCLERA. A **esclera** é opaca, e sua parede fibrosa é de espessura variável. As áreas mais espessas estão na região do corpo ciliar e ao redor da área cribriforme, onde o nervo óptico penetra na esclera. No equador a esclera mede 0,28 mm: na região ciliar, 1,0 mm: na parte crivosa, 0,8 mm; e lateralmente ao pólo posterior, 0,4 mm (Prince et al., 1960). Os músculos extra-oculares se inserem na esclera anterior onde ela é mais espessa. O músculo retrator se insere em uma área onde a esclera é bastante delgada.

A esclera está constituída por fibras colágenas e elásticas: ela possui uma coloração branca e é penetrada pelos nervos e vasos ciliares. Os vasos ciliares posteriores perfuram a esclera na vizinhança do disco óptico. Os vasos ciliares anteriores passam através da esclera, posteriormente ao limbo do bulbo do olho. As veias do vórtice são em número de quatro e passam através da esclera em um ponto posterior ao equador do olho, anteriormente à *lâmina crivosa*. A esclera pode aparecer mais escura em determinadas áreas, devido ao fato de que os vasos corióides que estão subjacentes a ela podem estar mais próximos à superfície do bulbo do olho, onde esta camada é delgada; poderá haver alguma ligeira pigmentação da esclera, especialmente nos lados medial e lateral. Os nervos ciliares passam através da esclera na região da *substância própria*.

CÓRNEA. A **córnea** do canino tem um raio de curvatura muito maior do que o da esclera, pois ela compõe uma parte menor da parede do bulbo. O centro da córnea é mais espesso do que a periferia, de acordo com Zietzschmann et al. (1943); 0,6 a 1,0 mm no centro da córnea, e 0,5 a 0,7 mm na periferia. Esta observação não foi encontrada em nossas mensurações da córnea do canino. Há considerável variação quando se mede o centro e a periferia, mas

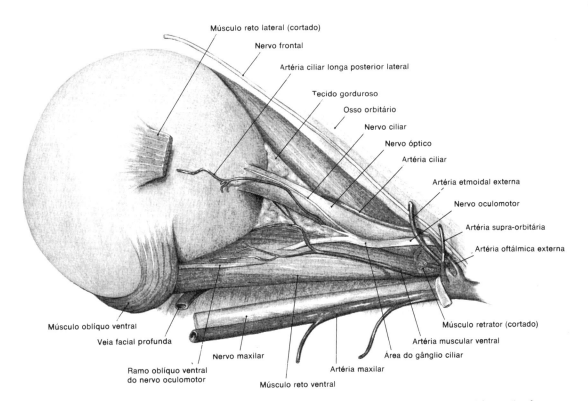

Figura 58-5. Dissecação profunda da órbita do cão mostrando a relação do nervo óptico com os nervos, artérias e músculos retos.
Os músculos reto lateral e retrator foram removidos.

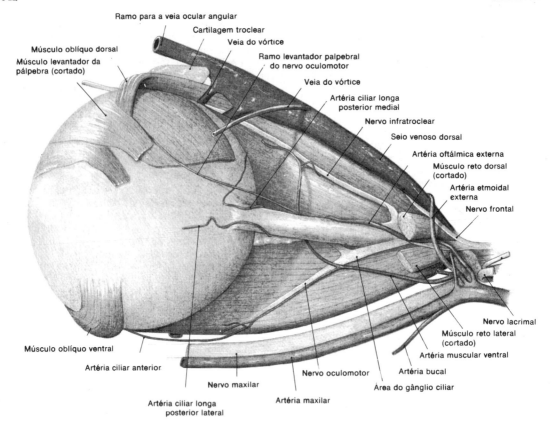

Figura 58-6. Dissecação profunda mostrando os ramos do nervo oculomotor e as veias do vórtice do cão.

a maioria dos cães mensurados, em nosso laboratório, tinham uma córnea que era mais fina no centro do que na periferia. Em determinados cães o centro da córnea é da mesma espessura do que a periferia.

Microscopicamente a córnea do cão possui as mesmas camadas que as observadas nas outras espécies de animais domésticos. Estas camadas, da superfície anterior para a superfície posterior são: (1) **epitélio;** (2) **lâmina limitante anterior** (membrana de Bowman), (3) **substância própria,** (4) **lâmina limitante posterior** (membrana de Descemet), e (5) **endotélio.** A espessura do epitélio é de 40 a 60 μ; da lâmina limitante anterior, 1 a 2 μ; do estroma da córnea, 690 a 750 μ; da lâmina limitante posterior, 6 a 8 μ; e do endotélio, 5 a 10 μ.

A superfície posterior da córnea está revestida por endotélio, contínuo na superfície anterior da íris O ângulo da íris e a área adjacente da córnea são contínuos com os canais que conduzem o humor aquoso para fora da câmara anterior até o plexo venoso da esclera. Os vasos podem ser relativamente pequenos na vizinhança do ângulo, mas os vasos aos quais conduzem contêm numerosas células sangüíneas.

TÚNICA VASCULAR

A **camada vascular** está situada entre a camada fibrosa do bulbo do olho e a camada da retina. Suas partes componentes da superfície posterior para a anterior são a corióide, o corpo ciliar e a íris.

CORIÓIDE. A **corióide** do cão varia em certo grau da descrição fornecida no capítulo geral. A camada coriocapilar não é bem definida, mas a camada vascular dos vasos maiores é bastante distinta. A membrana vítrea não é distinta no olho do cão; ela pode aparecer microscopicamente onde o *tapetum* é mais espesso. A corióide varia de espessura; na parte mais espessa do *tapetum* ela mede 0,18 mm enquanto na *ora ciliar da retina* pode medir 0,1 mm (Prince et al., 1960). O sangue venoso da corióide é conduzido pelas quatro veias do vórtice. O sangue que percorre as artérias ciliares posteriores ou seus ramos passa através da corióide para atingir as partes do bulbo do olho que se situam anteriormente ao disco óptico.

O **tapetum** é considerado como sendo uma parte da corióide e no cão é composto de células irregulares com várias camadas de espessura; desta forma, diz-se que o carnívoro possui um *tapetum cellulosum*. Estas células estão dispostas em camadas, o número das quais varia, com o maior número sendo encontrado no centro do *tapetum;* na periferia do *tapetum* poderá haver apenas uma camada. O *tapetum* é penetrado por capilares que correm da corióide para as células da retina. O *tapetum* está, em realidade, fora da retina e, quando visto através da pupila, é visto através de uma camada de células de retina. O *tapetum* é aparente porque as células da retina não possuem pigmento nesta área particular. O *tapetum* do olho do canino é de formato triangular, com a base do triângulo estando ventralmente localizada. O triângulo, aproximadamente um triângulo reto, ocupa a metade superior do fundo do olho do cão. O ângulo agudo está situado na superfície medial do fundo, e a papila óptica logo ventralmente à base desta área triangular do *tapetum*. Ocasionalmente a base do *tapetum* se desvia no sentido de que ela ocupa na papila óptica ou abaixo desta (Wyman e Donovan, 1965). A área do *tapetum*, no espécime não formolizado, possui dimensões médias de 24,4 × 14,3 × 12,1 mm. Houve variância de diversos milímetros entre as medições dos olhos de indivíduos diferentes. A cor do *tapetum lucidum* varia do verde ao amarelo-ouro e ao avermelhado. Nos cães com menos de quatro meses de idade a cor é mais apagada; ela varia do cinza-esbranquiçado ao cinza-purpúreo (Wyman e Donovan, 1965). A parte mais escura do fundo é denominada de *"tapetum nigrum"*, um erro terminológico. Esta área possui uma cor que varia do vermelho-escuro ao marrom-escuro. Wyman e Donovan (1965) declaram que a coloração do *tapetum* aparece gradativamente depois que o cão atinge cinco a sete semanas de idade.

CORPO CILIAR. O **corpo ciliar** do cão não possui os grupos distintos de fibras musculares que são observadas no corpo ciliar dos primatas; conseqüentemente o cão possui apenas uma capacidade limitada de acomodação. O corpo ciliar apresenta distintas fibras longitudinais que se estendem da *ora ciliar da retina* até os processos ciliares. Os grupos circulares ou radiais de fibras do músculo ciliar não são observados distintamente nas secções microscópicas dos olhos dos caninos. A *parte plana* (área do corpo ciliar livre dos processos) é mais larga na superfície lateral do bulbo do que no lado medial. O corpo ciliar completo é mais largo no lado temporal do que no lado nasal (Prince et al., 1960).

Os **processos ciliares** possuem comprimentos diferentes no cão e estão posicionados de tal modo que os processos curtos se alternam em posição com os processos mais longos. Os processos curtos medem aproximadamente 0,14 mm e os processos longos poderão medir 2,4 mm (Prince et al., 1960). Os processos são de aproximadamente 70 a 80 em número.

As **zônulas ciliares** se continuam dos processos ciliares até a lente. Elas estão em contato íntimo com a membrana hialóidea do corpo vítreo à medida em que passam para o equador da lente. O corpo vítreo também está intimamente unido à lente e os empurra para dentro dos espaços entre os processos ciliares.

ÍRIS. A **íris** do cão controla a passagem da luz através de uma **pupila** que é redonda. É amarela ou marrom quando vista no animal vivo e pode possuir uma **borda pupilar** escuramente pigmentada. A camada pigmentada, na superfície posterior da íris, é uma continuação da camada pigmentada da retina. Esta camada é espessa e parece possuir estriações radiais. A íris do canino possui fibras do músculo esfíncter, que se estendem da margem da pupila no sentido da base da íris. Elas são mais espessas aproximadamente na metade da distância entre a margem pupilar e a base da íris. As fibras dilatadoras podem se entrelaçar nas fibras do músculo esfíncter mas elas não são tão fáceis de serem reconhecidas como as fibras concêntricas do esfíncter.

A íris possui um **círculo arterial maior,** próximo à sua base, que está suprido pela artéria ciliar posterior longa. O círculo assim formado supre a íris e envia alguns ramos para o corpo ciliar. Um círculo arterial menor está ausente na íris do canino.

O controle nervoso das fibras dilatadoras é feito pela parte simpática do sistema nervoso autonômo. As fibras pós-ganglionares surgem do gânglio cervical cranial e passam, através do plexo carótido, para os nervos ciliares. O controle dos músculos do esfíncter ou do constritor da pupila é recebido do gânglio ciliar através das fibras parassimpáticas do sistema nervoso autônomo. Acredita-se que os impulsos passem de tais centros, como do núcleo Edinger-Westphal, para os núcleos pré-tectais do hipotálamo dentro do sistema nervoso central (Goss, 1966), ou de áreas fora do cérebro. Independente da origem os impulsos passam para o gânglio ciliar, possivelmente acompanhando fibras do terceiro nervo. Elas então são transmitidas por fibras que passam do gânglio ciliar para os músculos constritores.

TÚNICA NERVOSA

RETINA. A **retina** é a camada mais interna do globo ocular. Ela possui as mesmas dez camadas de células que compõem a retina de todos os animais domésticos. A retina, na parte central do fundo do olho, é espessa, medindo de 150 a 300 μ, enquanto na periferia sua espessura é reduzida para 100 a 120 μ. Esta redução na espessura, no sentido da periferia, é o resultado da redução do número de células em suas camadas nucleares interna e externa e na camada de células ganglionares.

Os receptores na retina do cão são predominantemente bastonetes, com apenas alguns cones. A presença de bastonetes, mais o fato de o cão possuir um *tapetum* bem desenvolvido, indica que o cão tem melhor visão em condições de iluminação reduzida do que na luz brilhante do dia. Os receptores da retina, com formato de bastões, medem aproximadamente 30 μ de comprimento e os cones diurnos, em número, ocorrem pouco mais que 5 por cento da população total de receptores (Prince et al., 1960).

A parte posterior da retina, ou aquela parte do disco óptico para a **ora ciliar da retina,** é a parte nervosa da retina. A parte pigmentada da retina continua sobre o corpo ciliar e a íris para formar a **parte ciliar da retina** e a **parte irídica da retina,** respectivamente.

O cão possui um **fundo** de olho no qual os vasos sangüíneos são uma continuação direta das artérias principais ou uma rede ciliorretinal. Normalmente há duas ordens ou tamanhos de veias e uma ordem de artérias visíveis, quando o fundo do olho for examinado com um oftalmoscópio. As **veias** do fundo do olho são menos tortuosas do que as artérias. Tanto a ordem primária de veias como a secundária são maiores do que as artérias sendo aquelas de um vermelho mais escuro do que as artérias, quando examinadas no animal vivo. As veias estão dispostas ao redor do **disco óptico** de tal modo que poderá haver um vaso dorsal, ventral, ventronasal e ventrotemporal. Caso estejam apenas presentes três veias primárias, normalmente o vaso ventral estará faltando (Wyman e Donovan, 1965). As veias fúndicas primárias formam um círculo, um semicírculo ou um Y invertido dentro do disco. As veias secundárias esvaziam-se dentro das veias primárias do anel modificado observado no disco óptico. As veias principais da retina do cão formam um longo arco vascular onde anastomosam-se uma com a outra e com capilares de largo calibre.

As **artérias** do fundo do olho são mais tortuosas do que as pequenas veias e são de uma coloração vermelha mais clara. Os vasos estão bem distribuídos sobre o fundo do olho; entretanto, uma área medial (nasal) ao disco é relativamente desprovida de vasos (Wyman e Donovan, 1965). Normalmente há um número igual de veias e artérias no fundo do olho, exceto na área do disco, onde o número de artérias excede o de veias. As artérias parecem possuir uma área clara e livre de capilares em cada lado (Zietzschmann et al., 1943). As arteríolas que se ramificam da artéria de retina do cão apresentam constricções no ponto de ramificação. A posição dos vasos da retina no cão, ao redor do disco óptico, pode não ser a mesma posição relativa que no ser humano.

A **papila óptica** (disco) varia no formato em animais diferentes; ela pode ser redonda, oval, triangular ou até quadrangular. A coloração pode variar do cinza ao cor de rosa e pode estar alterada pelo grau de plenitude das anastomoses venosas dentro do disco (Wyman e Donovan, 1965). O formato do disco não é tão delineado como no homem. A papila é ventrolateral no pólo posterior do olho e mede aproximadamente 1 mm de diâmetro. O centro da papila óptica do canino é deprimido.

CÂMARAS DO OLHO

A **câmara anterior** do bulbo está circundada anteriormente pela córnea e posteriormente pela íris. Ela se comunica através da pupila com a **câmara posterior** do bulbo. Esta é um pequeno espaço anular, de secção transversal triangular, limitado anteriormente pela íris, posteriormente pela parte periférica da lente e seus ligamentos e externamente pelos processos ciliares. As câmaras estão ocupadas pelo **humor aquoso**, um fluido límpido que consiste de aproximadamente 98 por cento de água e um pouco de cloreto de sódio e traços de albumina e substâncias extrativas. Ele é essencialmente drenado através dos espaços na *zônula ciliar* (ou ligamento suspenso da lente) para dentro do plexo venoso da esclera. A **câmara vítrea** do bulbo está situada entre a lente e a retina e contém o **corpo vítreo.**

MEIOS DE REFRAÇÃO

LENTE. Os raios de curvatura das superfícies anterior e posterior da **lente** do cão são aproximadamente iguais em descanso. A lente é, portanto, uma estrutura biconvexa composta de células e seus processos. As células crescem de modo tal que a lente do cão, da mesma forma que dos demais animais, é formada por lâminas concêntricas. O diâmetro da lente do cão é de aproximadamente 10 mm; a espessura ântero-posterior é de aproximadamente 7 mm; a proporção entre o peso da lente e o peso total do bulbo do olho é de 1:8 a 10:2 (Zietzschmann et al., 1943).

A **cápsula** da lente é muito mais espessa na superfície anterior, de 30 a 45 μ, do que na superfície posterior da lente, onde é de aproximadamente 5 μ. A cápsula gradativamente diminui de espessura da superfície anterior para a superfície posterior. As células da camada epitelial posterior à cápsula da lente formam uma camada de aproximadamente 2 a 5 μ de espessura, sendo que no equador esta camada tem de 10 a 15 μ de espessura. Esta mudança na altura é devida ao fato de que as células, de uma camada achatada na frente da lente, modificam-se para uma camada colunar no equador. Não há células epiteliais sob a cápsula da lente, na face posterior da lente.

VASOS E NERVOS

O principal **suprimento sangüíneo** para o olho do cão origina-se da artéria maxilar. O sangue desta artéria passa através do canal alar penetrando no forame alar caudal, e emergindo através do forame alar rostral. O nervo maxilar deixa o crânio através do *forame rotundo* e passa para o canal alar bem próximo da sua abertura rostral. Conseqüentemente, o nervo maxilar deixa o canal alar com a artéria maxilar; ele está situado medialmente à artéria. A artéria maxilar, após atravessar o canal alar, cruza a fossa pterigopalatina e emite vários ramos arteriais que suprem o olho e estruturas associadas e que estão descritos detalhadamente no capítulo sobre angiologia.

Um ramo importante da artéria maxilar é a artéria oftálmica externa, que inclui a artéria orbitária, conforme designada por Miller et al. (1964). Esta artéria é a fonte mais importante de sangue para a órbita do cão. Ela pode surgir como dois ramos ao invés de como um único tronco. Independente de haver uma artéria ou duas, os vasos suprem as estruturas dentro da órbita. Miller et al. (1964) preferiram denominar o primeiro curto segmento ou tronco originado da artéria maxilar de artéria orbitária e depois designaram o ramo rostral como artéria etmoidal externa e o ramo caudal como artéria oftálmica externa (Fig. 58-5). Prince et al. (1960) muitas vezes verificaram que havia dois vasos originados da artéria maxilar (interna) ao invés de um único tronco. O vaso caudal, de Prince et al., supria as mesmas estruturas que o ramo oftálmico externo descrito por Miller e seus colaboradores. O ramo rostral, conforme designado por Prince e seus associados, supria as mesmas estruturas que o ramo etmoidal externo de Miller et al. Os ramos específicos que podem ser observados na dissecação são muito semelhantes, em sua localização e na estrutura suprida, independente da maneira como surgem.

A artéria oftálmica externa continua com o nervo óptico ao passar entre os músculo reto dorsal e músculo lateral. Ela passa sobre a face dorsal do nervo óptico e anastomosa-se com a artéria oftálmica interna, situada medialmente ao nervo. A artéria oftálmica interna é relativamente pequena, sendo de

ÓRGÃOS DOS SENTIDOS DO CARNÍVORO E TEGUMENTO COMUM

1,0 a 1,5 mm no cão. A anastomose produz as artérias ciliares posteriores longas.

As artérias ciliares posteriores continuam anteriormente da anastomose acima. Duas artérias são observadas normalmente, uma no lado medial e a outra no lateral do nervo optico (Fig. 58-6). Próximo à área crivosa existe um número de pequenos ramos emitidos: (1) artérias da retina, que ocorrem em número de sete a oito, que penetram na esclera e emergem na retina ao redor do disco óptico; (2) artérias ciliares posteriores curtas, que surgem dos vasos ciliares posteriores longos. Elas penetram na esclera e são distribuídas para a corióide. Elas normalmente surgem anteriormente aos vasos menores da retina. (3) Artérias ciliares posteriores longas que continuam as artérias ciliares posteriores no sentido da córnea. Elas normalmente penetram na esclera e passam para a área do equador do globo ocular. Elas são normalmente horizontais em posição, um vaso sendo medial e um lateral ao bulbo. Normalmente há dois destes vasos.

O sangue deixa a órbita através das **veias** oftálmicas dorsal e ventral. A veia oftálmica dorsal é maior do que a veia ventral e possui um plexo bastante extenso, próximo à parte posterior da órbita. Anteriormente a veia oftálmica dorsal recebe ramos da veia angular e da pequena veia frontal. A veia frontal surge dorsalmente ao osso frontal e depois se esvazia na veia angular, próximo ao ângulo medial do olho. Anterior ao plexo venoso uma veia anastomosante é observada ao passar da veia oftálmica dorsal sobre o músculo oblíquo dorsal e músculo reto medial, para atingir a veia oftálmica ventral (Fig. 58-7). As duas veias do vórtice dorsal (Fig. 58-6) emergem da esclera do bulbo e se esvaziam na veia oftálmica dorsal.

A veia oftálmica ventral situa-se abaixo do bulbo, e sobre uma grande parte de seu percurso ela segue paralelamente à margem medial do músculo reto ventral. Cranialmente ela recebe à veia malar que drena o ângulo medial do olho e também recebe veias que drenam o sangue do saco lacrimal e das veias da terceira pálpebra. Caudalmente a veia oftálmica ventral se une ao plexo oftálmico, no fundo da órbita. As veias ciliares posteriores passam ao longo do nervo óptico e a seguir descarregam seu sangue nos seios craniais, ao passarem através do forame óptico.

O **nervo** óptico que passa através do canal óptico é o nervo sensorial da retina e é, na realidade, um trato do cérebro que contém as fibras que se estenderam das células ganglionares da retina ao cérebro. O outro nervo sensorial, para a órbita e seu conteúdo, é o nervo trigêmeo ou o quinto nervo craniano.

O nervo óptico está constituído dos processos das células nervosas ganglionares da retina. As fibras convergem na papila óptica, que está na superfície ventrolateral do fundo. As fibras penetram na corióide e na esclera, passam para o forame óptico e depois do quiasma óptico para dentro da cavidade craniana. O nervo óptico está revestido pelas meninges cranianas, em seu percurso do crânio até o bulbo do olho. O músculo retrator do bulbo circunda o nervo óptico, em todos os lados, e se estende do forame óptico até o pólo posterior do olho. As fibras do nervo óptico que surgem da retina, na parte medial de cada olho, decussam-se ou cruzam a

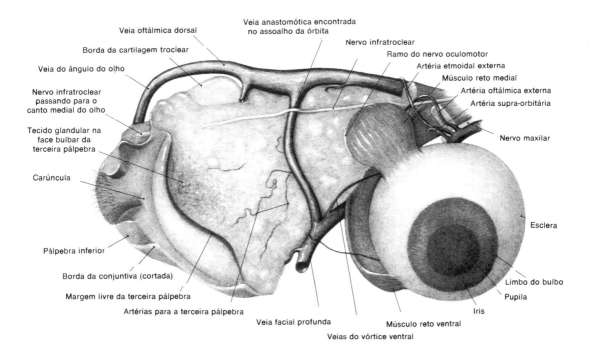

Figura 58-7. Estruturas relacionadas ao lado medial do bulbo do olho do cão.
A parte bulbar do olho foi removida da órbita e refletida para expor a terceira pálpebra e seu suprimento sangüíneo.

linha média no quiasma óptico, até o lado contralateral (oposto) do corpo. Muitas das fibras que surgem no lado lateral da retina não cruzam a linha média no quiasma óptico. Elas permanecem no mesmo lado e são denominadas de fibras ipsilaterais. As fibras no nervo são aferentes somáticas especiais. O nervo óptico está relacionado às artérias oftálmicas, dorsalmente, e ao nervo nasociliar, na parte posterior da órbita. À medida que os vasos se aproximam da extensão rostral do nervo óptico, eles se dividem nas artérias ciliares posterior longa e posterior curta e podem ser encontrados nos lados do nervo óptico.

O nervo trigêmeo é o quinto nervo craniano e nem todos seus ramos estão associados com a órbita ou com o olho. O principal nervo sensorial para o olho é o nervo oftálmico, a menor divisão do nervo trigêmeo. O nervo oftálmico possui diversos ramos, três dos mais importantes sendo o frontal, o nasociliar e o lacrimal. Ambos os nervos ciliares longos podem surgir, em determinados indivíduos, do ramo nasociliar do nervo oftálmico e ele também poderá suprir alguns nervos ciliares curtos.

Os nervos oftálmicos e maxilar situam-se próximos um do outro, na área em que o nervo lacrimal tem sua origem; portanto, é possível que variação individual possa ocorrer no cão, no que toca à origem do nervo lacrimal. Em algumas dissecações o nervo lacrimal corre rostralmente do nervo maxilar e segue até a glândula lacrimal. O nervo situa-se próximo ao nervo zigomático, perto de sua origem. Miller e seus associados (1964) declaram que o nervo tem sua origem da divisão oftálmica do nervo trigêmeo. Ramos do nervo lacrimal foram encontrados continuando do local da glândula lacrimal no sentido da pálpebra superior. Isto indicaria que fibras sensoriais são supridas para a glândula lacrimal e pálpebra superior por este nervo.

O nervo nasociliar continua o nervo oftálmico dentro da órbita. O nervo nasociliar se une a algumas das fibras do gânglio ciliar, e os nervos ciliares curtos que são formados penetram na esclera e vão para a parte posterior do globo ocular. O nervo ciliar longo (ou nervos), formado pelo nervo nasociliar, contém, em sua maioria, fibras sensoriais e também algumas fibras simpáticas pós-ganglionares que surgem do plexo cavernoso (Miller et al., 1964)

O nervo maxilar é uma parte do nervo trigêmeo; entretanto, ele não emerge da fissura orbitária, mas ao invés disto emerge do *forame rotundo*. O nervo zigomático é um ramo do nervo maxilar que está associado ao olho; ele é o primeiro ramo do nervo maxilar, antes desse nervo emergir do canal alar do osso basisfenóide (Miller et al., 1964), e se divide em duas partes, os ramos zigomaticotemporal e o zigomaticofacial. O ramo zigomaticotemporal ramifica-se na pálpebra superior e na área temporal. O nervo envia algumas fibras para a parte dorsolateral da glândula lacrimal; acredita-se que estas sejam fibras secretoras parassimpáticas em virtude da comunicação entre o gânglio pterigopalatino e o nervo trigêmeo (Miller et al., 1964). O ramo zigomaticofacial do nervo maxilar segue um percurso paralelo sob a periórbita, juntamente com o ramo zigomaticotemporal. O nervo emerge ventralmente ao ângulo lateral do olho e supre a pálpebra inferior e a pele adjacente.

O nervo oculomotor supre o maior número de músculos extra-oculares. Ele supre fibras motoras para os músculos levantador, reto medial, oblíquo ventral, reto ventral e reto dorsal. Este nervo também contém fibras parassimpáticas (eferentes viscerais gerais) que vão para o gânglio ciliar. Há fibras mielínicas, tanto grandes como pequenas, neste nervo no cão (Miller et al., 1964). O nervo emerge através da fissura orbitária e se divide em um ramo dorsal e ventral. O ramo dorsal passa da superfície dorsal do nervo oculomotor e supre os músculos reto dorsal e levantador da pálpebra superior. O ramo dorsal pode ser emitido do nervo oculomotor, antes deste emergir da fissura orbitária. O ramo ventral pode ser considerado a continuação do nervo oculomotor. Este ramo é bastante maior. O ramo ventral também destaca fibras eferentes viscerais gerais para o gânglio ciliar. O ramo ventral passa para um nível abaixo do nervo óptico e fornece um ramo para inervar o músculo reto ventral (Fig. 58-5). Outro ramo passa medialmente e supre o músculo reto medial. A parte mais espessa do ramo ventral supre o músculo oblíquo ventral e também apóia o gânglio ciliar. A raiz que corre do ramo ventral do nervo oculomotor para o gânglio ciliar é muito curta. Fibras passam deste gânglio para os nervos ciliares e depois para a parte posterior do bulbo. O gânglio serve como uma área sináptica para as fibras parassimpáticas que vão para o músculo esfíncter da íris e músculo ciliar.

O nervo troclear inerva apenas o músculo oblíquo dorsal. O nervo não está situado dentro do cone do músculo extra-ocular e o seu percurso é semelhante ao do nervo frontal.

O sexto nervo craniano, o nervo abducente, supre o músculo reto lateral e o músculo retrator do bulbo.

O nervo facial fornece apenas uma quantidade limitada da inervação do olho; apesar disso, ele interpreta um papel muito importante no movimento das pálpebras e controle da glândula lacrimal. Para detalhes sobre este nervo veja o capítulo sobre neurologia. O nervo auriculopalpebral e os ramos bucal dorsal e ventral são as terminações do tronco facial. O nervo auriculopalpebral, como o nome sugere, é o suprimento de nervo motor para os músculos auriculares rostrais e para as pálpebras. O nervo terá que ser bloqueado na realização de cirurgia ocular; caso contrário, as pálpebras movimentar-se-ão. O nervo é superficial na posição, estando logo abaixo da pele. O nervo se divide, próximo ao ângulo lateral do olho, em diversos ramos que vão para as partes dorsal e ventral do músculo orbicular do bulbo e para o músculo levantador do ângulo medial do olho (Fig. 58-2). Estes músculos desempenham um importante papel no fechamento das pálpebras ou na redução do tamanho da rima palpebral.

BIBLIOGRAFIA

Adler, F. H. 1945. Physiology of the Eye: Clinical Application. St. Louis, The C. V. Mosby Company.

Adler, F. H. 1962. Textbook of Ophthalmology. Philadelphia, W. B. Saunders Company.

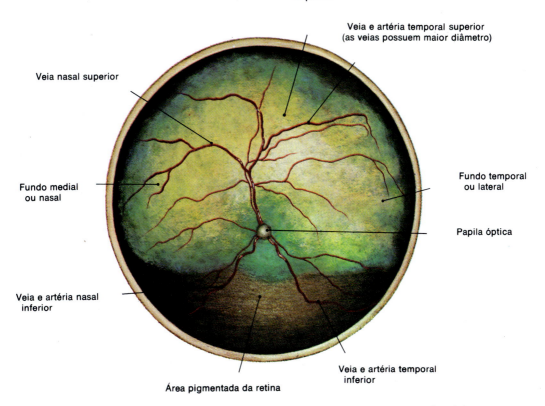

Lâmina II. Fundo do olho de gato mostrando a posição da papila óptica e os vasos da retina.

Beamer, R. 1959. Canine Ophthalmology. Fort Worth, Texas, Alcon Laboratories, Inc.
Catcott, E. J. 1952. Ophthalmoscopy in canine practice. J. Amer. Vet. Med. Ass. *121*:35-37.
Duke-Elder, Sir S. 1961. System of Ophthalmology. Vol. II. The Anatomy of the Visual System. St. Louis, The C. V. Mosby Company.
Fox, M. W. 1963. Postnatal ontogeny of the canine eye. J. Amer. Vet. Med. Ass. *143*:968-974.
Goss, C. M. (ed.). 1966. Gray's Anatomy of the Human Body. 28th ed. Philadelphia, Lea & Febiger.
Magrane, W. G. 1965. Canine Ophthalmology. Philadelphia, Lea & Febiger.
Michel, G. 1955. Anatomy of the lachrymal glands and ducts in the dog and cat. Deutsch. tierärztl. Wschr. *62*:347-349.
Miller, M. E., G. C. Christensen and H. E. Evans. 1964. Anatomy of the Dog. Philadelphia, W. B. Saunders Company.
Paule, W. J. 1957. The Comparative Histochemistry of the Harderian Gland. Diss., Ohio State University, Columbus.
Prince, J. H., C. D. Diesem, I. Eglitis and G. L. Ruskell. 1960. Anatomy and Histology of the Eye and Orbit in Domestic Animals. Springfield, Ill., Charles C Thomas.
Roberts, S. R. 1960. Congenital posterior ectasia of the sclera in collie dogs. Am. J. Ophthal. *50*:451-465.
Rubin, L. F. 1960. Indirect ophthalmoscopy in veterinary medicine. J. Amer. Vet. Med. Ass. *137*:648-651.
Sigrist, K. 1960. Aqueous veins in the eye of dogs. Schweiz. Arch. Tierheilk. *102*:308-324.
Uberreiter, O. 1959. Demonstration of the draining mechanism of the aqueous humor in dogs. Wien. tierärztl. Mschr. *46*:721-722.
Walls, G. L. 1942. The Vertebrate Eye and Its Adaptive Radiation. Bloomfield Hills, Mich., Cranbrook Institute of Science.
Wyman, M., and E. F. Donovan. 1965. The ocular fundus of the normal dog. J. Amer. Vet. Med. Ass. *147*:17-26.
Zietzschmann, O., E. Ackernecht and H. Grau. 1943. Ellenberger and Baum's Handbuch der vergleichenden Anatomie der Haustiere. 18th ed. Berlin, Springer-Verlag.

PARTE II — GATO

ÓRBITA

A **órbita** do gato (Fig. 58-8) está formada pelos ossos esfenóide, maxila, lacrimal, zigomático e palatino. A órbita não está totalmente circundada por osso e, como resultado, um ligamento orbitário forma uma ponte nos espaços entre os processos frontal e zigomático. O ângulo entre os eixos orbitários é de 60 a 80 graus; entretanto, o ângulo entre os eixos visuais não seria superior a 10 a 20 graus. O gato é um animal de rapina de modo que ele precisa possuir visão binocular, e para realizar isto seus olhos estão posicionados bem para a frente no crânio (Fig. 58-9). A órbita do gato é relativamente grande, sendo os diâmetros mediolateral e dorsoventral aproximadamente iguais. O comprimento desses diâmetros é de aproximadamente 2,5 cm em um gato com o peso de 2,5 a 3,0 kg. O campo panorâmico de visão abrange 250 a 280 graus, de acordo com Prince et al. (1960).

O osso frontal forma o teto e a parede dorsomedial da órbita do gato e também a margem dorsal e rostral da órbita. O osso frontal do gato não possui um forame frontal ou supra-orbitário; desta forma, quaisquer vasos ou nervos que passem para a testa do gato teriam que passar sobre a margem orbitária dorsal. Um pequeno processo zigomático (supra-orbitário), entretanto, está presente. O único forame observado no osso frontal é o forame etmoidal, na junção do osso frontal com a asa do osso pré-esfenóide. Este forame permite que o nervo e vasos etmoidais se comuniquem com partes do osso etmóide. Em alguns casos dois forames podem ser observados ao longo da margem de junção dos ossos frontal e pré-esfenóide. Nenhum dos forames excede a 1 mm de diâmetro.

O osso lacrimal é um tanto pequeno, sua maior dimensão não sendo superior a 1 cm. A margem rostral do osso é perfurada pela fossa nasolacrimal, que acomoda a parte caudal do ducto nasolacrimal. O osso só é encontrado na parede medial da órbita, não se estendendo até a face dorsal do crânio.

O osso zigomático forma apenas a parte ventrolateral da órbita; ele se funde com a parte zigomática da porção petrosa do osso temporal. Ele também se une com o osso lacrimal e a maxila, não contribuindo com qualquer forame ou processos, exceto o processo frontal, que é um dos locais para inserção do ligamento orbitário.

O osso palatino possui uma parte horizontal e uma parte vertical, a parte vertical unindo a parte horizontal com a maxila no limite rostral da fossa pterigopalatina. Próximo do ponto onde esses ossos se unem são encontrados os forames esfenopalatino, palatino maior e palatino menor. Estes forames não estão associados com estruturas orbitárias mas em posição imediatamente ventral ao bulbo do olho. O forame esfenopalatino tem 2,5 mm de comprimento e 2 mm de altura. Ele é o mais dorsocaudal dos três forames citados. Os forames palatinos maior e menor têm aproximadamente 1 mm de diâmetro. A parte vertical do osso palatino continua caudalmente, da área do forame esfenopalatino até a asa do osso basisfenóide. Este segmento do osso palatino forma uma prateleira ao longo da margem ventral da fossa pterigopalatina, sobre a qual são encontrados o nervo e artéria maxilares, quando estes correm na fossa, em uma direção caudorrostral.

Os ossos esfenóides ocupam as áreas caudal e ventral da órbita. A asa do osso pré-esfenóide circunda o forame óptico, de formato oval, que é, em posição, o mais dorsal dos forames dentro do osso pré-esfenóide. O forame orbitário é ventral e caudal ao forame óptico e é o maior dos forames esfenóides. A dimensão transversal deste forame é de 4,2 mm e a dimensão vertical de 3 mm. O forame orbitário está situado próximo à confluência das asas dos ossos pré-esfenóide e basisfenóide. O forame redondo e o forame oval possuem diâmetros de 1,5 e 2,0 mm, respectivamente. Estes dois forames estão no mesmo plano que o forame orbitário, o forame redondo situando-se aproximadamente eqüidistante, entre os forames orbitário e oval. Uma distinta crista é encontrada logo abaixo dos forames do osso basisfenóide; esta crista divide a fossa orbitária da base do crânio, sendo o topo da crista denominado de crista pterigóidea. A crista pterigóidea situa-se logo caudal e dorsalmente ao hâmulo do osso pterigóide.

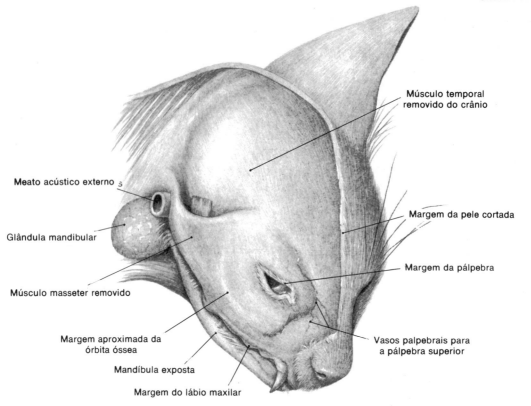

Figura 58-8. Cabeça de gato com ouvido direito e músculo do lado direito removidos.

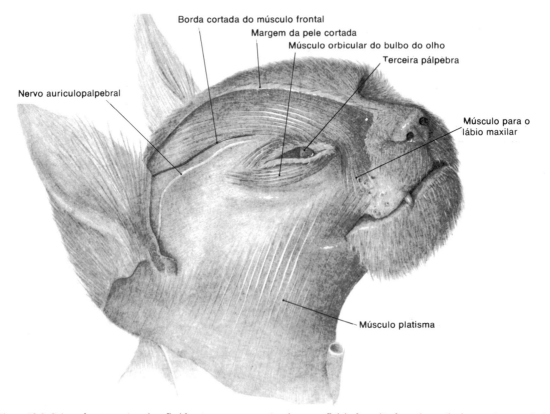

Figura 58-9. Cabeça de gato com a pele refletida para mostrar os músculos superficiais da região frontal, as pálpebras e a área cervical.

ÓRGÃOS ACESSÓRIOS DO OLHO

As Pálpebras e a Conjuntiva

A pele das **pálpebras** é relativamente espessa, sendo a pálpebra dorsal destituída de pregas palpebrais. A pigmentação continua da área do limbo da pálpebra até a conjuntiva palpebral, em muitos indivíduos. De acordo com Prince et al. (1960) as **glândulas társicas** se abrem, na pálpebra superior, através de 28 ductos. Os ductos são encontrados em um sulco raso, próximo ao limbo anterior das pálpebras. Há um **ponto lacrimal** nas pálpebras superior e inferior, próximo ao ângulo ocular medial. O ponto pode ser encontrado em uma área não pigmentada das pálpebras e estão normalmente mais afastados do limbo anterior do que as aberturas das glândulas társicas. Há menos glândulas társicas na pálpebra inferior do que na superior.

A pele da pálpebra inferior é mais fina do que a encontrada na pálpebra superior. Há relativamente poucos **cílios** encontrados em qualquer das pálpebras; aparentemente a posição do bulbo do olho dentro da órbita e os pêlos na superfície das pálpebras são suficientes para proteger os olhos do gato.

O **fórnice da conjuntiva** da pálpebra inferior não está tão longe da margem palpebral inferior quanto a reflexão semelhante da pálpebra superior.

Há tanto um ligamento palpebral medial como lateral. O ligamento medial está inserido no osso lacrimal, próximo à margem orbitária medial; o ligamento palpebral lateral está fixado ao osso frontal.

O formato da terceira pálpebra é determinado pela cartilagem, semelhante a um T, que está incluída dentro desta estrutura. A parte larga da cartilagem está mais próxima da margem livre da terceira pálpebra, da mesma forma que nos demais animais domésticos. A cartilagem é coberta por uma camada de conjuntiva, a prega semilunar da conjuntiva, que contém tecido linfóide, da mesma maneira como foi observado no caso do cão. A parte do eixo da cartilagem palpebral está encaixada no tecido glandular da terceira pálpebra. A conjuntiva que cobre a superfície palpebral da terceira pálpebra é áspera, por causa das pequenas papilas dispersadas sobre sua superfície. A conjuntiva que cobre a face bulbar da terceira pálpebra possui nódulos linfóides maiores do que os que são encontrados na conjun-

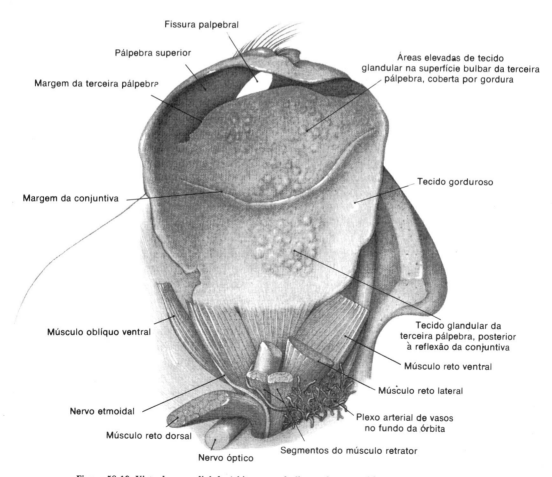

Figura 58-10. Vista dorsomedial da órbita com o bulbo ocular removido.
A vista mostra a extensão da terceira pálpebra e sua relação com as pálpebras superior e inferior.

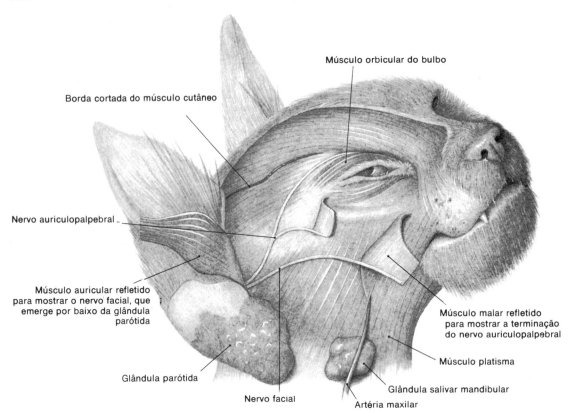

Figura 58-11. Cabeça de gato com a pele e parte dos músculos frontal e malar refletidos.
O diagrama apresenta o percurso do nervo auriculopalpebral e a posição das glândulas superficiais.

tiva palpebral (Fig. 58-10). Esta disposição do tecido linfóide é semelhante àquela observada no cão.

A terceira pálpebra do gato pode cobrir metade da superfície da córnea (Fig. 58-11) em determinados olhos de gatos, quando o bulbo do olho está retraído no sentido do ápice da órbita. O músculo estriado que age diretamente sobre a terceira pálpebra não pode ser demonstrado.

O músculo liso está associado com a cobertura conjuntival da terceira pálpebra, de acordo com Thompson (1961). Este músculo liso situa-se bem dentro da órbita e apresenta sua inserção na cobertura da fáscia dos músculos reto medial e ventral. Thompson (1961) isolou o músculo liso em uma parte medial e uma parte ventral e, através de estudos morfológicos e funcionais, demonstrou que a parte medial recebe suas fibras simpáticas do ramo infratroclear do nervo nasociliar. As fibras simpáticas correm no tronco simpático cervical, passam para a divisão oftálmica do nervo trigêmeo e deste percurso para dentro do nervo nasociliar. Thompson também declara que o músculo liso ventral da terceira pálpebra recebe inervação simpática através da divisão mandibular do quinto nervo e, daí, através dos ramos lacrimal ou zigomático da divisão mandibular. Ele não encontrou provas de que fibras autônomas, para a terceira pálpebra, corriam através dos nervos oculomotor, troclear ou craniano abducente.

A glândula nictitante está associada à cartilagem da terceira pálpebra (Fig. 58-10); a parte principal da glândula é encontrada na face palpebral da cartilagem, com apenas um pequeno segmento da glândula se estendendo sobre o lado bulbar da cartilagem da terceira pálpebra. A glândula secreta um fluido seromucóide que, sem dúvida, funciona como um lubrificante ocular bem igual à secreção da glândula lacrimal.

A glândula nictitante tem aproximadamente de 1,0 a 1,5 mm de espessura; ela é de formato triangular, medindo aproximadamente 9 mm em sua base e tendo 15 mm de altura (Pilar, 1967). No gato a referida glândula não é uma estrutura volumosa e, como resultado, ela não produz nenhuma depressão nos ossos que formam a parede medial da órbita, tal como é produzido pelo tecido glandular na órbita do suíno.

Aparelho Lacrimal

A **glândula lacrimal** (Figs. 58-12, 13 e 14) no gato é pequena e é encontrada entre duas camadas de periórbita. A glândula tem aproximadamente 1 mm de espessura e mede cerca de 15 mm de comprimento e de largura. A glândula não é tão espessa em sua periferia quanto em seu centro. Ela se esvazia dentro do fórnice da pálpebra superior através de diversos ductos. O suprimento sangüíneo para a

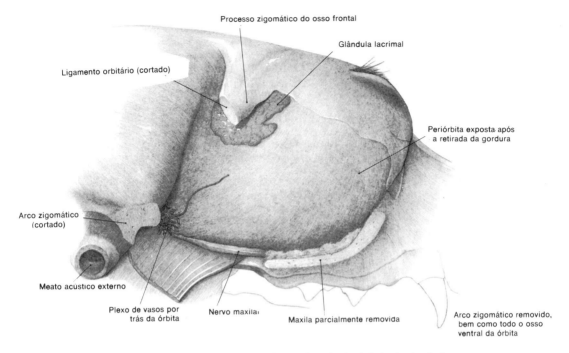

Figura 58-12. Vista ventrolateral da cabeça de gato mostrando a posição da glândula lacrimal e do ligamento orbitário cortado.
O processo zigomático (supra-orbitário) do osso frontal e o arco zigomático estão parcialmente removidos.

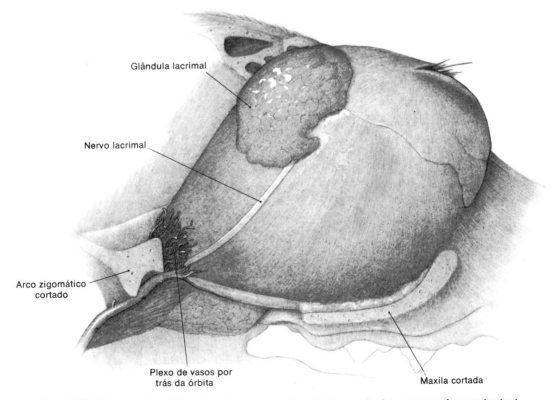

Figura 58-13. Vista ventrolateral da cabeça de gato mostrando a glândula lacrimal e o percurso do nervo lacrimal.

glândula é bem desenvolvido e, de acordo com Prince et al. (1960), alguns dos vasos dentro da glândula têm 45 μ de diâmetro. A glândula é túbulo-acinosa (túbulo-alveolar) e produz uma secreção seromucosa.

Em algumas órbitas de gatos é encontrada uma pequena glândula avermelhada, abaixo do bulbo do olho. Esta glândula é descrita por Hymen (1946) e é considerada como sendo semelhante a uma glândula encontrada no cão e citada como glândula zigomática.

Músculos Bulbares

Os **músculos extra-oculares** do gato são os mesmos músculos identificados nos demais animais domésticos (Figs. 58-15, 16 e 17). Há quatro músculos retos, dois músculos oblíquos e um músculo retrator. De acordo com Prince et al. (1960), os músculos reto medial, lateral e dorsal possuem origens na periferia do forame óptico. As origens dos músculos oblíquo dorsal e levantador da pálpebra estão diretamente acima do músculo reto dorsal, possuindo o músculo reto ventral origem na borda medial da fissura orbitária. Prince et al. (1960) também notaram que com o não usual ponto de origem para os músculos reto ventral e o reto lateral, o reto lateral pode passar dorsalmente ao músculo reto ventral, deixando espaço suficiente entre os dois músculos, de modo que o músculo retrator do bulbo e os nervos oftálmico, oculomotor, troclear e abducente ganhem acesso ao interior do cone do músculo reto. A fáscia que passa do bulbo do olho até a inserção dos músculos retos é bem desenvolvida no gato e dá a impressão de que os músculos retos estão inseridos sobre uma extensa área posterior ao limbo.

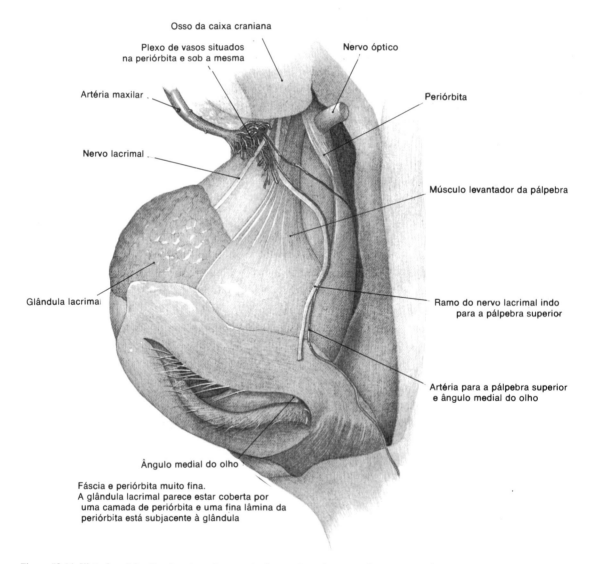

Figura 58-14. Vista dorsal do olho de gato, após remoção do osso frontal, mostrando o percurso dos vasos e dos nervos na pálpebra superior.

ÓRGÃOS DOS SENTIDOS DO CARNÍVORO E TEGUMENTO COMUM

O músculo levantador da pálpebra superior é um músculo delgado que se situa na superfície dorsal do músculo reto dorsal em grande parte de seu percurso; à medida em que se aproxima do ponto de inserção, na pálpebra superior, ele se torna bem mais largo. A largura do ventre do músculo, na metade da distância entre sua origem e a inserção, é de 0,35 cm e, em sua inserção, o músculo mede 1,3 cm.

As medições do músculo reto dorsal demonstram que ele é menor do que o músculo reto lateral, porém maior do que os músculos reto medial e ventral. A largura média para o ventre é de 0,78 cm, e a largura em sua inserção de 0,83 cm.

O músculo oblíquo dorsal surge acima do forame óptico e dorsalmente ao músculo reto medial. Ele diminui de largura à medida em que segue no sentido da tróclea; seu ventre poderá estar a 0,5 cm de diâmetro rostralmente à sua origem, porém, antes de passar ao redor da tróclea, seu tendão se reduz para 0,2 cm ou menos. O músculo insere-se 0,5 a 0,6 cm por trás do limbo; ele pode não ter mais de 0,2 cm de diâmetro em seu ponto de inserção.

Os músculos reto medial e reto ventral não apresentam, no gato, qualquer característica notável. Ambos os músculos são delgados e menores do que os músculos reto lateral. A largura do ventre do músculo reto ventral é de 0,7 cm; ele mede 0,6 cm em sua inserção. O ventre do músculo reto medial mede 0,63 cm na metade da distância entre sua origem e a inserção e 0,7 cm em sua inserção.

O músculo reto lateral é ligeiramente maior do que os outros músculos retos, segundo nossas observações. Seu ventre na metade da distância entre a origem e a inserção mede 0,92 cm e, ele mede 1,15 cm em seu ponto de inserção. O músculo está inserido na esclera a um ponto aproximadamente 0,9 a 1,0 cm posterior ao limbo.

O músculo oblíquo ventral mostra sua origem próximo à sutura entre os ossos lacrimal e maxilar. Sua parte proximal parece estar formada, predominantemente, por fibras musculares com algumas fibras colágenas intercaladas. O ventre do músculo mede aproximadamente 0,5 cm e sua inserção pode ser ligeiramente mais larga. O referido músculo insere-se no lado lateral do bulbo e sua ação é a de girar o bulbo ao redor de seu eixo ântero-posterior.

O músculo retrator do bulbo consiste de quatro feixes musculares distintos que possuem suas origens próximo à margem medial da fissura orbitária. Eles estão relacionados, lateralmente, às estruturas que emergem da fissura orbitária. As inserções das extremidades do músculo retrator estão próximas ao equador do bulbo ocular; as extremidades dorsais do músculo retrator são menores do que as duas extremidades ventrais.

BULBO DO OLHO (GLOBO OCULAR)

O **bulbo do olho** ocupa completamente a órbita óssea do felino. A pequena quantidade de espaço

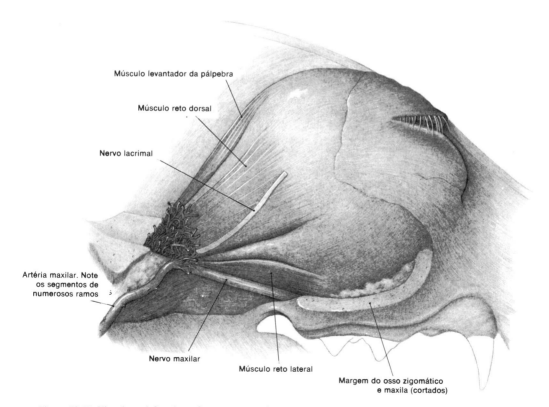

Figura 58-15. Vista lateral da cabeça de gato mostrando a relação da artéria e dos nervos maxilares com a órbita.

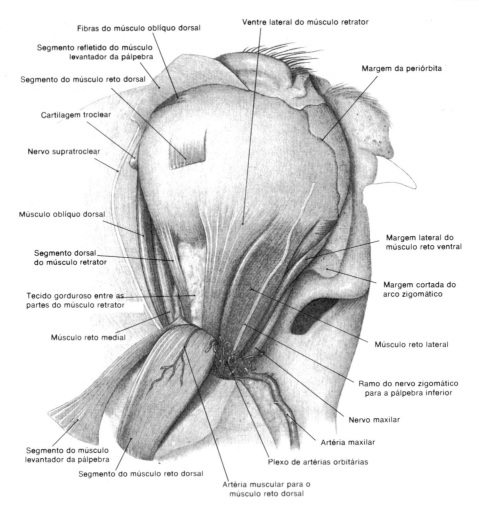

Figura 58-16. Vista dorsal do olho de gato mostrando a musculatura mais profunda após a remoção da periórbita.

que existe entre o referido bulbo e os ossos da órbita é ocupada por fáscia e gordura. O diâmetro do bulbo é superior ao da margem orbitária e, como resultado, procedimentos cirúrgicos terão que ser realizados em espaço limitado, caso a cirurgia esteja confinada às estruturas que estão associadas ao bulbo do olho. O bulbo do olho do gato não é redondo, mas sua forma se aproxima à de uma esfera, conforme indicado por medições bulbares realizadas nos olhos dos gatos. As medidas médias são as seguintes: diâmetro dorsoventral, 2,27 cm aproximadamente; diâmetro mediolateral, 2,35 cm aproximadamente; e diâmetro ântero-posterior, 2,64 cm aproximadamente. As medidas acima foram realizadas em gatos de ambos os sexos de raça não específica. Os olhos usados para as medições foram tirados de animais não formolizados.

TÚNICA FIBROSA

ESCLERA. A **esclera** é semelhante, em sua estrutura, à de outros animais domésticos. Ao exame macroscópico ela parece ser pigmentada, a cor escura sendo devida à camada de pigmento da corióide subjacente, observada através das partes mais finas da parede da esclera. As partes espessas da parede da esclera são encontradas próximo ao limbo e na área crivosa do bulbo. A esclera é delgada na área do equador do bulbo. Prince et al. (1960) verificaram que a espessura da área da parede da esclera, adjacente ao nervo óptico, era de 0,55 mm; a espessura no equador do bulbo era de 0,1 mm e a espessura da parede da esclera, no plexo venoso da esclera, era de 1,6 mm.

CÓRNEA. A **córnea** do olho do gato ocupa aproximadamente 30 por cento da camada externa do bulbo e tem uma curvatura diferente da esclera, fazendo assim com que a parte anterior assuma um formato cônico. A periferia da córnea é circular, com o diâmetro dorsoventral sendo apenas ligeiramente menor no comprimento do que o diâmetro mediolateral.

A periferia da córnea é mais espessa do que a parte central; verificou-se que a espessura das várias camadas da córnea media: *epitélio*, aproximadamente 60 μ; *lâmina limitante anterior* (membrana de Bowman), 2 μ; *substância própria*, 0,5 mm; *lâmina limitante posterior* (membrana de Descemet), 10 μ; e o endotélio, 4 μ. A camada epitelial da córnea pode ser mais fina na periferia do que em outros locais de sua superfície.

Há numerosos nervos adrenérgicos na córnea do gato, de acordo com Laties e Jacobowitz (1966). A função destas fibras não é conhecida considerando-se que elas não estão presentes em todas as espécies de mamíferos. Fibras de nervos sensoriais podem ser prontamente demonstradas ao se tocar a córnea com um objeto estranho, porém a inervação autônoma vinha sendo discutida até que Laties e Jacobowitz demonstraram a presença de fibras adrenérgicas.

TÚNICA VASCULAR

A **úvea** é a segunda camada do olho e consiste da corióide, do corpo ciliar e da íris.

CORIÓIDE. A **corióide** não é muito diferente da camada corióide dos olhos de outras espécies domésticas. Ela possui um grande número de vasos sangüíneos que estão dispostos em três camadas distintas: uma camada externa de grandes vasos, uma camada de vasos de tamanho médio e uma camada coriocapilar adjacente ao epitélio pigmentado da retina. A corióide é drenada pelas veias do vórtice. A comunicação entre os vasos corióides e a área trabecular será considerada no sistema vascular.

O **tapetum** (Lâmina II) do gato possui uma coloração amarela esverdeada quando vista com um oftalmoscópio. Ele ocupa uma boa parte do **fundo** e não é tão distintamente triangular no formato quanto o *tapetum* do cão. A base do *tapetum* é ventral e forma uma linha reta, se estendendo da parte medial para a lateral do fundo do olho. A **papila óptica** é normalmente encontrada dentro dos limites do *tapetum* e, dorsalmente, a poucos milímetros de sua base. As células do *tapetum* podem variar na espessura de uma a 15 camadas, mas a maior espessura é notada na parte central do *tapetum;* a parte periférica do *tapetum* pode ter espessura de apenas uma célula. O *tapetum* é visível em virtude de o epitélio da retina, que se sobrepõe a esta estrutura, ser destituído de pigmento. O *tapetum* é penetrado por pequenos vasos que passam de uma camada vascular para a outra, dentro da corióide, esta observação sendo melhor realizada por exame histológico.

A área do *tapetum* mede aproximadamente 1,4 cm^2 no gato de acordo com Gunther et al. (1951). As células da retina que circundam o *tapetum,* na maioria de raças de gatos, são fortemente pigmentadas; entretanto, as referidas células, do fundo de olhos de gatos da raça siamesa, poderão conter pouco ou nenhum pigmento e, como resultado, os vasos corióides serão visíveis através da retina. A visibilidade dos vasos corióides fornece apoio para o fato de que o fundo do olho do gato siamês possui uma coloração laranja-avermelhada, quando exami-

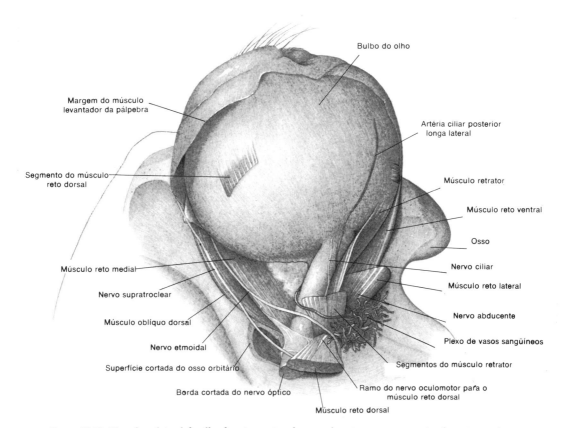

Figura 58-17. Vista dorsolateral do olho de gato mostrando o suprimento nervoso aos músculos extra-oculares.

nado com um oftalmoscópio. A substância responsável pela fluorescência amarelo-esverdeada apresentada pelo *tapetum* do gato foi identificada, através da cromatografia em papel, como riboflavina livre (Elliott, 1963).

CORPO CILIAR. O **corpo ciliar** do gato só pode produzir acomodação limitada pela modificação do formato da lente, dada a falta de um músculo ciliar bem desenvolvido. O gato possui um número considerável de fibras meridionais (fibras que se estendem em uma direção ântero-posterior) em seu músculo ciliar, faltando-lhe um conjunto bem desenvolvido de fibras radiais e circulares.

Existem aproximadamente 76 **processos ciliares** de importância, havendo ainda, entre eles, processos secundários. Os locais entre os processos ciliares primários dão origem aos ligamentos suspensórios que passam para a cápsula da lente, próximo ao equador da lente. A membrana vítrea (hialóidea), que circunda o corpo vítreo, situa-se contra os ligamentos suspensórios e os processos ciliares. Estes últimos terminam, posteriormente, em uma série de cristas pigmentadas, dispostas radialmente e cobertas pela parte insensível da retina. A retina continua anteriormente na *ora ciliar da retina,* cobre as cristas radiais e depois segue até a superfície posterior da íris. Somente na região posterior à *ora ciliares* é que a retina é sensível à luz, da mesma maneira que nos outros animais domésticos.

ÍRIS. A **íris** determina o formato da pupila, e no gato é uma fenda vertical, quando os músculos constritores da íris são estimulados. Por outro lado, quando os músculos dilatadores da íris do felino agem, a pupila tem uma margem circular. Os maiores membros da família dos gatos não apresentam esta variação no formato da pupila (Hymen, 1946).

O formato da pupila contraída é determinado por uma orientação vertical das fibras constritoras e pela decussação das fibras do esfíncter, acima e abaixo da abertura pupilar, ao longo do plano do meridiano vertical do bulbo ocular. As fibras constritoras do lado medial da pupila passam, no sentido do lado lateral do meridiano vertical dorsal e ventral, para a margem da pupila. As fibras do esfíncter lateral passam para o lado medial da margem da pupila e se entrelaçam com as fibras constritoras medianas, à medida em que elas mudam de posição. Quando as fibras que estão dispostas de tal modo se contraem, as mesmas fazem com que a abertura que elas circundam assuma o formato de uma fenda vertical.

Prince et al. (1960) reportaram uma redução nas fibras dilatadoras, na parte da íris adjacente ao meridiano vertical do bulbo do olho. Entretanto, secções histológicas da íris, feitas no plano do meridiano horizontal do bulbo, mostram um músculo dilatador bem desenvolvido.

A íris do gato normalmente possui uma coloração amarela, em virtude da pigmentação na camada de células da retina que cobrem a face posterior da íris. Esta pigmentação pode se desenvolver à medida em que o animal amadurecer pois as íris dos olhos de gatos jovens mostram uma coloração azul. Os animais adultos, de determinadas raças de gatos (siamês), podem possuir íris com uma coloração azul, que indica uma quantidade reduzida de pigmentação dentro das células da **parte irídica da retina** e nas células pigmentadas do estroma da íris.

A espessura da íris do gato pode ser modificada, dentro de seus limites, pela ação das fibras musculares contidas. Prince e seus associados (1960) declararam que a íris mede 0,14 mm de espessura em sua borda e 0,26 mm em sua raiz. A espessura da íris varia entre estes pontos. *Grânulos irídicos (corpora nigra* (ϕ)*,* ou projeções da borda livre da íris, não são comumente encontrados no gato.

O sistema vascular da íris e o corpo ciliar e as comunicações entre estas estruturas e os vasos da corióide serão tratados na seção que considera a estrutura vascular do bulbo do olho.

TÚNICA NERVOSA

RETINA. A **retina** do gato pode ser classificada como sendo holangiótica, visto que ela possui um bom suprimento sangüíneo (Lâmina II) originado diretamente de artérias principais ou de uma rede ciliorretinal. A retina tem uma mácula temporal ao disco óptico. Esta área é relativamente avascular e se assemelha à área macular dos primatas. Uma *fóvea central* não foi observada no fundo do olho do gato (Bishop et al., 1962). A área central está situada a uma distância mediana de 3,42 mm do centro do disco óptico (Bishop et al., 1962).

A papila óptica (Lâmina II) é ligeiramente deprimida no gato adulto, tem formato circular e mede 1 mm de diâmetro. A artéria hialóidea, que se estende da extremidade do nervo óptico até a superfície posterior da lente, está quase sempre presente no gato jovem, imediatamente ao seu nascimento. Esta artéria poderá persistir por um e meio a dois meses. O nervo óptico, proximal à área crivosa, mede de 1,2 a 1,5 mm em diâmetro, porém se torna constricto à medida que passa através da área da lâmina crivosa da esclera.

A disposição das células sensíveis da retina varia da área da papila para a periferia do olho. Os cones excedem os bastonetes na área da mácula, mas quando a periferia da retina é examinada, os bastonetes superam os cones em proporção de 20 para 1. A retina tem maior espessura na área central do fundo do olho, medindo de 0,15 a 0,22 mm na área que cobre o *tapetum* e, aproximadamente, 115 mm na periferia (Prince et al., 1960). As camadas histológicas da retina do felino são as mesmas que as notadas na retina de outros animais domésticos. Para uma descrição mais detalhada das células o leitor deverá consultar Prince et al. (1960).

CÂMARAS DO OLHO

A **câmara anterior** do olho está circundada anteriormente pela córnea e posteriormente pela íris. Ela se comunica, através da pupila, com a **câmara posterior** do olho. Esta é um pequeno espaço anular, de secção transversal triangular, limitada anteriormente pela íris, posteriormente pela parte periférica da lente e seus ligamentos e externamente pelos processos ciliares. As câmaras estão ocupadas pelo **humor aquoso,** um fluido límpido que consiste de aproximadamente 98 por cento de água e um pouco de cloreto de sódio e traços de albumina e substâncias extrativas. Ele é essencialmente drenado através dos espaços da *zônula ciliar* (ou ligamento suspensório da lente) para o plexo venoso da esclera. A **câmara vítrea do bulbo** está situada entre a lente e a retina e contém o **corpo vítreo**.

MEIOS REFRATIVOS

LENTE. A **lente** parece ter uma consistência bastante homogênea. A cápsula é bem mais espessa na superfície anterior, medindo de 30 a 40 μ; a da superfície posterior mede de 3 a 7 μ.

VASOS E NERVOS

O gato possui uma **artéria** carótida interna fracamente desenvolvida e, em determinados indivíduos, é possível que um lúmen não exista. O círculo arterial cerebral recebe sangue das artérias vertebral, occipital, ou meníngea. Um dos ramos que ele emite é uma pequena artéria oftálmica interna que passa para dentro da órbita através do forame óptico e que se anastomosa com os ramos ciliares da rede oftálmica originada da artéria maxilar. Os vasos que surgem da artéria maxilar constituem a fonte mais importante de sangue arterial para a órbita e para as estruturas que são encontradas dentro da área da órbita (Fig. 58-18).

A artéria oftálmica externa forma uma rede muito próxima ao ponto onde ela deixa a artéria maxilar. As artérias que são formadas na rede são as artéria etmoidal externa, a artéria zigomática, a artéria ciliar, ramos musculares, a artéria lacrimal e um ramo anastomótico ao círculo arterial cerebral.

A artéria lacrimal surge da rede arterial ou da artéria oftálmica externa, passa ao longo do músculo reto lateral até a glândula lacrimal, podendo continuar no sentido das pálpebras e se anastomosar com os vasos zigomático e temporal superficial, para formar os vasos palpebrais laterais que suprem as superfícies laterais das pálpebras.

A artéria zigomática segue um percurso semelhante ao da artéria lacrimal, exceto que ela está localizada ventralmente à artéria lacrimal. Ela supre o ângulo lateral e a pele encontrada nesta área. A artéria zigomática se anastomosa com os ramos terminais das artérias temporal superficial e lacrimal.

Duas artérias etmoidais externas podem surgir da artéria oftálmica externa ou de sua rede; elas passam ventralmente ao músculo reto dorsal, dobram no sentido da parede medial da órbita e saem através de dois pequenos forames. As artérias etmoidais suprem as células etmoidais e uma parcela da parte caudal da cavidade nasal.

A pequena artéria oftálmica interna penetra na órbita através do forame óptico; ela pode se unir a um ramo grande da rede oftálmica a fim de formar um tronco ciliarϕ. Ela penetra na órbita através do forame óptico após ter sua origem no círculo arterial cerebral.

A artéria oftálmica externa forma uma rede no gato (Fig. 58-16). O ramo maior que emerge da rede é a continuação da artéria oftálmica externa e ele se une à artéria oftálmica interna para formar a artéria ciliar, que segue no sentido do bulbo do olho, no lado lateral do nervo óptico (Fig. 58-18). A artéria ciliar passa então dorsalmente ao nervo óptico, no ponto médio de seu percurso. A seguir retorna em direção anterior e continua seu percurso no lado medial do nervo óptico. Ao atingir um ponto localizado 5 a 6 mm do bulbo do olho, o tronco ciliarϕ se divide em duas longas artérias ciliares posteriores. Estes vasos correm em um plano que muito se aproxima daquele do meridiano horizontal do bulbo do olho. Uma das artérias está situada no lado medial do bulbo e a outra no lado lateral. Estes vasos penetram nas camadas superficiais da esclera e seguem anteriormente, até um ponto aproximadamente 6 mm posterior ao limbo ocular. Elas então penetram nas camadas mais profundas da esclera e terminam próximo à raiz da íris. As duas artérias ciliares posteriores longas enviam curtos ramos, 2 a 3 mm de seu ponto de origem, que se destinam para o nervo óptico, retina e corióide. Estes ramos curtos penetram na esclera, na vizinhança do nervo óptico.

Estes vasos curtos surgem das artérias ciliares posteriores longas, de modo tal que elas formam um plexo com o formato de um anel; elas são denominadas de artérias ciliares posteriores curtas e suprem a corióide, posterior e anteriormente ao equador do bulbo do olho. De acordo com Wong e Macri (1964), a distribuição terminal das artérias corióides é a seguinte: (1) os vasos que terminam no coriocapilar, se estendem até a borda posterior do corpo ciliar; (2) as artérias para o corpo ciliar; e (3) os vasos que se anastomosam com a artéria ciliar circular.

A artéria ciliar circular (de Wong e Macri, 1964) está formada pelos ramos anteriores da artéria ciliar posterior longa. Ramos deste anel não só suprem o corpo ciliar mas também se comunicam com as artérias ciliares radiais da íris. As artérias ciliares posteriores longas também emitem ramos que formam a artéria circunlimbalϕ que, por sua vez, supre a periferia da córnea e a área perilimbal (Wong e Macri, 1964).

O principal círculo arterial (artéria circular da íris, de Wong e Macri) está formado pela bifurcação das artérias ciliares posteriores longas na raiz da íris. O círculo arterial principal situa-se na metade da distância entre a fixação da íris e a margem pupilar da mesma. Seu percurso é paralelo ao da margem pupilar. Os ramos radiais do círculo arterial principal, para o corpo ciliar, são denominados de artérias ciliares radiaisϕ, e os ramos radiais, para a margem pupilar, são denominados de artérias radiais da íris (Wong e Macri, 1964).

Ramos musculares surgem da rede oftálmica. Eles suprem os músculos extrabulbares e depois se continuam para diante suprindo as artérias ciliares anteriores. O ramo muscular, que surge da parte mais dorsal da rede, supre o músculo retrator do bulbo, o músculo levantador da pálpebra superior, o músculo reto dorsal e o músculo reto medial. O ramo muscular ventral supre o músculo reto lateral, o músculo oblíquo ventral, o músculo reto lateral e o músculo retrator do bulbo.

As **veias** do olho do gato se anastomosam intensamente e também formam um extenso plexo na área do fundo do olho. As artérias estão efetivamente espalhadas entre as veias, nas redes arterial e venosa oftálmicas, que são encontradas na parte do fundo da órbita. Se estes plexos forem identificados

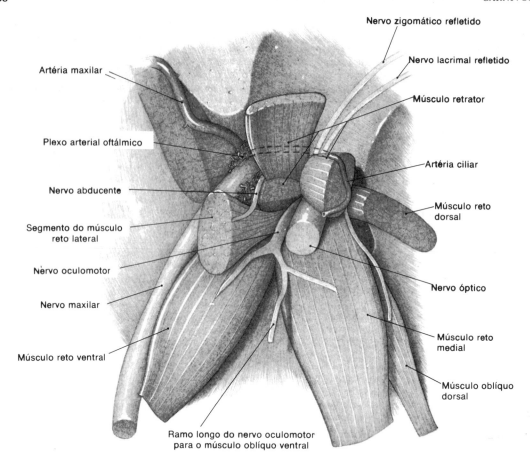

Figura 58-18. Parte do fundo da órbita de gato mostrando a relação dos músculos com os nervos cranianos.

pelo uso de látex de cores diferentes, para identificar artérias e veias, o plexo venoso é visto como sendo muito mais extenso do que a rede arterial (Fig. 58-13).

A rede venosa, observada fora da periórbita (Fig. 58-12) e também se estendendo através da mesma, está intimamente relacionada aos músculos extrabulbares (Fig. 58-17). O trajeto de drenagem, pelo plexo venoso, pode ocorrer em diversas rotas: (1) o sangue pode passar do plexo oftálmico, através da fissura orbitária, até os seios cavernosos e depois ser drenado pelas ligações entre os seios cranianos e as veias externas da cabeça e pescoço. (2) O sangue pode fluir do plexo venoso para as veias oftálmicas ventrais e depois passar para a veia facial. (3) A principal rota de drenagem do plexo venoso oftálmico é para dentro da veia maxilar e depois, finalmente, para a veia jugular externa. Há algumas veias que conduzem sangue das diversas partes da área orbitária, para o plexo venoso. As veias dorsais da órbita serão mencionadas posteriormente.

As veias lacrimais drenam o sangue da glândula lacrimal e das veias palpebrais. Elas conduzem o sangue para o plexo venoso e lá o descarregam. A veia supra-orbitária se origina da área da borda orbitária e recebe o sangue: (1) das veias do vórtice dorsal, e (2) da veia etmoidal que emerge do forame etmoidal; (3) poderá haver um ramo anastomótico entre a veia supra-orbitária e as veias oftálmicas ventrais.

As veias ciliares posteriores penetram no plexo venoso oftálmico ao surgirem na vizinhança da área crivosa, continuando ao longo do nervo óptico, até atingirem o plexo venoso.

A veia oftálmica ventral tem sua origem na superfície ventral do bulbo ocular, onde ela recebe sangue: (1) do plexo oftálmico; (2) das veias do vórtice ventral e (3) do ramo anastomótico da veia supra-orbitária. A veia oftálmica ventral pode drenar para a veia facial, após ser suplementada por ramos da cavidade nasal e da área maxilar.

A drenagem venosa do bulbo do olho foi estudada em detalhes por Wong e Macri (1964) e Anders-Bill (1962a e b). A pressão intra-ocular, do olho do gato sadio, foi verificada como sendo de aproximadamente 20 mm Hg, com uma variação de 12 a 25 mm Hg, de acordo com Anders-Bill (1962a e b); 99 por cento do humor aquoso é drenado para o plexo venoso intra-escleral.

Os canais de drenagem venosa do bulbo do olho parecem ser a veia ciliar anterior, as veias do vórtice e as veias ciliares posteriores longas. A veia ciliar anterior drena o plexo intra-escleral, no felino. O vaso surge medialmente ao meridiano de 12 horas do olho e, aproximadamente, 7 mm posteriormente ao limbo. Ele drena para o plexo venoso, no ápice da órbita. Wong e Macri (1964) declaram que nenhuma artéria ciliar anterior ventral foi detectada em 100 olhos que estudaram.

Há quatro veias de vórtice que deixam o bulbo do gato; elas emergem no lado medial e lateral do músculo reto dorsal e do músculo reto ventral. As veias dorsais deixam o bulbo do olho a aproximadamente 12 mm do limbo, enquanto as veias do vórtice ventral o deixam a aproximadamente 8 mm do limbo, de acordo com Wong e Macri (1964). As veias dorsais são as menores; a maior é a veia ventral medial. As veias do vórtice dorsal drenam para a veia supra-orbitária, e, as veias do vórtice ventral, para a veia oftálmica ventral ou um ramo deste vaso. Há consideráveis anastomoses do plexo venoso intra-escleral com as veias da corióide que drenam para as veias do vórtice (Wong e Macri, 1964).

As veias ciliares posteriores longas têm o percurso paralelo às artérias ciliares posteriores longas. Elas se originam da área da papila óptica e da parte do bulbo do olho adjacente à papila óptica.

A **inervação** motora dos músculos extrabulbares no gato é a mesma observada para os outros animais domésticos. Houve alguma mudança, notada no modo como os ramos do nervo trigêmeo, a inervação sensorial para a órbita e o bulbo, eram distribuídos.

O ramo oftálmico do nervo trigêmeo se divide ao dar origem a um nervo frontal que corre dorsalmente à periórbita e termina ao suprir a pálpebra superior e a área da testa. O nervo oftálmico se continua pelo nervo nasociliar, que se divide em diversos ramos importantes: (1) o ramo sensorial do nervo nasociliar passa por trás do músculo reto lateral suprindo fibras ao gânglio ciliar. O gânglio ciliar está intimamente associado ao ramo ventral do nervo oculomotor. (2) Os nervos ciliares longos podem passar diretamente do nervo nasociliar e seguir até o bulbo do olho. Um ramo do nervo ciliar longo passa para o lado medial do bulbo e o outro ramo percorre para o lado lateral do mesmo. (3) O ramo etmóideo do nervo nasociliar passa através do forame etmóide e segue para a área etmoidal da cabeça. O nervo passa abaixo do músculo oblíquo dorsal para atingir o forame etmoidal. (4) O nervo supratroclear é a parte mais distal do nervo nasociliar e supre fibras sensoriais para a pálpebra superior e para o ângulo medial do olho (Fig. 58-16).

A divisão maxilar do nervo trigêmeo supre apenas dois ramos importantes para a área orbitária. O ramo zigomático do nervo trigêmeo surge próximo à fissura orbitária. O nervo deixa a fissura orbitária juntamente com a divisão maxilar, seguindo por cima do músculo reto lateral porém permanecendo ventrolateralmente ao nervo lacrimal. O nervo zigomático pode se dividir em dois ramos que suprem as pálpebras, próximo ao ângulo lateral do olho, e a região temporal do ouvido externo. O nervo lacrimal é considerado, no gato, como sendo um ramo do nervo maxilar. O nervo lacrimal pode consistir de mais de um ramo; normalmente um ramo irá suprir a glândula lacrimal e depois acompanhar outros ramos lacrimais até a pálpebra superior (Fig. 58-14).

Além dos ramos dos nervos cranianos que podem ser dissecados, há um suprimento nervoso autônomo para o olho do gato. Esse suprimento nervoso foi estudado mais extensamente no gato do que em qualquer outro animal doméstico. Esta inervação para o músculo liso da terceira pálpebra foi mencionada anteriormente. Thompson (1961) demonstrou que o suprimento simpático para o músculo liso medidal da terceira pálpebra é feito através dos ramos nasociliar e infratrocelar do nervo oftálmico, enquanto que o suprimento simpático para o músculo liso ventral é feito pelos ramos zigomáticos do nervo maxilar.

Laties e Jacobowitz (1966) declararam que as fibras simpáticas penetram na córnea, na área do limbo, e que a maioria das fibras ramificam-se anteriormente. Nenhuma fibra foi observada na área da *lâmina limitante posterior* (membrana de Descemet) ou no terço posterior da córnea. Verificou-se que o gato possui uma escassa inervação adrenérgica para os vasos intra-esclerais. Há provas de que fibras autônomas se estendem da *ora ciliar da retina* sobre a *parte plana* até a base dos processos ciliares; a inervação do corpo ciliar acompanha os vasos sangüíneos, nos processos ciliares, até a própria extremidade destas projeções. A maior parte da inervação ao corpo ciliar passa até as rampas superficiais do músculo longitudinal, que se origina próximo à junção córneo-escleral.

Laties e Jacobowitz (1966) observaram que nos músculos da íris as fibras dilatadoras possuem inervação adrenérgica e colinérgica; as fibras constrictoras também possuem inervação adrenérgica e colinérgica. A corióide possui uma forte inervação adrenérgica que pode ser seguida até os vasos de pequeno calibre do corióidecapilar.

BIBLIOGRAFIA

Anders-Bill, M. L. 1962a. Aspects of the drainage of the aqueous humor in cats. Arch. Ophthal. (Chicago) 67:148-155.

Anders-Bill, M. L. 1962b. A method for quantitative determination of the blood flow through the cat uvea. Arch. Ophthal. (Chicago) 67:156-162.

Bishop, P. O., W. Kozak and G. J. Vakkur. 1962. Some quantitative aspects of the cat's eye: Axis and plane of reference, visual field co-ordinates and optics. J. Physiol. (Lond.) 163:466-502.

Cohen, B. 1965. Eye movements induced by electrical stimulation of the cerebellum in the alert cat. Exp. Neurol. 13:145-162.

Elliott, J. H. 1963. Fluorescence in the tapetum of the cat's eye. Identification, assay and localization of riboflavin in the tapetum and a proposed mechanism by which it may facilitate vision. Arch. Ophthal. (Chicago) 70:531-534.

Filotto, U., and R. Casati. 1960. Electron microscopy of the tapetum lucidum in cats and dogs. Atti. Soc. Ital. Sci. Vet. 14:300-303.

Gunther, R., H. G. W. Harding and W. S. Stiles. 1951. Special reflection factor of the cat's tapetum. Nature (Lond.) 168:293-294.

Hisada, M., and S. Y. Botelho. 1963. Functional innervation of the lacrimal gland in the cat. Fed. Proc. 22:576.

Hymen, L. H. 1946. Comparative Vertebrate Anatomy. Chicago, University of Chicago Press.

Laties, A. M., and D. Jacobowitz. 1966. A comparative study of the autonomic innervation of the eye in the monkey, cat and rabbit. Anat. Rec. 156:383-395.

Macri, F. J. 1960. Acetazolamide and the venous pressure of the eye. Arch. Ophthal. (Chicago) 63:953.

Meyer, D. R., R. C. Miles and P. Ratoosh. 1954. Absence of color vision in the cat. J. Neurophysiol. 17:289-294.

Napolitano, L. M. 1954. Innervation of the ocular blood vessels in the cat. Anat. Rec. 118:332.

Pilar, G. J. 1967. Further study of the electrical and mechanical

response of slow fibers in cat extraocular muscles. Gen. Physiol. 50:2289-2300.
Prince, J. H., C. D. Diesem, I. Eglitis and G. L. Ruskell. 1960. Anatomy and Histology of the Eye and Orbit in Domestic Animals. Springfield, Ill., Charles C Thomas.
Thompson, J. W. 1958. Studies on the responses of the isolated nictating membrane of the cat. J. Physiol. 14:46-72.
Thompson, J. W. 1961. The nerve supply to the nictitating membrane of the cat. J. Anat. (Lond.) 95:371-385.
Weiskrantz, L. 1958. Sensory deprivation and the cat's optic nervous system. Nature (Lond.) 181:1047-1050.
Wong, V. G., and F. J. Macri. 1964. Vasculature of the cat's eye. Arch. Ophthal. (Chicago) 72:351-358.

OUVIDO (ORGANUM VESTIBULOCOCHLEARE [AURIS])

C. R. Ellenport*

O **ouvido** está dividido, para fins de discussão, em três partes: o ouvido externo, o ouvido médio e o ouvido interno. O **ouvido externo** consiste da orelha e do meato acústico externo. O **ouvido médio** consiste da cavidade do tímpano, a membrana do tímpano e três ossículos com ligamentos e músculos associados. A cavidade do ouvido médio está ligada à faringe por meio da tuba auditiva. O **ouvido interno** inclui a cóclea e os canais semicirculares e está cir-

*Baseado em Getty et al., 1956.

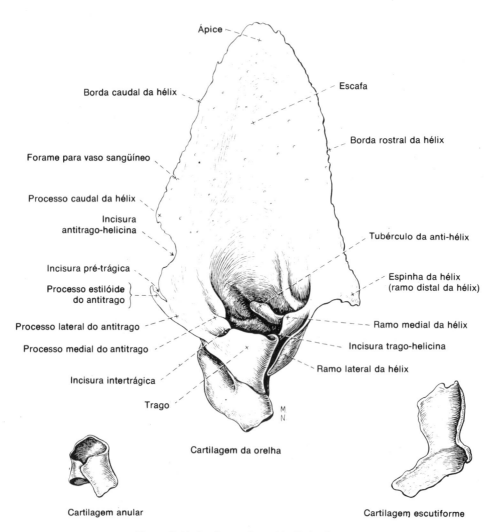

Figura 58-19. Cartilagens do ouvido direito do cão.
(De Getty et al., 1956.)

cundado pela parte petrosa do osso temporal. Ela consiste de um labirinto membranoso e um ósseo. O ouvido interno é um órgão tanto para a audição como para o equilíbrio, enquanto o ouvido externo e o ouvido médio representam um aparelho coletor e condutor do som.

OUVIDO EXTERNO (AURIS EXTERNA)

O **ouvido externo** (Fig. 58-19) consiste de duas cartilagens cobertas por pele, a da orelha e a anular, juntamente com o canal do ouvido, e o meato acústico externo que eles abarcam. Ele é uma estrutura um tanto semelhante a um funil que serve para receber vibrações do ar, sobre uma grande área, e concentrá-las.

O formato da **orelha,** a parte projetada do ouvido, varia consideravelmente. A maioria das raças possui ouvidos com formatos característicos. Eles variam de um tipo com o formato de um pequeno V, ereto, como nos Scottish terriers ou Skye terriers, ao tipo mais lobulado e semi-ereto dos terriers de pêlo liso ou pêlo de arame e o bulldog inglês, e a do tipo mais longo e pendente dos spaniels, setters e sabujos.

As orelhas dos animais domésticos são mais móveis do que as dos homens. Elas são tão versáteis no movimento que as bordas rostrais podem tornar-se quer medial ou lateral. Cada ouvido é controlado independentemente. Os ouvidos dos membros, tanto dos Carnívoros como dos Ungulados, foram observados se orientando rostralmente em um lado e caudalmente no lado oposto, ao mesmo tempo.

A seguinte discussão geral baseia-se sobre o tipo pendente de ouvido, suspenso pelo ápice. As cartilagens isoladas são descritas separadamente. A abertura do canal do ouvido se orienta dorsolateralmente. O ápice da orelha aponta dorsalmente, a face convexa ou externa orienta-se medialmente e a face côncava ou interna se orienta lateralmente. Assim, as margens da orelha serão observadas como rostral (NAV: trágica) e caudal (NAV: antitrágica) na descrição.

A parte cartilaginosa visível do ouvido consiste apenas da **cartilagem da orelha.** Ela é uma única lâmina de cartilagem elástica, fina e maleável em sua extremidade distal, mais espessa e menos maleável em sua extremidade proximal, onde ela se apresenta enrolada em um tubo. Os três quartos distais da cartilagem são de formato aproximadamente elíptico.

A **hélix** é a margem livre, ligeiramente dobrada, da cartilagem. Uma crista transversal baixa, a **anti-hélix** ϕ, com um proeminente tubérculo rostral, está presente na parede medial da parte inicial do canal do ouvido. A área triangular côncava, entre a hélix e a anti-hélix, é a **escafa.**

Oposto ao anti-hélix e formando o limite lateral da parte inicial do canal do ouvido há uma placa relativamente densa de cartilagem, irregularmente quadrangular, conhecida como **tragus.** O tragus curva-se caudomedialmente e, com a extremidade proximal do antitragus, completa o limite caudal da abertura para dentro do canal do ouvido. O **antitragus** é uma fina e alongada lâmina de cartilagem, localizada caudalmente ao tragus e separada dele por uma importante fissura, a **incisura intertrágica.** Incisões para a drenagem do canal do ouvido são normalmente iniciadas aqui.

O antitragus pode ser dividido em dois processos; o **processo medial** e o **processo lateral.** Eles são demarcados caudalmente pela **incisura pré-trágica.** O ápice do processo lateral termina em um processo afilado, o **processo estilóide.** Logo distal a este, a borda caudal apresenta o **saco cutâneo marginal,** que é destruído quando a cartilagem está isolada, pois a parede medial é formada apenas de pele.

Uma característica proeminente da borda caudal da cartilagem da orelha é o **processo caudal da hélix,** localizado distalmente ao saco cutâneo. Próxima a margem caudal encontra-se a **incisura antitrago-helicina,** profunda e caudal, na região do saco cutâneo.

A borda rostral da cartilagem da orelha é quase reta; na junção dos terços proximal e médio, a **espinha** da hélix é formada por um corte súbito desta borda. Tendo início rostralmente ao **tragus** e se estendendo quase até a espinha da hélix encontra-se o **ramo medial da hélix.** Ele está separado do tragus pela incisura trago-helicina ϕ.

Surgindo rostromedialmente ao ramo medial da hélix e se estendendo ao redor do ramo medial para se sobrepor à borda rostral do tragus, há uma distinta lâmina de cartilagem, o **ramo lateral da hélix.**

A **cavidade da concha** é a continuação proximal da escafa ao meato acústico. Ela pode ser demarcada da escafa por uma linha que vai do processo do antitragus, através da anti-hélix, até a espinha da hélix. O diâmetro da cavidade da concha se estreita muito rapidamente no sentido de sua parte proximal, o lúmen da qual se continua através da cartilagem anular para tornar-se contínuo com o meato acústico externo.

Numerosos forames ocorrem na escafa, em grande parte agrupados em um semicírculo, na junção dos terços proximal e médio. Eles servem para transmitir vasos do lado lateral para o lado medial da cartilagem.

Algumas das características mais proeminentes do ouvido não dissecado são o tragus, a hélix e a anti-hélix ϕ. As posições do antitragus e da espinha da hélix, bem como as dos ramos medial e lateral da hélix, podem ser distinguidas pela palpação. A começar pela borda rostral, as seguintes incisuras podem ser identificadas: a incisura trago-helicina ϕ, a incisura intertrágica, e a incisura antitrago-helicina, proximal ao processo caudal da hélix no saco cutâneo.

Um sulco raso pode ser palpado na face medial da cartilagem auricular, opostamente à anti-hélix. A dobra, que ocorre na aurícula de animais de orelhas dobradas (caídas), ocorre distal à anti-hélix, na escafa.

Interposta entre a cartilagem da orelha e o meato acústico externo ósseo está a **cartilagem anular** ϕ. Ela é uma estreita lâmina de cartilagem enrolada para formar um tubo incompleto. As extremidades livres encontram-se no lado caudal do meato acústico externo. Seu diâmetro é de 5 a 10 mm, dependendo da idade, raça e tamanho do cão. Ela tem aproximadamente 2 cm de comprimento. A extremidade proximal da cartilagem se sobrepõe ao pro-

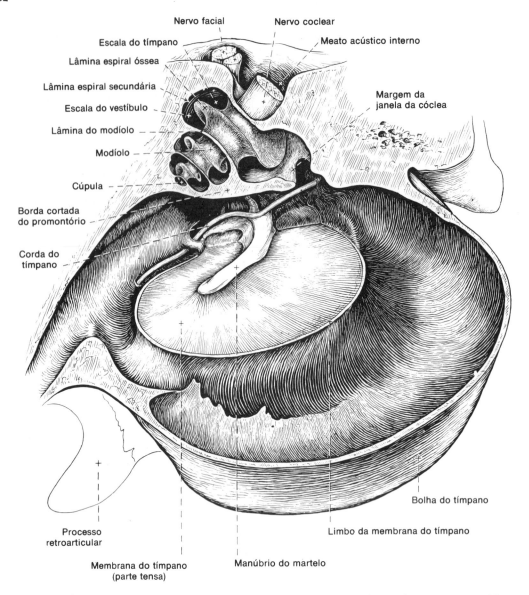

Figura 58-20. Aspecto ventral medial do ouvido médio direito do cão, com o promontório cortado para mostrar a cóclea; posição normal da cabeça.

(De Getty et al., 1956.)

cesso acústico externo ósseo com o qual forma uma articulação por meio de tecido fibroso. Este processo é muito curto no cão.

A sindesmose entre os tubos incompletos das cartilagens da orelha e anular e entre a cartilagem anular e o processo acústico externo permite grande liberdade de movimento da orelha. A cartilagem anular é menor que a extremidade proximal da cartilagem da orelha e assim encaixa-se parcialmente dentro dela sem ferimento, no advento de trauma. O lúmen da parte do tubo auditivo, limitado pela cartilagem anular, torna-se um tanto elíptico em seu formato para se enquadrar ao formato do meato acústico externo. Seu eixo maior se estende rostro-ventralmente.

Seguindo de perto as irregularidades da cartilagem da orelha, a pele que cobre a superfície côncava do ouvido possui pouco tecido conjuntivo. A derme é fina e a aparente falta de fáscia superficial levou à crença de que a derme é contínua com o pericôndrio da cartilagem. Isto poderá ser verdadeiro pois tanto a derme como o pericôndrio são tecido conjuntivo. Acredita-se que hematomas formam-se entre o pericôndrio e a cartilagem.

A pele que reveste a escafa e a cavidade da concha apresenta pigmentação característica da raça, e possui na maioria dos indivíduos uma quantidade decrescente de pêlo, da parte distal para a proximal. Alguns pêlos muito finos são encontrados na pele da entrada do meato acústico externo. Muitas grandes

ÓRGÃOS DOS SENTIDOS DO CARNÍVORO E TEGUMENTO COMUM

glândulas sebáceas e sudoríferas estão presentes no meato acústico externo. Elas secretam o cerume ou cera do ouvido.

Localizado nos músculos rostromediais para o ouvido encontra-se uma pequena placa cartilaginosa semelhante a uma bota. Ela é a **cartilagem escutiforme.** O taco está direcionado para fora da linha média e a extremidade rostral à perna aponta medialmente. Ela é uma cartilagem sesamóidea intercalada nos músculos auriculares.

Profundamente à cartilagem escutiforme situa-se uma almofada gordurosa, o *corpo adiposo da orelha*. Este pilar gorduroso, constantemente presente mesmo nos cães magros, estende-se sobre uma parte da face superficial do músculo temporal e ao redor da base da cartilagem da orelha. Ele protege a cartilagem auricular e facilita um pouco seus movimentos (Ellenberger e Baum, 1891).

OUVIDO MÉDIO (AURIS MEDIA)

A **membrana do tímpano** (Figs. 58-20 e 21) é uma fina membrana semitransparente, de formato elíptico, que serve como uma parede comum entre a cavidade do tímpano e o meato acústico externo. Seu eixo mais longo está direcionado rostrolaterodorsocaudalmente. O diâmetro mais curto é quase vertical. Suas dimensões estão sujeitas a acentuadas variações individuais, dando em média 15 mm por 10 mm. A membrana pode ser dividida em duas partes: a *parte flácida* e a *parte tensa*. A parte flácida é a pequena parte triangular situada ente o processo lateral do martelo e as margens da incisura timpânica da parte escamosa do osso temporal. Esta parte cicatriza prontamente caso seja lesada. A parte tensa constitui o restante da membrana. Uma vez quebrada, ela cicatriza com dificuldade.

O aspecto externo da membrana é um tanto côncavo, devido à tração, na face medial, pelo manúbrio do martelo. O ponto mais deprimido, oposto à extremidade distal do manúbrio, é denominado de **umbigo da membrana do tímpano.** Quando visto pelo lado lateral, um risco de cor clara, a **estria malear,** pode ser observada correndo dorsocaudalmente do umbigo, no sentido da parte flácida; isto é decorrente do brilho do martelo visto através da membrana, ao longo de sua inserção. A membrana consiste de quatro camadas. A camada externa está coberta por delgado epitélio estratificado pavimentoso, contínuo com o que reveste o meato acústico

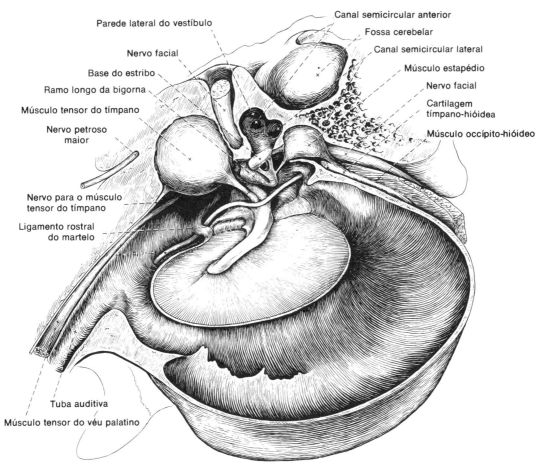

Figura 58-21. Aspecto ventral medial do ouvido médio direito do cão, com a cóclea removida; posição normal da cabeça. (De Getty et al., 1956.)

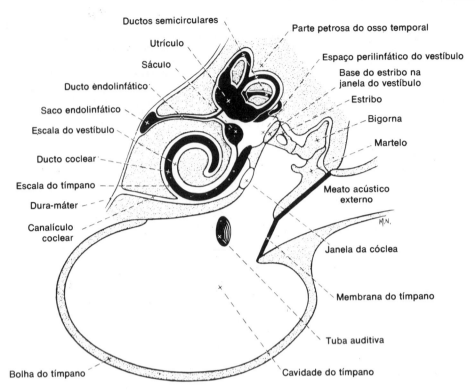

Figura 58-22. Diagrama do ouvido médio e interno do cão.
(De Getty et al., 1956.)

externo. A mucosa que reveste o interior da membrana está desprovida de glândulas e varia do pavimentoso quase simples, no centro, até cuboidal finalmente colunar, na periferia, onde ela se continua com o epitélio pseudoestratificado ciliado que reveste a cavidade timpânica, em outras partes. Entre as camadas epiteliais há a túnica própria, composta de fibras colágenas e elásticas. Ela pode ser subdividida em uma camada radial externa e uma camada circular interna, mais pronunciada perifericamente. As duas camadas não são distinguíveis na parte flácida. O manúbrio, encaixado na túnica própria, está coberto pelo epitélio que reveste a membrana. Ele é muito delgado no centro, tornando-se progressivamente mais espesso perifericamente, onde se insere numa almofada circular fibrocartilaginosa (*ânulo fibrocartilaginoso*). Ele, por sua vez, está inserido, num "colarinho" definido de osso, no meato acústico externo. Este colarinho ósseo é incompleto dorsocaudalmente, formando a incisura timpânica.

A **cavidade do tímpano** (Figs. 58-20, 21 e 22) está situada dentro da parte do osso temporal conhecida como a bolha do tímpano. Ela pode ser dividida na parte dorsal ou recesso epitimpânico, a parte média ou cavidade do tímpano propriamente dita e uma parte ventral ou fúndica, dentro da bolha do tímpano.

O recesso epitimpânico localiza-se dorsalmente a um plano frontal através do meato acústico externo. Ele é o menor das partes, sendo ocupado quase inteiramente pela cabeça do martelo com a bigorna, em sua articulação.

A cavidade do tímpano propriamente dita é aquela parte oposta à membrana do tímpano. Ela é de formato quadrangular irregular, sendo achatada lateralmente pela membrana do tímpano. Sua maior medida é inferior a 1 cm. Na parte caudal mas orientado-se rostralmente encontra-se a membrana secundária do tímpano que fecha a redonda **janela coclear.**

A parte dentro da bolha do tímpano pode ser comparada, no formato, ao interior da casca de ovo, possuindo uma abertura elíptica em um lado que se orienta dorsalmente e se comunica com a cavidade do tímpano propriamente dita. O eixo longo da cavidade tem aproximadamente 15 mm e está num ângulo de aproximadamente 45 graus com o plano mediano. A largura e a profundidade são mais ou menos iguais, medindo de 8 a 10 mm.

O **promontório** é uma eminência óssea que acomoda a cóclea; situa-se opostamente à membrana do tímpano e medialmente ao recesso epitimpânico. A **janela do vestíbulo,** ocupada pela base do estribo, está localizada na face dorsolateral do promontório, medialmente à parte flácida. O óstio da tuba auditiva localiza-se na extremidade rostrodorsal da cavidade do tímpano. O tendão do músculo tensor do tímpano desce ventrolateralmente, através de uma incisura numa delgada lâmina de osso que se sobrepõe ao músculo; ele se insere no processo muscular do martelo. Os ossículos formam uma curta cadeia através da parte dorsal desta cavidade.

O nervo da corda do tímpano, após deixar o nervo facial, meramente passa através da cavidade do tímpano sobre as partes dorsais da membrana timpânica e do martelo para unir-se com o nervo lingual. O plexo timpânico que surge do ramo timpânico do nervo glossofaríngeo situa-se no promontório e supre a mucosa timpânica. Outros nervos que contribuem são o petroso menor e o carotico-timpânico.

Todas as estruturas que se situam na cavidade do tímpano estão cobertas por uma túnica mucosa. Ela é um epitélio pseudoestratificado ciliado que contém células caliciformes.

A **tuba auditiva** (de Eustáquio) (Figs. 58-21 e 22) é um curto canal que se estende dorsocaudolateralmente da nasofaringe até a parte rostral da cavidade do tímpano. Sua parede óssea é formada, rostralmente, pela parte escamosa e, seu assoalho, pela parte timpânica do osso temporal. A parede lateral, que é de aproximadamente 8 mm de comprimento, tem quase duas vezes o comprimento da parede medial. O tubo é de formato oval, com o diâmetro maior sendo de 1,5 mm. A parede medial da parte membranosa da tuba está sustentada por uma placa de cartilagem hialina. A extremidade rostral da cartilagem curva-se medialmente, formando um gancho curto. A tuba é revestida por epitélio pseudoestratificado ciliado contendo células caliciformes. No recesso da cavidade do tímpano, onde a tuba termina, existem bolsas revestidas de células ciliadas, profundamente às quais há uma camada de células que se assemelham às células mais curtas e espessas de um epitélio pseudoestratificado colunar. Glândulas túbulo-alveolares compostas, com alvéolos mucosos e serosos e alguns alvéolos com semiluas serosas, estão na túnica própria e na submucosa.

O **músculo tensor do véu palatino** surge em um sulco da parte petrosa do osso temporal, ventrolateralmente ao músculo tensor do tímpano. Ele sustenta a parede lateral da tuba auditiva. O ramo do quinto nervo craniano que supre o músculo tensor do tímpano penetra na cavidade do tímpano em associação com o tendão de origem do músculo tensor do véu palatino.

OSSÍCULOS DO OUVIDO

Os **ossículos do ouvido** são três pequenos ossos que formam um meio pelo qual as vibrações do ar que atingem a membrana do tímpano são transmitidas, através da cavidade do ouvido médio, até o ouvido interno. O mais lateral e maior dos três ossos é o martelo. O mais medial é o estribo. O manúbrio do martelo insere-se na membrana do tímpano, enquanto a base do estribo está afixada na margem da janela do vestíbulo por um anel de fibras conjuntivas. Entre o martelo e o estribo encontra-se a bigorna, que se articula com os outros dois ossículos. As vibrações transmitidas através dos ossículos estimulam as extremidades terminais do nervo coclear, dentro da cóclea.

Martelo (Figs. 58-23 e 24). O **martelo** tem aproximadamente 1 cm de comprimento, mas está sujeito a grande variação. Ele consiste de uma **cabeça**, seguida de um largo **colo** fino, e um **manúbrio.** O manúbrio é trilateral em secção transversal. O lado encaixado na substância da membrana do tímpano é mais largo e mais liso do que os outros dois; ele também é ligeiramente côncavo longitudinalmente. Há uma distinta curva rostral, na extremidade distal ou ventral do manúbrio, de modo que sua terminação está no centro da membrana do tímpano. Na base do manúbrio, estendendo-se medial e ligeiramente rostralmente, encontra-se o **processo muscular** do martelo. Ele está provido de um diminuto gancho, em sua extremidade, no qual o músculo tensor do tímpano está afixado. O longo **processo rostral** está, em sua maior parte, encaixado na membrana do tímpano. Ele se estende rostralmente do colo do martelo, surgindo no mesmo nível que o processo muscular. Uma fina lâmina de osso se estende da cabeça, oposta à articulação com a bigorna, até o processo rostral. Oposto ao processo muscular, a um ângulo de aproximadamente 90 graus com o processo rostral, existe o **processo lateral,** curto. Esta é a fixação mais dorsal do manúbrio para a membrana do tímpano. A cabeça do martelo se articula com o corpo da bigorna no recesso epitimpânico.

Bigorna (Figs. 58-23 e 24). A **bigorna** é bem menor do que o martelo, medindo aproximadamente 4 mm de comprimento por 3 mm de altura. Sua forma foi muitas vezes comparada com a de um dente bicúspide humano de raízes divergentes. A bigorna situa-se caudalmente ao martelo, no recesso epitimpânico. As raízes, processos ou *crura* estão localizados em cada lado de uma crista transversal que forma o limite caudal do recesso. O **ramo curto** aponta caudalmente para dentro da *fossa incudis* φ, dorsal a esta crista. O **ramo longo** também está direcionado caudalmente, mas tem um **processo lenticular** que se estende, rostral e um tanto medialmente, de sua extremidade distal (ele às vezes é um **osso lenticular** separado). A cabeça do estribo se articula com este processo.

Estribo (Figs. 58-23 e 24). O **estribo,** o ossículo mais interno, é o menor osso do corpo, tendo apenas 2 mm de comprimento, aproximadamente. Ele consiste de uma cabeça, colo, dois ramos, uma base e um processo muscular. O estribo está em um plano horizontal, com a base medialmente orientada. A **base** se articula, por uma sindesmose, com a cartilagem, que cobre a borda da janela do vestíbulo. Um ligamento anular ocupa o espaço entre a cartilagem e o osso. Os **ramos** não são sólidos, mas ocos nos lados côncavos. Uma secção transversal, de um único ramo, se assemelha a um estreito semicírculo de osso. Uma fina túnica de tecido conjuntivo, a **membrana do estribo,** obturadora, liga um ramo ao outro e à base do estribo, em cada lado. O ramo rostral é ligeiramente mais longo do que o ramo caudal. O diminuto processo muscular que fornece inserção para o músculo estapédio surge do ramo caudal, próximo ao colo.

Ligamentos dos Ossículos

Diversos ligamentos inserem os ossículos à parede da cavidade do tímpano. Um curto, mas relativamente bem definido ligamento lateral do martelo liga o processo lateral do martelo às margens da incisura timpânica. O ligamento dorsal da cabeça do martelo é uma massa um tanto difusa de tecido con-

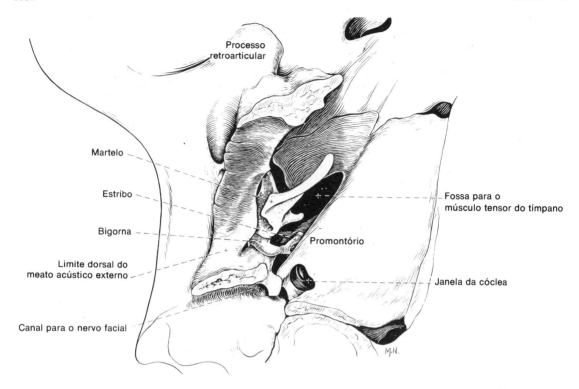

Figura 58-23. Aspecto ventral dos ossículos do ouvido direito do cão. A bolha do tímpano foi removida.
(De Getty et al., 1956.)

jùntivo fibroso que une a cabeça do martelo a uma pequena área, no teto do recesso epitimpânico. O ligamento rostral do martelo é um curto ligamento que afixa o processo rostral do martelo ao anel timpânico ósseo, ventralmente ao canal pelo qual a corda do tímpano deixa a cavidade do tímpano.

O corpo da bigorna está inserido no teto do recesso epitimpânico pelo ligamento dorsal da bigorna. O ligamento caudal da bigorna fixa o ramo curto da bigorna à *fossa incudis*ϕ. O ligamento anular da base do estribo foi descrito em relação aos ossículos. Além disso, há ligamentos interósseos que unem os ossículos uns aos outros.

Músculos dos Ossículos

Dois músculos diminutos estão associados com dois dos ossículos. O **músculo tensor do tímpano** é esférico, com sua base arredondada na fossa do tensor do tímpanoϕ. Esta fossa é a maior e mais ventral das três fossas que se situam rostralmente às janelas. O curto tendão de inserção está inserido no gancho do ápice do processo muscular do martelo. A contração deste músculo tende a puxar o manúbrio, desta forma tensionando a membrana do tímpano. A inervação é feita através do nervo tensor do tímpano, da divisão mandibular do nervo trigêmeo.

O **estapédio** é o menor músculo esquelético do corpo. Origina-se na dilatação do canal para o nervo facial. O corpo do músculo situa-se em grande parte medialmente ao nervo facial, circundando-o um pouco. Há uma ligação entre o estapédio e a origem do músculo occípito-hióideo da cartilagem tímpano-hióide. Esta ligação pode ser um remanescente resultante da origem comum dos dois músculos. Seu tendão de inserção afixa-se ao processo muscular do estribo. A contração do estapédio movimenta, caudolateralmente, a extremidade rostral da base do estribo. Este músculo é inervado pelo nervo estapédio, ramo do nervo facial.

OUVIDO INTERNO (AURIS INTERNA)

O **ouvido interno** (Figs. 58-22, 25 e 26) está localizado dentro da parte petrosa do osso temporal. Ele contém os órgãos terminais das divisões vestibular e coclear do nervo vestibulococlear. Os canais semicirculares contêm o órgão terminal do nervo vestibular e conduzem impulsos que resultam da orientação do corpo no espaço; a cóclea contém o órgão terminal do nervo coclear e conduz impulsos que resultam na audição. Estas duas partes e o vestíbulo que os liga formam o labirinto. O labirinto pode ser dividido em um labirinto ósseo externo e o labirinto membranoso, que se situa dentro daquele. Cada um é uma série distinta de tubos e dilatações, contínuas e retentoras de fluido. Perilinfa ocupa o labirinto ósseo que sustenta o labirinto membranoso, que contém endolinfa.

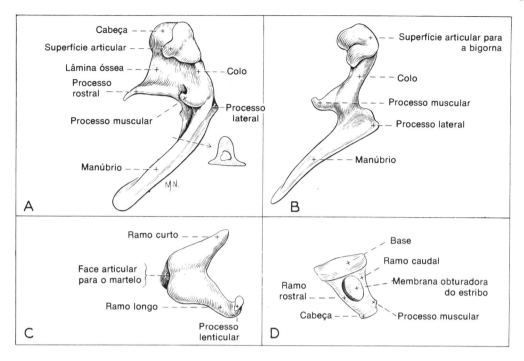

Figura 58-24. Ossículos do ouvido direito do cão.

A, Martelo, superfície medial e corte transversal; B, martelo, superfície caudal; C, bigorna, superfície cranial medial; D, estribo, superfície caudal medial. (De Getty et al., 1956.)

LABIRINTO ÓSSEO

O **labirinto ósseo** tem cerca de 15 mm de comprimento. Ele é incompletamente dividido em três componentes: cóclea, vestíbulo e canais semicirculares. O vestíbulo situa-se entre a cóclea, rostralmente, e os canais semicirculares, caudalmente. Um epitélio delgado cobre o periósteo que reveste o labirinto ósseo.

Cóclea

A **cóclea** óssea tem formato semelhante ao de uma concha de caramujo, da qual ela deriva seu nome. Ela pode ser comparada a um tubo ósseo que tem início no vestíbulo e enrosca-se ventralmente em uma espiral ao redor de um centro ósseo oco, o eixo central do modíolo, e que termina cegamente no ápice ou cúpula, após completar três voltas e um quarto. A cóclea aponta ventrorrostralmente e ligeiramente lateralmente para dentro do promontório. A lâmina espiral óssea que se enrosca ao redor do modíolo, como a rosca de um parafuso, quase bissecta o lúmen da cóclea óssea. Ela começa dentro do vestíbulo e termina no ápice, em um processo livre semelhante a um gancho, o **hâmulo**. Desta forma o tubo é quase todo dividido em duas partes, denominadas de escalas — a escala do tímpano e a escala do vestíbulo. Esta última comunica-se com o vestíbulo e, portanto, é acionada pela placa de pé do estribo, na janela do vestíbulo. A **janela da cóclea** óssea é uma abertura situada próximo à extremidade rostral do vestíbulo, através da qual a escala do tímpano comunica-se com o ouvido médio. Inicialmente a membrana secundária do tímpano fecha a janela da cóclea. O ducto membranoso da cóclea completa a separação das duas escalas. As escalas comunicam-se no ápice do modíolo por uma pequena abertura, o **helicotrema**, formado pela borda livre do hâmulo. A volta basal da cóclea tem cerca de 4 mm de diâmetro; sua altura total mede 7 mm; a volta basal situa-se próxima ao lado medial do vestíbulo. Os **canais longitudinais do modíolo** e o **canal espiral do modíolo** servem para a distribuição, para a cóclea, tanto dos vasos sangüíneos como dos nervos. Um pequeno canal, o canalículo coclearφ, desce em direção diretamente ventral, de um ponto na parede ventral da escala do tímpano, próximo à sua origem, para se comunicar com o espaço subaracnóideo. A perilinfa ganha acesso por este canal.

Vestíbulo

O **vestíbulo** ósseo é um espaço irregularmente oval, de aproximadamente 3 mm de diâmetro, que se comunica com a cóclea, rostralmente, e com os canais semicirculares, caudalmente. As paredes do vestíbulo são marcadas por depressões e cristas que correspondem às várias partes do labirinto membranoso. A parede medial contém duas depressões; a depressão dorsocaudal é o **recesso elíptico** que contém o utrículo. Ventrorrostralmente a ele encontra-se o **recesso esférico**, para o sáculo. A **crista do vestíbulo** separa os dois recessos. Diversos grupos de pequenas aberturas, que acomodam os nervos desta região, ocorrem próximo aos recessos. Estes diminutos grupos de forames são denomina-

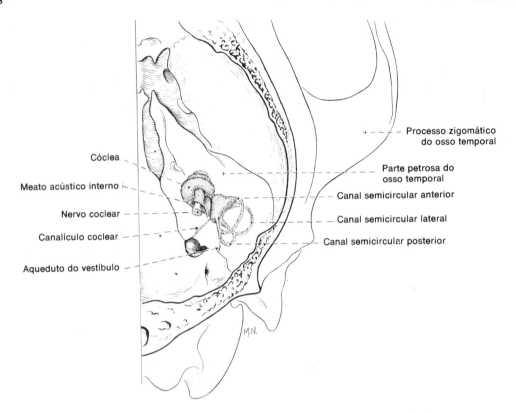

Figura 58-25. Posição do labirinto ósseo direito no crânio do cão; aspecto dorsal.
(De Getty et al., 1956.)

dos de **máculas crivosas.** A parede lateral contém a **janela do vestíbulo,** que é fechada pela base do estribo. Ventralmente a ela encontra-se a janela da cóclea. O canal ósseo para o ducto endolinfático desce caudoventralmente do vestíbulo para a face caudal da parte petrosa do osso temporal. Os canais semicirculares abrem-se caudalmente dentro do vestíbulo.

Canais Semicirculares Ósseos

Os **canais semicirculares** ósseos são em número de três, o **anterior,** o **posterior** e o **lateral.** Eles situam-se caudal e ligeiramente dorsal ao vestíbulo. Cada canal descreve aproximadamente dois terços de um círculo, em um plano único, que está aproximadamente a um ângulo de 90 graus um com os outros dois. O segmento do canal, proximal ao vestíbulo, é denominado de um **ramo.** Assim, cada canal possui dois ramos que se comunicam com o vestíbulo (com exceção do ramo comum a ser observado posteriormente). Um ramo de cada canal possui uma dilatação, a **ampola** óssea, próximo à junção com o vestíbulo. O diâmetro do lúmen dos canais dá uma média grosseira de 0,5 mm, sendo a ampola cerca de duas vezes maior.

Em espécimes esculturados o canal anterior é observado circundando a fossa cerebelar. Este canal num dos ouvidos é grosseiramente paralelo ao canal posterior do ouvido oposto. O canal lateral, de cada lado, ocupa um plano quase horizontal. O canal anterior é o mais longo. O arco que ele forma mede, em sua parte mais larga, aproximadamente 6 mm de largura. O canal lateral forma um arco que mede 4,5 mm; o arco do canal posterior é o menor, medindo apenas 3,5 mm de largura. O ramo comum é formado pelas extremidades, não dilatadas, dos canais posterior e anterior.

As extremidades não dilatadas do canal posterior e do canal lateral estão unidas, durante curta distância, caudalmente ao vestíbulo. O ramo ventral do canal posterior cruza a extremidade caudal do ramo lateral, de modo que ele está ventralmente localizado, em relação a este último, quando eles penetram no vestíbulo. Ele não é, inicialmente, um ramo completamente comum, pois a individualidade de cada canal é mantida embora a parede óssea entre eles seja incompleta.

LABIRINTO MEMBRANOSO
(Fig. 58-22)

O **labirinto membranoso** é bem menor do que o labirinto no qual repousa, mas é bem parecido com ele. A **perilinfa** o circunda. Trabéculas de tecido conjuntivo sustentam o labirinto membranoso fixando-o à parede óssea. Espaços são assim formados, comparavelmente aos espaços subaracnóideos.

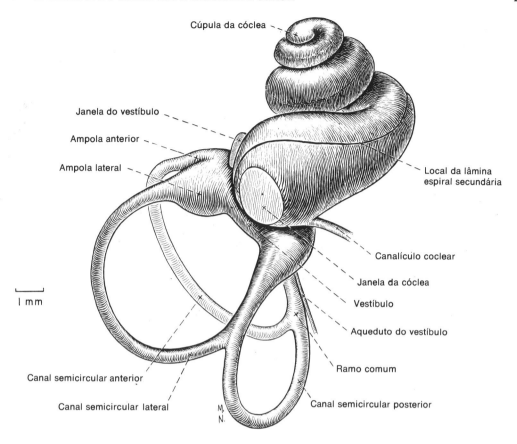

Figura 58-26. Aspecto ventral da injeção de látex no labirinto ósseo direito do cão. (De Getty et al., 1956.)

Três regiões, que correspondem às do labirinto ósseo, são designadas. O ducto membranoso da cóclea e os canais semicirculares membranosos simulam, de perto, seus parceiros ósseos. Entretanto, no vestíbulo a semelhança é perdida de certa maneira pois duas estruturas assemelhadas a sacos, o utrículo e o sáculo, ocupam este espaço.

Ducto da Cóclea

O **ducto da cóclea,** membranoso, pode ser comparado a uma fita oca, cheia de endolinfa, que possui secção transversal triangular. Ele começa a cegamente, na extremidade rostral do vestíbulo, como o **ceco vestibular.** A borda estreita da fita está inserida na lâmina espiral óssea, quando esta enrosca-se ao longo do ducto da cóclea. Oposto à lâmina, o periósteo de revestimento está grandemente espessado, formando o **ligamento espiral,** largo, na parede periférica. A borda larga do ducto da cóclea fixa-se a este, completando, portanto, a cóclea dentro das duas escalas da divisão do ducto ósseo. A **parede vestibular do ducto coclear membranoso,** adjacente à escala do vestíbulo, é conhecida como membrana vestibular. A outra parede, adjacente à escala do tímpano, é a **lâmina basilar.** Dentro do ducto o **órgão espiral** (de Corti), contendo as terminações do nervo vestibulococlear, situa-se na lâmina basal próxima à lâmina espiral óssea. As terminações nervosas atravessam os canais longitudinais do modíolo através da lâmina. Eles são os dendritos das células nervosas do gânglio espiral situado no modíolo.

A base do estribo, na janela do vestíbulo, age como uma haste hidráulica na perilinfa da escala do vestíbulo. Conforme foi citada acima, a escala do vestíbulo comunica-se com a escala do tímpano apenas por uma pequena abertura no ápice, o helicotrema. Como o fluido é praticamente incomprimível, alguma disposição terá que permitir que esta força diminuta se manifeste. Isto é feito pela dilatação da membrana secundária do tímpano, dentro do ouvido médio, à medida em que a pressão é exercida sobre a perilinfa na escala do tímpano. A pressão é transmitida para a lâmina basilar, e daí para o órgão espiral, em todo o percurso da escala do vestíbulo. Diferentes fibras do nervo vestibulococlear conduzem impulsos correspondentes a uma estreita gama de freqüências de vibração.

O **utrículo** é um saco alongado, ligeiramente achatado, um tanto maior que o sáculo, localizado no recesso elíptico da extremidade caudodorsal do vestíbulo. Os canais semicirculares membranosos comunicam-se com o utrículo, caudalmente através de cinco aberturas. Tecido conjuntivo, que é penetrado pelos filamentos nervosos do nervo utricular do gânglio vestibular, o mantém firmemente fixado à parede do recesso. A área neuroepitelial, a **mácula do utrículo,** assim formada, localiza-se na parede lateral da estrutura.

O **sáculo** é um saco mais esférico, situado no diminuto recesso rostroventral ao utrículo, entre este e a cóclea. Um diminuto tubo, o **ducto reuniens,** liga-o ao ducto membranoso da cóclea. O ducto é muito pequeno, de apenas uma fração de milímetro de diâmetro. A **mácula do sáculo** contendo os filamentos terminais do nervo sacular do gânglio vestibular, está localizada rostralmente dentro do saco, em seu ponto de inserção no recesso. O **ducto endolinfático** liga tanto o utrículo como o sáculo ao **saco endolinfático,** que está localizado abaixo da duramáter, na face caudal da parte petrosa do osso temporal. O ducto estende-se do vestíbulo quando este transpõe o aqueduto vestibular.

Os **ductos semicirculares** membranosos são de formato muito semelhantes aos canais ósseos, tendo porém o diâmetro de seus lúmens apenas um terço daqueles. Os ductos estão inseridos principalmente ao longo da curvatura maior dos canais ósseos por trabéculas de tecido conjuntivo, deixando um grande espaço perilinfático ao longo da curvatura menor. Na ampola óssea, próximo ao utrículo, encontram-se as **ampolas** membranosas. Cada uma é marcada externamente por um curto sulco transverso onde os nervos do gânglio vestibular penetram. Dentro de cada ampola uma área neuroepitelial elevada, a **crista ampolar,** recebe as terminações dos nervos terminais.

Os ductos comunicam-se com o utrículo por cinco aberturas. As extremidades não dilatadas dos ductos posterior e anterior estão unidas no ramo comum membranoso. Entretanto, os ramos adjacentes dos ductos posterior e lateral abrem-se dentro do utrículo, independentemente. O revestimento epitelial do labirinto membranoso é do tipo cubóide simples que se alonga para formar a mácula. Ele repousa em uma membrana basal que está circundada por um estroma de tecido comjuntivo vascularizado e frouxo. O principal suprimento sangüíneo para o ouvido interno é oriundo da artéria labirintina, um ramo da artéria basilar. As veias acompanham os ramos das artérias. Tanto o canalículo coclear como o aqueduto vestibular encerram pequenas veias. O nervo vestibulococlear supre o ouvido interno. Ele divide-se em dois ramos principais em sua entrada na parte petrosa do osso temporal. O nervo coclear supre o ducto membranoso da cóclea. No canal espiral do modíolo situa-se o gânglio espiral: dendritos destas células ganglionares projetam-se através dos canais modiolares lingitudinais e terminam no órgão espiral. Axônios de células do gânglio espiral conduzem os impulsos para o cérebro. O gânglio vestibular está localizado no fundo do meato acústico interno. Seus dendritos são distribuídos para as máculas do utrículo e do sáculo, bem como para as cristas ampolares dos canais semicirculares. Impulsos que resultam no equilíbrio são levados ao cérebro pelos axônios das células do glânglio vestibular.

ÓRGÃOS DO OLFATO E VOMERONASAIS*

C. R. Ellenport

As terminações sensoriais para o sentido de olfato estão localizadas na cavidade nasal, descrita no Cap. 52 (Sistema Respiratório) e Cap. 48 (Osteologia). A cavidade nasal pode ser dividida em duas regiões — respiratória (Cap. 52) e olfatória (descrita aqui).

A fossa nasal, revestida por mucoperiósteo, é ricamente suprida por vasos sangüíneos e nervos. Os nervos que suprem a mucosa nasal são o nervo olfatório e os ramos das divisões oftálmica e maxilar do nervo trigêmeo. Os nervos olfatórios são relativamente grandes e numerosos no cão. Cerca da metade dos etmoturbinais são olfatórios, de acordo com Read (1908). Além disso, Read declara que todas as pregas da mucosa, juntas à lâmina crivosa, são olfatórias. O ramo etmoidal do nervo oftálmico inerva o septo e os etmoturbinais. Read declara que o nervo nasal caudal inerva a mucosa, rostralmente aos etmoturbinais, o seio maxilar, a parede lateral do nariz e a concha ventral.

Histologicamente, de acordo com Read, o epitélio da região olfatória consiste de três tipos de células: as células de suporte ou sustentaculares, as células olfatórias e as pequenas células basais estreladas. Glândulas serosas são encontradas na submucosa. Os nervos olfatórios da mucosa passam através dos forames da lâmina crivosa, para o bulbo olfatório.

Kawata e Okano (1959) examinaram a inervação sensorial dos etmoturbinais do cão e demonstraram células olfatórias. Eles descrevem a existência de uma célula olfatória especial da qual a parte periférica é espessa, apresentando uma extremidade dilatada no formato de um abacaxi. Sua extremidade proximal rapidamente afunila-se em um fino filamento liso, a fibra do nervo olfatório. As células olfatórias estão distribuídas entre as células sustentaculares. O formato e o comprimento das células olfatórias são variáveis, dependendo de sua localização. Os autores arbitrariamente dividiram a região dos etmoturbinais, macroscopicamente, em três partes iguais — I, II e III — de rostral a caudal. A distribuição das células olfatórias é fraca na região da parte I, moderada na parte II e rica na parte III. A lâmina própria apresenta numerosas glândulas olfatórias, vasos sangüíneos, e um rico plexo de feixes nervosos.

Na região da lâmina crivosa, os feixes de nervos comparativamente finos, constantemente anastomosam-se para formar grandes troncos nervosos. As fibras nervosas são, em grande parte, amielínicas. Entretanto, elas são freqüentemente

---

*Baseado em Getty e Hadek, 1964

providas de um neurolema (de Schwann), de acordo com Kawata e Okano (1959). Fibras nervosas mielínicas são ocasionalmente observadas passando através das aberturas da lâmina crivosa. O epitélio olfatório é extremamente espesso em comparação com as áreas que apresentam epitélio ciliado simples.

Kawata e Okano (1961) enfatizaram que existem diferenças consideráveis entre o cão e o gato. A membrana olfatória do gato é mais fina do que a do cão. O formato das células olfatórias do cão e do gato não são homólogos; as células olfatórias cobrem uma área maior no gato que no cão. Kawata e Okano (1959) demonstraram células olfatórias na túnica mucosa de uma área limitada do septo nasal do cavalo e do cão. O epitélio do septo ósseo do gato também contém células olfatórias, de acordo com Kawata e Okano (1961). Semelhante ao cão, é difícil estabelecer-se um limite distinto entre a região respiratória e a região olfatória.

As terminações das fibras sensoriais para as cavidades nasal e oral do cão foram extensamente investigadas. Foi reportado que as fibras sensoriais são essencialmente formadas na túnica própria da túnica mucosa (Abe, 1954). Entretanto, o autor também notou que algumas fibras sensoriais penetraram no epitélio para terminarem como fibras intraepiteliais.

O suprimento arterial para a fossa nasal acompanha e é paralelo ao suprimento nervoso. A artéria maxilar, através de seus ramos, supre a cavidade nasal.

ÓRGÃO VOMERONASAL (DE JACOBSON)

O **órgão vomeronasal** pode ser considerado como a continuação caudal do ducto nasopalatino. Os ductos nasopalatinos terminam no lado lateral do órgão vomeronasal, acompanhados por uma cartilagem hialina semicircular. Na região onde o ducto nasopalatino une-se ao órgão vomeronasal a cartilagem gradativamente forma um tubo ao redor do órgão, de modo tal que uma vez completo o lado medial do anel, seu lado lateral desaparece. A continuação medial desta cartilagem é a cartilagem vomeronasal. O órgão vomeronasal é um tubo comparativamente curto (Fig. 57-16) que corre da área dos dentes incisivos ao terceiro pré-molar.

Os ramos nervosos que levam ao órgão vomeronasal originam-se do lado medial do bulbo olfatório. O nervo passa através de um dos forames da lâmina crivosa, em um ponto localizado aproximadamente na metade da distância entre as bordas ventral e dorsal da lâmina. Aproximadamente a 2,5 cm de sua emergência do forame, o nervo divide-se em dois ramos, ambos terminando no órgão vomeronasal. À medida que os dois nervos aproximam-se do órgão, eles emitem muitos ramos que se ramificam por todo o comprimento do órgão. Um terceiro ramo pode ser originado do mesmo forame, na lâmina crivosa. Este ramo termina na parte rostral do órgão. Um outro ramo, relativamente grande, do nervo palatino pode ser originado na parte caudoventral do órgão. McCotter (1912) declara que os nervos vomeronasais são ramos dos nervos olfatórios. Além disso, o órgão vomeronasal do cão recebe ramos do nervo nasopalatino. De acordo com Read (1908), o órgão vomeronasal está intimamente ligado ao sentido do olfato.

A presença do **nervo terminal,** no cão e gato, foi primeiramente descrita por McCotter (1913). Ele observou que os nervos vomeronasais, ao passarem através da lâmina crivosa, percorriam quase horizontalmente através da superfície medial do bulbo olfatório, até sua borda caudal. Aqui, os nervos subdividem-se em um fino plexo e dobram dorsolateralmente. McCotter notou que, ligado a este plexo, um único tronco de fibras se estendia, caudoventralmente, na superfície medial de seu pedúnculo olfatório, onde ele parecia penetrar no cérebro, a alguma distância do bulbo olfatório. Desta forma, de acordo com McCotter, os filamentos do nervo terminal podem ser observados separando-se dos nervos vomeronasais. Com o exame microscópico, McCotter observou células ganglionares ao longo dos nervos vomeronasais. Desta forma, este nervo ganglionado, ligado aos nervos vomeronasais, foi considerado por McCotter como representando o nervo terminal das formas inferiores.

A histologia do órgão vomeronasal foi descrita por Kadowaki (1959). Kadowaki verificou que o órgão era, em grande parte, revestido por neuroepitélio olfatório em sua parede medial e com um epitélio cilíndrico, mais delgado e de duas camadas celulares, em sua parede lateral. A camada de tecido conjuntivo ao redor do canal é rica em vasos sangüíneos. Fibras nervosas finas foram encontradas, tanto subepitelialmente como intra-epitelialmente.

ÓRGÃO DO GOSTO*

C. R. Ellenport

Calículos gustatórios estão localizados nas faces dorsais da maioria das papilas fungiformes. Os calículos gustatórios, associados com as papilas valadas, estão localizados nos lados e na superfície dorsal da papila, bem como no fundo e nos lados do sulco. Calículos gustatórios associados com as papilas folhadas estão localizados, em sua maioria, nas superfícies epiteliais em frente ao sulco e nas superfícies livres das papilas. O órgão estende-se completamente através da espessura do epitélio estratificado pavimentoso (Fig. 58-27).

Há três nervos cranianos diretamente associados com os órgãos gustativos, a saber, a corda do tímpano do nervo facial, os nervos glossofaríngeo e o

---
*Baseado em Bowne e Getty, 1964.

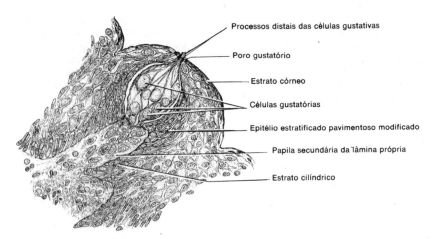

Figura 58-27. Corte de calículo gustatório, isolado, da papila folhada. (De Miller et al., 1964.)

vago. O trigêmeo também supre inervação sensorial para a língua, mas, de acordo com Olmstead (1921, 1922), ele não fornece fibras nervosas para os calículos gustatórios. Bowne (1956), usando mudanças degenerativas após a neurectomia, também apóia a conclusão de que o nervo trigêmeo não supre os calículos gustatórios.

Os calículos gustatórios foram demonstrados, histologicamente, em raros casos no palato mole do cão.

TEGUMENTO COMUM

S. Sisson

A **pele** (cútis) varia grandemente de espessura em diferentes raças. Ela é notavelmente solta no dorso do pescoço e do tronco, onde pode ser levantada em extensas pregas. A camada também está sujeita a extrema variação no comprimento, espessura, cor etc. Os **pêlos** estão dispostos, em geral, em grupos

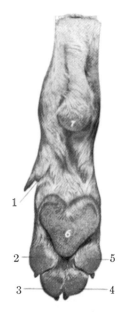

Figura 58-28

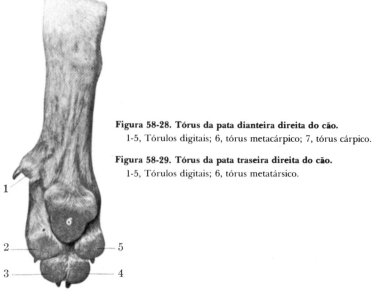

Figura 58-28. Tórus da pata dianteira direita do cão.
1-5, Tórulos digitais; 6, tórus metacárpico; 7, tórus cárpico.

Figura 58-29. Tórus da pata traseira direita do cão.
1-5, Tórulos digitais; 6, tórus metatársico.

Figura 58-29

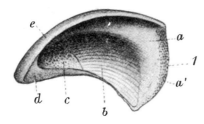

Figura 58-30. Metade da unha do cão; face interna.
a, a', Parte coronal; b, parte palmar ou plantar da parede; c, sola; d, corte de c; e, corte da parede; 1, borda coronal. (De Ellenberger, 1908.)

de três. As **glândulas sebáceas** são mais desenvolvidas nas raças de pêlos curtos e crespos. Elas são maiores e mais numerosas nos lábios, ânus, face dorsal do tronco e região esternal. As **glândulas sudoríparas** são relativamente mais desenvolvidas nas raças de pêlos longos e finos. As maiores são encontradas nas almofadas (pulvinos) digitais. Glândulas espirais ocorrem na pele do períneo e nas bolsas paranais. No focinho, as glândulas estão ausentes ou são muito escassas.*

Na superfície de flexão do carpo e do dígito há almofadas sem pêlos (Figs. 58-28 e 29). O **tórus cárpico** está situado medial e distalmente ao osso cárpico acessório. Os **tórus metacárpico** e **metatársico** são os maiores e estão situados por trás das extremidades distais dos ossos metacárpico ou metatársico e da maior parte das falanges proximais. Eles são semelhantes a um coração, com dois lobos laterais desiguais, e um ápice distal. As articulações metapodiofalângicas repousam neles quando a pata sustenta o peso. Os **tórulos digitais** são ovais e bem

---
*Trautmann (Sisson, 1921) demonstrou que a secreção que aparece no focinho é produzida pela glândula nasal lateral, que é bem desenvolvida.

menores; eles apóiam de forma semelhante as segundas articulações digitais. O tórulo do primeiro dígito é pequeno no membro torácico, e normalmente está ausente no membro pélvico. Cada um recebe duas tiras suspensórias dos tubérculos, na extremidade distal da falange média correspondente. Os tórulos possuem uma base de tecido fibroelástico e gordura, intimamente aderente à pele e ligado por trabéculas com os ossos e tendões. A epiderme é espessa e grandemente queratinizada, e com numerosas papilas redondas, que são facilmente observadas a olho nu. O cório possui grandes papilas, e contém glândulas sudoríferas e corpúsculos lamelares.

As **unhas** *(unguicula)* correspondem em forma à parte ungueal das falanges distais, as quais elas circundam. O chifre da unha consiste de um corpo ou parede e uma sola. A primeira, fortemente curva em ambas as direções, está comprimida lateralmente (Fig. 58-30). Sua borda coronária encaixa-se dentro da depressão, sob o colarinho ósseo ou crista ungueal da falange distal, e é coberta por pele. As bordas laterais convergem e circundam a sola cranialmente. O cório apresenta uma parte coronal que sustenta papilas apenas próximo à borda coronal. Na superfície dorsal ela está espessada formando uma crista, e a parte correspondente da cobertura córnea, espessa, mantém o caráter afilado da unha. O cório dos lados da parede sustenta pequenas lâminas que convergem para o cório da sola. Este último é papilado. Quando os músculos flexores estão inativos, as falanges distais e as unhas são mantidas em flexão dorsal por dois ligamentos elásticos. Eles surgem dos tubérculos na extremidade proximal da falange média e convergem para a superfície dorsal da crista ungueal da falange distal.

A estrutura do tegumento comum pode melhor ser apreciada histologicamente. Para um quadro histológico, veja Lovell e Getty, 1957, 1964; Montagna, 1962; Montagna e Lobitz, 1964; Swenson, 1970; Muller e Kirk, 1969; Dellmann, 1971.

BIBLIOGRAFIA

Abe, Y. 1954. Fine structure of nasal and oral cavities in dog and their sensory innervation, especially on the intraepithelial fibers. Tohoku J. exp. Med. 60:115-128.

Bowne, J. G. 1956. Macroscopic and microscopic structure and age changes in the lingual papillae of the dog. M.S. Thesis. Iowa State University, Ames, Iowa.

Bowne, J. G., and R. Getty. 1964. Chapter 17 *in* Miller, M. E., G. C. Christensen, and H. E. Evans. Anatomy of the Dog. Philadelphia, W. B. Saunders Co.

Dellmann, H.-Dieter, 1971. Veterinary Histology. Philadelphia, Lea & Febiger.

Ellenberger, W. 1908. Leisering's Atlas of the Anatomy of the Horse and the other Domestic Animals. 2nd ed., Chicago, Alexander Eger.

Ellenberger, W. and H. Baum. 1891. Anatomie des Hundes. Berlin, Paul Parey.

Getty, R., and R. Hadek. 1964. Chapter 17 *in* Miller, M. E., G. C. Christensen, and H. E. Evans. Anatomy of the Dog. Philadelphia, W. B. Saunders Co.

Getty, R., H. L. Foust, E. T. Presley, and M. E. Miller. 1956. Macroscopic anatomy of the ear of the dog. Am. J. Vet. Res. 17:364-375.

Kadówaki, S. 1959. On the nerve supply of the nasopalatine duct and the Jacobson's organ of dog in the later fetal stage. Arch. Hist. Jap. 17:437-458.

Kawata, S., and M. Okano. 1959. Histological analysis of sensory nerve of the ethmoid bone of the dog. Arch. Hist. Jap. 17:609-615.

Kawata, S., and M. Okano, 1961. Histological analysis of sensory nerve of the nasal cavity of the cat. Wien. tierärztl. Mschr. (Festschrift Schreiber 1960); 68-81.

Lovell, J. E., and R. Getty. 1957. The hair follicle, epidermis, dermis, and skin glands of the dog. Am. J. Vet. Res. 18:873-885.

Lovell, J. E., and R. Getty. 1964. Chapter 17 *in* Miller, M. E., G. C. Christensen, and H. E. Evans. Anatomy of the Dog. Philadelphia, W. B. Saunders Co.

McCotter, R. E. 1912. Vomeronasal nerves. Anat. Rec. 6:299-318.

McCotter, R. E. 1913. The nervus terminalis in the adult dog and cat. J. comp. Neurol. 23:145-152.

Miller, M. E., G. C. Christensen, and H. E. Evans. 1964. Anatomy of the Dog. Philadelphia, W. B. Saunders Co.

Montagna, W. 1962. The Structure and Function of Skin. 2nd ed., New York, Academic Press.

Montagna, W., and W. E. Lobitz, Jr., eds. 1964. The Epidermis. New York, Academic Press.

Muller, G. H., and R. W. Kirk. 1969. Small Animal Dermatology. Philadelphia, W. B. Saunders Co.

Nomina Anatomica Veterinaria. 1973. International Committee on

Veterinary Anatomical Nomenclature, World Association of Veterinary Anatomists, Vienna.

Olmstead, J. M. D. 1921. Effect of cutting the lingual nerve of the dog. J. comp. Neurol. 33:149-155.

Olmstead, J. M. D. 1922. Taste fibers and the chorda tympani nerve. J. comp. Neurol. 34:337-341.

Read, E. A. 1908. A contribution to the knowledge of the olfactory apparatus in dog, cat and man. Am. J. Anat. 8:17-47.

Sisson, S. 1921. The Anatomy of the Domestic Animals. 2nd. ed., Philadelphia, W. B. Saunders Co.

Swenson, M. J. 1970. Duke's Physiology of Domestic Animals. 8th ed., Ithaca, New York, Comstock Publishing Associates.

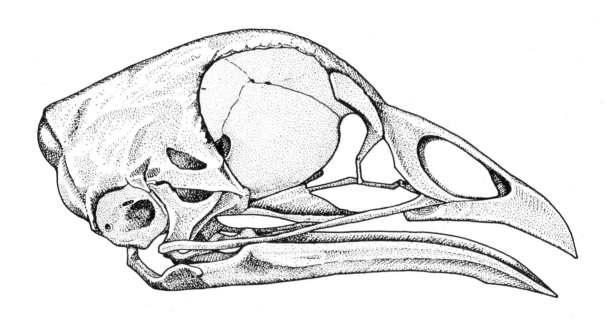

AVES

Classe:	*Aves*	
Subclasse:	*Neornithes*	
Superordem:	*Neognathae*	
Ordem:	*Galliformes*	
Subordem:	*Galli*	
Superfamília:	*Phasianoidea*	

GALINHA   **PERU DOMÉSTICO**
(Domestic Fowl-   (Schorger, 1964)
Delacour, 1964)

Família:	*Phasianidae*	*Meleagrididae*
Gênero:	*Gallus*	*Meleagris*
Espécie:	*gallus*	*gallopavo*
Subespécie:	*domesticus*	*gallopavo*
Ordem:	*Anseriformes*	
Subordem:	*Anseres*	
Família:	*Anatidae*	

PATO DOMÉSTICO   **GANSO DE GRANJA**

(Scott, 1964; segundo classificações propostas por Delacour e Mayr)

Subfamília:	*Anatinae*	*Anserinae*
Tribo:	*Anatini*	*Anserini*
Gênero:	*Anas*	*Anser*
Espécie:	*platyrhynchos*	*answer*

CAPÍTULO 59

INTRODUÇÃO ÀS AVES

A. S. King

ORIGENS

A anatomia das aves é determinada por três fatores dominantes a saber: a descendência comparativamente dos répteis, as exigências extremamente restritivas do vôo, e a capacidade — através do vôo — de penetrar em cada nicho disponível no meio ambiente.

Os pássaros surgiram da cepa dos répteis bem mais tarde do que os mamíferos. Consequentemente, as aves contemporâneas são anatomicamente bem mais parecidas com os répteis vivos do que com os mamíferos vivos. As exigências do vôo impõem, sobre esta nova classe de vertebrados, uma singular uniformidade de estruturação. Todas as aves contemporâneas voam ou perderam o poder de vôo no decurso da evolução dos seus ancestrais voadores, como os pingüins ou os "ratitas" (avestruz, emas, emus* etc.). Nas aves, geralmente, os membros superiores modificados como asas são movimentados por poderosos músculos peitorais, operando através da estrutura bem desenvolvida da cintura escapular e do esterno. Os ossos do esqueleto são extraordinariamente leves. Tubos, com terminações cegas, que se estendem para fora do pulmão, como volumosos sacos aéreos, foram inteiramente eliminados dos brônquios. O peso relativo do coração está grandemente aumentado. O tamanho global do corpo é limitado, pelo menos enquanto o poder de vôo for mantido, a fim de obter uma grande proporção entre a área superficial e o peso corporal. Estas adaptações diretas para o vôo contribuíram para a evolução de um animal de eficiência extraordinária. Algumas aves podem alcançar a altitude de 6.000 m ou mais, e onde muitos mamíferos ficariam moribundos; outras conseguem voar, sem parar e sem se alimentar, por mais de 1.000 milhas; ainda outras conseguem atingir velocidades de 60 ou até 90 milhas por hora. Foi calculado que um pombo voa com mais economia do que um aeroplano leve, e que o ganso do Canadá pode ser mais eficiente do que um transporte a jato (Tucker, 1969). Apesar disso, são tão restritivas estas exigências anatômicas de vôo que a totalidade da classe, que é de aproximadamente 9.000 espécies vivas de aves, apresenta menores variações na forma, do que as que são evidentes dentro dos mamíferos da ordem *Carnivora* e que contém apenas 290 espécies (Yapp, 1970). Muitas ordens de peixes, anfíbios e répteis são — mais uma vez — mais variáveis do que todas as aves reunidas (Marshall, 1962). Não obstante, a mobilidade das aves possibilitou-as se dispersarem por todo o meio ambiente e isto produziu, através da adaptação irradiativa, uma gama extraordinariamente grande de variações anatômicas secundárias do bico, cavidade oral, plumagem, asas, pernas e pés; elas estão refletidas no número bem maior de espécies de aves vivas (cerca de 9.000) do que em espécies de répteis vivos (cerca de 6.000), mamíferos vivos (cerca de 4.500) e anfíbios vivos.

DOMESTICAÇÃO

Em alguma época muitas espécies de aves foram mais ou menos domesticadas (Wood-Gush, 1964). São vários os motivos da domesticação, que incluem: comunicação (por exemplo, o pombo), vestimenta (por exemplo, a avestruz), esporte (por exemplo, os falcões), decoração (por exemplo, o pavão), religião (por exemplo, o ganso egípcio), e o companheirismo (por exemplo, as aves de gaiola). As aves de gaiola tendem a ter crescente significado veterinário. Economicamente, entretanto, na atualidade são muito mais importantes, entre todas as aves domésticas, aquelas que são domesticadas visando-se a produção de carne e ovos. Num mundo de população humana em explosão e num meio ambiente natural poluído, as aves domésticas são de especial valor, em virtude de sua eficiência na conversão da proteína vegetal em proteína animal. Atualmente, as aves que são de notável importância comercial são a galinha doméstica, o peru doméstico e, em grau menor, o pato doméstico e o ganso doméstico. Nestas espécies concentram-se os capítulos restantes deste livro.

É geralmente aceito que a **galinha** tenha se originado, há mais de 5.000 anos, da galinha vermelha da floresta, *Gallus gallus,* uma espécie de faisão nativo do Sudeste da Ásia. Os países ocidentais possuem umas 37 raças de importância comercial, que variam grandemente na aparência física e também na eficiência da conversão alimentar. Elas podem ser classificadas em raças pesadas* (por exemplo, as Rhode Island Red, Light Sussex, White Wyandotte e White Rock) e raças leves (por exemplo, Leghorns branca, marrom e preta, Minorcas e An-

---

*Espécie de avestruz da Austrália (gênero Dromiceius). (N. do T.)

*Raças pesadas originais como a Cochin e Orpington atualmente só têm interesse para exposições. Raças como as Rhode Island Red, Light Sussex, White Wyandotte e White Rock foram classificadas primeiramente como raças médias, mas hoje em dia tornaram-se mais conhecidas geralmente como raças pesadas.

conas). Somente cerca de oito raças são atualmente de importância comercial, sendo aves de postura importante e vermelha de Rhode Island, Light Sussex, Wyandotte branca, a Rock amarela clara e a Leghorn e, aves de mesa dignas de nota, a Light Sussex, New Hampshire e White Rock. Distintas linhas de híbridos de postura (por exemplo, Thornber, Hy-Line) foram recentemente desenvolvidas a partir de quatro dessas raças puras, cruzando-se irmãos integrais com irmãs integrais, por três gerações; na quarta e quinta gerações, as quatro raças são cruzadas. Cruzamentos de broilers foram desenvolvidos pelo cruzamento de Light Sussex, White Rock, e raças de aves de "briga" (por exemplo, Indian Game) originalmente cruzadas para a "luta". O **peru doméstico** surgiu da domesticação, pelos índios mexicanos, do peru sul-americano, *Meleagris gallopavo gallopavo*, e que foi importado para a Europa logo após a conquista espanhola. Há pelo menos quinze raças reconhecidas, das quais o Broad-Breasted White, Broad-Breasted Bronze, Beltsville, Norfolk Black e British White são de importância comercial notável; linhas melhoradas intercruzadas estão atualmente sendo desenvolvidas. O **pato doméstico** foi derivado da domesticação do adem*, *Anas platyrhynchos*. Há pelo menos disponíveis uma dúzia de raças, das quais a Khaki Campbell e Indian Runner são raças de postura importantes e o Aylesbury e Pekin são boas raças de mesa. O pato de Pequim, que se originou da China, poderá ser a mais velha destas raças, mas a história inicial do pato doméstico é obscura. (O pato moscovita é uma espécie diferente, *Cairina moschata*.) O **ganso de fundo de quintal** resultou da domesticação do Ganso Gray Lag, *Anser Anser*. Cerca de nove raças são reconhecidas, das quais Toulouse e Embden são raças importantes de mesa, e o Romano é uma raça popular, de finalidades duplas. O ganso de fundo de quintal foi domesticado há muito tempo, sendo conhecido na Grécia pré-clássica. (O ganso chinês é uma espécie diferente, *Asner cygnoides*, e é superior como ave de postura; cruzamentos de primeira geração entre Embden e White China são de apurado valor comercial.)

CLASSIFICAÇÃO

A classe das *Aves* está dividida em duas subclasses das quais somente uma, *Archaeornithes*, contém aves fósseis e a outra, *Neornithes*, contém todas as aves vivas e alguns grupos extintos. Os *Neornithes* são, por sua vez, subdivididos em quatro superordens das quais duas compreendem apenas aves fósseis, a terceira *(Impennes)* contém apenas os pingüins e a quarta, *Neognathae*, inclui todas as demais aves vivas e algumas aves fósseis. Os *Neognathae* estão divididos em cerca de 28 ordens, o número exato dependendo do sistema de classificação que for adotado (Storer, 1960; Thomson, 1964).

As quatro principais aves domésticas, portanto pertencem à classe das *Aves*, subclasse *Neornithes*, e superordem *Neognathae*. Para posteriores detalhes taxonômicos veja o verso da página de Seção para Aves.

---

*Pato selvagem. (N. do T.)

NOMENCLATURA

O International Committee on Veterinary Anatomical Nomenclature (I.C.V.A.N.), criado em 1957, foi reorganizado em 1961 em doze subcomitês, pela World Association of Veterinary Anatomists (W.A.V.A.). Onze desses subcomitês relacionavam-se com os vários sistemas corpóreos dos mamíferos, e o décimo segundo, sob a direção de P. C. Blin, tinha o título Anatomia Avium. Em 1967 os subcomitês sobre os mamíferos terminaram seu trabalho, com a publicação em 1968 da Nomina Anatomica Veterinaria (N.A.V.). A anatomia das aves não foi incluída, mas o subcomitê sobre Anatomia Avium foi aumentado, para incluir, além de P. C. Blin, J. J. Baumel, H. E. Evans, A. S. King, V. Komarek, A. M. Lucas, V. Simic e M. Yasuda. Entretanto, com o passar dos anos o subcomitê não produziu nenhuma relação de termos, embora uma tivesse sido redigida por V. Komarek. Em 1971 a W.A.V.A. dissolveu o subcomitê sobre Anatomia Avium e o substituiu pelo International Committee on Avian Anatomical Nomenclature (I.C.A.A.N.), sob a direção de A. M. Lucas. A associação foi consideravelmente aumentada para mais de 60 autoridades internacionais, em todos os ramos da morfologia aviária. Dentro de dois anos o I.C.A.A.N. havia redigido relações-tentativas para todos os sistemas corpóreos, que foram apresentadas na Primeira Reunião Plenária do I.C.A.A.N. em Omaha, Nebraska, U.S.A., em agosto de 1973. Estes termos, reunidos em uma relação provisória completa, foram apresentados na Segunda Reunião Plenária do I.C.A.A.N. em Liverpool, Inglaterra, em 1974, e, a primeira edição formal da Anatomia Avium, então apresentada à W.A.V.A., em 1975. Ocorre que todo o material datilografado desta quinta edição da Anatomia dos Animais Domésticos, incluindo os extensos capítulos sobre a anatomia aviária, já haviam ido para a imprensa por ocasião da reunião decisiva do I.C.A.A.N. em Omaha. Entretanto, graças aos padrões científicos superiores do editor Cynthia Ellenport e de W. B. Saunders Company, os capítulos sobre aves foram retidos, até o último minuto, para permitir que seus autores adaptassem a terminologia em concordância com as relações que foram apresentadas em Omaha. Portanto a terminologia para a anatomia aviária, nesta quinta edição da Anatomia dos Animais Domésticos deve estar razoavelmente uniforme em todos os capítulos e próxima da eventual Anatomia Avium da I.C.A.A.N. Entretanto, erros e inconsistências forçosamente ocorrerão de um capítulo para outro, parcialmente porque as modificações finais, muito extensas, na terminologia foram realizadas contra o tempo, a fim de evitar ainda mais o atraso na publicação, e também porque um número apreciável de termos ainda eram controversos e aguardavam, em 1974 e 1975, posterior análise. Tais defeitos provavelmente causarão alguns inconvenientes, mas tudo que nós como autores podemos fazer é rogar a indulgência e a paciência dos leitores.

Termos de Orientação

Foi decidido na reunião do I.C.A.A.N., em Omaha, que o corpo das aves deve ser orientado com as asas estendidas como se estivesse em vôo. Os termos **dorsal** e **ventral** devem então aplicar-se às superfícies superior e inferior da asa, e **cranial** e **caudal** para as bordas anterior e posterior da asa. As pernas devem ser orientadas como as dos mamíferos, **cranial** e **caudal** aplicável proximal ao tarso e **dorsal** e **plantar** distal ao tarso. Embora os termos anterior e posterior tenham há muito sido empregados na morfologia dos vertebrados, concordou-se em substituí-los por **cranial e caudal,** substituindo **rostral** por cranial na cabeça, ao nível do côndilo occipital.

BIBLIOGRAFIA

Delacour, J. T. 1964. Pheasant. In Thomson, A. L. (ed.): A New Dictionary of Birds. London and New York, Nelson.

Marshall, A. J. 1962. Parker and Haswell's Textbook of Zoology. 7th ed., p. 555. London, MacMillan.

Schorger, A. W. 1964. Turkey. In Thomson, A. L. (ed.) Op. cit.

Scott, P. M. 1964. Duck. In Thomson, A. L. (ed.) Op. cit.

Storer, R. W. 1960. The classification of birds. In Marshall, A. J. (ed.): Biology and Comparative Physiology of Birds. Vol. 1, New York, Academic Press.

Thomson, A. L. 1964. Classification; orders. In Thomson, A. L. (ed.): A New Dictionary of Birds. London and New York, Nelson

Tucker, V. A. 1969. The energetics of bird flight. Sci. Amer., 220: 70–78.

Wood-Gush, D. G. M. 1964. Domestication. In Thomson, A. L. (ed.) Op. cit.

Yapp, W. B. 1970. The Life and Organisation of Birds. Arnold, London.

CAPÍTULO 60

OSTEOLOGIA DAS AVES

A. Feduccia

Muitas aves domesticadas, particularmente aquelas das ordens *Galliformes* (galinhas, perus etc.) e *Anseriformes* (patos, gansos etc.), tornaram-se terrestres através da domesticação, mas ainda possuem um esqueleto que está basicamente adaptado para o vôo, como faziam seus antepassados imediatos. O resultado evolutivo definitivo de tornar-se uma ave inteiramente terrestre pode ser observado nos esqueletos das aves ratitas (avestruzes, emus*, emas etc.), que também são secundariamente derivadas de ancestrais voadores.

A leveza e a resistência são os principais aspectos exibidos pela maior parte do esqueleto das aves. A resistência e a rigidez são atingidas pela fusão (e muitas vezes a supressão concomitante) dos ossos. A fusão é mais óbvia em áreas tais como o crânio e a cinta pélvica, mas a fusão e a supressão ocorrem em grande extensão nos ossos da asa e do membro pélvico, em que os cárpicos, metacárpicos e falanges da asa, e os társicos e metatársicos da perna, exibem a fusão e supressão associadas. O esqueleto se torna leve por extensões do grande sistema de sacos aéreos dentro de muitos ossos. As extensões dos sacos aéreos substituem a medula óssea em muitos dos ossos dos membros, e extensões adicionais podem invadir partes do crânio, coluna vertebral e a cinta pélvica.

Arbitrariamente, o esqueleto é dividido em um esqueleto axial, composto do crânio (incluindo o aparelho hióide), a coluna vertebral, as costelas e o esterno; e um esqueleto apendicular, que consiste dos ossos dos membros e as cintas peitoral e pélvica.

CRÂNIO

As aves possuem um dos crânios mais altamente especializados entre os vertebrados existentes. A fusão dos principais elementos muitas vezes deixa poucos traços das suturas originais, exceto no embrião; além disso, pode ocorrer a **pneumatização** do crânio por extensões epiteliais dos sacos aéreos dentro de muitas áreas, produzindo assim uma estrutura grandemente aliviada de peso. Além dessas características, o crânio é cinético.

Todas as aves possuem um crânio cinético (pelo menos em determinado grau) em que a mandíbula superior é móvel, movendo-se para cima e para baixo e articulando-se com a caixa craniana por uma articulação móvel conhecida como a **articulação nasal-frontal** (crânio-frontal). Como parte deste mecanismo cinético, o quadrado é móvel em sua articulação com a caixa craniana e está indiretamente ligado à mandíbula superior por ossos do palato, o pterigóide e o palatino, que deslizam ao longo do rostro parasfenóide. Um único vômer está localizado no plano mediano, na região palato-rostral. Quando o quadrado gira rostralmente, os ossos do palato o empurram rostralmente na porção caudoventral da maxila, fazendo com que a mandíbula superior gire para cima em sua extremidade. De forma inversa, quando o quadrado gira caudalmente, ele retrai o palato e em conseqüência deprime a mandíbula superior. Uma complexa série de músculos opera este mecanismo cinético, que permite que as aves tenham uma amplitude do bico mais larga do que normalmente seria possível e um mecanismo mais rápido de fechamento da boca e, além disso, permite que o crânio mantenha seu eixo primário enquanto esteja ocorrendo o movimento da mandíbula. Todas as aves galiformes e anseriformes possuem cinese cranial bem desenvolvida.

As aves são notadas por seus olhos excepcionalmente grandes, que estão acomodados em órbitas equivalentemente grandes no crânio. As duas órbitas ósseas estão separadas uma da outra por uma partição óssea, o septo interorbital, que é derivado de elementos mesetmóides. O grande forame óptico está localizado na borda caudal do septo. A parede caudal da órbita é derivada de diversos elementos esfenoidais que estão fundidos e são inseparáveis no adulto. O bulbo do olho em si também possui um esqueleto ósseo, o anel esclerótico, que é uma série de lâminas ósseas sobrepostas formando um anel na esclera do olho.

Os ossos lacrimais (pré-frontais), que estão localizados nas margens rostrais das órbitas, articulam-se essencialmente com os ramos laterais dos ossos nasais e, em um grau menor, com os frontais. Em vários grupos de aves poderá haver ossos lacrimal e ectetmóide separados, um único osso lacrimal poderá estar presente, ou um ou os dois podem se fundir com outros elementos na parede orbital rostral. Na maioria dos anatídeos os ectetmóides estão ausentes, mas os lacrimais são bem desenvolvidos. Nas aves galiformes ambos os ossos estão presentes, mas o ectetmóide é muito pequeno e frágil, e é normalmente perdido no preparo do esqueleto. Entretanto, o osso lacrimal na galinha é um osso muito óbvio na margem rostral da órbita.

---

*Ver nota de rodapé na coluna esquerda da pág. 1677. (N. do T.)

OSTEOLOGIA DAS AVES

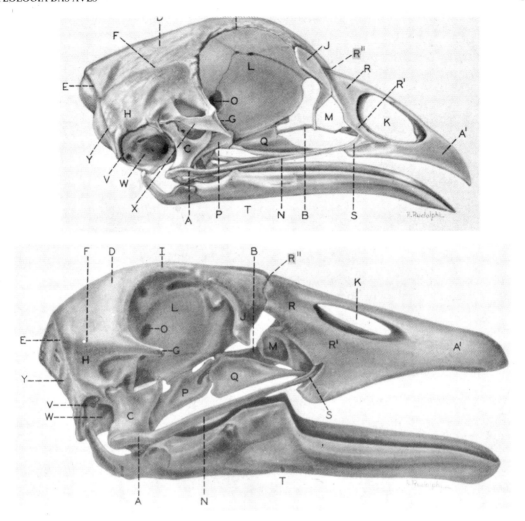

Figura 60-1. Crânio da galinha (em cima) e do ganso (embaixo); vista lateral.

A, Quadratojugal; A', pré-maxila; B, vômer; C, quadrado; D, frontal; E, crista nucal; F, crista parietal lateral; G, processo pós-orbital; H, escamoso; I, margem supra-orbital do frontal; J, lacrimal (pré-frontal); K, nariz externo; L, septo interorbital; M, seio maxilar; N, barra jugal (área do osso jugal); O, forame do nervo óptico; P, pterigóide; Q, palatino; R, nasal, R', ramo lateral do nasal; R" articulação nasal-frontal; S, maxila (processo zigomático); T, mandíbula; V, opistótico; W, meato auditivo externo; X, processo zigomático. (De Chamberlain, 1943.)

As narinas externas das aves anseriformes e galiformes são denominadas de "holorrinais"; caudalmente, elas não se estendem caudais à articulação nasal-frontal.*

Os ramos laterais dos ossos nasais (ventralmente denominados de processos maxilares dos nasais) encontram-se ventralmente com as maxilas. As maxilas nas aves são grandemente reduzidas quando comparadas com outros grupos de vertebrados e são pequenos ossos delgados que se estendem medialmente como processos mediais das maxilas. Lateralmente as maxilas dão origem a finos ossos semelhantes a hastes, os processos zigomáticos, que unem-se aos ossos jugais semelhantes a bastões para formarem a porção rostral dos arcos zigomáticos. A parte caudal de cada arco zigomático é formada por ainda outro osso semelhante a haste, o quadratojugal, que se articula caudalmente com o osso quadrado. O quadrado é um osso muito complexo em todas as aves, pois ele serve não só na suspensão da mandíbula, articulando-se com a mandíbula inferior, mas além disso forma o osso pivotal do mecanismo cinético da mandíbula. Ventralmente os côndilos do quadrado articulam-se com a mandíbula inferior, medialmente com os pterigóides, e dorsalmente, por um processo ótico, com o osso escamoso rostral ao meato auditivo externo (cavidade timpânica). Além disso, um processo orbital do quadrado estende-se dentro da órbita; ele serve para a origem de um músculo importante no fechamento da mandíbula inferior.

---

*Há muitas aves, tais como as gaivotas, e pombos, que são denominadas "esquizorrinal" e possuem uma longa narina externa, cuja extensão caudal termina numa fenda caudal à articulação nasal-frontal.

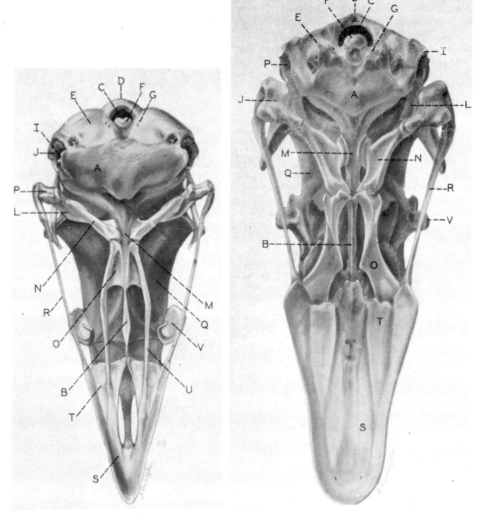

Figura 60-2. Crânio da galinha (à esquerda) e do ganso (à direita); vista ventral.

A, Lâmina basitemporal; B, vômer; C, forame magno; D, supra-occipital; E, exoccipital; F, côndilo occipital; G, forame hipoglosso; I, margem da lâmina basitemporal; J, meato auditivo externo; L, quadrado; M, rostro parasfenóide; N, pterigóide; O, palatino; P, côndilo do quadrado; Q, fossa orbital; R, barra jugal (área do osso jugal); S, pré-maxila; T, maxila; U, processo maxilar do palatino; V, lacrimal (pré-frontal). (De Chamberlain, 1943.)

Diversos centros "óticos" ossificam-se para circundar e proteger o ouvido interno das aves, e uma columela do ouvido tem sua placa basal encaixada dentro de uma janela oval, que está localizada entre o pró-ótico e o opistótico. Estes componentes óticos não são facilmente observáveis do exterior do crânio. Uma membrana timpânica está ligada, por uma série de ligamentos e uma extracolumela cartilaginosa, à bigorna óssea. As ondas sonoras são assim transmitidas da membrana timpânica através da columela do ouvido até sua placa basal, onde elas transformam-se em ondas de pressão que penetram na perilinfa do ouvido interno.

A parte caudal do crânio é formada por vários ossos, que estão fundidos no adulto. Imediatamente caudal aos parietais encontra-se o único osso supra-occipital mediano; ele origina-se de centros de ossificação bilaterais que fundem-se em um único elemento no adulto. O osso supra-occipital forma a borda dorsal do forame magno, que é circundado lateral por um par de exoccipitais e ventralmente por um basi-occipital, o principal contribuinte para um único côndilo occipital que caracteriza as aves e a maioria dos répteis.

Cada um dos ossos exoccipitais, pares, contribui ligeiramente para o côndilo occipital e também forma as margens caudoventral e caudal da cavidade timpânica. Os exoccipitais encontram-se rostralmente com o basisfenóide mediano, que é neste local designado como a lâmina basitemporal, uma lâmina óssea plana que forma a base caudal do crânio.

Grande parte da caixa craniana geralmente torna-se fundida no adulto, e poderá não deixar traços de suturas originais; entretanto, áreas gerais são facilmente discerníveis como um par de extensos ossos frontais, dorsalmente, e os menores parietais mais caudalmente, os quais, com os frontais, constituem o teto da caixa craniana. A totalidade da borda dorsal da órbita é formada pela extensão lateral dos ossos frontais. Os ossos nasais articulam-se com a borda rostral dos ossos frontais numa articulação nasal-frontal. Os nasais são ossos complexos em todas as aves. Eles constituem o teto da cavidade nasal e sua porção rostral, arredondada, estende-se rostroventralmente como um ramo lateral para formar a borda caudal da narina externa. Rostralmente os ossos nasais unem-se medialmente aos processos nasais dos pré-maxilares. Estes processos unem-se ao longo da linha média dorsal da região nasal. Os processos rostromediais dos ossos nasais (processos pré-maxilares) formam assim as bordas dorsocaudais das narinas externas. Os ramos laterais dos ossos nasais estendem-se rostroventralmente para encontrarem os processos maxilares dos pré-maxilares e formam a borda rostroventral das narinas externas.

MANDÍBULA INFERIOR

Geralmente há cinco ossos que contribuem para a formação da mandíbula inferior, mas no adulto suas suturas estão obscurecidas pela ossificação. O maior e mais rostral dos ossos da mandíbula inferior é o dentário, que forma uma sínfise mandibular distalmente. Outros componentes poderão incluir um esplenial, um angular, um surangular, um pré-articular e o articular, que se articulam com os côndilos do quadrado. Nas aves, como em seus predecessores répteis, normalmente há um forame mandibular caudal ao dentário.

APARELHO HIÓIDE

O aparelho hióide está descrito em detalhes no Cap. 63 e não será aqui repetido.

COLUNA VERTEBRAL

O único côndilo occipital do crânio articula-se com o atlas, a primeira das vértebras cervicais. O **atlas** é um pequeno osso semelhante a um anel, com sua superfície cranial profundamente côncava para articulação com o côndilo occipital; caudalmente ele possui três faces articulares para contato com o áxis, a segunda vértebra cervical. O **áxis,** como em todos os vertebrados, envia seu processo odontóide cranialmente para entrar em contato com o côndilo occipital e o atlas. Com exceção do atlas, o restante da coluna vertebral consiste de vértebras heterocelosas, com superfícies articulares designadas como de formato de sela. Há algumas exceções, pois algumas aves, por exemplo os papagaios, possuem vértebras opistocelosas (com superfícies caudais côncavas) na região torácica. Como na maioria dos vertebrados, as vértebras articulam-se uma com a outra por meio de articulações sinoviais, entre as zigapófises, e por articulação com centros sucessivos. As aves são raras entre os vertebrados por possuírem um grande número de vértebras cervicais e apresentarem fusão das vértebras, na maioria das vezes na região torácica, mas sempre nas regiões sacral e caudal.

As vértebras das aves são um tanto arbitrariamente designadas para regiões que nos mamíferos parecem representar designações mais naturais. Em geral as vértebras cervicais podem ser contadas como aquelas que começam com o atlas e prosseguindo caudalmente até a primeira vértebra torácica com uma costela esternal; esta é a primeira vértebra torácica. Na galinha as duas últimas das vértebras cervicais possuem os segmentos vertebrais de costelas.

As **vértebras torácicas,** dorsais, são comumente de quatro a seis em número. Elas podem ser definidas como aquelas vértebras que possuem costelas consistindo tanto de membros vertebrais como esternais, estes últimos articulando-se com os processos esternocostais do esterno, mas excluindo aquelas que se fundem com o sinsacro. Ocasionalmente, duas ou mais vértebras torácicas fundir-se-ão para formar um único **notárium** ou *osso dorsal*. Muitas aves galiformes possuem tal estrutura, mas as aves anseriformes não a possuem.

As vértebras restantes apresentam ainda maiores problemas de definição, pois as vértebras das regiões lombar e sacral estão tipicamente fundidas em um único **sinsacro,** em todas as aves. Este sinsacro está muitas vezes inseparavelmente fundido lateralmente com os ílios.

Caudal ao sinsacro estão localizadas de quatro a nove **vértebras caudais** livres, mas há grande variação nos números, mesmo dentro das espécies.

A parte final da coluna vertebral é formada pela fusão de provavelmente quatro a oito (o número preciso é discutido e pode variar) vértebras caudais embrionárias para formarem uma estrutura exclusiva das aves, o **pigóstilo,** no qual estão inseridos diversos músculos caudais e também a fáscia na qual as penas da cauda (retrizes) estão inseridas. O movimento do pigóstilo nas modernas espécies de vôo interpretam neste um importante papel. A primeira ave conhecida, *Archaeopteryx*, não dispunha de pigóstilo e tinha uma longa série de vértebras caudais livres, em cada uma das quais estava inserido um par de penas da cauda.

Além de servir para inserção da pena da cauda, o pigóstilo também divide um par de glândulas de óleo (glândula uropigiana). Embora muitas aves não possuam a glândula de óleo (por exemplo, alguns papagaios e os pombos), é muito importante em todas as aves aquáticas para tornar as penas à prova de água, assim permitindo flutuabilidade a estas espécies nadadoras.

TÓRAX

COSTELAS

Tipicamente há sete pares de **costelas** verdadeiras, que consistem de um segmento dorsal (costela vertebral) e um segmento ventral (costela esternal). As costelas dorsais possuem duas articulações com suas vértebras correspondentes; a cabeça superior

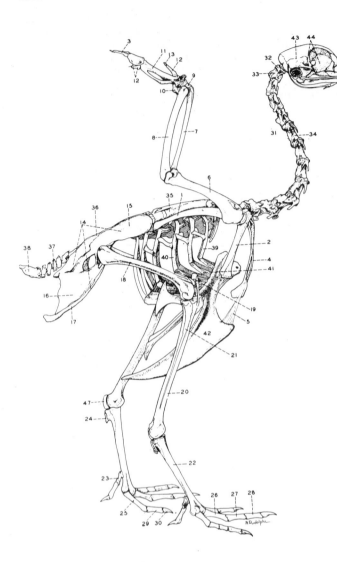

Figura 60-3. Esqueleto articulado da galinha.

1, Escápula; 2, coracóide ; 3, segunda falange, dígito III; 4, fúrculo; 5, ligamento hipocledial; 6, úmero; 7, rádio; 8, ulna; 9, osso radial do carpo (radial); 10, osso ulnar do carpo (ulnar); 11, carpometacarpo; 12, primeiras falanges dos dígitos III e IV; 13, segunda falange, dígito II; 14, cíngulo pélvico; 15, ílio; 16, ísquio; 17, púbis; 18, fêmur; 19, patela; 20, tibiotarso; 21, fíbula; 22, tarsometatarso; 23, primeiro metatársico; 24, hipotarso (crista calcânea); 25, primeira falange, dígito II; 26, primeira falange, dígito III; 27, segunda falange, dígito III; 28, terceira falange, dígito III; 29, segunda falange, dígito II; 30, terceira falange (distal), dígito II; 31, vértebras cervicais; 32, atlas; 33, áxis; 34, corpo da vértebra cervical; 35, vértebras torácicas (dorsais); 36, sinsacro; 37, vértebras caudais livres; 38, pigóstilo; 39, 40, costelas vertebrais; 41, costela esternal; 42, calha do esterno; 43, crista parietal lateral do crânio; 44, fossa orbital (rostral), fossa temporal (caudal); 45, osso nasal; 46, mandíbula; 47, cartilagem tibial ossificada (sesamóide tibial). (De Chamberlain, 1943.)

(capítulo) articula-se com o processo transverso da vértebra e a cabeça ventral ou inferior *(tubérculo)* com o corpo da vértebra. Os dois primeiros dos sete pares de costelas normalmente não possuem os segmentos ventrais e não possuem articulação com o esterno. Os restantes possuem costelas esternais que se articulam dorsalmente com as costelas vertebrais e, ventralmente, com os processos esternocostais do esterno. O último par de costelas normalmente possui tanto o segmento vertebral como o esternal. Exceto a primeira e a última, as costelas vertebrais possuem **processos uncinados** que se sobrepõem às costelas seguintes e fornecem rigidez à caixa de costelas. Os processos uncinados são característicos de quase todos os grupos de aves.

ESTERNO

O **esterno** (osso do peito) é um osso extenso apresentando uma grande **calha,** ou carina, direcionada ventralmente, que serve como a superfície óssea para a origem dos principais músculos de vôo, os peitorais e o supracoracóideo.* O termo metasterno é geralmente usado para aplicar-se à região caudal do esterno; o termo esterno costal para a área de inserção das costelas esternais. Caudalmente o esterno é caracterizado por grandes aberturas ou fenestras, que são ligadas por membranas ligamentosas, permitindo áreas para a origem de porções dos músculos peitorais. O esterno da galinha é denominado um esterno de quatro incisuras; há processos caudolaterais *(partes laterais)* que formam os limites laterais das incisuras laterais, e processos metasternais laterais *(partes mediais),* que formam os limites laterais das incisuras mediais. Há grande variação na borda caudal do esterno nas aves; algumas possuem apenas duas incisuras (por exemplo, patos), e algu-

---

*Determinadas aves que não voam — o avestruz, a ema, o emu e o kiwi — foram denominadas ratitas (do latim *ratis,* que quer dizer balsa), referindo-se à falta de uma calha no esterno. Esta característica foi outrora usada para separar essas aves de todas as demais, que eram denominadas de "carinadas" (do latim, *carina,* a calha de um navio), em referência à presença de uma calha esternal ou carina.

OSTEOLOGIA DAS AVES

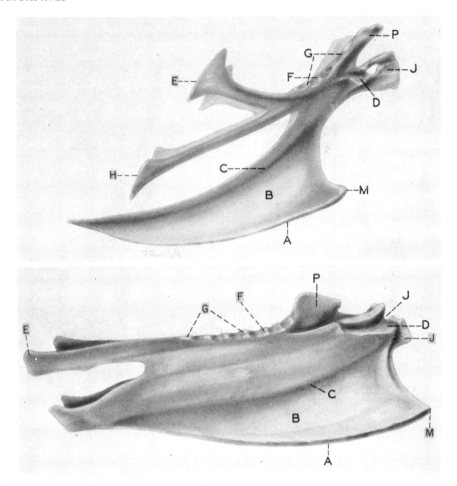

Figura 60-4. Esterno da galinha (em cima) e do ganso (embaixo); vista lateral.
A, Calha do esterno (carina); B, superfície lateral da calha; C, linha intermuscular; D, sulco coracoidal; E, processo lateral caudal; F, processos costais; G, margem costal; J, espinha do manúbrio; M, ápice da carina; P, processo esternocoracoidal. (De Chamberlain, 1943.)

mas possuem bordas caudais sólidas com apenas fenestras (por exemplo, muitos papagaios) ou são totalmente sólidos (por exemplo, avestruzes). Na superfície dorsal do esterno normalmente há diversos forames através dos quais sacos aéreos comunicam-se com o interior. Cranialmente o esterno projeta-se lateralmente como um par de processos esternocoracoidais, e medialmente há uma única projeção óssea, a espinha do manúbrio. O ponto mais cranial da calha esternal é conhecido como o ápice da carina.

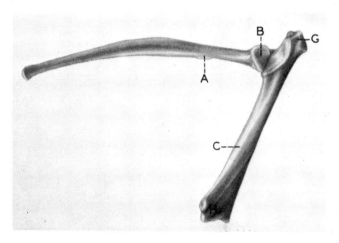

Figura 60-5. Escápula e coracóide direitos da galinha; vista lateral.
A, Lâmina da escápula; B, face glenóide; C, eixo do coracóide; G, superfície coracoumeral. (De Chamberlain, 1943.)

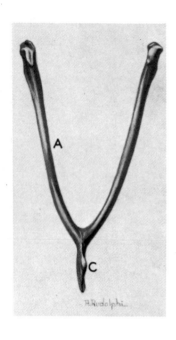 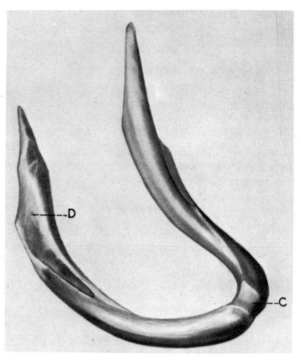

Figura 60-6. Fúrcula da galinha (à esquerda) e do ganso (à direita).
A, Ramo da fúrcula; C, processo furcular (hipoclédio); D, forame pneumático. (De Chamberlain, 1943.)

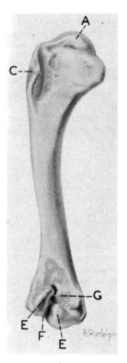 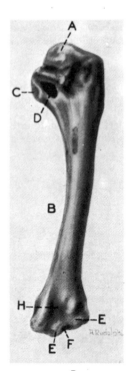

Figura 60-7. Úmero direito da galinha; vista palmar (A); vista anconal (B).

A: A, Cabeça, C, crista deltóide; E, côndilos (externo e interno); F, sulco intercondilar; G, depressão braquial. **P:** A, cabeça; B, eixo; C, inserção do músculo infra-espinhal; D, forame pneumático; E, côndilos (externo e interno); F, sulco intercondilar; H, fossa do olécrano. (De Chamberlain, 1943.)

OSTEOLOGIA DAS AVES

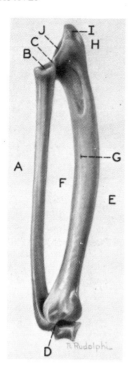

Figura 60-8. Rádio e ulna direitos da galinha; vista ventral.

A, Eixo do rádio; B, cotila umeral; C, faceta ulnar; D, superfície articular do radial (radial do carpo ou escafolunar); E, eixo da ulna; F, espaço interósseo; G, forame nutrício da ulna; H, eixo proximal da ulna; I, processo do olécrano; J, cotila interna. (De Chamberlain, 1943.)

qual o tendão do músculo supracoracóideo passa para inserir-se no úmero como uma parte importante do mecanismo de vôo; ele age para elevar o úmero e a asa.

O **úmero**, o maior dos ossos da asa, articula-se proximalmente com o cíngulo pélvico na fossa glenóide por sua grande cabeça convexa. O forame pneumático na extremidade proximal do úmero permite a invasão do saco aéreo clavicular, que pneumatiza o interior deste grande osso. Na superfície ventral da crista deltóide do úmero, o maior dos músculos de vôo, o peitoral, insere-se e age para deprimir o úmero. Distalmente o úmero articula-se com o rádio e a ulna por dois côndilos, o maior articulando-se com a ulna.

CÍNGULO (CINTA) PEITORAL E MEMBROS

Os **cíngulos peitorais** são compostos de três pares de ossos que sustentam as asas. Elas são formadas pelas clavículas fundidas (denominadas de fúrcula), os coracóides e a escápula.

O osso mais robusto do cíngulo peitoral é o **coracóide**, que está direcionado ventral e caudalmente para articular-se com o esterno no sulco coracoidal. Os coracóides são ocos, sendo invadidos pelos sacos aéreos claviculares. As **clavículas** são ossos delgados e semelhantes a hastes que estão ventralmente fundidos em uma lâmina achatada, o hipocleidio (face furcular), que está ligada ao ápice da carina do esterno por um ligamento, o ligamento hipocleidial, que também representa a rafe do principal músculo do vôo, o peitoral.

A **escápula**, longa e plana, estende-se caudalmente, paralela à coluna vertebral; ela é ligeiramente mais espessa em sua extremidade proximal, e próximo ao processo acromial há um forame pneumático. A escápula articula-se cranialmente com o coracóide e o fúrculo e participa, com o primeiro, na formação da fossa glenóide, a fossa articular para a cabeça do úmero. Os três ossos — escápula, coracóide e o fúrculo — reúnem-se dorsalmente e deixam um canal tri-ósseo (*forame tri-ósseo*) através do

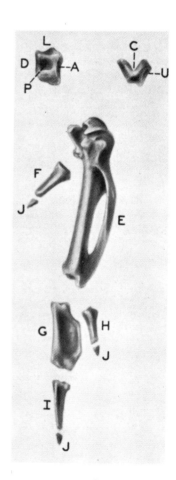

Figura 60-9. Mão direita da galinha; vista ventral.

A, Radial (radial do carpo ou escafolunar), especificamente a superfície articular proximal com o rádio; C, ulnar (ulnar do carpo ou cuneiforme), especificamente a superfície articular para o carpometacarpo; D, superfície articular distal do radial com o carpometacarpo; E, carpometacarpo, especificamente o metacárpico IV; F, dígito II; G, dígito III; H, dígito IV; I, segunda falange do dígito III; J, falanges distais (elas são as falanges rudimentares distais do embrião, que no adulto são fundidas com a falange mais proximal; no *Gallus* a falange distal do dígito II pode permanecer separada no adulto); L, superfície lateral do radial; P, superfície caudal do radial; U, superfície articular do ulnar para a ulna. (De Chamberlain, 1943.)

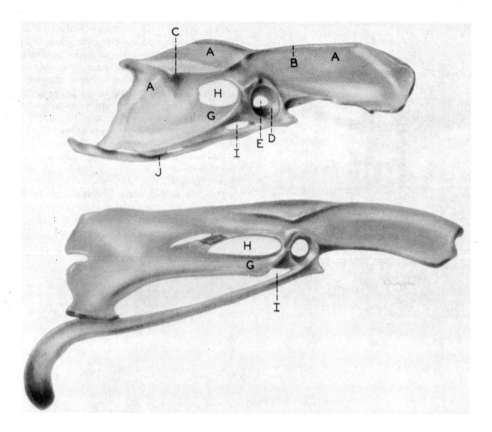

Figura 60-10. Cíngulo pélvico da galinha (em cima) e do ganso (embaixo); vista lateral.

A, Ílio; B, crista ilíaca cranial; C, crista ilíaca caudal; D superfície articular acetabular; E, perfuração do acetábulo; G, superfície lateral do ísquio; H, forame ílio-isquiático; I, forame obturatório; J, púbis. (De Chamberlain, 1943.)

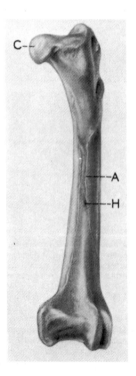 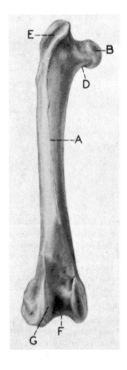

Figura 60-11. Fêmur direito da galinha; vista caudal (esquerda); vista cranial (direita).

A, Linhas intermusculares cranial e caudal; B, cabeça do fêmur; C, inserção do ligamento redondo; D, superfície proximoventral da cabeça do fêmur; E, trocanter; F, fossa intercondilar; G, côndilo externo; H, forame nutrício. (De Chamberlain, 1943.)

OSTEOLOGIA DAS AVES

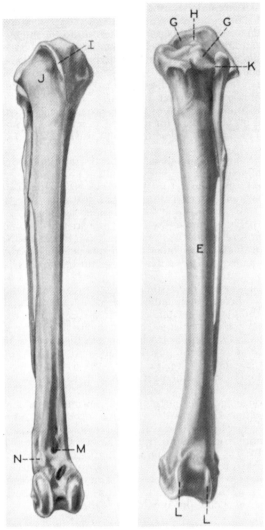

Figura 60-12. Tibiotarso e fíbula direitos da galinha; vista cranial (A); vista caudal (B).

A: I, Crista cnemial interna; J, sulco extensor; M, sulco tendíneo; N, sulco para o músculo fibular curto; **B:** E, corpo do tibiotarso; G, área articular interna; H, superfície articular externa; K, L, côndilos. (De Chamberlain, 1943.)

projeções são reduzidas; nas voadoras fortes elas são muito pronunciadas. A extremidade distal do rádio possui uma pequena face para articulação com a ulna; ela também articula-se com o carpo. Distalmente a ulna possui duas faces articulares, uma para articulação com o radial do carpo (o radial, ou escafolunar), e uma para o ulnar do carpo (o ulnar, ou cuneiforme).

O **carpometacarpo** representa três elementos fundidos — os metacárpicos II, III e IV (às vezes considerado como representando os dígitos I, II e III). O metacárpico II é representado por uma pequena projeção no lado radial do carpometacarpo; o III e o IV são elementos longos que se fundem em suas extremidades distais e circundam um grande espaço interósseo entre si. O terceiro dígito é o maior e normalmente contém duas **falanges**, en-

O rádio e a **ulna** constituem os ossos do antebraço. A ulna é consideravelmente maior do que o rádio, mas ambos os ossos são de comprimento aproximadamente igual. Proximalmente a ulna e o rádio articulam-se com os dois côndilos do úmero; distalmente, com o carpo. A extremidade proximal do rádio tem uma face articular que se articula com o menor dos côndilos do úmero. Proximalmente a ulna possui uma superfície côncava para articulação com o maior dos côndilos do úmero, e uma extensão denominada de olécrano. Outras características da ulna incluem um forame nutrício localizado aproximadamente na metade do trajeto ao longo de seu comprimento, e na superfície externa do corpo encontram-se uma série de pequenas projeções ósseas que representam pontos de inserção para as penas secundárias da asa. Nas aves galiformes estas

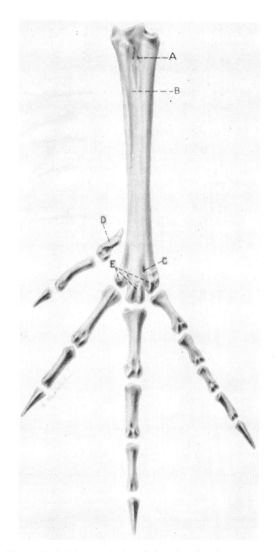

Figura 60-13. Pé esquerdo da galinha; vista dorsal.

A, Forames proximais; B, sulco metatársico dorsal; C, forame distal; D, metatársico I; E, tróclea para os dígitos II, III e IV (da esquerda para a direita); os dígitos da esquerda para a direita são I, II, III e IV, com suas falanges respectivas. (De Chamberlain, 1943.)

quanto o II e o IV contêm uma, na maioria das aves. No embrião, entretanto, falanges rudimentares distais podem estar presentes e que subseqüentemente fundem-se com o elemento mais proximal.

CÍNGULO (CINTA) PÉLVICO E MEMBROS

O **cíngulo pélvico** é formado pela fusão de três ossos que são separados no embrião — o ílio, o ísquio e o púbis. Os ílios também fundem-se com o sinsacro. Os **ossos púbicos,** longos e finos, estão direcionados caudalmente, são fundidos cranialmente com os ísquios; eles são livres caudalmente mas ligados aos ísquios por uma membrana resistente. Cranialmente há um espaço separando os dois ossos, o forame obturatório. Um forame ílio-isquiático está presente entre o ílio e o ísquio. O **acetábulo,** que está situado entre o **ílio** e o **ísquio,** é perfurado e acomoda a cabeça do grande **fêmur** (osso da coxa). A extremidade proximal do fêmur tem um trocanter muito proeminente, lateral à sua cabeça. Em sua extremidade distal o fêmur possui um grande sulco (o sulco rotular) que acomoda o sesamóide patelar (patela ou osso do joelho). Distalmente o fêmur possui dois côndilos que se articulam com o tibiotarso e com a fíbula.

O **tibiotarso** é o maior dos ossos da perna. Ele é caracterizado proximalmente por côndilos para articulação com o fêmur e pelas grandes cristas cnemiais que foram as origens de determinados músculos extensores importantes. Como o fêmur, o tibiotarso possui um forame nutrício em seu eixo caudal. A parte lateral do eixo superior apresenta uma crista para a inserção da fíbula. A galinha apresenta a condição típica da ave de possuir uma fíbula grandemente reduzida; entretanto, em determinadas linhagens (por exemplo, "*creeper*") a fíbula é de tamanho e extensão maiores.

A extremidade distal do tibiotarso apresenta côndilos proeminentes para articulação com o tarsometatarso. Depressões para a inserção dos ligamentos colaterais da articulação tibiotarso-tarsometatarso estão presentes em ambos os lados da extremidade distal. Enquanto alguns dos ossos társicos proximais estão fundidos com a extremidade distal da tíbia no embrião para formar o tibiotarso, os elementos distais fundem-se com os metatársicos alongados (três em número) para formar o tarsometatarso da ave. Os metatársicos presentes são provavelmente o II a IV.

O **tarsometatarso** adulto é caracterizado proximalmente pela presença de cotilas interna e externa para a articulação com o tibiotarso. Na extremidade proximal, plantarmente, encontra-se uma série de cristas calcâneas que formam canais tendinais para os pesados tendões dos dedos; esta área do tarsometatarso é muitas vezes citada como o hipotarso. Na extremidade proximal do tarsometatarso diversos forames estão presentes dorsalmente. No macho, há um centro ósseo da espora que surge do lado interno do eixo do tarsometatarso, aproximadamente dois terços distalmente ao longo do corpo. Distalmente o tarsometatarso apresenta três grandes trócleas para articulação com os dígitos II, III e IV. Localizado entre as trócleas para os dígitos III e IV há um grande forame denominado de forame distal; ele indica a área de fusão entre os metatársicos III e IV. Plantarmente na extremidade distal do tarsometatarso está localizado (embora não seja fundido ao tarsometatarso próprio) o primeiro metatársico, que serve para a articulação do dígito I, o hálux, que é um curto dedo direcionado posteriormente, consistindo de duas falanges. Os **dígitos** II, III e IV, que correspondem na localização a suas trócleas respectivas, possuem três, quatro e cinco **falanges,** respectivamente. A falange distal de cada dígito é uma garra que durante a vida é coberta exteriormente por uma garra córnea.

BIBLIOGRAFIA

Beecher, W. J. 1962. The bio-mechanics of the bird skull. Bull. Chicago Acad. Sci. *11*:10-33.
Bellairs, A. d'A., and C. R. Jenkin. 1960. The skeleton of birds. *In*, Biology and Comparative Physiology of Birds. Marshall, A. J. (ed.): Vol. 1, pp. 241-300. New York, Academic Press, Inc.
Bock, W. J. 1964. Kinetics of the avian skull. J. Morphol. *114*:1-42.
Bremer, J. L. 1940. The pneumatization of the head of the common fowl. J. Morphol. *67*:143-157.
Bremer, J. L. 1940. The pneumatization of the humerus in the common fowl and the associated activity of theelin. Anat. Rec. 77: 197-211.
Chamberlain, F. W. 1943. Atlas of avian Anatomy. East Lansing, Michigan, Michigan State College, Agricultural Experiment Station.
Cracraft, J. 1968. The lacrimal-ectethmoid bone complex in birds: A single character analysis. Amer. Midland Nat. *80*:316-359.
Fell, H. B. 1925. The histogenesis of cartilage and bone in the long bones of the embryonic fowl. J. Morphol. Physiol. *40*:417-459.
George, J. C., and A. J. Berger. 1966. Avian Myology. New York, Academic Press, Inc.
Goodman, D. C., and H. I. Fisher. 1962. Functional anatomy of the feeding apparatus in waterfowl (Aves: Anatidae). Carbondale, Ill., Southern Illinois University Press.
Heimerdinger, M. A., and P. L. Ames. 1967. Variation in the sternal notches of suboscine passeriform birds. Yale Univ., Peabody Mus., Postilla *105*:44 pp.
Holman, J. A. 1961. Osteology of living and fossil New World quails (Aves, Galliformes). Bull. Fla. State Mus. 6 (no. 2):131-233.
Howard, H. 1929. The avifauna of Emeryville Shellmound. Univ. Calif. Publ. Zool. *32*:301-394.
Jollie, M. T. 1957. The head skeleton of the chicken and remarks on the anatomy of this region in other birds. J. Morphol. *100*:389-436.
King, A. S. 1957. The aerated bones of *Gallus domesticus*. Acta Anat. *31*:220-230.
Klima, M. 1962. The morphogenesis of the avian sternum. Acta Acad. sc. Cechoslov. bas. Brunensis 34:151-194.
Latimer, H. B. 1927. Postnatal growth of the chicken skeleton. Am. J. Anat. *40*:1-57.
Lindsay, B. 1885. On the avian sternum. Zool. Soc. London, Proc., pp. 684-716.
Montagna, W. 1945. A re-investigation of the development of the wing of the fowl. J. Morphol. *76*:87-113.
Portmann, A. 1950. Squelette. *In* Grasse, P. P. (ed.): Traite de Zoologie., Vol. 15. Paris, Masson et Cie.
Storer, R. W. 1960. Adaptive radiation in birds. *In* Marshall, A. J. (ed.): Biology and Comparative Physiology of Birds, Vol. 1, pp. 15-55. New York, Academic Press, Inc.
Wolbach, S. B., and D. M. Hegsted. 1952. Endochondral bone growth in the chick. A.M.A. Arch. Path. 54:1-12.
Woolfenden, G. E. 1961. Postcranial osteology of the waterfowl. Bull. Fla. State Mus. 6:1-129.

CAPÍTULO 61

MIOLOGIA DAS AVES

J. C. Vanden Berge

A morfologia macroscópica, a inervação e as relações topográficas dos principais músculos das aves estão descritas nas seguintes seções deste capítulo: músculos cutâneos; músculos mandibulares e hióideos; os músculos axiais, inclusive os da cauda e da cloaca; os músculos do tórax e do abdome, e os músculos dos apêndices (membros peitoral e pélvico).

Uma nomenclatura padronizada para os músculos das aves, comparável à dos mamíferos (NAV, 1973), ainda não foi estabelecida. Por conseguinte, diferentes denominações têm sido empregadas para um mesmo músculo na mesma espécie ou em espécies diferentes, ou, em alguns casos, o mesmo nome tem sido utilizado para dois diferentes músculos na mesma espécie, de acordo com vários autores.

A nomenclatura adotada nas seguintes seções reflete alguns aspectos do problema. De início tentou-se utilizar nomes de uso mais corriqueiro no campo da miologia das aves, a maioria das quais pode ser comprovada na utilíssima revisão da musculatura das aves de autoria de Berger (1966). Às vezes, estudos recentes de embriologia ou reinterpretações de outros dados têm esclarecido as relações e, deste modo, contribuído para melhorar sua compreensão (veja Sullivan, 1962, sobre a musculatura das asas, ou McLelland, 1968, a respeito dos músculos hióideos, por exemplo). Para facilitar outras investigações que envolvem considerações sobre a musculatura das aves, foi incluída uma tabela de sinônimos (Apêndice). Estes sinônimos refletem diferenças de Berger, a principal referência, mas além disto, outras importantes diferenças de outros autores que não foram mencionadas.

Em acréscimo aos autores supracitados recentes publicações sobre morfologia descritiva macroscópica de músculos, particularmente de galináceos, também foram consultadas (Fujioka, 1959, 1962, 1963; Fitzgerald, 1969; Harvey et al., 1968; Hudson et al., 1959, Hudson e Lanzillotti, 1964). A inervação destes músculos está baseada em Baumel. Outras publicações que dizem respeito à interpretação funcional foram mais utilizadas. Entre estas inclui-se um trabalho de Wet et al. (1967) sobre os músculos da respiração do galo, o de Cracraft (1971) sobre o membro pélvico do pombo comum e o de Bock (1964) a respeito da cinética do crânio das aves. Estas interpretações funcionais foram adotadas neste capítulo em razão da viabilidade de termos. Todas as outras interpretações funcionais estão baseadas, em sua maioria, nas revisões de literatura e, portanto, deverão ser interpretadas com a máxima cautela.

Os tópicos descritivos que se seguem estão dispostos de modo tal que podem ser usados para um estudo geral das diferentes espécies de aves. Aliás, como já foi mencionado, serão mais aplicáveis ao galo, ao peru, à codorna e a outros galináceos (Galiformes). As variações morfológicas em outras aves domésticas como patos, marrecos e gansos (Anseriformes), bem como periquitos e outros Psitaciformes e nos "pássaros canoros", ou passarinhos (Passeriformes), também foram incluídas. Estas citações estão baseadas em pesquisas da literatura sobre as aves, bem como em trabalhos avulsos sobre pombos e periquitos.

MÚSCULOS CUTÂNEOS

Os músculos estriados associados à pele das aves, principalmente das áreas onde se inserem as penas, os tratos ou ptérilas, constituem a musculatura cutânea das aves. Os da cabeça e do pescoço representam derivados filogenéticos da musculatura da faringe e/ou dos miótomos craniais (occipitais) do embrião do vertebrado, inervados por nervos cranianos ou ramos cutâneos dos nervos espinhais cervicais. Outros são feixes musculares derivados da musculatura geral do corpo, inervados pelos ramos cutâneos dos nervos espinhais correspondentes.

Embora haja variações consideráveis quanto à presença ou ausência desses músculos e seu relativo desenvolvimento, elas serão revisadas para os pássaros em geral. A maioria delas está presente nos galináceos tais como o galo e o peru, porém algumas estão ausentes no pombo doméstico, por exemplo. Estas variações serão levadas em conta.

A musculatura lisa intrínseca ou músculos dérmicos (*Mm. pennati*) que sustentam cada folículo da pena não serão descritos neste título (veja Cap. 70 e Lucas e Stettenheim, 1972).

O **constritor cervical** é o mais superficial dos músculos cutâneos do pescoço. Com maior freqüência orienta-se de modo transversal constituindo uma lâmina de fibras musculares mais ou menos delgada que envolvem, de certo modo, os outros músculos cervicais, inclusive o cucular (músculo cutâneo do pescoço bem desenvolvido). Ele está tão intimamente associado à pele que, muitas vezes, é difícil dissecá-lo.

As fibras musculares originam-se de uma rafe mediana dorsal que se encontra unida à fáscia cervical profunda sobre os processos espinhosos das vértebras cervicais. As lâminas musculares estendem-se lateralmente (transversalmente) da rafe para ambos os lados do pescoço, passam superficialmente e intimamente aderidas ao cucular cranial e se reúnem numa rafe mediana ventral. Esta rafe freqüentemente continua-se com outra da porção superficial do **músculo basibranquial mandibular** (músculo do aparelho hióideo) e se estende caudalmente até aproximadamente o terço distal do pescoço. Esta extensão caudal freqüentemente é um tanto indefinida visto que as fibras musculares parecem entremear-se com a inserção clavicular do cucular.

O **músculo cucular** (*cutâneo cervical; craniocervical*) nas aves não é perfeitamente homólogo ao correspondente músculo dos répteis, por exemplo, mas é tão semelhante em suas inserções e inervação principal que o nome tem uma longa história de uso na anatomia comparada. É também conhecido como "cutâneo lateral do pescoço" ou "dermotemporal", "cutâneo cervical (nucal)" ou "cutâneo clidodorsal", principalmente na base de seus dois principais componentes musculares, que aqui são denominados **partes cranial** e **cervical**, respectivamente. O primeiro componente pode também dar origem a um feixe dorsal (interescapular), um lateral (propatagial) e um ventral (clavicular).

Em geral as inserções deste músculo complexo estão no crânio e/ou na mandíbula, nas vértebras e fáscia cervicais, no cíngulo peitoral (principalmente na clavícula) e nas fáscias peitorais; em todos os pontos está firmemente aderido à pele e às áreas empenadas (ptérilas). Em algumas aves extensões subcutâneas dos sistemas de sacos aéreos pulmonares e cervicocefálico acham-se associadas com este músculo complexo.

A **parte cranial** (*cucular cranial; cutâneo cervical*) é uma porção tipicamente bem definida com uma inserção proximal sobre o crânio. O ventre muscular inclina-se lateral e ventralmente do crânio, estendendo-se caudalmente sobre toda a face lateral do pescoço. Em algumas espécies de pássaros, o cucular cranial pode dar origem a três outras porções musculares caudais, denominadas, respectivamente, feixe dorsal ou interescapular, feixe ventral ou clavicular e feixe lateral ou propatagial (a ser descrito).

A inserção proximal (origem) geralmente está associada com a região pós-orbital do crânio e pode estar nos ossos escamoso ou occipital, ou no processo pós-orbital do frontal, estendendo-se lateralmente em algumas espécies de modo a incluir o osso quadrado e o processo caudal (retroarticular) da mandíbula. Destas origens o ventre inclina-se lateral e ventralmente, intimamente aderido à pele e recoberto pelo constritor cervical. Dependendo das espécies, o cucular cranial pode dar origem a um ou mais dos seguintes feixes sobre a face lateral do pescoço.

Um feixe dorsal, que tem sido denominado cucular dorsocutâneo, é uma camada que se acha sob a porção cervical da ptérila interescapular. Este feixe pode inserir-se diretamente sobre a extremidade cranial da região interescapular da ptérila, ou pode terminar aí numa interseção tendínea em comum com um feixe semelhante derivado do grande dorsal. Em algumas espécies, um feixe carnoso dorsal contínuo do músculo pode estar presente desde a cabeça até a extremidade cranial do ílio.

Uma porção ventral do cucular cranial poderia ser considerada um feixe clavicular ("cucular clavicular") visto que se insere de modo típico sobre a clavícula (às vezes também no esterno e geralmente no cíngulo peitoral). Outras variações nas suas inserções nesta região comum incluem as fáscias peitorais ("cucular pectoricutâneo") e a ptérila umeral ("cucular omocutâneo").

Talvez mais importante seja a formação de um feixe muscular para o papo (inglúvio) em galináceos, psitacinos e columbiformes. Ambos os componentes musculares (ou aponeuróticos), superficial e profundo, estão presentes; a camada profunda fusiona-se com o cucular cervical e insere-se na clavícula. O feixe clavicular pode auxiliar no esvaziamento periódico do papo visto que também forma uma bainha muscular envolvendo este órgão.

Em psitacinos e grande número, senão a maioria, dos passarinhos (pássaros canoros), um feixe lateral ou propatagial bem desenvolvido e um tanto independente dirige-se para a asa. O cucular propatagial é um músculo tipicamente carnoso e arredondado que se insere na extremidade cranial da ptérila umeral, ou se torna contínuo com o **ventre ou tendão do tensor propatagial longo** (veja musculatura das asas). Neste último caso ele contribuiria para a extensão e tensão do propatágio (a dobra da pele que forma a "borda principal" da asa completamente aberta.) O feixe propatagial é muito bem desenvolvido em psitacinos, portanto mais regular do que o feixe clavicular, embora estes pássaros tenham um papo bem desenvolvido. Este feixe parece estar ausente ou no mínimo pouco desenvolvido nos galináceos, patos, marrecos, gansos e pombos.

A **parte caudal** (*cucular cervical; cutâneo dorsal do pescoço ou nucal*) está representada por uma faixa de fibras musculares que se insere sobre uma rafe mediana dorsal em oposição às poucas últimas vértebras cervicais (terço caudal do pescoço). Esta faixa pode estar muito intimamente aderida à ptérila interescapular e suas fibras entremeiam-se com as do feixe dorsal do cucular cranial e do cutâneo interescapular (caso um ou ambos estejam presentes). As fibras musculares estendem-se lateralmente (em sentido transversal) e algo ventralmente e fusionam-se com as do cucular cranial que formam uma cinta muscular para o papo ou se inserem na clavícula.

Em galos, perus e outros galiformes, em psitacinos, pombos e provavelmente outros grupos de aves, pode ocorrer uma série de dois a quatro (ou mesmo até seis) feixes musculares dispersos em forma de tiras sob a fáscia profunda do cucular cranial. Estes feixes estão orientados no plano transverso do pescoço, iguais aos do constritor cervical, porém separados dele pelo cucular cranial. Tais feixes, quando presentes, parecem ser uma extensão cranial do cucular cervical.

Ação: Em geral, os músculos cutâneos do pescoço são relacionados funcionalmente à tensão geral da cútis cervical e, um pouco independentemente, relacionados à elevação das penas das ptérilas em diferentes níveis do pescoço. O constritor cervical pode agir como um constritor superficial do pescoço. O cucular cranial (auxiliado pelo cucular cervical) também ajuda a suportar o oscilante papo e facilitar seu periódico esvaziamento por meio de seu feixe clavicular. O feixe propatagial provavelmente auxilia a manter a tensão do propatágio e pode contribuir no movimento de extensão das asas (juntamente com o tensor propatagial longo).

Inervação: Nervo acessório espinhal (XI par craniano; motor) e ramos cutâneos de vários nervos espinhais cervicais (provavelmente sensitivos e motores). (O constritor cervical pode receber alguma inervação por um ramo cervical do nervo facial, VII par craniano, embora isto ainda não esteja estabelecido.)

Músculos cutâneos interescapular e **cutâneo dorsoumeral** *(músculos grande dorsal, partes e metapatagial, respectivamente).*

Origem: Ambos os feixes representam variações cutâneas do grande dorsal e originam-se no mesmo nível do grande dorsal causal, isto é, das vértebras torácicas caudais e/ou da extremidade cranial do sinsacro e pélvis (ílio).

Inserção: Se ambos os feixes estiverem claramente definidos, o feixe interescapular estende-se cranialmente, intimamente aderente à ptérila interescapular. Como mencionado anteriormente, ele pode terminar na ptérila ou numa interseção tendinosa (ser diretamente contínuo) com o correspondente derivado do cucular cranial.

O feixe metapatagial ou dorsoumeral (Fig. 61-1), o mais longo e geralmente mais conspícuo dos dois, estende-se cranial e lateralmente para inserir-se na extremidade caudal da ptérila umeral, em cujo ponto une-se a um feixe similar do metapatagial do serrátil superficial (veja abaixo). Ambos os feixes do grande dorsal estão aparentemente ausentes no pombo (Berger, 1966); na maior parte das vezes eles estão fusionados no galo e no peru, mas em pelo menos algumas aves galináceas apresentam-se independentes.

Ação: Ambos os feixes necessariamente exercem tensão sobre suas respectivas ptérilas. A função do feixe metapatagial com respeito à "fixação" do trato (ptérila) umeral poderia ser sinergicamente facilitada pelo correspondente feixe do serrátil superficial. As penas deste trato, freqüentemente referidas como penas escapulares, manto, mantelete ou colete, são muito desenvolvidas e bastante notáveis na plumagem do choco de algumas garças e garçolas, por exemplo.

Inervação: Ramos cutâneos do nervo do grande dorsal.

Músculo cutâneo costoumeral (Fig. 61-1) *(serrátil superficial, parte metapatagial).*

Origem: Face lateral de uma ou mais costelas torácicas, ao nível da articulação de seus elementos vertebral e esternal, ventral aos respectivos processos uncinados e superficial à origem do serrátil superficial caudal.

Inserção: Sobre a extremidade caudal da ptérila umeral onde se une com o feixe metapatagial do grande dorsal. Ambos podem unir-se aí com parte do tendão proximal do expansor secundário (veja músculo da asa).

Ação: Sinergista do músculo precedente para tensão e fixação gerais da ptérila e do metapatágio.

Inervação: Um ramo do nervo do serrátil superficial e ramos cutâneos dos intercostais.

Os **músculos subcutâneos torácico** e **abdominal** *(músculo peitoral, parte abdominal)* estendem-se sob a pele na face lateral do peito e do abdome em íntima associação com a ptérila ventral. Um ou ambos podem estar ausentes em alguns pássaros.

Inserções: O feixe torácico insere-se de modo típico na margem caudal da bainha aponeurótica que contribui na inserção do grande peitoral. No galo e em outras aves galináceas, e em alguns outros tipos, esta inserção cranial está algo mais difusa e se acha associada com o peitoral e o grande dorsal, com o tendão proximal do expansor secundário, e algumas vezes com o metapatágio (peitoral abdominal metapatagial). Uma segunda inserção pode estar presente mais caudal à face lateral da ptérila ventral.

O feixe abdominal reúne-se ao feixe torácico, com freqüência numa interseção tendínea onde ambos se inserem na ptérila ventral. Caudalmente o feixe abdominal passa mais distalmente onde se acha variavelmente inserido na fáscia subcutânea sobrepondo-se aos músculos da parede abdominal, do púbis ou da fáscia da região toracoabdominal próximo ao joelho.

Ação: Comandar a tensão e o movimento da ptérila ventral.

Inervação: Ramos cutâneos do nervo peitoral, proximalmente; ramos cutâneos dos nervos intercostais, distalmente.

Outros feixes musculares que estão associados ao tegumento e às ptérilas serão descritos com os músculos alares. O complexo músculo propatagial *(tensor propatagial e a parte propatagial do bíceps braquial)* está intimamente associado com a tensão da membrana propatagial e com a extensão da asa. O expansor secundário está associado com a tensão sobre o aspecto caudal (metapatagial) do braço.

MÚSCULOS DAS MANDÍBULAS E DO APARELHO HIÓIDEO

Músculos Mandibulares

A nomenclatura dos músculos mandibulares é aquela adotada por Bock (1964), em sua análise geral sobre a cinética do crânio da ave. Em toda a literatura aviária existe uma grande confusão na denominação desses músculos, principalmente daqueles que são derivados do complexo adutor, associados com o primeiro arco faríngico (arco mandibular) e inervados pelo nervo trigêmeo. Um ou mais desses derivados podem estar subdivididos, e estas subdivisões estão freqüentemente associadas com uma complexa disposição das aponeuroses que também têm sido usadas como base para a denominação dos músculos (Zusi, 1962; Zusi e Storer, 1969). Resulta então que os músculos mandibulares são descritos em geral e sem referências a subdivisões ou a aponeuroses associadas.

Depressor da mandíbula

Origem: Da face caudolateral do crânio, caudal à origem do cucular cranial e ao meato acústico externo.

Inserção: Face ventral caudomedial ao processo caudal (retroarticular) da mandíbula.

Ação: Abaixar (ou deprimir) a maxila inferior; em ação cinética com o pterigóideo pode agir para forçar o osso quadrado a oscilar para frente e para cima, e desse modo auxiliar na elevação da maxila superior.

Inervação: Nervo facial (VII par craniano) que também supre o mandibular basibranquial (do aparelho hióideo).

Adutor externo da mandíbula

Este músculo normalmente é subdividido em **partes superficial, ventral e medial,** baseado na disposição de suas fibras carnosas, em relação com as aponeuroses e com a posição da inserção.

Origem: A porção superficial origina-se do processo zigomático; as porções ventral e medial originam-se da fossa temporal e do processo ótico do quadrado.

Inserção: Todas as três partes inserem-se nas faces dorsal e lateral da maxila inferior, incluindo a face surangular e o processo coronóide; a parte superficial ocupa a maior parte rostral da posição de inserção.

Ação: Elevar a maxila inferior (se estiver abaixada).

Inervação: Nervo mandibular (do V par craniano).

Embora o **adutor caudal da mandíbula** seja considerado comumente um derivado distinto do complexo adutor, está mais intimamente associado com o pseudotemporal profundo e se separa daquele pelo ramo pterigóideo do nervo mandibular. Ambos os músculos são considerados como quadratomandibular por Fujioka (1963); outros restringem este último nome para o pseudotemporal profundo (Buhler, 1970; Hofer, 1950; Zusi e Storer, 1969).

Origem: Face lateral do corpo do osso quadrado.

Inserção: Face lateral da maxila, principalmente sobre a face surangular caudal à inserção do adutor externo.

Ação: Similar àquela do adutor externo da mandíbula.

Inervação: Nervo mandibular.

Pseudotemporal superficial

Origem: Medial à origem do adutor externo da mandíbula da região pós-orbital do crânio, em particular do osso orbitoesfenóide e um pouco ventral à fossa temporal.

Inserção: Borda dorsal (surangular) da maxila no lado medial da inserção dos adutores externo e caudal da mandíbula.

Ação: Similar à dos adutores externo e caudal da mandíbula.

Inervação: Nervo mandibular.

Pseudotemporal profundo

Origem: Das faces lateral e medial do processo orbital do quadrado.

Inserção: Aspecto medial do ramo da maxila, medial e ventral à inserção do pseudotemporal superficial.

Ação: Por sua posição ventralmente disposta age sobre o quadrado e obrigaria este último a inclinar-se caudalmente, desse modo retraindo o pterigóide e o palatino e efetuando um abaixamento da maxila superior quando elevada; com o músculo pterigóideo eleva a maxila inferior quando retraída.

Inervação: Nervo mandibular.

Pterigóideo

Origem: Comumente uma inserção claramente definida sobre os ossos palatino e pterigóideo, algumas vezes sugere uma subdivisão baseada sobre estas inserções.

Inserção: Face medial (esplênica) do ramo da maxila e sobre a face rostral do processo interno; também sobre a lâmina basitemporal (base) da caixa craniana.

Ação: Puxar o pterigóide e o palatino em direção à maxilar e desse modo retrair o palato e efetuar o fechamento de ambas as maxilas; eficaz em manter um objeto entre as maxilas.

Inervação: Nervo mandibular.

Protrator quadratopterigóideo (*craniopterigoquadrado*)

Origem: Do orbitoesfenóide e da lâmina basitemporal da caixa craniana.

Inserção: Sobre a face medial dos ossos quadrado e pterigóide, respectivamente.

Ação: Elevar a maxila superior pela oscilação do quadrado rostralmente e protrair o palato.

Inervação: Nervo mandibular.

Músculos do Aparelho Hióideo

Os músculos do aparelho hióideo no *Gallus* foram redescritos por McLelland (1968) baseado em suas inserções, morfologia (tamanho, orientação) e provável função. Em suas descrições, McLelland atribui uma base filogenética para o aparelho hióideo das aves no esqueleto hiobranquial dos vertebrados inferiores. Agindo assim, ele inclui os seguintes elementos ósseos (cartilagens): uma série de três elementos basais, que consiste nos osso paraglossal (entoglossal), um basibranquial rostral (basi-hial), um basibranquial caudal (uro-hial), juntamente com o grande par de cornos, que consistem nos ossos queratobranquial e epibranquial de cada lado. Os músculos associados são denominados de acordo: os sinônimos baseados em Berger (1966) estão incluídos no Apêndice deste capítulo.

Existem muito poucos músculos intrínsecos na língua das aves, o **mesoglosso** em certos papagaios (Mudge, 1903), sendo um raro exemplo de tais músculos que têm sido descritos. Nos psitacinos, além disso, o aparelho hióideo e sua musculatura associada estão muito bem desenvolvidos em comparação com outros grupos de aves. Desde que os músculos a serem descritos estão todos primitivamente relacionados aos movimentos da língua ou ao mecanismo da deglutição, não será dada a função de cada um em separado.

Intermandibular

É uma delgada folha de fibras musculares transversas que se estende através de toda a região intermandibular (gular). Está situado imediatamente superficial às porções rostral (anterior) e caudal (posterior) das glândulas mandibulares (salivares) (veja Jerret e Goodge, 1973).

Origem: Face medial (esplênica) da mandíbula.

Inserção: Sobre a rafe mediana ventral em comum com o correspondente músculo do lado oposto, em

posição rostral e parcialmente contínuo com o componente superficial do basibranquial mandibular (o próximo a ser descrito).
Inervação: Nervo mandibular.

Basibranquial mandibular, parte superficial *(m. milo-hióideo posterior)*, **parte medial** *(m. serpióideo)*, e **parte lateral** *(m. estilo-hióideo)*.

Este complexo músculo é assim denominado em razão de sua origem sobre a mandíbula e suas relações com os elementos basibranquiais rostral e caudal do aparelho hióideo. Pelo menos dois derivados musculares principais estão tipicamente presentes, denominados uma parte lateral e outra medial que estão associadas com os ossos basibranquiais rostral e caudal, respectivamente. Em algumas aves (e.g., galo e peru) uma parte superficial também pode ser descrita em íntima associação com o derivado medial. Todos os três músculos têm uma origem contígua sobre a mandíbula, mas cada um apresenta inserção distinta. Estão inervados pelo menos em parte pelo VII par craniano. Na literatura, a cada uma das partes tem-se atribuído um nome (veja lista de sinônimos), porém aqui eles são considerados como um músculo complexo baseado na origem comum e no padrão da inervação.

Origem: Aspecto lateral do processo caudal (retroarticular) da mandíbula, imediatamente rostral à inserção do depressor da mandíbula.

Inserção: As inserções de cada parte serão consideradas separadamente em razão de serem mais ou menos bem definidas.

Parte superficial. O componente superficial consiste numa delgada lâmina muscular que se estende transversalmente sobre o aspecto caudal da região intermandibular (gular) até encontrar-se com seu oposto numa rafe mediana ventral. A margem rostral desta lâmina é indistintamente separada do músculo intermandibular já descrito, e sua margem caudal fusiona-se com a extensão rostral associada dos músculos cuculares cranial e cervical (que representam músculos cutâneos)

Parte medial. O componente medial também apresenta uma disposição transversal e se estende profundamente à camada superficial. Também se reúne com o correspondente músculo do lado oposto numa rafe mediana ventral e deste modo forma uma camada muscular mais profunda por sobre o osso basibranquial caudal.

Em papagaios e outros psitacinos, o ventre muscular pode dar origem a um feixe rostral (anterior) e outro caudal (posterior) que se inserem no osso basibranquial caudal ou numa lâmina sesamóidea ventral associada com ele (veja Evans, 1969, para uma ilustração do aparelho hióideo no *budgerigar**; também Mudge, 1903).

O derivado medial não se confunde com o interceratobranquial mais rostral. Este último músculo é descrito mais adiante.

Parte lateral. O músculo lateral estende-se rostromedialmente da sua origem na mandíbula e assim passa profundamente (dorsal) à cobertura intermandibular. Ele se situa entre a origem do músculo (extrínseco) mandibular epibranquial (lateralmente) e a musculatura intrínseca do aparelho hióideo medialmente (o paraglossoqueratobranquial, em particular). O músculo insere-se sobre a face dorsal do osso basibranquial rostral.

Inervação: Nervo hiomandibular, ramo do facial (VII par craniano), em comum com a inervação do depressor da mandíbula.

O mandibular epibranquial *(m. branquiomandibular)* forma uma bainha muscular que envolve o elemento epibranquial do corno hióideo de cada lado. É o mais conspícuo e o mais longo dos músculos extrínsecos do aparelho hióideo e pode ser facilmente identificado após o rebatimento dos músculos intermandibular e mandibular basibranquial.

Origem: Nas faces medial (esplênica) e ventral (angular) da mandíbula.

Inserção: O ventre muscular é um tanto côncavo no seu aspecto medial por onde se acha sobre as faces dorsal e lateral da glândula mandibular caudal. Estende-se caudalmente sobre a face profunda (dorsal) dos músculos intermandibular e basibranquial mandibular e, desse modo, embainha o elemento epibranquial do corno hióideo. Em algumas aves (e.g., psitacinos) a inserção pode incluir o elemento queratobranquial também, mas de modo característico envolve aproximadamente a extremidade distal do elemento epibranquial de cada lado.

Inervação: Nervo glossofaríngeo (XII par craniano).

Os quatro músculos seguintes representam a musculatura intrínseca do aparelho hióideo e são inervados pelo nervo hipoglosso (XII par craniano).

Paraglossoqueratobranquial
Origem: Faces lateral e dorsolateral do osso queratobranquial.
Inserção: Faces lateral e ventral do osso paraglossal.

Interqueratobranquial
Origem: Faces medial e ventromedial do osso queratobranquial.
Inserção: Rafe mediana ventral com o músculo do lado oposto, estendendo-se transversalmente entre os ossos queratobranquiais, superficial (ventral) ao osso basibranquial caudal sobre o qual pode igualmente se inserir.

Paraglossobasibranquial lateral
Origem: Aspecto lateral do osso basibranquial rostral.
Inserção: Face ventral do pequeno corno do osso paraglossal.

Paraglossobasibranquial medial
Origem: Superfície ventral do osso basibranquial rostral.
Inserção: Superfície ventral do osso paraglossal.
Inervação: Ramo lingual do nervo hipoglosso.

Os músculos da laringe, da siringe e da musculatura geral associada com a traquéia serão descritos no capítulo do sistema respiratório das aves.

MÚSCULOS AXIAIS

Nas seguintes descrições, as vértebras cervicais são definidas como as que exibem um processo transverso fusionado e costela (pleurapófise) ou um processo transverso e um elemento costal vertebral articulado (nas aves geralmente uma ou as duas mais

---

*Espécie de papagaio australiano *(Melopsittacus undulatus)*. (N. do T.)

caudais das vértebras cervicais). Estas costelas estão tipicamente implantadas no músculo e não apresentam uma inserção esternal direta, i.e., um elemento costal esternal. As vértebras torácicas são, desse modo, por definição, aquelas que suportam costelas que apresentam ambos os componentes esternal e vertebral. A mais caudal das vértebras torácicas pode estar anquilosada com o sinsacro mesmo que suas costelas associadas permaneçam independentes dessa fusão. As vértebras restantes incluem uma série inteira anquilosada que forma o sinsacro e uma série curta de vértebras caudais autônomas que termina no pigóstilo.

MÚSCULOS DORSAIS (EPAXIAIS) (M. ERETOR DA ESPINHA)

Complexo

Origem: Do aspecto dorsal do processo transverso, próximo ao processo articular cranial (pré-zigapófise) das quatro primeiras ou mais vértebras cervicais, superficial ao esplênio da cabeça.

Inserção: Sobre a face nucal do osso occipital, lateral à inserção do digástrico cervical.

Ação: A contração bilateral de ambos os músculos produz a extensão da cabeça (flexão dorsal); unilateralmente produz a rotação lateral da cabeça.

Estrutura: Este músculo tem sido descrito como o "músculo da incubação". No pinto, pouco antes de iniciar a eclosão do ovo, o músculo apresenta uma ampla inserção carnosa sobre a extremidade caudal dos ossos parietais do crânio. Embora a contração deste músculo possa ser sugerida como um meio direto para "picar" a casca do ovo, acredita-se atualmente que ele exerça um papel na manutenção do deslocamento da ponta do bico para trás (e manter o "dente do ovo" na posição) no mínimo e retornar o dente do ovo à sua posição original quando o bico é deslocado pela contração convulsiva da musculatura geral do corpo. Este último fato é o meio principal da eclosão do ovo (Brooks e Garret, 1970). Fisher (1958, 1961, 1962, 1966) estudou este complexo músculo como um "músculo da eclosão" em várias espécimes de aves.

Inervação: Nervos espinhais cervicais, série cranial.

Digástrico cervical

Origem: Em comum com o complexo espinhal, por uma larga e delgada aponeurose dos processos espinhais das vértebras cervicais mais caudais e das sucessivas vértebras torácicas (notário ou osso dorsal, a crista mediana dos processos espinhosos fusionados, quando presente).

Inserção: Dois ventres carnosos estão tipicamente desenvolvidos. O mais longo e caudal dos dois dá origem a um tendão sobre a região cervical média. Quase defronte às três primeiras vértebras cervicais, o pequeno ventre cranial forma-se e insere-se com seu componente bilateral, sobre o osso occipital de cada lado da linha média dorsal do crânio.

Ação: Elevação da cabeça com alguma ação dirigida para o estiramento e/ou elevação do pescoço.

Relações: O digástrico cervical é longo e estreito e o mais dorsal e medial dos músculos do pescoço. As relações imediatas são os músculos complexo (cranialmente) e o complexo espinhal e, por outro lado, o músculo dispõe-se sob a fáscia cervical profunda em paralelo com a linha mediana dorsal.

Inervação: Nervos espinhais cervicais.

Os **músculos espinhal, iliocostal** e **longo dorsal** e **ascendentes** são de estrutura complexa, compostos de numerosos feixes musculares e tendões com origem e/ou inserção nas vértebras cervicais e torácicas. As inserções serão descritas a seguir.

O **espinhal** consiste numa série aproximadamente contínua de feixes musculares desde o sinsacro e ílio até cranialmente à segunda vértebra cervical (áxis). É o mais medial dos três conjuntos de músculos epaxiais.

Espinhal torácico

Origem: Das aponeuroses dos processos espinhais das vértebras torácicas, incluindo-se a crista mediana dorsal do sinsacro, face dorsal das bases dos processos transversos associados e a borda caudal do ílio.

Inserção: Múltiplos feixes tendinosos, algumas vezes ossificados, sobre os processos espinhosos, arcos vertebrais, processos transversos e algumas vezes sobre as costelas dorsais (vertebrais) de várias vértebras torácicas e das cervicais caudais.

Ação: Eleva o tórax e a base do pescoço.

Relações: O complexo músculo dispõe-se entre a linha média dorsal e o complexo iliocostal (lateralmente). Com freqüência pode apresentar-se fusionado e/ou interdigitar conexões com o músculo espinhal cervical e com os músculos subjacentes tais como os ascendentes, intertransversais e oblíquos transversais, especialmente na base do pescoço.

Inervação: Nervos espinhais torácicos.

A divisão cervical do **espinhal cervical** (*longo dorsal do pescoço*) é um músculo complexo que consiste numa série caudal de feixes musculares que se interdigitam na região cervical média com a série cranial. Ambas as séries são consideradas como um músculo complexo (longo dorsal do pescoço), ou dois músculos (série caudal: espinhal cervical; série cranial, esplênio cervical).

Origem: Uma larga e delgada aponeurose dos processos espinhais das últimas vértebras cervicais e sucessivas vértebras torácicas (o *osso dorsal,* quando presente).

Inserção: Os feixes musculares caudais da aponeurose estão orientados cranioventralmente e se estendem algo lateralmente para inserir-se sobre a crista dorsal (crista transversa oblíqua) dos processos articulares caudais (pós-zigapófises) das vértebras cervicais até próximo ao meio do pescoço. Um feixe terminal prossegue cranialmente para inserir-se na segunda vértebra cervical, em comum com os feixes craniais. Os feixes remanescentes (craniais) estão orientados caudodorsalmente de suas inserções nos processos articulares das vértebras cervicais mais craniais. Estes feixes interdigitam-se nos aspectos mediais dos feixes caudais na região cervical média e apresentam uma conexão muito carnosa com a inserção principal do complexo sobre a segunda vértebra cervical.

Os feixes caudais e craniais apresentam gradações quanto ao volume e extensão sobre o pescoço com os feixes mais longos evidentes na região cervical média. Ocorrem algumas fusões com as inserções dos ascendentes nos processos articulares.

Ação: Os feixes craniais provavelmente agem na elevação da cabeça, mas o complexo geralmente eleva e/ou estira a coluna cervical.

Relações: Superficialmente, a fáscia cervical dorsal e o digástrico cervical; lateralmente, os ascendentes,

e profundamente, os músculos intervertebrais dorsais (intercristais, interespinhais e pigmeus dorsais).
Inervação: Nervos espinhais cervicais.

Iliocostal e longo dorsal
Origem: Principalmente da borda cranial do ílio e dos processos transversos de várias vértebras torácicas.
Inserção: Sobre os elementos vertebrais das costelas verdadeiras, os processos transversos das vértebras cervicais caudais e um variável número de vértebras torácicas até a base do pescoço.
Ação: Provavelmente coopera na elevação do tórax.
Estruturas: No peru doméstico existem duas massas musculares maiores. A porção caudal é larga e triangular, perfeitamente envolvida por uma bainha aponeurótica da qual a porção cranial estreita toma sua origem. A inserção é uma ampla, profunda e quase contínua aponeurose sobre o tórax e as vértebras cervicais caudais como estabelecido acima.
Relações: Lateral e ventral aos feixes caudais do espinhal torácico e do ascendente torácico, a inserção da porção cranial acha-se entre o ascendente torácico (dorsalmente) e os intertransversais (ventralmente) na base do pescoço.
Inervação: Nervos espinhais torácicos.

Os **ascendentes** são uma série de feixes musculares que estão orientados obliquamente, craniodorsalmente e de modo contínuo desde a base do pescoço (oposto ao osso dorsal) até a segunda vértebra cervical.
Origem: Dos processos transversos de várias vértebras cervicais (ascendentes torácicos) e uma correspondente posição (diapófises) na maioria das vértebras cervicais (ascendentes cervicais).
Inserção: Cada feixe passa de modo típico oblíquo e cranialmente para inserir-se sobre o processo articular caudal da segunda e/ou terceira vértebra cranial à sua origem, as inserções algumas vezes fusionando-se com aquelas do complexo espinhal.
Ação: Flexão lateral do pescoço (unilateral) ou flexão no plano dorsoventral (bilateral).
Relações: O mais lateral dos músculos cervicais dorsais, lateral ao complexo espinhal e superficial aos oblíquos transversais. O complexo está embainhado pela reflexão lateral da fáscia cervical dorsal profunda.
Inervação: Nervos espinhais cervicais, principalmente a partir de C$_4$, caudalmente.

Os **oblíquos transversais** podem representar um componente profundo do complexo ascendente embora eles sejam de certa forma separáveis daquele músculo no peru doméstico, por exemplo. Tipicamente eles formam séries de feixes musculares que se estendem da margem lateral do processo articular caudal oblíqua e medialmente ao correspondente processo da seguinte vértebra cervical, uma ou duas craniais à sua origem. Os feixes apresentam extensas conexões com as inserções dos ascendentes, intercristais e intertransversais.

O grupo dos **músculos pigmeus dorsais, intercristais** e **interespinhais** constitui o mais profundamente situado dentre os músculos cervicais dorsais. Eles estão, em sua maioria, envolvidos pelo complexo espinhal e formam uma série de conexões musculares profundas entre as vértebras sucessivas.

Os **pigmeus dorsais** consistem em quatro a sete feixes musculares em muitos pássaros, em que cada feixe toma origem nos processos espinhais e/ou arcos vertebrais das vértebras cervicais caudais. Cada feixe desse modo passa cranialmente e um tanto lateralmente para inserir-se sobre a crista dorsal do processo articular caudal da vértebra cervical situada mais cranialmente, comumente a segunda vértebra cranial à origem.

Os **intercristais** estão segmentarmente dispostos sobre toda a extensão do pescoço e são os músculos mais profundos. Cada feixe une duas vértebras adjacentes. As posições comuns de origem e/ou inserções são as cristas dorsais e processos pós-zigapofisários das vértebras cervicais.

Os **interespinhais,** estritamente falando, unem os processos espinhais das vértebras sucessivas. Eles estão presentes sobre as primeiras vértebras cervicais, como também têm sido descritos nas vértebras torácicas e nas vértebras caudais livres.

Todos os três conjuntos de músculos apresentam conexões com os grupos musculares cervicais, como por exemplo, o complexo espinhal e os ascendentes. São inervados sucessivamente pelos nervos espinhais cervicais e governam os vários movimentos intrínsecos das vértebras cervicais entre si.

MUSCULATURA CERVICAL LATERAL

Dois complexos músculos constituem a musculatura cervical lateral: os intertransversários e os inclusos. Encontram-se entre os ascendentes (dorsalmente) e o longo ventral do pescoço (ventralmente) e se acomodam em toda a extensão do pescoço. Os nervos do plexo braquial e os ramos ventrais dos nervos espinhais cervicais emergem da margem ventral deste complexo músculo.

Os **intertransversários** são músculos tipicamente multipenados retangulares com interdigitações aponeuróticas de origem e de inserção. Suas inserções ósseas ocorrem na margem lateral das pleuropófises ou no processo transverso e costela vertebral da série das vértebras cervicais. A inserção pode também estender-se ventralmente e incluir o centro. Caracteristicamente, as inserções são de uma normal interdigitação.

Os **inclusos** consistem em feixes musculares em um grupo dorsal e outro ventral. Da origem, profundamente aos intertransversários, os feixes inserem-se no arco vertebral (inclusos dorsais) ou no centro (inclusos ventrais) da vértebra seguinte, cranialmente. A artéria e a veia vertebrais alojam-se profundamente aos músculos inclusos.
Ação: Movimenta as vértebras cervicais entre si ou (em conjunto) a locomoção geral do pescoço. Os intertransversários provavelmente são importantes na absorção das forças de tensão sobre o pescoço e na resistência ao deslocamento das faces articulares entre as vértebras.
Inervação: Nervos espinhais cervicais, da C$_3$ em diante, caudalmente.

MÚSCULOS VENTRAIS

O **longo ventral do pescoço** consiste numa série de feixes musculares e tendões (aponeuroses) de origem e inserção unidos numa unidade carnosa simples que é o único componente da musculatura cervical ventral. Ele encobre as artérias carótidas comuns quando ascendem pelo pescoço, e a bainha fascial sobre o complexo serve como uma inserção ventral para os feixes transversos do cucular cervical.

Origem: Nas hipoapófises, centro e faces ventrais (sublaterais) dos processos transversos das vértebras torácicas e da maioria das vértebras cervicais.

Inserção: Sobre as costelas cervicais (pleurapófises) das vértebras cervicais cranialmente até a terceira vértebra.

Ação: Flexão ventral do pescoço (bilateral) ou flexão do pescoço (unilateral). Em termos de sua função a divisão do músculo pode ser encarada como o tendão que se insere numa dada vértebra e todos os feixes musculares (originários das diferentes vértebras) associados com esse tendão.

Relações: Como estabelecido, esta é a borda muscular da face ventral das vértebras cervicais. A separação dos músculos bilaterais expõe as artérias carótidas comuns ascendendo pelo pescoço. Na base do crânio, o músculo acha-se lateral e profundamente aos músculos retos ventral e lateral da cabeça e do flexor cervical, os componentes ventrais da musculatura pós-occipital.

Inervação: Nervos espinhais cervicais.

MÚSCULOS PÓS-CRANIAIS DA CABEÇA

Este grupo de músculos origina-se de uma ou mais das cinco primeiras vértebras cervicais e insere-se na base do crânio ou na primeira vértebra cervical (atlas). Em razão de sua função principal ser movimentar a cabeça, eles são descritos como músculos pós-craniais ao invés de cervicais. Dois deles, o complexo e o digástrico cervical, já foram descritos anteriormente.

Esplênio da cabeça

Origem: Do processo espinhoso da segunda vértebra cervical, estendendo-se caudalmente sobre a terceira e quarta vértebras.

Inserção: Osso occipital, ventral (profundo) às inserções do digástrico cervical e complexo, e medialmente à inserção do reto lateral da cabeça, estendendo-se até a face ventrolateral da base do crânio (osso occipital e processo opistótico).

Ação: Extensão da cabeça, ou quando age unilateralmente gira a cabeça; também provê sua estabilidade lateral.

Relações: Superficialmente, os feixes craniais do complexo espinhal, o complexo e o digástrico cervical; medialmente, o reto dorsal da cabeça. A área ventrolateral de inserção sobre o crânio acha-se imediatamente adjacente à do reto lateral da cabeça.

Inervação: Nervos cervicais 1 e 2, principalmente.

Reto dorsal da cabeça

Origem: Dois ou três fascículos da face dorsal da segunda, terceira e quarta vértebras cervicais: os fascículos tendem a derivar-se mais lateralmente da primeira à última e o ventre muscular apresenta-se um tanto em forma de leque, embora obliquamente orientado.

Inserção: O único ventre muscular forma uma larga e principal inserção carnosa sobre a margem caudal da lâmina basitemporal do crânio.

Ação: Flexão ventral da cabeça.

Relações: Profundamente (ventral) ao esplênio da cabeça; dorsal e parcialmente envolvido pelo reto lateral da cabeça. A inserção sobre o crânio está adjacente (caudal) à do reto ventral da cabeça. Outras relações são para os músculos flexores cervicais.

Inervação: Nervos espinhais cervicais, série cranial.

Reto lateral da cabeça

Origem: Das hipoapófises das vértebras cervicais craniais, principalmente da terceira e quarta.

Inserção: Face ventrolateral do crânio, principalmente na face lateral do occipital e do adjacente processo opistótico. A área de inserção está limitada pela inserção do complexo (dorsalmente), o esplênio da cabeça (medialmente) e pela origem do depressor da mandíbula (lateralmente).

Ação: Extensão da cabeça ou rotação sobre seu eixo; provê sua estabilidade lateral.

Relações: Lateral ao ventre do reto dorsal da cabeça e desse modo forma a borda ventrolateral da área cervical pós-cranial; para outras relações, veja inserções.

Inervação: Nervos espinhais cervicais, da série cranial.

Reto ventral da cabeça

Origem: Nas hipoapófises e/ou nos centros das seis primeiras vértebras cervicais; o ventre é normalmente definido como as partes lateral e medial que circunscrevem a carótida quando ela emerge próximo da base do crânio.

Inserção: Lâmina basitemporal sobre uma extensa área na maior parte rostral à inserção do reto dorsal da cabeça.

Ação: Flexão ventral da cabeça.

Relações: Medialmente aos feixes craniais do longo ventral do pescoço e à origem dos músculos flexores cervicais. A anastomose da jugular acha-se ventral e superficial ao ventre principal; a artéria carótida emerge entre os feixes lateral e medial.

Inervação: Nervos espinhais cervicais, série cranial.

Os **flexores curto** e **profundo do pescoço** podem ser considerados como músculos separados e, neste caso, o curto acha-se lateralmente ao profundo. Visto que ambos apresentam suas respectivas inserções nas vértebras cervicais craniais, podem ser considerados sob um único título.

Origem: Na face ventral dos processos transversos e nas hipoapófises das vértebras cervicais, terceira, quarta e quinta principalmente.

Inserção: Faces ventral e lateral do atlas (o *curto*) com outras inserções nas hipoapófises e centros da segunda e terceira (ou mais) vértebras cervicais (o *profundo*).

Ação: Flexão das poucas primeiras vértebras cervicais e desse modo provavelmente cooperando na flexão ventral da cabeça.

Relações: Os feixes do **profundo** são a camada mais profunda do músculo da área cervical pós-cranial, mas o complexo acha-se, na maioria das vezes, lateral ao reto ventral da cabeça. Os feixes são profundos (ventrais) ao reto dorsal da cabeça e aos intertransversários mais craniais.

Inervação: Nervos espinhais cervicais, série cranial.

Músculos da Cauda

Os aspectos funcional e estrutural do mecanismo integral da cauda das aves estão apenas parcialmente compreendidos. Entretanto, o conhecimento da morfologia do mecanismo da cauda é importante no que diz respeito ao vôo e um auxílio no entendimento das suas funções nas atividades normais da fisiologia e do comportamento associados com o acasalamento e exibição territorial, cópula, postura, defecação, equilíbrio e outras atividades similares.

Três conjuntos específicos de músculos caudais podem ser descritos. Um conjunto extrínseco de dois a três músculos que se originam principalmente do púbis e ísquio (pubocaudais externo e interno) ou estão ligados ao fêmur (caudofemoral) e inserem-se nos ligamentos elásticos das retrizes, ou nas fáscias e aponeuroses de outros músculos extrínsecos. Estes consistem no elevador da cauda, lateral da cauda e depressor da cauda que se originam nas vértebras sinsacrais anquilosadas (caudais) e nas vértebras caudais proximais livres para inserirem-se nas vértebras terminais das respectivas séries, no pigóstilo, e na complexa estrutura associada com as retrizes. O terceiro e mais profundo conjunto de músculos da cauda consiste no elevador cloacal e no esfíncter cloacal, ambos relacionados funcionalmente com a cloaca (como seus nomes sugerem) e os músculos do bulbo do rétrico.

Músculos Extrínsecos

O **elevador da cauda** é o mais dorsal dos músculos extrínsecos e freqüentemente é descrito como dois músculos associados, o "elevador coccígeo" e o "elevador da cauda" (de outros autores). Pode haver uma bainha comum da densa fáscia profunda envolvendo esta grossa massa muscular.
Origem: Na face dorsal dos processos transversos das vértebras caudais anquilosadas (sinsacro) e de uma correspondente área proximal livre das vértebras caudais.
Inserção: Feixes tendinosos superficiais estão distribuídos para os processos das vértebras distais da mesma região e para o pigóstilo. Em acréscimo, existem extensas inserções carnosas na face profunda da bainha. Os fascículos terminam sob a glândula uropígica numa aponeurose que se une firmemente com o ligamento elástico dorsal das retrizes e, desse modo, acha-se superficial ao bulbo do rétrico e ao bulbo retrical (ver adiante).
Inervação: Ramos dorsais dos nervos espinhais caudais.

O **lateral da cauda,** músculo dorsolateral da cauda, também tem sido referido como o "elevador do rétrico" por causa de sua inserção sobre o aspecto mais lateral do mecanismo da cauda. Topograficamente, situa-se profundamente ao precedente músculo elevador da cauda e intimamente associado com a margem lateral do principal antagonista, o depressor da cauda (o próximo a ser descrito).
Origem: Nos processos caudais das vértebras caudais livres, profundamente às inserções do elevador da cauda.
Inserção: O ventre muscular estende-se lateralmente desde sua origem e insere-se como uma aponeurose sobre a fáscia e especialmente sobre o ligamento elástico dorsal das retrizes. Para esta extensão ele forma uma inserção muscular superficial cobrindo o bulbo do rétrico e está principalmente associado com as retrizes mais externas ou laterais e com as retrizes da cauda.
Inervação: Nervo caudal lateral (plexo pudendo).

O **depressor da cauda** é o principal antagonista dos precedentes elevador e lateral da cauda e forma um volumoso e complexo músculo ventromedial, da cauda. Situa-se medialmente aos músculos extrínsecos ventrais, em sua maior parte, mas está adjacente ao lateral da cauda nas suas origens contíguas.
Origem: Na extremidade caudomedial do ílio, sinsacro, e face ventral das vértebras caudais e seus processos transversos, adjacente às extremidades ventral e lateral do músculo lateral da cauda.
Inserção: As partes tendinosas superficiais direita e esquerda dos músculos contribuem para a formação de uma primorosa aponeurose cruzada que se insere no ligamento elástico ventral das retrizes, superficial ao bulbo do rétrico e profundo à inserção do pubocaudal interno. Além disto, há uma inserção mais profunda de fascículos na face profunda da aponeurose.

A aponeurose cruzada descrita acima também serve como uma inserção para o caudofemoral, a ser descrito como um músculo do membro pélvico, na base de sua inserção no fêmur e seu suposto desenvolvimento embriogênico. O caudofemoral, embora presente na maioria das aves, não existe no peru, por exemplo.
Inervação: Nervo caudal lateral (plexo pudendo) e nervo caudal medial (plexo caudal).
Ação (músculos intrínsecos): O elevador e o lateral da cauda, agindo bilateralmente, determinam uma extensão geral da cauda, e, neste caso, encontram forte oposição do depressor da cauda. A extensão é talvez menos importante do que a flexão dorsal da cauda e abdução geral das retrizes (especialmente pelo lateral da cauda) que viria a ser importante em termos de manifestações de comportamento em muitas aves galináceas, p.ex., o peru, pavão e faisão.

A função do depressor da cauda é descrita abaixo em relação à ação dos músculos extrínsecos e do bulbo do rétrico.

O **pubocaudal externo** é o mais ventrolateral músculo extrínseco do mecanismo da cauda. Ele apresenta uma orientação quase vertical, i.e., dorsoventral da origem à inserção.
Origem: Na extremidade terminal (espinha) do púbis e parcialmente da aponeurose interpúbica da musculatura abdominal.
Inserção: Os fascículos inserem-se no ligamento elástico ventral das retrizes e fusionam-se parcialmente com o bulbo do rétrico em oposição às retrizes laterais. O ventre muscular passa superficialmente ao pubocaudal interno.
Inervação: Nervo cutâneo caudal (plexo pudendo).

O **pubocaudal interno** é um tanto maior e medial ao externo e dispõe-se logo medialmente ao elevador cloacal que o cruza por cima de seu ventre.
Origem: No rebordo caudal do ílio, estendendo-se lateralmente sobre os ossos adjacentes, ísquio e púbis, medial à origem do músculo pubocaudal externo.

Inserção: O músculo apresenta uma interseção tendínea bem definida próximo ao meio de sua extensão e, desse modo, compõe-se de um ventre proximal e outro distal (com respeito à sua origem na pélvis). A interseção tendínea do músculo é contínua com a do lado oposto por meio de uma rija membrana horizontal que tem sido denominada septo supracloacal (Baumel, 1971). Esta formação interpõe-se entre a face ventral do depressor da cauda e a parede dorsal do estreito posterior da pelve, particularmente em oposição à cloaca, à bolsa cloacal e às extremidades distais dos ureteres e ductos genitais. O septo também se fusiona com a fáscia profunda que se associa com o esfíncter cloacal.

A inserção distal do interno é mais medial, mas é de certo modo similar a esta do externo, i.e., sobre o ligamento elástico ventral das retrizes e superficial à inserção do depressor da cauda (com o qual ele parece ser algo contínuo).

Inervação: Nervo caudal lateral (plexo pudendo).

Músculos Cloacais

O **elevador cloacal** é uma estreita tira muscular arredondada que tem sua inserção distal sobre a fáscia entre as respectivas inserções dos músculos pubocaudais externo e interno. Desta inserção o ventre estende-se ventrocranialmente, cruzando por cima do ventre distal do pubocaudal interno, assim passa profundo pelo aspecto lateral do esfíncter cloacal. A tira carnosa termina indistintamente na parede lateral da cloaca, fusionando-se mais ou menos com um componente do constritor externo da musculatura cloacal.

O **esfíncter cloacal** consiste principalmente numa delgada bainha muscular que se converge sobre a cloaca de ambos os lados da face dorsal do estreito posterior da pelve. Ele pode representar um derivativo medial do músculo pubocaudal interno visto que se origina da mesma região geral da pélvis como este músculo e é contínuo com o septo supracloacal anteriormente citado por meio da fáscia profunda.

Embora derivativos separados deste músculo não sejam evidentes de imediato, existe no mínimo uma impressão de uma divisão lateral que se apresenta amplamente contínua dorsalmente, como também ventralmente sobre a parede cloacal, para unirem-se com as correspondentes divisões do lado oposto em indistintas rafes. Existe igualmente uma indicação de um "constritor cloacal" diretamente circunscrevendo a abertura cloacal.

Inervação: Ramos do plexo pudendo.

Ação: (Músculos extrínsecos e musculatura cloacal).

Os músculos pubocaudais externo e interno, caudofemoral (veja membro pélvico para esclarecimento) e depressores da cauda constituem a musculatura depressora (flexão ventral) da cauda. Visto que a cauda é usada como um leme aéreo para apoio (planar) durante o vôo, como também como um freio a ar durante a aterrizagem, a musculatura depressora é muito mais bem desenvolvida e correspondentemente mais forte. Agindo unilateralmente, estes mesmos músculos podem funcionar em depressão unilateral, na flexão, ou no "inclinar" toda a cauda (i.e., rotação ao redor do eixo craniocaudal).

O pubocaudal interno, o elevador cloacal e o esfíncter cloacal também estão funcionalmente relacionados com as atividades fisiológicas normais da cloaca. Qualquer que seja o papel que o pubocaudal interno possa exercer com respeito à cloaca, sua ação está assegurada por meio de suas inserções no septo supracloacal.

Os elevadores cloacais, agindo bilateralmente, podem ser considerados "protratores" da cloaca, auxiliando na expansão (dilatação) da câmara cloacal antes da cópula, postura e defecação. Os esfíncteres cloacais poderiam ser considerados "retratores" da cloaca, particularmente a divisão lateral, e também exerceriam uma constrição geral da parede cloacal, ambas as funções agindo em comum para a evacuação de seu conteúdo.

Músculos Intrínsecos

O **bulbo do rétrico** constitui um "envelope" muscular para uma massa fibroadiposa bem organizada que forma o bulbo rétrical. De acordo com Baumel* o bulbo rétrico é estriado (determinado histologicamente) e não pode ser confundido com feixes de músculo liso dérmico *(Mm. penados)* localizados entre as penas de cobertura e entre as retrizes dentro do bulbo. O músculo **adutor rétrico** está associado principalmente com o aspecto mais profundo do ligamento elástico ventral das penas (retrizes); ele fornece feixes de inserção para os folículos retricais. O bulbo rétrico, por sua vez, tem origem no pigóstilo, interpondo-se entre o bulbo retrical e aquele osso, e apresenta uma vigorosa inserção sobre todo o bulbo, expandindo-se particularmente sobre a maioria das retrizes laterais.

O bulbo retrical ocupa uma loja alongada que está confinada pelas vértebras caudais e pelos músculos intrínsecos da cauda. Baumel* menciona que esta loja e a face do bulbo em justaposição estão revestidos com um tecido conjuntivo brilhante semelhante a uma membrana sinovial e que uma bolsa sinovial definida parece estar presente em algumas aves. Com exceção do par mais medial, as retrizes e as suas maiores coberturas estão implantadas numa massa fibroadiposa do bulbo retrical (pelo menos no pombo).

O bulbo retrical e sua loja parecem formar um tipo de juntura em dobradiça extremamente móvel, nos quais as faces em aposição são musculares. Baumel* sugeriu uma propriedade funcional para esta estrutura na qual há unidade de movimentos de elevação e depressão do bulbo com suas retrizes implantadas ao redor de um eixo que se estende ventrolateralmente do ápice do pigóstilo. Movimentos de abdução, adução e rotação (ou estabilização) das retrizes em separado estão também associados com esta interessante estrutura morfológica que tem sido muito negligenciada nos estudos gerais da anatomia das aves.

Inervação: M. bulbo rétrico inervado pelos ramos do nervo caudal medial (plexo caudal); m. adutor rétrico inervado pelo nervo cutâneo caudal (plexo pudendo).

---

*Inédito MS.

MÚSCULOS DO TÓRAX E DO ABDOME

Elevadores costais
Origem: Nos processos transversos das vértebras torácicas, cujo número de feixes varia de acordo com o número de vértebras torácicas.
Inserção: Face cranial das costelas verdadeiras adjacentes.
Ação: Inspiração, por elevação do gradil torácico.
Inervação: Nervos intercostais do segundo ao sexto.

Escaleno
Origem: Nos processos transversos da última vértebra cervical (parte cranial) e primeira torácica (parte caudal).
Inserção: Faces laterais da primeira e segunda costelas cervicais.
Ação: Inspiração, por elevação das duas costelas vertebrais.
Inervação: Nervos espinhais do 13.º ao 16.º

Intercostais externos e internos
Origem e Inserção: Ambos os conjuntos dispõem-se nos espaços intercostais da série de costelas verdadeiras e têm sua origem e inserção nas faces opostas das costelas adjacentes.
Forma: Os intercostais externos apresentam extensões superficiais para o processo uncinado da costela cranial seguinte à sua posição topográfica. Os ventres carnosos dos intercostais externos seguem uma orientação caudoventral em ângulos retos em relação à orientação da camada interna. Em geral, a proporção do espaço intercostal ocupado pela porção carnosa dos intercostais internos aumenta nos espaços intercostais caudais. Esta proporção dos espaços intercostais ocupados pela porção carnosa dos intercostais externos aumenta nos espaços intercostais craniais.
Ação: Intercostais externos, inspiração; intercostais internos, expiração.
Inervação: Nervos intercostais.

Costisternais
Origem: *Parte maior,* da face caudal do processo esternocoracoidal do esterno; *parte menor,* do aspecto dorsocaudal do processo esternocoracoidal.
Inserção: Parte maior, principalmente sobre o elemento vertebral da segunda costela, elemento esternal da terceira com extensão caudal até a quarta e quinta; parte menor, a primeira e segunda costelas vertebrais.
Ação: *Parte maior,* inspiração; *parte menor,* expiração.
Inervação: Nervos intercostais, do primeiro ao quinto.

Costopulmonares
Origem: Feixes carnosos da face medial de várias costelas vertebrais próximo à sua articulação com os correspondentes elementos esternais.
Inserção: Aponeurose pulmonar.
Ação: Expiração.
Relações: Estes feixes de músculo estriado formam a margem lateral da aponeurose pulmonar, uma delgada membrana firmemente estendida através da face ventromedial do pulmão. Alguns dos feixes estão intimamente associados com as aberturas dos pulmões nos sacos aéreos torácicos caudais e abdominais.
Inervação: Nervos intercostais do terceiro ao quinto.

Oblíquo abdominal externo
Origem: Dos processos uncinados e faces laterais das costelas verdadeiras e da borda cranioventral da pélvis.
Inserção: Margem costal do esterno, processos esternais caudais e rafe mediana ventral (linha alba), fibras musculares orientadas, em sua maioria, dorsoventralmente sobre o abdome.
Ação: Expiração, por compressão do abdome e das costelas.
Inervação: Veja sistema nervoso.

Oblíquo abdominal interno
Origem: Borda cranioventral da pélvis, ocupando o aspecto dorsal da parede abdominal.
Inserção: As fibras musculares passam cranioventralmente (formando um ângulo de aproximadamente 45 graus em relação ao sinsacro) e se inserem no bordo caudal da última costela torácica.
Ação: Expiração, por compressão da parede dorsal do abdome e por tração do gradil costal caudalmente.

Transverso abdominal
Origem: Borda ventral da pélvis e face medial das três costelas vertebrais caudais.
Inserção: Rafe mediana ventral e extremidades caudais do processo metaesternal lateral e o metaesterno. No galo (de Wet et al., 1967) e no pato (Liebe, 1914), tem sido descrito um feixe caudal. Projeta-se dorsalmente ao púbis e se entrelaça com fibras do pubocaudal externo, um músculo da cauda.

Reto abdominal
Origem: Na borda caudoventral do púbis e no ligamento interpúbico.
Inserção: Principalmente sobre o processo metaesternal (parte medial) do esterno, ainda os músculos direito e esquerdo paralelos à rafe mediana ventral.
Ação: Expiração, por compressão da parede abdominal ventral.
Inervação: A inervação dos músculos abdominais provém dos nervos intercostais quinto ao sexto, ramos dos ramos ventrais dos nervos sinsacrais primeiro ao segundo (galo, nervos sinsacrais 24 ao 25), e o nervo púbico do plexo lombar (veja Sistema Nervoso).

MÚSCULOS DOS APÊNDICES

Músculos do Cíngulo Peitoral e do Membro Torácico

Os termos direcionais usados nas seguintes descrições estão baseados com a asa numa posição completamente estendida (posição de vôo). A face convexa da asa estendida é então dorsal e/ou lateral na orientação; a face côncava, ventral e/ou medial. A "borda de entrada" da asa, ou propatágio, está orientada cranialmente e, reciprocamente, a face metapatagial caudalmente. A correspondente terminologia para o cíngulo peitoral (ossos) em posição estática relativa é óbvia.

A parte descritiva está organizada segundo três grandes áreas: musculatura do cíngulo e do braço, musculatura do antebraço e musculatura da mão, incluindo-se uma subseção sobre os músculos que controlam os movimentos livres da álula.

Muito poucos estudos experimentais têm sido realizados com o propósito de demonstrar as aptidões da musculatura peitoral. As funções atribuíveis à maioria dos músculos estão baseadas em manipulações mecânicas de animais recém-sacrificados (ou preservados) e subseqüentes avaliações da ação com respeito ao desenvolvimento e propriedades funcionais da manutenção do vôo. Conseqüentemente, quaisquer propriedades funcionais são descritas de acordo com cada músculo (ou grupo muscular), são ações generalizadas e serão consideradas problemáticas nas melhores condições. Em alguns casos, uma equivalência funcional muito generalizada é indicada para um grupo de músculos (por exemplo, aqueles que se inserem na escápula e aqueles que se inserem na face caudal da extremidade proximal do úmero).

MUSCULATURA DO CÍNGULO E DO BRAÇO (Fig. 61-1)

O **grande dorsal,** um músculo superficial delgado, localizado no aspecto dorsal do tronco, consiste tipicamente em duas cabeças comumente independentes referidas como **grande dorsal cranial** e **grande dorsal caudal.** Um ou dois feixes de músculo cutâneo associado com ele já foi descrito.

Origem: O grande dorsal cranial origina-se nos processos espinhosos de um número variável de vértebras cervicais e das primeiras vértebras torácicas verdadeiras. O grande dorsal caudal origina-se caudal ao precedente, das restantes vértebras torácicas, e freqüentemente mais caudalmente até o sinsacro, o lábio cranial da pélvis (ílio) ou de uma costela adjacente.

Inserção: O ventre cranial tem uma inserção principalmente carnosa sobre a face caudal do úmero, inserindo-se entre as cabeças escapular e umeral do tríceps braquial.

O ventre caudal tipicamente forma um tendão ou aponeurose aplanada que se insere de vários modos em diferentes grupos de aves: imediatamente adjacente e ventral à cabeça cranial; contínuo com a inserção aponeurótica umeral da cabeça escapular do tríceps ou contínuo com a "âncora umeral", uma aponeurose adicional deste último músculo (veja descrição subseqüente).

Em aves galináceas, entretanto, nenhum tendão de inserção discreto desenvolve-se e não existe nenhum ponto de inserção específico sobre o úmero. Ao contrário, o ventre estende-se craniolateralmente até a região axilar e é contínuo com uma extensa lâmina aponeurótica que está intimamente unida aos músculos grande dorsal cranial, escapu-

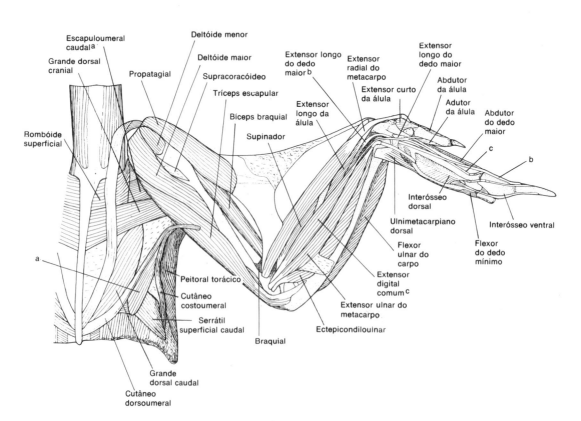

Figura 61-1. Músculos superficiais da asa do galo *(Gallus gallus)* da raça Leghorn branca; vista dorsal. (De Hudson e Lanzillotti, 1964.)

MIOLOGIA DAS AVES

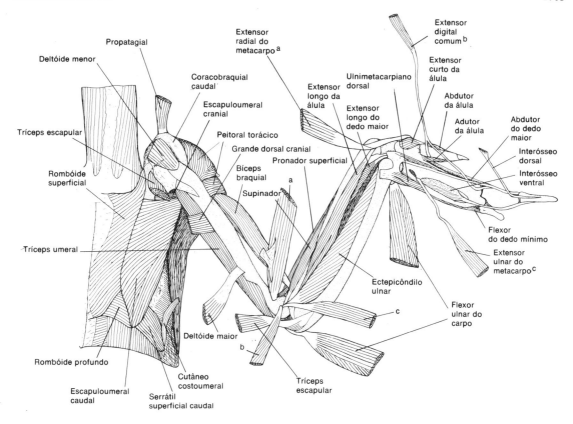

Figura 61-2. Asa do galo *(Gallus gallus)* da raça Leghorn branca mostrando os músculos mais profundos; vista dorsal. (De Hudson e Lanzillotti, 1964.)

loumeral caudal, serrátil metapatagial, tríceps escapular, e à escápula e ao úmero.

Ação: Tracionar a asa caudalmente, flexionando e elevando o úmero (e articulação escapular); governar os movimentos do úmero durante a contração dos poderosos músculos do vôo, os peitorais e os supracoracóideos.

Estrutura: Ambos os ventres do grande dorsal são relativamente delgados e aplanados, especialmente aquele da cabeça cranial. Este origina-se carnoso inteiramente, ou como uma estreita aponeurose, e estende-se em linha reta lateralmente até a inserção como uma lâmina de fibras paralelas. A cabeça distal passa de modo típico craniolateralmente até sua inserção, com as fibras musculares mais ou menos convergindo sobre o tendão de inserção.

A cabeça caudal aparentemente falta em pombos, pintassilgos, e em vários outros gêneros e grupos.

Relações: O músculo mais superficial do aspecto dorsal do tronco está situado imediatamente sob a frouxa fáscia cutânea recobrindo o rombóide superficial. Como nos mamíferos, este é um músculo extrínseco do membro torácico, pelo menos por suas relações de postura e inserções, embora seja inervado pelo plexo braquial como os outros músculos intrínsecos do membro.

Inervação: Nervo grande dorsal (ramo dorsal do plexo braquial).

O seguinte grupo de músculos (*rombóide superficial, rombóide profundo, serrátil profundo,* e *serráteis superficiais cranial* e *caudal*) originam-se no esqueleto axial e se inserem na escápula. Eles poderiam ser, de início, relacionados como estabilizadores da escápula, ao passo que outros músculos que se originam na escápula funcionam para controlar os principais movimentos de locomoção da própria asa. Os serráteis, contudo, podem funcionar como músculos auxiliares da respiração em razão de suas inserções nas costelas e na parede torácica.

Rombóide superficial (Fig. 61-2)

Origem: Nos processos espinhosos de várias vértebras cervicais e torácicas, e caudalmente até o sinsacro e pélvis, freqüentemente em íntima associação com a origem do grande dorsal.

Inserção: Lábio dorsomedial (vertebral) da escápula, desde a extremidade proximal em oposição ao acrômio, ou algumas vezes também incluindo a adjacente cabeça da clavícula.

Estrutura e relações: O rombóide superficial é uma delgada lâmina muscular lisa, freqüentemente aderida de modo íntimo ao grande dorsal que se dispõe superficialmente.

Algumas vezes esta relação é de tal modo que o rombóide superficial pode dar o aspecto de ter duas "cabeças": uma **parte clavicular** e uma **parte escapular**, baseado principalmente em suas respectivas posições de inserção. Em geral, o músculo

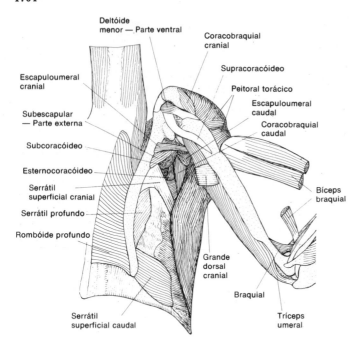

Figura 61-3. Região escapular do galo *(Gallus gallus)* da raça Leghorn branca, mostrando os mais profundos músculos; vista dorsal.

(De Hudson e Lanzillotti, 1964.)

apresenta-se variavelmente encoberto pelo grande dorsal (dependendo do relativo desenvolvimento deste músculo) e se acha superficial ao rombóide profundo e, com freqüência, envolvendo-o.

Inervação: Nervos rombóide e serrátil profundo (do plexo braquial).

Rombóide profundo (Figs. 61-2 e 3)

Origem: Processos espinhosos das vértebras cervicais e torácicas, em maior parte em comum com o músculo precedente.

Inserção: Face dorsomedial da escápula cranialmente, estendendo-se caudalmente na face medial (em alguns pássaros).

Estrutura e relações: O rombóide profundo geralmente é semelhante ao superficial, ou talvez um pouco mais desenvolvido na maioria das aves. A porção mais cranial do ventre carnoso está tipicamente encoberta pelo suprajacente rombóide superficial, que pode, realmente, envolver quase todo o músculo mais profundo, em muitas aves. Sob o rombóide profundo acha-se o longo dorsal; sua inserção é adjacente às dos serráteis profundo e superficial.

Inervação: Nervos rombóide e serrátil profundo (de raízes do plexo braquial).

Todos os músculos **serráteis** originam-se de modo típico diretamente por meio de múltiplos fascículos carnosos, ou por uma aponeurose com evidência de fascículos musculares proximalmente. Os fascículos mais profundos mediais da escápula e que se originam de certas vértebras cervicais e torácicas formam o serrátil profundo. O serrátil superficial situa-se ventrolateral à escápula e se origina de várias costelas. O serrátil metapatagial dispõe-se adjacente e um tanto ventralmente ao serrátil superficial caudal e foi previamente descrito como um músculo cutâneo (*m. cutâneo costoumeral*).

Serrátil profundo (Figs. 61-3 e 4)

Origem: Múltiplos fascículos carnosos de qualquer ou de todas as seguintes estruturas: certas vértebras cervicais mais caudais e seus processos, uma ou mais costelas cervicais, uma ou mais costelas torácicas e as respectivas fáscias.

Inserção: Face medial (costal) da escápula, sob a inserção do rombóide profundo e estendendo-se caudalmente adjacente à inserção do serrátil superficial.

Inervação: Nervos rombóide e serrátil profundo (de raízes do plexo braquial).

O **serrátil superficial** (Figs. 61-3 e 4) é comparável ao serrátil ventral dos mamíferos; em ambos, a inserção é na escápula. Tipicamente, há duas cabeças e com freqüência dois ventres, uma **parte cranial** e outra **parte caudal,** comumente unidas por fáscia para formar uma lâmina muscular mais ou menos contínua.

Origem: Por um ou mais fascículos da face lateral da última costela cervical, estendendo-se caudalmente sobre várias costelas torácicas até o nível dos processos uncinados, e da fáscia intercostal.

Inserção: Os fascículos craniais (freqüentemente dois) fusionam-se para formar uma aponeurose comum que passa entre as cabeças externa e interna do subescapular e se insere na extremidade ventral da escápula. Os fascículos caudais fusionam-se para formar uma inserção carnosa no ápice (extremidade caudal) da escápula, estendendo-se cranialmente como uma aponeurose em sua maior parte contínua com a da cabeça cranial (em algumas espécies).

Inervação: Nervo serrátil superficial, das raízes caudais do plexo braquial.

Os seguintes seis músculos (Fig. 61-4) (*músculos escapuloumerais cranial e caudal, subescapular, subcoracóideo, coracobraquiais cranial e caudal*) todos apresentam uma inserção proximal (origem) na escápula ou no coracóide, e se inserem na extremidade proximal do úmero. Os escapuloumerais e os coracobraquiais estão posicionados lateralmente em relação ao subescapular e ao subcoracóideo, os quais freqüentemente formam um complexo subcoracoescapular mais ou menos contínuo.

O movimento do úmero na articulação do ombro afeta toda a asa, e tais movimentos implicam três dimensões: dorsoventral, craniocaudal e rotatória (pronação-supinação). O componente de maior força de impulsão para descida é garantido pelo **peitoral torácico**, que também está apto para abaixar a borda de entrada da asa, que é a sua pronação. A força para a impulsão de subida é fornecida pelo **supracoracóideo**. Enquanto duram ambas as forças de impulsão as resultantes mudanças nas pressões do ar sobre as penas de vôo facilitariam os respectivos movimentos rotatórios (pronação e supinação, respectivamente).

A função desses seis músculos é exercer o específico controle localizado dos movimentos do úmero, de tal modo que ambos os mecanismos de impulsão estejam facilitados, assim como controlados no bater de asas sincronizado. A este respeito, provavelmente eles relacionam funcionalmente os dois componentes musculares articulares do **tríceps braquial** e do **bíceps braquial,** e para outros músculos da escápula (*deltóides menor* e *maior, tensor propatagial* e a inserção do *grande dorsal caudal*), quando estes músculos executam movimentos na articulação do ombro.

O **escapuloumeral cranial** (Figs. 61-2 e 3) e o **escapuloumeral caudal** apresentam alguma semelhança com os músculos redondo maior, redondo menor e infra-espinhoso nos mamíferos visto que a escápula nas aves estruturalmente é equivalente à região infra-espinhosa da escápula dos mamíferos.

Origem: Face lateral do colo da escápula, caudal à faceta glenoidal.

Inserção: Na larga fossa pneumática do úmero em algumas espécies, ou sobre uma crista mediana adjacente à fossa; em muitos pássaros a inserção intercala-se com a origem da cabeça umeral (umerotríceps) do tríceps braquial.

Estrutura e relações: Normalmente pequeno e inteiramente carnoso, este músculo da região omobraquial é ausente no pombo, em alguns psitacinos (e.g., cacatua), e em várias outras espécies de pássaros. É um músculo muito delicado e facilmente comprovado visto que ele com freqüência está encoberto pela cabeça escapular (escapulotríceps) do tríceps braquial. O ventre carnoso cruza a face lateral do subscapular.

Inervação: Nervo escapuloumeral (do ramo dorsal do plexo braquial).

Escapuloumeral caudal (Fig. 61-2)

Origem: Faces dorsal e lateral da maior parte do corpo da escápula e, por uma aponeurose, da extremidade ventral da escápula.

Inserção: Por fibras carnosas circundadas por um denso envelope tendinoso ou por um curto e rijo

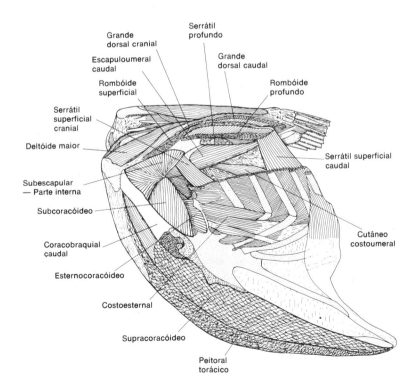

Figura 61-4. Métade direita do tórax do galo *(Gallus gallus)* da raça Leghorn branca mostrando os mais profundos músculos; vista **medial.**
Parte do esterno foi removida. (De Hudson e Lanzillotti, 1964.)

tendão sobre a face dorsal (ancônea) da crista bicipital, dentro ou num plano com a fossa pneumática.

Relações: Superficialmente, uma parte ou todo o músculo está encoberto pelo grande dorsal, e o músculo em si é superficial à cabeça esternal do subescapular. O escapuloumeral cranial e a origem do escapulotríceps acham-se cranial a ele. Em alguns pássaros galiformes, e no pombo, o tendão proximal ou axilar do expansor secundário (veja a descrição mais adiante) apresenta uma conexão com a aponeurose de origem na margem ventral da escápula.

Inervação: Nervo escapuloumeral (do ramo dorsal do plexo braquial).

O **subcoracoescapular,** um longo e complexo músculo com inserções profundas (mediais) na escápula, no coracóide e no úmero, consiste em dois músculos (**subescapular** e **subcoracóideo**), com duas cabeças cada um. Normalmente existe uma inserção comum na tuberosidade medial do úmero.

Subescapular (Figs. 61-3 e 4)

Origem: Por duas cabeças, ambas na escápula. A **parte externa** — faces ventral e lateral, profundo ao escapuloumeral caudal. A **parte interna** — faces ventral e medial, do acrômio, ou mais usualmente da faceta glenoidal, caudalmente. A aponeurose de inserção do serrátil superficial sempre passa entre as duas cabeças.

Inserção: As duas cabeças fusionam-se e se inserem na tuberosidade medial do úmero, freqüentemente em comum com a inserção do subcoracóideo, e na forma de um tendão bilaminar ou em V. A inserção situa-se proximal à fossa pneumática e próximo à inserção do coracobraquial caudal (no sulco capital da face da tuberosidade).

Inervação: Nervos subcoracoescapular e escapuloumeral (do ramo dorsal do plexo braquial).

Subcoracóideo (Figs. 61-3 e 4)

Origem: Duas cabeças, ambas do coracóide (no mínimo em parte). A cabeça dorsal ou transversa — do aspecto medial da articulação da escápula, coracóide, clavícula e membrana subjacente. Cabeça ventral — da face dorsomedial do coracóide e adjacente à membrana esternocoracoclavicular, estendendo-se caudalmente até a borda do esterno (em algumas espécies).

Inserção: Com freqüência é em comum com o subescapular, formando o aspecto distal da inserção comum na tuberosidade medial do úmero.

Inervação: Nervos subcoracoescapulares (do ramo dorsal do plexo braquial).

Coracobraquial cranial (Figs. 61-2 e 3)

Origem: Por um tendão (aponeurose) do ápice do coracóide, com freqüência intimamente associado com a aponeurose coracoidal do bíceps braquial e no subjacente e profundo ligamento coracoumeral.

Inserção: Alongado verticalmente, sobre a face ventral da extremidade proximal do úmero, na base da crista deltóidea e profundo à inserção do peitoral.

Estrutura e relações: O músculo de fibras paralelas está comumente envolvido por uma forte bainha fascial (aponeurose), algumas vezes parcialmente implantada no aspecto ventral da articulação do ombro. Acha-se em posição profunda e envolvido pela inserção do peitoral e lateralmente adjacente ao bíceps braquial. Dorsalmente (na origem) está relacionado com o tensor propatagial e o deltóide menor.

Inervação: Do ramo do nervo braquial ventral que supre o bíceps braquial.

Coracobraquial caudal (Figs. 61-3, 4 e 5)

Origem: Face lateral do coracóide, estendendo-se caudalmente até a articulação esternocoracoidal e o corpo do esterno.

Inserção: Por um curto e forte tendão no sulco capital da face da tuberosidade medial do úmero, dorsal, mas em íntima proximidade com a inserção do subcoracoescapular.

Estrutura e relações: As fibras musculares convergem para uma densa aponeurose que encobre principalmente o aspecto dorsal do músculo, na qual pode também estar inserido um ramo do tendão proximal ou escapular do expansor secundário (em algumas espécies). O coracobraquial caudal acha-se lateral e ventralmente ao esternocoracóideo e ao subcoracóideo, lateral ao supracoracóideo e profundo ao grande peitoral. O divertículo axilar da câmara lateral do saco aéreo clavicular repousa sobre a face ventral do músculo.

Inervação: Ramos da raiz do tronco do nervo peitoral (ramo ventral do plexo braquial).

O pequeno **esternocoracóideo** (Fig. 61-4) dispõe-se na impressão esternocoracoidal da face dorsal do coracóideo, oposto à articulação esternocoracoidal.

Origem: Face medial do processo esternocoracoidal do esterno, estendendo-se caudalmente até a parte lateral das articulações costais das primeiras poucas costelas esternais.

Inserção: Face dorsal da extremidade proximal do coracóideo, especialmente na impressão esternocoracoidal.

Ação: Desconhecida, além de estabilizar a articulação esternocoracoidal e firmar o coracóideo.

Inervação: Nervo esternocoracóideo próximo à origem do nervo supracoracóideo (do tronco cranial do plexo braquial).

O **peitoral** (Fig. 61-6) é o mais volumoso músculo do corpo da ave, formando, em parte, a massa carnosa associada com o peito. Três divisões normalmente são descritas: **parte torácica,** a maior massa muscular; **parte propatagial,** associada com o tendão do tensor propatagial; e **parte abdominal,** já anteriormente descrita como um feixe muscular para a ptérila ventral.

O peitoral é o maior músculo do vôo e o mais importante componente do movimento de descida, da potência do movimento rítmico do bater de asas.

Parte torácica (*toracobraquial*) (Figs. 61-2, 3 e 5).

Origem: Extensa, incluindo algumas das seguintes estruturas: esterno (com a carina ou quilha, metaesterno, processos "xifóides" caudais e membrana interóssea ou fenestrada), clavícula, coracóide, membranas esternocoracoclavicular e esternocostal, e uma ou mais costelas esternais. Os músculos direito e esquerdo podem também se unir num septo mediano (rafe) que se estende ventralmente da carina.

Inserção: Principalmente como uma aponeurose na face ventral da crista deltóidea do úmero. Há freqüentemente uma profunda inserção aponeurótica na crista bicipital do úmero.

MIOLOGIA DAS AVES

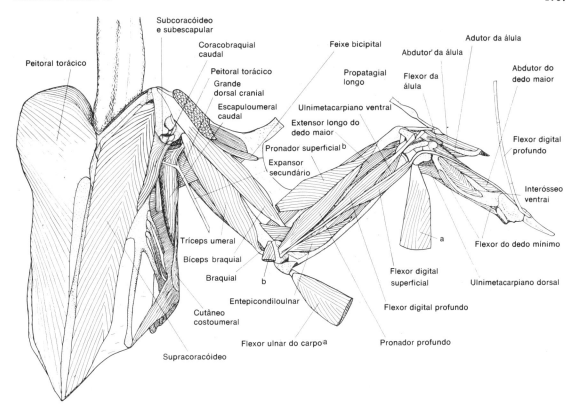

Figura 61-5. Asa do galo *(Gallus gallus)* da raça Leghorn branca, mostrando alguns dos músculos mais profundos; vista ventral. (De Hudson e Lanzillotti, 1964.)

Ação: Tracionar a asa cranialmente e ao mesmo tempo abaixar a borda de comando da asa inteira; o maior componente muscular da força do movimento de descida no bater de asas; talvez posicionar as asas para extensos períodos de vôo planado (como nos abutres, cegonhas e outras aves deste tipo de vôo).

Estrutura: A parte torácica é relativamente de cor clara ("branca") de modo geral nas espécies galiniformes, mas é de cor escura ("vermelha") no pato, ganso, pombo e periquito. Esta coloração carregada está algo correlacionada com a relativa distribuição e características estruturais de vários tipos de fibras musculares presentes.

A porção torácica está embainhada por uma extensa aponeurose, particularmente evidente na direção de sua inserção. Uma rafe fibrosa intramuscular, contínua com a bainha fascial superficial, pode exibir um longo fascículo caudolateral enfeixando fibras que estão orientadas cranioventralmente em direção à inserção.

Em algumas espécies de aves, incluindo algumas cegonhas, urubus, grous, pelicanos e outros, a porção torácica é caracterizada por uma divisão interna que se diferencia em duas camadas distintas, uma superficial e outra profunda. Estas camadas podem estar separadas por extensões aponeuróticas de sua inserção de tal modo que as camadas inserem-se em níveis diferentes na crista deltóidea.

Relações: Superficialmente, a pele; profundamente, o esterno, costelas esternais, clavícula, coracóide e o supracoracóideo parte ventral do deltóide menor, coracobraquiais cranial e caudal e a musculatura da caixa torácica costal. Rebatendo-se o peitoral também se expõe o divertículo axilar da câmara lateral do saco aéreo clavicular, o plexo braquial, os vasos sangüíneos da asa.

Inervação: Nervos peitorais (ramo ventral do plexo braquial).

Partes propatagiais longa e **curta** do músculo peitoral (tendão elástico propatagial) (Fig. 61-1).

Os feixes propatagiais da parte torácica estendem-se até o propatágio e são contínuos com o ventre e/ou tendões de inserção do tensor propatagial longo e curto.

Um ou ambos os feixes podem ser fascículos carnosos, ou inteiramente aponeuróticos, e tipicamente originam-se da superfície da parte torácica justamente proximal à sua inserção sobre o úmero. Em algumas espécies de pássaros, entretanto, um fascículo carnoso origina-se do ápice da clavícula e/ou do coracóide e passa distalmente sobre a margem lateral da parte torácica, com a qual apresenta alguma conexão fascial. Este fascículo carnoso passa a se associar com os tendões do propatagial de vários modos, e, assim, pode representar a parte longa em algumas espécies e a parte curta em outras, ou ainda um ventre comum em outras espécies.

Parte abdominal (Fig. 61-6)

O peitoral abdominal representa um feixe cutâneo normalmente inserido na margem aponeurótica

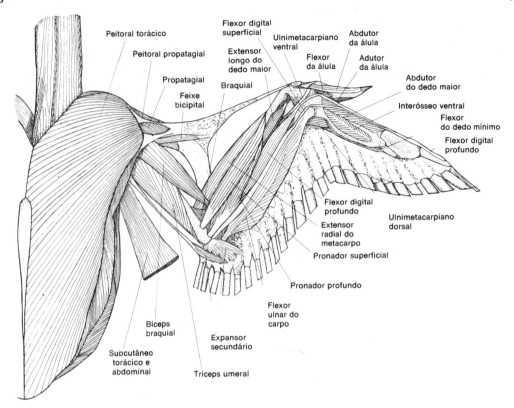

Figura 61-6. Músculos superficiais da asa do galo *(Gallus gallus)* da raça Leghorn branca; vista ventral.
(De Hudson e Lanzillotti, 1964.)

caudolateral da parte torácica em oposição à inserção sobre o úmero. Tipicamente, compõe-se de dois feixes musculares, um **subcutâneo torácico** e um **subcutâneo abdominal,** separados por uma intersecção tendinosa oposta à ptérila ventral onde os feixes cruzam posições de medial para lateral respectivamente. Estes feixes foram anteriormente descritos como componentes subcutâneos da musculatura das aves.

O **supracoracóideo** (Fig. 61-3, 4 e 5) é um músculo peniforme longo e em forma de fuso que se acha profundamente ao peitoral torácico e desse modo contribui para a massa carnosa principal do peito. O tendão de inserção passa através do forame triósseo que é formado pela escápula, coracóide e clavícula (em grande número de pássaros).

Com freqüência este músculo é denominado peitoral profundo em muitas referências. Entretanto, esta denominação **parte ventral** do **deltóide menor** (veja abaixo), que é também a designação própria para o fascículo medial descrito em pássaros galináceos (Hudson e Lanzillotti, 1964) e em outras espécies de aves (Berger, 1966).

Origem: Nas áreas do esterno que não dão origem para o peitoral torácico (principalmente as faces da quilhas do metaesterno e manúbrio); também as faces proximais da clavícula, coracóide e a membrana esternocoracoclavicular.

Inserção: Um forte tendão que se desprende do ventre passa cranialmente através do canal triósseo, e então abruptamente muda de direção quando desliza distalmente sobre o aspecto dorsal da cápsula da articulação do ombro. Quando emerge pelo canal triósseo o tendão é envolvido por uma bainha sinovial e assim é mantido em posição por uma polia fibrosa que é variavelmente constituída pelo canal triósseo, um ligamento coracossesamoidal e pelo fibrocartilaginoso osso umeroescapular (em algumas espécies), ou pelo ligamento escapuloumeral (em pássaros galináceos). O tendão insere-se na tuberosidade lateral do úmero, entre a cabeça articular e a crista deltóidea (na maioria das espécies), porém em galináceos e nos pombos, o tendão estende-se mais distalmente para inserir-se aproximadamente no meio da face dorsolateral (ancônea) da base da crista deltóidea.

Ação: A principal função é elevar o úmero, embora haja provavelmente um componente resultante para tracionar a asa caudalmente e supinar (elevar) a "borda de entrada". Esta função torna-se possível graças a polia mecânica produzida pelo canal triósseo e ligamentos da articulação do ombro que delimitam o tendão, mesmo que o músculo seja posicionado ventralmente no corpo.

Há alguma evidência de que a força de ascensão possa ser significativa em uma variedade de espécies de aves, das quais em três grupos existentes de aves mergulhadoras (pingüins, petréis mergulhadores, alcas) e em andorinhas, andorões e colibris. Em pássaros galiformes, por exemplo, o tamanho proporcional dos músculos peitorais (relativo ao peso do corpo) e a frequência do bater de asas sugerem uma potente força de ascensão durante os períodos de curtos porém violentos vôos (Hartman, 1961; Greenewalt, 1962).

Estrutura: O aspecto completo do ventre é de um músculo peniforme com uma rafe fibrosa (aponeurótica), mediana. No peru adulto, no mínimo, a aparência peniforme resulta da formação de camadas internas dorsolateral e ventromedial (fasciculação) de tal modo que a rafe intramuscular apresenta uma orientação oblíqua perfeitamente distinta na qual se originam as fibras musculares. O ventre em si preenche a maior parte da face medial da quilha e das adjacências do corpo do esterno e ocupa o espaço triangular formado pela clavícula, coracóide e a membrana esternocoracoclavicular. As fibras convergem cranialmente para um vigoroso tendão.

Relações: Superficialmente, o peitoral; medialmente, o deltóide menor, parte ventral (quando presente); lateralmente, o coracóide e o coracobraquial caudal.

Inervação: Nervo supracoracóideo (do tronco cranial do plexo braquial).

O tensor propatagial longo e curto (Figs. 61-1 e 6), que forma a margem muscular cranial da articulação da escápula, apresenta inserções proximal e distal no esqueleto da asa, e na sua maior parte acha-se intimamente associada com a prega propatagial da pele e com o propatágio. Os tendões de inserção contribuem para tensionar a membrana na asa plenamente estendida.

A descrição que se segue está baseada no complexo músculo propatagial do *Gallus*, que foi descrito por Hudson e Lanzillotti (1964). Existe uma considerável variação entre os grupos de aves, particularmente nos tendões ou aponeuroses de inserção (Berger, 1966; 316-322).

Origem: Músculo simples, largo, aplanado, do aspecto craniodorsal do ápice do coracóide para o lado medial, e do adjacente ligamento acrocoracoclavicular (que envolve o acrômio da escápula e os ápices do coracóide da clavícula).

Inserção: **Curto (breve)** — um largo, delgado tendão ou aponeurose que se estende distalmente do ventre comum até próximo ao meio do úmero oposto para inserir-se no epicôndilo lateral (ectepicôndilo) do úmero e sobre a bainha aponeurótica que envolve a cabeça dorsal (ancônea) do extensor radial do metacarpo. E desse modo fusiona-se com a fáscia de cobertura da face proximolateral do antebraço.

Longo — um tendão que se origina em oposição ao precedente tendão passa na prega cutânea propatagial, que se estende até a articulação do carpo envolvida nesta dobra da "borda de entrada" da asa. Proximalmente o tendão é principalmente inelástico, grandemente expandido na banda fibroelástica ao longo da maior parte do propatágio, e assim outra vez estreita-se próximo à extremidade distal do antebraço. Na articulação do pulso, o tendão inclui uma dilatação fibrosa resistente que freqüentemente se ossifica parcialmente. A inserção é mais ou menos difusa sobre a articulação do pulso, principalmente na face ventral, como também na extremidade proximal (processo extensor) do carpo metacarpo e do dedo livre móvel (álula).

Ação: Estender a mão e flexionar o antebraço; tensionar a prega cutânea do propatágio.

Estrutura: Se o propatágio consiste num único ventre ou em dois ventres independentes, o complexo tipicamente se origina de uma área na qual se articulam a escápula, coracóide e clavícula entre si. O ventre está tipicamente mais desenvolvido no que diz respeito à porção que representa o tensor propatagial curto *(breve)*, embora o ventre comum seja hipertrofiado em pombos e em papagaios.

O tendão(ões) *curto* insere-se numa variedade enorme de padrões, principalmente no ventre ou no tendão de origem do extensor radial do metacarpo. Existem normalmente várias inserções intermediárias sobre os ossos e em outros músculos da região do cotovelo. O tendão curto pode estar representado por uma larga aponeurose ao invés de um discreto tendão, e no primeiro caso poderá ser difícil isolá-lo do tecido conjuntivo do propatágio.

O tendão *longo* está exposto a menor número de variações e tipicamente consiste num segmento elástico proximal e distal, separados por uma faixa fibroelástica oposta a flexura da articulação do cotovelo. Distalmente, a inserção do tendão, comumente sobre o processo extensor do carpo metacarpo, contribui para a bainha limitante do tendão do extensor radial do metacarpo no seu sulco na extremidade distal do rádio, e também prossegue na mão para fusionar-se com a fáscia profunda.

Em algumas aves como por exemplo papagaio e passarinhos, um feixe muscular propatagial origina-se do cucular cranial (anteriormente descrito) e atravessa o propatágio para tornar-se contínuo com o tendão do propatagial longo. Este feixe muscular é freqüentemente descrito como um "dermotensor patagial". Em acréscimo, o tendão longo também é reforçado pelo peitoral propatagial, por um feixe carnoso ou mesmo tendinoso do bíceps, e/ou por um ligamento da crista deltóidea.

Relações: O propatagial forma a margem muscular do aspecto cranial da articulação do ombro e de modo típico envolve a inserção do deltóide menor e do supracoracóideo, freqüentemente encobrindo dorsalmente uma parte do ventre do deltóide maior. Ventralmente o propatagial acha-se adjacente à inserção do peitoral. O músculo está intimamente associado com a pele em toda a sua extensão.

Inervação: Nervo axilar.

O deltóide menor (Figs. 61-1 e 2), que forma a cobertura muscular profunda do canal triósseo e consiste em duas cabeças: parte dorsal e parte ventral.

Origem: Parte dorsal — do ápice do coracóide e do acrômio da escápula, incluindo o ligamento coracoescapular, sobre a margem medial do canal triósseo. *Parte ventral* — no galo, da espinha manubrial do esterno, face ventromedial do coracóide, e a membrana esternocoracoclavicular estendendo-se cranialmente pelo canal triósseo.

Inserção: O ventre dorsal, aplanado e em forma de lâmina ultrapassa o forame do canal triósseo e se acha intimamente justaposto à parte dorsal da cápsula da articulação do ombro. Na parte profunda está anexado pela cabeça ventral quando aquele emerge do canal. As duas cabeças inserem-se em comum sobre a tuberosidade lateral do úmero até a extremidade proximal da crista deltóidea.

Ação: Assistir na flexão do ombro e na elevação do úmero.

Estrutura: A *parte dorsal* está presente de modo característico e se origina no aspecto medial ou, em parte, por dentro do canal trióssea. A parte ventral é bem desenvolvida nas aves galiformes (como descrito acima), porém está sujeita a uma considerável variação no seu relativo desenvolvimento em outras espécies e é aparentemente indistinta em grande número.

Relações: Superficialmente, o propatagial; profundamente, a cápsula da articulação do ombro, o canal trióssea e o tendão do supracoracóideo; dorsal e lateralmente, o músculo deltóide maior. Quando a parte ventral é grande e bem desenvolvida, apresenta um feixe carnoso notável estendendo-se medialmente e um tanto dorsal ao ventre do supracoracóideo, no espaço interósseo formado pela clavícula coracóide e esterno.

Em muitos pássaros, a inserção do deltóide menor está superficial e intimamente aderente à inserção do supracoracóideo. Em aves galiformes, columbídeos e psitacinos, os dois músculos são mais ou menos independentes visto que o tendão do supracoracóideo passa dorsal e distalmente em relação ao músculo deltóide menor.

Inervação: Nervo axilar.

O **deltóide maior** (Figs. 61-1, 2 e 4) acha-se no aspecto dorsal do ombro, tipicamente entre o propatagial (cranial e superficial) e a cabeça escapular do tríceps braquial (caudal e medial).

Origem: De modo característico, do ápice da clavícula, acrômio e face lateral pós-glenoidal da escápula e ligamentos associados. Em muitos pássaros, pode haver origens adicionais da cápsula da articulação do ombro e/ou de um sesamóide fibrocartilaginoso (osso umeroescapular, quando presente) e por um tendão da lâmina da escápula.

Inserção: Uma extensa inserção sobre as faces dorsal e lateral da crista deltóidea, prolongando-se distalmente sobre o corpo do úmero por uma variável extensão; principalmente carnoso, tornando-se aponeurótico especialmente na parte distal, com a aponeurose estendendo-se distalmente até o processo ectepicondilar do úmero (em pássaros canoros). Algumas fibras carnosas, freqüentemente associadas com uma parte profunda da cápsula da articulação do ombro, inserem-se no tendão umeral da cabeça escapular do tríceps braquial.

Ação: Elevar o úmero e a asa, com algum componente para a movimentação da asa caudalmente.

Estrutura: Uma variação muito característica no relativo desenvolvimento do deltóide maior é observada com respeito ao número e tamanho das cabeças de origem, presença ou ausência de um tendão de origem escapular separado e a natureza e a extensão da inserção no úmero.

O relativo desenvolvimento dos deltóides maior e menor varia intergenericamente em psitaciformes, como por exemplo no periquito o deltóide menor apresenta-se algo mais desenvolvido.

Relações: Superficialmente, a pele ou o propatágio (se hipertrofiado como nos pombos e psitaciformes); profundamente, o escapuloumeral cranial (se presente) e a cabeça escapular do tríceps braquial.

Inervação: Nervo axilar.

O **tríceps braquial** (Figs. 61-1, 2, 3, 5 e 6) (ou anconeu) é topograficamente semelhante ao correspondente músculo dos mamíferos. Há duas cabeças bem definidas de modo típico — parte escapular e parte umeral, e esta última algumas vezes se separa em cabeças dorsal e ventral (de origem).

Parte escapular (escapulotríceps)

Origem: Tipicamente das faces dorsal e lateral do colo da escápula, comumente logo caudal à cavidade glenóide e freqüentemente com uma inserção profunda sobre a margem caudal da faceta glenoidal.

Inserção: Face dorsoproximal da ulna (o processo coronóide da ulna), principalmente lateral ao processo do olécrano, em comum com ou separado da inserção do umerotríceps.

Ação: Flexionar o ombro e estender a articulação do cotovelo.

Estrutura: A cabeça escapular freqüentemente apresenta uma origem aponeurótica tripartida de modo característico com dois tendões da escápula fusionando-se sobre a face medial do ventre muscular e daí contínuo com uma discreta aponeurose (tendão) de origem da face caudodorsal da extremidade proximal do corpo do úmero.

No periquito, esta disposição apresenta-se como uma aponeurose tripartida escapulocoracoumeral. O tendão umeral não se apresenta em todos os papagaios, mas acha-se presente em patos, pombos e pássaros galiformes por exemplo.

O tendão de inserção do grande dorsal caudal está intimamente associado com esta aponeurose umeral principal ou, em alguns, com uma aponeurose secundária derivada independentemente. Distalmente, em alguns pássaros, o tendão de inserção encerra um sesamóide (patela ulnar).

Parte umeral (umerotríceps)

Origem: Tipicamente, da fossa pneumática e face dorsal da crista bicipital, caudalmente sobre uma considerável extensão do corpo do úmero.

Inserção: Processo olecraniano da ulna.

Ação: Estender a articulação do cotovelo e a asa.

Estrutura: As cabeças dorsal e ventral são formadas de modo característico pela inserção do escapuloumeral cranial. Caso este não exista, ou esteja separado da origem do umerotríceps, a divisão pode não ser evidente. Freqüentemente a inserção do escapuloumeral caudal parcialmente se divide no que seria a cabeça ventral. No faisão do pescoço anelado, peru, galo silvestre e vários gêneros de codornizes, o ventre do umerotríceps está profundamente perfurado pela inserção do grande dorsal cranial; no galo ele ocorre de modo menos acentuado.

Inervação: Nervo radial (nervo braquial superior).

Bíceps braquial (Figs. 61-1, 2, 3, 5 e 6).

Origem: Tipicamente, como uma larga e espessa aponeurose do ápice do coracóide (cabeça coracoidal) contínuo com uma origem aponeurótica da crista bicipital do úmero (cabeça umeral) e firmemente inserida no ligamento coracoumeral interposto e na bainha fascial do coracoumeral cranial.

Inserção: Tipicamente, dois tendões, um para cada uma das extremidades proximais do rádio e da ulna.

Ação: Flexionar o antebraço e auxiliar na extensão do ombro.

Estrutura: Em pássaros galináceos, duas cabeças mais ou menos bem definidas são sugeridas por uma rafe longitudinal através da maior parte da extensão do ventre carnoso.

Em outras espécies, isto pode ser indicado pelo relativo desenvolvimento das inserções coracoidal e umeral e/ou a presença de inserções bem definidas dos tendões radial e ulnar.

Em muitos pássaros, e especialmente em patos, muitos galiformes e pombos, o feixe muscular (feixe do bíceps; *músculo bíceps propatagial; músculo propatagial acessório*) desprende-se da bainha aponeurótica do ventre principal, imediatamente distal à sua emergência sob o peitoral. No pombo, uma volumosa massa do músculo fusiona-se com os tendões do propatagial longo. Nos patos e nos gansos, o feixe pode fusionar-se com o tendão do propatagial longo bem como enviar um tendão distalmente para o antebraço, onde, em compensação, insere-se na bainha aponeurótica do extensor radial do metacarpo imediatamente distal à área de inserção dos tendões do propatagial curto. No peru, na galinha-da-angola e em psitaciformes, o feixe bicipital é vestigial ou mesmo ausente.

Relações: Proximalmente o músculo acha-se profundo ao peitoral e adjacente ao coracobraquial cranial; profundamente, o úmero. Os grandes vasos braquiais, artéria e veia, bem como o nervo braquial ventral (nervo medianoulnar) situam-se nos aspectos caudal e ventral do ventre muscular.

Inervação: Nervo bíceps do medianoulnar (nervo braquial inferior).

Embora as relações principais do **expansor secundário** (Fig. 61-6) sejam a pele do metapatágio, ele origina-se por tendões associados com vários músculos e ossos do membro peitoral e é usualmente descrito como um componente da musculatura peitoral. A seguinte descrição está baseada em aves galiformes geralmente; uma variação considerável pode ser comprovada em outras aves.

Origem: Tipicamente, dois tendões. O tendão proximal esternocoracoescapular origina-se na escápula, com uma origem adicional no coracóide e no esterno (processo esternocoracoidal), e comumente também se fusiona com as bainhas fasciais da musculatura associada dos seguintes músculos: *escapuloumeral caudal, subescapular, subcoracóideo, coracobraquial caudal, esternocoracóideo* e às vezes também com o *peitoral.* O tendão distal (umeral) origina-se por uma larga aponeurose no epicôndilo medial (ventral) do úmero e da cápsula da articulação umeroulnar.

Inserção: Ambos os tendões são contínuos com uma pequena massa de musculatura lisa em forma de leque que se insere na fáscia que se difunde para várias penas secundárias e terciárias em oposição ao cotovelo, estendendo-se proximalmente no metapatágio.

Ação: Em virtude da íntima associação com a pele do metapatágio e com as rêmiges, o músculo provavelmente coopera na manutenção da tensão da pele metapatagial. Isto poderia ser no caso daquelas espécies nas quais o músculo acha-se também em conexão com a ptérila umeral, em comum com os componentes metapatagiais do serrátil e do grande dorsal.

Estrutura: O expansor secundário está provavelmente presente em muitas aves, embora possa estar muito reduzido ou vestigial e um tanto indistinto e difícil de dissecar e separá-lo da pele. O tendão proximal parece estar ausente em alguns pássaros, e o músculo neste caso está restrito ao metapatágio e às penas.

Nos pombos e aves anseriformes (mas não em aves galiformes e psitaciformes) existe um pequeno e carnoso músculo interposto entre um tendão proximal, contínuo com o expansor secundário, e um tendão distal, contínuo com a bainha fascial do umerotríceps, próximo à extremidade distal do úmero. Este pequeno feixe muscular normalmente é referido como o anconeu coracóideo ou coracotríceps (veja Berger, 1966:336-337).

Inervação: Nervo anconal (ramo do nervo radial).

Braquial (Figs. 61-3, 5 e 6)

Origem: Carnoso, de uma impressão diagonal no lado cranial do úmero, exatamente proximal à tróclea.

Inserção: Extremidade proximal do corpo da ulna.

Ação: Flexionar a articulação do cotovelo.

Estrutura e relações: O braquial é algo hipertrofiado em pingüins, mas, por outro lado, está sujeito relativamente a pouca variação entre as aves. Ele passa entre os tendões de inserção do bíceps braquial, os pronadores e entepicondiloulnar no antebraço. Profundamente está associado de modo característico com o úmero e a ulna.

Inervação: Nervo mediano.

MÚSCULOS DO ANTEBRAÇO E DA MÃO*

Músculos Dorsais (Laterais) do Antebraço (Figs. 61-1 e 2)

O **músculo extensor radial do metacarpo**, longo e com duas cabeças, forma a borda craniodorsal do antebraço.

Origem: Epicôndilo lateral do úmero.

Inserção: Um forte e achatado tendão desliza sobre a extremidade distal do rádio e face dorsal (cranial) do osso carporradial e se insere no processo extensor do carpo metacarpo junto com o tendão do extensor longo da álula.

Ação: Estender o metacarpo (mão) talvez como uma ação automática quando a asa é estendida (veja abaixo); também flexionar o cotovelo (antebraço).

Estrutura: Em algumas aves; existem duas cabeças bem desenvolvidas, uma *parte dorsal (anconal)* e uma *parte ventral (palmar),* algumas vezes formando ventres e tendões separados distalmente. Em muitos casos, entretanto, existe um único tendão comum que se insere de modo usual. Proximalmente o músculo recebe tendão(ões) de inserção do propatagial (curto) pelo qual o músculo (particularmente a divisão anconal, quando presente) pode funcionar numa extensão automática da mão quando o propa-

---

*Visto que até a presente data não há um consenso a respeito da enumeração dos dedos da mão em aves (Holmgren, 1955; Montagna, 1945; Schinz e Zangerl, 1937; Steiner, 1922), consideraremos a musculatura associada como se os dedos fossem nomeados de álula (I ou II), dedo maior (II ou III) e dedo menor (III ou IV). Sinônimos apropriados, baseados na enumeração dos três dedos estão anotados em parênteses depois de cada citação.

tagial acha-se contraído. Distalmente, o tendão comum une-se lateralmente com o tendão do extensor longo da álula justamente antes de inserir-se no metacarpo. Em acréscimo, o tendão comum dá origem ao abdutor da álula na mão.

Inervação: Nervo radial.

Extensor digital comum
Origem: Epicôndilo lateral do úmero.

Inserção: O tendão está ancorado num sulco fibroso sobre o aspecto dorsal do côndilo lateral da ulna, um pouco superficial e separado do sulco para o tendão do extensor carpoulnar. Na mão, desprende um pequeno tendão para a base da primeira falange da álula, enquanto o tendão principal continua distalmente, firmemente seguro por tecido fibroso à face craniodorsal do metacarpo. Próximo à extremidade distal do carpo metacarpo o tendão principal volta-se abruptamente cranioventralmente para inserir-se na base da falange proximal do dedo maior.

Ação: Estender a mão, especialmente quando o antebraço está inicialmente estendido; coopera na manutenção da posição da álula durante o vôo.

Estrutura e relações: O extensor digital comum acha-se entre o extensor radial do metacarpo (cranialmente) e o extensor ulnar do carpo (caudalmente), dorsal ao aspecto superficial do antebraço. Na mão o tendão acha-se em íntima aproximação com o tendão de inserção do extensor longo do dedo maior.

Inervação: Nervo radial.

O **extensor ulnar do metacarpo** é o mais caudal dos três músculos superficiais sobre o aspecto dorsal do antebraço. Embora seja funcionalmente um flexor da mão estendida (dos metacarpianos), provavelmente auxilia na flexão do antebraço; a posição topográfica, embriologicamente, e a inervação sugerem que é um derivado do complexo muscular extensor. Ele pode, em conseqüência, ser funcionalmente análogo ao ulnar lateral dos mamíferos ungulados.

Origem: Epicôndilo lateral do úmero, e na maior parte das vezes em comum com o ectepicondiloulnar.

Inserção: A margem caudal do ventre está fortemente presa à ulna proximalmente e nas bases das penas secundárias ao longo da maior parte da extensão do antebraço. Distalmente, o tendão passa através de um canal fibroósseo na face lateral do côndilo externo da ulna, um pouco caudal ao canal fibroso para o extensor digital comum. Quando ele atravessa este canal, o tendão é ancorado firmemente pelo ligamento dorsal da articulação ulnarocarpometacarpiana bem como pelo tendão de origem do ulnimetacarpiano dorsal. O tendão insere-se no aspecto caudolateral da porção proximal do carpometarcapo; sobre o grande metacarpiano e/ou sobre o pequeno metacarpiano em distintas espécies, usualmente próximo à extremidade proximal do espaço interósseo entre eles.

Ação: Flexionar a mão (metacarpianos) quando a asa está distendida; talvez auxiliar na flexão do antebraço.

Estrutura e relações: O mais caudal dos três músculos superficiais sobre a face dorsal do antebraço.

Inervação: Nervo radial.

Extensor longo da álula (*extensor longo do polegar, extensor longo do dedo II*).

Origem: Duas cabeças carnosas, uma da face caudal do rádio e outra da face oposta (cranial) da ulna.

Inserção: O tendão de inserção fusiona-se com a face profunda e caudal do tendão comum do extensor radial do metacarpo oposto a extremidade distal do rádio. Conjuntamente os tendões combinados deslizam sobre o rádio e o carporradial para inserirem-se sobre o processo extensor do metacarpo.

Ação: Semelhante à do extensor radial do metacarpo, e estender a mão.

Estrutura e relações: Superficialmente, o músculo é visível somente na porção distal do antebraço e está, de outro modo, amplamente encoberto pelo extensor radial do metacarpo e pelo extensor digital comum. Profundamente, acha-se no espaço interósseo, entre o rádio e a ulna, adjacente ao extensor longo do dedo maior.

Inervação: Nervo radial.

Extensor longo do dedo maior (*extensor longo do indicador, extensor longo do dedo III*)

Origem: Da face caudal do corpo do rádio, um pouco profundo (ventral) ao músculo anterior.

Inserção: O tendão aplanado atravessa a articulação do pulso num consistente canal fibroso, cruzando a face distal do côndilo externo da ulna, entre ele e a extremidade próximo dorsal do osso carporradial. O tendão está firmemente seguro nesta bainha. Quando o tendão emerge na mão, recebe pequeno músculo carnoso (cabeça distal, ou extensor curto do dedo maior ou flexor curto do metacarpo, de acordo com vários autores; veja adiante). O tendão (ou estrutura combinada) estende-se diagonalmente através da face dorsal da mão, cruzando o tendão do extensor digital comum. O tendão está firmemente ancorado por meio de tecido fibroso denso à articulação metacarpofalângica e assim termina sobre a extremidade proximal da segunda falange (distal) do dedo maior.

Ação: Estender a mão.

Estrutura e relações: O extensor longo do dedo maior é o mais profundo músculo da face dorsal (extensora) do antebraço. Freqüentemente está associado com a inserção do pronador profundo e também contribui para a porção muscular do espaço interósseo entre o rádio e a ulna. O pequeno músculo distal ou acessório associa-se com o tendão na mão, e que será descrito mais adiante.

Inervação: Nervo radial.

Ectepicondiloulnar (*anconeu*)
Origem: Epicôndilo lateral do úmero, em sua maior parte em comum com o extensor ulnar do metacarpo.

Inserção: Faces cranial e craniodorsal do corpo da ulna.

Ação: Elevar a porção caudal do antebraço, contribuindo para supinação e leve flexão do antebraço.

Estrutura e relações: O músculo apresenta uma estreita origem tendinosa mas se insere numa extensa área ao longo do corpo da ulna em pássaros galináceos, com a aparência, no seu conjunto, de um longo e alargado leque. Acha-se profundo ao extensor ulnar do metacarpo e ao extensor digital comum, e lateral aos extensores digitais longos.

Inervação: Nervo radial.

Supinador

Origem: Epicôndilo lateral do úmero, algumas vezes em comum com a origem do extensor digital comum.

Inserção: Face cranial do rádio.

Ação: Elevar a borda cranial do antebraço e, desse modo, facilitar a supinação da mão; pode facilitar a flexão do antebraço.

Relações: Os supinadores inserem-se dorsal e adjacentemente à inserção do pronador sobre o rádio e se acham em posição profunda ao extensor radial do metacarpo.

Inervação: Nervo radial.

Músculos Ventrais do Antebraço
(Figs. 61-5 e 6)

Os dois **pronadores** (superficial e profundo) formam a borda cranial do antebraço proximalmente. Suas origens são cruzadas pelo espesso nervo ulnar e pelos vasos ulnares, dos quais a veia é visível através da pele do animal vivo.

Pronador superficial

Origem: Extremidade proximal do epicôndilo medial (entepicôndilo) do úmero, adjacente à inserção umeral do compacto ligamento colateral ventral.

Inserção: Face cranioventral do rádio, adjacente à inserção do supinador e superficial ao pronador profundo.

Pronador profundo

Origem: Epicôndilo medial do úmero, distal ao precedente, e, nos galiformes, em comum com o tendão de origem do entepicondiloulnar.

Inserção: Face caudoventral do rádio, profundo a inserção do anterior; com freqüência ele termina como uma aponeurose distalmente, na qual toma origem o músculo extensor do dedo III.

Ação: Flexionar e abaixar o antebraço, desse modo contribuindo na pronação da asa.

Inervação: Nervo mediano supre ambos os músculos pronadores.

O peculiar **entepicondiloulnar,** também conhecido como **anconeu medial,** é encontrado somente nas aves galiformes verdadeiras, como por exemplo o kiwi *(Apteryx)* e nos inambus *(Tinamiformes)* da América do Sul. No galo, ele se origina por um tendão em comum com o do pronador profundo, com o qual se acha parcialmente fusionado numa pequena distância. A inserção carnosa, sobre a face ventral da metade proximal do corpo da ulna, acha-se entre a inserção braquial e a extremidade proximal da origem do ulnimetacarpiano ventral.

O *flexor ulnar do carpo* e o complexo *flexor digital superficial* acham-se sobre o aspecto caudoventral do antebraço. Ambos os músculos estão embainhados numa aponeurose que pode estar hipertrofiada para formar a resistente faixa umerocarpiana, na qual tem origem o flexor digital superficial, bem como uma parcial fusão do músculo flexor ulnar do carpo. Especializações dessa bainha aponeurótica envolvem este último músculo e se inserem na base das secundárias (rêmiges) ao longo do antebraço, servindo em parte como inserção das fibras carnosas derivadas do flexor ulnar do carpo. A bainha aponeurótica pode também contribuir para a fáscia profunda do aspecto ventral do pulso e da mão.

Flexor digital superficial

Origem: Epicôndilo medial do úmero, tipicamente por meio de uma aponeurose (banda umerocarpiana) que une esta com o flexor ulnar do carpo.

Inserção: O ventre carnoso dá origem a um tendão que passa numa bainha tendinosa sobre o aspecto craniodistal do osso carpoulnar e passa distalmente, firmemente envolvido numa bainha fascial, com o tendão do flexor digital profundo. Insere-se principalmente sobre a base da primeira falange mas estende-se distalmente quase até a segunda falange do terceiro dedo.

Ação: Quando a asa está plenamente aberta pela contração dos músculos dorsais, o flexor digital superficial pode abaixar ligeiramente a parte distal da mão num tipo de flexão ventral.

Inervação: Nervo mediano.

Flexor ulnar do carpo

Origem: Um curto e potente tendão envolvido numa vigorosa polia ligamentar umeroulnar, da extremidade distal do epicôndilo medial do úmero.

Inserção: Faces proximal e ventral do osso carpoulnar. O ventre pode exibir uma divisão longitudinal na face profunda, em cujo caso as fibras musculares estendem-se caudodistalmente e se inserem numa bainha aponeurótica e nas bases das penas secundárias.

Ação: Um poderoso flexor da mão.

Inervação: Nervo mediano.

Flexor digital profundo

Origem: Face ventral da ulna, em oposição ou próximo à inserção do braquial.

Inserção: O tendão, envolvido numa bainha tendinosa, percorre um sulco sobre o osso carpoulnar, dorsal ao do flexor digital superficial. O tendão ultrapassa o processo pisiforme do metacarpo e então se dispõe numa bainha fibrosa com o tendão do flexor digital superficial, sulcando o ventre do abdutor digital maior. Insere-se sobre a face cranioventral da base da segunda falange e do dedo maior.

Ação: Abaixar a mão num tipo de flexão ventral.

Estrutura e relações: A este respeito, o mais profundo dos músculos flexores do antebraço origina-se do corpo da ulna sobre a área entre as inserções do braquial, proximalmente, e do ulnimetacarpiano ventral, distalmente. Se o entepicondiloulnar está presente, ele se insere caudoproximalmente ao flexor digital profundo. Em alguns pássaros, o flexor digital profundo também envia um tendão para a álula.

Inervação: Nervo mediano.

Ulnimetacarpiano ventral

Origem: Face ventral da ulna, distal à origem do flexor digital profundo.

Inserção: Um tendão aplanado, profundamente encaixado num canal fibroso sobre a face ventral do pulso, corre pelo sulco da face ventral do osso carporadial e daí volta-se abruptamente dorsal para inserir-se na extremidade proximal da base do metacarpiano (tróclea externa do carpo). Os tendões do extensor radial do metacarpo e do extensor longo da álula passam superficialmente ao tendão quando ele se volta dorsalmente.

Ação: Flexionar e abaixar a face cranial da mão, quando a asa está plenamente distendida.

Estrutura e relações: Este é também um músculo profundamente situado sobre a face flexora do antebraço, tipicamente localizado sobre a metade distal. A maior parte do músculo está encoberta pelos outros músculos flexores.

Inervação: Nervo mediano (ramos profundos).

MÚSCULOS DA MÃO
(Figs. 61-1, 2, 5 e 6)

Ulnimetacarpiano dorsal

Origem: Por um vigoroso tendão da face craniodorsal da extremidade distal da ulna.

Inserção: O feixe dorsal (carnoso) insere-se na porção proximal do metacarpiano menor; o feixe ventral insere-se sobre as bainhas de uma ou mais penas metacarpianas primárias e sobre o osso metacarpiano, adjacente à origem do flexor digital mínimo.

Ação: Flexionar a mão sobre o antebraço; conexões com as penas primárias provavelmente ajudam a tracioná-las em direção às secundárias, desse modo fechando o espaço entre os dois conjuntos de rêmiges.

Estrutura e relações: A presença de dois feixes é típica nos pássaros em geral. O músculo acha-se profundamente situado nas conexões fasciais do aspecto caudal da articulação do pulso.

Inervação: Nervo radial.

Abdutor do dedo maior *(abdutor do índice; abdutor do dedo III)*

Origem: Face cranioventral do metacarpiano maior.

Inserção: Extremidade proximal da primeira falange do dedo maior.

Ação: Estender o dedo maior com uma ligeira ação depressiva sobre a mão.

Estrutura e relações: O ventre pode estar profundamente sulcado pelos tendões de inserção dos músculos flexores digitais superficial e profundo. Proximalmente, o ventre acha-se adjacente aos músculos ventrais que governam a movimentação da álula. Uma pequena e profunda cabeça distal tem sido descrita em algumas espécies de aves.

Inervação: Nervo mediano.

Interósseo dorsal

Origem: Do grande e do pequeno metacarpianos sobre o aspecto dorsal do espaço intermetacarpiano.

Inserção: Na base da segunda falange (ou distal) do dedo maior, embora haja fibras tendinosas que possam continuar distalmente sobre o osso.

Ação: Extensão do dedo maior.

Inervação: Nervo radial.

Interósseo ventral

Origem: Do grande e do pequeno metacarpianos sobre o aspecto palmar do espaço intermetacarpiano.

Inserção: O tendão emerge sobre o aspecto dorsal da mão, por baixo do interósseo dorsal, e continua distalmente para inserir-se no aspecto caudal da segunda falange do dedo maior.

Ação: Dá oposição ao interósseo dorsal assim como um flexor do dedo.

Inervação: Nervo radial (de acordo com Buchholz, 1959-60, o nervo ulnar também pode suprir este músculo).

O **extensor curto do dedo maior** *(flexor curto do metacarpo)* é um pequeno músculo distal (ou acessório) que está tipicamente associado com o tendão do **extensor longo do dedo maior** na mão. Muito facilmente passa despercebido na dissecação macroscópica e sua ocorrência entre as aves não é geralmente bem documentada.

Origem: Nos ossos e ligamentos associados do aspecto dorsal do pulso.

Inserção: Carnoso, ou por um curto tendão, no tendão principal do extensor longo do dedo maior.

Inervação: Nervo radial.

Flexor do dedo mínimo *(flexor do dedo III ou IV)*

Origem: Face caudal do metacarpiano.

Inserção: Base da falange (que está firmemente presa ao dedo maior por ligamentos).

Ação: Provavelmente negligenciável, ou com alguma ação flexora sobre o metacarpo.

Inervação: Nervo ulnar (veja Buchholz, 1959-60).

Músculos da Alula (Dedo I ou II)

Estes pequenos músculos efetuam movimentos independentes do dedo de articulação inteiramente livre (álula) na mão das aves, bem como das penas que nele se inserem. (Esse dedo algumas vezes é relacionado como um polegar, dependendo da enumeração dos três dedos que estão presentes.)

O **extensor curto da álula** *(extensor curto do polegar; extensor curto do dedo II)* é o único músculo intrínseco em posição dorsal associado com a álula.

Origem: Da face dorsal do processo extensor do metacarpiano, freqüentemente com uma origem que inclui a extremidade distal do tendão comum do extensor radial do metacarpo e extensor longo da álula.

Inserção: Extremidade proximal da falange basal, em oposição à inserção do abdutor da álula.

Ação: Essencialmente um abdutor da álula, como um componente da extensão geral do dedo.

Inervação: Nervo radial.

O **abdutor da álula** *(abdutor do polegar; abdutor alar do dedo II)* é o mais cranial dos três músculos da face ventral do dedo.

Origem: Face ventral do tendão de inserção do extensor radial do metacarpo, próximo à base do processo extensor do metacarpo.

Inserção: Faces ventral e proximal da falange basal.

Ação: Estender o dedo; pode funcionar como um tendão quando o extensor radial do metacarpo está contraído.

Inervação: Nervo mediano (ramo profundo).

Flexor da álula *(flexor do polegar; flexor do dedo II)*.

Origem: Face ventroproximal do metacarpo, tipicamente da área delimitada pelo processo pisiforme e base do metacarpo.

Inserção: Face caudoventral da falange basal.

Ação: Flexionar o dedo.

Relações: Este é tipicamente um dos menores músculos da asa das aves e o menor nas aves galiformes.

Apresenta um aspecto fusiforme e se acha em íntima associação com o tendão do flexor digital profundo quando o último acima citado passa sobre o processo pisiforme entre o flexor da álula e o abdutor do dedo maior.

Inervação: Nervo mediano (ramo profundo).

Adutor da álula *(adutor do polegar; adutor alar do dedo II)*

Origem: Face cranioproximal do grande metacarpiano, dorsal e adjacente à origem do abdutor do dedo maior.

Inserção: Face caudal da falange basal. Um fascículo de fibras musculares pálidas freqüentemente se estende caudalmente para inserir-se nas bases das penas da álula.

Ação: Aduzir o dedo em direção à mão.

Inervação: Nervo radial.

Músculos do Membro Pélvico

A localização e a disposição dos músculos do membro pélvico serão descritas como se os pássaros mantivessem a posição de estação. A porção pré-acetabular do cíngulo pélvico e as faces pré-axiais da coxa (fêmur) e da perna (tibiotarso) serão consideradas craniais com respeito à orientação anatômica; a pelve pós-acetabular e faces caudal, lateral e medial serão, desse modo, óbvias. Para o pé (tarsometatarso) e dedos, as faces serão consideradas dorsal e plantar como na correspondente terminologia dos mamíferos.

MUSCULOS DO QUADRIL E DA COXA

O complexo muscular **iliotibial** (Fig. 61-7) consiste em três principais derivados, a saber, **iliotibial cranial, iliotibial lateral** e **iliofemoral.**

Um quarto derivado (iliotibial medial) está presente em flamingos mas aparentemente não se observa em nenhuma outra ave (Vanden Berge).*

O músculo **iliotibial cranial** *(sartório)* em forma de tira (Figs. 61-7 e 8) constitui a borda craniolateral da coxa.

Embora ele se assemelhe a um músculo "sartório" e assim tem sido freqüentemente denominado, de fato não representa o homólogo do músculo que é característico da coxa dos mamíferos.

Origem: Do rebordo craniodorsal da crista ilíaca pré-acetabular, com freqüência incluindo as inserções aponeuróticas da fáscia dorsal das vértebras torácicas caudais, a crista mediana dorsal do sinsacro e as adesões mais ventrais do ílio pré-acetabular e músculos iliotroncatéricos subjacentes da articulação do quadril.

Inserção: Face medial da patela, assim contribuindo na porção medial do ligamento patelar da cabeça do tibiotarso, ou diretamente até o tibiotarso.

Ação: Estender a articulação do joelho e o tibiotarso, contribuindo também na flexão da articulação do quadril (no membro sem sustentação de peso).

Estrutura: O ventre em forma de tira é tipicamente aplanado, com fibras paralelas relativamente delgadas e estreitas e comumente em íntima conexão com o iliotibial lateral situado mais caudalmente (a ser descrito a seguir). A origem pode ser por uma aponeurose ou por algumas fibras carnosas e variável com respeito às inserções esqueléticas. A inserção é mais ou menos uniforme nos pássaros.

Inervação: Nervo femoral.

O **iliotibial lateral** (Fig. 61-7) é uma delgada lâmina muscular superficial no aspecto lateral da coxa. Sua forma triangular no galo, com a base ao longo da crista ilíaca e o ápice na extremidade distal da coxa, é por demais característica. Três partes regionais da lâmina contínua são freqüentemente descritas: as porções pré-acetabular (=anterior), acetabular (=média), e pós-acetabular (=posterior).

Origem: Na crista ilíaca, iniciando em posição caudal ao precedente músculo e estendendo-se caudalmente por uma variável distância, algumas vezes quase em toda a extensão da crista, como nos pássaros galiformes.

Inserção: Contínua com a bainha fascial que envolve o femorotibial, desse modo contribuindo na formação do tendão patelar do tibiotarso.

Ação: Coopera na extensão (ou flexão) da coxa e da perna, com a rotação lateral do tibiotarso; pode auxiliar na abdução da perna, embora este movimento seja provavelmente insignificante nos pássaros geralmente e está certamente mais limitado pela estrutura articular em qualquer caso.

Estrutura: O músculo origina-se por uma extensa aponeurose na maioria dos pássaros e a maior variação parece ser relativa ao desenvolvimento e/ou à presença de movimentos de extensão pré e pós-acetabulares. Além disso, a extremidade distal do ventre muscular é geralmente interrompida pela extensão proximal da aponeurose da inserção e pelas fibras carnosas paralelas que se estendem distalmente de cada lado.

Em algumas espécies, toda secção média do músculo é aponeurótica e o músculo pode então parecer estar constituído de uma cabeça cranial (pré-acetabular) e outra caudal (pós-acetabular) com interconexões fasciais.

Relações: Superficialmente, a pele; existem íntimas conexões fasciais para os outros derivados deste complexo músculo, para os músculos pré-acetabulares da articulação do quadril e para os músculos femorotibiais na borda cranial da coxa.

Os três músculos seguintes foram considerados amiúde como homólogos do complexo "músculos do jarrete" dos mamíferos, mesmo que a evidência da embriologia e da filogenia seja inconclusiva (Romer, 1927; Howell, 1938). Como resultado, os nomes que têm sido dados para esses músculos ocasionaram uma considerável confusão na anatomia das aves visto que os mesmos nomes têm sido assinalados para diferentes anatomias das mesmas ou distintas espécies por numerosos autores. O primeiro desses três músculos é um derivado do complexo iliotibial. Os outros dois representam derivados da massa flexora associada com a pelve pós-acetabular.

O músculo **iliofibular** (Figs. 61-7, 9 a 12) de formato mais ou menos triangular, bem desenvolvido, acha-se ora profundo ao iliotibial lateral e em sua maior parte encoberto por ele, ou pode estar, numa larga extensão, superficial, quando o precedente músculo é menos extenso.

---

*Dados inéditos.

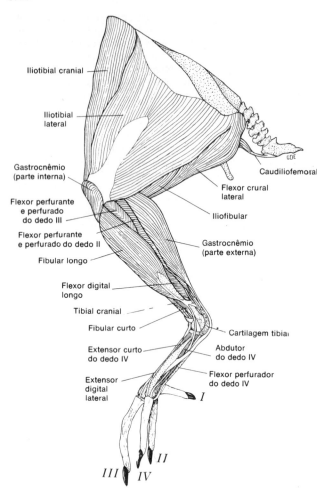

Figura 61-7. **Músculos superficiais do membro pélvico esquerdo do tetraz azul** *(Dendragapus obscurus);* **vista lateral.**

(De Hudson et al., 1959.)

Origem: Na maior parte da crista ilíaca pós-acetabular na maioria dos pássaros, começando próximo do acetábulo oposto.

Inserção: Tipicamente, por um vigoroso e arredondado tendão que passa através de uma alça ligamentosa (funda) para inserir-se na extremidade proximal do corpo da fíbula em direção ao lado caudal, entre as cabeças externa e medial do gastrocnêmio.

Ação: Flexionar o joelho.

Estrutura: A origem é principalmente carnosa, mas freqüentemente apresenta uma pequena conexão aponeurótica proximal com o iliotibial lateral. O ventre muscular afunila-se para um tendão de inserção arredondado, com longas fibras algumas vezes orientadas assimetricamente (tendão bipenado modificado).

A alça, que raramente se acha ausente, consiste em três ramos ligamentosos distintos, dois dos quais se inserem sobre o fêmur e um terceiro na fíbula. O ramo femoral proximal prende-se na face craniolateral do fêmur, um pouco proximal ao ramo distal (lateral) que normalmente se acha inserido na face caudolateral do fêmur próximo à extremidade proximal do côndilo lateral. O ramo fibular encontra-se profundamente situado e estende-se desde a curvatura distal da alça até uma inserção na fíbula, proximal à inserção do tendão. O ramo femoral distal e o ramo fibular da alça muito freqüentemente contribuem para os tendões ou aponeuroses de origem da musculatura caudal do joelho.

Relações: Superficialmente, a pele ou alguma porção do iliotibial lateral (dependendo da extensão de cada ramo); caudalmente, os dois músculos flexores (a serem descritos a seguir); profundamente, nervos e vasos sangüíneos caudais da coxa e inferiores da perna, os músculos adutores e músculos caudais da articulação do quadril.

Inervação: Nervo isquiático.

Flexor crural lateral *(semitendinoso)* (Figs. 61-7 a 11)

Origem: Da extremidade caudal da crista ilíaca pós-acetabular e pelve caudal e (freqüentemente) por uma aponeurose dos processos transversos de uma ou duas vértebras caudais livres (i.e., entre os músculos dorsais e ventrais da cauda).

Inserção: Por um tendão para a base medial da extremidade proximal da tíbia, usualmente em comum com o flexor crural medial e com conexões aponeuróticas para as cabeças medial e interna do

MIOLOGIA DAS AVES

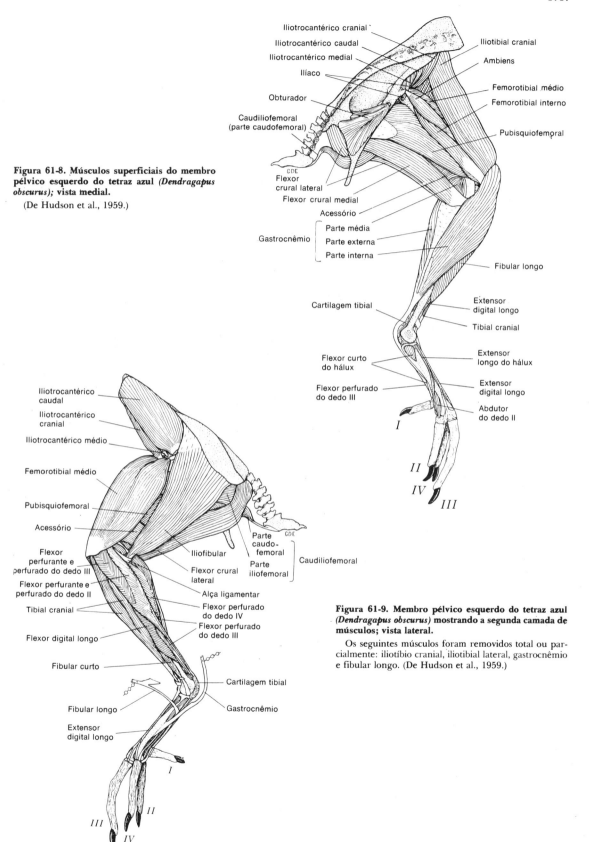

Figura 61-8. Músculos superficiais do membro pélvico esquerdo do tetraz azul *(Dendragapus obscurus)*; vista medial.
(De Hudson et al., 1959.)

Figura 61-9. Membro pélvico esquerdo do tetraz azul *(Dendragapus obscurus)* mostrando a segunda camada de músculos; vista lateral.

Os seguintes músculos foram removidos total ou parcialmente: iliotíbio cranial, iliotibial lateral, gastrocnêmio e fibular longo. (De Hudson et al., 1959.)

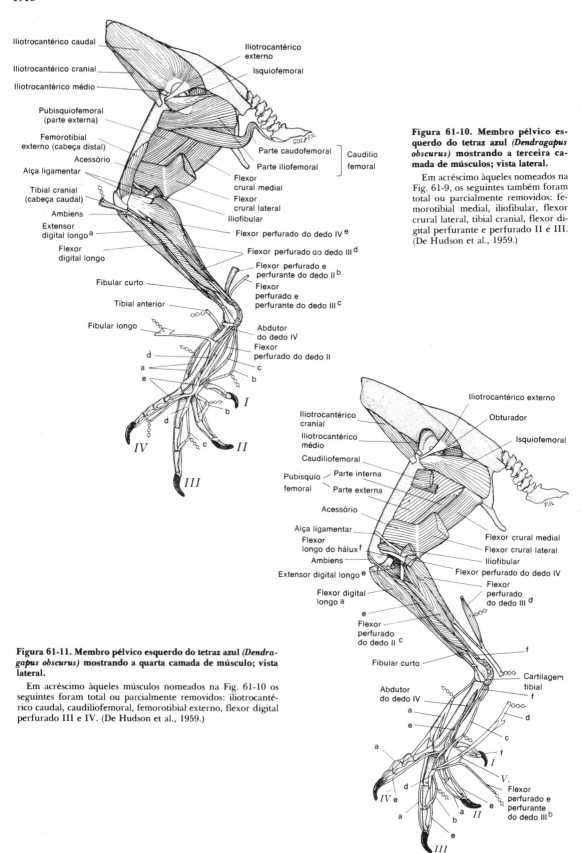

Figura 61-10. Membro pélvico esquerdo do tetraz azul *(Dendragapus obscurus)* mostrando a terceira camada de músculos; vista lateral.

Em acréscimo àqueles nomeados na Fig. 61-9, os seguintes também foram total ou parcialmente removidos: femorotibial medial, iliofibular, flexor crural lateral, tibial cranial, flexor digital perfurante e perfurado II e III. (De Hudson et al., 1959.)

Figura 61-11. Membro pélvico esquerdo do tetraz azul *(Dendragapus obscurus)* mostrando a quarta camada de músculo; vista lateral.

Em acréscimo àqueles músculos nomeados na Fig. 61-10 os seguintes foram total ou parcialmente removidos: iliotrocantérico caudal, caudiliofemoral, femorotibial externo, flexor digital perfurado III e IV. (De Hudson et al., 1959.)

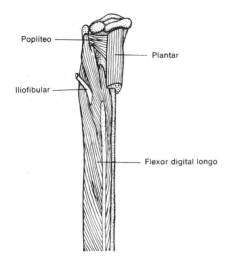

Figura 61-12. Extremidade proximal da perna esquerda do tetraz azul *(Dendragapus obscurus)* mostrando os mais profundos músculos; vista caudal.
(De Hudson et al., 1959.)

músculo gastrocnêmio, entre os quais passa o tendão comum.
Ação: Estender a articulação do quadril e flexionar o joelho.
Inervação: Nervo isquiático.
Parte acessória
Origem: De uma rafe tendinosa confluente com o tendão comum de inserção dos flexores crurais lateral e medial.
Inserção: Face caudolateral do fêmur, principalmente sobre a parte da metade distal e na área poplítea.
Ação: Semelhante à da cabeça principal.
Inervação: Nervo isquiático.
Estrutura: O flexor crural lateral e o acessório estão ambos presentes principalmente em aves terrestres (e.g., o galo, o pombo e o periquito).

O acessório está ausente na maioria dos pássaros nadadores (como, por exemplo, patos e alcas) e em alguns pássaros (e.g., falcões, águias marinhas e corujas) ambas as cabeças estão ausentes. A inserção das cabeças combinadas em muitas espécies é como descrito acima; em outras aves, pode apresentar-se independente e diretamente sobre a tíbia ou pode terminar como uma aponeurose sobre o gastrocnêmio.

Relações: Ele forma a borda caudolateral da coxa; cranialmente, o iliotibial lateral e/ou iliofibular; medialmente, o flexor crural medial.
O flexor crural medial *(semimembranoso)* (Figs. 61-8, 10 e 11) é um músculo plano e delgado da face caudomedial da coxa, intimamente associado com o precedente próximo à sua inserção.
Origem: Principalmente da face lateral ou ventrolateral do ísquio e do púbis adjacente.
Inserção: Um tendão aplanado passa entre as cabeças interna e medial do gastrocnêmio para inserir-se sobre a face medial da extremidade proximal do tibiotarso, freqüentemente num tendão comum com o flexor crural lateral.

Ação: Flexionar o tibiotarso, ou talvez resistir à extensão do tibiotarso quando outros músculos extensores se contraem.
Estrutura: O músculo está tipicamente presente (em contraste ao músculo precedente) e não está sujeito a maiores variações, indiferente ao relativo tamanho, na maioria das espécies de aves. Existe caracteristicamente alguma relação anatômica com o flexor crural lateral e o complexo gastrocnêmio distalmente.
Relações: Ele forma o aspecto caudomedial da coxa; lateralmente, o flexor crural lateral e o iliofibular; craniomedialmente, o complexo pubisquiofemoral (adutor).
Inervação: Nervo isquiático.
O ambiens (Figs. 61-8, 10 e 11) é característico dos répteis e dos pássaros, mas tem sido considerado como um homólogo do **pectíneo** dos mamíferos.
Origem: Do processo pectíneo do ílio, cranioventral ao acetábulo sobre o lado medial da musculatura pélvica.
Inserção: Tipicamente, o tendão atravessa o ligamento patelar diagonalmente e lateralmente sobre o aspecto cranial do joelho. O tendão desce ao longo da face cranial da cabeça da fíbula, tipicamente medial ao tendão de inserção do iliofemoral, e assim diretamente contínuo com as aponeuroses de origem para um ou mais do flexor perfurado para o segundo, terceiro e quarto dedos.
Ação: A expressão freqüentemente usada de "músculos do poleiro" desenvolveu-se do conceito de que o ambiens tem um papel funcional no mecanismo pelo qual um pássaro pode agarrar o poleiro quando os dedos são mecanicamente flexionados (quando a articulação intertársica é flexionada). Esta ação seria facilitada pelo ambiente indiretamente agindo sobre os tendões dos flexores longos dos dedos. Entretanto, o músculo pode ter outras funções, incluindo talvez a extensão do tibiotarso e a adução da perna.
Estrutura: O ventre muscular é tipicamente de formato fusiforme, afunilando-se distalmente em direção ao tendão de inserção.

Em alguns pássaros, este tendão não passa além da região patelar. Entre algumas famílias de pássaros, e.g., Columbidae (pombo e pombas) e Psittacidae (papagaios e semelhantes) alguns gêneros possuem ambiens e em outros o músculo está ausente. Também está ausente em pintassilgos, canários e em todos os outros passarinhos.

Relações: É o músculo superficial mais medial da coxa, localizado imediatamente caudal ao fêmur (femorotibial) e sobre a face medial da massa muscular adutora.
Inervação: Nervo femoral.
O pubisquiofemoral (adutor femoral) (Figs. 61-8 a 11) é um músculo complexo típico que consiste em duas lâminas musculares; uma parte externa, lateral ou superficial, e uma parte interna, medial ou profunda. Ambos estão mais ou menos associados intimamente e são descritos essencialmente como um único músculo.
Origem: Parte externa — face ventrolateral do ísquio, um pouco dorsal à fenestra isquiopúbica (membrana) e superficial à *parte interna* — ventral à precedente, freqüentemente incluindo a membrana isquiopúbica e o púbis.

Inserção: Face caudal do fêmur, desde a inserção caudiliofemoral distalmente até a fossa poplítea e o côndilo medial do fêmur, em cujo ponto está firmemente inserido na origem da cabeça medial do gastrocnêmio.

Ação: Aduzir e estender o fêmur.

A presença de grande número de fibras tônicas (no pombo) sugere um papel de resistência no movimento para a frente (flexão) do fêmur na posição de estação ou de aterrizagem (donde um músculo "postural").

Estrutura: As duas lâminas musculares nem sempre são perfeitamente separáveis completamente, embora a porção externa, superficial, seja propensa a ser mais carnosa. Em algumas aves, a cabeça medial mais profunda tem uma aponeurose de origem mais extensa e uma aponeurose de inserção, particularmente para a extremidade distal. A cabeça interna (medial), além disto, apresenta uma relação estrutural com o gastrocnêmio.

Nos passarinhos, incluindo os pintassilgos e canários, as duas cabeças estão separadas numa divisão cranial e noutra caudal, ao invés de superficial e profunda.

Relações: Aspecto medial da região femoral caudal, margeado cranialmente pelo músculos ambiens e femorotibial; caudalmente, o flexor crural lateral e sua cabeça acessória; na face lateral profunda, os vasos e nervos da perna cruzam a face do músculo.

Inervação: Nervo obturador.

Femorotibial*

Parte externa *(femorotibial externo)* (Figs. 61-9 e 10).

Origem: Uma cabeça proximal nas faces craniolateral e lateral do fêmur; uma cabeça distal da face caudolateral do fêmur.

Inserção: Uma densa aponeurose que forma o aspecto lateral do tendão patelar.

Parte medial *(femorotibial médio)* (Fig. 61-8).

Origem: Da crista trocantérica distalmente sobre quase toda a extensão da face cranial do fêmur.

Inserção: Sobre a face proximal da patela, contribuindo para os aspectos medial e cranial do tendão patelar.

Parte interna *(femorotibial interno)* (Fig. 61-8).

Origem: Face medial da maior parte do corpo do fêmur.

Inserção: Aspecto medial da crista patelar (cabeça) do tibiotarso, contribuindo com uma pequena importância na formação do tendão patelar.

Ação: Estender a articulação do joelho (e deste modo o tibiotarso e a coxa); a cabeça interna é importante na rotação medial do tibiotarso (e deste modo da perna inteira).

Estrutura: As cabeças medial e externa estão em sua maior parte fusionadas proximalmente, e sua separação é sugerida pela inserção do músculo iliotrocantérico cranial entre elas. A cabeça distal do externo é normalmente evidente, particularmente

---

*Este, o principal músculo extensor da articulação do jarrete, normalmente apresenta quatro partes nos mamíferos (**quadríceps femoral**) embora somente três partes são reconhecidas nas aves: parte externa = vasto lateral; parte média = reto femoral + vasto intermédio; parte interna = vasto medial.

pelas fibras que se originam da bainha aponeurótica caudolateral do músculo complexo. A cabeça interna é perfeitamente definida e extensa, e com freqüência apresenta distalmente a sugestão de uma cabeça profunda e outra superficial. Somente a cabeça interna insere-se separadamente do tendão patelar sobre o aspecto medial da crista patelar.

Relações: Forma a borda muscular das faces lateral, cranial e medial do fêmur; adjacente e cranial a ambos os aspectos, lateral e medial, da inserção ao complexo músculo adutor; serve como inserção para o iliotibial lateral e (em parte) para o iliotibial cranial.

Inervação: Todas as três cabeças são supridas pelo nervo femoral.

Os músculos da articulação do quadril, associados com os movimentos do fêmur com respeito ao acetábulo, estão amplamente encobertos sob aponeuroses e as origens dos músculos superficiais. São eles descritos em termos de sua localização: pré-acetabular — **iliotrocantéricos** e **ilíacos** — e pós-acetabular — **obturadores, isquiofemoral** e **caudiliofemoral.**

Iliotrocantérico caudal *(posterior)* (Figs. 61-8 a 10).

Origem: Face lateral do ílio pré-acetabular.

Inserção: Sobre a crista trocantérica da face lateral do fêmur, ligeiramente distal ao trocanter.

Ação: A maioria dos autores sugere que está relacionada com a flexão do fêmur na rotação medial. No pombo, parece ser mais importante na extensão do fêmur, ou no mínimo na resistência à flexão (amortecedor de impacto) quando o músculo está distendido durante a aterrizagem. Papéis funcionais parecem estar relacionados com a posição do tendão de inserção com respeito ao eixo de flexão-extensão (protração-retração) que percorre a cabeça do fêmur.

Estrutura: O contorno do músculo varia de acordo com o formato do ílio pré-acetabular. O músculo está envolvido de modo característico por uma densa aponeurose com algumas divisões aponeuróticas internas, que em conjunto contribuem para formar um tendão de inserção aplanado e resistente. Interposta entre o tendão de inserção e a face lateral do fêmur encontra-se uma longa bolsa sinovial (bursa trocantérica).

Relações: Os mais longos dos músculos iliotrocantéricos e o mais longo músculo sobre o ílio pré-acetabular; com freqüência está superficialmente em íntima conexão por meio de lâminas aponeuróticas, com os músculos iliotibiais, superficial e lateral.

Inervação: Nervo glúteo cranial (da parte proximal do nervo femoral).

Iliotrocantérico cranial *(anterior)* (Figs. 61-8 a 11)

Origem: Extremidade craniolateral do ílio pré-acetabular, ventral ao músculo precedente.

Inserção: Extremidade distal da crista iliotrocantérica sobre a face craniolateral do fêmur, inserindo-se tipicamente entre as cabeças medial e externa do femorotibial.

Ação: Rotações cranial e medial do fêmur.

Relações: A maior parte deste pequeno e carnoso músculo é visível ao longo da margem ventral do precedente iliotrocantérico caudal e forma a mar-

gem muscular do aspecto craniolateral do ílio pré-acetabular.
Inervação: Nervo glúteo cranial (da parte proximal do nervo femoral).

Iliotrocantérico médio (Figs. 61-8 a 11)
No galo e em outras aves galiformes está perfeitamente desenvolvido, mas não no pato e em várias outras espécies. É o menor dos músculos iliotrocantéricos.
Origem: Extremidade ventral do ílio, entre a origem do iliotrocantérico e o acetábulo.
Inserção: Oposto à crista trocantérica da face craniolateral do fêmur entre as inserções dos músculos iliotrocantéricos cranial e caudal.
Ação: Contribui na rotação medial do fêmur.
Estrutura: Geralmente é um pequeno músculo inteiramente carnoso, profundamente situado com respeito aos outros três e que se insere por meio de um tendão plano independente (quando independentemente desenvolvido) ou em comum com o iliotrocantérico cranial. O nervo glúteo cranial passa entre esses dois músculos de modo bem característico.
Inervação: Nervo glúteo cranial (da parte proximal do nervo femoral).

Iliotrocantérico externo *(glúteo médio e mínimo)*
É um músculo superficial de formato triangular que se acha sobre o aspecto dorsal da articulação do quadril e que se estende distalmente sobre o trocanter do fêmur. Proximalmente é separável comumente da margem caudal do iliotrocantérico caudal.
Origem: Crista ilíaca, dorsal ao acetábulo.
Inserção: O ventre afunila-se para um estreito tendão que se insere na face lateral do fêmur, próximo à inserção do isquiofemoral na maior parte das vezes em oposição à do iliotrocantérico médio.
Ação: Governar a rotação do fêmur no acetábulo; provavelmente sem papel significativo na abdução do fêmur visto que o músculo é muito pequeno e tal movimento é sem dúvida nenhuma muito limitado.
Estrutura: Este músculo está presente nas aves galiformes e em patos, porém é ausente nos pombos e pombas e em muitas outras espécies. Entretanto, ele pode ser indistinguivelmente fusionado com o iliotrocantérico caudal em algumas espécies.
Inervação: Nervo isquiático (do tronco cranial do plexo sacral).

O **ilíaco** (Fig. 61-8) é um pequeno músculo uniformemente desenvolvido, inteiramente carnoso e o mais medial (mais profundo) dos músculos da pelve pré-acetabular.
Origem: Carnosa, da margem ventral do ílio, cranial ao acetábulo e profundo (medialmente) à origem do iliotrocantérico médio.
Inserção: Carnosa, sobre a face caudomedial do fêmur, a um curto trecho distal do colo, entrecortando um adjacente à origem proximal do femorotibial interno.
Ação: Rotação lateral do fêmur, mas provavelmente sem grande significância.
Inervação: Nervo femoral.

O **caudiliofemoral** *(piriforme)* (Figs. 61-7 a 11) é um músculo que consiste em duas cabeças bem definidas na maioria das aves galiformes, com a parte caudofemoral em forma de tira e a parte iliofemoral de contorno triangular ou em leque. Pode ocorrer uma considerável variação quanto à presença ou ausência de uma ou ambas as cabeças como características das aves, geralmente (veja a estrutura).

Parte caudofemoral
Origem: Tipicamente, por um tendão ou uma aponeurose que se origina na aponeurose cruciforme formada pelo músculo depressor da cauda.
Inserção: O tendão de origem e/ou o ventre carnoso em forma de tira, dirige-se ao fêmur sob o lábio caudal da saliente crista ilíaca, situando-se entre o flexor crural lateral, o iliofibular, o flexor crural medial e os adutores. A inserção é de carnosa a aponeurótica sobre a face caudolateral do fêmur, independente ou fusionado com a inserção da parte iliofemoral.
Ação: O músculo caudofemoral provavelmente age como um flexor lateral (mediante contração unilateral) ou depressor (por contração bilateral) da cauda. Esta última ação pode ser "automática" no sentido de que a protração das coxas durante o vôo facilitaria a depressão do leque da cauda por meio das inserções femorais deste músculo. Ambas as ações presumem que a inserção femoral sirva como um ponto de apoio para qualquer ação locomotora do músculo.

Parte iliofemoral
Origem: Da crista ilíaca pós-acetabular, profundo à origem do iliofibular e ao flexor crural lateral, com freqüência estendendo-se ventralmente sobre a face caudolateral do ísquio, superficial ao isquiofemoral.
Inserção: Principalmente carnosa ou por uma aponeurose sobre a face caudolateral do fêmur, quer em comum com o caudofemoral ou algo proximal a ele.
Ação: Mais provavelmente um músculo "postural".
Estrutura: Uma considerável variação quanto à presença (ou ausência) e o relativo desenvolvimento de uma ou de ambas as partes tem sido verificada nas aves (veja Berger, 1966:404-408). Ambas as partes são caracteristicamente encontradas nos patos e em espécies galiformes, com exceção do peru *(Meleagris)* e do pavão *(Pavo),* nos quais a parte caudofemoral é vestigial ou ausente. Por outro lado, acredita-se que a parte iliofemoral esteja ausente em papagaios, nos passarinhos e em numerosos outros grupos (ou espécies).
Inervação: Nervo glúteo caudal (ramos do plexo sacral).

Isquiofemoral (Figs. 61-10 e 11)
Origem: Face lateral do ísquio, cuja exata extensão é determinada pelo tamanho da pelve pós-acetabular e pelas inserções isquiáticas dos adutores (ventralmente) e pelo iliofemoral (caudiliofemoral) e flexor crural medial (caudalmente).
Inserção: Aspecto caudal da crista trocantérica do fêmur, principalmente oposto às inserções dos iliotrocantéricos.
Ação: Rotação lateral do fêmur em relação ao corpo como um componente da ação de "virar os pés para fora" na atitude de deambulação; pode auxiliar também na extensão do fêmur.
Estrutura: A origem de modo típico inicia-se na margem caudal do forame obturador (isquiopúbico) ventralmente, e dorsalmente no forame ilioisquiá-

tico. Uma bainha fascial encobre o músculo superficialmente, e as fibras musculares podem inserir-se nela: a bainha é contínua com o aplanado tendão de inserção.

Relações: Superficialmente, o iliofemoral (caudiliofemoral) ou os músculos superficiais da coxa, lateralmente; profundamente, o ísquio; profundo ao tendão de inserção, os músculos obturadores.

Inervação: Nervo isquiofemoral (ramos do plexo sacral).

Em muitos pássaros, o **obturador*** (Figs. 61-8 e 11) ocupa tipicamente um espaço interósseo delimitado pelo ísquio e pelo púbis.

Origem: Face medial (interna) do ísquio, do púbis e da fenestra isquiopúbica (membrana) entre esses dois ossos. No galo, peru e em outros galiformes, a origem apresenta uma extensão secundária dorsal sobre o ílio.

Inserção: O ventre converge para um rígido tendão que passa lateralmente através do forame obturador para inserir-se no aspecto caudolateral do fêmur (crista obturatória), um pouco distal ao seu trocanter. O tendão está envolvido por uma pequena massa carnosa que se origina de uma fossa entre o acetábulo e a margem cranial do forame obturador (isquiopúbico). Esta pequena massa também se insere no fêmur, profunda à inserção do isquiofemoral e caudodistal ao tendão principal. Freqüentemente é denominado "obturador externo" ou algumas vezes de "gêmeos".

Ação: Rotação caudolateral do fêmur.

Estrutura: A forma básica do músculo tanto pode ser larga e triangular como alongada e oval. A forma pode ser determinada em sua maior parte pelo formato da pelve pós-acetabular; não há uma correlação funcional que seja imediatamente evidente.

Inervação: Nervo obturatório.

MÚSCULOS DA PERNA (CANELA)

Fibular (perônio) longo (Figs. 61-7 a 10)

Origem: Carnosa ou por meio de aponeurose do tendão da patela e da fáscia patelar, da extremidade proximal do tibiotarso, estendendo-se distalmente ao longo da face craniomedial (interna e externamente nas cristas cnemiais) do corpo da tíbia e (lateralmente) ao longo da fíbula; conexões aponeuróticas mais profundas com o tibial cranial, com os flexores perfurantes II e/ou III, com o flexor digital longo e o fibular curto, podem também estar presentes.

Inserção: Dupla — uma faixa de fibras tendinosas une o tendão de inserção à cartilagem tibial (sustentáculo do tarso) imediatamente proximal ao côndilo lateral da tíbia; o tendão principal na maioria das aves cruza a face lateral da articulação intertarsiana e é contínuo com o tendão de inserção do flexor perfurado do dedo III no metatarso.

Ação: Estende o tarsometatarso por meio das conexões com a cartilagem tibial e uma posição geral sobre a face lateral da articulação intertarsiana; provavelmente auxilia o flexor perfurado III quando este funciona como um extensor do tarsometatarso (melhor do que o flexor do terceiro dedo).

Estrutura e relações: A parte longa exibe considerável variação no seu relativo desenvolvimento entre os pássaros. Ele pode estender-se sobre a maior parte da face craniolateral da perna, envolvendo o tibial cranial, como no galo e no peru, ou pode estar um pouco reduzido em tamanho e não envolver aquele músculo, como no pombo e no periquito.

O músculo está ausente na águia marinha, corujas e em outros pássaros.

Inervação: Nervo fibular comum (peroneiro).

O **fibular** *(perônio)* **curto** normalmente é um músculo pequeno e curto (Figs. 61-7 e 9 a 11) que se acha em direção à extremidade distal da face lateral da perna, em sua maior parte encoberto pelos outros músculos crurais.

Origem: Principalmente aponeurótico da face lateral da tíbia, distal à crista fibular; face lateral adjacente do corpo da fíbula, ocupando a maior parte do espaço interósseo entre os dois ossos.

Inserção: O pequeno tendão está vinculado, por um retináculo proximal, ao côndilo lateral do tibiotarso, cruza a articulação intertarsiana obliquamente e adjacente ao ligamento colateral lateral e se insere na extremidade proximolateral do tarsometatarso, em direção ao lado plantar.

Ação: Contribui na flexão do metatarso, com alguma rotação medial (para a ação de "virar os pés para dentro") do metatarso.

Estrutura: O músculo não existe e é reduzido em algumas espécies de aves, incluindo cegonhas e flamingos, embora ele seja relativamente maior do que o fibular longo em outras aves, como por exemplo nos urubus, falcões e alguns papagaios.

Inervação: Nervos fibulares profundos (peroneiros).

O **tibial cranial** (Figs. 61-7 a 10) é um poderoso músculo flexor do pé, situado na face cranial da tíbia e profundo ao fibular longo. É facilmente separado em duas cabeças.

Origem: Por duas cabeças; uma caudolateral, cabeça biarticular femoral por um tendão da face cranial do côndilo externo do fêmur, passando distalmente entre a cabeça da fíbula e a crista cnemial lateral da tíbia; outra craniomedial, cabeça monoarticular tibial, carnosa a parcialmente aponeurótica, das cristas cnemiais lateral e medial e a crista da tíbia (crista rotular) entre elas. Há comumente alguma conexão aponeurótica com o mais superficial fibular longo.

Inserção: Os dois ventres musculares fusionam-se distalmente para formar um único e vigoroso tendão, passando distalmente no sulco tendinoso do tibiotarso. Próximo aos côndilos distais da tíbia, o tendão está envolvido por um retináculo fibroso; passa através de uma ponte supratendinosa óssea na base dos côndilos tibiais, segue pela parte dorsal da articulação intertarsiana e se insere no sulco meta-

---

*Muitos autores descrevem um abdutor interno no aspecto medial (interno) da pelve pós-acetabular e um obturador externo como uma pequena massa carnosa associada com seu tendão de inserção. Entretanto, de acordo com Romer (1927), o obturador parece ser uma única massa muscular com uma relação de desenvolvimento principal com o púbis, semelhante à do obturador externo dos mamíferos.

tarsiano dorsal junto à extremidade proximal do tarsometatarso.

Ação: Flexionar o metatarso (pé).

Estrutura: A cabeça femoral é normalmente um pouco menor do que a cabeça tibial, as duas cabeças fusionam-se em níveis diferentes da perna nas diferentes espécies. A bainha fascial (aponeurótica) da cabeça femoral forma a face profunda (caudal) do músculo, e o tendão de inserção estende-se proximalmente como uma bainha aponeurótica da face superficial (cranial); as fibras estão orientadas no sentido bipeniforme através de todo o ventre. O tendão está acompanhado pelo do extensor digital longo, pela artéria tarsiana medial e pelo nervo fibular profundo quando passa sob o retináculo, e a inserção pode apresentar-se bifurcada para a passagem da artéria pedídia dorsal. Um ou mais feixes tendinosos acessórios podem desprender-se; estes continuam-se com a fáscia, mantendo o tendão do extensor digital longo em posição sobre o metatarso.

Inervação: Nervo fibular comum.

O **extensor digital longo** (Figs. 61-7 a 11) está em posição profunda ao tibial cranial e é o extensor funcional do segundo, terceiro e quarto dedos.

Origem: Face cranial do tibiotarso, entre as cristas cnemiais lateral e medial; proximalmente, profundo à origem da cabeça tibial cranial; comumente existe alguma origem no corpo da tíbia, igualmente.

Inserção: O ventre bipenado converge sobre o tendão passando distalmente no sulco tendinoso do tibiotarso sobre o retináculo comum que retém o tendão do tibial cranial, a área tarsiana medial e o nervo fibular profundo, e a seguir sob a ponte supratendinosa óssea na base dos côndilos tibiais. O tendão passa sob um segundo retináculo fibroso (ou canal ósseo) sobre a extremidade proximomedial do tarsometatarsiano e assim distalmente ao longo do sulco metatarsiano dorsal medial à inserção do tibial cranial e em posição superficial aos músculos intrínsecos dos dedos do pé. O tendão é mantido em posição pela fáscia profunda e se bifurca (ou trifurca-se) para suprir o único ou duplo tendão para o segundo, terceiro e quarto dedos. A inserção principal de cada tendão digital é sobre a base da garra (falange ungueal), e várias inserções acessórias para as cápsulas das articulações interfalangianas proximais são observadas em muitos gêneros de aves.

Ação: Estender os dedos; ação de suporte para flexionar o tarsometatarso.

Estrutura: Dentre as aves existe uma variação muito pequena neste músculo com exceção quanto ao comprimento do ventre carnoso. Mínimos pormenores de inserção têm sido descritos em vários grupos de aves (veja referências na musculatura do membro pélvico).

Inervação: Nervo fibular comum

O **gastrocnêmio** (Figs. 61-7 a 9) é o mais longo e vigoroso dos músculos crurais e consiste em três cabeças (raramente duas, algumas vezes quatro) — duas do fêmur e uma da tíbia. O músculo é um potente extensor da articulação intertarsiana, e por suas inserções aponeuróticas e em forma de bainha nos tendões dos músculos flexores influencia a flexão plantar dos dedos.

Parte externa
Origem: Um curto tendão da face lateral da base do côndilo femoral lateral e por conexões aponeuróticas com o ramo femoral lateral da alça.

Inserção: O ventre situa-se no aspecto caudolateral da perna, separado da cabeça medial pelo tendão do iliofemoral. Ele forma os aspectos laterais de um tendão comum (como na maioria das variedades domésticas do *Gallus*; como exemplo temos o galo selvagem das florestas da Índia *G. bankiva* e o pombo), ou então forma um tendão mais ou menos separado que se une distalmente com o tendão da cabeça interna (como no faisão, peru e pato, e.g.).

Parte média
Origem: Na maioria das vezes carnoso no aspecto medial da área poplítea, próximo ao côndilo medial do fêmur, distal e freqüentemente fusionado com a inserção femoral (acessória) do flexor crural lateral (quando presente) e com a cabeça interna dos adutores. As inserções destes dois últimos músculos podem contribuir para a formação de uma aponeurose sobre o aspecto medial do ventre.

Inserção: Principalmente como uma aponeurose para a cabeça interna e contínua com o tendão comum de inserção.

Parte interna
Origem: Principalmente carnosa na crista cnemial medial da face medial da cabeça da tíbia, freqüentemente estendendo-se a alguma distância lateralmente sobre o tendão patelar.

Inserção: O ventre forma a maior parte do aspecto caudomedial da perna e distalmente insere-se como um tendão separado ou em comum com a cabeça externa, formando o aspecto medial do tendão comum de inserção. O tendão comum atravessa a face caudal da articulação intertarsiana, por dentro de um canal superficial na cartilagem tibial, para inserir-se sobre o hipotarso. Bainhas fasciais estendem-se distalmente e são contínuas com a fáscia profunda sobre as faces plantares medial e lateral do tarsometatarso. No peru adulto e no faisão, a extensão fascial medial ossifica-se como uma longa crista óssea, que atinge distalmente além da metade do corpo do metatarso. Estas extensões fasciais contribuem na formação de um compartimento fibroósseo para os tendões flexores dos dedos do pé.

Ação: Estender o tarsometatarso e, por meio das inserções aponeuróticas, influencia a flexão plantar dos dedos.

No pombo pelo menos existe alguma evidência quanto a uma função postural a respeito das cabeças medial interna.

Estrutura: A maioria das aves apresenta três cabeças de origem em contraste com as duas cabeças do músculo nos mamíferos. Uma quarta cabeça, quando presente, pode originar-se por um tendão da região poplítea entre a cabeça medial e as aponeuroses comuns dos músculos flexores perfurados, e se inserem como uma aponeurose sobre a cabeça externa. Outras configurações do músculo, especialmente o desenvolvimento de múltiplos tendões ou um tendão comum de inserção, também têm sido descritas na literatura ornitológica. As fibras musculares estendem-se tipicamente entre as bainhas aponeuróticas enfeixando as várias cabeças, e conexões fasciais entre elas são freqüentemente encontradas proximais ao tendão comum de inserção. A inserção sobre o hipotarso e o tarsometatarso geralmente é semelhante em todos os pássaros.

Relação: O gastrocnêmio forma de modo típico todo o aspecto caudal da perna, especialmente o caudomedial. Ele envolve todo o complexo músculo flexor perfurado, os flexores digitais profundos e o plantar.

Inervação: Nervos tibiais lateral e medial.

Plantar (Fig. 61-12)

Origem: Face caudomedial da extremidade proximal do tibiotarso, imediatamente distal à face condilar medial.

Inserção: O pequeno ventre converge sobre um tendão mais delgado que passa distalmente através da fáscia ao longo da face profunda da cabeça interna do gastrocnêmio, para inserir-se na extremidade proximomedial da cartilagem tibial.

Ação: Não definida porém, provavelmente, para estabilizar a cartilagem tibial de modo a ajudar a manter a postura.

Estrutura: O músculo geralmente é pequeno na maioria das aves e não sofre muita variação. Entretanto, sabe-se estar ausente em algumas espécies, incluindo os falcões caçadores, águia pescadora, corujas e papagaios.

Inervação: Nervo tibial medial.

Músculos Flexores Digitais

Os músculos flexores digitais podem ser agrupados em três unidades morfológicas baseadas em seus respectivos níveis de inserção: flexores intermediários *(flexores perfurante e perfurado dos dedos II e III);* flexores superficiais *(flexores perfurados dos dedos II, III e IV)* e flexores profundos *(flexor longo do hálux e flexor digital longo).* Cada tendão do flexor superficial insere-se proximalmente sobre o respectivo dedo e é perfurado pelo respectivo tendão do flexor intermediário. Os tendões do flexor intermediário para os dedos II, III e IV são perfurados pelos respectivos ramos do tendão do flexor digital longo. O tendão do flexor digital longo para o hálux perfura o tendão de um músculo flexor curto no tarsometatarso. A maioria dos músculos flexores digitais origina-se por extensas interconexões aponeuróticas entre si e com a musculatura adjacente da região da articulação do jarrete. A complexidade destas inserções, em pássaros, geralmente não é considerada nas descrições em separado que se seguem. Entretanto, como nas descrições anteriores, serão estabelecidos meios convenientes para identificação de cada músculo.

Posição dos Tendões dos Flexores Digitais ao Passarem pela Articulação Intertarsiana

Hudson et al. (1959) descreveram a posição dos tendões dos flexores que passam pela articulação intertarsiana no tetraz azul *(Dendragapus obscurus)* e indicaram que um modelo semelhante é evidente em numerosos gêneros de aves galiformes. As mais notáveis diferenças parecem ser encontradas a respeito da posição dos tendões dos flexores perfurante e perfurado II e flexor perfurado II, a saber, quer eles atravessem a articulação intertarsiana (hipotarso) no mesmo canal fibroso (na maioria dos galos) ou em canais separados (peru, faisão), quer o teto deste canal esteja ossificado (tetraz, algumas codornizes) ou não (galo, peru, faisão). (Veja Hudson, 1937, para uma descrição em várias outras aves.)

Se o tendão do gastrocnêmio reflete-se pela cartilagem tibial, um conjunto de três tendões acha-se exposto; o tendão largo e mais profundamente situado do flexor perfurado III forma uma bainha ao redor do flexor perfurado IV no lado lateral e o flexor perfurante III no lado medial.

Quatro canais mais profundos atravessam a cartilagem tibial. O mais superficial, caudal e medial destes, oferece passagem para o tendão do flexor perfurante II. Os três canais remanescentes produzem passagem para os tendões do flexor longo do hálux lateralmente; para o flexor perfurado II, centralmente, e para o flexor digital longo, medialmente.

No hipotarso, o flexor do hálux ultrapassa um sulco lateral que não forma cobertura que se ossifique. Os tendões flexores superficial e intermediário do segundo dedo situam-se num sulco ósseo profundo comum que também não sofre ossificação na cobertura (pelo menos no galo e no peru). O tendão do flexor digital longo atravessa um canal profundo completamente ossificado próximo ao meio do hipotarso.

Oposto à metade distal do metatarso e continuando em direção às suas respectivas inserções, os tendões dos flexores estão envolvidos por bainhas tendinosas. Estas bainhas não apresentam inserções nas articulações interfalângicas e permanecem independentes (ao contrário dos mamíferos). Em outras palavras, pode haver tanto como duas ou três bainhas tendinosas uma atrás da outra, pelo menos com respeito ao segundo e terceiro dedos que são supridos pelos três músculos. Esta complexidade estrutural tem sido descrita no galo doméstico (Frewein, 1967) mas não em outras aves, em sua maior parte.

Em algumas aves, os tendões intermediário e superficial para o terceiro dedo estão unidos por um vínculo no metatarso. Variações na relação do tendão do flexor longo do hálux para com o flexor digital profundo serão consideradas a seguir.

Os **flexores perfurante** e **perfurado dos dedos II e III** (Figs. 61-7, 9 e 10), os flexores digitais intermediários, situam-se no aspecto caudolateral superficial da perna, entre a cabeça externa do gastrocnêmio, do fibular longo e do tibial cranial. Os flexores perfurante e perfurado II são um pouco caudais ao perfurante e perfurado III em muitas espécies, incluindo as aves galiformes, porém podem encobrir (e envolvem inteiramente) estes últimos em outros pássaros.

Origem: Por uma ou por duas cabeças aponeuróticas ou carnosas, com origem variável no côndilo lateral do fêmur, no tendão patelar, crista cnemial lateral, cabeça da tíbia, da cabeça e corpo da fíbula e de outras estruturas relacionadas. Freqüentemente há uma origem proximal comum com outros flexores digitais, igualmente.

Inserção: Após atravessarem os canais fibrosos e/ou ósseos na cartilagem tibial e no hipotarso (descrito acima sumariamente), os tendões separados invertem as posições com respeito aos correspondentes tendões dos flexores digitais superficial e perfurado, quando ambos passam distalmente no sulco metatarsiano plantar. Cada tendão usualmente perfura o correspondente flexor digital superficial próximo à base das respectivas falanges proximais e está, em compensação, perfurado pelo correspondente tendão do flexor digital longo próximo à vizinhança de suas inserções. O flexor perfurante II insere-se sobre a cápsula da primeira articulação interfalângica do segundo dedo; e o perfurante III sobre a cápsula da segunda articulação interfalângica do terceiro dedo.

Em muitas espécies, incluindo-se pássaros galiformes, patos, gansos, pombos e papagaios, mas não os passarinhos, um vínculo fibroso une os tendões dos flexores superficial e intermediário do terceiro dedo no tarsometatarso.

Ação: Estender o tarsometatarso e flexionar os respectivos dedos.

Inervação: Nervo tibial lateral.

O **flexor digital perfurado II, III e IV** (Figs. 61-9 a 11), os flexores digitais superficiais, situam-se profundamente (medialmente) aos precedentes flexores na perna.

Origem: Cada um dos três músculos apresenta tipicamente uma cabeça lateral e outra medial que se originam das correspondentes aponeuroses lateral e medial. A aponeurose externa ou lateral origina-se da região lateral do côndilo do fêmur, do tendão patelar, da cabeça e/ou do corpo da fíbula, e de outras estruturas associadas. Esta aponeurose freqüentemente é comum com as inserções proximais dos músculos flexores digitais intermediários (lateralmente) e profundamente é contínua com o tendão do ambiens (quando presente). A aponeurose medial (ou inserção carnosa) origina-se do aspecto lateral da região poplítea do fêmur (intercondilóidea) e freqüentemente em comum com a inserção femoral do flexor longo do hálux. Os ventres musculares destes músculos flexores digitais tornam-se tipicamente distintos somente na extremidade distal da perna onde os tendões se originam em separado. O arranjo usual destes três músculos proximalmente, de lateral para medial, é na seguinte ordem: flexor digital perfurado IV, III e II.

Inserção: Os tendões para o segundo e terceiro dedos estão perfurados de modo característico pelos tendões dos correspondentes flexores digitais intermediários; não há flexor intermediário para o quarto dedo. Todos os três também são perfurados pelos correspondentes tendões do flexor digital profundo. O flexor perfurado III também recebe um tendão do fibular longo imediatamente distal ao hipotarso e pode unir-se com o flexor perfurante III num vínculo fibroso mais afastado distalmente. O tendão do flexor digital perfurado IV comumente se insere na base da primeira falange e então se divide em tendões, lateral, médio e medial para a primeira, segunda e terceira cápsulas articulares interfalângicas respectivamente. O tendão do flexor digital profundo passa através dos tendões dos ramos médio e medial (na ave doméstica).

Ação: Estender o tarsometatarso e flexionar os dedos respectivos.

Inervação: Nervo tibial lateral.

O **flexor longo do hálux** e **flexor longo dos dedos** são os flexores digitais profundos e que consistem num flexor longo do primeiro dedo (hálux) e num flexor digital longo (comum) do segundo, terceiro e quarto dedos. Em muitas espécies eles são os músculos flexores digitais mais profundos situados.

Flexor longo do hálux (Fig. 61-11)

Origem: Tipicamente por fibras carnosas ou um distinto tendão (aponeurose) da fossa poplítea próximo à base do côndilo lateral do fêmur e freqüentemente com alguma origem em comum do complexo flexor perfurado. Este último pode ser tão extenso em algumas espécies, especialmente passarinhos, que forma uma definida cabeça externa.

Inserção: O tendão de inserção passa através da cartilagem tibial e do hipotarso, usualmente sobre o aspecto lateral, e então se estende em diagonal medialmente sobre o tendão do flexor digital longo, profundo no sulco plantar do metatarsiano. Daí, o tendão pode desenvolver vários tipos de associação estrutural com os do flexor digital profundo. (Cerca de oito tipos foram descritos por Gadow, 1891.)

Nos pássaros galiformes, pombos e papagaios, o tendão do flexor longo do hálux une-se com o do flexor digital longo num vínculo fibroso, e ambos continuam bem desenvolvidos.

No pato existe somente um tendão delgado para o hálux que em sua maior parte fusiona-se com o tendão do flexor digital longo.

No pintassilgo e no canário ambos os tendões permanecem inteiramente independentes.

A inserção faz-se de modo típico na face plantar da base da falange distal, usualmente com uma conexão para a base da falange proximal do primeiro dedo. O tendão de modo característico atravessa o do flexor curto do hálux oposto à base da falange proximal.

Ação: Flexionar o primeiro dedo (hálux) e/ou flexionar os dedos geralmente por meio do vínculo fibroso.

Inervação: Nervo tibial medial.

Flexor digital longo (Figs. 61-7, 9 a 12).

Origem: Tipicamente carnosa a parcialmente tendinosa das faces caudal e lateral da cabeça, colo e corpo da fíbula (cabeça fibular) e da face caudal do tibiotarso (cabeça tibiotarsiana). O tendão de inserção do iliofibular pode chanfrar o músculo lateralmente; e a cabeça tibiotarsiana está chanfrada de modo característico pelo músculo poplíteo.

Inserção: A posição do tendão na cartilagem tibial e no hipotarso e as relações estruturais com o tendão do flexor longo do hálux já foram descritas anteriormente. O tendão do flexor digital longo trifurca-se na maioria dos pássaros e cada um deles insere-se na base da face plantar da falange terminal (ungueal) dos dedos II, III e IV. Feixes fibroelásticos acessórios para as falanges subterminais são comuns. Em seu curso na face plantar dos respectivos dedos, os ramos do tendão perfuram os tendões dos flexores digitais superficial e/ou intermediário.

Ação: Estender o tarsometatarso e flexionar o segundo, terceiro e quarto dedos. Se um vínculo achar-se presente entre os tendões do flexor digital profundo, a associação estrutural permite a flexão dos dedos dianteiros, independentemente da flexão do hálux, mas não vice-versa.

Inervação: Nervo tibial medial.

O **poplíteo** (Fig. 61-12) é um músculo profundo, caudoproximal da perna, carnoso e de contorno retangular. Apresenta duas inserções: sobre a face caudal da extremidade proximal do tibiotarso (= origem) e sobre a face caudal da cabeça da fíbula (= inserção). Parece que somente limitadas capacidades funcionais estão presentes, e estas provavelmente relacionam-se de algum modo com o movimento da fíbula a respeito do tibiotarso.

Sabe-se que este músculo está presente em muitas aves não canoras, mas comprovou-se estar ausente em pelo menos algum papagaio (*Psittacus*) e em todos os passarinhos até agora estudados.

Inervação: Nervo tibial medial.

MÚSCULOS CURTOS DO TARSOMETATARSO E DOS DEDOS

Os músculos curtos dos artelhos são suficientemente bem desenvolvidos nas aves galiformes para serem descritos separadamente. Entretanto, o relativo desenvolvimento de cada um deles pode exibir alguma variação e com freqüência mais ou menos correlacionada com o relativo comprimento do tarso e do metatarso. Estas variações não serão discutidas (ver Berger, 1966:452-464); cada músculo será descrito com respeito ao correspondente dedo com que ele funcionalmente opera.

Extensor longo do hálux (Figs. 61-8 e 13)
Origem: De uma área extensa bem distinta sobre o aspecto dorsomedial do tarsometatarso. Algumas vezes uma pequena cabeça distal (extensor curto do hálux) pode igualmente estar presente.
Inserção: Um tendão sobre a face dorsal da falange terminal (ungueal) do primeiro dedo (hálux). O tendão é mantido em contato com o dedo por uma densa fáscia.
Ação: Estender o hálux.
Inervação: Nervo fibular profundo.

Flexor curto do hálux (Figs. 61-8 e 12)
Origem: Aspecto medial do sulco plantar metatarsiano.
Inserção: O tendão de inserção freqüentemente está perfurado pelo flexor longo do hálux e então

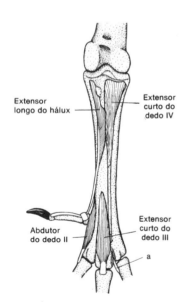

Figura 61-13. Pé esquerdo do tetraz azul (*Dendragapus obscurus*) mostrando os músculos intrínsecos; vista cranial.
(De Hudson et al., 1959.)

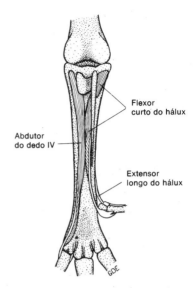

Figura 61-14. Pé esquerdo do tetraz azul (*Dendragapus obscurus*) mostrando músculos intrínsecos; vista caudal.
(De Hudson et al., 1959.)

insere-se na extremidade proximal da primeira falange.
Ação: Flexionar o hálux.
Inervação: Nervo plantar lateral.

Abdutor (extensor) do dedo II (Figs. 61-8 e 13).
Origem: Aspecto medial da metade distal do tarsometatarso estendendo-se proximalmente sobre o lado dorsal, incluindo as faces mediais do primeiro e segundo metatarsianos distalmente.
Inserção: Um curto tendão sobre a face medial da base da falange proximal.
Ação: Estender o segundo dedo, mas também assistir ao delicado controle muscular deste dedo, incluindo alguma abdução (e flexão) em momentos específicos.
Inervação: Nervo fibular profundo.

Adutor digital II
Origem: Carnosa, da face plantar profunda do tarsometatarso, profunda aos tendões do flexor.
Inserção: Um tendão na base da primeira falange do dedo II.
Ação: Aduzir o dedo II (puxando-o lateralmente em direção ao dedo III).
Inervação: Nervo plantar lateral.

Extensor curto do dedo III* (Fig. 61-13)
Origem: Face dorsal do tarsometatarso, mais freqüentemente na metade distal.
Inserção: Um curto tendão estende-se sobre a face dorsal da tróclea do dedo III para inserir-se na falange basal.
Ação: Estender o terceiro dedo.
Inervação: Nervo fibular superficial.

Extensor curto do dedo IV (Figs. 61-7 e 13).
Origem: Face dorsolateral do tarsometatarso.

---
*O extensor lateral curto do terceiro dedo é um músculo adicional que tem sido descrito em algumas aves galiformes, e em outros grupos; representa ele um **extensor próprio do dedo III** (veja Holmes, 1962).

Inserção: O tendão curto passa através da chanfradura intertroclear lateral (entre os dedos III e IV) para inserir-se no lado medial da falange basal do dedo IV próximo à extremidade proximal.

Ação: Estender o quarto dedo.

Inervação: Nervo fibular superficial.

Abdutor do dedo IV (Figs. 61-7, 10, 11 e 14).

Origem: Face lateral do tarsometatarso, iniciando proximalmente sobre o hipotarso e em direção à face plantar.

Inserção: Face lateral da base da primeira falange.

Ação: Abduzir o quarto dedo e estender a falange numa ligeira extensão.

Inervação: Nervo plantar lateral.

O **lumbrical** é um músculo fracamente desenvolvido em aves galiformes e está representado por um indistinto feixe de fibras carnosas na face profunda do tendão do flexor digital longo em oposição à sua trifurcação para os dedos. Em algumas espécies de aves, o ventre carnoso perfeitamente distinto pode originar-se por duas cabeças bem definidas, uma no tendão do flexor longo do hálux e outra no tendão do flexor digital longo. As fibras carnosas tipicamente se inserem sobre a polia fibrocartilaginosa da articulação do terceiro dedo e/ou do quarto dedos.

Inervação: Nervo plantar lateral.

TENDÕES MINERALIZADOS (OSSIFICADOS) EM AVES

Muitos dos tendões longos da perna e dos pés das aves galiformes desenvolvem extensos centros de mineralização com subseqüente ossificação. Isto é particularmente comprovado no tetraz, no faisão de pescoço anelado, no peru e no pavão, entre os tipos galiformes (veja Hudson et al., 1959), como também em corujas, grous e possivelmente outras espécies de aves (Hudson, 1937). Tais centros podem também ocorrer de modo típico igualmente em tendões de músculos da asa (antebraquial) bem como na musculatura epaxial.

No faisão de pescoço anelado, a primeira indicação da mineralização ocorre aproximadamente aos 55 dias (oito semanas) após a eclosão do ovo (na fêmea), e centros completos estão plenamente estabelecidos ao redor dos 83 dias de idade (12 semanas). Cerca de 31 centros distintos estão presentes nas pernas e nos pés de faisões macho e fêmea (Hudson et al., 1965). O mesmo número é encontrado no peru, embora a relativa média de desenvolvimento seja mais tardia, iniciando-se em torno das 15 semanas após o choco. Muito pouco se conhece a respeito do desenvolvimento destes centros em tendões específicos ou qual possa ser seu significado funcional.

BIBLIOGRAFIA

Baumel, J. J. 1958. Variation in the brachial plexus of *Progne subis*. Acta Anat. 34:1-34.

Baumel, J. J. 1971. Morphology of the tail apparatus in the pigeon (*Columba livia*). XIX World Veterinary Congress (Mexico City), 3:849 (Abstract).

Berger, A. J. 1966. Chapter IX – The musculature. *In* J. C. George and A. J. Berger (eds.): Avian Myology. New York. Academic Press, (An excellent reference list for survey of the non-veterinary avian literature dealing with the musculature.)

Bock, W. J. 1964. Kinetics of the avian skull. J. Morphol. 114:1-42.

Brooks, W. S. and S. E. Garrett. 1970. The mechanism of pipping in birds. Auk 87:458-466.

Buchholz, V. 1959-60. Beitrag zur makroskopischen Anatomie des Armgeflechtes und der Beckennerven beim Haushuhn (*Gallus domesticus*). Wiss z. Humboldt-Univ. Berlin, Math.-Nat.R. IX:515-594.

Buhler, P. 1970. Schädelmorphologie und Kiefermechanik der Caprimulgidae (aves). Z. Morph. Tiere 66:337-399.

Chamberlain, F. W. 1943. Atlas of Avian Anatomy. East Lansing, Michigan, Mich. State Univ. Agr. Expt. Sta. Mem. Bull 5.

Cracraft, J. 1971. The functional morphology of the hind limb in the domestic pigeon (*Columba livia*). Bull. Amer. Mus. Nat. Hist. 144:171-268.

de Wet, P. D., M. R. Fedde and R. L. Kitchell. 1967. Innervation of the respiratory muscles of *Gallus domesticus*. J. Morphol. 123:17-34.

Evans, H. E. 1969. Chapter 5 – Anatomy of the budgerigar. *In* M. L. Petrak (ed.): Diseases of Cage and Aviary Birds. Philadelphia, Lea and Febiger. (An excellent list of 166 references, dealing with avian anatomy generally).

Fisher, H. I. 1946. Adaptations and comparative anatomy of the locomotor apparatus of New World vultures. Amer. Midl. Nat. 35:545-727.

Fisher, H. I. 1958. The "hatching muscle" in the chick. Auk 75:391-399.

Fisher, H. I. 1961. The hatching muscle in North American grebes. Condor 63:227-233.

Fisher, H. I. 1962. The hatching muscle in Franklin's Gull. Wils. Bull. 74:166-172.

Fisher, H. I. 1966. Hatching and the hatching muscle in some North American ducks. Trans. Ill. State Acad. Sci. 59:305-325.

Fisher, H. I. and D. C. Goodman. 1955. The myology of the Whooping Crane, *Grus americana*. Ill. Biol. Monogr. 24(2):1-127.

Fitzgerald, T. C. 1969. *The Coturnix Quail: Anatomy and Histology*. Ames, Iowa. Iowa State Univ. Press.

Frewein, J. 1967. Die Gelenkraüne, Schleimbeutel, und Sehnenscheiden an den Zehen des Haushuhnes. Zentralbl. Veterinarmed. 14-A:129-136.

Fujioka, T. 1959. Comparative and topographic anatomy of the fowl. I. On the origin and insertion of the muscles of the thoracic limb in the fowl. Jap. J. Vet. Sci. 21:85-95.

Fujioka, T. 1962. Comparative and topographic anatomy of the fowl. IX. On the origins and insertions of the muscles of the pelvic limb in the fowl. Jap. J. Vet. Sci. 24:183-199.

Fujioka, T. 1963. Comparative and topographic anatomy of the fowl. IV. On the origins and insertions of the muscles of the head and neck in the fowl. Part I. Muscles of the head. Jap. J. Vet. Sci. 25:207-226.

Fürbringer, M. 1902. Zur vergleichenden Anatomie des Brüstschulter-apparates und der Schultermuskeln. Part V. Vogel. Jenaische. Z. Naturwiss. 36:289-736.

Gadow, H. and E. Selenka. 1891. Vögel. Vol. 1. Anatomischer Theil. In Bronn's Klassen und Ordnungen des Thier-Reichs. Leipzig.

Goodman, D. C. and H. I. Fisher. 1962. Functional Anatomy of the Feeding Apparatus in Waterfowl (*Aves anatidae*). Carbondale, Ill., Southern Illinois Univ. Press.

Greenewalt, C. H. 1962. Dimensional relationships for flying animals. Smiths. Misc. Coll. 144:1-46.

Hartman, F. A. 1961. Locomotor mechanisms of birds. Smiths. Misc. Coll. 143:1-91.

Harvey, E. B., H. E. Kaiser and L. E. Rosenberg. 1968. An Atlas of the Domestic Turkey (*Meleagris gallopavo*): Myology and Osteology. Washington, D.C., USAEC Publ. TID-U. C. 48.

Hofer, H. 1950. Zur morphologie der Kiefermuskulatur der Vögel. Zool. Jahrb. (Anat.) 70:427-600.

Holmes, E. B. 1962. The terminology of the short extensor muscles to the third toe in birds. Auk 79:485-488.

Holmgren, N. 1955. Studies on the phylogeny of birds. Acta Zool. (Stockholm) 36:243-328.

Howell, A. B. 1938. Muscles of the avian hip and thigh. Auk 55:71-81.

Hudson, G. E. 1937. Studies on the muscles of the pelvic appendage in birds. Amer. Midl. Nat. 18:1-108.

Hudson, G. E., K. M. Hoff, J. Vanden Berge and E. C. Trivette. 1969. A numerical study of the wing and leg muscles of Lari and Alcae. Ibis 111:459-524.

Hudson, G. E., P. J. Lanzillotti and G. D. Edwards. 1959. Muscles of the pelvic limb in galliform birds. Amer. Midl. Nat. 61:1-67.

Hudson, G. E. and P. J. Lanzillotti. 1964. Muscles of the pectoral limb in galliform birds. Amer. Midl. Nat. 71:1-113.

Hudson, G. E., S. Y. Chen Wang and E. E. Provost. 1965. Ontogeny of the supernumerary sesamoids in the leg muscles of the ring-necked pheasant. Auk 82:427-437.

Jerrett, S. A., and W. R. Goodge. 1973. Evidence for amylase in avian salivary glands. J. Morphol. 139:27-46.

Klemm, R. D. 1969. Comparative myology of the hind limb of procellariiform birds. So. Ill. Univ. Mongr., Sci. Series No. 2:1-269.

Kolda, J. and V. Komárek. 1958. Anatomie Domácich Ptá Ků. Prague, Státní zemědělske nakladatelstvi.

Liebe, W. 1914. Das mannlich Begattungsorgan der Hausente. Jenaische Z. Naturwiss. 51:627-696.

Lucas, A. M. and P. R. Stettenheim. 1972. Avian Anatomy. Integument U.S.D.A. Agriculture Handbook 362.

McLelland, J. 1968. The hyoid muscles of *Gallus gallus*. Acta. Anat. 69:81-86.

McLeod, W. M., D. M. Trotter, and J. W. Lumb. 1964. Avian Anatomy. Minneapolis, Burgess Publishing Company.

Montagna, W. 1945. A reinvestigation of the development of the wing of the fowl. J. Morphol. 76:87-113.

Mudge, G. P. 1903. On the myology of the tongue of parrots, with a classification of the order based upon the structure of the tongue. Trans. Zool. Soc. London, 16:211-278.

Nomina Anatomica Veterinaria. 1973. International Committee on Veterinary Anatomical Nomenclature, World Association of Veterinary Anatomists.

Romer, A. S. 1927. The development of the thigh musculature of the chick. J. Morph. Physiol. 43:347-385.

Schinz, H. R., and R. Zangerl. 1937. Beitrage zur Osteogenese des Knochensystems beim Haushuhn, bei der Haustaube und beim Haubensteissfuss. Mem. Soc. Helv. Sci. Natur. 72:118-164.

Shufeldt, R. W. 1890. The Myology of the Raven (Corvus corax sinuatus). New York, Macmillan Co.

Simic, V., and V. Andrejevic. 1964. Morphologie und Topographie der Brustmuskeln bei den Hausschwimmvögeln. Morph. Jahrb. 106:480-490.

Steiner, H. 1922. Die ontogenetische und phylogenetische entwicklung des vogelflugel-skelettes. Acta Zool. (Stockholm), 3:307-360.

Sullivan, G. E. 1962. Anatomy and embryology of the wing musculature of the domestic fowl (Gallus). Austral. J. Zool. 10:458-518.

Vanden Berge, J. C. 1970. A comparative study of the appendicular musculature of the Order Ciconiiformes. Amer. Midl. Nat. 84:289-364.

Vanden Berge, J. C. 1975. M. iliotibialis medialis and a review of the M. iliotibialis complex in flamingos. Auk, in press.

Watanabe, T. 1961. Comparative and topographic anatomy of the fowl. VII. On the distribution of the nerves in the neck of the fowl. Jap. J. Vet. Sci. 23:85-94.

Watanabe, T. 1964. Comparative and topographic anatomy of the fowl. XVII. Peripheral courses of the hypoglossal, accessory and glossopharyngeal nerves. Jap. J. Vet. Sci., 26:249-258.

Watanabe, T., and M. Yasuda. 1970. Comparative and topographic anatomy of the fowl. XXVI. Peripheral course of the trigeminal nerve. Jap. J. Vet. Sci. 32:43-57

Yasuda, M. 1960. Comparative and topographic anatomy of the fowl. III. On the nervous supply of the thoracic limb in the fowl. Jap. J. Vet. Sci. 22:89-101.

Yasuda, M. 1961. Comparative and topographic anatomy of the fowl. XI. On the nervous supply of the hind limb. Jap. J. Vet. Sci. 23:145-155.

Zusi, R. L. 1962. Structural adaptations of the head and neck in the Black Skimmer, Rynchops nigra Linnaeus. Publ. Nuttall Ornithol. Club (Cambridge, Mass.) No. 3.

Zusi, R. L., and R. W. Storer. 1969. Osteology and myology of the head and neck of the Pied-billed Grebes (Podilymbus). Univ. Mich. Mus. Zool. Misc. Publ. 139:1-49.

APÊNDICE — MIOLOGIA DAS AVES

A seguir apresenta-se uma lista de sinônimos baseada na interpretação dos autores sobre obras selecionadas que tratam da miologia das aves, fundamentada amplamente em fontes veterinárias. Estas estão em acréscimo a numerosos sinônimos que foram incluídos em Berger (1966).

Nenhum sinônimo é catalogado se as diferenças em terminologia forem de ordem qualitativa (e.g., "anterior" ao invés de "cranial") ou se as diferenças estiverem baseadas na transposição de palavras ou de sintaxes, ou de ambas. Cada sinônimo está listado alfabeticamente, seguido por uma designação numérica para os seguintes autores (uma citação completa nas *Referências Especiais*):

1. Chamberlain, 1943
2. Fitzgerald, 1969
3. Fujioka *a* — 1959; *b* — 1962; *c* — 1963
4. Harvey et al., 1968
5. Kolda e Komarek, 1958
6. McLeod et al., 1964

Em cada lista de sinônimos, há sempre a possibilidade de uma interpretação errônea de trabalho de mais de um autor. Alguns dos autores supramencionados apresentam listas semelhantes, nas quais, na opinião do seu autor, tenham sido incluídos sinônimos incorretos. Na relação a seguir, estes erros aparentes não foram citados, mas somente o nome principal que o autor lhe concede.

Do autor em questão utilizou-se apenas sua descrição formal ou ilustrações concisas dos músculos para se determinar os sinônimos. Se uma ou outra destas qualificações estiverem à margem, nenhuma atenção foi dada para se determinar o provável sinônimo. Portanto, nenhum músculo descrito por eles é apresentado na relação e o que se segue somente deverá ser usado como uma referência para ulteriores trabalhos.

1. M. cucular (cutâneo do pescoço)
    M. cucular cervical (cutâneo dorsal do pescoço)
        M. cutâneo clidodorsal e cutâneo nucal: 1, 2, 4 (Watanabe, 1961)
    M. cucular cranial (cutâneo lateral do pescoço)
        M. cutâneo clidotraqueal: 1
            clidoventral: 1, 2
2. M. cutâneo interescapular
    M. cutâneo espinhal dorsal: 1, 4 (Watanabe, 1961)
3. M. cutâneo dorsoescapuloumeral
    M. cutâneo ilíaco: 1, 4
    M. metapatagial (em parte): 1, 2
4. M. cutâneo costoescapuloumeral
    M. cutâneo costoumeral: 1, 4
    M. metapatagial (em parte): 1, 2
5. M. subcutâneo torácico
    M. cutâneo peitoral cranial: 4
6. M. subcutâneo abdominal
    M. cutâneo peitoral caudal: 4
        troncoventral: 1, 2
7. M. depressor da mandíbula
    M. biventre (da maxila): 4
        (da mandíbula): 5
    M. occipitomandibular: 1, 2, 3c
8. M. intermandibular (m. milo-hióide anterior)
    M. milo-hióideo: 1, 2, 4 (Berger, 1966)
        (oral): 5
9. M. basibranquial mandibular
    M. basibranquial mandibular superficial (m. milo-hióideo posterior)
        M. artículo-hióideo: 2 (?)
        M. articulomilo-hióideo: 4
    M. cutâneo auqueniatria: 1, 2
    M. milo-hióideo posterior: (Gadow, 1891; Mudge, 1903)
    M. platisma: 3c
    M. basibranquial mandibular, medial (m. serpi-hióideo)
        M. artículo-hióideo (em parte): 1, 2, 4
        M. serpi-hióideo: (Berger, 1966)
    M. basibranquial mandibular lateral (m. estilo-hióideo)
        M. artículo-hióideo (em parte): 1, 4
        M. estilo-hióideo: 2 (Berger, 1966)
10. M. mandibular epibranquial (m. branquiomandibular)
    M. queratomandibular: 3c
    M. gênio-hióideo: 4, 5 (Berger, 1966)
    M. hiomandibular: 1
11. M. paraglosso-queratobranquial (m. queratoglosso)
    M. queratoentoglosso: 3c, 4 (Berger, 1966)
    M. estiloentoglosso: 1, 2
12. M. interqueratobranquial (m. querato-hióideo)
    M. querato-hióideo: (Berger, 1966)
    M. interquerato-hióideo: 3c
    M. (transverso) (hióideo): 1, 2, 4
13. M. paraglosso-basibranquial medial (m. hioglosso anterior)
    M. depressor lingual: 4
    M. hioglosso (anterior): (Berger, 1966)
        (medial): 3
14. M. paraglosso-basibranquial lateral (m. hioglosso oblíquo)
    M. basientoglosso: 4
    M. copuloentoglosso: 1, 2
    M. hioglosso (lateral): 3c
        (oblíquo): (Berger, 1966)
15. Mm. iliocostal e longo dorsal
    Mm. ascendentes
        M. multifído e semi-espinhal: 5(?)
        M. multifído cervical: 1, 2 (Watanabe, 1961)
        M. oblíquo do pescoço: 4
16. M. esplênio da cabeça
    M. oblíquo cranial da cabeça: 3c
    M. reto dorsal da cabeça (maior): 1, 2, 3c, 4, 5 (em parte)
17. M. reto dorsal da cabeça
    M. traquelomastóideo: 1, 2, 3c, 4
18. Mm. flexores do pescoço
    M. oblíquo caudal da cabeça: 1, 2, 3c, 4
19. M. costopulmonar
    M. diafragma: 4
20. M. elevador da cauda
    Mm. elevador do cóccix e elevador da cauda: (Berger, 1966)
21. M. Lateral da cauda
    M. elevador do rétrico: 4
22. M. depressor da cauda
    M. lateral do cóccix: (Berger, 1966)
23. M. pubocaudal externo
    M. depressor da cauda: (Berger, 1966)
    M. depressor do rétrico: 4
24. M. pubocaudal interno
    M. caudal lateral: 4
    M. depressor do cóccix: (Berger, 1966)
25. M. elevador da cloaca
    M. eversor do urodeu: 4
26. M. bulbar do rétrico e M. adutor do rétrico

M. adutores das retrizes: (Berger, 1966)
    M. basirretricais: 4
27. M. esfíncter da cloaca
    M. transversoanal: (Berger, 1966)
    M. transverso do períneo: 4
28. M. rombóideo superficial
    M. trapézio: 1, 2, 3a, 4
29. M. serrátil superficial
    Parte cranial (anterior)
        M. serrátil ventral (cranial): 1, 2, 3a, 4
    Parte caudal (posterior)
        M. serrátil magno: 4
        M. serrátil ventral (caudal): 1, 2, 3a
30. M. serrátil profundo
    M. elevador da escápula e/ou serrátil dorsal: 1, 2, 3a, 4
31. M. escapuloumeral cranial (anterior)
    M. escapuloumeral mínimo: 4
    M. redondo menor: 1, 2, 3a
32. M. escapuloumeral caudal (posterior)
    M. redondo (maior): 1, 2, 3a, 4
33. M. subescapular
    Cabeça externa
        M. infra-espinhoso: 2
34. M. subcoracóideo
    M. coracobraquial (interno: 3a) (ventral curto: 1)
        (ventral medial: 2)
35. M. coracobraquial cranial (anterior)
    M. coracobraquial dorsal: 1, 2
    M. coracoumeral: 3a, 4
36. M. coracobraquial caudal (posterior)
    M. coracobraquial (externo: 3a), (ventral longo: 1, 2, 4)
37. M. supracoracóideo
    M. peitoral profundo: 1, 2, 3a, 4, 6 (parte superficial; os termos profundo e menor são sinônimos)
38. M. deltóide menor
    Cabeça dorsal
        M. escapuloumeral (máximo) = 3a, 4
        M. espinhoso: 1
    Cabeça ventral
        M. coracobraquial dorsal: 4
        M. peitoral profundo, parte profunda: 6
        M. supracoracóideo: 1, 2, 3a
39. M. expansor secundário
    M. anconeu: 3a
    M. tensor da cútis braquial
        (posterior; 5?), (patagial caudal: 4)
40. Mm. pronadores
    Superficial = curto: 1, 2, 3a, 4
    Profundo = longo: 1, 2, 3a, 4
41. M. flexor carpoulnar
    M. flexor do carpo (radial: 2), (ulnar caudal: 4)
    M. extensor medial dos dedos (do segundo e do terceiro dedos): 1
42. M. flexor digital superficial
    Superficial = sublime: 2
    M. extensor e adutor digitais (do segundo e do terceiro dedos): 1
43. M. flexor digital profundo
    M. extensor medial do terceiro dedo da mão: 4
    M. extensor e adutor do segundo e do terceiro dedos: 2
    M. extensor digital medial do segundo e terceiro dedos: 1
44. M. extensor metacarporradial
    M. extensor carporradial
        (longo): 1, 2, 3a), (superficial: 4)

45. M. extensor digital comum
    M. extensor do segundo e do terceiro dedos: 1, 2
    M. flexor do segundo e do terceiro dedos da mão: 4
46. M. extensor metacarpoulnar
    M. flexor (carporradial: 3a), (metacarpo longo: 4)
    M. ulnar lateral: 1
47. M. extensor longo da álula
    M. extensor carporradial (curto: 3a)
        (profundo: 1, 4)
48. M. extensor longo do dedo maior
    M. extensor do terceiro dedo (lateral: 1, 2, 4), (longo: 3a)
49. M. supinador
    M. epicondiloulnar e radial (em parte) = 5
    M. supinador (curto: 4), (medial: 1, 2, 3a)
50. M. ectepicondiloulnar (anconeu)
    M. anconeu lateral: 4
    M. epicondiloulnar e radial (em parte) = 5
    M. supinador lateral: 1, 2, 3a
51. M. entepicondiloulnar
    M. anconeu medial: 1, 2, 3a, 4
    M. epicondiloulnar: 5(?)
52. M. ulnimetacarpiano dorsal
    M. expansor primário (em parte) = 1, 3a
    M. flexor e abdutor do quarto dedo (mão) = 1, 3a
    M: flexor longo do quarto dedo: 1, 3a
    M. flexor caudal do metacarpo (para os folículos): 2, 4
53. M. ulnimetacarpiano ventral
    M. extensor do carpo (oblíquo: 1, 2, 4) (ulnar: 3a)
54. M. interósseo ventral
    Ventral = palmar, volar
55. M. extensor curto da álula
    M. abdutor do indicador: 3a
    M. extensor do segundo dedo (mão): 1, 2
56. M. abdutor alar da álula
    M. abdutor do segundo dedo (mão): 2, 4
    M. extensor do indicador: 3a
57. M. flexor da álula
    M. adutor do indicador: 3a
    M. flexor do segundo dedo da mão: 4
58. M. adutor da álula
    M. adutor do segundo dedo (mão): 2, 4
    M. flexor do indicador: 3a
59. M. abdutor digital maior
    M. adutor do terceiro dedo: 3a
    M. extensor e adutor (curto do terceiro dedo: 1) (do terceiro dedo distal da mão: 4)
60. M. flexor digital menor
    M. abdutor próprio do quarto dedo: 3a
    M. flexor digital (terceiro: 2) quarto (curto, q. longo: 1, 3a) (longo da mão): 4
61. Mm. iliotibiais
    M. bíceps femoral e tensor da fáscia lata: 6
    M. glúteo principal: 4
    M. sartório e iliotibial anterior (em parte): 5
62. M. iliotibial lateral
    Porção pré-acetabular
        M. iliotibial médio: 5
        M. tensor da fáscia lata: 1, 2, 3b, 4, 6
    Porção pós-acetabular
        M. bíceps femoral: 1, 2, 3b, 4, 6
63. M. iliofibular (m. bíceps femoral)

              M. bíceps flexor crural: 4, 6
              M. semitendinoso: 1, 2, 3b
64. M. ambiens
              M. pectíneo: 1, 3b
65. M. iliotrocantérico caudal (posterior)
              M. glúteo médio: 1, 2, 3b, 4, 6
66. M. iliotrocantérico cranial (anterior)
              M. glúteo (mínimo: 4) (superficial cranial: 1, 2, 3b, 6)
67. M. iliotrocantérico médio
              M. glúteo profundo: 1, 2, 3b, 6
              M. ilíaco: 4
68. M. iliotrocantérico externo (m. glúteos médio e mínimo)
              M. glúteo (médio e mínimo de vários autores) (superficial caudal: 1, 2, 3b, 4, 6)
69. Mm. femorotibiais
              M. extensor femoral: 4
              M. quadríceps femoral: 1, 2, 3b, 6
70. M. femorotibial externo
              M. subcrural; M. vasto externo: 4
              M. vasto (lateral = 1, 6) (lateral e intermédio: 3b)
71. M. femorotibial médio
              M. crural: 4
              M. reto femoral: 1, 3b
              M. vasto intermédio: 6
72. M. femorotibial interno
              M. vasto (interno = 4) (medial: 1, 3b, 6)
73. M. flexor crural lateral (m. semitendinoso)
              M. caudo-ílio flexor: 5
              M. semimembranoso: 1, 2, 3b
74. M. flexor crural medial (m. semimembranoso)
              M. grácil: 1, 2, 3b, 6 (idêntico ao m. semimembranoso, descrito no texto como flexor crural medial)
              M. flexor isquial: 5
75. M. caudiliofemoral (m. piriforme)
      Parte caudofemoral
              M. crural caudal: 1
              M. femorocaudal *(sic)*: 6
              M. isquiofemoral mínimo: 4
      Parte iliofemoral
              M. caudofemoral: 4
              M. quadrado femoral: 1, 2, 3b, 6
76. M. isquiofemoral
              M. obturador externo: 1, 2, 3b, 4, 6
77. M. obturador
              M. gêmeos: 1, 2, 3b, 6
              M. obturador interno, cabeça lateral e cabeça medial: 4
78. M. fibular (peroneu) curto
              Curto = terceiro: 1, 2
79. M. plantar
              M. sóleo: 6
              M. tibial caudal: 1, 3b, 4
80. M. flexor digital longo
              M. flexor (digital perfurante: 1)
                      (digital profundo do pé: 4)
                      (digital perfurante profundo: 3b)
81. Mm. metatarsianos
              Grupo dorsal — M. extensor digital curto: 1, 2, 3b
              Grupo plantar — M. flexor digital curto: 1, 2, 3b
              Mm. metatarsianos: 5
82. M. extensor longo do hálux
              Longo = breve: 1
83. M. abdutor (extensor) do dedo II
              M. adutor do dedo II: 3b (talvez um não rotulado da ilustração?)
84. M. adutor do dedo II
              M. adutor do segundo dedo: 3b, 4
85. M. extensor curto do dedo IV
              M. adutor do quarto dedo: 3b

CAPÍTULO 62

CAVIDADES CELOMÁTICAS E MESENTÉRIOS DAS AVES

J. McLelland e A. S. King

Embora muita coisa tenha sido descrita a respeito da embriologia das cavidades celomáticas das aves, as considerações não são fáceis de se acompanhar, provavelmente porque este é um dos assuntos mais difíceis da embriologia e que envolve relações complexas entre as vísceras, os vasos sangüíneos e a cavidade primitiva do corpo. Entretanto, há muito poucas descrições realmente claras e precisas sobre estas cavidades complexas. Dos trabalhos pioneiros sobre as espécies domésticas, o de Campana (1875) é sem dúvida o mais completo. Contudo, como as de quase todos os outros autores, suas considerações sobre as cavidades definitivas não são bem ilustradas e em particular carecem de esquemas analíticos. Todavia, seu texto é omisso em detalhes e é de difícil tradução. Das outras descrições das cavidades das aves, inclusive das espécies domésticas, as de Beddard (1885, 1888, 1896, 1898), Butler (1889), Poole (1909), Bittner (1925), Petit (1933), Kern (1963) e Ede (1964) são relativamente satisfatórias. Uma extensa monografia de Duncker (1971) sobre o sistema respiratório das aves inclui descrições e ilustrações das cavidades do corpo de várias espécies e também discute a nomenclatura. A conceituação autoritária de Goodrich (1930) sobre a anatomia e a embriologia comparada das cavidades dos crânios é especialmente recomendada uma vez que suas similitudes comparativas tornam o estudo das cavidades das aves mais preciso. Por conseguinte, até Goodrich foi obrigado a admitir que este assunto "ainda está em aberto". A descrição atual baseia-se principalmente na dissecação de pintos de uma semana de idade, e adultos, de ambos os sexos (McLelland and King, 1970). Para adquirir um conhecimento básico do arranjo das cavidades do corpo é essencial que eles sejam discutidos, e aquelas aves jovens sejam usadas uma vez que suas membranas são de fato relativamente desconhecidas.

Há oito cavidades celomáticas nas aves. São elas: (1 e 2) as cavidades pleurais esquerda e direita; (3) a cavidade pericárdica; (4 e 5) as cavidades hepáticas dorsais esquerda e direita; (6 e 7) as cavidades hepáticas ventrais esquerda e direita; e (8) a cavidade celomática intestinal. As cavidades pleural e pericárdica abrigam, respectivamente, os pulmões e o coração. As cinco cavidades celomáticas peritoneais restantes são caudais ao coração; as cavidades hepáticas dorsais esquerda e direita são adjacentes à parte craniodorsal do fígado, enquanto as cavidades hepáticas ventrais esquerda e direita e a cavidade celomática intestinal estão entre a parte cranioventral do fígado e a parede caudal do corpo. Essencialmente, o pericárdio ocupa uma espécie de mediastino do peritônio entre as extremidades craniais das cinco cavidades peritoneais (Campana, 1875). Para uma descrição da cavidade pericárdica veja o Cap. 67.

CAVIDADES PLEURAIS

Nas aves a cavidade pleural é isolada, do ponto de vista embriológico, por uma lâmina (a prega pulmonar) que se origina medialmente e se expande lateralmente, de maneira diferente do que ocorre nos mamíferos, nos quais a lâmina separadora (as pregas pleuropericárdica e pleuroperitoneal) origina-se lateral e segue medialmente (Goodrich, 1930). Assim, nas aves uma extensão ventral da prega pulmonar expande-se ventrolateralmente a partir do brotamento pulmonar (Fig. 62-2); funde-se com o peritônio primordial da parede lateral do corpo, e ventralmente com o pericárdio e o peritônio visceral do fígado. A fusão ventral forma o ligamento hepático horizontal ou lateral (veja adiante). A fusão da prega pulmonar com o peritônio parietal primordial lateral forma a lâmina mesodérmica primordial que inicialmente separa a cavidade pleural da cavidade peritoneal. A parte dorsal desta lâmina alcança a região ventral da pleura parietal definitiva. A parte ventral contribui para o peritônio parietal da parede dorsal do corpo. O pulmão é então envolto numa posição dorsal; mantém-se permanentemente nesta localização dorsal primitiva, que lembra a posição do pulmão nos estágios iniciais do embrião de mamíferos quando a cavidade pleural é isolada primeiro. Dilatações dos brônquios em desenvolvimento, entretanto, mais tarde desviam sua trajetória na prega pulmonar e formam os sacos aéreos torácicos craniais e caudais. Estes sacos aéreos separam a prega pulmonar, a parte dorsal da prega que contribui para a formação da membrana sacopleural (septo horizontal; aponeurose pulmonar, diafragma pulmonar), e a parte ventral que contribui para a formação da membrana sacoperitoneal (septo oblíquo, diafragma toracoabdominal). As cavidades dos sacos aéreos torácicos craniais e caudais são, todavia, envoltas principalmente entre as membranas sacopleural e sacoperitoneal.

CAVIDADES CELOMÁTICAS E MESENTÉRIOS DAS AVES

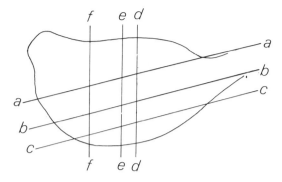

Figura 62-1. A parede do corpo da galinha, mostrando os níveis aproximados dos três cortes horizontais, a-a, b-b e c-c, que formam as Figs. 62-5, 6 e 8; e os três córtes transversais, d-d, e-e e f-f, que formam as Figs. 62-2, 4 e 7, respectivamente.

Os termos que possuem um duplo sentido encontram-se entre parênteses. A grande maioria dos autores (por exemplo, Huxley, 1882; Goodrich, 1930; Salt and Zeuthen, 1960; Evans, 1969) parece aplicá-los diretamente às partes macroscópicas sem definir precisamente a composição das mesmas. Por outro lado, alguns autores (por exemplo, Duncker, 1971) restringem tais termos aos derivados da prega pulmonar do embrião, e excluem explicitamente a parede do saco aéreo. Em contraste, uma importante autoridade (Juillet, 1912) também explicitamente incluiu a parede do saco aéreo. Assim, estes termos têm sido usados de três maneiras diferentes. A fim de diminuir esta dificuldade substituimos estes termos por "membrana sacopleural" e "membrana sacoperitoneal". Isto se deve ao fato de estes dois novos termos revelarem sem dúvida a verdadeira composição de cada uma destas membranas. Portanto, definimos a membrana sacopleural como uma porção que consiste em uma prega pulmonar e um componente formado pelos sacos aéreos. O termo diafragma não é adequado tanto para a membrana sacopleural quanto para a membrana sacoperitoneal, uma vez que ambas as membranas são anatômica, embriológica e fisiologicamente diferentes do diafragma dos mamíferos.

Existe um grande número de argumentos para se acreditar na existência das **cavidades pleurais** nas aves. As considerações mais recentes sobre a anatomia da cavidade pleural foram revisadas por King (1966). Os primeiros trabalhos foram discutidos por Campana (1875) e Kern (1963). A cavidade é parcialmente ou completamente obliterada nas aves durante o desenvolvimento embrionário. O mesotélio pleural sofre desgaste e os filamentos parecem unir as pleuras visceral e parietal. O tempo e o grau de obliteração variam consideravelmente com as espécies e estes tipos de variações respondem de modo quase indubitável por algumas das controvérsias existentes na literatura. Na galinha as ligações entre a pleura visceral e a parietal são relativamente frágeis e persistem em áreas extensas da cavidade pleural. Sobre a porção dorsolateral do pulmão as ligações limitam-se a filamentos finos semelhantes a tendões que apresentam tipicamente 2 a 3 mm de comprimento e distam uns dos outros cerca de 5 mm. Nas aves gordas alguns filamentos contêm gordura, especialmente nas regiões onde se encai-

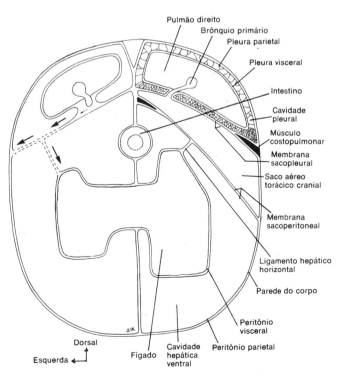

Figura 62-2. Esquema de um corte transversal passando através do tronco da galinha para mostrar as cavidades pleurais no plano d-d da Fig. 62-1.

O lado esquerdo (baseado em Goodrich, 1930) mostra como a cavidade pleural está separada da cavidade peritoneal no embrião pela extensão ventrolateral da prega pulmonar até à parede lateral do corpo e o fígado (linhas pontilhadas), as três grandes setas indicam a direção em que estas extensões aumentam de tamanho. A única seta pequena indica a penetração subseqüente dos sacos aéreos. O lado direito do diagrama mostra a condição definitiva. A massa escura na membrana sacoperitoneal próxima da linha média representa músculo liso. (Segundo McLelland e King, 1970.)

xam as costelas. Kern (1963) observou uma maior aderência entre as pleuras parietal e visceral nestas regiões onde se encaixam as costelas e na linha média dorsal. Ocasionalmente os vasos sangüíneos apresentam-se associados a um filamento e sobre a superfície dorsolateral do pulmão estes vasos comunicam a vascularização do pulmão com os vasos da parede do corpo. Sobre a superfície ventromedial do pulmão as pleuras visceral e parietal parecem estar mais fortemente ligadas por meio de uma camada de tecido mais contínua. A ligação mais forte de todas geralmente ocorre ao longo da borda ventrolateral do pulmão. Nesta região a fusão das pleuras visceral e parietal leva o pulmão a formar uma linha de união contínua com a parede torácica, que com bastante freqüência contém um espesso depósito de gordura. A descrição acima relativa às pleuras e suas aderências deve representar a condição típica que se verifica na galinha; lá parecem existir variações individuais consideráveis, entretanto, e estas contam para algumas das contradições existentes na literatura. Os filamentos dorsais delicados são fortes o bastante para resistir ao colapso do pulmão na galinha se a cavidade pleural é aberta, caso seja removida somente uma costela. Se for feita uma abertura maior os filamentos tendem a fornecer um caminho gradativamente, e o pulmão progressivamente se colapsa. No peru os filamentos da superfície dorsal são então mais delicados e conseqüentemente separados, especialmente junto às vértebras dorsais. Por outro lado, no pato a união da pleura é evidentemente mais ou menos completa, porém restando alguns remanescentes da cavidade pleural (Mennega and Calhoun, 1968).

A **membrana sacopleural** (aponeurose pulmonar, diafragma pulmonar) é uma membrana desenvolvida ligeiramente côncava, fibrosa, que atravessa a superfície ventromedial do pulmão (Figs. 62-2 e 64-34). É resistente na galinha e mais delicada no pato. Sua parede é dupla: (1) sua camada dorsal é pleura parietal; (2) sua camada ventral é a parede de um saco aéreo. É perfurada pelo orifício dos sacos aéreos torácicos e abdominais. Lateralmente liga-se às junções dos componentes da terceira, quarta, quinta e sexta costelas das vértebras e do esterno através de quatro fascículos finos de músculo esquelético, os músculos costopulmonares (Fedde et al., 1964). Estes músculos têm um suprimento nervoso intercostal. Os quatro músculos da membrana sacopleural contraem-se durante a expiração (veja Cap. 64, Anatomia Funcional do Pulmão). Contudo, a tensão na membrana pode permanecer mais ou menos constante por todo o ciclo respiratório, sendo causado ativamente pelos quatro fascículos musculares da membrana durante a expiração e passivamente pelo movimento lateral das costelas durante a inspiração (Fedde et al., 1964). Cranial ao hilo do pulmão a membrana sacopleural é continuada sobre o pulmão por uma espécie de membrana fina. Esta parte do pulmão inclina-se dorsal e cranialmente. Juillet (1912) acreditou que esta membrana fina seja formada de uma maneira diferente da membrana sacopleural caudal ao hilo. Ele observou o pulmão nesta região cranial ao hilo como sendo simplesmente coberta pela parede dorsal da câmara mediana do saco aéreo cervical. Certamente nesta região parece impossível distinguir quaisquer vestígios de uma cavidade pleural.

A **membrana sacoperitoneal** (septo oblíquo, diafragma toracoabdominal) é uma membrana fina estreitada que atravessa a face ventral dos sacos aéreos torácicos (Figs. 62-2 e 64-34). Sua parede é dupla: (1) sua camada dorsal é a parede ventral dos sacos aéreos torácicos cranial e caudal; (2) sua camada ventral é o peritônio parietal. A camada ventral é contínua medialmente com o mesentério dorsal na linha média dorsal, e lateralmente com o peritônio parietal que reveste a parede do corpo ao nível do esterno. Cranialmente ela se prende fortemente ao pericárdio e caudalmente apresenta-se novamente contínua com o peritônio parietal. Em diversas aves o bordo medial do septo oblíquo contém uma bainha de músculo liso, a qual tem cerca de 1 cm de largura na galinha. Sua inervação é considerada do tipo simpática. A função deste músculo é desconhecida (veja Músculos da Respiração).

CAVIDADES HEPÁTICAS DORSAIS

As cavidades hepáticas dorsais esquerda e direita são pequenas e situam-se de cada lado da linha média dorsal da parte cranial do fígado. Relacionam-se ventralmente com as partes craniais das cavidades hepáticas ventrais (Figs. 62-3 e 4). As re-

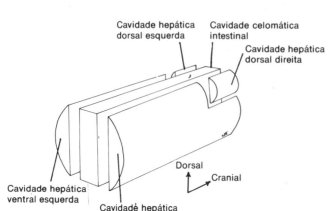

Figura 62-3. Aspecto altamente esquemático das cinco cavidades celomáticas peritoneais da galinha. (Segundo McLelland e King, 1970.)

CAVIDADES CELOMÁTICAS E MESENTÉRIOS DAS AVES

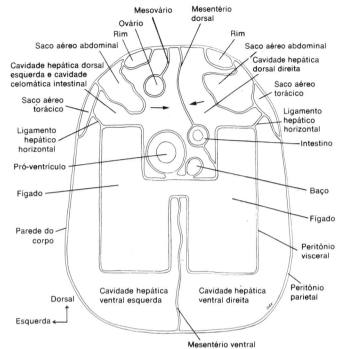

Figura 62-4. Esquema de um corte transversal passando através do tronco de uma galinha no plano e-e da Fig. 62-1.

As setas indicam a direção aproximada das fusões secundárias dos sacos aéreos abdominais com o mesentério dorsal. À esquerda do saco aéreo abdominal este mesentério envolve o ovário formando a bolsa ovariana de Curtis (1910). (Segundo McLelland e King, 1970.)

giões craniodorsais dos lobos esquerdo e direito do fígado projetam-se cranialmente nas cavidades esquerda e direita, respectivamente. A cavidade hepática dorsal esquerda comunica-se com a cavidade celomática intestinal (Fig. 62-5). Cada cavidade hepática dorsal apresenta três superfícies:

1. A superfície craniodorsolateral é o peritônio parietal da membrana sacoperitoneal (Figs. 62-5 e 6 e 64-34).
2. A superfície medial é formada principalmente pelo mesentério dorsal. A bainha vertical direita do septo pós-hepático também contribui para a super-

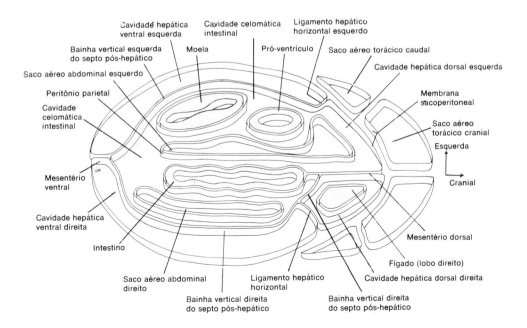

Figura 62-5. Corte horizontal esquemático passando através do tronco de uma galinha no plano a-a da Fig. 62-1. (Segundo McLelland e King, 1970.)

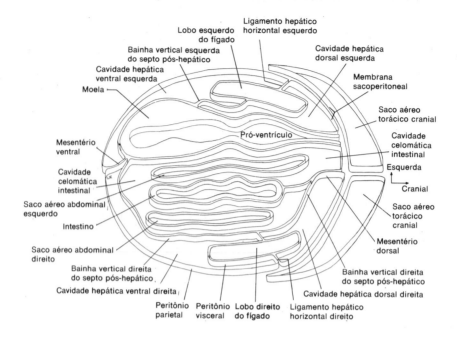

Figura 62-6. Corte horizontal esquemático passando através do tronco de uma galinha no plano b-b da Fig. 62-1. (Segundo McLelland e King, 1970.)

fície medial da cavidade hepática dorsal direita (Figs. 62-5 e 6). A bainha vertical esquerda do septo pós-hepático está ausente a partir da região correspondente da cavidade hepática dorsal esquerda, permitindo então que a cavidade hepática dorsal esquerda e a cavidade celomática intestinal se unam diretamente uma com a outra (Fig. 62-5). Entretanto, esta conexão é feita intimamente através do saco aéreo abdominal esquerdo, o qual invagina o peritônio parietal ventromedialmente no celoma neste ponto (Figs. 62-4 e 5).

3. A superfície caudal é formada principalmente pelo peritônio visceral que recobre as regiões craniodorsais dos lobos esquerdo e direito do fígado, uma vez que estes lobos projetam-se cranialmente a partir da parede caudal das cavidades hepáticas esquerda e direita (Fig. 62-6). A superfície caudal é completada, entretanto, através de duas reflexões delicadas do peritoneal visceral do fígado, uma lateral e outra medial. A lateral é uma estreita bainha de peritônio que une o peritônio visceral ao peritônio parietal da membrana broncoperitoneal; esta é o **ligamento hepático horizontal** (Figs. 62-6 e 63-18 e 19). É uma estrutura estreita e frágil, desprovida de gordura, a qual é difícil de demonstrar por dissecação. A reflexão medial é uma bainha igualmente estreita e frágil que une o peritônio visceral do fígado às bainhas verticais esquerda e direita do septo pós-hepático (Fig. 62-6). Estas duas reflexões tornam-se uma bainha contínua dorsal ao fígado, orientada caudodorsalmente, que pode ser considerada como ligamento hepático horizontal (Fig. 62-5).

CAVIDADES HEPÁTICAS VENTRAIS
(Figs. 62-3 a 7)

As cavidades hepáticas ventrais esquerda e direita são amplas, uma de cada lado da linha média, se estendem a partir da parte cranioventral do fígado à parede caudal do corpo. Elas estão relacionadas craniodorsalmente com as cavidades hepáticas dorsais, e medialmente com a cavidade celomática intestinal. Os lobos esquerdo e direito do fígado projetam-se ventralmente nas cavidades esquerda e direita, respectivamente. Cada cavidade hepática ventral tem três superfícies:

1. A superfície cranial é formada principalmente pelo peritônio visceral que recobre as partes cranioventral e caudal do fígado (Fig. 62-6). O ligamento hepático horizontal também contribui (Figs. 62-5 e 6). Assim, também, permanece a reflexão do peritônio visceral a partir da face dorsomedial dos lobos esquerdo e direito do fígado até as bainhas verticais esquerda e direita, respectivamente, do septo pós-hepático (Fig. 62-6). A extremidade da parte cranial da superfície é completada pelo peritônio parietal (Fig. 62-8).

2. A superfície dorsolateroventrocaudal é formada pelo peritônio parietal (Figs. 62-4, 5, 6 e 8).

3. A superfície medial das cavidades hepáticas ventrais esquerda e direita é extensivamente formada pelas bainhas verticais esquerda e direita do septo pós-hepático (Figs. 62-5, 6 e 7). Há também uma grande contribuição através do **mesentério ventral** que separa ventralmente as duas cavidades na linha média. Este mesentério é mais extensivo do

que nos mamíferos, estando presente na região do coração até a parede caudal do corpo. Cranialmente é refletido a partir do peritônio visceral que circunda a parte caudal do fígado (Fig. 62-4). Caudal e ventralmente à moela ele se torna contínuo com as bainhas verticais esquerda e direita do septo pós-hepático (Figs. 62-5, 6 e 7).

CAVIDADE CELOMÁTICA INTESTINAL
(Figs. 62-3 a 7)

A cavidade celomática intestinal é uma cavidade mediana alongada e ímpar situada entre as cavidades hepáticas esquerda e direita (Fig. 62-3), que se estende do fígado à extremidade caudal da moela. Tem duas superfícies: (1) A superfície dorsal e caudodorsal é formada pelo peritônio parietal (Figs. 62-4 e 7). (2) Sua superfície remanescente (isto é, lateral, ventral e caudoventral) é formada pelo septo pós-hepático (Figs. 62-5, 6 e 7); no lado esquerdo, entretanto, esta superfície é incompleta (veja septo pós-hepático, bainha vertical esquerda), e esta segue a comunicação livre da cavidade celomática intestinal com a cavidade hepática dorsal esquerda que foi mencionada acima.

Septo Pós-Hepático

O septo pós-hepático tem o formato de uma canoa, sua proa (região cranial), lados (região lateral) e popa (região caudal) sendo formadas por suas bainhas verticais esquerda e direita. Estas bainhas são facilmente reconhecidas na ave adulta uma vez que caudalmente elas em geral têm uma grande quantidade de gordura entre suas duas camadas peritoneais, constituindo o principal depósito de gordura do peritônio.

A bainha vertical esquerda origina-se à esquerda da linha média como uma reflexão do peritônio parietal dorsolateral (Fig. 62-7). Circunda a moela (Figs. 62-6 e 7) e continua-se ventralmente como mesentério ventral (Fig. 62-7). Cranialmente mistura-se com o peritônio visceral que envolve o fígado (Fig. 62-6), e então continua-se como ligamento hepático horizontal esquerdo (Figs. 62-5 e 6). De modo diferente da bainha vertical direita, não se liga cranialmente ao mesentério dorsal. Esta falta de conexão significa que não há separação entre a cavidade hepática dorsal esquerda e a cavidade celomática intestinal, deixando então as duas cavidades em comunicação direta (Fig. 62-5).

A bainha vertical direita origina-se à direita da linha média como uma reflexão do peritônio parietal dorsolateral (Fig. 62-7). Cranialmente suas conexões são similares àquelas da bainha vertical esquerda, misturando-se com o peritônio visceral do fígado (Fig. 62-6). Difere da bainha vertical esquerda, todavia, por se unir ao mesentério dorsal cranialmente; devido a esta conexão, a cavidade hepática dorsal direita é separada da cavidade celomática intestinal. Ventralmente une-se à bainha vertical esquerda na superfície da moela (Fig. 62-7).

Mesentérios

Diversas estruturas estão suspensas dentro da cavidade intestinal através de reflexões do peritônio parietal.

O **mesentério dorsal** (Figs. 62-4 a 7) suspende o intestino e é contínuo com o peritônio visceral que

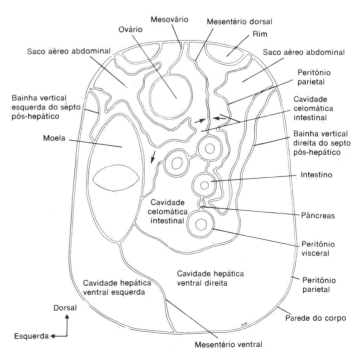

Figura 62-7. Corte transversal esquemático passando através do tronco de uma galinha no plano f-f da Fig. 62-1.

As setas indicam a direção aproximada das fusões secundárias dos sacos aéreos abdominais com o mesentério dorsal. As do saco aéreo abdominal esquerdo envolvem o ovário na bolsa ovariana de Curtis (1910). (Segundo McLelland e King, 1970.)

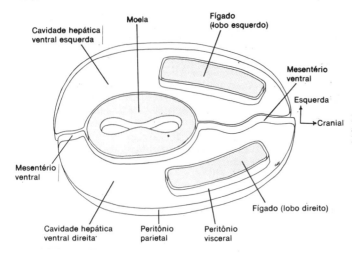

Figura 62-8. Corte horizontal esquemático passando através do tronco de uma galinha no plano c-c da Fig. 62-1.

(Segundo McLelland e King, 1970.)

circunda a parte craniodorsal do fígado (Fig. 62-4). Forma três fusões peritoneais especiais: (1) o mesentério dorsal mistura-se com a bainha vertical esquerda do septo pós-hepático na superfície direita da moela (Fig. 62-7); (2) o mesentério dorsal funde-se com a bainha vertical direita do septo pós-hepático (Fig. 62-5); esta é a conexão que separa a cavidade celomática intestinal da cavidade hepática dorsal direita; e (3) o mesentério dorsal do duodeno e do pâncreas funde-se com a bainha vertical direita do septo pós-hepático.

No embrião a bolsa omental comum desenvolve-se do lado direito, mas na galinha está subseqüentemente mais ou menos completamente obliterada (Goodrich, 1930).

Os **mesentérios das gônadas** nos machos (mesórquio esquerdo e direito) suspendem os testículos na parte dorsal da cavidade celomática intestinal de cada lado do mesentério dorsal. Na fêmea somente a gônada esquerda está presente, e esta é suspensa pelo mesovário à esquerda do mesentério dorsal (Figs. 62-4 e 7). O ligamento dorsal do oviduto suspende o oviduto esquerdo (veja Cap. 65, Ligamentos do Oviduto).

Os **sacos aéreos abdominais** esquerdo e direito invaginam o peritônio parietal na cavidade celomática intestinal. Repousam entre o mesentério dorsal e as bainhas verticais do septo pós-hepático (Figs. 62-4 a 7). O saco aéreo abdominal esquerdo, em seu revestimento de peritônio parietal, é de particular interesse por duas razões: primeiro, ele estreita a abertura entre a cavidade hepática dorsal esquerda e a cavidade celomática intestinal; segundo, na fêmea ele corta o ovário dentro da **bolsa ovariana** (Curtis, 1910), uma subdivisão dorsal da cavidade celomática intestinal. O saco aéreo completa este essencialmente por extensão ventral no ovário, na linha média (Fig. 62-7); na linha média o revestimento peritoneal do saco funde-se secundariamente com o mesentério dorsal do pró-ventrículo, intestino delgado, ceco esquerdo e moela. A parede ventral da bolsa ovariana é então formada pela parede dorsal do saco aéreo com o seu revestimento peritoneal. A parede medial é formada pelo mesentério dorsal. Dorsalmente a raiz da bolsa é provida pelo peritônio parietal da parede dorsal do corpo. Cranialmente a bolsa é fechada pela continuidade do revestimento peritoneal do saco com o peritônio parietal cranial ao ovário e à glândula adrenal. Caudalmente a bolsa é completada pelos mesentérios da parte transversa do intestino delgado e ceco esquerdo, que são orientados no plano transverso. Na extremidade caudal da bolsa, entretanto, um pequeno espaço permanece abrindo-se dorsalmente, dorsal à junção do ceco esquerdo e do reto. Neste espaço repousa a abertura do infundíbulo. Há também outras fusões secundárias do saco abdominal esquerdo com o ligamento dorsal do oviduto. (Veja Cap. 65, Ligamento Dorsal do Oviduto.) Curtis (1910) observou que as últimas às vezes estão presentes na ninhada e sempre na maturidade.

BIBLIOGRAFIA

Beddard, F. E. 1885. Notes on the visceral anatomy of birds. I. On the so-called omentum. Proc. zool. Soc. Lond., pp. 836–844.

Beddard, F. E. 1888. Notes on the visceral anatomy of birds. II. On the respiratory organs in certain diving birds. Proc. zool. Soc. Lond., pp. 252–258.

Beddard, F. E. 1896. On the oblique septa ("diaphragm" of Owen) in the Passerines and in some other birds. Proc. zool. Soc. Lond., pp. 225–231.

Beddard, F. E. 1898. Structure and Classification of Birds. London, Longmans, Green and Co., Ltd.

Bittner, H. 1925. Beitrag zur topographischen Anatomie der Eingeweide des Huhnes. Z. Morph. ökol. Tiere., 2:785–793.

Butler, G. W. 1889. On the subdivision of the body-cavity in lizards, crocodiles, and birds. Proc. zool. Soc. Lond., pp. 452–474.

Campana, A. 1875. Anatomie de l'appareil pneumatique-pulmonaire, etc., chez le poulet. Paris, Masson et Cie., Chapters VI and VII, sections VIII and IX.

Curtis, M. R. 1910. The ligaments of the oviduct of the domestic fowl. Maine Agr. Exp. Sta. Bull., No. 176, pp. 1–20.

Duncker, H. -R. 1971. The lung air sac system of birds. A contribution to the functional anatomy of the respiratory apparatus. Ergebn. Anat. Entwickl. -Gesch. 45:1-171.

Ede, D. A. 1964. Bird Structure. London, Hutchinson & Co., Ltd., Chapter 4.

Evans, H. E. 1969. Anatomy of the Budgerigar. *In* Diseases of Cage and Aviary Birds (edited by M. L. Petrak). Lea and Febiger, Philadelphia.

Fedde, M. R., R. E. Burger and R. L. Kitchell. 1964. Anatomic and electromyographic studies of the costo-pulmonary muscles in the cock. Poult. Sci., 43:1177-1184.

Goodrich, E. S. 1930. Studies on the Structure and Development of Vertebrates. Chapter 12. Reprinted in 1958 by Dover Publications, Inc., New York.

Juillet, A. 1912. Recherches anatomiques, embryologiques, histologiques et comparatives sur le poumon des oiseaux. Arch. Zool. Exp. 9:207-371.

Kern, D. 1963. Die Topographie der Eingeweide der Körperhöhle des Haushuhnes (Gallus domesticus) unter besonderer Berücksichtigung der Serosa- und Gekröserverhältnisse. Inaug. Diss., Universität Giessen.

King, A. S. 1966, Structural and functional aspects of the avian lungs and air sacs. Int. Rev. gen. exp. Zool., 2:171-267.

McLelland, J., and A. S. King. 1970. The gross anatomy of the peritoneal coelomic cavities of *Gallus domesticus*. Anat. Anz. 127: 480-490.

Mennega, A., and M. L. Calhoun. 1968. Morphology of the lower respiratory structures of the White Pekin Duck. Poult. Sci. 47: 266-280.

Petit, M. 1933. Péritoine et cavité péritonéale chez les oiseaux. Rev. vét. J. Méd. vét., 85:376-382.

Poole, M. 1909. The development of the subdivisions of the pleuroperitoneal cavity in birds. Proc. zool. Soc. Lond. pp. 210-235.

Salt, G. W., and E. Zeuthen, 1960. The respiratory system. *In* Biology and Comparative Physiology of Birds (edited by A. J. Marshall). Vol. I, Academic Press, New York.

CAPÍTULO 63

SISTEMA DIGESTIVO DAS AVES

J. McLelland

CAVIDADE ORAL E FARINGE

A descrição da boca e faringe da galinha baseia-se principalmente em Cholodkowsky (1892), Göppert (1903), Heidrich (1908), Kaupp (1918), McLeod (1939), Grau (1943b), Hsieh (1951), Chelva Iyengar (1945), Calhoun (1954), Sisson e Grossman (1953), Jollie (1957), Kolda e Komárek (1958), Bradley e Grahame (1960), Rawles (1960), McLeod et al. (1964), Tucker (1964a, b e c, 1966), Lucas e Stettenheim (1965), e Preuss et al. (1969), e em observações pessoais. Nos pássaros a relação entre a **faringe** e as **cavidades oral** e **nasal** é diferente daquela observada nos mamíferos. Um **palato mole** está ausente e, portanto, a faringe não está dividida nas partes nasal e oral. Além do mais, o orifício ligando a faringe e a cavidade nasal não é vertical ao palato duro como nos mamíferos, mas situa-se no mesmo plano que o palato. Desta forma, juntas a cavidade oral e a faringe das aves formam uma cavidade comum, a "orofaringe". Entretanto, o ponto preciso na "orofaringe" em que a cavidade oral e a faringe unem-se uma a outra é de definição precisa difícil pois é impossível determinar a posição exata da placa oral nos últimos estágios de desenvolvimento, e há uma diferença na extensão caudal do componente ectodérmico no teto e assoalho da cavidade oral (Hamilton, 1952). Na maioria das descrições das aves domésticas, o **limite caudal** da **cavidade oral** é convenientemente descrito como sendo ao nível da fileira transversa mais caudal de papilas do palato duro e das papilas da base da língua. Hamilton (1952), entretanto, de uma consideração da abertura da bolsa de Rathke rostralmente à placa oral, situou o limite caudal do componente ectodérmico do teto da cavidade oral entre as fendas coanal e infundibular. Ventralmente, a extensão caudal do componente ectodérmico é muito menor e está provavelmente no ângulo entre a língua e o assoalho da cavidade. Neste relato os limites descritos por Hamilton (1952) serão utilizados para distinguir a cavidade oral e a faringe.

CAVIDADE ORAL

Lábios e **dentes** estão ausentes, mas ambos são funcionalmente substituídos pelo duro **bico** epidérmico queratinizado, ou ranfoteca, que cobre as partes rostrais das mandíbulas superior e inferior. O **bico córneo superior** é curto, estreito e pontudo. Ele cobre os ossos pré-maxilares fundidos e estende-se caudolateralmente nos ossos maxilares. Caudalmente, em qualquer dos lados, ele forma o opérculo em direção ventral, que parcialmente fecha as narinas externas. A parte dorsal do bico na linha média é o **cúlmen**; a borda ventral afiada, o **tômio**. Na parte rostral do cúlmen no pinto recém-nascido há um pequeno processo pontudo, o **dente do ovo**. Ele é utilizado na incubação para quebrar a casca e desaparece pouco tempo depois. Na derme do bico superior há terminações nervosas sensoriais especializadas (Calhoun, 1954). O **bico córneo inferior** cobre os ossos da mandíbula. Terminações nervosas sensoriais especializadas não estão presentes na derme (Calhoun, 1954). Embora a queratina dos bicos superior e inferior seja mais dura do que a da pele nas partes penosas do corpo, o bico é perdido por desgaste e está sendo constantemente substituído.

TETO (Figs: 63-1 e 64-3*A, B, C, D* e *E*). O teto é formado por um **palato duro** incompleto. As narinas internas situam-se entre os palatinos e o vômer, caudalmente aos processos palatinos dos ossos maxilares. A parte caudal do espaço em cada lado da linha média circundada pelos ossos do palato é preenchida principalmente pelos músculos pterigóideo ventral e estriado dorsal descrito por Fujioka (1963).

A túnica mucosa do palato possui um epitélio estratificado pavimentoso não queratinizado (Howell, 1969). Ele é contínuo com o epitélio da cavidade nasal, na borda nasal da fenda da coana. O estudo realizado por Andersen e Nafstad (1968) ao microscópio eletrônico, das terminações nervosas sensoriais do palato, demonstrou células subepiteliais de Merkel, corpúsculos de Herbst e terminações nervosas livres. Os corpúsculos de Herbst foram mais freqüentemente observados na parte lateral do palato. A **fenda da coana** estende-se longitudinalmente na linha média, na metade caudal do palato. A estreita parte rostral da fenda tem aproximadamente duas vezes o comprimento da larga parte caudal. A túnica mucosa, nas bordas da fenda, é espessa. A parte estreita da fenda está próxima à face dorsal da língua. Na fêmea, a parte caudal larga da fenda situa-se dorsalmente à parte rostral da entrada da laringe.

SISTEMA DIGESTIVO DAS AVES

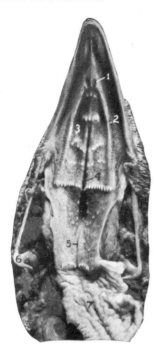

Figura 63-1. Teto da cavidade oral e faringe de uma galinha adulta.

1, Óstio da glândula maxilar; 2, óstios das glândulas palatinas laterais; 3, óstios das glândulas palatinas mediais; 4, parte estreita e com forma de fenda de óstio da coana (homólogo à sutura palatina mediana dos mamíferos) contínua caudalmente com a parte triangular larga do óstio da coana (homólogo à coana dos mamíferos); 5, óstio das tubas auditivas (tubas de Eustáquio); 6, osso quadrado; 7, esôfago. A mais caudal e mais conspícua das cinco fileiras transversais de papilas situa-se na junção entre as partes estreita e larga do óstio da coana.

No macho, entretanto, a entrada situa-se caudalmente à fenda da coana durante a eupnéia.

A túnica mucosa do palato possui várias **cristas** e **papilas**, macroscopicamente visíveis. As cristas estendem-se longitudinalmente no palato. No terço rostral do palato há uma curta **crista mediana**, da qual uma longa **crista lateral**, em cada lado da linha média, estende-se caudalmente até o nível da junção das partes estreita e larga da fenda da coana. Quando a boca está fechada, as cristas laterais do palato estão perto das bordas laterais da língua. As **papilas** do palato estão direcionadas caudalmente e a maioria está disposta em curtas fileiras transversais, próximo à linha média e medialmente às cristas laterais. Duas fileiras de papilas localizam-se rostralmente à fenda da coana. Duas fileiras em cada lado da linha média estendem-se das bordas, da parte estreita da fenda. A fileira mais caudal de papilas, em cada lado da linha média, é mais desenvolvida e estende-se entre a junção das partes estreita e larga da fenda da coana e a crista lateral. Algumas pequenas papilas também estão irregularmente distribuídas no palato, entre as fileiras transversais e nas bordas da fenda da coana.

Na submucosa do palato há pares de **glândulas salivares maxilares** e **palatinas**. As **glândulas maxi-**lares localizam-se próximo à linha média, na parte rostral do terço médio do palato, anteriormente à fenda da coana. A única abertura, relativamente grande de cada glândula, forma um ângulo com a junção das cristas mediana e lateral. Os **grupos lateral** e **medial** de **glândulas palatinas** estendem-se longitudinalmente, em cada lado da fenda da coana. As numerosas aberturas de cada grupo lateral estão em uma fileira longitudinal, lateralmente à metade caudal da crista lateral. As aberturas, de cada grupo medial de glândulas, são muito mais numerosas do que as do grupo lateral. Elas estão distribuídas no palato, medialmente à crista lateral, rostral e caudalmente à fileira transversal, mais caudal, de papilas.

BOCHECHAS. As paredes laterais da cavidade oral, as bochechas, são muito reduzidas. Na submucosa, em situação caudal à junção entre os bicos superior e inferior, há pares de **glândulas** salivares triangulares **dos ângulos da boca**. De acordo com Heidrich (1908), cada glândula possui, em sua base, uma largura de 6 a 7 mm e um comprimento de aproximadamente 5 mm. A única abertura de cada glândula está próxima da junção da túnica mucosa da cavidade oral com a pele.

ASSOALHO (Fig. 63-2). A túnica mucosa do assoalho da cavidade oral possui um epitélio estratificado pavimentoso que é mais baixo do que o epitélio do palato. As terminações nervosas sensoriais encapsuladas estão ausentes (Winkelmann e Myers,

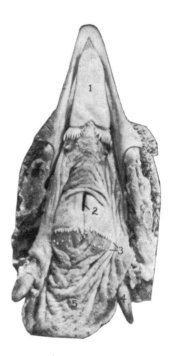

Figura 63-2. Assoalho da cavidade oral e faringe de uma galinha adulta.

1, Língua; 2, entrada da laringe, continua caudalmente pela fissura laríngea (mostrada indistintamente); 3, as duas linhas transversais de papilas; 4, osso hióide; 5, esôfago. A proeminência da laringe não está numa posição típica de descanso, estando deslocada rostral e profundamente para dentro do assoalho faríngeo.

1961). Cobrindo a face dorsal da maioria do assoalho há a parte livre da língua. Uma prega mediana da túnica mucosa do assoalho, o **frênulo da língua**, estende-se rostralmente até a face ventral da língua, não atingindo o seu ápice. Como a maior parte da língua é um derivado faríngeo, ela será descrita juntamente com a faringe.

Na submucosa do assoalho encontram-se as grandes **glândulas salivares submandibulares rostrais**, pares. De acordo com Heidrich (1908), cada glândula tem aproximadamente de 25 a 30 mm de comprimento e aproximadamente 5 mm de largura. Como as glândulas são paralelas aos ramos da mandíbula, somente suas partes proximais, ao nível do ápice da língua, estão próximas da linha média. As partes caudais das glândulas, de acordo com Hsieh (1951), são caudais ao nível das papilas dorsais da língua. Shih e Gibson (1967) descreveram cada

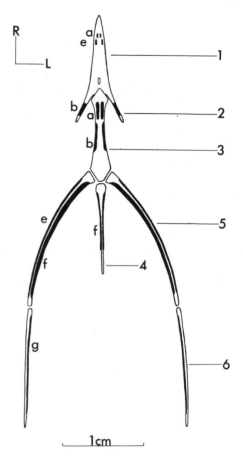

Figura 63-4. Vista ventral do osso hióide da galinha, mostrando as áreas de fixação dos músculos hióideos (a, b, e, f e g).

a, Músculo paraglossobasibranquial medial; b, músculo paraglossobasibranquial lateral; e, músculo paraglossoqueratobranquial; f, músculo interqueratobranquial; g, músculo epibranquial mandibular. (De McLelland, 1968.)

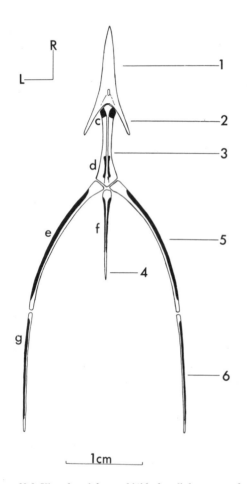

Figura 63-3. Vista dorsal do osso hióide da galinha mostrando as áreas de fixação dos músculos hióideos (c a g).

As partes do osso hióide estão numeradas de 1 a 6. c, Músculo basibranquial laríngeo; d, músculo basibranquial mandibular; e, músculo paraglossoqueratobranquial; f, músculo interqueratobranquial; g, músculo epibranquial mandibular; 1, osso paraglosso (entoglosso); 2, corno do osso paraglosso; 3, osso basibranquial (basi-hial) rostral; 4, osso basibranquial (uro-hial) caudal; 5, osso queratobranquial; 6, osso epibranquial; R = rostral; L = esquerdo. (De McLelland, 1968.)

glândula como possuindo quatro lobos e drenando na boca através de 26 aberturas. McCallion e Aitken (1953) observaram que as aberturas localizam-se ventralmente à língua.

FARINGE

Teto (Figs. 63-1, 64-3*F* e *G*). A maior parte do teto da faringe é dividida por uma abertura longitudinal, mediana e curta, a **fenda infundibular** *(ostium pharyngeum tubae auditivae)*. A túnica mucosa possui um epitélio estratificado pavimentoso e que é ligeiramente espesso nas bordas da fenda. As papilas, no teto, estão direcionadas caudalmente e estão, em sua maioria, irregularmente distribuídas. Entretanto, imediatamente caudal à fenda, na junção com o esôfago em cada lado da linha média, existe uma fileira transversal de aproximadamente dez grandes papilas.

A **fenda infundibular** é a abertura comum das **tubas auditivas direita** e **esquerda** e conduz dorsalmente para a **cavidade infundibular** mediana, de formato afunilado. O ducto comum das tubas auditivas abre-se sobre a face dorsal da cavidade infundibular, entre pares de **pregas infundibulares**. De acordo com Heidrich (1908), o tecido linfóide bem desenvolvido, nas paredes da fenda infundibular e da cavidade infundibular, forma uma **tonsila faríngea**. Na submucosa do teto encontram-se as **glândulas salivares esfenopterigóideas**. As numerosas aberturas destas glândulas distribuem-se na túnica mucosa, lateralmente à fenda infundibular. O músculo liso só está presente na parte mais caudal do teto, onde ele forma uma camada longitudinal contínua com a camada muscular interna do esôfago. Entretanto, de acordo com Kolda e Komárek (1958), a fenda infundibular é fechada pela contração dos músculos pterigóides estriados, laterais à cavidade infundibular.

ASSOALHO (Figs. 63-2, 3 e 4, 64-8 e 9). O assoalho rostral da faringe é formado, em sua maior parte, pela **base** ou **raiz da língua**, que é fixa. A **parte livre da língua**, relativamente rígida e triangular, repousa no assoalho da boca. Ela é triangular em secção transversal, com as faces dorsal e ventrolateral largas. Na parte rostral da face dorsal há um sulco mediano. Adiante e caudalmente na face dorsal, próximo da base, existem papilas bem desenvolvidas e direcionadas caudalmente, as **papilas linguais**. Aproximadamente 30 destas papilas estão dispostas em uma fileira transversal. As papilas menores estão próximas da linha média; as maiores estão nas bordas da língua. Uma curta fileira de três a quatro papilas, grandes em sua maioria, estende-se caudalmente de cada extremidade da fileira transversal.

O **esqueleto da língua** é formado pelas **partes paraglossal** (entoglossal) e **basibranquial rostral** (basihial) do **osso hióide**. O **osso paraglossal**, triangular, mediano e único, situa-se na parte livre da língua e está unido, rostralmente, ao ápice da língua pelo tecido conjuntivo sustentacular descrito por Tucker (1966). A extremidade caudal do osso paraglossal está a aproximadamente 5 mm em localização rostral, em relação à fileira transversal de papilas linguais. Da extremidade caudal, pares de cornos do osso paraglossal estendem-se caudolateralmente quase atingindo o nível das papilas linguais mais laterais da fileira transversal. A metade caudal da face ventral do osso paraglossal é fortemente côncava. De acordo com Tucker (1966), o osso em pintos de três a nove dias de idade está formado principalmente por cartilagem hialina. Nas aves mais idosas, entretanto, a parte caudal está ossificada. Caudalmente o osso paraglossal forma uma articulação sinovial com o osso basibranquial. O **osso basibranquial rostral** situa-se, principalmente, na parte fixa da língua. Suas extremidades rostral e caudal são relativamente largas. Na face dorsal há uma crista mediana, longitudinal e bem desenvolvida. De acordo com Tucker (1966), o osso nas aves jovens é de estrutura cartilaginosa. Caudalmente ele articula-se com o osso basibranquial caudal (uro-hial) e o par de ossos queratobranquiais, entre os níveis das papilas linguais e a eminência laríngea.

McLelland (1968) descreveu cinco pares de músculos estriados que afixam-se aos ossos paraglossal e basibranquial rostral. Os **músculos paraglossobasibranquiais mediais** fixam-se à parte rostral da face ventral do osso paraglossal e à face ventral do osso basibranquial rostral. As partes rostrais dos músculos são tendinosas. Os **músculos paraglossobasibranquiais laterais** fixam-se nas faces ventrais dos cornos do osso paraglossal e do osso basibranquial rostral. Os **músculos paraglossoqueratobranquiais** estão fixados na parte rostral da face ventral do osso paraglossal e nas faces dorsal e lateral dos ossos queratobranquiais. As partes rostrais dos músculos são tendinosas. Os **músculos basibranquiais laríngeos** estão fixados na parte rostral da face dorsal do osso basibranquial rostral e nas cartilagens cricóides da laringe. Eles são bem mais longos no macho do que na fêmea, pois a laringe no macho está mais distante da base da língua. Os **músculos basibranquiais mandibulares** estão fixados na parte caudal da crista do osso basibranquial rostral e nos processos caudais da mandíbula.

A túnica mucosa da língua possui um epitélio estratificado pavimentoso, mais espesso na face dorsal da parte livre da língua. Tucker (1964c, 1966) observou um epitélio queratinizado apenas nas papilas e nas partes rostrais das faces ventrolaterais, onde ele forma uma placa branca visível macroscopicamente. Susi (1969) demonstrou que o epitélio queratinizado nas faces ventrolaterais sofre um processo de queratinização dura semelhante ao da unha humana e da garra animal. O epitélio difere daquele queratinizado das demais túnicas mucosas, por suas espessas camadas queratinizadas e ausência de grânulos de querato-hialina. Lindenmaier e Kare (1959) descreveram um pequeno número de estruturas, sugestivas de **corpúsculos gustativos**, no epitélio da base da língua, caudalmente às papilas. Esta distribuição localizada dos corpúsculos gustativos parece concordar com os resultados de experiências de estimulação realizadas por Halpern (1962). Os corpúsculos situam-se próximo aos ductos das glândulas salivares e assemelham-se, mas não são idênticos, aos corpúsculos gustativos dos mamíferos. Há provas limitadas que sugerem que os pintos não possuem um complemento integral de corpúsculos gustativos. De acordo com Winkelmann e Myers (1961), terminações nervosas sensoriais encapsuladas, como aquelas encontradas no palato, não estão presentes na língua.

Na lâmina própria existem **glândulas salivares linguais rostrais** e **caudais**. As **glândulas linguais rostrais**, pares, estão na parte livre da língua, lateral ou dorsolateralmente situadas ao osso paraglossal. Suas extremidades rostrais, estreitas, estão localizadas ao nível da metade da parte rostral cartilaginosa do osso. Suas extremidades caudais, estreitas, estão próximas à parte lateral da fileira transversal de papilas linguais. Em corte transversal as glândulas são triangulares. Os ductos das glândulas abrem-se em curtas fileiras rostrais e caudais, nas faces ventrolaterais da língua, caudalmente à placa epitelial queratinizada. A **glândula lingual caudal**, mediana e ímpar, situa-se na parte dorsal da base da língua. Sua larga extremidade rostral localiza-se próximo da extremidade caudal do osso paraglossal. Caudalmente a glândula possui longas partes mediais e curtas partes laterais, direcionadas caudalmente, estreitas e em pares. Os óstios das glândulas, na face dorsal da base da língua, são muito mais numerosos do que os das glândulas linguais rostrais.

A maior parte do assoalho caudal da faringe localiza-se dorsalmente à **laringe**, projeta-se para dentro da cavidade faríngea como a **eminência laríngea** (proeminência). O epitélio estratificado da faringe continua-se com o epitélio da laringe, nas bordas da curta fenda longitudinal mediana, o **ádito da laringe** (glote), na face rostrodorsal da eminência laríngea. Nas bordas do ádito da laringe há curtas papilas, direcionadas caudalmente. Imediatamente rostral à proeminência laríngea a túnica mucosa forma várias pregas transversais curvas, paralelas à borda rostral da proeminência. Na face caudal da proeminência, na junção com o esôfago, existem fileiras transversais rostrais e caudais de grandes papilas direcionadas caudalmente. As **glândulas salivares laríngeas** foram descritas por White no Cap. 64 (pág. 1.772).

Na submucosa do assoalho e paredes laterais da faringe, lateralmente à base da língua e à proeminência laríngea, encontram-se as **glândulas salivares submandibulares caudais**, pares. Cada glândula possui grupos de glândulas dorsolateral, intermediário e ventromedial. Cada grupo, de acordo com Heidrich (1908), possui aproximadamente 10 a 15 óstios que estão dispostos quer em fileiras únicas direcionadas longitudinalmente (os grupos dorsolateral e ventromedial) ou em duas fileiras longitudinais paralelas (o grupo intermediário).

GLÂNDULAS SALIVARES

As bem desenvolvidas **glândulas salivares** da galinha formam uma quase contínua camada nas paredes da boca e faringe. As glândulas submandibular rostral, lingual rostral, palatina e maxilar e as glândulas dos ângulos da boca abrem-se na cavidade oral. As glândulas laríngea, submandibular caudal, lingual caudal e esfenopterigóidea abrem-se na cavidade faríngea. A maior parte das glândulas possui muitos óstios. As glândulas maxilares e as glândulas dos ângulos da boca, entretanto, são monostomáticas. Para os detalhes das glândulas, veja a discussão anterior sob Cavidade Oral e Faringe.

Apesar das provas por Leasure e Link (1940) a favor da amilase salivar, a maioria das autoridades concorda que as glândulas salivares da galinha somente possuem células mucosas. De acordo com Shih e Gibson (1967), as secreções mucosas das glândulas submandibulares rostrais em desenvolvimento contêm mucopolissacarídeos sulfatados e mucoproteínas. Fujii e Tamura (1966) identificaram dois tipos de glândulas baseados na aparência histológica das células e pelo ácido mucopolissacarídeo que predomina na glândula: nas glândulas maxilar e lingual rostral e nas glândulas dos ângulos da boca, o ácido mucopolissacarídeo é essencialmente não sulfatado; nas outras glândulas, o ácido mucopolissacarídeo é principalmente sulfatado.

Suprimento Sangüíneo e Nervoso da Cavidade Oral e da Faringe

ARTÉRIAS. As artérias do teto da faringe e da cavidade oral são os ramos pterigofaríngeo e palatino da artéria maxilar; os ramos esofágico descendente, laríngeo, lingual e sublingual da artéria mandibular vascularizam o assoalho da faringe e da cavidade oral. As artérias mandibular e maxilar originam-se da artéria carótida externa.

VEIAS. As que drenam a faringe e a cavidade oral são tributárias da veia cefálica rostral e da anastomose interjugular. Os segmentos dorsais da veia cefálica rostral são as veias palatinas, as veias acompanhantes da artéria maxilar e a rede pterigofaríngea. Veias faríngeas dorsais esvaziam-se na anastomose interjugular. As veias ventrais são a submandibular profunda, uma tributária direta da veia cefálica rostral, e os segmentos sublingual, lingual, laríngeo e esofágico descendente da veia mandibular que flui para a veia cefálica rostral.

NERVOS. Para relatos detalhados da inervação da cavidade oral e da faringe, consulte Hsieh (1951) e Bubien-Waluszewska (1968). (Veja também as descrições dos nervos maxilar, mandibular, glossofaríngeo e parassimpático da região da cabeça no Cap. 69.)

Deglutição

Por meio da cinerradiografia e da filmagem endoscópica, White (1968) analisou os complexos mecanismos da deglutição na galinha. O alimento apanhado pelo bico é deslocado pela língua até o teto da cavidade oral. Ele ali adere por meio da secreção mucosa das glândulas salivares. Através de rápidos movimentos rostrocaudais, a língua então rola o bolo alimentar entre sua face dorsal e o palato até a faringe. Este movimento do bolo alimentar no sentido da faringe parece ser facilitado pelas papilas da língua e do palato, direcionadas caudalmente. Passando caudalmente à língua, o bolo alimentar é deslocado por movimentos da proeminência laríngea. Por meio de rápidos movimentos rostrocaudais, a proeminência laríngea rola o bolo entre sua face dorsal e o teto da faringe. Mais uma vez a saliva pegajosa e as papilas direcionadas caudalmente, na proeminência laríngea e no teto da faringe, facilitam este deslocamento caudal do bolo alimentar. Há provas cinerradiográficas de que o bolo tende a acumular-se caudalmente à proeminência laríngea, antes de prosseguir pelo esôfago através de movimentos peristálticos.

Outras Aves Domésticas

A anatomia da cavidade oral e da faringe do **peru** parece ser basicamente semelhante à da galinha.

A descrição da cavidade oral e da faringe do **pato** e do **ganso** é baseada em Göppert (1903), Heidrich (1908), Sippel (1908), McLeod (1939), Grau (1943b), Kolda e Komárek (1958), Bellairs e Jenkin (1960), Farner (1960), Portmann (1961), Goodman e Fisher (1962), McLeod et al. (1964), Das et al. (1965), Biswal e Das (1967), Pastea et al. (1968), e Preuss et al. (1969), e em observações pessoais.

CAVIDADE ORAL
(Figs. 63-5, 6, 7 e 8)

O longo e largo **bico superior** epidérmico do pato e do ganso cobre os ossos pré-maxilares fusionados e

SISTEMA DIGESTIVO DAS AVES

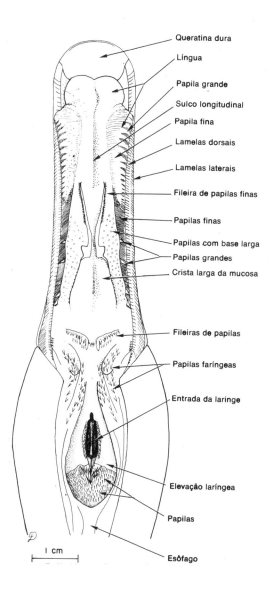

Figura 63-5. Teto da cavidade oral e faringe do pato doméstico.

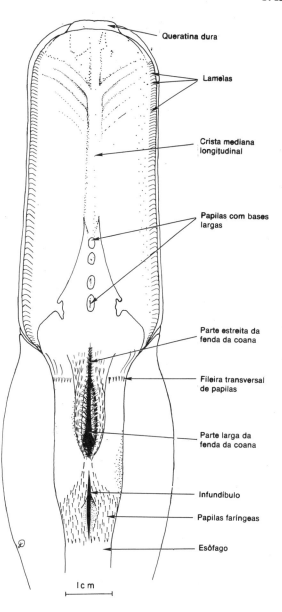

Figura 63-6. Assoalho da cavidade oral e faringe do pato doméstico.

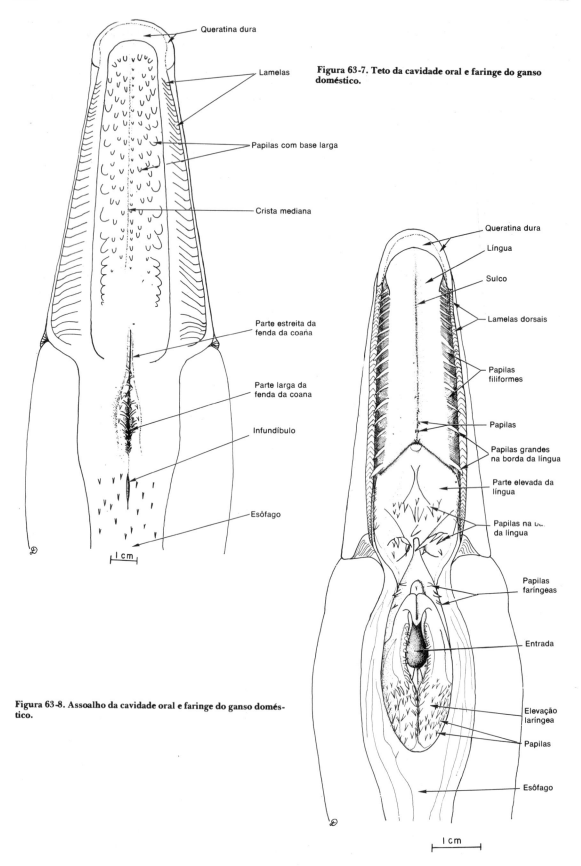

Figura 63-7. Teto da cavidade oral e faringe do ganso doméstico.

Figura 63-8. Assoalho da cavidade oral e faringe do ganso doméstico.

bem desenvolvidos, bem como partes dos ossos nasal e maxilar. Caudalmente o bico superior circunda e fecha parcialmente as narinas externas. A maior parte do bico é mole como cera. A ponta arredondada do bico possui **queratina dura**. No ganso esta queratina cobre completamente a ponta, mas no pato ela é limitada a uma pequena parte mediana da ponta. Na borda ventromedial do bico existe uma **fileira de lamelas**. No pato as lamelas possuem formato de lâminas e suas faces mediais livres são, em sua maioria, estreitas. No ganso as lamelas são grossas, achatadas e juntas umas das outras. Quilliam (1966a e b) e Quilliam e Armstrong (1963a e b) descreveram o feixe receptor do nervo sensitivo binário na derme do bico do pato. Ele consiste de vários milhares de **corpúsculos de Herbst** e **Gandry**. Os corpúsculos de Gandry são mais numerosos na extremidade proximal do bico. Os corpúsculos de Herbst, diferentemente dos corpúsculos de Gandry, também estão presentes na lacuna óssea da ponta do osso pré-maxilar. Enquanto os corpúsculos de Herbst mostram grande sensibilidade à vibração, a função dos corpúsculos de Gandry é desconhecida. Não foi observada nenhuma terminação nervosa intra-epidérmica no bico. O **bico córneo inferior** estende-se nos ossos da mandíbula. A distribuição da **queratina dura**, na borda arredondada, é como no bico superior. Na borda dorsolateral do bico do **pato** existe uma **fileira dorsal de lamelas curtas**. As bordas dorsais das lamelas estão direcionadas lateralmente e formam uma face dorsal arredondada. Na face lateral do bico, próximo à fileira dorsal de lamelas, há uma **fileira lateral de lamelas mais longas**, com formato de lâminas. No **ganso** somente está presente uma **fileira dorsal de lamelas**, com uma borda dorsal afilada.

TETO (Figs. 63-5 e 7). O **palato ósseo** do pato e ganso é semelhante ao da galinha. Os ossos palatinos permanecem separados e próximos das margens da fenda da coana. Entretanto, os processos palatinos dos ossos maxilares são mais desenvolvidos do que os da galinha e encontram-se na linha média.

No **pato**, a parte rostral do palato, ventral aos ossos pré-maxilares, é fortemente côncava. Aqui a túnica mucosa forma uma **crista mediana** longitudinal, que se continua caudalmente por quatro papilas de bases largas. Quando a boca é fechada a crista da mucosa do palato situa-se no sulco longitudinal medial, na face dorsal da língua. Na parte mais rostral do palato existem diversas cristas, direcionadas rostral e rostrolateralmente, curtas e largas, a maior das quais une-se à crista mediana. A **fenda da coana** é relativamente curta. A parte caudal larga da fenda é mais longa do que a parte rostral estreita. A túnica mucosa, nas bordas da fenda, é engrossada e possui finas e pontudas papilas, direcionadas caudalmente. As papilas são, em sua maioria, mais desenvolvidas ao nível da parte larga da fenda e estão dispostas em diversas fileiras longitudinais irregulares, próximas à fenda. Uma fileira transversal de papilas finas e pontudas, direcionadas caudalmente, estende-se em cada lado da linha média da borda da fenda da coana na junção de suas partes larga e estreita. **Corpúsculos de Grandry e de Herbst** foram descritos no palato. A túnica mucosa do teto da faringe possui muitas papilas pequenas, direcionadas caudalmente, as quais, na junção com o esôfago, formam uma fileira transversal bem definida.

No **ganso** a parte rostral do **palato**, ventral aos ossos pré-maxilares, é menos côncava do que no pato. Da mesma forma, a **crista mediana** longitudinal da túnica mucosa é menos desenvolvida. A túnica mucosa, entretanto, possui aqui muitas papilas de base larga e direcionadas caudalmente, tanto lateralmente à crista mediana como na superfície ventral da crista. As papilas próximas das bordas laterais do palato são as maiores. A **fenda da coana**, como no pato, é relativamente curta. A larga parte caudal da fenda é mais longa do que a parte estreita rostral. A túnica mucosa nas bordas da fenda é espessada e nas bordas da parte larga possui finas e pontudas papilas, direcionadas caudalmente. Algumas papilas também estão irregularmente distribuídas no palato, lateralmente à parte larga da fenda. Não há fileiras transversais de papilas ao nível da junção das partes estreita e larga da fenda da coana, conforme são encontradas nas outras aves domésticas. A túnica mucosa do teto da **faringe** possui pequenas papilas direcionadas caudalmente, as quais, na junção com o esôfago, formam uma fileira transversal bem definida.

ASSOALHO (Figs. 63-6 e 8). No **pato** a longa **parte livre** da **língua** é estreita em sua extremidade rostral, quadrada. Na parte rostral da face dorsal existe um **sulco longitudinal mediano** que, quando a boca está fechada, contém a crista longitudinal mediana da mucosa do palato. Lateral à parte caudal do sulco mediano, em cada lado da linha média existe uma fileira longitudinal de papilas pequenas, que se continua caudalmente com uma larga crista da túnica mucosa. A borda fina lateral de cada crista possui pequenas papilas e sobrepõe-se a uma pequena parte da face dorsal da língua. Caudalmente, as faces dorsais das cristas se continuam diretamente com a face dorsal elevada da **base ou raiz da língua**. Lateral às fileiras longitudinais de papilas e cristas, há muitas papilas curtas com largas bases. Nas bordas laterais da face dorsal da língua há grandes papilares e entre as quais encontram-se papilas mais numerosas, com o formato de fios. Estas papilas interdigitam-se com as lamelas do bico para formar um aparelho filtrante que retém partículas sólidas de alimentos, dentro da cavidade oral, e permite que a água saia através dos lados do bico. Próximo à base da língua há fileiras transversais caudais e rostrais de papilas finas, direcionadas caudalmente. As maiores papilas estão perto da linha média.

O **esqueleto da língua** é formado pelos ossos paraglossal e basibranquial rostral e por uma cartilagem supraparaglossal. A estreita parte rostral do osso paraglossal é constituída por cartilagem hialina. Chaine (1905) observou alguns músculos hióideos diferentes daqueles da galinha.

O epitélio estratificado pavimentoso da língua foi observado por Preuss et al. (1969), como sendo queratinizado apenas nas papilas das bordas da face dorsal e na parte mais rostral da face ventral. Terminações nervosas livres sensoriais, corpúsculos de Herbst e corpúsculos de Grandry foram descritos na língua. O tecido conjuntivo frouxo é mais desenvolvido do que na galinha. Dorsalmente ao osso paraglossal há tecido adiposo bem desenvolvido que, próximo à extremidade rostral da língua, é dividido na linha média por um septo de tecido conjuntivo. Ventralmente à parte rostral do tecido adiposo há seios sangüíneos direcionados longitudinalmente. Próximo às faces laterais da língua existe fibrocartilagem que estende-se para dentro da lâmina própria da base das grandes papilas nas bordas laterais da face dorsal. No assoalho da **faringe**, rostralmente à **proeminência laríngea**, encontram-se numerosas papilas curtas direcionadas caudalmente. Outras papilas direcionadas caudalmente estão distribuídas nas bordas do **óstio da laringe** (glote) e na parte caudal da proeminência laríngea.

No **ganso** a longa parte livre da **língua** tem formato de espátula, com uma extremidade rostral arredondada. Na parte rostral da face dorsal há um extenso **sulco longitudinal mediano** que contém a crista mediana longitudinal da mucosa do palato, quando a boca está fechada. Na parte caudal do sulco há algumas papilas. Caudalmente, em cada lado da linha média, o sulco se continua com um outro sulco muito mais curto que estende-se caudolateralmente, no sentido da borda lateral da língua, e forma a borda rostral da parte elevada caudal da língua. Nas bordas laterais da face dorsal da parte livre da língua existem grandes papilas, entre as quais há papilas mais numerosas e longas, filiformes. Na base ou raiz da língua há fileiras transversais, irregularmente dispostas, e grupos de papilas, grandes em sua maioria e dispostas caudalmente. Da descrição de Preuss, Donat e Luckhaus (1969), a língua do ganso parece possuir uma estrutura histológica semelhante à do pato.

No **assoalho da faringe,** rostralmente à **proeminência laríngea,** existem poucas papilas curtas, direcionadas caudalmente. Outras papilas direcionadas caudalmente estão distribuídas nas bordas do **óstio da laringe** (glote) e na parte caudal da proeminência laríngea.

GLÂNDULAS SALIVARES. Veja Antony (1920) para uma descrição das glândulas salivares do pato e do ganso.

ESÔFAGO
(Fig. 64-32)

A descrição do esôfago da galinha está baseada principalmente em Kaupp (1918), Browne (1922), McLeod (1939), Grau (1943b), Chelva Iyengar (1945), Sisson e Grossman (1953), Calhoun (1954), Kolda e Komárek (1958), Bradley e Grahame (1960), McLeod et al. (1964), e Lucas e Stettenheim (1965). O esôfago está situado entre a orofaringe e a parte glandular do estômago. Ele possui paredes finas e dilatáveis e tem um diâmetro relativamente maior do que o dos mamíferos.

O **esôfago cervical** é mais curto do que a coluna vertebral, não estendida, e com o formato de S da região cervical. Cranialmente ele situa-se na linha média, dorsalmente à laringe e traquéia, a qual está intimamente afixada por tecido conjuntivo. Caudalmente à quinta vértebra cervical o esôfago localiza-se no lado direito do pescoço entre a veia jugular, o vago e o timo, dorsal, e a traquéia, ventralmente. Imediatamente cranial à entrada torácica ele retorna para a linha média e dilata-se ventralmente para formar um divertículo sacular, o **papo** (Figs. 63-9, 10 e 11), que está localizado em posição ventrolateral ao esôfago e cranialmente à clavícula e músculos peitorais. A adventícia do papo está fortemente unida à pele e possui fibras musculares estriadas do músculo cutâneo ou da clavícula.

O **esôfago torácico** é mais curto do que a parte cervical. Ele estende-se caudalmente, situando-se

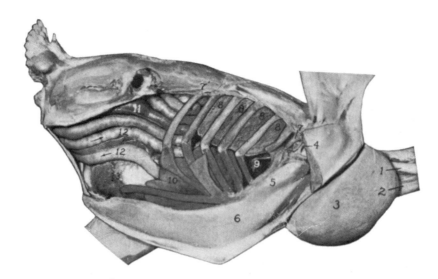

Figura 63-9. Vísceras da galinha adulta; vista direita. Os processos uncinados foram removidos das costelas.

1, Esôfago; 2, traquéia; 3, papo; 4, artéria braquial direita (colocada no segmento do músculo peitoral superficial); 5, músculo peitoral profundo menor; 6, músculo peitoral profundo maior; 7, 7', costelas (primeira e última); 8, pulmão direito; 9, coração; 10, fígado; 11, ceco; 12, duodeno descendente e 12' ascendente (pâncreas entre as duas partes do duodeno); 13, estômago muscular.

SISTEMA DIGESTIVO DAS AVES

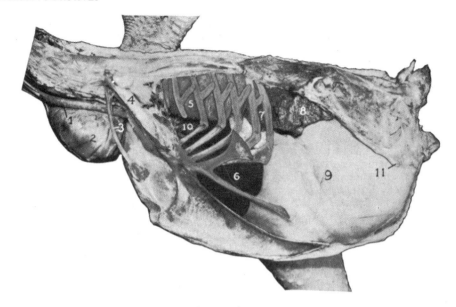

Figura 63-10. Víscera da galinha adulta; dissecação superficial; vista esquerda.

1, Esôfago; 2, papo; 3, clavícula; 4, osso coracóide; 5, pulmão; 6, fígado; 7, ovário; 8, oviduto; 9, gordura na lâmina vertical esquerda do septo pós-hepático; 10, coração; 11, extremidade livre do osso púbico

dorsalmente à traquéia e à base do coração. Dorsal e ventrolateralmente ele localiza-se sob sacos aéreos cervicais e claviculares, respectivamente. Caudal à quinta costela ele segue, por entre os sacos aéreos torácicos craniais, até a face medial do lobo esquerdo do fígado. A parte mais caudal é de diâmetro reduzido.

As superfícies internas do esôfago e do papo possuem pregas longitudinais e estão forradas por epitélio estratificado pavimentoso no qual abrem-se diversas glândulas mucosas da lâmina própria. No papo, entretanto, estão presentes glândulas mucosas apenas próximo ao esôfago. A parede do esôfago aumenta de espessura caudalmente. Existe uma tonsila esofágica na junção com o pró-ventrículo.

Suprimento Sangüíneo e Nervoso do Esôfago

ARTÉRIAS. A descrição das artérias do esôfago baseia-se em Westpfahl (1961), Richards (1967) e Nishida et al. (1969). Elas são os ramos esofágicos das **artérias do vago e mandibular**, as **artérias esofágicas descendentes** (ramos das **artérias laríngeas**), **artéria esofágica ascendente**, e a **artéria broncoesofágica** (ramos das **artérias carótidas comuns**), o ramo esofágico da **aorta**, e o **ramo esofágico recorrente** da **artéria celíaca**. As artérias esofágicas ascendentes, pares, originam-se opostamente à extremidade caudal da glândula tireóidea. A artéria esofágica ascendente esquerda estende-se cranialmente entre a traquéia e o esôfago e supre o papo e o esôfago. Opostamente à quarta vértebra cervical ela anastomosa-se com a artéria esofágica descendente esquerda. A artéria esofágica ascendente direita estende-se sobre a borda cranial do papo, supre a parede lateral do referido órgão, não se anastomosando cranialmente. A artéria broncoesofágica anastomosa-se, próximo aos brônquios, com a artéria esofágica recorrente. O ramo esofágico da aorta origina-se opostamente à quarta costela e penetra na parede do esôfago, próximo ao hilo do pulmão.

VEIAS. Numerosas pequenas **veias esofágicas** foram observadas no pescoço por Kaupp (1918), estendendo-se cranial e caudalmente de plexos existentes próximos ao esôfago e que unem-se à veia jugular. Não há referência nos livros textos sobre as veias do segmento torácico do esôfago. Entretanto, o sangue desta parte do esôfago é provavelmente drenado, diretamente, pelas veias cavas craniais e também, possivelmente, pela anastomose entre a veia caval cranial esquerda e as veias do estômago glandular.

NERVOS. A descrição da inervação do esôfago da galinha está baseada em Hsieh (1951), Watanabe (1960, 1964) e Bubien-Waluszewska (1968). Um **plexo esofágico** é formado no esôfago cervical pelos ramos esofágicos dos **nervos glossofaríngeos** e os ramos descendentes dos **nervos hipoglossos**. Mais adiante, caudalmente, os ramos esofágicos dos nervos glossofaríngeos anastomosam-se com os **ramos recorrentes** do **vago**, próximo ao papo, e ramos de ambos os nervos passam para o esôfago e o papo. A parte dorsolateral do esôfago torácico é inervada pelos ramos dos **nervos recorrentes** direcionados caudalmente, e os **ramos pulmonoesofágicos** do **vago** de Fedde, Burger e Kitchell (1963). A parte ventrolateral do esôfago torácico é inervada pelo plexo esofágico. Este plexo, formado por ambos os vagos, situa-se ventralmente ao esôfago e dorsal e caudalmente à base do coração. Nervos do **plexo celíaco** estendem-se ao longo do ramo esofágico recorrente da artéria celíaca, até o esôfago torácico.

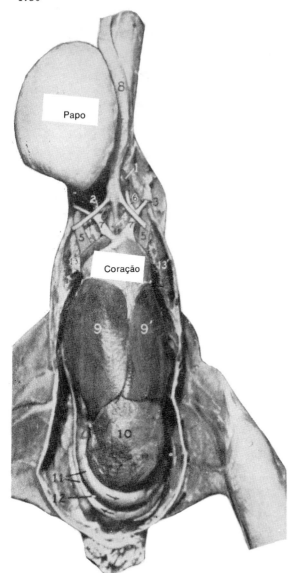

Figura 63-11. Vísceras da galinha adulta; vista ventral.

1, Glândula tireóide; 2, músculo esternolaríngeo; 3, artéria braquial esquerda; 4, siringe; 5, veia cava cranial; 6, artéria carótida comum esquerda; 7, artérias braquiocefálicas; 8, traquéia; 9, lobos direito e 9' esquerdo do fígado; 10, estômago muscular (moela); 11, duodeno; 12, pâncreas; 13, túnica broncopleural.

Outras Aves Domésticas

Da descrição de Malewitz e Calhoun (1958) existem poucas diferenças entre o esôfago do **peru** e o da galinha. De acordo com Latimer e Rosenbaum (1926), nas peruas Bronze de cinco a sete meses de idade o comprimento do esôfago é de 225 a 335 mm. Medições feitas por Marsden (1940) em perus Bronze jovens demonstraram que o esôfago cervical, excluindo a dilatação do papo, tem aproximadamente duas vezes o comprimento do esôfago torácico. A distância média entre a entrada e a saída do papo foi de 4,75 cm no macho e 3,75 na fêmea.

A descrição do esôfago do **pato** e do **ganso** é baseada principalmente em McLeod (1939), Grau (1943b), Kolda e Komárek (1958), Das et al. (1965), e Das e Biswal (1967a). A posição do esôfago é semelhante à da galinha. Ele possui uma pequena dilatação com a forma de fuso, de localização imediatamente cranial à entrada torácica.

Em contraposição a determinadas observações, Das e Biswal (1967a) não observaram nenhuma queratinização do epitélio estratificado pavimentoso. As glândulas mucosas são mais numerosas no ganso do que na galinha e estão presentes na parede da dilatação fusiforme, tanto no pato como no ganso. A parede da parte caudal do esôfago é espessada pelo tecido linfóide, de modo a formar uma **tonsila esofagiana**.

SUPRIMENTO SANGÜÍNEO. Os vasos sangüíneos do esôfago do pato, de acordo com Pastea et al. (1968), estão distribuídos assimetricamente, pois as artérias são mais desenvolvidas no lado esquerdo e as veias mais desenvolvidas no lado direito. Eles observaram artérias esofágicas ascendentes, artérias ingluviais caudal, mediana e dorsal, artérias esôfago-ingluviais, e, às vezes, artérias inglúvio-vertebrais. As veias na região cervical formam uma série de arcadas que são ligadas às veias jugulares.

ESTÔMAGO

A descrição do estômago da galinha baseia-se principalmente em Cazin (1886a, 1887), Kaupp (1918), Latimer e Osborn (1923), Cornselius (1925), McLeod (1939), Grau (1943b), Chelva Iyengar (1945), Sisson e Grossman (1953), Calhoun (1954), Kolda e Komárek (1958), Bradley e Grahame (1960), Kern (1963), McLeod et al. (1964) e Lucas e Stettenheim (1965). O estômago possui duas partes distintas separadas por uma constricção e consiste de um pequeno **estômago glandular** (pró-ventrículo), cranial, e um grande **estômago muscular** (ventrículo, moela), caudal. De acordo com Latimer (1925), entre a incubação e a maturidade o peso do estômago glandular aumenta 14,5 vezes e o peso do estômago muscular 25,1 vezes.

Estômago Glandular
(Figs. 62-4 e 6, 63-12 e 13)

O estômago glandular é um órgão alongado com formato de fuso direcionado craniocaudalmente, um tanto ventralmente e para a esquerda, na parte ventral esquerda da cavidade do corpo. Ele estende-se no macho entre aproximadamente os níveis da quinta vértebra torácica e a terceira vértebra lombossacral, e na fêmea entre a quarta e sétima vértebras torácicas, aproximadamente. Externamente não é nítida a junção do estômago glandular com o esôfago. Caudalmente, entretanto, na junção com o estômago muscular, há uma distinta constricção de cor mais clara, o **istmo**. De acordo com McLeod et al. (1964), o estômago glandular possui um comprimento de 5 cm e uma largura, em sua parte mais larga, de 1,5 cm.

Grande parte das faces esquerda e ventral do estômago glandular está próxima do fígado e, especialmente, do lobo esquerdo no qual produz uma

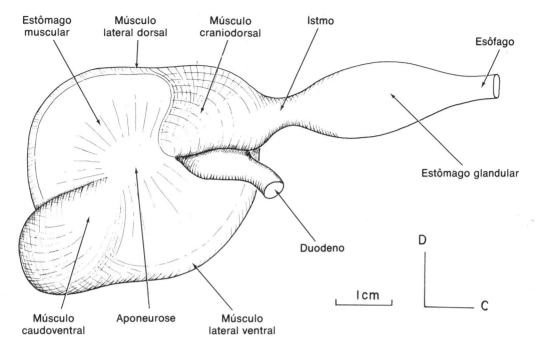

Figura 63-12. Estômago da galinha.
D, Dorsal; C, cranial.

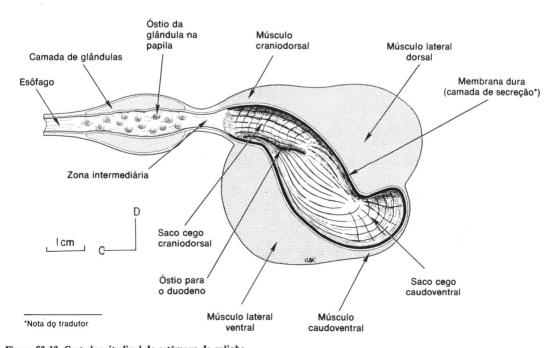

*Nota do tradutor

Figura 63-13. Corte longitudinal do estômago da galinha.
A parte glandular cranial do estômago está separada da parte muscular caudal por uma curta zona intermediária. D, Dorsal; C, cranial.

impressão. O lado direito está situado, caudodorsalmente, próximo ao baço. A parte cranial da face dorsal está separada da face ventral do pulmão pelo saco aéreo torácico cranial. A parte caudal da face dorsal está separada, pelo saco aéreo abdominal esquerdo, do testículo esquerdo no macho (e do ovário e a parte cranial do oviduto na fêmea). Na fêmea que não esteja em postura, o íleo e o ceco estão, às vezes, dorsalmente situados ao estômago glandular.

Embora a parede do estômago glandular seja mais espessa do que a do esôfago, a largura do lúmen é pouco diferente. A maior parte da superfície interna tem cor avermelhada e está forrada por um epitélio simples colunar cujas células contêm grânulos de mucina. Projetando-se para o lúmen há várias **papilas**, baixas e largas, visíveis macroscopicamente. No ápice de cada papila abre-se o ducto excretor de uma das **glândulas multilobares** da lâmina própria. A principal função das glândulas é a produção de um suco gástrico ácido e proteolítico. Os estudos realizados ao microscópio eletrônico por Selander (1963) e Toner (1963) demonstraram que as glândulas possuem apenas células, de um único tipo, que têm características de células parietais e de células zimogênicas do estômago dos mamíferos. Isto sugere que ela seja uma célula oxinticopéptica e que forma tanto o ácido clorídrico como pepsina. Circundando os óstios da glândula, nas papilas, existem **pregas** e **sulcos** concentricamente dispostos, os quais, entre as papilas, parecem estar distribuídos irregularmente.

A face interna do **istmo** não possui papilas ou pregas.

Estômago Muscular
(Figs. 62-6 e 7, 63-9, 11, 12 e 13)

O estômago muscular é um grande órgão com formato de uma lente biconvexa. O seu diâmetro craniocaudal é maior que o diâmetro dorsoventral. Ele está situado, aproximadamente, entre os níveis da terceira e décima quarta vértebras lombossacrais, no macho, e aproximadamente entre a sétima vértebra torácica e a décima segunda vértebra lombossacral, na fêmea. Está situado essencialmente no plano vertical. Entretanto, seu eixo craniocaudal direciona-se um tanto ventralmente e para a direita, na parte ventral esquerda da cavidade do corpo, e sua parte mais ventral muitas vezes cruza a linha média para o lado direito. A parte principal do estômago muscular, o **corpo**, separa os dois pequenos **sacos cegos craniodorsal e caudoventral**, que ressaltam nas duas extremidades do órgão. O primeiro deles está localizado na extremidade craniodorsal e o último na extremidade caudoventral do estômago. O estômago glandular abre-se no saco cego craniodorsal. Mais adiante e ventralmente, próximo à borda do saco cego craniodorsal e na face direita, encontra-se o **óstio duodenal**. Este óstio situa-se aproximadamente ao nível da terceira vértebra lombossacral, no macho, e da primeira vértebra lombossacral, na fêmea.

Cranialmente a face esquerda do estômago muscular está localizada próxima ao lobo esquerdo do fígado; caudalmente ele está separado, da parede abdominal, pela cavidade celômica hepática ventral esquerda. A parte cranial da face dorsal está separada, pelo saco aéreo abdominal esquerdo, do testículo esquerdo, no macho (e do ovário e oviduto na fêmea). No macho e na fêmea que não está em postura, parte do jejuno também situa-se dorsalmente ao estômago muscular. A parte dorsal da face direita está separada do reto e do ceco esquerdo pelo saco aéreo abdominal esquerdo. A parte ventral situa-se próximo das partes descendente e ascendente do duodeno e do pâncreas. Caudalmente ao estômago muscular estão situadas a alça do duodeno, parte do jejuno e as partes distais dos cecos.

A parede do estômago muscular é extremamente grossa. Sua superfície interna é forrada por um epitélio simples colunar através do qual abrem-se as glândulas simples tubulosas, retas, da lâmina própria. Sobre a superfície epitelial há uma resistente **membrana do estômago muscular**.* Esta membrana é produzida pelas glândulas e pelos epitélios das criptas e superficial. A fixação da membrana ao epitélio é moderadamente firme. Sobre o corpo do estômago muscular a referida membrana é espessa e possui muitas pregas paralelas longitudinais, algumas das quais se dividem. A nível dos sacos cegos a membrana é mais fina e as pregas estão direcionadas tanto longitudinal como transversalmente, anastomosando-se de modo reticular. No saco cego craniodorsal as pregas da membrana são contínuas com as da parte dorsal do corpo do estômago muscular, enquanto que as do saco cego caudoventral são contínuas com aquelas da parte ventral do corpo do órgão. A membrana normalmente é de cor marrom, verde ou amarela, em decorrência da regurgitação de pigmentos biliares do duodeno.

Microscopicamente, a membrana consiste de colunas verticais de secreção das glândulas tubulosas simples. Entre esta secreção há uma matriz formada pelos epitélios das criptas e da superfície. Como a matriz é produzida periodicamente, ela apresenta estriações horizontais e listras mais escuras. Dentro da matriz existem células degeneradas do epitélio superficial.

A membrana é mais comumente descrita como um revestimento "queratinóide" ou "coilíneo". Ela assemelha-se à queratina em sua dureza, resistência às enzimas proteolíticas, insolubilidade em ácidos diluídos e solventes alcalinos e orgânicos, e alta concentração dos aminoácidos básicos. A análise da membrana feita com raios X, realizada por Champetier e Fauré-Fremiet (1938), demonstrou, entretanto, que ela não possuía as características da queratina. Além disso, Eglitis e Knouff (1962) e Glerean e Katchbarian (1965) demonstraram que a secreção das glândulas tubulosas era um complexo glicoprotéico; este fato estabeleceu a natureza não queratínica da membrana, pois um componente glicídico está ausente na queratina pura. Eglitis e Knouff sugeriram que o carboidrato era um mucopolissacarídeo ácido. O endurecimento da membrana é devido à ligação de grupos–S–S.

---

*Camada de secreção seria a melhor denominação.(N. do T.)

Aitken (1958) descreveu, na junção do estômago muscular com o duodeno, uma **zona de transição** de aproximadamente 0,5 cm de comprimento. Esta zona difere do estômago muscular e do duodeno por apresentar mucosa vilosa, glândulas espiraladas, abundantes células epiteliais contendo mucina na superfície livre da mucosa e a presença de apenas algumas células argentafins. Além disso, sua superfície está coberta por uma camada de muco de espessura semelhante à da membrana que forra o estômago muscular. O referido autor sugeriu que a zona de transição possui alguma semelhança funcional com o piloro dos mamíferos. Uma prega ou valva, descrita por alguns autores, não foi observada por Calhoun (1954) entre o estômago muscular e o duodeno.

O **músculo** liso do estômago muscular, de cor escura, é bem desenvolvido e pode ser separado em quatro músculos semi-autônomos; estes quatro músculos são os dois **músculos laterais** (os músculos dorsal e ventral) do corpo, e os dois **músculos intermediários** (os músculos craniodorsal e caudoventral) dos sacos cegos. Todos os quatro músculos estão fixados a extensas **aponeuroses,** nas paredes direita e esquerda. Há ausência de músculo, opostamente aos centros das aponeuroses. Apenas Calhoun (1954) parece ter observado fibrocartilagem na junção do músculo com as aponeuroses.

Dos dois músculos laterais o **músculo dorsal** estende-se entre as aponeuroses e sobre a face dorsal do estômago muscular. O **músculo ventral** distribui-se de modo semelhante sobre a face ventral. Os músculos laterais são espessos e orientados circularmente. Bennett e Cobb (1969b) demonstraram que o primórdio muscular longitudinal externo da moela é perdido no embrião. A espessura entretanto é assimétrica, pois o músculo dorsal é mais espesso caudalmente enquanto o músculo ventral é mais espesso cranialmente.

Os dois músculos intermediários estendem-se entre as aponeuroses, sobre os sacos cegos. Eles são mais finos do que os músculos laterais e cada um possui uma camada interna longitudinal e uma camada externa circular. O **músculo intermediário craniodorsal** se continua com o músculo lateral dorsal, e o **músculo intermediário caudoventral** com o músculo lateral ventral.*

Bennett e Cobb (1969a) demonstraram que o músculo liso da moela está principalmente disposto em feixes entrecruzados ou camadas, separadas por tecido conjuntivo, em relação aos outros músculos lisos viscerais. Os feixes nos músculos laterais estão dispostos apertadamente. Os feixes dos músculos intermediários são menores e estão dispostos frouxamente, em colunas orientadas circularmente e separadas por tecido conjuntivo. Os nexos, entre células musculares adjacentes, parecem ser mais numerosos do que tem sido descrito em outros trabalhos.

---

*Nomes alternativos para os músculos semi-autônomos do estômago muscular são o músculo delgado craniodorsal (músculo intermediário craniodorsal), o músculo espesso caudodorsal (músculo lateral dorsal), o músculo espesso cranioventral (músculo lateral ventral), e o músculo delgado caudoventral (músculo intermediário caudoventral).

Suprimento Sangüíneo e Nervoso do Estômago

Os vasos sangüíneos do estômago da galinha foram descritos por Oliveira (1958) e Nishida et al. (1969).

ARTÉRIAS DO ESTÔMAGO GLANDULAR. As artérias do estômago glandular surgem da artéria celíaca, quer diretamente (a artéria esofágica e a artéria pró-ventricular dorsal) ou indiretamente do ramo esquerdo da artéria celíaca. A artéria esofágica se distribui na parede dorsal do estômago glandular e se anastomosa, cranialmente, com ramos esofágicos da artéria siringotraqueobronquial. As artérias pró-ventriculares, dorsal e ventral, emitem ramos para o estômago muscular. As artérias pró-ventriculares ventrais anastomosam-se com as artérias esofágicas. As artérias do estômago glandular penetram na cápsula do órgão e anastomosam-se para formar uma rede, dentro da parede.

VEIAS DO ESTÔMAGO GLANDULAR. As veias do estômago glandular formam uma rede anastomótica na parede do órgão, superficialmente à rede arterial. Esta rede é drenada principalmente pelas veias pró-ventriculares cranial, caudal e dorsal (Veja as Veias Porta Hepáticas no Cap. 67). A veia pró-ventricular cranial segue cranialmente e une-se à veia cava cranial esquerda, intrapericardialmente; a veia pró-ventricular caudal é uma das tributárias da veia porta hepática esquerda. A veia pró-ventricular dorsal une-se às veias esplênicas, drenando para a veia porta hepática direita. Conseqüentemente, a rede venosa do estômago glandular liga diretamente as circulações porta hepática e sistêmica.

ARTÉRIAS DO ESTÔMAGO MUSCULAR. As artérias do estômago muscular surgem (a) diretamente dos ramos direito ou esquerdo da artéria celíaca (artéria gástrica ventral, artéria gástrica esquerda, a artéria gástrica direita) e de (b) ramos das artérias pró-ventriculares, dorsal e ventral, para o estômago glandular. Estas artérias anastomosam-se para formar uma rede na face do órgão. Ramos desta rede penetram nas aponeuroses das paredes direita e esquerda.

VEIAS DO ESTÔMAGO MUSCULAR. As veias do estômago muscular saem das partes periféricas da parede e formam uma rede venosa na superfície do órgão. Parte do sangue do estômago muscular é drenada pela veia porta hepática direita (veia gástrica direita). As partes cranioventral e esquerda do órgão são drenadas pela veia porta hepática esquerda (veia gástrica ventral e veia gástrica esquerda).

SUPRIMENTO NERVOSO DO ESTÔMAGO. (Veja também o Cap. 69 para as descrições dos plexos pré-vertebrais abdominopélvivos e os ramos do nervo vago.) A descrição da inervação do estômago baseia-se em Hsieh (1951) e Watanabe (1960). Cranialmente ao estômago, ramos surgidos diretamente do vago e dos nervos recorrentes do vago passam para o estômago glandular; aqueles dos troncos principais do vago atingem a face ventral do estômago glandular. Dorsalmente ao estômago glandular os nervos vagos, esquerdo e direito, são considerados como trocando fibras nervosas um com o outro e fornecendo ramos para a face dorsal do estômago glandular. Ambos os nervos vagos a seguir distribuem-se para o estômago muscular. O nervo vago direito inerva principalmente a parte ventral do estômago muscular; o nervo vago esquerdo inerva principalmente a parte dorsal. Nervos esplâncnicos do plexo celíaco são distribuídos em plexos nos vasos sangüíneos para o estômago onde, com ramos dos vagos, eles formam o plexo gástrico.

Outras Aves Domésticas

Da descrição de Malewitz e Calhoun (1958), não existem diferenças entre os estômagos do **peru** e da galinha. De acordo com Marsden (1940), o estômago glandular possui comprimento de 6,25 cm no macho e 5,25 cm na fêmea.

Os estômagos do **pato** e do **ganso** são bem desenvolvidos, e poucas diferenças parecem existir entre eles e o estômago da galinha. De acordo com Kolda e Komárek (1958), existem mais papilas no estômago glandular destas espécies, sendo que no pato elas são mais numerosas e menores do que no ganso. No estômago glandular do pato as glândulas são unilobulares (Cazin, 1887; Das e Biswal, 1967a). A parede do estômago muscular das referidas aves é semelhante à do estômago muscular da galinha (Cazin, 1886a e b, 1887; Kolda e Komárek, 1958; Das e Biswal, 1967a).

INTESTINOS

A descrição dos intestinos da galinha está baseada principalmente nos trabalhos de Mitchell (1896, 1901), Maumus (1902), Beddard (1911), Kaupp (1918), Browne (1922), Latimer e Osborn (1923), Bittner (1924), Krüger (1926), Pilz (1937), McLeod (1939), Grau (1943a, b), Chelva Iyengar (1945), Sisson e Grossman (1953), Calhoun (1954), Aitken (1958), Kolda e Komárek (1958), Kappelhoff (1959), Bradley e Grahame (1960), Kern (1963), McLeod et al. (1964) e Lucas e Stettenheim (1965). De acordo com Pilz (1937), o comprimento dos intestinos é de 165 a 205 cm. Seu peso aumenta 27 vezes entre a incubação e a maturidade (Latimer, 1925).

Intestino Delgado

O **intestino delgado** da galinha consiste de uma alça duodenal cranial e uma parte caudal, para a qual não há uma terminologia aceita. Embora muitos autores, incluindo Pilz (1937) e Grau (1943a e b), sentiram-se capazes de dividir esta parte do trato intestinal em jejuno e íleo, como nos mamíferos, outros autores foram incapazes de distinguir regiões diferentes e representaram-na, portanto, por um único termo, o mais comum sendo o jejuno, o íleo, ou jejuno-íleo. A presente descrição baseia-se principalmente na de Pilz (1937) e Grau (1943a e b), nos quais o intestino delgado é dividido em duodeno, jejuno e íleo.

DUODENO (Figs. 63-9, 11 e 14). O duodeno, de cor pálida a cinza avermelhado, é uma alça com partes — a proximal **descendente** e a distal **ascendente**. O comprimento total é de 22 a 35 cm e o diâmetro é de 0,8 a 1,2 cm (Pilz, 1937). A **parte descendente** estende-se da parte cranial da face direita da moela, caudoventralmente, em sua maior parte do lado direito. Caudalmente ao estômago muscular, ela cruza para o lado esquerdo e depois dobra dorsalmente para unir-se à parte ascendente. A **parte ascendente** estende-se cranial e ventralmente, imediatamente dorsal à parte descendente. Opostamente à parte cranial do estômago muscular ela dobra dorsalmente, cruza a artéria mesentérica cranial e une-se ao jejuno, ventralmente ao rim direito.

A parte descendente é o segmento mais ventral do intestino. A maior parte da porção ascendente situa-se próximo ao jejuno, à direita, e ao íleo e ao ceco esquerdo, dorsalmente, estando separada do estômago muscular, à esquerda, pelo saco aéreo abdominal esquerdo. O **pâncreas** situa-se entre as duas partes do duodeno. Ductos pancreáticos e biliares abrem-se no duodeno ascendente, opostamente às parte craniais do estômago muscular.

Ambas as partes do duodeno são mantidas juntas por uma estreita prega de mesentério, formada pelo alongamento da borda cranial do mesentério dorsal primitivo; esta prega também circunda o pâncreas. O duodeno é, portanto, uma "alça fechada" do intestino, conforme descrita por Gadow (1889). Cranialmente o duodeno é mantido junto ao estômago muscular e fígado por intermédio de dois ligamentos. (a) O **ligamento suspensório do duodeno** de Bittner (1924) e Kern (1963) que une o mesentério do quarto cranial do duodeno ao peritônio, quer na face direita do estômago muscular ou no saco aéreo abdominal esquerdo. Ele é contínuo com um ligamento do íleo e ceco esquerdo. (b) O **ligamento hepatoduodenal** de Bittner (1924) e **Kern** (1963) que une o mesentério da parte cranial do duodeno ascendente à lâmina vertical direita do septo póshepático, próximo à borda caudal do lobo direito do fígado. Os três quartos caudais da alça duodenal não são afixados.

O lúmen do duodeno é mais largo do que o das outras partes do intestino delgado. A mucosa duodenal possui longos vilos e está forrada por um epitélio simples colunar com células caliciformes, na qual se abrem as glândulas simples, ligeiramente espiraladas, da lâmina própria. As células caliciformes aumentam em número durante os primeiros quatro meses (Ackert et al., 1939). De acordo com Aitken (1958), as células das extremidades cegas das glândulas contêm grânulos de mucina. Há ausência de glândulas de Brunner e de células de Paneth. Muitas células argentafins estão presentes, especialmente em uma estreita zona do início do duodeno.

JEJUNO (Fig. 63-14). Enquanto as partes proximal e distal do jejuno, de cor verde/marrom escuro, são quase retas, a maior parte do jejuno está disposta em várias **alças** curtas, com a forma de grinalda, na borda do longo mesentério dorsal. Embora as alças proximal e distal sejam as menores, alças sucessivas são muitas vezes de tamanhos diferentes. A largura de cada alça é sempre maior do que seu comprimento do íleo e ceco esquerdo. (b) O **ligamento** diâmetro é de 0,7 a 1,4 cm (Pilz, 1937).

A parte proximal do jejuno, contínua com o duodeno próximo à artéria mesentérica cranial, se estende caudalmente como várias **alças,** dispostas frouxamente e situadas uma sobre a outra, na parte

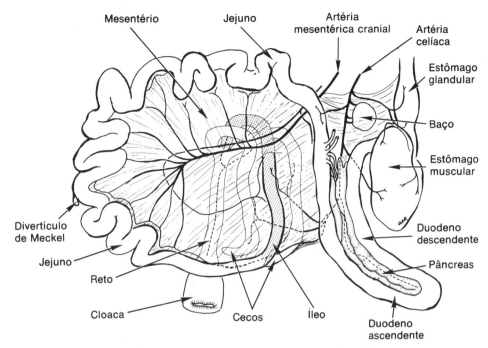

Figura 63-14. Vista ventral do trato gastrintestinal da galinha. (De Grau, 1943a.)

direita da cavidade do corpo. Como as partes das alças não estão intimamente unidas por mesentério, as alças são "abertas" conforme descrito por Gadow (1889).

As alças situam-se próximo ao saco aéreo abdominal direito, à direita; ao ovário, cecos, íleo, duodeno ascendente e pâncreas, à esquerda, e ao fígado, ventralmente. No macho e na fêmea que não esteja na postura, parte do jejuno também situa-se dorsalmente ao estômago muscular. A parte distal do jejuno é contínua com o íleo na linha média, ventralmente ao reto e à cloaca e dorsalmente ao duodeno.

Um curto remanescente cego do saco e pedículo vitelino, o **divertículo de Meckel** *(diverticulum vitelli)*, está presente, em 60 por cento das aves, na espiral do jejuno, opostamente às partes distais da artéria mesentérica cranial e veia mesentérica cranial, normalmente no início da metade distal do jejuno. Este divertículo origina-se do lado do ápice da espiral, opostamente à afixação do mesentério dorsal. Seu comprimento é de aproximadamente 1,25 cm (Pilz, 1937), e seu diâmetro é de aproximadamente 0,5 cm (Kruger, 1926). É mais desenvolvido nas aves jovens do que nos adultos. A extremidade distal do divertículo está unida caudalmente ao mesentério do jejuno por um curto ligamento.

A túnica mucosa do jejuno é quase idêntica à do duodeno, embora os vilos sejam mais curtos. A parede do jejuno é mais grossa do que a do duodeno. Nódulos linfóides, conforme descritos por alguns autores, não foram observados por Calhoun (1954).

A parede do pedículo vitelino é de estrutura similar à do jejuno, embora na ave adulta ele possua grande quantidade de tecido linfóide.

ÍLEO (Fig. 63-14). O íleo, de cor variando do amarelado ao cinza avermelhado, contínuo com o jejuno, na linha média ventral ao reto e cloaca, estende-se em sentido cranial, dorsalmente ao duodeno ascendente. Opostamente ao baço ele dobra dorsal e caudalmente e, próximo à sétima vértebra lombossacral, se continua caudalmente com o reto, onde existe uma pequena constrição. Embora o íleo tenha uma longa parte ascendente e uma curta parte descendente, ele não é uma verdadeira alça. Seu comprimento é de 13 a 18 cm e seu diâmetro de 0,7 a 1 cm (Pilz, 1937).

Em cada lado do íleo e próximo a este, na maior parte de seu comprimento, situam-se os cecos direto e esquerdo. O íleo também está próximo ao estômago muscular e saco aéreo abdominal esquerdo, à esquerda; ao baço e ao duodeno ascendente, ventralmente, e ao jejuno à direita. O mesentério dorsal do íleo estende-se até os cecos como os dois **ligamentos ileocecais,** cada um dos quais tem aproximadamente 1 cm de largura. Um ligamento une o mesentério ao íleo ou o ligamento ileocecal esquerdo ao peritônio, quer na face direita do estômago muscular ou no saco aéreo abdominal esquerdo.

A túnica mucosa do íleo é idêntica àquela do jejuno. A parede, entretanto, é ligeiramente mais grossa. Na junção com o reto há um esfíncter de músculo circular, formando a túnica mucosa uma prega anular direcionada caudalmente.

Intestino Grosso

O intestino grosso da galinha consiste de um par de cecos e um intestino curto e reto, contínuo com o íleo e cloaca, e para o qual não há terminologia aceita. Embora a maioria dos autores adote um termo ou outro, "cólon" ou "reto" para esta parte do intestino, McLeod (1939) sugere "colo-reto". Romanoff (1960) em sua embriologia aviária descreve-o como composto de cólon e reto. Campana (1873), entretanto, considerou que um cólon estava ausente na galinha. Embora a verdadeira homologia desta parte do intestino ainda pareça estar incerta, o termo "reto" será utilizado neste relato.

CECOS (Fig. 63-14). Os longos **cecos direito e esquerdo** da galinha são do tipo "dilatados" na classificação de Mitchell (1901). De seus óstios, caudalmente direcionados para o reto, ventralmente à sétima vértebra lombossacral, eles estendem-se a princípio cranial e depois caudal e paralelamente ao íleo, ao qual estão ligados pelos dois curtos **ligamentos ileocecais.** Suas partes distais, situadas ventralmente à cloaca, estão menos afixadas em posição e podem ser direcionadas quer cranialmente ou caudalmente. Pilz (1937) descreveu em cada ceco **partes proximal, média e distal.** A curta *parte proximal* (base), de cor vermelho claro, possui um lúmen estreito e uma parede relativamente grossa. A longa **parte média** (corpo), de cor verde azulada a verde cinza, é a mais larga e de parede mais fina. A curta **parte distal** (ápice), vermelha clara, é expandida e de extremidade pontuda. Entretanto, Kappelhoff (1959) notou que o formato e a cor das partes média e distal não eram constantes e enfatizou as dificuldades de se distinguir entre as duas partes. O comprimento de cada ceco é de 14 a 23,5 cm (Pilz, 1937).

O lúmen de cada ceco é, em sua maior parte, mais largo do que nos demais segmentos do trato intestinal. A túnica mucosa é semelhante à do intestino delgado, embora Aitken (1958) tenha observado menor número de células caliciformes e Browne (1922) menor quantidade de glândulas. A presença de vilos é discutida. Calhoun (1954) descreveu os vilos da parte proximal do ceco como sendo bem desenvolvidos e, na parte média, como sendo mais curtos e mais largos. Na parte distal os vilos eram curtos ou então ausentes. A túnica mucosa das partes média e distal forma pregas circulares. De acordo com Kappelhoff (1959), entretanto, os vilos estão limitados à parte proximal do ceco, e a túnica mucosa das partes média e distal forma apenas pregas. A parede de cada ceco é mais fina do que nas demais partes do trato intestinal e contém tecido linfóide que é especialmente bem desenvolvido na parte proximal, onde existe uma **tonsila cecal.** Um **esfíncter,** conforme descrito por alguns autores, na junção com o reto, não foi observado por Kappelhoff (1959).

RETO (Figs. 63-14, 65-11). O reto curto, de cor variando de cinza claro a verde, localiza-se ventralmente à sétima vértebra lombossacral, se continuando com o íleo, cranialmente, o ceco esquerdo, ventralmente à esquerda, e o ceco direito, dorsalmente à direita. Ele estende-se caudalmente como um tubo, quase reto, até a cloaca. Na fêmea em postura o reto situa-se próximo ao meio da cavidade abdominal, próximo ao oviduto, dorsal, ao estômago muscular, ventralmente, e ao jejuno, à direita. Em outras aves ele situa-se dorsalmente na parte esquerda da cavidade abdominal, próximo à linha média. Está suspenso na parede dorsal da cavidade abdominal por um curto mesentério, contínuo com o do íleo, o qual muitas vezes origina-se juntamente com o mesentério do oviduto. O reto possui comprimento de 8 a 11 cm e uma largura que é muitas vezes maior do que a do duodeno (Pilz, 1937).

A túnica mucosa do reto é semelhante à do intestino delgado, embora Aitken (1958) tenha observado mais células argentafins e células caliciformes. Há presença de vilos. A parede do reto é mais grossa do que a do intestino delgado.

Suprimento Sangüíneo e Nervoso dos Intestinos (Fig. 63-14)

ARTÉRIAS. A descrição das artérias intestinais está baseada em Pilz (1937) e Westpfahl (1961) (veja as descrições das artérias celíaca, e mesentérica cranial e caudal do Cap. 67). A **artéria pancreaticoduodenal,** continuação do ramo direito da artéria celíaca, estende-se caudalmente no mesentério entre as partes ascendente e descendente do duodeno e fornece muitos ramos para o duodeno e o pâncreas.

A maior parte do jejuno é suprida por 8 a 10 **artérias jejunais** do lado direito da **artéria mesentérica cranial,** que termina opostamente à parte do jejuno com o divertículo de Meckel. A parte proximal do jejuno é suprida por ramos jejunais da artéria hepática direita (artéria celíaca), que anastomosa-se com a artéria jejunal mais proximal da artéria mesentérica cranial. As artérias jejunais estendem-se no mesentério, no sentido do jejuno, e formam arcos arteriais anastomóticos (artéria intestinal marginal) das quais muitos vasos pequenos passam para o jejuno.

Um curto segmento do intestino delgado, além do divertículo de Meckel, é suprido por diversos ramos do lado esquerdo da artéria mesentérica cranial. A maior parte do íleo e dos cecos, que são paralelos, são supridos por um ou dois **ramos ileocecais** da artéria pancreaticoduodenal (artéria celíaca) originados entre o baço e o meio da alça duodenal. O íleo, próximo à junção ileorretal, e as bases dos cecos são supridos por ramos anastomóticos das **artérias** celíaca e **mesentérica caudal.**

O reto é suprido por ramos da **artéria mesentérica caudal** que estende-se dentro do mesentério do reto, sem formar arcos arteriais.

VEIAS. (Ver também as veias porta hepáticas e as veias ilíacas internas, no Cap. 67.) A descrição das veias intestinais está baseada, em parte, em Pilz (1937). O sangue é drenado do duodeno, pâncreas, íleo, e cecos para a veia porta hepática direita por intermédio da **veia gastropancreaticoduodenal;** do jejuno, íleo e os cecos pela **veia mesentérica cranial;** e do reto pela **veia mesentérica caudal.** A veia porta hepática esquerda recebe sangue venoso dos lados ventral e esquerdo do estômago muscular e da parte caudal do pró-ventrículo.

A grande **veia mesentérica caudal** (veia coccígea-mesentérica) (Fig. 65-4) foi estudada em detalhes por Akester (1964, 1967). Ela comunica-se, na linha média da extremidade caudal dos rins, com a anastomose interilíaca das veias portais renais caudais esquerda e direita, estende-se cranialmente no mesentério, unindo-se à veia mesentérica cranial, e drenando na veia porta hepática. Desta maneira, ela forma uma ligação direta entre os sistemas porta do fígado e dos rins. A radiologia demonstrou que o sangue pode passar em qualquer direção nesta veia, entre os dois grandes sistemas portais. O tamanho da veia é relativamente muito grande em proporção ao reto, o qual drena. Como as veias ilíacas externas e as veias isquiáticas unem-se às veias porta renais caudais, a veia mesentérica caudal está indiretamente ligada com as veias do membro pélvico.

NERVOS. A descrição da inervação dos intestinos está baseada em Hsieh (1951). (Veja também os plexos pré-vertebrais abdominopélvicos, nervo vago e ramos do plexo pudendo, no Cap. 69.) Ele consiste de vários plexos nervosos anastomóticos, formados pelos nervos esplâncnicos do **tronco torácico** e do **tronco do nervo simpático sinsacral,** e pelos ramos do **nervo vago** e do **plexo pudendo.**

O **plexo pancreaticoduodenal** é a continuação do **plexo celíaco** e recebe ramos do **plexo hepático** na artéria hepática direita, do **nervo hepático** dos plexos mesentérico cranial e adrenal, e do **plexo mesentérico cranial**. Está situado no mesentério entre a alça duodenal, e fornece ramos para o duodeno, pâncreas e os cecos.

O restante do trato intestinal é inervado pelo **nervo intestinal** (de Remak). A origem, ligações e componentes do nervo intestinal serão descritos no sistema nervoso autônomo, no Cap. 69. A cloaca recebe sua inervação do nervo pudendo e do ramo cloacal do nervo caudal lateral (pudendo externo). Os nervos formam uma rede irregular de gânglios interligados, o plexo e gânglios cloacais.

Outras Aves Domésticas

De acordo com Malewitz e Calhoun (1958), o trato intestinal do **peru** é essencialmente o mesmo que o da galinha. Medições realizadas por Marsden (1940) em perus Bronze, jovens, deram os seguintes comprimentos: intestino delgado, 268,75 cm no macho e 204 cm na fêmea; cada ceco, 45,7 cm no macho e 32,2 cm na fêmea; reto e cloaca, 21 cm no macho e 16,7 cm na fêmea. Para uma descrição dos vilos intestinais veja Hilton (1902), Rosenberg (1941), e Malewitz e Calhoun (1958).

A descrição dos intestinos do **pato** e do **ganso** é baseada em Mitchell (1896, 1901), Hilton (1902), Beddard (1911), Kaiser (1925), Pilz (1937), Grau (1943a, b), Kolda e Komárek (1958), Das et al. (1965) e Das e Biswal (1967b). A divisão do trato em duodeno, jejuno, íleo, cecos e reto está baseada nas descrições de Pilz (1937) e Grau (1943a e b).

De acordo com Pilz (1937), o comprimento total do trato intestinal é de 155 a 233 cm no pato e 250 a 365 cm no ganso.

DUODENO DO PATO E DO GANSO (Figs. 63-15, 16 e 17). O duodeno do pato e do ganso é essencialmente semelhante ao da galinha. A parte caudal não fixada da alça é relativamente mais longa, especialmente no pato, se apresentando muitas vezes direcionada cranialmente na face esquerda do estômago muscular ou dobrada em S na parte caudal da cavidade abdominal. Como o mesentério que une as **partes ascendente e descendente** do duodeno é relativamente mais largo que o da galinha, as duas partes do duodeno estão menos firmemente unidas e o pâncreas parece estar suspenso em uma prega distinta de mesentério. Imediatamente dorsal ao duodeno ascendente encontra-se a alça do jejuno, dentro da qual abre-se o divertículo de Meckel. De acordo com Pilz (1937), o duodeno possui um comprimento de 22 a 38 cm no pato e 40 a 49 cm no ganso, e uma largura de 0,4 a 1,1 cm no pato e de 1,2 a 1,6 cm no ganso.

Os **ductos pancreático** e **biliar** abrem-se no duodeno ascendente, opostamente à parte cranial do estômago muscular.

Hilton (1902) observou que os vilos do duodeno do pato estão regularmente dispostos e possuem tamanho e forma quase constantes. Cada um possui uma base fina e quadrada e uma parte triangular distal com um ápice pontudo. Muitas vezes dois vilos, próximos um do outro, encaixam-se; a borda de um vilo é espessada e cada borda espessa toca a borda fina do outro vilo. Kaiser (1925) descreveu a disposição regular dos vilos na parte proximal do duodeno do ganso. Os vilos ou são relativamente curtos com bases largas ou relativamente longos com bases estreitas.

JEJUNO DO PATO E DO GANSO (Figs. 63-15, 16 e 17). O jejuno do pato e do ganso está disposto em cinco a oito **"alças fechadas"** estreitas e longas, na borda do mesentério dorsal. O **divertículo de Meckel** abre-se na mais longa destas alças jejunais. Normalmente entre a alça do duodeno e a alça jejunal mais longa existem três alças pequenas que variam de tamanho. A alça mais longa (com o divertículo de Meckel) situa-se opostamente às partes distais da artéria mesentérica cranial e à veia mesentérica cranial, e é a **"alça axial"** de Mitchell (1901). Distalmente à alça axial encontram-se alças que são ligeiramente menores do que a alça axial, porém mais longas do que as três alças proximais. A parte mais distal do jejuno forma a parte descendente de uma alça; o restante desta alça é formado pelo íleo. Esta alça, que é tanto jejunal como ileal, é a **"alça supraduodenal"** de Mitchell (1901). De acordo com Pilz (1937), o jejuno possui um comprimento de 90 a 140 cm no pato e 150 a 185 cm no ganso, e um diâmetro de 0,4 a 0,9 cm no pato e 1,3 a 1,7 cm no ganso.

As **alças jejunais** direcionam-se longitudinal e caudalmente, uma sobre a outra, principalmente na parte direita da cavidade abdominal. A "alça axial" (a alça mais longa) localiza-se dorsal à alça duodenal e ventralmente à "alça supraduodenal", unindo-se a esta última. Por causa das posições das alças do jejuno, o mesentério dorsal apresenta-se fortemente dobrado e fusões ocorrem entre partes do mesentério.

Em 80 por cento dos patos e 90 por cento dos gansos um divertículo de Meckel bem desenvolvido *(diverticulum vitelli)* está presente no ápice da alça

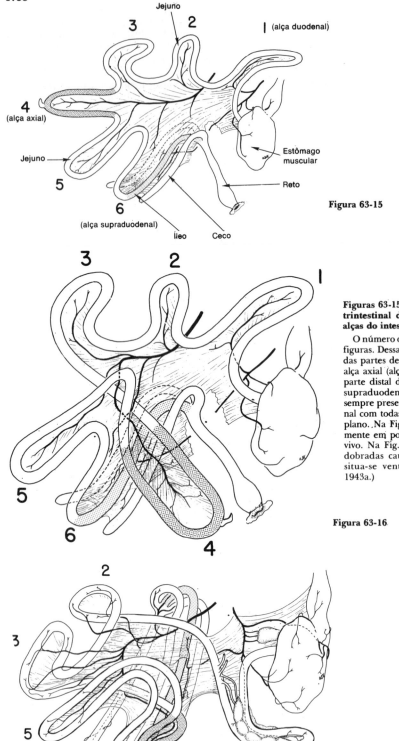

Figura 63-15

Figura 63-16

Figura 63-17

Figuras 63-15, 16 e 17. Vistas ventrais do trato gastrintestinal do ganso doméstico evidenciando as alças do intestino delgado.

O número de alças varia, mas seis são mostradas nas figuras. Dessas alças, a alça duodenal (alça 1) consiste das partes descendente e ascendente do duodeno, a alça axial (alça 4) consiste do jejuno, opostamente à parte distal da artéria mesentérica cranial, e a alça supraduodenal (alça 6) consiste do jejuno e íleo, sempre presentes. A Fig. 63-15 mostra o trato intestinal com todas as alças intestinais situadas no mesmo plano. Na Fig. 63-16, a alça 4 está dobrada caudalmente em posição ventral à alça 6, como no animal vivo. Na Fig. 63-17, tanto a alça 1 como a 4 estão dobradas caudalmente. No animal vivo, a alça 1 situa-se ventralmente à alça 4. (Segundo Grau, 1943a.)

axial. No ganso ele é de 1,0 a 1,6 cm de comprimento.

A parede do jejuno do pato e do ganso é estruturalmente semelhante à da galinha. De acordo com Hilton (1902), no pato, os vilos da parte proximal são idênticos àqueles do duodeno. Mais adiante e distalmente, entretanto, eles são mais curtos e de forma oblonga, dispostos de modo que numa observação superficial as bordas curtas de cada vilo são paralelas às bordas longas dos vilos adjacentes. Os vilos no ganso, de acordo com Kaiser (1925), são ligeiramente mais curtos próximo ao divertículo de Meckel do que no duodeno, mas tornam-se mais longos distalmente.

ÍLIO DO PATO E DO GANSO (Figs. 63-15, 16 e 17). O íleo do pato e do ganso forma a parte ascendente da **"alça supraduodenal"**, o restante da qual é formado pela parte mais distal do jejuno. Ele situa-se dorsal e paralelamente à "alça axial" do jejuno que contém o divertículo de Meckel. De acordo com Pilz (1937), o íleo possui um comprimento de 10 a 18 cm no pato e de 20 a 28 cm no ganso, e um diâmetro de 0,4 a 0,8 cm no pato e 1,3 a 1,5 cm no ganso.

A parede do íleo parece ser semelhante à da galinha. Hilton (1902) não observou diferenças entre os vilos do íleo e a parte distal do jejuno, no pato. De acordo com Kaiser (1925), os vilos, no ganso, são mais longos na parte distal do íleo do que nas demais partes do intestino delgado.

CECOS DO PATO E DO GANSO (Figs. 63-15, 16 e 17). O par de cecos bem desenvolvidos do pato e do ganso são do tipo "dilatado" na classificação de Mitchell (1901). Como na galinha, eles situam-se em qualquer dos lados do íleo, ao qual estão afixados pelos ligamentos ileocecais. Eles localizam-se, ventralmente, próximo à alça axial do jejuno. De acordo com Pilz (1937), os cecos possuem comprimentos de 10 a 20 cm no pato e de 23 a 28 cm no ganso. Os diâmetros dos cecos são, nas partes proximais (base), de 0,3 a 0,5 cm no pato e de 0,6 cm no ganso; nas partes médias (corpo) de 0,5 a 0,7 cm no pato e de 0,8 a 1,2 cm no ganso; e nas partes distais (ápice) 1 cm.

Pilz (1937) observou que no **ganso** é difícil distinguir três partes em cada ceco como na galinha. Entretanto, a parte proximal tem parede mais espessa, mais estreita e é de cor mais clara do que a cor verde azulada da parte restante do ceco. Um **esfíncter** está presente na parede da parte proximal. No **pato**, a parte proximal é mais estreita do que na galinha, e a parte distal ocasionalmente é expandida.

As paredes dos cecos parecem ser semelhantes às da galinha. Os vilos no pato têm forma de dentes e são mais curtos do que nos do intestino delgado (Hilton, 1902). De acordo com Das e Biswal (1967b) agregados linfocíticos e folículos linfóides, com centros germinativos, estão ausentes no pato.

RETO DO PATO E DO GANSO (Figs. 63-15, 16 e 17). O reto do pato e do ganso é semelhante àquele da galinha. De acordo com Pilz (1937), ele possui um comprimento de 7,5 a 12,5 cm no pato e de 16 a 22 cm (incluindo a cloaca) no ganso, e um diâmetro de 0,6 a 1,2 cm no pato e de 1,0 a 1,4 no ganso.

Os vilos do reto do pato têm forma de finas placas semelhantes em comprimento às do íleo (Hilton, 1902). Numa observação superficial eles têm forma de V e estão dispostos em fileiras paralelas, a convexidade de cada vilo situando-se opostamente à concavidade do vilo adjacente. De acordo com Kaiser (1925), no ganso os vilos da parte proximal do reto são semelhantes em comprimento aos do íleo. Distalmente, entretanto, eles tornam-se mais curtos.

SUPRIMENTO SANGÜÍNEO DOS INTESTINOS. As artérias e veias do trato intestinal do pato e do ganso são como as da galinha (Pilz, 1937).

FÍGADO
(Figs. 63-9, 11, 18 e 19)

A descrição do fígado da galinha baseia-se principalmente em Kaupp (1918), Latimer e Osborn (1923), Bittner (1924), Grau (1943b), Chelva Iyengar (1945), Sisson e Grossman (1953), Calhoun (1954), Lucas et al. (1954), Lucas e Denington (1956), Kolda e Komárek (1958), Simić e Janković (1959), Bradley e Grahame (1960), Kern (1963), McLeod et al. (1964), e Lucas e Stettenheim (1965).

O fígado é suspenso pelo peritônio nas cavidades celômicas hepáticas dorsal e ventral, direita e esquerda (McLelland e King, 1970; ver também o Cap. 62). No período de incubação ele possui uma cor amarelada devido aos pigmentos da gema, carreados com os lipídios para o fígado nos últimos estágios de incubação (Kingsbury et al., 1956). Calhoun (1954) observou a cor amarela até o décimo quinto dia de incubação. Nas aves mais velhas o fígado é de cor marrom escura. O peso do fígado aumenta 33,9 vezes entre a incubação e a maturidade (Latimer, 1925).

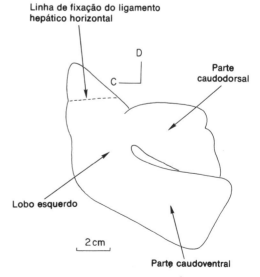

Figura 63-18. Vista lateral do lobo primário esquerdo do fígado da galinha.

A parte caudal do lobo é subdividida por uma fissura. Na linha tracejada, o ligamento hepático horizontal une o peritônio visceral à face lateral do lobo. D, Dorsal; C, cranial.

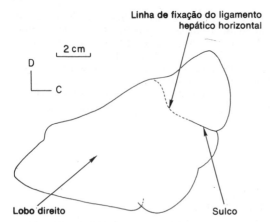

Figura 63-19. Vista lateral do lobo primário direito do fígado da galinha.
Na linha tracejada o ligamento hepático horizontal une o peritônio visceral à face lateral do lobo. D, Dorsal; C, cranial.

O fígado possui **lobos direito** e **esquerdo** que se unem cranialmente na linha média. O **lobo esquerdo,** com a forma de prisma, é normalmente menor do que o lobo direito e estende-se, na fêmea, entre os níveis da terceira vértebra torácica e a quarta vértebra lombossacral. Sua parte caudal está dividida por uma fissura, direcionada cranialmente, na borda caudal do lobo nas **partes caudoventral** e **caudodorsal.** A fissura varia em extensão e, em determinadas aves, curva-se dorsalmente para atingir a borda dorsal do lobo. O **lobo direito,** com a forma de coração, estende-se, na fêmea, entre a terceira vértebra torácica e a quinta vértebra lombossacral. Sua parte cranial estende-se mais adiante e dorsalmente do que a do lobo esquerdo. Lucas e Denington (1956) descreveram divisões centrais dos lobos direito e esquerdo. O fígado está situado ligeiramente em posição mais caudal no macho do que na fêmea.

A maior parte da superfície parietal, convexa e lisa, do fígado está próxima da parede ventral e lateral do corpo e dos sacos aéreos torácicos. A parte cranioventral da superfície de ambos os lobos é porém côncava, onde os lobos estão em contato com o ápice do coração, direcionando-se ventrocaudalmente. A superfície visceral é irregularmente côncava e possui as impressões de muitas vísceras. Ao nível da ligação entre os lobos ele está em contato dorsalmente com o esôfago, estômago glandular, baço, jejuno e duodeno, e com o testículo direito, no macho, e o ovário, na fêmea em postura. A parte cranial do estômago muscular está em contato com as faces viscerais dos lobos. A **veia cava caudal** passa através da parte cranial do lobo direito, próximo à sua borda dorsal. Os ductos biliares e os vasos sangüíneos penetram no fígado em uma fissura transversal da face visceral. A **vesícula biliar** fusiforme situa-se na face visceral do lobo direito. Uma descrição detalhada das variações da anatomia macroscópica do fígado da galinha é dada por Lucas e Denington (1956).

O parênquima do fígado consiste de placas anastomóticas de células hepáticas circundando sinusóides. Diferentemente das placas de células hepáticas nos mamíferos, que são da espessura de uma célula, aquelas da galinha são da espessura de duas células (Elias e Bengelsdorf, 1952; Hickey e Elias, 1954; Purton, 1969). Purton (1969) descreve os canalículos biliares como sendo formados entre três a cinco células adjacentes. Calhoun (1954) considerou que os septos de tecido conjuntivo interlobular são provavelmente menos aparentes ao microscópio óptico do que os dos mamíferos domésticos.

Cada lobo é drenado por um ducto biliar. O ducto hepatocístico estende-se do lobo direito à vesícula biliar. O ducto cístico-entérico une a vesícula biliar à parte distal do segmento ascendente do duodeno. O ducto hepato-entérico drena o lobo esquerdo do fígado para a parte distal do segmento ascendente do duodeno.

Suprimento Sangüíneo e Nervoso do Fígado

ARTÉRIAS. Os vasos sangüíneos aferentes do fígado são as artérias hepáticas direita e esquerda e as veias porta hepáticas direita e esquerda. A artéria esquerda é uma parte do ramo esquerdo da artéria celíaca, enquanto a artéria direita origina-se diretamente do ramo direito da artéria celíaca. Hsieh (1951) descreveu a artéria hepática direita como supridora de ambos os lobos do fígado e da vesícula biliar.

VEIAS. A veia porta hepática direita drena o sangue do duodeno, do pâncreas, do íleo e dos cecos através da veia pancreaticoduodenal; do jejuno, íleo e dos cecos através da veia mesentérica cranial; e do reto através da veia mesentérica caudal (Pilz, 1937). A veia porta hepática esquerda é muito menor e drena o sangue de partes do estômago (Nishida et al., 1969). O fígado é drenado em sua maior parte por duas veias hepáticas que unem a veia cava caudal ao fígado. (Veja também o Cap. 67 para as descrições da artéria celíaca, veias porta hepáticas e tributárias da veia cava caudal.)

NERVOS. Os nervos do fígado foram descritos por Hsieh (1951) como originados dos plexos das artérias hepáticas direita e esquerda. O plexo hepático direito é formado por ramos do plexo celíaco e pelo nervo hepático do plexo adrenal direito. O plexo hepático esquerdo é menos desenvolvido e é contínuo com o plexo celíaco. Watanabe (1960) descreveu ramos do nervo vago direito que passam para o lobo direito do fígado na artéria hepática.

Outras Aves Domésticas

Uma descrição detalhada do fígado do peru, pato e ganso é dada por Simić e Janković (1959).

PÂNCREAS
(Figs. 63-9, 11 e 14)

A descrição seguinte do pâncreas da galinha está baseada principalmente em Kaupp (1918), Clara (1924), McLeod (1939), Nagelschmidt (1939), Grau (1943b), Chelva Iyengar (1945), Oakberg (1949), Sisson e Grossman (1953), Calhoun (1954), Lucas et al. (1954), Kolda e Komárek (1958), Bradley e Grahame (1960), Mikami e Ono (1962), McLeod et al. (1964), Lucas e Stettenheim (1965) e Machino et al. (1966).

O pâncreas, de cor amarelo claro ou avermelhado, possui **lobos esplênicos principais ventral e dorsal**, sendo parte do lobo ventral às vezes denominada como o terceiro lobo principal. Os lobos dorsal, ventral e terceiro são longos e finos e estendem-se longitudinalmente no mesentério dorsal, unindo as partes ascendente e descendente do duodeno. O lobo esplênico é pequeno. Sua parte cranial situa-se próxima do baço; caudalmente, ele une-se ao lobo dorsal. O peso do pâncreas aumenta 214 vezes entre a incubação e a maturidade (Latimer, 1925). A glândula possui três ductos excretores principais. O lobo esplênico não possui ducto excretor distinto. Os ductos pancreático e biliar abrem-se na parte ascendente do duodeno, opostamente à parte cranial do estômago muscular.

A **parte exócrina** do pâncreas, como nos mamíferos, é uma glândula tubuloalveolar composta. A **parte endócrina** consiste de **ilhotas de Langerhans** que contêm algumas células delta e/ou muitas células alfa ou muitas células beta. As ilhotas "alfa" somente estão presentes nos lobos terceiro e esplênico. As **células alfa** secretam glucagon (Mikami e Ono, 1962). As ilhotas "beta" estão espalhadas por toda a glândula. As **células beta** secretam insulina. As **células delta,** de acordo com estudos em microscopia eletrônica realizados por Machino et al. (1966), possuem grânulos que são diferentes dos das células alfa e beta. A função das células delta é desconhecida.

Suprimento Sangüíneo e Nervoso do Pâncreas

ARTÉRIAS. Os vasos sangüíneos do pâncreas foram descritos por Paik et al. (1969). O sangue arterial atinge os lobos pancreáticos dorsal, ventral e terceiro na **artéria pancreaticoduodenal,** uma continuação direta da artéria celíaca. O lobo esplênico é suprido pelos ramos **jejunal** e **duodenojejunal da artéria celíaca.**

VEIAS. O sangue venoso passa da **veia pancreaticoduodenal** para a veia porta hepática direita.

NERVOS. De acordo com Hsieh (1951), o pâncreas é inervado pelo **plexo pancreaticoduodenal,** que é uma continuação do **plexo celíaco** e também recebe ramos do **nervo hepático** e do **plexo mesentérico cranial.**

Outras Aves Domésticas

Malewitz e Calhoun (1958) não observaram nenhuma diferença entre o pâncreas do **peru** e o da galinha.

O pâncreas do **pato** e do **ganso** é descrito por Kolda e Komárek (1958). Os dois ductos pancreáticos abrem-se com os ductos biliares na parte ascendente do duodeno. A presença de um terceiro ducto pancreático foi reportada.

BIBLIOGRAFIA

Ackert, J. E., S. A. Edgar and L. P. Frick. 1939. Goblet cells and age resistance of animals to parasitism. Trans. Am. microsc. Soc., 58:81–89.
Aitken, R. N. C. 1958. A histochemical study of the stomach and intestine of the chicken. J. Anat., 92:453–466.
Akester, A. R. 1964. Radiographic studies of the renal portal system in the domestic fowl (Gallus domesticus). J. Anat., 98:365–376.
Akester, A. R. 1967. Renal portal shunts in the kidney of the domestic fowl. J. Anat., 101:569–594.
Andersen, A. E., and P. H. J. Nafstad. 1968. An electron microscopic investigation of the sensory organs in the hard palate region of the hen (Gallus domesticus). Z. Zellforsch. mikrosk. Anat., 91:391–401.
Antony, M. 1920. Uber die Speicheldrüsen der Vögel. Zool. Jahrb. (Anat.), 41:547–660.
Beddard, F. E. 1911. On the alimentary tract of certain birds and on the mesenteric relations of the intestinal loops. Proc. zool. Soc. Lond., 47–93.
Bellairs, A. D'A., and C. R. Jenkin 1960. The skeleton of birds. In: Marshall, A. J. (ed.): Biology and Comparative Physiology of Birds. Vol. 2. New York, Academic Press, Inc.
Bennett, T., and J. L. S. Cobb. 1969a. Studies on the avian gizzard: Morphology and innervation of the smooth muscle. Z. Zellforsch. mikrosk. Anat., 96:173–185.
Bennett, T, and J. L. S. Cobb. 1969b. Studies on the avian gizzard: The development of the gizzard and its innervation. Z. Zellforsch. mikrosk. Anat., 98:599–621.
Biswal, G., and L. N. Das. 1967. Micro-anatomy of the tongue of the domestic duck (Anas boscas). Indian vet. J., 44:25–29.
Bittner, H. 1924. Die Sektion des Hausgeflügels und der Versuchssingvögel. Berl. tierärztl. Wschr., 40:99–101.
Bradley, O. C., and T. Grahame. 1960. The Structure of the Fowl. 4th ed. Edinburgh, Oliver and Boyd, Ltd.
Browne, T. G. 1922. Some observations on the digestive system of the fowl. J. comp. Path. Ther., 35:12–32.
Bubien-Waluszewska, A. 1968. Le paquet caudal des nerfs crâniens de la poule domestique (Gallus domesticus). Acta anat., 69:445–457.
Calhoun, M. L. 1954. Microscopic Anatomy of the Digestive System of the Chicken. Ames, Iowa State College Press.

Campana, A. 1873. Cited by Bittner, H. 1924.
Cazin, M. 1886a. Recherchés sur la structure de l'estomac des oiseaux. C. r. Séanc. Acad. Sci., 102:1031–1033.
Cazin, M. 1886b. La structure de la muqueuse du gésier des oiseaux. Bull. Soc. philomath. Paris, 10:57–61.
Cazin, M. 1887. L'appareil gastrique des oiseaux. Ann. Sci. nat. (Zool.), 4:177–323.
Champetier, G., and E. Fauré-Fremiet. 1938. Étude roentgénographique des kératines sécrétées. C. r. Séanc. Acad. Sci., 207:1133–1135.
Chelva Iyengar, H. N. 1945. Anatomy of the domestic fowl. Indian vet. J., 22:83–106.
Cholodkowsky, N. 1892. Zur Kenntnis der Speicheldrüsen der Vögel. Zool. Anz., 15:250–254.
Clara, M. 1924. Das Pankreas der Vögel. Anat. Anz., 57:257–265.
Cornelius, C. 1925. Morphologie, Histologie und Embryologie des Muskelmagens der Vögel. Morph. Jahb., 54:507–559.
Das, L. N., and G. Biswal. 1967a. Microscopic anatomy of oesophagus, proventriculus and gizzard of the domestic duck (Anas boscas). Indian vet. J., 44:284–289.
Das, L. N., and G. Biswal. 1967b. Microanatomy of intestine, pancreas and liver of the domestic duck (Anas boscas). Indian vet. J., 44:763–766.
Das, L. N., D. B. Mishra and G. Biswal. 1965. Comparative anatomy of the domestic duck (Anas boscas). Indian vet. J., 42:320–326.
Eglitis, I., and R. A. Knouff. 1962. An histological and histochemical analysis of the inner lining and glandular epithelium of the chicken gizzard. Am. J. Anat., 111:49–65.
Elias, H., and H. Bengelsdorf. 1952. The structure of the liver of vertebrates. Acta Anat., 14:297–337.
Farner, D. S. 1960. Digestion and the digestive system. In Marshall, A. J. (ed.): Biology and Comparative Physiology of Birds. Vol. 1. New York, Academic Press, Inc.
Fedde, M. R., R. E. Burger and R. L. Kitchell. 1963. Localization of vagal afferents involved in the maintenance of normal avian respiration. Poult. Sci., 42:1224–1236.
Fujii, S., and T. Tamura. 1966. Histochemical studies on the mucin of the chicken salivary glands. J. Fac. Fish. Anim. Husb. Hiroshima Univ., 6:345–355.
Fujioka, T. 1963. Comparative and topographical anatomy of the

fowl. IV. On the origin and insertions of muscles of the head and neck in the fowl. Part 1. Muscles of the head. Jap. J. vet. Sci., 25:207-226.
Gadow, H. 1889. On the taxonomic value of the intestinal convolutions in birds. Proc. zool. Soc. Lond., pp. 303-316.
Glerean, A., and E. Katchbarian. 1965. Estudo histologico e histoquimico da moela de Gallus (gallus) domesticus. Rev. Fac. Farm. Bioquim. Univ. Sao Paulo, 2:73-84.
Goodman, D. C., and H. I. Fisher. 1962. Functional Anatomy of the Feeding Apparatus in Waterfowl. Aves: Anatidae. Carbondale, Southern Illinois University Press.
Göppert, E. 1903. Die Bedeutung der Zunge fur den sekundären Gaumen und den Ductus naso-pharyngeus. Morph. Jahrb., 31:311-359.
Grau, H. 1943a. Artmerkmale am Darmkanal unserer Hausvögel. Berl. tierärztl. Wschr., 23-24:176-179.
Grau, H. 1943b. Anatomie der Hausvögel. In Ellenberger and Baum's Handbuch der Vergleichenden Anatomie der Haustiere. 18th ed. Berlin, Springer-Verlag.
Halpern, B. P. 1962. Gustatory nerve responses in the chicken. Am. J. Physiol., 203:541-544.
Hamilton, H. L. 1952. In Lillie's Development of the Chick. 3rd ed. New York, Henry Holt & Co., Inc.
Heidrich, H. 1908. Die Mund- und Schlundkopfhöhle der Vögel und ihre Drüsen. Morph. Jahrb., 37:10-69.
Hickey, J. J.. and H. Elias. 1954. The structure of the liver of birds. Auk, 71:458-462.
Hilton, W. A. 1902. The morphology and development of intestinal folds and villi in vertebrates. Am. J. Anat., 1:459-504.
Howell, J. McC. 1969. Personal communication.
Hsieh, T. M. 1951. Sympathetic and Parasympathetic Nervous Systems of the Fowl. Ph.D. Thesis, University of Edinburgh.
Jollie, M. T. 1957. The head skeleton of the chicken and remarks on the anatomy of this region in other birds. J. Morph., 100:389-436.
Kaiser, H. 1925. Beiträge zur makro- und mikroskopischen Anatomie des Gänse- und Taubendarms. Deutch. tierärztl. Wschr., 33:729-731.
Kappelhoff, W. 1959. Zum mikroskopischen Bau der Blinddärme des Huhnes (Gallus domesticus L.) unter besonderer Berücksichtigung ihrer postemryonalen Entwicklung. Inaug. Diss., Universität Giessen.
Kaupp, B. F. 1918. The Anatomy of the Domestic Fowl. Philadelphia, W. B. Saunders Company.
Kern, D. 1963. Die Topographie der Eingeweide der Körperhöhle des Haushuhnes (Gallus domesticus) unter besonderer Berücksichtigung der Serosa- und Gekröserverhältnisse. Inaug. Diss., Universität Giessen.
Kingsbury, J. W., M. Alexanderson and E. S. Kornstein. 1956. The development of the liver in the chick. Anat. Rec., 124:165-187.
Kolda, J., and V. Komárek. 1958. Anatomie Domacich Ptaku. Prague. State Agricultural Publishing House.
Krüger, W. 1926. Beiträge zur makro- und mikroskopischen Anatomie des Darmes von Gallus domesticus mit besonderer Berücksichtigung der Darmzotten. Deutch. tierärztl. Wschr., 34:112-113.
Latimer, H. B. 1925. The relative postnatal growth of the systems and organs of the chicken. Anat. Rec., 31:233-253.
Latimer, H. B., and J. L. Osborn. 1923. The topography of the viscera of the chicken. Anat. Rec., 26:275-289.
Latimer, H. B., and J. A. Rosenbaum. 1926. A quantitative study of the anatomy of the turkey hen. Anat. Rec., 34:15-23.
Leasure, E. E., and R. P. Link. 1940. Studies on the saliva of the hen. Poult. Sci., 19:131-134.
Lindenmaier, P., and M. R. Kare. 1959. The taste end-organs of the chicken. Poult. Sci., 38:454-550.
Lucas, A. M., and E. M. Denington. 1956. Morphology of the chicken liver. Poult. Sci., 35:793-806.
Lucas, A. M., and E. M. Denington, G. E. Cottral and B. R. Burmester. 1954. Production of so-called normal lymphoid foci following inoculation with lymphoid tumour filtrate. Poult. Sci., 33:562-584.
Lucas, A. M., and P. R. Stettenheim. 1965. Avian Anatomy. In Biester, H. E., and Schwarte, L. H. (ed.): Diseases of Poultry. 5th ed. Ames, Iowa State University Press.
Machino, M., H. Sakuma and T. Onoe. 1966. The fine structure of the D-cells of the pancreatic islets in the domestic fowl and their morphological evidence of secretion. Arch. histol. Jap., 27:407-418.
Malewitz, T. D., and M. L. Calhoun. 1958. The gross and microscopic anatomy of the digestive tract, spleen, kidney, lungs and heart of the turkey. Poult. Sci., 37:388-398.
Marsden, S. J. 1940. Weights and measurements of parts and organs of turkeys. Poult. Sci., 19:23-28.
Maumus, J. 1902. Les caecums des oiseaux. Ann. Sci. nat. (Zool.), 15:1-148.
McCallion, D. J., and H. E. Aitken. 1953. A cytological study of the anterior submaxillary glands of the fowl, Gallus domesticus. Can. J. Zool., 31:173-178.
McLelland, J. 1968. The hyoid muscles of Gallus gallus. Acta Anat., 69:81-86.

McLelland, J., and A. S. King. 1970. The gross anatomy of the peritoneal coelomic cavities of Gallus domesticus. Anat. Anz., 127:480-490.
McLeod, W. M. 1939. Anatomy of the digestive tract of the domestic fowl. Vet. Med., 34:722-727.
McLeod, W. M., D.M. Trotter and J. W. Lumb. 1964. Avian Anatomy. Minneapolis, Burgess Publishing Company.
Mikami, S., and K. Ono. 1962. Glucagon deficiency induced by extirpation of alpha islets of the fowl pancreas. Endocrinology, 71:464-473.
Mitchell, P. C. 1896. On the intestinal tract of birds. Proc. zool. Soc. Lond., pp. 136-159.
Mitchell, P. C. 1901. On the intestinal tract of birds; with remarks on the valuation and nomenclature of zoological characters. Trans. Linn. Soc. Lond., 8:173-275.
Nagelschmidt, L. 1939. Untersuchungen über die Langerhansschen Inseln der Bauchspeicheldrüse bei den Vögeln. Z. mikrosk.-anat. Forsch., 45:200-232.
Nishida, T., Y. K. Paik and M. Yasuda. 1969. Comparative and topographical anatomy of the fowl. LVIII. Blood vascular supply of the glandular stomach (ventriculus glandularis) and the muscular stomach (ventriculus muscularis). Jap. J. vet. Sci., 31:51-70.
Oakberg, E. F. 1949. Quantitative studies of pancreas and islands of Langerhans in relation to age, sex and body weight in White Leghorn chickens. Amer. J. Anat., 84:279-310.
Oliviera, A. 1958. Contribuição para o estudo anatâmico da artéria celiaca e sua distribuicãoni Gallus domesticus. Veterinaria 12:1-22.
Paik, Y. K., T. Nishida and M. Yasuda. 1969. Comparative and topographical anatomy of the fowl. LVII. The blood vascular system of the pancreas in the fowl. Jap. J. vet. Sci., 31:241-251.
Paștea, E., A. Nicolau, V. Popa, I. Roșca, I. May and A. Căprărin. 1968. Morphologischphysiologische Beobachtungen über den Mund-Pharynx-Ösophagus der Ente. Zbl. Vet. Med., 15:572-580.
Pilz, H. 1937. Armerkmale am Darmkanal des Haugeflügels (Gans, Ente, Huhn, Taube). Morph. Jahrb., 79:275-304.
Portmann, A. 1961. Part I. Sensory organs: Skin, taste and olfaction. In Marshall, A. J. (ed.): Biology and Comparative Physiology of Birds. Vol. 2. New York, Academic Press, Inc.
Preuss, F., K. Donat and G. Luckhaus. 1969. Funktionelle Studie über die Zunge der Hausvögel. Berl. tierärztl. Wschr., 82:45-48.
Purton, M. D. 1969. The structure and ultrastructure of the liver in Gallus domesticus. J. Anat., 105:212.
Quilliam, T. A. 1966a. Structure of receptor organs. In de Reuck, A. V. S., and Knight, J. (ed.): Touch, Heat and Pain. A Ciba Foundation Symposium. London, J. & A. Churchill, Ltd.
Quilliam, T. A. 1966b. One hundred years after Grandry. J. Anat., 100:683.
Quilliam, T. A., and J. Armstrong. 1963a. Some interesting cutaneous receptor arrays. J. Anat., 97:299-300.
Quilliam, T. A., and J. Armstrong. 1963b. Mechanoreceptors. Endeavour, 22:55-60.
Rawles, M. E. 1960. The integumentary system. In Marshall, A. J. (ed.): Biology and Comparative Physiology of Birds. Vol. 1. New York, Academic Press, Inc.
Richards, S. A. 1967. Anatomy of the arteries of the head in the domestic fowl. Proc. zool. Soc. Lond., 152:221-234.
Richards, S. A. 1968. Anatomy of the veins of the head in the domestic fowl. Proc. zool. Soc. Lond., 154:223-234.
Romanoff, A. L. 1960. The Avian Embryo. New York, The Macmillan Company.
Rosenberg, L. E. 1941. Microanatomy of the duodenum of the turkey. Hilgardia, 13:625-654.
Selander, U. 1963. Fine structure of the oxyntic cell in the chicken proventriculus. Acta Anat., 55:299-310.
Shih, L., and M. A. Gibson. 1967. A histological and histochemical study of the development of salivary glands in the chick (Gallus domesticus). Can. J. Zool., 45:607-622.
Simić, V. and N. Janković, 1959. Ein Beitrag zur Kenntnis der Morphologie und Topographie der Leber beim Hausgeflügel und der Taube. Acta Vet., Belgrade 9:7-34.
Sippel, W. 1908. Das Mundach der Vögel und Säuger. Morph. Jahrb., 37:490-524.
Sisson, S., and J. D. Grossman. 1953. The Anatomy of the Domestic Animals. 4th ed. Philadelphia, W. B. Saunders Company.
Susi, F. R. 1969. Keratinization in the mucosa of the ventral surface of the chicken tongue. J. Anat., 105:477-486.
Toner, P. G. 1963. The fine structure of resting and active cells in the submucosal glands of the fowl proventriculus. J. Anat., 97:575-583.
Tucker, R. 1964a. Contributions to the development and histogenesis of the salivary glands of birds. II. Development of the dorsal lingual gland in the tongue of the fowl. Z. mikrosk.-anat. Forsch. 71:158-171.
Tucker, R. 1964b. Contributions to the development and histogenesis of the salivary glands of birds. III. The marginal lingual gland and epithelium of the margin of the tongue in the fowl. Z. mikrosk.-anat. Forsch., 71:305-309.
Tucker, R. 1964c. Contributions to the development and histogenesis of the salivary glands of birds. IV. The intermandibular gland and

its relationship to the papillary system in the tongue of the fowl. Z. mikrosk.-anat. Forsch., 71:310-330.
Tucker, R. 1966. Differentiation of epithelial and connective tissue components in the tongue of *Gallus domesticus*. Res. vet. Sci., 7:1-16.
Watanabe, T. 1960. Comparative and topographical anatomy of the fowl. VII. On the peripheral course of the vagus nerve in the fowl. Jap. J. vet. Sci., 22:145-154.
Watanabe, T. 1964. Comparative and topographical anatomy of the fowl. XVII. Peripheral courses of the hypoglossal, accessory and glossopharyngeal nerves. Jap. J. vet. Sci., 26:249-258.
Westpfahl, U. 1961. Das Arteriensystem des Haushuhnes (*Gallus domesticus*). Wiss. Z. Humboldt-Univ. Math.-Nat. R., 10:93-124.
White, S. S. 1968. Mechanisms involved in deglutition in *Gallus domesticus*. J. Anat., 104:177.
Winkelmann, R. K., and T. T. Myers, III. 1961. The histochemistry and morphology of the cutaneous sensory end-organs of the chicken. J. comp. Neurol., 117:27-35.

CAPÍTULO 64

SISTEMA RESPIRATÓRIO DAS AVES

A. S. King
(com seção sobre laringe *por* S. S. White)

CAVIDADE NASAL

A descrição que segue, da cavidade nasal da **galinha,** está essencialmente baseada em Bittner (1925), Jungherr (1943), Sandoval (1964), Bang (1971) e observações pessoais. As medidas normalmente são para fêmeas adultas de raças pesadas.

A **narina** é uma estreita fenda alongada no bico superior, limitada dorsalmente por uma folha de pele córnea, o **opérculo** (Figs. 64-1, 2 e 3 A). A abertura tem cerca de 7 a 9 mm de comprimento e 1 a 2 mm de largura dorsoventralmente. A abertura óssea, bem maior, é flanqueada pelos ossos pré-maxilar e nasal.

A **cavidade nasal** tem o formato aproximado de um cone, com o ápice apontando rostralmente (Figs. 64-2 e 3). Três compartimentos que se comunicam livremente podem ser reconhecidos na cavidade nasal: um compartimento vestibular ou vestíbulo, rostralmente, um compartimento respiratório, mediano, e um compartimento olfatório, caudalmente. O vestíbulo contém a concha rostral (ventral) e está forrado por epitélio estratificado pavimentoso. Entre ele e o compartimento mediano, a via aérea está ligeiramente contraída, em decorrência da existência de uma crista (o Schwelle de Bang, 1971). O compartimento respiratório contém a concha média (maxilar) e se comunica com a cavidade oral através do óstio da coana; o revestimento epitelial é mucociliar, com linhas alternadas de células ciliadas e glândulas·mucosas intra-epiteliais. O compartimento olfatório contém a concha caudal (dorsal ou olfatória), e está forrado pelo epitélio olfatório. O **septo nasal** separa totalmente os lados esquerdo e direito. Ventralmente ele contém o delicado vômer. O assoalho da cavidade, rostral, é extensamente apoiado pelos processos palatinos da maxila e da pré-maxila; caudalmente, os únicos ossos são o delgado osso palatino e o vômer (Bittner, 1925; Grau, 1943). A maior parte do assoalho, portanto, consiste de tecidos moles. O teto é formado pelos ossos pré-maxilar e nasal, rostralmente, e pelo osso lacrimal, mais caudalmente. Apoio ósseo para a parede lateral está limitado aos ossos nasal e lacrimal.

A **concha nasal rostral** (concha anterior ou ventral) é um cone que aponta rostralmente, com cerca de 8 mm de comprimento e 6 mm de largura dorsoventral em sua base, com uma face medial plana e lisa (Figs. 64-1, 2 e 3 A). Ela não possui forma de pergaminho, mas sim forma de um C, em corte transversal. Embora cubra o nariz internamente, ela é mascarada externamente pela placa vertical (a la-

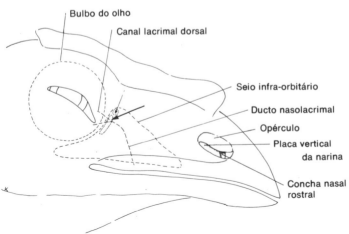

Figura 64-1. Vista lateral do lado direito da cabeça de uma galinha adulta para mostrar as posições aproximadas, em linhas serrilhadas, do globo ocular, seio infra-orbitário, e dos canais lacrimais dorsal e ventral juntando-se para formar o ducto nasolacrimal.

A seta fina aponta para a ligação do seio infra-orbitário com a cavidade da concha caudal. A seta grossa aponta para a abertura do seio infra-orbitário para dentro da cavidade nasal.

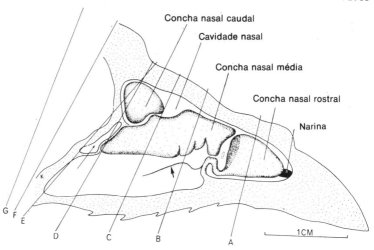

Figura 64-2. Vista medial semidiagramática de uma secção sagital através da cabeça de uma galinha adulta, logo à esquerda do septo nasal.

Os conteúdos da cavidade nasal esquerda são mostrados. A seta fina (esquerda) aponta da abertura da cavidade nasal para o seio infra-orbitário. A seta grossa (centro) aponta para o óstio alongado e com formato de uma fenda, do ducto nasolacrimal. A pequena fenda oval, desenhada como uma linha serrilhada, entre as conchas média e rostral, indica o nível da abertura, no septo nasal, do ducto da glândula nasal. A, B, C, D, E, F e G são os planos das secções transversais na Fig. 64-3.

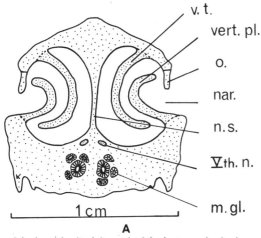

Figura 64-3. Sete secções transversais semidiagramáticas da cabeça de uma galinha adulta.

Os planos das secções A, B, C, D, E, F e G são mostrados na Fig. 64-2. c.o., Óstio da coana; D, dorsal; d.t., concha caudal; d.t.o., abertura da concha caudal; E., tuba auditiva; f., osso frontal; i.s., seio infra-orbitário; i.s.o., abertura do seio infra-orbitário; L, lateral; l., osso lacrimal; l.p.gl., glândula salivar palatina lateral; m.gl., glândula salivar maxilar; m.p.gl., glândula salivar palatina medial; m.t., concha média; nar., nariz; n.s., cavidade nasal; n.gl., glândula nasal; n.gl.d., ducto da glândula nasal; nl.d., ducto nasolacrimal; n.s., septo nasal; o., opérculo; o.b., globo ocular; orb.s., septo interorbitário; orb. tiss., tecido orbitário; p., faringe; vert. pl., placa vertical da concha rostral; v.t., concha rostral; Vth n., divisão oftálmica do nervo trigêmeo. (A distribuição do epitélio olfatório está indicada nas Fig. 64-3D e E por uma linha tracejada, Jungherr, 1943.) (Figuras C, E e G são publicadas com permissão de S. Karger, Basle/New York de McLelland, J. Moorhouse, P.D.S., e Pickering, E.C.: An anatomical and histochemical study of the nasal gland of *Gallus gallus domesticus*, Acta Anatomica, 1968, 71: 122-123.)

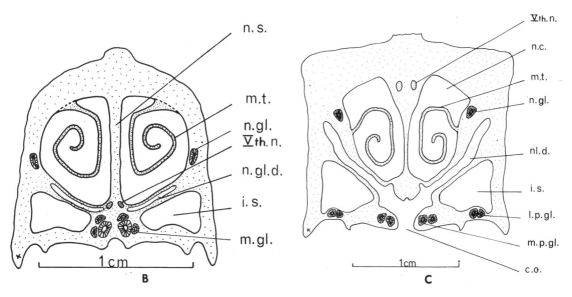

(A ilustração continua na página seguinte.)

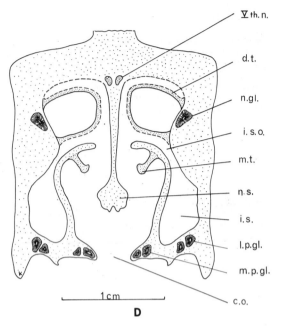

D

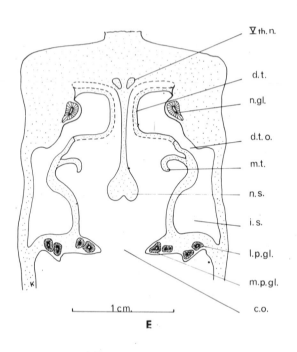

E

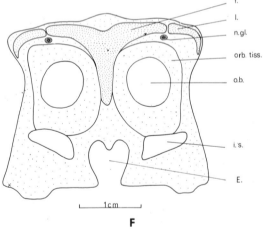

F

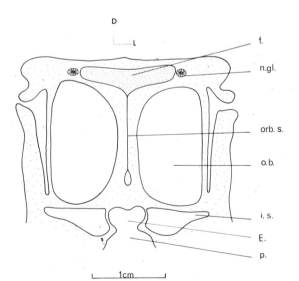

G

mela de Jungherr, 1943; concha atrial de Bang, 1971), uma placa cartilaginosa que se curva dorsalmente da borda ventral do nariz. A extremidade caudal desta concha nasal, isto é, a base do cone, está totalmente fechada por uma placa achatada de cartilagem, em ângulos retos com a parede da cavidade nasal.

A **concha nasal** (maxilar) **média** é a maior das conchas, tendo cerca de 15 mm de comprimento e 5 mm de largura dorsoventral (Figs. 64-2, 3 *B*, *C*, *D* e *E*). Em corte transversal ela tem o formato de um pergaminho com uma e meia voltas (Jungherr, 1943), ou no máximo, duas voltas (Bittner, 1925).

A **concha nasal caudal** (dorsal ou olfatória) é um hemisfério de cerca de 5 mm de diâmetro que se projeta da parede nasal lateral (Figs. 64-2, 3 *D* e *E*). Seu interior está ligado, não à cavidade nasal, mas ao seio infra-orbitário (Bittner, 1925; Jungherr, 1943). A ligação é feita através de um canal curto e estreito de cerca de 1 mm de diâmetro e de 2 mm de comprimento.

SEIO INFRA-ORBITÁRIO (Figs. 64-1, 3 *B*, *C*, *D*, *E*, *F* e *G*). O **seio infra-orbitário** (maxilar) é um espaço triangular e volumoso localizado na região lateral do maxilar superior, em posição imediatamente rostroventral ao olho. Sua superfície dorsocaudal está limitada pelo globo ocular. Embora seja emoldurada pelos ossos nasal, maxilar, jugal e palatino, as paredes são quase inteiramente compostas de tecidos moles, isto é, pelo teto da cavidade oral, ventral, pela pele da face, lateral, e pela parede da cavidade nasal, medialmente.

As duas saídas do seio estão em seu ápice dorsal. A abertura mais dorsal conduz para dentro da concha nasal dorsal. Imediatamente ventral a esta encontra-se a abertura para dentro da cavidade nasal; esta é uma fenda de cerca de 5 mm de comprimento e que, normalmente, está comprimida a um espaço potencial, mas pode facilmente ser aberta a uma largura de cerca de 2 mm.

O revestimento epitelial, rostralmente, é um baixo epitélio estratificado pavimentoso, gradativamente modificado, caudalmente, para um epitélio cilíndrico ciliado com algumas glândulas intra-epiteliais (Jungherr, 1943).

COANA (Figs. 64-3C, *D* e *E* e 63-1). O **óstio da coana** (narinas internas) é a abertura através da qual a cavidade nasal se comunica com a cavidade oral. Ela é uma abertura alongada, mediana, que consiste de uma parte rostral com formato de fenda e uma parte caudal, de forma triangular. Nas fêmeas de raças leves a parte rostral tem menos de 1 mm de largura e a parte caudal da abertura atinge cerca de 3 mm de largura, o total da abertura tendo aproximadamente 22 mm de comprimento. A parte triangular está situada caudalmente aos processos palatinos das maxilas, entre os ossos palatinos. Dorsalmente, ele está dividido, na linha média pelo vômer e septo nasal. Acredita-se que esta parte é homóloga às coanas dos mamíferos; por outro lado, a parte rostral estreita pode corresponder à sutura palatina mediana dos mamíferos (Heidrich, 1908). Em determinados grupos de aves, incluindo os galiformes, esta última permanece sem estar fusionada, e assim deixa uma fenda que liga a cavidade nasal à cavidade oral (Bellairs e Jenkin, 1960). Na ave viva o óstio da coana se fecha quando o teto da faringe é estimulado durante a deglutição, impedindo os movimentos da laringe contra o palato, no sentido de empurrar o bolo alimentar para dentro da cavidade nasal (White, 1968b, 1970).

Não há um **palato mole,** e, portanto, não há uma nasofaringe distinta.

APARELHO LACRIMAL (Figs. 64-1, 2 e 3 *C*). O **ducto lacrimal dorsal** é um grande ducto de cerca de 3 mm de diâmetro que parte do saco conjuntival, a aproximadamente 1 a 2 mm rostral e dorsalmente ao ângulo medial do olho. O **ducto lacrimal ventral** tem aproximadamente 1 mm de diâmetro e se abre a cerca de 1 mm, ventralmente ao ducto dorsal. Estes ductos se unem após 2 a 3 mm para formar o **ducto nasolacrimal.** O ducto nasolacrimal tem um trajeto curvo. Ele segue alguns milímetros, rostralmente, sobre o ápice dorsal do seio infra-orbitário e depois dobra ventralmente, tornando-se incorporado dentro da parede medial do seio infra-orbitário. Ele possui um diâmetro uniforme de cerca de 3 a 4 mm. O **óstio nasolacrimal** é uma fenda alongada localizado no assoalho do compartimento médio (respiratório) da cavidade nasal (cerca de 7 mm de comprimento), guardado por uma proeminente aba grossa, situada dorsalmente à extremidade rostral do óstio de coana. O ducto se abre na extremidade rostral desta fenda.

ÓRGÃO VOMERONASAL. Nas aves o **órgão vomeronasal** (órgão de Jacobson) geralmente ocorre no embrião, na forma de um sulco alongado localizado na parede medial do saco nasal, desaparecendo, posteriormente, por completo (Stresemann, 1934).

REGIÃO OLFATÓRIA (Figs. 64-3 *D* e *E*). A **região olfatória** é limitada pela concha nasal caudal e pela parte adjacente do teto da cavidade nasal, inclusive até a origem dorsal do septo nasal (Jungherr, 1943). Ela provavelmente também se estende rostralmente sobre o teto do compartimento mediano da cavidade nasal (Bang, 1971).

GLÂNDULA NASAL (Figs. 64-2, 3 *B*, *C*, *D*, *E*, *F* e *G*, e 4). Nas aves (Technau, 1936) a **glândula nasal** em ambos os lados consiste geralmente de duas glândulas, medial e lateral, circundadas por uma cápsula comum de tecido conjuntivo; as glândulas medial e lateral possuem ductos separados que se abrem rostralmente. Na galinha e seus parentes próximos, somente a glândula medial e seu ducto estão presentes (Marples, 1932). Representantes de algumas outras ordens também possuem apenas uma glândula (Technau, 1936).

A anatomia da glândula nasal da galinha foi estabelecida por McLelland e Moorhouse (1965), McLelland (1966) e McLelland, Moorhouse e Pickering (1968). A metade caudal está curvada sobre a superfície dorsal do globo ocular. Ela corre paralela à borda do osso frontal, porém não está em contato com o osso; está profundamente mergulhada em tecido conjuntivo denso, que é a extensão lateral do tecido conjuntivo que cobre o crânio. A metade rostral da glândula está situada obliquamente na parede lateral da cavidade nasal, passando lateralmente sobre a base da concha nasal caudal. A glândula, como um todo, é longa e fina (cerca de 35 mm de comprimento total nas fêmeas Thornber 404, adultas). Seu corte transversal varia de uma forma triangular a oval ou arredondada. Sua maior área, em secção transversal, ocorre ao nível da concha nasal caudal onde ela atinge um diâmetro máximo de 1,5 a 2,0 mm.

O ducto principal surge da extremidade rostral da glândula, ao nível da parte rostral da concha nasal média. Ele dobra medialmente e percorre o assoalho ventral da cavidade nasal para atingir a parte ventral do septo nasal. Neste local o ducto principal passa dorsorrostralmente percorrendo uma distância de 3 a 4 mm. Ele finalmente se abre no compartimento vestibular da cavidade nasal através de uma fenda quase vertical (com um pouco menos de 1 mm de comprimento) ao septo nasal. O local de abertura situa-se na superfície rostral de uma pequena elevação, na junção dos terços ventral e médio do septo, ao nível da extremidade caudal da concha nasal rostral.

O **sistema de ductos** está baseado em três ordens de ductos. O ducto principal corre através de todo o comprimento da glândula. Ele emite ductos secundários, que se ramificam para formar muitos ductos de calibres decrescentes. Os ductos terciários surgem em grandes números dos ductos secundários ou dos ramos dos ductos secundários; eles são túbulos simples com extremidades cegas (os alvéolos estão ausentes). O ducto principal e os ductos secundários seguem, essencialmente, em trajeto longitudinal. À primeira vista os ductos terciários parecem ter a mesma orientação, porém uma observação mais cuidadosa sugere que eles tendem a se orientar radialmente aos ductos secundários. O conceito de uma hierarquia de três ordens de ductos fornece apenas uma base esquemática para a arquitetura da glândula; os ductos terciários também se ramificam.

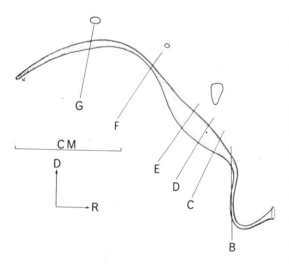

Figura 64-4. Desenho da glândula nasal direita e ducto de uma galinha adulta.

A metade caudal curva da glândula está na região do globo ocular. A metade cranial expandida está na região da concha média. A abertura com formato de uma fenda, do ducto no septo nasal, está indicada por uma linha interrompida. D, dorsal; R, rostral; B, C, D, E, F e G são os planos das secções na Fig. 64-3B a G. Os formatos da glândula em secção transversal também são apresentados. (Baseado em McLelland, 1966.)

A glândula está envolta por tecido conjuntivo denso, penetrando abundantemente no órgão, constituindo cerca da metade do tecido total da glândula; o tecido conjuntivo não divide a glândula em lóbulos. Observações experimentais por McLelland et al. (1968) sugerem que a glândula não elimina cloreto de sódio, nesta espécie.

FUNÇÕES GERAIS DA CAVIDADE NASAL DAS AVES

A fisiologia da cavidade nasal das aves foi levantada por Bang (1971) e Pearson (1972).

Embora parte do trabalho experimental inicial parecesse sugerir que as aves são totalmente anosmáticas, este ponto de vista em grande parte cedeu — como resultado de estudos anatômicos, comportamentais e eletrofisiológicos — à opinião de que a **olfação** é uma das principais funções da cavidade nasal da ave. O sentido do olfato provavelmente auxilia no reconhecimento do próprio ninho do indivíduo e de seus ocupantes bem como no reconhecimento dos odores dos alimentos. A **filtragem das partículas aéreas** é certamente uma função do compartimento respiratório mediano da cavidade nasal. Foi demonstrado que os cílios "varrem" a camada de muco, para fora da concha mediana, simultaneamente puxando as secreções que cobrem a concha caudal, e finalmente as eliminam através do óstio da coana, para dentro da cavidade oral, onde é deglutida. A **umidificação** do ar inspirado é presumivelmente outra função da cavidade nasal. Sugeriu-se que o componente rostral da cavidade nasal, o vestíbulo, pode ser uma fonte de vapor de água para este fim. Nas aves terrestres, geralmente, parte do fluido necessário pode se originar das secreções das glândulas nasais lateral e medial, que descarregam dentro do vestíbulo.

A cavidade nasal, sem dúvida, contribui para o **aquecimento** do ar inspirado se a temperatura ambiente for baixa, e seu **resfriamento** se a temperatura ambiente for alta. Durante a expiração ela recupera, do ar expirado, parte do calor e vapor d'água.

OUTRAS AVES DOMÉSTICAS

A descrição seguinte se baseia principalmente em Bittner (1925), Daniel (1967) e em observações pessoais. Nas espécies aquáticas as medições são normalmente do pato Aylesbury e do ganso comum cinzento, de fundo de quintal.

A **narina** do **peru** assemelha-se à da galinha. No **pato** e no **ganso** (Daniel, 1967) ela é maior, está localizada mais caudalmente e é de formato oval alongado, ao invés de uma fenda estreita (Figs. 64-5 e 6). No pato ela tem cerca de 5 a 7 mm de comprimento e 3 mm de largura dorsoventral. No ganso ela tem cerca de 11 por 5 mm. O opérculo está ausente nestas espécies aquáticas; conseqüentemente, a extremidade rostral da concha nasal rostral pode ser claramente observada dentro da narina. É também visível o forame do septo nasal.

O formato da **cavidade nasal** varia com as modificações do bico mas é, em geral, basicamente o mesmo nas aves (Figs. 64-5 e 6). No pato e no ganso (Daniel, 1967) a parte rostroventral do **septo nasal**, ao nível da narina, é incompleta, permitindo a livre comunicação entre as cavidades nasais esquerda e direita. No pato esta abertura do septo é um forame estreito e alongado e com uma extremidade rostral pontuda, seu longo eixo é paralelo ao assoalho nasal; ele tem cerca de 10 mm de comprimento e 1 a 2 mm de largura dorsoventral. No ganso ele é muito mais estreito, e o seu formato é mais como uma fenda; ele tem cerca de 13 mm de comprimento e quase 1 mm de largura.

A **concha nasal rostral** e a placa vertical do nariz, no peru, são bastante semelhantes às da galinha. No

SISTEMA RESPIRATÓRIO DAS AVES

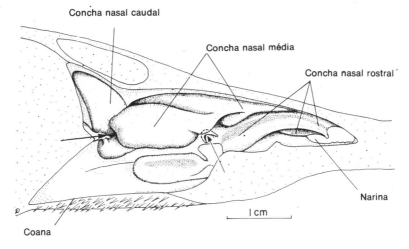

Figura 64-5. Vista medial semidiagramática de uma secção sagital, através da cabeça de um pato Aylesbury adulto, logo à esquerda do septo nasal.

Os conteúdos da cavidade nasal esquerda são apresentados. A seta grossa (esquerda) aponta para a abertura que leva da cavidade nasal ao seio infra-orbitário. A seta fina (centro) aponta para a abertura do ducto nasolacrimal, coberto por uma aba (linha interrompida).

pato e no ganso (Daniel, 1967) a placa vertical do nariz está ausente (Figs. 64-5 e 6). No pato a concha se reduz a uma simples prateleira, estreita e alongada, não muito curva, que se projeta da parede nasal lateral; a borda livre de sua metade rostral é espessada à semelhança de um rolo. A prega completa tem cerca de 12 mm de comprimento e de 3 a 4 mm de largura. No ganso o formato geral da concha nasal rostral é semelhante, mas a prateleira é muito mais convexa dorsoventralmente, atingindo o assoalho nasal; ela tem cerca de 23 mm de comprimento e 3 a 4 mm de largura.

A **concha nasal média** do **peru** assemelha-se à da galinha, mas só realiza um giro (Cover, 1953a). No pato e no ganso, ela é relativamente bem mais longa e estreita (Figs. 64-5 e 6), tendo cerca de 30 mm de comprimento e 7 mm de largura, no pato, e 35 mm e 15 mm, no ganso (Daniel, 1967). O "pergaminho" forma cerca de dois a dois e meio giros no pato e dois e meio giros, no ganso (Bittner, 1925; Daniel, 1967).

O formato da **concha nasal caudal** do **peru** é semelhante ao da galinha, mas a abertura para dentro do seio infra-orbitário tende a ser muito maior, cir-

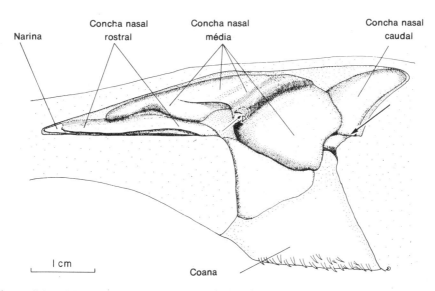

Figura 64-6. Vista medial semidiagramática de uma secção sagital, através da cabeça de um ganso cinza doméstico adulto, logo à direita do septo nasal.

Os conteúdos da cavidade nasal direita são apresentados. A seta grossa (direita) aponta para a abertura que leva da cavidade nasal ao seio infra-orbitário. A seta fina (centro) aponta para a abertura do ducto nasolacrimal, coberto por uma aba (linha interrompida).

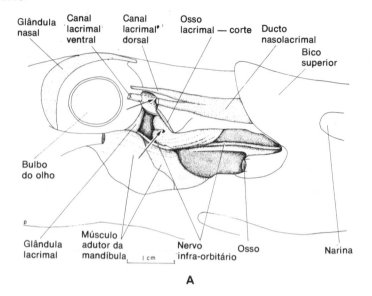

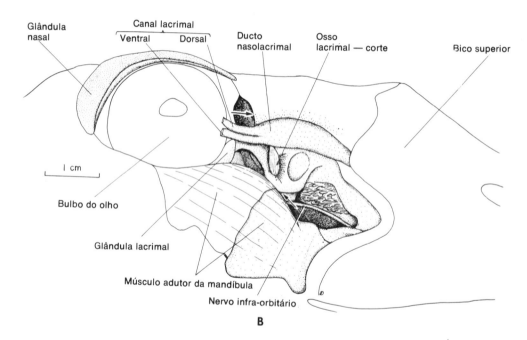

Figura 64-7. Vista lateral semidiagramática do lado direito da cabeça de: *A*, de um pato Aylesbury adulto, e *B*, de um ganso cinza doméstico adulto, para mostrar o aparelho lacrimal, glândula nasal e o seio infra-orbitário.

A parede lateral do seio infra-orbitário foi removida para mostrar a cavidade do seio; todas as áreas sombreadas são parte da parede interna ou medial do seio (exceto que a glândula nasal e o aparelho lacrimal também estão sombreados). A seta superior indica a abertura do seio infra-orbitário para dentro da concha caudal; a seta inferior indica a abertura do seio para dentro da cavidade nasal.

cular e de cerca de 2 a 3 mm de diâmetro. No **pato** e no **ganso** a concha nasal caudal é um triângulo estreito e alongado, com seu longo eixo a um ângulo oblíquo de cerca de 45 graus até o palato, o terço ventral sendo profundamente indentado pela concha nasal média (Figs. 64-5 e 6). No pato ele mede cerca de 11 mm da base ao ápice e tem cerca de 6 mm na base, e no ganso cerca de 15 mm e 9 mm, respectivamente; a abertura para dentro do seio infra-orbitário é relativamente bem maior do que na galinha, sendo oval e de vários milímetros de largura em seu diâmetro maior (Daniel, 1967).

SEIO INFRA-ORBITÁRIO (Fig. 64-7 A e B). O **seio infra-orbitário** do **peru** assemelha-se ao da galinha; de acordo com Cover (1953a), entretanto, sua parte dorsal se estende "posterior" ao olho. No **pato** (Daniel, 1967), o seio é relativamente volumoso, rostralmente, alcançando o bico, mas termina caudalmente e aproximadamente no nível do ângulo lateral do olho; sua extensão ventral, até o globo ocular, é apenas um espaço potencial. O nervo infraorbitário pode ser visto ao longo do comprimento da parede medial. As duas aberturas do seio são, essencialmente, como as da galinha; a abertura alongada, para dentro da concha nasal caudal, é relativamente grande (cerca de 5 mm de comprimento), mas a abertura, para dentro da cavidade nasal é inconspícua e difícil de ser encontrada sem injeção. As diferenças, no **ganso** (Daniel, 1967), são de que o seio é ainda mais desenvolvido rostralmente, atingindo quase 10 mm sob a substância do bico; o nervo infra-orbitário só é visível na parte rostral do seio. A abertura para dentro da concha dorsal é oval e tem cerca de 4 mm de comprimento. A abertura para dentro da cavidade nasal é inconspícua; ela está situada profundamente na parede medial do seio, em localização imediatamente ventral ao osso lacrimal que se projeta, e tem quase 2 mm de largura (Bittner, 1925).

COANA. O **óstio da coana,** no **peru,** é semelhante ao da galinha. No **pato** e no **ganso** o óstio tem o formato de um fuso e se continua rostralmente por uma fenda, cujas paredes estão em aposição (Figs. 63-5 e 7). Papilas córneas, pontudas e longas, guardam a abertura; no ganso, estas são mais desenvolvidas e se cruzam na linha média, impedindo desta forma o acesso à cavidade nasal. No pato a fenda e a abertura, juntas, têm cerca de 30 mm de comprimento, tendo a abertura, em seu ponto mais largo, de 2 a 3 mm de largura; no ganso, ela é de cerca de 25 mm de comprimento e uma largura semelhante à do pato.

APARELHO LACRIMAL (Figs. 64-5, 6 e 7 A e B). Em todas as aves domésticas o **ducto nasolacrimal** surge da união dos **ductos lacrimais ventral e dorsal.** No **peru** o ducto nasolacrimal segue um percurso com a forma de L. Tem cerca de 5 mm de diâmetro (Cover, 1953a). No **pato** e no **ganso** (Daniel, 1967) ambos os ductos lacrimais possuem menor calibre do que os das galinhas, o ventral sendo o maior dos dois; nenhum dos ductos tem mais de 1 mm de diâmetro. Eles possuem cerca de 10 a 13 mm de comprimento. Mais de três quartos do comprimento do ducto lacrimal, nestas espécies aquáticas, é subcutâneo e situa-se em um sulco na superfície lateral do osso lacrimal. Ele é achatado e tem cerca de 5 mm de largura. O ducto corre paralelo e dorsalmente à borda dorsal do seio infra-orbitário, sendo reto o seu percurso. Na extremidade rostral, a saída está representada por uma curta fenda na parede nasal lateral, oculta pela borda ventral do terço médio da concha nasal média. A parede medial da abertura é uma fina membrana transparente, sugestiva de uma valva.

REGIÃO OLFATÓRIA. Nas aves em geral, a **região olfatória** está limitada pela concha nasal caudal e pelo teto adjacente da cavidade nasal, rostralmente até à concha média, provavelmente (Bang, 1971).

GLÂNDULA NASAL (Figs. 64-7 A e B). A **glândula nasal** é bem maior nas aves domésticas aquáticas do que nas aves domésticas terrestres. No **pato** ela tem cerca de 20 a 30 mm de comprimento, 5 mm de largura, 2 mm dorsoventralmente, e de secção transversal grosseiramente triangular (Daniel, 1967; Marples, 1932; Technau, 1936). Tem forma de uma crescente e situando-se nas superfícies dorsal e caudal do globo ocular, na borda lateral do teto da órbita óssea. A arquitetura da glândula, nesta espécie, foi descrita por Scothorne (1959). Os dois ductos se estendem por quase todo o comprimento da glândula, tendo um diâmetro máximo externo de 300 μm na extremidade rostral da glândula. Cada um dos dois ductos principais emite uma série de ramos laterais que se dividem para formar radículas terminais. Cada radícula terminal recebe um sistema radial de glândulas tubulosas simples ou ramificadas, circundadas por tecido conjuntivo em um lóbulo bem definido. Estes lóbulos se apresentam como áreas poligonais na superfície da glândula (Marples, 1932). As aberturas terminais dos dois ductos principais são relativamente rostrais e distantes; a medial se localiza na parte ventral do septo nasal, sobre o início de uma pequena prega diagonal do assoalho nasal, e a lateral se localiza na superfície ventral da concha nasal rostral (Technau, 1936). No **ganso,** a glândula tem cerca de 35 mm de comprimento e 10 mm de largura, sendo a sua localização idêntica à do pato (Daniel, 1967). Nas aves aquáticas e nos répteis a glândula possui uma importante função osmorreguladora. A concentração de sal nas aves aquáticas estimula as glândulas nasais a secretarem uma solução de 5 por cento de NaCl e, desta forma, o corpo perde grande parte do sal ingerido, sem precisar eliminar grandes volumes de água pela urina. Em

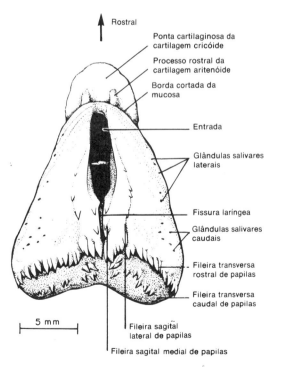

Figura 64-8. Vista dorsal da proeminência laríngea de uma galinha adulta.
As glândulas salivares lateral e caudal, em conjunto, são as glândulas cricoaritenóideas.

LARINGE

S. S. White

A descrição da laringe da **galinha** está baseada no trabalho de White (1969). Todas as medidas que serão apresentadas foram feitas em aves de raças pesadas, isto é, nas raças Rhode Island Red ou Light Sussex. Estudos comparativos recentes foram feitos por Mori (1957) e por Herrerias (1964).

A **proeminência laríngea** é uma elevação conspícua, que conduz à abertura para dentro da laringe (Figs. 64-8 e 63-2). Ela tem o formato de um coração, com o ápice direcionado rostralmente para uma prega transversal da mucosa na base da língua. Em repouso, a distância da extremidade caudal da língua rígida para a extremidade rostral da entrada é muito maior no macho do que na fêmea. Em um macho típico, a distância é de cerca de 4,5 cm e na fêmea típica de cerca de 1,9 cm.

Cada lado da proeminência sustenta quatro fileiras de papilas direcionadas caudalmente: (1) Uma fileira transversa rostral, com numerosas papilas cornificadas e grandes, que se estendem caudolateralmente da extremidade caudal da entrada. (2) Uma fileira transversa caudal situada em posição imediatamente caudal e paralela à anterior, e cujas papilas são mais curtas, menos numerosas e estão mais distanciadas umas das outras. (3 e 4) Duas fileiras sagitais de cinco ou seis pequenas papilas, que se sobrepõem às bordas lateral e medial do processo aritenóideo caudal. Estas fileiras sagitais de papilas seguem paralelamente com a borda e a ranhura dorsal da entrada. Elas se encontram caudalmente, formando dois tufos de grandes papilas que estão afixadas ao processo caudal da cartilagem aritenóide.

O **ádito da laringe** *(glote)*, em repouso, é uma fenda estreita (Figs. 64-8 e 63-2). Ela está apoiada, em qualquer dos lados, nas cartilagens aritenóides. Tem cerca de 11 mm de comprimento, em um macho típico, e cerca de 8,5 mm de comprimento, em uma fêmea típica. A largura da abertura varia funcionalmente, atingindo um máximo durante a respiração ofegante, de cerca de 9 mm no macho e 7 mm na fêmea. Na fêmea a parte rostral do ádito situa-se sob a parte caudal do óstio da coana, enquanto no macho toda a entrada está situada, em grande parte, caudalmente ao óstio da coana, durante a eupnéia. A distância varia com a função (veja Funções da Laringe).

O ádito se continua caudalmente com a **fissura laríngea** *(sulcus laryngis)* ou ranhura dorsal da laringe. Ela é um sulco estreito que se estende caudalmente até o tufo de papilas da extremidade caudal da proeminência laríngea. A ranhura dorsal tem cerca de 7 mm de comprimento, no macho típico, e cerca de 6 mm de comprimento, na fêmea típica. Ela tem menos de 1 mm de profundidade.

Há dois grupos de **glândulas salivares laríngeas** (Figs. 64-8 e 9): (1) O grupo caudal, as glândulas cricoaritenóideas de Calhoun (1954), está situado na região caudal da proeminência laríngea. As glândulas são tubuloalveolares e se abrem em posição imediatamente rostral à fileira cranial de papilas transversais. As aberturas, em número de 6 a 14, são visíveis a olho nu. (2) Uma fileira de glândulas laterais, com um número semelhante de aberturas, macroscopicamente visíveis ao longo da borda lateral da proeminência; estas glândulas tubulosas, simples, ocupam o sulco formado entre o músculo laríngeo extrínseco rostral e o músculo intrínseco superficial da laringe. Juntos, estes dois grupos de glândulas são atualmente denominados de glândulas salivares cricoaritenóideas.

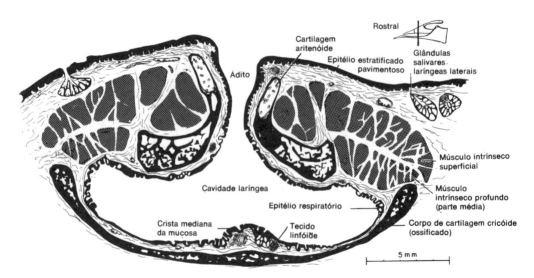

Figura 64-9. Secção transversal através da entrada da laringe de uma galinha adulta.
O pequeno diagrama é uma vista lateral das cartilagens, mostrando o nível da secção.

SISTEMA RESPIRATÓRIO DAS AVES

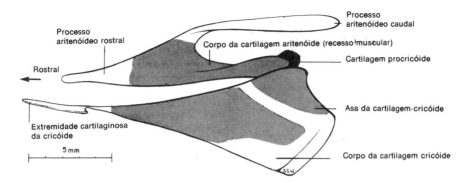

Figura 64-10. Vista lateral esquerda das cartilagens laríngeas de uma galinha adulta.
As regiões sombreadas são áreas de ossificação.

A entrada conduz para dentro da **cavidade da laringe** que, em geral, está comprimida dorsoventralmente (Fig. 64-9). Caudalmente à entrada, esta compressão dorsoventral é causada pela curva ventral das asas direita e esquerda da cartilagem cricóide e pela projeção ventral do pró-cricóide. Uma crista mediana de mucosa projeta-se dorsalmente do assoalho ventral da cavidade. As cordas vocais estão ausentes. A capacidade da cavidade é de aproximadamente 59 mm^3, no macho, e 26 mm^3, na fêmea.

Cartilagens Laríngeas
(Figs. 64-9, 10, 11 e 13)

Existem quatro **cartilagens laríngeas,** a cricóide mediana, a pró-cricóide e o par de cartilagens aritenóideas: (1) A **cartilagem cricóide** é ímpar. Em um macho típico, ela tem cerca de 17,8 mm de comprimento rostrocaudalmente e cerca de 12,9 mm de largura, em sua parte mais larga, caudal; em uma fêmea típica, ela tem cerca de 15,4 mm de comprimento e 10,9 mm de largura. A cartilagem cricóide consiste de três componentes: (a) O **corpo** mediano (placa cricóide ventral) é uma grande placa no formato de uma calha, côncava dorsalmente. Ela está parcialmente ossificada, na ave adulta, porém a expansão rostral com o formato de uma pá permanece cartilaginosa e flexível. (b e c) As **asas** esquerda e direita (placas cricóides dorsais) se unem com a parte lateral do corpo por intermédio de uma fina cartilagem flexível e não por uma articulação sinovial (King e Roberts, 1965). A borda medial de cada asa se articula com o pró-cricóide, por intermédio de uma articulação sinovial, formando a **articulação pró-cricocricóidea.** A borda rostral da asa é ligeiramente espessa e estabelece um contato deslizante com a borda caudal do corpo da cartilagem aritenóide. Apenas a parte mais caudal e a junção com o corpo permanecem cartilaginosas no adulto. (2) A **cartilagem pró-cricóide** é mediana, dorsal e pequena. Ela tem o formato de uma vírgula, com um corpo rostral e uma parte caudal. Lateral e dorsalmente o corpo possui facetas que se articulam com os corpos das cartilagens aritenóides esquerda e direita, formando a articulação pró-cricoaritenóidea. A parte caudal tem facetas esquerda e direita que se articulam com as asas cricóides esquerda e direita (a articulação pró-cricocricóidea). A cartilagem pró-cricóide, no adulto, está quase que totalmente ossificada (3 e 4). As **cartilagens aritenóides** são pares. Cada uma consiste de um corpo, um processo rostral e um processo caudal. O corpo se articula caudomedialmente com a cartilagem pró-cricóide, por intermédio de uma articulação sinovial, a **articulação pró-cricoaritenóidea.** O corpo também desliza próximo e livremente, sobre uma faceta da borda rostral da asa da cartilagem cricóide. Somente o corpo da cartilagem aritenóide está ossificado no adulto. As **cartilagens tireóide** e **epiglótica** estão ausentes.

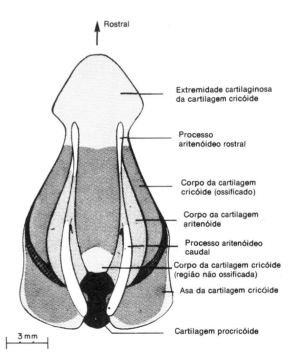

Figura 64-11. Vista dorsal das cartilagens laríngeas de uma galinha adulta.
Todas as regiões com sombreamento escuro são áreas de ossificação. A parte com sombreamento claro da cartilagem aritenóide, isto é, o corpo, também está ossificada.

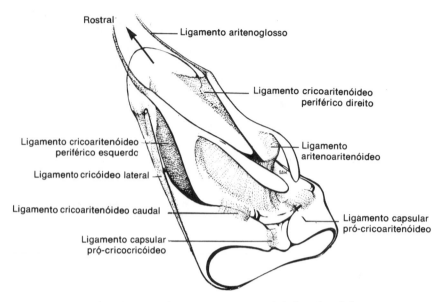

Figura 64-12. Vista caudodorsal dos ligamentos da laringe da galinha.

Ligamentos Laríngeos
(Fig. 64-12)

Existem cinco pares de ligamentos intrínsecos, um ligamento intrínseco ímpar, e um par de ligamentos extrínsecos. Os **ligamentos intrínsecos pares** são os seguintes: (1) O **ligamento cricóideo lateral** corre da parte mais lateral e caudal da extremidade cartilaginosa da cartilagem cricóide até a parte caudal da cricóide em sua junção com a asa. Ele atua como uma fixação para a inserção da divisão média dos músculos intrínsecos profundos da laringe. (2) O **ligamento cricoaritenóideo periférico** é uma fina lâmina de tecido conjuntivo que une o processo rostral e o corpo da cartilagem aritenóide com o corpo e a asa da cartilagem cricóide. (3) O **ligamento cricoaritenóideo caudal** é mais forte e une o corpo da cartilagem aritenóide com a face dorsal da asa cricóide. (4 e 5) Os **ligamentos capsulares** das **articulações pró-cricoaritenóidea e pró-cricocricóidea.** O ligamento intrínseco ímpar é o **ligamento aritenoaritenóideo,** uma forte lâmina extensa aplicada próximo à mucosa do limite caudal do ádito da laringe. Ele está afixado à face ventral dos processos caudais de cada cartilagem aritenóide e à borda medial do corpo de cada cartilagem aritenóide. Ele também está fixado à face dorsal rostral do corpo da cartilagem pró-cricóide. O **ligamento extrínseco par** é o **ligamento aritenoglosso.** Este é um cordão de tecido elástico, que corre da ponta rostral do processo rostral da cartilagem aritenóide até o osso paraglosso (entoglosso) da língua. Este ligamento é muito mais longo e espesso no macho do que na fêmea.

Músculos Laríngeos
(Figs. 64-9, 14 e 15)

Os **músculos da laringe** são complexos. Existem dois pares de músculos intrínsecos, dois pares de músculos extrínsecos, um músculo extrínseco ímpar e uma massa dorsal.

Os **músculos intrínsecos:** (1) O **músculo intrínseco superficial** está situado sob a mucosa e é o responsável pelo arredondamento da proeminência laríngea.

Origem: (a) Da face dorsal da asa da cartilagem cricóide. (b) Do terço caudal da borda lateral do corpo da cartilagem cricóide. (c) Do tecido conjuntivo das glândulas salivares laríngeas caudais.

Inserção: (a) Ao longo do processo caudal da cartilagem aritenóide. (b) Ao longo do corpo da cartilagem aritenóide, rostralmente ao recesso muscular. (c) Ao longo do processo rostral da cartilagem aritenóide. Em sua superfície profunda ele se une, em grau variável, com a divisão média do músculo intrínseco profundo.

Ação: A estimulação elétrica mostra que ele abduz as cartilagens aritenóides e, portanto, dilata o ádito (White e Chubb, 1967).

(2) O **músculo intrínseco profundo** é um músculo com o formato de uma ferradura, abraçando o ádito da laringe. Ele compreende três divisões: medial, média e lateral, parcialmente unidas.

Origem: As três partes possuem uma origem comum, de uma massa emaranhada de fibras musculares na linha média caudal. Esta massa está fixa à cartilagem pró-cricóide, na linha média, por intermédio de uma indistinta rafe fibrosa. A parte média possui uma origem adicional da borda lateral do corpo da cartilagem aritenóide e, às vezes, do ligamento cricoaritenóideo periférico.

Inserção: (a) A divisão medial é a parte mais profunda. Ela está fixada ao recesso muscular do corpo da cartilagem aritenóide. (b) As fibras da divisão média correm na mesma direção das da divisão medial. Elas são mais longas rostrocaudalmente,

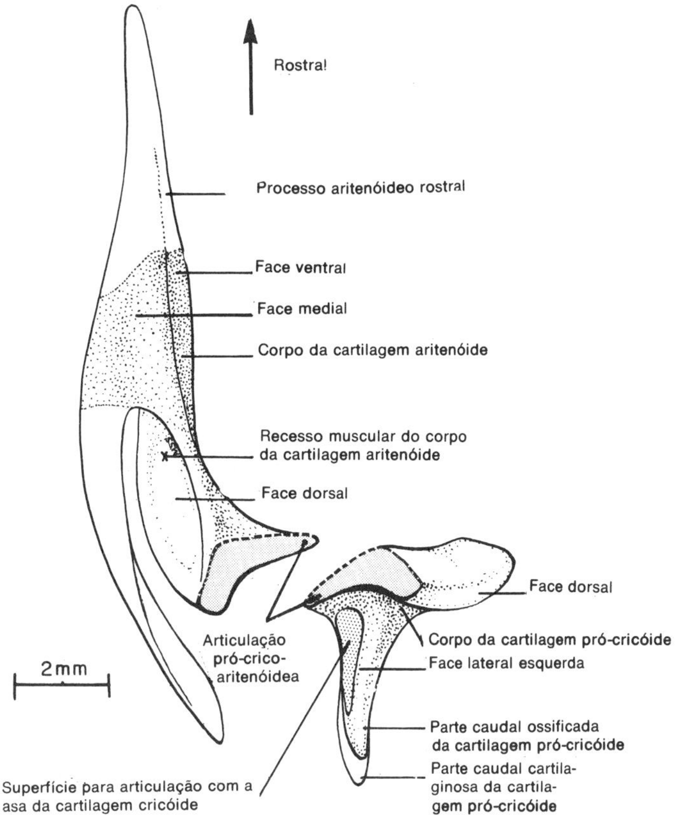

Figura 64-13. Articulação pró-cricoaritenóidea, desarticulada, de uma galinha adulta.

As áreas com sombreamento regular são as superfícies articulares da articulação sinovial pró-cricoaritenóidea e da articulação pró-cricocricóide. As regiões com sombreamento irregular são áreas de ossificação.

fixando-se ao longo da borda lateral do corpo da cartilagem cricóide; o limite rostral desta fixação é a metade caudal da extremidade cartilaginosa; o limite caudal está ao nível do recesso muscular do corpo da cartilagem aritenóide. As fibras da divisão média se unem, caudolateralmente, com o músculo intrínseco superficial. (c) As fibras da divisão lateral estão intimamente unidas às da divisão média. Elas estão fixadas na borda caudolateral do corpo cricóide e no engrossamento rostral da asa cricóide.

Ação: A estimulação elétrica demonstra que o músculo intrínseco, como um todo, aduz as cartilagens aritenóides e, portanto, fecha o ádito (White e Chubb, 1967).

Os **músculos extrínsecos** (Fig. 64-15): (1) O **músculo extrínseco rostral** *(basibranchialis laryngeus,* McLelland, 1968) é par. Ele está fixado, rostralmente, à face dorsal do osso basibranquial rostral do hióide. Caudalmente, ele está fixado à laringe em três e, às vezes, em quatro regiões: (a) uma grande fixação na face ventral do corpo da cartilagem cricóide (Fig. 64-15, afixação 1); (b) um ou dois pequenos fascículos (Fig. 64-15, afixações 2 e 3) que se afixam a pequenas áreas do corpo da cartilagem cricóide, interdigitando-se entre as inserções (D e E, Fig. 64-15) do músculo extrínseco caudolateral; (c) uma afixação dorsolateral ao músculo extrínseco caudolateral (afixação 4, Fig. 64-15) e, após fusão com este, uma afixação também para a asa da cartilagem cricóide; (d) às vezes presente, uma afixação para dentro da massa dorsal.

(2) O **músculo extrínseco caudolateral** *(sternotracheolaryngeus lateralis,* McLelland, 1965; também conhecido como o esterno-hióideo*).* Este par de músculos (veja Músculos Traqueais) insere-se: (a) principalmente dentro da massa dorsal (inserção A, Fig. 64-15); (b) na asa da cartilagem cricóide (inserção B, Fig. 64-15); (c) uma pequena parte se unindo lateralmente com o músculo extrínseco rostral (inserção C, Fig. 64-15); (d) em uma ou duas pequenas áreas do corpo da cartilagem cricóide (inserções D e E, Fig. 64-15, E sendo inconstante); (e) uma afixação muito pequena em dois ou três dos anéis, mais rostrais, da traquéia.

(3) O **músculo extrínseco caudomedial** *(sternotracheolaryngeus medialis,* McLelland, 1965) é ímpar. As partes esquerda e direita do músculo se inserem próxima uma da outra, sobre a face ventral do corpo cricóide. Nesta região, há às vezes um cruzamento por cima das fibras de inserção.

A **massa dorsal** (item M, Fig. 64-15) é uma massa emaranhada, par, de fibras musculares misturadas com as glândulas salivares laríngeas caudais e firmemente afixadas ao tecido conjuntivo da mucosa. Estas fibras musculares são derivadas do músculo extrínseco caudolateral (inserção A, Fig. 64-15), do músculo intrínseco superficial, e, às vezes do músculo extrínseco rostral.

Nervos Laríngeos

Dadas as extensas ligações entre os nervos vago, glossofaríngeo e hipoglosso, logo após sua emer-

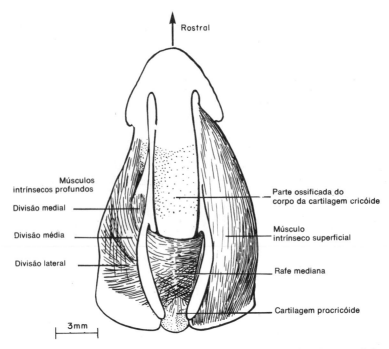

Figura 64-14. Vista dorsal semidiagramática dos músculos laríngeos intrínsecos de uma galinha adulta.
O músculo intrínseco superficial esquerdo foi removido.

gência da cavidade craniana, o suprimento de nervos para a laringe ainda não está claro. A opinião geral (Hsieh, 1951; Watanabe, 1960, 1964; Bubien-Waluszewska, 1968) é a de que fibras do vago passam para dentro do ramo comunicante vagoglossofaríngeo, e depois vão para a laringe; acredita-se que estas fibras laríngeas do vago sejam tanto aferentes como eferentes. Elas também parecem suprir

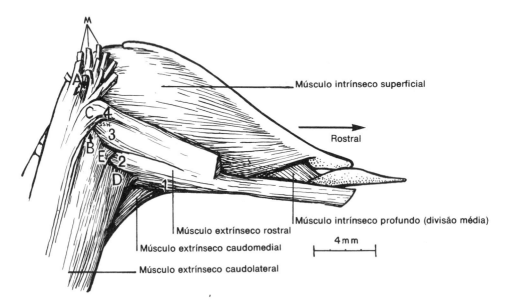

Figura 64-15. Vista lateral semidiagramática dos músculos laríngeos extrínsecos de uma galinha adulta.
A, B, C, D e E, Inserções do músculo extrínseco caudolateral, conforme segue: A, inserção dentro da massa dorsal (M); B, inserção sobre a asa da cartilagem cricóide; C, inserção que se une com o músculo extrínseco rostral; D e E, inserções sobre pequenas áreas do corpo da cartilagem cricóide; 1, 2, 3 e 4 inserções do músculo extrínseco rostral, conforme segue: 1, grande inserção na face ventral do corpo da cartilagem cricóide; 2 e 3, inserções no corpo cricóide; 4, inserção que se une com o músculo extrínseco caudolateral e a afixação deles na asa da cartilagem cricóide. M, parte do emaranhado de músculo, citado no texto como a massa dorsal, que está intimamente associado com as glândulas salivares laríngeas caudais. O músculo extrínseco rostral foi cortado ao nível da extremidade rostral da cartilagem aritenóide. Caudalmente a este corte, uma pequena peça da borda dorsal do músculo foi removida.

a orofaringe e o esôfago. Acredita-se que os músculos laríngeos extrínsecos sejam inervados pelo nervo hipoglosso. Os nervos recorrentes (laríngeos) não atingem a laringe, mas inervam apenas o esôfago, o papo e a traquéia (Fedde et al., 1963). Entretanto, também é possível que o nervo glossofaríngeo pode contribuir com fibras para a laringe. Em verdade, Cords (1904) concluiu que o principal suprimento aferente e eferente da laringe é feito pelo nervo glossofaríngeo e não pelo nervo vago. Também é possível que o nervo hipoglosso não se limita a inervar os músculos extrínsecos, mas que também tenha uma distribuição mais ampla para a laringe; isto se deve ao fato de que os ramos laríngeos que surgem posteriormente da comunicação vagoglossofaríngea se comunicam perifericamente com o nervo hipoglosso (Couvreur, 1892; Watanabe, 1960). Entretanto, a efetiva distribuição de fibras, dentro destas várias ligações, necessita de análise experimental. Uma tentativa realizada por Couvreur (1892), através de estimulação elétrica, indicou que o vago supre toda a inervação aferente da laringe e também fornece o suprimento motor para os músculos constritores, enquanto que os músculos dilatadores são inervados pelo nervo glossofaríngeo; entretanto, suas experiências não foram conclusivas.

FUNÇÕES DA LARINGE. (1) **Evitar a entrada de corpos estranhos para dentro da laringe.** Na ave consciente, a estimulação táctil da proeminência laríngea induz a pouca ou nenhuma resposta, porém a estimulação do interior da entrada induz o fechamento reflexo imediato da entrada (White e Chubb, 1967). (2) **Abertura da via aérea durante a inspiração.** O ligeiro alargamento da entrada às vezes acompanha a inspiração durante a respiração, em repouso; a ampla dilatação da entrada e o movimento rostral marcante de toda a proeminência ocorre em cada inspiração, durante a respiração ofegante (White e Chubb, 1967). (3) **Auxílio na deglutição.** Durante a ingestão de partículas sólidas a proeminência laríngea se movimenta rapidamente por curta distância, caudalmente, contra o teto da faringe, o movimento se repetindo rapidamente depois que a proeminência tenha voltado à sua posição original. Durante estes movimentos as papilas que apontam caudalmente auxiliam a proeminência a empurrar as partículas de dentro da faringe para o esôfago (White, 1968b). (4) **Modulação da voz.** Não há dúvida que a voz é produzida pela siringe e não pela laringe, pois o cantar do galo pode ocorrer após a secção da traquéia e a ligação do segmento traqueal rostral. Myers (1917) verificou que após a secção da traquéia a voz tem um tom mais alto, o que sugere que a laringe (e a traquéia superior) pode modular a voz; por outro lado, Harris, Gross e Robeson (1968) demonstraram que no animal morto uma modificação no comprimento da traquéia produz pouca modificação na freqüência ressonante. Durante o canto no macho a laringe move-se vários centímetros caudalmente, até a dobra caudal do pescoço (White, 1968a).

OUTRAS AVES DOMÉSTICAS

A descrição seguinte se baseia principalmente em Daniel (1967) e White (1968c). Nas espécies aquáticas as medições são para o pato Aylesbury e para o ganso doméstico comum cinza.

No **peru** a aparência geral da proeminência laríngea é semelhante à da galinha (Fig. 64-16). Não há uma linha sagital de papilas na borda do ádito. Apenas seis a oito glândulas laríngeas se abrem caudalmente. A proeminência tem cerca de 2,9 × 2,5 cm no macho e 2,3 × 1,9 cm na fêmea. Os comprimentos do ádito e da fissura laríngea são de cerca de 1,5 e de 0,5 cm, respectivamente no macho, e de cerca de 1,2 e 0,4 cm, na fêmea. A cartilagem cricóide é muito mais curta rostrocaudalmente, terminando rostralmente ao nível da extremidade rostral das cartilagens aritenóides. A cartilagem pró-cricóide é achatada dorsoventralmente. As cartilagens aritenóides assemelham-se às da galinha e não são tão maciças, o que foi mostrado por Cover (1953b).

No **pato,** a proeminência laríngea tem cerca de 2,4 a 2,8 cm de comprimento e 12 mm de largura (Fig. 63-6). Na forma ela tende a ser relativamente alongada, apresentando um formato de drágea ao invés de um formato de coração. Rostralmente ela se une fluentemente com o assoalho da faringe. Uma fileira transversal de papilas que apontam caudalmente localiza-se na linha média caudal ao ádito; o restante da proeminência, caudalmente ao ádito, possui pequenas papilas direcionadas caudalmente. A margem do ádito da laringe possui uma fileira sagital de papilas muito pequenas. O comprimento da entrada é de cerca de 1,3 cm e a maior largura transversa, após a morte, é de cerca de 3 mm. As cartilagens, em corte transversal, são mais circulares e mais alongadas do que na galinha. Uma crista mediana ventral, de cartilagem ossificada, projeta-se dorsalmente para dentro do lúmen da face dorsal do corpo da cartilagem cricóide. Os músculos são todos menos volumosos do que os da galinha.

No **ganso** a proeminência laríngea tem mais de 3 cm de comprimento, e cerca de 1,5 cm de largura (Fig. 63-8). Como no pato, ela é relativamente longa e com o formato de drágea, rostrocaudalmente. Rostralmente ela encontra uma prega excessivamente pronunciada, com o formato de um V, na base da língua. Caudalmente ao ádito a proeminência está pontilhada por grandes papilas grosseiras e direcionadas caudalmente, as maiores estando em posição imediatamente caudal ao ádito próximo à

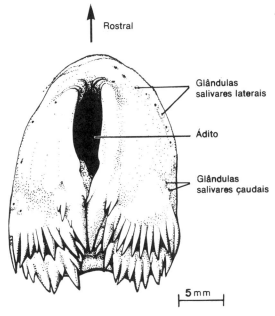

Figura 64-16. Vista dorsal da proeminência laríngea de um peru adulto.

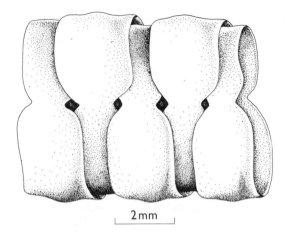

Figura 64-17. Vista dorsal da metade da traquéia de uma galinha adulta para mostrar o formato dos anéis traqueais e como eles se sobrepõem

(De J. McLelland, J. Anat. 99:651, 1965, Cambridge University Press.)

linha média, em qualquer dos lados da ranhura dorsal. Uma única fileira sagital de papilas menores, agudas e direcionadas dorsomedialmente, reveste a margem da entrada. O comprimento da entrada é de cerca de 1,3 cm e a maior largura, após a morte, é de cerca de 4 mm. A fissura laríngea é conspícua e se estende até a extremidade caudal da proeminência laríngea. No fundo da ranhura encontra-se uma única fileira de papilas finas, direcionadas caudalmente.

TRAQUÉIA

A descrição seguinte, da traquéia da **galinha,** está baseada no levantamento realizado por McLelland (1965) em machos adultos Rhode Island Red × Leghorn brancos e em fêmeas Hampshire douradas, exceto para a seção sobre topografia, baseada em McLeod e Wagers (1939).

A extremidade cranial da traquéia está situada, a princípio, na linha média ventral ao esôfago, ao qual está afixada por tecido conjuntivo (Fig. 68-8). Após 3 a 5 cm ela passa para o lado direito do pescoço, ventralmente ao esôfago e ventrolateralmente às vértebras cervicais. À medida em que se aproxima da abertura cranial do tórax ela retorna para a linha média, ficando o papo em seu lado direito, e penetrando a seguir na cavidade torácica. No celoma ela está ventralmente localizada em relação ao esôfago. O comprimento da traquéia varia de 17 a 18 cm no macho e 15,5 a 16,5 cm na fêmea (McLelland, 1965). O volume da cavidade oral, laringe, traquéia e brônquio principal extrapulmonar, em machos Leghorn brancos de crista única, mortos, tendo em média 2,1 kg de peso corporal, foi de 8,4 ± 0,3 ml (Fedde, 1970). O suprimento de nervos para a traquéia é proporcionado pelos ramos traqueais do nervo recorrente (Watanabe, 1960; Peterson, 1970). A mucosa é mucociliar como na laringe e cavidade nasal.

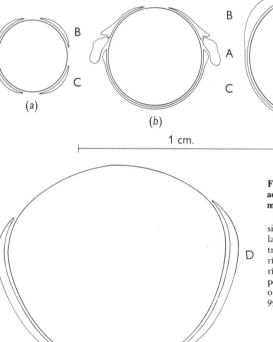

Figura 64-18. Secções transversais da traquéia de uma galinha adulta, realizada a vários níveis, para mostrar a disposição dos músculos traqueais A, B, C e D, e a mudança do calibre da traquéia.

a, No quinto anel cranial à siringe; *b,* no décimo anel cranial à siringe; *c,* na metade da traquéia; *d,* no décimo quinto anel caudal à laringe. O músculo A muitas vezes é denominado o músculo esternotraqueal, mas poderia ser melhor denominado de músculo esternolaríngeo. Os músculos B e C poderiam ser denominados de traqueolaríngeos dorsal e ventral, respectivamente. O músculo composto, D, poderia ser denominado de esternotraqueolaríngeo medial. Dorsal é o sentido da margem superior da página. (De J. McLelland, J. Anat. 99:651, 1965, Cambridge University Press.)

Cartilagens Traqueais
(Figs. 64-17 e 18)

As cartilagens variam em número de 108 a 126. A primeira cartilagem está situada imediatamente após a cartilagem cricóide, a última precede o tímpano da siringe. Cada anel traqueal é um círculo completo. O primeiro anel e os últimos quatro anéis são anéis simples; todos os demais são como anéis de grau, com a parte larga formando as metades esquerda e direita, alternadamente. Ocorre sobreposicionamento, como na ilustração. As larguras craniocaudais dos anéis aumentam progressivamente por todo o terço cranial da traquéia, diminuindo a seguir progressivamente por todo o terço caudal; nos anéis mais largos (no terço médio da traquéia) a parte larga do anel tem cerca de 3 mm de largura e a parte estreita cerca de 2 a 2,5 mm de largura. Os anéis do terço cranial da traquéia são transversalmente ovais. Os restantes são circulares, exceto nos poucos milímetros mais caudais da traquéia, onde eles se tornam verticalmente ovais. O diâmetro diminui progressivamente. Imediatamente caudal à laringe ele é de 9 a 12 mm, transversalmente, e de 4 a 6 mm, verticalmente. Quando os primeiros anéis tornam-se circulares, o diâmetro é de cerca de 6 a 7 mm. O anel mais caudal tem cerca de 4 a 5 mm, vertical, e 3 mm, transversalmente.

Músculos Traqueais
(Fig. 64-18)

Três pares de músculos estão associados com a extremidade caudal da traquéia. O músculo A é muitas vezes denominado de esternotraqueal, mas como suas fibras, em última instância, afixam-se à laringe, ele poderia ser denominado de **esternolaríngeo**. Ele surge do processo costal do esterno e ascende na parte caudal da traquéia, inserindo-se nos anéis cartilaginosos. Os músculos B e C surgem na traquéia, B em sua superfície dorsolateral e C em sua superfície ventrolateral. Os músculos B e C podem ser denominados de **traqueolaríngeos dorsal e ventral**, respectivamente. Aproximadamente no vigésimo quinto anel, cranialmente à siringe, todos os três pares de músculos se fundem para formar um músculo D mediano, composto. Próximo à laringe este se divide ventralmente, afixando-se aos lados esquerdo e direito do corpo da cartilagem cricóide. Portanto, este músculo composto poderia ser denominado de **esternotraqueolaríngeo medial**. Ele então constituiria o músculo extrínseco caudomedial da laringe. Os músculos B, C e D não possuem inserções nos anéis traqueais. O dito músculo esterno-hióideo também está associado com a traquéia. Ele surge do esterno. Ele se insere, entretanto, não no osso hióide, mas principalmente na laringe, com uma afixação muito pequena para a parte cranial da traquéia. Ele poderia, portanto, ser denominado de **esternotraqueolaríngeo lateral**; como tal ele constituiria o músculo extrínseco caudolateral da laringe. (Veja Músculos da Laringe.)

Esta terminologia revista para os músculos traqueais nesta espécie foi proposta e debatida por McLelland (1965).

FUNÇÃO

O significado funcional da morfologia da traquéia das aves foi levantado por Hinds e Calder (1971). A interposição de espaço aéreo nasal, laríngeo e traqueal entre a atmosfera e os pulmões possui a vantagem de permitir que o ar inspirado seja inteiramente saturado de vapor d'água e aquecido à temperatura corpórea, antes de atingir o pulmão, mas ele também cria problemas de resistência e espaço morto. Estes problemas são acentuados nas aves, visto que a especialização dos membros superiores para o vôo compele-os a usar o bico para formação de ninhos, alimentação, asseio etc.; estas funções requerem um pescoço longo e, em decorrência, uma traquéia longa (cerca de 2,7 vezes o comprimento da traquéia de um mamífero de tamanho corporal semelhante). Este maior comprimento da traquéia causa crescente resistência ao fluxo do ar (cerca de 2,7 vezes maior do que em um mamífero de tamanho corporal comparável), mas isto é mais ou menos compensado por um maior raio traqueal (cerca de 1,29 vez maior do que em um mamífero comparável), de modo que, na realidade, a resistência traqueal é essencialmente a mesma que no mamífero de tamanho corporal semelhante (a resistência ao fluxo laminar sendo inversamente proporcional ao raio, à quarta potência). Entretanto, uma traquéia mais longa e mais larga produz, inevitavelmente, um espaço traqueal morto muito maior (cerca de 4,5 vezes maior do que em um mamífero comparável). Este fator muito adverso, entretanto, tende a ser contrabalançado pela respiração muito mais lenta (cerca de um terço da dos mamíferos) e pelo volume muito maior das aves, que se torna possível pelos sacos aéreos (de modo que a diminuta ventilação traqueal, que é o produto do volume do espaço traqueal morto vezes a freqüência respiratória, é apenas 1,5 a 1,9 vez maior do que no mamífero, apesar do fato de o espaço morto da traquéia da ave ser de cerca de quatro vezes maior). Estas considerações parecem se enquadrar em uma "ave" padrão, mas não nos pássaros de pescoço curto como as corujas, nem naqueles com uma traquéia convoluta, como os cisnes trompeteiros.

OUTRAS AVES DOMÉSTICAS

Um formato semelhante e a sobreposição dos anéis traqueais ocorrem no **peru** (Cover, 1953b) e **ganso** (Chocholous, 1924). Os músculos são notoriamente confusos e precisam completa reinvestigação (Berger, 1960).

SIRINGE

A **siringe** da galinha já foi inteiramente descrita por Myers (1917). A siringe é o órgão da voz. Ela está situada na bifurcação da traquéia, para dentro dos brônquios principais esquerdo e direito, imediatamente dentro da entrada da cavidade celômica e suspensos dentro do saco aéreo clavicular (Fig. 68-8). Sua característica externa mais notável é um marcante estreitamento lateral. Myers (1917) classificou-o como a "siringe traqueobronquial", sob os argumentos de que tanto a traquéia como os brônquios tomam parte em sua formação; entretanto, ele não ofereceu detalhes sobre o desenvolvimento da siringe para apoiar esta assertiva.

Esqueleto
(Figs. 64-19 e 20)

Existem **quatro componentes cartilaginosos**: (1) As **cartilagens craniais** (tímpano de Myers), compostas de quatro anéis no macho e três na fêmea. Eles são ligeiramente maiores, em diâmetro, do que os anéis traqueais precedentes; eles também estão tão próximos uns dos outros que em alguns locais suas bordas se unem e em outros eles estão reunidos por tecido conjuntivo fibroso denso. De acordo com Myers eles são de origem traqueal. (2) O **pessulo** é

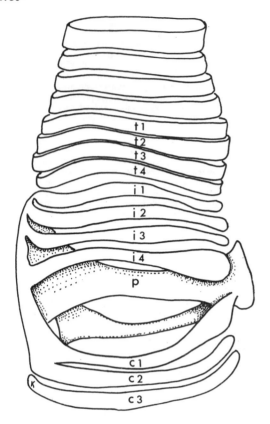

Figura 64-19. Vista lateral esquerda das quatro últimas cartilagens traqueais e do esqueleto da siringe de um galo adulto.

Os anéis mais craniais, no desenho, são traqueais. c1-3, As três cartilagens caudais do lado esquerdo; i1-4, as quatro cartilagens intermediárias do lado esquerdo; p, *pessullus;* t1-4, as quatro cartilagens craniais do lado esquerdo. (Segundo J.A. Myers, J. Morph. 29:205, 1917, Figura 4.)

Observações sobre a anatomia das cartilagens da siringe, nas aves em geral (Ames, P.L., 1971, Bull. 37, Peabody Museum of Natural History) indicam que as cartilagens intermediárias e as cartilagens caudais devem ser colocadas em um único grupo de sete cartilagens caudais.

Membranas Vibratórias
(Fig. 64-20)

A voz é produzida por dois pares de membranas finas: (1) a **membrana timpânica lateral** (externa) situada na superfície lateral da siringe. Ela corre da borda caudal da última cartilagem intermediária até a borda cranial da primeira cartilagem caudal, estando também afixada, dorsal e ventralmente, ao pessulo. (2) A **membrana timpânica medial** (interna) forma a parede medial modificada da extremidade cranial do brônquio principal. Cranialmente ela está afixada na borda caudal do pessulo. Caudalmente ela se continua com tecido conjuntivo fibroso da parede bronquial medial. Dorsal e ventralmente ela está afixada às extremidades das três cartilagens caudais da siringe.

No espaço, em formato de um V, imediatamente caudal à siringe, complexos ligamentos de tecido conjuntivo afixam o pessulo e a parede bronquial medial com o esôfago e o pericárdio. Myers denomina-os de **bronquidesmo**.

Músculos

As origens e inserções de qualquer **músculo intrínseco** estão limitadas à siringe e à traquéia; não existe nenhum destes músculos nesta espécie. O uma cartilagem com o formato de uma cunha, situada dorsoventralmente, de modo que sua afilada borda cranial divide o lúmen da traquéia nos dois brônquios principais. (3) As **cartilagens intermediárias** são em número de quatro, em cada lado. Cada uma tem um formato de um C, afixado ao pessulo em sua extremidade ventral, e livre na extremidade dorsal. As três primeiras são semelhantes, porém a quarta tem a extremidade dorsal aumentada. (4) As **cartilagens caudais** (meio-anéis bronquiais de Myers) possuem todas o formato de um C. Existem três em cada lado. De acordo com Myers elas são de origem bronquial. A primeira está afixada ao pessulo em ambas suas extremidades; a segunda está afixada pela sua extremidade ventral à primeira cartilagem; a terceira é livre em ambas as extremidades. Esta se assemelha aos meio-anéis bronquiais ordinários que o seguem, exceto que ela é alargada, ventralmente.

Os primeiros dois anéis do tímpano, o pessulo e a extremidade ventral da primeira cartilagem caudal se ossificam. Para um relato das variações de raças veja Morejohn (1966).

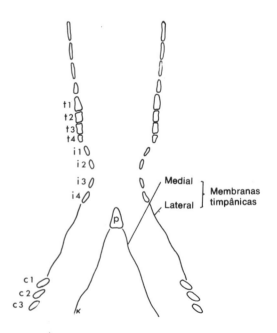

Figura 64-20. Vista dorsal de uma secção horizontal, através da siringe, de um galo adulto.

c1-3. As três cartilagens caudais do lado esquerdo; i1-4, as quatro cartilagens intermediárias do lado esquerdo; p, *pessullus;* t1-4, as quatro cartilagens craniais do lado esquerdo. (Segundo J.A. Myers, J. Morpn., 29:207, 1917, Figura 5.)

músculo traqueal A (o dito músculo esternotraqueal) pode ser considerado como um **músculo extrínseco** da siringe.

Inervação

O suprimento de nervos para a siringe é proporcionado por um ramo do nervo recorrente (o nervo laríngeo posterior de Hsieh, 1951).

FUNÇÃO

A principal função da siringe é a fonação. Entretanto, a siringe provavelmente também ajuda a minimizar o colapso ou a compressão do tecido de intercâmbio e as vias aéreas pulmonares, durante a expiração, ao possuir uma ação tipo válvula, no início da expiração. A siringe é circundada pelo saco aéreo clavicular. Portanto, quando a pressão se eleva no saco clavicular, no início da expiração, haverá uma gradação de pressão transiente do saco para o interior da siringe; isto fará com que as membranas timpânicas lateral e medial abaúlem-se para dentro da siringe e obstruam seu lúmen. Tal fechamento transiente da siringe poderia reduzir a gradação de pressão, através do pulmão, durante a expiração e assim limitar a compressão. A "válvula" abrir-se-á quando a pressão, dentro do lúmen da siringe, entrar em equilíbrio com a dos sacos aéreos.

A melhor prova disponível (veja Calder, 1970) sugere que a voz das aves é produzida pela siringe, na fase expiratória. De considerações detalhadas sobre as propriedades acústicas dos sons Greenewalt (1969) concluiu que o som não é produzido por uma série de brisas de ar, que são matematicamente equivalentes a um espectro harmônico, como ocorre no funcionamento da glote humana. Ele também eliminou o conceito de que a ave canta como um clarinete ou corneta, em que o tom e o timbre são controlados pelo comprimento efetivo do tubo do instrumento. A objeção a esta última teoria baseou-se na impossibilidade aparente da ave estender seu pescoço longe o suficiente para dar conta da gama observada de canção. Entretanto, a observação cinerradiográfica realizada por White (1968a) revelou que no galo doméstico a laringe desloca-se no pescoço, durante o canto, vários centímetros para cima e para baixo, quase como a válvula do trombone, o que parece renovar a possibilidade de que as variações no comprimento do tubo podem, afinal de contas, contribuir pelo menos alguma coisa, em determinadas espécies.

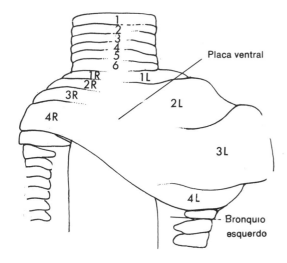

Figura 64-21. Vista ventral da siringe de um embrião de pato macho com 15 dias.

1 a 6, As seis cartilagens craniais; 1R a 4R, as quatro cartilagens no lado direito da parte dilatada da siringe; 1L a 4L, as quatro cartilagens do lado esquerdo da parte dilatada da siringe, formando a bolha timpaniforme. (Segundo I. Broman, Anat. Anz. 93:241, 1942, G. Fischer, Jena.)

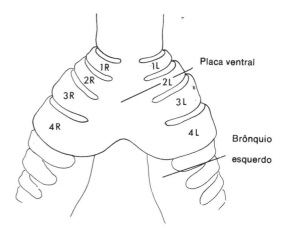

Figura 64-22. Vista ventral da siringe de um embrião de pata de 14 1/2 dias.

1R a 4R, e 1L a 4L, como na Fig. 64-21. (Segundo I. Broman, Anat. Anz. 93:241, 1942, G. Fischer, Jena.)

Greenewalt (1969) sugeriu que a explicação mais provável da fonação é uma modificação da ação valvular da siringe. O gradiente de pressão do saco aéreo clavicular no início da expiração fecha momentaneamente a siringe, ao forçar a membrana timpânica para dentro do lúmen da via aérea. Entretanto, tensão é então aplicada às membranas pelos músculos, quer pelos músculos siríngeos intrínsecos, naquelas que os possuem (por exemplo, aves de canto) ou pelos músculos traqueais ou os músculos laríngeos extrínsecos (como na galinha). Esta tensão "tira" as membranas timpânicas parcialmente da via aérea. O ar flui, além das membranas tensionadas, que são então colocadas em vibração e o som é produzido. O papel das mudanças de pressão, em qualquer dos lados das membranas da siringe, na fonação, foi demonstrado por Gross (1964) na galinha. Há boa evidência de análise acústica (Greenewalt, 1969) de que, pelo menos nas aves de canto, o animal pode usar as membranas timpânicas direita e esquerda independentemente, cantando assim em um dueto interno. Calder (1970) demonstrou que, de forma diferente da voz humana, que canta por meio de uma expiração contínua, as notas trinadas ou gorjeadas das aves de canto são obtidas por uma série de "mini-respirações" oscilatórias e muito rápidas, a uma freqüência de cerca de 25 por segundo. Isto possui a vantagem de que a duração do canto pode ser sustentada continuamente, por um tempo relativamente longo, independente do volume das aves.

OUTRAS AVES DOMÉSTICAS
(Figs. 64-21 e 22)

A **siringe** do **pato**, assimétrica no macho, forma uma grande caixa dilatada no lado esquerdo, a **bolha timpaniforme;** na fêmea adulta a siringe não possui bolha. O desenvolvimento embrionário e a anatomia da siringe do pato foram descritos, em ambos os sexos, por Broman (1942).

No pato a siringe se origina quase que inteiramente dos brônquios, a traquéia contribuindo muito pouco. Superficialmente a traquéia parece contribuir para a região mais cranial da siringe, cranialmente ao pessulo, porém o revestimento endodérmico desta região se origina de uma fusão e canalização mediana das partes mais craniais dos brônquios esquerdo e direito. Entretanto, os seis anéis cartilaginosos, que eventualmente circundam esta região, surgem de fato da traquéia; esta é a única contribuição verdadeira feita pela traquéia.

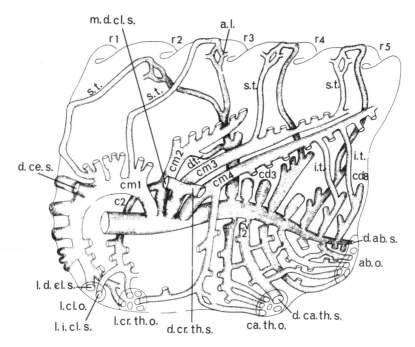

Figura 64-23. Vista ventromedial do pulmão direito de uma galinha adulta desenhada a partir de modelos e dissecações, para mostrar (1) o brônquio principal e os brônquios secundários mais importantes, (2) exemplos de parabrônquios, e (3) as ligações dos sacos aéreos.

O complexo grupo de ligações indiretas para o divertículo bronquial do saco clavicular não está representado. O termo "óstio" quer dizer a área geral de ligação entre o saco e o pulmão. a.l, Linha anastomótica; ab.o., óstio do saco abdominal; ca.th.o., óstio do saco torácico caudal; cd, brônquios secundários mediodorsais; cm, brônquios secundários medioventrais; c2, ramo circunflexo do segundo brônquio secundário medioventral; cv, brônquios secundários lateroventrais; d.ab.s., ligação direta do saco abdominal; d.ca.th.s., ligação direta do saco torácico caudal; d.ces., ligação direta do saco cervical; d.cr.th.s., ligação direta do saco torácico cranial; d.t., um parabrônquio profundo; i.t., parabrônquio de profundidade intermediária; l.cl.o., óstio lateral do saco clavicular; l.cr.th.o., óstio lateral do saco torácico cranial, compreendendo apenas ligações indiretas; l.d.cl.s., ligação direta lateral do saco clavicular; l.i.cl.s., ligação indireta lateral do saco clavicular; m.d.cl.s., ligação direta medial para o saco clavicular; r1-5, cinco impressões das costelas 2 a 6; s.t., parabrônquios superficiais. Cranial é para a esquerda e dorsal no sentido da parte superior do desenho. (De A. S. King, International Review of General and Experimental Zoology, 2, Academic Press.)

O esqueleto da siringe do pato consiste de três componentes, o número total de cartilagens sendo o mesmo em ambos os sexos. (1) As **seis cartilagens craniais** têm a forma de anéis, porém ventralmente elas se unem com uma haste mediana de cartilagem; esta haste é uma extensão cranial da placa ventral mediana da parte dilatada da siringe. (2) Os **anéis da parte dilatada da siringe** se originam como quatro meio-anéis bronquiais, à esquerda, e quatro, à direita. Ventralmente estes meio-anéis se fundem extensivamente para formar a grande placa ventral mediana de cartilagem. Dorsalmente eles se dobram e se fundem na linha média, constituindo assim a parede dorsal da siringe; esta parede dorsal entretanto é menos maciça do que a parede ventral. Inicialmente o lado esquerdo é maior do que o direito, em ambos os sexos, porém na fêmea esta assimetria é corrigida em um estágio inicial do desenvolvimento. No macho a assimetria aumenta, os meios-anéis esquerdos crescendo muito mais do que os direitos; isto forma a bolha dilatada no lado esquerdo do macho. (3) O **pessulo** corre no plano mediano. Ele está afixado, ventralmente, na extremidade cranial da placa ventral mediana e, dorsalmente, na parede dorsal da siringe. O pessulo separa os brônquios definitivos esquerdo e direito.

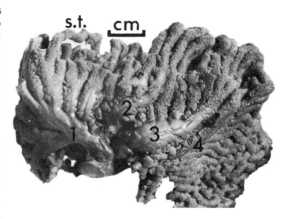

Figura 64-24. Vista ventromedial de um modelo em látex, do pulmão direito de uma galinha adulta, para mostrar os quatro brônquios secundários medioventrais (1 a 4).

Muitos de seus parabrônquios estão visíveis; eles eventualmente se unem aos brônquios secundários mediodorsais (não visíveis), formando assim o sistema medioventral-mediodorsal de brônquios. Um parabrônquio superficial, s,t, foi retirado. O canto cranioventral do pulmão foi removido. A orientação é como a da Fig. 64-23. (De A. S. King, International Review of General and Experimental Zoology, 2, Academic Press, segundo Payne, 1960.)

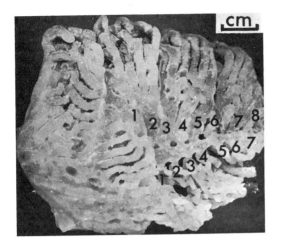

Figura 64-25. Vista lateral de um modelo, em resina, do pulmão esquerdo de uma galinha adulta, para mostrar os principais brônquios secundários mediodorsais (fileira superior 1 a 8) e lateroventrais (fileira inferior 1 a 7), emitidos da metade caudal do brônquio principal.

Os parabrônquios, na metade dorsal e metade cranial do pulmão, pertencem ao sistema medioventral-mediodorsal. Cranial é para a esquerda, dorsal no sentido da parte superior do quadro. (De A. S. King, International Review of General and Experimental Zoology, 2, Academic Press, segundo Payne, 1960.)

PULMÃO

O **pulmão** da **galinha** é uma estrutura achatada, quase retangular, situado no teto da extremidade cranial do celoma (Figs. 64-23, 25 e 26). Em secção transversal ele tem um formato de cunha, com a borda medial espessa e a borda lateral delgada. A borda da face vertebral possui cinco ranhuras profundas determinadas pelas segunda a sexta costelas vertebrais (King, 1966), sendo que cerca de um quinto a um terço do volume do pulmão está circundado por estas costelas (King e Molony, 1971). Na face visceral, larga e achatada, são visíveis os parabrônquios e as partes dos quatro grandes brônquios secundários medioventrais; apenas parabrônquios podem ser vistos na face costal. O maior comprimento e a maior largura têm cerca de 7 e 5 cm, respectivamente. As observações de Latimer (1924) demonstraram que nos machos e fêmeas da raça Leghorn branca de crista simples de quatro meses de idade, de 1.200 g de peso corporal, os pulmões e a traquéia pesam cerca de 8 a 9 g, perfazendo cerca de 0,8 por cento do total do peso corporal. Nas aves de peso e idade maiores, uma diferença por sexo se torna aparente, embora os pesos dos pulmões variem grandemente de ave para ave, provavelmente em virtude das variações na quantidade de sangue remanescente no pulmão; nas aves entre 1.600 g e 2.200 g de peso corporal, o peso dos pulmões dos machos variou de 9,8 a 19,5 g, enquanto que o das fêmeas variou de 6,6 a 15,7 g. Os pulmões de aves adultas, inteiramente inflados, aparentemente contêm cerca de duas vezes mais ar no macho do que na fêmea (King e Payne, 1962) (veja Capacidades dos Pulmões e Sacos Aéreos). Contrariamente à visão genérica, o peso do pulmão da ave em relação ao peso corporal total não é menor do que nos mamíferos, sendo de cerca de um décimo em relação a um mamífero de peso corporal igual (Burton e Smith, 1968).

Brônquio Principal
(Figs. 64-23, 25 e 27)

Após a siringe surgem os **brônquios primários direito e esquerdo,** que logo penetram e correm através dos pulmões direito e esquerdo, respectivamente, para terminarem na entrada dos sacos aéreos abdominais direito e esquerdo. O calibre destes brônquios se expande progressivamente, mas ape-

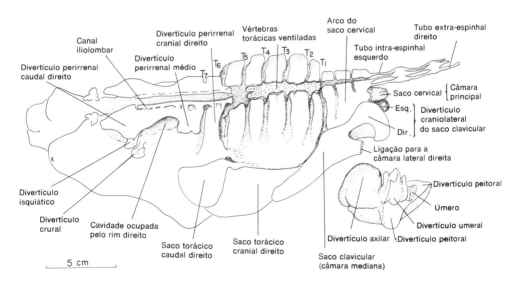

Figura 64-26. Desenho, do lado direito, de um modelo dos pulmões e sacos aéreos de uma galinha adulta.
A câmara lateral direita do saco clavicular foi destacada. T1-7, Sulcos para as sete costelas vertebrais.

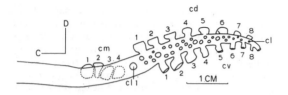

Figura 64-27. Vista lateral de um brônquio principal esquerdo típico de uma galinha adulta

Baseado em moldes, dissecações e radiografias. C, Cranial; cd, brônquios secundários mediodorsais; cl, brônquios secundários laterodorsais; cl 1, primeiro brônquio secundário laterodorsal; cm, brônquio secundário medioventral; cv, brônquio secundário lateroventral; D, dorsal. (De A, S. King, International Review of General and Experimental Zoology, 2, Academic Press, segundo Payne, 1960.)

nas ligeiramente, da siringe até um ponto localizado na metade da distância do pulmão. Daqui até o início de uma série de brônquios secundários caudais, o calibre é mais ou menos uniforme (cerca de 3,5 a 5,0 mm de diâmetro, nas raças pesadas); posteriormente, ele diminui progressivamente, se reduzindo para cerca de 1,0 a 1,75 mm de diâmetro quando ele se une ao saco abdominal (Payne, 1960). Contrariamente à visão generalizada, o brônquio principal não possui um vestíbulo, logo após sua penetração do pulmão (Juillet, 1912; Payne e King, 1959; Akester, 1960). Uma série de cartilagens com o formato de um C ocorre da siringe até o último dos brônquios secundários medioventrais, incluindo uma situada no fino septo que separa cada um dos quatro brônquios secundários medioventrais. Até cinco ou mais pequenas peças cartilaginosas ocorrem, mas elas terminam logo cranialmente ao primeiro da série caudal de brônquios secundários (Campana, 1875, p. 62). O restante dos pulmões é inteiramente destituído de cartilagem (Campana, 1875, p. 205; Juillet, 1912).

Brônquios Secundários
(Figs. 64-23, 24, 25 e 27)

De cada brônquio principal surgem **quatro grupos de brônquios secundários**. Nesta espécie existem normalmente quatro brônquios secundários medioventrais, oito mediodorsais, oito lateroventrais e cerca de 25 a 30 laterodorsais; seus números e as posições de suas origens foram estabelecidos por Payne e King (1960). Nomes alternativos para estes brônquios são apresentados no Quadro 64-1. O primeiro grupo, os quatro **brônquios secundários medioventrais** (ventrobrônquios, brônquios craniomediais, entobrônquios), surge em uma linha espiral ao longo da parede dorsomedial do brônquio principal, imediatamente após ele penetrar no pulmão. Estes são os maiores brônquios secundários, sendo de cerca de 4 a 5 mm de diâmetro nos modelos feitos em raças pesadas (Payne, 1960). Exceto por suas raízes, o primeiro e o terceiro seguem principalmente na superfície do pulmão à medida em que se ramificam; as primeiras partes do segundo e quarto brônquios estão mais extensamente incluídas abaixo da superfície. Ocasionalmente há cinco

Quadro 64-1. *Alguns dos Termos Usados para os Brônquios Principal e Secundários*

Referência	Brônquio principal	Medioventral	Mediodorsal	Lateroventral	Laterodorsal
Sappey (1847)	Troncopulmonar	Diafragmático	Costal		
Campana (1875)	Brônquio principal	Divergente	Interno	Externo	Posterior ou dorsal
Huxley (1882)	Brônquio	Entobrônquio	Ectobrônquio		
Schulze (1908)	Vestíbulo e mesobrônquio	Ventral	Dorsal	Lateral	Intermediário
Juillet (1912)	Mesobrônquio	Entobrônquio	Ectobrônquio		
Locy e Larsell (1916 a e b)	Mesobrônquio	Entobrônquio	Ectobrônquio	Laterobrônquio	Dorsobrônquio
Groebbels (1932)	Vestíbulo e mesobrônquio	Ventral	Dorsal	Laterobrônquio	Dorsolateral
Stresemann (1934)	Vestíbulo e mesobrônquio	Ventral	Dorsal		
Vos (1934)	Vestíbulo e mesobrônquio	Ventrobrônquio	Dorsobrônquio	Laterobrônquio	
McCleod e Wagers (1939)	Brônquio principal	Ventrobrônquio	Dorsomedial	Dorsolateral	Dorsal
Hazelhoff (1951)	Vestíbulo e mesobrônquio	Ventrobrônquio	Dorsobrônquio	Laterobrônquio	
Grau (1943)	Brônquio de haste	Ventrobrônquio	Dorsobrônquio		
Akester (1960)	Brônquio principal	Anterior dorsal	Posterior dorsal	Posterior ventral	
King e Payne (1960)	Brônquio principal	Ventromedial	Dorsomedial	Lateral	Dorsal
Salt e Zeuthen (1960)	Brônquio principal	Ventrobrônquio	Dorsobrônquio		
King (1966)	Brônquio principal	Craniomedial	Caudodorsal	Caudoventral	Caudolateral

brônquios secundários medioventrais (Campana, 1875; Payne, 1960).

Os outros três grupos de brônquios secundários surgem das faces opostas da metade caudal do brônquio principal; todos eles estão localizados profundamente no pulmão desta espécie. Os oito **brônquios secundários mediodorsais** (dorsobrônquios, brônquios caudodorsais, ectobrônquios) surgem dorsal e dorsomedialmente em uma linha espiral. Eles são os segundos maiores brônquios secundários, os primeiros seis tendo um diâmetro aproximadamente uniforme (cerca de 2,5 a 3,5 mm nas raças pesadas) enquanto os últimos dois são bastante reduzidos. Os oito **brônquios secundários lateroventrais** (brônquios laterais, caudoventrais) surgem da superfície ventral do brônquio principal. O primeiro e o segundo são semelhantes em diâmetro aos maiores mediodorsais, porém o calibre dos restantes decresce progressivamente. Os 25 a 30 brônquios secundários laterodorsais (dorsobrônquios, caudolaterais) são de calibre pequeno, como os parabrônquios (isto é, cerca de 1 a 2 mm de diâmetro), exceto por dois ou três grandes localizados na extremidade cranial. Eles se originam da superfície lateral do brônquio principal, surgindo entre os brônquios secundários mediodorsais e lateroventrais, exceto pelo primeiro ou dois primeiros, que surgem de um nível um tanto cranial ao primeiro mediodorsal. Todos os brônquios secundários tendem a ser mais ou menos constrictos em suas origens, sendo esta constricção particularmente evidente nas raízes dos brônquios mediodorsais e lateroventrais; a maioria da série mediodorsal e lateroventral também está ligeiramente dobrada em sua origem, correndo primeiro cranial e depois caudalmente. Os brônquios secundários mediodorsais não surgem da parede mais convexa do brônquio principal, como nos modelos de vidro de Hazelhoff (1951). A parede lateral do brônquio principal é a mais convexa nesta espécie. A orientação e a terminologia dos brônquios secundários nas aves em geral foram revistas por King (1966). Os diâmetros dos brônquios fornecidos acima estão baseados nos modelos de Payne (1960).

Parabrônquios (Brônquios Terciários)
(Figs. 64-23, 24, 25 e 28)

Os brônquios secundários emitem numerosos **parabrônquios** que invariavelmente se anastomosam uns com os outros. Muitos se unem extremidade a extremidade, formando longos circuitos bronquiais curvos, existindo também curtas anastomoses transversais. Toda a parte cranial e dorsal do pulmão, o que corresponde a cerca de dois terços do órgão, está constituída de camada sobre camada de parabrônquios, num total de 150 a 200, correndo entre os brônquios secundários medioventral e mediodorsal; em conjunto estes brônquios secundários e os parabrônquios formam uma unidade integrada, o sistema medioventral-mediodorsal de brônquios. Uma linha anastomótica, ao longo da borda dorsomedial do pulmão, mostra onde os parabrônquios dos brônquios secundários medioventrais se encontram e se unem aos parabrônquios dos brônquios secundários mediodorsais, durante o desenvolvimento (Locy e Larsell, 1916a). No restante do pulmão, nas partes caudoventral e caudolateral observamos redes anastomóticas de parabrônquios que se unem aos brônquios secundários lateroventrais e laterodorsais, tanto uns aos outros como também para

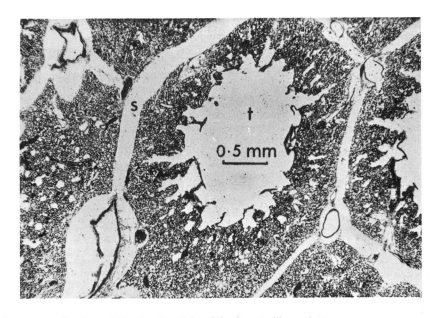

Figura 64-28. Corte em parafina de parabrônquios de galinha adulta (hematoxilina-eosina).
O pulmão foi fixado pela injeção de formol-salina na traquéia, sob baixa pressão. s, Septo de tecido conjuntivo (alargado por um artefato) entre capilares aéreos de parabrônquios adjacentes; t, lúmen de um parabrônquio. (De A. S. King, International Review of General and Experimental Zoology, 2, Academic Press.)

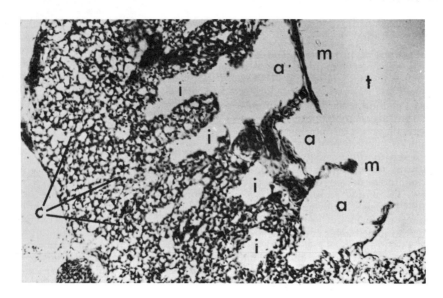

Figura 64-29. Maior aumento do mesmo campo da Fig. 64-28.

a, Átrios; c, rede de capilares aéreos e capilares sangüíneos; i, infundíbulos conduzindo dos átrios para os capilares aéreos; m, músculo liso; t, lúmen do parabrônquio. (De A. S. King, International Review of General and Experimental Zoology, 2, Academic Press.)

os outros dois grupos de brônquios secundários. (Esta rede anastomótica de parabrônquios, que representa cerca de um terço do pulmão na galinha, é o "neopulmo" de Duncker, 1972; em algumas espécies, ele é pouco desenvolvido.) Em verdade, cada um dos quatro grupos está ligado a todos os outros três. É impossível determinar com precisão o número total de parabrônquios, visto que alguns dos parabrônquios mais curtos formam uma complexa rede anastomótica. Um total aproximado de 508 poderia servir como uma base para trabalho. Os parabrônquios superficiais do sistema medioventral-mediodorsal são os mais longos (muitas vezes entre 3 e 4 cm de comprimento) e os profundos são os mais curtos neste sistema (cerca de 1 cm de comprimento). Os diâmetros dos lúmens variam entre 1 e 2 mm, os parabrônquios profundos sendo os mais estreitos e os superficiais longos os mais largos. Esses dados são para raças pesadas. As interligações dos brônquios, nesta espécie, foram estabelecidas em grande detalhe e em íntima concordância por Campana (1875) e Payne (1960). As faces internas dos brônquios secundários e dos parabrônquios sustentam uma proeminente rede de feixes musculares lisos espirais (King e Cowie, 1969).

CAPILARES AÉREOS (Figs. 64-28 e 29). A parede de cada parabrônquio é perfurada por muitas aberturas que levam para câmaras dilatadas grosseiramente poligonais, ou **átrios,** com cerca de 100 a 200 μm de diâmetro (Juillet, 1912; King e Cowie, 1969). Elas conduzem para cavidades intermediárias menores — **infundíbulos.** Estas se abrem dentro da rede esponjosa de capilares aéreos anastomóticos, cada uma delas com cerca de 7 a 12 μm de diâmetro nesta espécie (Marcus, 1937; Duncker, 1972). Os capilares aéreos estão intimamente entrelaçados entre capilares sangüíneos, ainda mais numerosos. Não existem túbulos ou tubos com extremidades cegas em qualquer lugar no pulmão das aves. Os capilares aéreos de um parabrônquio estão circundados por septos de tecido conjuntivo e vasos sangüíneos em **lóbulos** irregulares, principalmente hexagonais; estes septos são incompletos, permitindo a livre anastomose entre os capilares aéreos de parabrônquios adjacentes (King, 1966). Medições morfométricas preliminares realizadas por Duncker (1972) sugerem que na galinha o tecido de intercâmbio em si (capilares aéreos e sangüíneos) correspondeu a cerca de 50 por cento do volume total do pulmão (um valor semelhante ao existente em cinco outras espécies), e que há 17,9 cm^2 de superfície verdadeira de intercâmbio por grama de peso corporal (este sendo o valor mais baixo para as seis espécies examinadas, o mais elevado sendo 86,2 cm^2 por grama, no corvo de rapina); mesmo na galinha a área de superfície de intercâmbio, por volume unitário de tecido de intercâmbio, é cerca de dez vezes maior do que a do homem.

ANATOMIA MICROSCÓPICA DO PULMÃO. Foi revista por King e Molony (1971). O brônquio principal é forrado por um epitélio ciliado com umas poucas células caliciformes e alvéolos glandulares simples mucosos que não penetram na lâmina própria. Nas raízes dos brônquios secundários o epitélio se modifica subitamente para simples pavimentoso, e isto persiste por todo o parabrônquio. A **barreira ar-sangue** é aparentemente mais delgada do que nos mamíferos, sendo muitas vezes de apenas 0,1 a 0,2 μm na ave (comparado com uma média aritmética de 1,4 μm no rato) incluindo uma camada contínua de células epiteliais. A presença de um agente ativo, na superfície, vem sendo atualmente aceita na galinha e outras aves; ele poderia se originar nas estruturas osmiofílicas laminadas do revestimento epitelial dos átrios e dos parabrônquios. Numerosas fibras elásticas estão presentes nas paredes dos átrios, parabrônquios, e nos brônquios maiores, mas são muito escassas ou totalmente ausentes nos capilares aéreos. Embora muitas vezes postuladas, valvas nunca foram autenticamente demonstradas nos pulmões ou sacos aéreos das aves. Anéis de músculo liso, do tipo esfíncter, são tidos como circundando as aberturas para dentro dos sacos aéreos torácico caudal e abdominal, mas mesmo estes foram contestados. Uma lâmina contínua de músculo liso, de orientação principalmente circular, bem inervada, está situada imediatamente abaixo da mucosa do brônquio principal. Os brônquios secundários (exceto os quatro brônquios secundários medioventrais) e os parabrônquios possuem uma malha de feixes musculares lisos espirais com definidos poderes contrácteis. Este músculo aparentemente não está sob constante tônus controlado pelo vago, mas parece possuir um tônus intrínseco que pode ser relaxado por medicamentos adrenérgicos. A contractilidade do músculo dos parabrônquios poderia ser importante na regulação da capacidade de difusão dos pulmões e na regulação da temperatura, ao desviar o ar para longe dos tecidos de intercâmbio dos pulmões, passando mais diretamente para os sacos aéreos.

Inervação do Pulmão

O suprimento de nervos, macroscópico e microscópico, para o pulmão das aves foi revisto por King e Molony (1971) e McLelland et al. (1972). Os nervos surgem principalmente do vago, com uma contribuição do sistema simpático torácico. O nervo vago envia de três a sete ramos para cada pulmão, o primeiro destes surgindo do nervo pulmonar-esofágico e o outro diretamente do tronco principal. Todos estes ramos pertencem ao plexo pulmonar, que está associado com a artéria e veia pulmonares quando estas penetram no hilo do pulmão. O plexo emite finos nervos que penetram no pulmão ao passarem ao longo da artéria e veia pulmonares. Há comprovação experimental de que axônios aferentes respiratórios percorrem os ramos do vago no plexo pulmonar.

Dentro do pulmão os ramos do plexo pulmonar se desdobram em ricos plexos, associados com a parede externa, músculo e lâmina própria do brônquio principal. O plexo muscular contém axônios adrenérgicos e colinérgicos, os quais inervam profusamente as células do músculo liso. O plexo na lâmina própria é particularmente denso próximo ao epitélio, e muitas vezes emite axônios que penetram entre as células epiteliais cilíndricas ciliadas, e que bem poderiam ser aferentes na função. Efetivamente encaixados no epitélio se encontram pequenos grupos de células especializadas, inervadas, que poderiam ser ou complexos celulares neuritorreceptores aferentes ou células endócrinas da série argentafim. Ocasionalmente o plexo, na lâmina própria, forma terminais nervosos que se assemelham a complexas terminações aferentes livres. Os plexos do brônquio principal continuam dentro das paredes dos brônquios secundários, e alguns eventualmente atingem os septos de tecido conjuntivo, entre os lóbulos que circundam os parabrônquios. Grandes feixes de axônios deixam estes septos, penetram diretamente na área de intercâmbio e, finalmente, atingem a borda da via aérea do parabrônquio. Neste local, eles formam um plexo ao redor das faixas espirais do músculo liso bronquial, para o qual enviam, principal ou exclusivamente, fibras colinérgicas. Também dão origem a terminações nervosas semelhantes às complexas terminações aferentes li-

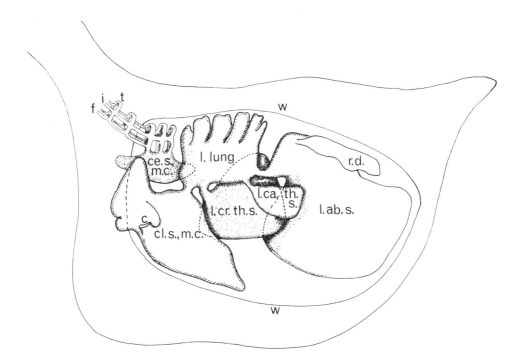

Figura 64-30. Vista diagramática lateral esquerda do pulmão esquerdo e sacos aéreos pulmonares esquerdos de uma galinha adulta.
A afixação de cada saco ao pulmão está representada apenas pelo óstio como um todo, cada óstio na realidade compreendendo diversos tubos menores. As câmaras laterais, esquerda e direita, do saco clavicular não estão representadas. c, Canal (corte) ligando a câmara mediana do saco clavicular com a câmara lateral esquerda; ce.s, m.c., câmara principal do saco cervical; cl.s, m.c., câmara principal do saco clavicular; f, divertículo extra-espinhal do saco cervical, dentro do forame transverso; i, divertículo intra-espinhal do saco cervical, dentro do canal neural; l. ab.s., saco abdominal esquerdo; l.ca.th.s., saco torácico caudal esquerdo; l.cr.th.s., saco torácico cranial esquerdo; l. lung, pulmão esquerdo; r.d., divertículo perirrenal do saco abdominal esquerdo; t, ligação intervertebral transversa entre os divertículos do saco cervical; W, parede corporal. (De A. S. King, International Review of General and Experimental Zoology, 2, Academic Press.)

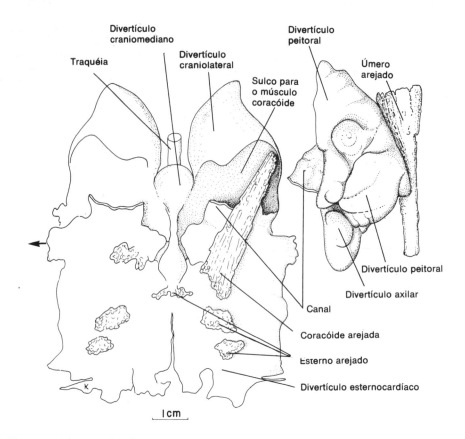

Figura 64-31. Vista ventral de um modelo da câmara mediana e câmara lateral esquerda do saco clavicular de uma galinha adulta.
Canal, o canal largo e achatado (corte) que liga a câmara mediana à lateral no lado esquerdo. A seta marca o local do óstio lateral do saco clavicular no lado direito.

vres, que se distribuem extensamente na parede do parabrônquio e seus átrios. Além dos grandes feixes penetrantes que acabamos de descrever, a área de intercâmbio em si contém um difuso plexo de finas fibras nervosas, que surgem dos feixes nos septos de tecido conjuntivo. Não existem terminações nervosas aferentes encapsuladas.

OS SACOS AÉREOS
(Figs. 64-23, 26, 30, 31, 32, 33 e 34)

Os estudos de desenvolvimento realizados por Locy e Larsell (1916b) estabeleceram que os sacos aéreos na galinha surgem de seis pares primordiais, dos quais dois pares se fundem para formar o saco aéreo clavicular mediano. Também há provas de que nesta espécie um dos outros pares se funde para formar um único saco aéreo cervical mediano, embora na maioria das espécies de aves o saco cervical permaneça par (King, 1966). Os três pares restantes formam os pares de sacos aéreos torácico cranial, torácico caudal e abdominal. Estas modificações reduzem para oito o número definitivo de sacos aéreos na galinha, isto é, um saco cervical ímpar, um saco clavicular ímpar, um par de sacos torácicos craniais, um par de sacos torácicos caudais e um par de sacos abdominais. Todos os aspectos da anatomia definitiva destes sacos aéreos na galinha foram descritos, com muita precisão e detalhadamente, por Cam-

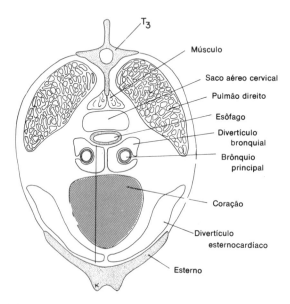

Figura 64-32. Secção transversal semidiagramática através da terceira vértebra torácica, em uma galinha adulta, para mostrar a câmara principal do saco aéreo cervical e a câmara mediana do saco clavicular.

O plano aproximado desta secção é mostrado pela linha AB da Fig. 64-33. A linha vertical na Fig. 64-32 mostra o plano de corte na Fig. 64-33. T3, terceira vértebra torácica. (Segundo Fig. 20 de Campana, 1875.)

SISTEMA RESPIRATÓRIO DAS AVES

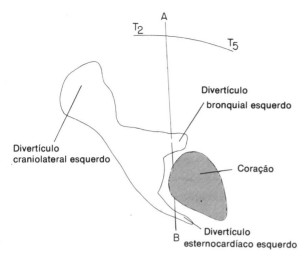

Figura 64-33. Secção sagital diagramática através da câmara mediana do saco clavicular de uma galinha adulta.

O plano da secção é mostrado pela linha vertical na Fig. 64-32. A linha vertical AB, na Fig. 64-33 mostra o plano da secção na Fig. 64-32. T2-5, segunda a quinta vértebras torácicas.

pana (1875, págs. 71-158). Este trabalho é a principal fonte dos detalhes topográficos abaixo.

As descrições dos sacos aéreos são complicadas em decorrência da existência de inúmeras terminologias diferentes. Desta forma, Muller (1908) encontrou, na literatura anterior a 1900, 13 denominações diferentes para o saco clavicular. Entretanto, o Quadro 64-2 mostra que a maior parte das denominações posteriores a 1900 possuem os seguintes pontos em comum: (1) o termo saco cervical tem uso quase universal. (2) A maioria dos autores adotou o termo saco clavicular, ou a sua forma intimamente relacionada de saco interclavicular. (3) Os dois pares de sacos aéreos centrais quase sempre receberam denominações idênticas, normalmente saco aéreo torácico, diafragmático ou intermediário, os pares sendo distinguidos pelos termos cranial e caudal, ou anterior e posterior, ou pelos prefixos pré e pós. (4) O termo saco abdominal está em uso geral.

Saco Cervical
(Figs. 64-26, 30 e 32)

O saco cervical compreende uma câmara principal e divertículos.

A CÂMARA PRINCIPAL (Figs. 64-26, 30 e 32). Ela se estende da décima segunda vértebra cervical até a terceira vértebra torácica (supondo-se a presença de sete vértebras torácicas, das quais a primeira é a última vértebra livre, anteriormente às quatro vértebras torácicas fusionadas).* Em todo o seu comprimento ela está em contato, próximo e dorsalmente, com o músculo ventral da coluna vertebral e, ventralmente, com o saco clavicular. O esôfago está preso entre estes dois sacos. A metade caudal da câmara principal está interposta entre os pulmões. A

---

*É mais comum definir todas as vértebras torácicas como as relacionadas com costelas e que se articulam com o esterno, e de acordo com esta definição, normalmente só há cinco vértebras torácicas na galinha. As sete vértebras torácicas que são citadas no texto e ilustrações deste capítulo correspondem, conforme segue, à definição mais costumeira: T1 = C16, T2 = C17, T3 = T1, T4 = T2, T5 = T3, T6 = T4 e T7 = T5. Assim T7 ou T5, dependendo da definição usada, é a primeira vértebra do sinsacro e a última que suporta uma costela que se articula com o esterno.

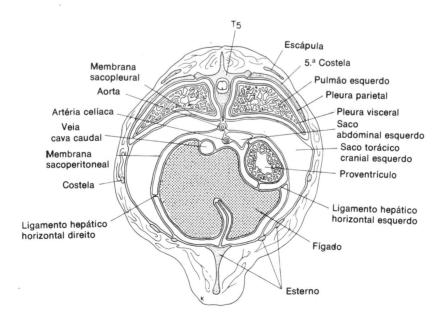

Figura 64-34. Secção transversal através da quinta vértebra torácica, imediatamente caudal ao coração, em um espécime jovem de galinha, para mostrar o saco aéreo torácico cranial e as reflexões peritoneais.

T5, Quinta vértebra torácica, mais comumente considerada como T3.* (Segundo Fig. 48 de Campana, 1875.)

Quadro 64-2. *Alguns dos Termos Usados para os Sacos Aéreos*

Referência	Cervical	Clavicular	Torácico cranial	Torácico caudal	Abdominal
Sappey (1847)	Cervical	Torácico	Diafragmático anterior	Diafragmático posterior	Abdominal
Campana (1875)	Superior-posterior	Superior-anterior	Médio-superior	Médio-inferior	Inferior
Huxley (1882)	Praebronquial	Sub-bronquial	Intermediário anterior	Intermediário posterior	Posterior
Schulze (1908)	Cervical	Clavicular	Pré-torácico	Pós-torácico	Abdominal
Muller (1908)	Cervical	Interclavicular	Intermediário anterior	Intermediário posterior	Abdominal
Juillet (1912)	Cervical	Interclavicular	Diafragmático anterior	Diafragmático posterior	Abdominal
Locy e Larsell (1916 a e b)	Cervical	Interclavicular	Intermediário anterior	Intermediário posterior	Abdominal
Groebbels (1932)	Cervical	Interclavicular	Diafragmático anterior	Diafragmático posterior	Abdominal
Stresemann (1934)	Cervical	Clavicular	Pré-torácico	Pós-torácico	Abdominal
Vos (1934)	Cervical	Clavicular	Pré-torácico	Pós-torácico	Abdominal
McCleod e Wagers (1939)	Toraco-cervical	Torácico anterior	Torácico posterior	Abdominal menor	Abdominal maior
Grau (1943)	Cervical	Interclavicular	Intermediário cranial	Intermediário caudal	Abdominal
Hazelhoff (1951)	Cervical	Clavicular	Pré-torácico	Pós-torácico	Abdominal
Akester (1960)	Cervical	Interclavicular	Torácico anterior	Torácico posterior	Abdominal
Salt e Zeuthen (1960)	Cervical	Interclavicular	Torácico anterior	Torácico posterior	Abdominal
King e Payne (1962)	Cervical	Interclavicular	Torácico cranial	Torácico caudal	Abdominal

metade cranial dá origem, dorsalmente, a três arcos que se curvam sobre os espaços intervertebrais das três últimas vértebras do pescoço. Os arcos amoldam-se próximo e ao redor dos músculos ventrais do pescoço.

OS DIVERTÍCULOS DO SACO CERVICAL (Figs. 64-26 e 30). Eles surgem dos três arcos da câmara principal. Compreendem um par de delicados tubos extra-espinhal e intra-espinhal, unidos por um tubo transversal, em cada espaço intervertebral. (1) O tubo extra-espinhal passa cranialmente através do forame transverso de cada vértebra, até a junção da segunda e terceira vértebras cervicais (C2 e C3). Caudalmente ele atinge o corpo da segunda vértebra torácica. (2) O tubo intra-espinhal atinge cranialmente até cerca de C4-C5 e caudalmente até a junção de T2-T3.

O saco cervical ventila todas as vértebras cervicais (exceto o atlas e o áxis), as primeiras cinco vértebras torácicas e as primeiras duas costelas vertebrais (Campana, 1875; King e Kelly, 1956; King, 1957).

Saco Clavicular
(Figs. 64-26, 30, 31, 32 e 33)

A maior parte do saco aéreo clavicular não tem localização intratorácica, mas situa-se na base do pescoço, entre o nível da articulação do ombro e a abertura cranial do tórax, em extenso contato com o osso coracóide e seus músculos. Conseqüentemente ele fecha, em grande parte, a abertura cranial do tórax, como uma tampa em forma de cúpula; a região mediana dorsal desta tampa, entretanto, é completada pela câmara principal do saco cervical. Apesar disso, o saco clavicular não é exclusivamente cervical, mas se estende dentro da parede do corpo até o hilo do pulmão e à extremidade caudal da placa esternal. O referido saco aéreo compreende uma câmara mediana espaçosa e um par de câmaras laterais.

A CÂMARA MEDIANA (Figs. 64-26, 30, 31, 32 e 33). Ela consiste: (a) de um divertículo craniomediano redondo, que se projeta cranialmente além do esterno, indentado dorsalmente pela traquéia; (b) dos grandes divertículos craniolaterais esquerdo e direito, que estão em contato íntimo com o osso coracóide e seus músculos; (c) dos divertículos esternocardíacos esquerdo e direito, finos e semelhantes à folha, situados na face dorsal da placa esternal, e que atingem a borda caudal desta placa; e (d) dos divertículos bronquiais esquerdo e direito, que circundam os brônquios principais, no ponto onde estes penetram no pulmão. Em secção transversal à câmara, como um todo, tem o formato de uma calha, côncava dorsalmente e convexa ventralmente. Em uma secção sagital ela é como a letra grega λ de lado, ∠. Suas relações são as seguintes: (1) dorsalmente, com a coluna vertebral de C12 a T2, os pulmões, o esôfago e o saco aéreo cervical; (2) lateralmente, com a escápula, quase todo o osso coracóide e seus músculos (ao qual o saco está intimamente afixado), as primeiras três costelas esternais, a primeira costela vertebral e a borda lateral do esterno; (3) ventralmente, com o papo, a pele, a articulação coracosternal e a placa esternal; (4) caudalmente, ao coração, que repousa no ângulo entre os divertículos bronquiais, e o divertículo esternocardíaco; e (5) com os vasos sangüíneos e nervos. A relação com os vasos sangüíneos, nervos, traquéia, siringe etc., é complexa. No exame superficial estas estruturas parecem penetrar na cavidade do saco aéreo e estar em contato direto com o ar; entretanto, elas estão sempre suspensas por pregas do saco aéreo ou situadas entre compartimentos dos sacos.

A CÂMARA LATERAL (Figs. 64-26 e 31). Ela surge da câmara mediana por um longo canal, largo mas muito achatado, comprimido entre dois dos músculos coracóides. O local de origem deste canal é a superfície ventrolateral do meio da câmara mediana. Há três divertículos na câmara lateral: (a) o divertículo peitoral, (b) o divertículo umeral e (c) o divertículo axilar. Resumindo, a câmara lateral consiste de uma almofada em forma de crescente, na axila, situada em posição imediatamente caudal à articulação do ombro; entretanto, seus três divertículos são, na realidade, apenas espaços potenciais entre os músculos da articulação do ombro.

A câmara mediana do saco clavicular ventila o esterno, o osso coracóide e a segunda e terceira costelas esternais; a câmara lateral ventila o úmero (Campana, 1875; King e Kelly, 1956; King, 1957). Acredita-se que qualquer movimento de ar nestes divertículos se limite apenas a difusão (Scheid e Piiper, 1969).

O saco clavicular (câmara mediana) pode ser penetrado, no animal vivo, passando-se por uma área imediatamente cranial à extremidade ventral da primeira costela esternal, após atravessar os músculos peitorais.

Saco Torácico Cranial
(Figs. 64-26, 30 e 34)

Corresponde a um par de cavidades, aproximadamente simétricas, relativamente simples e com formato de almofada. Cada saco está situado entre a membrana sacopleural (aponeurose pulmonar) e a membrana sacoperitoneal* (septo oblíquo) e é, portanto, essencialmente dorsolateral na posição dentro da grade torácica. Dorsalmente ele está fixado ao processo mediano ventral das quinta e sexta vértebras torácicas (terceira e quarta vértebras torácicas conforme definidas na nota de rodapé à pág. 1789). Cada saco aéreo possui três faces: (a) a face esternocostal, afixada à parte mais móvel da grade torácica e que atinge a borda lateral do esterno; os ossos aos quais está afixada são as cinco costelas esternais, uma pequena parte das extremidades distais da quarta, quinta e sexta costelas vertebrais, a raiz do processo esternal caudolateral e as partes lateral e medial do processo esternal caudolateral. (b) A face pulmonar do saco é uma parte integral da membrana sacopleural (aponeurose pulmonar) e está, portanto, relacionada à face ventral côncava do pulmão. (c) A face ventromedial circunda o coração, fígado, extremidade caudal do esôfago e o pró-ventrículo. Os sacos torácicos craniais esquerdo e direito não possuem divertículos e nunca ventilam ossos. O saco aéreo torácico cranial pode ser penetrado, na ave viva, passando-se por entre as terceira e quarta costelas esternais, logo craniodorsalmente ao meio da parte lateral triangular do processo caudolateral do esterno; a parte lateral pode ser palpada através da pele.

Saco Torácico Caudal
(Figs. 64-26 e 30)

Corresponde a um par de sacos aéreos pequenos, achatados, com o formato de orelha, mais ou menos simétricos e bem menores que os sacos torácicos craniais. Cada saco está totalmente excluído de um contato direto com as vísceras, visto que ele está coberto, medialmente, pelo saco torácico cranial e pelo saco abdominal. A totalidade de sua face lateral está afixada na parede do corpo; a parte cranial se relaciona às duas últimas costelas, porém a maior parte dele é caudal à grade torácica. O referido saco aéreo não possui divertículos e não ventila ossos. Ele pode ser penetrado, na ave viva, passando-se por entre as extremidades ventrais das duas últimas costelas vertebrais.

Saco Abdominal
(Figs. 64-26 e 30)

A capacidade máxima dos sacos aéreos abdominais esquerdo e direito é muito grande, mas sob condições normais estes sacos consistem em sua maior parte apenas de espaços potenciais. Cada saco compreende um corpo e divertículos.

OS CORPOS DOS SACOS ABDOMINAIS (Figs. 64-26 e 30 e 62-4, 5, 7 e 8). Eles se estendem, quando cheios, dos pulmões à cloaca, atingindo da sexta vértebra torácica, cranialmente, até a última vértebra sacral, caudalmente. Em suas extremidades craniais os sacos são tampados pelo fígado. O pró-ventrículo, moela, baço e o início do duodeno situam-se em um espaço entre a parede esquerda do corpo, lateralmente, e a borda ventral do saco abdominal esquerdo, medialmente (Figs. 62-5 e 8). O restante do trato alimentar está circundado pelas faces mediais dos próprios sacos abdominais esquerdo e direito (Fig. 62-5). Dorsalmente as faces laterais, de ambos os sacos, aderem à parede do corpo (Fig. 62-7); as bordas ventrais, tanto do saco aéreo esquerdo como do direito, são livres e móveis. As faces mediais dos dois sacos quase não possuem afixações; conseqüentemente, o trato alimentar e seus mesentérios, bem como as gônadas (Fig. 62-7), tornam-se profundamente e variavelmente envolvidos pelos dois sacos.

OS DIVERTÍCULOS DO SACO ABDOMINAL (Figs. 64-26 e 30). Eles compreendem um grupo pélvico e femoral: (1) o grupo pélvico consiste de três divertículos perirrenais — cranial, médio e caudal. Eles são divertículos pares e com formatos de arcos que se espalham dorsalmente entre o rim e a pelve e o sinsacro, do pulmão ao ísquio. Os divertículos perirrenais dão suprimento a dois canais longitudinais delicados, os canais pneumáticos iliolombares esquerdo e direito; eles ocupam o canal iliolombar do sinsacro. (2) Existem três pares de divertículos no grupo femoral, todos sendo muito pequenos, nesta espécie. O divertículo crural escapa do celoma através do anel crural e termina como um saco no colo

---

*A Relação Provisória da I.C.A.A.N. substituiu sacopleural por membrana broncopleural, e saco peritoneal por membrana broncoperitoneal.

do fêmur. O divertículo isquiático é uma simples extensão do divertículo perirrenal caudal, que sai do celoma através do forame isquiático. O divertículo obturador é uma simples bolsa que normalmente passa para fora do celoma através do forame obturador.

O saco abdominal ventila, em grau variável, o sinsacro e a cintura pélvica, principalmente através dos divertículos perirrenais, mas nunca ventilando o fêmur ou qualquer outro osso da perna, nesta espécie (Campana, 1875; King, 1957); ele também ventila a sexta vértebra torácica livre (Campana, 1875).

No animal vivo o saco abdominal pode ser penetrado próximo ao seu óstio, no ângulo entre a borda caudal da extremidade dorsal da última costela vertebral e a borda lateral do ílio, mas isto envolve a passagem através de uma massa substancial de músculo.

Ligações dos Sacos Aéreos aos Pulmões
(Figs. 64-23, 26, 30 e 31).

O termo **óstio** foi dado à área geral onde um saco se liga ao pulmão. A maioria dos óstios está localizada ao longo da borda ventrolateral do pulmão. Essencialmente cada saco aéreo possui: (1) uma **única ligação direta** (2 a 3 mm de diâmetro nas raças pesadas) para um dos brônquios principais, e (2) **quatro a seis ligações indiretas** (1 a 2 mm de diâmetro nas raças pesadas) para os parabrônquios, muitas vezes denominados de brônquios recorrentes. As exceções são: (a) o saco cervical, que **não** possui nenhuma ligação indireta; (b) o saco clavicular, que possui **duas** ligações diretas, e dois grupos de ligações indiretas, das quais a medial é uma montagem complexa de muitos óstios pequenos do divertículo bronquial do saco; (c) a ligação direta do saco abdominal, através do brônquio principal, que é de **pequeno** diâmetro (cerca de 1 a 1,75 mm [Payne, 1960]). A anatomia detalhada destas ligações foi estabelecida por Campana (1875, págs. 51-55), Juillet (1912), Locy e Larsell (1916b) e Payne (1960), e revista por King (1966). Os óstios penetram na membrana sacopleural.

Capacidades dos Pulmões e dos Sacos Aéreos

Os volumes dos pulmões e sacos aéreos individuais, na galinha viva, não são conhecidos. Medidos a partir de modelos, as capacidades máximas aproximadas, nas raças pesadas, de cada pulmão, dos sacos aéreos cervical, clavicular, e de cada um dos sacos torácico cranial, torácico caudal e abdominal são, respectivamente, conforme segue (King e Payne, 1962): macho, 35, 30, 95, 45, 15 e 90 ml; fêmea, 18, 20, 55, 25, 12 e 55 ml. (Os sacos abdominais podem provavelmente conter volumes muito maiores, mas somente se os demais sacos contiverem menos.) A capacidade máxima de todo o trato é de cerca de 500 a 550 ml, no macho, e de cerca de 275 a 300 ml, na fêmea. Tentativas por Zeuthen (1942) para medir através de modelos os volumes aproximados, na inspiração, deram os seguintes resultados: os dois pulmões, 6 ml; o saco clavicular, 9 ml; os dois sacos torácicos craniais, 17 ml; os dois sacos torácicos caudais, 6 ml; os dois sacos abdominais, 62 ml; a capacidade total sendo de 100 ml. Conforme estimada por um método de flutuabilidade, o volume de ar nos pulmões da Leghorn branca de crista simples é cerca de 18,6 ml, nos machos com aproximadamente 2,4 kg, e 14,6 ml, nas fêmeas com aproximadamente 1,7 kg (Burton e Smith, 1968). Pela aspiração do ar contido no trato respiratório, Campana (1875, págs. 264-266) estimou o volume inspiratório total como segue: Bantam macho de peso corporal de 506 g, 60 ml; macho de 1.181 g, 105 ml; fêmea de 1.597 g, 134 ml. O volume total do trato respiratório (volume respiratório-terminal) de galinhas Leghorn brancas vivas, de cerca de um ano de idade e pesando aproximadamente 1,6 kg foi agora demonstrado, pela remoção de um gás estranho, como sendo cerca de 170 ml (Scheid e Piiper, 1969). Infelizmente, medições precisas dos volumes dos sacos aéreos individuais, na ave viva, não podem ser feitas pela injeção de um gás para dentro de um saco e mensurado o volume de diluição; este procedimento depende da mistura instantânea em um volume fixo, mas, em realidade, a respiração e os intercâmbios gasosos continuam durante as medições.

Estrutura da Parede do Saco Aéreo

A estrutura da parede dos sacos aéreos foi revista por King e Molony (1971). O interior é forrado por um epitélio pavimentoso simples, exceto ao redor dos óstios, onde ele é cilíndrico ciliado. O músculo liso é escasso, mas há uma rede de fibras elásticas com algum colágeno. O pequeno suprimento arterial é feito pelas artérias sistêmicas, de modo que não são prováveis substanciais intercâmbios gasosos através da parede. Estas características são aplicáveis aos sacos aéreos em geral, mas a membrana sacopleural (aponeurose pulmonar, septo horizontal) e a membrana sacoperitoneal (septo oblíquo) diferem ao serem reforçadas por numerosas fibras de colágeno orientadas transversalmente, que as tornam muito mais rígidas e mais resistentes ao esticamento (Duncker, 1971). As paredes dos sacos aéreos são geralmente consideradas como possuindo uma inervação muito pequena. Entretanto, há abundantes terminações adrenérgicas por todas as membranas sacopleurais e sacoperitoneais, incluindo a borda medial do músculo liso desta última, bem como uma farta rede de axônios colinérgicos em toda a membrana sacopleural.

OUTRAS AVES DOMÉSTICAS

O Pulmão do Peru

O contorno do **pulmão do peru** se assemelha a um paralelogramo alongado sendo o eixo craniocaudal maior do que o mediolateral. Como na galinha, há cinco sulcos para as costelas; apenas os parabrônquios são visíveis na face costal (Cover, 1953b). Não foi ainda publicada nenhuma descrição da arquitetura detalhada dos brônquios, mas as observações pessoais demonstraram que os brônquios principais e secundários, e os principais sistemas de parabrônquios, são semelhantes aos da galinha.

OS SACOS AÉREOS DO PERU. King e Atherton (1970) demonstraram que os sacos aéreos do peru são profundamente diferentes dos de seu parente próximo, a galinha (e mesmo das aves em geral, em diversos aspectos principais). O par de sacos torácicos caudais está totalmente suprimido, mesmo no embrião em fase inicial de desenvolvimento, uma característica quase exclusiva da anatomia respiratória das aves. O par de sacos cervicais se funde cedo com o par primordial de sacos claviculares laterais, formando um saco cervicoclavicular composto. O par primordial de sacos claviculares mediais surge embriologicamente (como na galinha) do terceiro brônquio secundário medioventral; entretanto, ao invés de se fundir com o par de sacos claviculares laterais e formar um único saco clavicular mediano (como na galinha e na maioria das demais aves), eles persistem

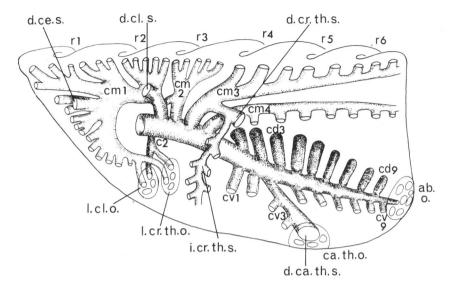

Figura 64-35. Vista ventromedial semidiagramática do pulmão direito de um pato adulto *(A. platyrhynchos)*, reconstruído das ilustrações e texto de Juillet (1912) e Vos (1934).

As ligações bronquiais do óstio lateral do saco torácico cranial (1.cr.tho.o.) são incertas; ab.o., óstio do saco abdominal; c2, ramo circunflexo do segundo brônquio secundário medioventral; ca.th.o., óstio do saco torácico caudal; cd 3, terceiro brônquio secundário mediodorsal; cd 9, nono brônquio secundário mediodorsal; cm 1-4, primeiro a quarto brônquios secundários medioventrais; cv 1, primeiro brônquio secundários lateroventral; cv 3, terceiro brônquio secundário lateroventral; cv 9, nono brônquio secundário lateroventral; d.ca.th.s., ligação direta do caso torácico caudal; d.ce.s., ligação direta do saco cervical; d.cl.s., ligação direta do saco clavicular; d.cr.th.s., ligação direta do saco torácico cranial; i.cr.th.s., ligação indireta do saco torácico cranial, na forma de um tubo especial, presumivelmente surgido de l.cr.th.o.; l.cl.o., óstio lateral do saco clavicular; l.cr.th.o., óstio lateral do saco torácico cranial, compreendendo apenas a ligação indireta; r1-6, sulcos para as costelas 1-6. (De A. S. King, International Review of General and Experimental Zoology, 2, Academic Press.)

através da vida como um par de sacos separados muito pequenos. Portanto, o peru possui sete sacos aéreos definidos, isto é, um saco cervicoclavicular, simples, um par de sacos claviculares mediais, um par de sacos torácicos craniais e um par de sacos abdominais. As ligações destes sacos com os brônquios secundários são essencialmente as mesmas observadas na galinha. Divertículos cervicais na forma de tubos, ligeiramente mais elaborados do que na galinha, passam cranialmente e ao longo das vértebras cervicais, se estendendo caudalmente ao longo da coluna vertebral, até a quarta vértebra caudal (Cover, 1953c); eles aparentemente ventilam as vértebras cervicais, torácicas, sinsacral e caudal, e todas as costelas vertebrais. Provavelmente, o esterno e o úmero também são ventilados pelo saco cervicoclavicular. O saco abdominal ventila o sinsacro e a pelve.

O Pulmão do Pato
(Fig. 64-35)

O **pulmão** nesta espécie tem o formato de um trapézio, a borda medial tendo cerca de duas vezes o comprimento da borda lateral. Isto torna o pulmão relativamente longo e estreito e pontudo, craniomedialmente. A borda medial sustenta seis impressões para as costelas. Na face costal, os principais troncos dos brônquios secundários mediodorsais são claramente visíveis, bem como os parabrônquios (Juillet, 1912).

Não há provas suficientes a favor de um vestíbulo dilatado no **brônquio principal** do pato (Juillet, 1912; Akester, 1960). Quatro **brônquios secundários** medioventrais, sete a nove mediodorsais, cerca de nove lateroventrais e cerca de 40 laterodorsais ocorrem nesta espécie (Vos, 1934); os parabrônquios possuem um calibre relativamente muito pequeno, cerca de 0,5 mm de diâmetro (Akester, 1960).

OS SACOS AÉREOS DO PATO. No **pato** os **sacos aéreos** são essencialmente semelhantes aos da galinha. A câmara principal do **saco cervical** é porém par (Akester, 1960), embora os dois componentes se contactem. Também, como nas aves em geral (Groebbels, 1932), o **saco torácico caudal** é muito maior do que o **saco torácico cranial.** Vos (1934) estimou os volumes inspiratórios aproximados, por intermédio de modelos, conforme segue: saco clavicular, 53 ml; cada saco torácico cranial, 12 ml; cada saco torácico caudal, 28 ml; cada saco abdominal, 73 ml; o total geral sendo de 279 ml. Usando o método preciso de lavagem de um gás estranho, Dehner (1946) verificou que o volume respiratório total, no pato Mallard vivo, como sendo de 277 ml no macho e 198 ml na fêmea.

AS LIGAÇÕES DOS SACOS AÉREOS AOS PULMÕES (Fig. 64-35). No **pato** elas são diferentes das observadas na galinha (Juillet, 1912; Vos, 1934). As diferenças mais importantes são: (1) Há uma ligação direta da raíz do primeiro brônquio secundário medioventral para o saco clavicular, mas não do terceiro brônquio secundário medioventral. (2) O saco torácico cranial possui um grupo adicional de ligações indiretas, que se combinam para formar um tubo único, que une a ligação direta a este saco. (3) A ligação direta ao saco torácico caudal pode ser do terceiro brônquio secundário lateroventral (Vos, 1934).

RESPIRAÇÃO EXTERNA
MÚSCULOS RESPIRATÓRIOS

Observações eletromiográficas realizadas por Kadono et al. (1963) e Fedde et al. (1964a, b) estabeleceram os seguintes músculos como inspiratórios: (1) músculos triangulares/esternos (parte principal do músculo costoesternal), esternocostal, transverso torácico, subcostal; (2) músculos intercostais externos (exceto o quinto e o sexto); (3) as partes intercartilaginosas dos músculos intercostais internos (exceto a sexta); (4) músculo escaleno; (5) músculos levantadores das costelas; (6) músculo serrátil dorsal.

Os músculos triangulares externos e intercostais externos parecem ser os músculos mais importantes; a inervação destes músculos interrompe imediatamente a respiração (Soum, 1896). Os músculos expiratórios são: (1) músculo oblíquo externo do abdome; (2) músculo oblíquo interno do abdome; (3) músculo transverso do abdome; (4) músculo reto do abdome; (5) músculos intercostais externos, do sexto e muitas vezes também do quinto espaço; (6) as partes interósseas dos músculos intercostais internos, do terceiro ao sexto espaços, inclusive; (7) a parte intercartilaginosa dos músculos intercostais internos do sexto espaço; (8) parte secundária do músculo costoesternal (*costisternalis pars anterior*); (9) músculo serrátil ventral.

MECÂNICA DA RESPIRAÇÃO

Os movimentos da parede do corpo, durante a inspiração, foram elaborados, para as aves em geral, por Bert (1870), Soum (1896) e Baer (1896), e demonstrados por Zimmer (1935) como essencialmente não modificados nas posturas de pé, sentada e deitada. As costelas se movem craniolateralmente durante a inspiração (com uma ação de manivela de bomba, como nos mamíferos), empurrando o esterno ventral e cranialmente. Estes movimentos, das costelas e esterno, também deslocam a "parede abdominal", ventral e lateralmente. Desta forma, os diâmetros dorsoventral, transverso e craniocaudal do celoma estão aumentados na inspiração. Este aumento global da cavidade do corpo causa uma queda geral na pressão dentro do celoma e, conseqüentemente, dentro dos sacos aéreos. Como resultado deste gradiente de pressão, o ar é deslocado através dos pulmões e para dentro dos sacos aéreos. Estas mudanças na pressão são sincrônicas por todo o sistema. Entretanto, existem atualmente provas de que, embora os sacos aéreos certamente sofram variações de pressão que estão em fase e de uma ordem semelhante de magnitude, ocorrem apesar disso pequenas diferenças, dando, por exemplo, um gradiente de pressão muito pequeno e de aproximadamente 0,5 mm H_2O o do saco clavicular ao saco torácico caudal (alto para baixo) durante a inspiração, e um gradiente inverso durante a expiração (Brackenbury, 1971). Tais gradientes são previsíveis a partir da probabilidade de que a resistência ao fluxo, através de ligações curtas, largas e diretas dos sacos craniais, será menor do que a resistência ao fluxo através das ligações diretas mais longas (e no caso do saco abdominal, mais estreita) aos sacos caudais. (Por "sacos craniais" queremos nos referir aos sacos torácicos craniais, clavicular e cervical; "sacos caudais" quando se referindo aos sacos abdominal e torácico caudal.)

Nas aves, geralmente, a grade torácica parece repousar grosseiramente na metade do caminho entre as posições de inspiração e expiração completas, após todas as forças musculares terem sido eliminadas (Siefert, 1896; Stübel, 1910). Portanto, o refluxo elástico passivo poderá contribuir, substancialmente, para o início tanto do movimento inspiratório como o expiratório, da parede corporal. Entretanto, a atividade elétrica dos músculos inspiratórios começa em apenas poucos milésimos de segundos após o início do movimento inspiratório do esterno, e a atividade elétrica dos músculos expiratórios realmente começa poucos milésimos de segundos antes do início do movimento esternal expiratório (Fedde et al., 1964a). Desta forma, em contraste com os mamíferos, tanto o movimento inspiratório como o expiratório, da respiração em repouso, parece ter um componente passivo (elástico) e um ativo (muscular). Há provas de que ao se virar, de costas, o pato e a galinha, reduz-se substancialmente o volume e a ventilação do saco abdominal, possivelmente porque as vísceras obstruem os óstios dos sacos aéreos (Soum, 1896; Vos, 1934; King e Payne, 1964). A recomendação de se considerar a postura, quando da experimentação sobre a respiração das aves, já foi considerada (Soum, 1896; Salt e Zeuthen, 1960).

Anatomia Funcional do Pulmão

É geralmente aceito na atualidade que os sacos aéreos, ao seguirem os movimentos da parede corporal, agem essencialmente como foles, puxando o ar para dentro durante a inspiração e empurrando-o para fora durante a expiração; intercâmbios gasosos são teoricamente possíveis na inspiração ou na expiração, ou em ambas. Em tal sistema, a expansão e a contração do pulmão em si não é mais uma necessidade. Os sacos aéreos geram os gradientes de pressão que fazem com que o ar flua para dentro e para fora do trato respiratório, sendo o pulmão um instrumento simplesmente passivo para a realização dos intercâmbios gasosos à medida em que o ar passa através dele. Foi fortemente argumentado por Duncker (1971) que o pulmão da ave deve realmente ser considerado como um sistema essencialmente imóvel de tubos. Há diversas linhas de comprovação a favor desta interpretação. (1) O componente lateral do movimento das costelas, durante a inspiração, parece ser progressivamente reduzido no sentido da extremidade proximal de cada costela, onde o pulmão está situado. Ele parece também tornar-se progressivamente menor nas costelas mais craniais, onde a cavidade pleural atinge sua maior profundidade dorsoventral. Portanto, o volume da cavidade pleural e conseqüentemente do pulmão, deve ser apenas ligeiramente modificado durante os movimentos inspiratório e expiratório da grade torácica. (2) A fusão parcial ou completa da pleura parietal e visceral fixaria o pulmão mais ou menos rigidamente nesta cavidade pleural, um tanto imóvel. (3) A tensão da membrana sacopleural (aponeurose pulmonar) pode muito bem ser mais ou menos constante, durante o ciclo respiratório, sendo a tensão causada passivamente pelo pequeno movimento lateral das costelas, durante a inspiração, e pela contração ativa de seus quatro fascículos de músculo, durante a expiração (Soum, 1896; Fedde et al., 1964c); isto deveria limitar a compressão do pulmão durante a expiração, quando a pressão se eleva no celoma. A ação valvular da siringe (pág. 1781) pode ter um efeito semelhante. O profundo encaixe das costelas dentro do pulmão também deve sustentar o pulmão e limitar a compressão. (4) O pequeno diâmetro dos capilares aéreos (que são apenas cerca de um quarto do diâmetro do menor alvéolo observado nos mamíferos) também é consistente como conceito de um pulmão essencialmente imóvel. Este pequeno diâmetro deve induzir a uma tensão superficial tão grande que a expansão dos capilares aéreos durante a inspiração seria inconcebível. Atualmente, se reconhece a presença de surfactante nas aves, mas alega-se que ele não poderia reduzir a grande tensão superficial, o suficiente para permitir que os capilares aéreos se expandam durante a inspiração; portanto, ele terá simplesmente que limitar a transudação de fluido, para dentro dos capilares aéreos.

Seguindo estes argumentos, Duncker (1971) ressaltou como ponto importante o fato de que se um pulmão não mais é obrigado a se expandir e se contrair, em cada respiração, ele pode aumentar enormemente sua área superficial para os intercâmbios gasosos. Isto ocorre porque um pulmão não expansivo pode reduzir ao mínimo o diâmetro de suas menores vias aéreas e portanto aumentar a superfície de intercâmbio ao máximo, sem encontrar problemas insuperáveis de tensão superficial. Um grande número de pequenos túbulos pode ser armazenado dentro do volume ocupado por um único alvéolo, relativamente muito maior. É claro que este grande número de pequenos túbulos, por volume unitário de tecido de intercâmbio, terá uma área superficial bem maior do que um único grande alvéolo de volume comparável. Foi, em realidade, observado que em uma ave a área de superfície de intercâmbio, por volume unitário de tecido de intercâmbio, é pelo menos dez vezes maior do que no mamífero.

Embora o pulmão seja essencialmente imóvel, seria arriscado pressupor que ele é totalmente rígido. Movimentos de dois tipos são prováveis: primeiro, o pulmão como um todo provavelmente sofre uma pequena expansão e contração durante o ciclo respiratório; e segundo, o lúmen dos brônquios terciários (e provavelmente do brônquio principal e muitos dos brônquios secundários) tem probabilidade de variar o seu diâmetro. Quanto ao movimento do pulmão como um todo, alguma expansão inevitavelmente irá ocorrer no componente lateral, durante o movimento inspiratório das costelas. A média deste movimento, para todas aquelas costelas que circundam a cavidade pleural, pode ser pequena, mas não é nula; os pulmões terão que segui-la porque estão afixados às costelas, pela fusão das pleuras visceral e parietal. Além do mais, as áreas dos espaços intercostais, nas quais até um terço do pulmão está profundamente encaixado, terão que ser alargadas à medida que as costelas se movimentam cranialmente (Scharnke, 1938; Zimmer, 1935); o alargamento pode ser pequeno mas ele terá que ser seguido por um alargamento correspondente do pulmão encaixado. Também o gradiente de pressão, que terá que se desenvolver durante a inspiração entre as vias aéreas bronquiais e os sacos aéreos, devem induzir a alguma expansão global do pulmão. Estes fatores provavelmente não produzirão mais do que uma pequena expansão, podendo ser igualmente errado ignorar inteiramente tal expansão, quanto considerá-la como um fator substancial na inspiração. Existe alguma prova de experimentação direta sugerindo que, incidentalmente, a expansão do pulmão ocorre durante a inspiração (Soum, 1896), mas nenhuma demonstrando sua total ausência.

A variação no diâmetro das vias aéreas bronquiais é uma provável função do músculo dos brônquios primários, secundários (exceto talvez nas raízes dos medioventrais) e dos parabrônquios, havendo prova experimental para sua ocorrência, pelo menos, nos parabrônquios (veja King e Cowie, 1969). Os átrios elásticos tornam possível este último ao agir como uma zona intermediária, do tipo mola, entre o músculo bronquial contrátil e o tecido de intercâmbio inelástico. A capacidade de regular o calibre da via aérea seria funcionalmente de valor, como uma maneira de controlar a capacidade de difusão dos pulmões. Por exemplo, durante exercício há maior demanda para o fluxo de ar sobre o tecido de intercâmbio (ϵ, portanto, através dos parabrônquios). Por outro lado, durante o stress de calor, há necessidade de um fluxo máximo sobre os locais de evaporação, sem qualquer grande aumento no fluxo sobre os tecidos de intercâmbio, a fim de evitar alcalose respiratória.

Por todas estas razões parece provável que o pulmão, em determinadas situações, é móvel. Admissivelmente, quaisquer mudanças que provavelmente sofra serão locais e pequenas, em termos do órgão como um todo. Entretanto, havendo tomado o considerável passo à frente, ao apreciar as imensas vantagens funcionais de um esquema no qual o **tecido de intercâmbio não** tem a exigência de expandir e contrair, parece aconselhável agora não irmos excessivamente longe, na direção oposta, e considerar o pulmão como um sistema de tubos virtualmente rígidos.

Finalmente, é preciso declarar que o movimento de ar entre o lúmen dos parabrônquios e dos capilares inclusos mais distantes não é problema. Esta distância é de 500 a 600 μm no máximo (Duncker, 1971), existindo um gradiente de pressão parcial adequado para produzir difusão suficiente, através dessa distância (Zeuthen, 1942; Hazelhoff, 1951).

Trajeto do Ar nos Pulmões e Sacos Aéreos

O trajeto seguido pelo ar respirado, dentro dos pulmões e sacos aéreos, vem sendo tópico de prolongados debates e considerável experimentação. Entre 1920 e 1943 houve um período de pesquisas, particularmente intenso, baseadas principalmente na análise de gases, registro das pressões em várias partes do trato respiratório, na distribuição de matéria particulada no pulmão e experimentos com modelos de vidro. Mas o interesse diminuiu, quase certamente porque a falta de instrumentação sofisticada impediu um experimento conclusivo. Desde 1968, entretanto, houve um súbito soerguimento de atividade, por uma nova geração de equipes de pesquisa na França, Alemanha, Estados Unidos e Inglaterra, todos empregando a tecnologia moderna para estudar o fluxo de ar. Progresso considerável parece ter sido conseguido.

Das muitas hipóteses que foram colocadas, duas atraíram apoio particular. Zeuthen (1942) e Salt e Zeuthen (1960) sugeriram que o ar inspirado penetra parcialmente nos sacos aéreos caudais pela via direta, através do brônquio principal e parcialmente através dos brônquios secundários medioventrais, dos parabrônquios e dos brônquios secundários mediodorsais; os dois percursos seriam em paralelo, e a distribuição do ar, entre eles, dependeria de suas relativas resistências ao fluxo de ar. Na expiração, o fluxo seria simplesmente invertido. A segunda hipótese foi desenvolvida particularmente por Bethe (1925) e Hazelhoff (1951). Ela propunha que o ar seguia um caminho unidirecional dentro do pulmão em si, durante a expiração e a inspiração. Durante a expiração este caminho era essencialmente o mesmo, como na hipótese de Zeuthen (1942) e Salt e Zeuthen (1960), isto é, dos brônquios secundários mediodorsais para os parabrônquios e dos brônquios secundários medioventrais ao brônquio principal até a traquéia. O trajeto durante a inspiração, entretanto, era alegado como sendo da traquéia para o brônquio principal e assim, para dentro dos sacos aéreos caudais, com um fluxo simultâneo mais uma vez através dos brônquios secundários mediodorsais para os parabrônquios, e saindo através dos brônquios secundários medioventrais. Bethe acreditava que este fluxo simultâneo, através do pulmão em si, durante a inspiração, terminava pela penetração nos sacos aéreos craniais, porém Hazelhoff acreditava que ele recirculava através do brônquio principal, para os brônquios secundários mediodorsais e para os sacos aéreos caudais.

Todas as pesquisas realizadas desde 1968 atingiram, essencialmente, a mesma conclusão, isto é, que Hazelhoff e (mais particularmente) Bethe estavam com a razão. Primeiro, foram realizadas medições mais aprimoradas que confirmaram as observações anteriores de que o ar, no saco abdominal, é semelhante ao ar inspirado, e que o ar no saco clavicular é quase o mesmo que o ar final inspirado (Cohn e Shannon, 1968; Piiper et al., 1970); estas relações são consistentes com a hipótese de Bethe-Hazelhoff, mas é incompatível com a de Zeuthen (1942) e Salt e Zeuthen (1960). (Entretanto, há indicações de que o teor de CO_2, nos sacos caudais, é um tanto maior do que pode ser explicado, quer pela re-respiração do ar do espaço morto do trato respiratório superior ou pelo intercâmbio do ar através das paredes do saco aéreo em si [que é negligível]; uma melhor explicação é a de que, pelo menos, parte do ar que penetra nos sacos aéreos abdominais, durante a inspiração, transpôs os tecidos de intercâmbio do pulmão [Scheid et al., 1972].)

Segundo, fluxômetros foram implantados no pulmão por três grupos independentes de pesquisadores. Na ave viva, um único fluxômetro foi implantado em um dos brônquios secundários mediodorsais (Scheid e Piiper, 1971; Brackenbury, 1971), e quer em um brônquio secundário mediodorsal ou medioventral ou no brônquio principal (Bretz e Schmidt-Nielsen, 1971). Fluxômetros também foram instalados em diversas outras regiões, muito menos acessíveis, em pulmões fixados mortos, incluindo não só a maioria dos brônquios secundários mediodorsais e medioventrais em vários pontos, mas também às ligações diretas e indiretas dos sacos aéreos cranial e caudal (Scheid et al., 1972). Os resultados de todos estes experimentos foram essencialmente os mesmos e indicaram um fluxo unidirecional dos brônquios secundários mediodorsais, através dos parabrônquios, para os brônquios secundários medioventrais. Estes resultados foram compatíveis com a hipótese de Bethe-Hazelhoff mas não com a de Zeuthen (1942) e Salt e Zeuthen (1960).

Uma terceira linha de provas foi obtida ao se seguir o tempo de chegada de um gás de marcação em vários pontos, no sistema respiratório, durante o único ciclo respiratório e nos ciclos imediatamente seguintes. Vários gases de marcação foram usados, por exemplo, oxigênio (Schmidt-Nielsen et al., 1969), CO_2 (Bouverot e Dejours, 1971), e argônio (Bretz e Schmidt-Nielsen, 1972). Estas observações mostraram que o gás de marcação atinge os sacos caudais durante a primeira inspiração em que o gás é introduzido na traquéia. Em contraste, ele atinge os sacos craniais no segundo ou nos ciclos respiratórios posteriores. A taxa de eliminação do gás de marcação de cada saco aéreo dá a ventilação do saco, e ele transpira, o que contraria certas observações anteriores, que consideram ser os sacos craniais aproximadamente tão bem ventilados quanto os sacos caudais. Estas observações indicam que os sacos caudais são ventilados por ar recente (exceto por um volume pequeno que pode ter passado através do tecido de intercâmbio, como declaramos acima), enquanto os sacos craniais são ventilados por gás que já passou através do tecido de intercâmbio. Estas observações são mais uma vez consistentes com a hipótese de Bethe-Hazelhoff.

Com base em todas estas linhas de provas foi sugerido por Bretz e Schmidt-Nielsen (1972), que o sistema respiratório da ave parece ser uma bomba de dois ciclos. Durante a inspiração o ar é levado para os sacos aéreos caudais; durante a expiração e a inspiração seguinte este ar é deslocado unidirecionalmente através dos prabrônquios e para os sacos aéreos craniais; finalmente, este ar é expulso dos sacos aéreos craniais durante a segunda expiração. Os sacos aéreos caudais parecem ser câmaras de mistura, que mantêm uma mistura de ar relativamente constante, para o fluxo através do tecido de intercâmbio. Os sacos craniais parecem ser câmaras de armazenamento que, durante a inspiração, recebem o ar que acabou de passar através dos tecidos de intercâmbio.

Ainda não se sabe o que faz com que o fluxo seja unidirecional nos parabrônquios. A constância deste fluxo sob condições variáveis, em pulmões vivos e mortos, é um argumento contra o controle ativo, pelos músculos bronquiais, e indica fatores aerodinâmicos passivos. Ele certamente não é controlado por valvas, pois elas nunca foram encontradas, apesar de repetidas pesquisas. Uma outra incerteza é a racionalidade fisiológica para este fluxo essencialmente unidirecional. Ele possivelmente permite um intercâmbio contracorrente entre o sangue e gás (Bretz e Schmidt-Nielsen, 1971).

Parece mais provável que os intercâmbios sangue-ar baseiam-se em um esquema de corrente cruzada. Isto explicaria o fato de que a PCO_2 arterial nas aves é mais baixo do que a PCO_2 do ar terminalexpiratório, uma situação que é impossível nos mamíferos. Esta relação de PCO_2 proporciona às aves uma maior eficiência de intercâmbio do que para os mamíferos, pois menos ventilação é necessária para se conseguir um determinado grau de arterialização (Scheid e Piiper, 1970). Entretanto, o sistema de corrente cruzada funcionaria com um fluxo recíproco de ar, que não é dependente de um fluxo unidirecional.

BIBLIOGRAFIA

Akester, A. R. 1960. The comparative anatomy of the respiratory pathways in the domestic fowl (*Gallus domesticus*), pigeon (*Columba livia*), and domestic duck (*Ansa platyrhyncha*). J. Anat., 94:487-505.

Baer, M. 1896. Beiträge zur Kenntnis der Anatomie und Physiologie der Athemwerkzeuge bei den Vögeln. Z. wiss. Zool., 61:420-498.

Bang, B. G. 1971. Functional anatomy of the olfactory system in 23 orders of birds. Acta anat., 79(suppl. 58):1-76.

Bellairs, A. d'A., and C. R. Jenkin. 1960. *In*: Marshall, A. J., (ed.): Biology and Comparative Physiology of Birds. Vol. 1, pp. 241-300. New York, Academic Press, Inc.

Berger, A. J. 1960. *In*: Marshall, A. J., (ed.): Biology and Comparative Physiology of Birds. Vol. 1, pp. 301-344. New York, Academic Press, Inc.

Bert, P. 1870. Leçons sur la Physiologie Comparée de la Respiration. Paris, J. B. Baillière.

Bethe, A. 1925. *In* Handbuch der normalen und pathologischen Physiologie, 2:1-36, Springer Verlag, Berlin.

Bittner, H. 1925. Nasenhöhle und ihre Nebenhöhle beim Hausgeflügel. Berl. tierärztl. Wschr., 41:576-579.

Bouverot, P. and P. Dejours. 1971. Pathway of respired gas in the air sacs—lung apparatus of fowl and ducks. Respir. Physiol., 13:330-342.

Brackenbury, J. H. 1971. Airflow dynamics in the avian lung as determined by direct and indirect methods. Respir. Physiol., 13:319-329.

Bretz, W. L., and K. Schmidt-Nielsen. 1971. Bird respiration: flow patterns in the duck lung. J. exp. Biol., 54:103-118.

Bretz, W. L., and K. Schmidt-Nielsen. 1972. The movement of gas in the respiratory system of the duck. J. exp. Biol., 56:57-65.

Broman, I. 1942. Über die Embryonalentwicklung der Enten-Syrinx. Anat. Anz., 93:241-251.

Bubien-Waluszewska, A. 1968. Le group caudal des nerfs craniens de la poule domestique (*Gallus domesticus*). Acta anat., 69:445-457.

Burton, R. R., and A. H. Smith. 1968. Blood and air volumes in the avian lung. Poult. Sci., 47:85-91.

Calder, W. A. 1970. Respiration during song in the canary (*Serinus canaria*). Comp. Biochem. Physiol., 32:251-258.

Calhoun, M. L. 1954. Microscopic Anatomy of the Digestive System of the Chicken. Iowa State College Press, Ames, Iowa.

Campana, A. 1875. Anatomie de l'Appareil Pneumatique-pulmonaire, etc., Chez le Poulet. Masson, Paris.

Chocholous, J. 1924. Über den Bau der Luftröhre des Hausgeflügels. Prag. tierärztl. Arch. 4:91-111.

Cohn, J. E., and R. Shannon. 1968. Respiration in unanaesthetized geese. Respir. Physiol. 5:259-268.

Cords, E. 1904. Beiträge zur lehre von Kopfnervensystem der Vögel. Arb. anat. Inst., Wiesbaden, 26:49-100.

Couvreur, E. 1892. Sur le pneumogastrique des oiseaux. Ann. Univ. de Lyon, 2:1-104.

Cover, M. S. 1953a. The gross and microscopic anatomy of the respiratory system of the turkey: I. The nasal cavity and infraorbital sinus. Am. J. vet. Res. 14:113-117.

Cover, M. S. 1953b. Gross and microscopic anatomy of the respiratory system of the turkey: II. The larynx, trachea, syrinx, bronchi and lungs. Am. J. vet. Res., 14:230-238.

Cover, M. S. 1953c. Gross and microscopic anatomy of the respiratory system of the turkey: III. The air sacs. Am. J. vet Res., 14:239-245.

Daniel, C. W. L. 1967. Personal communication.

Dehner, E. W. L. 1946. An analysis of buoyancy in surface-feeding and diving ducks. Ph.D. Thesis, Cornell University, Ithaca, New York.

Duncker, H. R. 1971. The lung air sac system of birds. Ergebn. Anat. Entwickl.-Gesch., 45(Heft 6):1-171.

Duncker, H. R. 1972. Structure of avian lungs. Respir. Physiol., 14:44-63.

Fedde, M. R. 1970. Peripheral control of avian respiration. Fed. Proc., 29:1664-1673.

Fedde, M. R., R. E. Burger and R. L. Kitchell. 1963. Localization of vagal afferents involved in the maintenance of normal avian respiration. Poult. Sci. 42:1224-1236.

Fedde, M. R., R. E. Burger and R. L. Kitchell. 1964a. Electromyographic studies of the effects of bodily position and anaesthesia on the activity of the respiratory muscles of the domestic cock. Poult. Sci., 43:839-846.

Fedde, M. R., R. E. Burger and R. L. Kitchell. 1964b. Electromyographic studies of the effects of bilateral cervical vagotomy on the action of the respiratory muscles of the domestic cock. Poult. Sci., 43:1119-1125.

Fedde, M. R., R. E. Burger and R. L. Kitchell. 1964c. Anatomic and electromyographic studies of the costo-pulmonary muscles in the cock. Poult. Sci., 43:1177-1184.

Grau, H. 1943. Anatomie der Hausvögel. *In* Ellenberger and Baum's Handbuch der vergleichenden Anatomie der Haustiere (O. E. Zietzschmann, E. Ackerknecht and H. Grau, eds.), 18th ed., pp. 1073-1124. Springer Verlag, Berlin.

Greenewalt, C. H. 1969. How birds sing. Sci. Am., 221:126-139.

Groebbels, F. 1932. Der Vögel. Vol. I, pp. 40-81. Bornträger, Berlin.

Gross, W. B. 1964. Voice production by the chicken. Poult. Sci., 43:1005-1008.

Harris, C. L., W. B. Gross and A. Robeson. 1968. Vocal acoustics of the chicken. Poult. Sci., 47:107-112.

Hazelhoff, E. H. 1951. Structure and function of the lung of birds. Poult. Sci., 30:3-10.

Heidrich, K. 1908. Die Mund- Schlundkopfhöhle der Vögel und ihre Drüsen. Morph. Jb., 37:10-69.

Herrerias, B. F. 1964. Estudio anatomico comparativo de la laringe de algunas aves de Mexico. Ph.D. Thesis, Universidad Nacional Autonoma de Mexico.

Hinds, D. S., and W. A. Calder. 1971. Tracheal dead space in the respiration of birds. Evolution, 25:429-440.

Hsieh, T. M. 1951. Sympathetic and parasympathetic nervous systems of the fowl. Ph.D. Thesis, University of Edinburgh, Scotland.

Huxley, T. H. 1882. On the respiratory organs of Apteryx. Proc. zool. Soc. Lond., pp. 560-569.

Juillet, A. 1912. Recherches anatomiques, embryologiques, histologiques et comparatives sur le poumon des oisseaux. Arch. Zool. exp. Gén. 9:207-371.

Jungherr, E. 1943. Nasal histopathology and liver storage in subtotal vitamin A deficiency of chickens. Bull. Storrs agric. Exp. Stn. #250:1-36.

Kadono, H., T. Okada and K. Ono. 1963. Electromyographic studies on the respiratory muscles of the chicken. Poult. Sci., 42:121-128.

King, A. S. 1957. The aerated bones of G. domesticus. Acta Anat., 31:220-230.

King, A. S. 1966. Structural and functional aspects of the avian lungs and air sacs. Int. Rev. gen. exp. Zool., 2:171-267.

King, A. S., and J. D. Atherton. 1970. The identity of the air sacs of the turkey (*Meleagris gallopavo*). Acta anat., 77:78-91.

King, A. S., and A. F. Cowie. 1969. The functional anatomy of the bronchial muscle of the bird. J. Anat., 105:323-336.

King, A. S., and D. F. Kelly. 1956. The aerated bones of G. domesticus: the fifth thoracic vertebra and sternal ribs. Brit. vet. J. 112: 279-283.

King, A. S., and V. Molony, 1971. The anatomy of respiration. *In* The Physiology and Biochemistry of the Domestic Fowl. (D. J. Bell

and B. M. Freeman, eds.) Vol. 1, pp. 93–169. London, Academic Press.
King, A. S., and D. C. Payne. 1960. Does the air circulate in the avian lung? Anat. Rec., 136:223.
King, A. S., and D. C. Payne. 1962. The maximum capacities of the lungs and air sacs of Gallus domesticus. J. Anat., 96:495–503.
King, A. S., and D. C. Payne. 1964. Normal breathing and the effects of posture in Gallus domesticus. J. Physiol., 174:340–347.
King, A. S., and M. C. Roberts. 1965. The laryngeal cartilages and muscles of Gallus domesticus. J. Anat., 99:410–411.
Latimer, H. B. 1924. Postnatal growth of the body, systems, and organs of the single-comb White Leghorn chicken. J. Agric. Res., 29:363–397.
Locy, W. A., and O. Larsell. 1916a. The embryology of the bird's lung. Am. J. Anat., 19:447–504.
Locy, W. A., and O. Larsell. 1916b. The embryology of the bird's lung. Am. J. Anat., 20:1–44.
Marcus, H. 1937. In Handbuch der vergleichende Anatomie der Wirbeltiere (L. Bolk, E. Göppert, E, Kallius, and W. Lubosch, eds.), Vol. III, p. 953, Urban and Schwarzenberg, Berlin.
Marples, B. J. 1932. The structure and development of the nasal glands of birds. Proc. zool. Soc. Lond., 2:829–844.
McLelland, J. 1965. The anatomy of the rings and muscles of the trachea of Gallus domesticus. J. Anat., 99:651–656.
McLelland, J. 1966. Observations on the trachea, hyoid muscles, and nasal gland of Gallus domesticus. M. V. Sc. Thesis, University of Liverpool, England.
McLelland, J. 1968. The hyoid muscles of G. domesticus. Acta Anat., 69:81–86.
McLelland, J., R. D. Cook and A. S. King. 1972. Nerves in the exchange area of the avian lung. Acta Anat., 83:7–16.
McLelland, J. and P. D. Moorhouse. 1965. Observations on the structure and function of the nasal gland of G. domesticus. J. Anat., 99:411.
McLelland, J., P. D. Moorhouse, and E. Pickering. 1968. An anatomical and histochemical study of the nasal gland of G. gallus domesticus, Acta. Anat. 71:122–133.
McLeod, W. M., and R. P. Wagers. 1939. The respiratory system of the chicken. J. Am. Vet. Med. Assoc., 95:59–70.
Morejohn, G. V. 1966. Variations of the syrinx of the fowl. Poult. Sci. 45:33–39.
Mori, C. 1957. A comparative anatomical study of laryngeal cartilages and laryngeal muscles of birds and a developmental study in the domestic fowl. Acta med. Fukuoka, 27:1629–1678.
Muller, B. 1908. The air sacs of the pigeon. Smithson. misc. Coll., 50:365–414.
Myers, J. A. 1917. Studies of the syrinx of Gallus domesticus. J. Morph. 29:165–215.
Payne, D. C. 1960. Observations on the functional anatomy of the lungs and air sacs of Gallus domesticus. Ph.D. Thesis, University of Bristol, England.
Payne, D. C. and A. S. King. 1959. Is there a vestibule in the lung of G. domesticus? J. Anat., 93:577.
Payne, D. C. and A. S. King. 1960. The lung of G. domesticus: Secondary bronchi. J. Anat., 94:292.
Pearson, R. 1972. The Avian Brain, pp. 453–455. Academic Press, London.
Peterson, D. F. 1970. Peripheral control of avian respiration. Ph.D. Thesis, Kansas State University.
Piiper, J., F. Drees and P. Scheid. 1970. Gas exchange in the domestic fowl during spontaneous breathing and artificial ventilation. Respir. Physiol., 9:234–245.

Salt, G. W., and E. Zeuthen. 1960. In Biology and Comparative Physiology of Birds (A. J. Marshall, ed.), Vol. I, pp. 363–409. Academic Press, New York.
Sandoval, J. 1964. La organizacion de la cavidad nasal de la gallina con especial referencia a su desarrollo olfactorio. Annales Anat., 13:249–258.
Sappey, C. 1847. Recherches sur l'Appareil Respiratoire des Oiseaux. Bailliere, Paris.
Scharnke, H. 1938. Experimentelle Beiträge zur Kenntnis der Vögelatmung. Z. vergl. Physiol., 25:548–583.
Scheid, P., and J. Piiper. 1969. Volume, ventilation and compliance of the respiratory system in the domestic fowl. Respir. Physiol. 6:298–308.
Scheid, P., and J. Piiper. 1970. Analysis of gas exchange in the avian lung: theory and experiments in the domestic fowl. Respir. Physiol. 9:246–262.
Scheid, P., and J. Piiper. 1971. Direct measurement of the pathway of respired gas in duck lungs. Respir. Physiol. 11:308–314.
Scheid, P., H. Slama and J. Piiper. 1972. Mechanisms of unidirectional flow in parabronchi of avian lungs: measurements in duck lung preparations. Respir. Physiol., 14:83–95.
Schmidt-Nielsen, K., J. Kanwisher, R. C. Lasiewski, J. E. Cohn and W. L. Bretz. 1969. Temperature regulation and respiration in the ostrich. Condor, 71:341–352.
Schulze, F. E. 1908. Die Lungen des Afrikanischen Straussen. Sber. preuss. Akad. Wiss., pp. 416–431.
Scothorne, R. J. 1959. The nasal glands of birds: a histological and histochemical study of the inactive gland in the domestic duck. J. Anat. 93:246–256.
Siefert, E. 1896. Die Athmung der Vögel. Pflüg. Arch. ges. Physiol., 64:428–506.
Soum, J. M. 1896. Recherches physiologiques sur l'appareil respiratoire des oiseaux. Ann. Univ. Lyon, 28:1–124.
Stresemann, E. 1934. In Handbuch der Zoologie. (W. Kükenthal and T. Krumback, eds.), Vol. VII, 2nd half, p. 122, Gruyter, Berlin.
Stübel, H. 1910. Beiträge zur Kenntnis der Physiologie des Blutkreislaufes bei verschiedenen Vögelarten. Pflüg. Arch. ges. Physiol., 135:249–365.
Technau, G. 1936. Die Nasendrüse der Vögel zugleich ein Beitrag zur Morphologie der Nasenhöhle. J. Orn., Lpz., 84:511–617.
Vos, H. J. 1934. Über den Weg der Atemluft in der Entenlunge. Z. vergl. Physiol., 21:552–578.
Watanabe, T. 1960. Comparative and topographical anatomy of the fowl: VII. On the peripheral course of the vagus nerve in the fowl. Jap. J. vet. Sci. 22:152–154.
Watanabe, T. 1964. Comparative and topographical anatomy of the fowl: XVII. Peripheral courses of the hypoglossal, accessory and glossopharyngeal nerves. Jap. J. vet. Sci., 26:249–258.
White, S. S. 1968a. Movements of the larynx during crowing in the domestic cock. J. Anat., 103:390–392.
White, S. S. 1968b. Mechanisms involved in deglutition in G. domesticus. J. Anat., 104:177.
White, S. W. 1968c. Personal communication.
White, S. S. 1970. The larynx of G. domesticus. Ph.D. Thesis, University of Liverpool, England.
White, S. S., and J. C. Chubb. 1967. The muscles and movements of the larynx of G. domesticus. J. Anat., 102:575.
Zeuthen, E. 1942. The ventilation of the respiratory tract in birds. Biol. Medd. Kbh., 17:1–51.
Zimmer, K. 1935. Beiträge zur Mechanik der Atmung bei den Vögeln in Stand und Flug. Zoologica, Stuttg., 33:1–69.

CAPÍTULO 65

APARELHO UROGENITAL DAS AVES

A. S. King

RIM

Os rins direito e esquerdo da ave estão simetricamente dispostos nos lados da coluna vertebral em contato, dorsalmente, com a pelve e o sinsacro (Fig. 65-1). A extremidade cranial estende-se imediatamente além da extremidade do sinsacro para atingir o pulmão. A extremidade caudal quase atinge a extremidade caudal do sinsacro. O comprimento é de aproximadamente 7 cm e a maior largura transversal é de aproximadamente 2 cm. Os rins são marrons e possuem a forma de um retângulo alongado. Cada rim está dividido em três **divisões** de comprimento aproximadamente igual — a divisão cranial arredondada, a divisão média mais delgada, e a divisão caudal mais expandida e de formato irregular (Fig. 65-1). Os limites entre as divisões cranial e média é o sulco na superfície dorsal que acomoda a artéria ilíaca externa. O limite entre as divisões média e caudal é o sulco na superfície ventral que acomoda a artéria isquiática. Outros sulcos são formados na superfície ventral pela veia ilíaca externa, veia renal caudal, pelos dois terços craniais da veia porta renal caudal e por grande parte do ureter. O nervo isquiático e diversos nervos espinhais passam através do rim. Além dos sulcos referidos e pelos quais passam os vasos sangüíneos acima citados e o ureter, a superfície do rim está coberta de projeções arredondadas de aproximadamente 1 a 2 mm de diâmetro. Correspondem às superfícies externas dos lóbulos renais que atingem a superfície do rim. A periferia de cada lóbulo está circundada por pequenos ramos terminais das veias portas renais.

ESTRUTURA

Lóbulos e Lobos
(Fig. 65-2)

O **lóbulo** (Spanner, 1925; Feldotto, 1929; von Möllendorff, 1930; pág. 232 e Fig. 201; Sperber, 1960, págs. 470-478) é a área de tecido que está compreendida entre os ramos terminais das veias portas renais. Nos cortes histológicos também é identificável como uma área com o formato de uma pêra (Fig. 65-2) circundada e drenada por túbulos coletores; estes túbulos coletores circundam o lóbulo do mesmo modo como as tábuas circundam o barril.

Alguns lóbulos salientam-se na superfície do rim como pequenas projeções arredondadas com veias aferentes em suas bordas (veja acima). Muitos outros lóbulos estão inteiramente mergulhados abaixo da superfície do rim. Como os ramos das veias portas situam-se na periferia dos lóbulos, estas veias aferentes são, portanto, interlobulares na posição. Os túbulos coletores, estando na periferia dos lóbulos, são novamente de posição interlobular; portanto, estão na posição oposta aos túbulos coletores dos mamíferos, os quais, como raios medulares, são de localização intralobular. Por outro lado, as veias eferentes e as artérias estão situadas no centro de cada lóbulo e são, portanto, veias intralobulares e artérias intralobulares. Na superfície profunda de cada lóbulo, isto é, no ramo afunilado da pêra, os túbulos coletores convergem e se reúnem para formar um feixe cônico de tubos circundados por uma cápsula de tecido conjuntivo. Esta parte cônica semelhante a uma haste do lóbulo pode ser denominada de região medular do lóbulo. Contém não somente os túbulos coletores, mas também as alças de Henle dos tipos medulares de néfron (Fig. 65-3). A parte larga do lóbulo, com o formato de pêra, por outro lado, pode ser denominada de região cortical do lóbulo. Contém néfrons corticais e medulares, exceto pelas alças de Henle destes últimos.

Johnson e seus colaboradores, entretanto, frisaram que o conceito de um lóbulo semelhante a uma pêra só pode ser mantido apenas para cortes histológicos bidimensionais (Johnson et al. 1972). Ao injetarem as veias portas e o ureter e, a seguir, diafanizando o rim, os autores demonstraram que a região cortical do lóbulo, quando observada em três dimensões, não é semelhante a uma pêra, mas alongada como um pão de forma; além disso, o pão é muitas vezes bífido. Ainda mais, a região cortical de um desses lóbulos alongados tipicamente contribui com ductos coletores para **diversas** regiões medulares independentes; mas outro aspecto é que qualquer região medular recebe contribuições de **diversas** regiões corticais independentes. Ao reportar tais observações Johnson et al. (1972) também destacaram que a literatura mais antiga contém verificações semelhantes. Desta forma, torna-se aparente que o "lóbulo" do rim das aves é muito mais complexo do que antes se imaginava. Um lóbulo dentro de um órgão é em geral anatomicamente considerado como uma região que drena para o interior de seu próprio sistema discreto de ductos. Como o "lóbulo" renal das aves partilha sua drenagem com seus vizinhos, pode-se argumentar que o termo é estritamente invalidado para o rim das aves. Apesar disso, é um conceito estrutural conveniente, e poderia até tornar-se inteiramente respeitável se eventualmente transpirasse que o lóbulo renal definitivo é uma fusão de diversos e discretos lóbulos renais embrionários.

APARELHO UROGENITAL DAS AVES

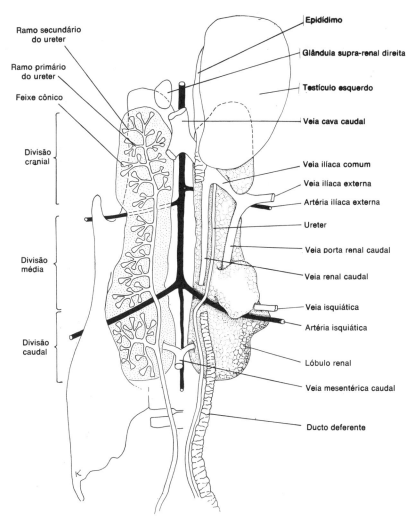

Figura 65-1. Vista ventral dos órgãos urogenitais de um galo adulto.
   A maior parte da metade cranial do ducto deferente esquerdo foi removida para expor a veia renal caudal. No rim direito a parte renal do ureter está exposta para apresentar, semidiagramaticamente, uma disposição típica dos 17 ramos primários. Também apresenta muitos ramos secundários do ureter, cada um conduzindo a um feixe cônico de túbulos coletores. Baseado em dissecação. As três divisões do rim direito são apresentadas encaixadas de encontro à pelve e ao sinsacro. (Por W. M. Goodchild.)

O **lobo** (Goodchild, 1956) não é tão bem definido no rim das aves como o é nos rins de muitos mamíferos, notadamente os das espécies maiores (por exemplo, o bovino) ou das espécies aquáticas (por exemplo, baleias e focas). Apesar disso, pode-se observar, em preparações histológicas e microdissecações do rim das aves, que grupos de lóbulos convergem em conjunto em suas superfícies profundas. Isto é apresentado na Fig. 65-2, em que o feixe cônico de túbulos coletores, no ápice de um lóbulo, pode ser observado convergindo para feixes cônicos semelhantes de dois outros lóbulos adjacentes. Este conjunto de diversos feixes cônicos de túbulos coletores de diversos lóbulos adjacentes forma um grande tufo com a forma de um cone de túbulos coletores que se assemelha, em todos os aspectos essenciais análogo (se não homólogo), à pirâmide medular dos mamíferos. Este tufo cônico, juntamente com sua família de lóbulos, é então análogo (ou até homólogo) ao lobo renal dos mamíferos ou rênculo. Cada tufo (lobo) drena tipicamente no interior de um ramo secundário do ureter.

Córtex e Medula

O **córtex** é formado pelas regiões largas (corticais) dos lóbulos. Portanto, é composto de tipos corticais e medulares de néfron, exceto pelas alças de Henle deste último (Fig. 65-3). A **medula** é formada pelas hastes (regiões medulares) dos lóbulos. Portanto, está composta pelos feixes cônicos de túbulos coletores, reunidos no interior dos tufos cônicos piramidais do ureter. Também inclui as alças de Henle dos tipos medulares de néfrons (Fig. 65-3). Em muitas aves os feixes cônicos de túbulos coletores e alças de Henle gradativamente adquirem uma bainha de tecido conjuntivo ao passarem no sentido do ureter; a

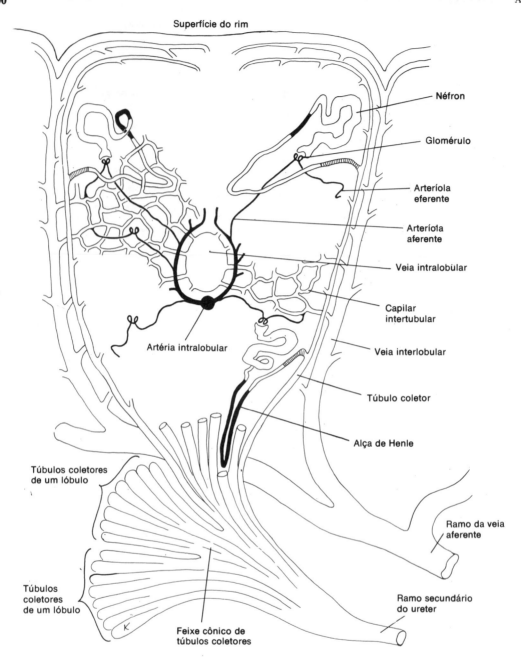

Figura 65-2. Diagrama de um lóbulo renal de ave.
Adaptado de Spanner (1925), von Möllendorff (1930, Fig. 201), e Sperber (1960). Os segmentos cortados dos túbulos coletores dos três lóbulos (ou mais) que formam um feixe cônico de túbulos coletores circundados por tecido conjuntivo podem ser interpretados como a base medular de um lobo renal; o feixe cônico seria assim análogo (possivelmente homólogo) à pirâmide medular do mamífero. Portanto, um feixe cônico de túbulos coletores juntamente com seus lóbulos poderia ser análogo (ou até homólogo) ao lobo renal dos mamíferos, ou rênculo. As partes sombreadas e não sombreadas dos néfrons são como na Fig. 65-3. As proporções dos néfrons estão esquematicamente ilustradas nesta figura; veja Fig. 65-3 para as proporções relativamente precisas.

reunião convergente dos diversos feixes cônicos que formam um tufo cônico que conduz até o ureter também está inteiramente envolvida por uma bainha de tecido conjuntivo (Poulson, 1965; Johnson e Mugaas, 1970).

O córtex e a medula do rim da ave não formam os estratos contínuos externo e interno que caracterizam os rins de muitos mamíferos, incluindo o gato, o cão e o ovino. Isto decorre de que nas aves os lóbulos, e portanto também os lobos, estão em diferentes profundidades no rim. Assim, a lobação do rim das aves basicamente assemelha-se à lobação ao rim com o maior número de lobos entre os mamíferos, isto é, os rins dos cetáceos nos quais muitos dos numerosos lobos estão situados em várias profundidades abaixo da superfície (Sperber, 1944, pág. 401). A única diferença essencial é que os lobos adjacentes do rim do cetáceo não estão fundidos, mas apenas frouxamente reunidos por tecido conjuntivo (Sperber, 1944, pág. 33), enquanto que na ave os lobos adjacentes estão inteiramente fundidos para formar uma massa contínua de rim, particularmente em suas regiões corticais.

Néfron
(Fig. 65-3)

Há dois tipos principais de néfrons no rim das aves (Huber, 1917; Feldotto, 1929; von Möllendorff, 1930; e Sperber, 1960, págs. 470-474). A maioria não possui alças de Henle e ocorre em todas as regiões do córtex exceto próximo da medula; são denominados néfrons do tipo cortical e morfologicamente semelhantes aos néfrons dos répteis. O restante possui uma alça de Henle e está limitado às regiões do córtex mais próximas da medula; são denominados néfrons do tipo medular e semelhantes na forma aos néfrons dos mamíferos. Ocorrem tipos intermediários.

A descrição que se segue, do néfron da galinha, está baseada em Huber (1917) e Marshall (1934), exceto onde é indicado o oposto.

O **corpúsculo renal** sempre está presente no início do néfron (Sperber, 1960, pág. 471). Ele está situado aproximadamente no meio da distância entre as veias intralobulares e as interlobulares. O número total não é conhecido com precisão, mas está estimado em aproximadamente 420.000 em cada rim.

O **tipo cortical de néfron** (Fig. 65-3) mede aproximadamente 6 a 8 mm de comprimento. O corpúsculo renal é esférico e possui um diâmetro de aproximadamente 65 μm. Está unido ao túbulo convoluto proximal por um colo muito curto. O túbulo contorcido proximal tem aproximadamente a metade do comprimento total do néfron. Forma diversas convoluções mas essencialmente tem três segmentos principais (como na Fig. 65-3) que lhe dão o formato de uma letra N. Seu diâmetro é semelhante ao do corpúsculo renal, isto é, aproximadamente 63 μm. O segmento intermediário, muito curto mas convoluto, é de diâmetro reduzido e medindo aproximadamente 30 μm. O túbulo contorcido distal forma convoluções compactas próximo da veia intralobular central (von Möllendorff, 1930, pág. 233). Seu diâmetro é de aproximadamente 40 μm. Um curto túbulo conector de diâmetro semelhante (sombreado nas Figs. 65-2 e 3) conduz até o túbulo coletor relativamente maior.

O **tipo medular de néfron** (Fig. 65-3) mede aproximadamente 15 mm de comprimento. O corpúsculo renal é maior e mede aproximadamente 100 μm de diâmetro. O túbulo contorcido proximal é igual ao do néfron cortical. O segmento intermediário forma uma alça de Henle de aproximadamente 3 a 4 mm de comprimento, que mergulha na medula;

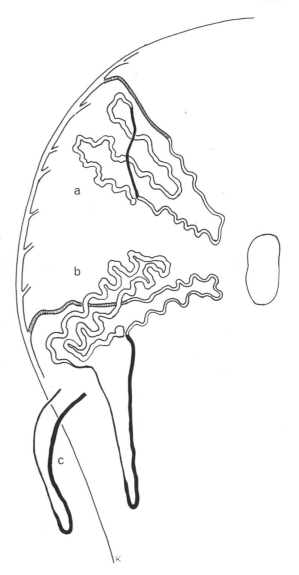

Figura 65-3. Néfrons da galinha na metade de um lóbulo, semidiagramático.

Baseado essencialmente em Huber (1917), modificado de acordo com a Fig. 201 de von Möllendorff (1930) e Sperber (1960, pág. 470). A precisão dos calibres e comprimentos relativos é apenas aproximada. O néfron superior (a) é um tipo cortical, e o néfron inferior (b) é um tipo medular de néfron. No néfron cortical a parte preta é o segmento intermediário; no néfron medular a parte preta é primeiro a parte delgada e depois a parte espessa da alça de Henle. A alça de Henle isolada (c) no lado esquerdo do diagrama está na posição alternativa alegada por von Möllendorff (1930). A parte listrada de ambos os néfrons é o túbulo conetor, que se une a um túbulo coletor na borda do lóbulo. As partes não sombreadas do néfron são o túbulo contorcido proximal, originado por um colo do corpúsculo renal esférico; e o túbulo contorcido distal, iniciado no ponto de contato com o corpúsculo renal. Os túbulos contorcidos proximal e distal devem ser tortuosos, mas estas convoluções foram estendidas para fins de entendimento. O grande vaso cortado em secção transversal à direita do quadro é a veia intralobular central.

seu diâmetro é de aproximadamente 18 μm, a alça de Henle é semelhante à alça curta dos néfrons dos mamíferos (Sperber, 1944, pág. 257) no sentido de que o calibre aumenta antes da dobra (Sperber, 1960, pág. 474). De acordo com von Möllendorff (1930, págs. 232-233), muitas alças passam extremamente ao lóbulo, isto é, numa posição interlobular, mas não está claro o quanto isto ocorre na galinha. Johnson e Mugaas (1970) confirmaram que esta posição interlobular das alças é a regra nas aves canoras (Passeriformes); nestas espécies o segmento delgado tem início ao descer no interior do anel de túbulos coletores, passa através do anel, continua a descer fora do anel, converte-se no segmento espesso continua por curta distância fora do anel, dobra na alça e finalmente ascende perifericamente ao anel. O túbulo contorcido distal forma algumas espirais compactas próximo da veia central. O túbulo conector une-se ao túbulo coletor do mesmo modo que o observado nos néfrons do tipo cortical.

A **mácula densa** e o **aparelho justaglomerular** parecem estar presentes nas aves em geral (Johnson e Mugaas, 1970).

Vasos Sangüíneos
(Figs. 65-1, 2 e 4)

A circulação renal foi extensamente estudada por Spanner (1925, 1939) e por Sperber (1948). Sperber revisou o assunto em 1960. Mais recentemente Johnson et al. (1972) estudaram a angioarquitetura intra-renal das aves. O relato seguinte baseia-se nestes trabalhos, exceto quando indicado.

Três pares de artérias, as **artérias renais cranial, média e caudal,** vascularizam as divisões cranial, média e caudal, respectivamente (Fig. 65-4). A artéria renal cranial (artéria gônado-renal de Goodchild, 1956) origina-se da aorta; a artéria renal média origina-se da artéria isquiática e se prolonga cranialmente através da divisão média; a artéria renal caudal também se origina da artéria isquiática e se distribui no interior da divisão caudal (Goodchild, 1956). Muitas vezes as artérias renais caudal e média se originam de um tronco comum da artéria isquiática (Siller e Hindle, 1969). Na galinha nenhuma artéria renal se origina da artéria ilíaca externa (Goodchild, 1956; Siller e Hindle, 1969). Os ramos dessas artérias renais acompanham os ramos das veias renais (eferentes). Eventualmente dão origem a uma ou diversas **artérias intralobulares,** pequenas (Fig. 65-2), que acompanham as veias intralobulares no centro de um lóbulo renal. O calibre dessas artérias é muito pequeno se comparado com as veias. **Arteríolas glomerulares aferentes** se originam dessas artérias intralobulares e se continuam como **arteríolas glomerulares eferentes.** Estas esvaziam-se na **rede capilar intertubular** associada com os túbulos renais, principalmente próximo à borda do lóbulo renal (Fig. 65-2). Esta rede também é suprida pelas veias interlobulares do sistema porta venoso. Um pequeno número de curtos ramos retos se originam diretamente das artérias interlobulares e esvaziam-se na rede (Siller e Hindle, 1969); estes vasos muitas vezes possuem calibre bem maior do que as arteríolas eferentes e podem, portanto, ser um canal arterial significativo, sobrepassando todos os glomérulos. A rede é drenada pela veia intralobular do sistema venoso eferente. No córtex os capilares da rede estão intimamente aplicados à membrana basal do néfron. Os detalhes precisos dos trajetos anatômicos na rede são aparentemente desconhecidos. O **glomérulo** (Marshall, 1934; Siller e Hindle, 1969) é muito mais simples do que o glomérulo dos mamíferos e consiste de apenas algumas alças capilares que circundam um centro não vascular de células. Os glomérulos na região cortical do lóbulo são os mais simples, consistindo, às vezes, de apenas duas alças capilares, enquanto aqueles próximos da medula são ligeiramente mais complexos. Essas diferenças regionais na complexidade do glomérulo são consistentes com o tamanho relativamente pequeno do corpúsculo renal do néfron cortical e o tamanho relativamente grande do corpúsculo renal do néfron do tipo medular (veja a descrição anterior). O suprimento arterial para a medula (Siller e Hindle, 1969) é oriundo das arteríolas eferentes dos néfrons mais próximos da medula. Estas se continuam com os **vasos retos,** que descem no interior dos cones piramidais da medula e, a seguir, retornam como capilares retos ascendentes. Esta

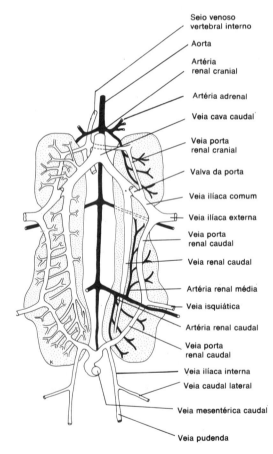

Figura 65-4. Vista ventral dos principais vasos sangüíneos do rim de uma galinha adulta.

Os rins estão desenhados como se fossem transparentes. Os vasos sangüíneos foram desenhados a partir de moldagens. Somente no rim esquerdo são apresentados os principais troncos venosos, com as artérias renais; o círculo porta é completado cranialmente por anastomoses com o seio venoso vertebral interno, que está deslocado para um lado para que possa ser observado.

disposição em alça é intimamente análoga (talvez homóloga) aos vasos retos dos mamíferos.

As **veias portas renais** são as veias aferentes que conduzem o sangue para os rins; elas constituem o **sistema porta renal.** Formam um anel venoso que é completado caudalmente por anastomose direta com a veia mesentérica caudal e cranialmente por substanciais anastomoses com o seio venoso vertebral interno (Goodchild, 1956; Akester, 1967). O anel está dividido em duas partes, as **veias portas renais cranial e caudal (aferentes),** que transportam respectivamente sangue para a divisão cranial e para as divisões média e caudal do rim. Os ramos dessas veias não são satélites das artérias e veias eferentes, mas correm independentemente. Seus ramos finais estão situados entre os lóbulos renais com as **veias interlobulares.** São contínuas com vênulas que conduzem sangue para a rede capilar intertubular; subseqüentemente este sangue é drenado pelas veias intralobulares e destas pelas veias eferentes. Akester (1967) demonstrou radiograficamente que o sangue porta pode ser desviado do rim pelos três desvios porta renais: (1) através da valva porta renal para a veia cava caudal; (2) através da veia aferente caudal para a veia mesentérica caudal; e (3) através da veia porta renal cranial para o seio venoso vertebral interno (dentro do canal neural). Todos os três desvios, às vezes, atuam em conjunto e assim sobrepassam completamente o rim. Normalmente, entretanto, funcionam parcialmente, de modo que parte do fluxo porta renal sobrepassa o rim e o restante o penetra. A direção do fluxo na veia mesentérica caudal é normalmente no sentido do rim, mas ocasionalmente é inverso, fluindo no sentido do fígado.

A **valva porta renal** é uma valva cônica ou cilíndrica na veia ilíaca comum, imediatamente periférica (lateral) à abertura da veia renal caudal (Fig. 65-4). No macho a abertura, que muitas vezes possui uma borda serrilhada, tem aproximadamente 1 a 2 mm de diâmetro; o comprimento da valva é de aproximadamente 3 mm (Akester, 1964). Quando aberta, a valva supostamente desvia o sangue porta dos tecidos do rim, conduzindo-o diretamente para a veia cava caudal. Há provas de que a valva é capaz de se fechar, quer por contração de suas fibras musculares lisas e circulares sob a influência de seus nervos autônomos (Gilbert, 1961; Rennick e Gandia, 1954; Akester e Mann, 1969), ou pela saliência das células epitelióides especiais no ápice da valva (Spanner, 1939). A abertura e o fechamento da valva foram demonstrados cinerradiograficamente (Akester, 1964; 1967).

A **veia renal caudal** é um grande vaso, que se estende por todos os dois terços caudais do rim, paralelamente e próximo à superfície medial do ureter. Ocupa um sulco na superfície ventral da divisão média, mas passa através da substância da divisão caudal. Termina ao esvaziar-se na veia ilíaca comum, imediatamente no lado do coração da valva porta renal. Drena as redes capilares (associadas com os túbulos renais) das divisões média e caudal do rim. Suas tributárias têm início no centro dos lóbulos renais como as **veias intralobulares** (Fig. 65-2). As veias intralobulares se unem para formar

veias maiores que acompanham os ramos das artérias renais. As redes capilares da divisão cranial drenam através das veias renais craniais que se abrem diretamente na veia ilíaca comum ou na veia cava caudal.

URETER

A descrição que se segue está baseada no trabalho de Goodchild (1956). Os ureteres são pares e simetricamente dispostos (Fig. 65-1). Cada ureter pode ser dividido numa **parte renal,** que passa ao longo do rim, e uma **parte pélvica,** que corre do rim até a cloaca.

A porção cranial da **parte renal** está profundamente situada na divisão cranial, mais próxima da superfície ventral do que da superfície dorsal. No restante de seu percurso a parte renal do ureter ocupa um sulco na superfície ventral do rim. É um tubo que recebe uma série de tributários simples de tamanho e número variados. Tipicamente há aproximadamente 17 destes tributários ou ramos primários do ureter, que são de comprimento variável. Seus ramos também variam no tamanho, até grandes túbulos coletores. As extremidades periféricas dos ramos secundários tipicamente conduzem a compactos feixes cônicos de túbulos coletores. Conforme foi dito na seção sobre o lobo, um feixe cônico

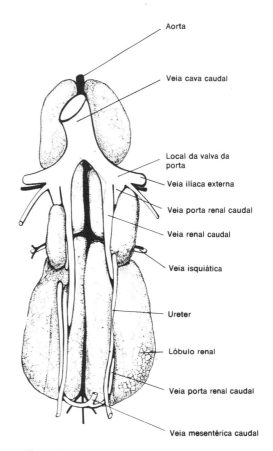

Figura 65-5. Vista ventral dos rins de um pato adulto.

de túbulos coletores é aparentemente análogo (possivelmente homólogo) à pirâmide do lobo renal dos mamíferos, ou rênculo. Alguns feixes são pequenos, mas a maioria pode ser facilmente observada a olho nu. Em geral, aproximadamente cinco ou seis feixes (e, daí, possivelmente aproximadamente cinco ou seis lobos) convergem para um ramo primário do ureter. O suprimento arterial provém de uma rede anastomótica de ramos uretéricos que surge das artérias renais cranial, média e caudal (Siller e Hindle, 1969).

A **parte pélvica** corre da extremidade caudal do rim para se abrir no interior da região dorsal do urodeo, imediatamente dorsal ao óstio genital. O comprimento é de aproximadamente 5 cm e o diâmetro de aproximadamente 2 mm. Participa de uma prega de peritônio com o ducto genital do macho ou com o ducto genital esquerdo da fêmea. De acordo com Portmann (1950, pág. 202), nas aves seu suprimento nervoso geralmente é do parassimpático sacral, mas provas farmacológicas indicam um controle simpático e não parassimpático (Gibbs, 1929). Na galinha recebe ramos da parte caudal do plexo lombossacral (Goodchild, 1956). Seu suprimento sangüíneo é oriundo da artéria e veia pudenda. A bexiga está ausente

OUTRAS AVES DOMÉSTICAS

No pato (Fig. 65-5) e no ganso (Fig. 65-6) o rim é relativamente longo craniocaudalmente e estreito transversalmente. Sua largura transversal afunila-se progressivamente no sentido da extremidade cranial. O comprimento total do rim do pato é de aproximadamente 9 cm; a maior largura transversal 2,2 cm; a largura através da divisão cranial é de aproximadamente 1,2 cm. Os dados correspondentes para o ganso são de aproximadamente 11 cm ou mais, 2,5 cm e 1,5 cm, respectivamente.

As artérias ilíaca comum e isquiática podem mais uma vez ser consideradas como os limites entre as três **divisões**. Os tamanhos relativos e os formatos detalhados das três divisões não são os mesmos que na galinha (compare a Fig. 65-1 com as Figs. 65-5 e 6), as principais diferenças sendo a estreita divisão cranial e o grande comprimento da divisão caudal. Em geral, as grandes **veias** e **artérias** na superfície do rim são semelhantes às da galinha. Elas entretanto diferem nos detalhes, pois a artéria isquiática está mais profundamente inserida na superfície ventral, enquanto a veia renal caudal e a veia porta renal caudal são essencialmente superficiais na superfície ventral. A veia renal caudal e a parte mais cranial da veia porta renal caudal estão intimamente inseridas por uma bainha comum de tecido conjuntivo. Tanto no pato como no ganso as relações do rim com o nervo isquiático e outros é essencialmente a mesma que na galinha.

De acordo com dados citados por Marshall (1934), aproximadamente 1.000.000 de **corpúsculos renais** foram contados em cada rim do pato, e cerca de 830 em cada rim do ganso; seu diâmetro mediano era aparentemente semelhante ao da galinha.

A **valva porta** do pato e do ganso é cônica e possui uma borda irregularmente papilada até seu óstio,

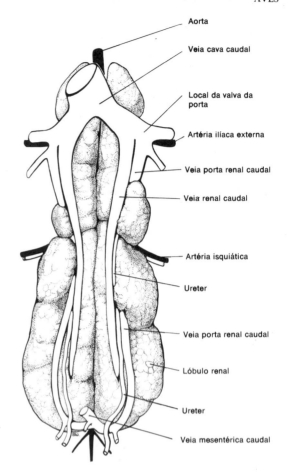

Figura 65-6. Vista ventral dos rins de um ganso adulto.

essencialmente circular. No ganso o tecido conjuntivo da valva é reforçado por músculo liso e agregados de células epitelióides (Spanner, 1939).

A parte renal do **ureter** emerge sobre a superfície ventral do rim a um nível bem mais caudal, no pato e no ganso, do que na galinha. Observações limitadas demonstraram que ramos do ureter estão presentes, mas que seu número e disposição são um pouco diferentes daqueles da galinha; aparentemente não há detalhes disponíveis na literatura.

BIBLIOGRAFIA

Akester, A. R. 1964. Radiographic studies of the renal portal system in the domestic fowl (Gallus domesticus). J. Anat., 98:365-376.
Akester, A. R. 1967. Renal portal shunts in the kidney of the domestic fowl. J. Anat., 101:569-594.
Akester, A. R. and S. P. Mann. 1969. Adrenergic and cholinergic innervation of the renal portal valve in the domestic fowl. J. Anat. 104:241-252.
Feldotto, A. 1929. Die Harnkanälchen des Huhnes. Z. mikr.-anat. Forsch., 17:353-370.
Gibbs, O. S. 1929. Function of the fowl's ureter. Am. J. Physiol., 87:545-601.
Gilbert, A. B. 1961. The innervation of the renal portal valve of the domestic fowl. J. Anat., 95:594-598.
Goodchild, W. M. 1956. Biological aspects of the urinary system of Gallus domesticus with particular reference to the anatomy of the ureter. M.Sc. Thesis. England, University of Bristol

Huber, G. C. 1917. On the morphology of the renal tubules of vertebrates. Anat. Rec., 13:305-339.
Johnson, O. W., and J. N. Mugaas. 1970. Some histological features of avian kidneys. Am. J. Anat., 127:423-436.
Johnson, O. W., G. L. Phipps and J. N. Mugaas. 1972. Injection studies of cortical and medullary organization in the avian kidney. J. Morph. 136:181-190.
Kaupp, B. F. 1918. The Anatomy of the Domestic Fowl. Philadelphia, W. B. Saunders Company.
Marshall, E. K. 1934. The comparative physiology of the kidney in relation to theories of renal secretion. Physiol. Rev., 14:133-159.
Möllendorff, W. von. 1930. Handbuch der mikroskopischen Anatomie des Menschen. Vol. VII, pt. 1, pp. 225-234. Berlin, Springer-Verlag.
Portmann, A. 1950. In: Traité de Zoologie. Vol. XV., pp. 78-107. Grassé, P. P. (ed.) Paris, Masson et Cie.
Poulson, T. L. 1965. Countercurrent multipliers in avian kidneys. Science, 148:389-391.
Rennick, B. R., and H. Gandia. 1954. Pharmacology of smooth muscle valve in the renal portal circulation of birds. Proc. Soc. exp Biol. (N.Y.), 85:234-236.
Siller, W. G., and R. M. Hindle. 1969. The arterial blood supply to the kidney of the fowl. J. Anat., 104:117-135.
Spanner, R. 1925. Der Pfortaderkreislauf in der Vogelniere. Morph. Jahrb. 54:560-696.
Spanner, R. 1939. Die Drosselklappe der veno-venösen Anastomose und ihre Bedeutung für den Abkürzungskreislauf im porto-cavelen System des Vogels; zugleich ein Beitrag zur Kenntnis der epithelioid Zellen. Z. Anat. Entw-Gesch., 109:443-492.
Sperber, I. 1944. Studies of the mammalian kidney. Zool. Bidr. Uppsala, 22:252-431.
Sperber, I. 1948. Investigations on the circulatory system of the avian kidney. Zool. Bidr. Uppsala. 27:429-448.
Sperber, I. 1960. In Marshall, A. J. (ed.): Biology and Comparative Physiology of Birds. Vol. I, pp. 469-492. New York, Academic Press, Inc.

ÓRGÃOS GENITAIS MASCULINOS

TESTÍCULOS

Os **testículos** esquerdo e direito (Figs. 65-1 e 7 e 68-6) estão dispostos simetricamente em cada lado da linha média, no teto do celoma. Cada testículo tem o formato de feijão. A coloração varia do branco amarelado e prateado, no macho imaturo, ao branco puro, durante a atividade sexual. Está situado cranioventral à divisão cranial do rim. Caudalmente aproxima-se da veia ilíaca comum. Cranialmente se relaciona com a superfície ventral do pulmão. Medialmente localiza-se próximo da aorta, veia cava caudal e das glândulas adrenais. O testículo ativo não é firme ao toque, como nos mamíferos. Quando seccionado, muito fluido leitoso compreendendo lipotroteínas e espermatozóides flui do órgão (Lake, 1957). Um curto mesentério suspende o testículo no teto do celoma entre a aorta e o rim. Este mesentério está inserido na superfície ventral do testículo e, portanto, oculta o epidídimo de uma observação ventral. O testículo está circundado pelos sacos aéreos abdominais (Kolda e Komárek, 1958, Figs. 112 e 113), especialmente em sua extremidade cranial. A justaposição dos sacos aéreos e dos testículos levou à sugestão de que era um dispositivo para esfriar os testículos (Cowles e Nordstrom, 1946), mas esta teoria foi refutada experimentalmente (Herin et al., 1960).

No macho maduro e sexualmente ativo, o testículo mede aproximadamente 3,25 a 5,6 cm de comprimento, aproximadamente 1,6 a 2,9 cm de largura e aproximadamente 2,5 cm de espessura dorsoventralmente, nas raças pesadas sendo apreciavelmente maiores do que nas Leghorn brancas (Freund, 1917; Lake, 1957; Parker et al., 1942). Quase sempre se afirma que nas aves o testículo esquerdo é normalmente maior do que o testículo direito (por exemplo, Grau, 1943; Benoit, 1950; Marshall, 1961), mas Gray (1937) verificou que nas Leghorns o testículo direito "é normalmente maior". Latimer (1924) verificou, numa série de Leghorns brancas de idades variadas, até seis meses, que o peso médio do testículo esquerdo era aproximadamente 17 por cento maior do que o do testículo direito; nas aves mais idosas o testículo direito era aproximadamente 10 por cento mais pesado do que o esquerdo. O peso médio dos dois testículos em conjunto nas Plymouth Rocks brancas avançou de 0,05 g no primeiro mês para 9,13 g aos cinco meses (Kumaran e Turner, 1949). Dados para as Leghorns brancas foram de 0,06 g com um mês de idade e 16,8 g aos cinco meses (Jones e Lamoreux, 1942). Medidas de até 34,5 cm para os dois testículos foram registradas nesta raça (Latimer, 1924). Parker et al. (1942) verificaram que o peso médio dos dois testículos juntos era de 19,11 g em nove Leghorns brancas entre 11 e 17 meses de idade, e 31 g em quatro animais de raças pesadas entre 15 e 18 meses de idade. Parker (1949) concluiu desses dados que os testículos compreendem aproximadamente 1 por cento do peso corporal total do adulto. O grande aumento no peso com a aproximação da maturidade é devido essencialmente ao acentuado crescimento no comprimento dos túbulos seminíferos, juntamente com o crescimento das células intersticiais e está, portanto, associado com uma capacidade crescente de produzir sêmen (Kumaran e Turner, 1949).

A superfície do testículo está coberta pela **túnica albugínea,** que é membranácea e extremamente delgada (Lake, 1957). Septos e portanto lobulações estão ausentes; não há mediastino do testículo.

A maior parte do testículo é composta de milhares de **túbulos seminíferos** (Parker, 1949). Os túbulos seminíferos começam como tubos cegos em geral na periferia do testículo, e estão direcionados tortuosamente no sentido da superfície dorsomedial do testículo; o túbulo individual típico é semelhante ao do testículo do mamífero (Gray, 1937). Huber (1916) demonstrou, entretanto, que as anastomoses entre os túbulos são bem mais abundantes do que nos mamíferos, formando uma rede anastomótica disposta em espirais compactas. A anastomose torna muito difícil separá-los, por meio de agulha, para o exame microscópico. O diâmetro dos túbulos aumenta de 35 μm no primeiro dia após a incubação a 250 μm na maturidade (Parker, 1949). As estimativas sugerem que o comprimento total dos túbulos seminíferos aumenta de 1,17 metro aos oito dias, para 257,7 metros aos cinco meses, e isto é a fonte

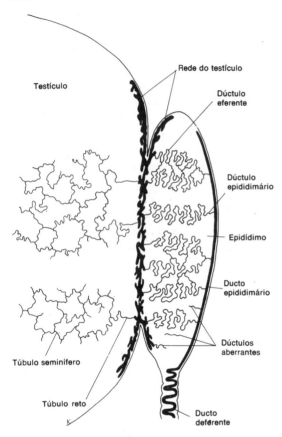

Figura 65-7. Vista medial diagramática do testículo esquerdo e epidídimo de um galo adulto.

Embora tenha sido feita tentativa de fornecer uma indicação geral das proporções relativas corretas, não há dados suficientes disponíveis para assegurá-las com precisão. A disposição dos dúctulos eferentes do epidídimo está baseada, em princípio, em Stoll e Maraud (1955), somente alguns exemplos sendo apresentados; deveriam existir aproximadamente 70 dúctulos eferentes do testículo e aproximadamente 90 dúctulos aberrantes. A rede está baseada em Gray (1937) e Stoll e Maraud (1955). Os exemplos dos túbulos seminíferos estão baseados em Huber (1916), e os túbulos retos em Gray (1937). O ducto epididimário não é reto conforme apresentado, mas um tanto retorcido.

principal da grande expansão na área superficial para o desenvolvimento de espermatogônias e sua conversão em espermátides (Kumaran e Turner, 1949). Os espermatozóides ocorrem em agrupamentos, com suas caudas projetando-se no interior do lúmen e com suas cabeças inseridas nas células de Sertoli. Quando os espermatozóides estão maduros, destacam-se das células de Sertoli e passam no sentido do ducto que sai do órgão (Parker, 1949). As **células intersticiais** (células de Leydig) ocupam os espaços intertubulares. A prova experimental indica que as células intersticiais são a principal, ou até a única, fonte de androgênio (Sturkie, 1954). No adulto estas células não são numerosas e estão limitadas aos espaços intertubulares maiores (Parker, 1949). Pouco antes dos túbulos seminíferos se unirem à rede do testículo eles perdem suas células germinais e tornam-se os **túbulos retos,** o epitélio sendo cuboidal (Gray, 1937). Esvaziam-se repentinamente nos canais da rede do testículo. A **rede do testículo** é uma rede de lacunas envolta por tecido conjuntivo fibroso, na superfície dorsomedial do testículo, que se une ao epidídimo (Gray, 1937). Também estende-se ao longo da superfície das extremidades cranial e caudal do epidídimo (Stoll e Maraud, 1955).

EPIDÍDIMO
(Figs. 65-1 e 7)

O **epidídimo** é uma estrutura alongada e fusiforme, intimamente inserida ao longo de todo o comprimento da borda dorsomedial do testículo. Nos Leghorns de oito a nove meses de idade, tem aproximadamente 1 mm de espessura (Gray, 1937); é relativamente pequeno quando comparado com o seu equivalente no mamífero, mas atinge 3 a 4 mm de espessura nas raças pesadas. Sua extremidade cranial está incluída na cápsula da glândula adrenal (Gray, 1937), esta associação sendo particularmente extensa no epidídimo esquerdo (Lake, 1957). Uma cabeça, corpo e cauda não estão presentes (Lake, 1957). De acordo com Stoll e Maraud (1955), a rede do testículo se estende do órgão sobre a superfície adjacente das extremidades cranial e caudal do epidídimo. De uma reconstrução do epidídimo de um macho de dois meses foi demonstrado que da rede partem do testículo aproximadamente 70 **dúctulos eferentes** espiralados. Iniciam como grandes ductos com inúmeras pregas longitudinais altas, forradas por epitélio cilíndrico pseudoestratificado cilíndrico, em sua maior parte ciliado (Gray, 1937). Continuam como canais bem mais estreitos, sendo seu número reduzido (para aproximadamente 50), com um revestimento epitelial pseudoestratificado cilíndrico ciliado (Gray, 1937). Finalmente se abrem no ducto epididimário. O epidídimo também contém aproximadamente 90 ductos aberrantes, remanescentes das terminações cegas dos túbulos mesonéfricos (Stoll e Maraud, 1955). O **ducto epididimário** é muito curto quando comparado com o do mamífero (Lake, 1957). É um tanto espiralado, e corre da extremidade cranial para a extremidade caudal da superfície dorsal do epidídimo (Gray, 1937). Na extremidade caudal do epidídimo continua com o ducto deferente sinuoso. Os ductos epididimários e deferentes são histologicamente idênticos, sendo ambos forrados por um epitélio pseudoestratificado cilíndrico não ciliado. Todo o epidídimo está circundado por tecido conjuntivo. Para informações de estudos recentes do trato genital masculino da ave doméstica deverão ser consultados Marvan (1969), Lake (1971), Tingari (1971) e Tingari e Lake (1972).

SÊMEN

Kumaran e Turner (1949) reportaram quatro estágios na **espermatogênese** em frangos White Plymouth Rock de um a cinco meses de idade. (1) Durante as primeiras cinco semanas a multiplicação das espermatogônias resulta no aumento gradativo do diâmetro dos túbulos. (2) Da sexta à nona semanas predomina o crescimento dos espermatócitos primários. (3) Espermatócitos secundários aparecem nas décima semana. (4) As espermátides aparecem nos túbulos na décima segunda semana e estão normalmente presentes em todos os túbulos na vigésima semana. O **espermatozóide** da ave doméstica é bem diferente daquele do mamífero. Tem uma longa cabeça, delgada e fusiforme, com um acrossomo pontiagudo e afilado e uma cauda longa e filiforme. O comprimento da cabeça é de aproximadamente 14 μm, e o comprimento da cauda de aproximadamente 84 μm, a maior medida sendo de aproximadamente 0,5 μm; estas dimensões tornam o comprimento total bem maior do que o do espermatozóide humano (que tem aproximadamente 60 μm de comprimento), mas o volume médio (aproximadamente 9,2μm^3) é relativamente pequeno (Lake, 1971, pág. 1.422). Os espermatozóides sofrem **maturação** no trato masculino. Munro (1938a) demonstrou que os espermatozóides do testículo possuem fertilidade muito baixa e precisam atingir o ducto deferente antes de se tornarem inteiramente férteis. Este trajeto nos machos sexualmente ativos leva aproximadamente 24 horas.

A prova experimental indica que a fertilização normalmente ocorre na extremidade cranial do oviduto, ou às vezes na bolsa ovariana (Jull, 1952). A média das estimativas de **densidade** revistas por Parker (1949) foi de aproximadamente 3,5 milhões de espermatozóides por milímetro cúbico de sêmen, dando um número médio total de pouco menos de 1.000.000.000 de espermas numa ejaculação interceptada, e 2.300.000.000 numa ejaculação massageada. O autor aceitou o ponto de vista de que na inseminação artificial 100.000.000 de espermatozóides terão que ser usados para fertilidade ótima. O volume de ejaculação obtida pela estimulação abdominal (técnica de Burrows e Quinn, 1937) tende a ser de 0,5 a 1,0 cm^3, enquanto que nas ejaculações interceptadas os volumes são menores, em média menos de 0,4 cm^3 (Parker, 1949). Embora sêmen capaz de fertilização tenha sido coletado de um frango Leghorn branco entre nove e dez semanas de idade (uma raça que é relativamente precoce no crescimento testicular [Kumaran e Turner, 1949]), há provas de que a produção integral de espermatozóides normalmente ocorre entre os sete e nove meses de idade, em determinadas raças (Parker, 1949).

A **produção de sêmen** é afetada por vários fatores externos, incluindo a época do ano e a quantidade diária de luz, a hora do dia e a nutrição (Parker, 1949). As fontes do **fluido seminal** foram estudadas por Lake (1957). As células de Sertoli, as espermátides durante a formação dos espermatozóides e as células dos ductos eferentes parecem contribuir com um complexo lipoproteicopolissacarídeo. O epitélio do ducto deferente demonstrou intensa secreção halócrina, possivelmente de uma proteína ou polipeptídeo. Os corpos vasculares na cloaca secretam abundante mucopolissacarídeo; este pode proteger a mucosa cloacal das fezes e urina. O epitélio superficial das pregas linfáticas secreta mucina. Nishiyama (1955), por outro lado, acreditava que a maior parte do "soro-esperma" era proveniente das pregas linfáticas, e que isto é certamente a verdade nas aves que já ejacularam repetidamente. Ele o denominou de "o fluido transparente". Acreditava que era essencialmente linfa que filtrava através do epitélio das pregas. A estimulação elétrica confirmou que o fluido transparente era exclusivamente oriundo das pregas linfáticas (Nishiyama e Ogawa, 1961).

GLÂNDULAS GENITAIS ACESSÓRIAS

Não há nenhuma estrutura presente que seja homóloga à próstata, vesícula seminal ou glândula bulbouretral dos mamíferos (Marshall, 1961). A ausência de glândulas na extremidade caudal aumentada do ducto deferente torna desaconselhável interpretar esta estrutura como comparável à ampola dos mamíferos. Com base em sua posição e secreções, Lake (1957) considerou os corpos vasculares como possivelmente análogos às glândulas bulbouretrais dos mamíferos.

SUPRIMENTO SANGÜÍNEO
(Fig. 65-4)

As artérias são ramos da artéria renal cranial. Há diversos pequenos ramos para a parte externa do testículo, e um grande ramo que se divide no interior do órgão (Gray, 1937). Para detalhes do suprimento vascular do testículo e do epidídimo veja Nishida (1964).

DUCTO DEFERENTE

Em todo o seu percurso o ducto deferente é sinuoso, no formato de um ziguezague apertado (Figs. 65-1, 7, 8, 9 e 10). Seu comprimento não dissecado é de aproximadamente 10 cm, mas é bem maior quando as alças são distendidas. Seu diâmetro aumenta progressivamente, atingindo um máximo, em determinados animais, de aproximadamente 3,5 mm imediatamente antes de penetrar na cloaca (Parker et al., 1942). Este engrossamento não é causado pelas glândulas mas sim pelo tecido conjuntivo e músculo liso (Lake 1957). O ducto corre paralelo à linha média, a princípio medial e a seguir lateralmente à parte renal do ureter; continua caudalmente, situado lateralmente à parte caudal do ureter. Juntamente com o ureter penetra na parede da cloaca, na região dorsal do **urodeo,** terminando no **receptáculo** do ducto deferente, uma dilatação envolta em músculo cloacal. Aproximadamente no último centímetro antes do receptáculo tende a se tornar mais ou menos reto, formando a parte reta do ducto deferente. O óstio final é através de uma curta **papila** do ducto deferente, imediatamente ventral ao óstio do ureter. O local principal para o armazenamento de espermatozóides é o ducto deferente como um todo (Munro, 1938b; Lake, 1957). A capacidade total média do epidídimo e do ducto deferente é de 0,89 ml (Munro, 1938a), deste volume não mais de um treze avos está contido no epidídimo (Munro, 1938b).

APARELHO COPULATÓRIO

O **aparelho copulatório** da galinha (Figs. 65-8, 9 e 11) foi descrito por diversos autores (Burrows e Quinn, 1937; Nishiyama, 1950a, b e c, 1955; Lake,

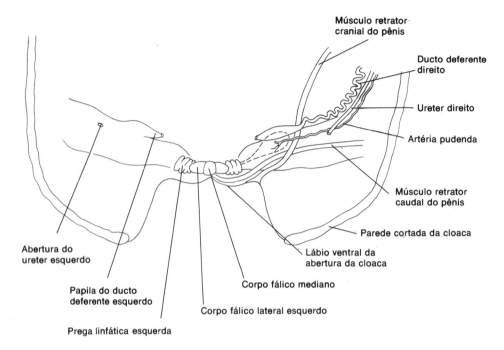

Figura 65-8. Vista dorsal diagramática da extremidade caudal do assoalho ventral da cloaca de um galo adulto.

A cloaca foi cortada aberta na linha média dorsal e as paredes dorsolaterais foram deslocadas. No lado direito as estruturas profundas são apresentadas como se a parede da cloaca fosse transparente. O corpo vascular direito é apresentado em linhas pontilhadas. (Segundo Nishiyama [1950a, c], por cortesia da Faculdade de Agricultura, Universidade de Kyushu.)

1957). Está situado na região ventral da extremidade caudal da cloaca, não visível no estado de repouso. Consiste do **par de papilas dos ductos deferentes,** do **par de corpos vasculares,** do **falo** e do **par de pregas linfáticas.** (1) Cada papila do ducto deferente é uma projeção cônica da parede do urodeo. Sua base está aproximadamente 5 a 8 mm ventral ao óstio do ureter. No macho sexualmente maduro em repouso esta papila tem aproximadamente 2,5 mm de comprimento e de 2 a 3 mm de diâmetro (Parker et al., 1942). Seu óstio aponta mediocaudalmente na detumescência. (2) Cada corpo vascular (Knight, 1970) é um corpo achatado e fusiforme, de aproximadamente 7 mm de comprimento e 1 mm de largura, situado na parede ventrolateral do urodeo e do proctodeo, entre a extremidade dilatada do ducto deferente e o falo. Consiste de numerosos tufos de capilares arteriais, cada tufo sendo envolto num ducto linfático; estes numerosos ductos linfáticos se ligam livremente com os abundantes plexos

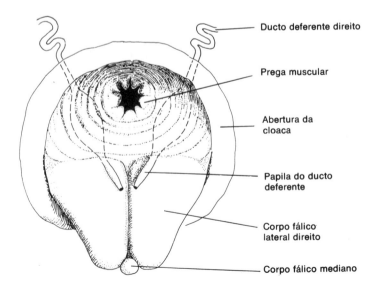

Figura 65-9. Vista caudodorsal do órgão copulatório, inteiramente ereto de um galo adulto.

A prega muscular é o "esfíncter anal interno" de Burrows e Quinn (1937) e é supostamente a prega coprourodeal que separa o urodeo do coprodeo. O receptáculo do ducto deferente está em linhas pontilhadas. (Segundo Burrows e Quinn [1937], por cortesia de Poultry Science.)

APARELHO UROGENITAL DAS AVES

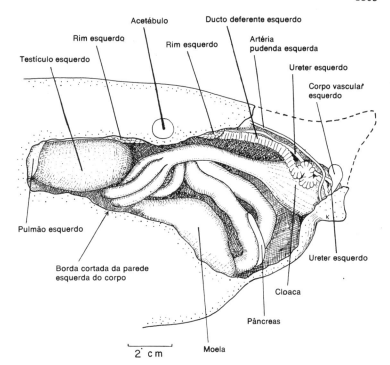

Figura 65-10. Lado esquerdo da cloaca e órgãos reprodutores esquerdos de um galo adulto, após remoção de parte da parede esquerda do corpo.

linfáticos do falo e das pregas linfáticas. (3) O falo está situado na linha média ventral do proctodeo, imediatamente caudomedial às papilas dos ductos deferentes. Consiste de um corpo fálico mediano (o denominado corpo branco ou órgão copulatório rudimentar) e dos corpos fálicos laterais pares (as chamadas pregas redondas). O corpo mediano no macho adulto em repouso tem de 1,5 a 3,5 mm de diâmetro (Nishiyama, 1950b). O corpo fálico lateral varia grandemente no tamanho, cada um medindo

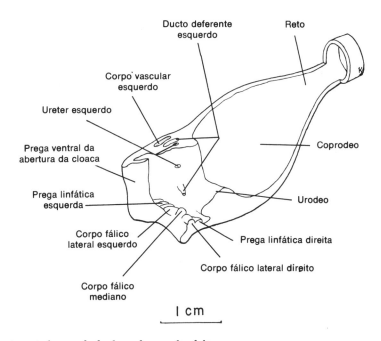

Figura 65-11. **Quadrante ventral esquerdo da cloaca de um galo adulto.**
Vista semidiagramática baseada em dissecações, e de Nishiyama (1950a), seus diagramas e descrição. A cloaca foi cortada no plano sagital, imediatamente à direita da linha média e a metade direita, removida. A metade esquerda foi, a seguir, cortada horizontalmente, e o quadrante dorsal removido, exceto na extremidade cranial. A prega ventral da abertura da cloaca é melhor denominada de lábio ventral.

aproximadamente 1,0 a 2,3 mm craniocaudalmente e 2,7 a 5,0 mm mediolateralmente (Nishiyama, 1950b). (4) A prega linfática discreta (Nishiyama, 1955) está interposta entre o corpo fálico lateral e a papila do ducto deferente; seu tamanho é de aproximadamente 2,8 x 1,2 mm. Durante a excitação sexual as pregas ficam eretas. Profusos canais linfáticos no falo estão ligadas às dos corpos vasculares e das pregas linfáticas. O músculo retrator caudal do pênis insere-se no corpo mediano do falo, enquanto o músculo retrator cranial do pênis está inserido mais lateralmente na parede cloacal, próximo às pregas linfáticas.

As **relações topográficas** do aparelho copulatório são tais que, de todos os componentes do referido aparelho, é o falo que está mais próximo ao exterior do corpo. Mesmo esta parte, entretanto, não é visível quando a ave não está sexualmente excitada. Está situada ao longo da crista do **lábio ventral ou prega do ânus**. É uma prega de mucosa que surge da parede lateral e ventral do óstio do ânus; é como um lábio, sendo muito delgada dorsolateralmente e menos lateralmente. Ventralmente é espessa, por sustentar neste local o falo. No estado detumescente esta prega do ânus está enrolada cranialmente, na cavidade da cloaca, levando juntamente o falo. Na intumescência, o aumento do aparelho copulatório inverte a prega do ânus, e assim expõe o falo. (A inversão da prega ventral do ânus é a particularidade na separação sexual, pelo falo, de pintos de um dia; a inversão manual desta prega permite que o falo seja observado [Blount, 1945].) As pregas linfáticas são um pouco mais profundas no interior da cloaca. Isto se deve ao fato de se situarem na superfície cranial da prega, ao invés de estarem na crista da prega. Quando a prega do ânus é invertida durante a intumescência, as pregas linfáticas poderiam ser expostas externamente. As papilas dos ductos deferentes não estão na prega do ânus, mas apreciavelmente craniais à mesma; essencialmente, portanto, pertencem à mucosa da cloaca. Caso se apresentassem externamente na ejaculação, conforme indicado por Burrows e Quinn (1937), deveria ocorrer a inversão da parte mais caudal da cloaca.

A ANATOMIA DA INTUMESCÊNCIA, INTROMISSÃO, EJACULAÇÃO E DETUMESCÊNCIA (Fig. 65-9)

Ela foi descrita por Nishiyama (1950b, 1955) e Burrows e Quinn (1937).

A **intumescência** é principalmente linfática, surgindo a linfa dos corpos vasculares e fluindo para os linfáticos do aparelho copulatório. O corpo fálico mediano aumenta apenas ligeiramente. Os corpos fálicos laterais aumentam muito e podem ser visíveis externamente. Encontram-se na linha média formando, com o corpo fálico mediano em sua extremidade ventral, um sulco mediano. A **intromissão** e a **ejaculação** têm início com a contração do músculo cloacal. Este faz com que o falo torne-se mais longo rapidamente no momento da ejaculação. Entrementes pelas papilas dos ductos deferentes o sêmen é lançado no sulco mediano. Neste sulco o sêmen flui ao mesmo tempo em que o ápice do falo penetra no oviduto exposto da fêmea. A detumescência é atingida em poucos segundos por uma reversão do fluxo linfático, de que retorna aos corpos vasculares; de lá é drenada para o vaso linfático que acompanha a artéria pudenda externa.

OUTRAS AVES DOMÉSTICAS

TESTÍCULO

O formato e a localização do testículo do **peru** são semelhantes aos do galo (Burrows e Quinn, 1937). O testículo do **pato** e do **ganso** é aproximadamente de forma cilíndrica. Durante a atividade sexual o órgão aumenta muito de tamanho; medidas de 8 cm de comprimento, 4,5 cm de largura, e 4,0 cm de espessura dorsoventral foram registradas no testículo do pato doméstico sexualmente ativo (Disselhorst, 1908). Para um relato da topografia do testículo do pato veja Florentin et al. (1961).

APARELHO COPULATÓRIO

O aparelho copulatório do peru (Fig. 65-12) é semelhante, em geral, ao do galo (Burrows e Quinn, 1937). No estado túrgido, entretanto, os corpos fálicos laterais são relativamente mais longos dorsoventralmente e, portanto, se expõem mais ventralmente em relação ao ânus; sua extremidade ventral é mais rombuda. Além do mais, o corpo fálico mediano tem um ápice duplo.

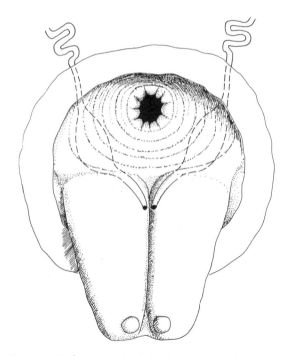

Figura 65-12. Órgão copulatório inteiramente ereto de um peru adulto, conforme a Fig. 65-9.

O corpo fálico mediano nesta espécie possui um ápice duplo. (Segundo Burrows e Quinn [1937], por cortesia de Poultry Science.)

APARELHO UROGENITAL DAS AVES

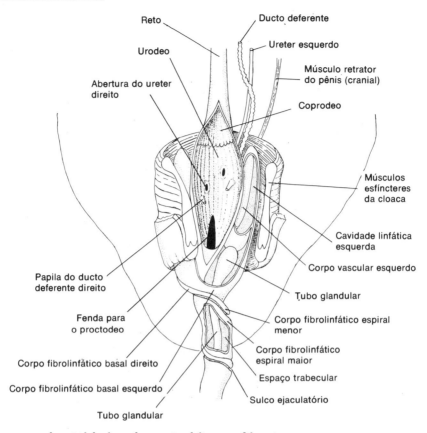

Figura 65-13. Diagrama caudoventral da cloaca de um pato adulto com o falo ereto.

A cloaca foi girada de modo que a abertura aponta caudalmente; normalmente o falo ereto deve apontar ventral e cranialmente. Parte do corpo fibrolinfático basal esquerdo foi removida para apresentar a cavidade linfática esquerda. Esta, por sua vez, foi aberta para apresentar o tubo glandular e os espaços trabeculares. O corpo elástico não foi representado. O urodeo e o coprodeo foram cobertos ao longo de suas linhas médias ventrais. (Segundo Liebe, 1914.)

Um estudo exaustivo do pato doméstico por Liebe (1914) fornece a base para o seguinte relato do aparelho copulatório nesta espécie. Consiste do par de papilas dos ductos deferentes e de um falo desenvolvido com muitos componentes.

Cada **papila do ducto deferente** (Fig. 65-13) é um delicado cone que aponta caudalmente e se abre mais próximo à linha média ventral e mais caudalmente do que o ureter. A papila direita é caudal em relação à esquerda.

O **falo** (Figs. 65-13, 14 e 15) é essencialmente uma estrutura do proctodeo localizada ligeiramente à esquerda da linha média ventral. Quando túrgido sua base distende toda a cavidade do proctodeo e sua parte livre espiral se projeta ventralmente e cranialmente do ânus em uma extensão de aproximadamente 5 cm. Na posição de repouso a parte livre está invaginada no interior da base; forma uma volumosa massa esférica, incluída num saco peritoneal e situada à esquerda da cloaca. Os componentes do falo são: (1) os corpos fibrolinfáticos basais sendo o esquerdo volumoso e o direito pequeno, que formam a raiz bulbosa do falo e se continuam diretamente dos (2) corpos fibrolinfáticos espirais maior e menor da parte livre; (3) o sulco ejaculatório espiral, entre os corpos fibrolinfáticos maior e menor; (4) o tubo glandular, de terminação cega e produtor de

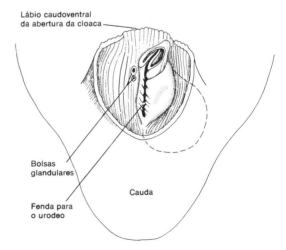

Figura 65-14. Interior do proctodeo de um pato adulto para apresentar o falo na condição de repouso.

A vista é da superfície caudoventral da região da cauda. A cloaca foi ligeiramente girada de modo que a abertura aponta cranioventralmente (ao invés de caudoventralmente, como é normal). Isto expôs a parede caudodorsal do proctodeo, que foi, a seguir, parcialmente removida. A linha pontilhada apresenta o local da maior parte invaginada do falo situado à esquerda da cloaca. (Segundo Liebe, 1914.)

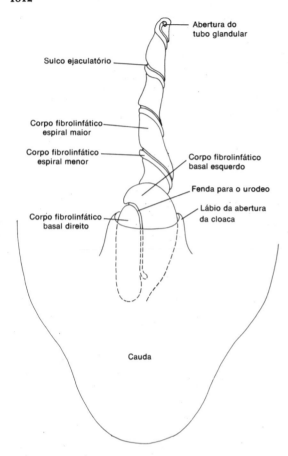

Figura 65-15. Vista caudoventral da região da cauda de um pato adulto apresentando o falo inteiramente ereto destacando-se da abertura da cloaca.

A linha pontilhada mostra as partes ocultas dos corpos fibrolinfáticos basais esquerdo e direito, que enchem completamente o interior do proctodeo. (De Liebe, 1914.)

muco, que corre ao longo do comprimento da parte livre do falo, com um óstio na extremidade deste; (5) os espaços trabeculares dentro da parte livre do falo; (6) o corpo elástico semelhante a um cordão, que corre ao longo de todo o comprimento do tubo glandular; (7) o par de cavidades linfáticas elipsoidais, localizadas entre a parede do urodeo e o músculo esfíncter da cloaca, e que se abre por suas extremidades caudais no interior dos espaços trabeculares da parte livre do falo; e (8) o par de corpos vasculares, situados dentro de cada uma das cavidades linfáticas e consistindo de um plexo arterial capaz de produzir rapidamente grandes quantidades de linfa.

Para estudos mais extensos do falo do pato doméstico veja Komarek (1969) e Komarek e Marvan (1969).

A Anatomia da Intumescência, Intromissão, Ejaculação e Detumescência no Pato

A **intumescência** é atingida pelo ingurgitamento linfático. A linfa é oriunda dos corpos vasculares. Ocupa as cavidades linfáticas esquerda e direita e, a seguir, passa para o interior e enche também os espaços trabeculares da parte livre. A **intromissão** verdadeira é possível nesta espécie dado o comprimento do falo túrgido e sua direção ventrocranial. Durante a **ejaculação** as papilas dos ductos deferentes descarregam o sêmen no sulco mediano ventral estreito do urodeo. Deste ponto ele passa através do óstio, semelhante a uma fenda, do urodeo, para o sulco entre os corpos fibrolinfáticos basais esquerdo e direito do falo ereto. Continua diretamente no sulco ejaculatório espiral, convertida em um tubo durante a ereção, alcançando deste modo a extremidade do falo. A **detumescência** segue a drenagem linfática dos espaços linfáticos nos vasos linfáticos da aorta. À medida em que a pressão linfática diminui a extremidade do falo se invagina no interior da abertura do tubo glandular, do mesmo modo que o dedo de uma luva pode ser empurrado para dentro a partir do lado de fora. Esta invaginação é supostamente atingida pelo empuxe do corpo elástico na extremidade do falo e dos músculos retratores cranial e caudal do pênis. Finalmente, a parte livre do falo se invagina completamente dentro da parte basal do órgão.

BIBLIOGRAFIA

Benoit, J. 1950. Organes Uro-génitaux. *In* Grassé, P. (ed.): Traité de Zoologie. Vol. 15, pp. 341-377. Paris, Masson et Cie.

Blount, W. P. 1945. Sexing day-old chicks. 2nd ed. London, Poultry World, Ltd.

Burrows, W. H., and J. P. Quinn. 1937. The collection of spermatozoa from the domestic fowl and turkey. Poult. Sci., 16:19-24.

Cowles, R. B., and A. Nordstrom. 1946. A possible avian analogue of the scrotum. Science, 104:586-587.

Disselhorst, R. 1908. Gewichts-und Volumszunahme der männlich Keimdrüsen bei Vögeln und Säugern in der Paarungszeit; Unabhängigkeit des Wachstums. Anat. Anz., 32:113-117.

Florentin, P., P. C. Blin and P. Cuq. 1961. L'appareil génital mâle du canard. Rev. de Méd. Vét., 112:421-444.

Freund, L. 1917. Keimdrüsen und Kastration der Männlichen Vogel. Naturw. Wschr., 16:569-571.

Goodchild, W. M. 1956. Biological aspects of the urinary system of Gallus domesticus with particular reference to the anatomy of the ureter. M. Sc. thesis. England, University of Bristol.

Grau, H. 1943. Anatomie der Hausvögel. *In* Zietzschmann, O., E. Ackernecht, and H. Grau (ed): Ellenberger and Baum's Vergleichenden Anatomie der Haustiere. 18th ed. Berlin, Springer-Verlag.

Gray, J. C. 1937. The anatomy of the male genital ducts in the fowl. J. Morph., 60:393-405.

Herin, R. A., N. H. Booth and R. M. Johnson. 1960. Thermoregulatory effects of abdominal air sacs on spermatogenesis in domestic fowl. Am. J. Physiol., 198:1343-1345.

Huber, G. C. 1916. A note on the morphology of the seminiferous tubules of birds. Anat. Rec., 11:177-180.

Jones, D. G., and W. F. Lamoreux. 1942. Semen production of White Leghorn males from strains selected for high and low fecundity Poult. Sci., 21:173-184.

Jull, M. A. 1952. Poultry Breeding. New York, John Wiley & Sons, Chapter 2.

Knight, C. E. 1970. The anatomy of the structures involved in the erection-dilution mechanism in the male domestic fowl. Ph.D. thesis. Lansing, Michigan State University.

Kolda, J., and V. Komárek. 1958. Anatomie Domáćich Ptaku. Prague, State Publishers.

Komárek, V. 1969. Die männliche Kloake unserer Enteuvögel. Anat. Anz., 124:434-442.

Komarek, V., and F. Marvan, 1969. Beitrag zur mikroskopischen Anatomie des Kopulationsorganes der Entenvögel. Anat. Anz., 124:467-476.

Kumaran, J. D. S., and C. W. Turner. 1949. The normal development of the testes in the White Plymouth Rock. Poult. Sci., 28:511-520.

Lake, P. E. 1957. The male reproductive tract of the fowl. J. Anat., 91:116-129.

Lake, P. E. 1971. The male in reproduction. In Bell, D. J. and B. M.

Freeman (eds.): Physiology and Biochemistry of the Domestic Fowl. Vol. 3, Chapt. 60, London, Academic Press.
Latimer, H. B. 1924. Postnatal growth of the body, systems and organs of the single-comb White Leghorn chicken. J. Agric. Res., 29:363-397.
Liebe, W. 1914. Die männliches Begattungsorgan der Hausente. Jena Z. Naturw., 51:627-696.
Marshall, A. J. 1961. Reproduction. In Marshall, A. J. (ed.):·Biology and Comparative Physiology of Birds. Vol. 2, Chapt. 18. New York, Academic Press, Inc.
Marvan, F. 1969. Postnatal development of the male genital tract of the Gallus domesticus. Anat. Anz. 124:443-462.
Munro, S. S. 1938a. Functional changes in fowl sperm during their passage through the excurrent ducts of the male. J. Exp. Zool., 79:71-92.
Munro, S. S. 1938b. The effect of testis hormone on the preservation of sperm life in the vas deferens of the fowl. J. Exp. Biol., 15: 186-196.
Nishida, T. 1964. Comparative and topographical anatomy of the fowl. XLII Blood vascular system of the male reproductive organs. Jap. J. Vet. Sci. 26:211-221.
Nishiyama, H. 1950a. Studies on the physiology of reproduction in the male fowl. I. On the accessory organs of the phallus. Sci. Bull. Fac. Agric., Kyushu Univ., 12:27-36.
Nishiyama, H. 1950b. Studies on the physiology of reproduction in the male fowl. II. On the erection of the rudimentary copulatory organ (so-called phallus). Sci. Bull. Fac. Agric., Kyushu Univ., 12:37-46.
Nishiyama, H. 1950c. On the differences of the form of phallus in the adult cock. Sci. Bull. Fac. Agric., Kyushu Univ., 12:47-50.
Nishiyama, H. 1955. Studies on the accessory reproductive organs in the cock. J. Fac. Agric., Kyushu Univ., 10:277-305.
Nishiyama, H., and K. Ogawa. 1961. On the function of the vascular body, an accessory reproductive organ, of the cock. Jap. J. Zootech. Sci., 32:89-96.
Parker, J. E. 1949. Fertility in chickens and turkeys, In Taylor, L. W. (ed.): Fertility and Hatchability of Chicken and Turkey Eggs. New York, John Wiley & Sons, Chapter 3.
Parker, J. E., F. F. McKenzie and H. L. Kempster. 1942. Fertility in the male domestic fowl. Mo. Agr. Expt. Sta. Res. Bull. No. 347.
Stoll, R., and R. Maraud. 1955. Sur la constitution de l'épididyme du coq. C. R. Soc. Biol., Paris, 149:687-689.
Sturkie, P. D. 1954. Avian Physiology. New York, Comstock Publishing Associates, Chapter 16.
Tingari, M. D. 1971. On the structure of the epididymal region and ductus deferens of the domestic fowl (Gallus domesticus). J. Anat. 109:425-435.
Tingari, M. D. and P. E. Lake. 1972. The intrinsic innervation of the reproductive tract of the male fowl (Gallus domesticus). A histochemical and fine structural study. J. Anat. 112:257-271.

ÓRGÃOS GENITAIS FEMININOS

Os órgãos reprodutores da fêmea genética são o ovário e o oviduto. O ovário produz o ovo, a gema sendo fabricada no interior do oócito a partir de matérias primas sintetizadas pelo fígado. O oviduto conduz o ovo até a cloaca e adiciona sucessivamente o albume, as duas membranas da casca e a casca. Duas gônadas bilateralmente simétricas e os ovidutos são formados precocemente na vida embrionária. Entretanto, nas aves em geral, incluindo todas as aves domésticas, normalmente o ovário e o oviduto esquerdos logo superam no seu desenvolvimento os mesmos órgãos do lado direito, de modo que na vida adulta somente as estruturas referidas, do lado esquerdo, são funcionais. Apesar disso, persistem rudimentos da gônada e do oviduto direitos.

OVÁRIO ESQUERDO

Oogênese

Geralmente se aceita que as células germinativas primordiais migraram do endoderma inicial da parte superior da vesícula vitelina. Quando aparecem inicialmente, no sentido do final do terceiro dia de incubação, as gônadas esquerda e direita contêm quase o mesmo número de células germinativas primordiais. Durante o quarto dia, muitas células germinativas se transferem da gônada direita para a gônada esquerda (Venzke, 1954). A gônada esquerda a seguir tem até cinco vezes o número de células germinativas que a direita (Swift, 1915). As células germinativas primordiais se incorporam no chamado **epitélio germinativo,** cujas demais células são de origem mesenquimal (peritoneal). Durante o quinto dia de incubação, a **rede de cordões** mesodérmicos une a gônada ao mesonéfron; após o término do estágio indiferenciado, aos seis dias e meio, ela se diferencia na rede do testículo no macho mas permanecem vestigial na fêmea. Durante o sexto e o sétimo dias o epitélio germinativo origina os **cordões sexuais primários;** no macho genético formam os túbulos seminíferos (veja Gônada Direita na Fêmea Genética), enquanto na fêmea genética formam a medula ovariana e contribuem com grandes células "cheias de gordura" (células intersticiais medulares [Benoit, 1950]) que realizam uma possível função endócrina (veja As Células Endócrinas do Ovário Esquerdo). Na fêmea o epitélio germinativo a seguir prolifera constituindo uma espessa zona periférica de células epiteliais que darão origem ao córtex ovariano. Uma lâmina de tecido conjuntivo, a **túnica albugínea primária,** separa acentuadamente, neste estágio, o córtex da medula. Do oitavo ao décimo primeiro dia o epitélio cortical prolifera constituindo uma segunda onda de cordões, os **cordões sexuais secundários,** que formam as oogônias; elementos mesenquimais nestes cordões podem formar possíveis células endócrinas (as células intersticiais *corticais*). Alternativamente, estas células intersticiais corticais podem ser células intersticiais medulares que migraram para o interior do córtex (Narbaitz e de Robertis, 1968). Há provas da ocorrência de esteroidogênese na gônada embrionária de ambos os sexos (Gilbert, 1971). Os cordões sexuais secundários e as oogônias (e células intersticiais corticais) que delas se originam permanecem superficiais à túnica albugínea primária e constituem o córtex ovariano. Aproximadamente no décimo quarto dia os cordões sexuais secundários se separam dos remanecentes do epitélio germinativo por uma segunda lâmina de tecido conjuntivo, a **túnica albugínea definitiva.** Para maiores detalhes destes estágios iniciais consulte Swift (1915), Brode (1928), a revisão de Lillie (1952) e Meyer (1964).

Após o décimo primeiro dia de incubação, a oogênese prossegue em três fases distintas: multiplicação, crescimento e maturação. Essas fases foram revistas por Romanoff e Romanoff (1949), Lillie (1952), e Romanoff (1960).

A fase de **multiplicação** consiste da rápida proliferação de numerosas oogônias por divisão mitótica. Assim, uma oogônia é essencialmente uma célula sexual que está ativamente em multiplicação. Este estágio se completa aproximadamente na época da eclosão. Após, tem início a fase de **crescimento**. Quando cessa a multiplicação e as células sexuais começam a aumentar de volume, são conhecidas como **oócitos primários**. Cada oócito tem aproximadamente 0,01 a 0,02 mm de diâmetro e está no interior de um folículo que é conhecido, neste estágio inicial, como o **folículo primordial**. No início da atividade sexual, um oócito primário, que está prestes a prosseguir para a maturação, cresce lentamente até cerca de 1 mm de diâmetro. O posterior aumento após esta fase resulta da deposição da gema no interior do oócito (veja a página 1817), cujo núcleo é deslocado até próximo à superfície, adjacente ao talo do folículo. O período final de aumento de 6 para aproximadamente 40 mm de diâmetro ocorre em apenas aproximadamente seis dias; este é o período da **taxa máxima de crescimento**. O peso final do oócito primário é de aproximadamente 18 a 20 g (Gilbert, 1970). Esta é, portanto, uma célula realmente grande, a maior do reino animal. A maior célula conhecida neste planeta era o ovo da extinta ave elefante do Madagascar, que atingia 175 mm de diâmetro e ocupava uma casca de ovo que media 37,5 cm em seu diâmetro maior e contendo um volume de aproximadamente sete litros e meio (Boyd e Hamilton, 1952).

O período de **maturação** tem início no folículo inteiramente maduro e termina no oviduto. Compreende duas divisões sucessivas e desiguais. A primeira divisão de maturação, na qual o número de cromossomos é supostamente reduzido (Romanoff, 1960), forma um oócito secundário e o primeiro corpo polar; ela se completa enquanto a célula ainda está no interior do folículo (como na maioria dos mamíferos) (Hammond, 1952), duas horas antes da ovulação (Gilbert, 1967). A segunda divisão de maturação, dentro do ovo e o segundo corpo polar, se completa no oviduto após a ovulação. Não foram feitas muitas observações sobre se é essencial a ocorrência da penetração do espermatozóide antes da segunda divisão de maturação se completar, como nos vertebrados em geral. Olsen (1942) acredita que isto é necessário, o que é reforçado por Patten (1958) e Romanoff (1960).

A **penetração por espermatozóides** ocorre aproximadamente 15 minutos após a ovulação, sendo que somente três ou quatro espermatozóides penetram no oócito secundário (Oosen, 1942). A segunda divisão de maturação prossegue até se completar. O material cromático do ovo reconstitui-se no interior de uma membrana nuclear distinta para formar o pró-núcleo feminino. Ao mesmo tempo, cada espermatozóide que penetrou no ovo perde sua cauda e sua cabeça e se converte num pró-núcleo masculino. A efetiva fusão do pró-núcleo feminino com um dos pró-núcleos masculinos (isto é, fertilização) não foi observada (Romanoff, 1960). Após a fusão dos dois pró-núcleos, os dois ou três **núcleos** dos outros espermatozóides que também **penetram** no oócito (supernumerários) percorrem **até a periferia** da área germinativa. Consulte a revisão de Romanoff (1960) para maiores detalhes. O termo "fertilização" muitas vezes é aplicado ao ato de penetração pelo espermatozóide; entretanto, é aconselhável seguir Patten (1958) e restringir sua utilização à fusão dos pró-núcleos masculino e feminino.

Ovário Esquerdo Antes da Maturidade Sexual

Na fêmea genética o ovário esquerdo muito cedo torna-se maior do que o direito. Mesmo antes do término da fase indiferenciada do desenvolvimento embrionário, a gônada esquerda já é a maior das duas, consistente com sua dotação bem maior de células germinativas. Da metade da incubação até a eclosão, o ovário esquerdo tem o formato de um triângulo isósceles, com o ápice apontando caudalmente; sua coloração é de um cor-de-rosa com amarelo-claro e a superfície é granular (Blount, 1945). Mede aproximadamente 3,5 a 7,0 mm de comprimento e 1,5 mm de largura (Brode, 1928). Seu tamanho aumenta muito lentamente desde a eclosão até a idade de aproximadamente quatro meses, sendo o peso estável em aproximadamente 0,5 g (Nalbandov e James, 1949) ou dentro da gama aproximada de 0,3 a 0,45 g (Amin e Gilbert, 1970). Gilbert (1967) estimou o ovário imaturo como tendo de 1,0 a 1,5 cm de comprimento, 1 cm de largura e 3 a 4 mm de profundidade. Todos os folículos são microscópicos nesse período. Um ou mais folículos com mais de 1 mm de diâmetro aparecem após os quatro meses, mas o principal crescimento do ovário ocorre dos 150 aos 180 dias; durante esta fase muitos oócitos atingem seu tamanho integral, e o ovário aumenta de peso para 50 a 60 g (Amin e Gilbert, 1970).

Antes da oclusão e por algum tempo após a mesma, o ovário esquerdo consiste de um córtex e uma medula (Benoit, 1950; Bradley, 1960; Marshal, 1961; Prochazkova e Komárek, 1970). O **córtex** circunda a medula, exceto no hilo, onde a medula está em contato com a parede dorsal do corpo. As oogônias e os oócitos estão confinados ao córtex. A superfície externa do córtex é forrada por um alto epitélio, cubóide ou achatado (Bradley, 1960), conhecido como o epitélio superficial, que persiste até a maturidade (Gilbert, 1970). Sob este epitélio há uma espessa camada de tecido conjuntivo denso, a túnica albugínea (definitiva) (Bradley, 1960). A **medula** consiste de tecido conjuntivo com vasos sangüíneos e nervos; também contém músculo liso (Gilbert, 1969). Os numerosos ramos arteriais contorcidos e muitas veias grandes tornam a medula a parte mais vascular do ovário (Nalbandov e James, 1949). Entre as idades de duas e cinco semanas uma série de sulcos aparece na superfície, separando um do outro os giros do córtex. O número de sulcos atinge um máximo com sete a cinco semanas. Depois disso os sulcos tornam-se mais profundos e os giros corticais maiores e a medula altamente vascular começa a invadir os giros (Prochazkova e Komárek, 1970). Com o início da atividade sexual a distinção entre o córtex e a medula é virtualmente perdida. Apesar disso ainda é possível reconhecer posteriormente áreas irregulares contendo muitos folículos imaturos e em amadurecimento; estas áreas constituem a

APARELHO UROGENITAL DAS AVES

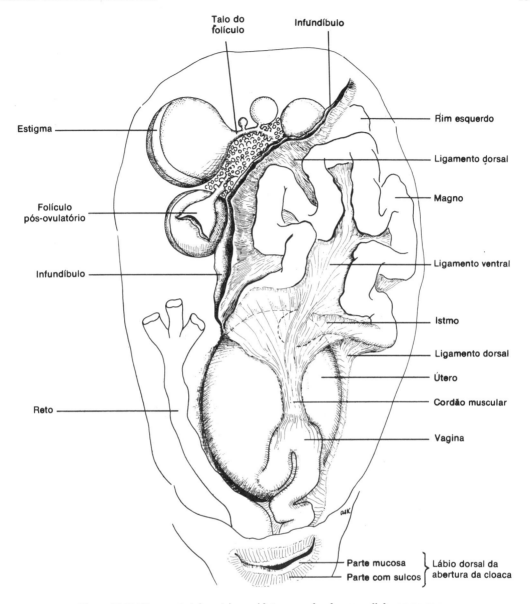

Figura 65-16. Vista ventral do ovário e oviduto esquerdos de uma galinha em postura.

zona parenquimatosa (córtex) do ovário adulto. Também é possível distinguir outras áreas irregulares contendo vasos sangüíneos, nervos e músculo liso; estas áreas formam a **zona vascular** (medula) do ovário adulto.

O ovário esquerdo ocupa a parte dorsal da região média do celoma. Está em extenso contato com a divisão cranial do rim esquerdo, e também se sobrepõe à divisão cranial do rim direito. Está intimamente relacionado cranialmente com a extremidade caudal do pulmão esquerdo. Ventralmente localiza-se sob o saco aéreo abdominal esquerdo (Fig. 64-7); dorsalmente está em contato com a aorta e a veia cava caudal e cobre as glândulas adrenais esquerda e direita. O relacionamento é particularmente íntimo com a glândula supra-renal esquerda, que está parcialmente incorporada na superfície dorsal do ová-

rio (Gilbert, 1969). A base do ovário esquerdo está inserida na parede dorsal do celoma por uma prega de peritônio, o mesovário, que basicamente suspende o ovário no celoma (Figs. 64-4 e 7). Entretanto, esta suspensão peritoneal da parede dorsal do corpo é grandemente reforçada por tecido conjuntivo, músculo liso, vasos sangüíneos e nervos; em conjunto estas estruturas constituem um largo **hilo ovariano,** mal definido, que também foi denominado de talo ovariano (Gilbert, 1968, 1969).

Ovário Esquerdo Maduro
(Fig. 65-16)

Durante a **atividade sexual** o ovário esquerdo é semelhante a um cacho de uva. Isto é devido ao fato

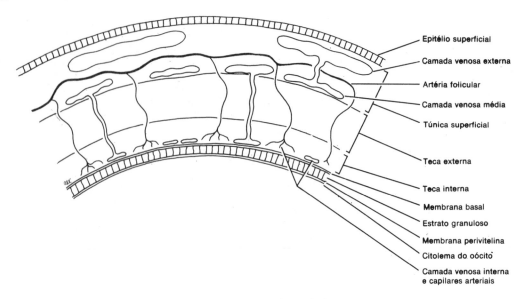

Figura 65-17. Secção diagramática através da parede do folículo em maturação.

de numerosos folículos arredondados e de tamanhos variados se projetarem da superfície ventral do ovário, cada folículo estando suspenso por um pedículo ou talo folicular. Na época ativa da postura, aproximadamente quatro ou cinco folículos muito grandes estão presentes, com diâmetros de até aproximadamente 40 mm (Gilbert, 1969). Até 2.500 oócitos são visíveis a olho nu (Pearl e Schoppe, 1921). Além, milhares de pequenos oócitos permanecem profundamente incluídos no ovário e somente são visíveis com um microscópio de dissecação. Quando inteiramente ativo o ovário é de forma muito variável, o que dificulta sua mensuração, mas ele pode tipicamente se estender 5 cm ou mais, tanto craniocaudal como transversalmente. Numa galinha que entrou no período da muda e a seguir retornou à fase de postura integral o ovário pesa aproximadamente 50 g (Romanoff e Romanoff, 1949). Após o término de uma fase de atividade sexual, o ovário retorna ao tamanho reduzido e ao formato da fase de repouso.

Durante a **fase de repouso**, o ovário esquerdo adulto é de forma oval achatada e alongada, sendo a extremidade cranial arredondada e alargada transversalmente, e a extremidade caudal mais pontiaguda; mede aproximadamente 3 cm em seu com-

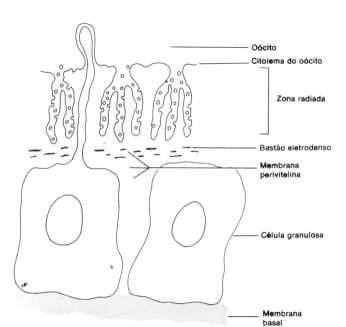

Figura 65-18. Diagrama da camada mais interna de um folículo em maturação.

O citolema do oócito apresenta possível pinocitose supostamente envolvida na síntese da gema. (Baseado na Fig. 5 de Wyburn et al. [1965], por cortesia do Journal of Anatomy, e Fig. 1 de Wyburn et al. [1966], por cortesia do Zeitschrift für Zellforschung.)

primento craniocaudal, 2 cm transversalmente e 3,5 mm a 10 mm dorsoventralmente (Grau, 1943; Romanoff e Romanoff, 1949). Neste estágio pesa apenas 2 a 6 g. Os oócitos são pequenos ou diminutos, e de coloração cinzenta-branca. Por ocasião do retorno à atividade sexual, outra série de oócitos aumenta de tamanho, cada um adquirindo uma coloração amarelada à medida em que começa a se formar a gema; o processo culmina numa nova seqüência de grandes oócitos inteiramente maduros e repletos de gema.

Anatomia do Folículo
Maduro (Figs. 65-17 e 18)

Tipicamente cada oócito primário está incluído num folículo. O folículo fica suspenso por um pedículo ou talo folicular quando o oócito atinge aproximadamente 3 mm de diâmetro (Romanoff, 1960). Na ave o termo folículo normalmente inclui as duas tecas e o estrato granuloso. Também pode ser estendido para incluir toda a protuberância que contém o oócito (Patten, 1958), e como tal a parede do folículo inteiramente desenvolvido tem seis camadas; esta definição será aqui utilizada.

PAREDE DO FOLÍCULO MADURO (Fig. 65-17). As seis camadas do folículo maduro são: (1) a camada mais interna, compreendendo o citolema do oócito, a zona radiada e a membrana perivitelina; (2) o estrato granuloso; (3) a teca interna; (4) a teca externa; (5) a túnica externa de tecido conjuntivo; e (6) o epitélio superficial.

1. A **camada mais interna** (Fig. 65-18) é a mais estreita das seis camadas. É também a mais problemática. Isto se deve em parte ao fato de a mesma compreender um número variável de componentes distintos, dos quais os dois (a zona radiada e a membrana perivitelina) primeiro aparecem somente quando o oócito entra no período final de taxa máxima de crescimento. Além do mais, estes componentes só podem ser apropriadamente distinguidos com o microscópio eletrônico, e ainda assim todos os termos que são os mesmos aplicados foram desenvolvidos com o microscópio óptico. Portanto, antes do advento do microscópio eletrônico, estes termos eram inevitavelmente usados de modo variável e sem inteira apreciação anatômica dos componentes aos quais eram aplicados. Como Wyburn, Aitken e Johnston (1965) frisaram, a melhor maneira de introduzir ordem nesta nomenclatura confusa é a de aderir à classificação das membranas do ovo sugerida por Boyd e Hamilton (1952). Nesta classificação uma **membrana primária do ovo** é formada pelo citoplasma do próprio oócito. Uma **membrana secundária do ovo** é produzida pelas células de folículos do ovário. Uma **membrana terciária do ovo** é adicionada pelo útero ou oviduto.

A camada mais interna do folículo maduro consiste de três componentes principais. Passando de dentro para fora, eles são: (a) o citolema do oócito, que é a membrana principal do ovo; (b) a zona radiada, que é realmente apenas uma posterior elaboração de a, e, portanto, é uma membrana primária do ovo (se é que deva ser considerada como uma "membrana"); e (c) a membrana perivitelina, que é quase certamente uma membrana secundária do ovo (mais uma vez para que venha a ser aceito como uma "membrana").

(a) O **citolema do oócito** é a membrana limitante da gema. Sendo a membrana plasmática do oócito (membrana unitária), ele é indubitavelmente uma membrana primária do ovo.

(b) A **zona radiada** é uma zona muito estreita de estriação radial, situada aparentemente entre o citolema do oócito e a membrana perivitelina. Aparece inicialmente no folículo de 7 mm como uma zona de aproximadamente 5 μm de largura e consiste de numerosos processos citoplásmicos digitiformes do oócito, no folículo de 15 mm, entretanto, a substância fundamental da membrana perivitelina penetrou entre estes processos (Wyburn et al., 1965). Os mesmos parecem estar absorvendo a substância fundamental da membrana perivitelina para o interior do oócito, onde posteriormente é fabricada em gema. (Veja a página 1832.) No folículo imediatamente pré-ovulatório a zona radiada desapareceu (Wyburn e Baillie, 1966). Assim, a zona radiada consiste essencialmente de numerosas evaginações finas e puramente transientes de membrana vitelina, cada uma delas contendo o citoplasma do oócito; parece duvidoso, portanto, se a zona radiada deva ser considerada como uma "membrana", mas caso o seja, deve ser então classificada como uma membrana primária do ovo. A zona radiada não deve ser confundida com a **coroa radiada**. Esta é uma camada de células granulosas que, nos mamíferos, aderem ao ovo após a ovulação. Embora uma coroa radiada verdadeira tenha sido descrita na ave (Bradley, 1960), outros autores não confirmaram sua presença e ela está provavelmente ausente nesta classe de vertebrados.

(c) A **membrana perivitelina** é uma zona estreita entre o oócito e as células granulosas adjacentes. É comumente conhecida como a lâmina perivitelina. O microscópio eletrônico revelou ser esta lâmina uma zona de substância fundamental acelular que é quase certamente secretada pelas células granulosas (Wyburn et al., 1965). Portanto, é uma "membrana" secundária do ovo. A referida membrana aparece no folículo de 7 mm, tendo então aproximadamente 1 μm de largura: no folículo de 15 mm, sua largura duplica (Wyburn et al., 1965). Na ovulação ela parece ser de quase 3 μm de largura (Bellairs et al., 1963). (Para as modificações estruturais que ocorrem durante a rápida fase final de crescimento do folículo, veja a páginas 1813 e 1814.) A membrana perivitelina pode bem ser homóloga à zona pelúcida dos mamíferos, que normalmente é considerada como derivada das células granulosas. Um espaço perivitelino também foi descrito na ave (Romanoff e Romanoff, 1949), mas este é quase com certeza o mesmo que a membrana perivitelina. Nos ovos dos mamíferos euterianos há um espaço perivitelino, mas este espaço se desenvolve somente *após* a ovulação e a fertilização (Boyd e Hamilton, 1952); portanto, este é um termo impróprio para qualquer parte do oócito *pré*-ovulatório da ave.

2. O **estrato granuloso** (Figs. 65-17 e 18) é uma camada de células que circunda o oócito. As células do estrato granuloso primeiro aparecem nos folículos primordiais, logo após a eclosão. Neste estágio

formam uma única camada de células ao redor do oócito primário, o qual tem apenas 0,01 a 0,02 mm de diâmetro. A granulosa de um oócito de 2 a 4 mm tem a espessura de uma ou duas células (Romanoff e Romanoff, 1949; Wyburn et al., 1965), mas à medida que o oócito se aproxima da maturidade a granulosa fica distendida em uma camada única de células relativamente achatadas (Romanoff e Romanoff, 1949). Com base nas características e modificação das células do estrato granuloso, Komárek e Prochazkova (1970) reconheceram três ordens preliminares de folículo e uma quarta ordem que atingiu a superfície e termina por ovular. A membrana basal das células granulosas é notavelmente bem desenvolvida, formando uma fronteira distinta entre o estrato granuloso e a teca interna (Wyburn et al., 1965; Aitken, 1966). As células do estrato granuloso são geralmente (embora não universalmente) consideradas como originadas do epitélio germinativo (Lillie, 1952, págs. 36-37), através dos cordões sexuais primários (Komárek e Prochazkova, 1970).

3. A **teca interna** (Fig. 65-17) é uma cápsula celular compacta (Romanoff e Romanoff, 1949). O microscópio eletrônico demonstrou que ela aparentemente compreende três camadas: uma estreita camada interna de fibras colágenas, uma lâmina média em que predominam fibroblastos e uma lâmina externa de células que mostram vacúolos com os métodos ordinários de preparação histológica (Wyburn et al., 1965; Aitken, 1966). Em toda a teca interna há pequenos espaços entre as células, que sugerem que gotículas secretórias são formadas por algumas das células; estas podem ser lipídios (Gilbert, 1968). Embriologicamente, a teca interna é derivada do tecido conjuntivo do estroma ovariano (Lillie, 1952).

4. A **teca externa** (Fig. 65-17) é uma camada mais larga e mais frouxa do que a teca interna (Romanoff e Romanoff, 1949). Observações realizadas imediatamente após a ovulação revelaram-na como consistindo de feixes paralelos de fibras colágenas separadas por fileiras de fibroblastos (Aitken, 1966). Sua derivação embrionária é a mesma que a da teca interna.

5. A **túnica superficial** (Fig. 65-17). O estroma ovariano supre todo o folículo, exceto o estigma (Guzsal, 1966) com uma túnica superficial de tecido conjuntivo que é relativamente frouxo quando comparada com das tecas. As camadas venosas externa e média estão situadas nesta camada frouxa de tecido conjuntivo. A camada venosa média está apenas imediatamente fora da teca externa e assim indica aproximadamente o limite entre as tecas e a camada. Guzsal (1966) demonstrou que a camada torna-se progressivamente mais delgada na metade distal do folículo (isto é, no sentido do estigma), e que também contém feixes meridionais afunilados de músculo liso que não se estendem de modo algum dentro da metade distal do folículo.

6. O **epitélio superficial** (Fig. 65-17) é um componente incerto do folículo maduro. Algumas ilustrações apresentam-no ainda forrando a superfície do folículo (por exemplo, Patten [1958] Fig. 2.15), mas parece haver poucos comentários sólidos sobre se ele sempre cobre toda a superfície do folículo até o momento da ovulação. Guzsal (1966), entretanto, declarou que ele de fato cobre o folículo como uma lâmina de células planas. Gilbert (1970) confirmou que todo o ovário, incluindo os folículos maduros e pós-ovulatórios, está coberto por este epitélio.

SUPRIMENTO SANGÜÍNEO DO FOLÍCULO MADURO (Fig. 65-17). O folículo inteiramente desenvolvido é altamente vascularizado. As artérias e veias do folículo foram estabelecidas por Nalbandov e James (1949). As **artérias foliculares** são bem mais simples e escassas do que as veias. Elas se originam como ramos das artérias contorcidas na zona vascular do ovário. Há de duas a quatro para cada folículo maduro. Após passarem através do talo do folículo, as artérias se ramificam através da rede de veias, essencialmente entre as camadas venosas externa e média. Eventualmente formam arteríolas que penetram nas tecas e formam uma rede capilar arterial entre o estrato granuloso e a teca interna. Esta rede capilar está intimamente aplicada à membrana basal do estrato granuloso, mas nunca o penetra.

Comparadas com as artérias, as **veias foliculares** parecem ter enorme capacidade e são muito mais complexas. Formam três camadas distintas de veias interligadas, dispostas concentricamente ao redor do oócito em crescimento: (1) A camada venosa interna. Consiste de capilares venosos que circundam o estrato granuloso. Êstes capilares são diretamente contínuos com a rede capilar arterial. Drenam através de vênulas na camada venosa média. (2) A camada venosa média. Consiste de uma rede muito profusa e extensa de veias anastomóticas no tecido conjuntivo do estroma que circunda a teca externa. Estas veias drenam na camada venosa externa. (3) A lâmina venosa externa. É um plexo venoso bem mais simples, consistindo das grandes veias típicas nas regiões externas da camada de estroma da parede folicular. Ela drena em duas a quatro veias do talo do folículo.

Oribe (1968) confirmou a existência de três camadas venosas e a localização das artérias entre as camadas venosas externa e média, mas situou a camada venosa externa na teca externa e a camada venosa média na teca interna.

INERVAÇÃO DO FOLÍCULO MADURO. O folículo, particularmente seu talo, é ricamente inervado com células e fibras nervosas (Gilbert, 1965, 1969). As paredes do folículo possuem uma inervação semelhante à do talo, porém menos profusa. Somente algumas fibras atingem o estrato granuloso, e nenhuma o penetra. Por todas as paredes do folículo há uma extensa rede de fibras adrenérgicas e colinérgicas. Numerosas células ganglionares estão situadas no talo do folículo. Muitos dos nervos têm probabilidade de serem eferentes aos vasos sangüíneos e músculo liso do folículo. Terminações nervosas estão presentes, especialmente no talo, algumas delas aparentemente sendo semelhantes aos receptores sensoriais dos mamíferos; pelo menos algumas das fibras nervosas são pressupostamente aferentes.

ESTIGMA (Fig. 65-16). O estigma é uma faixa meridional branca, de aproximadamente 2 mm de largura, que ocorre na superfície de todos os folículos acima de 4 mm de diâmetro (Guzsal, 1966). De acordo com Romanoff e Romanoff (1949), consiste de músculo liso compacto, mas Guzsal (1966) e Gilbert (1970) encontraram-no como destituído, ou quase destituído de músculo liso. Foi muitas vezes descrito como sendo avascular. Grandes artérias e veias maiores da camada externa estão realmente ausentes, mas algumas das veias menores da camada média e poucas artérias realmente vascularizam o estigma. Uma camada interna reduzida de capilares também está presente. A camada externa de tecido conjuntivo está ausente no estigma, as fibras colágenas da teca externa não mais são paralelas (Guzsal, 1966).

TALO DO FOLÍCULO (Fig. 65-16). O talo ou pedículo do folículo maduro consiste de tecido conjuntivo, músculo liso, células glandulares, vasos sangüíneos e abundante tecido nervoso. Também encerra muitos pequenos folículos variando no tamanho desde o microscópico ao macroscópico (Nalbandov e James, 1949). O talo de um folículo tipicamente maduro possui de duas a quatro artérias e de duas a quatro veias (Nalbandov e James, 1949). Também há aproximadamente 10 grandes nervos (Gilbert, 1965), que dão origem a uma profusa rede de fibras nervosas, conforme descrito anteriormente (Inervação do Folículo Maduro).

Ovulação

Acreditava-se que a ovulação normalmente acontecia aproximadamente meia hora após a postura de um ovo (Romanoff e Romanoff, 1949), mas a correlação entre o tempo de oviposição e ovulação pode não ser confiável (Gilbert, 1967). Após sofrer um crescimento na tensão acompanhado por um empalidecimento de seus vasos sangüíneos, o estigma desenvolve uma pequena ruptura em uma extremidade, e, a seguir, imediatamente subdivide-se por todo seu comprimento; isto libera o oócito secundário. O aumento da tensão no estigma foi tido como sendo devido ao músculo ali existente (Romanoff e Romanoff, 1949), ou aos feixes musculares meridionais no talo e na metade proximal do folículo (Guzsal, 1966). O infundíbulo repetidamente sustenta e libera o oócito secundário em até 30 minutos antes de incluí-lo permanentemente. A ovulação pode estar sob controle hormonal (Gilbert, 1967), mas o controle nervoso através das fibras vasomotoras ou dos nervos para o músculo liso do folículo também é uma possibilidade (Gilbert, 1965). Entretanto, a transecção dos nervos pélvico e lombossacral, que parecem ser parassimpáticos, não influenciou a taxa e o tempo da ovulação; por outro lado, o papel dos nervos simpáticos permanece sem ser avaliado (Sturkie e Freedman, 1962). Para uma revisão dos fatores que controlam a ovulação, incluindo a tensão, a isquemia e a necrose, bem como o controle hormonal, veja Gilbert (1967).

A perda do oócito secundário recém ovulado, no interior da cavidade celômica, é menos provável pelos relacionamentos anatômicos do ovário com o saco aéreo abdominal esquerdo; o saco aéreo circunda intimamente todo o ovário na "bolsa ovariana" (Fig. 62-7), exceto caudalmente onde a abertura do oviduto está situada (Curtis, 1910). (Veja o Capítulo 62, Cavidades Celômicas e Mesentérios, para os detalhes da anatomia desta bolsa.) Na ave imatura e sexualmente inativa o ceco esquerdo e a parte transversa do intestino delgado são deslocados à abertura caudal da bolsa. O grande aumento no tamanho do ovário no início da atividade sexual, entretanto, força estes segmentos do intestino para fora da bolsa e assim permite que o infundíbulo manipule o ovário.

Apesar desses dispositivos o mecanismo para receber o oócito não é infalível, pois como Gilbert (1967) já frisou, a incidência de "postura interna" é bastante alta, particularmente quando a ave está iniciando ou terminando a postura; nessas ocasiões o ovário e o oviduto estão claramente fora de sintonia. Um oócito perdido dessa forma pode ser absorvido no celoma dentro de 24 horas (Sturkie, 1965).

Folículo Pós-Ovulatório

Imediatamente após a ovulação o folículo diminui até atingir a forma de um saco vazio e de parede fina (Fig. 65-16) de aproximadamente 10 a 12 mm de comprimento, tendo sua abertura dentro do celoma aproximadamente 8 mm de diâmetro; nem a abertura nem a profundidade da estreita cavidade apresentam hemorragia (Guzsal, 1966). Não há provas aceitáveis para corpos lúteos pós-ovulatórios persistentes nas aves (Marshall, 1961). A estrutura do folículo pós-ovulatório foi investigada com o microscópio óptico por Aitken (1966). No segundo ou terceiro dia após a ovulação o folículo vazio e enrugado já foi novamente ocupado com células vacuolizadas derivadas da granulosa e provavelmente da camada fibroblástica interna e talvez até da camada de células vacuolizadas externas da teca interna. Também há muitos eosinófilos. Diferentemente do corpo lúteo dos mamíferos, a vascularização é menor exceto quando o folículo está claramente regredindo. Também Aitken não conseguiu encontrar nenhuma prova histoquímica da presença de colesterol e concluiu que o pigmento amarelo das células que ocupam o folículo pós-ovulatório é hemossiderina. Outro ponto de vista, entretanto, é o de que o folículo pós-ovulatório é fortemente positivo para colesterol (Marshall, 1961) e apresenta uma reação muito intensa aos testes para desidrogenase esteróide apropriada (Narbaitz e de Robertis, 1968). Observações com o microscópio eletrônico (Gilbert, 1968) sugerem provas para a secreção, pelo menos para as primeiras 24 horas após a ovulação, tanto pelas células granulosas como pelas células da teca interna.

As células que ocupam o folículo pós-ovulatório tornam-se circundadas, muitas vezes intimamente, por numerosas fibras nervosas, que crescem para o interior, no terceiro dia após a ovulação, a partir das paredes do folículo pré-ovulatório original (Gilbert, 1965). Embora pelo sexto dia após a ovulação o folículo já diminuiu para um remanescente muito pequeno, seus nervos ainda permanecem extremamente abundantes.

A **regressão pós-ovulatória** rapidamente alcança o folículo (Davis, 1942). Com apenas uma semana após a ovulação, os remanescentes do folículo pós-ovulatório quase não podem ser detectados a olho nu. Com um mês após a ovulação o folículo praticamente desapareceu.

CÉLULAS ENDÓCRINAS DO OVÁRIO ESQUERDO. A fisiologia das secreções endócrinas do ovário esquerdo foi revista por Parkes e Marshall (1960), Marshall (1961) e Gilbert (1967, 1971). Agora parece haver provas fisiológicas adequadas de que o ovário esquerdo secreta estrógenos, andrógenos e progestógenos. A base anatômica para esta conclusão é menos satisfatória porque a fonte celular de todos esses hormônios ainda está longe de ser clara.

O problema, intrinsecamente difícil, foi ainda mais complicado pelo uso de muitos diferentes termos, sem definições claras, das estruturas para os quais eram aplicados. O termo "**célula intersticial**", por exemplo, tem sido usado de diversas maneiras. Brode (1928) utilizou-o para uma variedade de células do tecido conjuntivo ordinário localizadas na medula e que surgem muito precocemente (14 dias de incubação) dos cordões sexuais primários e definitivamente não são endócrinas. Benoit (1950) aplicou o termo "células intersticiais *medulares*" às grandes células "ricas em lipídios" (também conhecidas por células luteínicas, células claras, células L, células intersticiais alveolares ou glandulares) que, mais uma vez, como as células de Brode, surgem precocemente nos cordões se-

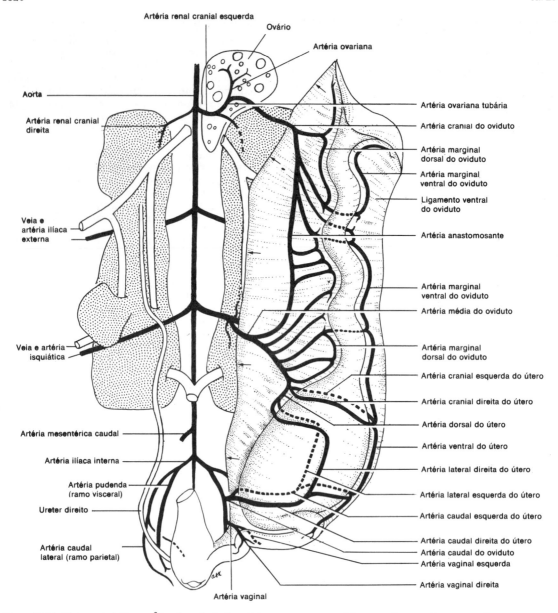

Figura 65-19. Vista ventral diagramática das principais artérias que suprem o ovário esquerdo e o oviduto esquerdo.
Somente são apresentados os troncos principais. Eles formam numerosos pequenos ramos na superfície do oviduto e que não estão representados. As artérias uterinas são em sua maioria convolutas e não retas. As cinco setas indicam a linha de origem do ligamento dorsal do oviduto. (Baseado essencialmente nos dados de Hodges, 1965.)

xuais primários (medulares); as células de Benoit, entretanto, não são as mesmas que as de Brode e supostamente sintetizam andrógenos. Benoit também reconheceu "células intersticiais *corticais*" e sugeriu que se originam das células mesenquimais dos cordões sexuais secundários (corticais); ele as considerou como a fonte provável de estrógenos. Lillie (1952) e Romanoff (1960) mencionaram "células intersticiais" endócrinas sem distinção entre a cortical e a medular, mas parece provável que as células por eles referidas sejam corticais.

Com base no trabalho em aves não domesticadas, Marshall (1961) postulou duas linhas de células endócrinas ovarianas, uma se originando diretamente do tecido conjuntivo do estroma ovariano e a outra dos folículos que sofreram **atresia pré-ovulatória**. As duas linhas de células, que são grandes e glandulares, tornam-se incorporadas nas tecas dos folículos em desenvolvimento e possivelmente secretam estrógeno. Marshall (1961) acreditava que o estrógeno se acumulava no interior de cada folículo em desenvolvimento.

Estas várias células, com possíveis funções endócrinas, parecem ter sido bem reunidas por Narbaitz e seus colaboradores numa série de investigações que culminaram num trabalho por Narbaitz e De Robertis (1968). Este último sugeriu que a célula intersticial medular, a célula intersticial cortical e a célula endócrina que é encontrada na teca interna poderiam simplesmente ser a mesma célula intersticial em diferentes estágios do seu desenvolvimento. Assim, durante o período entre aproximadamente 20 a 60 dias após a eclosão, a célula intersticial medular se incorpora ao interior do córtex para tornar-se a célula intersticial cortical, que por sua vez se insere na teca interna para tornar-se a célula endócrina da teca, de aproximadamente 60 dias em diante. Narbaitz e De Robertis (1968) também confirmaram histoquimicamente que a esteroidogênese ocorre nestas células intersticiais, ao desmonstrarem seu grande teor de lipídios e colesterol e sua reação positiva a uma enzima que é conhecida por estar envolvida na síntese de quase todos os esteróides hormonalmente ativos.

Marshall (1961) também acredita que alguns folículos sofrem outra variedade de atresia pré-ovulatória. Esta variedade de folículo pré-ovulatório atrésico torna-se particularmente numerosa durante períodos de incubação e cuidados maternos. O autor referido sugeriu que o colesterol que aparenta aparecer nestes folículos atrésicos pode ser elaborado numa progestina.

O folículo *pós*-ovulatório também foi considerado suspeito como uma fonte de progestina, embora provas concludentes estejam faltando (Aitken, 1966). Conforme afirmado anteriormente, há provas ao microscópio eletrônico de que algumas de suas células são secretoras (Gilbert, 1968), e há alegações para elevadas reações positivas para o colesterol (Marshall, 1961) e enzimas apropriadas (Narbaitz e De Robertis, 1968). Há um pigmento amarelo nas células do folículo pós-ovulatório, mas ele provavelmente é hemossiderina e não colesterol (Veja Folículo Pós-Ovulatório.) Os "corpos amarelos" que estão distribuídos por todo o ovário, na forma de pequenos grupos de células vacuolizadas, também foram interpretados como uma fonte de uma progestina. Estes corpos amarelos podem ser estágios tardios de folículos pós-ovulatórios regredidos. De fato contêm um pigmento amarelo, mas novamente este é provavelmente hemossiderina e não colesterol (Aitken, 1966).

Gilbert (1971) resumiu as provas histológicas, histoquímicas e de anticorpos fluorescentes para as células endócrinas do ovário esquerdo adulto conforme segue: (1) As células endócrinas incorporadas nas tecas podem ser responsáveis pelo metabolismo de estrógeno. (2) É provável que andrógenos sejam produzidos pelas células intersticiais. (3) As células responsáveis pelo metabolismo da progesterona ainda não foram identificadas, mas a fonte principal podem ser as células granulosas do folículo pós-ovulatório.

SUPRIMENTO SANGÜÍNEO DO OVÁRIO ESQUERDO (Fig. 65-19) O **suprimento arterial** (Dang-quan-Dien, 1951) é oriundo da artéria renal cranial esquerda através de seu ramo ovariano-tubário; este divide-se no interior do ovário num ramo para o oviduto (artéria cranial do oviduto) e um ramo para o ovário, a artéria ovariana. Às vezes a artéria ovariana se origina diretamente da aorta, imediatamente cranial à artéria renal cranial (Nalbandov e James, 1949). Também pode haver um ou dois ramos diretos da aorta além do ramo ovariano da artéria renal cranial (Mauger, 1941; Westpfahl, 1961). A artéria ou artérias ovarianas formam muitas **artérias contorcidas** na medula do ovário. Estas, por sua vez, formam ramos, dois a quatro dos quais penetram no talo de cada folículo maduro. A microvascularização do folículo maduro foi estudada por Oribe (1968).

A **drenagem venosa** ocorre por duas ou mais veias ovarianas (Nalbandov e James, 1949) formadas pelas anastomoses das veias dos talos foliculares. A veia ovariana cranial (ou ovarianas) e a veia adrenal esquerda formam um tronco comum que drena no lado esquerdo da veia cava caudal, aproximadamente 1 cm cranial às veias ilíacas comuns. A veia ovariana caudal penetra na superfície ventral da veia cava caudal ou veia comum esquerda do ílio, próximo à sua terminação. A veia ovariana caudal pode se unir à veia cranial do oviduto, o segmento comum drenando na veia comum esquerda do ílio ou na veia cava caudal.

SUPRIMENTO NERVOSO DO OVÁRIO ESQUERDO. O relato seguinte está baseado principalmente nas observações e revisão da literatura realizadas por Gilbert (1969), com apoio do estudo de Freedman (1968) sobre o sistema nervoso simpático na região ovariana.

O suprimento nervoso do ovário esquerdo é derivado do **plexo ovariano**. É uma lâmina mais ou menos contínua do tecido nervoso que se situa dorsalmente ao longo de toda a extensão do largo hilo ovariano (veja O Ovário Esquerdo Antes da Maturidade Sexual) e ventralmente à aorta. Contém não só numerosos feixes nervosos grandes e pequenos, mas também aproximadamente 10 gânglios principais que estão espalhados ao longo dos lados das glândulas adrenais. Também há muitos gânglios menores contendo até 100 neurônios. Tentativas anteriores de decompor este plexo em plexos renais, adrenais, aórticos e ovarianos não podem ser justificadas, em virtude de estarem os nervos e os gânglios tão intimamente unidos. Além do mais, o plexo como um todo se distribui quase que inteiramente para o ovário e fornece relativamente poucos nervos para as glândulas adrenais e rins.

O principal componente do sistema nervoso central para o plexo ovariano é **simpático**, através do quinto, sexto e sétimo gânglios torácicos e do primeiro e segundo gânglios lombossacrais da cadeia simpática. Estes gânglios distribuem, respectivamente, o quinto, sexto e sétimo nervos esplâncnicos torácicos e o primeiro e segundo nervos esplâncnicos lombossacrais para o plexo ovariano. Também há uma possível contribuição ao plexo pelo *vago*, mas a prova para isto é controversa. Fibras pré-ganglionares parassimpáticas podem estar presentes, entretanto, oriundas dos plexos pré-vertebral e pélvico, e realizando sinapses com as numerosas células nervosas nos folículos maduros (Gilbert, 1965), mas as origens precisas de tais fibras são fontes para conjecturas.

Três ou quatro dos grandes gânglios do plexo ovariano estão efetivamente mergulhados no hilo ovariano. Destes gânglios aproximadamente 10 grandes feixes de nervos passam através do hilo para o interior da zona vascular (medula) do ovário, alguns deles inervando os vasos sangüíneos e músculo liso do hilo ovariano. Componentes colinérgicos e adrenérgicos estão presentes. A zona vascular (medula) do ovário contém muitos feixes nervosos, alguns dos quais estão mais uma vez associados aos vasos sangüíneos e músculo liso. Elementos colinérgicos parecem predominar sobre os adrenérgicos. Não há células nervosas na zona vascular do ovário. A zona parenquimatosa (córtex) do ovário contém uma extensa rede de fibras nervosas que estão essencialmente relacionadas aos folículos em desenvolvimento. Os vasos sangüíneos também são inervados. Tanto os componentes adrenérgicos como os colinérgicos são abundantes. Células nervosas estão muitas vezes presentes nos grandes folículos em maturação (veja Suprimento Nervoso do Folículo Maduro), mas são incomuns nos outros locais da zona parenquimatosa do ovário.

GÔNADA DIREITA NA FÊMEA GENÉTICA

A história anatômica da gônada direita das fêmeas genéticas Leghorn marrons foi levantada por Brode (1928).

Mesmo durante a **fase indiferenciada** do desenvolvimento da gônada, que termina antes do término da primeira semana de incubação, a gônada esquerda de ambos os sexos já é maior do que a direita; em um estágio inicial seu epitélio germinativo contém muito mais células germinativas primordiais do que as da gônada direita. Ao final da fase indiferenciada (durante o sexto e sétimo dias de incubação) o epitélio germinativo dá origem à primeira onda de cordões sexuais, os cordões sexuais primários. Eles formam a medula da gônada. No **macho genético** tais cordões estão destinados a formar os túbulos seminíferos. São normalmente os únicos cordões sexuais que são formados no macho e contêm quase todas as células germinativas primordiais. No testículo esquerdo o epitélio germinativo regrediu a uma delgada membrana peritoneal no décimo primeiro dia de incubação. O testículo esquerdo, entretanto, é bipotencial até esta época e pode ser induzido, por hormônios apropriados, a formar um verdadeiro córtex ovariano. O testículo direito perde seu epitélio germinativo e sua bipotencialidade ao término do sexto dia de incubação.

Na **fêmea genética** o epitélio germinativo do ovário esquerdo prolifera para formar o córtex da gônada, ao formar uma segunda onda de cordões, os cordões sexuais secundários, no qual se desenvolvem as oogônias, os oócitos e os folículos. Os cordões sexuais primários do ovário esquerdo dão origem na medula às grandes células "ricas em lipídios" que podem desempenhar uma função endócrina (veja Células Endócrinas do Ovário Esquerdo).

A gônada direita na fêmea genética normalmente comporta-se mais como um testículo do que um ovário. Após a formação dos cordões sexuais primários para constituir a medula da gônada, o epitélio germinativo em geral permanece como uma delgada camada única de células cubóides. A seguir deixa de proliferar nos cordões sexuais secundários e portanto não forma um córtex ativo. Este tipo de gônada direita possui apenas potencialidade testicular. Entretanto, como todas as células germinativas primordiais nos cordões sexuais primários desapareceram na terceira semana a partir da eclosão, a gônada logo perde sua capacidade para espermatogênese. O desenvolvimento subseqüente deste tipo de gônada direita na fêmea genética torna-se progressivamente bem mais lento do que o do ovário esquerdo. Apesar disso, persiste na vida adulta como filamentos mal definidos e enrugados de tecido na superfície ventral do lado direito da veia cava caudal. Na maioria dos adultos atinge um tamanho máximo de apenas aproximadamente 5 ou 6 mm no comprimento e menos de 1 mm no diâmetro transversal.

Apesar disso, entre 50 e 20 por cento das gônadas femininas direitas (nos embriões e adultos, respectivamente) de fato apresentam áreas espalhadas de córtex bem como de cordões medulares primários. Estas gônadas são portanto bipotenciais, isto é, são parcialmente ovarianas mas essencialmente testiculares. Às vezes, entretanto, as áreas corticais são tão numerosas que a gônada potencialmente é mais ovariana do que testicular.

Estas características embriológicas variadas da gônada direita explicam as variações em sua resposta à destruição da gônada esquerda (veja Efeitos da Remoção da Gônada Esquerda). Também explicam porque, em ocasionais fêmeas adultas, a gônada direita se desenvolve em um ovário mais ou menos inteiramente ativo, ou num distinto ovotestículo.

Mesonefros e Ducto Mesonéfrico na Fêmea Genética Normal

O **mesonefro direito** da fêmea genética persiste na vida adulta como outro pequeno filamento de tecido que está em contato com a parede lateral direita da veia cava caudal, imediatamente lateral à gônada direita. Consiste de uma massa conspícua de túbulos convolutos, o epoóforo (homólogo do epidídimo do macho), e de uma rede de túbulos anastomosantes que o ligam à gônada direita no adulto. O **ducto mesonéfrico direito** liga o mesonefro direito à cloaca no adulto. Embora com o formato filamentoso, ele mantém um lúmen patente. Assim, a galinha adulta possui no lado direito um sistema potencialmente viável e completo de ductos masculinos, isto é, uma rede, epoóforo (epidídimo) e ducto mesonéfrico *(ducto deferente)*.

O destino do **mesonefro esquerdo** e do **ducto mesonéfrico esquerdo** não é certo. Kar (1947) concluiu que os dois desaparecem quase inteiramente antes da eclosão, fato que foi geralmente aceito na antiga literatura. Entretanto, Domm (1927) e Brode (1928) acreditavam que o mesonefro esquerdo e o ducto comportam-se do mesmo modo que o direito, embora pareça estar faltando prova completa para esta assertiva.

EFEITOS DA REMOÇÃO DA GÔNADA ESQUERDA. O ovário esquerdo pode ser eliminado através da doença natural ou por remoção cirúrgica. Os efeitos subseqüentes na gônada direita foram revistos por Domm (1939) e Witschi (1961). Há dois relatos bem conhecidos (Crew, 1923; Arnsdorf, 1947) de experimentação natural, neste século, descrevendo duas galinhas que puseram ovos e depois transformaram-se em galos e foram pais de dois pintos cada um. Há séculos acreditava-se que um "galo" poderia pôr um ovo, e que desse ovo viria o apavorante basilisco de oito pernas; galinhas que cantavam eram mortas como mal presságio por muitas civilizações antigas, e em 1474 um "galo" particularmente notório foi julgado e queimado na fogueira com a devida cerimônia como uma criatura possuída pelo Diabo (Forbes, 1947).

Após a remoção experimental do ovário esquerdo a gônada direita se hipertrofia. Decorridos aproximadamente três ou quatro meses ela atinge um tamanho máximo de 2 cm de comprimento e 1 cm de diâmetro (Gray, 1930). Muitos experimentos, revistos por Domm (1939), foram realizados para estabelecer a natureza exata desta gônada direita hipertrofiada. Em cerca de 90 por cento dos animais a estrutura da gônada hipertrofiada é semelhante à do testículo (Witschi, 1961), como poderia ser previsto do fato de que, como regra, somente cordões medulares se desenvolvem na gônada direita feminina normal. A espermatogênese ativa, entretanto, está quase inteiramente limitada às vezes em que a gonadectomia esquerda foi realizada dentro de um mês após a eclosão, conforme seria esperado do fato de as células germinativas primordiais terem virtualmente desaparecido da gônada normal direita na fêmea genética dentro de três semanas após a eclosão. As áreas de espermatogênese, entretanto, são quase sempre escassas e localizadas. Alguns poucos espécimes se desenvolvem num pequeno ovário, ou num ovotestículo, mais uma vez previsível pelo fato de que áreas corticais espalhadas persistem em algumas gônadas direitas femininas. O número de tais espécimes é, entretanto, pequeno. De diversas centenas de aves que foram ovariectomizadas, essencialmente entre 8 e 24 semanas após a eclosão, Domm (1927) encontrou apenas duas em que a gônada direita hipertrofiada tomou a forma de um ovário, e somente uma em que ele era um ovotestículo.

A resposta do **mesonefro direito** à remoção do ovário esquerdo foi estabelecida por Domm (1927) e Gray (1930). Nas aves operadas logo após a eclosão, hipertrofiam de modo que, após seis semanas, o mesonefro é semelhante ao epidídimo de uma ave masculina normal juvenil. Mais ainda, o ducto mesonéfrico direito também se hipertrofia, e às vezes torna-se convoluto, ficando semelhante a um *ducto deferente* diminuto. Alguns dos túbulos medulares ativados da gônada direita hipertrofiada ligam-se aos túbulos da rede, bem como o epidídimo liga-se ao *ducto deferente*. Isto confirma a previsão de que o sistema de ductos masculinos no lado direito retém suas potencialidades masculinas.

Embora o sistema de ductos seja completo e espermatozóides móveis possam ser produzidos, não há relatos de galinhas cirurgicamente masculinizadas que se tornaram machos férteis bem sucedidos. Tentativas de inseminação artificial, usando os espermatozóides de tais galinhas masculinizadas, também fracassaram. As razões possíveis foram revistas por Domm (1939). Os espermatozóides podem ser anormais, mas a prova está contra esta explicação. Entretanto, as áreas de espermatogênese ativa, quando de fato ocorrem na gônada direita hipertrofiada, são normalmente poucas e bem distanciadas umas das outras. Além do mais, estas aves muito raramente copulam. A probabilidade, portanto, está contra uma ave deste tipo tornar-se pai, mas isso permanece uma distinta possibilidade teórica.

OVIDUTO ESQUERDO

O oviduto esquerdo é um tubo convoluto de parede espessa ligando a cloaca ao celoma na vizinhança do ovário.

Embriologicamente (Lillie, 1952; Romanoff, 1960) aparece inicialmente, no quarto dia de incubação, como um sulco numa faixa longitudinal de epitélio peritoneal espessado conhecido como a crista tubária, situada dorsolateralmente ao mesonefro e seu ducto. No quinto dia os lábios do sulco fundem-se, formando um curto tubo com um óstio celômico aberto cranialmente e uma extremidade cega caudal. Esta extremidade cega, a seguir, cresce caudal, lateralmente ao ducto mesonéfrico, adquirindo um lúmen. Atinge a cloaca entre o sétimo e o décimo primeiro dia. Pelo décimo terceiro dia de incubação, o infundíbulo, o magno e o útero são reconhecíveis. A perfuração no interior da cloaca finalmente ocorre bem após a eclosão.

O **crescimento do oviduto, após a eclosão,** foi resumido por Kar (1947). Até as 20 semanas, o crescimento é lento mas progressivo, o oviduto atingindo nesta idade um comprimento de aproximadamente 11 cm e um peso de aproximadamente 1 g. Após a 20.ª semana, o oviduto alonga-se muito mais rapidamente, atingindo aproximadamente 25 cm (Kar, 1947) e cerca de 22 g (Romanoff e Romanoff, 1949) ao redor da vigésima primeira semana. A maior parte do alongamento envolve o infundíbulo, magno e istmo.

A **parede do oviduto definitivo** possui as sete camadas seguintes: (1) uma forração epitelial interna, (2) uma lâmina própria contendo glândulas na maior parte do oviduto, (3) uma camada interna de tecido conjuntivo, (4) uma camada interna de músculo liso circular, (5) uma camada externa de tecido conjuntivo contendo os vasos sangüíneos maiores, (6) uma camada externa de músculo liso longitudinal, e (7) uma camada peritoneal externa.

É geralmente aceito que a **forração epitelial** do lúmen do oviduto consiste de um sistema de células colunares ciliadas alternando com glândulas unicelulares. A regularidade deste sistema de duas células por todo o oviduto é notável, tendo em vista a contribuição ao ovo pelas diferentes regiões do oviduto (Draper et al., 1968). A disposição desses dois tipos de células, entretanto, não é uma simples alternação, mas consiste de um mosaico hexagonal de seis glândulas unicelulares circundando cada célula ciliada (Guzsal, 1968). A atividade das **células ciliadas** foi estudada por Mimura (1937). O cílios batem continuamente no sentido da cloaca, exceto no magno e no útero, onde são erráticos, embora no geral ainda os cílios batam no sentido da cloaca. Em aproximadamente dois terços da circunferência desta, os cílios mais uma vez batem no sentido da cloaca; mas num segmento que cobre o terço restante do magno, a direção é no sentido do ovário. Este segmento corre ao longo da linha de inserção do ligamento dorsal do oviduto. No útero algumas das células colunares ciliadas são secretórias (Fujii, 1963; Breen e de Bruyn, 1969).

As **glândulas unicelulares,** muitas vezes conhecidas como células caliciformes, são geralmente consideradas como produtoras de mucina. Ocorrem em todo o oviduto, incluindo o infundíbulo (Aitken e Johnston, 1963), que é a única região onde foram comumente consideradas como estando ausentes. São maiores e mais numerosas no magno (Romanoff e Romanoff, 1949; Fujii et al., 1965). Descarregam a secreção apenas durante a passagem do ovo, este processo atingindo aproximadamente 75 por cento das células; quatro a cinco horas, entre a passagem dos ovos sucessivos, são necessárias para as células acumularem secreção (Guzsal, 1968).

Há dois tipos de **glândulas multicelulares,** sulcos glandulares e glândulas tubulares, ambas estando localizadas nos sulcos entre as pregas secundárias da mucosa. Os sulcos glandulares verdadeiros são geralmente considerados como ocorrendo em todo o infundíbulo mas em nenhum outro local (Surface, 1912; Richardson, 1935; Aitken e Johnston, 1963). Consistem de placas côncavas rasas de células glandulares entre as pregas secundárias. As **glândulas tubulares** se abrem nos sulcos entre as pregas secundárias. As glândulas tubulares ocorrem quase continuamente por quase todo o oviduto. As exceções são a parte cranial do infundíbulo até a região pouco antes de sua junção com o magno, a curta região translúcida do istmo e a vagina, caudalmente ao esfíncter vaginal. As glândulas tubulares atingem seu maior desenvolvimento no magno. As células dos túbulos no útero são notáveis pelos numerosos grânulos variados e longas microvilosidades que se destacam em suas extremidades (Johnston et al., 1963), mas estudos da ultra-estrutura até agora não revelaram como o cálcio é depositado na casca. As glândulas tubulares circundadas pelo esfíncter vaginal são as glândulas vaginais de Fujii (1963) ou "glândulas uterovaginais" de Bobr et al. (1964a); são as glândulas que armazenam espermatozóides (veja Vagina). (Para maiores detalhes da microscopia óptica ou eletrônica dos elementos glandulares do oviduto consulte Surface, 1912; Giersberg, 1922; Richardson, 1935; Romanoff e Romanoff, 1949; Aitken e Johnston, 1963; Johnston et al., 1963; Fujii, 1963; Fujii et al., 1965; Draper et al., 1968; Guzsal, 1968; Davidson et al., 1968; Breen e de Bruyn, 1969; e particularmente Aitken, 1971.)

A mucosa do oviduto forma **pregas longitudinais primárias** as quais, na maioria das regiões do oviduto, são suficientemente altas para serem vistas a olho nu. Estas pregas sustentam **pequenas pregas secundárias** que envolvem apenas o epitélio. O tamanho das pregas secundárias varia nas diferentes partes do oviduto. Entre as pregas secundárias estão os sulcos glandulares e as aberturas das glândulas tubulares, conforme descrito acima. As pregas primárias são mais ou menos contínuas em todo o oviduto, mas sua altura e espessura variam grandemente de uma região para outra. São em geral ligeiramente espiraladas e, assim, aparentemente giram o ovo suavemente quando este desce pelo oviduto; a torção das chalazas é causada por esta rotação (Gilbert, 1967).

As **camadas musculares** variam de espessura nas diferentes regiões do oviduto, sendo mais espessas na vagina e diminuindo progressivamente no útero, istmo, magno e infundíbulo. O músculo do infundíbulo está disposto em feixes ao invés de em camadas (Gilbert, 1967). No magno as fibras musculares da camada longitudinal externa são ligeiramente espiraladas em relação ao eixo do tubo (Surface, 1912). Por todo o oviduto a camada longitudinal externa é contínua com o músculo liso dos ligamentos dorsal e ventral do oviduto (Curtis, 1910; veja também Ligamentos do Oviduto). Uma das funções do músculo é a de prover movimento peristáltico do oviduto que se acredita ser o responsável pelo rápido transporte do esperma (Lorenz, 1964). Outra função é a produção das ondas peristálticas que deslocam o ovo ao longo do oviduto (Romanoff e Romanoff, 1949); esta função talvez possa ser auxiliada pelo músculo dos ligamentos dorsal e ventral, especialmente no magno onde as camadas de músculo intrínseco na parede parecem ser muito fracas em seu desenvolvimento para movimentarem, sem auxílio, o ovo (Curtis, 1910).

Anatomia do Oviduto Maduro
(Fig. 65-16)

O relato seguinte está baseado essencialmente em Surface (1912), Giersberg (1922), Richardson (1935), Mimura (1937), Romanoff e Romanoff (1949) e Kern (1963).

O oviduto da fêmea em postura, muito convoluto, ocupa completamente o quadrante dorsal esquerdo do celoma, e também em certa extensão o quadrante ventral esquerdo. Tão intimamente dispostas estão as espirais que nenhuma outra viscosidade penetra no interior dessas áreas. Às vezes as espirais também cruzam a linha média dorsal, deslocando os intestinos ventralmente e para a direita.

Caudalmente ao nível do ovário as relações topográficas das espirais são as seguintes (Kern, 1963): dorsalmente, a superfície ventral do rim esquerdo e muitas vezes o rim direito, e às paredes dorsais do corpo; lateralmente, a parede lateral esquerda do corpo; ventrolateralmente no lado direito, os intestinos em geral e o ceco em particular; ventralmente à esquerda, a superfície dorsal da moela e o baço. O saco aéreo abdominal esquerdo, entretanto, separa o oviduto da parede esquerda do corpo e da moela. A parede medial (direita) deste saco aéreo se funde ao ligamento dorsal do oviduto e, caudalmente, ao oviduto (Kern, 1963).

De extensos levantamentos dos dados publicados sobre o oviduto da galinha adulta em repouso foi estimado como variando no comprimento de aproximadamente 14 a 19 cm (Giersberg, 1922), com um comprimento médio de cerca de 15 cm e peso de aproximadamente 5 g (Romanoff e Romanoff, 1949). Estimativas da gama de comprimentos do oviduto na galinha em postura são de aproximadamente 42 a 86 cm (Giersberg, 1922), com uma média de cerca de 65 cm e peso de aproximadamente 76 g (Romanoff e Romanoff, 1949). Assim, o comprimento do oviduto aumenta aproximadamente quatro vezes e o peso, por um fator de aproximadamente 15 a 20.

O oviduto esquerdo pode ser dividido anatomicamente nas cinco regiões seguintes, de acordo com seu diâmetro externo, pregas de mucosa e glândulas: o infundíbulo, o magno (região secretora de albúmen), o istmo, o útero (glândula da casca) e a vagina.

INFUNDÍBULO. O infundíbulo consiste de um funil seguido por uma região tubular. O comprimento total dessas duas regiões na galinha em postura varia de aproximadamente 4 a 10 cm, com um comprimento médio total e um diâmetro (da abertura do funil) de aproximadamente 7 cm e 9 cm, respectivamente (Giersberg, 1922; Romanoff e Romanoff, 1949). O **funil** se abre imediatamente caudal ao ovário, oferecendo uma saída da parte caudodorsal da bolsa ovariana (Cap. 62, Mesentérios). Não possui inserção direita no ovário. A extrema delgacidade da parede do funil, particularmente em sua borda fimbriada, permite-o penetrar entre os grandes folículos que estão suspensos do ovário (Kern, 1963). Sua coloração é de um cor-de-rosa delicado. A mucosa possui pregas longitudinais um tanto oblíquas e baixas, que gradativa e progressivamente aumentam de altura. A abertura do óstio para o interior do celoma é uma fenda alongada. Cranialmente a fenda forma uma ponta estreita que se insere na parede dorsal do corpo ao nível da quarta costela torácica, imediatamente cranial ao rim esquerdo. Deste ponto avançado a fenda passa caudoventralmente. Caudoventralmente é igualmente pontiaguda e está suspensa pela região mais cranial do ligamento ventral do oviduto.

O funil se fecha rapidamente para formar a **região tubular** (colo) do infundíbulo. Richardson (1935) denominou-a de região chalazífera, de acordo com sua suposta função. A parede desta parte do infundíbulo é mais espessa do que a do funil, porém mais delgada do que qualquer outra parte do oviduto. Internamente as pregas, que formam uma espiral suave, continuam a se tornar gradativamente mais altas, porém são bem mais delicadas do que as do magno. A transição para o interior do magno é bastante repentina, sendo marcada pelo súbito intumescimento maciço das pregas da mucosa.

MAGNO. É o componente mais longo e mais espiralado do oviduto. Na galinha em postura o comprimento varia de aproximadamente 20 a 48 cm, com um comprimento e diâmetro médios de aproximadamente 34 cm e 2 cm, respectivamente (Giersberg, 1922; Romanoff e Romanoff, 1949). A parede é bem mais espessa do que a do infundíbulo. Isto não é devido à camada muscular, que é apenas ligeiramente mais espessa do que a do infundíbulo e mais fina do que a do útero e da vagina (Curtis, 1910; Surface, 1912); a grande espessura da parede é causada essencialmente pelas numerosas glândulas tubulares que estão dispostas dentro das pregas longitudinais da mucosa, maciças e semelhantes a cristas.

Estas pregas são mais altas e mais espessas do que as pregas em todas as demais partes do oviduto, aumentando a área secretória da mucosa em três vezes (Wyburn et al., 1970). Há aproximadamente 22 pregas primárias, cada uma perfazendo um ângulo de aproximadamente 10 a 15 graus com o longo eixo do tubo (Mimura, 1937). Cada prega primária tem aproximadamente 4,5 mm de altura e 2,5 mm de espessura. A coloração da mucosa durante a secreção ativa é branca leitosa ou cinza brilhante.

Os últimos centímetros são modificados para formar a região mucosa do magno (Richardson, 1935). As glândulas tubulares e as pregas, neste local, são muito reduzidas; as células de revestimento são mais altas e as células glandulares individuais são mais numerosas e contêm maior quantidade de muco do que em outras partes do oviduto (Aitken, 1971).

ISTMO. O istmo é curto e ligeiramente reduzido no diâmetro. Na galinha em postura o comprimento varia de aproximadamente 4 a 12 cm, com um comprimento e diâmetro médios de aproximadamente 8 cm e 1 cm, respectivamente (Giersberg, 1922; Romanoff e Romanoff, 1949). O limite entre o istmo e o magno é acentuadamenta distinguido por uma faixa estreita de tecido, de aproximadamente 1 a 3 mm de largura *(a zona translúcida)* que parece translúcida no material fresco.

As pregas primárias, nesta zona limítrofe, são reduzidas para aproximadamente 1,5 mm de altura. Subseqüentemente, aumentam gradativamente de altura mas são sempre mais estreitas e curtas do que as do magno. São normalmente descritas como longitudinais ao invés de espiraladas mas, pelo menos, em determinados animais, não podem ser menos espiraladas do que as do magno (observação pessoal). O número de pregas primárias no istmo é de aproximadamente 18 a 20. A coloração da mucosa foi descrita como marrom amarelada (Giersberg, 1922), mais escura do que o restante do oviduto (Romanoff e Romanoff, 1949), ou branca (Johnston et al., 1963). As opiniões também diferem quanto à espessura da parede com um todo, variando de geralmente mais fina (Giersberg, 1922) a mais espessa e mais firme do que a parede do magno (Romanoff e Romanoff, 1949).

ÚTERO (GLÂNDULA DA CASCA). Declara-se geralmente que não há limite anatômico entre o istmo e o útero mas, de acordo com Giersberg (1922), o músculo circular neste ponto recebe um reforço semelhante a um esfíncter. O útero é uma região expandida, curta e semelhante a um saco. Na galinha em postura seu comprimento varia de aproximadamente 4 a 12 cm, com um comprimento e diâmetro médios de aproximadamente 8 cm e 3 cm, respectivamente (Giersberg; 1922; Romanoff e Romanoff, 1949). Johnston et al. (1963) distinguiram uma porção cranial curta e relativamente estreita, através da qual o ovo provavelmente passa rapidamente, e uma porção caudal semelhante a uma bolsa *(parte maior do útero)* que mantém o ovo durante a maior parte do período de formação da casca. Esta bolsa é dita como sendo reconhecível mesmo na galinha que não está em postura. Caudalmente uma região gradativamente afunilada *(recesso do útero)*, levando a uma súbita junção uterovaginal, foi reconhecida por Fujii (1963).

As pregas da mucosa estão irregularmente intersectadas por muitos sulcos transversos e oblíquos, estando assim subdivididas em numerosas lamelas altas e semelhantes a folhas de até 0,5 mm de espessura e 4 mm de altura. Caso haja um ovo no interior do órgão, essas lamelas achatam-se contra a casca, formando um contato muito íntimo. A coloração da mucosa é variadamente descrita como cor-de-rosa claro (Giersberg, 1922), cor-de-rosa fraco (Fujii, 1963), ou marrom (Johnston et al., 1963).

O interior da região terminal do útero, semelhante a um funil, foi distinguido por Fujii (1963), do restante do útero, pelo formato de suas pregas da mucosa e sua coloração. Esta região é uma zona estreita semelhante a um anel de aproximadamente 0,5 a 1 cm de largura. As pregas neste local são consideradas como sendo do tipo intermediário entre as do restante do útero e as da vagina, sendo um pouco baixas, longitudinais e "dispostas um tanto regularmente". Quando um ovo acaba de ser expelido a coloração é de um cor-de-rosa apagado, mas, nas aves que não estão em postura e nas aves em postura, antes do ovo atingir o útero a coloração é de um branco acinzentado o qual, a olho nu, é obviamente diferente do restante do útero. Histoquimicamente esta região se distingue pela presença de abundantes lipídios éster colesterinos nas células ciliadas do epitélio superficial. Grandes quantidades desses lipídios são encontradas pouco antes do ovo penetrar no útero e, na galinha que não está em postura, mas há muito pouco imediatamente após o ovo haver deixado o útero.

De acordo com Surface (1912), a parede do útero é, em geral, um pouco mais delgada do que a do istmo e do magno, mas Giersberg (1922) e Romanoff e Romanoff (1949) concordam que a parede é espessa, com uma camada muscular bem desenvolvida.

VAGINA. Embora geralmente seja aceito que a junção do útero com a vagina seja demarcada por um forte esfíncter, o local exato deste esfíncter raramente é declarado. Entretanto, as descrições de Fujii (1963) e Bobr et al. (1964a) tornaram claro que o esfíncter está localizado realmente na vagina, próximo ao ponto onde esta surge da glândula de casca. A vagina é um estreito tubo muscular, acentuadamente curvo, num formato de S. Na galinha em postura o comprimento varia de aproximadamente 4 a 12 cm (Giersberg, 1922), enquanto o comprimento e o diâmetro médios são estimados em aproximadamente 8 cm e 1 cm, respectivamente (Romanoff e Romanoff, 1949). O músculo é poderoso, particularmente o componente circular, que é várias vezes mais espesso do que em qualquer outra parte no oviduto. A vagina surge do útero a um ângulo inverso, e isto faz com que seu primeiro segmento esteja voltado de encontro à superfície ventral do útero; o início deste primeiro segmento contém o **esfíncter da vagina.** Feixes maciços de tecido conjuntivo e músculo liso, dos ligamentos ventral e dorsal do oviduto, fixam permanente e intimamente este primeiro segmento da vagina à parede do útero. As convoluções subseqüentes da vagina estão firmemente unidas entre si, ao útero, ao coprodeo e à parede do corpo adjacente na vizinhança imediata da cloaca pelos ligamentos ventral e dorsal; somente após todas essas inserções ligamentosas terem sido dissecadas pode a vagina ser estendida.

A mucosa da vagina é branca (Fujii, 1963). As pregas delicadas da mucosa são longitudinais ao invés de espiraladas e bem mais delgadas e mais baixas do que em qualquer outra parte do oviduto, exceto no funil do infundíbulo. Na região do esfíncter da vagina as pregas são especialmente modificadas, tornando-se menos uniformes e apresentando superfícies que são "de aparência um tanto áspera"; onde o esfíncter efetivamente estreita o lúmen as pregas estão intimamente juntas, desta forma reduzindo o lúmen a um estreito anel (Bobr et al., 1964a). Estas pregas especiais sustentam glândulas tubulares que Fujii (1963) denominou de **glândulas vaginais** e Bobr et al. denominaram de glândulas uterovaginais. Fujii (1963) observou que estas glândulas ocorrem aproximadamente 1 cm do orifício uterovaginal; as pregas neste ponto são mais baixas e mais largas do que nas outras partes da vagina e o diâmetro externo da vagina neste mesmo local está aumentado. Aceita-se que estas glândulas sejam o local principal do armazenamento dos espermatozóides (veja o parágrafo seguinte). Fujii (1963) e Fujii e Tamura (1963) notaram que as glândulas vaginais (glândulas uterovaginais) não são glândulas mucosas porém caracterizadas pela presença de grandes quantidades de lipídios éster colesterinos. Estes lipídios são semelhantes aos do recesso uterino, tanto histoquimicamente como em sua abundância variável, dependendo da passagem de um ovo (Fujii, 1963). Fujii concluiu, da posição e atividade funcional, que essas glândulas parecem contribuir para a formação da camada de cutícula da casca do ovo. Caudalmente ao esfíncter, as pregas continuam com as pregas longitudinais, delicadas e uniformes, que caracterizam o restante da vagina.

Os espermatozóides podem ascender no oviduto dentro de alguns minutos após a inseminação, mas dentro de 24 horas desaparecem e podem subseqüentemente ser encontrados no lúmen, em apenas pequenos números, e somente ao redor do tempo da oviposição ou ovulação (veja Lorenz, 1964, para uma revisão). Como a capacidade de fertilização é retida por aproximadamente 10 a 14 dias após uma inseminação (Gilbert, 1967), os espermatozóides terão que ser armazenados em algum lugar no oviduto. Embora alguns espermatozóides provavelmente sejam armazenados nos sulcos glandulares e nas glândulas tubulares do colo do infundíbulo (van Drimmelen, 1946; Fujii e Tamura, 1963; van Krey et al., 1964; Lorenz, 1964), as glândulas vaginais (glândulas uterovaginais) são geralmente consideradas como sendo os locais principais de armazenamento (Bobr et al., 1962; 1964a; Fujii e Tamura, 1963; Lorenz, 1964). Ainda não é conhecido o que determina a liberação, dessas glândulas vaginais, aqueles espermatozóides que, próximo da ocasião da oviposição ou ovulação, terão que ascender rapidamente no oviduto para conseguir uma seqüência de fertilizações (Bobr et al., 1964b). Fatores mecânicos e nervosos foram considerados, mas nenhum nervo ou células mioepiteliais estão associadas com as glândulas; há possibilidade de um pequeno fluxo porta venoso dos capilares subepiteliais para os capilares periglandulares, que poderiam permitir que as secreções do epitélio influenciassem as glândulas (Gilbert et al., 1968).

LIGAMENTOS DO OVIDUTO (Figs. 65-16 e 19). O oviduto está suspenso no teto do celoma por uma lâmina de duas camadas de peritônio. Esta lâmina está dividida pelo oviduto nos ligamentos dorsal e ventral do oviduto. O desenvolvimento e a anatomia desses ligamentos foram estabelecidos por Curtis (1910) e Kar (1947).

O **ligamento dorsal** do oviduto passa do teto do celoma para o oviduto (Fig. 65-19). A parte cranial de sua inserção dorsal corre diagonalmente da quarta costela torácica esquerda até a divisão cranial do rim esquerdo. Passando próximo à superfície lateral esquerda do ovário, posiciona o óstio, em forma de fenda, do infundíbulo numa posição ideal para captar um ovo no interior da bolsa do ovário. O restante da inserção dorsal corre paralelo à linha média, ao longo do rim esquerdo, até a cloaca. A inserção ventral é ao longo de todo o comprimento do oviduto. No adulto sua inserção, ao longo do primeiro segmento da vagina, não é aparente porque este segmento torna-se intimamente unido à superfície ventral do útero. Entretanto, todo o oviduto, incluindo a vagina, ainda é relativamente reto até a 13.ª semana após a oclusão; nessa idade recebe o ligamento dorsal ao longo de todo o seu comprimento. Como o oviduto se alonga muito após a vigésima semana, a inserção do ligamento no oviduto maduro é necessariamente bem mais longa do que a inserção dorsal do ligamento no teto do celoma; o ligamento dorsal, portanto, tem essencialmente a forma de um leque, sendo dorsal o cabo do mesmo.

O ligamento dorsal funde-se secundariamente com a forração peritoneal da parede dorsal do saco aéreo abdominal esquerdo (Curtis, 1910). Esta fusão ocorre ao longo de uma estreita faixa da margem dorsal do ligamento, iniciando cranialmente próximo ao funil. Ligeira fusão secundária também ocorre entre a superfície medial (direita) da extremidade caudal do ligamento e a superfície esquerda do mesentério do reto.

O **ligamento ventral** do oviduto é a extensão ventral da lâmina peritoneal de camada dupla além do oviduto. Origina-se da superfície ventral do oviduto, da extremidade caudal do funil até o primeiro segmento da vagina. Mesmo na ave imatura, na 10.ª semana, ele não se estende até a metade caudal da vagina. Na borda ventral do ligamento localiza-se em sua borda livre. Na ave madura esta borda é reforçada por músculo liso, que se torna progressivamente mais espesso caudalmente e culmina num sólido cordão muscular de aproximadamente 5 mm de diâmetro. Este cordão se funde com a superfície ventral da porção principal, semelhante à bolsa do útero, e com o primeiro segmento da vagina. O ligamento ventral tem mais uma vez o formato de um leque, o cabo do leque sendo a borda ventral relativamente curta.

Tanto o ligamento dorsal como o ventral contêm abundante músculo liso. Onde os dois ligamentos se encontram com o oviduto este músculo passa em cada lado do tubo, unindo-se com a camada longitudinal externa da musculatura intrínseca. O músculo do ligamento ventral é particularmente maciço na borda ventral do ligamento, onde forma o sólido cordão muscular acima descrito.

SUPRIMENTO SANGÜÍNEO DO OVIDUTO. A descrição seguinte está parcialmente baseada em Freedman e Sturkie (1963a); e mais extensamente em Hodges (1965), cujo trabalho inclui tanto o suprimento sangüíneo grosseiro de todo o oviduto como o estudo microscópico do útero.

Artérias (Fig. 65-19). O oviduto é suprido por quatro artérias: (1) a artéria cranial do oviduto, (2) a artéria média do oviduto, (3) a artéria caudal do oviduto, e (4) a artéria vaginal. Todas elas são ímpares e ocorrem apenas no lado esquerdo do corpo.

A **artéria cranial do oviduto** (Figs. 65-4 e 19) se origina do ramo ovariano-tubário da artéria renal cranial esquerda (artéria renolombar de Nalbandov e James [1949] e Hodges [1965]). O ramo ovariano-tubário divide-se no interior do ovário na artéria ovariana e na artéria cranial do oviduto. Após emergir do ovário a artéria cranial do oviduto penetra no ligamento dorsal do oviduto. Neste local emite a grande artéria anastomosante, que corre caudalmente no ligamento dorsal para se anastomosar diretamente com a artéria média do oviduto. A artéria cranial do oviduto a seguir continua no ligamento dorsal, ao longo da superfície dorsal do oviduto, como uma artéria longitudinal, um tanto intermitente, a **artéria marginal-dorsal do oviduto** (artéria superior do oviduto de Hodges, [1965]); no útero ela continua com a artéria uterina dorsal. A **artéria marginal ventral do oviduto** (artéria inferior do oviduto de Hodges [1965]) é um tronco longitudinal bem desenvolvido e quase contínuo no ligamento ventral, que se continua diretamente ao longo da parede ventral do oviduto com a artéria uterina ventral. A Fig. 65-19 ilustra, em princípio, as ligações anastomóticas que ocorrem entre essas diversas artérias do oviduto.

Uma artéria inconstante do oviduto (**artéria média do oviduto**, Hodges, 1965), às vezes quando presente, origina-se da artéria externa esquerda do ílio e reforça as artérias marginal dorsal e ventral do oviduto nas partes caudal e média do magno.

A **artéria média do oviduto** (Fig. 65-19) (a artéria média do oviduto, de Westpfahl (1961); a artéria hipogástrica de Freedman e Sturkie (1963a) e Hodges (1965) origina-se da artéria isquiática esquerda, entre as origens da artéria renal média esquerda e a artéria renal caudal esquerda. Em seu trajeto no ligamento dorsal do oviduto recebe o grande ramo anastomosante da artéria cranial do oviduto. Termina na extremidade cranial do útero ao formar as artérias uterinas craniais direita e esquerda e a artéria uterina dorsal.

A distribuição geral das **artérias uterinas craniais** esquerda e direita (artérias uterinas anteriores lateral e medial de Freedman e Sturkie [1963a] e Hodges [1965]), na extremidade cranial do útero, é apresentada na Fig. 65-19. Ambas reforçam a artéria uterina ventral, porém a artéria uterina cranial direita o faz relativamente fraca. A artéria uterina ventral (artéria uterina inferior de Freedman e Sturkie [1963a] e Hodges [1965] varia no tamanho e se anastomosa caudalmente com as artérias vaginais.

A **artéria uterina dorsal** (artéria uterina superior de Freedman e Sturkie (1963a) e Hodges (1965) normalmente divide-se nas artérias uterinas laterais esquerda e direita (artéria lateral e artéria lateral medial de Hodges [1965]). Estas três artérias são particularmente variáveis. Muitas vezes as artérias uterinas laterais originam-se diretamente das artérias uterinas craniais, estando ausente a artéria uterina dorsal. As artérias uterinas laterais suprem o útero, sendo a esquerda normalmente maior do que a direita.

A **artéria caudal do oviduto** (Fig. 65-19) é um curto tronco originado da artéria pudenda esquerda (ramo intestinal da artéria pudenda interna e Westpfahl [1961]); ramo pélvico da artéria ilíaca interna de Freedman e Sturkie [1963a] e Hodges [1965]). Imediatamente divide-se nas **artérias uterinas caudais** esquerda e direita (artérias uterinas médias de Freedman e Sturkie [1963a]; artérias uterinas posteriores de Hodges [1965]). Alternativamente, as artérias uterinas caudais esquerda e direita originam-se separadamente da artéria pudenda esquerda. Anastomosam-se com as artérias uterinas lateral e ventral. Às vezes está ausente a artéria uterina caudal esquerda ou a direita.

VASCULARIDADE DO ÚTERO. A deposição de aproximadamente 2 g de cálcio na casca do ovo durante as 20 horas em que o mesmo ocupa o útero atesta a grande vascularidade deste órgão. A artéria uterina cranial, a artéria uterina caudal, a artéria uterina dorsal, a artéria uterina ventral e a artéria uterina lateral têm curso na camada de tecido conjuntivo externo, entre as duas camadas musculares, mas podem ser claramente observadas externamente (Hodges, 1966). São muitas vezes bastante convolutas, sendo os vasos no lado esquerdo mais desenvolvidos do que os do lado direito. Todas as artérias uterinas são altamente variáveis e parece possível que as denominações a elas atribuídas acima possam sugerir um grau errôneo de regularidade.

As principais artérias e veias uterinas, juntamente com seus numerosos ramos e tributários, formam um plexo na parede do útero entre as duas camadas musculares (Fig. 65-20). Um plexo secundário de artérias anastomosantes menores e suas veias acompanhantes está situado na lâmina própria. Deste plexo secundário vasos terciários, tanto arteríolas como vênulas, atravessam o centro de tecido conjuntivo de cada lamela da mucosa do útero. A vênula ocupa o centro e a arteríola, a periferia. A arteríola dá origem a capilares que penetram entre as glândulas tubulares das lamelas e a seguir, anastomosam-se com uma rede de capilares localizada sob o epitélio superficial. Esta rede, por sua vez, drena para a vênula no eixo da lamela.

A **artéria vaginal** (Fig. 65-19) é um tronco curto originado da artéria pudenda esquerda (ou da artéria caudal do oviduto). Divide-se nas artérias vaginais esquerda e direita (artéria uterina posterior de Freedman e Sturkie [1963a]; artérias vaginais de Hodges [1965]). De acordo com Freedman e Sturkie, estas artérias

suprem somente o útero, mas de acordo com Hodges suprem somente os lados esquerdo e direito da vagina.

Veias do Oviduto. Em geral, as veias são satélites das artérias. As exceções são as seguintes: (1) As ilustrações de Hodges (1965) não dão nenhuma indicação de uma veia comparável à artéria anastomosante (isto é, unindo as veias cranial e caudal do oviduto). (2) Três a cinco veias médias do oviduto, de tamanhos variáveis, drenam as veias marginais dorsal e ventral do órgão situadas ao longo do magno e do istmo. (3) A veia média do oviduto (veia hipogástrica de Freedman e Sturkie [1963a] e Hodges [1965]) que é o maior trajeto venoso do útero, drena a mesma região que é suprida pela artéria do oviduto, mas os dois vasos normalmente não correm paralelamente e a veia é muito mais elaborada do que a artéria. (4) A veia uterina dorsal tende a ser melhor desenvolvida do que sua artéria satélite. (5) As veias uterinas caudais estão muitas vezes ausentes, particularmente no lado esquerdo.

As veias principais esvaziam-se na circulação geral por duas rotas essencialmente diferentes; (1) As veias uterinas caudais e as veias vaginais (e possivelmente as veias uterinas dorsais) esvaziam-se na veia caudal do oviduto, uma tributária da veia pudenda esquerda (e, assim, na veia interna esquerda do ílio, de acordo com a terminologia de Freedman e Sturkie [1963a] e Hodges [1965]). Através dessas veias a vagina e a região caudal do útero, portanto, possuem acesso potencial ao sistema porta renal ou hepático. (2) O restante do oviduto drena na veia cava caudal. As veias médias do oviduto (as veias uterinas lateral e cranial, e provavelmente em grande extensão a veia uterina dorsal) conseguem isto ao esvaziarem-se na veia renal (eferente) esquerda. A veia cranial do oviduto une-se às veias ovarianas que desembocam diretamente na veia cava caudal, ou na parte terminal da veia comum esquerda do ílio.

SUPRIMENTO NERVOSO DO OVIDUTO. O relato seguinte dos nervos periféricos do oviduto baseia-se em Freedman e Sturkie (1963b). O relato da inervação terminal do útero é de Gilbert e Lake (1963). O oviduto possui um suprimento simpático e parassimpático, todos os nervos surgindo apenas do lado esquerdo do corpo.

O **suprimento simpático** é procedente de duas fontes: (1) O plexo que acompanha a aorta. Este plexo pré-vertebral consiste de uma extensa rede de gânglios simpáticos e nervos ventrais à aorta. A região desta rede que inerva o oviduto foi denominada de plexo aórtico por Freedman e Sturkie, mas é difícil justificar a subdivisão da rede simpática, nesta área, em diversos plexos discretos. (Veja Suprimento Nervoso do Ovário Esquerdo.) Os nervos simpáticos originam-se do plexo e acompanham a artéria isquiática até a origem da artéria oviducal média do oviduto. (2) Os gânglios da cadeia do **tronco simpático esquerdo** até a artéria externa do ílio.

Estes dois grupos de nervos simpáticos formam um plexo na borda lateral do ureter esquerdo na artéria média do oviduto. Freedman e Sturkie denominaram-no de **plexo hipogástrico**. Dis-

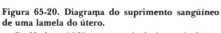

Figura 65-20. Diagrama do suprimento sangüíneo de uma lamela do útero.

(De Hodges, 1965, por cortesia do Journal of Anatomy.)

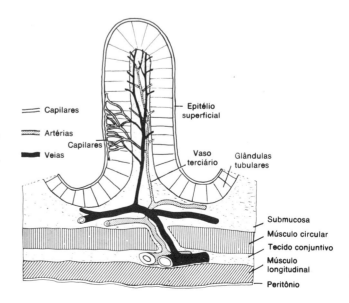

tribui ramos através dos ramos da artéria média do oviduto para o magno, o istmo e o útero e também para o ureter esquerdo.

O **suprimento nervoso parassimpático** é derivado do oitavo ao décimo primeiro nervos espinhais lombossacrais inclusive (do décimo terceiro ao trigésimo terceiro nervos espinhais). Cada um desses quatro nervos envia um filamento, e estes quatro filamentos correm no sentido do ureter esquerdo, reunindo-se para formar o nervo pudendo (pélvico). O nervo pudendo continua ao longo do ureter esquerdo até a origem da artéria vaginal no primeiro segmento da vagina. Há três gânglios principais, ao longo da primeira parte do nervo pudendo, e muitos mais na junção do útero com a vagina. O mais caudal e maior de todos esses gânglios é o gânglio cloacal. O gânglio cloacal esquerdo na fêmea é denominado de **gânglio uterovaginal** por Freedman e Sturkie. Está situado na junção do útero com a vagina. Vários filamentos do nervo pudendo correm ao longo da artéria uterina caudal e da artéria vaginal até o útero e a vagina.

INERVAÇÃO TERMINAL DO ÚTERO. O útero e sua junção com a vagina possuem consideravelmente mais tecidos nervosos do que o istmo e o restante da vagina. O útero tem duas redes nervosas complexas. A rede externa consiste de grandes nervos e situa-se imediatamente por baixo da serosa. A rede mais profunda, que está ligada à mucosa muscular, consiste de fibras únicas aparentemente associadas com as células musculares. Células ganglionares são relativamente numerosas. Não há provas para receptores sensoriais especializados, mas algumas terminações nervosas livres aparentemente penetram na submucosa.

OVIDUTO DIREITO

O oviduto direito desenvolve-se essencialmente do mesmo modo que o esquerdo até pouco tempo após o término do estágio indiferenciado no final do sexto dia. (É de se notar, entretanto, que mesmo no quarto dia há uma assimetria definida nos ductos de Muller, o ducto esquerdo quase sempre sendo ligeiramente mais longo do que o direito; isto reflete uma assimetria primária que parece estar coordenada com a assimetria das gônadas, e não um resultado dela [Gruenwald, 1942].) O desenvolvimento do oviduto direito é totalmente interrompido no oitavo dia, e a degeneração logo começa. O lúmen fica perdido numa direção craniocaudal. No décimo oitavo dia de incubação a regressão do oviduto normalmente se completa com o total desaparecimento, exceto em um curto segmento que permanece inserido na cloaca.

Esta história do desenvolvimento permite que se façam determinadas previsões sobre o oviduto direito no adulto. Primeiro, um pequeno rudimento na cloaca deve ser esperado nas fêmeas adultas normais. Segundo, se a regressão craniocaudal fosse ligeiramente imperfeita, comprimentos isolados do lúmen poderiam ocorrer em um ou mais pontos; secreções presas em tais áreas se acumulariam e distenderiam o lúmen. Terceiro, se a regressão afetasse somente o tamanho e não o lúmen do oviduto direito, o adulto poderia possuir um curto tubo, porém patente, da cloaca até o celoma. Quarto, se a regressão falhasse inteiramente, um oviduto direito inteiramente desenvolvido poderia ocorrer.

Os levantamentos da **incidência e a anatomia do oviduto direito** nas galinhas adultas confirmam essas previsões. Primeiro, um pequeno rudimento (Fig. 65-23) pode virtualmente sempre ser encontrado na cloaca desde que se tenham cuidados suficientes. Por exemplo, Webster (1948) encontrou-o em todas as 65 aves adultas examinadas, e Williamson (1965) em 207 de 211 aves adultas. Segundo, pequenos remanescentes císticos de até 3 cm de diâmetro (Fig. 65-23) são bastante comuns, e algumas aves contêm até três cistos no oviduto direito vestigial (Winter, 1958). Mesmo cistos maiores atingem 20 cm de diâmetro e contêm um litro ou mais de fluido aquoso; causam dispnéia e deficiência circulatória (Winter, 1958) bem como queda na produção de ovo (Williamson, 1965). Histologicamente a maioria desses cistos parecem ser derivados do equivalente do magno, ou menos comumente, do infundíbulo, mas não da glândula da casca ou da vagina (Winter, 1958). Terceiro, ovidutos direitos tubulares simples também ocorrem, abrindo-se na cloaca ou no celoma. Por exemplo, em 382 fêmeas adultas Winter (1958) encontrou 22 tubos simples entre 5 e 10 cm de comprimento. Histologicamente a maioria deles eram comparável ao magno. Quarto, desenvolvimento integral e mais ou menos igual tanto do oviduto esquerdo como do direito é um fenômeno bem conhecido embora geralmente incomum. Veja, por exemplo, as observações compiladas por Crew (1931), Webster (1948), Winter (1958) e Sell (1959). Em determinados bandos a condição pode ser bastante comum (Winter, 1958; Sell, 1959). A presença de ovidutos direito e esquerdo bem desenvolvidos pode ser estabelecida na ave viva ao revelar as duas grandes aberturas do oviduto através da cloaca evertida (Morgan e Adams, 1959). Normalmente apenas o ovário esquerdo está presente, mas ocasionalmente ambos os ovários se desenvolvem. (Veja a revisão de 1959 por Sell.) Embora em alguns animais conforme compilado por Webster, Winter e Sell tanto o oviduto esquerdo como o direito estavam sob o ponto de vista anatômico inteiramente desenvolvidos, quase não havia provas de que o oviduto direito era efetivamente funcional; o oviduto esquerdo às vezes continha um ovo. Um caso suposto de dois ovários e ovidutos funcionais, que foi relatado num pato por Chappellier (1913), tem sido muito citado, mas mesmo neste caso a prova não foi concludente.

DUCTOS DE MÜLLER NO MACHO

O desenvolvimento dos ductos de Müller é idêntico em ambos os sexos até o término do estágio indiferenciado no sexto dia (Lillie, 1952; Romanoff, 1960). A regressão no macho tem início no oitavo dia, prosseguindo caudocranialmente e terminando no desaparecimento do óstio celômico pelo décimo oitavo dia de incubação. Normalmente os ductos nunca se abrem no interior da cloaca. Uns poucos casos raros foram registrados em que um único ducto de Müller, ou os dois ou partes dos dois ductos de Müller, persistiram no galo adulto (Domm, 1939).

OVO

Os componentes do ovo são o blastodisco, a gema, as "membranas" que circundam a gema, o albúmen, as duas membranas da casca, a casca e a cutícula. O ovo da galinha média tem aproximadamente três partes de gema, seis partes de albúmen e uma parte de casca mais a membrana, porém as proporções variam com muitos fatores, incluindo a raça, idade, época do ano, a fase do ciclo de postura e a nutrição. O relato seguinte da anatomia do ovo está baseado essencialmente em Romanoff e Romanoff (1949) e Lillie (1952).

BLASTODISCO (Fig. 65-21). O blastodisco (ou disco germinativo) é um pequeno disco de citoplasma contendo os remanescentes do núcleo. Normalmente é visível, na superfície da gema de um ovo de uma postura recente, como um ponto branco opaco e circular, de aproximadamente 3 a 4 mm de diâmetro. Como o blastodisco e a gema branca imediatamente adjacente a ele são menos densos do que o restante da gema, o blastodisco normalmente é dorsal. No centro do blastodisco há uma massa com o formato de uma lente de aproximadamente 0,5 mm de diâmetro. Isto é tudo que permanece do núcleo do ovo. Perifericamente a borda do blastodisco continua dentro de uma camada extremamente fina de citoplasma que cobre o restante da superfície da gema. Toda a parte inferior do blastodisco repousa num cone invertido de gema branca denominado de disco da látebra (núcleo de Pander). Não há limite ventral evidente entre o blastodisco e a gema.

No ovo fertilizado a área germinativa é o **blastoderma**. Na postura, ela tem aproximadamente 4,4 mm de diâmetro e compreende duas camadas de células, ventralmente separadas da gema pela cavidade subgerminativa. Aproximadamente na 26.ª hora de incubação o embrião torna-se orientado, o eixo longitudinal do mesmo em geral situando-se grosseiramente em ângulo reto com o eixo longo do ovo. A *área pelúcida* transparente no centro forma todas as estruturas embrionárias; esta área está circundada pela larga *área opaca*, que origina apenas estruturas extra-embrionárias.

GEMA (Fig. 65-21). A gema está suspensa, mais ou menos no centro do ovo, chalazas. Pode girar ao redor do eixo longo do ovo até que as chalazas estejam fortemente torcidas. A gema é ligeiramente oval, o eixo longo estando no eixo longo do ovo. O centro consiste de uma esfera de gema branca, de aproximadamente 6 mm de diâmetro, o centro da *látebra*. Este centro liga-se por um colo diretamente ao disco da látebra (núcleo de Pander), o cone invertido de gema branca situado imediatamente sob o blastodisco. O restante da gema é a chamada gema amarela. Às vezes a gema amarela assume o formato de aproximadamente seis estratos escuros, largos e concêntricos, que se alternam com o mesmo número de estratos claros e estreitos; o número de estratos aumenta nas aves que não realizam postura diariamente. Aceita-se que a estratificação em camadas escuras e claras depende essencialmente da dieta da galinha. Sendo a dieta bem equilibrada, a gema amarela não é estratificada desta forma. Restringindo-se o período de alimentação ou sendo a dieta pobre em pigmentos carotenóides, aparecerão estratos escuros e claros. Os estratos claros são assim compostos de gema amarela em que não estão presentes os pigmentos carotenóides. Em sua revisão sobre a formação da gema, Bellairs (1964) citou que determinados autores negaram a ocorrência de estratos, mas o próprio autor aceitou sua presença. Entretanto, não foi demonstrado que são os mesmos estratos como aqueles que dependem do pigmento carotenóide. Os verdadeiros estratos da gema amarela são provavelmente devidos a diferenças em sua estrutura e não simplesmente na sua cor. A composição da gema nos ovos das aves foi revista por Boyd Hamilton (1952). A gema branca da látebra contém duas vezes mais proteína do que gordura e fornece a energia metabólica e a substância inicial do embrião. A gema amarela tem duas vezes mais gordura que proteína.

MEMBRANAS DA GEMA (Fig. 65-22). Dos vários componentes do ovo, as membranas da gema formam a camada mais estreita (aproximadamente 6 a 11μm, Bellairs et al. [1963]) e mais problemática. São parcialmente mas não inteiramente derivadas da camada mais interna do folículo maduro (veja a pág. 1.817), com a qual partilham as mesmas dificuldades de delgacidade de estrutura e confusão de nomenclatura. Compreendem quatro estruturas essenciais: (1) os remanescentes do citolema (membrana plasmática) do ovo (ou oócito secundário); (2) a membrana perivitelina (a camada interna da membrana vitelina de Bellairs et al. [1963]), (3) a membrana contínua, e (4) a membrana extravitelina (a camada externa da membrana vitelina de Bellairs et al. [1963]). As primeiras duas destas camadas estão presentes no folículo maduro, o que não ocorre com as últimas. A fim de esclarecer a nomenclatura é aconselhável seguir a sugestão de Wyburn et al. (1965) e adotar a classificação das membranas do ovo proposta por Boyd e Hamilton (1952). (Veja a pág. 1817.)

Em conjunto estas membranas da gema formam uma barreira, entre a gema e o albúmen, que possui algumas qualidades físicas notáveis (Needham, 1942). Primeiro, possui considerável força mecânica. Segundo, separa dois sistemas amplamente diferentes. Por um lado há um espesso material viscoso contendo aproximadamente 50 por cento de água, e no outro uma fase muito menos viscosa com aproximadamente 85 por cento de água. A gema amarela sólida tem aproximadamente dois terços de gordura e um terço de proteína; o sólido do branco é quase inteiramente proteína. A gema tem duas vezes a porcentagem de cinzas do branco. Correspondendo a estas e outras diferenças há uma grande diferença na pressão osmótica, aproximadamente 1,5 atmosfera, equivalente a aproximadamente 2 kg/cm$_2$; porém a membrana terá que ser permeável à água e certos sais.

A estrutura dessas membranas da gema foi estabelecida ao microscópio eletrônico por Bellairs et al. (1963) em ovos incubados e não incubados.

Remanescente da Citolema do Ovo (ou oócito secundário). Sendo derivado do ovo em si (ou do oócito secundário no ovo não fertilizado), ele é uma membrana primária do ovo. Foi sugerido por Bellairs (1965), com base nos estudos ultra-estruturais do folículo maduro, que imediatamente antes da ovulação o citolema torna-se descontínuo e se transforma numa série de vacúolos na superfície do oócito secundário. Esta modificação, um tanto surpreendente, é explicada por Bellairs através da suposição de que uma membrana plasmática contínua pode ser considerada desnecessária por causa da função seletiva da granulosa e por causa do firme apoio que é dado ao oócito pela membrana perivitelina, quando esta última atingiu seu desenvolvimento integral pouco antes da ovulação.

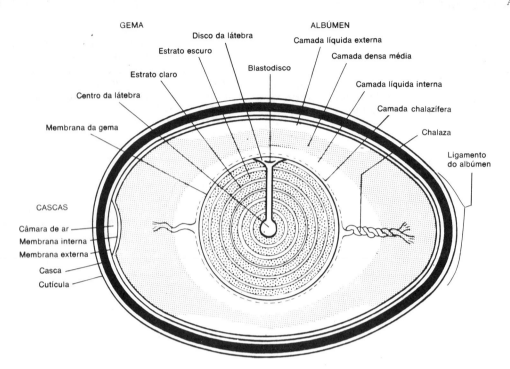

Figura 65-21. Diagrama de um ovo apresentando seus componentes principais

As membranas da gema são a linha escura imediatamente adjacente à gema. (Veja a Fig. 65-22 para o aumento das membranas da gema.) A gema branca na látebra difere química e fisicamente do restante da gema, que é conhecida como a gema amarela. A gema amarela é comumente apresentada como estratos alternados escuros e claros como neste diagrama, mas tais estratos são apenas um resultado de variações, na dieta, da quantidade de pigmentos carotenóides e não estão presentes se a dieta for uniforme nesses pigmentos.

Membrana Perivitelina. Há provas de que a membrana perivitelina (camada perivitelina) é uma membrana secundária do ovo, isto é, uma membrana produzida pelas células granulosas do ovário. (Veja a pág. 1817.) Durante a fase final rápida do crescimento do folículo a membrana perivitelina apresenta crescentes agregações de material eletronicamente denso (Wyburn et al., 1965). Durante o último estágio, antes da ovulação, parecem ser rapidamente transportados dentro da malha de fibras cilíndricas sólidas observada por Bellairs et al. (1963) nos ovos no oviduto e postos (descrito por esses autores como o componente principal "da camada interna da membrana vitelina"). Estas fibras, tendo cada uma aproximadamente 0,2 a 0,6 μm de diâmetro, correm essencialmente paralelas à superfície do ovo (ou oócito secundário). As malhas da rede têm aproximadamente 2 μm de diâmetro (o suficiente para admitir um espermatozóide com o diâmetro de 0,5 μm em seu ponto mais largo. Veja Bellairs et al. [1963] para uma revisão sucinta). A espessura total da membrana perivitelina tem em média aproximadamente 2,7 μm. Durante aproximadamente 72 horas de incubação esta camada permanece intata e sem modificação na espessura, mas eventualmente se rompe sobre o embrião pouco depois do terceiro dia. Quimicamente é composta principalmente de proteína, que não é semelhante ao colágeno, elastina ou queratina, mas poderia possivelmente representar a substância cimentante que une as fibrilas de colágeno.

Membrana Contínua. Esta camada aparece inicialmente nos ovos que estão no oviduto. Portanto, é uma membrana terciária do ovo, isto é, uma membrana que é adicionada pelo oviduto. É uma estreita camada granular (50 a 100 nm) entre as membranas perivitelina e extravitelina. Ela tende a se inserir mais fortemente nesta última.

Membrana Extravitelina. Esta camada também aparece inicialmente nos ovos que estão no oviduto e, portanto, é outra membrana terciária do ovo. Bellairs et al. (1963) concluíram que ela tem que ser adicionada quer no infundíbulo ou na extremidade superior do magno. Eles a denominaram de "camada externa da membrana vitelina". Consiste de muitas camadas de delgadas fibrilas, cada camada estando disposta numa trama expandida. As fibrilas individuais são muito delgadas, medindo 15 nm. A espessura total desta camada está entre 3,0 e 8,5 μm. Quimicamente é principalmente proteína, mas novamente diferente do colágeno, elastina ou queratina. É semelhante a proteínas como lisozima, que se acredita estarem relacionadas com a prevenção da invasão bacteriana dos ovos.

ALBÚMEN (Fig. 65-21). O albúmen possui cinco componentes: (1) As duas **chalazas.** Cada uma é uma estrutura espiral de finas fibras semelhantes a mucina, que se unem com a camada chalazífera em uma extremidade e a camada densa média de albúmen na outra. A chalaza que vai para a extremidade aguda é mais longa e maior e compreende dois filamentos grossos torcidos um no outro; a outra cha-

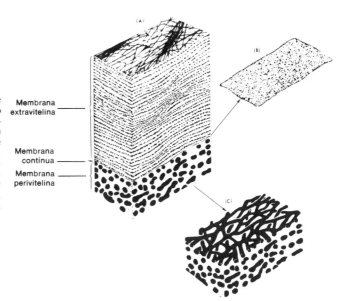

Figura 65-22. (A) Diagrama das membranas da gema de um ovo no oviduto. O remanescente do citolema do ovo está omitido. (B) A membrana contínua, uma estreita camada granular de apenas 50 a 100 nm de espessura. (C) A membrana perivitelina, desenhada separadamente para apresentar sua trama de delgadas fibrilas cilíndricas; a espessura total da membrana perivitelina é de aproximadamente 2,7μm, os espaços em sua rede tendo aproximadamente 2μm de diâmetro, o suficiente para admitir um espermatozóide. (De Bellairs, Harkness e Harkness, 1963. J. Ultrastructure Research, 8:339-359, por cortesia da Academic Press.)

laza é única e está menos firmemente inserida no albúmen. A rotação do ovo faz com que a gema gire entre as duas chalazas; a tensão nas chalazas mantém assim a gema próxima do centro do ovo. A origem das chalazas foi revista por Gilbert (1967). Uma camada de mucina semelhante a gelatina é depositada no ovo pela região caudal do infundíbulo. Juntamente com mucina adicionada pela primeira parte do magno, ela forma uma fina malha intercalada com um branco mais líquido. A rotação do ovo em seu trajeto no oviduto, até e incluindo o útero, torce juntas as fibras mucosas, formando assim as chalazas. (2) A **camada chalazífera** é uma delgada camada de albúmen denso que circunda a camada extravitelina da membrana da gema. (3) A **camada líquida interna** é um albúmen viscoso fluido, quase destituído de fibras de mucina, que completamente circunda a camada chalazífera. (4) A **camada densa média** é relativamente rígida. Constitui uma grande proporção do albúmen (aproximadamente 60 por cento do total). Insere-se na membrana interna da casca por intermédio de muitas fibras de mucina, em cada extremidade do ovo, formando duas áreas conhecidas como os dois ligamentos de albúmen, cada um se localizando em uma extremidade do ovo. Acredita-se que sejam formados através da compressão que retira água e albúmen líquido pela rotação do ovo (Gilbert, 1967). (5) A **camada líquida externa** é um fluido viscoso, essencialmente destituído de fibras de mucina, que circunda a camada densa, exceto nos ligamentos do albúmen.

MEMBRANAS DA CASCA (Fig. 65-21). Estas são duas membranas delgadas, maleáveis e muito duras, de fibras de proteína com cimento albuminoso. Nos dois pólos do ovo a **membrana interna da casca** está fundida com a camada média densa do albúmen, formando os dois ligamentos do albúmen; em outros pontos a membrana da casca interna está em contato com a camada líquida externa do albúmen. Sua superfície externa está firmemente cimentada ao interior da membrana externa, exceto na pequena área na extremidade rombuda, onde se situa a câmara de ar. A **membrana externa da casca** está intimamente inserida à casca. No momento da postura o ovo não possui câmara de ar. A câmara provavelmente se forma por causa do esfriamento do ovo, a casca rígida contraindo-se menos que o conteúdo do ovo. A velocidade do desenvolvimento da câmara de ar varia com a taxa em que o ovo é resfriado, levando tipicamente de seis a 60 minutos. A cabeça do embrião chega a situar-se por baixo da câmara de ar.

CASCA DO OVO. A casca é uma estrutura lisa, dura e calcária, firmemente inserida na membrana externa da casca. É composta de uma estrutura orgânica de fibras delicadas e uma substância intersticial inorgânica de sais inorgânicos. Acreditava-se originalmente (por exemplo, Romanoff e Romanoff, 1949) que há duas camadas discretas, a fina camada mamilar interna e a espessa camada esponjosa externa. De acordo com o ponto de vista clássico, a **camada mamilar** consiste de botões no formato aproximado de cones ou mamilas, dispostos com seu eixo longo formando ângulos retos com a superfície do ovo. Embora as mamilas estejam fortemente dispostas uma contra a outra, uma rede de pequenos canais aéreos permanece entre elas. A **camada esponjosa** constitui aproximadamente dois terços da casca. Contrariamente ao significado de sua denominação, é muito compacta. Entretanto, é penetrada por aproximadamente 7.500 poros que se abrem no interior de canais de poros. Estes canais atravessam a camada esponjosa, correm em ângulos retos com a superfície da casca e se unem com a rede de espaços aéreos na camada mamilar. Os poros são especialmente numerosos sobre a extremidade rombuda do ovo e assim permitem o acesso relativamente fácil do ar para o interior da câmara de ar. Todo o sistema de poros está ocupado com uma matriz de fibras de proteína. Estas fibras fecham cada canal de poro e sua abertura, formando "placas" na superfície da casca. Embora esta descrição tenha sido amplamente aceita por muito tempo (e recentemente por Skalinsky, 1966, com base na microscopia eletrônica), há atualmente provas de que a organização da camada esponjosa não é distinta da camada mamilar e que a casca possui uma estrutura colunar, radialmente organizada, em toda sua superfície (veja Gilbert, 1967, para uma revisão sucinta).

CUTÍCULA. Toda a superfície externa da casca, incluindo as aberturas dos poros, está coberta pela cutícula, extremamente delgada e permeável. É uma cobertura proteinácea transparente contendo pigmento e permeável aos gases. Embora pareça ser homogênea, compreende duas camadas distintas.

Formação do Ovo

Como este assunto foi revisto em muitas ocasiões, somente alguns pontos são aqui resumidos. Baseiam-se nos excelentes levantamentos realizados por Sturkie (1965) e Gilbert (1967), aos quais o leitor deve recorrer para maiores detalhes.

O ovo leva um tempo total de aproximadamente 25 horas para atravessar o oviduto. Durante esta jornada o infundíbulo, o magno, o istmo e o útero realizam contribuições distintivas para a composição do ovo, enquanto a vagina age essencialmente como o condutor. A formação da gema em si foi extensamente revisada por Bellairs (1964). As matérias-primas, isto é, proteínas e lipídios, são geralmente consideradas como sendo sintetizadas pelo fígado e transportadas para o ovário pelo plasma sangüíneo. Estas substâncias passam através das células granulosas para o interior do oócito. No oócito são simplesmente redispostas morfologicamente em esferas de vitelo e fluido de fase contínua. Não há nenhuma síntese bioquímica no oócito.

INFUNDÍBULO. O ovo leva aproximadamente 15 minutos para atravessar o infundíbulo. Glândulas unicelulares são particularmente numerosas na parte tubular do infundíbulo. Sua função provavelmente é apenas a de lubrificar a passagem do ovo (Richardson, 1935). Há provas anatômicas e experimentais de que a camada chalazífera do albúmen é adicionada pelas glândulas tubulares imediatamente antes do magno (Aitken e Johnston, 1963; Gilbert, 1967). A função dos sulcos glandulares permanece incerta (Aitken e Johnston, 1963).

MAGNO. O trajeto ao longo do magno demanda aproximadamente 3 horas. A velocidade de transporte é de 2 e 3 mm por minuto, mas há provas de que ela desacelera no sentido da extremidade. No trajeto, o ovo adquire 16 g de secreção, das quais 4 g são proteínas que formam a base do albúmen ou branco do ovo (Wyburn, et al., 1970). O albúmen do branco é secretado pelas glândulas tubulares do magno e a mucina pelas células caliciformes (Gilbert, 1967). Sturkie (1965) frisou que um ovo que está prestes a penetrar no istmo tem apenas uma camada de albúmen, e além do mais tal ovo contém apenas aproximadamente a metade do peso do albúmen e aproximadamente duas vezes a quantidade de proteína, por volume unitário, quando comparado com o ovo posto. Portanto, a estratificação do albúmen e o decréscimo relativo na proteína que caracterizam o ovo posto resultam das mudanças após o ovo ter deixado o magno. Acredita-se que estas mudanças sejam a adição de água ao albúmen, pelo útero, e modificações físicas devidas à rotação. A maior parte do sódio, magnésio e cálcio do albúmen é adicionada no magno (Davidson et al., 1968).

Pouco é sabido sobre o mecanismo de liberação de albúmen dentro do lúmen do magno. A estimulação mecânica pela gema poderia ser um fator, mas parece pouco provável que seja toda a explicação. A ovulação é outro fator possível e pode envolver mecanismos neurais (Gilbert, 1967).

ISTMO. A entrada do ovo no interior do istmo ocorre gradativamente (Gilbert, 1967). Após a entrada, o ovo parece parar, e a seguir continua a se deslocar em aproximadamente 1,4 mm por minuto. O tempo total necessário para atravessar o istmo é de aproximadamente uma hora e quinze minutos.

A função principal do istmo é a de formar as membranas da casca. Antes deste processo se completar, entretanto, o istmo adiciona, ao albúmen, proteínas em quantidade correspondente a aproximadamente 10 por cento do nitrogênio total do albúmen (Sturkie, 1965). Pequena quantidade de água é adicionada, mas esta é incerta, sendo considerada quer como insignificante (Sturkie, 1965), ou considerável o suficiente para resultar num processo definitivo de intumescimento (Davidson et al., 1968).

Tão longo o ovo penetre no istmo, tem início a secreção das membranas da casca (Gilbert, 1967) pelas glândulas tubulares, que se tornaram intensamente ativas à medida que o ovo aproxima-se do magno (Draper et al., 1968). A membrana interna da casca parece ser adicionada durante a pausa na entrada inicial no interior do istmo, e a membrana externa da casca quando o ovo começa a se movimentar novamente. As membranas a seguir se expandem quando o ovo se aproxima do útero. A prova é a de que a estimulação mecânica induz à secreção, pois membranas da casca se formarão como corpos estranhos, nestas circunstâncias.

ÚTERO (GLÂNDULA DA CASCA). O ovo permanece aproximadamente 20 ou quase 21 horas no útero. A função neste ponto é a deposição da casca, mas "intumescimento" também ocorre.

O intumescimento consiste da rápida entrada de soluções aquosas para o interior do ovo. Esta entrada quase dobra o peso do albúmen. O período de aumento está virtualmente limitado às primeiras oito horas no útero (Sturkie, 1965). A maior parte do potássio do albúmen é adicionada pelo útero (Davidson et al., 1968). Conforme foi notado anteriormente, sobre o magno, é a adição de água, juntamente com a rotação física do ovo, que causa a estratificação final do albúmen.

Durante as primeiras três a cinco horas no útero a matriz orgânica da casca é depositada. Os anéis orgânicos e os centros das camadas mamilares são evidentemente os primeiros locais de calcificação. Durante o período inicial de intumescimento a taxa de calcificação é lenta, mas quatro horas após o ovo penetrar no útero, a taxa de calcificação é rápida e mais ou menos constante (Taylor e Stringer, 1965).

Durante a fase seguinte, de 15 a 16 horas de rápida deposição da casca, o útero retira o cálcio do sangue a uma taxa de 100 a 150 mg/hora. Isto é equivalente à retirada, a cada 10 a 15 minutos, de um peso de cálcio do sangue equivalente ao volume total circulante em qualquer instante (Taylor e Stringer, 1965).

Há poucas informações definitivas sobre o mecanismo que inicia a liberação do material da casca, mas a distensão mecânica e a atividade da paratireóide foram consideradas. Também há a possibilidade de que o estímulo inicial pode surgir no istmo, pois há provas de que a calcificação pode ter início naquele local (Gilbert, 1967).

VAGINA. O ovo passa através da vagina em poucos segundos (Gilbert, 1967). As glândulas vaginais contêm lipídios éster colesterina e podem contribuir para a formação da cutícula da casca do ovo (Fujii, 1963). Também há provas de que as células basais do epitélio da superfície do corpo do útero podem contribuir para a formação da cutícula (Johnston et al., 1963).

OUTRAS AVES DOMÉSTICAS

OVÁRIO

Nenhuma descrição completa da estrutura do ovário nas aves domésticas, que não a da galinha, foi encontrada. Terá que ser suposto, em princípio, que a anatomia é a mesma em todas estas espécies.

O ovário é relativamente mais longo craniocaudalmente nas aves domésticas aquáticas (Grau, 1943). Na pata o ovário está inserido nos corpos das vértebras lombares e na borda medial do rim esquerdo; os folículos possuem um estigma e um pedículo delgado (Das et al., 1965). O número de oócitos visíveis a olho nu foi contado por Pearl e Schoppe (1921) em duas gansas e duas patas. O número médio foi de 1.279±382, substancialmente menos do que o observado na galinha doméstica. O peso do ovário da perua, em postura ativa, varia de 129 a 145 g (Dalrymple et al., 1968).

OVIDUTO

Da mesma forma que o verificado com o ovário, também inexistem estudos detalhados sobre o oviduto das outras espécies de aves domésticas, o que sugere uma semelhança geral com o da galinha.

A estrutura do oviduto da perua Broad Breasted Bronze (bronzeado de peito largo) na postura ativa foi reportada por Verna e Cherms (1964). O comprimento global médio do oviduto foi de 85 cm, e seu peso (excluindo a vagina) foi de 82,4 g. Os comprimentos médios dos componentes foram: infundíbulo, 10,7 cm; magno, 38,4 cm; istmo, 16,4 cm; útero, 8,9 cm; e vagina, 10,6 cm. Os pesos respectivos dos cinco componentes foram: infundíbulo, 3,5 g; magno, 38,4 g; istmo, 13,6 g; e útero, 26,9 g. Os autores concluíram que o infundíbulo e o útero têm, na perua, o mesmo comprimento relativo que na galinha doméstica. O istmo tem na perua duas vezes o tamanho relativo quando comparado com o da galinha, este aumento sendo devido à custa do magno, que é relativamente menor na perua. Células ciliadas e células caliciformes ocorrem em todas as partes exceto no funil do infundíbulo, onde células caliciformes estão aparentemente ausentes. Elas são incomuns na vagina. As pregas do **infundíbulo** aumentam caudalmente, onde as glândulas tubulares primeiro surgem. Estas glândulas aumentam no tamanho e número na junção com o magno. Sulcos glandulares não foram mencionados. A mucosa do magno é bem mais espessa do que em qualquer outra região do oviduto, devido ao desenvolvimento das glândulas tubulares. As pregas são muito altas e largas. As células ciliadas superficiais alternam-se com células caliciformes. As células caliciformes gradativamente aumentam de tamanho caudalmente, e, na junção com o **istmo**, comprimem as células ciliadas tornando-as difíceis de serem distinguidas. A junção do magno com o istmo é facilmente reconhecível macroscopicamente por uma constricção. No istmo as pregas são menos largas do que no magno. Células caliciformes predominam sobre as células ciliadas. A junção do istmo com o útero, macroscopicamente, não possui nenhuma borda acentuada. As pregas do útero são "longitudinais e transversais". A vagina é o componente mais muscular. Possui pregas longas e estreitas. Algumas glândulas vaginais tubulares dispersas ocorrem na junção do útero com a vagina.

Como na galinha doméstica, as **glândulas vaginais** na perua servem como locais de armazenamento para os espermatozóides por até 36 dias após uma única inseminação (Verma e Cherms, 1965), sendo de 33 dias a duração média da fertilidade. Nenhum local de armazenamento foi encontrado no infundíbulo. Outros pesquisadores forneceram estimativas bem maiores de até 59 dias para a duração da fertilidade após o acasalamento. (Veja Verma e Cherms, 1965, para uma revisão.)

As dimensões médias do oviduto na galinha em postura e em quatro linhagens de peruas foram reportadas por Dalrymple et al. (1968). Seus dados para os comprimentos foram muito semelhantes aos de Verma e Cherms (1964), exceto que o magno era relativamente mais longo e o istmo relativamente mais curto. O comprimento da vagina variou de 2,6 a 3,5 cm. Os pesos médios de todo o oviduto variaram de 265 a 279 g.

Das et al. (1965) reportaram que na **pata** doméstica o comprimento total do oviduto foi de 32 a 36 cm. O magno tinha aproximadamente 20 cm; o istmo, 1,5 cm; o útero, 9 cm; e a vagina, aproximadamente 3 cm.

VASOS SANGÜÍNEOS COMPARATIVOS DO OVIDUTO
As artérias e as veias do oviduto da perua e da pata foram descritas por Hodges (1965). A diferença mais importante em relação à galinha doméstica parece ser a de que, em ambas as espécies, a artéria cranial do oviduto origina-se da artéria externa esquerda do ílio. Na pata as veias uterinas drenam inteiramente na veia renal esquerda e não na veia pudenda esquerda como nas demais espécies. As veias vaginais na pata de fato drenam na veia pudenda esquerda, como na perua e na galinha doméstica.

BIBLIOGRAFIA

Aitken, R. N. C. 1966. Postovulatory development of ovarian follicles in the domestic fowl. Res. vet. Sci., 7:138-142.

Aitken, R. N. C. 1971. The oviduct. In Bell, J. D., and B. M. Freeman (eds.) Physiology and Biochemistry of the domestic fowl. Vol. 3. London, Academic Press, Inc.

Aitken, R. N. C., and H. S. Johnston. 1963. Observations on the fine structure of the infundibulum of the avian oviduct. J. Anat., 97:87-99.

Amin, S. O., and A. B. Gilbert. 1970. Cellular changes in the anterior pituitary of the domestic fowl during growth, sexual maturity and laying. Brit. Poult. Sci. 11:451-458.

Arnsdorf, R. E. 1947. Hen into rooster. J. Hered., 38:320.

Bellairs, R. 1964. Biological aspects of the yolk of the hen's egg. In Abercrombie, M., and J. Brachet, (eds.): Advances in Morphogenesis. Vol. 4. New York, Academic Press, Inc.

Bellairs, R. 1965. The relationship between oocyte and follicle in the hen's ovary as shown by electron microscopy. J. Embryol. exp. Morphol., 13:215-233.

Bellairs, R., M. Harkness and R. D. Harkness. 1963. The vitelline membrane of the hen's egg: a chemical and electron microscopical study. J. Ultrastruct. Res., 8:339-359.

Benoit, J. 1950. Organes uro-génitaux. In Grassé, P. (ed.): Traité de Zoologie. Vol. 15. Paris, Masson et Cie.

Blount, W. P. 1945. Sexing Day-old Chicks. 2nd ed. London, Poultry World, Ltd.

Bobr, L. W., F. W. Lorenz and F. X. Ogasawara. 1962. The role of the uterovaginal junction in storage of cock spermatozoa. Poult. Sci., 41:1628.

Bobr, L. W., F. W. Lorenz and F. X. Ogasawara. 1964a. Distribution of spermatozoa in the oviduct and fertility in domestic birds. 1. Residence sites of spermatozoa in fowl oviducts. J. Reprod. Fertil., 8:39-47.

Bobr, L. W., F. X. Ogasawara and F. W. Lorenz. 1964b. Distribution of spermatozoa in the oviduct and fertility in domestic birds. 2. Transport of spermatozoa in the fowl oviduct. J. Reprod. Fertil., 8:49-58.

Boyd, J. D., and W. J. Hamilton. 1952. Cleavage, early development and implantation of the egg. In Parkes A. S. (ed.): Marshall's Physiology of Reproduction. 3rd ed., Vol. 2. London, Longmans, Green & Co., Ltd.

Bradley, O. C. 1960. The Structure of the Fowl. (Revised by T. Grahame.) 4th ed. Edinburgh, Oliver & Boyd, Ltd.

Breen, P. C., and P. P. H. de Bruyn. 1969. The fine structure of the secretory cells of the uterus (shell gland) of the chicken. J. Morphol., 128:35-66.

Brode, M. D. 1928. The significance of the asymmetry of the ovaries of the fowl. J. Morphol., 46:1-56.

Chappellier, A. 1913. Persistance et développement des organes génitaux droits chez les femelles adultes des oisseaux. Bull. sci. Fr. Belg., 47:361-376.

Crew, F. A. E. 1923. Studies in intersexuality. II. Sex-reversal in the fowl. Proc. Roy. Soc. London (series B), 95B:256-278.

Crew, F. A. E. 1931. Paired oviduct in the fowl. J. Anat., 66:100-103.

Curtis, M. R. 1910. The ligaments of the oviduct of the domestic fowl. Bull. Maine agric. exptl. Sta., No. 176, pp. 1-20.

Dalrymple, J. R., J. W. Macpherson and G. W. Friars. 1968. The reproductive tract of the turkey hen (a biometrical study). Can. J. comp. Med., 32:435.

Das, L. N., D. B. Mishra and G. Biswal. 1965. Comparative anatomy of the domestic duck (Anas boscas). Indian vet. J., 42:320-326.

Davidson, M. F., M. H. Draper and E. M. Leonard. 1968. Structure and function of the oviduct of the laying hen. J. Physiol., 196: 9P-10P.

Davis, D. E. 1942. The regression of the avian post-ovulatory follicle. Anat. Rec., 82:297-307.

Dang-quan-Dien. 1951. Contribution à l'anatomie des arteres de la poule domestique. Thesis. Fac. Medic. et Pharm., Lyon.

Domm, L. V. 1927. New experiments on ovariotomy and the problem of sex inversion in the fowl. J. exp. Zool., 48:31-173.

Domm, L. V. 1939. Modifications in sex and secondary sexual characters in birds. In Allen, E. (ed.): Sex and Internal Secretions. 2nd ed. Baltimore, The Williams & Wilkins Company.

Draper, M. H., H. S. Johnston and G. W. Wyburn. 1968. The fine structure of the oviduct of the laying hen. J. Physiol., 196:7P-8P.

Drimmelen, G. C. van. 1946. Sperm-nests in the oviduct of the domestic hen. J. S. Afr. vet. med. Ass., 17:42-52.

Forbes, T. R. 1947. The crowing hen: early observations on spontaneous sex reversal in birds. Yale J. Biol. Med., 19:955-970.

Freedman, S. L. 1968. The innervation of the suprarenal gland of the fowl (Gallus domesticus). Am. J. Anat., 69:18-25.

Freedman, S. L., and P. D. Sturkie. 1963a. Blood vessels of the chicken's uterus (shell gland). Am. J. Anat., 113:1-7.

Freedman, S. L., and P. D. Sturkie. 1963b. Extrinsic nerves of the chicken's uterus (shell gland). Anat. Rec., 147:431-437.

Fujii, S. 1963. Histological and histochemical studies on the oviduct of the domestic fowl with special reference to the region of uterovaginal juncture. Arch. histol. Jap., 23:447-459.

Fujii, S., and T. Tamura. 1963. Location of sperms in the oviduct of the domestic fowl with special reference to storage of sperms in the vaginal gland. J. Fac. Fish. anim. Husb. Hirosh., 5:145-163.

Fujii, S., T. Tamura and H. Kunisaki. 1965. Histochemical study of mucopolysaccharides in goblet cells of the chicken oviduct. J. Fac. Fish. anim. Husb. Hirosh., 6:25-35.

Giersberg, H. 1922. Untersuchungen über Physiologie und Histologie des Eileiters der Reptilien und Vögel: nebst einem Beitrag zur Fasergenese. Z. wiss. Zool., 120:1-97.

Gilbert, A. B. 1965. Innervation of the ovarian follicle of the domestic hen. Quart. J. exp. Physiol., 50:437-445.

Gilbert, A. B. 1967. Formation of the egg in the domestic chicken. In McLaren, A. (ed.): Advances in Reproductive Physiology. Vol. 2. London, Logos Press, Ltd.

Gilbert, A. B. 1968. Observations on the ultrastructure of the post-ovulatory follicle of the domestic hen. VIth Cong. Intern. Reprod. Anim. Insem. Artif., Paris, Vol. 2, pp. 1629-1631.

Gilbert, A. B. 1969. Innervation of the ovary of the domestic hen. Quart. J. exp. Physiol., 54:404-411.

Gilbert, A. B. 1970. Personal communication.

Gilbert, A. B. 1971. The endocrine ovary. In Freeman, B. M. and D. J. Bell (ed.): The Physiology and Biochemistry of the Domestic Fowl. Vol. 3. New York, Academic Press, Inc.

Gilbert, A. B., and P. E. Lake. 1963. Terminal innervation of the uterus and vagina of the domestic hen. J. Reprod. Fertil., 5: 41-48.

Gilbert, A. B., M. Reynolds and F. W. Lorenz. 1968. Distribution of spermatozoa in the oviduct and fertility in domestic birds. VII. Innervation and vascular supply of the uterovaginal sperm-host glands of the domestic hen. J. Reprod. Fertil., 17:305-310.

Grau, H. 1943. Anatomie der Hausvögel. In Zeitzschmann, O., E. Ackernecht and H. Grau (ed.): Ellenberger and Baum's Vergleichenden Anatomie der Haustiere. 18th ed. Berlin, Springer-Verlag.

Gray, J. C. 1930. The development, histology, and endocrine function of the compensatory right gonad of the hen. Am. J. Anat., 46: 217-259.

Gruenwald, P. 1942. Primary asymmetry of the growing Müllerian ducts in the chick embryo. J. Morphol., 71:299-305.

Guzsal, E. 1966. Histological studies on the mature and post-ovulation ovarian follicle of fowl. Acta vet. Acad. Sci. Hung., 16: 37-44.

Guzsal, E. 1968. Histochemical study of goblet cells of the hen's oviduct. Acta vet. Acad. Sci. Hung., 18:251-256.

Hammond, J. 1952. Fertility. In Parks, A. S. (ed.): Marshall's Physiology of Reproduction. 3rd ed., Vol. 2. London, Longmans, Green & Co., Ltd.

Hodges, R. D. 1965. The blood supply to the avian oviduct, with special reference to the shell gland. J. Anat., 99:485-506.

Hodges, R. D. 1966. The functional anatomy of the avian shell gland. In Horton-Smith, C. and E. C. Amoroso (ed.): Physiology of the Domestic Fowl. Edinburgh, Oliver & Boyd, Ltd.

Johnston, H. S., R. N. C. Aitken and G. M. Wyburn, 1963. The fine structure of the uterus of the domestic fowl. J. Anat., 97:333-344.

Kar, A. B. 1947. Studies on the ligaments of the oviduct in the domestic fowl. Anat. Rec., 97:175-192.

Kern, D. 1963. Die Topographie der Eingeweide der Körperhöhle des Haushuhnes (Gallus domesticus) unter besonderer Berücksichtigung der Serosa- und Gekröseverhaltnisse. Inaug. Diss., Universität Giessen.

Komárek, V. and E. Prochazkova. 1970. Growth and differentiation of the ovarian follicles in the postnatal development of the chicken. Acta Vet. Brno. 39:11-16.

Krey, H. P. van., F. X. Ogasawara and F. W. Lorenz. 1964. Relative storage potential of the uterovaginal and infundibular sperm glands. Poult. Sci., 43:1373.

Lillie, F. R. 1952. Development of the Chick. (Revised by H. L. Hamilton.) 3rd ed. New York, Henry Holt & Co., Inc.

Lorenz, F. W. 1964. Recent research on fertility and artificial insemination of domestic birds. Vth Cong. Int. Repro. Anim. Fecond. Art. Vol. 4.

Marshall, A. J. 1961. Reproduction. In Marshall, A. J. (ed.): Biology and Comparative Physiology of Birds. Vol. 2. New York, Academic Press, Inc.

Mauger, H. M. 1941. The autonomic innervation of the female genitalia in the domestic fowl and its correlation with the aortic branchings. Am. J. vet. Res., 2:447-452.

Meyer, D. B. 1964. Migration of primordial germ cells in the chick embryo. Develop. Biol., 10:154-190.

Mimura, H. 1937. Studies on the ciliary movement of the oviduct in the domestic fowl. I. The direction of the ciliary movement. Folia anat. Japon., 15:287-295.

Morgan, W., and A. Adams. 1959. Identification of two oviducts in live hens. Poult. Sci., 38:861-864.

Nalbandov, A. V., and M. F. James. 1949. The blood-vascular system of the chicken ovary. Am. J. Anat., 85:347-377.

Narbaitz, R., and E. M. De Robertis. 1968. Postnatal evolution of steroidogenic cells in the chick ovary. Histochemie, 15:187-193.
Needham, J. 1942. Biochemistry and Morphogenesis. London, Cambridge University Press.
Olsen, M. W. 1942. Maturation, fertilization, and early cleavage in the hen's egg. J. Morphol., 70:513-533.
Oribe, T. 1968. Studies on distribution of blood vessels of ovary of domestic fowls. II. On the distribution of blood vessels of the mature follicle. Jap. J. Zootech. Sci., 39:228-234.
Parkes, A. S., and A. J. Marshall. 1960. The reproductive hormones in birds. In Parkes, A. S. (ed.): Marshall's Physiology of Reproduction. 3rd ed. Vol. 1., Part 1. London, Longmans, Green & Co., Ltd.
Patten, B. M. 1958. Foundations of Embryology. New York, McGraw-Hill Book Co.
Pearl, R., and W. F. Schoppe. 1921. Studies on the physiology of reproduction in the domestic fowl. XVIII. Further observations on the anatomical basis of fecundity. J. exp. Zool., 34:101-118.
Prochazkova, E. and V. Komárek. 1970. Growth of the zona vasculosa and zona parenchymatosa in postnatal development of the ovary in the chicken. Acta Vet. Brno. 39:3-10.
Richardson, K. C. 1935. The secretory phenomena in the oviduct of the fowl, including the process of shell formation examined by microincineration technique. Phil. Trans. Roy. Soc., 225B: 149-195.
Romanoff, A. L. 1960. The Avian Embryo, New York, The Macmillan Company.
Romanoff, A. L., and A. J. Romanoff. 1949. The Avian Egg. New York, John Wiley & Sons, Inc.
Sell, J. 1959. Incidence of persistent right oviducts in the chicken. Poult. Sci., 38:33-35.
Skalinsky, E. I. 1966. The ultrastructure of the shell and the shell-membrane of chicken eggs. 6th Intern. Cong. Electr. Micr., Kyoto, Japan. Vol. 2 (Biology), pp. 579-580.
Sturkie, P. D. 1965. Avian Physiology. 2nd ed. London, Baillière, Tindall & Cox, Ltd.
Sturkie, P. D., and S. L. Freedman. 1962. Effects of transection of pelvic and lumbosacral nerves on ovulation and oviposition in the fowl. J. Reprod. Fertil., 4:81-85.
Surface, F. M. 1912. The histology of the oviduct of the domestic hen. Bull. Maine agric. exptl. Sta., 206:397-430.
Swift, C. H. 1915. Origin of the definitive sex-cells in the female chick and their relation to the primordial germ-cells. Am. J. Anat., 18:441-470.
Taylor, T. G., and D. A. Stringer. 1965. Eggshell formation and skeletal metabolism. In Sturkie P. D. Avian Physiology. 2nd ed. London, Baillière Tindall & Cox, Ltd.
Verma, O. P., and F. L. Cherms. 1964. Observations on the oviduct of turkeys. Avian Dis. 8:19-26.
Verma, O. P., and F. L. Cherms. 1965. The appearance of sperm and their persistency in storage tubules of turkey hens after a single insemination. Poult. Sci., 44:609-613.
Venzke, W. G. 1954. The morphogenesis of the indifferent gonad of chicken embryos. Am. J. vet. Res., 15:300-308.
Webster, H. D. 1948. The right oviduct in chickens. J. Am. vet. med. Ass., 112:221-223.
Westpfahl, U. 1961. Das Arteriensystem des Haushuhnes (Gallus domesticus). Wiss. Z. Humboldt-Univ. Berlin Math. Nat. R., 10:93-124.
Williamson, J. H. 1965. Cystic remnants of the right Müllerian duct and egg production in two strains of White Leghorns. Poult. Sci. 44:321-324.
Winter, H. 1958. Persistent right oviducts in fowls including an account of the histology of the fowl's normal oviduct. Aust. vet. J., 34:140-147.
Witschi, E. 1961. Sex and secondary sexual characters. In Marshall, A. J. (ed.): Biology and Comparative Physiology of Birds. Vol. 2. New York, Academic Press, Inc.
Wyburn, G. M., R. N. C. Aitken and H. S. Johnston. 1965. The ultrastructure of the zona radiata of the ovarian follicle of the domestic fowl. J. Anat., 99:469-506.
Wyburn, G. M., and A. H. Baillie. 1966. Some observations on the fine structure and histochemistry of the ovarian follicle of the fowl. In Horton-Smith, C., and E. C. Amoroso (eds.): Physiology of the Domestic Fowl. Edinburgh, Oliver & Boyd, Ltd.
Wyburn, G. M., H. S. Johnston and R. N. C. Aitken. 1966. Fate of the granulosa cells in the hen's follicle. Z. Zellforsch. mikrosk. Anat., 72:53-65.
Wyburn, G. M., H. S. Johnston and M. H. Draper. 1970. The magnum of the hen's oviduct as a protein secreting organ. J. Anat., 106: 174.

CLOACA

O relato seguinte baseia-se essencialmente em Jolly (1915) e observações pessoais, e em extensão bem menor em Pilz (1937). A descrição de Pilz sobre a cloaca reapareceu quase em sua totalidade nos livros de texto de Grau (1943), Kolda e Komárek (1958), e Schwarze e Schröder (1966).

A cloaca das aves consiste de três compartimentos, o coprodeo, o urodeo e o proctodeo (Fig. 65-11). Este conceito, que se originou de Gadow em 1887, foi intermitentemente atacado nos últimos 40 anos com base em que os três compartimentos não podem ser distinguidos um do outro na galinha e na maioria das outras espécies. É certo que as três pregas que Gadow postulou como separando primeiro o reto do coprodeo, segundo o coprodeo do urodeo e terceiro o urodeo do proctodeo não podem ser sempre encontradas em todas as aves, a primeira das três sendo evidentes somente nas grandes aves incapazes de vôo e possivelmente em algumas poucas espécies adicionais (Jolly, 1915). Apesar disso, o Anatidae doméstico (por exemplo, o ganso) parece estar entre as poucas espécies que de fato possuem uma verdadeira prega entre o reto e o coprodeo (Komárek, 1970, 1971). Além do mais, na galinha o limite entre o reto e o coprodeo é distintamente demarcado, neste ponto, por uma súbita expansão no calibre. As outras duas pregas descritas por Gadow estão presentes, e elas formam limites definidos entre os três compartimentos; estas duas pregas podem não ser observadas dependendo do modo que a cloaca é examinada, porém não podem ser inteiramente excluídas, seja como for a observação. Por essas razões, e por razões de conveniência descritiva, os termos de Gadow devem ser mantidos.

FORMATO E RELAÇÕES DA CLOACA (Figs. 65-10 e 11). Externamente a cloaca do macho é semelhante à extremidade repentinamente expandida do reto, abrindo para o lado de fora através da abertura. Na fêmea madura, entretanto, a extremidade caudal aumentada do oviduto compete com a cloaca pelo espaço e perturba um tanto a continuidade direta entre o reto e a cloaca. Em ambos os sexos normalmente a expansão é súbita no início e bem arredondada ou com o formato de um sino. Nos adultos o ponto mais largo mede aproximadamente 2,5 cm e 2 cm nos diâmetros transversal e dorsoventral, respectivamente, e cerca de 2,5 cm no comprimento craniocaudal. Grandes variações, entretanto, ocorrem por causa da maior ou menor distensão com as fezes.

Nas aves imaturas a bolsa cloacal inteiramente desenvolvida é mais volumosa do que a cloaca e tende a comprimir a última dorsalmente. Os ductos urogenitais passam sobre a superfície dorsolateral da cloaca para se abrirem dorsolateralmente imediatamente caudal à parte mais larga da mesma. Não há

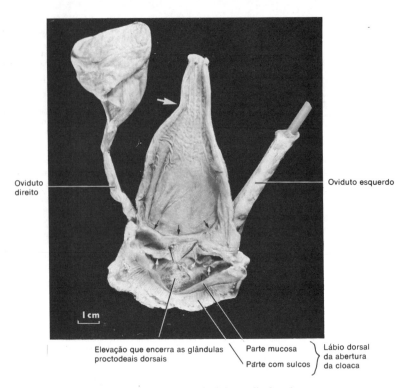

Figura 65-23. Cloaca de uma galinha em postura, aberta ao longo da linha média dorsal.

A seta branca, grande e única, indica a junção do reto com o coprodeo. As três setas pretas indicam a prega coprourodeal (anular) que separa o coprodeo do urodeo. As três setas brancas pequenas indicam a prega uroproctodeal (semilunar) que separa o urodeo do proctodeo. As duas linhas pretas no centro do urodeo são sondas que emergem dos ureteres. Este espécime possui um oviduto direito de tamanho médio, com uma extremidade cranial cística e nenhum orifício detectável para o interior da cloaca. A abertura do oviduto esquerdo, que foi fixada num estado ligeiramente dilatado pela presença de um bastão plástico, é a área escura imediatamente acima das duas setas brancas à direita.

indicações externas das subdivisões internas da cloaca.

Topograficamente (Kern, 1963) a cloaca está situada em contato com a parede abdominal caudal; lateral e ventralmente se relaciona com o ápice da alça duodenal, as extremidades do ceco e as espirais do jejuno. As extremidades caudais dos sacos aéreos abdominais também podem atingir a cloaca. A maior parte da cloaca está situada no interior da cavidade celômica intestinal. Somente sua parte dorsal e caudal se une à parede abdominal por tecido conjuntivo.

COPRODEO (Figs. 65-11 e 23). Como originalmente definido por Gadow (1887), a cavidade do coprodeo está separada da do reto por uma evidente prega anular que encerra um componente muscular circular semelhante a um esfíncter. Muitos autores (por exemplo, Pilz, 1937; Grau, 1943; Calhoun, 1954; Kolda e Komárek, 1958; e Lucas e Stettenheim, 1965) mencionaram ou ilustraram (normalmente diagramaticamente) quer a prega ou o esfíncter, e muitas vezes as duas estruturas. Jolly (1915), entretanto, considerou que na galinha adulta não há tal prega. Essencialmente a mesma conclusão foi considerada por Lillie (1952), McLeod et al. (1964) e Komárek (1970). Observações pessoais confirmam a ausência desta prega. (Em animais ocasionais uma prega pode ser encontrada mais ou menos na posição esperada mas, como pregas podem ocorrer em qualquer lugar do coprodeo, provavelmente ela não é nada mais do que uma configuração ao acaso.) A prova a favor do esfíncter é igualmente não convincente. A prega é comumente considerada como uma estrutura embrionária, porém não há nenhuma indicação de tal prega no histórico embrionário da cloaca, conforme Lillie (1952) e Romanoff (1960).

A **mucosa** do coprodeo apresenta vilos semelhantes a dedos (Calhoun, 1954). De acordo com Kolda e Komárek (1958), estes vilos são mais baixos do que aqueles observados na mucosa do reto, e a mucosa do coprodeo é particularmente rica em glândulas mucosas. A semelhança geral com a mucosa intestinal é consistente com a origem embrionária do coprodeo, que é em grande parte ou inteiramente originado da extremidade caudal alargada do intestino grosso embrionário (Lillie, 1952; Romanoff, 1960).

URODEO (Figs. 65-8, 11, 23 e 24). O urodeo é o mais curto dos três compartimentos da cloaca, tendo, na fêmea típica em postura, aproximadamente 1 cm de comprimento craniocaudal. Embora não haja nenhum sinal externo de demarcação, internamente os limites do urodeo são claramente marcados, em ambos os sexos, por duas pregas definidas e permanentes: (1) uma prega cranial, conhecida como prega coprourodeal, que separa o urodeo do coprodeo, e (2) uma prega caudal, conhecida como a prega uroproctodeal, que separa o urodeo do proctodeo.

A **prega cranial coprourodeal** (entre o coprodeo e o urodeo) é uma crista anular. A existência desta prega foi confirmada por Jolly (1915) e muitos outros autores, incluindo Pilz (1937) e seus seguidores. Declara-se geralmente como sendo muscular. Observações na cloaca intacta e dissecada de espécimes recém-sacrificados e preservados demonstraram que a aparência desta prega varia grandemente, dependendo de como é examinada. Se o coprodeo intato estiver agudamente distendido com fezes, a prega torna-se alta, fina e semelhante a um diafragma, e sua abertura circular central é evertida através do orifício da abertura. O diâmetro de sua abertura, que é então visível externamente, é de aproximadamente 1,5 cm. Se a cloaca estiver fixa nesta condição, esta prega delgada e semelhante a um diafragma é consideravelmente mais alta do que a prega uroproctodeal que separa o urodeo do proctodeo; as duas pregas estão portanto em contato uma com a outra, ocultando entre elas um profundo sulco no qual se abrem os ductos urogenitais. Entretanto, se a cloaca for aberta e posicionada no plano, a prega coprourodeal é muito reduzida mas nunca inteiramente eliminada. A prega coprourodeal e sua abertura central tàmbém são visíveis durante a ereção integral no macho (Fig. 65-9).

A prega uroproctodeal (entre o urodeo e o proctodeo) é uma crista semilunar que se curva ao redor das paredes dorsal e lateral da cloaca. Ventralmente desaparece mais ou menos completamente. Dorsolateralmente, entretanto, é constante, e embora fique reduzida na altura se a cloaca for aberta e posicionada no plano, não pode ser, de modo algum, totalmente eliminada. Mesmo dorsolateralmente ela é apreciavelmente mais baixa do que a prega coprourodeal.

Abertura dos Ductos Urogenitais (Figs. 65-8, 11 e 23)

As aberturas dos ductos urogenitais estão situadas nas paredes dorsolaterais do urodeo. Os ureteres são dorsais e os ductos genitais mais laterais na posição.

A abertura de cada **ureter** é comumente considerada como estando localizada na extremidade de uma papila bem definida (por exemplo, Pilz, 1937; Grau, 1943; Kolda e Komárek, 1958; e Schwarze e Schröder, 1966) mas esta característica nunca foi ilustrada convincentemente nas aves domésticas. Por outro lado, Jolly (1915) figura as duas aberturas como meros orifícios, aproximadamente 1 cm distante um do outro. Na realidade, cada abertura é de fato um simples orifício com nenhum sinal de uma papila. Na cloaca as aberturas são difíceis de serem encontradas.

Na fêmea o **oviduto esquerdo** se abre ventral e lateralmente ao ureter esquerdo. Pilz (1937) e sua escola descreveram a abertura como uma larga fenda, mas novamente esta disposição aparentemente nunca foi esclarecida por ilustrações. Por outro lado, Jolly (1915) descreveu e ilustrou a abertura como se localizando na extremidade de uma elevação tipo domo. A aparência real desta abertura, entretanto, depende de como a cloaca é examinada. Em geral, a abertura é semelhante a uma elevação, mas a proeminência da elevação pode ser reduzida ao achatar-se a cloaca aberta.

No macho cada **ducto deferente** abre-se na extremidade de uma papila cônica delgada, a papila do ducto deferente. (Veja a pág. 1807, Figs. 65-8, 9 e 11). Numa cloaca aberta achatada a distância entre cada ureter e a extremidade de sua papila relacionada ao ducto deferente é aproximadamente 1 cm. Superficialmente incluído na parede do urodeo está o **corpo vascular** (Figs. 65-10 e 11), um corpo vermelho oval de aproximadamente 5 mm de diâmetro que foi considerado como a fonte da linfa que pro-

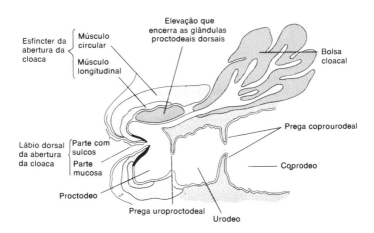

Figura 65-24. Secção sagital mediana diagramática da cloaca de uma ave imatura.

O preto sólido nas superfícies internas (craniais) dos lábios dorsal e ventral representa as regiões que estão forradas com epitélio estratificado pavimentoso. Os músculos circular e longitudinal do lábio ventral da abertura da cloaca estão indicados pelo mesmo sombreamento como no lábio dorsal.

duz intumescência durante a atividade sexual (veja a pág. 1810). Entretanto, tendo demonstrado que ela consiste de cordões de células epitelióides separadas por grandes capilares sinusoidais, Pintea e Rizkalla (1967) chamaram-na de glomo anocloacal e postularam uma função na regulação local da circulação e possivelmente na secreção endócrina.

A **mucosa** do urodeo foi descrita por Calhoun (1954) como tendo vilos semelhantes aos do coprodeo, exceto pelo fato de serem mais baixos e semelhantes a folha. O ponto de vista mais usual (Pilz, 1937; Grau, 1943; Kolda e Komárek, 1958; Schwarze e Schröder, 1966) é de que a mucosa é lisa e não glandular. De fato, a mucosa possui algumas pregas secundárias irregulares e elevações intersectadas por sulcos igualmente irregulares, oblíquos e longitudinais. As efetivas superfícies das pregas e sulcos são lisas quando comparadas com os vilos semelhantes a um tapete no coprodeo e no reto, parecendo muito duvidoso que verdadeiros vilos estejam presentes.

Como o coprodeo, o urodeo é endodérmico em sua **origem embriológica**. Diferentemente do coprodeo, entretanto, o urodeo é derivado unicamente da cloaca embrionária e, verdadeiramente, o único compartimento da cloaca definitiva a surgir deste precursor.

PROCTODEO (Figs. 65-23 e 24). O proctodeo é uma curta cavidade, de 1 a 1,5 cm de comprimento craniocaudal, entre a prega uroproctodeal do urodeo e os lábios da abertura.

Na linha média dorsal o proctodeo recebe a abertura da **bolsa cloacal** (veja pág. 1887), uma estrutura que é singular das aves. A abertura foi descrita como uma fenda transversal (Pilz, 1937). Jolly (1915) tornou claro, entretanto, que a abertura é apenas uma extensão mal definida do sulco profundo e irregular entre a prega uroproctodeal e o teto do proctodeo.

O talo da bolsa corre paralelo com a parede dorsal do urodeo e está, em verdade, nele incorporado. Após a involução da bolsa, uma abertura muito pequena pode muitas vezes ser encontrada no teto do proctodeo.

Na linha média o teto do proctodeo possui uma elevação proeminente que encerra as **glândulas proctodeais dorsais** (Komárek, 1970) (a crista linfoglandular de Jolly [1915]). Ela se estende desde a abertura da bolsa até o lábio dorsal da abertura, em ambos os sexos. Na fêmea de postura típica tem aproximadamente 1 cm de comprimento craniocaudal e 7 mm transversalmente. De acordo com Jolly, consiste de glândulas mucosas invadidas por tecido linfóide. Um grupo de **glândulas proctodeais laterais** mais ou menos discretas situa-se na parede lateral do proctodeo (Komárek, 1970).

Um par de **bolsas cloacais acessórias** foi observado por Pintea e Rizkalla (1967) em cada lado da parte caudal do talo da bolsa cloacal principal, no teto dorsal do proctodeo. Estas estruturas foram descritas como massas irregulares, cada uma com aproximadamente 3 mm de comprimento, consistindo de tecido linfóide e tubos epiteliais incluídos na parede cloacal.

No assoalho ventral da parte mais caudal do proctodeo masculino, imediatamente dentro do lábio ventral da abertura, encontra-se o par de **pregas linfáticas.** (Veja a pág. 1810 e as Figs. 65-8 e 11.)

A **mucosa** do proctodeo foi geralmente descrita como cutânea (por exemplo, Pilz, 1937; Grau, 1943). Por outro lado, Calhoun (1954) demonstrou que toda a cavidade do proctodeo (bem como o urodeo e o coprodeo) é forrada por um epitélio colunar, exceto para a superfície interna dos lábios da abertura, onde termina o epitélio estratificado pavimentoso da superfície externa do corpo. Macroscopicamente a mucosa é relativamente lisa sobre áreas bastante extensas, mas em determinados lugares apresenta projeções irregulares e sulcos.

A **origem embriológica** do proctodeo é de uma área de ectoderma que se torna parcialmente circundada por duas protuberâncias ectodérmicas, os lábios anais embrionários. Parte do ectoderma assim circundado funde-se precocemente na vida embrionária com o endoderma da cloaca embrionária para formar a placa anal. A perfuração ocorre ao término da incubação, desta forma ligando as cavidades do urodeo e proctodeo. Embora a bolsa cloacal se abra definitivamente no interior do proctodeo ectodérmico, ela pode ser derivada de uma proliferação dorsal do endoderma da placa anal. Subseqüentemente, atravessa para o interior do teto ectodérmico do proctodeo. Para um relato detalhado desses processos consulte Lillie (1952) e Romanoff (1960). Veja também Ruth et al. (1964) para observações que sugerem que ele pode ser endodérmico, ectodérmico ou ter ambas as origens.

SUPRIMENTO SANGÜÍNEO DA CLOACA. O suprimento sangüíneo cloacal foi descrito por Pintea, Constantinescu e Radu (1967).

As artérias da cloaca originam-se da: (1) artéria pudenda (interna), e (2) artéria mesentérica caudal.

A **artéria pudenda** segue até a parede dorsal da cloaca próximo da abertura do ureter. É acompanhada por sua veia satélite, pelo ramo bursocloacal do nervo pudendo e pelo ureter. Na parede dorsal da cloaca fornece muitos ramos para a bolsa cloacal e para a cloaca. No macho termina no corpo vascular.

A **artéria mesentérica caudal** forma um ramo bursocloacal que emite pequenos ramos para a cloaca.

As **veias** da cloaca são satélites das duas artérias que foram descritas acima: (1) A veia satélite da artéria pudenda recebe o sangue de todas as vênulas bursocloacais dorsolaterais. A seguir une-se ao satélite venoso do ramo parietal da artéria pudenda, formando "o sistema venoso hipogástrico" de Pintea et al. (1967). Este plexo venoso se esvazia na veia ilíaca interna. (2) A parte ventral da bolsa cloacal e a parte dorsal da cloaca são drenadas por algumas vênulas bursocloacais da veia mesentérica caudal e, daí, para o sistema porta renal ou o sistema hepático.

SUPRIMENTO NERVOSO DA CLOACA. O par de nervos para a cloaca foi ilustrado topográfica e sucintamente descrito por Pintea et al. (1967) e Watanabe (1972). Compreende: (1) fibras simpáticas da parte sinsacral da cadeia simpática, (2) o nervo intestinal, e (3) o ramo bursocloacal do nervo pudendo. Tanto (2) como (3) são relatados como possuindo componentes parassimpáticos; supostamente contêm também fibras aferentes viscerais. Em cada lado do corpo estes três nervos convergem no gânglio cloacal situado na parede dorsolateral da região caudal do coprodeo. Este gânglio fornece um delgado plexo de fibras para um gânglio menor localizado na junção do ureter com a parede do urodeo. Pintea et al. (1967) denominaram estes dois gânglios de primeiro e segundo gânglios bursocloacais. O segundo gânglio distribui fibras para a cloaca, bolsa cloacal e corpo vascular. (Veja "Ramos do Plexo Pudendo" no Cap. 69.) Nishida (1973) encontrou numerosos outros pequenos gânglios na parede cloacal. Para um levantamento extenso do nervo e suprimento sangüíneo da cloaca veja Knight (1970).

Abertura da Cloaca
(Figs. 65-16 e 24)

A abertura externa da cloaca tem sido comumente chamada de ânus. Entretanto, é aconselhável seguir a sugestão de Romer (1962) e limitar este termo à extremidade externa do trato alimentar naqueles vertebrados em que ele se abre não no interior da cloaca, mas diretamente no exterior, como nos mamíferos superiores. O termo abertura é preferido para o orifício da cloaca das aves.

ANATOMIA MACROSCÓPICA DA ABERTURA DA CLOACA. Externamente a abertura da cloaca em repouso se assemelha a uma fenda transversal. Lateralmente, em cada lado, a fenda curva-se ligeira e ventralmente, terminando nas comissuras laterais esquerda e direita.

A abertura está guardada pelos lábios dorsal e ventral. Na condição de repouso eles estão invertidos no interior da cavidade do proctodeo, formando um curto cone direcionado cranialmente que termina cranial no orifício efetivo da abertura. Se esses lábios se abrirem dorsoventralmente o orifício da abertura torna-se uma fenda vertical, mas isto é provavelmente uma distorção resultante da tensão dorsoventral sobre os lábios. Quando a cloaca está parcialmente evertida, durante a evacuação de grande acúmulo de fezes, o orifício da abertura é visível e circular.

A superfície caudal de cada lábio apresenta duas regiões distintas. Uma é visível externamente na posição de repouso da abertura, mas a outra está oculta no interior do proctodeo. Na fêmea típica adulta a primeira região é uma zona de pele de aproximadamente 5 a 7 mm de largura, destituída de penas, e marcada por numerosos sulcos radiais. A segunda região é uma zona de túnica mucosa brilhante e lisa de aproximadamente 2 a 3 mm de largura. A superfície interna (cranial) de cada lábio está situada em frente à cavidade do proctodeo. O epitélio estratificado pavimentoso da superfície externa (caudal) dos lábios continua sobre a maior parte da superfície interna, mas a seguir se modifica para epitélio cilíndrico (Calhoun, 1954).

No macho a crista do lábio ventral sustenta os corpos fálicos mediano e lateral. (Veja a pág. 1810 e Fig. 65-11.) Este lábio é comumente denominado de prega ventral da abertura ou prega da abertura. Na intumescência a eversão do lábio ventral, acompanhada do aumento, particularmente dos corpos fálicos laterais, faz com que o falo se coloque externamente (Fig. 65-9). A eversão manual do lábio ventral (prega) da abertura permite que o falo seja observado para a sexagem de pintos de um dia.

MÚSCULO ESFÍNCTER DA ABERTURA DA CLOACA (Fig. 65-24). A disposição deste músculo esquelético foi descrita por Calhoun (1954). É uma faixa muscular circular que está em sua maior parte confinada ao proctodeo. Em sua região dorsal mede, no adulto típico, cerca de 2 cm craniocaudalmente. Suas fibras musculares são de orientação circular exceto nos lábios da abertura, onde tornam-se parcialmente longitudinais. Para um extenso levantamento da musculatura da cloaca e da abertura da mesma, veja Knight (1967).

TERMINAÇÕES SENSORIAIS NA ABERTURA DA CLOACA. Grande número de corpúsculos de Herbst foi reportado imediatamente sob o epitélio estratificado pavimentoso dos lábios da abertura da cloaca (Pintea e Rizkalla, 1967) e na mucosa do proctodeo (Pintea et al., 1967). Corpúsculos deste tipo são altamente sensíveis à vibração (McIntyre, 1966). Neste local podem estar envolvidos na coordenação de funções cloacais tais como a postura de ovos, cópula e defecação (Pintea e Rizkalla, 1967).

BIBLIOGRAFIA

Calhoun, M. L. 1954. Microscopic Anatomy of the Digestive System of the Chicken. Ames, Iowa State College Press.
Gadow, H. 1887. Remarks on the cloaca and on the copulatory organs of the Amniota. Phil. Trans. Roy. Soc. 178B:5-37.
Grau, H. 1943. Anatomie der Hausvögel. In Zeitzschmann, O., E. Ackernecht, and H. Grau (ed.): Ellenberger and Baum's Vergleichenden Anatomie der Haustiere. 18th ed. Berlin, Springer-Verlag.
Jolly, J. 1915. La bourse de Fabricius et les organes lympho-épithéliaux. Arch. anat. microsc. Morphol., 16:363-547.
Kern, D. 1963. Die Topographie der Eingeweide der Körperhöhle des Haushuhnes (Gallus domesticus) unter besonderer Berücksichtigung der Serosa- und Gekröseverhältnisse. Inaug. Diss., Universität Giessen.
Knight, C. E. 1967. Gross and microscopic anatomy of the structures involved in the production of seminal fluid in the chicken. M.Sc. Thesis. Lansing, Michigan State University.
Knight, C. E. 1970. The anatomy of the structures involved in the erection-dilution mechanism in the male domestic fowl. Ph.D. Thesis. Lansing, Michigan State University.
Kolda, J., and V. Komárek. 1958. Anatomie Domáćích Ptaků. Prague, State Publishers.
Komárek, V. 1970. The cloaca of the turkey-cock and of the cock. Acta vet. Brno, 39:227-234.
Komárek, V. 1971. The female cloaca of Anseriform and Galliforr birds. Acta vet. Brno, 40:13-22.
Lillie, F. R. 1952. Development of the Chick. (Revised by H. L. Hamilton). 3rd ed. New York, Henry Holt & Co., Inc.
Lucas, A. M., and P. R. Stettenheim. 1965. Avian anatomy. In Biester, H. E. and L. H. Schwarte (eds.): Diseases of Poultry, 5th ed. Ames, Iowa State University Press.
McIntyre, A. K. 1966. Touch, Heat and Pain (edited by A. V. S. de Reuck and Julie Knight). Ciba Symposium. London, J. & A. Churchill, Ltd.
McLeod, W. M., D. M. Trotter and J. W. Lumb. 1964. Avian Anatomy. Minneapolis, Burgess Publishing Company.
Nishida, T. 1973. Personal communication.
Pilz, H. 1937. Artmerkmale am Darmkanal des Hausgeflügels (Gans, Ente, Huhn, Taube). Morphol. Jahrb., 79:275-304.
Pintea, V., G. M. Constantinescu and C. Radu (1967). Vascular and nervous supply of bursa of Fabricius in the hen. Acta vet. Acad. Sci. Hung., 17:263-268.
Pintea, V., and W. Rizkalla. 1967. Lympho-epithelial and glomic structures in the upper wall of the cloaca in the hen. Acta vet. Acad. Sci. Hung., 17:249-255.
Romanoff, A. L. 1960. The Avian Embryo. New York. The Macmillan Company.
Romer, A. S. 1962. The Vertebrate Body. 3rd ed. Philadelphia, W. B. Saunders Company.
Ruth, R. F., C. P. Allen and H. R. Wolfe. 1964. In Good, R. A., and A. E. Gabrielson: The Thymus in Immunobiology. New York, Harper and Row, pp. 183-205.
Schwarze, E., and L. Schröder. 1966. Anatomie des Hausgeflügels. In Kompendium der Veterinär-Anatomie, Band 5. Jena, Fischer.
Watanabe, T. 1972. Comparative and topographical anatomy of the fowl. LXIV. Sympathetic nervous system of the fowl. Part 2. Nervus intestinalis. Jap. J. Vet. Sci., 34:303-313.

CAPÍTULO 66

ENDOCRINOLOGIA DAS AVES

W. G. Venzke

HIPÓFISE

A **pars distalis** está dividida pelo aspecto histológico em duas regiões distintas (Wingstrand, 1951). Estas duas regiões são microscopicamente fáceis de observar na hipófise das aves adultas. A região mais anterior contém células basófilas, cromófobas e normalmente acidófilas. A região mais posterior da *pars distalis*, situada próximo do infundíbulo, está composta de células cromófobas, basófilas e células acidófilas com grânulos grandes, intensamente corados. Esta é a região da *pars distalis* das aves que mais se assemelha à dos mamíferos.

Uma **pars intermedia** estruturalmente distinta está ausente. Uma capa distinta de tecido conjuntivo separa a *pars distalis* na neuro-hipófise. Ocasionalmente, uma região cromófoba próxima da neuro-hipófise indica uma *pars intermedia* rudimentar. Funcionalmente esta região contém menos hormônio melanócito-estimulante do que outras partes da hipófise (Kleinholz e Rahn, 1939, 1940). A fenda intraglandular desaparece durante o desenvolvimento.

A **pars infundibularis da adeno-hipófise** surge da porção mais posterior da região caudal da *pars distalis*. Dorsalmente, a junção entre as regiões anterior e posterior da *pars distalis* está marcada pela base da *pars infundibularis*. A *pars infundibularis* envolve a haste infundibular e se estende rostralmente, na superfície ventral do cérebro, em direção à região do quiasma óptico.

Uma cavidade bem desenvolvida no processo infundibular está presente na hipófise da ave adulta.

Nas aves, como em outros animais domésticos, uma circulação porta-hipofisária está presente. Muito embora a *pars intermedia* e a *pars infundibularis* da adeno-hipófise sejam variáveis, as relações da adeno-hipófise com a neuro-hipófise são constantes e mesmo naquelas áreas onde um fino septo de dura-máter separa as duas porções, os vasos porta conectam a eminência média com a *pars distalis*. Estes vasos porta-hipofisários recebem fibras nervosas do trato hipotalâmico hipofisário.

GLÂNDULA TIREÓIDE

A **glândula tireóide** está situada na superfície ventral da artéria carótida comum ao nível de seu contato com a veia jugular, próximo da origem da artéria vertebral (Fig. 63-11). Cada glândula tireóide é elíptica, de cor vermelha ou vermelho-rosado e localizada dentro do tórax.

O suprimento arterial é fornecido por pequenos ramos da artéria carótida comum e das artérias vertebrais.

A drenagem venosa da glândula tireóide é feita para as veias jugulares. A linfa da glândula flui para os vasos linfáticos cervicais. (Veja nervo vago no Cap. 69 para suprimento nervoso da glândula tireóide.)

Glândulas Ultimobranquiais

Nos mamíferos, o tecido da **glândula ultimobranquial** é englobado durante o desenvolvimento da tireóide, no início da vida embrionária, para se diferenciar nas células parafoliculares. Nos peixes, anfíbios, répteis e aves os tecidos ultimobranquiais se diferenciam em estruturas glandulares distintas. (Sorensen e Nielsen, 1969).

A glândula ultimobranquial do lado esquerdo se encontra 5 a 7 mm de distância do pólo caudal da glândula tireóide, em estreita relação com a bifurcação da artéria braquiocefálica. No lado direito a distância que a glândula se encontra da tireóide é muito variável. As glândulas têm forma globular, cor rosa e medem aproximadamente 1,5 mm de diâmetro.

GLÂNDULAS PARATIREÓIDES

As **glândulas paratireóides** principais são representadas por quatro massas arredondadas as quais formam duas glândulas laterais imediatamente caudais aos lobos tireóideos, em situação intratorácica. Normalmente a maior das duas glândulas derivada da bolsa branquial III está em contato com o pólo caudal do lobo tireóideo. Em alguns casos, mas não em todos, pode se ver a paratireóide menor em estreita relação com o pólo caudal da tireóide. Normalmente o tecido conjuntivo da cápsula se funde com a túnica externa da artéria carótida. Pequenas artérias derivadas da artéria tireóidea posterior e da artéria seringotraqueobronquial suprem as glândulas paratireóides.

Tecido paratireóideo acessório é freqüentemente encontrado na galinha e ocupa posições diferentes. Pode ser encontrado incrustado nos lobos caudais do timo, no tecido tímico sob a cápsula do lobo tireóideo, ou nas glândulas ultimobranquiais. Veja

Nervo vago no Cap. 69 para inervação das paratireóides.

GLÂNDULA ADRENAL

As **glândulas adrenais** jazem contra os pólos anteriores dos rins, em relação caudal com os pulmões. Em exame superficial as glândulas podem parecer fundidas mas elas normalmente funcionam como dois órgãos distintos. A forma das glândulas varia; elas podem ser alongadas, ovais ou piramidais, mas em geral elas se apresentam achatadas e de forma irregular. Um coxim de tecido conjuntivo adiposo adere à superfície dorsal das glândulas. No macho, os testículos jazem contra a superfície ventral das glândulas. Na fêmea adulta a superfície ventral da adrenal esquerda está completamente coberta pelo ovário. Na fêmea sexualmente imatura o ovário esquerdo cobre apenas parcialmente a superfície ventral da adrenal esquerda e está intimamente aderido a ela.

As artérias adrenais se originam das artérias renais anteriores.

As glândulas adrenais estão situadas de 0,6 a 1,0 mm à frente da junção das veias ilíacas comuns, quando se forma a veia cava caudal. As veias adrenais são curtas e penetram na veia cava caudal neste nível. A veia adrenal esquerda se dirige transversalmente para entrar na veia cava enquanto que a do lado direito provém de um ângulo lateral dorsal para a veia cava por causa da localização da glândula que se situa em posição ligeiramente dorsolateral em relação à veia cava.

ILHOTAS DE LANGEHANS

Veja Cap. 10.

TESTÍCULOS

Veja Caps. 10 e 65.

OVÁRIOS

Veja Caps. 10 e 65.

GLÂNDULA PINEAL

A **glândula pineal** na galinha se relaciona com as meninges dos hemisférios cerebrais cranial e lateralmente, com a meninge do cerebelo caudalmente, com as meninges em sua aderência com a protuberância occipital interna superiormente, com a tela coróide, e ventralmente com o seio longitudinal e a comissura cranial. Na galinha adulta o órgão mede 2,5 mm de comprimento e 1,5 mm de espessura.

MUCOSA INTESTINAL

Veja Cap. 10.

BIBLIOGRAFIA

Adams, J. L., and R. B. Herrick. 1955. Interactions of the gonadal hormones in the chicken. Poult. Sci., 34:117.

Andres, M. Y. 1957. The anatomy of the pineal organ of the turkey. M. S. Thesis. Ohio State University, Columbus.

Axelrod, J., R. J. Wurtman and C. M. Winget. 1964. Melatonin synthesis in the hen pineal gland and its control by light. Nature, 201:1134.

Breneman, W. R. 1944. The growth of the anterior lobe of the pituitary and the testes in the cockerel. Endocrinology, 35:456–463.

Breneman, W. R. 1956. Steroid hormones and the development of the reproductive system in the pullet. Endocrinology, 58:262.

Das, L. N., and G. Biswal. 1967. Microanatomy of intestine, pancreas and liver of the domestic duck (Anas boscas). Indian Vet. J., 44:763–766.

Das, L. N., and G. Biswal. 1968. Microanatomy of the reproductive tract of domestic duck (Anas boscas). Indian Vet. J., 45:1003–9.

De Simone-Santoro, I. 1967. Remarks on the fine structure of the ovary in chicken embryos. Bull. Soc. Ital. Biol. Sper., 43:1305–1308.

Dhingra, L. D., W. B. Parrish and W. G. Venzke. 1969a. Electron microscopy of granular leukocytes of chicken (Gallus domesticus). Am. J. vet. Res., 30:637–642.

Dhingra, L. D., W. B. Parrish and W. G. Venzke. 1969b. Electron microscopy of nongranular leukocytes and thrombocytes of chickens. Am. J. vet. Res., 30:1837–1842.

Farner, D. S., and A. Oksche. 1962. Neurosecretion in birds. Gen. Comp. Endocr., 2:113.

Fujie, E. 1968. Ultrastructure of the pineal body of the domestic chicken, with special reference to the changes induced by altered photoperiods. Arch. Histol. Jap., 29:271–303.

Fujita, H. 1963. Electron microscopic studies on the thyroid gland of domestic fowl, with special reference to the mode of secretion and the occurrence of a central flagellum in the follicular cell. Z. Zellforsch., 60:615–632.

Fujita, H., M. Machino and S. Nagata. 1962. Electron microscopic studies on the development of the thyroid gland of the chick embryo. Folia Endocr. Jap., 38:725–729.

Grignon, G., R. Hatier, J. C. Guedenet and A. Dollander. 1966. Ultrastructural aspects of the adrenal gland during development in the chick embryo. C. R. Soc. Biol. (Paris), 160:1654–1657.

Guedenet, J. C., G. Grignon and R. Hatier. 1967. Ultrastructural aspects of the development of the neurohypophysis in the chicken embryo. C. R. Soc. Biol. (Paris), 161:1334–1336.

Hajós, F., K. Straznicky and B. Mess. 1964. The effect of TSH on the ultrastructure of embryonic chick thyroid. Acta Biol. Acad. Sci. Hung., 15:237–249.

Kleinholz, L. H., and H. Rahn. 1939. The distribution of intermedin in the pars anterior of the chicken pituitary. Proc. Nat. Acad. Sci., 25:145–147.

Kleinholz, L. H., and H. Rahn. 1940. Distribution of intermedin: New biological method of assay and results of tests under normal and experimental conditions. Anat. Rec., 76:157–172.

Machino, M. 1966. Electron microscopic observations of pancreatic islet cells of the chick embryo. Nature, 210:853–854.

Machino, M., and H. Sakumo. 1967. Electron microscopy of islet alpha cells of domestic fowl. Nature, 214:808–809.

Mathur, M. L. 1971. An ultrastructural study of the functional cytology of the normal parathyroid glands in nonlaying and laying hens. Gallus domesticus. Ph.D. dissertation. Ohio State University, Columbus.

Mikami, S. 1958. The cytological significance of regional patterns in the adenohypophysis of the fowl. J. Fac. Agr. Iwate Univ., 3:473–545.

Nevalainen, T. 1969. Fine structure of the parathyroid gland of the laying hen (Gallus domesticus). Gen. Comp. Endocr., 12:561–567.

Nonidez, J. F., and H. D. Goodale. 1927. Histological studies on the endocrines of chickens deprived of ultraviolet light. Am. J. Anat., 38:319–341.

Rousseau, J. P. 1960. Anatomy of the thyroid, parathyroid and thymus glands in fowls and ducks. Thesis. Paris (Alfort).

Sorensen, O. H., and S. P. Nielsen. 1969. The hypocalcemic and hypophosphatemic effect of extracts from chicken ultimobranchial glands. Acta Endocr., 60:689–695.

Stoeckel, M. E., and A. Porte. 1967. On the ultrastructure of the ultimobranchial body of the chicken. C. R. Acad. Sci. (D) (Paris), 265:2051–2053.

Wingstrand, K. G. 1951. The Structure and Development of the Avian Pituitary. C. W. K. Gleerup, Lund.

Zeigel, R. F. 1962. On the occurrence of cilia in several cell types of the chick pancreas. J. Ultrastruc. Res., 7:286–292.

CAPÍTULO 67

CORAÇÃO E VASOS SANGÜÍNEOS DAS AVES*

J. J. Baumel

PERICÁRDIO

O **pericárdio** é um saco fibroso, consistente e translúcido, afixado às estruturas circundantes. O **pericárdio fibroso** une-se à adventícia dos grandes vasos que o penetram. A extremidade caudal do pericárdio está interposta entre as lâminas do peritônio que compõem o mesentério ventral do fígado; este ligamento intervém entre os lobos do fígado e ancora o pericárdio ao referido órgão e à parede abdominal ventral.

O pericárdio fibroso é forrado pela **lâmina parietal** do **pericárdio seroso** de superfície brilhosa, refletida nas raízes dos grandes vasos e sobre a superfície do coração, onde é denominado **lâmina visceral** do **pericárdio seroso** (epicárdio). Uma camada de fluido lubrificante ocupa o espaço entre as lâminas visceral e parietal do pericárdio seroso. A lâmina parietal adere firmemente à superfície interna do pericárdio fibroso; entretanto, quando se acumula gordura sob o pericárdio seroso, nos grandes vasos e no coração, a lâmina visceral se apresenta frouxamente afixada.

Cavidade do Pericárdio

Os únicos grandes vasos que penetram ventralmente no pericárdio são as duas artérias braquiocefálicas; a maior parte dos grandes vasos penetra e deixa o pericárdio dorsalmente. Os principais vasos a abandonar e penetrar na superfície pulmonar do pericárdio são a aorta dorsal, as artérias e veias pulmonares, e as três veias cavas. Com o pericárdio aberto e o coração deslocado cranialmente, os segmentos intrapericárdicos das grandes veias ficam aparentes. A grande **veia cava caudal** penetra na superfície hepática do pericárdio; o músculo cardíaco estende-se até esta veia. À esquerda da veia cava caudal a **veia pró-ventricular cranial** perfura o pericárdio penetrando na **veia cava cranial esquerda**. A veia cava cranial esquerda penetra no lado esquerdo do pericárdio; seu trajeto intrapericárdico é mais longo do que o da veia cava cranial direita, pois a primeira terá que cruzar o átrio esquerdo para atingir o átrio direito.

As **veias pulmonares** possuem curtas extensões intrapericárdicas. Dentro do pericárdio, as duas veias pulmonares aproximam-se uma da outra, e normalmente penetram na parede dorsal do átrio esquerdo, separadamente. Ocasionalmente, elas formam uma veia pulmonar comum. A veia pulmonar direita tem localização cranial em relação à veia cava caudal; a veia pulmonar esquerda situa-se entre o átrio esquerdo e a veia cava cranial esquerda.

Uma protração excessivamente forte do coração, ao expor as grandes veias caudalmente localizadas no órgão, causa o rompimento das delicadas junções das veias pulmonares e do seio venoso com os átrios.

Todas as grandes veias que passam através da cavidade do pericárdio possuem uma cobertura comum da lâmina parietal do pericárdio seroso, que é refletida do pericárdio fibroso para o coração; da mesma forma, os segmentos intrapericárdicos da aorta, tronco pulmonar e as raízes das artérias braquiocefálicas possuem uma camada comum do pericárdio seroso. Os nervos cardíacos e vasos linfáticos do e para o coração também são circundados por essa lâmina do pericárdio seroso. Um **seio pericárdico transverso** pronunciado intervém entre dois feixes de vasos. O seio transverso está limitado cranialmente pelas raízes do tronco pulmonar e pela aorta e caudalmente pelos átrios esquerdo e direito bem como pelas veias pulmonares. Após sua origem do tronco pulmonar, a artéria pulmonar esquerda direciona-se paralelamente à artéria braquiocefálica esquerda. A artéria pulmonar direita situa-se dorsalmente à raiz das artérias braquiocefálicas esquerda e direita e à aorta ascendente.

CORAÇÃO

O **coração** (e seu pericárdio) está localizado na parte cranial da cavidade toracoabdominal, com seu eixo direcionado caudoventralmente. As três principais superfícies do coração são as superfícies **esternal** (cranioventral), **hepática** (caudodorsal) e **pulmonar** (dorsal). A superfície pulmonar ou base

---
*Este capítulo baseia-se quase totalmente na anatomia do *Gallus*.

do coração (a maior parte do átrio esquerdo e parte do átrio direito) está aplicada à membrana sacopleural, lateralmente, e à extremidade mais baixa da traquéia e do pró-ventrículo, medialmente. A metade apical do coração repousa entre os lobos direito e esquerdo do fígado. Sua metade cranial está separada da superfície interna do esterno por extensões dos sacos aéreos pulmonares.

Características da Superfície

O coração está coberto pelo epicárdio, de superfície brilhosa; a gordura subepicárdica, abundante, pode obscurecer a periferia do **sulco coronário** (atrioventricular). A gordura estende-se aos átrios e aos ventrículos, ao longo das veias da superfície, circundando as partes proximais dos grandes vasos. Removendo-se os átrios fica à mostra a parte profunda do sulco coronário. As paredes atriais voltadas para dentro repousam ou dependuram-se da prateleira transversa do miocárdio ventricular, que forma a superfície ventricular do sulco coronário.

O formato geral dos aspecto esternal do coração das aves é o de um cone alongado (Fig. 67-3). Tanto a margem direita como a margem esquerda do órgão são arredondadas; a margem direita é ligeiramente côncava; a superfície esternal do coração é um tanto mais arredondada do que a superfície hepática, mais plana. Os limites interventriculares são indistinguíveis. O tracejamento da margem esquerda do cone arterial, apicalmente e a partir do tronco pulmonar, delineia a borda esquerda do ventrículo direito, o **sulco interventricular ventral.** Em alguns corações uma fenda, localizada a meio comprimento da borda côncava direita do coração, indica a extensão apical do ventrículo direito. Na superfície hepática, um **sulco interventricular dorsal,** raso (Fig. 67-4), estende-se apicalmente ao nível da fenda, e pode ser delineado até a borda direita. O ventrículo esquerdo compõe todo o ápice do coração. Dorsalmente, a base do ventrículo esquerdo estende-se mais cranialmente do que a base do ventrículo direito. O ápice do coração possui uma fosseta produzida pelo giro espiral da musculatura ventricular para dentro do septo interventricular (vórtice da musculatura ventricular). A fosseta é caracteristicamente preenchida com gordura subepicárdica.

Observando-se cranioventralmente, vemos que os átrios estão separados um do outro e parcialmente encobertos pelo tronco pulmonar e pela aorta e artérias braquiocefálicas (Fig. 67-3). Nas aves, as **aurículas** (apêndices com formato de orelha) não se projetam cranialmente ao tronco pulmonar e à aorta. Por outro lado, no pombo, as aurículas estão unidas cranialmente aos vasos por meio de uma faixa de miocárdio. Ambos os átrios são visíveis quando vistos lateral ou caudodorsalmente. O átrio direito é maior do que o esquerdo; esta desproporção é notada apenas quando da comparação de seus interiores (Fig. 67-1).

Musculatura

ÁTRIOS. O detalhe exterior da musculatura atrial é realçado quando os átrios estão cheios de sangue ou massa colorida. As paredes dos átrios possuem uma aparência fenestrada, com "janelas" delgadas circundadas por espessas faixas musculares. As janelas são mais escuras do que as faixas musculares por causa do sangue nelas contido. Uma lâmina sólida de músculo atrial é encontrada caudalmente à aorta; esta lâmina arqueia-se dorsalmente no sentido dos óstios das veias pulmonares. Este **arco dorsal mediano,** largo (Fig. 67-2), de músculo atrial (Quiring, 1933-34), envia ramificações para os lados — o **arco transverso esquerdo** situa-se contra a superfície dorsal do tronco pulmonar; o arco transverso direito está caudalmente localizado em relação à artéria braquiocefálica direita. Os arcos transversos ramificam-se em uma rede intercomunicante de **músculos pectinados** (Fig. 67-1). Superficialmente, os arcos e os músculos pectinados apresentam apenas ligeiros ressaltos. Internamente, os referidos músculos podem projetar-se, em mais da metade de sua circunferência, para dentro das cavidades atriais; conseqüentemente, seis músculos são encontrados entre eles. Alguns dos músculos pectinados estendem-se lateralmente, e depois dorsalmente, convergindo em uma área dorsal às aberturas das veias pulmonares. Aqui a musculatura torna-se laminar mais uma vez, e a musculatura dos dois átrios une-se. Dorsalmente, no lado esquerdo, o arco dorsal mediano divide-se e circunda a entrada das veias pulmonares; no lado direito, dirige-se ao redor e lateralmente à veia cava cranial direita, indo unir-se com os músculos pectinados convergentes, dorsalmente às veias pulmonares e à veia cava esquerda.

A musculatura atrial que forma o assoalho dos átrios e que circunda o sulco coronário não é subdividida em músculos pectinados. Fascículos orientados circularmente compõem o **músculo basal circular** (Fig. 67-2), de superfície lisa, que está afixado centralmente ao esqueleto cardíaco fibroso. O músculo circular repousa na prateleira basal dos ventrículos juntando-se, perifericamente, às ramificações dos músculos pectinados (Fig. 67-1).

VENTRÍCULOS.[*] A orientação dos fascículos superficiais da musculatura ventricular é aparente quando da remoção do epicárdio. As camadas superficiais são formadas pelos músculos sinoespiral e bulboespiral superficial. O **músculo sinoespiral** surge do segmento dorsal da base dos ventrículos; a maior parte de suas fibras passa espiralmente no sentido contrário ao de rotação dos ponteiros do relógio, formando a parede do ventrículo direito. O músculo continua até o ápice, dobra para dentro, e forma a maior parte da parede interna do ventrículo esquerdo. Estende-se até a base dos ventrículos, e termina no ânulo atrioventricular esquerdo (veja "Esqueleto do Coração"). O músculo sinoespiral é assim denominado dada a sua associação com parte do seio venoso do coração. O **músculo bulboespiral superficial** surge do segmento ventral da base dos ventrículos, associado com os óstios da aorta e do tronco pulmonar. Girando no sentido contrário ao dos ponteiros do relógio, espiraliza-se para baixo até ao ápice, onde suas fibras a seguir dobram para cima e têm um percurso em espiral, por entre o músculo

---

[*]Baseado em sua maioria no trabalho de Shaner, 1923.

bulboespiral profundo* e o músculo sinoespiral, até o ânulo aórtico.

As demais partes nomeadas da musculatura ventricular não são vistas da superfície. A **valva atrioventricular direita** é encontrada dentro do ventrículo direito; é uma parte destacada do músculo sinoespiral (veja "Câmaras do Coração"). O **músculo longitudinal do ventrículo direito** surge em quase toda a extensão do ânulo da aorta, exceto na parte que está em contato com o óstio atrioventricular esquerdo. Forma a parede medial (septal) do ventrículo direito, segue um percurso em espiral sobre a superfície ventral do ventrículo esquerdo e junta-se à parte do músculo bulboespiral superficial. O **músculo bulboespiral profundo** surge por baixo do músculo bulboespiral superficial; suas fibras formam um anel fechado ou cobertura, ao redor da parte basal do ventrículo esquerdo.

Esqueleto

O esqueleto cardíaco do *Gallus* consiste em uma estrutura de tecido conjuntivo fibroso, na base dos ventrículos, circundando os óstios atrioventriculares e as raízes da aorta e do tronco pulmonar (Fig. 67-1). (O esqueleto é melhor demonstrado no coração de uma grande ave adulta.) Os componentes do esqueleto cardíaco são os **trígonos fibrosos** e os **ânulos fibrosos**. Estas estruturas servem como local de origem e inserção, tanto do miocárdio atrial como do ventricular. O esqueleto também interrompe o contato entre as células musculares do miocárdio atrial e ventricular, exceto as dos feixes de tecido condutor de impulsos. Além disso, o esqueleto fortalece as afixações murais das cúspides das valvas do coração, particularmente as valvas atrioventricular esquerda e aórtica. Desta forma, o esqueleto resiste à tendência ao colapso, para dentro das paredes dos óstios, quando as valvas estão fechadas por fortes pressões de retorno durante e após a sístole ventricular. As partes mais desenvolvidas e rígidas do esqueleto cardíaco são o **ânulo da aorta** e os **trígonos**; a resistência dessas partes reflete as elevadas pressões sangüíneas a que estão sujeitas. Ambos os trígonos estão intimamente relacionados à cúspide direita (septal), a maior das cúspides da valva atrioventricular esquerda (Fig. 67-1). O **trígono direito** localiza-se na área de junção entre os **ânulos atrioventriculares direito e esquerdo** e a parte dorsal do ânulo da aorta. O **trígono esquerdo** está entre as partes ventrais dos ânulos atrioventricular esquerdo e da aorta e a parte dorsal do **ânulo pulmonar**.

Câmaras
(Figs. 67-1 a 4)

SEIO VENOSO. Nas descrições feitas sobre o coração das aves, muitas vezes, os autores expressam ou deixam entender que o seio venoso não é uma entidade distinta, por ter sido incorporado ao átrio direito. Muito pelo contrário, um seio venoso definitivo (com uma proeminente valva sinoatrial) é uma parte do coração da ave adulta (Fig. 67-2). O seio venoso é a câmara expandida formada pela coalescência das duas veias cavas craniais e a veia cava caudal. As grandes veias hepáticas, direita e esquerda, que se unem à porção terminal da veia cava caudal parecem contribuir para a parede do seio venoso. O seio venoso, de parede fina, é de difícil demonstração

---

*"Bulbo" neste caso refere-se ao bulbo arterial, o vaso embrionário que se subdivide para formar a aorta ascendente e o tronco pulmonar.

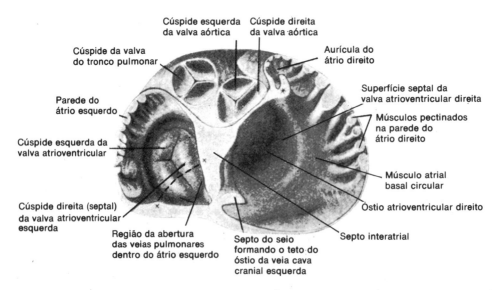

Figura 67-1. Interior dos átrios do coração da galinha; secção transversal, cranialmente aos óstios atrioventriculares e às valvas aórtica e pulmonar.

Ápice do coração opostamente voltado para o observador.* Forte músculo pectinato que destaca a aurícula direita do restante da câmara do átrio direito; X, X e linha interrompida, extremidades da valva da veia pulmonar que separa a "câmara pulmonar" da cavidade geral do átrio esquerdo; A-V, atrioventricular. Artérias coronárias esquerda e direita surgem dos seios aórticos esquerdo e direito. (De Kern, 1926.)

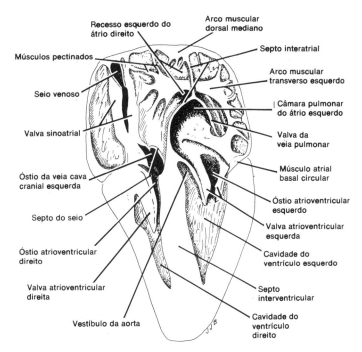

Figura 67-2. Características interiores do coração da galinha; secção frontal longitudinal; vista cranioventral.
A-V, atrioventricular. (Redesenhado a partir de Quiring, 1933-34.)

As veias hepáticas e a última parte da veia cava caudal estão mergulhadas em tecido hepático; portanto, o seio venoso pode ser destacado do átrio direito quando se remove o pericárdio unido às veias. Os detalhes da valva sinoatrial e o interior do seio venoso são melhor vistos quando observados do interior do átrio direito (veja abaixo).

ÁTRIO DIREITO.* No teto ventral do átrio direito encontra-se o arco transverso direito, forte, e músculos pectinados que dele se irradiam. Dois deles podem ser demarcados dorsalmente, onde se atenuam e unem-se às valvas sinoatriais que guardam a abertura, em forma de fenda, que leva à câmara do seio venoso.

O **septo interatrial** estende-se obliquamente para a esquerda; sua parte dorsal une-se à parede da veia pulmonar direita. Mais adiante, ventralmente, o átrio direito evagina-se para a esquerda, caudodorsalmente à raiz da aorta e do tronco pulmonar. Este **recesso esquerdo do átrio direito** fica separado do átrio esquerdo por meio de uma parte ventral delgada, do septo interatrial (Fig. 67-2). Esta parte do septo é o remanescente, no adulto, do septo interatrial fetal (veja "átrio esquerdo"). As raízes dos arcos musculares transversos formam a parede ventral do recesso.

O assoalho do átrio direito, de forma afunilada, orienta-se para o **óstio atrioventricular direito** (Fig. 67-1), que é semicircular. Medialmente, o assoalho do átrio direito está formado pelo lado dorsal direito do septo interventricular. Estendendo-se à maior parte do comprimento da parede dorsal do átrio, temos a **valva sinoatrial;** suas válvulas esquerda e direita são musculares e espessas na parte fixa, diminuindo e se adelgaçando no sentido de suas bordas livres, de contornos semicirculares. A extremidade cranial da válvula sinoatrial esquerda é contínua com um espesso músculo pectinado secundário, denominado crista terminal. A extremidade cranial da válvula direita é delgada; ela gradativamente torna-se mais espessa, continuando, em sua extremidade caudal, com o músculo atrial basal, que é circular. As válvulas da valva sinoatrial são formadas por invaginação do seio venoso para o interior do átrio, cada uma consistindo em dois componentes; uma lâmina fina, interna, da musculatura do seio, e uma lâmina espessa, externa, da musculatura atrial (Adams, 1937).

Na galinha, a veia cava cranial esquerda não desemboca diretamente na câmara do seio venoso, e sim diretamente no átrio direito dorsalmente ao óstio atrioventricular direito (Fig. 67-1). Extensões das extremidades ventrais das válvulas sinoatrais esquerda e direita aproximam-se, e fundem-se com uma prateleira transversal muscular, o **septo do seio** (Fig. 67-2), situada sobre o orifício da veia cava esquerda. A abertura da veia cava cranial direita, limitada pela parte mais cranial da valva sinoatrial, está parcialmente separada da abertura da veia cava caudal por uma estreita faixa de miocárdio. A abertura da veia cava cranial direita apresenta uma disposição valvular malformada; aparentemente a crescente pressão intra-atrial, durante a contração atrial, força a delgada parte cranial da válvula sinoa-

---

*A incisão da parede lateral do átrio direito, feita ligeiramente acima do sulco coronário, e a reflexão do teto do átrio permitem observar as características de seu interior.

trial direita contra a espessa parte, relativamente fixa, da válvula esquerda evitando, deste modo, o refluxo de sangue para o seio venoso. A abertura da **veia cardíaca dorsal** é cranial à extremidade caudal da abertura da veia cava cranial esquerda. O óstio em forma de fenda da **veia cardíaca esquerda** situa-se em posição ventrocaudal à abertura da veia cava cranial esquerda. No lado direito o músculo basal circular projeta-se, para o óstio atrioventricular direito, como a lâmina interna da valva atrioventricular direita (Fig. 67-7).

ÁTRIO ESQUERDO. As veias pulmonares esquerda e direita normalmente penetram no átrio esquerdo independentemente, e subitamente coalescem em um único vaso que se invagina dentro do átrio esquerdo. A parte terminal da veia cava cranial esquerda passa dorsalmente ao segmento invaginado; esta parte da veia cava cranial esquerda forma uma parte integrante da parede dorsal do átrio esquerdo e está circundada pela musculatura atrial geral.

Uma incisão transversal através do teto do átrio esquerdo permite a exposição do seu interior. A veia pulmonar comum na realidade penetra no óstio atrioventricular esquerdo; o lado esquerdo dessa parte da referida veia estende-se ventralmente e para a esquerda, como uma margem em forma de alfange. Os lados direito e cranial da parte invaginada estão fundidos com o septo interatrial. A margem esquerda da veia pulmonar desvia o sangue diretamente para o ventrículo esquerdo, e efetivamente separa uma "câmara pulmonar" da cavidade geral do átrio esquerdo (Fig. 67-1). A margem livre esquerda também funciona como uma valva, e já foi denominada valva pulmonar. Com maior propriedade, ela deve ser denominada **valva da veia pulmonar** (Fig. 67-2), para evitar confundi-la com a valva da artéria pulmonar. Durante a contração atrial, a valva é aparentemente empurrada contra o septo interatrial, evitando o refluxo do sangue para dentro da câmara pulmonar.

Dorsalmente à valva da veia pulmonar há uma parte do septo interatrial de delgada espessura. Esta representa a principal parte derivada do septo do coração do feto e que, naquela etapa do desenvolvimento, continha múltiplas perfurações que permitiam o desvio de sangue do átrio direito para o átrio esquerdo. Boa parte do septo interatrial definitivo é formada pela incorporação da veia pulmonar e da veia cava cranial esquerda na parede atrial esquerda e no septo interatrial (Quiring, 1933-34). A parede atrial esquerda parece ser mais fenestrada do que a parede direita (Fig. 67-1), e possui músculos pecti-

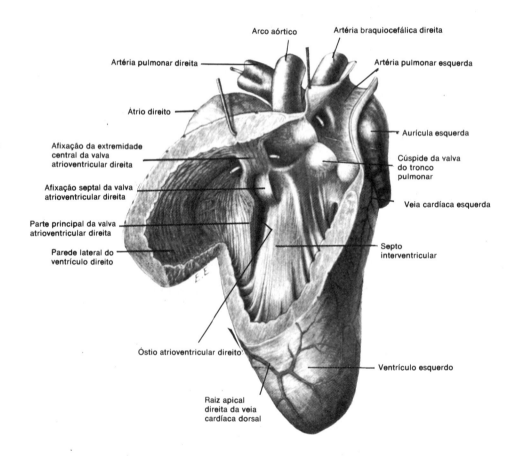

Figura 67-3. Coração da galinha; aspecto cranioventral com o ventrículo direito, o cone arterial e o tronco pulmonar abertos.
A-V, atrioventricular. Note a sonda no teto do ventrículo direito ligando o *cul-de-sac* com o cone arterial (veja o texto). (De Kern, 1926.)

nados secundários e terciários mais uniformes do que ocorre com o átrio direito. O assoalho do átrio esquerdo possui uma série regular de costelas musculares que unem o músculo basal circular. O óstio atrioventricular esquerdo é arredondado, em contraste com o óstio atrioventricular direito, semilunar; as três cúspides membranosas da valva atrioventricular esquerda são aparentes do lado atrial.

VENTRÍCULO DIREITO.* O ventrículo direito envolve parcialmente o ventrículo esquerdo. O **cone arterial** (infundíbulo) é a subcâmara cranial, de formato afunilado do ventrículo direito, que leva à artéria pulmonar (Figs. 67-3 e 4). O ventrículo direito tem parede mais fina do que o ventrículo esquerdo. O ventrículo direito estende-se em apenas dois terços da distância do sulco coronário ao ápice; isto é, o terço apical do coração é formado apenas pelo ventrículo esquerdo. O **óstio atrioventricular direito** (entrada do ventrículo direito) é de formato semilunar; está limitado lateralmente pela valva atrioventricular direita (Fig. 67-2) e medialmente pelo septo interventricular.

A **valva atrioventricular direita** é muscular, e não membranosa como no coração dos mamíferos. A valva consiste em uma fina lâmina interna de musculatura atrial compreendendo a face septal da valva; a lâmina externa da valva, disposta circularmente, consiste em músculos ventriculares (compare com a valva sinoatrial) (Fig. 67-7). A parte ventricular da valva separa a região dorsal direita do septo interventricular. A maior parte da espessa borda cranial da valva está unida com a prateleira muscular basal do ventrículo direito, e forma um *cul-de-sac* entre a parede ventricular livre e a superfície externa da valva (Figs. 67-3 e 4). A extremidade ventral da valva possui uma curta borda cranial livre; a valva alarga-se e junta-se à parede ventral interna do ventrículo. Entre a parte não afixada da borda cranial da valva e a parede livre há uma abertura estreita ligando o *cul-de-sac* com o cone arterial (Fig. 67-3). Aqui, uma curta afixação septal esquerda liga a valva com o septo. Durante a sístole ventricular a valva contrai-se, e sua superfície interna é puxada de encontro ao septo interventricular, de superfície lisa. São evidentes no teto do *cul-de-sac* os feixes (falsos tendões) de tecido de condução cardíaco. Na raiz da artéria pulmonar (saída do ventrículo direito) três **seios pulmonares** distintos marcam a localização das cúspides semilunares da valva pulmonar (Figs. 67-1 e 3).

SEPTO INTERVENTRICULAR. O septo interventricular das aves não é uma partição achatada entre os ventrículos. O septo é na realidade uma partição curva possuindo superfície ventral, lateral e dorsal. A parte lateral corresponde em posição ao septo interventricular do coração dos mamíferos. Quase dois terços da circunferência do ventrículo esquerdo são envolvidos pela parede livre do ventrículo direito, produzindo o formato semilunar da cavidade ventricular direita, vista em secção transversal (Fig. 67-4).

VENTRÍCULO ESQUERDO. A câmara do ventrículo esquerdo pode ser mostrada através de uma incisão estendendo-se da superfície para dentro de sua cavidade, a partir do óstio atrioventricular esquerdo e ao longo de sua borda lateral esquerda, no sentido do ápice. Em geral, o miocárdio ventricular esquerdo é bastante espesso. Em sua maior parte a parede ventricular esquerda é de três a quatro vezes mais espessa do que a do ventrículo direito (Fig. 67-4). Em seu ápice, entretanto, a parede ventricular esquerda é relativamente delgada. A cavidade do ventrículo esquerdo assemelha-se a um cilindro alongado e estriado; a cavidade é caracterizada pelas **trabéculas cárneas** que se projetam para o lúmen. A superfície irregular da parede do ventrículo esquerdo contrasta com a parede relativamente lisa do ventrículo direito.

As trabéculas são de formato de cunha em corte transversal, e parecem ser pregueadas, diferindo visivelmente dos músculos pectinados atriais, redondos. Para a base do ventrículo, as trabéculas juntam-se aos três curtos **músculos papilares** que se projetam ligeiramente para dentro do lúmen; o músculo papilar da parede ventral é o mais pronunciado (Fig. 67-4). Curtas **cordas tendíneas** passam dos músculos papilares para as cúspides membranosas da **valva atrioventricular esquerda**; os tendões evitam o deslocamento da valva para dentro do átrio esquerdo durante a sístole ventricular. As cúspides esquerda e dorsal da valva são pequenas; a cúspide direita (septal) é maior, e constitui o limite dorsolateral do vestíbulo da aorta. Cada cúspide recebe cordas tendíneas de cada um dos dois músculos papilares adjacentes; os tendões afixam-se à cúspide a uma curta distância de suas margens livres. O **vestíbulo da aorta** (Fig. 67-2) é a parte cranial da cavidade ventricular esquerda que conduz para a raiz da aorta; em outras palavras, o vestíbulo é o espaço entre a cúspide septal da valva atrioventricular esquerda e o septo interventricular.

Suprimento Sangüíneo do Coração

ARTÉRIAS CORONÁRIAS. As **artérias coronárias** (Figs. 67-5 e 12) originam-se do bulbo da aorta cranialmente às afixações murais das cúspides da valva da aorta. O **bulbo da aorta** consiste em três expansões bulbosas distintas, os **seios da aorta,** para dentro dos quais as cúspides da valva achatam-se durante a sístole ventricular. Com o coração *in situ*, os seios e as cúspides são designados como esquerdos (ventrais), direitos (ventrais) e dorsais (conforme Kern, 1926). Os seios ventrais direito e esquerdo são coronários, isto é, as artérias coronárias partem deles. Em alguns casos os ramos superficiais menores podem surgir independentemente dos respectivos seios da aorta; conseqüentemente, o interior dos seios pode mostrar orifícios plurais.

Cada artéria coronária normalmente ramifica-se, próximo à sua origem, em ramos superficial e profundo. Contrariamente à condição dos mamíferos, a

---

*A fim de explorar o interior do ventrículo direito, faça um corte transversal através do cone arterial, caudalmente à raiz do tronco pulmonar; continue a incisão para a margem esquerda do coração e depois para o ápice. No limite distal da cavidade ventricular direita, leve o corte transversalmente ao redor do lado direito do órgão, até o sulco interventricular dorsal. A reflexão das paredes lateral e ventral do ventrículo direito expõe o septo interventricular e o aspecto externo e a borda caudal livre da valva atrioventricular direita.

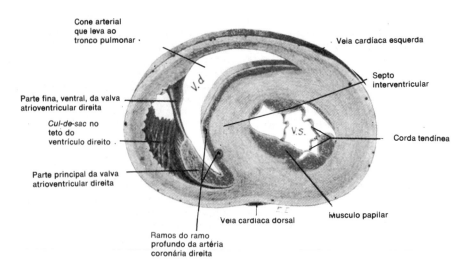

Figura 67-4. Secção transversal através do terço basal (cranial) de ambos os ventrículos do coração da galinha.
Vista pela superfície de secção, mais próxima do ápice, a superfície cranioventral do coração situa-se no topo da figura. V.d., Cavidade do ventrículo direito; V.s., cavidade do ventrículo esquerdo. Note o extenso envolvimento do septo interventricular pela parede livre do ventrículo direito e as paredes mais espessas do ventrículo esquerdo. (De Kern. 1926.)

maior parte do suprimento sangüíneo miocárdico das aves é feita pelas artérias profundas* e não pelas artérias superficiais. As ramificações do ramo superficial, de trajeto na periferia do sulco coronário, estão normalmente incluídas na gordura subepicárdica, e emitem os ramos atrial e ventricular (Fig. 67-5). Alguns desses ramos podem ser vistos através do epicárdio; entretanto, as veias superficiais são mais óbvias do que as artérias. Normalmente, nem os ramos principais nem os ramos colaterais das artérias coronárias possuem veias correspondentes. Existem variações na força relativa do fluxo sangüíneo nas artérias coronárias — a artéria coronária direita é, na maioria das vezes, dominante; a dominância do fluxo da artéria coronária esquerda ocorre em freqüência um pouco menor; a menos comum é uma circulação coronária equilibrada (Lindsay e Smith, 1965).

Artéria Coronária Direita. A artéria coronária direita surge do seio direito (ventral) da aorta; sua primeira parte situa-se entre a aurícula direita e a base da aorta. Seu curto tronco segue ventralmente no sulco coronário, subdividindo-se nos ramos superficial e profundo. O **ramo superficial da artéria coronária direita** (artéria circunflexa direita) bifurca-se dentro do sulco coronário. Sua **divisão esquerda,** normalmente menor, emite **ramos conais** (Fig. 67-5) para a parte adjacente da parede ventricular direita, ou seja, para o cone arterial. A divisão direita, de maior extensão, é a continuação do ramo superficial; ela segue no sulco coronário direito, próximo à superfície, e se anastomosa dorsalmente do coração, com as terminais da artéria circunflexa esquerda. A divisão direita emite os **ramos conais** e

vários **ramos atriais,** que penetram na parede atrial, cada uma dividindo-se em ramos ascendentes e descendentes. Os ramos ascendentes correm nos músculos pectinados; os ramos descendentes suprem o músculo basal circular do átrio. A divisão direita emite cerca de dez **ramos ventriculares,** que correm apical e paralelamente ao longo do eixo do coração, e suprem a parede ventral do ventrículo direito. Alguns dos ramos ventriculares proximais fornecem ramos para dentro da extremidade ventral da valva atrioventricular direita. O ramo ventricular terminal, na parte dorsal do coração, pode anastomosar-se com um ramo do ramo perfurante da artéria coronária profunda direita. A artéria circunflexa direita ou sua divisão esquerda de curta extensão podem surgir independentemente da aorta.

O **ramo profundo da artéria coronária direita** é notadamente mais forte do que o ramo superficial; ele supre parte da parede ventral do ventrículo direito, próximo à sua borda distal, a valva atrioventricular direita, e as paredes dorsais dos átrios. Além disso, ela é a principal supridora do septo interventricular, da parte dorsal da parede ventricular esquerda e do ápice do coração. Na primeira parte de seu trajeto, ela segue sob uma fina camada do miocárdio interventricular, no lado direito do septo; mais adiante, apicalmente, ela situa-se por baixo do endocárdio. Suas ramificações e ramos principais seguem dorsoapicalmente. Após curto trajeto, ela emite pequenos ramos para o septo e para a extremidade dorsal da valva atrioventricular direita, subdividindo-se a seguir em suas duas divisões terminais. A **divisão proximal** curva-se dorsalmente no terço cranial direito do septo interventricular, passando profundamente para a parede dorsal do ventrículo esquerdo. Um de seus ramos, o **ramo perfurante,** possui trajeto diferente; ele penetra na parede do ventrículo esquerdo, segue dorsalmente e

---

*Nas descrições das artérias coronárias das aves muitas vezes os autores deixam de incluir seus ramos profundos que têm curso dentro do septo interventricular (Fig. 67-4).

CORAÇÃO E VASOS SANGÜÍNEOS DAS AVES

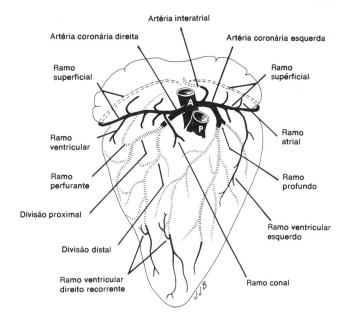

Figura 67-5. Artérias coronárias da galinha; padrão de ramificação (dominância da artéria coronária esquerda, veja o texto).

Desenho de dissecções, aspecto cranioventral. Linhas pretas contínuas e interrompidas = artérias superficiais; linhas paralelas = artérias profundas mergulhadas no miocárdio do lado ventral e direito do septo interventricular. A, aorta; P, tronco pulmonar.

subdivide-se em diversos ramos; um desses ramos normalmente se anastomosa com um ramo terminal do ramo superficial esquerdo, enquanto o outro normalmente vai unir-se com o último ramo ventricular do ramo superficial direito. O ramo termina ao suprir as paredes dorsais dos ventrículos e a valva atrioventricular direita, através de sua afixação dorsal. A **divisão distal** do ramo profundo da artéria coronária direita corre no sentido do ápice, na face direita do septo interventricular. Os ramos terminais suprem o septo; alguns ramos atingem a superfície do coração e seguem recorrentemente para dentro da parede ventricular direita caudal (Fig. 67-5). Os ramos terminais que continuam dorsoapicalmente fornecem a maioria do suprimento sangüíneo para o ápice e para a parede ventricular esquerda dorsal.

Artéria Coronária Esquerda. A **artéria coronária esquerda** surge do seio esquerdo (ventral) da aorta; seu tronco normalmente curto subdivide-se nos ramos profundo e superficial. Sua primeira parte situa-se dorsalmente ao tronco pulmonar, na parte ventral esquerda do sulco coronário; esta parte do tronco fornece pequenos **ramos conais** para a parte dorsal do cone arterial, bem como seu ramo interatrial, que ocasionalmente pode surgir independentemente do seio da aorta.

A **artéria interatrial** (Fig. 67-5) é de importância particular por causa de seu papel no suprimento do tecido do nó do coração. A primeira parte da artéria interatrial estende-se dorsocaudalmente entre a aorta e os átrios, emitindo *arteriae vasorum* para as raízes da aorta e do tronco pulmonar. Ventralmente, entre os átrios, a artéria interatrial bifurca-se nos ramos direito e esquerdo; cada um deles segue para o átrio correspondente, e emite ramificações para os músculos pectinados. Próximo à sua bifurcação, a artéria interatrial normalmente fornece um pequeno **ramo penetrante** para a parte caudal do septo interatrial; este ramo supre a região do nó atrioventricular. Ocasionalmente, o ramo penetrante é um grande vaso de trajeto dorsal, no sentido do local de cruzamento do sulco coronário com o sulco interventricular dorsal. Aqui ele se anastomosa com os ramos terminais do ramo superficial esquerdo, o ramo superficial direito e o ramo penetrante da artéria coronária profunda direita. O ramo direito da artéria interatrial continua ventralmente em direção à veia cava cranial direita e, a seguir, dorsalmente ao redor de sua margem lateral, para a região do nó sinoatrial.

O **ramo superficial da artéria coronária esquerda** (artéria circunflexa esquerda) segue a direção do curto vaso principal; ele continua em um arco dorsal esquerdo, na parte externa do sulco coronário. Ela emite pequenos **ramos atriais** e **ramos ventriculares**, maiores, para dentro da prateleira muscular basal da parede ventricular. O ramo superficial emite um grande (ocasionalmente dois) ramo ventricular esquerdo que pode acompanhar a parte proximal da veia cardíaca esquerda no sulco interventricular ventral. Dorsalmente, os ramos terminais do ramo superficial esquerdo anastomosam-se com os ramos terminais do ramo perfurante da artéria coronária direita profunda e o ramo superficial direito, na extremidade cranial do sulco interventricular dorsal. Os ramos terminais do ramo superficial esquerdo suprem dorsalmente o seio venoso e suas valvas. Esta região pode ser suprida por ramos terminais de um ramo superficial direito dominante.

O **ramo profundo da artéria coronária esquerda** supre a parte ventral do septo interventricular, uma pequena parte da extensão distal da parede ventricular direita, a parede ventricular esquerda, o lado esquerdo da parede ventricular dorsal, incluindo o ápice do coração dorsalmente e para a esquerda. Numerosos ramos septais são emitidos pelos ramos da artéria coronária profunda esquerda. O ramo profundo surge da parte ventral da curta ramificação da artéria coronária esquerda, e segue no sentido do ápice, entre o ventrículo esquerdo e a superfície dorsal do cone arterial. A parte cranial do ramo profundo situa-se profundamente no septo interventricular, caudalmente ao ânulo fibroso pulmonar, ligeiramente à esquerda da artéria coronária direita. O ramo profundo esquerdo situa-se na parte ventral do septo interventricular, enquanto o ramo profundo direito situa-se no lado direito do septo. O ramo profundo direito segue dorsoapicalmente, enquanto o ramo profundo esquerdo direciona-se apicalmente e para o lado esquerdo do coração. O principal prolongamento do ramo profundo esquerdo termina no vórtex do ápice. Em sua extensão, na parede ventral do ventrículo esquerdo, o ramo profundo esquerdo libera dois ou três ramos de certo tamanho, de seu lado direito, e uma outra série de ramos, de seu lado esquerdo. Aqueles do lado direito fornecem ramificações recorrentes para dentro da parede ventral do ventrículo direito (Fig. 67-5), e depois continuam no sentido do ápice. **Ramos septais** externos, ao lado esquerdo do ramo profundo esquerdo, têm trajeto dorsal e quase em ângulos retos ao talo da artéria; são paralelos uns aos outros e passam para a região dorsal do ventrículo esquerdo e sulco interventricular dorsal. Estes ramos gradativamente aproximam-se da superfície; entretanto, alguns deles permanecem profundamente localizados e anastomosam-se, próximo ao sulco interventricular dorsal, com ramos transversos correspondentes da artéria coronária profunda direita.

Drenagem Venosa*

Dos quatro sistemas de **veias cardíacas**** (Fig. 67-6) no coração do *Gallus,* os principais troncos

---

*Grande parte deste relato baseia-se no trabalho de Lindsay, 1967.

**A terminologia das veias cardíacas é confusa. Os termos comuns "grande veia cardíaca", "veia média cardíaca" e "veias cardíacas anterior ou pequena", comumente usados na literatura, não são descritivamente apropriados. Por exemplo, a grande veia é quase sempre acentuadamente menor do que a média veia cardíaca, normalmente a maior das veias cardíacas. Esses termos serão citados como sinônimos para melhores termos descritivos.

situam-se logo abaixo do epicárdio expostamente e, exceto para a veia circunflexa esquerda, não são veias correspondentes dos principais ramos da artéria coronária. Os sulcos interventriculares ventral e dorsal contêm as veias cardíacas ou suas maiores tributárias. Um seio coronário não está presente no coração do *Gallus*. No coração dos mamíferos, o seio coronário é uma grande veia cardíaca no sulco coronário, que é um vestígio da extremidade proximal da veia cava cranial esquerda; entretanto, nas aves, a veia cava cranial esquerda é uma veia maior, persistente. A veia cava cranial esquerda é notadamente menor do que a veia cava direita, nas aves adultas; isto reflete o menor tamanho da veia jugular esquerda nas aves (veja "Veias Jugulares").

A **veia cardíaca esquerda** (grande v. cardíaca) tem percurso na borda esquerda do coração; seu **segmento interventricular** situa-se entre o cone arterial e o ventrículo esquerdo (Fig. 67-4). À medida que a veia dobra mesal para dentro do sulco coronário, seu **segmento basal** transverso situa-se entre o cone arterial e o bulbo da aorta, ventralmente, e à aurícula esquerda, dorsalmente (Fig. 67-6). Tipicamente, a veia cardíaca esquerda surge um tanto cranialmente ao ápice e por confluência de tributárias, drenando áreas do ventrículo esquerdo, dorsal e ventralmente à borda esquerda do coração. Próximo ao sulco coronário, a veia cardíaca esquerda recebe uma tributária que drena os lados adjacentes ao sulco interventricular ventral, e uma ou mais **veias conais** do cone arterial. **Veias septais** esvaziam-se nas superfícies profundas do segmento interventricular e na sua tributária interventricular. O segmento basal cruza superficialmente a artéria circunflexa esquerda e depois situa-se paralelamente ao tronco da artéria coronária esquerda. Para atingir sua terminação no átrio direito, passa caudalmente à artéria interatrial e depois sob o assoalho do recesso esquerdo do átrio direito. O segmento basal recebe **venae vasorum** do cone arterial e do vestíbulo da aorta, **tributários atriais esquerdo e direito**, e um **tronco septal esquerdo** da parte cranial do septo interventricular. Na junção dos segmentos interventricular e basal, uma curta veia do sulco coronário esquerdo, derivada de várias tributárias ventricula-

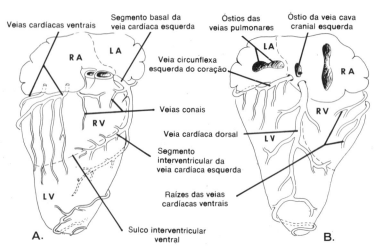

Figura 67-6. Veias cardíacas da galinha.

A, Aspecto cranioventral do coração; B, aspecto caudodorsal do coração; LA, RA, átrios esquerdo e direito; LV, RV, ventrículos esquerdo e direito. (Adaptado de Lindsay, 1967.)

res esquerdas e atriais, drena para dentro da veia cardíaca esquerda. A veia cardíaca esquerda esvazia-se, através de um orifício com formato de fenda, no assoalho do recesso esquerdo do átrio direito; ocasionalmente, a veia cardíaca esquerda segue dorsalmente por baixo do septo interatrial e abre-se no canto dorsal esquerdo do átrio direito, próximo ao óstio da veia cava cranial esquerda.

A **veia cardíaca dorsal** (v. cardíaca média) é a maior das veias cardíacas; ela surge pela confluência das **raízes apicais direita e esquerda**, cada uma formada pelas tributárias que emergem de um vórtex de vasos que drenam o ápice do coração (Fig. 67-3). O principal tronco desta veia recebe profundamente numerosas **raízes septais,** bem como tributárias laterais. As tributárias superficiais, curtas, largas e tortuosas esvaziam-se no tronco principal ou suas raízes apicais em um ângulo quase reto. A parte cranial da veia cardíaca dorsal situa-se no sulco interventricular dorsal (Fig. 67-3). A raiz apical direita e a veia em si recebem tributárias da parte dorsal do septo interventricular e da parede livre do ventrículo direito. Próximo à sua terminação, a veia cardíaca dorsal muitas vezes recebe uma ou duas fortes tributárias do ventrículo esquerdo. Ao atingir a parte dorsal do sulco coronário, caudalmente à veia cava cranial esquerda, a veia cardíaca dorsal em certos indivíduos pode unir-se à veia circunflexa esquerda; sua extremidade cranial pode também receber uma tributária substancial da parede craniodorsal do ventrículo direito. A veia cardíaca dorsal atravessa o músculo basal circular e esvazia-se dentro do canto dorsal esquerdo do átrio direito, caudal e ventral ao óstio da veia cava cranial esquerda.

A **veia cardíaca circunflexa esquerda** segue dorsalmente no sulco coronário esquerdo, acompanhando o ramo superficial da artéria coronária esquerda. Dorsalmente ao óstio atrioventricular esquerdo e caudalmente à terminação da veia cava cranial esquerda ela vai situar-se profundamente no sulco coronário. A veia cardíaca circunflexa esquerda drena principalmente a região craniodorsal do ventrículo esquerdo; ela também recebe diversas **raízes da aurícula esquerda**. Esta veia termina unindo-se à última parte da veia cardíaca dorsal, ou penetrando independentemente no átrio direito, próximo ao orifício da veia cardíaca dorsal.

As **veias cardíacas ventrais** (vv. cardíacas anteriores ou pequenas) constituem um sistema de veias na parede ventral do ventrículo direito, consistindo em diversas tributárias longas, paralelas ao eixo do coração. Estas veias formam dois ou mais troncos que atravessam o sulco coronário e esvaziam-se na aurícula do átrio direito. As veias cardíacas ventrais drenam boa parte livre da parede ventricular direita e a valva atrioventricular direita. Algumas das tributárias ventriculares recebem drenagem da região apical; portanto, terão que cruzar o sulco interventricular ventral do coração. O lado esquerdo deste complexo de veias recebe **veias conais** e **bulboaórticas.** Profundamente, um **tronco septal direito**, formado de veias do vestíbulo da aorta e do septo, segue sob o endocárdio e une-se às tributárias esquerda ou média do complexo venoso cardíaco ventral. O lado direito do ventrículo direito é drenado por uma ou mais tributárias deste complexo de veias. Os dois a quatro troncos que são formados cruzam o sulco coronário externamente à artéria coronária superficial direita, e recebem raízes **auricular** e **atrial direita.** Os orifícios das veias cardíacas ventrais, na parede ventral da aurícula direita, ficam bem longe da área geral do átrio direito onde drenam as veias cava cranial esquerda, circunflexa, dorsal e cardíaca esquerda (Fig. 67-6).

Numerosas **pequenas veias cardíacas** (*vv. cordis minimi;* veias luminais) retornam parte da drenagem venosa da parede do coração, diretamente dentro das cavidades do órgão, ao invés de o fazerem através de um sistema superficial de veias coletoras. As aberturas, abundantes tanto nos átrios como no ventrículo direito, são escassas no ventrículo esquerdo (Uchiyama, 1928).

DRENAGEM VENOSA DO SEPTO INTERVENTRICULAR. Uma importante função do segmento basal da veia cardíaca esquerda nas aves é a drenagem venosa da parte cranial do septo interventricular. Dois troncos septais venosos drenam principalmente a parte cranial do septo. A drenagem das áreas restantes do septo é feita por meio de múltiplas pequenas tributárias do segmento interventricular da veia cardíaca esquerda, do complexo venoso cardíaco ventral, da veia cardíaca dorsal, e umas poucas curtas e delgadas veias septais que se abrem diretamente no átrio. O **tronco septal esquerdo** drena no segmento basal da veia cardíaca esquerda; o **tronco septal direito** une-se às divisões média ou esquerda do complexo venoso cardíaco ventral.

Sistema de Condução Atrioventricular do Coração*

(Fig. 67-7)

Há um sistema especializado de condução dos impulsos cardíacos (*sistema atrioventricular*) presente no coração das aves. Ele foi estudado nos galiformes, anseriformes, e aves representativas de outras ordens. Com relação às principais características do sistema de condução, a descrição que se segue aplica-se às aves em geral. O sistema de condução é derivado da modificação das células musculares cardíacas. O sistema consiste em três tipos de **células miocárdicas de condução**. Elas são as **células nodais**, as **células do feixe,** e as **células das ramificações periféricas finais.** Todos estes tipos de células, particularmente as últimas, são comumente denominados células de Purkinje. Cadeias das células referidas formam fibras condutoras de impulsos. O impulso cardíaco é gerado no tecido nodal, e depois transmitido para o feixe, seus ramos e a rede de ramificações terminais. As fibras terminais ramificam-se e tornam-se contíguas ponta a ponta, lado a lado etc., com as células miocárdicas típicas. O estímulo levado pelas fibras condutoras determina a contração das fibras musculares cardíacas que transmitem adiante a onda de estímulo, para outras fibras musculares adjacentes. As células nodais são reguladas pelos nervos autônomos. Há cres-

---

*Veja Akester (1971) e Jones e Johansen (1972) quanto às revisões dos detalhes da ultra-estrutura, inervação e fisiologia do coração.

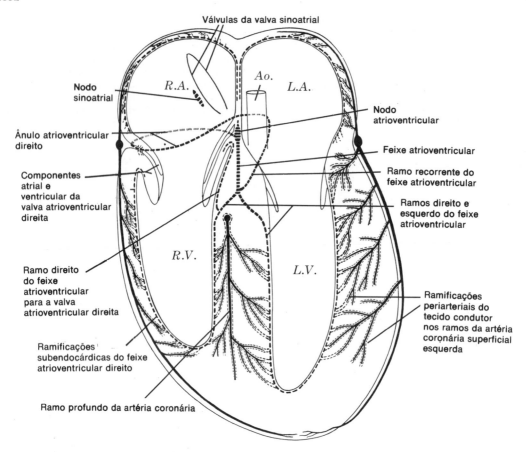

Figura 67-7. Partes principais do sistema impulso-condutor do coração das aves.

Linhas pretas contínuas, ramos das artérias coronárias; linhas interrompidas grossas e finas, tecido condutor de impulso; Ao., aorta; A-V, atrioventricular; L.A., L.V., átrio e ventrículo esquerdos; R.A., R.V., átrio e ventrículo direitos. Note o quadro errôneo da parte septal da valva A-V direita; ramo profundo de apenas uma artéria coronária é mostrado. (De Davies, 1930.)

centes provas de que outras células condutoras e células miocárdicas típicas também podem estar sob influência direta dos nervos.*

Algumas das fibras condutoras terminais ramificam-se por baixo do endocárdio, e ali fazem contato direto com as células miocárdicas. Entretanto, algumas das fibras localizadas no endocárdio penetram profundamente, dentro do miocárdio, e se organizam como **tufos periarteriais** de células, ao redor dos ramos intramiocárdicos das artérias coronárias. Em outras palavras, as fibras condutoras se distribuem ao miocárdio subendocardial e periarterialmente.

PARTES DO SISTEMA DE CONDUÇÃO (Fig. 67-7). O sistema de condução do coração das aves é formado do nodo sinoatrial pelas ramificações periarteriais e subendocárdicas auricular e atrial, do nodo atrioventricular do ânulo, anel atrioventricular direito, do fascículo atrioventricular e os dois membros principais (pernas), e as ramificações subendocárdica ventricular e periarterial.

O **nó sinoatrial** (nó S-A) varia em sua posição na parede do átrio direito, em diferentes aves, dependendo do grau em que o seio venoso é incorporado à parede atrial (veja acima). O nó sinoatrial do *Gallus* consiste em uma massa de fibras na região entre a veia cava caudal e a veia cava cranial direita (Prakash, 1956). Situa-se embaixo do epicárdio do átrio ou dentro do miocárdio da base da valva do seio direito. É compacto, bem definido, e circundado por uma camada fibrosa.*

Algumas fibras do nó S-A estão apostas a fibras musculares cardíacas ordinárias e adjacentes; outras são contíguas a fibras condutoras subendocárdicas vizinhas e distribuídas, em sua maioria, nos espessos músculos pectinados atriais. Outras fibras nodais estão unidas às fibras condutoras periarteriais, ao redor de ramos atriais das artérias coronárias.

O miocárdio geral dos átrios e o dos ventrículos é descontínuo; o esqueleto fibroso do coração os se-

---

*Veja Akester (1971) e Jones e Johansen (1972) quanto às revisões dos detalhes da ultra-estrutura, inervação e fisiologia do coração.

*Em contraste, no pardal, que não possui um seio venoso definitivo, o nodo S-A está dentro do septo interatrial. Em outros pássaros o nodo S-A pode ter uma configuração atenuada ou semicircular.

para. A continuidade entre o miocárdio atrial e o ventricular é feita apenas através do tecido de condução especializado.

A maioria dos autores concorda que não há ligação direta, por meio do tecido de condução de impulsos, entre o nó S-A e o nó atrioventricular. Em outras palavras, as fibras nodais S-A primeiramente realizam à contração da musculatura do seio venoso; o impulso então espalha-se por toda a musculatura atrial e ativa o nó atrioventricular através de estímulos conduzidos pelas células miocárdicas adjacentes. Embora a valva atrioventricular direita possua componentes miocárdicos atriais e ventriculares, existe um componente "isolante" de tecido fibroso que evita a passagem direta do impulso da musculatura atrial para a ventricular.

As ligações especializadas entre os átrios e os ventrículos são: (1) o nó e o feixe atrioventricular, e (2) o ânulo atrioventricular direito.

O **nó atrioventricular** (nó A-V) está mergulhado na parte caudodorsal do septo interatrial, ligeiramente ventral e à esquerda do óstio da veia cava cranial esquerda. Ventralmente, a massa de fibras nodais estreita-se, continuando com o **fascículo atrioventricular** (fascículo A-V). O nó está circundado por tecido conjuntivo que é contínuo com o tecido fibroso do esqueleto do coração. O fascículo A-V então se alarga, e corre ventralmente para a esquerda e para dentro do septo interventricular cranial. A cerca de um quarto da distância ao ápice, o fascículo divide-se dentro do septo, nos ramos direito e esquerdo. A bifurcação do fascículo A-V situa-se imediatamente à esquerda do ramo profundo da artéria coronária direita. O tecido conjuntivo ao redor do nó A-V se prolonga apicalmente ao longo do ramo principal do fascículo apenas durante curta distância. Não há nenhuma camada compacta de tecido conjuntivo (de Curran) ao redor do fascículo A-V nas aves; portanto, suas fibras periféricas estão em continuidade direta com as fibras miocárdicas septais (veja Jones e Johansen, 1972).

O **membro direito do fascículo A-V** (*perna direita*) corre ventroapicalmente; aproximando-se do endocárdio no lado direito do septo interventricular, ele torna-se arredondado e com suas fibras dispostas mais frouxamente. Ao atingir o tecido conjuntivo subendocárdico, o membro direito espalha-se e suas fibras tornam-se contínuas com o plexo subendocárdico. As fibras do plexo correm apicalmente e se irradiam para a parede livre do ventrículo direito, distalmente à sua afixação septal, e depois continuam até o ápice. Quando o membro direito atinge o endocárdio, emite cranialmente um pequeno ramo arredondado de fibras dispostas frouxamente dentro da afixação septal ventral da valva atrioventricular direita.

O **membro esquerdo do fascículo A-V** (*perna esquerda*) segue um curto trajeto apical indo atingir o tecido subendocárdico no lado esquerdo do septo. O membro esquerdo é uma faixa achatada e larga de fibras dispostas compactamente e que se tornam mais frouxas à medida que divergem. Não havendo nenhuma camada de tecido conjuntivo ao redor do membro esquerdo, as fibras especializadas periféricas estabelecem contigüidade com as células miocárdicas vizinhas, em todos os níveis.

O **ramo recorrente do fascículo A-V** (*ramo recorrente*) surge próximo à bifurcação do fascículo A-V; corre craniodorsalmente e para a esquerda, dentro do septo interventricular. Suas fibras periféricas ao longo de seu trajeto entram em contato com as células miocárdicas. Na base do septo, o ramo recorrente situa-se ventralmente ao óstio atrioventricular esquerdo. Ele passa dorsalmente à face ventral esquerda da raiz da aorta, continuando com fibras periarteriais dos ramos da artéria coronária esquerda. Seguindo dorsocaudalmente no tecido conjuntivo do ânulo da aorta, une-se ao fascículo de fibras condutoras que passa do nó A-V, ao redor da circunferência do óstio atrioventricular direito e dorsalmente à raiz da aorta. A junção dorsal, à raiz da aorta forma o **ânulo atrioventricular direito** (ânulo A-V) de fibras de Purkinje. O ânulo A-V direito situa-se em sua maior parte nas camadas de tecido conjuntivo da valva A-V direita. Aqui o ânulo expande-se à semelhança de uma folha; são estabelecidas ligações entre estas fibras e as células miocárdicas da valva muscular direita. Desta forma, existe uma ligação atrioventricular acessória que não a do fascículo A-V.

RAMIFICAÇÕES PERIARTERIAIS (Fig. 67-7). As células terminais de condução possuem disposições extensas e intricadas nas paredes ventriculares, sendo encontradas subendocardial e intramiocardialmente (periarterial) e, em grau menor, subepicardialmente. As ramificações subendocardiais já foram descritas. Outras fibras subendocárdicas, no septo e nas paredes ventriculares livres, penetram no miocárdio adjacente e estabelecem contigüidade com as fibras musculares cardíacas ou com as fibras dos tufos periarteriais. Toda a coleção de fibras periarteriais (cadeias de células condutoras) parece ser derivada da rede subendocárdica (Davies, 1930). Acompanhando os ramos das artérias coronárias, elas formam um intricado sistema intramiocárdico de fibras condutoras que estabelecem contato funcional ao longo de seu trajeto com as fibras musculares ordinárias. Em determinados lugares, as fibras seguem as artérias através do miocárdio, para o tecido conjuntivo epicárdico.

As fibras periarteriais ventriculares são independentes daquelas nas paredes atriais. As fibras condutoras periarteriais, nas proximidades dos ramos profundos das artérias coronárias, isto é, próximo ao nível da bifurcação do fascículo A-V, são derivadas da rede subendocárdica nos lados do septo interventricular, apicalmente. Desta forma, as fibras estendem-se ao miocárdio da parte cranial do septo. Como no caso do sistema ventricular, ramos da rede subendocárdica atrial penetram no miocárdio atrial; os ramos atriais das artérias coronárias adquirem cordões ou tufos de fibras periarteriais que passam através de toda a espessura da parede atrial, para dentro do tecido conjuntivo subepicárdico. O sistema periarterial atrial de fibras é independente do sistema periarterial ventricular.

RECEPTORES QUÍMICOS. Os **corpos aórticos**, massas de tecidos receptores químicos, estão localizados na região da fissura entre a raiz da aorta e o tronco pulmonar, em posição imediatamente cranial ao esqueleto do coração (Kuo-tchang et al., 1963). Ocasionalmente, as células receptoras encapsuladas que compõem os corpos aórticos podem estar incluídas no tecido conjuntivo e na adventícia da raiz do tronco pulmonar ou da aorta em si. Para serem estimulados pelo sangue, os receptores químicos terão que possuir um adequado suprimento sangüíneo para si próprios. A artéria coronária esquerda é tida como sendo a fonte principal de suprimento para os componentes do corpo aórtico. Isto provavelmente ocorre por meio de *arteriae vasorum* que surgem da raiz da artéria interatrial. Pequenas vênulas drenam o tecido do corpo aórtico; as veias mais próximas, que recebem esta drenagem, são o segmento basal da veia cardíaca esquerda'ou então uma das divisões esquerdas do complexo cardíaco ventral. Os outros tecidos receptores químicos principais são os **corpos carótidos,** localizados no pescoço próximo às glândulas tireóides. Receptores semelhantes aos corpos aórticos foram descritos nas superfícies dorsal e lateral da aorta, nas artérias braquiocefálica e pulmonar, e na artéria pulmonar próximo ao hilo do pulmão (Fedde, 1970).

BIBLIOGRAFIA

Adams, W. E. 1937. A contribution to the anatomy of the avian heart as seen in the kiwi (*Apteryx australis*) and the yellow-crested penguin (*Megadyptes antipodum*). Proc. Zool. Soc. Lond. Ser., B, 107:417–441.
Akester, A. R. 1971. The heart. In D. J. Bell and B. M. Freeman (eds): Physiology and Biochemistry of the Domestic Fowl. Vol. 2:745–781. Academic Press, London.
Chiodi, V., and R. Bortolami. 1967. The conducting system of the vertebrate heart. Edizioni Calderini, Bologna.
Davies, F. 1930. The conducting system of the bird's heart. J. Anat. 64:129–147.
Fedde, M. R. 1970. Peripheral control of avian respiration. Fed. Proc. 29:1664–1673.
Jones, D. R. and K. Johansen. 1972. The blood vascular system of birds. In D. S. Farner and J. R. King: Avian Biology. Vol. 2. Academic Press, London.
Kern, A. 1926. Das Vogelherz. Untersuchungen an *Gallus domesticus* Briss. Morph. Jahrb. 56:264–315.
Kuo-tchang, T., F. Siang-ki and C. Ta-yan. 1963. On the vasculature of the aortic bodies in birds. Scientia Sinica 12:339–345.
Lindsay, F. E. F. 1967. The cardiac veins of *Gallus domesticus*. J. Anat. 101:555–568.
Lindsay, F. E. F., and H. J. Smith. 1965. Coronary arteries of *Gallus domesticus*. Am. J. Anat. 116:301–314.
Petren, T. 1926. Die Coronararterien des Vogelherzens. Morph. Jahrb. 56:239–249.
Prakash, R. 1956. The heart and its conducting system in the common Indian fowl. Proc. Nat. Inst. Sci. India 22:22–27.
Prakash, R., S. P. Bhatnagar and N. Yousuf. 1960. The development of the conducting tissue in the heart of chicken embryos. Anat. Rec. 136:322 (Abstract).
Quiring, D. P. 1933-34. The development of the sino-atrial region of the chick heart. J. Morph. 55:81–118.
Rigdon, R. H. and J. Frolich. 1970. The heart of the duck. Zentralbl. Veterinärmed. (Reihe A) 17:85–94.
Robb, J. S. 1965. Comparative basic cardiology. Grune and Stratton, New York.
Röse, C. 1890. Berträge zur vergleichenden Anatomie des Herzens der Wirbelthiere. Morph. Jahrb. 16:26–96.
Shaner, R. F. 1923. On the muscular architecture of the vertebrate ventricle. J. Anat. 58:59–70.
Smith, R. B. 1971. Observations on nerve cells in human, mammalian, and avian cardiac ventricles. Anat. Anz. 129:436–444.
Uchiyama, T. 1928. Zur Frage der Vv. minimae thebesii und der Sinusoide beim Huhnerherzen. Morph. Jahrb. 60:296–322.
Wolf, K. 1967. Das Herz der Vögel. Inaug. Diss. Humboldt-Univ. Berlin (#3184).
Yousuf, N. 1965. The conducting system of the heart of the house sparrow, *Passer domesticus indicus*. Anat. Rec. 152:235–250.

SISTEMA ARTERIAL

TRONCO PULMONAR

O tronco pulmonar surge da parte cranial, com formato afunilado, do cone arterial do ventrículo direito. O tronco possui paredes mais finas que a aorta, refletindo as pressões menores na circulação pulmonar. O segmento ligeiramente bulboso produzido pelos três **seios pulmonares** está localizado na base do curto tronco pulmonar. Cada seio pulmonar contém uma cúspide semilunar da **valva pulmonar** que evita o refluxo do sangue do tronco pulmonar para o cone. O curto tronco pulmonar estende-se para a esquerda e dorsalmente. Situa-se ligeiramente à esquerda e ventralmente à raiz da aorta; o lado direito do tronco está relacionado com a artéria braquiocefálica esquerda. Dorsalmente à artéria braquiocefálica, o tronco bifurca-se nas artérias pulmonares direita e esquerda. Como a bifurcação está localizada para a esquerda da linha média, a artéria pulmonar direita tem uma extensão intrapericárdica maior do que a artéria pulmonar esquerda. A **artéria pulmonar direita** segue para a direita, dorsalmente à aorta ascendente e à artéria braquiocefálica direita. Passando caudalmente ao arco da aorta, atravessa a parede dorsal do pericárdio, entre a aorta e a veia cava cranial direita. A **artéria pulmonar esquerda** deixa o pericárdio entre a artéria braquiocefálica esquerda e a veia cava cranial esquerda.

Após atravessar dorsalmente o pericárdio, cada artéria pulmonar passa através da membrana sacopleural para penetrar no hilo do pulmão, próximo à sua extremidade cranial. O trajeto intrapulmonar de cada artéria pulmonar é dorsocaudolateral. Surgindo da primeira parte de seu segmento intrapulmonar, temos o **ramo cranial** que se estende dorsalmente e supre o terço cranial do pulmão. O vaso principal bifurca-se após um curto trajeto. O **ramo caudomedial** maior continua caudalmente em um plano parassagital; o **ramo caudolateral** menor estende-se oblíqua e caudalmente, próximo à margem lateral do pulmão. O ramo cranial e o ramo caudomedial suprem a espessa massa de substância pulmonar, próxima à coluna vertebral.

Os principais ramos da artéria pulmonar seguem paralela e intimamente às principais raízes da veia pulmonar; entretanto, não correspondem ao sistema dos principais brônquios intrapulmonares. No hilo do pulmão, a artéria pulmonar, a veia pulmonar e o brônquio primário estão reunidos. A artéria é mais cranial; a veia é mais caudal (e medial); o brônquio situa-se entre as duas.

AORTA

O principal tronco arterial do corpo, a **aorta,** tem início no ânulo da aorta, na base do ventrículo esquerdo. A parte proximal, dilatada, da aorta é o

bulbo da aorta. O bulbo em si é composto dos três **seios da aorta,** expandidos. A raiz da aorta não é visível pelo fato de estar circundada pelas outras partes do coração: ventralmente, o cone arterial; a cada lado, as aurículas esquerda e direita; e dorsalmente, a região interatrial. Esta parte, a **aorta ascendente,** segue cranialmente e para a direita, arqueando-se depois dorsalmente e para a esquerda, à medida que se aproxima da linha média. A parte proximal do **arco da aorta** enrosca-se dorsalmente na artéria pulmonar direita, dentro do pericárdio; ela atravessa o pericárdio e a membrana sacopleural e a seguir contacta com a superfície da extremidade craniomedial do pulmão direito. O segmento distal ao arco, a **aorta descendente,** continua caudalmente para dentro da região pélvica.

Aorta Ascendente

Os primeiros ramos da aorta ascendente são as **artérias coronárias direita** e **esquerda** que surgem de sua raiz (veja as Figs. 67-5 e 12 e a seção sobre o coração).

Os ramos seguintes da aorta são as **artérias braquiocefálicas esquerda** e **direita,** proeminentes; suas origens, no lado esquerdo da aorta ascendente, estão apenas ligeiramente afastadas (Fig. 67-12). Intrapericardialmente, a artéria braquiocefálica esquerda segue um trajeto direto; a artéria braquiocefálica direita curva-se ventralmente à aorta ascendente, próximo ao ponto em que ela deixa o pericárdio. No *Gallus,* cada artéria braquiocefálica é cerca da metade do calibre do arco da aorta.* Conforme seus nomes sugerem, as artérias braquiocefálicas são distribuídas para as regiões do braço e da cabeça. Após curto percurso craniolateral, cada artéria braquiocefálica divide-se nas artérias subclávia e carótida comum. Em sua bifurcação, cada artéria braquiocefálica situa-se ventralmente à veia jugular. Um padrão característico, em forma de losango, criado pelas duas artérias braquiocefálicas e as duas artérias carótidas comuns, enquadra a parte terminal da traquéia.

A curta **artéria subclávia** (Fig. 67-6) estende-se até a parede lateral do corpo, onde emite a artéria axilar, e continua como o grande **tronco peitoral** (Fig. 67-12). Uma pequena **artéria esternoclavicular** surge caudalmente da artéria subclávia opostamente à origem da artéria axilar; seus ramos esternal (externo) e clavicular são distribuídos em sua maior parte para o músculo supracoracóideo e para à face interna da parte cranial do esterno. A **artéria traqueal ascendente** surge cranialmente da raiz da artéria subclávia e segue medialmente, ao longo do músculo esternotraqueal, para a traquéia e na qual ascende. A artéria traqueal ascendente direita é com freqüência visivelmente maior do que a artéria esquerda. Em certos indivíduos a artéria traqueal ascendente pode ser um ramo da raiz da artéria carótida comum. A **artéria torácica interna** também surge da artéria subclávia; seus dois ramos principais estendem-se caudalmente ao longo das articulações esternocostais e ao longo das linhas de articulação dos segmentos esternais e vertebrais das costelas. Esses ramos enviam os **ramos intercostais ventrais** para dentro das partes ventrais dos espaços intercostais.

Artérias do Pescoço

A **artéria carótida comum** é o menor dos dois ramos terminais da artéria braquiocefálica (Fig. 67-12). Ela segue paralelamente à veia jugular e ao nervo vago, dentro da entrada torácica. A curta artéria carótida comum divide-se em uma artéria carótida interna e um tronco vagovertebral. A **artéria esofagotraqueobronquial,** uma pequena colateral da artéria carótida comum, tem percurso caudomedial e fornece ramos para o segmento caudal da traquéia, siringe, brônquios do tronco principal, segmento esofágico pós-papo, extremidade cranial do pró-ventrículo, glândula paratireóide, corpo carotídeo e o corpo ultimobranquial. Outras colaterais da artéria carótida comum são a **artéria esofágica ascendente** (veja a artéria subclávia para descrição da artéria traqueal ascendente) para o esôfago pós-papo e o papo e a **artéria tireóide caudal** para as glândulas tireóide e paratireóides. A artéria tireóide caudal pode ser um ramo da artéria esofágica ascendente ou um ramo direto da artéria carótida comum; a artéria para o pequeno corpo carotídeo é muitas vezes um ramo direto da artéria carótida comum. A glândula tireóide repousa no ângulo de bifurcação da artéria carótida comum em seus terminais.

A **artéria vertebral** origina-se do tronco comum a ela e à artéria do vago. A artéria vertebral supre a medula espinhal cervical, a coluna vertebral e a musculatura; a artéria do vago supre as vísceras cervicais e o tegumento, no segmento intermediário do pescoço. O ramo ascendente da artéria vertebral e da artéria do vago são supridos em ambas as suas extremidades torácica e cranial, isto é, eles formam anéis arteriais. A artéria vertebral segue dorsomedialmente; ela penetra a fenda nos músculos axiais, entre a primeira e segunda raízes do plexo braquial, onde se subdivide em seus ramos ascendente e descendente. (A artéria tireóide cranial pode originar-se da artéria vertebral ou da parte proximal da artéria do vago.) A **artéria vertebral ascendente** segue até a base do crânio, no canal formado pelos sucessivos forames transversos das vértebras cervicais; ela é acompanhada pelo tronco do nervo simpático cervical e veia vertebral. Ao longo de seu comprimento esta artéria emite uma série de ramos que fornecem ramos dorsais e ventrais para a musculatura axial, ramos articulares e ósseos para a coluna vertebral, e ramos vertebromedulares, através dos forames intervertebrais, que vão aos nervos espinhais cervicais, meninges e cordão espinhal (veja "artérias e veias da medula espinhal"). Na base do crânio a artéria vertebral ascendente anastomosa-se, extremidade com extremidade, com um ramo descendente da artéria occipital profunda (Fig. 67-8). Ela não penetra na cavidade cranial.

A **artéria vertebral descendente** penetra o forame transverso da última vértebra cervical; ela segue paralelamente à coluna vertebral, passando através de

---

*Nas aves de vôo rápido, tal como o pombo, o diâmetro do arco aórtico é menor do que o das artérias braquiocefálicas.

aberturas entre a cabeça e o tubérculo de cada uma das primeiras duas ou três costelas. A artéria emite, vertebromedularmente, ramos que penetram nos forames intervertebrais. As primeiras duas ou três **artérias intercostais dorsais** também são ramos da artéria vertebral descendente. Anastomoses entre os ramos intercostais dorsais da aorta e os da artéria vertebral descendente normalmente ocorrem ao nível da terceira costela.

A **artéria do vago** (*a. comes nervi vagi*) corre ao longo do pescoço para a base do crânio em um feixe com a veia jugular, o nervo vago e a cadeia tímica; próximo à sua origem em cada lado, a artéria do vago supre o esôfago, o papo e a parte intermediária da traquéia cervical. Dada a sua localização do lado direito da traquéia, esôfago e do papo, os ramos esquerdos da artéria do vago precisam cruzar ventralmente o pescoço para atingirem os lados esquerdos dessas estruturas. A **artéria supra-escapular** origina-se da artéria do vago e supre os músculos da região dorsal do ombro e o tegumento proximal do braço. Ao longo de seu trajeto, a artéria do vago supre o timo; no meio do comprimento do pescoço emite uma substancial **artéria cervical cutânea ascendente**. Além deste ponto, a artéria do vago, de menor calibre, ascende no pescoço, aumentando gradativamente; isto significa sua anastomose com um ramo descendente da artéria occipital.

A **artéria carótida interna** (artéria carótida dorsal) é o prolongamento da artéria carótida comum. As duas artérias carótidas internas seguem craniomedialmente, e a seguir convergem ventralmente à raiz do pescoço; ali seguem cranialmente, lado a lado, mergulhando na musculatura do pescoço. A artéria carótida esquerda situa-se ventralmente à artéria carótida direita, na parte intermediária do pescoço, onde estes vasos estão profundamente situados no **canal carotídeo** e **cervical** (subvertebral), osteomusculofibroso. Em seu trajeto cervical, as artérias carótidas internas da galinha não suprem as estruturas circundantes e nem se comunicam uma com a outra. Mais ainda, as artérias carótidas internas não possuem essencialmente nenhuma anastomose com as artérias vertebrais que as acompanham paralelamente (Baumel, 1964). Ao nível da quarta vértebra cervical, as artérias carótidas internas deixam seu canal e divergem uma da outra. Próximo à base do crânio, no ângulo do cruzamento das veias cefálica caudal e rostral, cada artéria carótida interna emite a artéria carótida externa e penetra na fossa parabasal, rasa, localizada na base do crânio. Aqui ela se divide em seus dois ramos terminais, as artérias oftálmica externa e a carótida cerebral (Fig. 67-8).

Artérias da Cabeça

O suprimento arterial para a cabeça da galinha (e outras aves) é caracterizado pela multiplicidade de anastomoses de grande calibre, entre os principais vasos distribuidores, que formam alças ou arcos arteriais contínuos (Fig. 67-8). A direção do fluxo dentro das alças é dependente da diferenciação de pressão. A mucosa da cavidade nasal, a cavidade oral, a faringe e os acessórios cutâneos da cabeça da galinha possuem uma rica rede microvascular (Wodzicki, 1929) contendo várias anastomoses arteriovenosas que podem estar vinculadas à regulação da temperatura corpórea, ou com o controle da temperatura do sangue que flui para o cérebro. Caracteristicamente, muitas das artérias na região da cabeça, particularmente os ramos ao redor da cavidade oral e sob a pele da face, estão circundadas por plexos venosos ou veias acompanhantes em pares, ao invés de serem acompanhadas por vasos venosos únicos. Este tipo de disposição pode estar envolvido com o intercâmbio de calor contracorrente entre as artérias e suas veias.

A artéria carótida do cérebro está relacionada principalmente com a vascularização do cérebro e suas meninges; entretanto, seu ramo etmoidal é uma das fontes de sangue para a cavidade nasal. As artérias carótida externa e a oftálmica externa são as principais artérias extracraniais. Diversas anastomoses calibrosas ligam as artérias intracraniais e as extracraniais. Os ramos das artérias do cérebro percorrem o cavo subaracnóideo, e gradativamente penetram na pia-máter; emitem ramos penetrantes para dentro do cérebro. Nenhuma artéria de importância tem percurso dentro da substância do cérebro; ao contrário, seguem profundamente nas fissuras que separam as partes do cérebro. Os ramos das artérias do cérebro também enviam ramos meníngeos para a dura-máter que circunda o cérebro. A artéria vertebral não participa do suprimento sangüíneo para o cérebro das aves.

ARTÉRIAS EXTRACRANIAIS (Fig. 67-8). A **artéria carótida externa** definitiva é um ramo da artéria carótida interna. (A artéria do vago é em realidade a artéria carótida externa fetal.) Ramos descendentes da artéria carótida externa suprem a musculatura cervical, a pele e as vísceras cervicais. Outros ramos da artéria carótida externa suprem o maxilar inferior, a língua e o assoalho da boca, a laringe, os músculos da mastigação, o maxilar superior, o teto da faringe e o palato. Os ramos também contribuem para o suprimento da fossa nasal, órbita e grande parte do tegumento da cabeça. A artéria carótida externa subdivide-se em seus ramos principais, imediatamente caudal ao processo retroarticular da mandíbula e diretamente ventral à articulação atlantooccipital. Aqui a artéria carótida externa emite dorsalmente a artéria occipital e, ventralmente, a artéria mandibular, e continua dorsomedialmente como a artéria maxilar.

A **artéria occipital** surge do lado lateral da artéria carótida externa; divide-se nos ramos occipital superficial e profundo. O tronco da artéria occipital emite um ramo descendente que segue, caudalmente com a veia jugular e o nervo vago, como a comunicação cranial com a artéria do vago. A **artéria occipital superficial** supre a musculatura dorsolateral do pescoço, opostamente às três vértebras cervicais craniais, e fornece ramos ósseos para estas vértebras. A **artéria occipital profunda** dobra medialmente ao lado da coluna vertebral, penetra no forame transverso da terceira vértebra cervical e anastomosa-se, extremidade com extremidade, com a artéria vertebral ascendente; supre os músculos ventrais do pescoço ao longo de seu trajeto.

CORAÇÃO E VASOS SANGÜÍNEOS DAS AVES

Rostralmente à origem da artéria occipital, a artéria carótida externa emite uma curta **artéria mandibular**. O ramo lateral da artéria mandibular emite uma **artéria auricular caudal** para a região do ouvido e uma **artéria cervical cutânea descendente** para o tegumento dorsolateral da parte cranial do pescoço. O ramo maior, medial, da artéria mandibular possui uma distribuição visceral. Ele segue ventralmente durante curta distância e divide-se. O ramo caudal do ramo medial da artéria mandibular é o **tronco esofágico traqueal;** ele tem curso no sulco entre as extremidades craniais da traquéia e da faringe e emite a artéria laríngea. A **artéria laríngea**, com percurso no aspecto lateral e dorsal da laringe, emite a artéria hióidea. Além da origem da artéria laríngea, o tronco esofágico traqueal subdivide-se na **artéria esofágica descendente** e **artéria traqueal descendente,** que se anastomosam com as artérias esofágica ascendente e traqueal. O ramo cranial do ramo medial da artéria mandibular é a **artéria lingual;** esta tem trajeto rostroventral na parede lateral da faringe, paralelamente à face profunda do corno branquial, e emite ramos para a pele intermandibular, musculatura do assoalho da boca e o aparelho branquial. A artéria lingual também supre a parede lateral da faringe, e emite uma **artéria lingual própria,** opostamente à base da língua. Sua continuação rostral é a **artéria sublingual,** que supre a mucosa do assoalho da boca, e emite ramos glandulares para a grande glândula salivar submandibular rostral, ramos cutâneos para a camada profunda da cobertura córnea do bico e ramos ósseos para dentro da região da sínfise da mandíbula. Nesta região, anastomosa-se com ramos terminais da artéria submandibular.

Distalmente à origem da artéria mandibular, a ar-

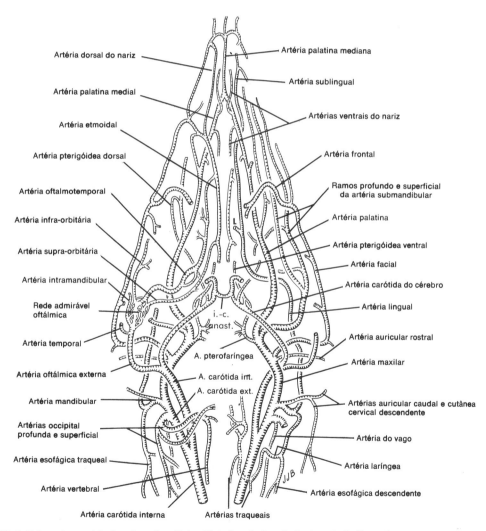

Figura 67-8. Artérias extracraniais da cabeça da galinha. Vista dorsal; desenhado a partir de dissecções.

O lado direito do desenho inclui mais vasos ventrais; o lado esquerdo enfatiza os vasos situados mais dorsalmente. Anastomose intercarótida e artérias carótidas do cérebro deslocadas rostralmente; desc. cerv. cutan. aa., artérias cutâneas cervicais descendentes; i. c. anast., anastomose intercarótida; L. artéria lingual própria.

téria carótida externa é conhecida como a **artéria maxilar** (Fig. 67-8). A artéria maxilar situa-se lateralmente à grande veia cefálica rostral e profundamente à parte média do corno branquial. Na extremidade caudal da mandíbula a artéria maxilar emite medialmente a artéria pterigofaríngea. A artéria maxilar em si dobra repentinamente em sentido lateral, posterior e rostrodorsalmente à mucosa do teto da faringe. Próximo à divisão da artéria maxilar em seus ramos terminais, ela emite lateralmente as artérias facial e auricular rostral e, ventralmente, a artéria submandibular.

A **artéria submandibular** segue ventralmente e depois dobra, em sentido rostral, ao longo da borda ventral da mandíbula, e divide-se nos ramos superficial e profundo. O **ramo profundo** supre as glândulas salivares submandibulares; o **ramo superficial**, percorrendo subcutânea e medialmente a borda ventral da mandíbula, supre a pele intermandibular rostral, barbelas, osso e camadas profundas da ramfotheca.

A **artéria auricular rostral** estende-se dorsalmente até a margem ventral do meato acústico, depois segue para dentro da órbita. A **artéria facial** segue diretamente em sentido dorsal, caudalmente ao processo medial da mandíbula e rostralmente ao meato acústico externo. Aqui seus ramos anastomosam-se com a rede admirável oftálmica. A artéria facial supre as partes adjacentes dos músculos da mastigação; sua principal parte dobra em sentido lateral, caudalmente ao processo ótico do osso quadrado, e a seguir torna-se subcutânea, dorsalmente à extremidade caudal da barra quadrado-jugal. A artéria dobra rostralmente, corre paralela à barra e supre a pálpebra inferior; depois curva-se dorsalmente ao redor da margem rostral da órbita, para a região frontal, onde seus ramos frontais suprem a pele e a crista (veja Lucas e Stettenheim, 1972).

A **artéria pterigofaríngea,** de percurso dorsorrostral, supre a mucosa faríngea de cada lado da abertura da tuba auditiva. Um ramo une-se à artéria esfenomaxilar e anastomosa-se com as artérias pterigóideas, dorsal e ventral, em cada lado do osso pterigóide. A **artéria palatina** é a continuação da artéria maxilar. Ela emite a artéria palatina menor e continua rostralmente na parede faríngea dorsal como a artéria palatina medial. As artérias palatinas fornecem ramos para a mucosa, ramos glandulares para a as glândulas da faringe e palato, ramos para a cobertura córnea e o osso da mandíbula superior. Rostralmente à fenda da coana, as duas artérias palatinas mediais unem-se para originar a **artéria palatina mediana,** única. Esta envia ramos ósseos para a junção das duas pré-maxilas. As artérias palatinas também emitem as **artérias ventrais do nariz** para a mucosa da parede lateral e septo da cavidade nasal (veja a artéria etmoidal).

A **artéria oftálmica externa** (artéria estapédica) surge da artéria carótida interna, na fossa parabasal medial ao meato acústico externo. Penetra no canal ósseo e segue rostralmente no teto da cavidade timpânica, num raso arco dorsal à base da columela. A artéria então penetra na fossa temporal e na órbita, caudolateralmente, onde libera diversas colaterais arciformes que formam um intricado plexo de pequenos laços arteriais anastomosantes, a **rede admirável oftálmica** (Fig. 67-8). Este plexo está entrelaçado com uma rede venosa semelhante. A artéria oftálmica externa continua como um vaso menor e discreto através da rede; a rede e a artéria oftálmica externa emitem o seguinte: a **artéria temporal** estende-se dorsalmente para dentro da fossa temporal; sua distribuição é superficial para a pele, caudalmente à órbita e dorsalmente à região do ouvido. A **artéria intramandibular** (artéria alveolar inferior) segue ventralmente para a mandíbula, num percurso paralelo ao ligamento pós-orbital; continua seu trajeto no canal mandibular, até a ponta do bico, onde alguns de seus ramos anastomosam-se com ramos terminais das artérias sublingual e submandibular. A **artéria infra-orbitária** corre rostralmente com a grande veia maxilar e vasculariza a pálpebra inferior, membrana nictitante e os músculos do assoalho da órbita. A proeminente artéria supra-orbitária segue ao longo da margem caudal da órbita, para depois dobrar-se medialmente e anastomosar-se com a artéria etmoidal; ela supre a parte caudal da pálpebra superior e a pele adjacente, dorsalmente à órbita. A **artéria oftalmotemporal** é o prolongamento da artéria oftálmica externa; ela arqueia-se dorsalmente contra a parede caudal da órbita e como um laço em forma de U, segue por baixo do nervo óptico, próximo ao olho. Continua depois rostralmente ao lado do septo interorbitário anastomosando-se com as artérias etmoidal e oftálmica interna. A artéria oftalmotemporal supre o bulbo do olho, os músculos do olho, e várias glândulas da órbita. A artéria supre **artérias ciliares posteriores curtas e longas,** que penetram na esclera do globo ocular; a artéria ciliar posterior longa forma o **círculo arterial da íris,** ao redor da periferia da íris (Oehme, 1969). As artérias palpebrais emitem **artérias ciliares anteriores** que formam o **círculo arterial ciliar,** dentro do músculo ciliar. Não há artéria central da retina nas aves; entretanto, a artéria oftalmotemporal emite a **artéria para o pecten** (Wingstrand e Munk, 1965). O pecten é uma estrutura vascular que se projeta do assoalho do globo ocular para dentro da cavidade vítrea, e relaciona-se com a nutrição das camadas internas da retina.

ARTÉRIAS INTRACRANIAIS. A **artéria carótida interna** penetra na fossa parabasal, emite a artéria oftálmica externa e continua como a artéria carótida do cérebro. A artéria carótida do cérebro penetra no canal carotídeo, ligeiramente rostral ao canal da artéria oftálmica externa; dentro da fossa estas artérias estão intimamente associadas com os gânglios simpáticos cervicais craniais e os nervos facial, glassofaríngeo e o vago.

A **artéria carótida do cérebro** segue rostromedialmente no canal carotídeo, na base do crânio, em companhia do nervo carótido interno e da veia carótida do cérebro. Os únicos ramos colaterais da artéria carótida do cérebro emitidos dentro do canal são seus **ramos palatino** e **esfenomaxilar;** estes seguem lateral e obliquamente penetrando na parte ventral da órbita, lateralmente à extremidade faríngea da tuba auditiva, na base do crânio. Cada artéria carótida do cérebro continua no sentido da linha média;

imediatamente caudal à hipófise, as duas artérias aproximam-se uma da outra e são unidas através da **anastomoses intercarotídeas** transversais (Fig. 67-8). A anastomose intercarotídea é um trajeto colateral para o sangue que se destina ao cérebro, é o análogo funcional do círculo arterial do cérebro (de Willis) dos mamíferos (Baumel e Gerchman, 1968). Lateralmente à hipófise, cada artéria carótida do cérebro emite a **artéria oftálmica interna,** que penetra na órbita, lateralmente ao nervo óptico. A artéria oftálmica interna anastomosa-se com a artéria oftalmotemporal, e contribui para o suprimento sangüíneo para o olho e o conteúdo orbital. A artéria carótida do cérebro dobra no sentido do cérebro; à medida que deixa a sela túrcica, emite uma ou mais **artérias hipofisárias** que passam para a eminência média do hipotálamo e para o lobo neural da hipófise. Outras pequenas **artérias quiasmáticas,** desta parte da artéria carótida do cérebro, passam para a área geral do quiasma óptico.

Ventralmente ao trato óptico, cada artéria carótida do cérebro divide-se em um **ramo rostral** e um **ramo caudal.** Na maioria das aves os ramos caudais direito e esquerdo da artéria carótida do cérebro são de desenvolvimento desigual; o ramo de um lado (o lado é variável) é normalmente o principal ramo da artéria basilar para a parte posterior do cérebro; o ramo caudal do lado oposto é vestigial (Fig. 67-9), e persiste como um pequeno vaso regional (Baumel e Gerchman, 1968). Ocasionalmente, ambos os ramos caudais formam a artéria basilar. A **artéria basilar,** única, segue próximo à linha média na fossa cranial caudal, emitindo em pares os **ramos trigêmeos, ramos medulares,** as **artérias cerebelares ventrais** para o cérebro, e as **artérias labirínticas** (acústicas) para as regiões do ouvido interno.

Cada ramo rostral da artéria carótida do cérebro forma uma alça, ventralmente ao trato óptico, e emite caudalmente uma **artéria ventral para o tecto óptico.** Na extremidade rostral da fissura cerebral transversa (entre o hemisfério cerebral e o tecto óptico), o ramo rostral emite as artérias cerebroetmoidal, média do cérebro e a caudal do cérebro.

O segmento da **artéria cerebroetmoidal** prossegue rostromedialmente, emite uma pequena **artéria rostral do cérebro** (artéria anterior do cérebro) para as superfícies orbital e ventral do hemisfério cerebral e para o lobo olfatório. A artéria cerebroetmoidal continua como **artéria etmoidal** (Fig. 67-9); após abordar sua parceira, próximo à linha média e por baixo do pólo rostral do hemisfério, deixa a cavidade craniana através do forame distinto e penetra na órbita, no lado do septo interorbitário. Na órbita, a artéria etmoidal recebe anastomose das artérias oftalmotemporal e supra-orbitária. A artéria progride juntamente com o nervo olfatório; ela emite ramos glandulares e musculares na órbita e **ramos palpebrais** para a parte rostral da pálpebra dorsal. A arté-

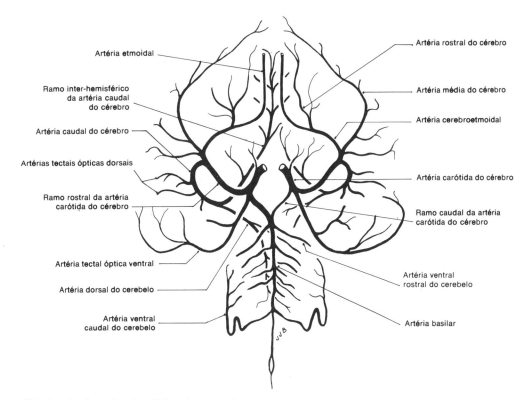

Figura 67-9. Artérias do cérebro da galinha; vista ventral.

Note a assimetria em (1) raízes da artéria basilar; (2) ramos inter-hemisféricos das artérias cerebrais caudais; e (3) artéria cerebelar dorsal (veja o texto). (Redesenhado a partir de Shiina e Miyata, 1932.)

ria etmoidal continua seu trajeto fora da órbita e para dentro do teto da cavidade nasal, onde emite as artérias dorsais medial e lateral do nariz para a mucosa das paredes e o septo da cavidade nasal. A **artéria dorsal do nariz** anastomosa-se com os ramos ventrais do nariz, emitidos pela artéria palatina. A **artéria medial do nariz** acompanha o ramo medial do nervo oftálmico; ela segue paralelamente aos ossos nasais, desce ao longo do septo nasal para o palato, onde se anastomosa com ramos da artéria palatina na extremidade rostral da fissura da coana. Os ramos terminais do ramo medial fornecem ramos ósseos para dentro da ponta da mandíbula superior e ramos para a camada profunda do bico córneo.

A **artéria média do cérebro** segue dorsalmente na face orbital do hemisfério e depois emite ramos irradiantes para a parte dorsal do hemisfério, para o lobo olfatório e para os pólos rostral e caudal do hemisfério. Estes anastomosam-se com ramos hemisféricos dorsais da artéria caudal do cérebro.

A **artéria caudal do cérebro** (artéria posterior do cérebro) (Baumel, 1967) segue profunda e caudomedialmente na fissura transversa, próximo à cruz do cérebro, isto é, entre a parte anterior do hemisfério cerebral e o lobo óptico. A primeira parte da artéria envia ramos para a base do diencéfalo, para os plexos corióideos, para o tecto óptico dorsal e pólo caudal do hemisfério. A **artéria dorsal do cerebelo** é o prolongamento único da artéria dorsal do tecto, de um lado, que envia ramos ascendentes e descendentes às superfícies rostral e dorsal de ambos os lados do cerebelo. Ao atingir a fissura inter-hemisférica longitudinal, na galinha (como na maioria das aves), uma forte continuação da artéria caudal do cérebro, de apenas um lado, dobra dentro da parte caudoventral da fissura e segue rostralmente entre os hemisférios, como uma **artéria inter-hemisférica**, única. Esta artéria supre as superfícies mediais apostas de ambos os hemisférios e envia ramos para fora da fissura e para a elevação sagital do dorso do hemisfério: estes ramos hemisféricos dorsais estendem-se para dentro da valécula na borda lateral da elevação. A artéria caudal do cérebro também vasculariza o corpo pineal e a dura-máter sobre a região occipitocerebelar.

Artérias para o Peito e Membro Torácico
(Fig. 67-10)

O **tronco peitoral** (artéria peitoral comum: artéria torácica externa) (Fig. 67-12) deixa a cavidade toracoabdominal por meio de um hiato limitado caudalmente pela primeira e segunda costelas e osso coracóide e o subcoracóideo, cranialmente. A veia e os nervos peitorais acompanham o tronco peitoral: todos penetram na parte dorsal do músculo peitoral, na junção de seus terços cranial e médio. Penetrando no músculo, o tronco divide-se em uma artéria peitoral cranial, menor (Fig. 67-10), e uma artéria peitoral caudal, maior; próximo à bifurcação surge a **artéria cutânea lateral do tronco,** direcionada dorsolateralmente; esta artéria emite a **artéria infra-escapular** e continua caudalmente até a pele da região caudal do peito, onde se anasto-

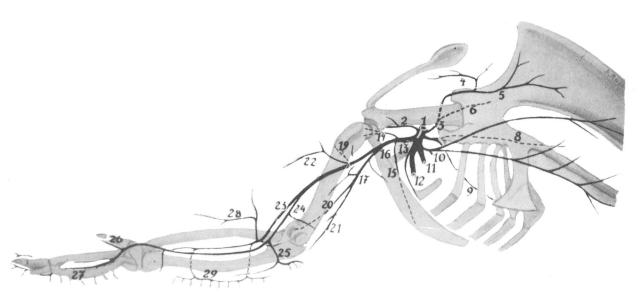

Figura 67-10. Distribuição da artéria subclávia. Vista da parede lateral do corpo, ventralmente do esqueleto da asa. (Note que o lado ventral do espécime está para cima.)

1, Artéria subclávia; 2, artéria acromial; 3, artéria esternoclavicular; 4, artéria clavicular; 5, artéria esternal; 6, ramo intratorácico da artéria esternoclavicular; 8, 9, ramos ventral e dorsal da artéria torácica interna; 10, artéria cutânea lateral do tronco; 11, 12, artérias peitorais caudal e cranial; 13, artéria axilar; 14, artéria coracóide; 15, artéria subescapular; 16, artéria braquial; 17, artéria braquial profunda; 19, artéria circunflexa dorsal do úmero; 20, artéria colateral radial; 21, artéria colateral ulnar; 22, artéria bicipital (para o músculo bíceps e a rede pró-patagial da pele); 23, artéria radial; 24, artéria ulnar; 25, artéria recorrente ulnar; 26, artéria digital para o dedo II (pólex); 27, artéria metacárpica ventral; 28, artéria radial superficial; 29, anastomose entre o ramo interósseo dorsal da artéria radial profunda (proximal) e o ramo perfurante dorsal da mesma artéria. (De Westpfahl, 1961.)

mosa com ramos terminais do ramo cutâneo abdominofemoral da artéria caudal lateral que é distribuída para a pele abdominal ventral. Ambos os sistemas cutâneos suprem a área da pele da **placa de choco**.

A **artéria peitoral cranial** supre a parte dorsocranial do músculo peitoral até sua inserção no úmero. A **artéria peitoral caudal** também supre o músculo peitoral, e emite ramos para o supracoracóideo, a carina do esterno e a pele do peito.

A **artéria axilar** (Figs. 67-10 e 12) segue dorsocranialmente a seu vaso principal, a artéria subclávia. Dentro da cavidade do corpo, a artéria axilar envia **arteriae nervorum** para o plexo braquial; também emite a **artéria supracoracóide** que acompanha o nervo supracoracóide na parte cranial do músculo do mesmo nome e a **artéria subescapular** que passa dorsalmente para dentro dos músculos da extremidade cranial da escápula. Próximo à superfície ventral do plexo braquial, a artéria axilar encurva-se no sentido lateral e deixa a cavidade toracoabdominal através da parte dorsal da abertua na parede do corpo. Penetrando na axila, a artéria axilar tem curso por entre os troncos nervosos medianoulnar e radial, ventralmente ao escapuloumeral caudal, e aqui emite a artéria braquial profunda, que acompanha o nervo radial. Na extremidade proximal do braço a artéria axilar torna-se a artéria braquial.

A **artéria braquial profunda** (*artéria profunda do braço*) dá surgimento à **artéria circunflexa dorsal do úmero** para os músculos proximais do braço e para a articulação do ombro. Seu próximo ramo é a **artéria colateral ulnar** que transcorre distalmente com o nervo cutâneo braquial dorsal entre os músculos umerotríceps e o escapulotríceps; na região dorsal do cotovelo a artéria colateral ulnar anastomosa-se com a artéria ulnar recorrente. A **artéria colateral radial** é a continuação da artéria braquial profunda que corre paralelamente ao nervo radial, para dentro do intervalo entre as extremidades proximais dos músculos tríceps. A artéria vasculariza os músculos extensores do braço e o nervo radial. Torna-se subcutânea próximo à fossa cubital e envia um proeminente ramo para dentro da teia propatagial de pele e os ramos articular e cutâneo para a região dorsal do cotovelo.

A **artéria braquial** é a continuação da artéria axilar; segue ao longo da asa, acompanhando o nervo medianoulnar entre os músculos bíceps e tríceps. A artéria braquial emite a artéria bicipital, e com o seu nervo acompanhante dirige-se para dentro do bíceps; a **artéria bicipital** continua através do músculo, e envia ramos cutâneos para a parte proximal do propatágio. Na metade do membro torácico, a artéria braquial divide-se em seus ramos terminais, as artérias ulnar e radial.

A **artéria ulnar** penetra no antebraço ventral e distalmente à fossa cubital. Dobrando para dentro do antebraço, em ângulo reto em relação ao seu curso, estende-se subcutaneamente ao longo do antebraço, ventralmente até a região cárpica. A artéria ulnar fornece ramos cutâneos para o antebraço, ventralmente, e ramos musculares, para os músculos flexores superficiais do antebraço. Na região cubital a artéria ulnar emite a **artéria recorrente ulnar** que corre no sentido da ponta do cotovelo, e anastomosa-se com a artéria colateral ulnar. Um ramo longitudinal da artéria ulnar recorrente passa distalmente, incluído parcialmente entre as duas partes do músculo flexor ulnar do carpo; e acompanha o ramo do nervo ulnar até o músculo. A artéria recorrente ulnar também fornece ramificações para a articulação do cotovelo, ventralmente, e ramos cutâneos para a região do cotovelo, incluindo os dos folículos das séries proximais das penas de vôo (secundárias). Na parte proximal do antebraço a artéria ulnar é separada do ramo caudal do nervo ulnar. O nervo segue profundamente até a parte caudal do músculo flexor ulnar do carpo; entretanto, no meio do antebraço, o nervo e a artéria convergem.

A artéria ulnar (Fig. 67-10) é a principal artéria da região cárpica e da mão. Ela cruza a articulação do punho entre os ossos radial e cárpico ulnar; fornece ramificações articulares para a parte ventral desta articulação. Na mão, a artéria ulnar envia, para a borda frontal da asa, um calibroso ramo para o polegar (*pollex*) e uma **artéria metacárpica ventral** superficial que se dirige paralelamente ao segundo osso metacárpico. O prolongamento da artéria ulnar penetra no intervalo entre o segundo e o terceiro ossos metacárpicos, e corre por entre os músculos interósseos dorsal e ventral. Na extremidade distal do carpometacarpo a artéria corre no lado dorsal da falange proximal e depois retorna à superfície ventral da ponta da asa, opostamente à falange terminal. Aqui forma uma alça anastomótica com a artéria metacárpica ventral. O segmento principal da artéria ulnar, na mão, emite uma série de **arteriae pennarum** aos folículos das penas do vôo (primárias) afixados ao esqueleto da mão. Estas artérias são notadamente bem desenvolvidas ao redor dos folículos das penas que estão sofrendo a muda.

Dentro do antebraço a **artéria radial** (Fig. 67-10) distribui-se principalmente aos músculos profundos no lado flexor e, por meios de ramos perfurantes, à musculatura extensora, à pele e às penas distais do vôo. Imediatamente cranial ao tendão de inserção do bíceps, a artéria radial emite a **artéria radial superficial** que segue subcutaneamente ao longo da borda ventral do músculo extensor metacarpo radial, fornecendo várias ramificações cutâneas para dentro da parte distal do propatágio e para a borda frontal da articulação do pulso. A **artéria radial profunda** segue no plano interósseo com o nervo mediano e emite a artéria interóssea dorsal, que atravessa o espaço interósseo e penetra no compartimento extensor do antebraço. A artéria interóssea emite uma pequena **artéria recorrente radial,** no sentido do cotovelo, que se anastomosa com a artéria braquial profunda. A artéria radial profunda fornece ramos musculares e ósseos para o lado ventral do antebraço e envia diversos **ramos perfurantes** para dentro dos músculos extensores e para a pele do compartimento dorsal do antebraço. Ramos cutâneos importantes são aqueles que suprem os folículos das penas distais do vôo, afixadas à ulna. Em um espécime injetado, elas podem ser acompanhadas para dentro da teia da pele, ligando as penas secundárias adjacentes. O último ramo perfurante supre músculos e tegumento, na região do pulso, e envia pequenos ramos para dentro da região dorsal da mão. A continuação ventral da artéria radial profunda contribui para o **plexo cárpico ventral** arterial; não supre estruturas na mão (veja "artéria ulnar").

Aorta Descendente
(Fig. 67-12)

O arco da aorta estende-se dorsalmente e para a direita; ao atingir o pulmão direito, dobra caudomedialmente como a **aorta descendente**. A aorta atinge a linha média próximo à quarta costela, e estende-se para dentro da região caudal, onde é conhecida como a artéria caudal mediana. A aorta descendente emite três categorias de ramos: (1) **ramos somáticos intersegmentais pares,** que suprem a coluna vertebral, seu conteúdo e as estruturas da parede corporal. Na região torácica estes ramos são conhecidos como as artérias intercostais dorsais, e mais adiante caudalmente como as **artérias sinsacrais, artérias caudais** e artérias para os membros pélvicos. (2) **Artérias viscerais pares,** que suprem os rins, as glândulas adrenais e o ovário ou testículos. (3) **Artérias viscerais ímpares,** que se distribuem nos mesentérios, para o canal alimentar e suas ramificações.

A primeira parte da aorta descendente é o remanescente do quarto arco aórtico embrionário. Quando a aorta atinge a linha média, o ligamento da aorta (*radix aortae* esquerda vestigial) pode ser observado na maioria dos espécimes adultos (Fig. 67-12). Na superfície ventral da primeira parte da aorta descendente, o ligamento arterial pode ser visto em alguns exemplares. Ele é normalmente uma faixa de tecido conjuntivo branco e brilhante, que é o vestígio do ducto arterioso, um vaso de ligação entre o arco da aorta e a artéria pulmonar, durante o desenvolvimento fetal. No lado esquerdo um ramo único da aorta percorre a superfície ventral da parte torácica do músculo longo do colo, ao qual supre.

As **artérias intercostais dorsais** dos primeiros dois ou três espaços saem da artéria vertebral descendente. A aorta descendente fornece artérias intercostais dorsais para os espaços restantes (Fig. 67-12). Ramos dorsais das artérias intercostais dorsais (e as artérias intersegmentares, mais adiante e caudalmente) suprem o cordão espinhal (veja artérias e veias da medula espinhal), a coluna vertebral, a musculatura axial dorsal e a pele sobrejacente; seus ramos ventrolaterais suprem a musculatura da parede corporal, o osso e a pele nas regiões abdominal, pélvica e caudal.

Artérias da Medula Espinhal*

Tendo em vista que a medula espinhal localiza-se na totalidade do comprimento da coluna vertebral, ele adquire seu suprimento sangüíneo dos ramos ascendentes e descendentes da artéria vertebral, nas regiões cervical e torácica cranial e dos ramos intersegmentares da aorta descendente ao nível do coração, caudalmente. As **artérias vertebromedulares** (artérias nervomedulares, Lob, 1967) surgem dos ramos dorsais das artérias intersegmentares e penetram no forame intervertebral. Cada artéria vertebromedular divide-se em uma **artéria radicular ventral** e uma **artéria radicular dorsal** que correm ao longo das raízes dos nervos até a medula espinhal. Estas artérias dividem-se extraduralmente e penetram na dura-máter individualmente. Ramificações finas suprem as raízes dos nervos espinhais e gânglios e a dura-máter à medida que seguem no sentido da medula. As artérias vertebromedulares não são de tamanho uniforme; algumas são diminutas, outras são mais calibrosas. Os gânglios do tronco simpático são vascularizados por ramificações dos ramos dorsais ou das artérias vertebromedulares.

Três artérias longitudinais, irregulares e grandes, suprem a medula espinhal ao longo do seu comprimento; elas são a **artéria espinhal ventral** e a dupla de **artérias dorsolaterais.** Estes canais anastomóticos longitudinais são supridos, em cada nível intervertebral, pelas artérias radiculares dorsal e ventral. As artérias dorsolaterais situam-se ventrolateralmente à origem das raízes dos nervos dorsais; enviam vários **ramos espinhais dorsais** no sentido da linha média dorsal da medula. A artéria espinhal ventral situa-se por baixo da fissura mediana ventral da medula; ela poderá estar dobrada ao longo de determinadas partes da medula.

A medula espinhal é suprida principalmente pelos grossos ramos da artéria espinhal ventral, as **artérias sulcais.** As artérias para o cordão são mais desenvolvidas no alargamento lombossacral, onde suprem a medula e o corpo gelatinoso. Em geral, os vasos superficiais emitem ramos penetrantes, direcionados centripetamente para dentro do cordão.

As artérias sulcais surgem em ângulo reto da artéria espinhal ventral; penetram profundamente na fissura mediana ventral. Um segmento da medula espinhal recebe de seis a dez artérias sulcais. As artérias sulcais dobram para a direita e esquerda, sendo conhecidas como **artérias sulcocomissurais** (Lob, 1967). Os funículos ventrais, a comissura ventral e grande parte da substância cinzenta são supridos por estes ramos. As artérias fissurais são as terminais dos ramos espinhais dorsais das artérias dorsolaterais. Elas penetram no sulco dorsal, e suprem a substância branca, dorsalmente à comissura dorsal da medula espinhal. Da superfície da medula as **artérias marginais** enviam finos vasos radiais para o centro da medula; eles suprem a substância branca lateral da medula não atingida pelos vasos maiores citados acima. As ramificações mais longas das artérias marginais atingem a substância cinzenta e contribuem para o seu suprimento.

Artérias das Vísceras Abdominais
(Fig. 67-11)

Ao nível da quinta costela, a aorta descendente atravessa o septo oblíquo, e emite as grandes artérias celíaca e mesentérica cranial, as duas principais artérias da víscera abdominal (Figs. 67-11 e 12).

---
*Em sua maioria, segundo Lob, 1967; veja também Sterzi, 1903.

ARTÉRIA CELÍACA. A **artéria celíaca*** é a artéria que supre o pró-ventrículo (estômago glandular), ventrículo (estômago muscular ou moela), segmento proximal do intestino delgado, fígado, baço e pâncreas. Uma pequena e inconstante **artéria esofágica** ocasionalmente surge da aorta, próximo à origem da artéria celíaca; por outro lado, o segmento esofágico pós-papo recebe sangue da **artéria esofágica traqueobronquial**, um ramo da artéria carótida comum. O curto tronco da artéria celíaca segue caudoventralmente entre o pró-ventrículo e o lobo direito do fígado. Em seu lado esquerdo emite a **artéria pró-ventricular dorsal** (artéria gástrica glandular direita, Nishida et al., 1969); esta fornece um ramo substancial para a parede do estômago glandular, e continua nas superfícies dorsais do pró-ventrículo e ventrículo, como a **artéria gástrica dorsal**. No pólo cranial do baço, logo após a origem da artéria pró-ventricular dorsal, a artéria celíaca divide-se em um pequeno ramo esquerdo e um ramo direito maior, suas duas subdivisões primárias.

O **ramo esquerdo da artéria celíaca** (Fig. 67-11) tem trajeto no lado direito do pró-ventrículo, até sua junção com o estômago muscular; aqui emite a **artéria hepática esquerda** para o lobo esquerdo do fígado, a **artéria pró-ventricular ventral** de trajeto cranial, uma série de **artérias gástricas ventrais** (artérias gástricas musculares esquerdas; Nishida et al., 1969) para o saco cranial e a margem ventral do ventrículo, e a **artéria pilórica** para a junção entre o estômago e intestino delgado. O ramo esquerdo da artéria celíaca continua como **artéria gástrica esquerda** sobre o lado esquerdo do ventrículo, no sulco entre o saco cranial e o ventrículo. Ramos irradiados da artéria gástrica esquerda atravessam a superfície tendinosa; outros ramos estendem-se para dentro dos mesentérios, parecidos com o omento, da superfície esquerda do ventrículo.

O **ramo direito da artéria celíaca** (Fig. 67-11) estende-se entre o lobo direito do fígado e o baço, suprindo calibrosas **artérias esplênicas** (lienais) **caudal e cranial** dentro da borda direita do baço (Fukuta et al., 1969). Ocasionalmente uma artéria esplênica pode originar-se da bifurcação da artéria celíaca. O ramo direito da artéria celíaca emite a **artéria hepática direita.** Um dos ramos da artéria hepática direita divide-se e emite o **ramo hepático médio** para dentro dos tecidos hepáticos interlobares e um **ramo cístico** para a vesícula biliar. A artéria hepática direita fornece outros ramos para as extremidades proximais dos ductos hepático e cístico, e continua para a direita, passando dorsalmente à veia portal hepática direita. Esta parte da artéria supre o lobo direito do fígado, e emite **ramos jejunais** para a primeira parte do jejuno, além da flexura duodenojejunal. Uma calibrosa **artéria duodenojejunal,** para a flexura duodenojejunal pode surgir da raiz da artéria hepática direita ou do ramo direito da artéria celíaca adjacente a ela (Fig. 67-11).

Ramos intra-hepáticos, emitidos tanto da artéria hepática esquerda como da direita, correm com ramos das veias portais hepáticas e são denominados igualmente (veja a seção sobre "veias portais hepáticas"). Anastomoses entre as artérias hepáticas direita e esquerda ocorrem ao longo da parte transversa do ramo esquerdo da veia portal hepática direita.

Na extremidade cranial do segmento ascendente do duodeno o ramo direito da artéria celíaca emite a **artéria gástrica direita,** que é proeminente. A artéria gástrica direita passa dorsalmente à primeira parte do duodeno, emite a **artéria gastroduodenal** para a região pilórica e bifurca-se ao atingir a superfície direita do ventrículo. Seu ramo ventral emite ramos perfurantes para dentro do lado direito aponeurótico do ventrículo, e continua sobre o saco caudal muscular. O ramo dorsal emite ramos para o saco cranial direito, para a parte tendinosa direita e para a borda dorsal caudal do ventrículo. Ramos das artérias gástricas dorsal, ventral, esquerda e direita anastomosam-se na superfície do ventrículo.

O ramo direito da artéria celíaca se prolonga como **artéria pancreaticoduodenal** que penetra no mesentério que contém os vários lobos do pâncreas, no intervalo entre os segmentos descendente e ascendente do duodeno. Uma ou mais **artérias ileocecais*,** substanciosas, surgem da parte proximal da artéria pancreaticoduodenal, e estende-se dorsalmente para a parte supraduodenal distal do intestino delgado (íleo) que é circundado pelo duplo ceco intestinal alongado. A principal artéria ileocecal (e sua veia) segue caudalmente, ao longo do lado esquerdo do íleo, no mesentério que une o ceco esquerdo com o íleo. Libera uma série de ramos que suprem os dois terços terminais dos cecos e íleo, adjacentes. A artéria ileocecal segue no mesentério próprio do íleo, e anastomosa-se com ramos terminais dos ramos ileais da artéria mesentérica cranial. Distalmente à origem da artéria ileocecal, a artéria pancreaticoduodenal, única com trajeto no lado dorsal da alça duodenal e parcialmente mergulhada no tecido pancreático, emite, em cada lado, doze ou mais ramos colaterais, para ambos os segmentos do duodeno, terminando na concavidade da alça duodenal (Paik, 1969). Cada colateral penetra através do tecido pancreático, fornece ramos para dentro do pâncreas e continua até a borda mesentérica do duodeno, onde se subdivide e envia ramos ao redor de cada lado do duodeno.

ARTÉRIA MESENTÉRICA CRANIAL. A artéria mesentérica cranial é a artéria que supre o segmento médio do intestino, desde uns poucos centímetros distalmente à flexura duodenojejunal* até a região da junção ileorretal, nas raízes do ceco. Anastomoses entre ramos das artérias celíaca e mesentéricas caudal e cranial ocorrem nos limites entre seus territórios de distribuição. Mais especificamente, na extremidade proximal do jejuno, ramos jejunais das artérias hepática direita ou duodenojejunal (celíaca)

---

*A terminologia usada para os ramos da artéria celíaca é, em sua maior parte, a de Malinovský, 1965; "pró-ventricular" descreve os vasos para o estômago glandular; "gástrico" refere-se aos vasos do estômago muscular.

*O segmento pós-duodenal do intestino delgado é dividido arbitrariamente em jejuno e íleo, para fins de descrição. A junção jejunoileal é definida como a região do "talo da gema" (de Meckel); portanto, o jejuno é o segmento intestinal médio pré-umbilical, e o íleo é o segmento intestinal médio pós-umbilical.

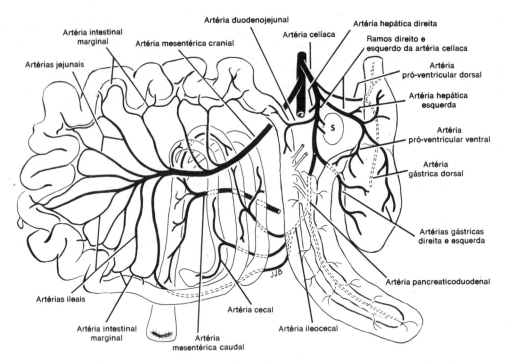

Figura 67-11. **Suprimento arterial do segmento gastrintestinal da galinha; vista ventral.**
S, baço. (Redesenhado da Fig. 63-14.)

anastomosam-se com ramos jejunais da artéria mesentérica cranial, e ramos ileais da artéria mesentérica cranial anastomosam-se com ramos do ramo ileocecal da artéria celíaca, próximo às extremidades cegas, expandidas, dos cecos intestinais. Mais adiante e distalmente os ramos ileocecais das artérias celíaca e mesentérica cranial anastomosam-se com o ramo cranial da artéria mesentérica caudal, que acompanha a raiz correspondente da veia mesentérica caudal. A cadeia contínua de artérias anastomosantes segue no mesentério, próximo à curvatura da flexura duodenojejunal, até a região cloacal; esta cadeia compreende a **artéria marginal do intestino** (Fig. 67-11).

A artéria mesentérica cranial surge da aorta descendente ligeiramente caudal à raiz da artéria celíaca; ela segue caudoventralmente entre o baço e o lobo direito do fígado, no mesentério dorsal; cruza o lado direito da junção das veias mesentérica caudal e mesentérica cranial. Neste ponto a artéria mesentérica cranial emite, dorsalmente, um ou mais pequenos **ramos ileocecais** para dentro do segmento basal do ceco e do segmento distal do íleo; a principal parte da artéria segue com a veia mesentérica cranial no mesentério da parte média da grande alça do segmento intestinal. Em seu lado direito a artéria mesentérica cranial (Fig. 67-11) emite cerca de oito **artérias jejunais,** calibrosas; ela termina ao atingir o intestino, na região do divertículo de Meckel (Fig. 67-11). O segmento do intestino desde o divertículo até a região das extremidades cegas do ceco intestinal é suprido por quatro ou cinco **artérias ileais,** situadas do lado esquerdo da artéria mesentérica cranial. Estas anastomosam-se com ramos terminais do ramo ou ramos ileocecais da artéria pancreaticoduodenal. Cada um dos ramos jejunal e ileal da artéria mesentérica cranial bifurca-se em colaterais ascendentes e descendentes, a cerca de 1 cm de distância da borda mesentérica do intestino; cada colateral emite diversas ramificações retas que se dividem e passam para cada lado do intestino, circulando até sua borda antimesentérica. Os colaterais de ramos adjacentes anastomosam-se. Anastomoses entre artérias adjacentes jejunal e ileal contribuem para a artéria intestinal marginal (veja "Distribuição da Aorta Terminal", para um relato do suprimento arterial do intestino posterior).

As **artérias renais craniais** (artérias gônado-renais), pares, surgem da aorta caudalmente a 1 cm da artéria mesentérica cranial, onde as duas veias ilíacas comuns formam a veia cava caudal. As artérias renais craniais suprem também a glândula adrenal e as gônadas. Cada artéria renal cranial atravessa a borda medial da divisão cranial do rim e subdivide-se em quatro ou cinco **ramos intra-renais** principais, que acompanham as raízes das veias renais craniais. Um ramo intra-renal segue caudal e dorsal à extremidade cranial da veia renal caudal, que drena a parte caudal da divisão cranial do rim. O segmento de cada artéria renal cranial emite cranialmente uma ou mais **artérias adrenais.**

Artérias para as Gônadas

No **macho** cada artéria renal cranial emite a **artéria testicular.** Ocasionalmente uma **artéria testicular acessória** surge diretamente da aorta (Nishida, 1964). As partes craniais do ureter e do ducto deferente são supridas por **ramos ureterodeferentes** da artéria renal cranial. Na **fêmea** (Fig. 67-12) a artéria renal cranial esquerda emite a **artéria ovariana** para o ovário esquerdo, dominante; esta divide-se em vários ramos que seguem do mesovário para dentro dos dois lobos e hastes foliculares do ovário (Nalbandov e James, 1949). Quando presentes, as **artérias ovarianas acessórias** são ramos diretos da aorta. A **artéria cranial** do oviduto surge da artéria renal cranial esquerda, dobra caudalmente cruzando a superfície ventral da veia ilíaca comum e divide-se em ramos para a primeira parte do oviduto.

Suprimento Sangüíneo do Oviduto
(Fig. 67-12)

À semelhança do observado com a maioria das vísceras alongadas (por exemplo, o intestino) o **oviduto** adquire seu suprimento sangüíneo de diversas artérias, ao longo de seu comprimento (Fig. 67-12). Como o oviduto definitivo (assim como o ovário) é uma estrutura situada no lado esquerdo, suas artérias são derivadas dos ramos esquerdos da aorta. A **artéria cranial do oviduto** (Fig. 67-12) surge da artéria renal cranial esquerda; a **artéria média do oviduto** é derivada da artéria isquiática esquerda; a **artéria caudal do oviduto** surge da artéria pudenda esquerda. Um dos ramos da artéria cranial do oviduto supre o infundíbulo; um ramo maior supre a parte distal do infundíbulo e a maior parte do magno. A artéria média do oviduto emite ramos, radialmente, para a parte distal do magno, istmo e parte proximal do útero. A artéria caudal do oviduto subdivide-se na superfície dorsal da última parte do oviduto e supre ambos os lados da parte distal do útero e da vagina. O **ramo vaginal** pode ser um ramo distinto da artéria pudenda. Vários **ramos uterinos** das artérias caudal e média do oviduto anastomosam-se uns com os outros, nos lados e superfície ventral do útero (Freedman e Sturkie, 1963; Hodges, 1965) (veja o Cap. 65).

Na galinha poedeira as artérias do oviduto (e ovarianas) e seus vasos principais são muito calibrosos. As artérias do oviduto subdividem-se e se distribuem para as várias partes do oviduto, primeiramente seguindo pelo ligamento dorsal do oviduto; cada ramo emite outros menores para dentro da região mais próxima do oviduto, bem como emite colaterais ascendentes e descendentes que se anastomosam com colaterais semelhantes dos ramos adjacentes, formando um canal longitudinal irregular, a **artéria da margem dorsal do oviduto,** ao longo da borda dorsal do órgão. Distalmente à liberação de seus ramos dorsais diversos dos ramos maiores das artérias do oviduto seguem no lado esquerdo do órgão, para dentro de seu ligamento ventral. Aqui cada um deles se divide e contribui para uma anastomótica e longitudinal **artéria da margem ventral do oviduto;** uma série de ramos desta artéria promove o suprimento da parte ventral do oviduto (Fig. 65-19).

Artérias do Membro Pélvico (Fig. 67-13)

As **artérias ilíacas externas** (Fig. 67-12), pares, são os próximos ramos substanciais da aorta. (Uma artéria ilíaca comum não está presente nas aves.) Cada artéria ilíaca externa passa lateralmente dentro do tecido renal, servindo para separar as divisões cranial e média do rim; nenhum ramo renal surge deste segmento da artéria ilíaca externa. A parte intra-renal da artéria ilíaca externa situa-se caudalmente à convergência das raízes do plexo nervoso lombar e dorsalmente à veia ilíaca comum. Na parede lateral da pelve, a artéria ilíaca externa emite caudalmente a **artéria púbica** (artéria interna da pelve; artéria umbilical) que corre paralelamente à borda ventral do púbis e emite ventralmente ramos para dentro dos músculos abdominais e do peritônio. Um grande ramo da artéria púbica é a **artéria umbilical** própria, que tem trajeto na gordura extraperitoneal, ventralmente até a cicatriz umbilical na parede abdominal. Juntamente com seu tronco venoso e nervoso, a artéria ilíaca externa deixa a pelve através do sulco inguinal, limitada dorsalmente pelo sulco pré-acetabular da pelve óssea e ventralmente pelo "ligamento inguinal", ao qual os músculos abdominais estão afixados.

A **artéria femoral** (Fig. 67-13) é o prolongamento extrapélvico da artéria ilíaca externa; ela se distribui na parede ventral e lateral do abdome e na musculatura e pele, sobre o ílio pré-acetabular e a face cranial da coxa. Ao penetrar no lado medial da coxa, a artéria femoral situa-se medialmente à veia comunicante fêmoro-isquiática e, lateralmente, aos músculos abdominais. A artéria femoral emite cranialmente a **artéria cranial da coxa** e distalmente a **artéria femoral medial** (interna). A artéria femoral medial, após fornecer um ramo articular para a articulação do quadril, segue paralelamente ao fêmur, no sulco entre a inserção dos músculos adutor e o femorotibial medial. Termina internamente no joelho através de anastomose com a artéria tibial medial. O prolongamento da artéria femoral (a chamada **artéria circunflexa do fêmur**) emite a **artéria femoral cranial** para dentro dos músculos proximais e craniais da coxa e tegumento craniolateral da coxa. A artéria femoral em si segue dentro dos músculos femorotibiais e termina cranialmente ao joelho.

As **artérias isquiáticas,** pares (Figs. 67-12 e 13), originam-se da aorta, 2 cm caudal às artérias femorais. As artérias isquiáticas, os maiores ramos da aorta descendente, são as principais artérias para o membro pélvico das aves. Cada artéria isquiática estende-se lateralmente mergulhada no rim, caudoventralmente à veia portal renal caudal. A artéria isquiática serve para limitar as divisões média e caudal do rim. Na metade do seu comprimento, ao longo de seu segmento intrapélvico, a artéria isquiática emite as artérias renal caudal e média. Estas podem surgir de um curto segmento comum, ou independentemente (Siller e Hindle, 1969). A **artéria renal média** estende-se cranialmente, dentro da divisão média do rim, no lado lateral da veia portal renal caudal. A **artéria renal caudal** segue caudal e paralelamente à veia acima referida, dentro da divisão caudal do rim; fornece **ramos ureterodeferentes médios** para as partes adjacentes desses ductos no macho (**ramos uretéricos** na fêmea).

Na galinha poedeira, a artéria isquiática esquerda é notadamente maior do que a do lado direito, pois ela é também o principal vaso da **artéria média do**

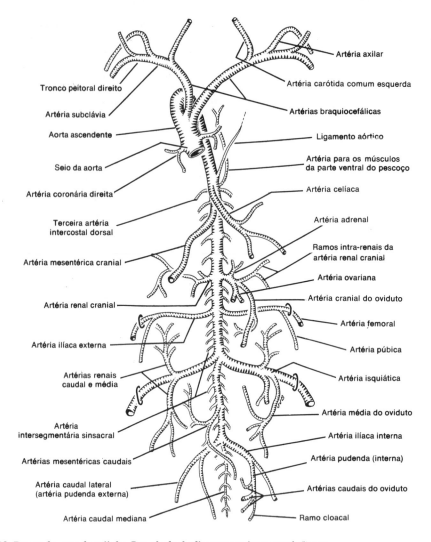

Figura 67-12. Ramos da aorta da galinha. Desenhado de dissecções; vista ventral; fêmea.

Note que o primeiro ramo intersegmentário da aorta é a terceira artéria intercostal dorsal; a.; a artéria vertebral emite as artérias intersegmentares deste nível até a base do crânio. Note também que as artérias renal cranial, isquiática e ilíaca interna são maiores no lado esquerdo na fêmea, pois suprem os órgãos da reprodução. No macho as artérias testiculares são normalmente ramos das artérias renais craniais (veja o texto).

oviduto (veja acima). Na parte lateral da fossa renal da pelve, a artéria isquiática emite a **artéria obturadora.** Esta segue caudalmente, abrangendo o forame isquiático; envia ramos para dentro das superfícies profundas dos músculos obturadores interno e externo e para o periósteo e o osso do ílio pósacetabular.

A artéria isquiática deixa a pelve através do forame ilioisquiático, ventralmente ao nervo e à veia isquiática. Ao penetrar na coxa, a artéria situa-se caudalmente à articulação do quadril, sob cobertura dos músculos iliotibial e iliofibular. Ela segue distal e caudalmente ao fêmur, descendo com o nervo e a veia isquiática. A parte proximal da artéria emite cranialmente a **artéria trocantérica** para a região da articulação do quadril e a **artéria caudal da coxa** para a musculatura profunda, no lado lateral do ísquio. A **artéria femoral profunda,** proeminente (*a. profunda femoris*), estende-se caudalmente da artéria isquiática para dentro dos músculos flexores caudalmente à coxa, e continua superficialmente para suprir o tegumento caudolateral da superfície proximal da coxa. A **artéria nutrícia proximal** do fêmur penetra na borda caudal do fêmur e supre sua cavidade medular.

Caudalmente à extremidade distal do eixo do fêmur, a artéria isquiática emite caudalmente a **artéria sural,** artéria superficial da região da sura. A artéria sural fornece a **artéria femoral cutânea lateral** para a pele, caudalmente à articulação do joelho; este ramo dobra lateralmente, e também supre o tegumento da superfície lateral da coxa, distalmente e a região do joelho. A artéria sural emite a **artéria crural cutânea caudal** para o tegumento da superfície

CORAÇÃO E VASOS SANGÜÍNEOS DAS AVES 1867

caudal da perna, distalmente ao nível do tornozelo. As **artérias surais lateral e medial** são ramos musculares da artéria sural, que acompanham ramos motores do nervo tibial lateral, para dentro dos músculos da sura.

Distalmente à origem da artéria sural, a artéria isquiática torna-se a artéria poplítea; esta é o segmento caudal à articulação do joelho. A **artéria poplítea** (Fig. 67-13) emite uma **artéria geniculada proximal** para a região caudal do joelho; um ramo desta é a **artéria nutrícia distal** do fêmur. Próximo à sua penetração, na musculatura da sura, a artéria poplítea emite a **artéria tibial medial**. Esta, por sua vez, emite a **artéria geniculada medial** para a articulação do joelho; o restante da artéria tibial medial penetra na cabeça medial do músculo gastrocnêmio, depois curva-se distalmente dentro deste músculo para o nível médio da perna, e desponta com a **artéria crural cutânea medial**. Na fossa poplítea, caudalmente ao joelho, a artéria poplítea acompanha a veia poplítea e o nervo tibial medial. Ao atingir o plano interósseo, entre a parte proximal da tíbia e a fíbula, a artéria poplítea dobra-se, segue distalmente no membro, e termina ao dividir-se nas artérias tibial caudal e cranial. A pequena **artéria tibial caudal** (artéria tibial posterior) acompanha a veia tibial

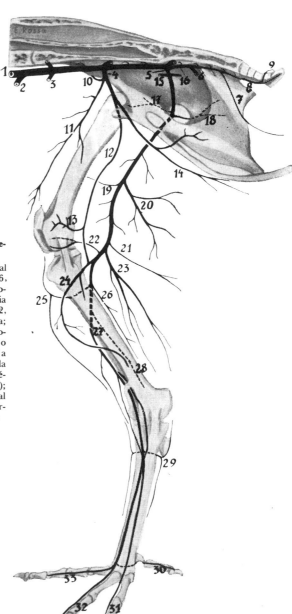

Figura 67-13. Artérias do membro pélvico da galinha; vista medial (interior) da pelve e ossos do membro.

1, Aorta; 2, artéria mesentérica cranial; 3, artéria renal cranial (gônado-renal); 4, artéria ilíaca externa; 5, artéria isquiática; 6, artéria mesentérica caudal; 7, artéria ilíaca interna (pudenda comum); 8, artéria caudal mediana; 9, ramo dorsal de 8; 10, artéria cranial da coxa; 11, artéria femoral (femoral circunflexa); 12, artéria femoral medial; 13, artéria geniculada; 14, artéria púbica; 15, artéria renal média; 16, artéria renal caudal; 17, artéria trocantérica; 18, artéria caudal da coxa; 19, artéria nutrícia para o fêmur; 20, artéria femoral profunda; 21, artéria cutânea para a borda caudal da coxa; 22, artéria poplítea (prolongamento da artéria isquiática, distalmente à origem da artéria sural); 23, artéria sural; 24, artéria tibial medial; 25, artéria fibular (peroneal); 26, artéria tibial caudal; 27, artéria tibial cranial; 28, artéria tibial lateral; 29, artéria társica plantar; 30 a 33, artérias digitais (surgindo das artérias metatársicas dorsais). (De Westpfahl, 961.)

caudal, e se distribui para o nível mais profundo do compartimento flexor da perna. A artéria tibial caudal não se estende até o pé; isto é, distalmente além da articulação tibiotarsometatársica (tornozelo).

A **artéria tibial cranial** (artéria tibial anterior) é o prolongamento da artéria poplítea; a **artéria fibular** (peroneal) surge de sua parte cranial, segue cranialmente através do forame interósseo tibiofibular proximal, e penetra no compartimento extensor da perna, profundamente às origens do músculo tibial cranial, e na parte medial do músculo gastrocnêmio. A artéria fibular emite ramos ascendentes e descendentes para dentro da musculatura extensora proximal da perna, além da articulação do joelho, e emite também a **artéria geniculada lateral** para a região do joelho. Ramos musculares da artéria fibular acompanham ramos do nervo fibular, que penetram no compartimento extensor da perna, lateralmente ao colo da fíbula. A artéria tibial cranial segue no lado caudal da membrana interóssea, a cerca de 2 cm mais distalmente, onde ela atravessa a membrana e penetra no compartimento extensor. Ao deixar o compartimento flexor, fornece a **artéria nutrícia para a tíbia**, e uma pequena **artéria interóssea caudal** que continua na face caudal da membrana interóssea tibiofibular, para a articulação do joelho.

A artéria tibial cranial segue distalmente, na face cranial da tíbia, profundamente ao músculo fibular longo. Envia ramos musculares para dentro das partes inferiores dos músculos do compartimento extensor; um desses ramos é a **artéria tibial lateral** que continua através do músculo fibular longo e torna-se subcutânea, dorsalmente à articulação do joelho. A parte distal da artéria tibial cranial segue a borda lateral do músculo tibial cranial, acompanhando o seu tendão e o nervo fibular profundo sob o ligamento transverso, próximo aos côndilos tibiais; ela então passa para o lado medial do tendão, e cruza o tornozelo. Oposto à extremidade proximal do tarsometatarso, a artéria torna-se a **artéria metatársica dorsal comum**. O terço distal da artéria tibial cranial muitas vezes fornece colaterais, que acompanham a artéria e suas veias como vasos múltiplos paralelos, conhecidos como a **rede tibial cranial**. Estes vasos comunicam-se distalmente um com o outro, com a extremidade distal da artéria tibial cranial e com a rede de vasos dorsais à articulação do tornozelo, conhecida como a **rede társica**.

O pé (o segmento metatársico, a almofada do metatarso nas bases dos dedos, e os dedos) recebe seu suprimento sangüíneo da **artéria metatársica dorsal comum**, continuação da artéria tibial cranial (Vollmerhaus e Hegner, 1963). A extremidade proximal da artéria metatársica dorsal emite ramos articulares, medialmente e lateralmente; próximo à extremidade proximal do tarsometatarso, duas **artérias társicas plantares** saem da artéria, atravessam o forame intermetatársico proximal e penetram na superfície plantar, em ambos os lados da crista hipotársica, dentro da qual o músculo gastrocnêmio se insere. Cada artéria társica plantar emite ramos recorrentes, proximalmente, no sentido da articulação do tornozelo, e ramos descendentes, as **artérias metatársicas plantares**. Na região das articulações metatarsofalângicas as **artérias pulvinares** são emitidas para a almofada metatársica. Aqui as várias artérias metatársicas formam um **arco arterial plantar** que liga os vasos laterais e mediais, profundamente na planta do pé. **Artérias digitais** próprias para os dedos mediais podem vir do arco plantar ou diretamente da artéria metatársica plantar; as artérias digitais para os dedos laterais surgem das artérias metatársicas dorsais. O leito microcirculatório do pé, particularmente dos dedos, possui diversas anastomoses arteriovenosas, que se supõe estarem relacionadas com a conservação ou dissipação do calor corporal.

Distribuição da Aorta Terminal

Caudalmente às artérias isquiáticas, a aorta descendente é um vaso de calibre reduzido, a **artéria sacral mediana**. Além de uma série de ramos intersegmentares, esta artéria emite a artéria mesentérica caudal (Fig. 67-12) e as artérias ilíacas internas, pares. A **artéria mesentérica caudal**, única, surge próximo à comunicação da veia mesentérica caudal com a anastomose venosa interilíaca (Fig. 67-16). A artéria divide-se em dois ramos iguais: o ramo cranial segue com a parte principal da veia mesentérica caudal, no mesorreto, emitindo ramos para dentro da parte cranial do reto e para as raízes dos cecos e a parte distal do íleo, indo anastomosar-se com ramos terminais das artérias celíaca e mesentérica cranial. O ramo caudal da artéria mesentérica caudal, acompanhando a veia, vai ter à metade caudal do reto; alguns de seus ramos terminais anastomosam-se com os ramos cloacais da artéria pudenda.

A **artéria ilíaca interna** (artéria pudenda comum) surge um pouco caudalmente à origem da artéria mesentérica caudal; ela segue caudolateral e dorsalmente ao peritônio parietal. O curto segmento de cada artéria ilíaca interna subdivide-se nas artérias pudenda e caudal lateral (Fig. 67-12). A **artéria pudenda** (artéria pudenda interna) segue paralelamente ao ureter e ao ducto deferente, no macho, e emite para eles **ramos ureterodeferentes caudais**. Na fêmea, a artéria pudenda externa é maior do que a direita, pois é o vaso principal da artéria caudal do oviduto (veja Suprimento Sangüíneo do Oviduto); cada artéria pudenda da fêmea envia **ramos uretéricos** para a parte caudal do ureter. A artéria pudenda vasculariza a bolsa cloacal e a parede cloacal em ambos os sexos e o corpo vascular, no macho.

A **artéria caudal lateral** (artéria pudenda externa), com a veia e o nervo, segue caudolateralmente e paralela à borda caudal da pelve, direcionada no sentido da ponta livre do púbis. A artéria gradativamente atravessa a membrana iliocaudal; ela supre o músculo e o tegumento da região lateral da cauda, incluindo o bulbo das penas da cauda e seus músculos extrínsecos. O **ramo cutâneo abdominofemoral** da artéria caudal lateral dobra cranioventralmente e supre a pele da região abdominal caudal, participando na vascularização da "placa do choco".

A **artéria caudal mediana** é o prolongamento da aorta, além das origens das artérias ilíacas internas. Franqueada por veias pares, ela segue na superfície ventral da coluna vertebral, caudalmente e livre no sulco entre os músculos depressores caudais direito e esquerdo. A artéria estende-se até o pigóstilo e emite ramos intersegmentares caudais que suprem os músculos depressores caudais, e depois segue lateralmente, nas superfícies ventrais dos processos transversos das vértebras, para a borda lateral do músculo. Pequenos ramos dorsais de cada ramo intersegmentar passam por entre os processos transversos das vértebras, suprindo-as, bem como os músculos elevadores da cauda, a pele próxima às espinhas vertebrais e a glândula uropigiana. Os ramos dorsais também fornecem diminutas artérias vertebromedulares para o forame intervertebral e para a parte caudal da medula espinhal.

BIBLIOGRAFIA

Assenmacher, I. 1953. Étude anatomique du système artériel cervico-céphalique chez l'oiseau. Arch. Anat. Hist. Embryo. 35:181-202.
Baumel, J. J. 1964. Vertebral-dorsal carotid artery interrelationships in the pigeon and other birds. Anat. Anz., 114:113-130.
Baumel, J. J. 1967. The characteristic asymmetrical distribution of the posterior cerebral artery of birds. Acta Anat., 67:523-549.
Baumel, J. J., and L. Gerchman. 1968. The avian intercarotid anastomosis and its homologue in other vertebrates. Am. J. Anat., 122:1-18.
deKock, L. L. 1958. On the carotid body of certain birds. Acta Anat., 35:161-178.
Freedman, S. L. and P. D. Sturkie. 1963. Blood vessels of the chicken's uterus (shell gland). Am. J. Anat., 113:1-7.
Fukuta, K., T. Nishida, and M. Yasuda. 1969. Comparative and topographical anatomy of the fowl. LVI. Blood vascular supply of the spleen in the fowl. (In Japanese). Jap. J. Vet. Sci., 31:179-185.
Hasegawa, K. 1956. On the vascular supply of hypophysis and of hypothalamus in domestic fowl. (In Japanese, English summary). Fukuoka Acta Medica 47:89-98.
Hodges, R, D. 1965. The blood supply to the avian oviduct with special reference to the shell gland. J. Anat., 99:485-506.
Kaku, K. 1959. On the vascular supply in the brain of the domestic fowl. Fukuoka Acta Medica 50:4293-4306.
Kitoh, J. 1962. Comparative and topographical anatomy of the fowl. XII. Observation on the arteries with their anastomoses in and around the brain in the fowl. (In Japanese). Jap. J. Vet. Sci., 24:141-150.
Kitoh, J. 1964. Comparative and topographical anatomy of the fowl. XVI. Arterial supply of the spinal cord (In Japanese). Jap. J. Vet. Sci., 26:169-175.
Kuo-tchang, T., F. Siang-ki and C. Ta-yuan. 1963. On the vasculature of the aortic bodies in birds. Scientia Sinica, 12:339-345.
Lindsay, F. E. F. and H. J. Smith. 1965. Coronary arteries of Gallus domesticus. Am. J. Anat., 116:301-314.
Lob, G. 1967. Untersuchungen am Huhn über die Blutgefässe von Rückenmark und Corpus gelatinosum. Morph. Jahrb., 110:316-358.
Lucas, A. M. and P. R. Stettenheim. 1972. Avian Anatomy Integument. Agriculture Handbook 362, U.S. Government Printing Office, Washington, D.C.
Malinovský, L. 1965. Contribution to the comparative anatomy of the vessels in the abdominal part of the body cavity in birds. III. Nomenclature of branches of the a. coeliaca and of tributaries of the v. portae. Folia Morph., 13:252-264.
Nalbandov, A. V. and M. F. James. 1949. The blood vascular system of the chicken ovary. Am. J. Anat. 85:347-367.
Nishida, T. 1960. Comparative and topographical anatomy of the fowl. II. On the blood vascular system of the thoracic limb in the fowl. Part 1. The artery (In Japanese). Jap. J. Vet. Sci. 22:223-231.
Nishida, T. 1963. Comparative and topographical anatomy of the fowl. X. The blood vascular system of the hind limb in the fowl. Part I. The artery (In Japanese). Jap. J. Vet. Sci. 24:93-106.
Nishida, T. 1964. Comparative and topographical anatomy of the fowl. XLII. Blood vascular system of the male reproductive organs. (In Japanese). Jap. J. Vet. Sci. 26:211-221.
Nishida, T., Y. Paik and M. Yasuda. 1969. Comparative and topographical anatomy of the fowl. LVIII. Blood vascular supply of the glandular stomach (ventriculus glandularis) and the muscular stomach (ventriculus muscularis) (In Japanese). Jap. J. Vet. Sci., 31:51-70.
Oehme, H. 1969. Blutgefässe und Bindgewebe der Vogeliris. Morph. Jahrb. 113:555-589.
Oliveira, A. 1958. Contribuicão para o estudo anatômico da arteria celiaca e sua distribuicão no Gallus domesticus. Veterinária, 12:1-22.
Paik, Y. K. 1969. Comparative and topographical anatomy of the fowl. LVII. The blood vascular system of the pancreas in the fowl (In Japanese). Jap. J. Vet. Sci. 31:241-251.
Petren, T. 1926. Die Coronararterien des Vogelherzens. Morph. Jahrb., 56:239-249.
Pintea, V., G. M. Constantinescu and C. Radu. 1967. Vascular and nervous supply of bursa of Fabricius in the hen. Acta Vet. Acad. Sci. Hungaricae, 17:263-268.
Richards, S. A. 1967. Anatomy of the arteries of the head in the domestic fowl. J. Zool. Lond., 152:221-234.
Sharp, P. J. and B. K. Follett. 1969. The blood supply to the pituitary and basal hypothalamus in the Japanese quail (Coturnix coturnix Japonica). J. Anat., 104:227-232.
Siller, W. G., and R. M. Hindle. 1969. The arterial blood supply to the kidney of the fowl. J. Anat. 104:117-135.
Sterzi, G. 1903. I vasi sanguigni della midolla spinale degli uccelli. Arch. Ital. Anat. Embriol., 2:216-236.
Vollmerhaus, B. and D. Hegner. 1963. Korrosionsanatomische Untersuchungen am Blutgefäss system der Hühnerfusses. Morph. Jahrb., 105:139-184.
Westpfahl, V. 1961. Das Arteriensystem das Haushuhnes (Gallus domesticus). Wiss. z. Humboldt-Univ. Berlin, Math -Nat. R., 10: 93-124.
Wingstrand, K. G. 1951. The structure and development of the avian pituitary. C. W. K. Gleerup, Lund.
Wingstrand, K. G. and O. Munk. 1965. The pecten oculi of the pigeon with particular regard to its function. Biol. Skr. Dan Vid. Selsk. 14:1-64.
Wodzicki, K. 1929. La vascularization des appendices cutanés de la tête chez les oiseaux. Bull. Int. Acad. Polonaise Sci. et Lett. Cl. Sci. Math. et Nat., Ser. B. Sci. Nat. (H) Zool:345-388.

SISTEMA VENOSO

As veias possuem outras funções além do transporte do sangue ao coração. Tendo em vista a grande capacidade do leito venoso, as veias também podem servir, em parte, como reservatórios para o sangue que não estiver em circulação ativa. As células sangüíneas, recém-formadas na medula óssea, alcançam a circulação por meio das veias. A linfa e o líquido cerebroespinhal são devolvidos ao sangue através das veias.

O sistema venoso das aves é caracterizado pela presença de: (1) veias cava cranial, direita e esquerda; (2) um sistema portal renal funcional; (3) uma pequena veia portal hepática esquerda que é acessória à veia portal hepática direita principal; (4) domínio acentuado no calibre da veia jugular direita; (5) uma proeminente anastomose interjugular, na base do crânio, e uma anastomose interilíaca, próximo à base da cauda; (6) amplas comunicações entre veias viscerais e somáticas, através da veia mesentérica caudal (coccigeomesentérica); e (7) um seio venoso vertebral interno que se estende na maior parte do comprimento do canal vertebral.

VEIAS PULMONARES

Cada **veia pulmonar** deixa a superfície ventral do pulmão, em seu hilo, atravessando depois a membrana sacopleural, lateralmente à última parte do esôfago. Quando atravessa a referida membrana, a veia pulmonar está a cerca de 1 cm, caudomedialmente, da artéria pulmonar, com o brônquio intervindo entre elas. A parede da veia pulmonar é notadamente mais delgada do que a da artéria. As duas veias pulmonares inclinam-se medialmente, e penetram no pericárdio (saco pericárdico); esvaziam-se dentro do átrio esquerdo, separadamente, em situação cranial à parte da veia cava cranial esquerda que cruza para o átrio direito.

A veia pulmonar é formada pela confluência dos três principais tributários intrapulmonares: a **raiz cranial,** a **raiz caudomedial** e a **raiz caudolateral.** Estas três tributárias seguem de perto os ramos da artéria pulmonar. As duas principais tributárias caudais, e suas raízes maiores, estão geralmente situadas ventralmente aos ramos correspondentes da artéria; entretanto, o segmento da raiz cranial é medial ao seu ramo da artéria pulmonar; a raiz cranial une-se ao tronco comum das duas raízes caudais para formar o curto tronco intrapulmonar da veia pulmonar. (Veja "Interior do Átrio Esquerdo" para maior descrição das veias pulmonares.)

VEIAS SISTÊMICAS

Drenagem Venosa da Cabeça e do Pescoço

As três vias pelas quais o sangue venoso da cabeça e pescoço retorna para o coração são as duas veias jugulares e o seio venoso vertebral interno, único. As veias superficiais da pele e dos músculos da cabeça, as veias das regiões nasal, oral e faríngea, do olho e da órbita, drenam em sua maioria para dentro das veias cefálicas rostrais, as maiores tributárias das veias jugulares. O sangue das veias profundas (encefálicas) da cabeça, isto é, as veias da região do cérebro e do ouvido interno, drena em sua maioria para dentro das veias occipitais. Parte deste sangue flui para as veias jugulares por meio das veias cefálicas caudais; a outra parte drena no seio vertebral interno e desce no pescoço, dentro do canal vertebral. Os sistemas profundo e superficial comunicam-se um com o outro a nível das regiões orbital e occipital. Além disso, as veias dos lados direito e esquerdo comunicam-se umas com as outras na região occipital, caudalmente à base do crânio, na anastomose interjugular e na raiz do pescoço, onde as veias vertebrais e o seio vertebral interno esvaziam-se nas partes terminais das jugulares.

PRINCIPAIS VEIAS ENCEFÁLICAS E SEIOS VENOSOS DURAIS. As principais artérias e veias da superfície do cérebro normalmente não são paralelas umas com as outras; isto é, o território ou região do cérebro suprido por uma determinada artéria não é drenado pela veia acompanhante. As veias do cérebro são curtas e calibrosas; apenas poucas anastomoses ocorrem entre veias adjacentes. As veias encefálicas e as veias da dura-máter e das camadas internas dos ossos cranianos esvaziam-se dentro de seios venosos.

Veias Encefálicas. Muito poucas veias substanciais têm curso dentro da substância do cérebro; ao contrário, as menores raízes venosas perfurantes surgem superficialmente, onde são tributárias das veias da superfície, na pia-máter. Poucas das veias piais atingem grande calibre antes de drenarem dentro dos seios durais; ao invés disso, os seios recebem diretamente numerosas veias locais, pequenas e sem nome.

As principais veias do cérebro e territórios por elas drenados são as seguintes (Kaku, 1959; Matsumoto, 1959): são encontradas nas superfícies orbitais dos hemisférios cerebrais as **veias médias do cérebro** e **rostral do cérebro**; elas esvaziam-se no seio esfenoparietal. As veias da parte ventral do pólo caudal de cada hemisfério, caudalmente à cruz do cérebro, são a **veia coricóidea do ventrículo lateral, veia interna do cérebro** e **veia magna do cérebro**, que se esvaziam dentro do seio sagital dorsal. Sangue das superfícies ventrais do tecto óptico, trato óptico, e da metade rostral da medula passa para dentro do seio petroso rostral através da **veia intercrural basal do cérebro** e da **veia mielencefálica basal.**

O sangue venoso da superfície medial ventral dos hemisférios frontais é drenado pela **veia magna do cérebro;** o sangue da superfície medial dorsal é drenado pela **veia medial dorsal do cérebro** e **veia caudal dorsal do cérebro.** Todas essas veias são tributárias do seio sagital dorsal. As veias que drenam as superfícies ventral e lateral da medula e da parte caudal do cerebelo são as **veias mielencefálicas dorsais, veia do nervo glossofaríngeo** e as **veias cerebelares laterais,** que se esvaziam dentro do seio da fossa cerebelar. Outras partes do cerebelo são drenadas pela **veia cerebelar dorsal** e a **veia rostral da cruz cerebelar** que são tributárias dos seios occipitais e petroso rostral, respectivamente.

A drenagem venosa das várias superfícies do tecto óptico (lobo) passa através de diversas **veias tectais ópticas** para dentro dos seios esfenoparietal e petroso, caudal e rostral. Veias mais profundas do segmento dorsal do cérebro (diencéfalo, mesencéfalo, e medula) esvaziam-se no seio sagital dorsal e partes adjacentes dos seios esfenoparietal e petroso rostral.

Seios Venosos Durais. Os seios durais, forrados com endotélio, são canais venosos intracranianos nos espaços entre as camadas externa e interna da dura-máter, em determinados casos ondulando no interior do crânio. Estes seios recebem sangue das veias encefálicas e líquido cerebroespinhal do espaço "subaracnóide" (veja "Cérebro", Cap. 69). Os diversos seios, após comunicarem-se uns com os outros e com as veias extracranianas, esvaziam-se finalmente dentro do sistema jugular. Os seios não possuem valvas; a direção do fluxo sangüíneo depende da diferença de pressões. Os seios sagital dorsal e petroso rostral recebem sangue principalmente das veias cerebrais citadas anteriormente do que de qualquer outro seio. Dentro dos seios o sangue flui em sua maioria dorsal e caudalmente. A principal confluência dos seios ocorre na vizinhança da extremidade rostral do cerebelo, onde o seio sagital dorsal encontra o seio occipital. Aqui, boa parte do sangue que flui pelo sistema de seios durais flui para o seio occipital, volumoso em seu trajeto e fora da cavidade craniana.

Os principais seios e suas localizações são (Kaku, 1959): (1) O **seio olfatório** (Fig. 67-14), único, disposto ao redor dos bulbos olfatórios; (2) o **seio sagital dorsal**, único, que se sobrepõe à fissura inter-hemisférica; (3) cada **seio transverso** situa-se no sulco entre o aspecto rostral do cerebelo e o hemisfério frontal e é contínuo lateroventralmente com a extremidade dorsal do seio esfenoparietal; (4) cada **seio esfenoparietal** está localizado no sulco entre a superfície rostral do tecto óptico e o hemisfério; (5) cada **seio petroso rostral** (anterior) situa-se no sulco entre a parte caudal do tecto óptico e a medula; (6) cada **seio petroso caudal** (posterior) está localizado na face lateral do cerebelo; (7) o **seio circular basilar**, único (seio cavernoso), limita a fossa hipofisária no assoalho da cavidade craniana; (8) cada **seio da fossa cerebelar** situa-se na fossa para a aurícula do cerebelo; (9) o **seio occipital**, único, sobrepõe-se ao dorso do cerebelo; e (10) o **seio marginal**, único circunda o forame magno do crânio.

A maior parte do sangue venoso intracraniano deixa o crânio na vizinhanna do forame magno, onde os seios occipital e marginal fluem para a parte cervical do seio vertebral interno e o sistema de veias occipitais, na base do crânio (Fig. 67-14). O sangue das veias occipitais drena parcialmente para a veia vertebral (veia satélite da artéria vertebral ascendente) e parcialmente para a veia jugular, através da veia cefálica caudal. O sangue dos seios olfatórios e basilar pode fluir dentro da órbita através de comunicações com o sistema oftálmico de veias; veias emissárias ligam em outras partes determinados seios com veias extracranianas, por exemplo, a veia occipital externa e a veia carótida do cérebro.

VEIAS EXTRACRANIANAS (Fig. 67-14).
Veia Cefálica Rostral. A veia cefálica rostral (cefálica anterior; facial comum) localiza-se no teto da faringe, ventralmente à musculatura do pescoço, na base do crânio. As tributárias mais importantes da veia cefálica rostral são as veias maxilar, oftálmica, facial e mandibular. A anastomose interjugular tecnicamente liga as duas veias cefálicas rostrais; a grande veia occipital mediana une-se à anastomose e pode, portanto, ser considerada uma tributária das veias cefálicas rostrais.

A **veia maxilar** (veia facial interna) não segue paralelamente com a artéria maxilar no teto da faringe; ao invés disso, a veia situa-se no assoalho da órbita, separada de sua artéria pelos músculos da mastigação. Deixando a órbita, a veia maxilar segue ventralmente, entre a parede caudal da órbita e o osso pterigóide; ao atingir o teto da faringe, ela dobra caudalmente, quando então se torna a veia cefálica rostral. A veia maxilar forma-se caudalmente ao ângulo da boca, medialmente à barra quadratojugal. Sua principal tributária é a grande **veia palatina lateral**, que drena o sangue da mucosa e glândulas do palato, do osso e camada córnea da mandíbula superior e da cavidade nasal ventral (**veia nasal ventral**). A veia palatina lateral anastomosa-se com a veia medial rostral do nariz, rostralmente ao nariz e une-se às **veias mandibulares externa e interna** e veias anastomóticas das veias palatina medial e facial, no ângulo da boca (Fig. 67-14). Ventralmente ao olho, a veia maxilar recebe a calibrosa **veia caudal do nariz**, da parede caudolateral da cavidade nasal e da parte caudal do septo nasal. Caudalmente, a seguir, a veia maxilar une-se, em seu lado medial, com a grande veia oftálmica.

A **veia oftálmica** é o principal vaso de drenagem do bulbo ocular, dos músculos do olho e das glândulas orbitais; a veia é formada pela confluência das **veias etmoidal** e **supra-orbitária** na região caudomedial da órbita. Aqui o segmento inicial da veia oftálmica comunica-se com o seio venoso dural olfatório intracraniano. Caudalmente ao globo ocular, a veia oftálmica segue sinuosamente e penetra no cone dos músculos do olho, acompanhando medialmente o nervo óptico. Ela aqui recebe as **veias oftalmotemporal** e **ciliar dorsal**, diversas raízes glandulares e musculares, veias anastomosantes do seio basal circular e a veia carótida do cérebro, na base do crânio. Próximo à sua junção com a veia maxilar, a veia oftálmica recebe a proeminente **veia ciliar ventral**. As veias ciliares ventral e dorsal drenam na camada coriocapilar do globo ocular e na pena do olho (*pecten oculi*); estas veias não são satélites das artérias ciliares.

A **veia etmoidal**, em parte, acompanha o nervo olfatório e a artéria etmoidal, no teto da órbita e próximo ao septo. Suas tributárias são a **veia palpebral dorsal rostral** e a **veia comum do nariz**. A veia comum do nariz é formada por uma **veia medial do nariz** que segue paralelamente o ramo medial do nervo oftálmico, próximo ao septo nasal e à **veia lateral do nariz**, localizada dorsalmente à narina rostral. A veia lateral do nariz recebe a **veia frontal profunda** do tecido conjuntivo da base da crista. A veia medial do nariz possui anastomoses distintas com as veias palatinas, lateral e medial.

A extremidade lateral da **veia oftalmotemporal** é contínua com o plexo compacto de veias, a **rede admirável oftálmica**, caudolateralmente na órbita. As alças da rede venosa estão interligadas com a rede arterial. A veia maxilar está ligada com o pólo ventral da rede por meio de uma forte anastomose; da mesma forma, a veia supra-orbitária liga-se com o pólo dorsal da rede oftálmica. Algum sangue venoso da rede flui caudalmente para dentro da **veia oftálmica externa**.

A primeira parte da veia cefálica rostral recebe lateralmente as veias acompanhantes, pares, da artéria maxilar; caudalmente a esta, a veia cefálica rostral é encontrada seqüencialmente pelas veias submandibular, facial e mandibular. Em seu lado medial, a veia cefálica rostral recebe diversas **veias pterigofaríngeas** e **faríngeas dorsais**. As **veias acompanhantes da artéria maxilar** são continuações da **veia palatina medial**. Rostralmente à fissura da coana, no teto da cavidade oral, as duas veias palatinas mediais unem-se para formar uma **veia palatina mediana**, única, que drena a região sinfísica da mandíbula e a parte medial do palato. Opostamente ao ângulo da boca, cada veia palatina medial anastomosa-se com a **veia palatina lateral**. A **veia submandibular** é formada pela junção das **veias submandibulares superficial** e **profunda**. A veia submandibular superficial drena a pele intermandibular e as barbelas. A veia submandibular profunda segue dorsal aos músculos intermandibulares e drena a mucosa do assoalho da boca e as glândulas salivares adjacentes. (Em determinadas aves a veia

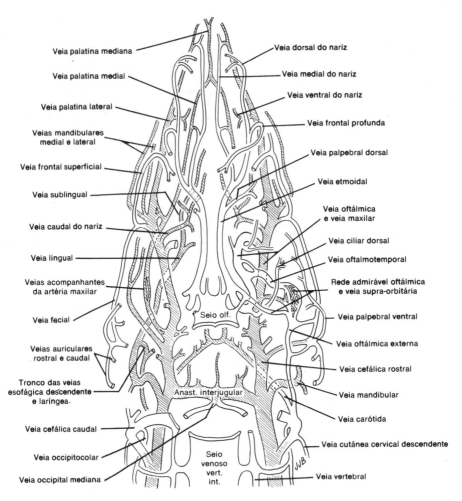

Figura 67-14. Veias da cabeça da galinha; as veias do cérebro e dos seios venosos durais não são mostradas.

Vista dorsal; desenhado a partir de dissecções. As veias sombreadas estão localizadas a um nível mais ventral do que as veias não sombreadas.

submandibular é uma tributária da veia mandibular.) A **veia facial** (veia facial superficial ou cutânea) tem início na **veia frontal superficial** da crista, na região da articulação frontonasal. Ela segue rostralmente ao olho e dobra caudalmente, paralela com a barra quadratojugal. Próximo ao ângulo da boca, comunica-se com a veia maxilar, depois continua caudalmente até a articulação quadratomandibular. Imediatamente rostral ao meato acústico a veia facial dobra medialmente, segue caudalmente ao osso quadrado e une-se com a veia cefálica rostral. No ângulo entre a veia facial e a veia cefálica rostral há uma extensa **rede quadratopterigóidea**. Quando dobra medialmente, a veia facial recebe **veias auriculares caudal e rostral** da região da orelha externa, a **veia palpebral ventral** da pálpebra inferior, e as veias da parte caudal da pálpebra superior e a glândula lacrimal. A veia facial também se comunica com o pólo inferior da rede oftálmica.

A **veia mandibular** normalmente une-se à veia cefálica rostral, próximo à extremidade lateral da anastomose interjugular (Fig. 67-14). A veia mandibular e suas principais tributárias são altamente sinuosas por causa da mobilidade das estruturas que drenam. Particularmente flexuosa é a última parte da veia mandibular, na laringe, profundamente ao aparelho hióideo, onde a veia une-se à veia cefálica rostral, relativamente fixa. A tributária rostral da veia mandibular é a **veia lingual** que recebe a **veia lingual própria** da língua e a **veia sublingual** da mucosa do assoalho da boca, ventralmente à parte livre da língua. A tributária caudal da veia mandibular é o "tronco esofagotraqueal" formado pela **veia esofágica descendente, veia traqueal descendente, veia laríngea** e as **veias hióideas.**

A **anastomose interjugular** (anastomose transversa das veias cefálicas rostrais) recebe **veias faríngeas dorsais,** e raízes dos músculos da base do crânio e parte ventral do pescoço. A principal tributária da anastomose é a **veia occipital mediana,** uma grande veia que se estende dorsalmente através dos músculos, até a coluna vertebral, onde seus ramos direito e esquerdo comunicam-se com a extremidade cranial da veia vertebral e a veia occipital interna, quando esta última sai do intervalo atlanto-occipital. Em certos exemplares a extremidade direita da anastomose interjugular está localizada mais adiante e caudalmente do que na esquerda; é evidente que em tais casos alguma parte do fluxo venoso do lado esquerdo da cabeça é desviado para a veia jugular direita, maior.

Veia Cefálica Caudal (Fig. 67-14). A veia cefálica caudal (cefálica posterior) une-se lateralmente à veia cefálica rostral, ligeiramente caudal à anastomose interjugular. Uma grande parte do sangue venoso encefálico dos seios durais atinge a veia jugular através da veia cefálica caudal. Drenando os seios occipital e marginal, dentro do forame magno, a **veia occipital interna** passa através do intervalo atlanto-occipital; a ela une-se, imediatamente lateral ao forame magno, a **veia occipital externa**, uma veia emissária do seio dural petroso caudal. A união das veias occipitais internas e externas produz a calibrosa **veia occipital comum**. À medida que emerge do forame magno, uma parte da veia occipital interna segue com a artéria vertebral, como a **veia vertebral**. A veia occipital comum segue direta e lateralmente, no sentido do ângulo da mandíbula, aplicada à base do crânio; recebe a **veia occipitocolar**, raízes musculares, a **veia carótida do cérebro** e a **veia oftálmica externa** (Fig. 67-14). A veia occipital comum torna-se a veia cefálica caudal, quando ela dobra caudoventralmente e inclina-se no sentido da veia cefálica rostral. A primeira parte da veia cefálica caudal recebe tributárias musculares do músculo depressor mandibular e uma calibrosa anastomose da veia cefálica rostral. Lateralmente, ela recebe a **veia cutânea cervical descendente,** uma veia longitudinal que drena o tegumento do terço cranial do pescoço.

Veia Jugular. As veias jugulares, pares, estendem-se pelo comprimento do pescoço e terminam dentro da entrada torácica, quando confluem com as veias subclávias e formam a veia cava cranial. Cada veia jugular fica limitada dentro de uma camada fascial, juntamente com o nervo vago, artéria do vago e a cadeia de lobos tímicos. A veia jugular situa-se profundamente à pele, ao longo dos músculos laterais da coluna vertebral. A veia jugular direita é notadamente mais calibrosa do que a veia jugular esquerda. Na entrada torácica a veia jugular direita situa-se dorsalmente à crista, à parte caudal do esôfago e traquéia, que são deslocados para o lado direito na galinha. Mais adiante e caudalmente, cada veia jugular situa-se ventralmente sob o plexo braquial sendo cruzada obliquamente pela artéria carótida comum. A glândula tireóide está suspensa na borda ventral da veia jugular, na área triangular limitada pela veia jugular, artéria carótida comum e o segmento da artéria vertebral.

Em seu percurso ao longo do pescoço as veias jugulares recebem sangue das vísceras cervicais e tegumento. O sangue das partes craniais da traquéia e do esôfago fluem, no sentido da cabeça para dentro das veias cefálicas, por meios de **veias traqueais e esofágicas** longitudinais. O sangue venoso da pele do terço cranial do pescoço normalmente esvazia-se nas veias cefálicas caudais mas, às vezes, na parte cranial das veias jugulares por meios da **veia cervical cutânea descendente,** que segue cranialmente com sua artéria acompanhante. Na raiz do pescoço o sangue da extremidade caudal do esôfago, da crista e da traquéia esvazia-se na última parte da veia jugular. O tegumento do terço caudal do pescoço é drenado de forma semelhante por uma veia longitudinal (veja abaixo).

As duas principais tributárias da veia jugular são as veias cefálica rostral e a cefálica caudal. Opostamente à terceira vértebra cervical a veia jugular recebe a grande **veia occipitocolar** (Fig. 67-14), dos músculos do pescoço e da pele da região cranial do pescoço; esta veia comunica-se com as veias intervertebrais em dois ou três níveis, bem como com a veia cefálica caudal. No terço médio do pescoço a veia jugular recebe uma série de pequenas veias cervicais cutâneas que acompanham os nervos cutâneos. Na junção dos terços médio e caudal do pescoço, uma veia de porte, a **veia cervical cutânea ascendente,** drena caudalmente, dobra obliquamente dentro da entrada torácica e esvazia-se lateralmente na veia jugular. A seguir caudalmente temos a **veia cutânea transversa do pescoço** que se esvazia dentro da veia jugular. Esta veia serve à pele da parte cranial do ombro e ao peito, ventralmente a esta área. A **veia supra-escapular** é uma tributária calibrosa da veia jugular, desde a musculatura dorsal à extremidade cranial da escápula e dorso da parte proximal do braço. Ao nível do forame intervertebral, entre a décima primeira e décima segunda costelas cervicais, a calibrosa **veia vertebral** (Fig. 67-14) emerge do hiato, na musculatura lateral do pescoço; ela recebe uma tributária do forame intervertebral, caudal a ela, e uma outra tributária distinta, dos músculos da parte ventral do pescoço, à medida que drena ventralmente, no lado medial da veia jugular. Este tronco da veia vertebral recebe as **veias vertebrais ascendente** e **descendente.** O tronco da veia vertebral e as outras comunicações entre o seio vertebral interno, a veia vertebral e a veia jugular, na raiz do pescoço, são consideravelmente maiores no lado direito do que no lado esquerdo (veja acima).

As duas **veias tireóideas** e a **veia caudal do papo** desembocam na veia jugular, próximo à sua junção com a veia vertebral. A veia caudal esquerda do papo recebe a **veia esofágica ascendente** e numerosas tributárias transversais, do papo e do segmento esofágico pós-papo. Em virtude da localização do inglúvio (papo) à direita, a veia caudal esquerda do órgão cruza ventralmente o pescoço, para alcançar a veia jugular. A veia jugular direita recebe várias tributárias diretamente da parte cranial do inglúvio e, do lado direito, do segmento esofágico, que antecede o referido órgão, deste modo, o território drenado pela veia caudal direita do papo sendo menor que o da esquerda.

Próximo à sua junção com a veia subclávia, a veia jugular recebe a **veia esofagotraqueobronquial.** Aqui a veia jugular também recebe a **veia traqueal ascendente** que segue longitudinalmente, ao longo da metade caudal da traquéia; na metade do comprimento do pescoço a veia traqueal ascendente anastomosa-se com a veia traqueal descendente, que flui cranialmente. A veia traqueal ascendente direita é maior do que a esquerda. Outras tributárias drenam as partes proximais dos brônquios principais e da siringe, na bifurcação traqueal. As tributárias menores deste sistema de veias também drenam as glândulas paratireóides, os corpos ultimobranquiais e o gânglio do tronco do nervo vago, que é cruzado pela raiz desta veia. Os **troncos linfáticos toracoabdominais** unem-se aos lados mediais das partes craniais da veia cava cranial; eles podem unir-se à parte terminal adjacente das veias jugulares. A linfa é devolvida ao sangue venoso por meio destas ligações. Outros troncos linfáticos (**jugular, carótido, axilar**) da cabeça, pescoço e asa podem fluir para o ducto torácico ou esvaziar-se separadamente na extremidade caudal da veia jugular.

Seio Vertebral Interno (Fig. 67-14). Este seio é um canal epidural discreto, no dorso da medula espinhal, abrangendo desde o forame magno até o nível das articulações do quadril. No seio ocorre um hiato, opostamente ao aumento da medula espinhal na região lombar; um segmento delgado do seio está presente caudalmente ao referido aumento. O seio é a continuação direta dos seios venosos cranial marginal e occipital. Ventralmente ao forame magno, o seio vertebral interno comunica-se com a veia occipital interna e os ramos pares da veia occipital mediana, que surgem da parte dorsal mediana da anastomose interjugular. Desta forma, um anel venoso circunda a parte mais cranial da medula espinhal.

O seio vertebral interno é responsável pela drenagem venosa das estruturas axiais. Em todo o seu comprimento, a parte principal do seio recebe as veias vertebromedulares, através do forame intervertebral, e que transportam sangue dos músculos, ossos e ligamentos da coluna vertebral, medula espinhal e meninges, para dentro do seio (veja "Veias da Medula Espinhal" neste capítulo). A níveis torácicos, cervical e cranial, as veias vertebromedulares anastomosam-se com as veias vertebrais (veias satélites das artérias vertebrais) em cada lado da coluna vertebral. Na raiz do pescoço, o segmento cervical do seio vertebral interno comunica-se, largamente, com as veias vertebrais e esvazia-se na parte caudal de cada veia jugular, por meio de três ou quatro vasos transversos. O seio vertebral interno, desde a raiz do pescoço até a articulação do quadril, flui cranialmente, e também se esvazia no sistema jugular através do sistema, acima referido, de veias comunicantes transversas. As veias comunicantes são visivelmente maiores em calibre no lado direito, indicando que a parcela maior do fluxo é desviado para a veia jugular direita, dominante.

O segmento do seio vertebral interno, nas partes sinsacral e livre da coluna vertebral caudal, comunica-se com as veias ilíacas internas. Veias vertebromedulares deste segmento, aparentemente, fluem em sentido **externo**, nas veias intersegmentares que drenam nas veias ilíacas internas e caudal medial. As veias ilíacas internas são tributárias da veia cava caudal, enquanto o sangue do segmento principal do seio vertebral interno esvazia-se no sistema jugular. A veia portal renal cranial anastomosa-se diretamente com o seio vertebral interno (veja Veia Ilíaca Comum e a Fig. 67-16).

VEIA CAVA CRANIAL

As **veias cavas craniais direita** e **esquerda** são formadas pela confluência das veias jugular e subclávia. As veias cavas craniais coletam sangue venoso da cabeça e do pescoço, do peito e da parede torácica, da cintura do ombro e do membro torácico, da parte terminal da traquéia e do esôfago e da parte cranial do pró-ventrículo. (A **veia pró-ventricular cranial** une-se à parte intrapericárdica da veia cava cranial esquerda.)

A veia cava cranial situa-se dorsalmente à artéria braquiocefálica e ventralmente à extremidade cranial do pulmão. A veia cava direita é notadamente maior do que a esquerda. A veia cava cranial atravessa a superfície dorsal do saco pericárdico em cada lado; seus relacionamentos intrapericárdicos já foram considerados na parte referente ao coração.

Veias do Membro Torácico

Com poucas exceções, as veias da asa e ombro correspondem de perto às artérias que suprem as regiões que drenam. Muitas vezes as veias não são acompanhantes discretas e únicas das artérias, mas estão dispostas como veias acompanhantes, pares, ou plexos irregulares ao redor de suas artérias. Nas regiões do ombro e cotovelo, diversas veias formam ligações anastomóticas extensas e em forma de alças que não são muito paralelas às suas artérias. Apenas aquelas veias que não possuam artérias paralelas correspondentes, ou que variem marcadamente em relação ao trajeto de suas artérias correspondentes, serão descritas.

As **veias torácicas internas** estão presentes; a maior delas une-se lateralmente à veia cava cranial. A menor, que acompanha a artéria, é uma tributária do tronco peitoral ou da veia esternoclavicular. Diferentemente de sua artéria acompanhante, que é um ramo da artéria peitoral, a **veia cutânea lateral do tronco** é uma tributária substancial da parte proximal da veia axilar. A **veia axilar** em si é formada pela confluência dos pequenos pares de **veias acompanhantes da artéria braquial** e da veia basílica, proeminente. A **veia basílica** segue subcutaneamente no lado ventral do braço, em um plano mais superficial do que o das veias braquiais. A grande **veia braquial profunda** (*veia profunda do braço*) é uma tributária da veia basílica e não das veias braquiais, como poderia ser esperado. A veia basílica é a continuação aparente da grande **veia ulnar**; na fossa cubital a veia basílica anastomosa-se com a extremidade distal das veias braquiais.

O maior canal venoso do antebraço é a **veia ulnar profunda.** Esta veia tem início próximo à articulação do pulso e segue profundamente ao músculo flexor ulnar do carpo, ventralmente às partes implantadas das penas secundárias do vôo, próximo da afixação destas na ulna. A veia ulnar profunda torna-se subcutânea ventral, na articulação do cotovelo; ela dobra distalmente no braço, onde é a principal tributária da veia basílica. Na região do cotovelo a veia ulnar profunda é claramente visível através da pele, e acessível para a retirada de sangue ou administração de medicamentos, intravenosamente. A veia ulnar profunda é acompanhada, no antebraço e por baixo do pulso, pelo ramo caudal do nervo ulnar, mas não o é por nenhuma artéria substancial. As **veias acompanhantes da artéria ulnar,** pares, seguem na superfície ventral dos músculos do antebraço; estas veias unem-se às veias basílica e braquial.

A maior parte do sangue venoso da mão flui para a veia ulnar profunda; na extremidade proximal do carpometacarpo diversas veias metacárpicas, de ambas as superfícies da mão, se reúnem para formar a via ulnar profunda. Na extremidade distal do antebraço, uma veia comunicante transversa constante liga as veias acompanhantes da artéria ulnar e a veia ulnar profunda. A **veia propatagial** segue na malha de pele, entre o braço e o antebraço, no sentido da fossa cubital, e vai unir-se à veia radial, próximo à sua junção com a veia basílica. A **veia radial** é formada pelas **veias radiais profunda** e **superficial,** e pela grande **veia interóssea dorsal** que drena o compartimento extensor do antebraço, próximo à região do cotovelo.

O sangue da região dorsal do ombro e da parte proximal e dorsal do braço drena na veia braquial profunda e na veia supra-escapular, uma tributária da parte caudal da veia jugular. O sangue da pele, sobre a maior parte das regiões escapular dorsal e peitoral lateral, drena na veia cutânea lateral do tronco.

Sistema Portal Hepático
(Fig. 67-15)

O sistema venoso portal hepático (Malinovský, 1965; Oliveira, 1959) coleta o sangue venoso das vísceras abdominais supridas pelas artérias celíaca e mesentérica, caudal e cranial. Isto inclui os estômagos muscular e glandular, o fígado, o pâncreas, o baço, e os intestinos delgado e grosso. (Exceção: a **veia pró-ventricular cranial** [Fig. 67-15] esvazia-se na veia cava cranial esquerda.) O sistema portal hepático, além disso, pode receber sangue venoso das veias somáticas, em bases intermitentes, através da comunicação da veia mesentérica caudal com a anastomose interilíaca (veja as seções: "veia cava caudal" e "função das veias portais renais"). As **veias portais hepáticas** conduzem sangue do trato alimentar para a **porta hepática.** Dentro do fígado as veias ramificam-se repetidamente, formando uma rede tridimensional de sinusóides fenestrados, nos espaços entre as lâminas de células hepáticas. Aqui o intercâmbio de substâncias é realizado entre as células do parênquima do fígado e o sangue dos sinusóides. Finos ramos das artérias hepáticas também se abrem aos sinusóides. Os sinusóides desembocam nas raízes das veias hepáticas, que eventualmente drenam dentro da parte distal da veia cava caudal.

No *Gallus* duas veias portais hepáticas estão presentes (Fig. 67-15). A veia portal hepática direita, dominante, corresponde à veia porta dos mamíferos. A pequena **veia portal hepática esquerda** drena o sangue do território suprido pelo ramo esquerdo da artéria celíaca. As principais tributárias da **veia portal hepática direita** são as veias mesentérica comum, gastropancreaticoduodenal e a pró-ventriculoesplênica.

A maioria dos ramos citados, das artérias celíaca e mesentérica caudal e cranial são acompanhados de perto por suas veias correspondentes, nas várias vísceras e nos mesentérios. Entretanto, à medida que se aproximam do fígado e fluem em conjunto, o padrão de confluência das principais tributárias das veias portais hepáticas difere do padrão de ramificação dos troncos arteriais. Somente as tributárias principais serão consideradas abaixo.

A **veia mesentérica comum** é formada pela junção das veias mesentéricas caudal e cranial, dorsalmente à flexura duodenojejunal. A **veia mesentérica cranial** segue no mesentério dos segmentos tortuosos do intestino delgado; ela drena o segmento do intestino desde a flexura duodenojejunal até o segmento supraduodenal do íleo, opostamente às extremidades cegas dos cecos. Ela recebe **veias jejunais** e **ileais*** que se anastomosam uma com a outra formando a **veia intestinal marginal**. A **veia mesentérica caudal**** segue no mesorreto próximo ao reto. Mais ou menos próximo à metade do seu comprimento, une-se à anastomose interilíaca. Ligeiramente ventral à anastomose, as tributárias caudal e cranial da veia mesentérica caudal fluem em conjunto. A menor tributária caudal drena na metade terminal do reto e região cloacal; ela acompanha o ramo caudal da artéria mesentérica caudal. O segmento cranial, maior, da veia mesentérica caudal segue tortuosamente no sentido cranioventral de sua confluência com a anastomose interilíaca, cranialmente à sua junção com a veia mesentérica cranial. Próximo à sua terminação, seu diâmetro é maior do que o da veia mesentérica cranial.

A **veia gastropancreaticoduodenal** forma-se dorsalmente à região pilórica (gastroduodenal), pela confluência das **veias pancreaticoduodenal** e **gástrica direita.** O tronco da veia gastropancreaticoduodenal é igual em diâmetro à veia mesentérica cranial; ela segue no sentido do fígado, entre os ductos hepático e cístico, à direita, e o ramo direito da artéria celíaca, à esquerda. Ela dobra craniodorsalmente, e une-se com a veia mesentérica comum em um ângulo agudo.

A **veia pró-ventriculoesplênica** (Fig. 67-15) segue cranioventralmente e em paralelo, no lado esquerdo da primeira parte do ramo direito da artéria celíaca, dentro do mesogástrio. Aqui ela situa-se entre a borda dorsal do lobo direito do fígado e o baço. Ela esvazia-se na parte dorsal esquerda do tronco da veia portal direita, e recebe os seguintes tributários: **veia pró-ventricular dorsal** (veia gástrica glandular direita, Nishida et al., 1969), **veia pró-ventricular direita,** e as **veias esplênicas** (lienais). A **veia duodenojejunal** esvazia-se na veia portal, na união das veias mesentérica comum e gastropancreaticoduodenal.

A **veia portal hepática esquerda** (Fig. 67-15) forma-se ventralmente à junção pró-ventricular-ventricular, no mesentério gastro-hepático, pela união das **veias gástrica ventral, gástrica esquerda** e **pró-ventricular caudal** (veia gástrica glandular esquerda, Nishida et al., 1969) que drenam o território do ramo esquerdo da artéria celíaca. O curto

---

*Veja a nota de rodapé (coluna direita) à pag. 1863.
**A veia caudomesentérica é comumente conhecida como a veia coccígeomesentérica.

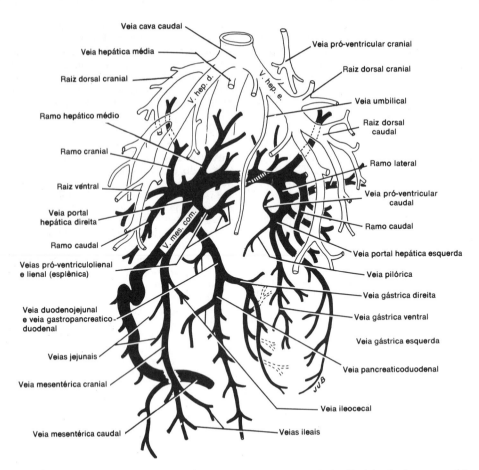

Figura 67-15. Veias portais hepáticas e veias hepáticas da galinha mostrando as principais tributárias do sistema portal, bem como os padrões de ramificação intra-hepática de ambos os sistemas.

Desenhado a partir de dissecções; vista ventral. Note a veia pró-ventricular cranial que drena para a veia cava cranial ao invés de drenar para a circulação do fígado; o ramo hepático médio da veia portal hepática direita e a veia hepática média servem ao tecido interlobar do fígado. V. com. mes., veia mesentérica comum; V. hep. d. e e., veias hepáticas direita e esquerda.

segmento da veia portal hepática esquerda penetra na superfície medial do lobo esquerdo do fígado, juntamente com a artéria hepática esquerda e une-se ao ramo dorsal esquerdo da veia portal hepática direita (veja abaixo).

Trajeto e Relações da Veia Portal Hepática Direita. O curto tronco desta veia segue ventromedialmente entre a superfície medial do lobo direito do fígado e da flexura duodenojejunal, em seu lado direito, e o ramo direito da artéria celíaca e do baço, em seu lado esquerdo. A vesícula, os ductos hepático e cístico, e a artéria hepática direita situam-se contra a sua superfície ventral.

Ramificação Intra-Hepática (Fig. 67-15). A veia portal hepática direita divide-se à medida que penetra na **porta hepática,** próximo ao interior do lobo direito do fígado. O **ramo direito** dobra lateralmente e penetra na superfície medial do lobo direito do fígado, próximo à sua parte média, e subitamente divide-se nos **ramos lateral direito, cranial direito** e **caudal direito** para as partes respectivas do lobo direito. O **ramo esquerdo,** maior e mais longo, curva-se ventralmente para a esquerda, e depois segue caudalmente na substância hepática interlobar que repousa de encontro à superfície ventral direita do pró-ventrículo. Penetrando no lobo esquerdo do fígado, ele divide-se nos **ramos cranial esquerdo, caudal esquerdo** e **lateral esquerdo.** O tronco do ramo esquerdo emite diversos ramos dentro da parte interlobar do fígado; um destes ramos, o **ramo médio,** substancial, surge da bifurcação da veia portal hepática direita e estende-se cranialmente, dentro do segmento do fígado localizado no ângulo entre as veias hepáticas direita e esquerda. (Veja Pavaux e Jolly, 1968, para os padrões de ramificações intra-hepáticas dos vasos e ductos biliais.)

As artérias hepáticas direita e esquerda seguem por toda a substância do fígado, apegando-se às várias subdivisões das veias portais hepáticas. Ramos das artérias hepáticas direita e esquerda anastomosam-se extremidade com extremidade na parte caudal do segmento transverso do ramo esquerdo da veia portal hepática direita. (Veja adiante para as tributárias intra-hepáticas das veias hepáticas.)

VEIA CAVA CAUDAL

A **veia cava caudal,** a maior veia do corpo, é formada pela confluência das veias ilíacas comuns direita e esquerda (Fig. 67-16). A veia cava caudal drena o sangue das estruturas da parede lateral e dorsal do corpo, caudalmente aos pulmões (exceto a região do peito pertencente ao território da veia cava cranial), incluindo as regiões abdominal e da cauda e os membros pélvicos. Parte do sangue venoso visceral que flui na veia cava caudal é oriunda dos sistemas urinário e reprodutor. Considerando que o fígado drena nas veias hepáticas, todo o sistema portal hepático pode ser considerado como um tributário para o sistema caval caudal. Por meio da comunicação da veia mesentérica caudal com a anastomose interilíaca (Fig. 67-16), o sangue do trato intestinal terminal (reto e cloaca) pode fluir para a veia cava caudal.

A veia cava caudal tem cerca de 1 cm de largura e 5 cm de comprimento. Suas principais tributárias são as calibrosas veias hepáticas direita e esquerda (Fig. 67-15) que se unem a ela próximo à sua entrada no pericárdio. A veia cava caudal situa-se ligeiramente à direita do plano mediano; na fêmea em postura, o ovário esquerdo, muito grande, desloca a veia mais ainda para a direita. A veia segue oblíqua e cranioventralmente na superfície ventral do septo oblíquo. A extremidade ventral (cardíaca) da veia cava caudal está mergulhada no fígado, em partes esquerda, ventral e direita; sua superfície dorsal está relacionada com as origens das artérias celíaca e mesentérica cranial. As glândulas adrenais, os ovários e os testículos estão relacionados com a extremidade dorsal (vertebral) da veia cava caudal; próximo à sua origem, a veia cava caudal situa-se diretamente ventral à aorta. O tronco da veia cava caudal não tem trajeto paralelo à coluna vertebral, mas segue cranioventralmente para atingir a parte direita do coração. Conseqüentemente, a veia cava caudal não recebe diretamente veias intercostais dorsais ou outras, intersegmentares, da parede do corpo (veja as descrições do seio vertebral interno, e veias renal, caudal mediana e ilíaca interna relativas à drenagem das veias intersegmentares).

TRIBUTÁRIAS DA VEIA CAVA CAUDAL PRÓPRIA (Figs. 67-15 e 16). Em sua extremidade cardíaca, a veia cava caudal muitas vezes recebe duas ou mais **veias hepáticas direitas;** normalmente a **veia hepática esquerda** é um canal único; a pequena **veia hepática média** esvazia-se na parte ventral da veia cava, ligeiramente dorsal à entrada das principais veias hepáticas. A veia hepática média drena a parte interlobar do fígado. As maiores tributárias de cada uma das veias hepáticas ocupam um plano mais superficial, dentro do fígado, do que os ramos correspondentes das veias portais que suprem as mesmas regiões do órgão. Cada veia hepática tem três tributárias principais com nomes descritivos de seu território de drenagem: a **raiz dorsal cranial,** a **raiz dorsal caudal** e a **raiz ventral** (Fig. 67-15). A raiz ventral da veia hepática esquerda é acentuadamente mais destacada das tributárias dorsais, do que no lobo direito do fígado, por causa da subdivisão do lobo esquerdo, maior, nos sublobos ventral e dorsal. A **veia umbilical,** persistente, une-se medialmente à veia hepática esquerda, próximo à sua terminação. Imediatamente cranial à sua origem, a veia cava caudal recebe as **veias adrenais esquerda e direita,** pares, das glândulas adrenais que se situam adjacentes a ela. Diversos autores descreveram um sistema portal adrenal de veias (Bodrossy, 1938; Neugebauer, 1845; Szabo, 1958; mais recentemente por Goodchild, 1969).

DRENAGEM VENOSA DAS GÔNADAS. As **veias ovarianas** (Fig. 67-16) são muito desenvolvidas na fêmea em postura. Há na realidade três grupos dessas veias, todas se esvaziando no lado esquerdo da veia cava caudal ou da veia ilíaca comum, dentro de uma área de cerca de 1 cm². As **veias ovarianas craniais** são tributárias da calibrosa veia adrenal esquerda. A **veia ovariana média** é normalmente única e une-se ao lado esquerdo da primeira parte da veia cava caudal, próximo à sua origem. A parte caudal do ovário é drenada pelas **veias ovarianas caudais** que normalmente se unem à veia cranial do oviduto próximo à sua entrada na extremidade da veia ilíaca comum esquerda. A rudimentar veia ovariana direita é drenada pela veia ovariana direita, diretamente na veia cava caudal. A um nível comparável no macho, a veia cava caudal recebe as **veias testiculares.** No macho reprodutor, as veias testiculares são bem desenvolvidas; o número de veias testiculares em cada lado é variável (Nishida, 1964).

VEIAS ILÍACAS COMUNS (Fig. 67-16). A **veia ilíaca comum** é formada pela confluência da **veia ilíaca externa** e a **veia portal renal caudal** (veia ilíaca interna) ligeiramente cranial à articulação do quadril. A veia ilíaca externa é a curta continuação intrapélvica da veia femoral. Próximo à junção das veias ilíaca externa e portal renal caudal, a veia portal renal cranial une-se à veia ilíaca comum. A **veia portal renal cranial** anastomosa-se com o seio venoso vertebral interno (Fig. 67-16); a anastomose penetra no canal vertebral, na extremidade cranial da fossa renal da pelve através de um forame intervertebral (Akester, 1967). As configurações das veias portais renais cranial e caudal sugerem que elas são ramos da veia ilíaca externa, ao invés de tributárias da veia ilíaca comum (Akester, 1967). Imediatamente medial à sua primeira parte, a veia ilíaca comum contém uma **valva portal renal,** com formato de bico, o fechamento da qual pode desviar o sangue da veia ilíaca externa para fora da veia ilíaca comum (será considerado abaixo). A veia ilíaca comum situa-se ventralmente à artéria ilíaca externa (não há nenhuma artéria ilíaca comum nas aves), e localiza-se entre as divisões cranial e média dos rins. A veia ilíaca comum esquerda é mais longa do que sua acompanhante, por causa do deslocamento, para a direita, da veia cava caudal.

A veia ilíaca comum recebe diversas tributárias ao longo de sua borda cranial (Fig. 67-16); duas ou mais **veias renais craniais** (veias renais eferentes craniais) drenam a parte cranial da divisão cranial do rim. Próximo à união das duas veias ilíacas comuns, o lado medial da veia ilíaca comum esquerda da fêmea está unida pela substancial veia cranial do oviduto; esta é formada pelas veias ovarianas caudais, da parte caudal do ovário, bem como pelas suas

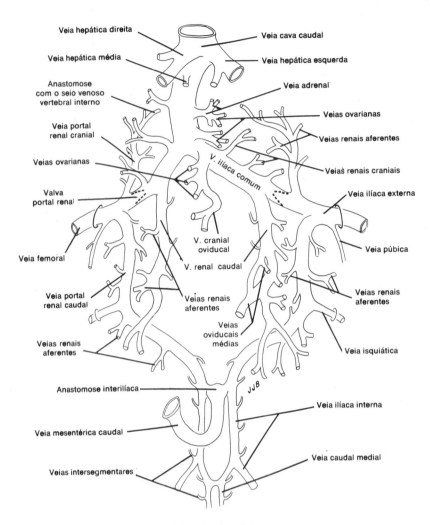

Figura 67-16. Veia cava caudal e sistema portal renal de veias da galinha.
Desenhado a partir de dissecções de fêmeas em postura; vista ventral. Note o deslocamento da veia cava caudal para a direita e o maior desenvolvimento das veias do lado esquerdo, conseqüentes do maior volume de sangue drenado do ovário e oviduto hipertrofiados.

tributárias do oviduto. Medial e paralelamente à veia portal renal caudal, temos a **veia renal caudal** (veia renal eferente caudal). Esta veia drena a parte caudal da divisão cranial, as divisões média e caudal do rim, e o ureter adjacente (mais o ducto deferente, no macho); sua abertura na veia ilíaca comum situa-se medialmente à valva portal renal. As tributárias da veia renal caudal das divisões caudal e média do rim situam-se ventralmente à veia portal renal caudal. Raízes intra-renais das veias renais caudal e cranial (isto é, as **veias renais eferentes**) relacionam-se de perto aos ramos intra-renais das artérias renais. A **veia renal caudal** situa-se ao longo da coluna vertebral, e recebe **veias intersegmentares sinsacrais** do esqueleto axial e da musculatura, da medula espinhal e do tegumento dorsal. Na fêmea, a veia renal caudal esquerda recebe a **veia média do oviduto,** muito calibrosa. A **veia caudal do oviduto** drena na veia pudenda esquerda, mais além e caudalmente na pelve. Várias tributárias das três veias do oviduto têm trajeto paralelo às suas artérias correspondentes. A **veia marginal ventral do oviduto,** moderadamente calibrosa, comunica-se com o sistema de veias médias do oviduto, ao drenarem na veia renal caudal esquerda.

VEIAS ILÍACAS INTERNAS. A **veia ilíaca interna** é formada por diversas veias que drenam a região da cauda; as veias ilíacas internas, pares, em cada lado da parte caudal da coluna vertebral seguem a artéria caudal mediana e veias que a flanqueiam. Na extremidade caudal da fossa renal da pelve, as duas veias ilíacas internas estão ligadas por um vaso transverso, a **anastomose interilíaca** (a anastomose cardinal caudal embrionária). Temos, unindo-se à anastomose, a veia mesentérica caudal (veja Sistema Portal Hepático; Figs. 67-15 e 16).

No adulto, a veia portal renal caudal é o prolongamento da veia ilíaca interna, desde a anastomose interilíaca, cranialmente. A veia portal renal caudal é na realidade a veia ilíaca interna, derivada da veia cardinal caudal, embrionária (Romanoff, 1960). A veia ilíaca interna é formada pela união das **veias** pudenda (pudenda interna) e caudal lateral (pudenda externa). O tronco formado por estas duas veias é reunido pela veia caudal medial (par), e progride cranialmente para a anastomose interilíaca. Veias intersegmentares caudais drenam na veia caudal medial, no segmento da veia ilíaca interna e na extremidade caudal da veia portal renal caudal. Da anastomose interilíaca à veia ilíaca externa, a veia portal renal caudal emite diversas veias renais aferentes, dentro das divisões caudal e média dos rins. Na metade do seu comprimento, a veia portal renal caudal recebe a veia isquiática da coxa. As veias caudais lateral e medial e a veia pudenda correm com suas artérias acompanhantes. A veia pudenda esquerda recebe a veia caudal do oviduto; portanto, na fêmea em postura, as veias pudenda esquerda e ilíaca interna esquerda são maiores do que as do lado oposto.

FUNÇÃO DAS VEIAS PORTAIS RENAIS.* O sangue das veias ilíaca interna e mesentérica caudal pode fluir cranialmente na veia portal renal caudal, diretamente para a veia ilíaca comum, transpor a valva portal renal, e depois passar para a veia cava caudal. Como alternativa, quando da constrição da valva portal renal, o sangue do membro pélvico pode ser desviado da veia ilíaca externa para as veias portais renais caudal e cranial. O sangue na veia portal caudal pode fluir para a veia mesentérica caudal e, finalmente, para o sistema portal hepático; o sangue na veia portal cranial pode fluir para o seio vertebral interno. Ao invés de simplesmente passar ao longo dos rins, uma outra opção é a de os ramos renais eferentes poderem conduzir o sangue para o parênquima do rim; no referido parênquima ele é misturado com o sangue arterial, na rede peritubular de capilares, na qual também a arteríola eferente descarrega seu sangue arterial pós-glomerular (Fig. 67-16). A mistura do sangue venoso portal renal e do sangue arterial renal drena para as raízes eferentes das veias renais e desta para a veia cava caudal. A valva portal renal e os ramos renais aferentes das veias portais renais estão sob controle neural; estas podem contrair-se a fim de permitir que o sangue passe longe do parênquima do rim. O sistema portal renal desempenha uma função importante no suprimento do néfron, pois ele transporta sangue venoso nos túbulos contorcidos proximais, que são responsáveis pela secreção tubular de uratos (Siller, 1971).

Veias do Membro Pélvico

Com poucas exceções, o padrão das veias do membro pélvico correspondem à ramificação da árvore arterial. A **veia femoral** deixa a coxa e penetra na pelve por meio do hiato inguinal, cranialmente à articulação do quadril; aqui, ela torna-se conhecida como a **veia ilíaca externa**. A **veia isquiática** é a principal veia do membro; caudalmente ao joelho, é conhecida como a **veia poplítea**. A veia isquiática ascende na coxa, caudalmente ao fêmur e cranialmente ao nervo isquiático; ela inclina-se cranialmente à medida que cruza o lado medial da artéria isquiática. Próximo à articulação do quadril a maior parte do fluxo da veia isquiática é desviada para a veia femoral por intermédio de uma **veia comunicante oblíqua,** medialmente ao fêmur. Quando a comunicação se dobra cranialmente, uma ou duas pequenas veias isquiáticas continuam no sentido da pelve, atravessam o forame ilioisquiático, juntamente com o nervo e artéria isquiáticos, e unem-se à veia portal renal caudal. Conseqüentemente, a veia femoral transporta a maior parte do sangue venoso do membro pélvico para dentro da pelve.

A principal veia crural é a **veia tibial caudal**, que segue com a pequena artéria tibial caudal no compartimento flexor da perna. Deve ser lembrado que o principal tronco arterial da perna tem curso no compartimento extensor da perna. A maior veia do pé é superficial, a **veia metatársica plantar medial,** que corre por baixo da podoteca. Próximo à articulação intertársica (tornozelo), a veia desloca-se para a parte dorsal da articulação, e penetra no compartimento flexor (caudal), na extremidade distal da perna, onde se torna a veia tibial caudal. Isto é reminiscente da disposição da grande veia safena dos mamíferos.*

Veias da Medula Espinhal

O padrão de drenagem venosa da medula espinhal assemelha-se ao das artérias. As veias da medula drenam para as **veias vertebromedulares** que passam através do forame intervertebral e comunicam-se com as raízes dorsais das veias intersegmentares, em todos os níveis da coluna vertebral. A direção do fluxo, na maioria das veias intersegmentares, é no sentido do canal vertebral. Em outras palavras, as veias intersegmentares nas regiões cervical, torácica, e parte da sinsacra, fluem predominantemente para **dentro** do seio vertebral interno; portanto, o sangue venoso destas partes da medula espinhal também passa neste seio no sentido do coração (veja "veia jugular" e "veia ilíaca interna"). Uma exceção é encontrada na região do "aumento lombar" da medula espinhal, onde o seio vertebral interno está ausente; aqui as veias intersegmentares, bem como na região da cauda, esvaziam-se nas veias renal caudal, ilíaca interna e caudal medial, que se situam ao lado da coluna vertebral (veja "veia ilíaca interna").

A **veia espinhal ventral**, longitudinal, é a principal veia da medula espinhal. As **veias radiculares ventrais** são mais calibrosas do que as **veias radiculares dorsais**. Ambas as veias espinhal ventral e radicular ventral são mais desenvolvidas no segmento da medula opostamente ao aumento lombar; isto é, a parte da medula contendo o corpo gelatinoso. O sangue venoso do funículo ventral (Fig. 69-1) da

---

*Em sua maioria, segundo Akester, 1967.

*Na ave viva, a veia metatársica plantar medial pode ser vista através da pele nas superfícies dorsal e medial da articulação do tornozelo, onde ela é acessível para a punção. Uma outra grande veia do membro pélvico que se presta para a punção é a **veia tibial medial,** na superfície medial da perna, distalmente à articulação do joelho. Aqui uma incisão transversa através da origem da fina cabeça medial do músculo gastrocnêmio mostrará o curto e o longo segmentos transversos da veia tibial medial. A comunicação oblíqua entre as veias isquiática e femoral, medialmente à extremidade proximal do fêmur, pode ser facilmente abordada pela incisão da pele na dobra entre a parte medial da coxa e a parede abdominal lateral, seguida da abdução da coxa em relação à parede corporal.

medula e da maior parte da substância cinzenta adjacente flui para a **veia espinhal ventral**. Uma rede solta de **veias marginais,** na superfície da medula espinhal, recebe raízes radiais curtas que drenam a substância branca, lateral e dorsal, ventralmente até sua aposição com a substância cinzenta; as veias marginais fluem para os canais espinhal e radicular (Lob, 1967).

BIBLIOGRAFIA

Akester, A. R. 1967. Renal portal shunts in the kidney of the domestic fowl. J. Anat., 101:569-594.

Bodrossy, L. 1938. Das Venensystem der Hausvögel. Inaug. Diss. Budapest (In Hungarian, German summary).

Freedman, S. L. and P. D. Sturkie. 1963. Blood vessels of the chicken's uterus (shell gland). Am. J. Anat., 113:1-7.

Goodchild, W. M. 1969. The venous system of the adrenal glands of Gallus-domesticus. Brit. Poult. Sci., 10:183-185.

Kaku, K. 1959. On the vascular supply in the brain of the domestic fowl. (In Japanese). Fukuoka Acta Medica, 50:4293-4306.

Lindsay, F. E. F. 1967. The cardiac veins of Gallus domesticus. J. Anat., 101:555-568.

Lob, G. 1967. Untersuchungen am Huhn über die Blutgefässe von Rückenmark und Corpus gelatinosum. Morph. Jahrb., 110:316-358.

Malinovský, L. 1965. Contribution to the comparative anatomy of the vessels in the abdominal part of the body cavity in birds. III. Nomenclature of branches of the a. coeliaca and of tributaries of the v. portae. Folia Morphologica 13:252-264.

Matsumoto, C. 1955. The venous sinuses of the dura mater and the veins of the brain in the bird kind (In Japanese with English summary). J. Kurume Med. Assoc. 18:765-797.

Neugebauer, L. 1845. Systema venosum avium cum eo mammalian inprimis Nominis collatum. Verhandl. d. Kaiserlichen Leopoldinisch-Carolinischen Akademie d. Naturforscher, 13:519-697.

Nishida, T. 1964. Comparative and topographical anatomy of the fowl. XLII. Blood vascular system of the male reproductive organs. Jap. J. Vet. Sci., 26:211-221.

Nishida, T., Y. Paik, and M. Yasuda. 1969. Comparative and topographical anatomy of the fowl. LVIII. Blood vascular supply of the glandular stomach (ventriculus glandularis) and the muscular stomach (ventriculus muscularis). Jap. J. Vet. Sci., 31:51-70.

Oliveira, A. 1959. Contribuição para o estudo anatômico das afluentes e confluentes do distrito venoso portal no Gallus gallus domesticus. Veterinária, 13:43-78.

Paik, Y. K. 1969. Comparative and topographical anatomy of the fowl. LVII. The blood vascular system of the pancreas in the fowl (In Japanese). Jap. J. Vet. Sci., 31:241-251.

Pavaux, C. and A. Jolly. 1968. Note sur la structure vasculocanaliculaire du foie des oiseaux domestiques. Rev. Méd. Vét. 119:445-466.

Richards, S. A. 1968. Anatomy of the veins of the head in the domestic fowl. J. Zool., London, 154:223-234.

Romanoff, A. L. 1960. The Avian Embryo. The Macmillan Co., New York.

Siller, W. G. 1971. Structure of the kidney. Chapter 8 in D. J. Bell and B. M. Freeman (eds.): Physiology and Biochemistry of the Domestic Fowl. Vol. 1, Academic Press, London.

Szabo, L. 1958. A hullámos papagáj (Melopsittacus undulatus) érrendszere. [The vascular system of the Australian Lovebird.] Thesis. Anatomy, Veterinary Medicine, Budapest.

CAPÍTULO 68

SISTEMA LINFÁTICO DAS AVES

A. S. King

A estrutura, função e anatomia comparada do sistema linfático das aves foram totalmente revistas por Payne (1971). Os vasos linfáticos estão encarregados principalmente do retorno dos líquidos extravasculares do sangue. Os tecidos linfóides, por outro lado, têm uma origem filogênica independente, sendo sua função reagir contra antígenos externos pela produção de anticorpos, provendo desse modo a "imunidade adquirida". A imunidade adquirida é evidentemente uma característica muito antiga dos vertebrados, aparecendo pela primeira vez nos ciclóstomos. Ela suplementa os vários mecanismos inespecíficos da resistência, incluindo enzimas bactericidas, properdina, interferon e fagocitose; estes constituem a "imunidade natural".

Os mecanismos da imunidade adquirida em aves têm dois componentes: um é o sistema bursa-dependente, isto é, a bolsa cloacal (de Fabricius) com os centros germinais e células plasmáticas em diversos tecidos; este é o mecanismo responsável pela imunidade humoral. O outro é o sistema timo-dependente, isto é, o timo e as coleções de linfócitos disseminados que estão relacionados com a imunidade celular. Outrossim, o tecido linfóide pode ser dividido em tecidos "centrais" e "periféricos". Acredita-se que os órgãos formadores sejam os sítios primários de desenvolvimento de linfócitos; nas aves estes são o timo e a bolsa de Fabricius, ao contrário dos mamíferos onde o timo atua sozinho. Os tecidos linfóides periféricos aparentemente dependem dos tecidos centrais para sua origem, desenvolvimento e função; nas aves eles incluem tecidos linfóides, do baço e do canal alimentar, incluindo as "amígdalas cecais".

VASOS LINFÁTICOS

As seguintes considerações sobre a galinha estão baseadas numa revisão autorizada por Dransfield (1945). Com raras exceções os vasos linfáticos estão inteiramente unidos às paredes vasculares. Normalmente eles seguem as veias, mas onde as artérias e veias correspondentes têm diferentes cursos, eles seguem ambos; no celoma eles seguem principalmente as artérias. Via de regra, eles são dois vasos linfáticos para cada vaso sangüíneo (mas, geralmente, apenas um é descrito aqui). Baum (1930) deu nomes a alguns dos principais vasos linfáticos, mas parece melhor identificá-los pelos vasos sangüíneos que eles seguem. Há relativamente poucas válvulas linfáticas, mas as que estão presentes evitam efetivamente o refluxo da linfa. Tipicamente o sistema tem 11 conexões com o sistema venoso dentro da cavidade celômica. Os plexos linfáticos são muito comuns no celoma, mas em outras partes são raros.

CABEÇA E PESCOÇO
(Figs. 68-1 e 6)

A drenagem principal é feita pelos vasos linfáticos que acompanham a **veia jugular**. Normalmente há dois destes vasos, sendo um dorsal e outro ventral em relação à veia. Cranialmente, eles são formados pela confluência dos vasos linfáticos da veia cefálica anterior e pelos vasos da veia cefálica posterior. Os linfáticos jugulares recebem tributários diretamente de: (1) a pele a intervalos regulares, (2) os músculos do pescoço, (3) o timo, (4) a tireóide, (5) o esôfago e o lado direito do inglúvio, (6) os vasos que seguem a veia vertebral e artéria carótida comum, e (7) a traquéia. Os vasos linfáticos jugulares acabam se abrindo na veia jugular em ponto imediatamente cranial à junção desta veia com a veia subclávia.

MEMBRO TORÁCICO (ASA)
(Figs. 68-2 e 6)

Os principais vasos linfáticos são os que acompanham a **veia basílica**, a **ulnar profunda** e a **radial profunda**. Vasos menores acompanham as veias braquiais e braquial profunda. Os linfáticos da veia basílica são os maiores. Estes começam como vasos que acompanham a proeminente veia ulnar superficial; eles acabam por se misturar com os pequenos vasos linfáticos da **veia subclávia**. Os vasos linfáticos da veia subclávia se unem em um tronco comum e acabam fluindo para dentro da veia subclávia. A abertura é próxima da união da subclávia com a veia jugular.

MEMBRO PÉLVICO
(Figs. 68-3 e 6)

Os principais vasos linfáticos seguem as **veias digital**, **metatársica** e **tibial** e finalmente acompanham

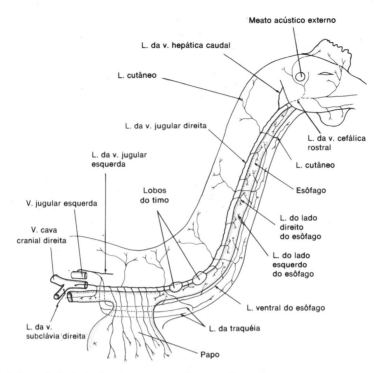

Figura 68-1. Vasos linfáticos principais (L) da cabeça e pescoço de uma galinha adulta.
Apenas dois ou mais lobos caudais do timo são mostrados. (Segundo Dransfield, 1945; por cortesia de Baillière, Tindall e Cassell Ltda.)

a **veia femoral** dentro do celoma. Pequenos linfáticos drenam os músculos próximos ao acetábulo e entram na cavidade pélvica com a veia isquiática através do forame isquiático. A pele da parte lateral proximal da coxa é drenada pelos vasos do tronco.

TRONCO E VÍSCERAS
(Figs. 68-4, 5 e 6)

A drenagem principal desta área começa pelos vasos linfáticos que acompanham a **aorta**; esses vasos são **normalmente pares** (esquerdo e direito), mas pode ser único. Eles continuam, imediatamente após receberam os linfáticos da artéria celíaca, diretamente para o **ducto torácico**. Ao nível da junção um extenso plexo se forma ao redor da aorta. Os ductos torácicos são normalmente pares (esquerdo e direito), com muitas anastomoses transversais, mas deve haver apenas um único ducto torácico do começo ao fim. Cada ducto torácico termina por uma abertura própria na **veia cava anterior**. Os ductos torácicos são os maiores vasos linfáticos do corpo, mas em geral eles raramente excedem 1 mm de diâmetro.

Os vasos linfáticos da aorta e os ductos torácicos recebem 14 grupos de tributários na seguinte seqüência: (1) vasos linfáticos acompanhando a artéria sacra mediana drenam as estruturas coccígeas e da cloaca, incluindo a bolsa de Fabrício. (2) Vasos linfáticos da artéria ilíaca interna drenam a porção final do reto, a bolsa de Fabrício, a porção final dos ureteres e a porção final dos ductos deferentes ou o terço final do oviduto. (3) Linfáticos cutâneos segmentares drenam a região dorsal da coxa. (4) Os vasos linfáticos da artéria mesentérica caudal drenam a maior parte do reto. (5) Dois vasos linfáticos dos ureteres na porção caudal do rim também drenam os ductos deferentes no macho. (6) Uma série de aproximadamente seis pequenos vasos linfáticos renais drena diretamente a borda medial do rim. (7) Os vasos linfáticos da artéria isquiática são a continuação direta dos linfáticos da veia isquiática na perna. Além de áreas relativamente pequenas do membro posterior, eles drenam as divisões média e posterior do rim, o ureter e ductos deferentes. Na fêmea os vasos esquerdos recebem os linfáticos do terço médio do oviduto. (8) Os vasos linfáticos da artéria femoral e ilíaca interna são a continuação direta dos vasos da veia femoral. Eles também drenam o lobo médio do rim. (9) Alguns dos quatro ou cinco vasos linfáticos dos testículos se unem com os vasos linfáticos da aorta, diretamente. Muitos deles drenam para dentro dos vasos linfáticos na artéria mesentérica anterior, da mesma maneira que os vasos linfáticos do ovário e do terço anterior do oviduto. (10) Um ou dois vasos linfáticos da glândula adrenal. (11) Os vasos linfáticos na artéria mesentérica anterior drenam grande parte dos intestinos, as gônadas e oviduto. (12) Os vasos linfáticos na artéria celíaca drenam os estômagos, parte dos intestinos, o fígado e o baço. (13) Vasos linfáticos segmentares cutâneos drenam a pele das costas e vértebras torácicas. (14) A superfície esquerda da metade anterior do pró-ventrículo é drenada pelos vasos linfáticos na veia pró-ventricular anterior; estes vasos linfáticos se

SISTEMA LINFÁTICO DAS AVES

esvaziam na veia cava anterior esquerda, junto a ou com o ducto torácico esquerdo.

Os **vasos linfáticos do pulmão** (Fig. 68-6) compreendem **grupos superficiais** e **profundos**. O primeiro drena diretamente para os vasos linfáticos que acompanham a **veia torácica interna**, a qual se esvazia na origem da veia cava anterior. Os linfáticos pulmonares profundos acompanham as **veias pulmonares** esquerda e direita, mas finalmente se unem em um tronco único. Este tronco se esvazia na veia cava anterior esquerda junto a ou com o ducto torácico esquerdo.

Os **vasos linfáticos do coração** (Fig. 68-6) têm cursos independentes das artérias e veias coronárias. O vaso linfático esquerdo é mais extenso que o direito. Eles se unem em um tronco comum que se abre na veia cava anterior direita.

Outras Aves Domésticas

A outra única ave que tem sido estudada adequadamente é o **ganso** (Fig. 68-7), mas o trabalho regular nestas espécies tem sido muito pouco detalhado e menos preciso do que nas galinhas. Os principais vasos linfáticos do ganso foram estabelecidos por

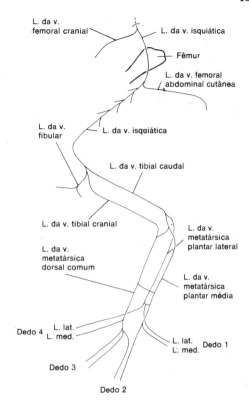

Figura 68-3. Diagrama dos vasos linfáticos principais (L) do membro posterior de uma ave adulta; vista medial do membro direito.

Fürther (1913). Existe invariavelmente apenas um vaso linfático no pescoço para cada veia jugular e este geralmente se une com o ducto torácico do mesmo lado antes de se esvaziar na veia cava anterior. Os vasos linfáticos da asa são evidentemente os mesmos que na galinha. Na coxa os principais vasos linfáticos novamente seguem as veias tibial e femoral. Os linfáticos da veia isquiática, entretanto, parecem ser relativamente mais importantes do que na galinha. Os ductos torácicos esquerdo e direito divergem em vez de seguir a aorta e normalmente se unem com os vasos linfáticos das veias jugulares antes de esvaziar na veia cava anterior. Corações linfáticos e linfonodos estão presentes.

CORAÇÕES LINFÁTICOS

Um **coração linfático** é uma dilatação de um vaso linfático com capacidade de contração. Budge (1882) descreveu um par de corações saciformes, alongados, nas galinhas, ocorrendo apenas no embrião, nos vasos linfáticos que acompanham a veia ilíaca interna, no ponto exato em que esta veia é cruzada ventralmente pelo ureter. A parede está contornada por fibras musculares estriadas que lembram o músculo cardíaco. Cada coração mede 1,5 a 2,0 mm de comprimento e 0,6 mm de largura. Está conectado anteriormente com o ducto torácico

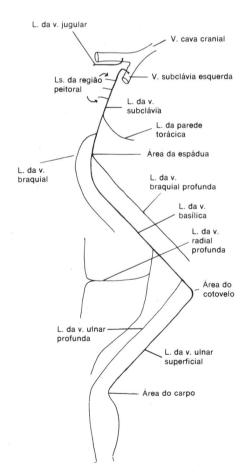

Figura 68-2. Diagrama dos vasos linfáticos principais (L) da asa de uma galinha adulta; vista dorsal da asa esquerda.

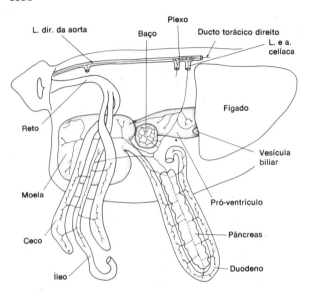

Figura 68-4. Vasos linfáticos principais (L) da artéria celíaca de uma galinha adulta.

A maior parte do jejuno foi removida e o duodeno foi levantado cranialmente. Vista ventral direita. (Segundo Dransfield, 1945; por cortesia de Baillière, Tindall e Cassell Ltd.)

e também se abre diretamente nas veias da pelve. Dransfield (1945) foi incapaz de achar tais corações em pintos de um dia de idade, embora ligeiras dilatações dos vasos linfáticos estejam presentes em alguns espécimes em lugares aparentemente comparáveis àqueles dos corações linfáticos.

Outras Aves Domésticas

Dois delicados corações linfáticos, em forma de vesículas com cerca de 1 cm de comprimento, estão presentes no **ganso** adulto (Fig. 68-7), um em cada

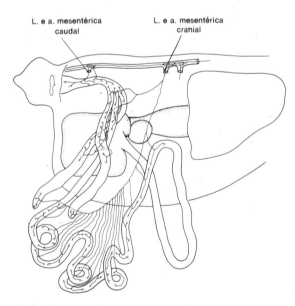

Figura 68-5. Vasos linfáticos principais (L) das artérias mesentéricas cranial e caudal de uma galinha adulta.

Vista ventral direita. Para identificação das estruturas veja Fig. 68-4. (Segundo Dransfield, 1945; por cortesia de Baillière, Tindall e Cassell Ltd.)

vaso linfático da aorta (Fürther, 1913). Os corações conectam diretamente com as veias da pelve.

LINFONODOS

Os linfonodos estão ausentes na **galinha.**

Outras Aves Domésticas

Os linfonodos estão ausentes também no **peru** (Fürther, 1913).

Um par de linfonodos cervicotorácicos e um par lombar estão presentes em muitas **aves aquáticas** representando diversas ordens (Fürther, 1913). Cada linfonodo consiste essencialmente de: (1) um seio central irregular, rodeado por (2) uma zona central de acúmulos de linfócitos, (3) uma zona periférica formada de malhas de fibras reticulares com linfócitos dispersos e (4) uma delicada cápsula. A arquitetura é o inverso da dos linfonodos dos mamíferos, pois no linfonodo da ave o principal seio é mais central do que periférico. O seio se abre diretamente dentro das malhas reticulares, possibilitando assim a filtração (Lindner, 1961). De acordo com Fürther e com Lindner, estes linfonodos são macroscopicamente semelhantes no pato e no ganso como se segue:

LINFONODOS CERVICOTORÁCICOS (Fig. 68-7). Estes linfonodos pares, alongados, fusiformes, jazem no ângulo agudo formado pela união das veias jugular e vertebral. Ele está sempre muito junto da veia jugular. O tamanho varia grandemente. Normalmente o comprimento é de cerca de 1,5 a 3,0 cm e a espessura de 2 a 5 mm. Os vasos aferentes são: (1) os linfáticos da veia jugular e (2) os linfáticos da veia vertebral. Os pequenos vasos linfáticos eferentes se unem com o ducto torácico.

LINFONODO LOMBAR (Fig. 68-7). Este par de linfonodos alongados se estende a cada lado da aorta, entre o rim e o sinsacro. A porção caudal cobre a artéria isquiática ou está em posição caudal em relação a ela, enquanto que a porção cranial se estende

SISTEMA LINFÁTICO DAS AVES

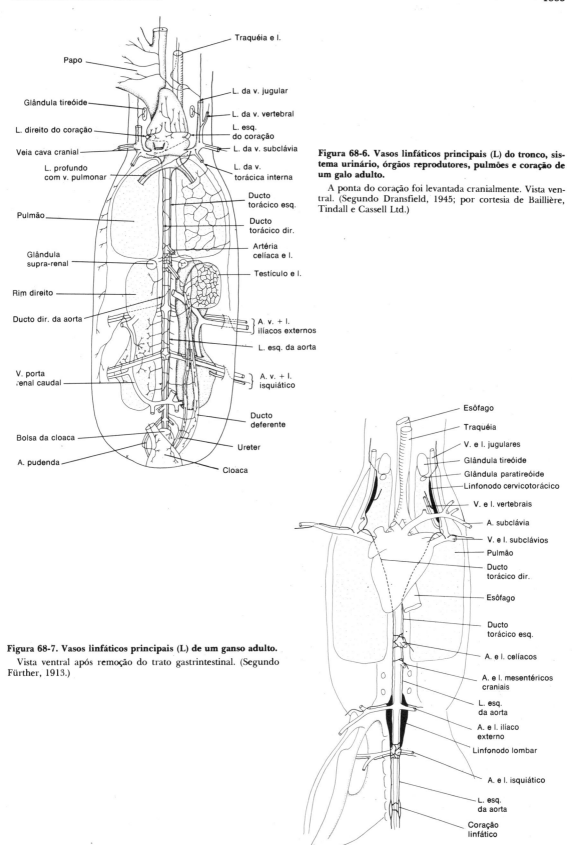

Figura 68-6. Vasos linfáticos principais (L) do tronco, sistema urinário, órgãos reprodutores, pulmões e coração de um galo adulto.

A ponta do coração foi levantada cranialmente. Vista ventral. (Segundo Dransfield, 1945; por cortesia de Baillière, Tindall e Cassell Ltd.)

Figura 68-7. Vasos linfáticos principais (L) de um ganso adulto.

Vista ventral após remoção do trato gastrintestinal. (Segundo Fürther, 1913.)

ligeiramente em posição cranial em relação à artéria ilíaca externa. Normalmente o linfonodo tem cerca de 2,5 cm de comprimento. Ele é mais volumoso ao nível da artéria ilíaca externa (normalmente cerca de 5 mm). Os principais vasos aferentes são: (1) os vasos linfáticos da aorta que entram na extremidade caudal, (2) às vezes os vasos linfáticos da artéria isquiática, e (3) os vasos linfáticos da artéria ilíaca. O vaso linfático aferente é a continuação cranial do linfático da aorta.

NÓDULOS LINFÓIDES MURAIS E FOCOS LINFÓIDES

Nódulos linfóides murais seguem nos vasos linfáticos de todas as espécies de aves até agora examinadas e são aceitos como elementos anatômicos fundamentais dos tecidos linfáticos normais das aves (Biggs, 1957). Por outro lado, os numerosos focos linfóides que estão espalhados através de órgãos parenquimatosos têm freqüentemente sido interpretados como patológicos e têm sido denominadas áreas linfóides ectópicas (Lucas, 1949; Lucas e Breitmayer, 1949; Lucas et al., 1949). Mas sua ocorrência universal em tecido conjuntivo simples através do corpo em aves clinicamente saudáveis de diversas espécies, e sua resposta típica em quantidade e qualidade ao estímulo antigênico faz com que eles sejam interpretados como um acontecimento normal do tecido linfóide. Como tal eles correspondem aos linfonodos solitários do intestino grosso dos mamíferos. A conclusão que estes focos linfóides são normais foi proposta pelos primeiros pesquisadores (por exemplo, Majassojedoff, 1926), e recentemente confirmada por Biggs (1956).

Os nódulos linfóides murais têm sido encontrados em todos os vasos linfáticos da **galinha** até agora examinados (Kondo, 1937; Biggs, 1957). De acordo com as observações de Biggs, eles são arredondados, ovais ou alongados e situados ao longo do eixo dos vasos. Alguns são discretos e outros têm bordas não bem definidas. O comprimento varia de 0,1 a 2,5 mm, sendo muitos deles de 0,3 a 0,5 mm. A largura raramente excede 0,5 mm. Eles ocorrem a intervalos regulares variando de poucos a diversos centímetros. Estes intervalos tendem a ser mais curtos no trem posterior do que na asa e pescoço. O nódulo está normalmente encaixado em um lado da parede do vaso linfático, fazendo às vezes uma protrusão na luz vascular. Até três ou quatro centros germinais (nódulos secundários de Biggs, 1957) estão presentes dentro de cada nódulo maior. Os nódulos linfóides maiores, entretanto, têm essencialmente a mesma estrutura que o linfonodo das aves, isto é, um seio central e tecido linfóide periférico. Entretanto, os nódulos murais devem ter pouca ou nenhuma capacidade de filtração.

Os **focos linfóides** ocorrem de modo errático em praticamente todos os órgãos parenquimatosos e seus ductos, incluindo o pâncreas, órgãos endócrinos, gônadas, rins, fígado e pulmões, e onde quer que exista tecido conjuntivo. (Para revisão ver Oakberg e Lucas, 1949, e Biggs, 1956, 1957.) Eles não são encapsulados, mas são difusos e se confundem com o tecido ao redor. Seu tamanho varia desde um acúmulo de poucas células até áreas que chegam a 0,75 mm de diâmetro (Biggs, 1956). Alguns possuem centros germinais (nódulos secundários de Biggs, 1956), que estão envolvidos por cápsulas delicadas de tecido conjuntivo. Os focos linfóides também ocorrem irregularmente na lâmina própria ou submucosa do trato alimentar desde a faringe até a cloaca, e em algumas regiões estes têm sido chamados amígdalas. As mais proeminentes delas são as duas "amígdalas cecais", cada uma das quais é um espessamento na parede medial do ceco próximo da junção ileocecocólica. Cada uma consiste de uma massa de tecido linfóide denso na qual pequenos linfócitos predominam e muitas células plasmáticas estão presentes juntamente com grandes e numerosos centros germinais circunscritos (Payne, 1971). Estes tecidos linfóides intestinais parecem ser parcialmente dependentes do timo e parcialmente da bursa de Fabricius. As amígdalas cecais são uma fonte importante de anticorpos. Além disso, co-participando da resposta imunitária em geral, as amígdalas cecais e outros focos linfóides intestinais têm evidentemente uma função imunológica local em relação às bactérias e outras substâncias antigênicas no intestino (Payne, 1971).

Outras Aves Domésticas

Os nódulos linfóides murais ocorrem na extensão dos vasos linfáticos do pescoço, asa e trem posterior do **pato** (Kihara e Naito, 1933). Focos linfóides têm sido observados nos órgãos parenquimatosos do **peru** (Lucas, Craig e Oakberg, 1949) e **pato** (Lucas e Breitmayer, 1949).

TIMO

O par de **timos** da galinha (Fig. 68-8) consiste de uma série de lobos irregulares separados, vermelho pálido ou amarelados. No adulto há de três a oito desses lobos, de tamanho e forma variáveis, se estendendo ao longo de cada veia jugular tanto quanto as glândulas tireóides (Bachlechner, 1926). O tecido tímico às vezes penetra na tireóide e paratireóides, dificultando uma timectomia completa (Payne, 1971). Höhn (1956) supôs que o quinto superior do pescoço estava isento de tais lobos nestas espécies. Estas relações são confirmadas freqüentemente pelos desenhos usados de Nonidez e Goodale (1927), que mostram o timo seguindo a borda ventral da veia jugular. Em machos White Rock o peso máximo (o timo direito e esquerdo em conjunto) de 15,76 gramas foi alcançado com 17 semanas de idade (Wolfe et al., 1962). A involução é então progressiva, de maneira que nos machos entre 13 e 19 meses de idade chega a cerca de 2,2 gramas e nas fêmeas de idades semelhantes chega a 0,6 grama, mas remanescentes de todos os lobos, incluindo o mais cranial, persistem em aves pelo menos até 16 meses de idade (Greenwood, 1930). Warner (1964) encontrou evidências histológicas de recrudescência em uma ave após a estação de reprodução e após administração de hormônios tireóideos. A anatomia microscópica é semelhante àquela dos mamíferos (Payne, 1971).

SISTEMA LINFÁTICO DAS AVES

Outras Aves Domésticas

Os detalhes de outras espécies domésticas parecem ser inalcançáveis. Entretanto, o timo do **pato** e **ganso** domésticos provavelmente parece com aqueles das espécies selvagens intimamente relacionadas, nas quais há tipicamente cinco lobos, sendo que o mais caudal é sempre o maior (Höhn, 1947). Sua localização é a mesma que na galinha (Höhn, 1956). A involução ocorre por ocasião da maturidade sexual, mas uma nova hipertrofia e recuperação da arquitetura microscópica ocorre durante algumas semanas após o primeiro e possivelmente após o último ciclo sexual (Höhn, 1961, pág. 110). Nas aves geralmente há alguma evidência de involução após algumas formas de stress (Höhn, 1961, pág. 111).

BOLSA CLOACAL (BURSA DE FABRICIUS)

A seguinte descrição de anatomia da bolsa nas aves domésticas está baseada nos extensivos estudos comparados de Jolly (1915), exceto onde estabelecido de outra maneira.

Na **galinha** o órgão aparece como um divertículo médio do proctodeo, sendo de forma globular nesta espécie. Aos quatro ou cinco meses de idade ela atinge o máximo de tamanho com cerca de 3 cm de comprimento, 2 cm de largura, e 1 cm no sentido dorsoventral, pesando cerca de 3 gramas, embora ocorram grandes variações individuais. A involução começa com o aparecimento da maturidade sexual. Os trabalhos mais recentes (Glick, 1956; Wolfe et al.,

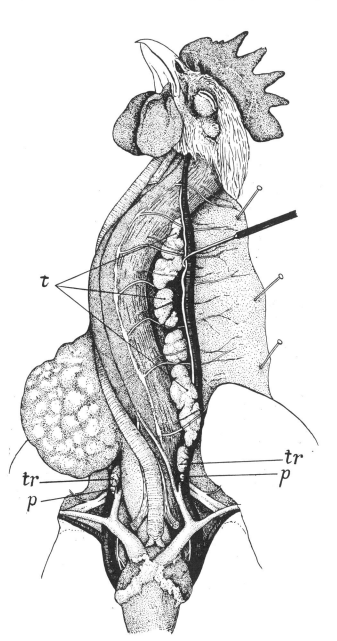

Figura 68-8. Dissecação de um galo jovem.
V. jugular esquerda e vago deslocados para mostrar o timo esquerdo (t); p, paratireóide; tr, tireóide. (Da Fig. 1 de J. F. Nonidez e H. D. Goodale, Am. J. Anat., *38*:325, 1927.)

1962) têm revelado tamanhos máximos com cerca de 10 semanas e estabilização mais precoce em algumas raças. Por volta dos 10 meses a bolsa está reduzida a um minúsculo sáculo de poucos milímetros de comprimento, o qual está escondido no tecido conjuntivo da parede dorsal da cloaca. Eventualmente pode desaparecer completamente, mas este processo demora muito tempo nestas espécies. Quando totalmente desenvolvida ela consiste de uma parede envolvendo uma cavidade principal, axial e pequena. A cavidade principal se comunica com um pequeno divertículo, e também com a cloaca, através de uma pequena abertura na linha média na parede dorsal do proctodeo. A parede está dividida em 12 a 14 dobras longitudinais. Cada dobra está subdividida por tecido conjuntivo trabecular em numerosos e pequenos lóbulos, normalmente chamados folículos, suficientemente grandes para serem vistos a olho nu em preparações coradas. Cada lóbulo compreende um córtex escuro com muitos linfócitos e uma parte interna ou medular, pálida, com poucos linfócitos. A bolsa é de origem endodérmica ou talvez ectodérmica.

Outras Aves Domésticas

No **peru** a bolsa é um pouco maior, aos quatro meses, do que nas galinhas no estágio máximo do seu desenvolvimento; nas galinhas ela é essencialmente de forma globular mas na extremidade cranial é mais afilada.

No **pato** e no **ganso** a bolsa é cilíndrica e semelhante a um ceco, sendo mais alongada no pato. O desenvolvimento máximo no pato ocorre por volta dos três a quatro meses. No sexto mês de idade, no pato, tem um comprimento de 5 cm e 7 mm de diâmetro (Grau, 1943). No pato a arquitetura da bolsa recorda aquela da galinha com relação ao espaço axial irregular que conduz ao divertículo, mas são apenas duas dobras longitudinais maciças. Cada uma dessas dobras, como na galinha, tem pequenos e numerosos lóbulos trabeculados. A involução é quase a mesma da galinha, mas um pouco maior no início e um pouco menor em velocidade. Em sete meses a involução reduz seu diâmetro a menos de um quarto de seu tamanho máximo, e ao final do primeiro ano o órgão está reduzido a uma delgada estrutura fibrosa que em breve desaparece totalmente. No ganso, que não deve alcançar a maturidade sexual até dois anos de idade, a involução ocorre mais tarde; uma bolsa grande permanece até dois anos de idade (Höhn, 1961).

Funções do Timo e Bolsa Cloacal

Os resultados da extirpação experimental destes órgãos em galináceos muito jovens têm mostrado que ambos, timo e bolsa, estão intimamente relacionados com o desenvolvimento da imunidade. O timo é responsável pelo mecanismo de rejeição de tecidos estranhos. A bolsa está envolvida na síntese de anticorpos circulantes em resposta a um estímulo antigênico primário (Payne, 1971).

BAÇO

Na **galinha,** o baço de cor vermelho-amarronzada é redondo e pequeno com diâmetro aproximado de 1,5 cm (Fig. 68-4). Pesa cerca de 3 gramas na fêmea e 4,5 gramas no macho (Kolda e Komárek, 1958). Está situado na superfície direita da junção do próventrículo e moela. **Baços acessórios** às vezes podem ocorrer (Latimer, 1924). A arquitetura interna do baço (Payne, 1971) em geral lembra aquela dos mamíferos. Aproximadamente 85 por cento da substância estão divididos entre as polpas vermelha e branca e a distinção entre elas é menos precisa do que nos mamíferos. O tecido conjuntivo é relativamente pouco distinto. A circulação se acredita ser do tipo "aberto", isto é, não há conexões diretas entre as artérias e veias, abrindo-se os capilares terminais nos espaços entre as células dos cordões esplênicos. A polpa branca consiste de dois tipos de tecidos (Payne, 1971): tecido linfóide difuso envolvendo as artérias centrais e seus ramos e centros germinais próximos das artérias centrais.

O baço é temporariamente hematopoiético no embrião e é linfopoiético durante a fase adulta (Biggs, 1956). O tecido linfóide difuso da polpa branca é notadamente timo-dependente, enquanto que os centros germinais e as células plasmáticas ao redor deles são bursa-dependentes (Payne, 1971). O baço parece ter pouca ou nenhuma função como reservatório de células sangüíneas (Sturkie, 1954).

O baço do **peru** relembra aquele das galinhas em forma e posição.

No **pato** e **ganso** ele é mais triangular, com a superfície dorsal achatada e a ventral curva (Grau, 1943). No ganso ele é pequeno, pesando cerca de 2,5 gramas (Kolda e Komárek, 1958).

BIBLIOGRAFIA

Bachlechner, K. 1926. Untersuchungen über Lage und Gestalt der Thyroidea, Parathyroidea, und des Thymus beim Hausgeflügel. Münch. tierärztl. Wschr., 77:493.

Baum, H. 1930. Das Lymphgefässsystem des Huhnes. Z. Anat. Entw-Gesch. 93:1-34.

Biggs, P. M. 1956. Lymphoid and haemopoietic tissue. Vet. Rec., 68:525-526.

Biggs, P. M. 1957. The association of lymphoid tissue with the lymph vessels in the domestic chicken (G. domesticus). Acta Anat., 29:36-47.

Budge, A. 1882. Über Lymphherzen bei Hühnerembryonen. Arch. Anat. Physiol. (Anat. Abt.): 350-358.

Dransfield, J. W. 1945. The lymphatic system of the domestic fowl. Vet. J., 101:171-179.

Fürther, H. 1913. Beiträge zur Kenntnis der Vogellymphknoten. Jena Z. Naturw., 50:359-410.

Glick, B. 1956. Normal growth of the bursa of Fabricius in chickens. Poult. Sci 35:843-851.

Grau, H. 1943. Anatomie der Hausvögel. In Zietzschmann, O., Ackerknecht, E., and Grau, H. (ed.): Ellenberger and Baum's Handbuch der vergleichenden Anatomie der Haustiere. 18th ed., Chapter VIII. Berlin, Springer-Verlag.

Greenwood, A. W. 1930. Some observations on the thymus gland of the fowl. Proc. Roy. Soc. Edinb., 50:26-37.

Höhn, E. O. 1947. Seasonal cyclical changes in the thymus of the Mallard. J. exp. Biol., 24:184-191.

Höhn, E. O. 1956. Seasonal recrudescence of the thymus in sexually mature birds. Canad. J. Biochem. Physiol., 34:90-101.

Höhn, E. O. 1961. Endocrine glands, thymus, and pineal body. *In* Marshall, A. J. (ed.): Biology and Comparative Physiology of Birds. Vol. II, pp. 87-114. New York, Academic Press, Inc.

Jolly, J. 1915. La bourse de Fabricius et les organes lympho-épithéliaux. Arch. Anat. micr., *16*:363-547.

Kihara, T., and E. Naito. 1933. Über den Einlagerungs, und Verbreitungsmodus des lymphatische Gewebes im Lymphgefässsystem der Ente. Folia anat. Jap., *11*:405-413.

Kolda, J., and V. Komárek. 1958. Anatomie Domáchích Ptáků. Prague, State Publishers, p. 252.

Kondo, M. 1937. Die lymphatischen Gebilde im Lymphgefässsystem des Huhnes. Folia anat. Jap., *15*:309-325.

Latimer, H. B. 1924. Postnatal growth of the body, systems, and organs of the single-comb White Leghorn chicken. J. agric. Res., *29*:363-397.

Lindner, D. 1961. Zur Frage die mikroskopischen und makroskopischen Anatomie der Vögellymphknoten (gleichzeitig ein Beitrag zur vergleichenden Morphologie der Lymphknoten der Vögel und Säugetiere). Wiss. Z. Humboldt-Univ. Berl., Math. Nat. R., *10*:181-204.

Lucas, A. M. 1949. Lymphoid tissue and its relation to so-called normal lymphoid foci and to lymphomatosis. I. Qualitative study of lymphoid areas in the pancreas of chickens. Am. J. Path., 25:1197-1213.

Lucas, A. M., and J. B. Breitmayer. 1949. Lymphoid tissue and its relation to so-called normal lymphoid foci and to lymphomatosis. III. Qualitative and quantitative comparison of lymphoid areas in the pancreas of White Pekin duck with those in chickens. Poult. Sci., 28:436-445.

Lucas, A. M., C. C. Craig, and E. F. Oakberg. 1949. Lymphoid tissue and its relation to so-called normal lymphoid foci and to lymphomatosis. IV. Simplification of methods for quantitative analyses and its application to the turkey. Growth, *13*:339-357.

Mjassojedoff, S. W. 1926. Die Zellformen des Bindegewebes und des Blutes und die Blutbildung beim erwachsenen Huhn. Folia haemat., Lpz., 32:263-296.

Nonidez, J. F., and H. D. Goodale. 1927. Histological studies on the endocrines of chickens deprived of ultraviolet light. Am. J. Anat. 38:319-341.

Oakberg, E. F., and A. M. Lucas. 1949. Effect of age, sex, and individual variability on lymphoid tissue of the pancreas in White Leghorn chickens. Poult. Sci. 28:675-685.

Payne, L. N. 1971. The lymphoid system. *In* Bell, D. J., and B. M. Freeman (eds.): The Physiology and Biochemistry of the Domestic Fowl. New York, Academic Press, Inc., pp. 985-1037.

Sturkie, P. D. 1954. Avian Physiology. New York, Comstock Publishing Co. pp. 7-8.

Warner, N. L. 1964. The immunological role of different lymphoid organs in the chicken. Aust. J. exp. Biol. med. Sci. 42:401-416.

Wolfe, H. R., S. A. Sheridan, N. M. Bilstad and M. A. Johnson. 1962. The growth of lymphoidal organs and the testes of chickens. Anat. Rec. *142*:485-493.

CAPÍTULO 69

SISTEMA NERVOSO DAS AVES*

J. J. Baumel

SISTEMA NERVOSO CENTRAL**

MEDULA ESPINHAL

A **medula espinhal** é aquela parte alongada do sistema nervoso central que ocupa todo o comprimento do canal vertebral. Estende-se do forame magno, em sua junção com a medula oblonga, até a parte diminuta do canal vertebral, dentro do pigóstilo. A medula espinhal das aves é longa, estreita e atenuada, em contraste com a medula espinhal larga e curta dos mamíferos. Como nos mamíferos a ave possui intumescimentos cervicais e lombossacrais naquelas partes da medula das quais surgem os plexos dos membros. O **intumescimento lombossacral** difere acentuadamente do intumescimento dos mamíferos; na ave as duas metades dorsais da medula, nesta região, são puxadas lateralmente, produzindo uma depressão alongada, no formato de um losango, o **seio rombóide** (Fig. 69-1). Esta parte mais larga da medula espinhal é ocupada pelo **corpo gelatinoso** que se salienta acima do nível das bordas do seio. O intumescimento lombossacral da medula espinhal também é marcado pela presença de protrusões ou lobulações segmentares, laterais e definitivas (lobos acessórios) que ocupam a distância entre a emergência de cada dois nervos consecutivos (Fig. 69-1). São espessamentos da coluna paragrísea marginal encontrada menos em outras partes da medula (Huber, 1936).

A medula espinhal está circundada e protegida pelo canal vertebral ósseo e por suas **meninges** ou coberturas fibrosas. A **dura-máter,** fina e resistente, é a membrana externa que forma o **saco dural** e se estende pelo comprimento do canal vertebral. Nas regiões cervical e torácica a dura-máter espinhal é distinta da cobertura perióstea do canal vertebral, com um espaço epidural entre os dois. Na região torácica caudal, continuando até ao final da cauda, as camadas perióstea e dural fundem-se em uma única lâmina, exceto onde o seio venoso intervém. Cranialmente, onde existe o espaço epidural, diz-se que contém um material gelatinoso que facilita o movimento livre da medula e do saco dural dentro do pescoço muito móvel. O saco dural está preso à margem do forame magno; esta inserção e sua fusão com o periósteo, em sua extremidade caudal, ajuda a ancorá-lo. Ao longo de cada lado, o saco dural está evaginado como bolsas contendo as raízes dos nervos espinhais; estas bolsas são unidas ao periósteo nos forames intervertebrais. O seio venoso vertebral interno, ímpar, no lado dorsal do saco dural, estende-se na maior parte do comprimento do canal vertebral no espaço epidural, só estando ausente na região sinsacral (veja o Sistema Venoso). O seio vertebral interno, de parede fina, parece ser somente um tubo endotelial cujas paredes são fórmadas pelo periósteo e pela dura-máter circundantes.

Dentro do saco dural, revestindo a medula, encontram-se as camadas pia-máter e aracnóide. Esta última membrana não forra estreitamente a circunferência interna do saco dural como nos mamíferos. Hansen-Pruss (1923-24) descreve a presença de cavidades subdurais irregulares entre a dura-máter e a aracnóide até ao nível do seio rombóide. O autor descreve a **aracnóide** como uma fina membrana celular em contato mais ou menos íntimo com o saco dural. A camada mais densa, a **piamáter,** adere intimamente à medula espinhal e, por baixo de sua superfície, contém um extenso plexo de vasos sangüíneos. Entre o aracnóide e a piamáter há um **cavo subaracnóideo** frouxamente trabeculado que continua sobre o cérebro e a medula, até o nível do seio rombóide.

Por outro lado, Cohen e Davies (1937) defendem que no pinto a meninge que está intimamente aderente à superfície do cérebro é a membrana pia-aracnóide, ricamente vascularizada e frouxamente trabeculada. A meninge externa é a dura-máter fibrosa não vascular. De acordo com estes autores o líquido cerebroespinhal escapa

---

*Este capítulo é baseado quase inteiramente no SNC do *Gallus*.
**A altamente complexa anatomia interna do sistema nervoso central da galinha (ou outras aves galiformes), lidando com massas nucleares, tratos e citoarquitetura, é coberta, entre outros, nos trabalhos de Tienhoven e Juhasz (1962), Jungherr (1969), Rendahl (1924), Sanders (1929), Kuhlenbeck (1937) e Senglaub (1963). Deve-se notar que boa parte da pesquisa contemporânea na neuroanatomia e na neurofisiologia das aves é baseada no pombo. O leitor é indicado ao relato conciso de Bolton da neuroanatomia da ave doméstica (1971) que, por intenção, trata essencialmente da anatomia interna do sistema nervoso central. A seguinte secção é, em certo sentido, a recíproca de seu trabalho no sentido de que trata das considerações anatômicas grosseiras que Bolton cita apenas ligeiramente.

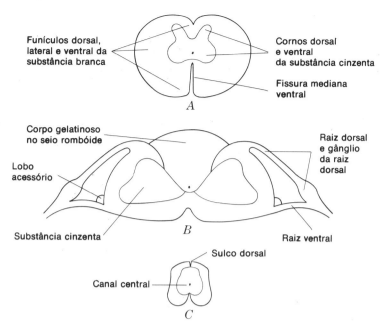

Figura 69-1. Secções transversais da medula espinhal da galinha.

A, Cranial ao corpo gelatinoso; B, através do corpo gelatinoso na região do intumescimento lombossacral; C, caudal ao corpo gelatinoso. As raízes dos nervos espinhais não são apresentadas em A e C. (De Lob, 1967.)

para dentro das malhas da zona intermédia, entre as meninges interna e externa, que não é comparável ao espaço subaracnóide dos mamíferos. Dingler (1965) alega que só há uma única camada de pia-máter nas aves e não há aracnóide.

Elaborações ou condensações da pia-máter estão presentes ao longo da medula espinhal; o **septo mediano** aprofunda-se na fissura mediana ventral; na superfície o septo é representado por uma faixa longitudinal subjacente à fissura. O **ligamento denteado** é uma prateleira lateral de pia-máter, ao longo de cada lado da medula espinhal, que separa raízes nervosas dorsais e ventrais. Entre as raízes nervosas, os sucessivos processos denteados (denteações) estão inseridos na dura-máter, de modo que a medula espinhal está suspensa entre os dois lados do canal vertebral. O ligamento denteado é fortemente desenvolvido na região do intumescimento lombossacral. Nesta região as faixas laterais estão unidas uma à outra através da linha média ventral do septo mediano. Desta forma, um tipo de rede suspende a medula espinhal nesta região, inserindo-a, por ligamentos denteados, nas paredes laterais do canal vertebral (Dingler, 1965).

Há poucas informações na literatura acerca da produção de **líquido cerebroespinhal** nas aves. Aparentemente ele é elaborado nos plexos corióides, dentro dos ventrículos do cérebro, e escapa do sistema ventricular para circular no cavo subaracnóideo ao redor do cérebro e da medula espinhal (Cohen e Davies, 1937).

Os relacionamentos pia-máter com o corpo gelatinoso foram discutidos. Dickson e Millen (1957) estudaram os relacionamentos meníngeos do corpo gelatinoso do pinto, e alegam que sua superfície dorsal está coberta pelo investimento geral da pia da medula espinhal. Eles declaram ainda que, nas margens do corpo gelatinoso, um septo da pia passa entre o corpo gelatinoso e a medula espinhal. A borda livre deste crescimento interno circunda um colo constrito do corpo gelatinoso entre a parte dorsal separada da medula espinhal, pelo crescimento interno da pia-máter, e a parte ventral contínua com os tecidos da medula espinhal. Conseqüentemente, o corpo gelatinoso é parcialmente intrapial e parcialmente subpial na sua posição.

DIMENSÕES DA MEDULA ESPINHAL. Goller (1962) realizou estudos quantitativos na medula espinhal de aves domésticas. A medula espinhal tem aproximadamente 35 cm de comprimento, tendo um peso médio de aproximadamente 260 g. Excetuados os segmentos cervicais mais craniais e a região do intumescimento lombossacral, a medula espinhal é aproximadamente circular em secção transversal (Fig. 69-1). Seu diâmetro transversal é, em média, de 3 a 4 mm na base do crânio, aproximadamente 5 mm no intumescimento cervical, e 7 mm no intumescimento lombossacral. Caudalmente a este intumescimento os últimos segmentos da medula espinhal tornam-se progressivamente de diâmetro menor.

A medula espinhal cervical da galinha tem aproximadamente 28 cm de comprimento, mais da metade do comprimento da medula como um todo. O comprimento relativo do pescoço não é tão aparente devido à configuração curva, como um S, em que o mesmo é habitualmente mantido. A medula cervical dizem não preencher completamente o canal vertebral, que a protege da grande gama de movimentos ao qual o pescoço está sujeito. A medula torácica tem aproximadamente 6 cm de comprimento, aproximadamente 20% do comprimento de toda a medula. A parte lombossacral da medula tem aproximadamente o mesmo comprimento que a parte torácica. O seio rombóide em si tem aproximamente 12 mm de comprimento por 4 mm de largura em medições extremas. O intumescimento lombossacral é essencialmente cranial no limite entre as metades cranial e caudal do sinsacro. De acordo com Goller (1962), a parte sinsacral da medula espinhal encaixa-se intimamente na parte rígida do canal vertebral. A medula espinhal caudal tem aproximadamente 4 cm de comprimento, compondo aproximadamente 10% do comprimento da medula como um todo. A peça terminal da medula espinhal, caudalmente ao último nervo espinhal, tem aproximadamente 1 cm de comprimento, e estende-se completamente através da parte diminuta do canal vertebral no pigóstilo.

Nervos Espinhais

Quarenta e um pares de **nervos espinhais** estão inseridos ao longo dos lados da medula espinhal. O primeiro nervo espinhal emerge do canal vertebral entre o osso occipital e o atlas. Os demais nervos espinhais deixam o canal vertebral através dos **forames intervertebrais.** Na maioria das regiões da coluna vertebral os forames são aberturas únicas parcialmente formadas pelos pedículos de duas vértebras adjacentes; entretanto, cada forame intervertebral sinsacral é duplo; isto é, ele tem uma abertura distinta para a **raiz dorsal** e outra para a **raiz ventral** de cada nervo espinhal. As radículas dos nervos espinhais são de diferenciação difícil da medula espinhal, mesmo com o auxílio do microscópio de dissecação. Elas têm o formato de faixas achatadas situadas lado a lado. As radículas dorsais e ventrais estão inseridas ao longo dos sulcos dorsolateral e ventrolateral da medula espinhal onde correm vasos sangüíneos longitudinais.

O primeiro nervo espinhal não possui o gânglio da raiz dorsal, no adulto (Fig. 69-9). O gânglio da raiz dorsal, vestigial, do segundo nervo espinhal está localizado dentro de sua bolsa dural prolongada ao longo da raízes nervosas emergentes. Os gânglios das raízes dorsais dos nervos espinhais cervicais e torácicos estão geralmente localizados dentro das forames intervertebrais. Os gânglios das raízes dos nervos sinsacrais e caudais estão localizados próximos aos forames intervertebrais.

A medula espinhal é "segmentada", um segmento correspondendo ao comprimento da medula espinhal no qual estão inseridas as radículas que compõem as raízes dorsal e ventral de um nervo espinhal. Portanto, um segmento individual de medula espinhal situa-se, opostamente, ao meio de uma vértebra até ao meio da vértebra seguinte. As radículas convergem no forame intervertebral, no meio do segmento. A variação a esta generalização ocorre na região cranial do pescoço, onde a medula aparece ligeiramente deslocada cranialmente, com relação às vértebras, de modo que as raízes nervosas estão anguladas caudalmente, proximais à penetração em seus forames intervertebrais. Na região caudal da medula, as raízes nervosas descem, dentro do canal vertebral, no comprimento de aproximadamente uma vértebra proximal à sua saída. Isto é ligeiramente semelhante às raízes da cauda eqüina dos mamíferos.

Como há uma correlação entre o comprimento dos segmentos da medula espinhal e o comprimento das vértebras, segue-se que há uma distância variável entre os pontos de emergência dos nervos espinhais ao longo do comprimento da coluna vertebral. As vértebras cervicais são as mais longas em qualquer parte da coluna. A distância entre a maioria dos nervos cervicais varia de 10 a 15 mm; entretanto, há apenas 5 mm entre o primeiro e o segundo nervos cervicais. Os nervos torácicos craniais estão distanciados aproximadamente 10 mm um do outro, mas os nervos torácicos caudais possuem intervalos de aproximadamente 6 mm. A parte lombossacral da medula espinhal é igual no comprimento, à medula espinhal torácica, embora o segmento lombossacral tenha duas vezes o número de nervos nele inseridos. Nervos do intumescimento lombossacral estão mais próximos uns dos outros de que quaisquer dos nervos espinhais (Fig. 69-10). A maior largura do intumescimento lombossacral é ao nível do quinto nervo sinsacral. Finalmente, os cinco e tanto nervos espinhais da coluna vertebral caudal livre estão separados um do outro por 5 a 6 mm. Os maiores de toda a série de nervos espinhais são os nervos espinhais 14 e 15, compreendendo as duas raízes médias de cada plexo braquial. As raízes que compõem os plexos lombar e sacral são menores do que as do plexo braquial; entretanto, mais raízes nervosas estão envolvidas na inervação do membro pélvico do que no caso do membro torácico.

CÉREBRO

O eixo do cérebro está grosseiramente paralelo a uma linha longitudinal desenhada através da extremidade caudal da fissura palpebral e o meato acústico externo. O eixo do cérebro da galinha executa um ângulo de aproximadamente 45 graus com o eixo do bico (Cobb, 1960). A extremidade rostral e pontiaguda do cérebro está localizada entre os dois olhos; uma linha transversal imaginária, ligando as extremidades caudais das duas fissuras palpebrais, passaria através dos bulbos olfatórios. Uma outra linha transversal lingando as bordas caudais dos dois meatos acústicos externos cruza a superfície rostral do cerebelo e os pólos caudais dos hemisférios.

A parede lateral e a abóbada da caixa craniana da galinha consistem de um osso resistente; em alguns locais o osso é espesso e esponjoso, invadido por espaços aéreos do ouvido médio ou das cavidades nasais. A abóbada do crânio é formada em sua maior parte pelo osso frontal, até certo ponto pelos ossos parietal e occipital. O osso mais fino é aquele sobre o dorso e a superfície lateral das partes maiores dos hemisférios do prosencéfalo. Os bulbos olfatórios e os pólos rostrais dos hemisférios estão cobertos por osso muito espesso (Fig. 69-2). A parte rostral dos hemisférios repousa no fino osso esfenóide, que forma as paredes caudais das órbitas. A base do cérebro, por outro lado, está separada da lâmina externa da base do crânio por osso esponjoso, em alguns locais com quase 1 cm de espessura.

O cérebro está investido de uma cobertura de **dura-máter** que se funde ao forro perióstio (endocrânio) da cavidade craniana. Em determinados locais as duas camadas estão separadas por seios venosos durais. Entre cada hemisfério e o lobo óptico, uma duplicação semicircular da dura-máter estende a prateleira óssea que parcialmente intervém entre eles. Outras duplicações durais ocorrem entre o cerebelo e o lobo óptico, e entre o hipotálamo e a hipófise. As camadas de **pia-máter** e de **aracnóide** investem a superfície do cérebro. O cavo subaracnóideo é a fenda entre estas duas camadas que contêm o líquido cerebroespinhal. Na maioria da situações o cavo subaracnóideo é cruzado por uma malha de trabéculas que ligam a pia-máter e a aracnóide de forma que, grosseiramente, é difícil distinguir uma da outra (Hansen-Pruss, 1923-24). Os vasos sangüíneos maiores correm no cavo subaracnóideo, e os vasos sangüíneos menores estão dentro da camada pial. Em alguns locais há **cisternas** ou intumescimentos do cavo subaracnóideo; por exemplo, no ângulo entre a superfície dorsal da medula, em sua junção com o cerebelo, e próximo aos pilares dos hemisférios.

CARACTERÍSTICAS SUPERFICIAIS DO CÉREBRO

VISTA DORSAL. O formato geral do cérebro é semelhante ao contorno do símbolo de espadas das cartas de um baralho (Fig. 69-3). A influência dos olhos muito grandes no formato do cérebro é aparente, pois as extremidades rostrais dos **hemisférios telencefálicos** (prosencéfalo) estão localizadas entre os dois olhos, separados pelo fino septo interorbitário. Cada olho é quase tão grande quanto a totalidade do cérebro da galinha. A superfície dorsal do cérebro é moderadamente convexa; caudalmente os hemisférios alargam-se repentinamente para formar a parte mais larga do órgão. Os dois hemisférios estão apertadamente apostos um ao outro; um sulco mediano marca a borda dorsal da **fissura inter-hemisférica**. Dois pequenos **bulbos olfatórios** estão destacados dos pólos rostrais dos hemisférios por um sulco indistinto. Dos bulbos olfatórios os nervos olfatórios estendem-se rostralmente ao longo do septo interorbitário. Para o lado da fissura inter-hemisférica há uma dilatação, a **eminência sagital** (Wulst); sua margem curva lateral é destacada do restante do hemisfério por um sulco largo, a **valécula**. A eminência sagital achata-se e une-se dentro do pólo caudal do hemisfério. Por causa da obliqüidade do eixo do cérebro, os grandes lobos ópticos não são visíveis em vista dorsal.

A superfície rostral do **cerebelo**, lateralmente comprimida, enquadra-se em uma incisura no formato de um V entre os pólos caudais dos hemisférios. O cerebelo, ligeiramente pinçado em cada lado, está em contato com o canal semicircular rostral (anterior). As aurículas são proeminentes processos pontiagudos e caudolaterais nos lados do cerebelo. Cada aurícula projeta-se lateralmente dentro da fossa da aurícula cerebelar, da região do ouvido interno limitada pelo canal semicircular rostral. Sulcos transversos subdividem o cerebelo em **folhas**. O corpo pineal, com o formato de clava, assenta-se entre o cerebelo e a extremidade caudal da fissura inter-hemisférica. A extremidade dorsocaudal do corpo pineal repousa de encontro à superfície interna da dura-máter.

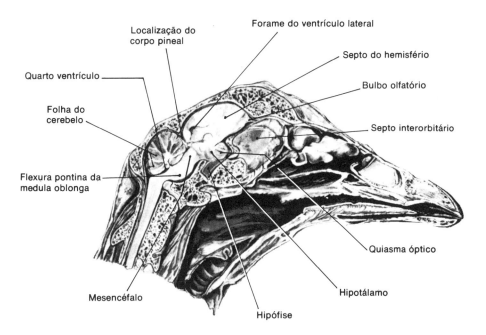

Figura 69-2. Secção longitudinal mediana da cabeça da galinha apresentando os relacionamentos e principais características do cérebro.
(De Völker e Graef, 1969.)

VISTA LATERAL. A inclinação do cérebro, com referência ao eixo do crânio, pode ser apreciada pelo lado. Duas características do cérebro da ave são distintas: (1) o **lobo óptico** muito proeminente (tecto óptico), parcialmente oculto pela extensão lateral do hemisfério sobreposto. (2) A massa relativamente grande das estruturas do cérebro posterior, isto é, a **medula oblonga** e o **cerebelo.** A superfície orbitária do cérebro consiste nos hemisférios, dorsalmente, e a parte rostral dos lobos ópticos, ventralmente. Os grandes **tratos ópticos** e o **quiasma óptico** são diretamente rostrais aos lobos ópticos. A hipófise (pituitária), caudalmente alongada, aparece imediatamente ventral aos lobos ópticos. A convexidade ventral da medula demarca a **flexura pontina** do cérebro. Na junção da medula oblonga com a medula espinhal, há apenas uma ligeira **flexura da nuca** na galinha. Em outras palavras, o forame magno defronta-se caudoventralmente, assim a medula espinhal essencialmente continua a direção do eixo do cérebro (Fig. 69-2). Muito embora o mesencéfalo embrionário (cérebro médio) e as flexuras pontina e da nuca estejam representadas no cérebro da galinha adulta, considerado como um todo o cérebro é achatado, e não ventralmente curvo ou angulado, como em outras aves (Cobb, 1960).

As partes do cérebro que ocupam os três subcompartimentos da cavidade craniana são aparentes em vista lateral. Os hemisférios e os lobos olfatórios fixam-se na **fossa craniana rostral.** O quiasma óptico e os lobos ópticos ocupam a **fossa craniana média.** A medula e o cerebelo enquadram-se dentro da **fossa craniana caudal.** O sulco que separa a superfície caudoventral do hemisfério do lobo óptico demarca a borda externa da **fissura transversa do cérebro.** O cerebelo preenche o espaço dorsal à medula oblonga e o cérebro médio. A borda caudal inclinada do cerebelo sobrepõe-se à parte mais caudal do **quarto ventrículo** da medula. Logo ventral à aurícula do cerebelo estão as inserções, na base do cérebro, dos nervos cranianos VII e VIII, com os nervos IX e X caudalmente a eles situados. O **gânglio trigêmeo** situa-se ventralmente ao lobo óptico.

VISTA VENTRAL (Fig. 69-3). Os bulbos olfatórios aparecem mais distintamente destacados dos hemisférios do que em vista lateral; os dois bulbos estão apertadamente emplastados. Somente as superfícies orbitárias dos hemisférios são visíveis; em cada lado da hipófise os lobos ópticos escondem os pólos caudais dos hemisférios. A parte caudal da fissura inter-hemisférica está coberta pelo quiasma óptico. O estreito cerebelo está escondido pela larga medula; mesmo nas aurículas distintas estão obscurecidas pelas raízes dos nervos cranianos IX e X. A junção entre a parte interlobar do cérebro médio e a medula está demarcada por um sulco que está parcialmente oculto pela raiz do nervo trigêmeo. Caudal à origem dos nervos IX e X a medula oblonga estreita-se e continua com a medula espinhal.

VISTA SAGITAL (Fig. 69-2). Este aspecto do cérebro da galinha demonstra, um tanto melhor, determinados relacionamentos das diversas partes. A superfície medial dos hemisférios telencefálicos consiste no fino **septo.** A remoção de uma porção do septo revela o **corpo estriado** formando o centro do hemisfério, circundado medialmente, caudal e lateralmente por extensões do **ventrículo lateral** do cérebro que contém líquido cerebroespinhal. Ventralmente cada hemisfério está ligado ao diencéfalo por meio da **perna do cerebro.**

O **diencéfalo** localiza-se caudal e dorsalmente ao **quiasma óptico,** onde ocorre o cruzamento de algumas das fibras nervosas no trato óptico. Caudal ao quiasma está o **tálamo;** a parte mais ventral do tálamo é o **hipotálamo,** no qual a **neuro-hipófise** está ligada por um delgado **infundíbulo.** Tanto a neuro-hipófise como a **adeno-hipófise** ocupam a sela túrcica, a depressão com forma de sela no assoalho do crânio; os dois estão separados por uma fina lâmina de tecido conjuntivo. O **terceiro ventrículo** separa os lados direito e esquerdo do diencéfalo, e envia um pequeno recesso dentro da neuro-hipófise. O terceiro ventrículo é uma fenda estreita e profunda; em sua parte dorsal está localizado o **plexo corióide** do terceiro ventrículo, que envia extensões através de um forame para dentro de cada ventrículo lateral. O **corpo pineal** (epífise) surge do teto do diencéfalo; seu eixo é caudodorsal. O corpo pineal está encaixado entre os dois hemisférios e a face rostral do cerebelo. Sua haste é mais delgada do que sua porção dorsal expandida.

O **mesencéfalo** (cérebro médio), o segmento caudal seguinte do cérebro, não é destacado do diencéfalo. O mesencéfalo é um segmento da base do cérebro, um tanto parecido com uma torta, mais longo dorsalmente do que ventralmente. Uma linha projetada ventralmente, desde imediatamente caudal à base do corpo pineal a um ponto ligeiramente caudal à hipófise, aproxima-se da divisão entre estas duas partes do cérebro. A superfície dorsal do mesencéfalo interlobar está sobreposta, em parte, pelos pólos caudais dos hemisférios e o cerebelo rostroventral. Próximo ao teto do mesencéfalo está o **aqueduto,** o pequeno canal que liga o terceiro e o quarto ventrículos. Extensões laterais do aqueduto projetam-se dentro dos lobos ópticos.

O mesencéfalo une-se diretamente à medula oblonga (parte do cérebro posterior ou rombencéfalo). A flexura convexa ventral da medula é aparente na visão sagital. Dorsalmente a medula oblonga torna-se oca pelo **quarto ventrículo** que está separado do cerebelo, que a ele se sobrepõe, por uma fina membrana de teto. O cerebelo, que efetivamente ocupa a maior parte do quarto ventrículo, tem o formato de um losango. O plexo corióide do quarto ventrículo está localizado imediatamente caudal a uma elevação no assoalho do ventrículo no meio da base do cerebelo. O **recesso cerebelar** dorsal do quarto ventrículo estende-se por curta distância dentro da base do cerebelo. A aparência lobulada ou folheada do cerebelo é evidente nesta seção. Nas aves galiformes a aparência folheada do cerebelo é um tanto simples quando comparada a determinadas aves. A galinha possui dez folhas principais; algumas folhas apresentam ligeira subfolheação. A maior complexidade da estrutura cerebelar está aparentemente associada ao maior tamanho corporal entre espécies dentro da mesma taxonomia (Senglaub, 1963). Veja também Yasuda et al. (1970), que tratam do desenvolvimento e da morfologia do cerebelo da galinha.

SISTEMA NERVOSO PERIFÉRICO

NERVOS CRANIANOS

Inserções Superficiais Dos Nervos Cranianos
(Fig. 69-3)

O **nervo olfatório** (I) torna-se incorporado no bulbo olfatório na extremidade rostral do hemisfério. Os **nervos ópticos** (II) convergem ventralmente à região hipotalâmica onde parte das fibras cruzam para o lado oposto; a maioria das fibras, cruzadas e não cruzadas, espalha-se dentro dos lobos ópticos. As radículas do **nervo oculomotor** (III) originam-se da superfície ventral do mesencéfalo, no lado do pólo caudal da hipófise. O **nervo troclear** (IV) surge da parte dorsal do mesencéfalo situada contra a superfície rostral do cerebelo; ele corre profundamente na fissura entre o cerebelo e o lobo óptico. O **nervo abducente** (VI) está inserido na parte mais ventral da convexidade da medula oblonga; este nervo corre rostralmente e um tanto paralelo e lateral ao nervo oculomotor.

O **nervo trigêmeo** (V) surge da superfície ventral do canto rostrolateral da medula oblonga; suas raízes abarcam o sulco entre o lobo óptico e a medula, e correm dentro do grande gânglio trigeminal. O **nervo facial** (VII) e o **nervo vestibulococlear** (VIII) estão inseridos na borda lateral da medula oblonga, imediatamente caudal à raiz do trigêmeo. O gânglio do VIII nervo está intimamente caudal à raiz do

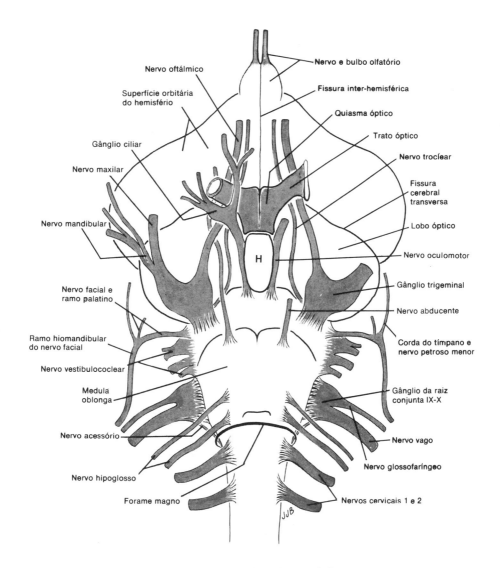

Figura 69-3. Nervos cranianos da galinha; inserções superficiais dos nervos no cérebro.

Superfície ventral; desenhada de dissecações. Note que em sua extremidade distal a secção transversal do trato óptico é linear; esta parte ocupa um sulco na esclera do bulbo ocular, na base do *pecten oculi*. H, Hipófise.

nervo facial; em série com o nervo vestibulococlear, na borda lateral da medula oblonga, encontram-se os **nervos glossofaríngeo** (IX) e o **vago** (X). As radículas dos dois nervos aparecem contínuas, e seus gânglios de raízes estão intimamente apostos um ao outro.

O **nervo acessório** (XI) (espinhal) une-se à radícula caudal do nervo vago e se incorpora ao referido nervo. O nervo acessório surge, por diversas radículas, da superfície dorsolateral da medula oblonga e do primeiro e segundo segmentos da medula espinhal (Fig. 69-6). O **nervo hipoglosso** (XII) surge, por dois conjuntos de radículas, da superfície ventral da medula oblonga, entre o forame magno e o nervo vago. As radículas de origem do XII nervo estão em linha com aquelas do VI nervo, mais adiante rostralmente.

Distribuição dos Nervos Cranianos

NERVO OLFATÓRIO (I). As fibras do **nervo olfatório** (trato) conduzem impulsos centralmente do epitélio sensorial olfatório da cavidade nasal. De acordo com Schrader (1970), as aves não possuem nenhum órgão vomeronasal. Cada nervo olfatório consiste em aproximadamente trinta radículas que se unem ao bulbo olfatório. Seguido rostralmente, o nervo deixa a cavidade craniana e penetra na órbita através do forame olfatório. Na órbita o nervo olfatório percorre um sulco na parte dorsal do septo interorbitário, próximo à artéria etmoidal (Fig. 69-4). O nervo olfatório corre dorsalmente ao nervo oftálmico, separado do bulbo do olho pelo músculo oblíquo dorsal. Ao aproximar-se da frente da órbita, o nervo olfatório curva-se lateralmente e segue o contorno da borda rostral alargada do septo interorbitário. O nervo olfatório deixa a órbita através do forame orbitonasal medial. Ao penetrar na região caudodorsal da fossa nasal, o nervo olfatório é medial ao ramo medial do nervo oftálmico. O nervo oftálmico cruza dorsalmente a bifurcação do nervo olfatório. O **ramo dorsal** (externo) do nervo olfatório espalha-se no teto e no septo da câmara olfatória, entre a parede cartilaginosa da fossa e a mucosa de cobertura. O **ramo ventral** (interno) do nervo olfatório corre lateralmente, depois ventromesalmente, e penetra na base da concha caudal (olfatória). O ramo lateral divide-se em ramificações que se irradiam nas superfícies dorsal e medial da concha que se projeta dentro da câmara olfatória.

NERVO ÓPTICO (II). O **nervo óptico** é, em realidade, um trato extracranial do cérebro que foi levado para dentro da órbita. As fibras constituintes do trato são fibras da terceira ordem, derivadas da camada mais interna da retina, a camada das células ganglionares. O trato óptico está inserido na superfície ventral do diencéfalo, onde aproximadamente metade de suas fibras decussam-se, com as fibras do lado oposto, no **quiasma óptico**. As fibras do trato óptico projetam-se para o estrato óptico do tecto óptico.

O trato óptico está circundado dentro de uma pesada bainha dural, contínua com a esclera do bulbo do olho. O nervo tem 2 a 3 mm de diâmetro e aproximadamente 5 mm de comprimento, do quiasma óptico até o bulbo do olho. Seguido perifericamente, o nervo penetra na órbita através do forame óptico, e inserindo-se na superfície caudomedioventral do bulbo do olho. Os dois forames ópticos são adjacentes um ao outro e, de fato, estão separados apenas pela borda caudal do septo interorbitário. Seguido através da esclera do bulbo do olho, os feixes de fibras nervosas que compõem o trato óptico estão dispostos em uma faixa vertical de quase 1 cm de comprimento situada em um sulco na superfície interna da esclera (Fig. 69-3). Esta faixa vertical situa-se na base do *pecten;* dela irradiam-se fibras para todas as partes da retina.

NERVO OCULOMOTOR (III). O **nervo oculomotor** é o maior dos nervos musculares do olho. Além de seu suprimento aos músculos extrínsecos do olho, um de seus componentes inerva os músculos intrínsecos da íris e ciliares do olho. O nervo surge do *ventrum* do mesencéfalo, corre rostralmente no lado da fossa hipofisária, então no ângulo entre o quiasma óptico e o *ventrum* do lobo óptico. Ao lado da fossa hipofisária, o nervo oculomotor gradativamente perfura a dura-máter do assoalho da cavidade craniana e mergulha dentro de um sulco ósseo. O nervo oculomotor penetra na órbita através da fissura orbitária, de formato um tanto irregular, um pouco ventrolateralmente ao nervo óptico e diretamente medial ao nervo oftálmico e dorsalmente ao nervo abducente. O nervo oculomotor bifurca-se em ramos dorsais e ventrais. O **ramo dorsal** penetra no ápice de um dos músculos extrínsecos do olho e se ramifica na superfície ventral do músculo reto dorsal. Este ramo é tido como inervando também o fino músculo levantador da pálpebra superior. Próximo à sua origem, o **ramo ventral** do nervo oculomotor emite as **raízes oculomotoras** (parassimpáticas) **do gânglio ciliar,** que são mais fortes do que a continuação do ramo ventral. O ramo ventral permanece ventralmente aos músculos extrínsecos do olho, corre rostralmente, supre o músculo reto ventral e depois envia um ramo para a superfície medial do músculo reto medial. O nervo continua rostralmente, passa a glândula da membrana nictitante e penetra na borda caudal do músculo oblíquo ventral. O **gânglio ciliar** (parassimpático) está situado entre o nervo óptico e as origens do músculo reto ventral e do músculo reto lateral. O pólo rostral do gânglio forma o espesso **nervo ciliar longo** (nervo iridiociliar, Oehme, 1968) que corre na superfície lateral do nervo óptico. Externamente à esclera, o nervo ciliar longo normalmente recebe um ramo comunicante do nervo oftálmico; o nervo ciliar longo a seguir perfura a esclera, no intervalo entre o tendão do piramidal e o nervo óptico. Em seu percurso para a frente do olho ele se ramifica, entre a esclera e a camada corióide, em cinco ou seis ramos terminais. Ao atingir a periferia do músculo ciliar os ramos do nervo ciliar longo comunicam-se uns com os outros, no quadrante ventrotemporal do bulbo do olho, e tornam-se dispostos em membros dorsal e ventral do **plexo anular ciliar,** que é circunferencial. Este plexo estende-se ao redor, para o lado nasal do músculo ciliar, no plano entre suas duas camadas. O **plexo anular iridial** surge, por uma ou mais raízes, do anel ciliar, e inerva a íris.

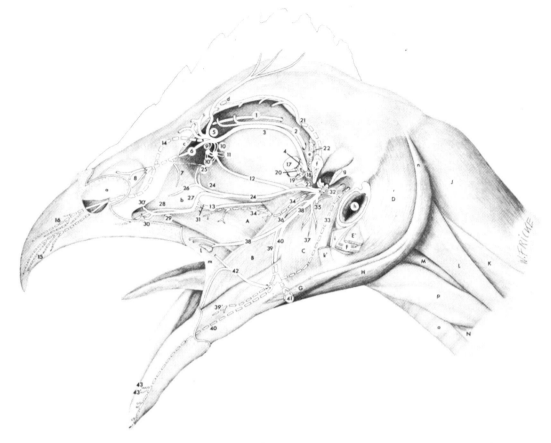

Figura 69-4. Nervos da cabeça da galinha; representação topográfica dos nervos das mandíbulas, cavidade nasal, olho e órbita.

1, Nervo olfatório; 2, nervo troclear; 3, nervo oftálmico (V^1); 5, ramos frontais V^1; 6, ramo lateral V^1; 9, gânglio orbitonasal; 12, ramo dorsal do ramo palatino do VII nervo; 13, gânglio esfenopalatino + ramo ventral do ramo palatino do VII nervo; 14, ramo medial V^1; 17, nervo óptico; 18, nervo oculomotor; 19, gânglio ciliar; 21, nervo supra-orbitário (V^2); 22, ramos lacrimais (V^2); 24, nervo infra-orbitário (V^2); 27, nervo nasopalatino (V^2); 32, comunicação dos nervos maxilar e mandibular com a corda do tímpano e ramo petroso menor do VII nervo; 33, corda do tímpano; 34-37, nervos para os músculos da mastigação (V^3); 38, nervo mandibular prolongado como ramo bucal; 39, nervo sublingual (V^3); 40, prolongamento intramandibular de V^3; 41, ramo intermandibular (V^3); 42, ramo mandibular externo (V^3); 43, ramos mentonianos (V^3); A, B, C, músculos da mastigação; D, músculo depressor da mandíbula; H, músculo sobre o corno branquial (hióideo); F, processo pós-orbitário. (Para a identificação dos demais números e letras veja a fonte original.) (De Schrader, 1970.)

Dois ou três **nervos ciliares curtos** (nervos corióides, Oehme, 1968) também derivam do gânglio ciliar, próximo à sua união com o nervo oftálmico. Os diversos nervos ciliares curtos espalham-se e gradativamente perfuram a esclera distante alguns milímetros lateralmente ao nervo óptico. Eles ramificam-se entre a esclera e a corióide, um tanto dorsal à difusão de ramos do nervo ciliar longo (veja Nervos Autônomos).

NERVO TROCLEAR (IV). O **nervo troclear** inerva somente uma estrutura, o músculo oblíquo dorsal. O nervo troclear surge do dorso do mesencéfalo; ele corre ventralmente entre o cerebelo e o lobo óptico. Dobrando mesalmente, segue entre a medula e o lobo óptico, cruzando dorsalmente a raiz do nervo trigêmeo. O nervo troclear penetra na dura-máter imediatamente medial à raiz do nervo trigêmeo; corre dentro da dura-máter, por baixo do lobo óptico, paralelo ao nervo oftálmico que possui um percurso intra-ósseo ventral a ele. Em seu percurso intradural o nervo troclear é uma faixa achatada; desvia-se um pouco medialmente, indo situar-se dorsalmente ao canal do nervo oculomotor. O nervo troclear ascende na parede ventral da fossa craniana rostral imediatamente lateral ao quiasma óptico, e deixa a cavidade craniana através do forame troclear dorsolateralmente ao forame óptico. O forame troclear pode possuir uma margem óssea incompleta; no crânio ressecado pode consistir em apenas uma incisura na margem do forame óptico.

O nervo troclear a seguir corre dorsalmente ao nervo óptico, no sulco no lado da parte dorsal do septo interorbitário. O nervo troclear perfura o cone de músculos oculares, entre o músculo reto dorsal e o músculo reto medial; aqui ele se situa entre a artéria etmoidal e a veia do mesmo nome, dorsalmente ao nervo oftálmico (Fig. 69-4). O nervo troclear ramifica-se na superfície ventral do músculo oblíquo dorsal.

NERVO ABDUCENTE (V). O **nervo abducente** parte da medula oblonga rostroventralmente e perfura a dura-máter sobre a inclinação do osso no qual repousa a mesma, caudal à fossa hipofisária. O nervo abducente então penetra num canal ósseo, no osso esponjoso lateral à fossa hipofisária. O nervo abducente corre ventralmente ao nervo oculomotor; quando seu canal se abre na órbita, ele está ligeiramente lateral e ventral ao nervo oculomotor e medial ao nervo oftálmico.

O nervo abducente penetra no cone de músculos oculares imediatamente medial à origem do músculo reto lateral, e logo subdivide-se em seus ramos. Seu **ramo dorsolateral** penetra na superfície interna do músculo reto lateral; seu **ramo ascendente** prossegue rostrodorsalmente, cruza medialmente o nervo ciliar longo e se ramifica na superfície interna do músculo quadrado. Este surge do bulbo e forma a alça fibrosa ao redor do tendão arqueado do músculo piramidal. O **ramo descendente** do nervo trigêmeo passa ventralmente ao nervo óptico, e penetra na borda lateral do músculo piramidal, responsável pelos movimentos da membrana nictitante.

NERVO TRIGÊMEO (VI). A larga raiz do **nervo trigêmeo,** consistindo em numerosas radículas, surge da medula oblonga, rostrolateralmente é próximo à superfície caudal do lobo óptico. A raiz cruza por baixo do nervo troclear, situado no sulco entre a medula oblonga e o lobo óptico, e penetra num forame semelhante a uma fenda que conduz para dentro de uma fossa no assoalho da cavidade craniana, ventral ao lobo óptico. A fossa está coberta por dura-máter convertendo-a na **caverna trigeminal** que contém o gânglio trigeminal. Uma extensão do cavo subaracnóideo circunda a raiz e o gânglio dentro da caverna. O **gânglio trigeminal** está parcialmente subdividido em uma parte oftálmica medial, menor, e uma parte maxilomandibular lateral, maior.

O **nervo oftálmico** deixa a caverna, penetra em seu canal ósseo e corre rostromesalmente. Os três nervos dos músculos oculares estão localizados medialmente a ele, quer dentro da dura-máter ou dentro de seus canais. O nervo oftálmico penetra na órbita imediatamente lateral ao nervo abducente, nervo oculomotor e ao nervo óptico, produzindo um agrupamento apertado de nervos na parte caudal da órbita.

A **divisão maxilomandibular** do nervo trigêmeo nasce da parte lateral de seu gânglio e percorre rostrolateralmente em seu canal. Este nervo pode emergir de um único forame ou por dois forames separados, dentro da região imediatamente rostral ao meato acústico externo. O forame lateral conduz o **nervo maxilar;** pelo forame medial, maior, passa o **nervo mandibular.** Os nervos deixam a parede caudal da órbita óssea imediatamente dorsal ao processo orbitário do osso quadrado e medial ao processo ótico do mesmo osso. A parte extracraniana proximal do tronco do nervo maxilomandibular e seus ramos proximais estão circundados pelos músculos da mastigação e pela extremidade medial da rede admirável oftálmica; a artéria oftálmica externa está lateral ao tronco. A parte proximal do tronco do nervo situa-se imediatamente ventral ao músculo pseudotemporal superficial e medialmente à parte mais profunda do músculo adutor da mandíbula. Estes músculos e os músculos tensor da periórbita e depressor da pálpebra, semelhantes a folhas, separam o tronco do nervo do conteúdo da órbita em si.

O nervo trigêmeo é o principal nervo sensorial somático da cabeça; entretanto, ele também supre os músculos responsáveis pelo fechamento da mandíbula e parte do movimento da mandíbula superior na articulação craniofacial. Incluída em sua distribuição sensorial está o tegumento da cabeça; a túnica mucosa do assoalho da boca, palato, e cavidade nasal e o bulbo do olho.

Nervo Oftálmico (V¹; Nervo Oftálmico Profundo) (Fig. 69-4). O **nervo oftálmico** inerva o tegumento na região frontal, o bulbo do olho, a pálpebra superior e a conjuntiva, as glândulas na órbita, a parte rostrodorsal da cavidade nasal e a extremidade da mandíbula superior.

Ao penetrar na órbita, o nervo oftálmico penetra no ápice do cone dos músculos oculares, dobra dorsal e medialmente e arqueia-se dorsal ao nervo óptico, no sentido do septo interorbitário. Aqui o nervo oftálmico fornece um **ramo ciliar** para o nervo ciliar longo, um ramo do gânglio ciliar. Aparentemente as fibras oftálmicas são sensoriais para o bulbo do olho. O nervo oftálmico corre rostralmente ao lado da parte dorsal do septo interorbitário, imediatamente ventral ao nervo troclear e ao nervo olfatório, também intimamente relacionado aos vasos etmoidais (Fig. 69-4). É considerado como fornecendo um ramo comunicante para o nervo troclear. O nervo oftálmico percorre ao longo da superfície ventral do músculo oblíquo dorsal juntamente com o nervo troclear. Na parte rostral da órbita, o nervo oftálmico curva-se lateralmente, paralelo ao nervo olfatório. O gânglio orbitonasal está suspenso do nervo oftálmico. Por meio do ramo comunicante do gânglio, o nervo oftálmico recebe fibras parassimpáticas pós-ganglionares para as glândulas da órbita, cavidade nasal e palato, dentro do território do nervo oftálmico. O nervo bifurca-se na parte rostral da órbita.

O **ramo lateral** do nervo oftálmico corre lateralmente, e emite colaterais que se curvam no teto da órbita. Dois dos ramos enviam **ramos glandulares** para a glândula nasal (do sal) que se situa num sulco longitudinal, no teto da órbita; outros ramos passam através de uma série de forames, entre as partes óssea e cartilaginosa do teto da órbita, como os **ramos frontais.** Eles inervam o tegumento da região frontal, incluindo a crista, e supostamente conduzem centralmente impulsos dos receptores articulares na articulação craniofacial. O ramo lateral do nervo oftálmico também envia ramos cutâneos para a parte rostral da pálpebra superior. O ramo lateral atravessa o forame orbitonasal lateral, dorsalmente ao ducto da glândula nasal, cruza para o lado lateral do mesmo e inerva a mucosa da parede lateral da cavidade nasal e a pele que forra dorsalmente a narina.

O **ramo medial** do nervo oftálmico, maior, acompanha o nervo olfatório dentro da fossa nasal através do forame orbitonasal medial. Ele cruza o ramo lateral do nervo olfatório, curva-se rostromesalmente e inerva a mucosa do teto da cavidade nasal. Os ramos direito e esquerdo reúnem-se na linha média e estendem-se ventralmente por certa distância; sulcam a cartilagem do septo nasal tão profundamente que aparecem emplastados, juntos. Ao atingir o assoalho da cavidade nasal cada ramo medial curva rostralmente na submucosa do palato, envia ramificações ascendentes para a mucosa do septo nasal e corre imediatamente dorsal à glândula maxilar. Aproximadamente a 1 cm da extremidade da mandíbula superior, o ramo medial bifurca-se. Sua divisão dorsal penetra num canal e subdivide-se dentro da pré-maxila, na extremidade do bico. Seus ramos deixam o osso através de numerosos forames que inervam as camadas profundas da cobertura córnea do bico. A divisão ventral do ramo medial inerva a mucosa do palato do centímetro rostral do bico superior, e termina nas camadas profundas da forração cornificada da superfície interna do bico superior. Numerosas terminações do tipo corpuscular, de pressão e tácteis, situam-se nas pequenas depressões do osso, profundamente à mucosa do palato e à ranfoteca.

Nervo Maxilar (V².) O **nervo maxilar** (Fig. 69-4) inerva o tegumento da coroa (incluindo a crista), a região temporal, a parte rostral do ouvido externo, as pálpebras superior e inferior e a região entre o olho e a narina. A mucosa da conjuntiva, a mucosa de parte do palato, o assoalho e a parede medial da cavidade nasal recebem inervação sensorial do nervo maxilar.

O nervo maxilar surge como um agrupamento de ramos do tronco maxilomandibular quando da emergência de seu forame. Os ramos correm dorsolateralmente no sulco entre o músculo pseudotemporal superficial e a parte profunda do músculo adutor da mandíbula. Logo além de seu forame, o nervo maxilar recebe ramos do nervo petroso superficial menor do nervo facial. Os ramos do nervo maxilar espalham-se em direções diferentes (Fig. 69-4). O **nervo supra-orbitário** (nervo oftálmico superficial) arqueia-se rostralmente no teto da órbita sobre a metade temporal do bulbo do olho; envia uma série de ramificações cutâneas, ao redor da margem dorsal da órbita, dentro da coroa da cabeça, que continua dentro da crista, e estende-se caudalmente sobre a região do ouvido externo. O **ramo palpebral dorsocaudal** supre a pálpebra superior, incluindo sua conjuntiva e músculo liso (Isomura, 1973). Diversos **ramos lacrimais** inervam a glândula lacrimal na região caudolateral da órbita. O **ramo recorrente** do nervo maxilar passa lateralmente e perfura a fáscia profunda na extremidade do processo pós-orbitário. Este nervo inerva a pele sobre a parte caudolateral da mandíbula; entretanto, a parte principal do ramo dobra caudalmente e inerva o tegumento rostral ao ouvido; ele também envia **ramos auriculares** para a parede rostral e para o assoalho do meato acústico externo, que acompanham ramos da artéria auricular rostral. O **ramo temporal** corre dorsal e profundamente na fossa temporal, tornando-se subcutâneo dorsalmente à referida fossa.

O nervo maxilar corre rostrolateralmente entre o bulbo do olho e o músculo depressor da pálpebra; emite um **ramo palpebral caudoventral** para a pálpebra. Abaixo da pupila o nervo maxilar divide-se nos ramos nasopalatino e infra-orbitário. O **nervo infra-orbitário** segue paralelo à margem ventral da órbita e inerva a parte rostral da pálpebra inferior, a conjuntiva e a base da membrana nictitante. Ele torna-se subcutâneo e supre o tegumento entre o olho e a narina. O **nervo nasopalatino** corre rostromesalmente entre o músculo tensor da periórbita e o músculo depressor da pálpebra. No teto do seio infra-orbitário o nervo nasopalatino comunica-se com o gânglio esfenopalatino, que é um intumescimento no ramo palatino do nervo facial. O nervo palatino perfura o teto do seio, penetra em sua parede medial e bifurca-se. O seu ramo lateral, o **ramo nasal**, corre rostral profundamente para a mucosa próxima ao assoalho da cavidade nasal, seguindo a borda lateral da barra do osso palatino. O ramo nasal inerva o assoalho e a parede medial da cavidade nasal, e fornece ramificações cutâneas para a borda caudoventral da narina. Seu ramo medial, o **ramo palatino,** acompanha o ramo palatino da artéria maxilar, passa para a extremidade rostral da fenda coanal, e supre a mucosa e as glândulas palatinas.

Nervo Mandibular (V³). O **nervo mandibular** (Fig. 69-4) é a única divisão do nervo trigêmeo possuindo um componente de fibras motoras para músculo estriado. Este nervo fornece inervação sensorial para a pele, ranfoteca da mandíbula inferior, pele intermandibular, barbelas, mucosa oral do assoalho rostral da boca e o palato próximo ao ângulo da boca. Os impulsos proprioceptores para a sensação muscular e articular decorrentes da posição e do movimento da mandíbula inferior também são levados centralmente pelo nervo mandibular (Manní et al., 1965). Presumivelmente as informações proprioceptivas das articulações pterigopalatina-rostrosfenóides, resultantes da cinética dos movimentos da mandíbula superior na articulação craniofacial, corre sobre ramos mandibulares.

O nervo mandibular e seus principais ramos situam-se ventralmente ao músculo pseudotemporal superficial, que separa, um do outro, os ramos dos nervos maxilar e mandibular. O nervo mandibular é medioventral ao maxilar. Imediatamente fora de seu forame o segmento do nervo mandibular envia ramos musculares para o músculo depressor da pálpebra, músculo tensor da periórbita e para o músculo protractor quadrado. O ramo seguinte do lado medial é o **ramo pterigóideo;** este ramo passa sobre o processo orbitário do osso quadrado e inerva o músculo pseudotemporal profundo e a parte caudal do músculo adutor da mandíbula. A parte terminal do ramo pterigóideo penetra mais profunda e ventralmente dentro da musculatura, arqueia-se mesorrostralmente, e supre os músculos pterigóideos dorsal e ventral. O ramo para o músculo pseudotemporal superficial normalmente surge, independentemente, da superfície dorsal do nervo mandibular que penetra na superfície ventral do músculo. O

nervo para o ângulo da boca (nervo bucal) surge imediatamente além da origem do ramo pterigóideo, prossegue rostralmente e depois corre ao lado da veia maxilar distinta, no assoalho da órbita. O nervo envia ramos para a glândula do ângulo da boca e ramos palatinos para a mucosa e glândulas do palato, medialmente ao ângulo da boca; também emite ramos cutâneos para o tegumento, ao redor do ângulo da boca, e para a parte rostral das barbelas. Do lado lateral de sua parte proximal um ramo muscular do nervo mandibular supre o músculo adutor da mandíbula, a seguir gira lateralmente, entre o músculo pseudotemporal superficial e a parte medial do músculo adutor da mandíbula, e subdivide-se na superfície profunda das diversas partes do complexo muscular do adutor da mandíbula.

O nervo mandibular continua rostroventralmente, entre o músculo adutor da mandíbula e o músculo pseudotemporal profundo, e atinge a mandíbula aproximadamente 1 cm rostral à sua extremidade articular. O nervo penetra no canal mandibular, no lado medial do osso, e dobra rostralmente. O nervo mandibular emite o **ramo mandibular externo** (Fig. 69-4) através de um pequeno forame no lado lateral do osso; este ramo penetra no músculo adutor da mandíbula e inerva o tegumento sobreposto ao músculo, caudoventralmente ao olho e às barbelas. Ligeiramente adiante e rostralmente o nervo mandibular emite o **ramo intermandibular** (circunflexo) através de um forame no lado medial da mandíbula. O ramo intermandibular perfura o músculo intermandibular e envia determinado número de ramificações para a sua superfície externa e um longo ramo delgado, direcionado medialmente, que inerva o músculo interceratobranquial. O ramo intermandibular continua rostralmente suprindo a pele intermandibular e a parte rostral das barbelas. Originando do ramo intermandibular ou do nervo mandibular, o **ramo sublingual** passa rostralmente na submucosa e supre a mucosa do assoalho da boca, rostral e lateralmente à língua.

O segmento do nervo mandibular prossegue no canal mandibular, e emite **ramos rostrais,** através de pequenos forames, nas superfícies externa e interna da metade rostral da mandíbula inferior. O nervo continua dentro da região sinfisial da mandíbula e divide-se nos **ramos mentonianos,** que perfuram o osso na extremidade do bico. Os ramos rostral e mentoniano suprem a ranfoteca, que é menos cornificada na mandíbula inferior do que na mandíbula superior.

Os **ramos glandulares,** para as glândulas submandibulares, são tidos como percorrendo as glândulas sobre os ramos rostrais ou sobre o ramo sublingual. A existência de uma corda do tímpano é negada por alguns autores. De acordo com Cords (1904), a corda do tímpano advém do nervo facial através do plexo nervoso, dentro do canal para a artéria oftálmica externa, segue ventralmente, e então penetra na mandíbula (veja Nervo Facial) e une-se ao nervo mandibular ou ao seu ramo sublingual; estas são fibras secretomotoras parassimpáticas para o suprimento das glândulas, no assoalho da boca, levadas sobre ramos do nervo mandibular.

Nenhuma fibra gustatória é levada pela corda do tímpano (veja Nervo Glossofaríngeo).

NERVO FACIAL (VII). O **nervo facial** (Fig. 69-5) surge do lado da medula oblonga, rostralmente ao nervo VIII, e estreitamente aposto a ele. O nervo facial deixa a cavidade craniana no forame mais rostral do raso meato acústico interno; o meato é ventral à fossa para a aurícula cerebelar. O nervo facial percorre a base do crânio no **canal facial,** um tubo ósseo no osso esponjoso do ouvido interno. O **segmento transverso** do canal tem aproximadamente 1 cm de comprimento; ele estende-se lateralmente e ligeiramente rostroventral à parte dorsal da cóclea, dorsalmente ao canal carotídeo. No teto da cavidade timpânica o canal dobra caudalmente e torna-se confluente com o canal para os vasos oftálmicos externos; esta dobra é o joelho do canal. O **segmento caudoventral** do canal, no teto da cavidade timpânica, arqueia-se dorsalmente à columela e se abre na base do crânio, na parte lateral da fossa parabasal (veja Nervos IX e X).

O tronco do nervo facial corre no segmento transverso do seu canal; seu **gânglio geniculado** (gânglio sensorial) ocupa a extremidade lateral e ligeiramente expandida do segmento transverso do canal. Diversos ramos partem desta região do nervo. A parte principal do nervo, seu ramo hiomandibular, corre no segmento caudoventral do canal para a base do crânio, juntamente com os vasos oftálmicos externos.

O nervo facial é misto; suas fibras eferentes suprem o músculo depressor da mandíbula inferior, dois dos músculos hióideos, e uma das duas camadas dos músculos subcutâneos cervicais. O nervo é sensorial para a região do ouvido externo; ele pode possuir um componente proprioceptor de fusos musculares e terminações articulares. Seu componente parassimpático inerva glândulas da órbita, cavidade oral e cavidade nasal. As provas disponíveis indicam que o nervo facial da galinha não possui um componente de fibras gustatórias (Kitchell et al., 1959).

O **nervo hiomandibular** é o maior ramo do nervo VII (Fig. 69-3). Dentro do canal facial; o nervo hiomandibular libera ramos sensoriais para a membrana timpânica e parte caudal do meato acústico externo. Este nervo deixa seu canal na base do crânio, medialmente à artéria oftálmica externa. Em sua saída, o nervo hiomandibular comunica-se com o gânglio simpático cervical rostral e com o nervo craniano IX (Fig. 69-6); aqui ele também está intimamente relacionado ao nervo vago. O nervo hiomandibular percorre ventralmente a superfície caudomedial do músculo depressor da mandíbula, dentro do qual envia um curto **ramo muscular** (ramo digástrico); também envia o **ramo auricular** para o tegumento caudal à abertura do ouvido externo e para a parede caudal do meato acústico externo.

O tronco do nervo hiomandibular continua perifericamente, entre o músculo depressor da mandíbula e o corno do aparelho branquial, e inerva o músculo basibranquial mandibular (hiomandibular medial e lateral) através de seu **ramo hióideo** (Fig. 69-5). Sua continuação é o **ramo cervical,** que supre a parte cranial do músculo cutâneo do pescoço (constritor do pescoço [Fig. 69-5]; a camada exterior do músculo subcutâneo) e comunica-se com um ou mais nervos cutâneos cervicais.

O **ramo palatino** (nervo vidiano; nervo petroso superficial maior) do nervo VII surge do lado ventral da região do gânglio geniculado; ele corre rostromesalmente em seu tubo ósseo, e ao longo do canal carotídeo, no qual gradativamente penetra no lado lateral da artéria carótida cerebral; ele deixa o canal carotídeo, com o ramo palatino da carótida, através do forame no lado da base do rosto do osso esfenóide, lateralmente à abertura da tuba auditiva. Ao emergir de seu forame, o nervo divide-se nos ramos dorsal e ventral. O **ramo ventral** do ramo palatino do nervo VII corre rostralmente sob a articulação pterigosfenóide e, a seguir, em um sulco dorsal à articulação do osso palatino com o rosto. Este é ventral à glândula da membrana nictitante e à inserção do músculo tensor da periórbita para o septo interorbitário. O ramo ventral recebe um ramo comunicante do ramo nasopalatino do nervo maxilar; sua junção demarca a localização do **gânglio esfenopalatino** (pterigopalatino ventral). Rostral ao gânglio o ramo ventral do ramo palatino do nervo II curva-se dorsalmente, perfura o músculo tensor da periórbita e comunica-se com o gânglio orbitonasal, na órbita rostral, medialmente à glândula da membrana nictitante.

O ramo dorsal do ramo palatino do nervo VII ascende ao longo da borda dorsal da glândula da membrana nictitante, medialmente ao bulbo do olho. Este ramo pode ser considerado como a raiz parassimpática do **gânglio orbitonasal** (etmoidal; pterigopalatino dorsal). O gânglio orbitonasal está suspenso, por um ramo comunicante, no ponto de bifurcação do nervo oftálmico, no teto da órbita.

O **nervo** conjunto **corda do tímpano — petroso superficial menor** surge do joelho do nervo VII. (Na galinha, a corda do tímpano não corre dorsalmente à columela, pois a parte transversa do canal facial está localizada rostralmente à mesma — Smith, 1904-05.) Este nervo conjunto dobra rostralmente, situado no canal medialmente aos vasos oftálmicos externos. Ao deixar a extremidade rostral do canal estes nervos estão circundados pela rede admirável oftálmica, imediatamente medial à articulação ótico-quadrada. Aqui o **nervo petroso superficial menor** subdivide-se, dobra mesalmente e une-se à parte proximal do nervo maxilar, por um ou mais ramos. O nervo conjunto emite outros ramos vasculares delicados que se desfazem dentro da rede admirável.

A **corda do tímpano*** (Fig. 69-4) em si desce ventral e rostralmente ao longo do lado dorsal medial do osso quadrado. Ela corre rostroventralmente para o lado medial da articulação quadratomandibular; neste local penetra no osso articular (parte da mandíbula) e corre diagonalmente dentro da mandíbula. Próximo à borda ventral da mandíbula, a corda do tímpano deixa seu canal, corre sob o periósteo e penetra em um outro canal, ventralmente ao forame mandibular; este canal segue medialmente ao ramo intermandibular do nervo mandibular, dentro do osso, percorre além do ramo intermandibular e une-se ao ramo sublingual do nervo mandibular, no qual se incorpora.

NERVO VESTIBULOCOCLEAR (ESTATO-ACÚSTICO) (VIII). A **divisão vestibular** do nervo craniano VIII está vinculada aos reflexos do equilíbrio; a **divisão coclear** está vinculada ao sentido da audição. O nervo VIII está inserido no lado da medula oblonga, imediatamente caudal à raiz do nervo facial; em realidade, a raiz do nervo VII está parcialmente encaixada no gânglio vestibular semelhante a um montículo, no qual as curtas raízes medulares do nervo VIII estão inseridas (Fig. 69-3). Durante o desenvolvimento o gânglio coclear emigra para longe do gânglio vestibular e dentro da cóclea semelhante a um tubo. A íntima associação topográfica do nervo VII e do nervo VIII no adulto foi estabelecida precocemente no desenvolvimento embrionário. É difícil apresentar os diversos ramos deste nervo por dissecação. Suas partes intracranianas são curtas; a maioria das extensões está localizada dentro do labirinto ósseo do ouvido interno. O raso **meato acústico interno** situado ventralmente à fossa para o aurículo cerebelar contém o gânglio vestibular e as raízes dos ramos de VIII. O meato está subdividido, nas partes rostral e caudal, por uma crista vertical óssea. O grupo rostral de forames conduz nervos do ramo rostral (anterior) do nervo VIII; os forames caudais transmitem nervos do ramo caudal (posterior) (Ewald, 1892). As fibras do **ramo rostral** originam-se das células bipolares da parte do **gânglio vestibular** mais intimamente relacionado ao nervo VII; ramos do ramo rostral inervam a **crista** na **ampola** dos canais semicirculares interior e lateral, e a **mácula do utrículo.** O **nervo ampular anterior** atravessa o forame mais superior no meato, e o **nervo ampular lateral** o deixa através do forame imediatamente ventral a ele; os forames para estes nervos estão situados imediatamente dorsais ao forame para o nervo facial. Fascículos do **nervo utricular** correm com o nervo ampular lateral e subdividem-se, como um nervo separado, dentro do vestíbulo do ouvido interno (Boord, 1969).

Corpos celulares de dois ramos do **ramo caudal** do nervo VIII estão no gânglio vestibular; os corpos celulares dos outros dois estão nos gânglios coclear e lagenar. O **nervo ampular posterior** e o **nervo sacular** saem da parte ventral do gânglio vestibular; os processos periféricos das células que compõem estes nervos originam-se na crista da ampola do canal semicircular posterior, mácula da sácula e mácula neglecta. (O nervo para a mácula neglecta é um diminuto ramo do nervo ampular posterior; ele inerva uma pequena área sensorial, dentro da parede do utrículo, e cuja função é desconhecida.) Estes nervos saem por forames na parte caudodorsal do meato acústico; aquele para o nervo ampular posterior é imediatamente dorsal ao forame para os nervos cranianos IX e X.

Os **nervos coclear** e **lagenar** estão intimamente associados por todo o percurso intra-ósseo. Eles são ramos independentes do ramo caudal do nervo VIII e seus corpos celulares estão em gânglios separados. As células menores do **gânglio coclear** quase se es-

---

*A descrição seguinte está baseada no relato de Cords (1904).

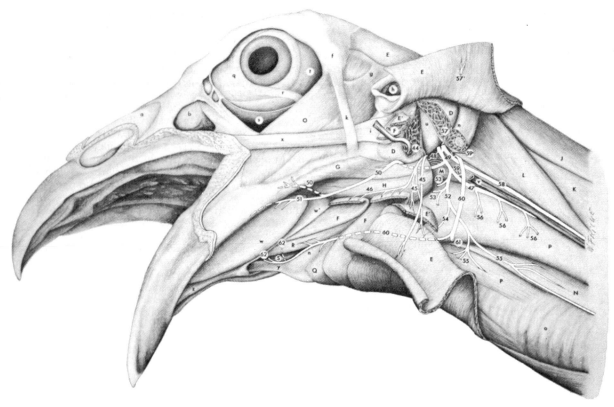

Figura 69-5. Nervos da cabeça da galinha; representação topográfica dos nervos cranianos VII, IX, X, XI e XII.
44, Nervo para o músculo depressor da mandíbula (VII); 45, ramo cervical (VII); 46, ramo hióideo (VII); 47, prolongamento do nervo glossofaríngeo para o papo; 49, ramo comunicante vagoglossofaríngeo; 50, ramo lingual (IX); 51, ramos glandulares do ramo lingual (IX); 52, ramo laringofaríngeo do nervo glossofaríngeo (IX); 53, ramos faríngeos (IX); 54, ramo laríngeo (IX); 55, ramos traqueais (IX); 56, ramos esofágicos (IX); 57, ramo externo do nervo acessório (veja o texto); 58, nervo vago; 59, comunicação glossofaríngea-hipoglossa; 59', comunicação vago-hipoglossa; 60, nervo hipoglosso (nervo cérvico-hipoglosso, veja a Fig. 69-4) e seu ramo lingual (rostral); 61, ramo traqueal (caudal) (XII); D, músculo depressor da mandíbula; E, E', músculo cutâneo do pescoço; P, músculo traqueal; n, corno braquial; o, traquéia; p, esôfago; u, parede caudal do meato acústico; v, veia jugular; w, glândula submandibular. (Para a identificação dos demais números e letras veja a fonte original.) (De Schrader, 1970.)

tendem no comprimento da membrana basilar da **cóclea**, ventromedialmente orientada e sem espiralamento. As células maiores do **gânglio lagenar** compreendem o grupo de células que se situam além do gânglio coclear; isto é, elas estão localizadas na papila da lagena, no ápice da cóclea óssea. O nervo conjunto coclear-lagenar penetra no ouvido interno através do grande forame, semelhante a uma vírgula, no meato acústico interno.

NERVOS GLOSSOFARÍNGEO E VAGO. Os relacionamentos das partes proximais destes dois nervos serão tratados juntamente, por causa de sua íntima associação em sua origem, na medula oblonga, bem como perifericamente. O **nervo vago** surge por uma série de radículas da superfície dorsolateral da medula, ventralmente à aurícula cerebelar. As radículas do **nervo glossofaríngeo** (quatro ou cinco) são rostrais às radículas vagais. A raiz do nervo acessório une-se à radícula mais caudal do nervo vago. As radículas correm dentro da **raiz ganglionar** conjunta vagoglossofaríngea. O gânglio ocupa um recesso na parede lateral da cavidade craniana, caudoventralmente ao meato acústico interno e dorsalmente aos orifícios internos dos canais hipoglossos. Dentro do recesso para a raiz ganglionar os dois nervos penetram em canais separados e correm caudolateralmente através da base do crânio. O canal do nervo X está caudodorsalmente localizado ao canal do nervo IX; os canais abrem-se dentro da fossa parabasal, caudomedialmente à cavidade timpânica. A fossa parabasal é também ocupada pelas primeiras partes das artérias oftálmica externa e carótida cerebral e pelo nervo facial e o pólo rostral do gânglio simpático cervical cranial; os nervos IX e X são mediais às demais estruturas. Ambos os nervos correm caudoventrolateralmente entre os músculos reto lateral da cabeça e o músculo depressor da mandíbula. O gânglio cervical cranial situa-se entre o nervo IX e o nervo X, próximo à base do crânio; mais adiante e distalmente a veia cefálica caudal intervém entre eles. Aproximadamente 1 cm distal à sua saída da base do crânio, o substancial **ramo comunicante vagoglossofaríngeo** (Staderini) liga os dois nervos (Fig. 69-6). O ramo comunicante, em si, é igual em tamanho ao nervo glossofaríngeo; ventromedialmente ambos os nervos são paralelos à extremidade cranial da artéria carótida interna. O ramo comunicante IX-X situa-se imprensado entre a veia cefálica caudal e o segmento da artéria carótida interna. Outras relações e distribuição do nervo vago e do nervo glossofaríngeo serão tratadas separadamente.

NERVO GLOSSOFARÍNGEO (IX) (Figs. 69-5 e 6). O **nervo glossofaríngeo** fornece inervação sensitiva para a língua e laringe, servindo à sensação e gosto gerais. O nervo IX também inerva as glândulas lingual e laríngea, os músculos intrínsecos da laringe e a musculatura, mucosa e glândulas da faringe, o esôfago e parte do papo.

A parte extracraniana proximal do nervo glossofaríngeo situa-se encaixada na superfície dorsolateral do gânglio simpático cervical cranial. O **gânglio petroso** (inferior) aparece, nesta parte do nervo IX, como um intumescimento fusiforme (Fig. 69-6). Este gânglio e a raiz ganglionar do nervo IX contêm corpos celulares de fibras nervosas sensitivas, incluindo aquelas para o gosto. Um pequeno ramo recorrente do nervo glossofaríngeo une-se a um ramo do gânglio simpático cervical cranial e comunica-se com o ramo hiomandibular do nervo facial. Imediatamente proximal à sua junção com o grande ramo comunicante vagal, o nervo glossofaríngeo próprio emite seu pequeno ramo lingual. Distal à junção, aproximadamente a metade das fibras do nervo IX são fibras vagais (veja Ramos do Nervo Vago). O nervo conjunto libera ventralmente o **nervo laringofaríngeo**, que se comunica com o nervo hipoglosso adjacente; este ramo comunicante provavelmente conduz fibras parassimpáticas para o músculo liso da traquéia e as fibras sensitivas viscerais para a mucosa do órgão, distribuídas sobre o ramo descendente do nervo XII (veja Watanabe, 1968). Ramos do nervo IX e do nervo XII, no lado da faringe, são difíceis de serem distinguidos, pois ambos suprem as mesmas regiões. O nervo laringofaríngeo divide-se dentro do ramo laríngeo e ramo faríngeo, ao longo do lado ventral da veia jugular.

O **ramo lingual** do nervo IX cruza o lado lateral da artéria carótida externa, entre as origens da artéria occipital e a artéria mandibular; a seguir corre profundamente para a extremidade do corno branquial e reaparece entre o corno e o músculo depressor da mandíbula; correndo rostralmente, o ramo lingual segue entre o músculo basibranquial mandibular (músculos hiomandibulares) e o músculo mandibular epibranquial. Ele supre este músculo com diversos ramos ao cruzá-lo. O ramo lingual progride rostralmente, juntamente com a artéria sublingual, através da cauda da glândula submandibular caudal, então entre a glândula e o lado da língua, emitindo diversos ramos glandulares finos. O ramo lingual continua ao lado da língua, inerva a mucosa no lado da base do órgão e gradativamente ascende para a superfície dorsal da parte livre, onde supre as glândulas linguais e a mucosa e é sensitivo para os cálculos gustatórios.

O **ramo laríngeo** do nervo IX separa-se do ramo faríngeo e desce ventralmente na parede lateral da faringe, paralelo ao nervo hipoglosso e ramos da artéria mandibular. Ele fornece um ramo caudal para o músculo traqueal e para a mucosa da parte cranial da traquéia. Rostralmente envia um ramo muscular para o músculo crico-hióideo, na superfície ventral da cartilagem cricóide da laringe. O ramo laríngeo segue a artéria laríngea para o lado da laringe, onde fornece ramos musculares para os músculos constritores e dilatadores do órgão. Ele também envia ramos sensitivos para a mucosa da laringe, e ramos glandulares para as diversas pequenas glândulas associadas à laringe.

O **ramo faríngeo** do nervo IX cruza o lado lateral da veia jugular, e corre ventrocaudalmente, emitindo finos ramos para o músculo liso e mucosa da parte caudal da faringe e para a parte cranial do esôfago.

O prolongamento do nervo glossofaríngeo corre caudalmente no lado ventral da veia jugular, dentro da bainha jugular. Ele pode comunicar-se com o nervo vago, ou com ele unir-se, próximo do local onde o nervo vago muda para o lado medial da veia jugular. Em sua extensão cervical caudal o nervo IX fornece diversos **ramos esofágicos** para o segmento esofágico pré-papo, e termina o nível do papo, onde supre a parte cranial do mesmo (**ramos ingluviais**). Aqui seus ramos terminais comunicam-se com ramos do nervo recorrente que suprem a maior parte da parede do papo.

NERVO VAGO (X) (Figs. 69-5 e 6). O vasto campo de inervação do **nervo vago** inclui as vísceras cervical, torácica, e abdominal; o nervo vago só tem uma distribuição limitada na região da cabeça. Os principais componentes do nervo vago são **fibras eferentes viscerais** (parassimpáticas) para a inervação das glândulas, músculo liso e músculo cardíaco, e as **fibras aferentes viscerais** que servem em grande parte à regulação reflexa da atividade das vísceras. Por meio de comunicações vagoglossofaríngea e vago-hipoglosso, fibras do nervo vago inervam a laringe, a faringe, o esôfago pré-papo e a maior parte da traquéia. Na raiz do pescoço o nervo vago supre o timo, a tireóide, a paratireóide, as glândulas ultimobranquiais, o corpo carotídeo e o papo. Dentro da cavidade corporal o nervo vago inerva o coração, os pulmões, a região traqueobronquial (siringe), os estômagos glandular e muscular, o fígado, o pâncreas e parte do intestino. Ramos do nervo vago podem ser seguidos até a região gastroduodenal; outros ramos unem-se ao plexo celíaco de nervos, quando sua identidade é perdida. Conseqüentemente, a extensão posterior da distribuição do nervo vago, para os órgãos intestinais e urogenitais, ainda não está confirmada (veja Sistema Nervoso Autônomo).

Distal ao **ramo comunicante vagoglossofaríngeo**, o nervo vago segue caudalmente e paralelo à artéria occipital. Tornando-se superficial, no plano entre o músculo reto lateral da cabeça e o músculo reto ventral da cabeça, é cruzado dorsalmente pelo nervo hipoglosso, e os dois nervos comunicam-se. O nervo vago então corre dorsalmente à veia cefálica caudal, e segue caudalmente no pescoço, no lado dorsal da veia jugular, intimamente associado à artéria do vago. Deve-se lembrar que o nervo glossofaríngeo desce ao longo da borda ventral da veia jugular; os dois nervos podem comunicar-se ou podem efetivamente juntarem-se no terço cranial do pescoço. Aproximadamente na metade do comprimento do pescoço, o nervo vago passa para o lado medial e depois para o lado ventral da veia jugular, ocupando esta posição por todo o percurso dentro da raiz do pescoço. Em seu percurso cervical o nervo vago e a veia jugular situam-se ventralmente aos ramos cutâneos dos nervos espinhais cervicais. Ao atingir a entrada torácica o nervo vago, ainda inserido na jugular, segue primeiramente entre o tronco arterial vertebral vago e a glândula tireóide e dorsalmente à artéria carótida comum; aqui o nervo vago demonstra um intumescimento fusiforme, seu **gânglio do tronco**.

Na parte cranial do tórax, o nervo vago situa-se medialmente à junção da veia subclávia e veia jugular. Cada nervo vago corre entre o saco pericárdico e a membrana sacopleural, cruzando o lado lateral da artéria pulmonar. Imediatamente cranial ao local onde a artéria pulmonar perfura a membrana sacopleural, o nervo vago esquerdo emite seu ramo recorrente; este dobra mesalmente e corre cranialmente ao lado do esôfago pós-papo em companhia dos vasos esofagotraqueobronquiais. No lado esquerdo o nervo recorrente não se enlaça ao redor da artéria pulmonar, como descrito em certos relatos, mas ao redor do ligamento arterial. No lado direito, o nervo recorrente curva-se ao redor da raiz da aorta, antes de dobrar cranialmente.

Dorsalmente ao coração ambos os nervos vagos convergem medialmente; cada um passa ao longo das superfícies laterais da artéria pulmonar, do principal segmento bronquial, e da veia pulmonar, e perfura o septo oblíquo, aproximadamente 1 cm da linha média, imediatamente caudal às veias pulmonares. Os nervos dobram quase diretamente mesalmente, unem-se cranialmente à veia pró-ventricular cranial, redividem-se e reconstituem um único nervo, caudalmente à veia.

Os dois nervos vagos progridem caudalmente, como um tronco ímpar (*nervo vago ímpar*) na superfície ventral do pró-ventrículo, em um feixe neurovascular juntamente com os vasos pró-ventriculares ventrais (Fig. 69-14). Próximo à junção pró-ventrículo-ventrículo, cada nervo vago bifurca-se; cada ramo emite colaterais que seguem ramos gástricos e pró-ventriculares do ramo esquerdo da artéria celíaca.

Ramos do Nervo Vago. Dentro da fossa parabasal, na base do crânio, o nervo vago é reportado como fornecendo um ou dois ramos comunicantes curtos para o gânglio simpático cervical cranial. Próximo ao ramo comunicante vagoglossofaríngeo, o nervo vago emite, lateralmente, um ramo de tamanho moderado que passa caudalmente à veia cefálica caudal, acerca-se da superfície caudal do músculo depressor da mandíbula e penetra no músculo cutâneo do pescoço (camada longitudinal profunda; craniocervical). Este ramo do nervo vago é em realidade o nervo acessório que segue parte de seu percurso com o nervo vago; ele é conhecido como o ramo externo do nervo acessório. Alguns autores consideram-no como o ramo cutâneo do nervo vago.

Os ramos laríngeo e faríngeo do nervo glossofaríngeo são denominados, por Watanabe, ramos do nervo vago (1960). De acordo com Watanabe (1968), um grande ramo vagal está entrelaçado ao nervo glossofaríngeo, e os principais componentes dos nervos laríngeo e faríngeo são fibras vagais. A comunicação vago-hipoglossa e as comunicações glossofaríngeo-hipoglossas, aparentemente, conduzem fibras vagais do nervo hipoglosso para distribuição no músculo liso traqueal, glândulas e mucosa. Considerando-se que a maior parte de sua distribuição no pescoço é realizada sobre o nervo glossofaríngeo e o nervo hipoglosso, os únicos ramos diretos do nervo vago, na parte livre do pescoço, são os **ramos tímicos**, para a cadeia de glândulas do timo inseridas na bainha jugular.

Na raiz do pescoço o **gânglio do tronco**, no formato de um fuso (gânglio torácico de Couvreur), é uma característica do nervo vago. Este gânglio provavelmente contém os corpos celulares das fibras aferentes viscerais (veja Cohen et al., 1970). Da região do gânglio do tronco o nervo vago emite uma série de ramos que diferem ligeiramente, na sua configuração, nos lados esquerdo e direito. Normalmente há quatro ou cinco ramos destinados às glândulas tireóide, paratireóide e ultimobranquial. O mais caudal dos ramos glandulares, nesta região, surge do nervo vago, caudalmente ao gânglio do tronco, como um segmento comum a ele e uma das raízes do ramo cardíaco cranial. Desta região do nervo vago, ramificações finas também passam para uma suposta área reflexogênica na artéria carótida comum, próximo à sua bifurcação; uma outra ramificação passa para o corpo carotídeo, é um ramo comunicante une-se ao chamado tronco nervoso pré-carotídeo pré-vertebral (Hseih, 1951).

O **nervo cardíaco cranial** surge, por duas ou mais raízes, do segmento do nervo vago, caudalmente ao gânglio do tronco. A raiz mais cranial pode ser de um segmento comum a ela e ao último ramo glandular na raiz do pescoço. O nervo cardíaco cranial corre ao longo do lado medial da veia jugular e da veia cava cranial, no sentido do coração, medialmente ao nervo vago (Watanabe, 1960). O nervo cardíaco cranial direito penetra no pericárdio e percorre a superfície ventral da aorta ascendente. O nervo cardíaco cranial esquerdo penetra no saco pericárdico e corre para o coração, na superfície ventral da artéria pulmonar esquerda.

Os percursos e os relacionamentos dos nervos recorrentes já foram descritos. O calibre do **nervo recorrente** é igual ao do nervo vago, além da origem do nervo recorrente. Na medida em que cada nervo recorrente surge de seu tronco vagal principal, ele dobra mesalmente no sentido do esôfago e emite o **nervo pulmonoesofágico**, alguns irradiando **ramos esofágicos**, e um pequeno **ramo descendente**. A parte principal do nervo recorrente ascende no lado do esôfago, supre o esôfago pós-papo, e continua para a base do papo, para o qual envia **ramos ingluviais** e onde se comunica com o ramo esofágico descendente do nervo glossofaríngeo, que também contribui para a inervação do papo. A parte caudal do nervo recorrente pode emitir um único **nervo traqueal caudal** (nervo laríngeo posterior, Hseih, 1951; Watanabe, 1960). Ele corre sobre a superfície dorsal da parte caudal da traquéia, liberando **ramos traqueais**. Ao invés de um único nervo traqueal caudal, múltiplos ramos traqueais podem ser emitidos do comprimento da parte principal do nervo recorrente. A extremidade caudal do músculo traqueal e do músculo esternotraqueal são inervadas por ramos do nervo recorrente. A primeira parte do nervo recorrente também pode enviar **ramos bronquiais** (Watanabe, 1960) para as raízes do principal segmento bronquial e região da siringe, na bifurcação traqueal, embora isto seja um ponto em disputa (King e Molony, 1971).

À medida que o **ramo descendente** do nervo recorrente corre caudalmente, ao lado do esôfago pós-papo, ele envia ramos esofágicos para esta parte; estes ramos comunicam-se com seus pares opostos e com o **ramo esofágico** do nervo pulmonoesofágico, formando o **plexo esofágico**. Continuando caudalmente, o ramo descendente gradativamente perde-se cranialmente no pró-ventrículo. Dorsal à base do coração cada um dos ramos descendentes emite ramificações que passam para o mesentério do esôfago; dorsalmente ao esôfago, as ramificações dos lados direito e esquerdo unem-se e formam um curto tronco que se liga ao plexo celíaco, na raiz da artéria celíaca. Esta ligação é uma das maneiras pelas quais fibras vagais tornam-se incorporadas nos plexos nervosos autônomos pré-vertebrais. Ramos do **ramo pulmonar** do nervo pulmonoesofágico comunicam-se com os ramos pulmonares diretos do nervo vago (veja Inervação do Pulmão).

Seguindo mais adiante caudalmente, o nervo vago corre através das superfícies laterais da artéria e da veia pulmonar, e libera de dois a seis **ramos pulmonares** diretos. Ao nível da veia pulmonar, o nervo vago emite os **nervos cardíacos caudais**, dois ou três em cada lado, que penetram o saco pericárdico e passam ao longo da superfície caudal da veia pulmonar, no sentido do átrio esquerdo. Estes ramos contribuem para o **plexo cardíaco caudal**.

O nervo vago não libera nenhum colateral no ponto em que ele perfura a membrana sacoperitoneal até além de sua alça ao redor da veia pró-ventricular cranial. A parte do tronco conjunto (Fig. 69-14) que corre no lado ventral do pró-ventrículo envia **ramos pró-ventriculares** para cada lado. É reportado que os dois nervos vagos realizam intercâmbio de fibras (Watanabe, 1968) ao correrem lado a lado; entretanto, separam-se facilmente com pouca prova de comunicação. Aproximadamente 2 cm do ventrículo o tronco único divide-se nos nervos vagos direito e esquerdo (nervos gástricos direito e

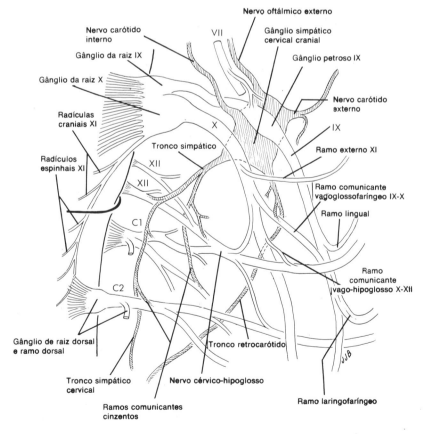

Figura 69-6. Comunicações plexiformes entre os nervos cranianos, os nervos cervicais e a extremidade cranial do tronco simpático, ocorrendo intracranialmente e abaixo da base do crânio. Desenhado a partir de dissecações; superfície dorsal. Note que o primeiro nervo cervical não possui um gânglio da raiz dorsal. C1, C2, primeiro e segundo nervos espinhais cervicais; números romanos, nervos cranianos.

esquerdo). O nervo vago direito envia ramos ramificantes sobre a superfície direita do saco cranial do ventrículo e um ramo ponderável caudal e para o lado direito da junção gastroduodenal e sobre a porção aponeurótica do lado direito ao ventrículo. Um dos ramos no lado direito do saco cranial do ventrículo corre próximo ao saco direito do ventrículo, próximo à borda dorsal direita, e inerva o saco caudal. O nervo vago fornece um ramo para a região pilórica que contribui para o **plexo gastroduodenal**; o plexo supre **ramos duodenais** para a primeira parte do duodeno e **ramos pancreáticos** para a porção adjacente do pâncreas.

O nervo vago esquerdo envia um ramo para o lado esquerdo do saco cranial, ramos recorrentes para a parte caudal do lado esquerdo do pró-ventrículo e um **ramo hepático** que continua, com a artéria hepática esquerda, até o lobo esquerdo do fígado. O nervo vago direito não fornece um ramo hepático para o lobo esquerdo; o lado direito do fígado provavelmente recebe suas fibras vagais através das comunicações vagais-celíacas (veja Nervo Recorrente) que correm com as artérias hepáticas direitas do ramo direito da artéria celíaca (Fig. 69-14). O ramo do nervo vago esquerdo que corre caudalmente com a artéria gástrica esquerda, no sulco entre o saco cranial e a parte principal do ventrículo, cruza sua superfície aponeurótica e envia ramos para o saco caudal do ventrículo. Próximo à junção pró-ventrículo-ventrículo o nervo vago esquerdo também envia diversos ramos ao longo da borda ventral do ventrículo. De acordo com Malinovský (1963) os dois nervos vagos (gástricos), na maioria de aves, ramificam-se no lado ventral do saco cranial do ventrículo, e comunicam-se nesta região com nervos simpáticos periarteriais nos ramos do ramo esquerdo da artéria celíaca (veja também Watanabe, 1960). Malinovský também descreve os ricos plexos nervosos nas margens do ventrículo da galinha e declara que na galinha e no pombo ambos os nervos vagos enviam ramos ao longo tanto da margem dorsal como ventral do ventrículo. O referido autor argumenta que os ramos comunicam-se um com o outro e continuam até o saco caudal, inervando o espesso músculo lateral do ventrículo, em cada lado, por meio de ramos penetrantes colaterais. Watanabe, por outro lado, refere-se a ramos principais de cada nervo vago nos lados das partes aponeuróticas do ventrículo; ele ilustra o suprimento da borda dorsal do ventrículo pelo nervo vago direito e o da borda ventral por ramos do nervo vago esquerdo.

NERVO ACESSÓRIO (ESPINHAL) (XI). Existe um definido **nervo acessório** na galinha (Rogers, 1965; Watanabe, 1964) (e presumivelmente nas aves em geral). Como nos mamíferos, o XI nervo é "acessório" ao nervo vago, pois ele se une ao nervo vago intracranialmente e, na parte de sua extensão extracraniana existe como um fascículo limitado dentro do epineurio do nervo vago.

Os corpos celulares do XI nervo estão localizados na coluna de células no corno ventral do primeiro e do segundo segmentos cervicais da medula espinhal e na coluna motora ventral da medula oblonga. Fibras destas células não partem através das raízes ventrais, mas sim passam dorsolateralmente através da medula espinhal e emergem, como grupos de radículas, ao nível do gânglio da raiz dorsal do segundo nervo cervical, rostralmente, até as radículas do nervo vago. As radículas mais caudais do XI nervo correm através do gânglio vestigial do segundo nervo cervical; diversas radículas espinhais são adicionadas para o lado medial da raiz espinhal plana ao descer no cavo subaracnóideo, na superfície dorsolateral da medula espinhal (Fig. 69-6). A **raiz espinhal** penetra no forame magno e, opostamente à parte caudal do cerebelo, recebe três ou quatro **radículos cranianos.** O curto nervo acessório então se funde com a radícula mais caudal do nervo vago.

Os nervos acessório e vago ocupam uma bainha dural comum ao deixarem a cavidade craniana por meio do canal vagal. Imediatamente caudal à sua emergência, na base do crânio (veja os relatos dos IX e X nervos) o nervo acessório separa-se do nervo vago como o **ramo externo do nervo acessório** (Fig. 69-6). Este ramo passa entre o músculo depressor da mandíbula e o corno branquial, aproximadamente 1 cm dorsal ao ramo cervical do VII nervo, e acompanha a artéria cutânea cervical descendente até a superfície profunda da camada de músculo estriado subcutâneo. Ali, o nervo inerva a parte rostrolateral da camada interna do músculo cutâneo do pescoço (craniocervical). Outras fibras acessórias, particularmente aquelas das radículas cranianas, podem ser distribuídas em outros locais com fibras vagais.

NERVO HIPOGLOSSO (XII) (Fig. 69-6). O **nervo hipoglosso** fornece inervação motora para diversos músculos derivados dos somitos occipitais (Hammond, 1965); a maioria destes está inserida no aparelho branquial, laringe e no esqueleto da língua. Um dos músculos do campo de inervação do XII nervo estende-se no comprimento da traquéia. O nervo hipoglosso parte da superfície ventral da medula oblonga por diversas radículas que formam duas raízes (ocasionalmente três). As **raízes cranial** e **caudal** correm oblíqua e lateralmente nos canais hipoglossos; os orifícios externos dos canais abrem-se no lado do côndilo occipital, próximo ao forame magno e ao primeiro nervo cervical. As raízes hipoglossais emergem na musculatura inserida na base do crânio. Neste local, a **raiz caudal** maior (às vezes as duas) imediatamente bifurca-se nos elementos dorsal e ventral. Estes elementos correm lateralmente, através dos músculos retos, em planos diferentes. Os dois elementos ventrais unem-se para formar o nervo hipoglosso próprio. À medida que o nervo hipoglosso deixa os músculos axiais ele une-se a um elemento ventral, semelhante, do primeiro nervo cervical, produzindo o chamado **nervo cérvico-hipoglosso** (Figs. 69-5 e 6). Os elementos dorsais da raiz caudal do XII nervo e do primeiro nervo cervical suprem os músculos retos. O elemento dorsal da raiz cranial do XII nervo comunica-se com o gânglio simpático cervical cranial (Fig. 69-6).

O nervo hipoglosso (mais sua contribuição do primeiro nervo cervical) corre dorsalmente à artéria carótida interna e à veia cefálica caudal. O nervo vago é cranial ao XII nervo, com a artéria occipital intervindo entre ambos. Mais adiante e lateralmente, o XII nervo cruza o lado dorsal do nervo vago, obliquamente (Fig. 69-5); aqui, ocorre a **comunicação vago-hipoglosso**. O segmento do nervo hipoglosso a seguir curva-se ventralmente através dos lados das veias cefálicas caudal e rostral; a **comunicação glossofaríngea-hipoglosso** é encontrada imediatamente caudal ao corno braquial dorsalmente curvado. Ao lado da traquéia o nervo hipoglosso subdivide-se em ramos ascendentes e descendentes, acompanhando ramos semelhantes da artéria mandibular.

O **ramo traqueal** (caudal) corre caudalmente ao lado da traquéia inervando o músculo traqueal, no qual está encaixado. Ao atingir a raiz do pescoço o nervo também inerva o músculo esternotraqueal que segue craniomesalmente e une-se ao músculo traqueal, em cada lado. Em determinadas aves os músculos intrínsecos da siringe (estrutura produtora de som na bifurcação traqueal) acredita-se serem inervados pelo ramo traqueal do XII nervo; a galinha não possui músculos siríngeos intrínsecos.

O delgado **ramo lingual** (rostral) do XII nervo (Fig. 69-5) passa profundamente para o músculo intermandibular e o músculo basibranquial mandibular (hiomandibular), e supre o músculo interceratobranquial. O ramo continua fora da borda rostral deste último músculo, prossegue ventral à base do corno branquial e fornece uma ramificação para o músculo paraglossoceratobranquial. A parte terminal do ramo corre ao lado do músculo basi-hial, e inerva diversos músculos da língua, incluindo o músculo paraglossobranquial, o músculo cricohióideo, as porções oral e hióidea do músculo cutâneo do pescoço e o músculo cricoglosso, que compõem a parte muscular dorsal da parte livre da língua.

O nervo hipoglosso contém um componente nervoso cervical, talvez vagal, e fibras glossofaríngeas; entretanto, a distribuição destes componentes é desconhecida. Cords (1904) menciona que o ramo lingual do XII nervo termina ao suprir inervação "sensitiva" para a língua; entretanto, nenhuma das raízes hipoglossais, nem o primeiro nervo cervical, possui um gânglio sensitivo na galinha adulta.

NERVOS ESPINHAIS

A relação dos nervos espinhais para a medula espinhal está descrita no relato da medula espinhal. Veja Watanabe (1961) para uma descrição da ramificação e da distribuição dos nervos espinhais típicos, conforme exemplificado pelos nervos cervicais, na galinha. (Veja também deWet et al. [1967] para um relato detalhado da inervação da parede corporal do *Gallus*.)

PLEXO BRAQUIAL DA GALINHA

O **plexo braquial** (Fig. 69-7) é o sistema de nervos intercomunicantes que inerva o membro torácico. Os nervos espinhais que contribuem para o plexo partem do **intumescimento cervical** da medula espinhal na junção cervicotorácica. As raízes do plexo saem da musculatura cervical lateral, dentro da entrada torácica, e repentinamente encontram-se para formar os troncos do plexo. Mais comumente, os ramos ventrais dos nervos espinhais de 13 a 16 formam o plexo braquial. A raiz do nervo espinhal 15 possui o diâmetro maior; a do décimo quarto é o seguinte maior; as raízes 13 e 16 têm calibre quase igual. Ramificações motoras curtas e diretas, de cada raiz suprem os músculos do pescoço. As quatro raízes do plexo unem-se e formam três troncos curtos (alças), nos quais há um intercâmbio de fibras. Os troncos apresentam alguma separação em **divisões dorsal e ventral** que se combinam para formar dois cordões nervosos. Ramos do **cordão dorsal** suprem músculos do compartimento dorsal (extensor) do membro e a pele sobrejacente; os ramos do **cordão ventral** inervam o lado ventral (flexor) do membro. Os ramos terminais do cordão ventral são o tronco peitoral e o nervo mediano-ulnar. O cordão dorsal emite o nervo axilar e continua dentro do braço como o nervo radial.

A parte proximal do plexo é dorsal à artéria carótida comum e à parte mais caudal da veia jugular. O nervo vago, a glândula tireóide e o esôfago póspapo (lado direito) situam-se ventralmente ao plexo. O lado dorsal do plexo repousa contra o músculo escaleno.* O tronco da artéria vertebral penetra no sulco da musculatura do pescoço, entre as raízes 13 e 14. A parte mais caudal do tronco simpático cervical cruza as superfícies ventrais das raízes do plexo profundamente no sulco.

Ramos do plexo braquial, que saem do tórax, atravessam um hiato, com o formato de um triângulo, na parede corporal, juntamente com vasos do membro torácico. As fronteiras ósseas da abertura da parede corporal são: caudalmente, a primeira costela; dorsalmente, a borda ventral da escápula; e cranioventralmente, a borda caudal da extremidade dorsal do osso coracóide. Os nervos ocupam a parte cranial do hiato, no ângulo limitado pelos tendões de inserção do músculo coracobraquial caudal e músculo escápulo-umeral caudal. Os vasos peitorais situam-se caudoventralmente aos nervos. Superficialmente o hiato está coberto pela parte dorsal do músculo peitoral; os nervos para este músculo penetram em sua superfície profunda. Outros ramos do plexo passam sobre a borda dorsal do músculo peitoral para dentro do membro livre.

Região do Ombro

Algumas estruturas no ombro e nas regiões axilares recebem sua inervação por meio dos ramos colaterais das raízes, troncos ou cordões do plexo braquial (Fig. 69-7). A inervação dos músculos axiais das raízes já foi mencionada. As superfícies dorsais das raízes 13 e 14 suprem o músculo escaleno, e ramos das raízes 14 e 15 combinam-se para formar o **nervo para o músculo serrátil superficial**. A raiz 13 supre o músculo rombóide e o músculo serrátil profundo. Ocasionalmente, um **plexo acessório** é formado por comunicações entre as raízes 12 e 13; a raiz 12 envia ramos cutâneos para o patágio cervical

---

*As raízes podem ser facilmente apresentadas por uma abordagem dorsal; isto é feito ao incisarmos o músculo grande dorsal e o músculo rombóide, que ligam a coluna vertebral à cintura escapular, e deslocando o membro lateralmente para longe da parede corporal.

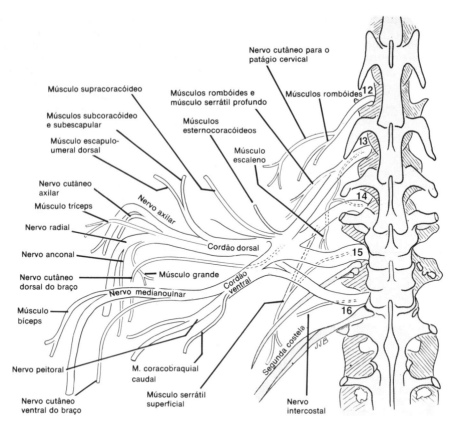

Figura 69-7. Plexo braquial da galinha; configuração e ramificação do plexo.

Desenhado de dissecações; lado direito, vista ventral. Os números identificam os nervos espinhais envolvidos; as raízes dos plexos são ramos ventrais dos nervos espinhais; os ramos dorsais não estão apresentados. Em alguns indivíduos a raiz 12 contribui para o plexo ao comunicar-se com ramos da raiz 13 (veja a descrição no texto). Os nervos motores são rotulados como os músculos que suprem. O nervo cutâneo dorsal do braço supre a pele do metapatágio, bem como o dorso do braço.

e ramos musculares para as partes craniais dos músculos rombóides. O primeiro nervo intercostal, da última raiz do plexo, está muitas vezes unido pelo nervo cardíaco simpático do gânglio simpático, associado à última raiz (Fig. 69-14).

Os nervos para o músculo supracoracóideo e músculo esternocoracóideo surgem da superfície cranial do tronco cranial do plexo. Ainda dentro da cavidade corporal, um tronco nervoso para o músculo subcoracóideo, músculo subescapular o músculo escápulo-umeral origina-se da borda cranial do cordão dorsal. O **nervo peitoral** divide-se dentro do tórax nos **nervos peitorais cranial e caudal,** e libera o forte **nervo para o músculo coracobraquial caudal.** O **nervo axilar** deixa a borda cranial do cordão dorsal, ao dobrar dorsalmente ao redor da borda ventral do músculo escápulo-umeral caudal; daqui ele passa para as superfícies ventrais dos músculos dorsais do ombro. O **nervo radial** também dobra dorsalmente, ao redor do mesmo músculo, e penetra na musculatura proximal do braço, no plano entre o músculo escapulotríceps e o músculo umerotríceps. O **nervo medianoulnar** deixa a parede torácica diretamente caudal ao nervo radial; entretanto, ele passa através da superfície ventral da extremidade proximal do músculo umerotríceps, depois dobra no sentido do cotovelo, no sulco entre o músculo bíceps e o músculo umerotríceps. Dentro do tórax o **nervo cutâneo ventral do braço** (Fig. 69-8) surge da raiz do nervo medianoulnar e corre paralelo a este nervo. Ligeiramente proximal à entrada, no braço, o nervo radial emite, ao longo de sua borda caudal, o curto **nervo para o músculo grande dorsal,** e, entre ele e o nervo axilar, o **nervo tríceps.** O nervo para o músculo grande dorsal divide-se em ramos craniais e caudais, para as partes respectivas do músculo, e um ramo para o componente metapatágico dérmico do músculo grande dorsal.

Membro Torácico Livre

O **nervo medianoulnar** (Fig. 69-8) penetra no braço proximoventralmente ao músculo escapulotríceps; aqui o nervo situa-se imediatamente cranial às partes proximais da artéria e veias braquiais. O nervo partilha uma bainha comum de tecido conjuntivo com os vasos, e desce no braço, profundamente, no sulco entre o músculo bíceps e o músculo escapulotríceps. À medida que o nervo dobra distalmente no braço ele inerva o músculo coracobraquial cranial e emite um ramo principal, o **nervo bíceps,** que se irradia na superfície profunda do músculo bíceps. Parte do nervo atravessa a borda cranial do músculo e supre o músculo bíceps própatagial. O prolongamento cutâneo do nervo bíceps estende-se dentro da superfície ventral do própatágio. Nenhum outro ramo surge do tronco nervoso medianoulnar. O nervo medianoulnar divide-se nos nervos mediano e ulnar, imediatamente proximal à fossa cubital, onde se aproxima da superfície.

NERVO ULNAR (Fig. 69-8). O **nervo ulnar** inerva parte dos músculos flexores do antebraço, os folículos das penas de vôo, da borda caudal do antebraço e da mão, o tegumento e os músculos ventrais da mão e as articulações do cotovelo, pulso e mão. O nervo ulnar diverge do nervo mediano, e acompanha a artéria ulnar, na superfície ventral da articulação do cotovelo, cruzando as origens dos músculos flexores superficiais, imediatamente distal ou cranial à proeminente veia ulnar. O segmento do nervo ulnar situa-se profundamente à fáscia antebraquial densa e emite finos **ramos articulares** para o lado ventral da articulação do cotovelo. À medida que o nervo cruza a extremidade proximal do músculo flexor ulnar do carpo, emite um nervo motor longitudinal para o músculo; este corre no sulco entre as duas partes do músculo, suprindo-as.

O nervo ulnar penetra em um plano mais profundo no compartimento flexor do antebraço, enroscando-se ao redor da borda caudal do músculo flexor ulnar do carpo. Neste ponto o nervo ulnar divide-se em seus dois ramos terminais: o **ramo caudal,** maior, do nervo ulnar, estende-se por todo o comprimento do antebraço, profundamente à parte caudal do músculo flexor ulnar do carpo quando este acompanha a grande veia ulnar profunda, ambos correndo num espaço semelhante a um túnel. O ramo caudal corre através das bases dos folículos das penas secundárias do vôo, que estão inseridas na borda caudal da ulna. Ele emite uma série de ramificações finas para estes folículos e aos das penas menores, e para a teia de pele que liga as penas adjacentes. O ramo caudal do nervo ulnar é paralelo ao ramo superficial do nervo radial, que corre dorsalmente às penas secundárias. Muito provavelmente estes dois nervos conduzem impulsos proprioceptivos dos corpúsculos sensitivos localizados ao redor das bases das penas do vôo e suprem o músculo liso dos folículos. O ramo caudal está situado caudalmente à articulação do pulso, na superfície ventral do músculo ulnimetacárpico dorsal, profundamente ao ligamento ulnar-remígeo que se espalha para as bases das penas primárias proximais na mão. O ramo caudal é paralelo à borda caudal do metacarpo IV e fornece ramificações para a pele, folículos, músculo liso e para a série proximal de penas primárias da mão.

O **ramo cranial** do nervo ulnar é paralelo à superfície ventral da ulna, profundamente à membrana distinta que separa o músculo flexor ulnar do carpo dos músculos situados mais profundamente. Este ramo não emite nenhum ramo no antebraço. Ao atingir o terço distal do antebraço, ele converge na artéria ulnar; ambos correm em conjunto através da articulação do pulso. Os dois dobram na mão ao redor do cadernal para o músculo flexor superficial dos dedos formado pela superfície curva do osso cárpico (ulnar), ao qual o músculo flexor ulnar do carpo está inserido. Na mão, o ramo cranial divide-se em três **ramos metacárpicos** que inervam a pele e as articulações da mão, o músculo interósseo ventral e o músculo flexor dos dedos IV.

NERVO MEDIANO (Fig. 69-8). Em sua distribuição geral, o **nervo mediano** supre a maioria dos músculos flexores (ventrais) do antebraço e os músculos intrínsecos da borda anterior da mão, que flexionam e aduzem o dígito II (pólex), o dígito da álula na borda anterior da mão. Sua distribuição cutânea é o antebraço ventral e a mão, incluindo a superfície ventral do pró-patágio, próximo ao pulso. O nervo mediano também envia ramos articulares para os lados ventrais das articulações do cotovelo, pulso e mão.

Na fossa cubital, o nervo mediano corre imediatamente ventral à artéria radial e ao tendão do músculo bíceps. Aqui ele inerva o músculo braquial e a parte cranial da articulação do cotovelo. Próximo ao antebraço o nervo mediano envia ramos musculares para as extremidades proximais do músculo pronador profundo e do músculo pronador superficial. Ele também libera o **nervo ventral do pró-patágio** que corre no sentido da borda anterior da região cárpica, na superfície ventral do músculo extensor radial do metacarpo, e envia diversas ramificações cutâneas para a metade lateral do pró-patágio. O nervo mediano emite seu ramo superficial, e então penetra, no nível interósseo do antebraço, como o ramo profundo do nervo mediano.

O **nervo superficial** do nervo mediano corre oblíqua e caudodistalmente entre os dois nervos pronadores, e juntamente com a artéria ulnar, no sentido do pulso. Ele supre o músculo flexor superficial dos dedos e o músculo flexor profundo dos dedos, e emerge como o **nervo cutâneo ventral do antebraço.** Ele não inerva estruturas da mão.

O **ramo profundo** do nervo mediano (e a artéria radial profunda) segue a borda caudal do rádio. No terço médio do antebraço o ramo profundo está unido ao ramo profundo do nervo radial. Os dois nervos correm juntos até quase o pulso, onde se separam. Naquele local, o ramo profundo do nervo mediano supre o músculo ulnimetacárpico ventral, aproxima-se da superfície e cruza o pulso ventralmente, entre o radial e o ulnar, profundamente ao retináculo flexor e ao tendão do músculo ulnimetacárpico ventral. O ramo profundo do nervo mediano corre paralelo ao tendão do músculo flexor profundo dos dedos. Próximo à base do carpometacarpo, o ramo profundo envia ramificações musculares para o músculo abdutor do dedo II e III e para o músculo flexor do dedo II, e ramificações articulares para as articulações da região cárpica e da mão. O ramo profundo termina na pele da superfície cranioventral da mão.

NERVO AXILAR (Fig. 69-9). O **nervo axilar** é um dos ramos terminais do cordão dorsal do plexo braquial. Este nervo supre ramos musculares, articulares e cutâneos para a região dorsal do ombro. O

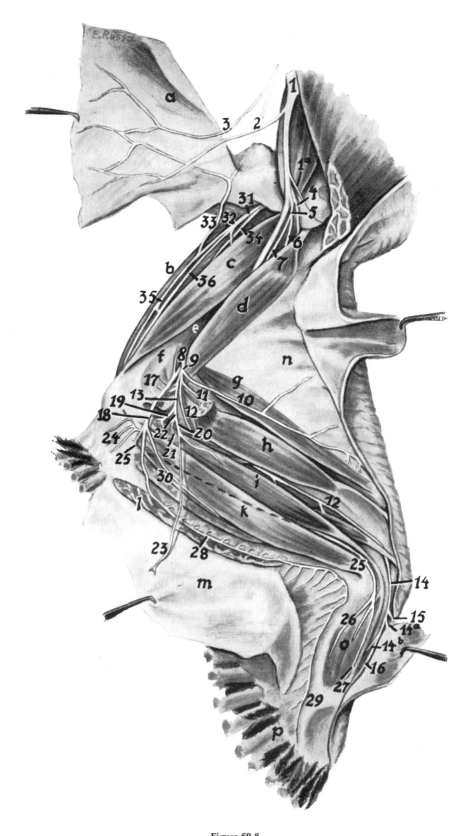

Figura 69-8

(Veja legenda na página seguinte.)

nervo axilar deixa a axila cranialmente ao nervo radial e curva-se ao redor do lado do músculo escapouloumeral caudal. O nervo estende-se dorsalmente através de uma abertura entre a superfície caudal da articulação do ombro e a borda proximal do músculo grande dorsal, entre as partes umeral e escapular do músculo tríceps do braço, bifurcando-se. Seu **ramo proximal** inerva o músculo deltóide maior que a ele se sobrepõe; este ramo estende-se através do tendão do músculo supracoracóideo, inerva o músculo deltóide menor, e envia ramificações articulares para a articulação escápulo-umeral. O ramo proximal ramifica-se com os ramos terminais da artéria supra-escapular, na região dorsal do ombro e o ramo proximal termina na borda caudal do músculo pró-patagial. O ramo distal do nervo axilar é o **nervo cutâneo axilar** que serve à área de pele sobre o ombro dorsal e o braço proximal.

NERVO RADIAL (Fig. 69-9). O **nervo radial** é o maior dos dois ramos terminais do cordão dorsal do plexo braquial. O nervo radial inerva os músculos dos compartimentos extensores do antebraço e da mão. Seus ramos cutâneos inervam a pele da maior parte do dorso do pró-patágio e do antebraço dorsal e da mão; seus ramos articulares passam para os lados dorsais das articulações do cotovelo, pulso e mão. Ao situar-se na superfície ventral do músculo escápulo-umeral caudal, o nervo radial emite diversos ramos direcionados cranialmente. Um destes envia diversos ramos para a parte proximal do músculo umerotríceps. Um outro ramo dobra dorsalmente e penetra na superfície ventral do músculo grande dorsal, próximo ao úmero; este ramo supre as partes cranial e caudal do músculo grande dorsal, bem como seu componente metapatagial. O **nervo anconal** surge da superfície caudal do nervo radial, e corre para baixo da superfície caudal do braço, profundamente no sulco entre o músculo umerotríceps e o músculo escapulotríceps; em sua parte proximal o nervo pode comunicar-se variavelmente com o nervo cutâneo dorsal do braço. O nervo anconal divide-se em ramos profundo e superficial. O ramo profundo envia ramos musculares para dentro do meio de ambas as partes do músculo tríceps; ele continua no sentido do cotovelo e termina, como um ramo muscular, no músculo umerotríceps distal. O ramo superficial, maior, torna-se subcutâneo próximo ao cotovelo e supre a pele caudodorsal do braço distal e do cotovelo. O ramo superficial se prolonga ao redor da extremidade do cotovelo, supre o músculo expansor secundário e envia ramificações cutâneas para os folículos das penas secundárias do vôo na extremidade proximal do antebraço. (O músculo expansor é a grande massa de músculo liso imediatamente distal à extremidade do cotovelo. Seu tendão delgado vem da região do ombro; situado imediatamente sob a pele caudal do braço o tendão é semelhante a um nervo.)

O nervo radial em si penetra no compartimento extensor do braço, imediatamente distal à borda caudal da inserção do músculo grande dorsal, entre o músculo umerotríceps e o músculo escapulotríceps. O nervo a seguir realiza uma espiral, dorsalmente e lateralmente, ao redor da superfície caudal do meio do úmero, profundamente ao músculo escapulotríceps e imediatamente distal à inserção do músculo deltóide maior. O nervo é acompanhado pelo ramo distal da artéria braquial profunda. Ao deixar a cobertura do músculo escapulotríceps o nervo situa-se subcutânea e diretamente na borda dorsal do terço distal do úmero.* Aqui o nervo radial emite um ramo substancial; este ramo divide-se no **nervo dorsal do pró-patágio** que se ramifica, extensivamente, na pele dorsal do pró-patágio, e no **nervo cutâneo dorsal do antebraço** que corre paralelo à borda cranial do antebraço e gradativamente enrosca-se sobre sua superfície dorsal. O nervo cutâneo dorsal do antebraço envia ramos cutâneos através da superfície dorsal do antebraço, no sentido da borda caudal da asa.

O nervo radial continua seu percurso em espiral ao redor do úmero e penetra na fossa cubital, cranialmente à extremidade distal do músculo bíceps profundamente ao músculo extensor radial do metacarpo, ao qual envia um forte ramo. O tendão do músculo bíceps separa o nervo radial do nervo mediano e da artéria radial. O nervo radial envia um ramo articular para a superfície dorsal da articulação do cotovelo, deixa a fossa cubital, e dobra ao redor do colo do rádio; ele penetra no compartimento extensor do antebraço, por baixo do músculo supinador que está por cima e ao qual inerva. No colo do rádio, o nervo radial divide-se nos ramos superficial e profundo. O **ramo superficial** do nervo radial inerva o músculo extensor comum dos dedos, o músculo extensor ulnar do metacarpo e o músculo anconeu. Ao passar no plano entre o músculo extensor ulnar do carpo e o músculo anconeu, o ramo superficial torna-se subcutâneo, imediatamente além da âncora tendínea do músculo extensor ulnar do metacarpo, e subdivide-se em um pe-

---

*Esta parte do nervo pode ser facilmente exposta para se realizar uma neurectomia para se evitar o vôo.

Figura 69-8. Nervos da superfície ventral da asa da galinha.

1, Nervo medianoulnar; 1a, ramo articular; 2, nervo cutâneo ventral do braço (do nervo medianoulnar); 3, nervo cutâneo dorsal do braço (da medula dorsal do plexo braquial); 4, nervo para o músculo coracobraquial cranial; 5, nervo bíceps; 6, nervo para o músculo bíceps pró-patagial; 6, 7, ramos do nervo bíceps; 8, origem do nervo ulnar; 9, bifurcação do nervo medianoulnar; 10, nervo pró-patagial ventral (do nervo mediano); 11, ramo para o músculo pronador superficial e profundo; 12, nervo mediano; 13, ramo superficial do nervo mediano; 14, continuação do nervo mediano no segmento metacárpico da mão; 14a, b, ramificações motoras para o músculo flexor do dedo II e músculo abdutor do dedo III; 15, ramificação motora para o músculo abdutor do dedo II; 16, nervo cutâneo medial do metacarpo; 17, nervo para o músculo braquial; 18, segmento do nervo ulnar; 19, 20, 21, ramificações motoras para o músculo flexor superficial dos dedos; 22, ramo superficial do nervo mediano; 23, nervo cutâneo ventral do antebraço; 24, ramos articulares para a articulação do cotovelo e ramos cutâneos para os folículos das penas secundárias proximais; 25, ramo cranial do nervo ulnar; 26, ramificação motora para o músculo flexor do dedo IV; 27, ramo cutâneo; 28, 29, ramo caudal do nervo ulnar, suas ramificações cutâneas para os folículos das penas primárias e secundárias do vôo; 30, nervo para o músculo flexor ulnar do carpo. (De Buchholz, 1959-60.)

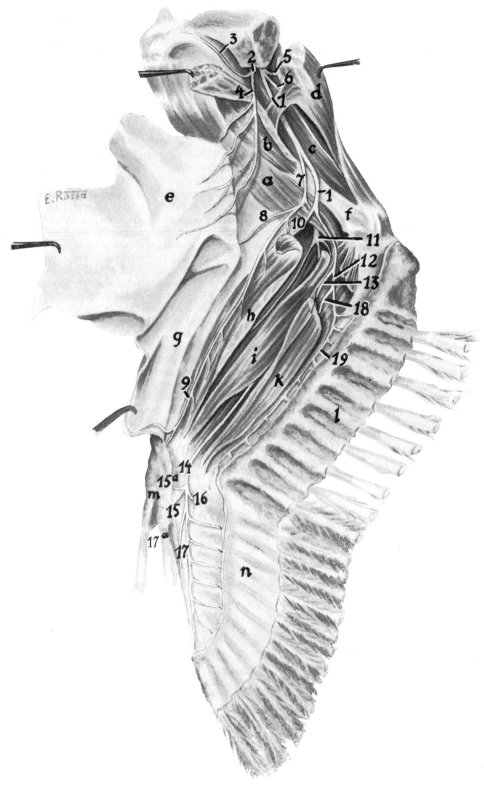

Figura 69-9

(Veja legenda na página seguinte.)

queno ramo ascendente que retorna no sentido do cotovelo, e um ramo descendente, maior. Estes nervos cutâneos correm entre a ulna e as extremidades dos folículos das penas secundárias do vôo, e enviam uma série de colaterais transversais para os folículos e para a teia de pele que liga as penas adjacentes. O ramo cutâneo descendente corre paralelo à ulna, distal à região cárpica. Na parte proximal de seu percurso o ramo superficial do nervo radial acompanha o ramo interósseo dorsal da artéria radial.

No antebraço distal o **ramo profundo do nervo radial** inerva o músculo extensor do dedo II; o ramo perfura o músculo, continua distal e ventralmente ao mesmo, e supre o músculo extensor do dedo III. A seguir corre entre os tendões do músculo extensor dos dedos II e III na região do pulso. O ramo profundo corre na mesma bainha fibrosa, juntamente com o tendão do músculo extensor do dedo III, ao redor da extremidade distal da ulna. Cruzando o dorso da região cárpica, emite ramificações articulares e, a seguir, cruza a base do osso carpometacarpo. Na mão o ramo supre o músculo extensor curto do dedo II e o músculo adutor do dedo II; ele também envia um ramo caudal no intervalo interósseo, entre o terceiro e quarto ossos metacárpicos, e inerva o músculo ulnimetacárpico dorsal, o músculo interósseo ventral e o músculo interósseo dorsal. A principal continuação do ramo profundo na mão corre ao longo da borda cranial do metacarpo III, profundamente no plano entre o músculo interósseo dorsal e o músculo interósseo ventral. Tornando-se mais superficial, ele passa imediata e profundamente às extremidades implantadas das penas primárias do vôo, e envia ramificações sensitivas para os folículos e para a teia de pele que unem essas penas e ramificações articulares para as articulações dos dedos.

Em resumo, o ramo superficial do nervo radial inerva as bases das penas secundárias do vôo, no antebraço, e o ramo profundo os folículos das penas primárias do vôo, na mão. Além das terminações proprioceptivas e das terminações de sensação geral, na pele, os nervos cutâneos para a asa são motores para os músculos lisos *(músculos das penas)* relacionados com os movimentos de elevação, depressão e rotação das penas do vôo e de contorno.

PLEXO LOMBOSSACRAL DA GALINHA
(Fig. 69-10)

A rede de nervos que serve ao membro pélvico é o **plexo lombossacral**; ele efetivamente consiste em dois plexos, o lombar e o sacral, unidos por uma raiz repartida. As raízes do plexo partem do intumescimento lombossacral da medula espinhal que está acomodado no segmento fusiforme e expandido do sinsacro.* Os ramos ventrais dos nervos espinhais 23 a 30 normalmente compõem as raízes do plexo lombossacral. O plexo lombar é na maioria das vezes derivado das raízes 23 a 25, o plexo sacral das raízes 25 a 30. O nervo espinhal 25 contribui para ambos os plexos; conseqüentemente, sua raiz ventral é conhecida como o **nervo furcal** (bifurcado) (Fig. 69-10).

O **plexo lombar** situa-se na superfície plana ventral do ílio pré-acetabular, em contato com a superfície dorsal da divisão cranial do rim. A veia ilíaca comum demarca o nível do plexo lombar, na superfície ventral desta parte do rim. A artéria ilíaca externa está em contato com a última raiz do plexo lombar, e intervém entre os plexos lombar e sacral. A extremidade cranial da fossa renal da pelve está limitada por um processo transversal vertebral, notavelmente forte, que se expande lateralmente e se articula com o ílio. Este marco situa-se entre a segunda e a terceira raízes do plexo lombar; mais adiante e lateralmente o plexo situa-se cranialmente à artéria e à veia ilíaca externa. Os principais ramos do plexo surgem dentro da pelve. O plexo deixa a pelve através de um hiato neurovascular, nos músculos abdominais craniais à articulação do quadril. O tronco simpático corre ao lado do sinsacro e cruza as raízes do plexo, ventralmente, quando elas emergem de seus forames intervertebrais.

A raiz média do plexo lombar é ligeiramente mais calibrosa do que a raiz caudal; a raiz cranial tem metade do diâmetro da raiz média. A raiz cranial emite um ramo muscular que, juntamente com o nervo subcostal, supre a parte dos músculos abdominais, no ângulo entre a última costela e a borda ventral da pelve. Da raiz caudal parte o ramo comunicante que une os plexos lombar ao sacral.

O **nervo obturador** é composto pela união de duas raízes finas que surgem das bordas caudais das raízes média e cranial do plexo lombar. Este nervo corre paralelo à borda ventral do ílio e deixa a pelve através do forame obturador.

A parte maior da raiz cranial do plexo lombar e um pequeno ramo da raiz média formam seu **tronco**

---

*O sinsacro é a unidade das vértebras anquilosadas que se articula com as cinturas pélvicas para formar a pelve óssea (Fig. 69-10). As 15 vértebras do sinsacro representam as regiões torácica, lombar, sacral e caudal (Boas, 1933). Dada a falta de concordância sobre a terminologia dessas vértebras, os nervos desta parte são conhecidos coletivamente como "sinsacrais" (Jungherr, 1969) ou especificamente por número.

Figura 69-9. Nervos da superfície dorsal da asa da galinha.
1, Nervo radial; 2, nervo axilar; 3, ramo proximal do nervo axilar; 4, nervo cutâneo axilar; 5, nervo para o músculo umerotríceps; 6, nervo anconal; 7, segmento comum de 8 e 9; 8, nervo dorsal do pró-patágio; 9, nervo cutâneo dorsal do antebraço; 10, nervo para o músculo extensor radial do metacarpo; 11, parte terminal do nervo medianoulnar; 12, ponto de bifurcação do nervo radial; 13, ramo profundo do nervo radial; 14, prolongamento do ramo profundo do nervo radial; 15, a, b, ramos musculares para o dígito II *(pollex)*; 16, ramo muscular para os músculos interósseos; 17, ramos para a pele e folículos das penas primárias do vôo; 18, nervo para o músculo extensor ulnar do metacarpo; 19, ramo superficial do nervo radial; a, músculo bíceps; b, músculo deltóide; c, d, músculo tríceps; e, g, pele do dorso do braço e do antebraço refletida cranialmente; f, extremidade distal do úmero; h, músculo extensor radial do metacarpo; i, músculo extensor longo do dedo II; k, músculo extensor ulnar do metacarpo; 1, penas secundárias do vôo; m, dígito II *(pollex)*; n, penas de vôo primárias. (De Buchholz, 1959-60.)

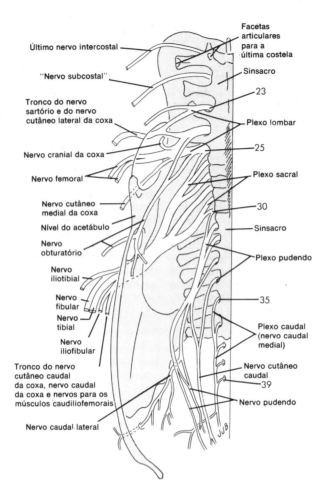

Figura 69-10. Plexos lombossacral, pudendo e caudal da galinha. Desenhado a partir de dissecações; vista ventral.
Os números referem-se aos nervos espinhais dos quais surgem as raízes (ramos ventrais) dos plexos.

cranial, que emite ramos para o músculo sartório e o **nervo cutâneo lateral da coxa**. As raízes média e caudal unem-se e formam um **tronco caudal curto**, lateralmente ao processo transverso que os separa. O **nervo femoral** é o principal ramo terminal do tronco caudal e de todo o plexo lombar; ele corre diretamente lateral e deixa a pelve. Originado da borda craniodorsal do tronco caudal há um nervo indistinto que dobra dorsalmente ao deixar a pelve; este é o **nervo cranial da coxa** que inerva a massa muscular no dorso pré-acetabular do ílio. Ao longo de sua borda caudal o tronco caudal do plexo lombar emite o **nervo cutâneo medial da coxa** que corre caudolateralmente cranial ao ilíaco e deixa a pelve na incisura pré-acetabular. Da parte intrapélvica do nervo cutâneo medial da coxa surge o **nervo púbico** (nervo ilioinguinal, Buchholz, 1959-60), o ramo muscular para os músculos abdominais. Este ramo corre paralelo mas não acompanha a artéria e a veia púbica; ele enrosca-se ao redor do lado lateral do processo pré-acetabular, estende-se caudalmente paralelo ao púbis dentro das camadas dos músculos abdominais, aos quais inerva com numerosos filamentos.

Ramos do plexo lombar inervam a massa muscular extensora (cranial) da coxa, os músculos curtos do fêmur, proximalmente, originados do ílio pré-acetabular e os músculos adutores da coxa. Nenhum músculo distal ao joelho é inervado pelo plexo; entretanto, seus ramos articulares suprem as partes craniomediais da articulação do joelho, e sua distribuição cutânea estende-se até a região do tornozelo.

O **plexo sacral** (isquiático) está localizado dentro da parte cranial da fossa renal da pelve. Suas raízes nervosas estão direcionadas caudolateralmente; elas seguem paralelas à parede lateral da pelve, correm mediais ao acetábulo e unem-se à artéria isquiática, quando ambas se aproximam da borda cranial do músculo obturador interno. As raízes do plexo sacral são intra-renais, circundadas por tecido renal da divisão do rim médio. O tronco simpático cruza os lados ventrais das raízes próximo ao sinsacro. As raízes passam dorsalmente à veia renal caudal e ao ureter. A origem da artéria isquiática demarca a localização da raiz caudal do plexo sacral. Lateralmente o plexo situa-se imediatamente cranial à artéria isquiática; ambos deixam a pelve e penetram na coxa através do forame ilioisquiático, imediatamente caudal à articulação do quadril.

As raízes (nervos espinhais de 25 ao 30) que formam o plexo sacral estão orientadas oblíqua e caudolateralmente, o que as destaca das raízes, mais transversalmente dispostas, do plexo lombar (Fig. 69-10). Todas as seis raízes emergem do segmento distinto do sinsacro, cujas vértebras são caracterizadas pela aparente falta de processos transversos e por possuírem um sulco distinto, denteando as superfícies ventrais de seus corpos. À medida que as raízes nervosas do plexo sacral emergem do canal vertebral estão mais próximas umas das outras do que os nervos em qualquer outra região da coluna vertebral. Esta característica, combinada à sua obliqüidade, resulta em estreitos intervalos entre as raízes, ao convergirem em ângulos agudos uma para a outra. Os ramos das artérias renais e das veias renais caudais correm, entre as raízes, dentro do rim. A raiz 30 emite o ramo comunicante para o plexo pudendo.

Normalmente as raízes combinam-se para formarem três troncos. O **tronco cranial** é formado próximo à coluna vertebral, pela união de um pequeno ramo da raiz caudal do plexo lombar (nervo espinhal 25) e as duas raízes seguintes. A quarta raiz (28) permanece independente como o **tronco médio**. O **tronco caudal** é formado pela junção das duas raízes curtas mais caudais. A primeira e a sexta raiz têm, aproximadamente, metade do diâmetro das quatro raízes restantes, que são aproximadamente iguais no calibre. Ocasionalmente o plexo sacral é formado por cinco ou sete raízes; o ramo comunicante entre os plexos lombar e sacral nem sempre está presente.

Os três troncos unem-se medialmente ao forame acetabular e formam um feixe cilíndrico compacto, craniodorsalmente aos vasos isquiáticos e dorsalmente à veia porta renal caudal. A remoção da bainha epineurial do feixe revela que o plexo subdivide-se, em seus ramos, dentro da pelve; estes ramos correm em conjunto dentro da pelve e divergem ao passarem através do forame ilioisquiático. Os principais ramos intrapélvicos do plexo sacral (Fig. 69-10) são (1) os nervos tibiais e (2) os nervos fibulares, que em conjunto compõem o nervo isquiático. Outros ramos são: (3) o nervo caudal da coxa, para o músculo flexor medial e lateral da crura, e duas partes do músculo caudiliofemoral; (4) o nervo cutâneo caudal da coxa; e (5) os dois nervos individuais para o músculo iliofibular e músculo iliotibial. O delgado nervo para o músculo iliotrocantérico externo parte do tronco cranial do plexo.

Ramos do plexo sacral são distribuídos para a massa muscular flexora, caudalmente ao fêmur, e aos curtos músculos que surgem do ílio pós-acetabular e do ísquio e que se inserem no fêmur proximal (o chamado músculo caudal da coxa ou glúteo). A divisão fibular do nervo isquiático supre os músculos, as articulações e o tegumento da superfície extensora da perna e o dorso do pé; a divisão tibial supre as estruturas da superfície flexora da perna e a planta do pé.

O **nervo isquiático** (Fig. 69-11) penetra na coxa caudalmente à articulação do quadril, profundamente ao músculo iliotibial e ao músculo iliofibular; o músculo isquiofemoral e o músculo caudiliofemoral são mediais à parte proximal do nervo. A parte proximal do nervo é dorsal à artéria isquiática; ele a seguir passa distalmente na coxa, caudal à artéria. As duas divisões do nervo isquiático são normalmente aderentes uma à outra; entretanto, são distinguíveis e podem ser facilmente separadas ao abrir-se a bainha epineurial. A divisão tibial situa-se caudalmente à divisão fibular.

No terço médio da coxa o nervo isquiático corre entre os músculos adutores e o músculo acessório, medialmente, e o músculo iliofibular, lateralmente. Proximal à região poplítea o nervo divide-se. O nervo fibular, acompanhado pelo ramo parafibular do nervo tibial, passa lateralmente através do cadernal ligamentoso (alça) para o tendão do músculo iliofibular, e penetra na perna, lateralmente à fíbula proximal. O nervo tibial inclina-se mesialmente, separado do nervo fibular pelos vasos surais, e penetra na musculatura proximal da barriga da perna entre o complexo muscular flexor perfurado e a porção média do músculo gastrocnêmio.

Inervação da Região do Quadril e da Coxa
(Figs. 69-10 e 11)

Do tronco cranial do plexo sacral o fino nervo do músculo iliotrocantérico externo deixa a parte cranial do forame ilioisquiático, e penetra na borda caudal de seu músculo; este nervo pode suprir ramificações articulares para a articulação do quadril, caudodorsalmente. O **nervo iliotibial**, de bom tamanho, surge da borda cranial da parte proximal do nervo isquiático, passa entre o músculo femorotibial lateral e o músculo iliofibular, e penetra na superfície profunda do músculo iliotibial.

O substancial **tronco nervoso para os músculos pélvicos pós-acetabulares** e o **tronco nervoso para os músculos do compartimento flexor** (caudal) da coxa penetram na coxa caudalmente ao nervo isquiático e correm caudoventralmente e profundamente ao músculo iliofibular. O curto **nervo para o músculo isquiofemoral** surge da parte proximal do tronco e penetra na borda dorsal de seu músculo. O tronco divide-se no nervo caudal da coxa e no nervo cutâneo caudal da coxa. O **nervo caudal da coxa** envia ramos para as superfícies profundas de ambas as partes do músculo caudiliofemoral; emite ainda o **ramo comunicante caudal** que corre paralelo à borda ventral do músculo isquiofemoral e se comunica com os ramos cutâneos do plexo pudendo. O nervo caudal da coxa termina ao enviar ramos musculares para dentro do músculo flexor lateral e medial da crura; ocasionalmente estes ramos surgem do plexo sacral, independentes do nervo caudal da coxa. O **nervo cutâneo caudal da coxa** corre caudoventral e profundamente ao músculo iliofibular; na borda caudal deste músculo arqueia-se cranialmente dentro da pele da coxa, dorsocaudalmente.

O longo e delgado **nervo cutâneo da barriga da perna** surge da parte intrapélvica do nervo tibial, corre no mesmo plano que o nervo cutâneo caudal

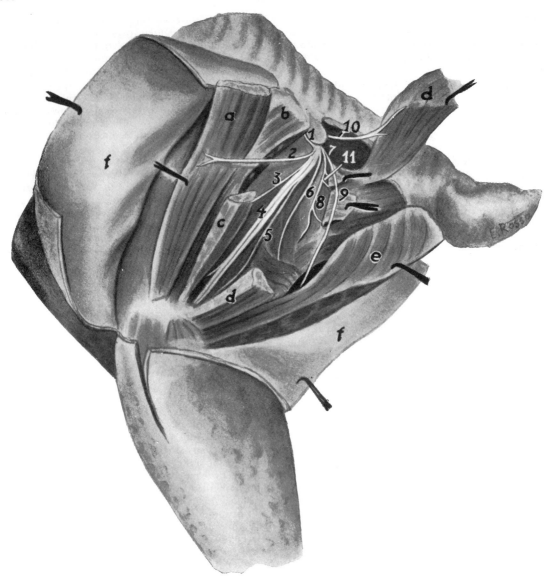

Figura 69-11. Distribuição dos ramos do plexo sacral na coxa da galinha; superfície lateral da pelve e coxa; lado esquerdo.

1, Nervo para a articulação do quadril e músculo iliotrocantérico externo; 2, nervo para parte do músculo iliotibial, caudal ao fêmur; 3, nervo para a parte cranial do músculo iliofibular (veja o n.º 10); 4, nervo isquiático (a divisão tibial situa-se caudalmente à divisão fibular); 5, nervo cutâneo da barriga da perna (sural); 6, nervo para o músculo flexor medial da crura; 7, nervo para o músculo isquiofemoral; 8, nervo para o músculo flexor lateral da crura; 9, nervo cutâneo caudal da coxa (o nervo para o músculo isquiofemoral surge da parte proximal deste nervo no n.º 7); 10, nervo principal para o músculo iliofibular; 11, segmento do nervo caudal da coxa (para ambas as partes do músculo caudiliofemoral e o ramo comunicante caudal) (veja o texto); a, parte caudal do músculo iliotibial; b, c, partes do músculo femorotibial; d, partes proximal e distal do músculo iliofibular, seccionadas; e, músculo flexor lateral da crura; f, pele refletida. (De Buchholz, 1959-60).

da coxa, emerge da musculatura distal a este último, perfura a fáscia profunda da coxa e continua dentro do tegumento da barriga da perna. O **nervo iliofibular** é um curto e grosso nervo que corre paralelo à borda caudal do nervo isquiático, penetrando na parte proximal de seu músculo. Um delgado ramo muscular para o músculo acessório surge, no terço médio da coxa, da divisão tibial do nervo isquiático e penetra na superfície lateral de seu músculo.

O tronco cranial do plexo lombar emite um grande nervo que deixa a pelve na parte cranial do hiato da parede corporal. Este nervo cruza a superfície ventral dos músculos iliotrocantéricos e prossegue dentro do espaço triangular limitado pelo músculo sartório, cranialmente, e o músculo femorotibial medial, caudalmente. Aqui ele envia diversos ramos para as partes proximal e média do músculo sartório. A parte principal do nervo se prolonga como o **nervo cutâneo lateral da coxa**; ele perfura a fáscia profunda da coxa, entre o músculo sartório e o músculo iliotibial, e supre o tegumento da coxa craniolateralmente, a região lateral do joelho e a perna, proximalmente.

O **nervo femoral** (Fig. 69-10) é o maior ramo do plexo lombar; é derivado das divisões dorsais do tronco caudal do plexo. Ao deixar a pelve o nervo femoral situa-se contra a superfície ventral do ílio pré-acetabular, onde emite o **nervo cranial da coxa** que se enrosca dorsalmente dentro da massa muscular que ocupa a fossa ilíaca dorsal.

O **nervo cutâneo medial da coxa** (nervo safeno) surge da borda caudal da parte proximal do nervo femoral; ele deixa a pelve, dobra caudalmente, então enrosca-se ao redor da superfície lateral do músculo ilíaco e ao processo pré-acetabular da pelve. O nervo cutâneo medial da coxa supre o músculo ilíaco, dobra distalmente, cruza a superfície medial da veia comunicante isquiático-femoral, lateralmente ao ambiens, e corre até o joelho, no sulco entre o músculo adutor e o músculo femorotibial interno. Envia ramos para a pele do joelho, medialmente, e para a perna proximal e medialmente, a seguir enrosca-se ao redor da superfície cranial do meio da perna, onde termina na pele lateral e distalmente.

O nervo femoral subdivide-se em duas divisões principais. A divisão cranial fornece ramos proximais e distais para a parte do músculo iliotibial, cranialmente ao fêmur; fornece um ramo forte para a parte externa do músculo femorotibial e um ramo delgado para sua parte média. A divisão caudal do nervo femoral inerva a extremidade proximal da parte intermédia do músculo femorotibial; percorre ao longo da superfície cranial deste músculo, até o joelho, gradativamente aprofundando-se no músculo. Esta parte do nervo acompanha a terminação da artéria femoral; envia ramos articulares para a região patelar da articulação do joelho.

O **nervo obturatório** é formado pela junção de duas raízes, que se originaram diretamente dos lados ventrais das segunda e terceira raízes do plexo lombar. O nervo corre caudolateralmente na borda pélvica que sulca o osso, cranialmente ao forame obturador. Próximo à penetração, no forame, o ramo para o músculo obturador interno deixa o nervo, e subdivide-se em aproximadamente três ramos que se irradiam para diferentes partes do músculo. O nervo obturatório emite um ou mais ramos, dentro do forame, para o pequeno músculo obturador externo. O nervo atravessa o forame e dobra lateral e distalmente, profundamente ao músculo isquiofemoral. A seguir penetra no sulco entre as partes interna e externa do músculo adutor, e se prolonga na superfície profunda da parte interna do músculo, dentro do qual emite curtas ramificações. O nervo desaparece dentro da borda caudal do músculo, próximo a seu meio.

Inervação da Perna, Tornozelo e Pé

O **nervo tibial**, a maior divisão do nervo isquiático, distribui-se tanto na perna como no pé. Ele inerva os músculos flexores da articulação do joelho e os músculos flexores longos dos dígitos; também fornece ramos articulares para as articulações do joelho, do tornozelo e do pé, e ramos cutâneos para a perna, distalmente, para a região metatársica e os dedos. A maioria dos ramos musculares surge do nervo tibial, na região poplítea, e na perna, proximalmente. O nervo tibial cruza o tornozelo, dentro do pé, como o nervo plantar medial, principalmente cutâneo ao pé. O ramo parafibular do nervo tibial acompanha o nervo fibular por certa distância e continua, na perna, como o nervo plantar lateral; este ramo do nervo tibial supre os músculos flexores intrínsecos do pé, as articulações e o tegumento da região do tornozelo e do pé. O **nervo fibular** inerva os músculos do compartimento extensor da perna. No pé inerva diversos dos curtos músculos extensores dos dedos; também fornece ramos articulares para as articulações do tornozelo e do pé e ramos cutâneos para a perna, distalmente, para a região metatársica e dígitos.

NERVO FIBULAR (PERONEU) (Fig. 69-12). O **nervo fibular comum** penetra na perna, cranialmente, na extremidade distal do músculo iliofibular e atravessa o cadernal ligamentoso (alça) para este músculo. Aderente à borda caudal do nervo fibular comum há o ramo parafibular do nervo tibial. Distalmente à alça o nervo fibular comum corre paralelo ao tendão de inserção do músculo iliofibular, situado profundamente, para o músculo flexor perfurante, para o músculo perfurado dos dedos II e III e músculo fibular longo. Distalmente à alça ligamentosa, o nervo parafibular separa-se do nervo fibular comum, mas permanece no compartimento flexor da perna.

O nervo fibular comum cruza lateralmente o colo da fíbula, onde está relacionado com os vasos fibulares e as partes proximais das cabeças do músculo tibial cranial e do músculo extensor longo dos dedos. O nervo fibular comum corre distalmente no sulco entre o músculo extensor longo dos dedos e o músculo flexor longo dos dedos, e fornece ramos musculares para a superfície profunda do músculo fibular longo. Na metade da distância, descendo na perna, o nervo fibular comum divide-se em seus dois ramos terminais — o nervo fibular profundo e o nervo fibular superficial. Estes dois nervos unem-se à artéria tibial cranial quando esta penetra no compartimento extensor, correm com a referida artéria e deixam os músculos de cobertura distal ao tendão do músculo fibular longo. Além deste ponto os nervos e os vasos situam-se ao lado do tendão do músculo tibial cranial. No ligamento transversal, imediatamente proximal aos côndilos tibiotársicos, os nervos fibular superficial e profundo separam-se um do outro. O nervo fibular profundo corre sob o ligamento transversal; o nervo fibular superficial corre lateral e externamente ao ligamento.

Na metade distal da perna, o **nervo fibular superficial** (Fig. 69-12) fornece ramos musculares para o ventre distal do músculo fibular longo e para o músculo fibular curto. Seus ramos musculares, próximo ao joelho, também fornecem finas ramificações articulares para a parte lateral da articulação do joelho. Na perna, distalmente, o nervo fibular superficial emite o **ramo cutâneo metatársico dorsal** e ramifi-

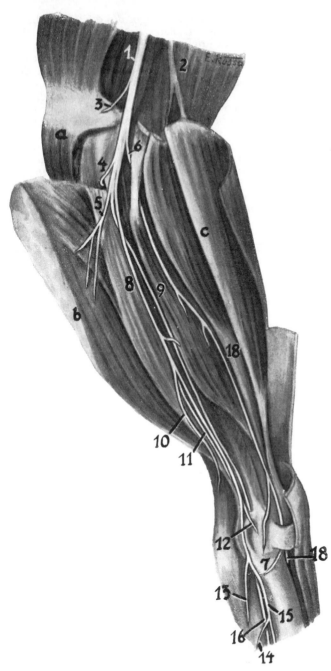

Figura 69-12. Ramos do nervo fibular e ramo parafibular do nervo tibial, na perna e na região do tornozelo da galinha; superfície craniolateral; lado esquerdo.

1, Nervo fibular (peroneu) com ramo parafibular incorporado; 2, nervo tibial; 3, ramo articular lateral para a articulação do joelho; 4, 5, nervos motores para o músculo tibial cranial e músculo fibular longo (peroneu); 6, ramo parafibular do nervo tibial, passando profundamente para o tendão de inserção do músculo iliofibular (veja o n.º 18); 7, ramo cutâneo para a superfície cranial da região metatársica do pé; 8, nervo fibular superficial; 9, nervo fibular profundo; 10, 11, ramos cutâneos de 8 para as superfícies medial e lateral para a região de articulação do tornozelo (intertársica); 12, ramificação articular para a articulação do tornozelo; 13, ramo cutâneo metatársico dorsal de 8; 14, ramo cutâneo de 15; 15, 16, nervos metatársicos dorsais medial e lateral (ramos de 8 e 9); 18, o ramo parafibular do nervo tibial assume a denominação de nervo plantar lateral opostamente à articulação do tornozelo; a, articulação do joelho; b, músculo fibular longo; c, parte lateral do músculo gastrocnêmio. (De Buchholz, 1959-60.)

cações articulares para a articulação do tornozelo (intertársica). O nervo fibular superficial corre distalmente entre o côndilo lateral da tíbia e o ligamento transversal, cruza a superfície dorsal do tornozelo e a seguir acompanha a artéria metatársica dorsal comum, continuação da artéria tibial cranial. O nervo fibular superficial supre os músculos extensores curtos dos dedos III e IV e se prolonga por baixo da fáscia profunda como o **nervo metatársico dorsal lateral**, lateralmente ao tendão do músculo extensor dos dedos. Suas ramificações suprem a po-

doteca do tarsometatarso e passam profundamente para os tendões expandidos do músculo extensor comum dos dedos. No sulco entre o terceiro e o quarto dígitos, o nervo metatársico dorsal lateral divide-se nos **nervos digitais próprios**, que inervam os lados adjacentes desses dedos. Ramos dos nervos digitais também passam para a almofada metatársica e para uma delgada membrana entre as bases dos dedos.

O **nervo fibular profundo** (Fig. 69-12) passa sob o ligamento transversal (cadernal para o músculo tibial cranial) situado profundamente para o tendão, de encontro ao osso, cercado por uma bainha com os vasos tibiais craniais. Ao cruzar o tornozelo, envia ramificações articulares para a cápsula articular. Na extremidade proximal do tarsometatarso, o nervo fibular profundo corre no sulco entre o tendão do músculo tibial cranial e o tendão do músculo extensor dos dedos, e supre o músculo extensor longo do dedo I (hálux) e para o músculo abdutor do dedo II.

O ramo muscular do nervo fibular superficial passa através do tendão de inserção do músculo tibial cranial e se comunica com o nervo fibular profundo, no terço proximal do segmento tarsometatársico do pé. Este forma o **nervo metatársico dorsal medial** que corre no lado medial dos vasos metatársicos dorsais comuns, profundamente ao tendão do músculo extensor longo dos dedos e a fáscia profunda do pé. Próximo ao meio do tarsometatarso este nervo bifurca-se; um ramo corre no sentido do sulco entre o segundo e o terceiro dígitos, e se divide nos **nervos digitais próprios** para os lados apostos destes dois dígitos. O ramo mais medial divide-se, acima da raiz do hálux, envia um nervo digital para o lado lateral do hálux, continua no sentido do ângulo entre o hálux e o segundo dígito, fornece ramificações dentro da almofada metatársica e divide-se em nervos digitais para o lado medial do hálux e o lado medial do segundo dedo. O nervo digital para o lado lateral do quarto dedo é derivado do nervo plantar lateral.

NERVO TIBIAL (Fig. 69-13). Ligeiramente próximos à origem da artéria sural da artéria poplítea, os nervos fibular e tibial separam-se um do outro. O **nervo tibial** corre paralelo ao lado medial dos vasos poplíteos que intervêm entre o nervo tibial e o nervo fibular. Após curto percurso, o nervo tibial divide-se nos nervos tibial lateral e tibial medial. O **nervo tibial lateral** está associado aos ramos da artéria sural para os músculos superficiais da barriga da perna, incluindo a porção lateral do músculo gastrocnêmio, os músculos flexores perfurado e perfurante dos dedos II e III e o músculo flexor perfurado dos dedos II, III e IV. O nervo tibial lateral termina na região da barriga da perna, proximalmente.

O **nervo tibial medial** continua, juntamente com a artéria poplítea, entre os músculos flexores superficiais dos dedos e a porção média do músculo gastrocnêmio. A parte proximal do nervo fornece um longo ramo delgado para o músculo flexor longo do hálux. A um nível mais profundo, o nervo tibial medial situa-se na extremidade proximal dos vasos tibiais caudais, e emite uma quantidade de ramos. Um grande ramo supre os músculos mais profundos no compartimento flexor, isto é, o músculo flexor longo dos dedos e o músculo poplíteo. O ramo muscular do músculo flexor longo dos dedos desce no ventre do músculo. Um outro ramo penetra no músculo, desce na perna com os vasos tibiais craniais, e distalmente torna-se associado aos vasos interósseos caudais, na superfície caudal da extremidade distal da fíbula, semelhante a uma talisca. Este **nervo interósseo** não parece suprir músculos; provavelmente se distribui para os vasos e para os corpúsculos sensitivos, na membrana interóssea, para a sensação profunda e a propriocepção (Malinovský e Zemánek, 1969).

Os ramos laterais do nervo tibial medial espalham-se para as partes interna e média dos nervos gastrocnêmio e plantar; a continuação delgada do nervo corre paralela a todo o comprimento da veia tibial caudal. Ele é o **nervo plantar medial**, que emerge próximo à articulação do tornozelo e termina no tegumento do lado medial do tornozelo e do tarsometatarso, proximalmente. O nervo plantar medial não se estende mais além, dentro do pé.

O nervo tibial, por outro lado, mostra uma extensa distribuição no pé por meio de seu **ramo parafibular** (ramo paraperoneu, Holmes, 1963; nervo plantar tibial, Yasuda, 1961; nervo fibular terciário, Buchholz, 1959-60). O ramo parafibular não supre nenhuma musculatura na perna, mas inerva os músculos flexores intrínsecos do pé. A remoção da bainha epineurial comum do nervo isquiático permite a apresentação do fascículo que compõe o ramo parafibular. Quando as divisões tibial e fibular separam-se o feixe parafibular corre, juntamente com o nervo fibular, na mesma bainha epineurial. Os dois penetram no cadernal ligamentoso para o tendão do músculo iliofibular. O nervo fibular corre cranialmente ao tendão e o ramo parafibular medialmente ao tendão. O ramo parafibular a seguir continua entre as duas porções do músculo flexor perfurado do dedo IV, e corre distalmente ao longo da borda caudal do músculo fibular curto.

O ramo parafibular do nervo tibial torna-se o **nervo plantar lateral** quando o mesmo emerge medialmente à articulação do tornozelo. Aqui, por baixo da fáscia profunda, divide-se em um ramo caudal profundo e um ramo cranial superficial. O **ramo caudal** cruza o tornozelo; apertando-se à borda lateral da cartilagem tibial, penetra na musculatura intrínseca do pé, na fossa próxima ao processo hipotársico do tarsometatarso. Aqui supre o músculo flexor curto do dedo I (hálux), o músculo adutor do dedo II e o músculo abdutor do dedo IV; continuando distalmente, inerva o pequeno músculo lumbrical; o **ramo cranial** desce para o lado lateral do tarsometatarso, no sulco entre o feixe do tendão e o lado do tarsometatarso, inerva a almofada metatársica do pé e continua como o nervo digital lateral do quarto dígito. O nervo plantar lateral fornece ramificações articulares para o lado lateral da articulação do tornozelo e para o quarto dígito; ele fornece ainda ramos cutâneos para o lado lateral da perna, distalmente, para o tornozelo, tarsometatarso e para o quarto dedo.

PLEXO PUDENDO
(Fig. 69-10)

Ramos do **plexo pudendo** inervam o músculo liso, as glândulas e a mucosa da região cloacal, isto é, as partes terminais dos sistemas digestivo, urinário e reprodutivo. O plexo também inerva o tegumento da região da cloaca (períneo), a cauda ventrolateralmente e a maior parte da parede abdominal ventral; isto inclui a inervação motora do músculo liso da pena, a inervação cutânea sensitiva geral e a inervação proprioceptiva do encaixe do bulbo da cauda

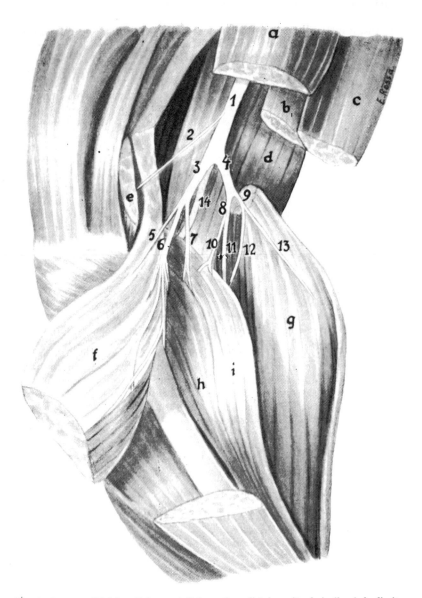

Figura 69-13. Ramificação do nervo tibial da galinha; superfície caudomedial da região do joelho; lado direito.

1, Nervo tibial; 2, nervo para o músculo acessório; 3, nervo tibial medial; 4, nervo tibial lateral; 5, nervo para o músculo plantar; 6, segmento nervoso para as partes interna e mediana do músculo gastrocnêmio, músculo flexor longo dos dedos e músculo poplíteo (o prolongamento deste nervo estende-se dentro do pé como o nervo plantar medial); 7, nervo para o músculo flexor longo do hálux; 8, ramo situado caudalmente ao nervo tibial lateral; 9, ramo do nervo tibial lateral situado lateralmente; 10, nervo para os músculos flexores perfurados dos dígitos II, III e IV; 11, 12, nervos para os músculos flexores perfurantes e perfurados para os dígitos II e III; 13, nervos para a parte média do músculo gastrocnêmio (porção femoral); 14, nervo fibular (peroneu) incluindo o ramo parafibular do nervo tibial; a, músculo adutor; b, músculo flexor lateral da crura; c, músculo flexor medial da crura; d, músculo iliofibular; e, músculo acessório (porção acessória do músculo flexor lateral da crura); f, parte interna do músculo gastrocnêmio; g, parte mediana do músculo gastrocnêmio; h, músculo flexor longo do hálux; i, músculos flexores perfurados dos dígitos II, III e IV. (De Buchholz, 1959-60.)

e dos folículos das penas do vôo. O plexo pudendo ainda supre músculos estriados ao redor da cloaca bem como os músculos extrínsecos e intrínsecos centrais da cauda.

O plexo pudendo é composto dos ramos ventrais dos nervos espinhais 31 a 34. Em alguns indivíduos, a última raiz do plexo sacral, o nervo espinhal 30, contribui para o plexo pudendo; a direção geral dos feixes nervosos que compõem o plexo pudendo é caudolateral. As raízes do plexo arqueiam-se por baixo dos processos transversos, caudalmente aos forames intervertebrais dos quais elas emergem. As raízes situam-se entre o rim e a coluna vertebral, na parte caudal da fossa renal da pelve; algumas das raízes são circundadas por substância renal. A(s) raiz(es) cranial(is) do plexo pode(m) passar ventralmente à parte transversa da veia porta renal caudal, enquanto as raízes caudais situam-se dorsalmente à veia. As raízes do plexo pudendo correm paralelas ao tronco simpático; ramos comunicantes ligam o tronco simpático às raízes do plexo pudendo e são geralmente mais longos e mais óbvios do que aqueles que ligam o tronco às raízes nervosas do plexo lombossacral.

Os troncos e as partes proximais dos ramos do plexo pudendo situam-se imediatamente laterais à artéria sacral mediana e às veias ilíacas internas; os ramos do plexo acompanham ramos dos vasos ilíacos internos. O plexo e seus ramos geralmente correm na parede abdominal dorsal, imediatamente fora do peritônio; os ramos são cruzados ventralmente por vasos sangüíneos, ureter e pelo ducto deferente e também pelo ligamento dorsal do oviduto. Lateralmente os plexos sacral e pudendo estão separados um do outro pelo músculo obturador interno, com o formato de leque. O ramo visceral do plexo pudendo, isto é, o nervo pudendo próprio, corre juntamente com o ureter (e o ducto deferente), gradativamente se situando dorsolateralmente à cloaca. Os ramos parietais do plexo pudendo correm na superfície ventral do músculo depressor da cauda.

Ramos do Plexo Pudendo

O **nervo pudendo** (nervo pélvico; nervo esplâncnico pélvico) possui uma distribuição visceral e somática; ele surge, por duas ou mais raízes delgadas, da primeira e da segunda raízes (nervos 31 e 32) do plexo pudendo. De acordo com Freedman e Sturkie (1963), ramos do plexo, que formam o nervo pudendo, originam-se essencialmente das duas primeiras raízes do plexo, com contribuições variáveis das duas últimas raízes. O nervo pudendo segue de perto o ureter (ducto deferente) e os vasos pudendos, no sentido da terminação do ureter no urodeo. O nervo envia ramos finos para o ureter distal. Em determinados indivíduos o nervo pudendo pode consistir em dois nervos intercomunicantes separados (Fig. 69-10). No lado da cloaca, próximo à extremidade do ureter, é encontrado o **gânglio cloacal** (ou gânglios cloacais) também conhecido como gânglio pélvico (Freedman e Sturkie, 1963) ou gânglio bursocloacal (Pintea et al., 1967). O gânglio cloacal é formado no nervo pudendo; ele se comunica com os **gânglios retais** (gânglios cólicos, Watanabe, 1972) no mesorreto, e com os gânglios cloacais do lado oposto, formando o **plexo cloacal** no dorso da cloaca. É bem provável que o gânglio cloacal e os gânglios espalhados com o nervo pudendo contenham os corpos celulares dos nervos parassimpáticos pós-ganglionares, embora isto não tenha sido consubstanciado.

Independente da distribuição especial do nervo pudendo esquerdo para o oviduto terminal, o nervo pudendo (mais suas comunicações com os nervos simpáticos) inerva a mucosa, as glândulas, o músculo liso das partes terminais do ureter e o ducto deferente, as paredes do coprodeo, o urodeo, o proctodeo, o reto (através do nervo intestinal), a zona mucocutânea transicional da região do proctodeo e a pele dos lábios da cloaca. Entre as estruturas especiais desta região inervada pelo nervo pudendo encontram-se o corpo vascular no macho (relacionado com a distensão do falo e seus anexos para a cópula), a bolsa cloacal, e o "esfíncter interno" que circunda o istmo que separa o coprodeo do proctodeo.

Na fêmea, ramos do gânglio cloacal esquerdo (gânglio uterovaginal, Freedman e Sturkie, 1963) irradiam-se para ambos os lados do útero, caudalmente, e vagina do oviduto, seguindo os ramos da artéria oviducal caudal. Outros ramos suprem a parede cloacal ao redor da abertura do oviduto na cloaca. Na fêmea o nervo pudendo direito não supre o oviduto, mas participa da formação do nervo intestinal (Freedman e Sturkie, 1963).

Os diversos **ramos somáticos** do plexo pudendo suprem os músculos cloacais estriados, os músculos ventrais extrínsecos e intrínsecos da cauda, o tegumento da região da cloaca e da "circuncloaca", a cauda ventrolateralmente, e a região abdominal ventral. Os ramos cutâneos dos ramos somáticos inervam o músculo adutor rétrico estriado, os músculos lisos das penas, ao redor dos folículos das penas do vôo, e as terminações proprioceptoras na parede cloacal, ao redor do bulbo da cauda, e os folículos das penas do vôo. O maior ramo do nervo pudendo é o **nervo caudal lateral** (pudendo externo) que acompanha os vasos caudais laterais. Em determinados exemplares este nervo é um tronco compacto; em outros consiste em dois ou três nervos paralelos. O nervo segue a borda caudal do ísquio, imediatamente caudal ao músculo obturador interno, e gradativamente penetra na musculatura. Um de seus ramos significativos (*nervo cutâneo lateral do ânus,* du Toit, 1913) dobra caudalmente e inerva a porção dorsal do músculo pubocaudal interno, a parte lateral do encaixe do bulbo da cauda, o músculo do bulbo (*músculo rétrico do bulbo*) e o tegumento ventrolateral da cauda. Outros ramos do nervo caudal lateral também suprem o músculo pubocaudal interno (porção ventral), a parte lateral do músculo depressor da cauda e o músculo transverso da cloaca. O nervo a seguir perfura a membrana iliocaudal, inerva a área do tegumento entre a cauda e o púbis, e subdivide-se em uma quantidade de ramos que se espalham na pele abdominal ventral. Um ramo dobra caudalmente e comunica-se com um ramo caudal do nervo isquiático. O nervo conjunto é o **ramo cloacal** que corre no sentido da cloaca através dos músculos pubocaudais e músculo contrátil da cloaca e depois, profundamente, ao esfíncter da cloaca, onde se subdivide e inerva a parede cloacal distal e toda a musculatura da cloaca (du Toit).

O ramo restante, de ocorrência consistente do plexo pudendo, parte das duas últimas raízes do plexo, e corre caudalmente através da superfície dorsal do nervo e vasos caudais laterais. Este nervo (*nervo cutâneo caudal,* du Toit) pode ser representado por dois ramos intercomunicantes separados. O nervo corre paralelo e supre a borda lateral do músculo depressor da cauda. A seguir divide-se e inerva o músculo pubocaudal externo e a superfície ventral do bulbo da cauda, e continua perifericamente dentro da pele do lábio dorsal da cloaca, a superfície ventral da cauda e a superfície ventral do encaixe do bulbo da cauda.

PLEXO CAUDAL
(Fig. 69-10)

Os ramos ventrais dos cinco nervos espinhais caudais, para as raízes do plexo pudendo, formam o **plexo caudal** (nervos 35 a 39). As raízes correm caudoventralmente nas superfícies ventrais dos processos transversos das vértebras caudais livres, e contribuem para a formação do tronco nervoso longitudinal, o **nervo caudal medial** *(nervo caudal,* du Toit, 1913). Este nervo está circundado pelo músculo depressor da cauda; supre este músculo e os músculos axiais ventrais mais profundos. Um ramo supre a parte espessa do músculo rétrico do bulbo, em sua inserção no pigóstilo. Outro ramo dobra, repentinamente, dorsolateralmente e supre a parte medial do encaixe do bulbo da cauda e seu músculo. Os últimos dois ou três nervos caudais, se ocorrerem, têm ramos ventrais pequenos. Os ramos dorsais dos nervos espinhais caudais suprem os músculos axiais dorsais, incluindo o músculo levantador da cauda, bem como a pele do dorso da cauda e a glândula uropigiana.

SISTEMA NERVOSO AUTÔNOMO†

O sistema nervoso autônomo é uma subdivisão do sistema nervoso periférico, muitas vezes citado como o sistema nervoso visceral, pois serve aos órgãos internos; entretanto, ele também inerva estruturas na parede corporal e nos membros. Por convenção, o sistema nervoso autônomo é normalmente definido como um sistema eferente (motor) visceral; as fibras aferentes (sensoriais) viscerais muitas vezes acompanham os nervos autônomos. Os nervos autônomos suprem o músculo liso vascular e o músculo liso dos sistemas tegumentar, digestivo, respiratório e geniturinário. Eles também inervam o músculo cardíaco, o tecido impulso-condutor do coração e os tecidos glandulares exócrino e endócrino por todo o corpo.

O sistema nervoso autônomo consiste em partes simpática e parassimpática. Anatomicamente, estas partes são melhor denominadas como **toracolombar** e **craniossacral,** respectivamente; embora estes sejam termos utilizados para os mamíferos, nas aves os termos se referem, de modo semelhante, às regiões do sistema nervoso central a partir das quais as fibras nervosas autônomas se originam. A maioria das vísceras possui uma inervação dupla simpática-parassimpática. O plano de inervação visceral eferente requer que os impulsos efetores que estimulam as glândulas e o músculo liso passem sobre uma cadeia de dois neurônios, do sistema nervoso central para o órgão. Nas aves, como nos mamíferos e nos répteis, os corpos celulares dos neurônios proximais (pré-ganglionares) estão localizados no cérebro ou na medula espinhal. Os corpos celulares dos neurônios distais (pós-ganglionares) são encontrados nos gânglios motores (coleções de corpos celulares nervosos multipolares fora do cérebro ou da medula). As extensões periféricas do sistema nervoso autônomo estão sob o controle dos centros autônomos mais elevados, no cérebro.

DIVISÃO SIMPÁTICA
(Fig. 69-14)

EFLUXO SIMPÁTICO. A **coluna de células pré-ganglionares** (de Terni) é o homólogo, nas aves, da coluna de célula intermediolateral toracolombar dos mamíferos. Nas aves, a coluna está localizada na substância cinzenta da medula espinhal dorsal e dorsolateral ao canal central, ao invés de no corno lateral da substância cinzenta, como nos mamíferos. A extensão craniocaudal da coluna é do último segmento cervical para o primeiro ou o segundo segmento lombar da medula.*As fibras das células multipolares, nesta coluna, passam perifericamente nas raízes ventrais dos nervos espinhais a seu nível.

Durante o desenvolvimento as células das cristas neurais emigram da medula espinhal e tornam-se organizadas, em última instância, como aglomerados de células na superfície ventral da parte extravertebral proximal de cada nervo espinhal. Tais aglomerados são os **gânglios do tronco simpático**. Alguns dos gânglios simpáticos relacionados com o suprimento das vísceras emigram mais adiante, sobre a superfície ventral da aorta (ao redor das raízes das artérias viscerais pares e ímpares), ventral à coluna vertebral, daí sua designação como **gânglios pré-vertebrais** (pré-aórticos) (Fig. 69-14) (veja, também, o Tronco Retrocarótido). Esses gânglios contêm as células simpáticas pós-ganglionares.

TRONCO SIMPÁTICO.** Os **troncos simpáticos** (troncos paravertebrais), pares, estendem-se da base do crânio até o pigóstilo. O tronco consiste na série de gânglios do tronco ligados pelos **ramos interganglionares,** resultando na aparência da cadeia do tronco. O tronco simpático das aves possui maior uniformidade do que o dos mamíferos; um gânglio do tronco está presente para a maioria dos nervos espinhais. Na galinha o número médio de gânglios para cada lado, é 37: 14 cervicais, 7 torácicos, 13 sinsacrais e 3 caudais. Alguma variação no número ocorre na região cervical cranial e na região caudal. Os dois troncos correm lado a lado e unem-se por baixo das vértebras caudais.

O gânglio cervical cranial e os gânglios relacionados com as raízes dos plexos dos membros são os maiores (Fig. 69-6). Os ramos interganglionares são singulares na região cervical e na maior parte das

---

†Veja Bennett (1974) para uma revisão abrangente do sistema nervoso autônomo das aves e aferente visceral com ênfase na neurofisiologia.

*A maioria dos estudos detalhados está baseada no pombo (Huber, 1936; MacDonald e Cohen, 1970); entretanto, Terni (1923) considerou a galinha entre as formas estudadas.

**Baseado essencialmente no relato de Hseih, 1951.

regiões sinsacral e caudal. O tronco é duplo do décimo terceiro gânglio cervical até o último gânglio torácico e ao nível dos dois ou três gânglios sinsacrais caudais.

No pescoço, cranialmente, os gânglios do tronco simpático estão inseridos nos ramos ventrais dos nervos espinhais, próximo aos gânglios das raízes dorsais correspondentes. Esta distância, entre os dois tipos de gânglios, aumenta na região cervical inferior. Nas regiões torácica e sinsacral cranial os gânglios simpáticos estão mais uma vez diretamente aderentes às superfícies ventrais dos gânglios da raiz dorsal; entretanto, os gânglios sinsacrais caudais e os gânglios caudais estão ligados aos ramos ventrais dos nervos espinhais por distintos **ramos comunicantes** (Fig. 69-14).

As fibras pré-ganglionares dos ramos ventrais dos nervos espinhais toracolombares passam para seus gânglios simpáticos. Algumas fibras pré-ganglionares realizam sinapse com células pós-ganglionares do seu próprio gânglio; as fibras pós-ganglionares retornam ao nervo espinhal, para distribuição na periferia. Outras fibras pré-ganglionares penetram no tronco simpático, ascendem ou descem a níveis que não possuam efluxo pré-ganglionar da medula e, nesses níveis, encontram-se com células pós-ganglionares. Outras fibras pré-ganglionares correm através dos gânglios do tronco e a seguir através de **ramos viscerais** (nervos esplâncnicos) para os gânglios e plexos pré-vertebrais, onde elas se encontram com células pós-ganglionares.

O **tronco simpático cervical** tem início no **gânglio cervical cranial** localizado na base do crânio, entre os nervos glossofaríngeo e vago e a extremidade cranial da artéria carótida interna (Fig. 69-6). Da superfície mediodorsal deste gânglio os **ramos interganglionares** mais craniais passam caudalmente através da superfície dorsal das raízes do nervo hipoglosso, entre os ramos dorsal e ventral do primeiro nervo cervical e através do lado ventral do segundo nervo cervical e, a seguir, para o gânglio simpático no terceiro nervo cervical. O primeiro e o segundo nervos cervicais não possuem gânglios simpáticos; eles são substituídos pelo grande gânglio cervical cranial. O ramo interganglionar envia ramos comunicantes para os nervos que cruza e um ramo vascular para a artéria occipital. O restante do tronco simpático cervical corre no canal para a artéria vertebral ascendente. Particularmente, na metade proximal do pescoço, as extensões cervicais dos sacos aéreos circundam o tronco simpático cervical.

O **tronco simpático torácico** (veja Plexos Pré-Vertebrais Abdominopélvicos) possui ramos interganglionares duplos; um ramo arqueia-se ventral à cabeça da costela, o outro ramo curva-se através do hiato entre a cabeça e o tubérculo da costela, juntamente com a artéria vertebral descendente (Fig. 69-14). Os dois ramos são confluentes nos gânglios. Ramos viscerais, fora do tronco simpático torácico, são os **ramos cardíacos** simpáticos (**ramos pulmonares**) e os **nervos esplâncnicos maior e menor**. Os gânglios torácicos ventrais às raízes do plexo braquial são significativamente maiores do que os gânglios nos nervos torácicos caudais. As fibras pós-ganglionares correm dos gânglios, dentro das raízes do plexo braquial, para distribuição no músculo liso vascular e no músculo liso das penas do membro torácico.

O **tronco simpático sinsacral** segue de perto a borda lateral dos corpos vertebrais fundidos e corre através dos ramos ventrais dos nervos espinhais, quando estes emergem de seus forames intervertebrais. Dois ou três gânglios, no grupo cranial de raízes do plexo sacral, podem estar fundidos em uma única massa ganglionar atenuada. Os últimos três ou quatro gânglios estão unidos por ramos interganglionares duplos. Um ramo comunicante liga cada gânglio sinsacral caudal com seu nervo espinhal. A parte cranial do tronco sinsacral emite, aproximadamente, três **nervos esplâncnicos menores**. Na região sinsacral caudal o tronco simpático envia curtos ramos viscerais para o plexo pré-vertebral na aorta (artéria sacral mediana), próximo à raiz da artéria mesentérica caudal, e outros ramos, diretamente para o nervo intestinal (Fig. 69-14).

O **tronco simpático caudal** situa-se imediatamente medial e paralelo ao nervo caudal (plexo) e lateralmente à artéria caudal mediana. Os troncos direito e esquerdo convergem e unem-se por baixo da base da última vértebra caudal típica. Somente três ou quatro gânglios estão presentes nesta parte do tronco. De acordo com Hseih (1951), nenhum gânglio ímpar está presente; entretanto, Watanabe (1972) ilustra um gânglio na junção de dois troncos.

SIMPÁTICOS CRANIAIS. O suprimento nervoso simpático para a região da cabeça é essencialmente para o músculo liso do tegumento, músculo liso vascular e glândulas. O músculo liso vascular, de áreas altamente vascularizadas, tais como a mucosa das cavidades oral e nasal, e o das partes cutâneas, tais como a crista, a barbela e os lobos do ouvido, sem dúvida requerem uma rica inervação simpática se considerarmos que as camadas vasculares destas partes estão envolvidas na regulação da temperatura (Lucas e Stettenheim, 1972).

Supõe-se normalmente que a maioria das fibras nervosas distribuídas para a região da cabeça das aves sejam fibras pós-ganglionares, cujos corpos celulares estão localizados no gânglio cervical cranial (Fig. 69-6); entretanto, há pouca comprovação experimental, na literatura das aves, sobre este ponto. De acordo com Hseih (1951) e observações pessoais, ramos passam do gânglio cervical cranial para as artérias occipital, carótida externa e oftálmica externa (veja Isomura, 1973, para a **distribuição periarterial** para a cabeça). Em última instância alguns dos nervos periarteriais unem-se a ramos dos nervos cranianos para sua ramificação terminal.

O **nervo carótido interno** parte da extremidade rostral do gânglio cervical cranial (de acordo com Hseih, em comum com o nervo oftálmico externo). Ele penetra no canal carotídeo e segue o percurso em S da artéria carótida cerebral, em sua superfície dorsolateral. O ramo palatino do nervo facial corre no canal carotídeo por certa distância, e recebe fibras simpáticas do nervo carótido interno. Ligeiramente mais adiante, medialmente, o nervo carótido interno envia um ramo ao longo da artéria esfenomaxilar que deixa o canal carotídeo imediatamente lateral à tuba auditiva. O nervo carótido interno continua, com sua artéria, dentro da cavidade craniana, no lado da hipófise.

O **nervo oftálmico externo** (nervo maxilar interno de Hseih, 1951) também parte da extremidade rostral do gânglio cervical cranial e penetra na extremidade caudal do canal facial, juntamente com os vasos oftálmicos externos. No canal ele corre ao lado (mas separável) do ramo hiomandibular do VII nervo craniano. Do nível do joelho do VII nervo, rostralmente, ele continua com os vasos e subdivide-se em diversos ramos. Um destes une-se ao nervo conjunto corda do tímpano-petroso menor; outros correm rostralmente na parede dorsomedial do canal oftálmico externo e se unem ao nervo maxilar *(ramo simpático do nervo maxilar,* Isomura; 1973) e ao nervo mandibular, próximo à saída destes do crânio. A rede admirável oftálmica recebe fibras simpáticas do nervo oftálmico externo; outras fibras correm periarterialmente ao longo da artéria oftálmica externa e seus ramos, algumas fibras incorporando-se no nervo oftálmico.

DIVISÃO PARASSIMPÁTICA

EFLUXO PARASSIMPÁTICO. Os corpos celulares pré-ganglionares parassimpáticos são encontrados em aglomerados na base do cérebro (por exemplo, núcleo dorsal do nervo vago; núcleo parassimpático do nervo oculomotor) e numa coluna celular na substância cinzenta dos segmentos da medula espinhal sinsacral caudal, da qual se origina o plexo pudendo. Estas fibras deixam o sistema nervoso central através dos III, VII, IX e X nervos cranianos e das raízes ventrais dos nervos espinhais 31 a 34 (veja Nervo Pudendo). Os componentes parassimpáticos dos III, VII e IX nervos cranianos são distribuídos na região da cabeça, enquanto os do X nervo são distribuídos para as vísceras cervical, torácica e abdominal.

GÂNGLIOS PARASSIMPÁTICOS. Em geral as células nervosas pós-ganglionares das fibras parassimpáticas são encontradas em pequenos gânglios difusos, localizados nos plexos próximos ou dentro dos órgãos supridos (intramurais); por exemplo, o plexo mientérico do intestino e os plexos epicárdico e peribronquial. Na região da cabeça estão localizados gânglios de ocorrência consistente, de nomes discretos, intimamente associados a ramos do nervo trigêmeo. Os principais gânglios da cabeça são: ciliar, esfenopalatino, orbitonasal e submandibular. As fibras parassimpáticas pré-ganglionares encontram-se com as células pós-ganglionares agregadas nos gânglios; as fibras pós-ganglionares podem passar diretamente dos gânglios para a estrutura suprida ou, com maior freqüência, percorrer, sobre ramos comunicantes, para os ramos do nervo trigêmeo com o qual são distribuídos.

As fibras parassimpáticas da região da cabeça inervam as glândulas organizadas e difusas da cavidade oral, da faringe, da cavidade nasal, a órbita e os músculos iridiais e ciliares do olho.

O **gânglio ciliar**[*] mede aproximadamente 2 mm de comprimento por 1 mm de largura; está situado entre a superfície lateral do nervo óptico e as origens dos músculos retos ventral e lateral do bulbo do olho. O gânglio está ligado ao ramo ventral do nervo oculomotor (Fig. 69-3) pela curta **raiz oculomotora** (parassimpática) do gânglio; em ocasiões o gânglio situa-se diretamente contra a primeira parte do ramo ventral. De seu pólo rostral o gânglio ciliar emite o longo nervo ciliar que é unido por um ramo comunicante do nervo oftálmico; curtos nervos ciliares também surgem do gânglio. A raiz oculomotora do gânglio sustenta fibras pré-ganglionares parassimpáticas para o gânglio; a raiz do nervo oftálmico conduz fibras simpáticas pós-ganglionares do gânglio cervical cranial e fibras sensitivas cujos corpos celulares estão no gânglio trigeminal. Estes dois últimos componentes atravessam o gânglio sem sinapse. A maioria das fibras parassimpáticas pós-ganglionares percorre através do nervo ciliar longo. Estas fibras parassimpáticas suprem as fibras musculares lisas do músculo ciliar e da íris. Isomura (1973) argumenta que as fibras simpáticas não inervam o músculo da íris das aves, como nos mamíferos. A questão de inervação do componente muscular estriado, tanto do músculo ciliar como do músculo da íris, ainda não está resolvida (veja Oehme, 1969). As fibras do nervo oftálmico, incorporadas nos nervos ciliares longo e curto, provavelmente mediam a sensação geral do bulbo do olho; as fibras simpáticas provavelmente suprem músculos lisos dos vasos do olho. Os nervos ciliares curtos também levam fibras simpáticas e sensoriais, bem como as parassimpáticas, e suprem o fundo e a região ciliar do bulbo (Oehme, 1968).

O **gânglio esfenopalatino** (pterigopalatino ventral) está localizado na extremidade rostral do sulco entre o rosto (para) basisfenóide e a parte expandida caudal do osso palatino, na região rostromedial do assoalho da órbita. O gânglio (Fig. 69-4) é um intumescimento no ramo ventral do ramo palatino do VII nervo craniano (veja o relato do nervo facial), que é a raiz parassimpática do gânglio. O gânglio envia lateralmente um ramo comunicante para unir-se ao ramo nasopalatino do nervo maxilar, próximo à sua bifurcação. É bem provável que as fibras parassimpáticas pós-ganglionares das células do gânglio sejam distribuídas para as glândulas do assoalho e da parede medial da cavidade nasal e do palato através dos ramos do nervo nasopalatino. Um ramo deixa o pólo rostral do gânglio, corre dorsalmente no septo interorbitário e se comunica com o gânglio orbitonasal (Watanabe e Yasuda, 1970).

O **gânglio orbitonasal**[*] (etmoidal; pterigopalatino dorsal) é encontrado entre a extremidade rostral da glândula da membrana nictitante e a bifurcação do nervo oftálmico. O ramo dorsal do ramo palatino do VII nervo arqueia-se ao longo da borda dorsal da glândula; esta é a raiz parassimpática do gânglio. O gânglio está dorsalmente ligado, por um curto ramo, ao nervo oftálmico e, ventralmente, se comunica com o gânglio esfenopalatino (Fig. 69-4). As fibras parassimpáticas pós-ganglionares do gânglio suprem a glândula da membrana nictitante, diretamente ou através de ramos do nervo oftálmico; a

---

[*]A maioria das informações sobre os componentes das raízes e ramos do gânglio ciliar baseia-se no trabalho de Oehme (1968).

[*]Veja os relatos dos nervos facial e oftálmico.

maioria das fibras pós-ganglionares une-se ao nervo oftálmico e inerva a glândula nasal (do sal) no teto da órbita e as glândulas da cavidade nasal e do palato rostral.

As fibras parassimpáticas partem do ramo palatino do VII nervo e suprem as glândulas pterigopalatinas próximas à abertura da tuba auditiva; a localização dos encontros pré e pós-ganglionares para estas fibras não é conhecida. Um outro grupo de fibras parassimpáticas pré-ganglionares do nervo facial deixa a região do gânglio geniculado e corre, juntamente com os vasos e o nervo oftálmico externo, dentro da órbita. Este é o nervo conjunto corda do tímpano-petroso superficial menor (Hseih, 1951). Algumas destas fibras pré-ganglionares unem-se aos ramos lacrimais do nervo maxilar. De acordo com Hseih, estas fibras realizam sinapse dentro de um plexo ganglionar na glândula lacrimal. Outras fibras parassimpáticas pré-ganglionares podem correr com os ramos palpebrais do nervo maxilar para glândulas da conjuntiva. Outras podem unir-se ao nervo do ângulo da boca (do nervo mandibular) para a glândula principal e outras glândulas palatinas, na região do ângulo da boca. A localização de suas células ganglionares não é conhecida.

A **corda do tímpano** está descrita com o nervo facial. A corda do tímpano conduz fibras parassimpáticas pré-ganglionares para as glândulas submandibulares rostrais. De acordo com Hseih (1951), dois a quatro gânglios submandibulares ocorrem na superfície dorsal da parte intramandibular do tronco da corda do tímpano ou nos ramos glandulares que passam para as glândulas submandibulares. Schrader (1970) argumenta que não há gânglios submandibulares discretos e que os corpos celulares pós-ganglionares estão dentro da própria corda do tímpano.

As fibras parassimpáticas no nervo glossofaríngeo, em última instância, inervam as glândulas submandibulares caudais, a glândula lingual e a glândula cricoaritenóidea. O ramo lingual do IX nervo e os ramos linguais do ramo laríngeo do IX nervo formam um plexo, no lado da língua, com numerosos gânglios interpostos. Finos ramos glandulares pós-ganglionares conduzem do plexo para cada um dos grupos de glândulas acima (Hseih, 1951).

DISTRIBUIÇÃO PARASSIMPÁTICA VAGAL E SACRAL. A inervação parassimpática das vísceras cervicais, torácicas e abdominais é tratada nos relatos separados do nervo vago (nervos cranianos), do nervo pudendo (plexo pudendo) e do nervo intestinal e nas seções sobre a inervação do coração, pulmões e oviduto, neste capítulo.

Plexos Autônomos Pré-Vertebrais

TRONCO RETROCARÓTIDO (Fig. 69-6). Este tronco corresponde aos plexos pré-vertebrais na região toracoabdominal. A extremidade caudal afunilada do gânglio cervical cranial passa ventralmente para o ramo comunicante vagoglossofaríngeo e nervo vago, a seguir caudomesalmente com a parte cranial da artéria carótida interna, quando esta perfura o músculo reto ventral da cabeça. No segmento médio do pescoço os troncos retrocarótidos, de cada lado, correm ao lado um do outro no **canal carótido cervical** (subvertebral). Dorsalmente e entre as duas carótidas, colaterais dos dois troncos comunicam-se um com o outro e formam o **plexo carótido** ao redor das artérias (Hseih, 1951). Outros colaterais ligam os gânglios interpostos ao longo do tronco retrocarótido com o tronco paravertebral. O colateral mais caudal está ao nível do gânglio do tronco cervical 11. As comunicações entre os troncos são bem desenvolvidas no embrião, mas reduzidas e de apresentação difícil na galinha adulta (Terni, 1929). Os colaterais do nervo retrocarótido correm, como nervos periarteriais, ao longo dos ramos das carótidas. De acordo com Hseih (1951), o tronco retrocarótido recebe um ramo considerável do nervo glossofaríngeo (e finos ramos variáveis do nervo vago); Terni descreve este como o **tronco pré-carótido do IX nervo** que participa do plexo carótido e continua dentro da raiz do pescoço contribuindo para a inervação das glândulas paratireóide, tireóide e ultimobranquial e do corpo carotídeo.

PLEXOS PRÉ-VERTEBRAIS ABDOMINOPÉLVICOS.* Em grande parte os nervos viscerais está distribuída periarterialmente, isto é, como plexos subsidiários (normalmente derivando suas denominações dos órgãos supridos) que correm nos mesentérios para as várias partes. Os plexos que distribuem nervos para as vísceras abdominais e pélvicas estão frouxamente ligados uns aos outros. Eles são compostos de nervos esplâncnicos (ramos viscerais) das partes torácica e sinsacral dos troncos simpáticos e por contribuições do nervo vago e do plexo pudendo. Todos os nervos que contribuem para os plexos pré-vertebrais provavelmente contém um componente de fibras aferentes viscerais, bem como fibras autônomas. As fibras aferentes provavelmente estão relacionadas com a dor e vários reflexos viscerais.

Dez ou mais **nervos esplâncnicos** substanciais (Fig. 69-14) e numerosos ramos viscerais mais finos caem ventralmente no sentido da aorta, em cada lado dos corpos vertebrais, entre o osso e a pleura parietal ou peritônio. Os nervos na região torácica estão relacionados às superfícies mediais dos pulmões; eles têm que perfurar a aponeurose pulmonar para atingir a aorta. Os nervos esplâncnicos podem partir diretamente dos gânglios ou dos ramos interganglionares. Eles se comunicam variavelmente no lado da coluna vertebral, produzindo uma rede irregular; pequenos **gânglios intermédios** muitas vezes estão localizados em suas junções (Stiemens, 1934). Ramos periféricos da rede inicial são colecionados em diversos plexos pré-vertebrais associados com as raízes de origem dos ramos viscerais pares ou ímpares da aorta. Os plexos principais na aorta são o **plexo celíaco**, o **plexo mesentérico cranial**, o **plexo aórtico** e o **plexo mesentérico caudal** (Fig. 69-14). Gânglios de tamanhos e formatos variáveis são encontrados dentro das redes dos plexos, nos lados e superfície ventral da aorta, onde os nervos esplâncnicos se juntam. Mais adiante e caudalmente, plexos pré-vertebrais ganglionados distancia-se da aorta, dentro do mesentério, localizando-se próximos ou

---

*A terminologia das principais subdivisões dos plexos nervosos viscerais, na literatura, é atualmente confusa e difícil de ser seguida.

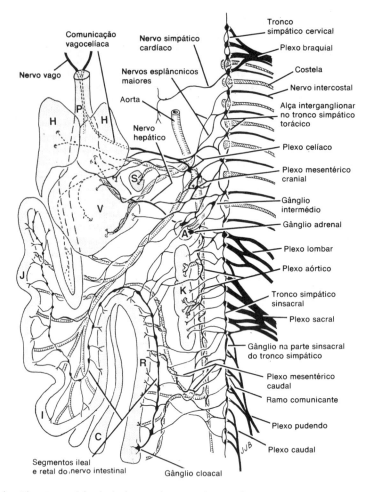

Figura 69-14. Nervos simpáticos toracoabdominais da ave; vista ventral esquerda.

A, Adrenal, C, ceco; H, fígado; I, íleo; J, jejuno; K, rim; P, pró-ventrículo; R, reto; S, baço; V, ventrículo (moela). (Livremente adaptada da Fig. 33 de Stiemens, 1934.)

sobre os órgãos que suprem; eles são os **nervos intestinais** (plexo) e os **plexos pélvicos** pares.

O **plexo celíaco** (Watanabe e Paik, 1973) recebe os **nervos esplâncnicos maiores** do segundo ao quinto gânglios torácicos, e se comunica com o plexo mesentérico cranial. O **gânglio celíaco** está localizado entre as raízes das artérias celíaca e mesentérica cranial. Nas aves jovens o gânglio é bem desenvolvido; nos adultos é de tamanho reduzido (Hseih, 1951). Por meio do ramo esquerdo da artéria celíaca o plexo celíaco recebe comunicações de ambos os nervos vagos, na parte caudal do pró-ventrículo. Fibras vagais também atingem o plexo celíaco por meio de comunicações dos ramos descendentes dos nervos recorrentes (Fig. 69-14).

Os plexos subsidiários do plexo celíaco são o **plexo esplênico**, o **plexo hepático**, o **plexo pancreaticoduodenal**, o **plexo gástrico** e o **plexo pró-ventricular**. Os **plexos hepáticos direito** e **esquerdo** correm nas artérias hepáticas correspondentes. O plexo direito é bem maior; em parte é derivado do plexo celíaco, no ramo direito da artéria celíaca e, em parte, do nervo hepático (Hseih, 1951). O **nervo hepático** (Fig. 69-14) é derivado de um grande gânglio no plexo adrenal direito e do plexo mesentérico cranial.

Os **plexos gástricos** recebem sua contribuição simpática dos ramos do plexo celíaco que correm até o ventrículo, sobre os ramos direito e esquerdo da artéria celíaca. A contribuição vagal pode ser seguida diretamente para o plexo gástrico. A inervação funcional da moela foi amplamente estudada. De acordo com Ziswiler e Farner (1972), o pró-ventrículo e o ventrículo possuem extensos plexos nervosos mientéricos intrínsecos. Na moela da galinha o plexo situa-se imediatamente por baixo da serosa tendo em vista a falta de uma camada muscular longitudinal. O plexo intrínseco é responsável pelo padrão rítmico básico da motilidade. O padrão é modificado por descargas dos ramos vagais e dos plexos simpáticos (perivasculares), os quais contêm fibras tanto excitatórias como inibidoras. Supostamente as fibras parassimpáticas são secretomotoras para as glândulas pró-ventriculares.

O **plexo mesentérico cranial** (Watanabe e Paik, 1973) é normalmente formado por **nervos esplâncnicos menores** dos gânglios torácicos 6 a 7 e dos gânglios sinsacrais de 1 a 5. Grandes **gânglios mesentéricos craniais** ocorrem caudalmente à raiz da artéria mesentérica cranial. Ramos do plexo mesentérico cranial inervam o intestino delgado, da flexura duodenojejunal até o segmento supraduodenal do íleo e os cecos intestinais. O plexo se comunica com o plexo adrenal, o nervo hepático e com a extremidade cranial do nervo intestinal.

O **plexo aórtico** situa-se no segmento da aorta, entre a artéria mesentérica cranial e a artéria isquiática (Fig. 69-14). A parte cranial do plexo aórtico é bem desenvolvida. Os plexos adrenal, gonadal e renal cranial estão ligados com esta parte do plexo aórtico. A parte caudal do plexo aórtico é um delgado segmento único que contribui para os plexos renais médio e caudal e para os plexos do oviduto e dos ductos deferentes. A parte caudal do plexo recebe nervos esplâncnicos diminutos do tronco simpático sinsacral adjacente e emite finos ramos para o nervo intestinal adjacente.

Os importantes **plexos adrenais** (supra-renais), pares, são em realidade engrossamentos laterais da parte cranial do plexo aórtico. Os plexos direito e esquerdo estão ligados um ao outro. De acordo com Hseih (1951), há três grandes gânglios, em cada plexo, parcialmente embutidos na substância da glândula. Freedman (1968), por outro lado, descreve apenas um **gânglio adrenal** cranial e outro caudal (Fig. 69-14) que cobrem os pólos da glândula e a **bainha pericapsular adrenal** que contém um plexo de grandes troncos nervosos com numerosas células ganglionares. Os gânglios adrenais recebem ramos dos gânglios simpáticos torácicos 5 a 7 e dos gânglios sinsacrais 1 e 2 (3). Os nervos simpáticos para a glândula adrenal são pré-ganglionares; eles supostamente encontram-se com **células modulares adrenais** que correspondem às células pós-ganglionares. Aceita-se geralmente que as células cromafins da medula adrenal são derivadas do sistema nervoso simpático (Romanoff, 1960). Os ramos dos gânglios adrenais são, em parte, fibras simpáticas pós-ganglionares que inervam outras estruturas. Em realidade, o gânglio adrenal caudal supre, em parte, os órgãos reprodutivos das aves; conseqüentemente, sua designação como gânglio adrenal é enganadora. Na fêmea os nervos do gânglio adrenal caudal esquerdo também enviam **plexos renais** para as divisões renais média e caudal e o **plexo ovariano,** para o ovário e oviduto, cranialmente; segmentos nervosos do gânglio adrenal caudal direito suprem o rim. No macho os gânglios adrenais suprem os rins e compõem o **plexo testicular** para os testículos e ducto deferente (Hseih).

O **plexo mesentérico caudal** (Fig. 69-14) é derivado de uma série de finos nervos esplâncnicos dos gânglios simpáticos sinsacrais de 5 a 14, que passam dentro do mesorreto, juntamente com ramos da artéria mesentérica caudal, e unem-se ao nervo intestinal. Os **plexos pélvicos** (Hseih, 1951), pares, situam-se lado a lado na superfície dorsal do reto, parcialmente entre as duas camadas do mesorreto. Eles recebem ramos do **plexo mesentérico caudal** e do **plexo ilíaco** (hipogástrico) **interno.** Os gânglios retais são massas ganglionares no plexo pélvico (denominados **gânglios cólicos** por Watanabe, 1972).

Caudalmente os plexos pélvicos estão ligados aos **plexos e gânglios cloacais,** localizados ao redor das partes terminais dos ureteres, ductos deferentes (e oviduto) em qualquer dos lados da bolsa cloacal. Cranialmente, os plexos pélvicos comunicam-se com o nervo intestinal.

O **nervo intestinal*** (de Remak) é um tronco ganglionar longitudinal que corre da região da junção retocloacal no sentido cranial (Pusstilnik, 1937; Stiemens, 1934), através do mesentério, para a extremidade distal do duodeno; está dividido nas partes retal, ileal e jejunal (Fig. 69-14). O nervo pode ser facilmente observado pela transiluminação do mesentério. À medida que o nervo corre paralelo ao intestino ele cruza os ramos retos dos vasos que passam para o referido órgão. O nervo intestinal recebe ramos simpáticos contribuídos pelo plexo mesentérico cranial, plexo aórtico, plexo mesentérico caudal e plexos pélvicos. Os gânglios cloacais (gânglio uterovaginal no lado esquerdo da fêmea, Freedman e Sturkie, 1963) estão associados com **fibras eferentes** (parassimpáticas) **viscerais sacrais** no nervo pudendo (pudendo interno). As comunicações entre o plexo cloacal (e os gânglios) e os plexos pélvicos acredita-se sejam uma rota pela qual as fibras parassimpáticas para o músculo liso e as glândulas da parte caudal do intestino tornam-se incorporadas ao nervo intestinal. Em sua extremidade cranial, próximo ao duodeno, fibras vagais unem-se ao nervo intestinal (Bennett, 1974). As comunicações entre os plexos cloacais e pélvicos provavelmente também conduzem fibras simpáticas para o plexo cloacal, para distribuição nas partes terminais dos ductos geniturinários e partes da cloaca.

A **parte retal do nervo intestinal** é sua parte mais forte (Pusstilnik, 1937); ela sustenta 12 a 15 grandes gânglios, cada um dos quais fornece aproximadamente três finos ramos para seu segmento no reto. Não há gânglios ao longo da **parte ileal** delgada do nervo intestinal, de acordo com Watanabe; entretanto, Hseih (1951) nota a presença de 4 a 8 pequenos gânglios. Esta parte envia aproximadamente 10 ramos para o íleo. Os cecos intestinais são inervados pelo plexo mesentérico cranial (Watanabe, 1972). A **parte jejunal** do nervo intestinal possui aproximadamente 30 gânglios diminutos e próximos um do outro, e fornece numerosos finos ramos para o jejuno.

Conforme foi citado no relato do nervo vago, a "divisão" entre os territórios de distribuição das fibras parassimpáticas vagais e das fibras aferentes para o intestino e aquelas fornecidas pelos ramos viscerais do plexo pudendo não está confirmada nas aves. A natureza dos gânglios do nervo intestinal, isto é, se eles contêm corpos celulares de células ganglionares simpáticas, células ganglionares parassimpáticas, ou de ambos os tipos, não está clara na literatura. Bennett (1974) revisou o assunto em detalhes. Os gânglios difusos no plexo mientérico são provavelmente parassimpáticos; os gânglios cloacais também podem ser parassimpáticos. De acordo com Ziswiler e Farner (1972) o suprimento adrenérgico (simpático) do intestino (incluindo a cloaca) é predominantemente inibidor para a musculatura lisa do intestino, enquanto o nervo vago (e presumivelmente os parassimpáticos sacrais) tem um efeito geralmente excitatório no intestino. Eles não mencionam se isto também inclui a inervação das glândulas intestinais.

---

*Em sua maioria baseado nos relatos de Watanabe (1972) e Hseih (1951).

INERVAÇÃO DO CORAÇÃO. O coração recebe sua inervação autônoma dos ramos cardíacos craniais e caudais do nervo vago e do ramo cardíaco do tronco simpático torácico. É sabido que algumas das fibras nervosas aferentes viscerais reflexas do coração percorrem o nervo vago (veja abaixo). O trajeto das fibras cardíacas da dor não foi determinado.

O **nervo cardíaco cranial** é formado por diversas radículas emitidas do segmento do nervo vago imediatamente caudal ao gânglio do tronco. Em cada lado este nervo passa ao longo do lado medial da veia jugular e da veia cava cranial. Os **nervos cardíacos caudais** originam-se da parte do nervo vago que se situa lateralmente ao brônquio principal e à veia pulmonar em cada lado (veja Nervo Vago).

O **nervo cardíaco simpático** (Fig. 69-14) é o único nervo simpático, na região torácica, que supre o coração e o pulmão. Na galinha ele surge do primeiro gânglio torácico do tronco simpático ou do ramo interganglionar ventral, a ele caudal. Este é o gânglio associado à última raiz do plexo braquial. O nervo cardíaco simpático pode unir-se ao primeiro nervo intercostal, ambos percorrendo, lateralmente, com a mais caudal das veias comunicantes que ligam o seio jugular com o seio vertebral interno. Medialmente o nervo situa-se entre a primeira costela e a borda cranial do pulmão; a seguir perfura a membrana sacopleural e dobra caudalmente na superfície cranioventral íngreme da membrana. Ele emite **ramos vasculares** para a veia subclávia e veia jugular; a continuação do nervo corre dorsalmente à veia cava cranial e paralelamente ao nervo vago. Lateralmente ao ponto onde a artéria pulmonar perfura a membrana sacopleural, o nervo cardíaco emite ramos comunicantes para o nervo vago e nervo pulmonoesofágico, para formar o plexo pulmonar. O nervo cardíaco simpático continua entre o pericárdio e a membrana sacopleural, lateralmente ao nervo vago; ele une-se ao nervo vago lateralmente à veia pulmonar. De acordo com Hseih (1951) os ramos cardíacos simpáticos unem-se a um dos ramos cardíacos caudais (X) ou ao plexo cardíaco caudal, dentro do saco pericárdico.

O nervo vago e o nervo cardíaco simpático penetram no saco pericárdico e correm ao longo dos grandes vasos para atingir o coração. O ramo cardíaco cranial esquerdo do nervo vago comunica-se com o nervo cardíaco simpático e corre, na artéria pulmonar esquerda, sobre o tronco pulmonar e o cone arterial. O ramo cardíaco vagal cranial direito comunica-se com ramos do nervo cardíaco simpático, e segue um trajeto espiralado, dentro do pericárdio, ao redor da concavidade do arco aórtico, para a superfície caudal esquerda do bulbo da aorta. Os ramos caudais esquerdo e direito do nervo vago correm nas veias pulmonares para atingir o dorso do coração; estão unidas, extrapericardialmente ou intrapericardialmente, pelos ramos terminais do nervo cardíaco simpático, em cada lado.

PLEXOS CARDÍACOS.[*] Os plexos cardíacos consistem em uma rede intercomunicante de nervos e gânglios formados pelos diversos nervos cardíacos citados acima. Os plexos estão localizados nas superfícies do coração (subepicárdicos) e nos vasos coronários (periarteriais). Os plexos subepicárdicos ramificam-se na superfície; seus ramos perfuram o miocárdio. Os cinco plexos com denominações são: o plexo cardíaco cranial, o plexo cardíaco caudal, o plexo cardíaco dorsal, o plexo coronário esquerdo e o plexo coronário direito. O **plexo cardíaco cranial** (anterior) situa-se, em sua maior parte, na superfície ventral do cone arterial; seus ramos irradiam-se sobre a superfície ventral de ambos os ventrículos. O **plexo coronário direito** corre no sulco atrioventricular direito, juntamente com o ramo superficial da artéria coronária direita, emitindo ramos atriais e ventriculares, e segue o ramo profundo da artéria na parte basal do septo interventricular. Os plexos cardíacos cranial e coronário direito são essencialmente formados pelo ramo cardíaco cranial do nervo vago esquerdo.

O **plexo coronário esquerdo** situa-se no sulco atrioventricular esquerdo, à esquerda da aorta; seus ramos seguem os ramos superficial e profundo da artéria coronária esquerda. O plexo coronário esquerdo é essencialmente formado pelo ramo cardíaco cranial do nervo vago direito. O **plexo cardíaco caudal** (posterior) situa-se na superfície caudal das veias pulmonares, da veia cava cranial esquerda terminal, átrio direito, átrio esquerdo e das partes basais dos ventrículos direito e esquerdo. Um grande gânglio ou diversos gânglios são encontrados no segmento cardíaco da veia cava cranial esquerda. Este plexo é formado pelos nervos cardíacos caudais e pelos ramos terminais dos nervos cardíacos simpáticos. O **plexo cardíaco dorsal** (superior) situa-se sobre a maior parte da superfície dorsal dos átrios, cranialmente aos orifícios das veias pulmonares, parcialmente incluídos no miocárdio. Hseih (1951) argumenta que o plexo dorsal é formado por "ramos cardíacos médios" do plexo esofágico dos nervos vagos. Fedde et al. (1963), Malinovský (1962) e Watanabe (1960) não reconhecem a existência de ramos cardíacos médios do nervo vago.

As regiões do coração mais densamente inervadas são os nodos sinoatrial e atrioventricular e o átrio direito (Jones e Johansen, 1972). Tanto o nervo vago direito como o esquerdo suprem o marcapasso (nodo sinoatrial) do coração. Somente um nervo vago, em qualquer oportunidade, está ativo no controle da depressão da taxa dos batimentos do coração (Jones e Johansen). O grupo cranial dos nervos cardíacos aparentemente conduz, essencialmente, fibras nervosas aferentes para o coração, e os nervos cardíacos caudais levam a única inervação parassimpática significativa para o referido órgão (Fedde et al., 1963). As fibras eferentes vagais são cardioinibidoras (Cohen et al., 1970); os ramos cardíacos simpáticos são cardioaceleradores (MacDonald e Cohen, 1970). Cohen et al. (1970) alegam que os chamados ramos cardíacos craniais do nervo vago não podem ser seguidos até o coração.

INERVAÇÃO DO PULMÃO.[*] Os pulmões são inervados pelo ramo pulmonar do nervo pulmonoesofágico (veja Ramos do Nervo Vago) que se une a dois a seis ramos pulmonares diretos do nervo vago e fibras pulmonares dos nervos cardíacos simpáticos. Eles contribuem para o **plexo pulmonar**, uma rede lateral ao hilo do pulmão. A parte vagal do plexo

---

[*]Baseado em grande parte na descrição de Hseih (1951).

[*]Veja o relato de King e Molony (1971), e McLelland e Abdalla (1972).

comunica-se com um ramo do nervo cardíaco simpático quando este corre caudal e lateralmente ao segmento do nervo vago, na superfície ventral da membrana sacopleural. Ramos intrapulmonares do plexo pulmonar penetram no pulmão ao longo da artéria e veia pulmonares; os ramos intrapulmonares passam para o tecido conjuntivo dos brônquios, ali formando um **plexo peribronquial** ganglionado e de malhas grosseiras. Não se estendem nervos do nervo vago, do nervo cardíaco simpático ou do plexo pulmonar para o brônquio primário extrapulmonar.

O plexo pulmonar também envia ramos que formam o **plexo pleural** situado profundamente na pleura visceral de toda a superfície ventral do pulmão. O músculo liso dos brônquios, especialmente os músculos semelhantes a um esfíncter que guardam os orifícios dos brônquios secundários e os átrios, possui tanto um suprimento nervoso parassimpático como simpático. Diversos tipos de terminações aferentes são encontrados no pulmão. Receptores sensíveis ao CO_2 parecem estar localizados dentro das vias aéreas pulmonares, cujas fibras aferentes estão localizadas nos ramos pulmonares do nervo vago e do nervo pulmonoesofágico (Fedde et al., 1963). Supostamente o músculo liso vascular da artéria e da veia pulmonar é inervado por ramos do plexo pulmonar.

INERVAÇÃO DO OVIDUTO. De acordo com Freedman e Sturkie (1963) a maior parte do suprimento de nervos simpáticos para o oviduto é do tronco simpático esquerdo, caudal à artéria ilíaca externa, e do plexo de nervos na artéria ilíaca interna esquerda (plexo hipogástrico), que penetram no ligamento dorsal do oviduto. A extremidade cranial do oviduto (infundíbulo e a parte cranial do magno) recebe sua inervação do plexo ovariano, fora do gânglio adrenal caudal esquerdo e do plexo que acompanha o ramo tubário cranial da artéria renal cranial esquerda.

De acordo com os autores acima, o maior dos gânglios cloacais do lado esquerdo da fêmea é conhecido como o **gânglio uterovaginal** que recebe ramos parassimpáticos sacrais através do nervo pudendo esquerdo (nervo pélvico de Freedman e Sturkie, 1963). Os nervos que dele se ramificam acompanham os vasos sangüíneos de ambos os lados da vagina, esfíncter uterovaginal e o útero distal. Um plexo correspondente, no lado direito, participa na formação do nervo intestinal, e não faz nenhuma contribuição direta para o trato reprodutivo.

BIBLIOGRAFIA

Bang, B. G. 1971. Functional anatomy of the olfactory system in 23 orders of birds. Acta Anat. Suppl. 58-1, 79:1-76.
Barnikol, A. 1953. Zur Morphologie des Nervus Trigeminus der Vögel unter besonderer Berücksichtigung der Accipitres, Cathartidae, Striges, und Anseriformes. Zeitschr. f. Wissens. Zool. 157: 285-332.
Baumel, J. J. 1958. Variation in the brachial plexus of *Progne Subis*. Acta Anat. 34:1-34.
Bennett, T., and T. Malmfors. 1970. The adrenergic nervous system of the domestic fowl (*Gallus domesticus* L.) Zeitzschr. Zellforsch. U. Mikr. Anat. 106:22-50.
Bennett, T. 1974. Peripheral and autonomic nervous systems. Chapt. 1 *in* D. S. Farner and J. R. King: Avian Biology, Vol. IV, Academic Press, London.
Boas, J. E. V. 1933. Kreuzbein, Becken, und Plexus lumbosacralis der Vögel. D. Kgl. Danske Vidensk. Selsk. Skrifter, Natur. og Math Afd., 9 Raekke (Series) 1:1-59.
Bolton, T. B. 1971. The structure of the nervous system. Chapter 27 *in* D. J. Bell and B. M. Freeman (eds.): Physiology and Biochemistry of the Domestic Fowl. Academic Press, London.
Boord, R. L. 1969. The anatomy of the avian auditory system. Ann. N.Y. Acad. Sci. 167:186-198.
Bubien-Waluszewska, A. 1968. Le groupe caudale des nerfs craniens de la poule domestique (*Gallus domesticus*). Acta Anat. 69:445-457.
Buchholz, V. 1959-60. Beitrag zur makroskopischen Anatomie des Armgeflechtes und der Beckennerven beim Haushuhn (*Gallus domesticus*). Wiss. z. Humboldt-Univ. Berlin, Math.-Nat. R. IX: 515-594.
Chang, H-Y. 1964. Nervus facialis and nervus acusticus in domestic fowl. (In Chinese). Acta Zool. Sinica, 16:539-554.
Cobb, S. 1960. Observations on the comparative anatomy of the avian brain. Perspect. Biol. Med. 3:383-408.
Cohen, H., and S. Davies. 1937. The development of the cerebrospinal fluid spaces and choroid plexuses in the chick. J. Anat. 72:23-52.
Cohen, D. H., A. M. Schnall, R. L. Macdonald and L. H. Pitts. 1970. Medullary cells of origin of vagal cardioinhibitory fibers in the pigeon. I. Anatomical studies of peripheral vagus nerve and the dorsal motor nucleus. J. Comp. Neurol. 140:299-320.
Cords, E. 1904. Beiträge zur Lehre vom Kopfnervensystem der Vögel. Anat. Hefte 26:49-100.
deWet, P. D., M. R. Fedde and R. L. Kitchell. 1967. Innervation of the respiratory muscles of *Gallus domesticus*. J. Morph. 123:17-34.
Dickson, A. D., and J. W. Millen. 1957. The meningeal relationships of the glycogen body in the chick. J. Anat. 91:47-51.
Dingler, E. C. 1965. Einbau des Ruckenmarks im Wirbelkanal bei Vögeln. Anat. Anz. 115(Suppl):71-84.

du Toit, P. J. 1913. Untersuchungen über das Synsacrum und Schwanz von Gallus domesticus nebst Beobachtungen über Schwanzlosikeit bei Kaulhühnern. Jena. Zeitschr. f. Naturwiss. 49:149-251.
Ewald, J. R. 1892. Physiologische untersuchungen ueber das Endorgan des Nervus octavus. J. F. Bergmann, Wiesbaden, 316 pp.
Fedde, M. R. 1970. Peripheral control of avian respiration. Fed. Proc. 29:1664-1673.
Fedde, M. R., R. E. Burger, and R. L. Kitchell. 1963. Localization of vagal afferents involved in the maintenance of normal avian respiration. Poult. Sci. 42:1224-1236.
Freedman, S. L. 1968. The innervation of the suprarenal gland of the fowl (*Gallus domesticus*). Acta Anat. 69:18-25.
Freedman, S. L., and P. D. Sturkie. 1963. Extrinsic nerves of the chicken's uterus (shell gland). Anat. Rec. 147:431-437.
Goller, H. 1962. Topographie des Hühnerruckenmarks. Tierärztl. Wschr. (Berlin-München) 75:349-351.
Hammond, W. S. 1935. Origin of hypoglossal muscles in the chick embryo. Anat. Rec. 151:547-558.
Hansen-Pruss, O. C. 1923-24. Meninges of birds, with a consideration of the sinus rhomboidalis. J. Comp. Neurol. 36:193-217.
Holmes, E. B. 1963. Variation in the muscles and nerves of the leg in two genera of grouse (*Tympanuchus* and *Pedioecetes*). U. Kans. Publ., Mus. Nat. Hist. 12:363-474.
Hseih, T. M. 1951. The sympathetic and parasympathetic nervous system of the fowl. Ph.D. Diss., U. of Edinburgh.
Huber, J. F. 1936. Nerve roots and nuclear groups in the spinal cord of the pigeon. J. Comp. Neur. 65:43-91.
Isomura, G. 1973. A nerve originating from the superior cervical ganglion in the fowl. Anat. Anz. 133:82-89.
Jones, D. R., and K. Johansen. 1972. The blood vascular system of birds. Chapter 4 *in* D. S. Farner and J. R. King: Avian Biology, Vol. II. Academic Press, London.
Jungherr, E. L. 1969. Neuroanatomy of the domestic fowl (*Gallus domesticus*). Avian Diseases (Special issue) April 1969, 1-126.
King, A. S., and V. Molony. 1971. The anatomy of respiration. Chapter 5 *in* D. J. Bell and B. M. Freeman (eds.): Physiology and Biochemistry of the Domestic Fowl. Vol. I, Academic Press, London.
Kitchell, R. L., L. Strom and Y. Zotterman. 1959. Electrophysiological studies of thermal and taste reception in chickens and pigeons. Acta Physiol. Scand., 46:133-151.
Knight, C. E. 1967. Gross and microscopic anatomy of the structures involved in the production of seminal fluid in the chicken. Thesis, Michigan State University, East Lansing.
Kuhlenbeck, H. 1937. The ontogenetic development of the diencephalic centers in a bird's brain (chicken) and comparison with

the reptilian and mammalian diencephalon. J. Comp. Neur. 66: 23–27.
Lucas, A. M., and P. R. Stettenheim. 1972. Avian Anatomy. Integument. U.S.D.A. Agriculture Handbook 362.
Macdonald, R. L., and D. H. Cohen. 1970. Cells of origin of sympathetic pre- and postganglionic cardioacceleratory fibers in the pigeon. J. Comp. Neur. 140:343–358.
Malinovsky, L. 1962. Contribution to the anatomy of the vegetative nervous system in the neck and thorax of the domestic pigeon. Acta Anat. 50:326–347.
Malinovsky, L. 1963. The nerve supply of the stomach in the domestic pigeon (Columba domestica). Morphologie (Czech.) 11:16–27.
Malinovsky, L., and R. Zemánek. 1969. Sensory corpuscles in the beak skin of the domestic pigeon. Folia Morph. 17:241–250.
Manni, E., R. Bortolami and G. B. Azzena. 1965. Jaw muscle proprioception and mesencephalic trigeminal cells in birds. Expt. Neurol. 12:320–328.
McLelland, J. and A. B. Abdalla. 1972. The gross anatomy of the nerve supply to the lungs of Gallus domesticus. Anat. Anz. 131:448–453.
Oehme, H. 1968. Das Ganglion ciliare der Rabenvögel (Corvidae). Anat. Anz. 123:261–277.
Oehme, H. 1969. Der Bewegungsapparat der Vogeliris (Eine vergleichenden morphologisch-functionelle Untersuchung). Zool. Jahrb. Anat. 86:96–128.
Pearson, R. 1972. The Avian Brain. Academic Press, London.
Pintea, V., G. M. Constantinescu and C. Radu. 1967. Vascular and nervous supply of bursa of Fabricius in the hen. Acta Vet. Acad. Sci. Hungaricae 17:263–268.
Pusstilnik, E. 1937. Zum Problem der Innervation der Beckenorgane der Wirbeltiere. Anat. Anz. 84:106–112.
Rendahl, H. 1924. Embryologische und morphologische Studien über das Zwischenhirn beim Huhn. Acta Zool. 5:241–344.
Rogers, K. T. 1960. Studies on the chick brain of biochemical differentiation related to morphological differentiation. I. Morphological development. J. Exp. Zool. 144:77–87.
Rogers, K. T. 1965. Development of the XIth or spinal accessory nerve in the chick with some notes on the hypoglossal and upper cervical nerves. J. Comp. Neur. 125:273–286.
Romanoff, A. 1960. The Avian Embryo. MacMillan Co., New York.
Sanders, E. V. 1929. A consideration of certain bulbar, midbrain, and cerebellar centers and fiber tracts in birds. J. Comp. Neurol. 49:155–221.
Schmidt, R. S. 1964. Blood supply of pigeon inner ear. J. Comp. Neurol. 123:187–203.
Schrader, E. 1970. Die Topographie der Kopfnerven vom Huhn. Inaug. Diss., Freien Univ. Berlin.
Senglaub, K. 1963. Das Kleinhirn der Vögel in Bieziehung zu phylogenetischen Steilung, Lebenweise und Körpergrosse. Z. Wiss. Zoll (Leipzig) 169:1–63.
Smith, G. 1904-05. The middle ear and columella of birds. Quart. J. Micros. Sci. (Lond.) 48:11–22.
Ssinelnikow, R. 1928. Die Herznerven der Vögel. Zeitschr. f. Anat. u. Enwickl. 86:540–562.
Sterzi, G. 1904. Die Blutgefässe des Rückenmarkes. Untersuchungen über ihre vergleichende Anatomie und Entwicklungsgeschichte. Anat. Hefte 24:1–364.
Stiemens, M. J. 1934. Anatomische Untersuchungen über die vago-sympathische Innervation der Baucheingeweide bei den Vertebraten. Vögeln. Kapital 4, pp. 111–141. Verhandl. Kon. Akad. Wet. Amsterdam, 23(Sect. 2):1–353.
Terni, T. 1923. Ricerche anatomiche sul sistema nervoso autonomo degli uccelli. Arch. ital. di anat. e.ei embriol. 20:433–510.
Terni, T. 1929. Recherches morphologiques sur le sympathique cervical des oiseaux et sur l'innervation autonome de quelques organes glandulaires du cou. C. R. Assoc. Anat. 24:473–480.
van Tienhoven, A., and L. P. Juhasz. 1962. The chicken telencephalon, diencephalon, and mesencephalon in stereotaxic coordinates. J. Comp. Neurol. 118:185–197.
Völker, H. and W. Graef. 1969. Topographische Untersuchungen am Zentralnervensystem von Haushuhn (Gallus domesticus L.) unter besonderer Berücksichtigung des Zwischen-und Mittelhirnes. J. f. Hirnforsch. 11:123–132.
Watanabe, T. 1960. Comparative and topographical anatomy of the fowl. VII. On the peripheral courses of the vagus nerve in the fowl. In Japanese). Jap. J. Vet. Sci. 22:145–154.
Watanabe, T. 1961. Comparative and topographical anatomy of the fowl. VIII. On the distribution of the nerves in the neck of the fowl. (In Japanese). Jap. J. Vet. Sci. 23:85–94.
Watanabe, T. 1964. Comparative and topographical anatomy of the fowl. XVII. Peripheral courses of the hypoglossal, accessory and glossopharyngeal nerves. (In Japanese). Jap. J. Vet Sci. 26:249–258.
Watanabe, T. 1968. A study of retrograde degeneration in the vagal nuclei of the fowl. Jap. J. Vet. Sci. 30:331–340.
Watanabe, T. 1972. Comparative and topographical anatomy of the fowl. LXIV. Sympathetic nervous system of the fowl. Part 2. Nervus intestinalis. Jap. J. Vet. Sci. 34:303–313.
Watanabe, T. and Y. K. Paik. 1973. Comparative and topographical anatomy of the fowl. LXIV. Sympathetic nervous system of the fowl. Part 3. Plexus celiacus and plexus mesentericus cranialis. Jap. J. Vet. Sci. 35:389–401.
Watanabe, T., J. Isomura and M. Yasuda. 1967. Comparative and topographical anatomy of the fowl. XXX. Distribution of nerves in the oculomotor and ciliary muscles. (In Japanese). Jap. J. Vet. Sci. 29:151–158.
Watanabe, T., and M. Yasuda. 1968. Comparative and topographical anatomy of the fowl. LI. Peripheral course of the olfactory nerve in the fowl. (In Japanese). Jap. J. Vet. Sci. 30:275–279.
Watanabe, T. and M. Yasuda. 1970. Comparative and topographical anatomy of the fowl. XXVI. Peripheral course of the trigeminal nerve. (In Japanese). Jap. J. Vet. Sci. 32:43–57.
Werner, Cl. F. 1958. Der Canaliculus (Aquaeductus) cochleae und seine Beziehungen zu den Kanälen des IX und X Hirnnerven bei den Vögeln. Zool. Jahrb. 77:1–8.
Yasuda, M. 1960. Comparative and topographical anatomy of the fowl. III. On the nervous supply of the thoracic limb in the fowl. Jap. J. Vet. Sci. 22:89–101.
Yasuda, M. 1961. Comparative and topographical anatomy of the fowl. XI. On the nervous supply of the hind limb. (In Japanese). Jap. J. Vet. Sci. 23:145–155.
Yasuda, M., S. Tanaka, T. Watanabe, and Y. Isomura. 1970. Comparative and topographical anatomy of the fowl. LX. The development and morphology of the cerebellum in the domestic chick and jungle fowl. (In Japanese). Jap. J. Vet. Sci. 32:119–127.
Ziswiler, V., and D. S. Farner. 1972. Digestion and the digestive system. Chapter 6 in D. S. Farner and J. R. King: Avian Biology, Vol. II. Academic Press, London.

CAPÍTULO 70

ÓRGÃOS DOS SENTIDOS DAS AVES E TEGUMENTO COMUM

OLHO

J. McLelland

Relatos valiosos sobre a estrutura do olho das aves abrangendo várias espécies são fornecidos por Franz (1934), Walls (1942), Rochon-Duvigneaud (1943, 1950), Duke-Elder (1958), Tansley (1964), Kare (1965) e Pearson (1972). A estrutura geral do olho da ave é tratada especificamente por Kaupp (1918), Grau (1943), Bradley e Grahame (1960) e King-Smith (1971). Como a visão é muito importante para a maioria das aves, o olho das mesmas é em geral extremamente grande. Na ave adulta o peso mediano do olho é de 2,34 g (Harrison e McGinnis, 1967) e há quase uma proporção ponderal de 1:1 entre os olhos e o cérebro (King-Smith, 1971). Apesar disto, o grande tamanho do bulbo do olho não é óbvio, *in situ*, pois apenas a córnea é visível externamente. A grande órbita óssea, na maioria das espécies, é incompleta lateralmente. As cavidades orbitárias direita e esquerda são separadas por um fino septo interorbitário. O olho de ave situado lateralmente é do tipo "plano"; Harrison e McGinnis (1967) observaram, na ave adulta, um diâmetro polar mediano de 14,2 mm e um diâmetro equatorial mediano de 18,0 mm. Pearson (1972) descreveu o bulbo do olho da ave como sendo composto de um componente anterior pequeno (a córnea) que forma o segmento de uma esfera, e um grande componente posterior globular (a esclera); os componentes anterior e posterior unem-se na região intermediária, onde há um anel escleral ósseo (Fig. 70-1).

A **córnea** (Fig. 70-1), na ave adulta, tem uma espessura de aproximadamente 450 μm e consiste em um epitélio anterior, uma membrana limitante externa, uma substância própria, uma membrana limitante posterior e um mesotélio (Meyer e O'Rahilly, 1959). Na ave adulta há, na córnea, um raio mediano de curvatura de 4,85 mm (Harrison e McGinnis, 1967). A esclera (Fig. 70-1) possui uma camada externa de tecido conjuntivo denso fibroso e uma camada interna de cartilagem hialina. Nos galos de briga, adultos, há um osso com o formato de um U, o *osso óptico*, na cartilagem escleral ao redor do nervo óptico (Tiemeier, 1939). A borda rostral da cartilagem é sobreposta externamente por um anel de pequenos ossos grosseiramente quadriláteros, os ossículos esclerais. O número de ossículos em um anel parece variar: Jollie (1957), por exemplo, observou na galinha 11 a 15 ossículos, com a maioria dos anéis tendo 14 ossículos. O número de ossículos nos dois anéis da mesma ave nem sempre é idêntico. Na galinha adulta os ossículos possuem um comprimento mediano de 4,34 mm, e uma largura mediana de 2,62 mm (Nelson, 1942). Como os ossículos do lado medial do anel são mais estreitos e mais longos do que os do lado lateral, o anel é assimétrico. Os ossículos parecem sobrepor-se um ao outro de modo irregular. Eles funcionam para reforçar o bulbo do

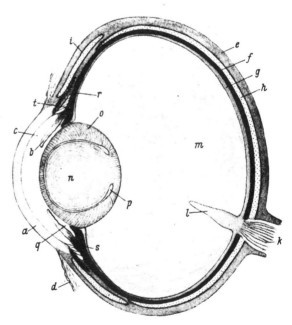

Figura 70-1. Desenho semi-esquemático de uma secção através do olho de uma ave.

a, Córnea; *b,* íris; *c,* câmara anterior; *d,* esclera conjuntival; *e,* esclera; *f,* corióide; *g,* retina; *h,* cartilagem da esclera; *i,* ânulo ósseo da esclera; *k,* nervo óptico; *l, pecten oculi; m,* corpo vítreo; *n,* lente; *o,* Ringwulst da lente; *p,* espaço da lente; *q,* câmara posterior; *r,* músculos ciliares; *s,* corpo ciliar; *t,* ligamento pectinado. (De Grau, 1943.)

olho e fornecer origens para os músculos estriados de acomodação.

A **corióide** (Fig. 70-1) consiste em uma membrana supracorióide fortemente pigmentada, uma lâmina vascular de grandes vasos sangüíneos de parede fina e com muitos cromatóforos, uma fina lâmina coriocapilar e uma lâmina basal aderente à camada de pigmento da retina (O'Rahilly, 1962). Não há nenhum *tapetum lucidum*. Os detalhes do **corpo ciliar** (Fig. 70-1) nas aves são fornecidos por Franz (1934), Walls (1942), Rochon-Duvigneaud (1943, 1950), Duke-Elder (1958) e Pearson (1972). Um grande seio venoso escleral situa-se próximo ao limbo. O mecanismo de acomodação é bastante diferente do mecanismo nos mamíferos. Os músculos radiais de acomodação (músculos de Crampton e de Brücke) são estriados. Eles agem para forçar o corpo ciliar de encontro à lente de modo que a curvatura da superfície da mesma é aumentada (Fig. 70-2). Também foi sugerido que o movimento para dentro do corpo ciliar puxa o ligamento pectinado, de modo que a curvatura da córnea é aumentada. Os músculos da acomodação são inervados por neurônios motores do gânglio ciliar (corpos celulares pós-ganglionares no gânglio ciliar transmitem com as fibras pré-ganglionares do nervo oculomotor). Fibras do ramo oftálmico do nervo trigêmeo e uma diminuta ramificação do ramo dorsal do ramo palatino do nervo facial unem-se ao gânglio ciliar. Hsieh (1951), Watanabe et al. (1967), e Oehme (1968, 1969) fornecem relatos detalhados da distribuição dos nervos ciliares. (Veja, também, "nervo oculomotor" no Cap. 69.) A **íris** (Fig. 70-1) da galinha possui superfície posterior fortemente pigmentada e superfície anterior variavelmente pigmentada (Grau, 1943). A pupila é limitada por uma zona livre de pigmento. Os músculos da íris (o bem desenvolvido músculo esfíncter da pupila e o fino músculo dilatador da pupila), diferentemente dos mamíferos, são estriados. Na galinha a rede tridimensional de fibras musculares da íris está disposta circularmente no músculo esfíncter e radialmente no músculo dilatador. A ultra-estrutura e a inervação dos músculos são descritas por Zenker e Krammer (1967).

A macia **lente** biconvexa (Fig. 70-1) na galinha adulta tem um diâmetro mediano de 6,57 mm e uma espessura mediana de 4,05 mm (Harrison e McGinnis, 1967). A lente é menos fortemente curva em sua superfície anterior do que na superfície posterior. Ela possui uma almofada anular externa bem desenvolvida *(Ringwulst)* que está firmemente em contato com o corpo ciliar. O **corpo vítreo** é pequeno (Fig. 70-1).

A **retina** da ave (Fig. 70-1) é relativamente espessa quando comparada com a do mamífero e, diferentemente da retina dos mamíferos, não possui vasos sangüíneos. Ela contém uma camada de células pigmentares, uma camada de células visuais, uma camada nuclear externa, núcleos de células bipolares, núcleos de células de Müller, núcleos de células amacrinas, camada plexiforme interna, núcleos de células ganglionares e uma camada de fibras do nervo óptico. Morris e Storey (1967) dão um relato detalhado da ultra-estrutura das células receptoras na galinha, incluindo bastonetes, cones duplos (um cone principal e um cone acessório situados um de encontro ao outro) e cones simples. Gotículas de óleo vermelhas, amarelas e verdes estão presentes nos cones (Strother e Wolken, 1960) e acredita-se, geralmente, que sejam importantes na visão a cor. Morris (1970) observou que a porcentagem mediana de células receptoras na retina central era de 14% de bastonetes, 32% de cones duplos e 54% de cones simples, enquanto na retina periférica era de 33% de bastonetes, 30% de cones duplos e 37% de cones simples.

Na galinha, a *área central* (uma parte espessa da retina com uma alta concentração de cones e células ganglionares) situa-se próximo ao eixo óptico, embora uma fóvea (uma depressão na área, e no fundo da qual os cones estão extremamente aglutinados) provavelmente esteja ausente. Uma fóvea rasa foi descrita no peru doméstico (Slonaker, 1897). O pato e o ganso domésticos possuem uma fóvea rasa que está situada em uma área horizontal que se assemelha a uma faixa (Slonaker, 1897).

O **pente do olho** *(pecten oculi)* (Figs. 70-1 e 3) projeta-se do disco óptico linear branco para dentro do corpo vítreo. Na galinha é uma estrutura trapezoidal negra que mede 8 mm de largura, em sua base no disco óptico, e 5 mm de largura, distalmente, em sua borda livre (Seaman e Storm, 1963). Consiste em algumas pregas (16 a 18 na galinha) que se inserem, a intervalos, no disco óptico e na retina. As pregas são mantidas juntas, distalmente, por uma faixa de tecido, a ponte, que adere fortemente ao corpo vítreo. Semba (1962), Seaman e Storm (1963) e Fischlschweiger e O'Rahilly (1966, 1968) fornecem relatos detalhados da ultra-estrutura do *pecten oculi*, na galinha. Ele é composto de um plexo de pequenos vasos sangüíneos modificados entre os quais se encontram células pigmentares que contêm grânulos de melanina. A parte distal da ponte, entretanto, consiste inteiramente em células pigmentares com processos que se estendem dentro do corpo vítreo. A membrana que cobre o *pecten* acredita-se

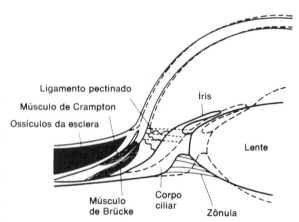

Figura 70-2. Desenho esquemático da parte anterior do olho da ave para mostrar o mecanismo de acomodação nesta espécie.

As posições da córnea, ligamento pectinado, corpo ciliar, íris e lente são apresentadas em repouso (linha contínua) e durante a acomodação (linha interrompida). (De Pumphrey, 1961.)

ÓRGÃOS DOS SENTIDOS DAS AVES E TEGUMENTO COMUM

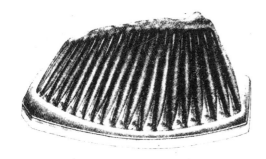

Figura 70-3. Desenho do *pecten oculi* da ave doméstica.
De Walls (1942). Reproduzido com permissão do Cranbrook Institute of Science, Michigan.

seja contínua com a membrana limitante interna da retina. O suprimento sangüíneo do *pecten* é descrito por Mann (1924a, b) e Seaman e Storm (1963). A principal artéria e veia estendem-se ao longo da base do *pecten*, cada vaso emitindo um ramo para cada prega. Acredita-se geralmente que o *pecten* seja a fonte de nutrientes para a retina, através de difusão pelo corpo vítreo. Barlow e Ostwald (1972) obtiveram provas, nos pombos, que sugerem que o *pecten* também pode agir como uma sombra intraocular contra o brilho do sol.

O globo ocular é protegido pelas pálpebras superior, inferior e pela terceira pálpebra. A pálpebra inferior é maior, mais fina e mais móvel do que a pálpebra superior. As pálpebras não possuem glândulas meibomianas, sudoríparas e sebáceas. O músculo depressor da pálpebra inferior origina-se no septo interorbitário (Fujioka, 1963). Kaupp (1918) também descreveu um músculo levantador da pálpebra superior e um músculo orbicular da pálpebra. As pálpebras, superior e inferior, são inervadas por ramos do nervo trigêmeo (Watanabe e Yasuda, 1970). A terceira pálpebra (membrana nictitante) bem desenvolvida é uma fina e transparente prega elástica, sem cartilagem, surgida do canto medial. Seus movimentos, através da superfície do olho, são controlados por dois músculos na galinha (o músculo quadrado nictitante e o músculo piramidal nictitante, descritos por Fujioka (1963). O músculo quadrado nictitante insere-se em uma camada fibrosa, semelhante a uma roldana, logo dorsal ao nervo óptico e através da qual o tendão do músculo piramidal nictitante passa, antes de se estender para o lado ventrolateral do olho e inserir-se na parte inferior da borda da terceira pálpebra (Fig. 70-4). Os músculos da terceira pálpebra são inervados pelo nervo abducente (Watanabe et al., 1967). Um relato detalhado da terceira pálpebra e seus músculos, nas aves domésticas, é fornecido por Simič e Jablan-Pantič (1959).

As glândulas orbitárias incluem a glândula do sal (nasal), a glândula lacrimal acessória e a glândula lacrimal. A **glândula do sal** é descrita no Cap. 64. O relato seguinte, da **glândula lacrimal acessória** da galinha, baseia-se em Wight et al. (1971). A glândula, de coloração variando do cor-de-rosa claro a um vermelho-marrom, é geralmente uma estrutura semelhante a uma faixa situada na órbita, ventral e caudomedialmente ao olho e frouxamente inserida na fáscia periorbitária. No adulto ela possui um tamanho médio de 17,3 × 7,4 × 2,2 mm e um peso médio de 84,4 mg. A glândula é tubuloacinosa composta. Está circundada por uma cápsula de tecido conjuntivo e dividida, por septos, em lóbulos desiguais. Os ácinos drenam, por meio de túbulos coletores secundários e terciários, para um único túbulo coletor principal que se estende longitudinalmente por todo o comprimento da glândula. Os ácinos e os túbulos coletores estão circundados por uma rede de capilares sangüíneos. O único ducto deixa a extremidade rostral da glândula e abre-se dentro do ângulo medial do fórnix da terceira pálpebra. O percurso e a abertura do ducto podem ser demarcados pela presença de pontos pigmentados. A glândula é suprida pelo ramo oftalmotemporal da artéria oftálmica externa e drenada pela veia oftálmica. Ela é inervada por ramificações do gânglio orbitonasal (etmóide), diretamente, e por ramos do nervo oftálmico. A secreção mucóide da glândula limpa e umedece a córnea, bem como auxilia os movimentos da terceira pálpebra. A glândula lacrimal acessória do pato doméstico foi descrita por MacLeod (1880) e Fourman e Ballantyne (1967). A **glândula lacrimal** situa-se medialmente à parte caudal da pálpebra inferior. Diferentemente da maioria dos mamíferos ela é menor do que a glândula lacrimal acessória medindo, no frango de oito semanas, 3 × 2 × 1 mm (Mueller et al., 1971). A glândula drena através de diversos ductos que se abrem na superfície interna da pálpebra inferior. Ela é inervada por ramos do nervo trigêmeo (Watanabe e Yasuda, 1970); as fibras secretomotoras parassimpáticas são derivadas

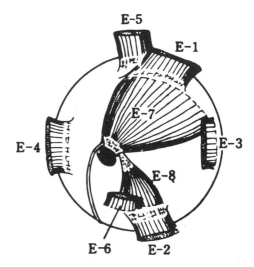

Figura 70-4. Desenho de uma vista ventral do olho para apresentar as inserções dos músculos extra-oculares e dos músculos da terceira pálpebra.
E-1, Músculo oblíquo dorsal do bulbo; E-2, músculo oblíquo ventral do bulbo; E-3, músculo reto medial do bulbo; E-4, músculo reto lateral do bulbo; E-5, músculo reto dorsal do bulbo; E-6, músculo reto ventral do bulbo; E-7, músculo quadrado nictitante; E-8, músculo piramidal nictitante. (De Fujioka, 1963).

do nervo facial (veja o Cap. 69, divisão parassimpática). O restante do aparelho lacrimal está descrito no Cap. 64.

Os movimentos do olho são controlados pelos **músculos extra-oculares,** embora os movimentos do mesmo sejam, em realidade, relativamente pequenos pois o bulbo do olho encaixa-se apertadamente dentro da órbita e o nervo óptico é curto. Há aqui uma compensação pela grande mobilidade da cabeça e do pescoço. Um relato detalhado dos seis finos pequenos músculos extra-oculares da galinha, é fornecido por Fujioka (1963) e, no peru doméstico, por Harvey et al., (1968). Eles incluem dois músculos oblíquos e quatro músculos retos. Ao contrário dos mamíferos não há, nas aves, músculo retrátil do bulbo. Na galinha os músculos oblíquos originam-se da parte rostrodorsal do septo interorbitário e inserem-se na parte dorsal (músculo oblíquo dorsal) e na parte ventral (músculo oblíquo ventral) da esclera (Fig. 70-4). O músculo oblíquo dorsal não se movimenta sobre uma barra, como nos mamíferos. Os músculos retos originam-se da parte caudal da órbita e inserem-se na parte anterior da esclera (músculo reto medial), na parte posterior da esclera (músculo reto lateral), na parte dorsal da esclera caudodorsalmente ao músculo oblíquo dorsal (músculo reto dorsal) e na parte ventral da esclera caudodorsalmente ao músculo oblíquo ventral (músculo reto ventral) (Fig. 70-4). Os músculos retos dorsal, medial e ventral e o músculo oblíquo ventral são inervados pelo nervo oculomotor, o músculo oblíquo dorsal pelo nervo troclear e o músculo reto lateral pelo nervo abducente (Watanabe et al. 1967).

OUVIDO

J. McLelland

A estrutura geral do ouvido das aves foi revista por Portmann (1950), Schwartzkopff (1955, 1957, 1963, 1968), Schwartzkopff e Winter (1960), Werner (1960), Pumphrey (1961), Kare (1965) e Pearson (1972). Relatos do ouvido na ave doméstica são fornecidos por Gray (1908), Kaupp (1918), Pohlman (1921), Freund (1926), Borovička (1927), Grau (1943), Bradley e Grahame (1960), Lucas e Stettenheim (1965), Schwarze e Schröder (1966), Ozgüden (1967) e King-Smith (1971).

OUVIDO EXTERNO

Há ausência de uma *pinna*. O meato acústico externo estende-se obliquamente, ventral e caudalmente a partir da abertura oval. A entrada para o meato, de 4 a 5 mm de diâmetro na galinha (Borovička, 1927), possui glândulas e está coberta por penas modificadas. O ouvido externo está separado do ouvido médio pela membrana timpânica, lateralmente convexa (Fig. 70-5), que, na galinha, tem uma área de 0,291 cm² (Schwartzkopff, 1955). Outras medidas da membrana timpânica na ave doméstica são fornecidas por Schwarze e Schröder (1966). O músculo tensor do tímpano estende-se do osso occipital até a superfície medial da membrana timpânica (Fujioka, 1963).

OUVIDO MÉDIO

O ouvido médio consiste na cavidade timpânica — cheia de ar — e na tuba auditiva (de Eustáquio), que a liga ao orofaringe (Fig. 70-5). A parede lateral da cavidade é formada pela membrana timpânica, a parede medial pelo ouvido interno. As vibrações da membrana timpânica são transmitidas para a perilinfa do ouvido interno por meio de um complexo estapédio, que consiste em uma parte cartilaginosa lateral (o extra-estribo ou extracolumela), e uma parte óssea medial (o estribo interno ou columela), que são contínuos um com o outro. (A bigorna e o martelo dos mamíferos são representados, nas aves, pelos ossos quadrado e articular, respectivamente.) A extracolumela é mantida na membrana timpânica através de diversos processos. Um ligamento elástico bem desenvolvido (o ligamento columelar-escamoso ou ligamento de Platner) estende-se da região da articulação quadrato-escamosa até a extracolumela. Pohlman (1921) também descreveu diversos outros ligamentos elásticos (os chamados ligamentos "tambor-tubais") associados à extracolu-

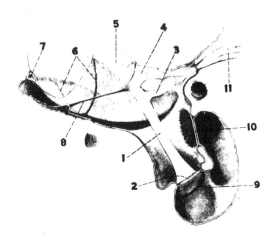

Figura 70-5. O ouvido médio da ave doméstica.

1, Columela; 2, placa do pé columelar; 3, 4, 5, processos da extracolumela; 6, ligamento tambor-tubal médio; 7, sifônio; 8, ligamento columelar-escamoso; 9, ligamento anular da janela oval; 10, membrana da janela redonda; 11, músculo tensor do tímpano. (Pohlman, 1921.)

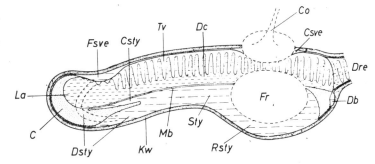

Figura 70-6. Secção longitudinal diagramática da cóclea da ave.

C, Cartilagem; *Co*, columela; *Csty*, cavidade da escala timpânica; *Csve*, cisterna da escala vestibular; *Db*, ductus brevis; *Dc*, ducto coclear; *Dsty*, ducto da escala timpânica; *Dre*, ducto reuniens; *Fr*, janela redonda; *Fsve*, fossa da escala vestibular; *Kw*, parede óssea; *La*, lagena; *Mb*, membrana basilar; *Rsty*, recesso da escala timpânica; *Sty*, escala timpânica; *Tv*, tegumento vascular. (De Schwartzkopff, 1968.)

mela e à membrana timpânica. A columela expande-se medialmente dentro de uma placa que possui uma área de 0,0133 cm² (Schwarzkopff, 1955) e que é mantida na margem da janela oval por um ligamento anular flexível (Figs. 70-5 e 6). A proporção da área, membrana timpânica/placa é de 22:1 na galinha (Schwartzkopff, 1955). A janela oval está em contato com a estreita escala do vestíbulo do ouvido interno e na galinha tem um eixo principal de 1,5 mm (Gray, 1908). Adjacente a ela encontramos a janela redonda (Figs. 70-5 e 6), fechada por uma fina membrana, que está em contato com a escala timpânica do ouvido interno.

OUVIDO INTERNO

O ouvido interno (Figs. 70-6 e 7) consiste em labirintos ósseo e membranáceo. O labirinto ósseo é composto de um pequeno vestíbulo central, canais semicirculares e cóclea. O comprimento do labirinto, do vértice do canal semicircular rostralmente até a ponta da cóclea, na galinha, é de 12,5 mm (Gray, 1908). O labirinto membranáceo está contido dentro do labirinto ósseo e o segue de perto, exceto que no vestíbulo ele é dividido em utrículo e sáculo. O labirinto ósseo é normalmente descrito como possuindo uma parte superior (contendo o utrículo e os ductos semicirculares) e uma parte inferior (contendo o sáculo, ducto coclear e a lagena). A parte superior e o sáculo estão descritos no aparelho vestibular.

A cóclea óssea da ave, diferentemente da estrutura espiralada da maioria dos mamíferos, é, na galinha, um tubo relativamente curto, ligeiramente curvo, de aproximadamente 5 mm de comprimento (Békésy, 1960). Estendendo-se por todo seu comprimento encontramos o ducto coclear ou a escala média, que está cheia de endolinfa. A escala média está separada da escala do tímpano pela membrana basilar e da escala do vestíbulo pelo tegment vascular, glandular e vascular, espesso e pregueado, que corresponde à parede do vestíbulo do ducto coclear nos mamíferos. A escala do tímpano e a escala do vestíbulo contêm perilinfa, embora a escala do vestíbulo, em contraste com a dos mamíferos, seja muito reduzida. Ela é aumentada, porém, por baixo da placa do pé da columela como na cisterna da escala vestibular e na junção do ducto coclear e na lagena como a fossa da escala vestibular. Schwartzkopff (1968) descreveu uma ligação, o *ductus brevis*, na extremidade basal da cóclea entre a escala do vestíbulo e a escala do tímpano, e um helicotrema, apicalmente. As ligações entre os ouvidos interno e médio, nas janelas oval e redonda, são aproximadamente um quarto da distância ao longo da membrana basilar (a columela está aproximadamente a um ângulo reto com a cóclea). A distância entre a janela oval e o ápice da cóclea, na galinha, é de aproximadamente 3,75 mm (Gray, 1908).

O epitélio da membrana basilar é especializado como o órgão sensorial da audição e descrito por Schwartzkopff (1968) como uma papila basilar. Embora a membrana basilar da ave seja mais curta e mais larga do que a dos mamíferos, a papila basilar possui muito mais células táteis sensoriais, em uma secção transversal, do que o observado em uma secção transversal semelhante no órgão espiral dos mamíferos, de modo que o número de células sensoriais nas duas classes é aproximadamente o mesmo. Como não há nenhum canal de Corti na papila basilar, as células táteis não são divididas em grupos interno e externo. Os pêlos das células sensoriais estão encaixados em uma membrana tectorial. A papila basilar é inervada por fibras do nervo vestibulococlear (nervo craniano VIII). A extremidade apical cega do ducto coclear é formada pela lagena, ausente nos mamíferos, que contém um grupo de células sensoriais com otocônios, a mácula da lagena. As fibras do nervo lagenar terminam nos centros auditivos secundários da medula. A função da lagena é desconhecida.

Aparelho Vestibular

A estrutura geral do aparelho vestibular das aves foi revista por Portmann (1950, 1961), Werner (1960) e Pearson (1972). Relatos sobre o aparelho vestibular nas aves domésticas são fornecidos por Wulf (1901), Gray (1908), Kaupp (1918), Snapp (1924), Grau (1943), Bradley e Grahame (1960), Hadžiselimovic e Savkovič (1964), Lucas e Stettenheim (1965), Schwarze e Schröder (1966) e King-Smith (1971).

O epitélio sensorial do vestíbulo reveste a parte do labirinto membranáceo que está contida dentro dos canais semicirculares ósseos e no vestíbulo do ouvido interno (Fig. 70-7). Os canais semicirculares consistem nos canais rostral, vertical e caudal e em um canal lateral horizontal: O comprimento mediano do canal, na galinha, é de 10,5 mm (King-Smith, 1971). O canal rostral, disposto sagitalmente, é o

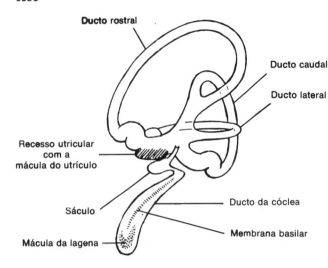

Figura 70-7. Desenho esquemático do labirinto membranáceo de um ganso para mostrar as posições dos ductos semicirculares rostral, caudal e lateral, o utrículo, o sáculo, o ducto coclear e a lagena.
(De Werner, 1960.)

maior e liga-se ao membro superior do canal caudal. O canal rostral situa-se no mesmo plano do canal caudal do ouvido oposto. O canal caudal é o menor. O canal lateral situa-se em um plano horizontal quando a cabeça está na posição de alerta. Snapp (1924) descreveu, na galinha, uma ligação entre os espaços perilinfáticos dos canais lateral e caudal, onde os dois tubos se entrecruzam. Os ductos semicirculares membranáceos, situados dentro dos canais semicirculares, surgem do utrículo, semelhantemente a um saco. Os ductos possuem um diâmetro, na galinha, de 0,05 mm (King-Smith, 1971). Cada ducto tem uma dilatação ou ampola em sua origem no utrículo. A ampola do ducto rostral é a maior, e, como a do ducto lateral, situa-se rostralmente; a ampola do ducto caudal situa-se próxima à parte caudal do utrículo. O diâmetro médio da ampola, na galinha, é de 0,4 mm (King-Smith, 1971). Outras medidas dos canais, nas aves domésticas, são fornecidas por Wulf (1901) e Gray (1908).

Uma pequena abertura no assoalho do utrículo conduz até o sáculo. Surgindo do sáculo, há um pequeno ducto endolinfático, que passa através da dura-máter e expande-se no saco endolinfático. A parte caudal do sáculo liga-se ao ducto coclear pelo *ductus reuniens* (Figs. 70-6 e 7).

As áreas sensoriais do vestíbulo do labirinto membranáceo incluem a mácula do utrículo no assoalho do utrículo, a mácula neglecta do utrículo (ausente nos mamíferos) próximo às duas ampolas rostrais, uma crista em cada uma das ampolas dos ductos semicirculares, e as máculas dos sáculos. Enquanto a crista do ducto semicircular lateral consiste em uma simples prega semelhante às cristas dos mamíferos, as cristas dos ductos rostral e caudal das aves possuem, cada uma, uma prega adicional à eminência crucial. A eminência não possui nenhum epitélio sensorial e destaca-se em cada lado, perpendicularmente ao eixo longo da crista, dividindo sua área sensorial em três partes (uma eminência crucial é rudimentar ou está ausente nos mamíferos). Um relato detalhado da eminência crucial das aves é fornecido por Igarashi e Yoshinobu (1966). Os pêlos das células neuroepiteliais da mácula do utrículo e da mácula do sáculo estão encaixados em uma membrana otolítica gelatinosa. A mácula do utrículo é quase horizontal, enquanto a mácula do sáculo, na galinha, situa-se a um ângulo de 40 graus com relação à vertical. O epitélio superficial da mácula neglecta e a crista são cobertos por uma cúpula, uma membrana gelatinosa sem cristais. Wersäll et al. (1967) descreveram os tipos I e II de células sensoriais do vestíbulo. Elas são inervadas por fibras do nervo vestibulococlear (nervo craniano VIII). Um relato detalhado do suprimento sangüíneo do labirinto nas aves domésticas é fornecido por Snapp (1924).

ÓRGÃO OLFATÓRIO

J. McLelland

As aves, como uma classe, são microsmáticas (Stager, 1967). A distribuição do epitélio olfatório na galinha é descrita por Jungherr (1943), Bang e Bang (1959), Juárez (1961, 1964), Pal e Bharadwaj (1970) e Bang (1971). De acordo com Jungherr, ele cobre a concha dorsal e o teto da cavidade nasal e a parte dorsal do septo nasal oposto à concha. Entretanto, há algumas provas de que ele pode estender-se além destes limites. Dos estudos no peru e ganso domésticos, o epitélio olfatório das aves parece ser essencialmente semelhante ao dos mamíferos (Wesolowski, 1967). O percurso e a distribuição do nervo olfatório, na galinha, são descritos por Watanabe e Yasuda (1968).

ÓRGÃO DO GOSTO

J. McLelland

O sentido do sabor nas aves parece ser muito menos desenvolvido do que nos mamíferos. Os cálículos gustatórios são descritos na galinha por Bath (1906), Lindenmaier e Kare (1959), Saito (1966) e Gentle (1971). Lindenmaier e Kare observaram que os cálículos (24 na ave de três meses de idade) estão distribuídos caudalmente à fileira transversa de papilas linguais, no epitélio da base da língua e no assoalho da faringe. A maioria dos cálículos está intimamente associada aos ductos das glândulas salivares. A estrutura do cálículo é essencialmente semelhante à de outros vertebrados (Gentle, 1971). Cada cálículo consiste em um grupo oval de células, as quais, como as células do cálículo do mamífero, comunicam-se com a orofaringe por um ou mais poros. Os cálículos são inervados por ramos dos nervos glossofaríngeos.

BIBLIOGRAFIA

Bang, B. G., 1971. Functional anatomy of the olfactory system in 23 Orders of birds. Acta anat. Basel. 79:1–76.
Bang, B. G., and F. B. Bang. 1959. A comparative study of the vertebrate nasal chamber in relation to upper respiratory infections. Bull. Johns Hopkins Hosp. 104:107–149.
Barlow, H. B., and T. J. Ostwald. 1972. Pecten of the pigeon's eye as an interocular eye shade. Nature (London), 236:88–90.
Bath, W., 1906. Die Geschmacksorgane der Vögel. Inaug. Diss., Berlin.
Békésy, G. von, 1960. Experiments in Hearing. New York, McGraw-Hill Book Co., Inc.
Borovicka, J. 1927. Über den äusseren Gehörgang einiger Hausvögel und seine Umgebung. Prag. Arch. Tiermed. 7:229–249.
Bradley, O. C., and T. Grahame. 1960. The Structure of the Fowl. 4th ed. Edinburgh, Oliver and Boyd, Ltd.
Duke-Elder, S. 1958. System of Ophthalmology. Vol. 1. London, Henry Kimpton.
Fischlschweiger, W., and R. O'Rahilly. 1966. The ultrastructure of the pecten oculi in the chick. Acta Anat. 65:561–578.
Fischlschweiger, W., and R. O'Rahilly. 1968. The ultrastructure of the pecten oculi in the chick. II. Observations on the bridge and its relation to the vitreous body. Z. Zellforsch. mikrosk. Anat. 92:313–324.
Fourman, J., and B. Ballantyne. 1967. Cholinesterase activity in the Harderian gland of Anas domesticus. Anat. Rec. 159:17–28.
Franz, V., 1934. Höhere Sinnesorgane. In Handbuch der Vergleichenden Anatomie der Wirbeltiere. Bolk, L., G. Göppert, E. Kallius and W. Lubosch (eds.): Munich, Urban & Schwarzenberg.
Freund, L. 1926. Das äussere Ohr der Sauropsiden. Zool. Anz. 66: 319–325.
Fujioka, T. 1963. Comparative and topographical anatomy of the fowl. IV. On the origins and insertions of muscles of the head and neck in the fowl. Part 1. Muscles of the head. Jap. J. vet. Sci. 25:207–226.
Gentle, M. J. 1971. The lingual taste buds of Gallus domesticus L. Brit. Poult. Sci. 12:245–248.
Grau, H. 1943. Anatomie der Hausvögel. In Ellenberger and Baum's Handbuch der Vergleichenden Anatomie der Haustiere. 18th ed. Berlin, Springer-Verlag.
Gray, A. A. 1908. The Labyrinth of Animals. London, J. & A. Churchill, Ltd.

Hadžiselimovic, H., and L. Savković. 1964. Appearance of semicircular canals in birds in relation to mode of life. Acta Anat. 57:306–315.
Harrison, P. C., and J. McGinnis. 1967. Light induced exophthalmos in the domestic fowl. Proc. Soc. exp. Biol Med. 126:308–312.
Harvey, E. B., H. E. Kaiser and L. E. Rosenberg. 1968. An Atlas of the Domestic Turkey (Meleagris gallopavo). Myology and Osteology. United States Atomic Energy Commission.
Hsieh, T. M. 1951. Sympathetic and Parasympathetic Nervous Systems of the Fowl. Ph.D. Thesis, University of Edinburgh.
Igarashi, H., and T. Yoshinobu. 1966. Comparative observations of the eminentia cruciata in birds and mammals. Anat. Rec. 155: 269–278.
Jollie, M. T. 1957. The head skeleton of the chicken and remarks on the anatomy of this region in other birds. J. Morph. 100:389–436.
Juárez, J. S. 1961. Sobre los órganos y sentido del olfato de las aves. Colegios Veterinarios de España 8:785–789.
Juárez, J. S. 1964. La organización de la cavidad nasal de la gallina con especial referencia a su desarrollo olfatorio. An. Anat. (Granada) 13:249–258.
Jungherr, E. 1943. Nasal histopathology and liver storage in subtotal vitamin A deficiency of chickens. Bull. Storrs agric. Exp. Stn. 250.
Kare, M. R. 1965. The special senses. In: P. D. Sturkie (ed.): Avian Physiology 2nd ed. London, Ballière, Tindall & Cassell.
Kaupp, B. F. 1918. The Anatomy of the Domestic Fowl. Philadelphia, W. B. Saunders Company.
King-Smith, P. E. 1971. Special senses. In: Bell, D. J., and B. M. Freeman (eds.): Physiology and Biochemistry of the Domestic Fowl. Vol. 2. New York, Academic Press, Inc.
Lindenmaier, P., and M. R. Kare. 1959. The taste end-organs of the chicken. Poult. Sci. 38:545–550.
Lucas, A. M., and P. R. Stettenheim. 1965. Avian anatomy. In: Biester, H. E., and L. H. Schwarte (eds.): Diseases of Poultry. 5th ed. Ames, Iowa State University Press.
MacLeod, J. 1880. Sur la structure de la glande de Harder du canard domestique. Archs Biol. (Paris) 1:45–56.
Mann, I. C. 1924a. The pecten of Gallus domesticus. Quart. J. Microsc. Sci. 68:413–442.
Mann, I. C. 1924b. The function of the pecten. Brit. J. Ophthal. 8: 209–226.
Meyer, D. B., and R. O'Rahilly. 1959. The development of the cornea in the chick. J. Embryol. exp. Morph. 7:303–315.
Morris, V. B. 1970. Symmetry in a receptor mosaic demonstrated in the chick from the frequencies, spacing and arrangement of the types of retinal receptor. J. comp. Neurol. 140:359–398.
Morris, V. B., and C. D. Storey. 1967. An electron microscope study of types of receptor in the chick retina. J. comp. Neurol. 129:313–340.
Mueller, A. P., K. Sato and B. Glick. 1971. The chicken lacrimal gland, gland of Harder, caecal tonsil and accessory spleens as sources of antibody producing cells. Cell. Immunol. 2:140–152.
Nelson, N. 1942. The sclerotic plates of the White Leghorn chicken. Anat. Rec. 84:295–306.
Oehme, H. 1968. Das Ganglion ciliare der Rabenvögel (corvidae). Anat. Anz. 123:261–277.
Oehme, H. 1969. Der Bewegungsapparat der Vogeliris (Eine vergleichende morphologisch–funktionelle Untersuchung). Zool. Jahrb. Anat. 86:96–128.
O'Rahilly, R. 1962. The development of the sclera and the choroid in staged chick embryos. Acta Anat. 48:335–346.
Özgüden, T. 1967. Evcil Kanathlardan Tavuk-Horoz (Gallus domesticus), Hindi (Meleagris gallopavo), Ördek (Anas boscas), Kaz (Anser anser), da Kulak Kemiği (Columella), ve Onu Bağ (Ligament) ve Kikirdaklarin (Cartilage) Sub-Gross Karşilaştirmali Anatomisi. Vet. Fak. Derg. Ankara Univ. 14:140–161.
Pal, C., and M. B. Bharadwaj. 1970. Histological and certain histochemical studies on the respiratory system of chicken. I. Nasal cavity, infraorbital sinus and larynx. J. Anim. Sci. 40:534–547.
Pearson, R. 1972. The Avian Brain. New York, Academic Press, Inc.
Pohlman, A. G. 1921. The position and functional interpretation of

the elastic ligaments in the middle-ear region of Gallus. J. Morph. 35:229-262.
Portmann, A. 1950. Les organes des sens. In: Grassé, P-P. (ed.): Traité de Zoologie. Oiseaux. Paris, Masson et Cie.
Portmann, A. 1961. Sensory organs: Equilibration. In: Marshall, A. J. (ed.): Biology and Comparative Physiology of Birds. Vol. 2. New York, Academic Press, Inc.
Pumphrey, R. J. 1961. Sensory organs: Hearing. In: Marshall, A. J. (ed.): Biology and Comparative Physiology of Birds. Vol. 2. New York, Academic Press, Inc.
Rochon-Duvigneaud, A. 1943. Les Yeux et la Vision des Vertébrés, Paris, Masson et Cie.
Rochon-Duvigneaud, A. 1950. Les yeux et la vision. In: Grasse, P-P. (ed.): Traité de Zoologie. Oiseaux, Paris, Masson et Cie.
Saito, I. 1966. Comparative anatomical studies of the oral organs of poultry. V. Structures and distribution of taste buds of the fowl. Bull. Fac. Agri. Univ. Miyazaki 12:95-102.
Schwartzkopff, J. 1955. Schallsinnesorgane, ihr Function und biologische Bedeutung bei Vögeln. Acta XI Int. Orn. Congr., pp. 189-208.
Schwartzkopff, J. 1957. Die Grössenverhältnisse von Trommelfell Columella-Fussplatte und Schnecke bei Vögeln verschiedenen Gewichts. Z. Morph Ökol. Tiere 45:365-378.
Schwartzkopff, J. 1963. Morphological and physiological properties of the auditory system in birds. Acta XIII Int. Orn. Congr., pp. 1059-1068.
Schwartzkopff, J. 1968. Structure and function of the ear and of the auditory brain areas in birds. In: de Reuck, A. V. S., and J. Knight (eds.): Hearing Mechanisms in Vertebrates. A Ciba Foundation Symposium. London, J. & A. Churchill, Ltd.
Schwartzkopff, J., and P. Winter. 1960. Zur Anatomie der Vogel-Cochlea unter natürlichen Bedingungen. Biol. Zbl. 79:607-625.
Schwarze, E., and L. Schröder. 1966. Kompendium der Veterinär-Anatomie. Band V. Anatomie des Hausgeflügels. Jena, Gustav Fischer Verlag.
Seaman, A. R., and H. Storm. 1963. A correlated light and electron microscopic study on the pecten oculi of the domestic fowl (Gallus domesticus). Exp. Eye Res. 2:163-172.
Semba, T. 1962. The fine structure of the pecten studied with the electron microscope. I. Chick pecten. Kyushu J. Med. Sci. 13: 217-232.
Simic, V., and O. Jablan-Pantič. 1959. Morphologischer Beitrag über den Mechanismus des dritten Augenlids bei den Hausvögeln. Anat. Anz. 106:76-85.
Slonaker, J. R. 1897. A comparative study of the area of acute vision in vertebrates. J. Morph. 13:445-494.
Snapp, C. F. 1924. A comparative study of the blood supply of the labyrinth in birds. Anat. Rec. 27:29-45.
Stager, K. E. 1967. Avian olfaction. Am. Zool. 7:415-419.
Strother, G. K., and J. J. Wolken. 1960. Microspectrophotometry. I. Absorption spectra of colored oil globules in the chicken retina. Exp. Cell Res. 21:504-512.
Tansley, K. 1964. Vision. In: Thompson, A. (ed.): A New Dictionary of Birds. London, Thomas Nelson & Sons, Ltd.
Tiemeier, O. W. 1939. A preliminary report on the os opticus of the bird's eye. Zoologica, (N.Y.) 24:333-338.
Walls, G. L. 1942. The Vertebrate Eye. Bulletin No. 19. Bloomfield Hills, Michigan, Cranbrook Institute of Science.
Watanabe, T., and M. Yasuda. 1968. Comparative and topographical anatomy of the fowl LI. Peripheral course of the olfactory nerve in the fowl. Jap. J. vet. Sci. 30:275-279.
Watanabe, T., and M. Yasuda. 1970. Comparative and topographical anatomy of the fowl. XXVI. Peripheral course of the trigeminal nerve. Jap. J. vet. Sci. 32:43-57.
Watanabe, T., G. Isomura and M. Yasuda. 1967. Comparative and topographical anatomy of the fowl. XXX. Distribution of nerves in the oculomotor and ciliary muscles. Jap. J. vet. Sci. 29:151-158.
Werner, C. F. 1960. Das Gehörorgan der Wirbeltiere und des Menschen. Stuttgart, Georg Thieme Verlag.
Wersäll, J., L. Gleisner and P.-G. Lundquist. 1967. Ultrastructure of the vesibular end organs. In: de Reuck, A. V. S., and J. Knight, (eds.): Myotatic, Kinesthetic and Vestibular Mechanisms. A Ciba Foundation Symposium. London, J. & A. Churchill, Ltd.
Wesolowski, H. 1967. The behaviour of mitochondria and the secretion of the olfactory epithelial cells and the olfactory glands after pyridine stimulation in domestic birds. Folia biol. (Praha) 15: 303-324.
Wight, P. A. L., R. B. Burns, B. Rothwell and G. M. Mackenzie. 1971. The Harderian gland of the domestic fowl. I. Histology, with reference to the genesis of plasma cells and Russell bodies. J. Anat. 110:307-315.
Wulf, B. 1901. Über die Dimensionem des Bogengangssystems bei den Wirbelthieren Arch. Anat. Physiol. 57-74.
Zenker, W., and E. Krammer. 1967. Untersuchungen über Feinstruktur und Innervation der inneren Augenmuskulatur des Huhnes. Z. Zellforsch. mikrosk. Anat. 83:147-168.

TEGUMENTO

A. M. Lucas

DISTRIBUIÇÃO DAS PENAS

TRATOS E APTÉRIOS

A **camada de penas (ptilose)** é a cobertura total de penas de uma ave; a **plumagem** é a cobertura de penas de uma muda em particular; **pterilose** é a distribuição da implantação das penas em **tratos (pterylae)**. Um **aptério** é um espaço sem penas dentro ou entre os tratos. Os tratos de penas às vezes possuem os mesmos limites que as regiões onde estão localizados, mas na maioria das situações os limites de um trato são diferentes (quer maior ou menor) que a região em que o trato está localizado. Tratos e regiões associadas podem possuir o mesmo nome ou nomes diferentes.

Geralmente os tratos contêm penas de contorno e semiplumas, enquanto os aptérios possuem penugens, ou nenhuma pena. Obviamente, é impossível descrever cada uma das 140 e tantas penas e tratos com nomes, e cada um dos 47 aptérios com nomes; portanto, as ilustrações (Figs. 70-8 a 13) terão que sustentar a maior parte do ônus da comunicação de informações, suplementadas por anotações diversas.

Quando as penas são curtas, como na cabeça da galinha, a pterilose e a ptilose coincidem; uma exceção são as penas operculares que surgem do **trato auricular.** (Compare as Figs. 70-8 a 10.)

Os **tratos capitais dorsais** unem-se sem interrupção dentro do **trato cervical dorsal** (Fig. 70-11). Caudalmente ao longo do pescoço as fileiras tornam-se mais amplamente espaçadas. Ocorre uma modificação na direção das fileiras, aproximadamente na junção dos tratos cervical dorsal com o **interescapular.** Esta mudança de direção está presente na galinha, mas ausente nas outras aves domésticas.

O **trato dorsal do tronco** é largo; o **trato pélvico** decresce de largura no sentido da cauda e neste torna-se o **trato caudal dorsal.** Os aptérios, o trato cervical lateral, o trato escapular, o corpo lateral, o trato pélvico lateral e o trato caudal lateral separam os tratos dorsais dos tratos ventrais. Na cauda o ápice da papila de glândula uropigiana sustenta um

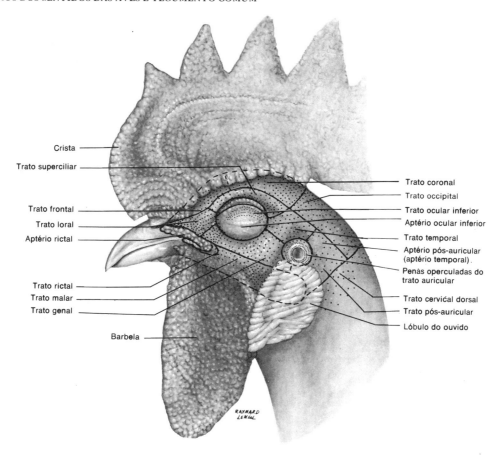

Figura 70-8. Tratos capitais e apterias capitais do galo Leghorn branco de crista única.
Cada folículo da pena é representado por um ponto preto. Tratos individuais estão limitados por linhas sólidas ou interrompidas. (De Lucas e Stettenheim, 1972.)

pequeno círculo de penugem, fortemente impregnada com as secreções da glândula. As **retrizes** de I a VII ou VIII são implantadas ao longo das margens laterais da cauda. As bases das retrizes são cobertas por diversas fileiras de **cobertas caudais superiores e inferiores** — maior, mediana e menor se todas as fileiras estiverem presentes.

O **trato peitoral** (Fig. 70-12) situa-se entre os tratos dorsais e os tratos ventrais do tronco. Ele é uma continuação caudal do trato cervical ventral, separado da asa pelo corpo lateral do aptério e do trato esternal pelo aptério peitoral. Um aptério ventral mediano tem início na região do pescoço (Fig. 70-13) e continua caudalmente até a extremidade do esterno. Parte do aptério cervical ventral é contínua com o aptério peitoral e parte é contínua com o aptério esternal.

O **trato abdominal medial** é forte (Fig. 70-13) e o **trato abdominal lateral** é fraco; entretanto ambos sustentam um tufo de penas semiplumas, especialmente na fêmea em postura e, assim, ambos foram denominados, na galinha, de tratos, mas nas outras aves domésticas a camada de penas que surge da área abdominal lateral é suficientemente penuginosa para ser denominada de um aptério abdominal lateral. Uma ou duas fileiras de penugens, o **pequeno círculo cloacal,** estão implantadas sobre os lábios daquela abertura.

Na superfície inferior da cauda encontram-se um **aptério caudal ventral** e um par de tratos caudais ventrais que se unem nas fileiras que cobrem as superfícies ventrais das retrizes.

A superfície dorsal do apêndice torácico (asa) possui um forte **trato umeral** cruzando diagonalmente o úmero (Fig. 70-11). As penas são curtas na borda cranial do trato e cada vez mais longas no sentido da borda caudal. Estas últimas ocupam o grande espaço entre a asa e o corpo.

O esqueleto da mão dá apoio às **rêmiges primárias** numeradas de I no pulso e distalmente X na extremidade (Fig. 70-11). Intimamente aplicada ao lado proximal da primeira primária há uma pena de tamanho reduzido, a **rêmige cárpica.** Esta pena do pulso não é a curta "pena axial" na literatura referente às aves, na realidade é a primeira de uma série de **rêmiges secundárias.** O número total de rêmiges secundárias na galinha varia de 17 a 18. Como as primeiras 12 são maiores e mais duras do que as seis restantes, às vezes declara-se que a galinha possui apenas 12 rêmiges secundárias.

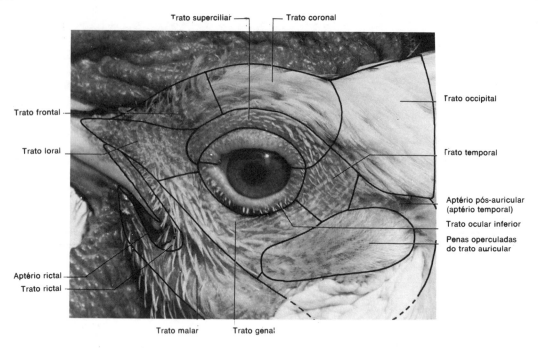

Figura 70-9. Ptilose da cabeça da galinha Leghorn branca de crista única, apresentando penas de 10 tratos capitais limitados por linhas sólidas ou interrompidas.
(De Lucas e Stettenheim, 1972.)

As coberturas — maior, mediana e menor — cobrem as bases das rêmiges. As **coberturas secundárias menores superiores** unem-se dentro das **coberturas marginais superiores do pré-patágio** (Fig. 70-11); as coberturas marginais inferiores do pré-patágio são limitadas a uma estreita faixa de curtas penas rígidas ao longo da borda cranial da asa (Figs. 70-12 e 13).

Existem quatro rêmiges na álula. As coberturas para as rêmiges da álula não são claramente destacadas das demais penas ao longo da margem da álula.

Aptérios estão presentes na asa (Figs. 70-11 a 13), na superfície dorsal (aptério umeral, aptério cubital superior, aptério do antebraço superior, aptério da álula superior e aptério superior da mão) e na su-

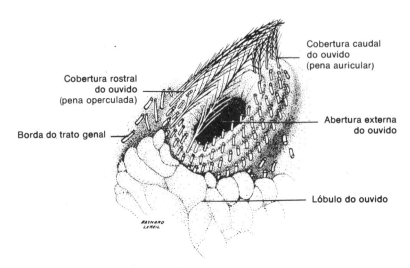

Figura 70-10. Pterilose e ptilose do trato auricular do ouvido esquerdo da galinha Leghorn branca de crista simples.
(Modificado de um desenho de Casimir Jamroz.) (De Lucas e Stettenheim, 1972.)

ÓRGÃOS DOS SENTIDOS DAS AVES E TEGUMENTO COMUM

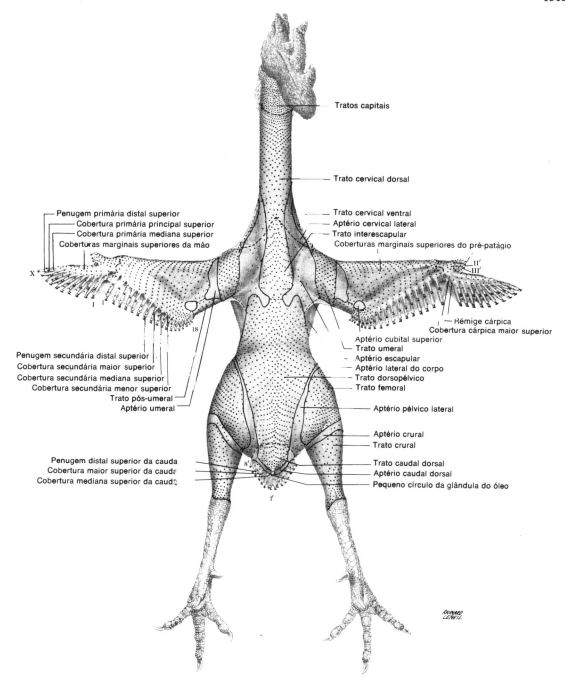

Figura 70-11. Pterilose de um galo Leghorn branco de crista simples; vista dorsal.
(De Lucas e Stettenheim, 1972.)

perfície ventral (aptério subumeral, aptério cubital inferior, aptério inferior do antebraço, aptério pré-patágico inferior, aptério da álula inferior e aptério inferior da mão).

A pterilose do apêndice pélvico é relativamente simples. A coxa carrega apenas um único trato, o **trato femoral,** e é separada do **trato crural** pelo **aptério crural** (Figs. 70-11 a 13). Na maioria de raças de galinha a camada de penas termina aproximadamente na articulação intertársica ou um pouco proximal a este ponto, mas em algumas (por exemplo a Brahmas, Cochins, Langshans, Faverol-

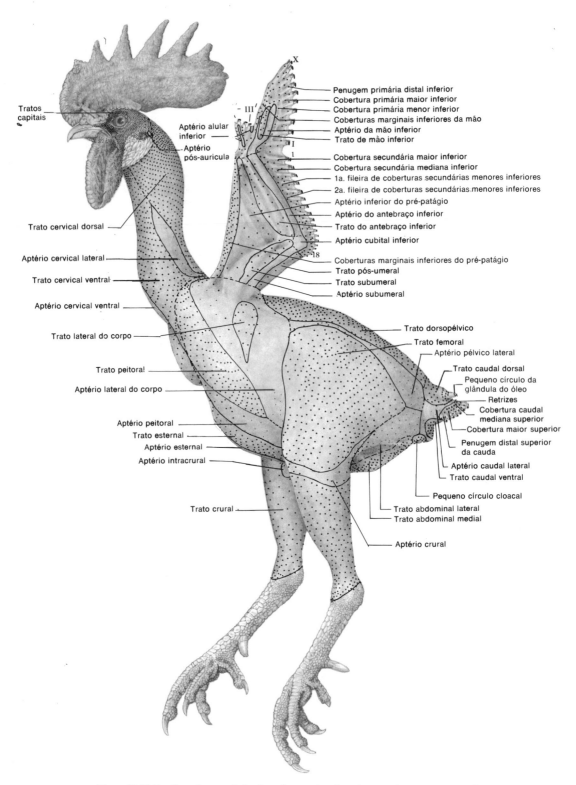

Figura 70-12. Pterilose de um galo Leghorn branco de crista simples; vista lateral esquerda.
(De Lucas e Stettenheim, 1972.)

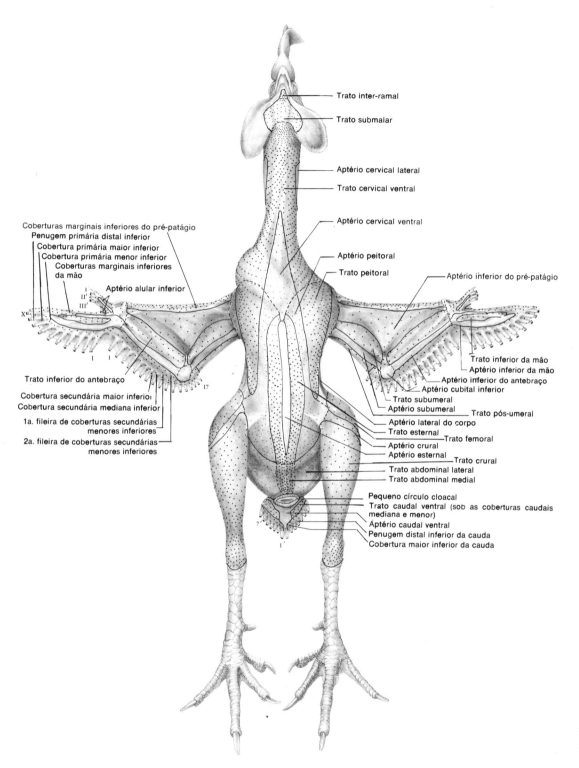

Figura 70-13. **Pterilose de um galo Leghorn branco de crista simples; vista ventral.**
(De Lucas e Stettenheim, 1972.)

les, Frizzles, Silkies e algumas outras) a penugem pode continuar sobre o metatarso e até sobre os dedos.

Ptilopodia é o termo aplicado à penugem do pé e dos dedos.*

---

*O termo "de botas" deve ser evitado porque ele tem dois significados, um como sinônimo para a ptilopodia e o outro como uma designação de uma fusão de escamas no metatarso, por exemplo, como o tordo norte-americano, pássaro azul e outros Turdidae.

PTILOSE

A **camada de penas** cobre completamente o pescoço, o tronco, a cauda, a asa, o fêmur e as pernas. A crista, a barbela, o lóbulo da orelha e o bico são destituídos de penas (Figs. 70-14 e 15). (Em determinadas raças, por exemplo, a Polonesa, Houdan e Crevecoeurs, a cabeça sustenta uma crista de penas além de uma crista semelhante a um V, que normalmente é pequena.)

As penas do **pescoço** são do trato cervical dorsal. No macho, elas cobrem toda a região dorsal e lateral

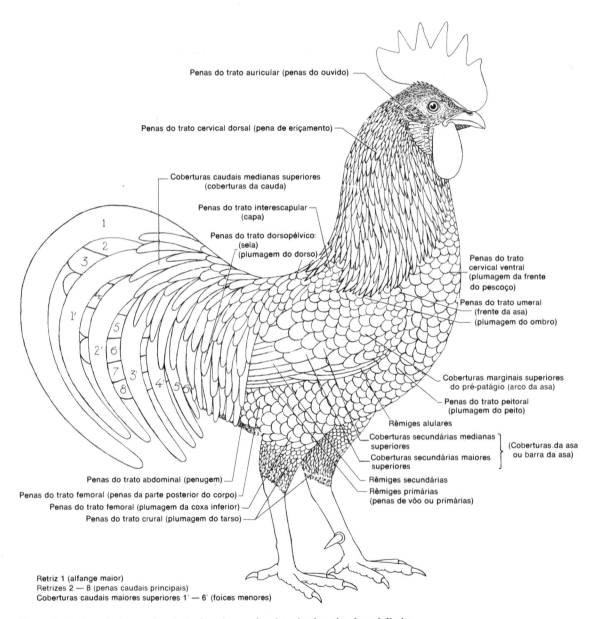

Figura 70-14. Camada de pena de galo Leghorn branco de crista simples; vista lateral direita.

A maioria dos grupos de penas possui dois nomes; primeiro, o nome do trato da pena da literatura avícola geral; segundo, entre parênteses, um nome da literatura geral da avicultura, particularmente o "Padrão Americano de Perfeição" (1938-40). (De Lucas e Stettenheim, 1972.)

ÓRGÃOS DOS SENTIDOS DAS AVES E TEGUMENTO COMUM

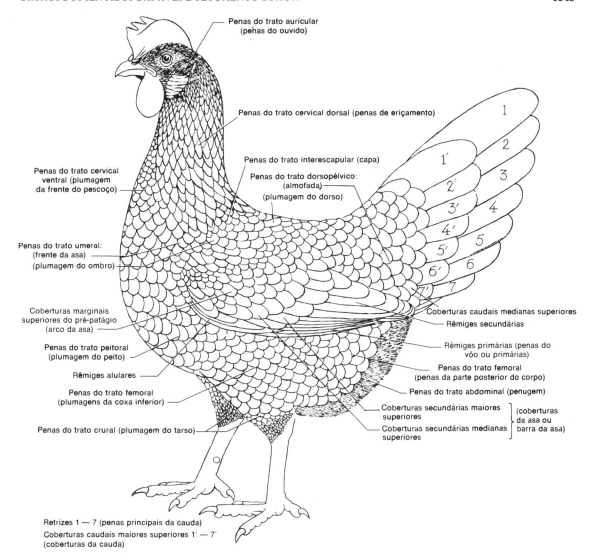

Figura 70-15. Camada de penas da galinha Leghorn branca de crista simples; vista lateral esquerda. (A denominação dos grupos de pena está explicada na Fig. 70-14.) (De Lucas e Stettenheim, 1972.)

do pescoço e parte da região cervical ventral. Elas cobrem a maioria das penas do trato interescapular (**capa**) e algumas das do trato umeral. Quando as penas da capa são cobertas pelas penas do pescoço, elas são pequenas e plumosas. Na extremidade caudal da capa elas assumem o formato de penas de contorno bem desenvolvidas. Estas unem-se às penas do trato dorsal (**plumagem do dorso**). As penas do trato pélvico na fêmea formam a **almofada** e, no macho, a **sela**. Na maioria das aves as penas da cauda situam-se em um plano horizontal, mas na galinha elas formam um estreito compartimento semelhante a uma caverna. A primeira retriz (**foice maior** ou foice principal), no macho, é a mais longa pena do corpo (Fig. 70-14). As retrizes restantes são semelhantes às da fêmea. A primeira retriz é seguida das coberturas principais superiores da cauda (1' a 6') que se dependuram graciosamente através das verdadeiras penas da cauda. Na fêmea (Fig. 70-15) todas as penas da cauda são semelhantes às retrizes 2 a 8 no macho, e as coberturas principais superiores situam-se sobre as bases das retrizes, em um padrão correspondente.

As penas do trato cervical ventral formam a "plumagem da frente do pescoço" e são contínuas com as penas do trato peitoral que compõem o "peito" das aves.

A ponta da asa dobrada apresenta em sua maioria rêmiges secundárias; as rêmiges primárias estão, essencialmente, guardadas por baixo das secundárias. Uma ou duas penas alulares são visíveis na borda. As coberturas maior superior e secundária mediana superior envolvem as rêmiges secundárias e formam uma faixa distinta, geralmente conhecida como

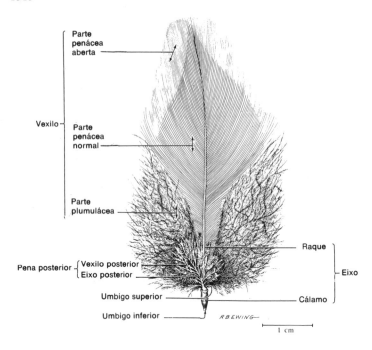

Figura 70-16. Partes principais de uma pena típica de contorno, exemplificada por uma pena média do trato dorsal de uma galinha Leghorn branca de crista simples.
(De Lucas e Stettenheim, 1972.)

barra da asa. Mais adiante as coberturas marginais superiores do pré-patágio formam o **arco da asa**, e além disso as penas do trato umeral formam a **frente da asa**.

PENAS E SUA ESTRUTURA

Partes da Pena de Contorno

As **penas de contorno** dão o formato à ave emplumada. Estas penas variam grandemente quanto ao tamanho, desde a foice maior do galo, a mais longa de todas suas penas, a aquelas com poucos milímetros de comprimento na pálpebra. Uma característica comum de todas as penas de contorno é um **vexilo** plano, em cada lado de um **eixo** (Fig. 70-16). O eixo de uma pena de contorno bem como os eixos dos outros tipos de penas são compostos de **cálamo** e **raque**. O cálamo é a parte do eixo dentro do folículo da pena; o restante do eixo é o raque. O cálamo tem uma abertura em cada extremidade (Fig. 70-17), o **umbigo inferior**, que contém as papilas dérmicas, uma parte geradora que forma a polpa de uma pena nova. O **umbigo superior**, no lado ventral do eixo, ao nível do colo do folículo, tem uma abertura através da qual a polpa ressequida, representada por uma série de **tampas externas da polpa**, pode destacar-se por pouco tempo até ser quebrada. A polpa, à medida que regride e seca dentro do cálamo, produz uma série de **tampas internas da polpa**.

Duas partes da pena surgem da margem do umbigo superior, a **pena principal** e a menor **pena posterior.*** Barbas projetam-se para fora e distalmente de cada lado do raque e hiporraque. Na parte proximal da pena a estrutura é semelhante à das penas inferiores, a saber, **bárbulas** simples semelhantes a fios e sem ganchos, afixadas aos filamentos; as barbas e as bárbulas formam a parte plumulácea da pena (Fig. 70-16). Distalmente está a parte penácea normal. Cada bárbula (Fig. 70-18) está inserida a uma barba (rama). No lado proximal da rama, as bárbulas carregam flanges dorsais. No lado distal encontram-se pequenos ganchos que seguram os sulcos. Os ganchos e os sulcos separam-se facilmente. Algumas penas apresentam uma parte penácea aberta em que as bárbulas são reduzidas, por exemplo, no pescoço e no trato dorsal de penas do galo (Fig. 70-16). (Para detalhes da estrutura da pena veja Chandler, 1916, e Lucas e Stettenheim, 1972, Cap. 5.)

As penas das aves apresentam um grande número de cores. (Veja a revisão por Fox e Vevers, 1960, e por Lucas e Stettenheim, 1972, pp. 291 a 419.) O pigmento origina-se no melanoblasto e é levado até seu destino, derme e epiderme, pelo melanócito. Os melanoblastos são derivados das células da crista neural do embrião e a princípio estão igualmente distribuídos. Eles persistem no primórdio das penas mas começam a desaparecer de outras partes da pele aos sete a oito dias da incubação (Prentice e Eastlick, 1954). A melanina é um pigmento comum nas galinhas e outras aves.

A coloração vermelha pode ser devida a carotenóides, e a coloração amarela a carotenóides ou melanina. Poderá haver misturas de carotenóides vermelho e amarelo, ou de seus produtos derivados, que produzem a cor rósea. A aparência vermelha também é devida ao sangue nos capilares sinusóides subjacentes, na derme da pele. O branco pode ser devido à falta de células pigmentares ou de melanina que permaneceu sem modificação desde sua

---

*Penas posteriores estão ausentes em várias espécies isoladas ou grupos de aves selvagens desde o avestruz até alguns passarinhos.

condição original incolor. O azul desenvolve-se quando a melanina está presente na derme mas ausente na epiderme. A melanina na epiderme produz o preto. A aparência do verde ocorre quando o lipocromo (um carotenóide) está presente na epiderme e a melanina está presente na derme.

As cores também são devidas aos efeitos de distribuição de Tyndall agindo sobre minúsculas células aéreas de tamanho apropriado e sobre grânulos de pigmentos coloridos. As cores iridescentes possuem uma base estrutural devida à interferência, quando a luz é refletida, das superfícies interior e exterior pigmentadas de uma bárbula de pena. O número de combinações que produzem cores são por demais numerosas para serem aqui mencionadas.

Semiplumas e Penugens

Há uma completa gradação estrutural das penas de contorno para as penugens: a **semipluma** é intermediária. A semipluma possui um longo raque com barbas que são inteiramente plumuláceas. Ela é distinguida das penugens por uma característica arbitrária mas útil: as barbas são mais curtas do que o raque, enquanto nas penugens elas são maiores (Fig. 70-19). Tanto as semiplumas como as penugens possuem penas posteriores (se penas posteriores estiverem presentes nas penas de contorno) em todas as gerações, menos na primeira. Esta é a geração inferior natal. Há diferenças adicionais. A inferior natal possui um raque mais curto ou não tem nenhum raque, e um cálamo mais curto do que as penugens definitivas.

Penas Especializadas

Filoplumas são penas semelhantes a pêlos que permanecem depois que todas as demais penas foram removidas pelos métodos usuais de depenação no matadouro. Elas estão presentes na maioria das ordens de aves, mas ausentes no avestruz, emas, casuar, e dizem estar ausentes também nos pelicanos e anhinga.

As filoplumas estão distribuídas em todos os tratos de penas do corpo e, embora diminutas, estão presentes até entre as penas curtas da cabeça. Na galinha elas variam no comprimento de aproximadamente 1 mm, na borda da pálpebra, até aproximadamente 50 mm nos tratos pélvico e peitoral. Elas ocorrem apenas em associação com outras penas e nunca no aptério nu, mas podem estar presentes em associação com penugens do aptério. Grandes filoplumas estão geralmente associadas a grandes penas. Uma filopluma surge quer do colo de um folículo de pena ou próximo dele. Há, normalmente, uma ou duas associadas a cada pena de contorno, semipluma e penugem apterial. Geralmente, há mais de duas associadas a cada rêmige e retriz.

Uma filopluma possui um raque delgado que surge da borda de seu umbigo superior. A maior espessura do raque é na extremidade, onde um tufo de barbas persiste. Barbas estão ausentes no restante do raque. Observações das barbas em uma filopluma em desenvolvimento demonstram que as mesmas deixam de estabelecer afixações ao raque porque elas estavam crescendo paralelas a este, e portanto não poderiam tornar-se afixadas. Em contraste, as barbas das penas de contorno crescem em um ângulo em relação ao raque.

Músculos lisos estão inseridos externamente nos folículos das penas (por meio de tendões elásticos), em todas as penas, exceto nas filoplumas. Os folículos das filoplumas, por outro lado, situam-se em íntima proximidade aos corpúsculos lamelares das aves (corpúsculos de Herbst). Estes corpúsculos, provavelmente, servem como mecanorreceptores e registram ligeiros movimentos, fracos demais para serem registrados pelos corpúsculos lamelares adjacentes aos cálamos das outras penas (Lucas e Stettenheim, 1972, p. 276).

As filoplumas entram em muda, como o fazem as outras penas do corpo; o tempo de muda é bastante parecido ao das penas com as quais estão associadas.

As **penas de eriçamento** são penas de contorno modificadas e durante o desenvolvimento apresentam uma gradação na estrutura através de semieriçadas até eriçadas. No peru adulto, as verdadeiras penas de eriçamento são abundantes na pele carunculada da cabeça e do pescoço, mas, no peruzinho, dos mesmos folículos emergem penas típicas de contorno. Na galinha os cílios são as únicas penas de eriçamento verdadeiras.

A pena de eriçamento, diferentemente da filopluma, possui um raque que é espesso na base e distalmente afunila-se até um ponto curto. Durante o desenvolvimento da pena de eriçamento poderá haver um tufo de barbas e bárbulas cerdosas na base do raque. Todas elas podem desaparecer, deixando um raque nu.

No peru há dois raques, o da pena principal e o da pena posterior. Estes podem ser quase tão longos como o raque da pena principal. A pena posterior está ausente das penas ciliares de eriçamento, que possuem um comprimento de 1 a 2 mm.

As **penas auriculares** são de dois tipos, as operculares ou de coberturas rostrais do ouvido, e as de coberturas caudais do ouvido, cujas extremidades seguram as operculares acima do orifício auricular (Fig. 70-10). Em ambos os tipos as barbas estão distantes uma da outra e as bárbulas são curtas. Esta construção permite passagem integral do som mas impede a penetração de insetos e sujeira.

As **penas da glândula do óleo** formam um pequeno círculo na ponta da papila. A pena é do tipo inferior, e é menor do que a pena inferior comum do corpo, mas com um cálamo maior do que a média. A maioria das barbas surge da borda do umbigo superior, produzindo um tufo. O raque, de pobre definição, é pouco mais do que uma frouxa fusão de barbas. As bárbulas geralmente são como aquelas das penas inferiores típicas do corpo, mas são mais curtas e mais simples na estrutura, no sentido de que os nodos são menos proeminentes, somente possuindo pequenos ganchos ou nenhum deles. As penugens da glândula do óleo, na galinha, sustentam uma pena posterior, mas ausente nas demais aves domésticas.

As **penas de pó** estão ausentes nas galinhas e outras aves galináceas, mas presentes nos pombos e nas garças e, com freqüência, em outras aves aquáticas. Nas garças as penas de pó estão concentradas em

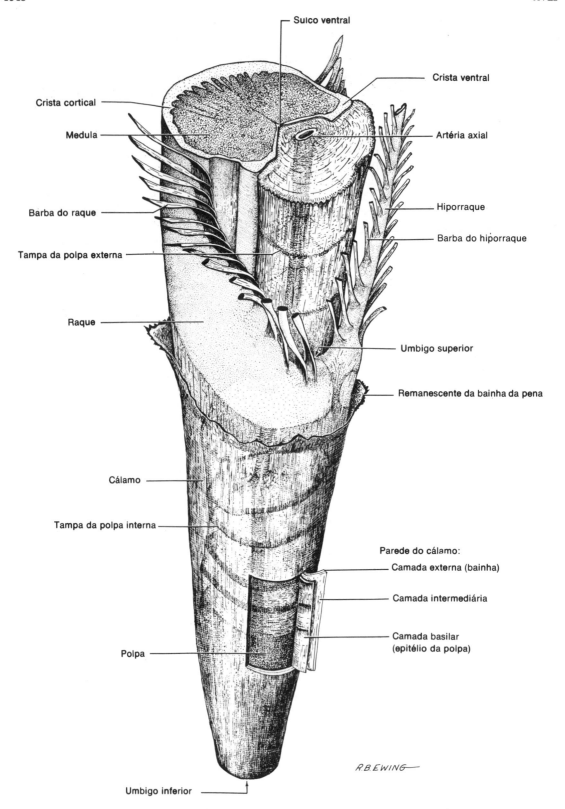

Figura 70-17. Cálamo e extremidade proximal do raque em uma pena típica de contorno de uma galinha Leghorn branca de crista simples.

As tampas da polpa começam ao lado do raque e estendem-se para dentro do cálamo. A parede do cálamo foi cortada e está dobrada para mostrar suas camadas. (De Lucas e Stettenheim, 1972.)

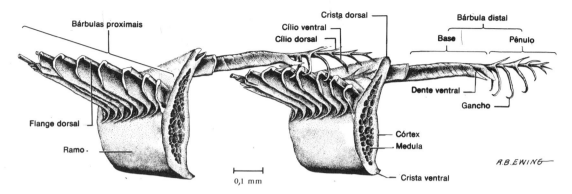

Figura 70-18. Segmentos de duas barbas penáceas de uma pena de contorno de uma galinha Leghorn branca de crista simples. As barbas são observadas obliquamente da extremidade distal para mostrar as partes que se interligam. (De Lucas e Stettenheim, 1972.)

áreas onde os folículos estão intimamente agregados. As penas de pó não entram em muda, mas crescem continuamente e, na mesma forma, continuamente emitem pó. O pó é composto de pequenos grânulos de queratina e estes são usados na limpeza, de uma maneira semelhante à distribuição de óleo da glândula uropigial.

O pombo comum tem penas de pó, mas elas são mais desenvolvidas em determinadas raças do que em outras, por exemplo, no Arcanjo. Os grânulos de queratina (pó) são de aproximadamente 1 μm de diâmetro. Durante o crescimento da referida pena o pó surge em células especiais entre as bárbulas em diferenciação.

No pombo o pó é distribuído somente quando a bainha se abre. A bainha abre-se lentamente, comparada com a das penas normais de contorno, semipluma, ou penugem.

MÚSCULOS APTERIAIS E DAS PENAS

Feixes de músculo liso estão presentes na derme da pelve da ave; alguns são **músculos do folículo da pena** e outros são **músculos apteriais,** mas estruturalmente eles são semelhantes. Um músculo do folículo da pena não se insere diretamente na superfície exterior do folículo, mas apenas por meio de um tendão de tecido elástico interposto entre o músculo e a parede do folículo.

Os músculos unem folículos adjacentes, resultando em padrões de quadrados e retângulos. Algumas diagonais estão presentes dentro destes paralelogramos, produzindo assim triângulos de variados formatos (Fig. 70-20). Conforme é observado na ilustração, o trato femoral é circundado por aptérios; por exemplo, um aptério separa os tratos pélvico e femoral. O aptério do corpo lateral está no lado cranial do trato femoral e distalmente o aptério crural separa os tratos femoral e crural. Estes espaços insentos de penas são cruzados por músculos apteriais, lâminas compostas de curtos músculos lisos, unidos em conjunto por tendões elásticos. À medida que os músculos apteriais aproximam-se de uma área de folículos, eles podem mudar sua disposição e transformar-se em músculos dos folículos de penas.

Basicamente, são três os tipos de músculos dos folículos da pena (Fig. 70-21), **eretores, depressores e retráteis** (Langley, 1904). Tanto os eretores como os depressores têm uma extremidade inserida na extremidade inferior de um folículo e a outra a um nível mais elevado, próximo ao colo de um folículo adjacente. Quando um músculo depressor se contrai a extremidade bulbar de um folículo é elevada, assim dobrando a pena no sentido da superfície da pele; a outra extremidade do músculo agindo na extremidade distal de um folículo empurra a pena para baixo, a saber, no sentido da superfície da pele. As ações inversas ocorrem quando dois folículos adjacentes são movimentados por um músculo eretor. Os músculos retráteis estão inseridos nos folículos adjacentes, ao mesmo nível no tubo. Sua ação é a de movimentar os folículos mais próximos um do outro. A disposição das fibras musculares dos folículos das penas do pescoço é muito mais complexa do que para as do trato femoral. No pescoço, os músculos circundam os folículos e agem como giradores.

PELE

A pele da ave possui uma epiderme e uma derme; esta última repousa sobre uma subcútis subjacente, como na pele dos mamíferos, mas a organização dos tecidos na pele das aves é tal que os termos mamíferos para as diferentes camadas da pele dos mamíferos são muitas vezes inapropriados; portanto, após uma revisão da literatura os seguintes nomes foram selecionados (Lucas e Stettenheim, 1972, pp. 485 a 489):

EPIDERME

Estrato córneo, a camada córnea que cobre a superfície exposta da pele e os derivados da pele.
Estrato germinativo, uma camada de células vivas que produz o estrato córneo.
Estrato transitivo, uma fina camada de células achatadas que está abaixo das lâminas córneas.
Estrato intermediário, uma camada de espessura variável que compõe a maior parte do *estrato germinativo.*
Estrato basal, normalmente uma única camada de células adjacentes à membrana basal.
Membrana basal, uma distinta camada colorida por corantes com afinidade para polissacarídeos. As micrografias eletrônicas mostram as diversas partes componentes desta membrana, que coletivamente recebeu o nome de "junção dermoepidérmica".

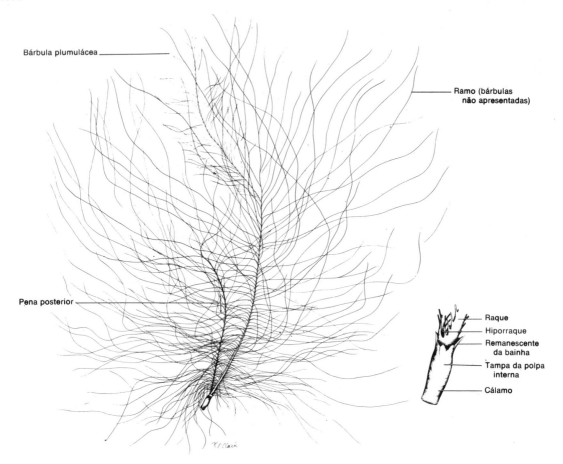

Figura 70-19. Penugem de uma galinha Leghorn branca adulta de crista simples.

Apenas uma barba é apresentada com bárbulas. O destaque apresenta a junção de barbas com o raque e o hiporraque a um aumento maior. (De Lucas e Stettenheim, 1972.)

DERME

Estrato superficial, uma camada subepidérmica, cuja espessura depende do número de capilares que estão presentes.
Estrato profundo, uma camada profunda da derme.
Estrato compacto, uma camada de tecido conjuntivo denso.
Estrato lasso, uma camada de tecido conjuntivo frouxo, sustentando grandes vasos, gordura, nervos e músculos apteriais.
Lâmina elástica, normalmente uma fina camada de fibras elásticas que claramente identifica o limite interno da derme. Caso fibras colágenas sejam adicionadas a esta camada, a lâmina pode ser relativamente espessa.

SUBCÚTIS

Estrato superficial* da tela subcutânea, camada superficial da subcútis.
Estrato profundo da tela subcutânea, camada profunda da subcútis.
Panículo adiposo pode ocupar uma ou as duas destas camadas.
Fáscia profunda, uma densa camada de tecido conjuntivo que cobre os órgãos subjacentes, e que normalmente são músculos, mas podem ser ossos e ligamentos.

---

*A subcútis geralmente consiste em uma fáscia superficial simples, sem subdivisões, mas em algumas áreas, como na pele que cobre a carena, a fáscia superficial, e até a fáscia profunda, podem ser compostas de duas camadas estruturalmente diferentes.

PELE APTERIAL

Secções do aptério pós-auricular ilustram as estruturas básicas da pele da ave (Figs. 70-22 e 23).

A epiderme é fina sobre a maior parte do corpo das aves, normalmente possui quatro a sete células de espessura, exceto onde os pontos de pressão ou de atrito exigem um engrossamento da pele ou onde estruturas especializadas, tais como a ranfoteca do bico, as escamas, as unhas e as almofadas dos pés, desenvolveram-se. O ceroma do pombo é outro exemplo. Com um dia de idade as diversas camadas da derme, conforme relacionadas acima, são claramente distinguíveis; pelos 150 dias de idade a camada superficial torna-se quase tão espessa quanto o restante da derme. Os tecidos conjuntivos da camada superficial ficam repletos de **capilares sinusóides** e pequenos capilares e outros vasos. Os capilares sinusóides da derme podem ter células musculares lisas próximo ao endotélio. A lâmina elástica pode aumentar de espessura, devido essencialmente a um aumento na quantidade de tecidos conjuntivos colagênicos. Os músculos apteriais, presentes em determinados espaços sem penas, tais como os aptérios pélvico e crural (Fig. 70-20), situam-se no *estrato lasso* e não no *estrato compacto,* como e o caso com a maioria dos músculos das penas.

PELE DO TRATO DE PENAS

A epiderme em uma secção através de um forte trato de penas é tão fina como na maioria das áreas apteriais. Tal secção corta diversos folículos de pena em vários níveis (Fig. 70-24). Nenhuma das penas se projeta além da derme, mesmo quando a secção passa através da polpa da pena. Ligados a cada folículo encontram-se muitos músculos. O tecido elástico que une o músculo e o folículo é representado como densas massas pretas na ilustração.

Notem a ausência de músculos ao redor da parede de folículo da filopluma. A camada superficial da derme é fina e sem capilares sinusóides; a cor vermelha está ausente. A maioria dos músculos dos folículos das penas situa-se na camada compacta, mas os músculos que se inserem por meio de tendões elásticos na base de um folículo podem estar localizados na camada frouxa.

DERIVATIVOS TEGUMENTARES

CRISTA

A **crista única** possui estas partes: **base, corpo, pontas** e **lâmina** (Fig. 70-25A). A base pelo qual a crista está unida à cabeça é mais larga e mais longa do que o corpo, que é achatado bilateralmente. Dá margem livre do corpo projetam-se pontas de formato cônico, cada uma afunilando-se de sua inserção até a extremidade rombuda. A lâmina projeta-se caudalmente do corpo.

A **crista rosa** é uma massa alongada e baixa de tecido vascularizado, de cuja superfície superior

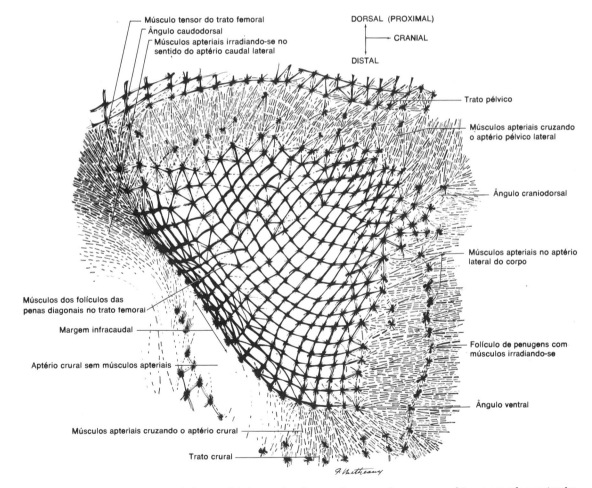

Figura 70-20. Penas e músculos apteriais da superfície interna da pele que cobre a coxa da perna esquerda, apresentando os músculos do trato femoral e de partes dos tratos pélvico e crural; os músculos apteriais dos aptérios pélvico lateral, lateral do corpo e crural também estão incluídos.

Os músculos são representados por linhas pretas e os tendões elásticos por espaços claros entre os músculos. (De Lucas e Stettenheim, 1972.)

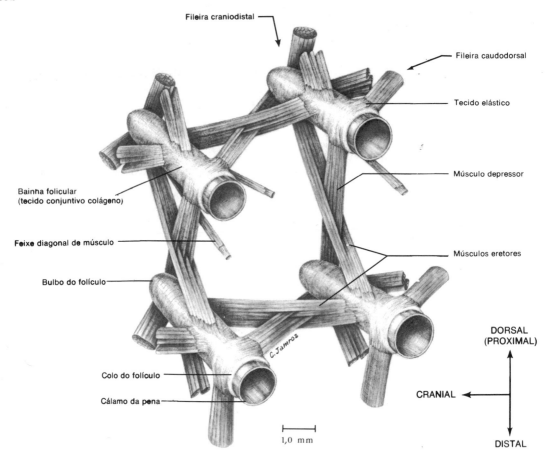

Figura 70-21. Uma dissecção dos músculos dos folículos das penas associados a quatro folículos contíguos do trato femoral da galinha Leghorn branca de crista simples, conforme observado na superfície exterior da pele.
O desenho é um aumento de 15 vezes em câmara clara. Os detalhes foram então adicionados, à mão livre, no desenho. A gordura e tecidos conjuntivos foram omitidos e pequenas estruturas não importantes foram esquematizadas (De Lucas e Stettenheim, 1972.)

projeta-se uma infinidade de pequenas e baixas pontas (Fig. 70-25B). Uma ponta, o equivalente de uma lâmina, está direcionada caudalmente. O corpo cortado longitudinalmente da **crista ranúncula** tem pontas dispostas ao redor da xícara. Uma lâmina está ausente. A **crista de ervilha** possui três corpos de cristas, uma fileira de muitas pontas que surgem de cada uma. A **crista com o formato de V** associada com cristas guarnecidas com penas é caracterizada por um par de pontas cônicas divergentes que se projetam de uma massa de tecido que representa o corpo; uma base está geneticamente ausente. A **crista de Silkie** é um tanto semelhante, mas é destituída de pontas. A **crista de morango** e a **crista de almofada** são ovais, pequenas e baixas; a superfície da primeira é rugosa e da última, lisa.

A epiderme da crista do adulto é fina, tendo aproximadamente seis células de espessura. A camada superficial da derme contém muitos capilares sinusóides (Fig. 70-26), o sangue contido conferindo à crista sua coloração vermelha. Um tecido fibromucóide ocupa uma larga camada intermediária. A célula de origem da substância mucóide não foi definida com exatidão. A substância pode ser produzida por células do tecido conjuntivo (Mancini et al.,

1960). Seja qual for sua origem, ela ocupa todos os espaços teciduais da camada intermediária. O material mucóide contém ácido hialurônico e pequena quantidade de um mucopolissacarídeo sulfatado (Szirmái, 1956; Balazs et al., 1959). O mucóide fornece turgidez à crista do galo e da fêmea enquanto em produção. Esta substância desaparece da crista do galo castrado e da crista da galinha quando ela sai da postura. Veja Hardesty (1931), Louvier (1937) e Lawrence (1963) para o desenvolvimento pré e pós-incubação da crista.

A crista tem uma camada central de tecido conjuntivo denso, de origem dérmica. Em cortes realizados no sentido da base, o tecido conjuntivo da subcútis e a gordura podem ser empurrados para dentro da parte média da camada central. A camada central sustenta os grandes vasos; muitas artérias pequenas cruzam a camada intermediária, mas apenas poucas veias. Uma **lâmina elástica** pode ser seguida na pele, da cabeça até a crista, mas ela desaparece dentro da crista.

BARBELA

A barbela é uma prega dupla e pendente da pele, e cada lamela, uma medial e uma lateral, está suspensa na região malar mandibular. As penas estão ausentes nas superfícies das lamelas na galinha jovem. Com o decorrer da idade, a massa da barbela puxa as pregas para baixo e, assim, leva consigo cur-

ÓRGÃOS DOS SENTIDOS DAS AVES E TEGUMENTO COMUM

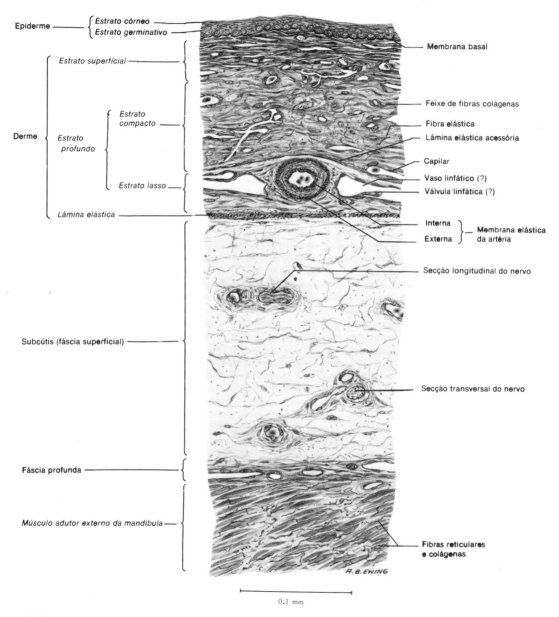

Figura 70-22. Secção transversal da pele do aptério pós-auricular. O plano da secção está orientado dorsoventralmente. Leghorn branca de crista simples, pinto de 1 dia de idade.
(De Lucas e Stettenheim, 1972.)

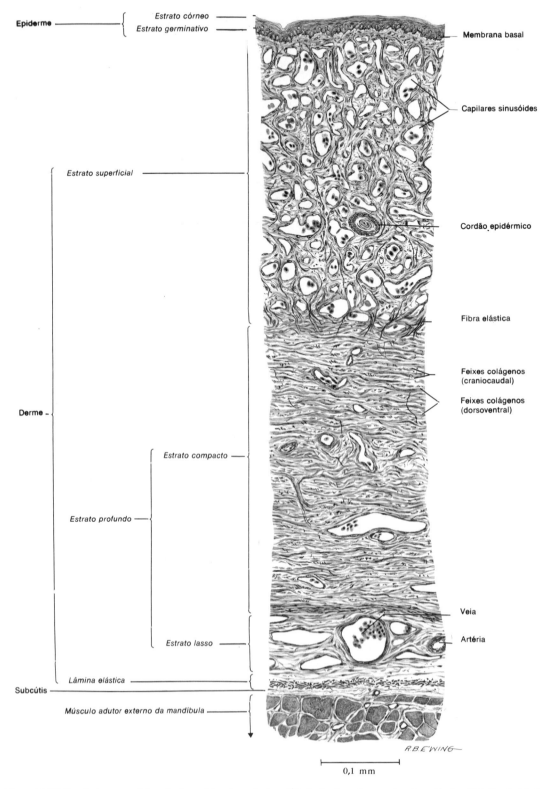

Figura 70-23. Secção transversal da pele do aptério pós-auricular. Galinha Leghorn branca de crista simples, 150 dias de idade. (De Lucas e Stettenheim, 1972.)

ÓRGÃOS DOS SENTIDOS DAS AVES E TEGUMENTO COMUM

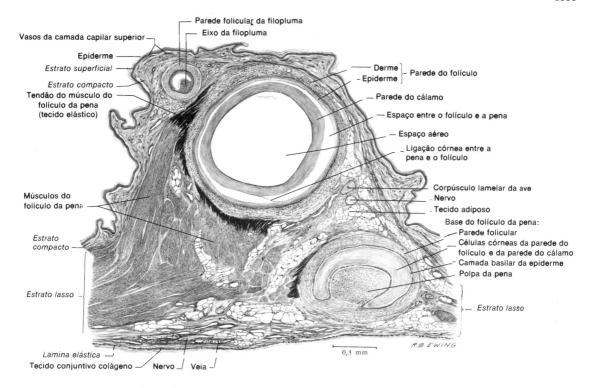

Figura 70-24. Secção através da pele do trato umeral apresentando a relação entre as filoplumas e as penas de contorno e as camadas da pele.
A subcútis não está incluída. Galinha Leghorn branca de crista simples. (De Lucas e Stettenheim, 1972.)

tas penas da região submalar, na lamela medial, e penas da face sobre a lamela lateral.

A estrutura histológica de uma barbela é semelhante à da crista; a epiderme tem poucas células de espessura. A camada superficial da derme, em uma barbela vermelha, contém capilares sinusóides. Esta camada funde-se com a camada intermediária espessa, composta de tecido fibromucóide. Uma camada central equivalente à camada frouxa contém grandes vasos e nervos; eles suprem ambas as lamelas.

LÓBULO DA ORELHA

Na extremidade caudal da região malar e abaixo da abertura do ouvido, uma área de pele elevada por uma proliferação de tecidos conjuntivos dermais produz um **lóbulo da orelha.** Na galinha jovem, especialmente no galo, o lóbulo da orelha expande-se além de sua área original restrita de inserção, e a coloração pérola ou de giz do lóbulo "branco" continua sobre a pele da face, ocupando a pele próxima, vascularizada em uma idade anterior.

Uma camada fibromucóide característica da crista e da barbela está ausente do lóbulo da orelha. Nos lóbulos brancos de orelha da Leghorn branca de crista única, os capilares sinusóides estão ausentes na camada superficial. Quase toda a derme é uma espessa e densa camada de tecidos conjuntivos fibroso e elástico. A camada frouxa é estreita e a lâmina elástica é interrompida e irregular. Nas raças de galinhas com lóbulos de orelha vermelhos, os capilares sinusóides são abundantes na parte subepitelial da derme.

BICO

O termo bico está aceito na literatura das aves. Os avicultores geralmente aplicam a palavra bico para a galinha e o peru. As coberturas córneas dos bicos superior e inferior são as **ranfotecas.** Elas são sustentadas pelos ossos subjacentes das mandíbulas. O contorno de linha média e dorsal do bico superior é o **culme.** A curva do culme varia grandemente entre espécies de aves. O **gonys** é curvo ao longo da linha mediossagital do bico inferior. Ele também varia na curvatura mas não tanto quanto no culme. Os **tômios** são as bordas cortantes dos bicos; quando a boca fecha, os tômios da ranfoteca inferior deslizam dentro dos tômios da ranfoteca superior. Cada tômio inferior, do pato, foi modificado em uma fileira de lamelas que drenam as pequenas partículas de alimentos da água onde esses animais se alimentam.

Ranfoteca, escamas, unhas (garras) e esporões são classificados como queratina dura, e o estrato córneo da pele, o epioníquio e o hiponíquio como queratina mole (Leblond, 1951). A primeira geralmente cresce sem ser mudada, mas a última sofre substituição, pela adição de novo material formado abaixo acompanhado pela deiscência das lâminas da superfície. Como os dois processos estão em equilíbrio, o crescimento é mantido (Storey e Leblond, 1951). Também há diferenças químicas entre as queratinas.

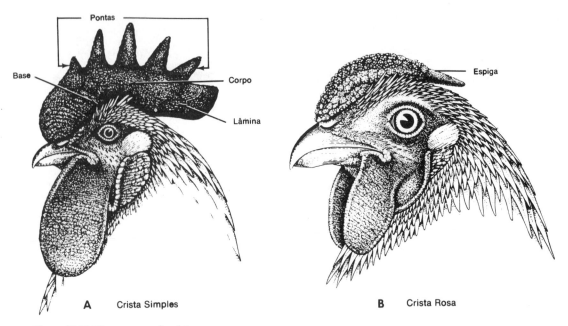

Figura 70-25. Tipos comuns de cristas.
A, Galo Leghorn branco de crista simples; *B*, crista rosada do galo Wyandotte branco. (De Lucas e Stettenheim, 1972.)

O crescimento da queratina do bico ocorre sempre que houver uma camada germinativa subjacente, mas as linhas de crescimento inclinam-se no sentido da ponta do bico. Na base do bico superior onde a ranfoteca parece desaparecer, sob uma prega de pele, a camada germinativa pode ter de 75 a 100 μm de espessura. Papilas dérmicas, estreitas, empurram a camada germinativa e levam capilares para a epiderme, os quais, entretanto, estão sempre separados das células epidérmicas por uma camada quase invisível de tecido adventicial. Entre as papilas dérmicas estreitas há largas papilas epidérmicas projetando-se na derme. O estrato córneo acima da epiderme é o eponíquio no qual as lâminas formam uma rede frouxa ao invés de uma camada compacta.

Na borda tomial, o estrato córneo estende-se além da epiderme e da derme para formar uma crista cortante e afilada. Na ponta curva do bico o estrato córneo duro e espesso estende-se até um milímetro além dos tecidos vivos de sustentação. Entretanto, gru-

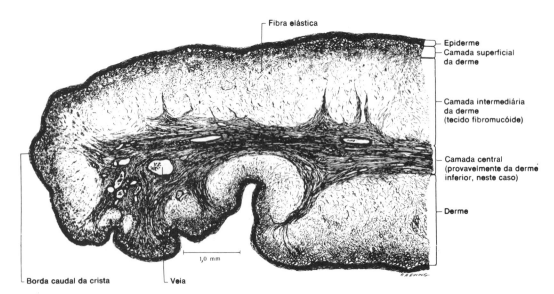

Figura 70-26. Secção horizontal através da lâmina da crista de um galo adulto Leghorn branco de crista simples.
A borda caudal está à esquerda. A camada central está composta inteiramente de tecido profundo da derme; a subcútis não penetrou na crista nesta área. (De Lucas e Stettenheim, 1972.)

pos de células da epiderme projetam-se dentro do estrato córneo, formando uma lâmina quebrada de massas celulares que atingem quase até a borda cortante. A mesma reação é encontrada nos tômios do bico inferior.

Nos lados dos bicos a epiderme não é tão espessa como a descrita para a extremidade basal do bico. A derme é fina, formada por uma mistura de tecido conjuntivo denso, vasos sangüíneos e nervos; não há provas de estratificação da derme em camadas. Ela repousa sobre uma faixa de fibras colágenas e elásticas que podem representar uma *lâmina elástica* modificada. Um periósteo situa-se entre esta camada e o osso.

CEROMA

O ceroma* situa-se na base do bico como um tecido mole coberto por um córneo membranoso. No pombo comum ele forma uma sela branca através da base do bico, estendendo-se lateralmente até as margens das aberturas nasais externas direita e esquerda.

A característica mais distintiva do ceroma é sua camada epidérmica, que forma inúmeras grandes pregas que penetram profundamente na derme. Algumas pregas circundam pérolas do estrato córneo. O estrato córneo na superfície é raramente irregular. Há a presença de uma distinta *lâmina elástica*. Entre esta e a cartilagem da cápsula nasal encontra-se tecido conjuntivo frouxo da subcútis que sustenta grandes artérias, veias e nervos e numerosos corpúsculos lamelares (de Herbst).

ESCAMAS E UNHAS

As escamas estão presentes nos pés das aves, e em algumas aves pernaltas elas podem continuar até a parte distal do membro. Um termo genérico, placas córneas, pode ser usado para referir-se a todas as escamas, mas este termo tem também um sentido mais específico designando escamas de grande tamanho, como as encontradas nas superfícies dorsal e plantar do metatarso e na superfície dorsal dos dedos. Escamas do tamanho intermediário, as escutelas, estão presentes nas superfícies laterais dos metatarsos e dos dígitos. Retículas são pequenas escamas nas superfícies ventrais dos dedos. As menores escamas, as escamas canceladas, estão presentes nas membranas interdigitais das aves aquáticas.

As escamas das aves são diferentes das dos répteis e peixes, no sentido de que elas não são implantadas em uma bolsa de pele e também não se sobrepõem. Na ave elas são pouco mais do que uma série de engrossamentos cornificados, de queratina dura, separados um dos outros por sulcos de queratina mole. Apenas em poucos lugares há uma ligeira superposição.

Em algumas raças de galinhas (por exemplo, Langhan, Cochin, Brahma) e em algumas aves silvestres (por exemplo, determinadas águias e corujas), o metatarso e até os dedos sustentam penas. Quando as penas são abundantes, o estrato córneo da pele é macio e flexível, sem evidência de escamas ou limites de escamas, mas nas áreas de transição penas e escamas podem estar misturadas. A pena pode emergir por baixo da borda distal de uma escama ou, à medida que a escama aumenta de tamanho, ela pode abarcar a pena.

Vários estudos foram realizados, em aves de pés com penas, na esperança de que a relação evolutiva entre as penas e as escamas dos répteis possa ser revelada, mas os resultados têm sido desapontadores.

Os dígitos podais das aves terminam em unhas.* As unhas da galinha e outros galiformes estão adaptadas para ciscar, de modo que as extremidades podem estar consideravelmente desgastadas. Há uma placa dorsal arqueada de queratina dura e uma placa ventral de queratina mais macia. A lâmina córnea da placa ventral separa-se e se fragmenta e é de um branco opaco em comparação à dureza polida da placa dorsal.

Pequenas unhas ou esporas vestigiais estavam na falange terminal do dígito II da mão e às vezes do dígito III de aproximadamente 73 gêneros de aves examinadas por Fisher (1940). A maioria das unhas era curta demais para ser mensurada ou não tinha mais do que poucos milímetros de comprimento, mas no falcão, *Gymnogyps*, a unha tinha 18,5 mm de comprimento. A extinta ave primitiva *Archeopteryx* sustentava três unhas, uma em cada dígito, e cada uma delas tinha aproximadamente o mesmo comprimento que no *Gymnogyps*.

A epiderme é espessa por baixo da placa dorsal da unha. As células da camada transicional achatam-se à medida que passam para o estrato córneo. Não há comprovações aqui de formação lamelar intercelular como na queratina mole; pelo contrário, parece que células inteiras tornam-se envolvidas na formação do estrato córneo, mas muito mais estudo é necessário.

A derme ocupa o espaço entre a epiderme e o periósteo e, como no bico, não há indicação de estratos reconhecíveis. Na derme situam-se muitos corpúsculos lamelares (de Herbst). Eles assemelham-se aos corpúsculos de Paccini dos mamíferos, mas com determinadas diferenças significativas, particularmente no núcleo.

Uma *lâmina elástica* está ausente da derme da unha, tanto em sua superfície dorsal como ventral.

ESPORÃO METATÁRSICO

O esporão destaca-se da superfície medial do metatarso próximo à extremidade distal. Seu eixo compõe um ângulo de aproximadamente 45 graus, plantarmente, com o eixo do metatarso, e é um pouco dobrado, distalmente.

Com um dia de idade uma escama redonda identifica o futuro esporão. Ela é ligeiramente maior do que as escamas reticuladas adjacentes do esporão. O esporão em crescimento não é sustentado por osso até aproximadamente o sexto mês.

Com um dia de idade a camada germinativa, na ponta do esporão, tem aproximadamente 21 μm e o estrato córneo aproximadamente 19 μm de espessura. Aos 21 dias de idade o estrato germinativo alcança a espessura de aproximadamente 75 μm enquanto o estrato córneo continua a aumentar e agora tem aproximadamente 104 μm. Com 29 dias o estrato córneo atinge 275 μm, e 290 μm com 39 dias. Na fêmea adulta (509 dias de idade) o estrato córneo alcança 431 μm de espessura, mas a camada germinativa permanece com espessura relativamente pequena, neste caso de 97 μm. Estes dados são observações unitárias mas indicam a tendência, se não os valores exatos, que seriam derivados das médias de um número maior de mensurações.

Feixes densos de tecido conjuntivo caracterizam a derme. Eles são fundidos em lâminas irregulares e parecem ser calcificados, mas um verdadeiro osso está ausente. As artérias são grandes e possuem paredes espessas.

---

*Nos papagaios ele pode sustentar penas; na Grande Coruja (*Bubo virginiana*) ele é nu.

*Elas podem ser achatadas, como um prego, em determinados mergulhões, ou fortemente curvas e afiladas, como nas aves de rapina, águias, falcões e corujas.

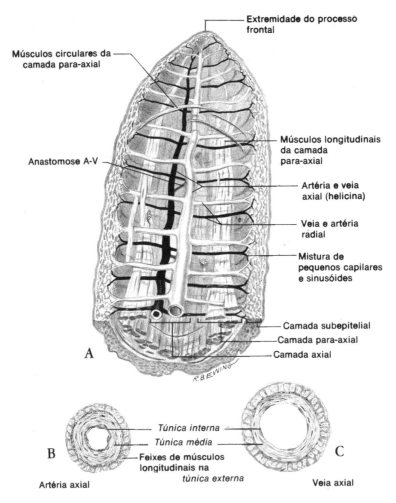

Figura 70-27. Processo frontal do peru.
(A) Secção longitudinal bissectada para mostrar os músculos lisos para-axiais e o suprimento vascular para as camadas. As secções transversais aumentadas de uma artéria axial (B) e uma veia (C) são para mostrar os músculos longitudinais na *túnica externa*. (De Lucas, 1970.)

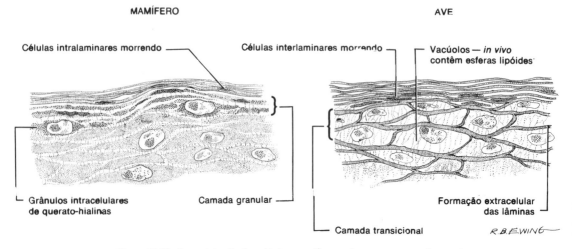

Figura 70-28. Queratinização da pele dos mamíferos e das aves, comparativamente.
(De Lucas, 1970.)

ÓRGÃOS DOS SENTIDOS DAS AVES E TEGUMENTO COMUM

PROCESSO FRONTAL

O peru tem um **processo frontal,** normalmente denominado de "fita" na literatura avícola, mas também chamado de "guia tubular", "crista nasal" e diversos outros nomes. O processo frontal é histologicamente semelhante a uma carúncula e não à crista da galinha. O processo cônico situa-se parcialmente acima da testa e do arco nasal. Ele é extensível de aproximadamente 1 a 2 cm até 10 cm, mas durante seu alongamento o diâmetro não aumenta, pelo contrário, ele diminui; portanto, não é um tecido erétil, um fato confirmado por um estudo de sua histologia.

O eixo do processo frontal contém grandes artérias e veias, muitas das quais possuem uma camada muscular longitudinal, localizada na *túnica externa,* e assim fora dos músculos circulares da *túnica média* (Fig. 70-27*B* e *C*). Vasos de tamanho médio estão misturados entre os grandes vasos; ambos são muito espiralados e em conjunto ocupam a maior parte dos dois terços do centro ou eixo (Fig. 70-27*A*). Pequenos vasos cruzam o terço periférico do processo frontal e dão origem a uma camada subepidérmica de capilares sinusóides alimentados através de vasos de tamanhos menores.

A expansão e a contração do processo frontal são feitas por intermédio de músculo liso de orientação circular e longitudinal. Entre eles há feixes enroscados de nervos, que são visíveis. A histologia das carúnculas, das estruturas pendentes na cabeça e na parte superior do pescoço é a mesma descrita para o processo frontal. Uma camada fibromucóide, característica da crista e barbela da galinha, está ausente no processo frontal e carúnculas do peru.

BARBA

A **barba** do peru, presente quase exclusivamente no macho adulto, é uma estrutura complexa. Os **filamentos** pretos, que emergem das **papilas da barba,** não são nem pêlos nem penas, ou se são

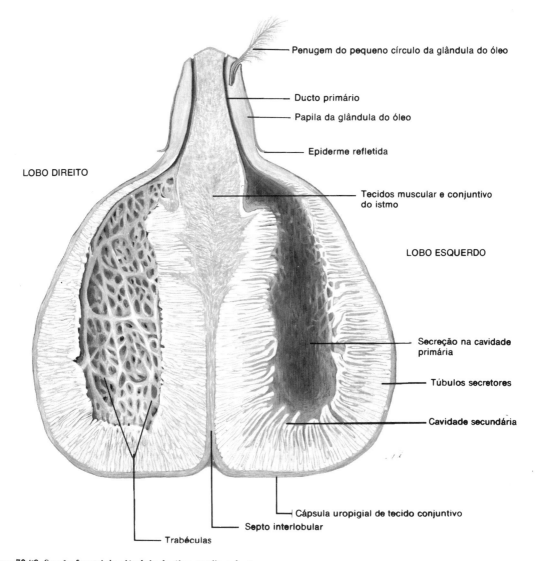

Figura 70-29. Secção frontal da glândula do óleo, papila e ductos.
A secreção acumulada foi removida do lobo direito para mostrar as trabéculas. Galinha Leghorn branca de crista simples. (De Lucas e Stettenheim, 1972.)

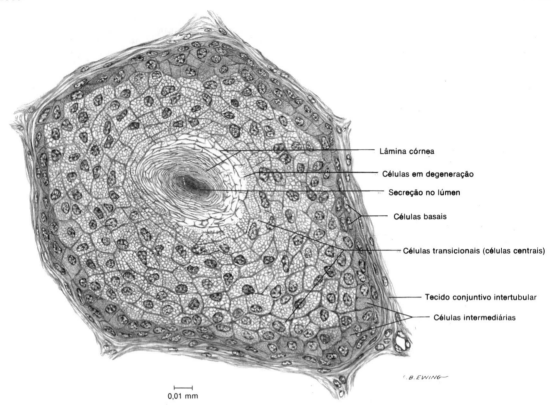

Figura 70-30. Secção transversal de um túbulo de glândula do óleo da zona 1, apresentando as mudanças na morfologia celular da camada basal até o lúmen para esta glândula sebácea holócrina.

As gotas de secreção foram dissolvidas durante o processamento histológico. Galinha Leghorn branca adulta de crista simples. (De Lucas e Stettenheim, 1972.)

penas as estruturas histológicas foram tão modificadas que partes homólogas não podem ser identificadas.

Uma polpa está presente no centro do filamento da barba. Ela está coberta com uma epiderme relativamente espessa, a qual, por sua vez, produz um estrato córneo raramente espesso; as lâminas queratinosas são produzidas intercelularmente na camada transicional da epiderme. Observações confirmaram repetidamente que o estrato córneo da galinha também é produzido por uma formação intercelular de queratina que se torna a lâmina do estrato córneo (Fig. 70-28) (Lucas, 1970; Lucas e Stettenheim, 1972).

GLÂNDULA DO ÓLEO (GLÂNDULA UROPIGIAL)

A glândula do óleo pode ser classificada como uma **glândula holócrina tubular simples.** Os dois lobos da **glândula do óleo** na galinha são mantidos juntos por um septo interlobular. O septo, por sua vez, é contínuo com a cápsula de tecido conjuntivo. (Fig. 70-29). Os lobos, em algumas aves, tais como o pato branco de Pequim, são separadamente expandidos e as extremidades papilares estão unidas por um istmo.

Cada cavidade da glândula é arredondada em sua extremidade cranial. A extremidade caudal da cavidade estreita-se à medida que penetra no ducto uropigial. Os ductos são sustentados por tecido conjuntivo denso, existindo numerosas células musculares lisas na papila. A parede da glândula é composta de túbulos quase retos; cada unidade tubular pode ramificar-se diversas vezes. As extremidades cegas dos túbulos repousam contra a parede da cápsula. Uma visão dentro da **cavidade primária** da glândula revela aberturas de tamanhos diversos. Elas são limitadas por **trabéculas.**

Uma secção transversal do túbulo da glândula apresenta uma epiderme altamente modificada (Fig. 70-30). Células basais adjacentes ao tecido conjuntivo intertubular geralmente constituem apenas uma única camada. As esferas de material ceruminoso iniciam sua formação nas células da camada intermediária. Esta também pode ser uma única camada de células, mas na parte superior do túbulo estas células intermediárias podem ocupar boa parte da espessura da parede do mesmo. Nesta secção transversal em particular as células transicionais ocupam a maior parte da parede da glândula. As células desta camada degeneram junto ao lúmen e as lâminas intercelulares tornam-se compactadas, no sentido do lúmen, para formarem um estrato córneo frouxo. O lúmen do túbulo contém secreções, restos celulares e fragmentos lamelares.

O conteúdo é empurrado para dentro do ducto papilar. Aves foram observadas pressionando seu bico contra o lado da papila, impelindo para fora a secreção que é apanhada quer pelo bico ou pelas penas inferiores do pequeno círculo uropigial.

ÓRGÃOS DOS SENTIDOS DAS AVES E TEGUMENTO COMUM

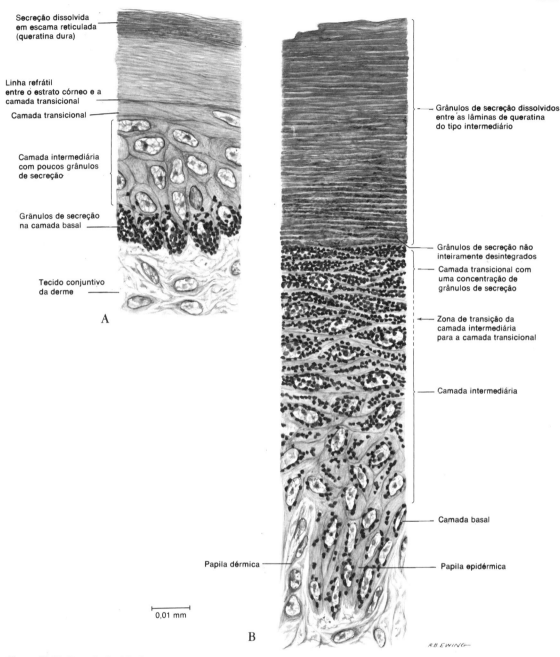

Figura 70-31. Grânulo lipóide de secreção na epiderme sustentando uma queratina dura (A) e uma queratina intermediária (B).
A, Escama reticulada dorsal; B, borda livre da membrana interdigital. (De Lucas e Stettenheim, 1972.)

ATIVIDADE SECRETORA DA EPIDERME DA PELE

A pele da ave, em contraste com a pele do mamífero, vem sendo geralmente considerada como um órgão destituído de qualquer glândula, exceto a glândula do óleo. Recentemente foi demonstrado (Lucas e Stettenheim, 1972) que a epiderme da pele em diversas partes do corpo, áreas com escamas, áreas com penas, áreas isentas de penas, crista e face elaboram esferas lipóides. O material dissolvido persiste normalmente através da espessura do estrato córneo.

Os processos de formação da esfera lipóide não são os mesmos em todas as partes da pele. A epiderme abaixo de uma escama dorsal, em um espaço interdigital, apresenta uma concentração de esferas lipóides na camada basal da epiderme, com poucos grânulos, que persistem dentro das células intermediárias (Fig. 70-31 A). A parte superior da epiderme permanece praticamente isenta de esferas lipóides e não há grânulos dissolvidos presentes nos dois terços inferiores do estrato córneo.

A condição mais típica é representada na Figura 70-31 *B*), tirada da face inferior do espaço interdigital. Esferas lipóides abundantes estão presentes por toda a epiderme, e o estrato córneo se cora intensamente pelo óleo vermelho 0 usado em cortes em congelação. A epiderme da crista não possui esferas nas células basais da epiderme, mas as esferas são numerosas e muito aglomeradas na metade externa da camada intermediária e especialmente na camada transicional. O estrato córneo é fortemente impregnado de lipóide.

A epiderme, no canto da boca *(rictus)*, apresenta uma situação notável; na epiderme contínua com a pele da face, o padrão da densidade lipóide, nos diferentes estratos da epiderme, é aproximadamente o mesmo descrito para a crista, mas na transição para a epiderme da túnica mucosa oral há uma linha nítida além da qual os grânulos estão inteiramente ausentes.

As esferas lipóides, na epiderme, não se originam nos tecidos adiposos da derme ou da subcútis.

Esta condição peculiar das secreções lipóides na epiderme é bastante paralela à morfogênese dos grânulos de secreção na glândula do óleo. Ainda está por ser provado que são exatamente semelhantes.* Se toda a pele pode funcionar como uma glândula de óleo, é compreensível porque alguns pombos e papagaios, que não possuem glândulas do óleo, são capazes de cobrir suas penas de óleo.

---

*Outras espécies, tais como a ave branca da Guiné, o pato branco de Pequim, a codorniz Bobwhite, duas espécies de albatrozes e o pombo comum, apresentam as mesmas esferas lipóides encontradas na pele da galinha.

BIBLIOGRAFIA

Balazs, E. A., J. A. Szirmai, and G. Bergendahl. 1959. C^{14} assays and audoradiographic studies on the rooster comb. J. Biophys. Biochem. Cytol. 5:319-326.

Boas, N. F. 1949. Isolation of hyaluronic acid from the cock's comb J. Biol. Chem. *181*:573-575.

Chandler, A. C. 1916. A study of the structure of feathers, with reference to their taxonomic significance. Univ. Calif. Pub. Zool. *13*:243-446.

Fisher, H. I. 1940. The occurrence of vestigial claws on the wings o birds. Am. Midland Nat. 23:234-243.

Fox, H. M., and G. Vevers. 1960. The Nature of Animal Colours. New York, The Macmillan Co.

Hardesty, M. 1931. The structural basis for the response of the comb of the Brown Leghorn fowl to the sex hormones. Amer. J. Anat. 47:277-323.

Holmes, A. 1935. The pattern and symmetry of adult plumage units in relation to the order and locus of origin of the embryonic feather papillae. Am. J. Anat. 56:513-537.

Hutt, F. B., and L. Ball. 1938. Number of feathers and body size in passerine birds. Auk 55:651-657.

Langley, J. N. 1904. On the sympathetic system of birds, and on the muscles which move the feathers. J. Physiol. 30:221-252.

Lawrence, I. E. 1963. An experimental analysis of comb development in the chicken. J. Exp. Zool. 152:205-218.

Leblond, C. P. 1951. Histological structure of hair, with a brief comparison to other epidermal appendages and epidermis itself. Ann. New York Acad. Sci. 53:464-475.

Louvier, R. 1937. Histogénèse des appendices cutané céphalaliques et de l'ergot du Coq domestique. Ph.D. Thesis, University of Paris, France.

Lucas, A. M. 1970. Avian functional anatomic problems. Fed. Proc. 29:1641-1648.

Lucas, A. M., and P. R. Stettenheim. 1972. Avian Anatomy – Integument. Agriculture Handbook 362. Pts. I and II. Washington, D.C., U.S. Government Printing Office.

Malinovský, L., and R. Zemánek. 1969. Sensory corpuscles in the beak skin of the domestic pigeon. Folia Morph. *17*:241-250.

Mancini, R. E., D. Brandes, A. Portela and others. 1960. Autoradiographic and histochemical study of the cock's comb in normal and hormonally. treated birds. Endocrinology 67:430-440.

Marshall, A. J. (ed.) 1960-1961. Biology and Comparative Physiology of Birds. Vols. I and II. New York, Academic Press, Inc.

Nitzsch, C. L. 1867. Nitzsch's Pterylography. Translated into English by W. S. Dallas and edited by P. L. Sclater. London, Ray Society.

Prentice, P. I., and H. L. Eastlich. 1954. The loss of melanin pigment from the epidermis of the White Plymouth Rock fowl. Anat. Rec. *120*:761.

Schorger, A. W. 1957. The beard of the wild turkey. Auk 74:441-446.

Spearman, R. I. C. 1966. The keratinization of epidermal scales, feathers, and hair. Biol. Rev. *41*:59-96.

Storey, W. F., and C. P. Leblond. 1951. Measurement of the rate of proliferation of epidermis and associated structures. Ann. N.Y. Acad. Sci. 53:537-545.

Strong, R. M. 1939-59. A Bibliography of Birds. Vol. 25, Parts 1 to 4. Field Museum of Natural History (Zoological Series).

Szirmai, J. A. 1956. Studies on the connective tissue of the cock comb: I. Histochemical observations on the ground substance. J. Histochem. Cytochem. 4:93-105.

Thomson, A. L. (ed.) 1964. A New Dictionary of Birds. New York, McGraw-Hill Book Co., Inc.

Wetmore, A. 1936. The number of contour feathers in passeriform and related birds. *Auk* 53:159-169.

ÍNDICE REMISSIVO

Nota: Neste Índice não foi feita nenhuma tentativa para identificar os verbetes quanto a espécie. O livro está divido em seis seções: *Geral,* que abrange as páginas 1 a 227; *Eqüino,* páginas 229 a 687; *Ruminante,* páginas 689 a 1134; *Suíno,* páginas 1135 a 1332; *Carnívoro,* páginas 1333 a 1673; e *Aves,* páginas 1674 a 1962.

A letra grega minúscula fi (φ) após determinados verbetes indica que eles não são termos oficiais conforme publicados na *Nomina Anatomica Veterinaria,* em 1973.

Os números de páginas em tipo *itálico* referem-se ao material ilustrativo, e os seguidos por (q) referem-se ao material tabular.

ABDOME, 86
  fáscia, 379-384, 768-772
  músculos, 379-384, 768-772, 1180, 1297, 1701
  nervos, 1092-1104, 1312-1318
  profundo, 379, 768, 1430
    superficial, 379
    transverso, 771
Abdominal, parede, ânulos inguinais, 384, 768, 1430
  canal inguinal, 384, 768-769, 1430
Abdução, 36
Abertura da cloaca, 1837, 1839
  anatomia grosseira, 1839
  músculo esfíncter, 1837, 1839
  terminações sensoriais, 1839
  nasal, 318, 1165, 1382
  nasomaxilar, 319-320, 321-322, 471, 1172
Abomaso, 105, 831, 833-835, *833,* 842
  corpo, 833
  forma e posição, 834
  fundo, 833
  inserções, 834
  posição, 836, *837*
  túnica muscular, 844
Acetábulo, 28-29, 276, 709, 728, 1150, 1371
  estrutura, 278
  fibrocartilagem, 338
Acrômio da escápula, 700, 1347
Adeno-hipófise. Ver *Hipófise*
Aderência intertalâmica, 1579
Ádito da faringe, 100, 807, 822
  para a cavidade da laringe, 118, 1744
Adução, 36
Adventícia, 80
  do ducto deferente, 501
Aérea(o)(s), sacos, *1782-1783, 1787-1789,* 1791
  abdominais, *1735-1737,* 1738
    corpos, 1791
    divertículo, 1791
    capacidades, 1791
    capilares, do parabrônquio, *1785, 1786, 1786*
  cervical, 1789
    divertículo, 1790
  clavicular, 1790-1791
    câmara, lateral, 1791
    mediana, 1791
  estrutura da parede, 1792
  ligação ao pulmão, 1792
  torácica, 1791

Alas, do nariz, 859
  lóbulo central, 597
  ossos do ílio, 28
  sacral, 241
Albúmen do ovo, *1830*
Alça, axilar, 627, 1037, 1061
  cardíaca, 843
  cervical, 1024, 1037, 1052, 1054, 1294, 1589, 1596
  de Henle, 136, 1799
  distal do pescoço, 848
  ileal, 1757
  lenticular, 603
  proximal do pescoço, 849
  sigmóide, 559, 847, *853*
  subclávia, 158, 642
  supraduodenal, 1759
Almofada da crista, 1952
Alocórtex, 199
Álula, músculos, 1714-1715
  remiges, 1940
Alvéolo, 129, 733, 1164
  dentário, 1164
Ampola, do, ouvido interno, 678
  reto, 457, 851
  tuba uterina, 511
Analogia, 15
Anas platyrhnchos, 1678
Anastomose arteriovenosa, 159
Anatomia, comparativa, 3
  da, detumescência, 1810-1812
    ejaculação, *1810,* 1812
    intromissão, 1810-1811
    intumescência, 1810-1812
  topográfica, 4
Anatômica, variação, 14-15
Anel, atrioventricular de Purkinje, fibras, 1853
  ciliar, 214, 667
  femoral, 1439
  inguinal, 383, 384, 884
    profundo, 769
    superficial, 381, 769
  pancreático, 459
  traqueal, 1473, *1473*
  vaginal, 383, 883
Anfiartrose, 34, 324
Angiologia, 3
  geral, 161-162
Anguli, oris s. commisurae labiorum, 100
  saleal medialis, lateralis, 684
Ângulo glenóide da escápula, 1347
Animais anosmáticos, 112
Anomalia, 16

Antebrachium. Ver *Antebraço.*
Antebraço, 27, 256-263
  espaço interósseo, 258
  fáscia, 395
  ligamento interósseo, 330
  músculo, 391, 787-791, 1183-1184, *1702, 1703, 1707, 1708,* 1711-1714
  nervo cutâneo dorsal, 1911
  ossos, 702-703, 727, 1147, *1147,* 1347-1355, *1353-1357*
Antelice(φ) da cartilagem auricular, 1661
Antímeros, 14
Antitrago, 1329, 1661
Ânulo, atrioventricular, 1853
  da esclera, 212
  fibrocartilaginosos, 1664
  fibroso, 156, 527
    do, disco vertebral do eqüino, 324
    esqueleto do coração, 1844
  íris, maior, 668
    menor, 668
  prepucial, 505
  vaginal, 501
Ânus, 106, 458, 851, 1199, 1460
  artérias, 458
  músculos, 106, 458, 1199, 1460
  nervos, 106, 458
  vasos linfáticos, 106, 458
Aorta, abdominal, ramos, 161, 557, *558,* 920-923, 952-958, 1243-1251, 1532-1539, *1532*
  arco da, plexo, 647
  artérias terminais, 1867-1869
  ascendente, ramos, 161, 528-531, 940, 1226-1232, 1500, 1855-1861
  descendente, ramos, 161, 528-557, 919, 951-958, 1242, 1531-1539, 1855, 1861-1869
  ossos do coração, 902
  torácica, ramos, 161, 557, 919, 951-952, 1243-1252, 1532-1539, 1544
  vasos linfáticos, 1883
  vestíbulo, 1847
Aparelho, copulatório, 1807-1811, 1808-*1811*
  digestório, 100
  lacrimal, 661, 1639, 1650, 1764, 1765, 1767
  relações topográficas, 1810
Apêndice, do, epidídimo, 499

1963

testículo, 497
fibroso do fígado, 462
Ápice, do coração, 519
nasal, 1331
Aponeurose, 41
faríngea, 444
Aptério, 1938-1943, *1939-1943*
caudal, ventral, 1939
crural, 1941
pós-auricular, 1950, *1953, 1954*
Aqueduto, cerebral, estrutura, 202
de Sylvius, 202
estrutura, 202
mesencefálico, 194-195
vestibular do, osso temporal, 304-305
ouvido interno, 678
Aquoso, humor, 215-217, 670, 1116, 1644, 1656
Aracnóide ou *aracnóidea*, 1012, 1281
cerebral, 607
estrutura, 205-206
encéfalo, 205-206
espinhal, 607
estrutura, 205
granulações, 607
pia-máter, da medula espinhal, 1890
Arco(s), aórtico, 161, 528, 940, 1855
arterial plantar, 1868
arterioso, 160
branquial, 14
costal, 25, *246*
da(s), asa, penas, 1946
cartilagem cricóide, 1469
lombares, 1142
torácicas, 1140
dorsal, superficial, 1530, *1541*, 1543, 1546, *1546*, 1548
hemal, 1346
isquiático, 280, 708
lombocostal do diafragma, 767
palatofaríngeo, 821, *868*
palmar, 919
profundo, 554-555, 1241, 1526, 1530
distal, *948*
superficial, 551, 553, *553*, 948, 1525, 1530
plantar, profundo, 575, 936, 938, 1541, 1547, *1547*
distal, 935
proximal, 935
superficial, 575, *935*, *936*
subcárpico, 554
supracárpico,(φ), 552-553
vertebral, 22-23
zigomático, 312, 1106, 1162, 1681
Área(s), central, do fundo do olho, 1116
cinérea, 192
crivosa, 492, 1119, 1323
lateral, medial, músculo reto, da coxa, 274
no nariz, 1465
nua do fígado, 852
olfatória(φ), 1281
opaca do ovo, 1829
pelúcida do ovo, 1829
piriforme temporal, 605
Arquiocórtex, 199
Arquipálio, 199, 605, 1011
Artéria(s), 153
abdominal, caudal, 933, 1540, 1544
cranial, ramos, 1243, 1532
adrenal(φ), 1864
cranial, 1244
média, 1536
alveolar, mandibular, 540, *903-905*, 907, 1511
ramos, 1230
dentário, 944
angular da boca, 537-538, 944, 1509

angular do olho, 537-538, 908, 944, 1509
antebraquial, profunda, 553, 918, 1239, 1524, 1528
superficial, cranial, ramos, 1522, 1528
aorta. Ver *Aorta*.
arqueada, 495, 1543, 1548
articular, 21
atrial, dorsal, 1501
intermédia, 1501
ramos septais, 1501
vertebral, esquerda, 1501
auditiva, 546, 556
auricular, 903-905, 906
caudal, ramos, 538-539, *903-905*, *906*, *942*, 943, *944*, 1229-1230, 1857
lateral, 538
profunda, 538-539, 1229, 1510
rostral, 539, *905-907*, 944, 1229, 1510, 1858
axilar, 546-549, 914-916, *915*, 1320-1321, *1860*, 1861, *1866*
basilar, 541, 545, 914-915, 1236, 1237, 1517, 1519, 1859
medular, 545-546
paramediana(φ), 913
bicipital, 552, 916, 1522, 1861
braquial, *547*, 549, 915-919, 1237, 1521, 1526
profunda, 549, 915-916, 1237, 1526, 1861
superficial, 1523, 1528
veias satélites, 1874
braquiocefálica. Veja também *Tronco*.
direita, 1855, *1866*
esquerda, 1855, *1865*
broncoesofágica, ramos, 132, *531*, 557, 951, 1242, 1531, 1749
bronquial, 919
bucal, 541, *904-906*, 907, 944, 1230, 1512
bulbo, do pênis, 1251, 1282
vestibular, 1538
vestíbulo, 958
caroticobasilar, 542
carótida, cérebro, 1856
ramos, 1856
comum, 532-533, 943, 1229, 1504, 1749, 1855, *1866*
direita, 534
esquerda, 534-536, 1504
ramos, 534-535, *903-905*, 906-910, *1503-1507*
externa, 534, *534*, 537, *903-905*, 906, *940-944*, 943, 1229-1231, 1505, 1856
ramos, 906-908, 1229-1232, 1505, 1508
massetérica, 537, *903-905*, 906-907
muscular, 1229
peri-hióidea, 1229
tronco linguofacial, 903-906
interna, 534-546, 905, 945, 1231, 1518, *1857*, 1858
ramos, 542-546, 911-914, 1231-1234, 1512, 1518, 1520
tronco linguofacial, *535*, 537
caudal, contralateral, 1538
dorsolateral, 925-926, 1244, 1538
lateral, 1535
ramo da, cutânea abdominofemoral, 1868
mediana, 926-927, 954, 1243, 1538

ramos da intersegmentária caudal, 1868
ventrolateral, *925-927*
cecal, 850, 921, 1248, 1535
lateral, 561
medial, 561
celíaca, 559-560, 857, 920, 952, *953*, 1244, 1533, 1756-1761, 1863
ramos da, duodenojejunal, 1761
direita, 1863, *1864*
esofágica recorrente, 1749
esquerda, 1863, *1864*
central da retina, 669, 1314, 1609
cerebelo, caudal, 546, 914, 1517, 1519
dorsal, 1860
média, 1518, 1519
rostral, 912, 948, 1517
acessória, 546-548
cérebro, caudal, 948, 1235, 1516, 1860
ramos, 542, 544-545
média, 545, 912, 945, 1234, 1515, 1860
ramos, centrais, 545-546
rostral, 545-546, 912, 945, 1234, 1519
cerebroetmoidal, 1859
cervical, profunda, 531, *532*, 903, 1229, 1501
superficial, 532, 904, 942, 1227-1228, 1503
ramos da, deltóideo, 532, *533*, 904
muscular, 904
pré-escapular, 904, 1227
ciliar, 541, 945, 1114, *1116*, 1117, 1231, 1511
posterior, *1642*, 1645, 1657
círculo, maior da íris, 668
menor da íris, 668
circunflexa dorsal do úmero, 1861
cística, 921, 1247, 1534
clitoridis media, 566
clítóris, 1538
coccígea, 243, 564
colateral, média, 552-553
radial, 549, 916, 1861
ulnar, 1861
cólica, 561, 847, *848*
comum, 1534
direita, 921, 1248, 1534
esquerda, 922, 1248, 1534
média, 921, 953, 1248, 1534
comes nervi vagi, 1856
comum do corpo caloso, 1234, 1513
comunicante, caudal, 542-544, 912, 1235, 1515, 1519
rostral, 912, 945, 1234, 1519
condilar, 537, *903*, 904, 908, *941-944*, 945, 1232, 1506
cornual, *903-905*, 906-907, 944
corióide, caudal, 948, 1516
rostral, 545, 911, 1234, 1515
coronária(s), 157, 527-529, 902, 1226, 1847
direita, 940, 1500, 1848, *1849*, 1855, *1866*
acessória, 1500
ramo atrial, 1975
esquerda, 940, 1849, 1855, 1866
ramos, 1500
perfurante, 1848
profundo, 1849
septal, 1849
superficial, 1849
costoabdominal, dorsal, 557, 920, 951, 1242, 1531
coxa, caudal, 1866
cranial, 1865
cranial, 919
do pênis, 569, *571*

ÍNDICE REMISSIVO

cremastérica, 558, 568, 934, 1252, 1544
cúbita, transversa, 552, 917, 1239, 1523, 1528
cutânea, cervical, ascendente, 1856
  crural, caudal, 1866
    medial, 1867
  descendente, 1857
  lateral da(o), coxa, 1867
    tronco peitoral, 1870
da(o)(s), ângulo da(o), boca, 944
  olho, 538, 539
  aorta, abdominal, 920-923
    torácica. Ver *Aorta torácica*.
  baço, 591
  bexiga urinária, 495-496
  bico, 424, 1747
    angular, *904*, 906-907
  bochechas, 424
  bulbo do, olho, 669
    pênis, 931, 957, 1251, 1538
    vestíbulo, 567, *568*, 1538
  cabeça, 1856-1860
  cavidade, laríngea, 1472
    nasal, 112, 471, 861, 1205, 1467
  clitóris, 566, 929, 958, 1251, 1538
    dorsal, 958
    profunda, 958
  cloaca, 1839
  cório, 686
  corpo caloso comum, 545
  ducto deferente, 1537
  duodeno, 848, *853*
  esôfago, 444, 828, 1749
  estômago, 449, 844-845
    da glândula sublingual, 440, 820
    glandular, 1753
    muscular, 1753
  falange proximal, 556
  faringe, 444, 825, 1744
  fígado, 463, 1759
  glândula(s), mamárias, 514, 894
    mandibular, 819
    parótida, 440, 818
    tireóide, 516
  ílio, 560, 1635, 1992
  intestinos, *1755*, 1756
    delgado, 452, 847, *853*
    grosso, 457
  laringe, 478, 867
  língua, 428, 750, 811
  medula espinhal, 1862
  membro, pélvico, 567-578, 930-932, *930-934*, 1251-1257, 1865-1868, *1867*
    torácico, 546, 557, 914-919, 948, *948*, *949*, 1236-1242, 1519-1530, 1860-1862, *1860*
  narinas, 859
  nariz, 1203, 1465
  olho, 664, 670, 1115, 1117-1119, 1126-1127, *1325*, *1326-1327*, 1645, 1657
  palato, 825
  mole, *442*
  pâncreas, 460, 856, 1760
  pele, 225
  pênis, 504, 566, *567*, 924, 928, 1251, 1538
    dorsal, 957, 1538
    média, 566
    profunda, 931, 957, 1538
pennarum, 1989
periósteo, 21
pescoço, 1855-1856
pleura, 123
prepúcio, 505
pulmões, 489, 1215
retina, 669

central, 540, 1231-1232, 1508
rins, 494, *1799*, *1800*, 1802, *1802*
terceira pálpebra, 908, 1231
timo, 591, 1273, 1568
traquéia, 481, 869, 1210, 1473
tronco pulmonar, 528, 940
tubos uterinos, 510-511
ureteres, 495
útero, 511, 923
vagina, 512
vísceras abdominais, 1863-1864, *1864*
deferente, 924, 928, 955, 1249
digital, 1868
  dorsal, 1541, 1546-1547
  palmar, 556
  plantar, 578
  própria, 939
  II, comum, dorsal, 1546-1547
    palmar, 553, 949, 1241
    plantar, 572, 936-937, 939, 1253, 1511-1548
    dorsal, medial, 1546-1547
    própria, palmar, 919
  III, comum, dorsal, 918, 1546-1547
    palmar, 919, 949
    plantar, 575, 936-937, 939, 1253-1254, 1541
    dorsal, medial ($\emptyset$), 919
    própria, dorsal, 918
    palmar, 919
  IV, comum, dorsal, 1546
    palmar, 919, 951, 1242
    plantar, 936-937, 939, 1253, 1541, 1547
    própria dorsal, 918
  V, dorsal, lateral, 1546, 1547
diverticular, 1247
dorsal do, clitóris, 1538-1539
  pé, 577, 938, 939, 1256
  pênis, 1538
dorsolateral, ramos espinhais dorsais, 1862
ducto deferente, 566, 923, 928, 1249
duodenojejunal, 1863
emergente, 897
epigástrica, caudal, *496*, 532, 569, 1539, 1544
  profunda, *924*, *930*, 932
  cranial, 532, 903, 942, 1229
  profunda, 1253
  superficial, caudal, 569, 568, *569*, 934, 1540, 1544
epiplóica, 953
episcleral, 1511
esfenopalatina, 112, 945, 1513
esofágica, 919, 1749, 1863
  ascendente, 1855
  descendente, 1857
esofagotraqueobronquial, 1855
espinhal, 529, *533*, 903, 1227, *1243*, 1501
  ventral, 1862
esplênica, 559, 844, 857, 921, *953*, 1245, 1533, 1863
esternoclavicular, 1855
estilomastóidea, 539, 676, *905*, 907, 1232, 1510
estrutura, 160
etmoidal, 113
  externa, 540-541, 907, 944, 1231
  interna, 541, 1235, 1513, 1518
  ramos, 1859, *1859*
extracranial, 1856, *1857*
extremidade anatômica, 160
facial, 538, *903-904*, 906, 1230, 1508, *1509*, 1858
  transversa, 538-539, *904*, 907, *940-944*, 943, 1230, 1510
faríngea, ascendente, 1605, 536, 1229

descendente, 1229-1240
femoral, 558, 564, *571*, 930, 934-938, 1252, 1256, 1544, 1865, *1867*
  caudal, *573*, 574, 937, 1255-1256
  distal, 1542, 1547
  média, 1546
  proximal, 1540-1546
  circunflexa, 1865
  cranial, 1865
  lateral, *930*, 935, 1253, 1540
  medial, *930*, 933-934, 1253, 1540
  profunda, 568, *570*, *924*, *930*, 933, 1252, 1539, 1544, 1866
fibular, 1868
folicular, 1818
frênica, 920
  caudal, 952, 1244, 1533
  cranial, 557, 1242
fúndica, 1644
gástrica, 920, *920*
  curta, 1534
  direita, 559, 844, 847, *853*, 921, 1533
    ramo esofágico, 1247
    dorsal, 1863
  esquerda, *560*, 844, *920*, 921, 953, 1246, 1533, 1863
    ramo pancreático, 952
  ventral, 1863
gastroduodenal, 559, 857, *921*, 1246, 1533, 1863
gastroepiplóica, 559
  direita, 844, 847, *853*, 920, 1246, 1534
  esquerda, 560, 844, *920*, 1246, 1534
genicular, 1255, 1543
  descendente, *930*, 937, 1255, 1540, 1547
  lateral, 1867
  distal, 1548
  proximal, 1548
  medial, 1867
  distal, 1547-1548
  proximal, 1518
  proximal, 1868
glútea, caudal, 562, 927, 954, 956, *956*, 1249, *1532*
  cranial, 566, *927*, 927, 954, 1249, 1536
hepática, 463, *559*, *853*, 855-857, 921, 952, 1533, 1863
  esquerda, 1863
hipofisária, 542, 897, *909*, 1234, 1513-1515
  caudal (ϕ), 542, *909*, 911, 1513, 1519
  rostral (ϕ), 542, 911, 1515
ileocecal, 1863
ileocecólica, 560, 1248
ilíaca, circunflexa, profunda, *930*, 931, 1251, 1533, 1540, 1546
  comum, 954
  externa, 558, *563*, 564, 567, 569, *924*, 1251, 1532, *1539*, 1865
  interna, 562, *563*, *924*, 927, 954, *955*, *956-958*, 1249, 1536, *1535*, 1868
  ramo obturatório, *930*, 934
iliacofemoral, 566
iliolombar, 565, 566, *924*, 927, 955, *956*, 1249, 1536
incisiva mandibular, 907, 944, 1230
infra-escapular, 1860
infra-orbitária, 541, *903*, *904*, 908, 944, *944*, 1231, 1512, 1858
interatrial, 1849, *1849*
  rostral, 1230, 1519

1965

ÍNDICE REMISSIVO

intercostal, 557, 1242
  dorsal, 530-557, 903, 920, 951, 1226, 1242, 1531-1532, 1856, 1862
    aórtica, 557, 562
    primeira, 529
    segunda, terceira e quarta, 529-531
    suprema, 529, 902, 920, 951, 1226-1224, 1242
  ventral, 387
interdigital, *936*, 1257, 1542-1548
inter-hemisférica, 1987
interóssea, caudal, 552, *915*, 917, 918, 1239-1240, 1524, 1868
  comum, *551*, 552, 917, 1239, *1522*, 1524-1528
  cranial, 552, 917, 1239, 1524-1528
  recorrente, 553, *915*, 918, 1239-1240
interóssea crural, 1256
interlobular, 463, 494, 1800, 1803
intestinal marginal, 1864, *1864*
intracranial, 1858
intramandibular, 1858
isquiática, 1865, *1866*
jejunal, 560, 847, 848, *848*, 953, 1238, 1756-1761, 1864, *1864*
labial, mandibular, 534, *538*, *903-906*, 906, 1509
  maxilar, 537, *903*, 906, 944, 1509
labirinto, 546, 914, 1237, 1518, 1519, 1668, 1859
lacrimal, 540, 670, 907, 945, 1127, 1231, 1511
laríngea, 1749, 1857
  caudal, 478
  cranial, 536, 905, 1229, 1506
lienal, *561*, 921
lingual, 537, 811, 904, 906, 943, 1229, 1506, 1857
  profunda, 905-907, *942*, 943, 1229, 1506
lobo caudado, 1245, 1533
lombar, 932, 1243, 1532-1533
malar, 541, 671, *903*, *906*, 908, 945, 1117, 1231, 1512
maleolar caudal lateral, 578
mamária, 933-934
mandibular, 1749, 1857
marginal(φ), 912, 948, 1515, 1862
massetérica, 1230, 1511
maxilar, 358, 536-541, 670, 897, *903-905*, 907, *942*, 944, 945, 1230, 1511, 1644, 1671, *1857*
medial, da pálpebra inferior, 1231
mediana, *550*, 553, 915, 917-919, 1239-1234, 1529
medular, 21
meníngea, caudal, 537, 945, 1230, 1232, 1237, 1506
  média, 540, *903*, 908, 945, 1230, 1232, 1506, 1511
  rostral, 544, 1231, 1512, 1521
mentoniana, 540, 907, 944
mesencefálica, 544, 948, 1235, 1521
mesentérica, caudal, 562, 851, 921, 953, 954, *955*, 1248, *1532*, 1756, 1838, 1868
  cranial, 559, *561*, 849, 857, 921, 922, 953, 1247, 1533, 1756, 1863
  íleo, 1248
metacárpica, dorsal, 552, 553, 1522-1532
  lateral, *552*, 553
  medial, *552*, 553
  palmar, 1530
    lateral, 554
    ventral, 1861

II, palmar, 919, 949
III, dorsal, 919-920, 949
  palmar, 554-555, 919, 949
metatársica, dorsal comum, 1868
  medial, 577
II, dorsal, 577, 1544
  plantar, 939, 1542, 1547
III, dorsal, *575*, *577*, *578*, 938, 1544, 1549
  plantar, 936, 939, 1542, 1547
IV, dorsal, 1544, 1549
  plantar, 936, 939, 1542, 1547
musculofrênica, 532, 904, 1227, 1502
nasal, 467, *903*, 904, 908
  caudal, 541, 1860
  dorsal, *538*, 539, 944, 1237, 1860
    rostral, 1512
  lateral, 538, *538*, 945, 1231, 1512
    caudal, 945
    rostral, *904*, 906
  septal, 541
nasais caudais, laterais e septais, 1512
nervorum da artéria axilar, 1861
nutrição, 549, 1255
  da(o), coxa, 575
    distal, 1867
    proximal, 1866
  escápula, 549, 914
  fíbula, 1256, 1543
  ílio, 566
  metacarpo, 949
  metatarso, 936
  rádio, 552
  tíbia, 578, 1256, 1543, 1867
  ulna, 552
  úmero, 551, 915-916, 1526
obturadora, 1249-1251, 1866
occipital, 533-537, *903-905*, 908-910, *941-944*, 945, *1228*, 1237, 1506
  superficial, 1856
oftálmica, *1115*, 1117
  externa, 540-541, 671, *904-907*, 944, 1231, 1511, *1641*, 1644, 1657, 1858
  interna, 540-541, 544, *903*, 908-910, 945, 1234, 1513, 1519, 1840, 1859
oftalmotemporal, 1858
olfatória, lateral, 545
  medial(φ), 545
ovariana, 509, 562, 924, 954, *955*, *956*, 1249, 1536, 1865
oviduto, 1827
  caudal, 1865
  cranial, 1865
    marginal, dorsal, 1865
  média, 1865
palatina, 426, 541, *903-908*, 1858
  ascendente, 537, 825, *941*, 943, *943*, 944, 1229, 1508
  descendente, 944, 1231, 1512
  maior, 945, 1231, 1512
  mediana, 1985
  menor, 945, 1232
palatolabial(φ), 541
palmar, lateral(φ), 553
  medial(φ), 555
palpebral, 541
  inferior, *904-907*, 908
    lateral, 944, 1231, 1510
    medial, 945, 1231-1232, 1512
  superior, *904-908*, 944, 1231, 1510
    medial, 945, 1511
pancreaticoduodenal, 921, 1533, 1756-1761, 1863
  caudal, 560, 847, 856, 944, 953, 1248, 1534
  cranial, 560, 847, 856, 1245

direita, 921
para, aorta terminal, 1868
  cavidade nasal, 1670
  cérebro, 1513-1518
  coração, 157, 159, 902, 1847-1849, *1849*, *1868*
  corpo caloso, 912
  gônadas, 1865
  laringe, 1209
  medula, 914
    espinhal, 925
  membro torácico, 1860-1862, *1860*
  ovário esquerdo, *1820*, *1821*
  oviduto, *1820*, 1826, *1866*
  pálpebra, inferior lateral, 1231
    medial, 1230-1231
  pâncreas, 921
  pecten, 1858
  peito, 1860-1862, *1860*
  ponte, *914*, *1518*
  pulmão, *878*, *1479*
  região sacrocaudal, 925
  tecto, mesencefálico, caudal, 913, 1517
    rostral, 1516
    óptico-ventral, 1859
  terceira pálpebra, 908, 945
  timo, 997
  trato genital, *924*, *927*
  útero, 923
parotídea, 535, 1510
peitoral, caudal, 1861
  cranial, 1861
pericardiofrênica, 1502
perínea, dorsal, 918, 956, 1250, 1535
  ventral, 566, *567*, *924*, 928, 956, *958*, 1251, 1537
plantar, lateral, 575, 936, 939, 1255, 1542, 1547
  medial, 572, *574*, *937*, 939, 1253, 1541, *1542*, 1547
  ramo perfurante da, distal, 936
poplítea, 570, *572*, *930*, 938, 1255, 1543-1547, *1867*
prostática, 928, *933*, 955, 1537
proventricular, dorsal, 1863
  ventral, 1863
pterigofaríngea, 1858
púbica, 1865
pudenda, 1838
  externa, 500, 569, *930*, 934, 1252, 1544
  interna, 502, 566, 930, 954, 1251-1252, *955-958*, *1539*, 1537
  ramos, 1865, 1868
pulmonar, *129*, 131, 489, 878, 900, 940, 1501
  direita, 160, 517, 900, 1501, 1854
  esquerda, 160, 527, 900, 1501, 1854
pulvinar, 1529, 1868
quiasmática, mediana, 1519
radial, 553, *554*, *915*, *917*, 918, 948, *949-952*, 1240, 1524, *1860*, 1861
  profunda, ramos perfurantes, 1861
  proximal, 553, *554*
radicular, dorsal, 1862
  ventral, 1862
recorrente, radial, 1861
renal, 561, 922, 953, 1248, 1482, *1484*, 1536
  caudal, ramos ureterodeferenciais, médios, 1865
  cranial, 1864
    ramos ureterodeferentes, 1864
  média, 1865
retal, caudal, 566, 851, 924, 928, 956, 957, 1251, 1537

ÍNDICE REMISSIVO

cranial, 566, 851, 1249, 1537-1538
  média, 566, 851, 928, 1251, 1537-1538
ruminal, esquerda, 844, *920*, 921, 953
  direita, 844, *920*, 921, 952
sacral, mediana, *925*, .926, 954, 1243, *1532*, 1538, 1868
safena, *564*, 572, 578, *930*, *933*, *934*, 936, 1252-1255, 1541-1546
septal caudal, 1511
sistêmica, 161
subclávia, *1850*, *1855*
subescapular, *547*, 548, 914, 1237, 1519-1526, 1861
  direita, 529, 902, 904, 941, 1227-1229, 1588
  esquerda, 529, 941, 1227
sublingual, 534-537, *903-904*, 943, 1229, 1508, 1857
submandibular, ramos, 1858
submentoniana, *904*, 906, 1230
sulcal, 1862
sulcocomissural, 1862
supracoracóidea, 1861
supra-escapular, 548, 914, 942, 1237, 1503
supra-orbitária, 540, *903*, 907, 944, 1231
supra-renal, média. Veja, *Artéria, adrenal.*
sura, 1543, 1547, 1867
társica, 577, 1256
  lateral, 1544
  medial, 1544
  perfurante, 570, 576, 578
    distal, 1256
    proximal, 1255-1256
  plantar, 1868
temporal, 540, 1858
  profunda, caudal, 540, *903-905*, 907, 944, 1229-1231, 1511-1512
  superficial, 537-539, *903-906*, 906, *941-944*, 943, 944, 1230, *1508-1509*, 1510
testicular, 499, 562, 883, 923, *924*, 954, *955*, *956*, 1249, 1485, 1536, 1864
  acessória, 1864
tibial, *575*, 577
  caudal, *577*, 578, *830*, 939, 1257, 1548, 1867
    recorrente, 1548
  cranial, *930-937*, 938, *938*, 1255, 1543, 1548, 1868
    recorrente, 1548
  lateral, 1867
  medial, 1867
  recorrente, 572
timopericárdica, 1504
timpânica, caudal, 539, 1506
  rostral, 539, 1511
tireóide, caudal, 536, 904, 943, 1504, 1855
  cranial, 535, 897, *903*, 904, 905, 1229, 1505,
tireolaríngea, ramo tireóideo, 897
torácica, 532, 1531-1532
  externa, 548, 915, 1237, 1519-1526
  interna, 904, *941*, 1227-1229, 1243, 1502, 1855
  lateral, 1519-1526
toracodorsal, 549, 915, 1237, 1521-1528
traqueal, ascendente, 1854
  descendente, 1857
traqueoesofágica, 1504
trocantérica, 1866

ulnar, 1524-1529, 1861
  colateral, 549, 916, 1239, 1523-1528
  recorrente, 1524, 1528, 1861
umbilical, 566, *924*, *956*, 1249, 1536
úmero, circunflexa caudal, 549, 915-916, 1237, 1521
uretral, 957, 1250, 1537-1538
urogenital (φ), 566, 851, *924*, *927*, 928, 955, 1250, 1537
  cranial, *927*
  deferente, ducto, *924*, 928, 954
  labial caudal, 927
  obturatória, 927
  ramos da, caudal, 927-928
  uretral, *924*, 955
  uterina, 927, *928*, 955, *955-957*, 1249, 1537
vaginal, 933, 957, 1537, 1827
vago, 1749
vertebral, 531-532, *533*, 897, 903, 1227-1229
  ascendente, 1855
  descendente, 1855
  torácica, 1502
vertebromedular, 1862
vesicular, caudal, 566, *924*, 928, 1249-1251, 1537
  cranial, 566, 928, 1249, 1536
  média, 1252, 1540-1544
Arterial, círculo do cérebro, 542
  ciliar, 1858
Arteríola(s), glomerulares, 1802
  reta, 495
Articulação(ões). Ver também *Junturas; Articulações.*
  aricorniculada (φ), 475, 866, 1207
  aricuneiforme (φ), 1470
  artrodia, 37
  atlanto-axial, 326-327, 1174, 1413
  atlanto-occipital, 327, 1174, 1413
  cabeça da costela, 1531
  cárpica, 330-333, 737, 1174, 1414
    ligamento acessório, 330-331
    retináculo extensor, 330-331
  carpometacárpica, 330
  cartilagem hialina, 33
  cartilaginosa, 33-34
  casco, 335
  caudal, 325
  condilar, 37
  costocondral, 328, 736, 1174
  costotransversal, 327
  costovertebral, 327-328
  cotovelo, 328-330
  cricoaritenóidea, 115, 866, 1207, 1470
  cricotireóidea, 115, 475, 866, 1207, 1470
  da(o)(s), arcos vertebrais, 324
    boleto, 332, 340
    cabeça das costelas, 324-327
    corpos vertebrais, 324
    cotovelo, 257-258, 329-330, 737, 1174, 1413-1414
    crânio, 347-349, 739, 1175, 1415
    distribuição da tensão, 67
    joelho, 338
    laringe, 475, 866, 1207-1208, 1470-1471
    mão, 330-336
    membro, pélvico, 336-338, 738, 1175, 1414-1415
      torácico, 328-336, 737, 1174, 1413-1414
    momentos fletores, 53-57
    músculos do, extensor, 786-789
    ossículos do ouvido, 675
    patela da tróclea, 338
    pivô, 37
    síntese pélvica, 337-338

tórax, 327, 736-737, 1174, 1413
vértebras, 324-327, 736, 1174, 1413
diartrodial, 34
  das costelas, 697
elipsóide, 37
esferoidal, 37
esternal, 328
esternocostal, 328, 1413
femoropatelar, 338
femorotibial, 340
fibrocartilaginosa, 34
fibrosa, 33
gínglimo, 37
hióidea, 348
incudomalear, 223, 675
incudostapédica, 675
intercárpica, 330
interfalângicas, 737, 1175, 1414
  distal, 334-337
  mecânica, 70
  equilíbrio, 70-72
  proximal, 333-335
intermetacárpicas, 737, 1174, 1414
intertransversa, 325
interesternal, 736, 1174
intervertebral, equilíbrio, 62-63
joelho, 338, 738, 1175, *1403*, 1415
junções ósseas, 33
laríngea, 115
metacarpofalangeana, 331-336
metacarpofalângicas, 737, *738*, 1174, 1414
ombro, 737, 1174, 1413
pedal, 344-345
plana, 37
pró-cricoaritenóidea, 1773
  ligamentos capsulares, 1774
pró-cricocricóidea, ligamentos capsulares, 1774
pró-cricóide, 1773
quadril, 338, 738, 1175
radioulnar, 330
  distal, 1413
  proximal, 1413
rotação, 37-38
sacra, 326
sacroilíaca, 336-338, 738, 1175, 1414
  equilíbrio, 67
selar, 37
sinovial, 33-34
  cápsula articular, 35
  cartilagem, articular, 34
    marginal, 36
  ligamentos, 36
  tipos de movimentos, 36
  vasos e nervos, 36
társica, 342-349, *1407*
  articulações, 342-348
  ligamentos comuns, 346-348
  movimento, 347
tarsocrural, 344
têmporo-hióide, 348
temporomandibular, 348, 1175, 1415
tibiofibulares, 738, 1175, 1415
trocóide, 37
uniaxial, 37
vertebral, 234
Artrologia, generalidades, 33-34
Árvore da vida do cerebelo, 599
Asa. Veja também *Cintura torácica; Membro torácico.*
  aptério, 1939, 1940
Atlas, 693, 1140, *1140*, *1141*, 1337, *1340-1342*, 1683
  estrutura e desenvolvimento, 237
  forame transverso, 1140
  ligamento transversal, 1413
  movimentos, 327
  processo transverso, 1139

tubérculos, 1140
Átrio, do, coração. Veja, *Coração, átrio.*
  parabrônquio, 1786
  ventrículo, 834-835
  rúmen, 830, 839
Atrito, coeficiente, 56
Auerbach, plexo, 654
Aurícula do, coração, 154, 524, 901, *1224, 1498*
  ouvido externo. Veja *Ouvido externo.*
Auris. Veja *Ouvido.*
Aves, classificação, 1678
  domesticação, 1677
  nomenclatura, 1678
Áxis, 237, 693, 696, 1140, *1141*, 1337, *1341-1343*
  bulbi externus, 663
  dente, 693
  do olho, 207, 663
  espinha, 693
  processos transversos, 693
Ázigo, sistema, 162

BAÇO(S), 166, 589-591, 998, 1272-1273, 1566-1568, 1567, *1884,* 1888
  acessórios, 1888
  ápice, 590
  base, 590, 998
  bordas, 590
  desenvolvimento, 90
  estrutura, 591
  extremidade dorsal, 998
    ventral, 998
  hilo, 590, 998
  polpa, 591
  superfície, 590, *590*
    parietal, 998
    visceral, 998
  trabéculas, 591
  túnica serosa, 591
  vasos e nervos, 591
Bainha, pericapsular, adrenal, 1927
  sinovial, 42
  cárpica, 401
Barba, 1959
Barbela, estrutura, 1952
Bárbulas, pena, 1946, *1946*
Barra da asa, penas, 1946
Barriga da perna, nervo cutâneo, 1915
Base do, coração, 519
  corno, 1132
  estribo, 1665
  omaso, 833
Bexiga, urinária, 136, *457, 458,* 495, 881, 1217, *1244, 1245,* 1481, 1482, *1482*
  artéria, 497
  'estrutura, 497
  fixação, 497
  ligamento(s), 97, *496,* 497
    médio, 98
    redondo, 566, 927, 1249, 1536
  nervos, 495
  relações, 496
  vasos linfáticos, 497
Bico, córneo, superior, 1740
  inferior, 1740
  estrutura, 1955
Bigorna. Veja *Ouvido médio.*
Biocinemática, 47
Biocinética, 47
Biodinâmica, 47
Biomecânica, 47-79
  da, cabeça, 74
    cartilagem articular, 59
    corpo, do mamífero, 60
    estruturas microscópicas, 57
  · morfogenia, 59

propósito e subdivisões, 47
Biostática, 47
Biótipo e variação, 17
Blastoderma do ovo, 1829
Blastodisco do ovo, 1829-1830
Boca, 100, 424-439, 807-809, 1188-1191, 1445-1453, 1740-1742, 1744-1748, *1745, 1746*
  angular da, artéria, 904-907, 944, 1509
    glândulas, 1741
    nervo, 1900
  artérias, 1744
  assoalho, 426, 1741, *1741,* 1747
  estrutura, 100
  fenda da coana, 1747
  glândulas. Veja sob *Glândulas;* por exemplo, bucal, mandibular.
  nervos, 100, 424, 1744
  teto, 1740, *1741, 1745, 1746,* 1747, *1765*
  túnica mucosa, 100
Bochechas, 100, 424, 807-809, 1188, 1445, 1741
  carúncula sublingual, 808, *812*
  músculos, 352-355, *741, 742*
  túnica mucosa, 1188
Boleto, ligamento anular volar, 396
Bolsa, atlantal, 325-326
  cloacal, 1835-1838, 1887-1888
  e imunidade adquirida, 1881
  função, 1888
  cutânea, 1133, *1134*
  do omento, 463, 836-837
  formação, 87
  gutural, 676, *677*
  infracardíaca, 123
  infra-orbitária, 733, 1134
  inguinal, 1134
  interdigital, 1134
  intertuberal, 391
  mamária, 1134
  navicular, 402
  ovariana, 91, 510, 1489
  podotroclear da mão, 402
  pubovesical, 98
  retogenital, 98
  subcutânea, 226
  subligamentos, caudal da nuca, 325
    cranial da nuca, 325
    supra-espinhal, 325
    supra-espinhosa, 325
  sinovial , 41-42, 408
  testicular, 91
  trocantérica, 407
  vesicogenital, 98
Braço, 27. Veja também *Membro torácico.*
  colículo(s), caudal, 1006
    e rostrales, 195
  conjuntiva, 192, 548, 1517
    músculos, 1702, *1702*
Brânquias, 14
Branquiomerismo, 14
Broca, faixa, 199, 1581
Bronquial, árvore, 127, 489-490, 875-878, *876,* 1213, *1214,* 1478-1480. Veja também *Brônquio* e *Bronquíolos.*
  desenvolvimento, 133
  movimentos respiratórios, 130
Bronquidesmo da siringe, 1780
Brônquio, 489-490, 1478-1479. Veja também *Árvore bronquial.*
  lobar, 128
  primário, 1783-1785, 1793
  principal, 1209, *1477, 1478,* 1479, *1782, 1783-1784,* 1793
  apical direito, 1213

direito, 868, 875, 1214, 1479
esquerdo, 868, 875, 878, 1215, 1479
termos utilizados, 1784(q)
secundário, 1784-1785, 1793
termos utilizados, 1784(q)
segmentar, 128
traqueal, 127, 875, 876, 877, 1213, *1214,*
veias, 489, 878, 1215, 1479
Bronquíolos, 127, *129,* 489, 878, 1479. Veja também *Árvore bronquial.*
  terminais, 129, 878, 1215, 1479
Brücke, músculo, 215
Bula, lacrimal, 717, 718, 733, 1167
  timpânica, 304, 731, 1129, 1130, 1163, 1329, 1379, 1664, 1781
Bulbo(s), aórtico, 161, 528, 1501, 1847
  do, olho. Veja *Globo ocular.*
    pênis, 886
    artéria, 887
    estrutura, 887-888
  ocular, 212-223, 662-672, *665-667,* 1113-1119, 1123-1128, 1653-1659. Veja também o verbete *Olho.*
  anel ciliar, 667
  câmeras. Veja *Câmara.*
  corióide. Veja *Corióide.*
  corpo ciliar, 214, *666,* 1114, 1125, 1325, 1643, 1656, 1932
  elementos refrativos, 1644, 1657
  endotélio, 666
  equador, 663
  esclera, 212, 663, 1113, 1124, 1323, 1641, 1654
  estrutura, 1932
  fundo, 1643
  gânglio ciliar, 672
  humor aquoso, 670
  lâmina limitante posterior, 666
  lente, 218, 1116, 1126, 1644, 1656, 1931, 1932
    cápsula, 1644, 1657
  ligamento pectinado, 666
  meridianos, 663
  músculo(s), 355-356, 745, 1423
    ciliar, 667
  pólos, 663
  processos ciliares, 667, 1325
  pupila, 1114, 1325, 1643, 1656
  retina, 212, 669, 1114-1115, 1126, 1643, 1932. Veja também *Retina, túnicas da nervosa.*
  substância própria, 666
  tapetum, 213
  túnica, fibrosa, 212-213, 663-666, 1113-1114, 1124, 1641-1642, 1654-1655.
    nervosa, 213-217, 669, 1114-1116, 1126-1128, 1325, 1643-1646, 1656
    vascular, 213-215, 666-669, 1114, 1124-1126, 1325, 1642-1643, 1655-1656
  úvea, 213, 1655
  olfatório, 199, 1583, 1893
  pêlo, 226
  rétrico, 1700
  vestibular, artéria, 567, *568,* 1538
Bunodonte, 102
Bursa de Fabricius, 1887-1888

CABEÇA, *1393, 1409, 1410.* Veja também *Crânio.*
  artérias, 1856-1860

ÍNDICE REMISSIVO

biomecânica, 74
   aparelho mastigatório, 76
   estruturas ordenadas, 75
centro linfático, 579, 960, 977-978, 982, 1258-1261, 1551, 1881, *1882, 1885*
crânio, 21
estapédio, 1165
fáscia, 350-363
mandíbula, 311
martelo, 1665
   músculos, 350-363, 740, 742, 1416-1423, 1698
   pós-cranial, 1698
   veias, 1869-1874
Cálamo ou pena de conterno, 1946
Calcâneo. Veja *Osso calcâneo* e *Tarso*.
Calha do esterno, 1684
Calhoun, glândulas cricoaritenóideas, 1772
Cálice do rim, maior, 880, *880*
   menor, 880, *880*
Calículo gustatório, 224, 680
Calvaria, 317
Camada parietal, 96
Câmara, anterior do bulbo, 215-217
   do bulbo ocular, 217
   posterior do bulbo, 215-217
   vítrea do bulbo, 217, 1644
Canal, alar, 313-316, 1379
   alimentar, 100, 105
   alveolar, 1163
   anal, 458, 851. Veja também *Ânus*.
   carótico, 1379
   cervical, 1983
   cárpico, 263
   cervical, 82, 511, 887
   coclear, 1142
   condíleo, 713, 1377
   de(o), Gartner, 890
      omaso, 841-842
      Schlemm, 213
      Volkmann, 20
   femoral, 411, 1439
   haversiano, 20
   hipoglosso, 294, 314-315
      occipital, 294
   infra-orbital, 732, 1164, 1381
   inguinal, *381, 382*, 384, 768, 883, *1429, 1430*
   interincisivo, 1381
   intestinal, 106
   lacrimal, 309, 318, 1110, 1123, 1167, 1382, 1639, 1886, 1889
   metatársica, 791
   modíolo, 1667
   nasolacrimal, 1164, 1167
   nutrício, 20
   óptico, 318, 1156
   palatino, 718, 1164
      maior, 732, 1166
      trigêmeo, 1379
   petro-occipital, 1379
   pleural, 84
   pterigóide, 315, 1155, 1380
      nervo, 177, 611, 614, 1021, 1031, 1048, 1287-1292
   pterigopalatino, nervo, 184
   semicircular do ouvido interno, 224, 678, 1668
   supra-orbital, 715
   társico, 791
   vertebral, 233
Canalículo, 20
   coclear (ϕ), 1667
   dentário, 104
   lacrimal, 210
Canto, das pálpebras, 208, *658*

Capilares, 153
   linfáticos, 163
   sinusóides, 1950
Capitulu umeral, 27, 254-256, 1683
   das vértebras, 1683
Cápsula, de Tenon, 1123
   extrema do telencéfalo, 1009
   fibrosa, 80
   glomérulo, 492
Cárdia, 447
Carina, ápice da célula esternal, 1587
   do esterno, 1684
   traquéia, 126
Carpo, 19, 27, 263-266, 703, 704, 727, 1148, 1355. Veja também *Ossos, cárpicos* e ossos adjacentes, 263
   fáscia, 396
   superfícies, 263
   vistas do, craniocaudal e dorsopalmar, 260
   lateromedial, 261
Carúncula(o), lacrimal, 209, *658*, 659, 1110, 1639
   sublingual, 426, 440, 808, *812*, 1445
   uterino, 889-890
Cartilagem(ns), alares, 109, 466
   anular(ϕ) 673, 673, 1128, 1329, 1661
   articular, 22
   aritenóide(s), 114, 474, 863, *865*, 1206, *1207*, 1469, *1469*, 1773
      ápice, 866
      base, 866
      processos da, muscular, 866, 1470
         vocal, 1470
   auricular, *673*, 1128, 1328, 1661
   conchal, 673
   cordis, 156, 527
   corniculada, 114, 474, 866, 1207, 1470
   costal, 25, 245-246, *245*
   cricóide, 114, 473, 863, 866, 1206, *1206, 1468*, 1469, 1773
      arco, 863, 1469
      lâmina, 863, 1469
      processo muscular, 863, 1469
   cuneiformes, 115, Í470
   da(o), laringe, 113, 863-866, 1206, 1469-1471
      manúbrio, 246, 699
      membrana nictante, 1122
      siringe, caudal, 1780
         cranial, 1779, 1782
   epifisária, 22
   epiglótica, 115, 474, 866, 1207, *1208*, 1470, *1470*, 1773
      base, 866, 1470
      superfícies, da laríngea, 866, 1470
      lingual, 866, 1470
   escapular, 252
   escutiforme, 1329
      do ouvido externo, 1128
   interaritenóide, 116, 1207
   laríngea, 1773-1774, *1773-1775*
   nasal, 466, *467*, 859, 1169, 1203, 1465
   escutiforme, 1128, 1663
   pró-cricocricóidea, 1773
   superfícies, 1470
   tireóide, 114, 472, *473*, 863-864, 1188, *1206, 1468*, 1469
      corno, 474, 863, 1469
      corpo, 863
      lâmina, 863, 1469
      proeminência, 866
   traqueal, *1778, 1779*
   tuba auditiva, 676
   ungular medial e lateral, 272
   vomeronasal, 1671

xifóide, 26, 247
Castanha, *681*, 687
Cauda, *1396, 1397*. Veja também *Cauda*.
   eqüina, 187, 621
   fáscia, 402, 758-766
   helicis, 1661
   músculos, 758-766, 1181, *1181, 1182*
      extrínsecos, 1699
      intrínsecos, 1700
Cavidade, abdominal, 95
   gânglios autônomos, 652-654, *653*, 1092-1095, 1100, 1102-1104, *1103*, 1314-1316, 1628, 1632
   plexos autônomos, 652-654, *653*, 1092-1095, 1098-1100, 1102-1104, 1314-1316, 1628-1631
   celômica, 83-93, 1732-1738
   desenvolvimento, 83
   extra-embrionária, 83
   intestinal, 1734-1738
   concha, 1329, 1661
   crânica, 298, 317-319, 723, 1160, 1171, 1391
      articular, 236
      paredes, 317-319
      sulcos transversos, 317
   da laringe, 113, 118, 867-868, 1209, *1466, 1467*, 1472, *1472, 1773*
      artérias, 1472
      compartimento caudal, 1472
      entrada, *861*, 867-868
      fossa lateral (ϕ), 1471
      nervos, 1472
      vasos linfáticos, 1472
      veias, 1472
      vestíbulo, 1472
   endotorácica, 481-485
   faríngea, 105
   glenóide da escápula, 253, 701, 1347
   hepática, dorsal, 1734-1736
      ventral, 1734-1737
   infundibular, 1742
   mediastino, seroso, 123
   nasal. Veja *Cavidade nasal*.
   oral. Veja *Boca*.
   oris proprium, 100
   pélvica, 96
   gânglios autônomos, 655, 1096, 1100, 1104, 1318, 1631
   plexos autônomos, 655, 1096, 1100, 1104, 1318, 1631, 1633
   pericárdica, 84
   peritoneal, 96
   pleural. Veja *Pleura*.
   polpa, 101
   processo piriforme, 1471
   subaracnóide, 205
   subdural, 205
   timpânica. Veja *Ouvido, médio*.
   janela, coclear. Veja *Ouvido, médio*.
   do vestíbulo, 674
   ossículos da(o), ligamentos, 1665
      músculos, 1666
   parede carótica, 675
      jugular, 675
      labiríntica, 674
      mastóidea, 675
      tegmentar, 675
   torácica, 26, 95, 121, 481-490, 870-878, 1210-1215, 1263-1265, 1473, 1554
   centros linfáticos, 967-968, 979, 987-991, 1265, 1554, 1562-1563
   corte, 86

ÍNDICE REMISSIVO

entrada, 870
nervos, 1311
paredes, 1473
pleura e fáscia endotorácica, 481-485
saída, 870, 1473
uterina, 511-512
vaginal, 501
Ceco, 106, 452-455, *453,* 848, 922, 1196, *1197, 1198, 1458,* 1459, 1756, 1759
  estrutura, 849-918
  vasos sangüíneos, 849-850
Cecum, cupulare, 679
  vestibulare, 679
Célula(s), alfa, 144
  beta, 144
  cartilagem, 20
  cartilagíneas, 20
  ciliadas do ouvido esquerdo, 1822
  de, Leydig, 145
    Purkinje, 193
    Sertoli, 145
  delta, 144
  endócrina no ovário esquerdo, 1819
  etmoidal, *1158, 1160,* 1173
  F, 144
  gustativas, 80
  intersticial, 1820
    dos testículos, 1805
Cemento, 104
Cerato-hióide, 312, 720, 734, 1387
Cerebelo, 187, 193, 597-599, *598-600,* 1003, 1274-1277, 1574, 1893
  aspectos funcionais, 193-194
  córtex, 193, 599
  cúlmen, 597, 1005
  fissura prima, 597
  hemisférios, 1003
  ligações fibrosas, 194
  língula, *599*
  lobos, 597
  pedúnculos, 192, *596-597, 600*
  úvula, 597
  vérmis, 597
Cérebro, 189-204, 1001-1012, 1274-1282, 1569-1582, 1892-1894, *1893.* Veja também sob os segmentos específicos do cérebro, por exemplo *Cerebelo diencefálico.*
  adeno-hipófise, 1894
  bulbos olfatórios, 1893
  características superficiais, 1893-1894
  cavidades, 203
  cerebelo. Veja *Cerebelo.*
  corpo, caloso. Veja *Corpo caloso.*
    estriado. Veja *Corpo estriado.*
    pineal, 1894
  córtex, 193, 199, 603, 1280, 1580
    células nervosas e fibras, 200
    divisões, 199
  derivação das partes principais, 187(q)
  diencéfalo. Veja *Diencéfalo.*
  dura-máter, 205
  eminência sagital, 1893
  epífise, 1894
  epitálamo. Veja *Epitálamo.*
  fissura longitudinal, 198
  fissuras do, inter-hemisférica, 1893
  flexura, nucal, 1894
  fossa lateral, 199
  fossa rombóide, 190, 1005
  gânglio trigêmeo, 1894
  hemisférios, 199-202, *1004, 1005,* 1008, 1579
    lobos piriformes, 199
    pólos, 199
    subdivisões, 199

substância cinzenta, 1281
  telencefálicos, 1893
hipotálamo. Veja *Hipotálamo.*
ligações fibrosas e radiação, 199-202
medula oblonga. Veja *Miencéfalo.*
meninge, 204-206. Veja também *Meninges.*
mesencéfalo. Veja *Mesencéfalo.*
metencéfalo. Veja *Metencéfalo.*
mielencéfalo. Veja *Mielencéfalo.*
neopálio. Veja *Neopálio.*
neuro-hipófise, 1894
pia-máter, 205-206
pólos, 1579
ponte, 1002, *1004-1005*
prosencéfalo, 186, 196-202, 601-607, 1007-1008, 1278, 1578
quiasma óptico, 179, 601, 1894
rinencéfalo, 186, 605, 1281, 1581
rombencéfalo, 186, 190, 592-599, 1001-1002, 1274-1275, 1569-1577
subtálamo. Veja *Subtálamo.*
tálamo. Veja *Tálamo.*
telencéfalo, 186, 198-202, *598-600,* 602-607, 1008-1012, *1279-1282, 1575,* 1579-1582
tratos ópticos, 1824
valécula, 1892
ventrículo(s), 202-204
  lateral, 1008, 1894
  plexos coróide, 204
  quarto, 1005, 1894
  terceiro, 1007
vista, lateral, 1894
  longitudinal, 1005
  sagital, 1894
  seção transversal, *198-202*
    dorsal, 1893, 1896
    ventral, 1894, 1896
Cerebroespinhal, fluido, 1891
  nos ventrículos cerebrais, 201
Ceroma, estrutura, 1957
Cérvix do útero, 511
Chalazas do ovo, 1829, *1830*
Ciliares, zônulas, 1643
Cílios, 226, *658,* 659
  das pálpebras, 208, 658, 1107, 1108, 1120, 1637, *1638,* 1650
Cinética na locomoção, 72
Cíngulo, 104, 200, 1446
  membro pélvico, 28, 1361
  torácico, 26, 1347
Cintura pélvica, 28, 273-279
  ligamentos, 336-338
  ossos, 707-709, 1149, 1361-1371, 1687-1690, *1688*
Círculo, *arterial, do cérebro,* 1518
  maior da íris, 540
  ciliar, 1858
Circundução, 36
Cisterna do quilo, 583, 587, *970,* 982, *1264, 1271, 1555, 1558,* 1565
Citolema, do oócito, 1817
Claustrum, 604, 1280
Clavicular, intersecção, eqüina, 250
Clitóris, 139, 458, 512, 893, 895, 1221, 1493
  artérias, 566, 932, 958, 1251, 1538
  dorsal, 932, 958
  profunda, 932, 958
  glande, 513
  nervo, dorsal, 1074, 1077, 1616
  prepúcio, 513
Cloaca, 1835-1839

abertura externa, *1815, 1837,* 1839-1840
artérias, 1838
coprodeo, *1809,* 1836
formato, 1835
nervos, 1757, 1838-1839
relações, 1835
suprimento sangüíneo, 1838-1839
topografia, 1836
urodeo, *1808-1809,* 1836, *1837*
veias, 1838
Coanas, 315, 443, 470, 860, 1204, *1386,* 1467
  fenda do palato, 1740
  limites, 110
Cóccix. Veja *Cauda.*
Cóclea, 224, 678, 1129, 1667, 1935
  gânglio espiral, 1593
  óssea, 1667
  tíbia, 283-287
Coeficiente de atrito, 56
Colecistoquinina, 150
Colículo, do mesencéfalo, 599, 1578
  rostral e caudal, 195
Colo, anatômico do úmero, 255
  cirúrgico, 255
  da(o), estapédio, 166
    glande, 503
    mandíbula, 311
    martelo, 675, 1665
    omaso, 883
Cólon, 106, 455, 848-851, 1198-1199, *1458,* 1459
  alça, distal, 848, *851*
    do proximal, 848-849
    espiral, 849, 850
  ascendente, *454,* 455, 848, 1460
    nódulos solitários, 1199
  descendente, *380,* 848-849, 1198, 1460
  dorsal esquerdo, 455
  espiral, 848
  estrutura, 849-851
  faixas, 455
  flexura central, 848-849
  menor, 456
  relações, 455
  tênue, 456
  transverso, 455, 456, 848, 849, 1198, 1460
  túnica mucosa, 849
  vasos sangüíneos, 849
  ventral, *454*
Coluna, retal, 851
  vertebral, 23, 233-243, 693-696, 1139-1144, 1337-1347, 1683. Veja também *Vértebra.*
  comprimento, 1143
  movimentos, 326
  variações, 1143
Colus ceruleus, 1005
Comissura, *colliculorum caudalium,* 195
  do cérebro, 194
  grisea, 188
Comitê Internacional sobre Nomenclatura Anatômica Veterinária, 4
Concha, caudal, *1765, 1767, 1769, 1769, 1466, 1467*
  dorsal, 300, 1157, 1171, 1382, 1466, *1466, 1467*
  média, 1157, *1765, 1767, 1769, 1769*
  nasal, 300, 467, 718, *719-720,* 730, 733, 1204, *1386*
  rostral, *1764, 1765, 1768, 1769*
  ventral, *309,* 310, *320,* 1171, 1381, 1466
Côndilo, femoral, 280-281
  mandibular, 834
  occipital, 294-315, 728

ÍNDICE REMISSIVO

tibial, 282
umeral, 27, 255
Cone arterial, 131, 155, 158, 521, 902, 1499, 1847
  medular, 188
Conjuntiva, 208-211, 658-661, 1108-1110, 1119-1123, *1321*, *1321*, 1636-1639, 1649-1652
  bulbar, 210, 660, 1636
  fórnix, 660, 1122
  glândulas lacrimais acessórias, 1109
  marginal, 1122
  nictitante, 1122
  palpebral, 210, 660, 1122, 1636
  társica, 1122
Conjunto, rotação, 68
Coprodeo, *1809*, *1836*
  mucosa, 1836
Coração, 153, 519-520, 900-902, *901*, *940*, 1224-1226, 1497-1500, *1498*, *1499*, 1842-1863
  ânulos fibrosos, 156, 527
  ápice, 518
  artérias, 157, 159, 528, 902, 1847-1850, *1849-1866*
  átrio(s), 1843. Veja também *Átrio*.
    arcos, *1844-1845*
    aurículas, 1843, *1846*
    direita(o), 154, 520-522, *901*, 1224-1226, 1499, 1845, 1846
      aurícula, 520
      endocárdio, 521
      forame oval, 521
      tubérculo intervenoso, *522*
    esquerdo, 155, 524, *901*, 1224-1226, *1225-1226*, 1499, 1844-1845
    da(o)(s), coração direito, fossa oval, 521
      crista terminal, 521
      músculos pectíneos, 521, 1499
      seios das veias cavas, 520
      sulco terminal, 521
  aurículas, 154, 524, 901, *1225*, *1498*
  base, 518
  bordas, 518
  câmaras, 1499-1500, 1844-1848, *1844-1848*
  características superficiais, 1843
  cordas tendíneas, 1847
  corpos do, aórtico, 1853
  carótido, 1854
  endocárdio. Veja *Endocárdio*.
  esqueleto, 1844, *1844*
    anéis fibrosos, 1844
  estrutura, 154, 156, 527, 528
  feixe atrioventricular, 527, 1853
  fibras, 527
  formato de superfície esternal, 1842, *1846*
  fossa oval, 1226
  gânglios, 158
  inervação parassimpática, 158
  linfático, 1883
  miocárdio. Veja *Miocárdio*.
  músculos, 1224, 1843-1844, *1845*
    pectinado, 1226
  nervos, 158, 527, 1928
  nodo, atrioventricular, 1853
    sinoatrial, 1852
  orifícios, 900-902
  óstios do, ventricular direito, 1847
  pericárdio. Veja *Pericárdio*.
  peso, 520
  septo interventricular, 525, 1846
  sinus reuniens, 521

sistema, condutor, 156
  células condutoras, 1851
  de condução atrioventricular, 1851-1854
  partes, 1852-1853, *1852*
  quimorreceptores, 1853
  ramificações periarteriais, *1852*, 1853
sulco, coronário, 940, 1499
  intermediário, 1224, *1224*
  interventricular, 519, 940
    paraconal, 1224, 1497
    subsinuoso, 1224, 1497
superfície, 518
  atrial, 1499
  auricular, 1499
suprimento sangüíneo, 157
tamanho, 520
trabécula septomarginal, 902, 1226
valvas do, atrioventricular direita, 1844, 1846
  tricúspide, 155
vaso(s), linfáticos, 157, 528, 1883, *1885*
  papilar, 1847
  sangüíneos, 159
veias, 157, 528, 1850-1852
ventrículo, 1224-1226, 1843
  direito, 155, 522-523, 1499, 1847, *1848*
    cone arterial, 522, 1846
    crista supraventricular, 522, 1499
    cúspides, 1499
    músculos, 1499
      longitudinal, 1844
      papilar, 523-524
    seios pulmonares, 523
    trabéculas, septomarginais, 523
  esquerdo, 155, 524-527, 1500, 1847, *1848*
    abertura aórtica, 1500
    cordas tendíneas, 525
    músculos papilares, 525
    trabécula, septomarginal, 525
Coracóide, 27
Cordão, *corda tendínea*, 522-527, 1500, 1847
  do tímpano, 184, 614, *1019*, 1021, *1030*, 1032, 1048, 1291, 1587, *1590*, 1592, 1671
  espermático, 138, 501-502, 881-883, 1218, 1485, *1485*
  espinhal, 186, 592, *593*, 998, *999-1001*, 1274, *1275-1276*, 1569, *1570-1572*
Cório, 15. Veja também *Pele*.
  coronal, 685
  do pé, 685-687
  laminar, *685*, 686
  perióplico, 685
  sola, 686
  vasos e nervos, 687
Corióide, 213, 1114, 1124, 1325, 1642, 1655, *1931*, *1932*. Veja também *Globo ocular, túnica vascular*.
  lâmina, basal, 667
  crivosa, 669
  vascular, 666
  tapetum, 666, 1114, 1124, 1642, 1655
Córnea, 212, 217, 665, 1113-1114, 1124, 1323, 1931. Veja também *Globo ocular, túnicas fibrosas*.
  endotélio, 1642, 1654
  epitélio, 665, 1642, 1654
  estrutura, 213
  lâmina limitante, 1642, 1654
  limbo, 213
  substância própria, 1642, 1654

superfícies, 665
Corno, 1134
  caudal, da cartilagem tireóidea, 1206
  do útero, 510
  dorsal, 188
  la·teral, 188
  nasa!, 466
  rostral, da cartilagem tireóidea, 1469
  ventral, 188
Coroa, ciliar, 214
  da(o), dente, 1446
    glande, 503
    telencéfalo, 603, 1008, 1580
Corpo, adiposo, da aurícula, 1663
  infrapatelar, 339
  albicans s. fibrosum, 509
  amigdalóide, 201, 603, 1009, 1279
  aórtico, 134, 160, 1853
  caloso, 199, 602, 606, 1282, *1577*, 1581, 1582
    artérias, 912
    comum(ϕ), 545, 1234, 1515
  carótido, 134, *532*, 534-537, 1854
  caudal, 932, 1243
  cavernoso, 159
    do pênis, 503, *503*
  da(o)(s), *abomaso*, *833-840*
    ave, termos de orientação, 1678
    esterno, 26
    glândula sudorífera, 226
    ílio, 28
    mamífero, biomecânica, 60
    osso, basisfenóide incisivo, 1165
      incisivo, 1165
      longo, 19
      pré-esfenóide, 729, 1155
    pâncreas, 855
    pênis, 503
    pube, 29
    útero, 511
    vértebras, cervicais, 1139
      lombares, 1142
      torácicas, 1140
  eixo do, construção, 60
  esponjoso do pênis, 503-504
  estriado, 199, 201, 602, 1894
  gelatinoso da medula espinhal, 1890
  geniculado do diencéfalo, 1578
  geniculado lateral e medial, 197
  lúteo, 509
  mamilar, 201, *1002*, 1578, 1582
    fibras, aferentes, 201
  medular, 193
  negro, 215, 668, 1114
  pancreático, 856
  paraortico, 160
  pineal, 1007, 1579
  planos, 4
  restiforme, 192
  rubro, 509
  termos de posição e direção, 4
  trapezóide da medula oblonga, 191, 1569
  vertebral, 23
  vítreo, 217, 218, 670, 1116, 1644, 1657, 1932
Corpúsculos, de, Gandry, 1747
  Herbst, 1747
  renais, 136, 491, 1801, 1804
Corrente de pêlos, 226
Córtex do cérebro, 193-199, 603, 1279, 1579
  ovário esquerdo, 1814
  pêlo, 226
  rim, 136, 491, 1799, *1801*
Corti, órgão espiral, 1669
Costa. Veja *Dorso*.
Costela(s), 25, 243, 697, *698*, 726, *1142*, 1143, 1346-1347,

1683-1684
articulação(ões), 327-328, *327*
  da cabeça, 326
asternal, 25
décima quinta, 1143
desenvolvimento, 244
espaços intercostais, 697
espuria, 25, 243
esternal, 25
estrutura, 243
extremidades da, ventral, 244
  vertebral, 244
falsa, 25, 244, 697, 1143
flutuante, 25, 244
ligamentos da, costotransversais, 327
  intra-articular, 327
  radiado, 327
oitava, 245
tubérculo, 245
última, 244
variações, 244
verdadeira, 25, 243, 697, 1143, 1683
vertebral, processos uncinados, 1684
Cotovelo. Veja *Articulação, cotovelo.*
Coxa, fáscia, 373, 384, 402, 790-792, 1184, 1438
  músculos, *404,* 792-800, 1184, *1437,* 1439, 1443, 1715-1722
  nervos, 638, *1914,* 1915-1917, *1916*
  ossos, 28, 280-283, *709,* 710, 728, 1150, 1371, *1687*
Crânio, 29, 294-322, 713-725, 1161, 1170-1173, *1408, 1409, 1411,* 1680-1683, *1681, 1682.* Veja também *Cabeça.*
  ápice, 316
  articulação(ões), 347-349, 739, 1175
    nasal-frontal, 1680
  base do, secção caudal, *315*
  braquicefálico, *1378,* 1387
  características diferenciais, 294
  cavidade craniana, *298,* 317-320, 723, *1160,* 1171, 1391
  completa, 312- 323
  cristas do, nucal, 316, 723, *1153,* 1159, 1391
    orbitário ventral, 1388
    sagital, externo, 1388
    interno, 1159
  dolicocefálico, *1377,* 1387
  do potro, recém-nascido, 295
  estrutura, 312, 720
  fissura petro-occipital, 723
  forame redondo, 313
  funções, 74
  órbitas ósseas, 1680
  ossos, 29, 294-312, 713, *724,* 728-735, 1153-1170, 1377-1387. Veja também sob *Ossos.*
    basisfenóide, 29, 294, 714, 728, 1155, 1379, 1647, 1682
    da concha nasal, *309,* 310, *320,* 719, 733, 1167
    esfenóide, 297, 714, 729, 1155-1156
    etmóide, 299-300, 714, 730, 1156-1159, 1381, *1390*
    frontal, 29, 302-304, 309, 657, 715, 1161-1162, *1378-*1379, 1682
    hióideo, 29, 311-312, *311,* 720, *1168,* ¡168, *1382, 1385,* 1410
    incisivo, 29, 307, *717,* 1165, *1377-1380,* 1382
    interparietal, *297,* 300-301, 714, 731, 1159, 1377, *1378*
    lacrimal, 29, *295,* 309, *313-314,* 657, 718, *729, 730,* 733, 1166-1167, *1377, 1378,* 1680
    nasal, 295, 308-310, 718, 719, 732, 1154, *1160, 1161,* 1165, *1377, 1382,* 1682
    occipital, 29, 294-297, 728, 1153-1155, *1153, 1154, 1160, 1377, 1378, 1380, 1390*
    palatino, 29, 307-316, 657, 732, 1166, *1378-1380,* 1382, *1390,* 1647, 1680
    parietal, 29, 300-302, 715, *730,* 731, *1154,* 1159-1161, *1161,* 1378, *1378, 1379,* 1390, 1683
    pré-esfenóide, 29, 298-299, 657, 714, 1155-1156, 1381
    pterigóide, 308-317, 718, 732, 1166, *1378-1380,* 1382, *1390,* 1680
    temporal, 29, 295, 303-306, *305-319,* 657, 715, 731, 1162-1163, *1378, 1379,* 1379
    vômer, 306, 719, 733, 1163, 1385
    zigomático, 294-310, 716, 719, 733, *1154, 1161, 1167, 1378-1380,* 1382, 1647
  pneumatização, 1680
  protuberância intercornual, 720, 723
  regiões do, coanal, 315
    cranial, 312, *313*
    frontal, 312, *313*
    incisiva, 312
    maxilar, 314-315
    nasal, 312, 1171
    orbitária, 312-314
    palatina, 308, 317
    parietal, 312
    pré-orbitária, 1388
  secções, 75
    transversas caudais, 298
  seios, 319-323, *719, 723, 724*
  sincondroses, 348
  superfícies, 1388
    basal, 1380, 1391
    frontal, *717,* 720, 1388
    lateral, 294, 312, 720, 1170
    nucal, 316, 721, *722, 723,* 1154, 1171, 1391
    occipital, 316
    ventral, 314-315
  suturas, 347-348
Criptas olfatórias, 112
Criptorquidismo, 138
Crista(s), *ampulares* do ouvido interno, 680
  arqueada da cartilagem aritenóidea, 1470
  conchal da maxila, 732
  do, ílio, 29
    retículo, 840, *843*
  epicondílea do úmero, 701
  esfeno-occipital, 714
  estrutura, 1951-1952, 1956
  etmoidal do osso nasal, 1165, 1382
  facial, 314
  gali, 299-318, 730, 1583
  intertrocantérica, 281
  nasal, 306-320, 1166, 1959
  nucal do occipital, 296, 316, 1391
  occipital, externa, 713
  orbitária, ventral, 1388
  palatina, *426,* 808, 1166
  parte petrosa, 304
  petrosa, 1379
  pterigóidea do osso, basifenóide, 729
    esfenóide, 714
  ranúncula, 1952
  renal, 492
  sacral mediana, 696
  sagital externa, 731
    da cavidade cranial do eqüino, 317
  supraventricular, 155
  temporal, 715, 1162, 1391
  terminal, 154, 156, 1499
  tipos, 1951
  unguicular, 1358
  uretral, 497
  urogenital, 90
  ventral, da vértebra, 24
  vestibular do ouvido interno, 678
Culme, 1740, 1955
Cumulus oophorus, 508
Cuneus ungulae, 684
Cúpula da pleura, 481, 870, *1133, 1134,* 1211, 1212, 1474
Curva(s), cervical, 696
  vertebrais, 698
Curvatura maior, do retículo, 833
Cúspide, *angular,* 155, 522
  do dente, 104
  parietal, 155, 522
  septal, 155
Cutícula, da casca do ovo, 1832
  pêlo, 226
Cútis. Veja *Pele.*

DARTOS do escroto, 500
Decussatio nervoru trochlearium, 182, 196
  do pedúnculo do cerebelo rostral, 196
Deglutição na galinha, 1744
  laringe, 119
Dendritos, 168
Dental, estrela, 431
Dente(s), 101, 428-439, 812-821, 1188-1191, 1446-1452
  caninos, 102, *435, 436,* 812, 813, 1189, *1190,* 1446, *1448,* 1450
  carniceiros, 1447
  cíngulo, 1446
  colo, 1446
  coroa, 101, 1446
  crescimento, 101
  cúspides, 104
  decíduos, 103, *439, 439,* 814-816, 1189, 1448, 1452
  fórmula, 103, 439, 1189, 1448, 1452
  desenvolvimento, 104
  do áxis, 693, 439(q), 815, 911, 1190, 1190(q), 1450, 1452
  estrutura, 103
  heterodonte, 101
  hipocone, 105
  hipoconide, 105
  incisivos, 102, 428, *430-435,* 812-813, 1188, 1446, 2450
  infantis, 103
  leite, 103
  lofodonto, 103
  maxilares, 103, *430, 437, 438,* 814-816, 1189, *1189,* 1447-1448, 1450-1452
  metacone, 105
  metoconide, 104
  molares, 102, 102, 434-439, *437,* 813-818, 1189, 1447, *1448,* 1450
  morfologia, 104
  ovo, 1740
  paracone, 105
  paraconide, 104
  permanentes, 102, 428, 812-815, 1188, 1446, 1450

ÍNDICE REMISSIVO

fórmula, 102, 428, 812, 1188, 1446
polpa, 101
pré-molares, 102, 434-439, *437*, *438*, 812
   primários, 102
   protocine, 105
   protoconido, 105
   raiz, 101
   sectórios, 1447
   secundários, 102
   selenodonte, 102
   talonido, 105
   temporário, 103
Dentina, 103
Depilação de raios X, 7
Derme, 15
   estrutura, 1950
Detumescência, anatomia, 1810-1811
Diáfise, 22
Diafragma, 121, 376-379, *378*, 767, 1180
   estrutura, 378
   inserções, 767
   linha diafragmática, reflexão pleural, 1474
   músculos, 1427, *1427*
   pélvico. Veja também *Períneo.*
      fáscia, 771-773
      músculos, 772-778
      região períneo, 772
   pilares, 767
   relações, 767
   representação esquemática, 85, 86
   sela, 607, 896
      estrutura, 205
   suprimento nervoso e sangüíneo, 768
   urogenital, feminina, fáscias, 775-777
Diastema, 105
Diencéfato, 186, 196-198, *595, 599*, 601-602, 1007-1008, 1578-1579, 1894
   aderência intertalâmica, *599*, 601
   corpo(s), geniculados, 601, 1578
      mamilar, *595, 599*, 601, 1578
      pineal, 601, 1008
   estria terminal, 1578
   hipófise, 601
   ligações fibrosas e funções, 197
   quiasma óptico, 179, 601, 1894
   recesso neuro-hipofisário, 601
   tálamo, 601
   tratos ópticos, 601
   túber cinéreo, 601, 1578
Difiodonte, 101
Digitais, tórus, *1672*, 1673
Dígitos, 27, 29, 396, 1153, 1376, *1400, 1407, 1726*. Veja também *Mão e Pé.*
   fáscia, 396
   músculos, 422
      curtos, 1726-1727
   ossos, 1153
Dimorfismo, sexual, 16
Díploe, 19-21
Direções, topográficas, caudal, 4, *4*
   cranial, 4, *4*
   distal, 5
   dorsal, *4*, 5
   palmar, 5
   plantar, 5
   proximal, 5
   rostral, *4*, 5
Disco, *do nervo óptico*, 217
   intervertebral, 24, 319
   olfatório, 113
   óptico, 669, 1115, 1643
   vertebral, ânulo fibroso, 324
Divertículo, da(e)(o), estômago, 1194
   Meckel, 1755, 1757
   faríngeo, 1193, *1194*

nasal, 109, 466
suburetral, 893
vitelli, 1755, 1757
Dorso, da(o), língua, 101, 427
   pênis, 503
   sela, 715, 1391
   músculos, 1181, *1297, 1301*
   nasal, 108
Ductilo bilífero, 856
Ducto, alveolar, *129*
   arterial, 160, 528
   biliar, 107, 856, 1757-1760
      comum, 82, 107, 847, 856, 1196, 1201, 1463
   cístico, 107
   coclear. Veja *Ouvido interno.*
   colédoco. Veja *Ducto biliar comum.*
   deferente, 98, 138, 500-501, 884, 1218, 1485, *1799, 1806*, 1807
      ampola, 501
      artéria, 1537
      estrutura, 501
      papilas, 1808, *1809*, 1811, *1811*
      parte reta, 1807
      vasos e nervos, 501
   de(o), Müller no macho, 1828
   epoóforo, 890
   endolinfático do ouvido interno, 679, 1669
   epididimário, 1806
   hepático, 855
      comum, 463
      direito, 855
      esquerdo, 855
   hepatocístico, 856
   incisivo, 110, 471, 809, 861, 1205, 1466, 1467
   lacrimal, 210
   linfático, direito, 589, 975, 982, 1271, 1558, 1566
      torácico. Veja *Ducto torácico.*
      grande, 1271, 1558, 1565-1566
   mandibular, 105, 440, 819, 1453
   mesonéfrico, 91
      na fêmea genética, 1822
   nasolacrimal, 210, 318-323, 466, 467, 661, 733, 1167, 1465, 1466, 1639, 1771
   nasopalatino, 110, 471, 862, 1204, 1671
   pancreático, 459, 856, 1196, 1460, 1757
      acessório, 856
   papilar renal, 136
   paramesonéfrico, 138
   parotídeo, 105, 426, 440, 818, 1188, 1192, 1445, 1452
   prostáticos, 502, 506, 884
   reuniens, 679, 1670, 1936
   semicircular do labirinto membranáceo, 1670
   sublingual, 1192, *1193*
      maior, 820, 1453
      menor, 820, 1453
   sudorífero, 226
   torácico, *583, 587, 588, 963, 966, 970, 976, 982, 995, 1260-1271, 1553, 1558*, 1565
   urogenital, *1808,* 1809, *1836,* 1837-1838
   venoso, 856
Duodeno, 106, 450, 1196, 1459, *1748, 1750, 1755,* 1757
   alças, 1757
   artérias, 847, *853*
   ascendente, 848, 1754
   flexura caudal, 846-847
   glândulas, 451
   ligamento suspensório, 1754

lúmen, 1754
parte cranial, 846
Dura-máter, 1281-1282
   cérebro, 205
   cranial, 607, 1012
   da(o), medula espinhal, 1890
   encéfalo, 205
   espinhal, 204, 607
   filum, 1582
Duro, palato. Veja *Palato duro.*

EIXO, da(o), osso longo, 19
   pêlo, 227
   pena de contorno, 1946
Ejaculação, anatomia, 1810-1811
Embrião, humano, *84*
Embriologia, 3
Eminência, da(o), concha, 356
   núcleo vestibular medial, 192
   iliopúbica, 278
   laríngea, 1743
   medial, 192
Emissária, 161
Encéfalo. Veja Cérebro.
Endocárdio, 153, 154, 156, 527
Endolinfa, 224
Endométrio, 511
Endomísio, 38
Endóstio, 21
Endotélio do bulbo do olho, 665, 1642, 1655
Endotendão, 42
Enterogastrona, 150
Eohippus, 17
Epicárdio, 153, 156, 518, 527
Epicôndilo, do, fêmur, 280-281
   úmero, 254, *1351*
   lateral, 27
   medial, 27
Epiderme, 226
   atividade secretória, 1961-1962, *1961*
   do membro, 683
   estrutura, 1949
Epididimária, borda, 497
Epidídimo, 138, 497-499, *883,* 1218, 1244, *1484, 1485, 1485, 1799, 1806*
   apêndice, 499
   artérias, 499
   ducto, 498
   dúctulos aberrantes, 499
   estrutura, 498
   ligamento, 498
   nervos, 499
   vasos linfáticos, 499
   veias, 499
Epífise, 22
   do cérebro, 149
   primitiva, distal da ulna, 261
Epiglote, 115. Veja também *Cartilagem epiglótica.*
   palato mole, 1453
Epimísio, 38
Episclera, 212
Epitálamo, 196
Epitélio, 94
   da(o), córnea, 665, 1642, 1654
   folículo maduro do ovário esquerdo, superficial, 1816-1818
   germinativo, 1813
Equus, 17
Eritema, de raios X, 7
Escafa, 1328, 1661
Escala, média do, ouvido interno, 1935
   tímpano, 1667, 1935
   vestíbulo do ouvido interno, 679, 1667, 1935
Escamas dos pés, 1957
Escápula, 27, 699-701, 699(q), 727, 1144,

1145, 1347, *1348-1352, 1398*
acrômio, 701
artéria nutrícia, 549, 914
bordas, 252
cavidade glenóide, 253, 701
centros de ossificação, 253
colo, 253
dados de ossificação, 252-254
desenvolvimento, 254
época de aparecimento, 250
espinha, 252, 699, *670*
estrutura, 252
fossa supra-espinhosa, 699
músculos que circundam, 65
processo coracóide, 701
superfície costal e lateral, 252
tubérculo supraglenóide, 254
Escavação do disco, 669
Esclera, 212, 663, 1113, 1123, 1323, 1641, 1654. Veja também *Globo ocular, túnicas do, fibroso*.
Escroto, 138, 881, 1217, 1485, *1485*
pele, 500
septo, 500
vasos e nervos, 500
Esmalte, 103
Esofágico, hiato, 379, 767
Esôfago, 105, 444-446, *445*, 826-829, 1194, 1453, *1748*, 1750
anatomia superficial, 827
artérias, 445, 1749
cervical, 1748
estrutura, 445, 827-828
função, 828-829
nervos, 445, 828, 845, 1749
relações, 445, 826
torácico, 1748
túnica muscular, 827
vasos, 828
veias, 1749
Espaço(s), interalveolar, 315, 316
interarcual, 1139
intercostal, 25
interosseum antebrachii, 258
mediastinal, 122
zonulares, 670
Espermatogênese, 1806
Espermatozóide, 1807
Espinha, da(o), cunha, 684
escápula, 1347
ílio, 1362
ísquio, 708
ilíaca, 276
ventral, caudal, 29
cranial, 29
manubrial, 1685
nasal, caudal, 1382
Esplancnologia, 3
considerações gerais, 80-82
geral, cavidades celômicas e túnicas serosas, 80-99
Esplancnopleura, 83
Esplênio dos hemisférios cerebrais, 199
Espora, metatársica, estrutura, 1957
traqueal, *480*
Esqueleto, 233, *234*, *726*, *1139*, *1392*, 1683
apendicular, 19
axial, 19
da(o), coxa, 29
língua, 1741-1747
pé, 29
siringe, 1779
divisões, 19
esplâncnico, 19
femoris, 29

pedis, 29
radiografia, 9
visceral, 9
Esquiagrafia, 7
Esternebra. Veja *Esterno*.
Esterno, 246, 699, *699*, *726*, 1144, *1346*, 1346, *1395*, 1684
de quatro incisuras, 1684
incisura costal, 247
manúbrio, 26, 247, 699
Estigma do folículo maduro do ovário esquerdo, *1815*, 1819
Estilo-hióides, 312, 720, 1387
Estômago, 105, 446-449, *446*, *447*, *449*, 823-847, 1194-1195, 1454-1458, *1454-1457*
artérias, 449, 844
camada serosa, 842
capacidade, 829-831
desenvolvimento, 829-831
divertículo, 1194
estrutura, 448, 842-847
fibras musculares, 448
função, 845-847
glandular, 1736, 1750-1752, 1751
artérias, 1753
papilas, 1752
pregas, 1752
sulcos, 1752
veias, 1753
incisura angular, 1454
inervação, 844-845
istmo, 1752
muscular, *1735*, *1737*, 1748-1750, 1752-1753
abertura duodenal, 1752
artérias, 1753
membrana, 1752
músculo liso, 1753
veias, 1753
nervos, 449, 1753
simpáticos, 845
omento do, maior, 448, *1456*, 1458
menor, 448, 1458
piloro, 1195
posição, 448
primitivo, rotação, *89*, *90*
região da glândula, cardíaca, 1195
fúndica, 1195
rúmen, 828, 829-831, *832-840*
tamanho, 448
túnica, 448
mucosa, 844, 1194, *1196*
vasos linfáticos, 449
Estratificação, 14
Estrato, basal da epiderme, 14, 1949
cavernoso, 506
colliculi rostralis, 195
compacto da derme, 1950
córneo da epiderme, 14-15, 226, 1949
da pele, 15
espinhoso, 15
lasso da derme, 1950
germinativo, 226, 685, 1949
granuloso, 15
do, folículo maduro do ovário esquerdo, 1817-1818
ovário, 508
intermediário da epiderme, 1949
lúcido, 15
profundo da, derme, 1950
tela subcutânea da subcútis, 1950
superficial da, derme, 1950
subcútis, 1950
tectório, 685
transitivo da epiderme, 1949
Estria, *habenular do tálamo*, 196, 601, 1007, 1578
malear, 1129, 1663

terminal do, diencéfalo, 601, 603, 1578
telencéfalo, 197
Estribo. Veja *Ouvido médio*.
Estro, 10
Estrógenos, funções, 148
Estroma da íris, 668
ovário, 508
vítreo, 218
Excavatio, pubovesicalis, 98
rectogenitalis, 98
vesicogenitalis, 98

FACE, *articular*, 34
cubóide, 290
da(o), *cabeça da, costela*, 245
fíbula, 285
calcâneo, 289
navicular, 289
talar, 290
társica, 292-293
áspera do fêmur, 1374
diafragmática do retículo, 831
dos dentes, 101
lunata, 29, 278
músculos, 350, 740, 1176-1177, 1416, 1693
infra-espinhal, 255
interósseci, 272
orbitária, 299, 1432
parietal, 830
sacro, 29
serrátil, 65
visceral, 830-832
Facies, gastricas, 590
intestinalis, 590
Falange(s), 27, *269*, 704-707, *705*, 1149, 1153, *1407*, 1689
artérias, 556
da mão e do pé, 713. Veja também *Membro pélvico e Torácico*.
estrutura e desenvolvimento, 249
dados de ossificação, 249
distal, 28, 270, 704, 1358
corte, 272
estrutura, 272, *272-273*
ramos arteriais, 919
em corte sagital, 35
médio, 271, 705, 1358
desenvolvimento, 270
estrutura, *270*
ramos arteriais, 919
proximal, 27, 704, *1358*, 1358
desenvolvimento, 270
estrutura, *268*
ramos arteriais, 919
tempo de aparecimento, 248
vistas dorsal e palmar, *272*
Faringe, 82, 105, 441-444, 820-826, 861, 1192, 1193, 1453, 1742-1744, 1748
artérias, 444, 825, 1744
assoalho, 1741, *1741*, 1748, 1772, *1772*
fenda infundibular, 1742
músculos, *429*, 444, 823-825
extrínsecos, *1418*, 1420
nervos, 444, 825, 1744
(ϕ) *termos* não da NAV, 4-5
veias, 1744
Fáscia, 38
abdominal, 379-384
antebraquial, 395, 777
bulbar, 1123
cárpica, 396, 777
cervical, profunda, 752
comum, 403
crural, 403, 791
da(o), abdome, 768-772
antebraço, 395

ÍNDICE REMISSIVO

cabeça, 350-362, 740, 1423
cauda, 402, 758-766
diafragma, pélvico, 771-773
   urogenital, fêmea, *775-776*, 776
escroto, 500
membro, pélvico, 402-403, 709-805
   torácico, 777-791
ombro, 388
pescoço, 751-758
   superficial, 752
   subcútis, profunda, 1950
   tronco, 758-766
digital, 396, 403, 777, 791
endotorácica, 122, 870, 1210, 1430, 1474
femoral, 403
   profunda, 790
frenicopleural, 122
glútea, 402, 790
ilíaca, 402, 1430
lata, eqüina, 403, 790
metacárpica, 396
metatársica, 403, 790
muscular, 662
omobraquial, (φ), 778
orbitária, 661, 1113, 1123, 1640
   estrutura, 211
peitoral, 386
pélvica, 96, 402, 1430
perineal, 96, 776
társica, 403, 791
toracolombar, 367-372, 758, 1425
transversa, 1430
Fascículo, 38
   arqueado, 200
   atrioventricular, 156, 1859
   cuneado, da medula espinhal, 186-187
   do tegmento, longitudinal, 196
   lenticular (φ), 603
   occipitofrontal, ventral, 200
   uncinado, 200
Feixe, atrioventricular, 157, 527, 1853
   ramo, direito, 1853
   esquerdo, 1853
   recorrente, 1853
   uncinado, 1012
Fêmea, genética, ducto mesonéfrico, 1822
   gônada direita, 1821-1822
   mesonefros, 1822
Fêmur, *709*, 710, 728, 1150, *1150*, 1371-1374, *1366-1367*, *1405*, *1688*, 1690
   artéria nutrícia, 575
   desenvolvimento, 281
   estrutura, 280-281
   fossas, supracondílea, 710
      trocantérica, 710
   fóvea da cabeça, 710
   inervação articular, 338
   ligamentos do, acessório, 338
      cabeça, 338
      cruzados, 342
   trocanter maior, 710, 1374
      menor, 710
   tróclea, 710
   vistas cranial e caudal, 280
Fenestra. Veja também *Janela*.
   do esterno, 1684
Feto, ossificação do, diáfise dos ossos longos, 247
Fibra, aferente, 194
   arqueada do cérebro, 200
   circular, 215
   eferente, 194
   visceral especial, 170
   Purkinje, ânulo atrioventricular, 1853
   tectoespinhal, 189

Fibrocartilagens, 324
   parapatelar, 338
Fíbula, 29, 710, 728, 1152, 1376, *1406*, *1689*, 1690
   artéria nutrícia, 1256, 1543
   estrutura e desenvolvimento, 285-287
   extremidade distal, 285
   maléolo lateral, 1541
   ossificação da, dados, 275
      defeitos, 285
      graus, 285
   vistas, caudal e lateral, *284*
      cranial e proximal, *285*
Fígado, 460-463, 851-855, *1199*, *1200*, 1200-1201, 1460-1463, *1462*, *1748*, 1759-1760, *1759*, *1760*
   anatomia superficial, 854-856
   apêndice fibroso, 462
   área nua, 852
   artérias, 1760
   bordas do, direito, 852
      dorsal, 852, *853*
      esquerda, 852
      ventral, 852
   ductos biliares, 855
   estrutura, 107, 463
   impressões, cecal, 460
      cólica, 460
      duodenal, 460
      esofágica, 461
      gástrica, 460
      renal, 461
   incisuras interlobares, 461
   inserções, 854
   ligamentos, 462, 852, *854*, 1201
   nervos, 1760
   parênquima, 1760
   processo caudado, 1200
   superfícies, 460, *461*, *462*
      diafragmática, *852*
      visceral, 852-853
   vasos e nervos, 463, 853, 855
   veias, 1760
Fila, durae matris spinalis, 188
   radicularia, 169, 620
   terminal, 188
Filamentos da barba, 1959
Filogenia, 3
   cerebral, 205
   encefálica, 205
Filtro, 109, 859, 1203, 1445, 1465
Fímbria, ovariana, 510
Fissura, inter-hemisférica do cérebro, 1893
   interincisiva, 1165
   laríngea, 1772
   lig. teretis, 852
   orbitária, 207, 1381
   palatina, 299, 315-319, 717, 1164
   palpebral, 207, 658, 1119, 1636
   petro-occipital, 294, 714, 720, 1171
   petrotimpânica, 306
   pseudo-silviana, 1580
   silviana, 603, 1280, 1289-1290
Flanco, 96
Flexura central, 848
   portal, do duodeno, 1199
Fluido pericárdico, 1497
Flumina pilorum, 226
Fluorescente, efeitos dos raios X, 7
Focinho, 1203
   músculo, 351-355, 740-745, *741*, *742*
   pele, 1332
Focos linfóides, 1886
Foice do cérebro, 199, 602, 607, 1583
   estrutura, 205
Folha do cerebelo, 193
Folículo vesiculoso do ovário, 508

piloso, 227
Fonação, laringe, 120
Forame, alar, 237, 313, 1380
   alar parvum, eqüino, 298
   alveolar, 1163
   carótico, 1381
   da(e)(o), atlas, transverso, 1140
      Luschka, 202
      Magendie, 202
      mandíbula, mentoniana, lateral, 1168
         medial, 1168
      veia cava, 123, 379
      Winslow, 463
   epiplóico, 463, 836, *840*, 856, *857*
   esfenopalatino, 306-319, 718, 732, 1166, 1382
   espinhoso, 1636
   estilomastóideo, 716, *1154*, 1163
   etmoidal, 313-319, 1161, 1171, 1378, 1381
   ílio-isquiático, *1688*, 1690
   ílio-orbital, 306-315, 716, 732, 1163, 1381
   intervertebral, 24, 1892
   isquiático, 337, 1690
   jugular, 318, 723, 1154, 1171, 1377, 1379
   lácero, 657, 723, 1154, 1171
      médio, 1518
   lacrimal, 1166
   magno, 1153, *1153*, *1154*, 1377, 1391
   mandibular, 311, 720, 1168, 1385
   mastóide, 314, 717, 733, 1163
   mentoneano, 719, 733
   nutrício do, fêmur, 280-281
      ulna, 1687
      úmero, 1347
   obturatório, 276, 280, 709, 1371
   óptico, *314*, 1680
   orbital, 207, 1636, 1637(q), 1647
   órbito-redondo, 207, 714, 1117, 1119, 1127, 1155
   oval, do átrio do coração, 1499
      esfenóide, 714
   palatino, 308-309
      maior, 313, 717, 732, 1164, 1166, 1472
      menor, 1166
   retroarticular, 304
   redondo, 313
   rotundo, 1636
   rotundum, 657
   sacral, 241
      ventral, 696
   supra-orbital, 715, 1161
   transverso, 24
   vertebral lateral, 237, 693
Força, 47
   fletor, 51
   momento, 48
Fórmula, de andamento, 72
   para dentes, decíduos, 103, 439, 815, 1198
      permanentes, 103, 428, 812, 1188, 1446, 1450
   vertebral, 233, 693, *694*, 725, 1139, 1337
Fórnix, conjuntival, 1109
   do(s), hemisférios cerebrais, 199
      olho, 210, 1637, 1649
      telencéfalo, 606
      vagina, 512
Fossa, acetabular, 29, 709, 1371
   atlantal, 237
   canina, 1163
   cerebelar, 1162, 1379
   cerebral, 199, 602
   clitóris, 512
   condilóide do crânio, 314, 1155

craniana, 317-320, 1171,.1391
da(o)(s), cavidade laríngea, lateral(φ), 1471
  músculo poplíteo, 281-282
  úmero, 701
etmoidal, 1171, 1381, *1390*
fossa mandibular, 303, 312-316, 731, 1162
hialóidea do olho, 670
hipofisial, 1391
  do osso, basisfenóide, 1155
    pré-esfenóide, 1155
incudis (φ), 1131, 1666
infratemporal, 315
intercrural, 195
isquiorretal, 776, 1306
lacrimal, externa, 733
lingual, 809
massetérica, 1168, 1385
olécrano do úmero, *254*, 256, 1355
oval, 155, 1499
ovulação, 507
para o sacro lacrimal, 718-719
paralombar, 96, *961*, 972, *972*
pterigóide do osso basisfenóide, 1155
pterigopalatina, 657, 732, 1166
pterigopideus, 299-314
rombóide, 595, 1274, 1569
sacci lacrimalis, 309, 657
subescapular, 252, 701, 1347
supra-espinhosa, 252
temporal, 731, 1159, 1378, 1379
tensor do tímpano (φ), 1666
trocantérica do fêmur, 710, 1374
Fóvea, articular, 236
  capitular do rádio, 258
  costal, caudal, 236
    transversal, 24-25
  da cabeça do fêmur, 221, 710
  dental, 237
  pterigóide, 311
  rostral, 1005
  troclear, 1106, 1161
Frente da asa, penas, 1946
Frênulo, da(o), *clitóris*, 513
  lábio, mandibular, 100
    maxilar, 100
  língua, 426, 427, 808-811, 1188, 1742
  papila ileal, 1196
  prepucial, 496
Fundo, 94
  do, abomaso, 833
  retículo, 831
  sulco do retículo, 840
  tapetum, 1655
  nasal, 319, *1386*
  ocular, 217, 1171, 1643
    área central, 1116
    artérias, 1644
Funículo, da medula espinhal, 186-189
  espermático. Veja *Cordão, espermático*.
  espinhal. Veja *Medula, espinhal*.
  lateral, núcleo, 192

GALINHA, deglutição, 1744
Gallus, gallus, 1677
Gastrina, 150
Gema de ovo, 1829, *1830*
Gengivas, 426
Genu, *cápsula interna*, 603
  do cérebro, 199
Germinativas, variações, 17
Giro, *ambiente* (φ), 605
  caloso (φ), 1010
  centrífugo, 848
  centripetol, 848
  cíngulo, 604, 1010, 1581
  coronal (φ), 1581
  curto da ínsula (φ), 1009

denteado, 200, 1281, 1581
ectomarginal, 604
ectossilviano, 604
esplenial, 1581
fasciolar, 200, 1010
genual, 1581
lunar(φ), 605
marginal, 604, 1281
occipital, 604
para-hipocampal, 605, 1011, 1281, 1581
pós-cruzado, 604
pós-esplenial(φ), 1581
pré-cruzado, 604
pró-reus, 604, 1581
silviano, 604, 1581
supra-esplenial(φ), 1581
Glande do clitóris, 513
  do pênis, 503, 885, 887, 1488, *1488*
Glândula(s), adrenal(φ), 143, 516-517, 898, *1216*, 1223, 1841
  direita, 898, *898*
  esquerda, 898, *898*
  alveolar, 94
  alveolotubular, 94
  bucal, 807, *808*, 810, 1188
  dorsal, *1636*, 1639
  bulbouretral, 502, *884*, 1219, *1244*, *1483*, *1484*, 1486
  ductos, 506
  cardíaca, 449, 884
  cárpica, 1332
  casca do oviduto esquerdo, 1825
  ciliares, 209
  conjuntival, 209
  cricoaritenóidea de Galhoun, 1771
  cutâneas, 1132
  da(o)(s), ângulos da boca, 1741
    Cowper, 502-506
    cutis, 226, 681
    duodeno, 451
    Harder, 1321
    Krause, 209
    Moll, 209
    oviduto esquerdo, 1823
    pele, 226, 681. Veja também glândulas específicas; por exemplo Sudorípara.
    terceira pálpebra, 1637, *1638*, 1649
    timo, 871, *873*
    vestíbulo da vagina, 512, 890, 1491
    Zeis, 209
  duodenal, 106
  endócrina, 94, 140
  esofágica, 828
  exócrina, 140
  faríngea, 444
  gástrica, 448, 844
  genital acessória, 134, 139, 499-502, 883-884, 1218-1219, 1486
  halócrina tubular, 1960
  intestinal, 106, 451
  labial, 100, 424, 1188
  lacrimal, 210, *539*, 1110, *1120*, 1123, 1322, 1465, 1639, *1640*, *1651*, 1933
    acessória, 210, 1933
    sistema excretório, 1123
  laringe, 477
  mamária, 139, 514, 891-894, 1221, *1492*, 1493
    aparelho suspensório, 893
    esfíncter, 514
    estrutura, 514
    parênquima, 514
    vasos e nervos, 514, 894
  mandibular, 105, 440, *610*, *742*, *743*, 810, 819, *1192-1193*,
    1446, 1447, 1453
    vasos e nervos, 820
  mentoniana, 1331
  multilobares da lâmina própria, 1752
  nasal, 859, *1770*
    ductos, *1765-1766*, *1768*
    lateral, 111, 471, 861, 1205, 1465, 1468
  nasolabiais, 807, *810*, 859, 1132
  nictante, *810*
  olfatória, 680
  oral. Veja também *Glândulas*; por exemplo, bucal, labial etc.
  orbitária, 1453, *1636*, 1639
    do sal, 1933
  palatina, 442, 808
  paratireóide, 516, 897, 1222
  parótida, 105, 439-440, 538, *742*, 810, 816-820, *1189*, 1192, *1446*, 1447, 1452
    acessória, 1192
    vasos e nervos, 819
  pelve renal, 494
  pineal, 149, 899, 1223, 1841
  pituitária. Veja *Hipófise*.
  prepucial, 505
  proctodeais, 1838
  renal, 495
  salivares, 105, 439-440, 816-821, *1189*, 1190-1193, 1452, 1744
    cricoaritenóidea, 1771
    esfenopterigóidea, 1743
    laríngea, 1743, *1772*, *1773*
    lingual, 1743
    maxilar, 1741
    palatina, 1741
    submandibular, caudal, 1743
      rostral, 1742
  sebáceas, 209, 226, 1132, 1331, 1673
  seminal, 139
  sine ductibus, 140
    monostomática, 105, 820, 1192, 1453
    polistomática, 105, 820, 1192, 1453
    vasos e nervos, 820
  sudoríferas, 208, 226, 1132, 1331
  sudoríparas, 208, 226, 1331, 1673
  társica, 208, *659*, 660, 1637, *1638*, 1649
  tireóide, 141, *428*, 516, *618*, 897, 1222, 1750
    suprimento arterial, 897
    vasos e nervos, 515-516
  tubular, 94
  túbulo-alveolar, 94
  timpânica, 676
  tipos, 94
  ultimobranquiais, 1840
  uretérica, 495
  uretral, 505-506
  uropigiana, 1683, 1960
  uterina, 511-512, 889
  vaginais, 1845
  vesiculares, 883, *884*, 1218, *1244*, *1250*, 1486
    estrutura, 884-885
  zigomática, *1448*, 1453, *1636*, 1639
Gânglio(s), adrenal, 1927,
  aórtico-renais, 654, 1095, 1098, 1102, 1316, 1629, 1632
  autônomo, 172
  da cavidade, abdominal, 1092-1095
    pélvica, 1095-1096
  cardíaco, 1087
  celíaco, 1092, 1628, 1632
  cervical, caudal, 642
    cranial, 623, 642, 644, 1054, 1082, 1311, 1617
    intermédio, 644
    médio, 644, *1081*, 1082, 1311, 1617,

ÍNDICE REMISSIVO

1618, 1619, 1621
cervicotorácico, 158, 644-647, 1055, 1083-1086, *1308-1309,* 1311, *1618-1624,* 1622
ciliar, 175, 179, 1025, 1038, *1039, 1115,* 1119, 1284, *1286,* 1590, 1896, 1924
   do olho, 672
cloacal, 1921, 1927
coclear, 1902
cólicos, 1927
da(o), cavidade, abdominal, 1102-1104, *1103,* 1628, *1630,* 1632
   pélvica, 1318
   coração, 158
nervo, glossofaríngeo, 1036, 1051
   vago, 1022, 1036, 1051
tronco simpático, caudal, 1096
   cervical, 1078-1082, 1625
   torácico, 1083-1090
esfenopalatino, 1924
espiral, 615, 1022, 1050, 1593
geniculado, 175, *177,* 184, 614, 1032, *1047, 1291, 1488,* 1900
ímpar, 655, 1096, 1102, 1104, 1319, 1631
intermédio do tronco simpático abdominal, 1628, 1632
intraneural acessório, *1085,* 1088
jugular, 175, 1292, 1589, 1593
lagenar, 1901
laterofaríngeo, 1022, 1036, *1051*
lombares, 652, 1092, 1102, 1314, 1628, 1632
mandibulares, 175, 177, 182(q), 614, 1031, *1032, 1045,* 1046, *1047, 1291*
mediovertebral, 642, *643, 645, 646,* 1618, 1619
mesentérico, caudal, 654, 1095, 1100, *1630,* 1631, 1632
   celíaco, 1316
   cranial, 652
nodoso (ϕ), *1287,* 1292, *1293,* 1588, 1593
óptico, 175, *177,* 613, 1291, 1586
ovariano, 1630, *1630,* 1632
parassimpático, 176, 1924
   do nervo trigêmeo, *1030,* 1030-1031, *1044,* 1046
periférico, 172
petroso (ϕ), 175, 1292, 1903
plexo autônomo, 172
pterigopalatinos, 175, 182(q), 184, 611, *612,* 1031, *1039, 1041,* 1046, *1286, 1287, 1586,* 1591
renal, 1629, 1630, 1632
retais, 1921
terminal, 172, 173
testiculares, 654, 1095, 1316, 1630, 1631, 1632
torácico, *643, 645, 646,* 647, 1083-1090, 1308, *1309,* 1311, 1623, *1624*
intermédios, 644, 1078, 1309, 1621
trigeminal, 182, 609, *1014,* 1017, 1025, *1038,* 1040, *1286,* 1584, 1590, *1894,* 1898
uterovaginal, 1828, 1929
vertebral (ϕ), 642, *643, 645, 646,* 1078, *1078-1081, 1308,* 1617
vestibular, 185, 1022, 1035, 1050, 1593
Glomérulo, 136
   cerebelar, 193
   do rim, 1803
   olfatório, 201
   renal, 136
Glomus, caroticum. Veja *Corpo carótico.*
   pulmonar, 133
Glote, 113, 119, 1748, 1772
Gônada, 138. Veja também *Testículo e Ovário.*
Gonfose, 33
Gonys do bico, 1955
Grânulo irídico, 215, 665, 668, 1114
Gravidade, centro da, determinação, 64
Gubernáculo, 91, 138
Gustativo, calículo, 224-225, 680, 1671, *1672,* 1937

HÂMULO, coclear, 1667
   pterigóide, 308, 718, 732, 1166
Haste do cérebro, 189-190, *1579*
Haustra(os), 1459
   colo, 456
   do *cecum,* 454, 1196
Haversiano, sistema, 20
Helicotrema, 1667
Hélix, da cartilagem auricular, 1661
   processo caudal, 1661
Hemisférios do cérebro, 189, 193, *1004, 1005,* 1008, 1579, *1893*
Henle, alça, 136
Hiato, aórtico, 767
   maxilar, 1164
Hilo do, baço, 590, 996
   ovário, 509
   pulmão, 126, 870-874, 1212, 1479
   rim, 136, 491, 879, 1217, 1481
Hímen, 512
Hióide. Veja *Osso hióide.*
Hiperdactilismo, 28
Hipocampo, 200, 605, 1011, 1281, 1581
Hipocleídio, 1687
Hipófise, 140, 515-517, 600, 601, 896-897, *896, 1003, 1005,* 1277
parte, distal, 515, 986, 987, 1840
   infundibular, 1840
   intermédia, 515, 896, 897, 1840
   ramo infundibular, 896
Hipomóclio, 49
Hipotálamo, 197-198, 601, 1579, 1894
Histologia, 3
Histotopia, 15
Holotopia, 15
Homodinâmicas, estruturas, 14
Homologia, 15
   segmentar, 14
   seriada, 14
Hormônio, 140
   célula estimulante intersticial, 148
   folículo estimulante, 148
   gonadotrópico, 148
Humor aquoso, 217, 670, 1116, 1644, 1656

IDIOTOPIA, 15
Íleo, 106, 450-452, 847-848, 1196, *1458,* 1459, *1755, 1755,* 1759
   artérias, 847
   estrutura, 451
   túnica, 451
Ilhotas, de Langerhans, 144
   pancreática, 144
Ílio, 28, 708, 1149, *1149,* 1362, *1688,* 1690. Veja também *Osso da coxa.*
   artéria nutrícia, 566
   asa, 28
   crista, 276
   dados de ossificação, 275
   linha glútea, 708
   superfície glútea, 276
   tuberosidade coxal, 708
   sacral, 708
Impressão, cardíaca, 485, 873, 1212, 1474
   cecal, 460
   cólica, 460
   esofágica, 461
   gástrica, 460
   rugais, 1164
Imunidade adquirida, mecanismos, 1881
Incisura. Veja também *Incisura.*
   acetabular, 29
   angular, 446, 1454
   antitragicohelicina, 1329, 1661
   apicis cordis, 1224
   cardíaca do pulmão, 487, 874, 1213, 1476
   costal do esterno, *246*
   costal, 25
   da ulna, 1355
      radial, 1355
      troclear, 261, 1355
   esfenopalatina, 1166
   glenóide, da escápula, 253-254
      mandibular, 311, 734
   interlobar, 94
   intertrágica, 1328, 1661
   ligamento redondo, 462, 852
   mandibular, 1168
   naso-incisiva, 308, 1166, 1388
   nasomaxilar, 1154, 1165, 1166
   pancreática, 459, 855
   pré-trágica, 1661
   tentória, 205
   tragicohelicina (ϕ), 1770
   trocantérica, 281
   vasorum facialium, 311, 977
   vertebral, cranial caudal, 24
Inclinação vertebral, 233
Índice cefálico, 1635, 1647
Indúsio cinzento, 606, 1011
Infundíbulo, 141, 1856, 1957
   da(o)(s), cérebro, 2024
   oviduto esquerdo, 1947
   parabrônquios, 1906
   tuba uterina, 545
   formação do ovo, 1956
Inguinal, 95
Injeção epidural, local, *1402*
Insulae pancreatis, 144
Interoceptores, 171
Interseção clavicular, 779
Intestino(s), 1754-1759
   artérias, *1755,* 1756
   delgado, 106, 450-452, 847, 1196, 1458-1459, 1754-1755. Veja também *Duodeno, Jejuno e Íleo.*
      artérias, 452
      estrutura, 106, 847
      mesentérico, 1196
      nervos, 452
      vasos, 847-853
      veias, 847
   grosso, 106, 452-458, 843-852, 1196-1199, *1458-1459,* 1459-1460, 1756. Veja também *Ceco; Cólon, Reto e Canal anal.*
      artérias, 458, 849
      ceco, 1756
      faixas longitudinais, 1459
      nervos, 458, 1757
      nódulos linfóides, 457
      túnica mucosa, 457
      vasos linfáticos, 458

saculações, 1459
  estrutura, 457
  veias, 1756
Intumescência, anatomia, 1810-1812
Íris, 215, 659, *665*, 668-669, 1114, 1125, 1325, 1643, 1656, *1931*, 1932. Veja também *Globo ocular, túnicas do, vascular*.
  borda pupilar, 1643, 1656
  estrutura, 668
  pupila, 668
Isocórtex, 199
Ísquio, 28, 728, 1149, *1149*, 1367, 1690. Veja também *Osso da coxa*.
  espinha, 708
  estrutura, 274
Istmo, *do pescoço*, 474, *475*, 1833
  faríngeo, 444
  oviduto, 1824

JANELA, coclear, 675, 1128, 1329, 1664, 1667
  vestibular, 674, 1664, 1668
Jarrete, 29
  vista(s), caudocranial e plantarodorsal, 292
  lateromedial, 291
Jejuno, 450-452, 847, 1196, 1458, 1754-1755, *1755*, 1757
  estrutura, 451
  túnica, 451
Juba, 681
Jugo, alveolar, 306, 1382
  esfenoidal, 298, 1156
Junção(ões). Veja também *Articulações*.
  corneoscleral, 213
  dermoepidérmica, 1949
Juntura cranial. Veja *Articulação, do crânio*.
  zigapofiseais. Veja *Articulações das vértebras*.

LÃ, 1134
Lábio(s), 100, 139, 424, *425*, 807, 1188
  acetabular, 338
  da boca, 100
  filtro, 1465
  lateral do fêmur, 1374
  medial do fêmur, 1374
  músculo, 352-355, 740, *742*
  papilas, 807, 810
  pudendo, 512
  reticular, 840
Labirinto do, osso etmóide, 299, 714, 730, 1156
  ouvido interno. Veja *Ouvido*.
Lacertus fibrosus, 777
Lacuna, 20
  muscular, 1439
  vascular, 1439
  vasorum, 411
Lamela, 20
  do palato, 1747
  intra-sinual, 322, 1172
Lâmina, basal, 214
  coriodocapilar, 214, 666
  crivosa, 217, 299, 669, 1323, 1641
  da(o), cartilagem, cricóide, 1469
    tireóidea, 1469
    cavidade nasal, 110
    omaso, 841-842
    tecto, 194, 599, 1577
  endoturbinal, I, 1157
    II, 1157
    III, 1157
    IV, 1157
  episcleral, 212
  esfenoetmoidal, 1166

externa, 21
femoral, 382
fibrocartilagem 338
fosca da esclera, 665
ilíaca, 382
interna, 21
limitante (φ) posterior da córnea, 1642, 1654-1655
muscular da mucosa, 81, 105, 451, 841
papirácea, 299
parietal, 153
perpendicular, 299
pretraqueal, 362
prevertebral, 362
própria da mucosa, 81
quadrigêmea, 599
superficial do pescoço do eqüino, 362
supracoróidea, 666, 669
terminal cinzenta, 203, 606, 1008, 1279
vascular, 669
vertebral, 23
visceral, 153
Laringe, 113, *427*, 473-480, 863-868, 1205-1209, 1468-1472, 1772-1778
  ádito, 476, 1744
  artéria, 867, 1209, 1472
  articulações, 475, 866, 1207-1208, 1470-1471
  cartilagens, 113, 473-476, *472-473*, 474, 862-865, 863-866, 1206, 1469-1470, 1773, *1773-1775*
  cavidade, 113, 118, 477-480, 867-868, 1209, 1472, 1773
  cinta esfinctérica, 118
  compartimento caudal, 478
  desenvolvimento, 120
  e, deglutição, 119
    fonação, 120
    olfação, 119
    respiração, 119
  entrada, *1771*, *1772*, 1773
  evolução, 120
  funções, 1777
  ligamentos, 115, 475, 866, 1207-1208, 1470-1471
  membranas, 475, 866, 1207-1208, 1470-1471
  mucosa, 118, 477, 867
  músculos, 116, 429, 477-478, 750-751, 867, 1208-1209, 1421, 1471, 1774, *1775-1776*. Veja também músculos específicos; por exemplo, *Cricotireóideo*.
  extrínseco, 867
    caudolateral, 1775, *1776*, 1779
    caudomedial, 1775, *1776*
    rostral, 1775, *1776*
  intrínsecos, 867, 1421
    ações, 117
    profundo, 1774
    superficial, 1774
  na regulação da pressão intratorácica, 120
  nervos, 478, 867, 1208, 1209, 1472, 660
  seio lateral, ventrículo, 118
  vasos, e nervos, 119, 867
    linfáticos, 480, 867, 1209, 1472
    veias, 478, 867, 1209, 1472
  ventrículos, 118, 477, 1471
  vestíbulo, 867
Laringofaringe, 824, 868
Látebra do ovo, 1829
Latus, 96
Lemnisco do tegmento, 196

Lente do olho, 218, 1116, 1931, *1931*, 1932,
  cápsula, 1644, 1657
Leptomeninge, 204
Lienal. Veja *Baço*.
Ligamento(s), 36. Veja também *Articulações*.
  acessoriocarpo-ulnar, 331
  acessoriometacárpico, 331
  acessórioquartal, 331
  acessório-ulnar, 331
  acessório do fêmur, 338
  alar, 1413
  anular, 41
    do rádio, 1413
    dorsal, 777
    do carpo, 397
  ápice do dente, 236-237
  aritenoaritenóideo, 1774
  aritenoglosso, 1774
  aritenóideo transverso, 115, 476, 866, 1207, 1469
  arterial, 160, 527, 900, 940, 1499
  astragalocalcâneo, 347
  atlantal transverso, 1140
  capsular da articulação, pró-cricoaritenóidea, 1774
    pró-cricocricóidea, 1774
  cárpico, 331, 737
    palmar, 330-335
      carpometacárpico, 332
    ciliar da lente, 670
    colateral, da articulação femorotibial, 342
    sesamoideana, 332-336
    társica, 347-348
  condrocoronal, 336
  condro-ungular, 336
  coronário, 462, 854, 1201
  cricoaritenóideo, 115, 476, 864, 1207, 1470
    caudal, 1773
    periférica, 1773
  cricóidea lateral, 1774
  cricotireóideo, 116, 476, 866, 1207, 1470
  cricotraqueal, 116, 476, 1207, 1470
  cruzada do fêmur, 342
  da(o)(s), articulações metacarpofalângicas, 737
    bexiga, 98
    cabeça do fêmur, 338
    cartilagens da falange distal, 336
    cauda do epidídimo, 498
    cíngulo pélvico, 336, *337*
    epidídimo, 498
    falange distal, 336
    fígado, falciforme, *852*, 854
      redondo, 462, 852, 1201
      triangular, 462
      direito, 462
      esquerdo, 462
    laringe, 475, 866, 1207-1208, 1470-1471
    membro pélvico, *1414*
    ovário próprio, 1489, *1491*
    ossículos da cavidade timpânica, 1665
    oviduto esquerdo, *1815*, *1820*, 1826
    palpebral, 660
    pescoço interespinhoso, 1174
    útero, largo, 91, 99, 510, 889, 1221, 1490
      redondo, 91, 510, 889, 1490
    vértebras, 324-327, 736, 1174, 1413
  denteada, 205
    da medula espinhal, 1890
  denticulado, 1582
  dorsoescapular, 370
  falciforme, 462, 1201

ÍNDICE REMISSIVO

femoropatelar, 339
flavo, 324
gastroesplênico, 448, 591
gastrofrênico, 447
hepático, 88
  horizontal, 1735-1760
hepatoduodenal, 448, 1754
hepatogástrico, 448
hepato-renal, 462, 854
hioepiglótico, 476, 866, 1207, 1471
hipocleidio, 1687
ileocecal, 1755
iliolombar, 337
ímpar, distal, *333-336*
  sesamóide, 336
inguinal, 95, 382, 402, 1428
intercostal (φ), 737
interdigital, 737
interespinhosa, 325-327
interósseo do antebraço, 329
  intersesamóideo, 737
intertransverso, 325-326
laríngeo, 115, 1774-1775
lato do útero, 1221
longitudinal, 324
maléolo lateral dorsal, plantar (φ), 1175
meniscofemoral, 341
metacarpo-intersesamóideo, 332
nuca, *324*, 1174, 1413
patellae intermedium, 340
patelar, 340, 738
pectinado, 666, 668
próprio da gônada, 91
pulmonar, 86, 481
rádio-ulnar, 330
sacroilíaco, dorsal, 336
  ventral, 336
sacrotuberal, 337
sesamóidea brevia, 334
sesamoideano, 332-334
  colateral, 336
  cruzado, 334
  distal, 333, *334*, 335
  oblíquo, 334
sesamoideum rectum, 334
suspensório do úbere, 893
  do, baço, 591
    duodeno, 333, 631
talocentrodistometatársico, 343
társico, comum, 344-348
  especial, 347
tireoepiglótico, 115, 476, 866, 1207, 1471
tíreo-hióideo, 115
transverso do atlas, 1413
ventricular (φ), 116
vesicular, lateral, *92*, 98, 497
  médio, 98, 496
  ventral, *92*, 94
vestibulares, 116, 117, 476, 866, 1208, 1471
vocais, 116, 476, 866, 1208, 1471
Limbus fossae ovalis, 521
  da pálpebra, 1637, *1638*
Límen faringo-esofágico, 1193
Linfa, 163
Linfático(s), centro(s), 165
  axilar, 581, 967, 978-979, 985, 1263, 1552, 1561
  bronquial, 584, 968, 979, 989-991, 1263-1265, 1554
  celíaco, 587, 974-975, 981, 993, 1270, 1557, 1564
  cervical, profundo, *580*, 963-978, 1261-1263, 1552, 1560
    superficial, 579, *580*, 963, 978, 1552, 1560
  ileofemoral, 587, 973, 980, 993, 1269, 1556, 1564

ileossacral, 585, 971, 980, 991, 1266-1269, 1555
inguinofemoral, 586, 972-973, 980, 993, 1268-1269, 1563
isquiático, 586, 973, *977*, 980-981, 993, 1556, 1564
lombar, *583*, *584*, 585, 979, 991, *1265*, 1563
mandibular, 579, *580*, 960, 977, 982, 1258, 1551, 1559
mediastínico, 584, 968, 979, 988, 1265, 1554, 1562
mesentérico, caudal, 588, 975, 981, 994, 1271, 1558
  cranial, 588, 975, 981, 994, 1270-1271
parotídeo, 579, *580*, 960, *977*, 978, 982, 1258, 1551, 1559
poplíteo, 586, 974, 981, 993, 1269-1270, 1557, 1564
retrofaríngeo, 579, *580*, 960, *961, 962*, 983, 1258-1261, 1551, 1559, *1560*
toracodorsal, 581, *582*, 967, 987, 1263, 1554
toracoventral, *580*, 582, 968, 979, 987, 1553, 1554, 1562
nódulos, agregados no intestino, 1196, *1198*, 1199
  do intestino grosso, 457
seio, 165
tronco, celíaco, *587*, 588, 976, *1264-1265*, 1271
  cólico, 976, 982, *1265*, 1271
  gástrico, 976, 982
  hepático, 976, 982
  intestinal, 588, *970*, 976, *1264-1265*, 1271
  jejunal, 976, 982, *1265*, 1271
  lombar, *583*, *587*, 588, 970, 976, 982, 995, *1264-1265*, 1271
  traqueal, *580*, 588, 975, 976, 981, *985*, 995
  visceral, 969, 976, 982, *1264-1265*, 1271
vasos, 21, 163
  da(o), aorta, 1882
  baço, 591
  bexiga urinária, 496
  bochechas, 424
  cabeça, 1881, *1885*
  cavidade, laríngea, 1472
    nasal, 471, 1204, 1468
  coração, 158, 527, 1883, *1885*
  cório, 687
  estômago, 450
  faringe, 444
  glândula(s), mamárias, 514, 894
    tireóide, 516
  intestino, delgado, 452
    grosso, 458
  língua, 428
  membro, pélvico, 1881, *1883, 1885*
    torácico, 1881, *1883, 1885*
  nariz, 110, 1203, 1465
  pênis, 504
  pescoço, 1881, *1882*, 1885
  prepúcio, 505
  pulmões, 489, 868, 1479, 1883, *1885*
  timo, 591
  traquéia, 480, 1210, 1271, 1474
  tronco, 1882, *1884, 1885*
  tubas uterinas, 511
  útero, 511
  vagina, 512
  vísceras, 1882, *1884, 1885*
Linfócitos, 167
Linfonodo(s), 164, 851, 1196, *1198*, 1199

abomasal, dorsal, *970, 973*, 974, 981, 994
  ventral, *970, 973*, 974, 981, 994
anorretais, 585, *970*, 971, 980, 993, 1556-1564
aórtico-lombares, *583*, *584, 969*, 970, 979, 991, *1263, 1265, 1555, 1556*, 1563
aórtico-torácicos, 582, *582*, 979, 1263
atriais, 974, 981, 994
axilar, acessório, 965, 967, 979, 1552-1554
cecal, *587*, 588, *970*, 975, 981, 994, 1565
celíaco, 587, *587*, 974, 981, 993, *1265*, 1270
cervical, 897
  cranial, *580*, 581, *961, 962*, 978, 784, 984, 1265, *1553*, 1554
  profundo, *1560*
  caudal, *580*, 581, *961, 963, 964*, 965, 978, 985, 1262, *1263*
  médio, *580*, 581, *961*, 963, 978, *1553*, 1554
  superficial, 579, *580, 961, 963, 963*, 964, *977*, 978, 984, *984, 986, 1552, 1553*
  acessório, *961*, 963, *964*, 978
  dorsal, *1259-1262, 1560*
  ventral, *1560*
cervicotorácico, *1885*, 1886
cólicos, *587*, 588, 860, 970, 975, 981, 994, *1265*, 1270, *1555*, 1557
costocervical, *961*, 963-966, 965, 978, 985
coxal, 586, 972, *972*, 980, *1560*, 1564
  acessório, 972, *972*
cubital, 581, 979
da, fossa paralombar, *961*, 972, *972*
  laringe, 967
  narinas, 859
  primeira costela, 581, *961*, 963, 964, 967, 979, 986, 988, *1259-1263*
epigástrico, 974
femoral, *1552*, 1557, 1564
gástrico, 587, *587*, *1265*, 1270, *1271*, 1557
glúteo, *961*, 972, 973, 980, *1267-1268*, 1269, 1560
hemáticos, 166, *963*, 976, *990*
hepático, 587, *587*, 852, *970*, 975, 981, 994
  acessório, 975
hióideo, caudal, *961, 962*, 963
  rostral, *961, 962*, 963
hipogástrico. Veja *Nodos linfáticos ilíacos internos*, 585, 969, 971, 980, 1266, 1555, 1556, *1562, 1563*
lateral, *583*, *969*, 971, 980, 992, 1264-1267
medial, *583, 584, 969, 970*, 971, 980, 991, *1264-1267*, 1555, *1556*
ileocólico, *1265*, 1270
ileofemoral, 969, 973, 980, 993, 1270, *1556-1563*
infra-espinhoso, *961*, 964, 967
inguinal, profundo, *584*, 585, *969*, 972, 993, *1260, 1264, 1267, 1269, 1553, 1556, 1560*, 1563
  superficial, *584*, 585, 969, 972, 993, *1260, 1264, 1267, 1268-1269, 1553, 1556, 1560*

ÍNDICE REMISSIVO

intercostal, 581, *582*, 979, 987, *989, 990, 1561*
isquiático, 586, *972*, 973, 981, 993, *1267, 1269*
jejunal, *587* 588, *970*, 975, 981, 994, 1265-1270, *1555*, 1557, 1565
lombar, 1885, 1886. Veja também *Nodos linfáticos aórtico-lombares.*
mamário, *969*, 971, *1553*, 1556
 acessório (φ), 586
mandibular, 579, *580*, 960, *961*, *962*, *977*, *977*, 982, 1258, *1259*, 1551, *1560*
 acessório, 1258, *1259*, 1260
mediastínico, caudal, *965*, *966*, 968, 979, *989-991*, 988, 1263-1264
 cranial, 580, *582*, 584, *961*, *965*, *966*, 968, 979, 988, *989-991*, 1553-1562
 medial, *966*, 968, *989-991*, 988
mesentérico, caudal, 588, 981, 994, *1265*, 1271, *1558, 1565*
 cranial, 588, *966*, 975, 1270
nucal, *580*, *582*, 584
obturador, *583*, 585
ovariano, 585
omasais, 974, 981, 994
pancreaticoduodenais, 587, *587*, *970*, 975, 981, 994, 1265, 1270, 1555-1565
parotídeo, 960, *961*, *962*, 982, 1258, *1259*, *1260*, 1551, 1552, *1553*, 1558-1560
pericárdico esquerdo (φ), 990
poplíteo, 586, *961*, *972*, 973, *977*, 981, 993, 1552, 1560, 1564
 profundo, *1267-1270*
 superficial, *1267-1270*
portal. Veja *Nodos linfáticos hepáticos.*
pré-femoral. Veja *Nodos linfáticos subilíacos.*
pterigóideo, 960
pulmonar, 488, 584, *970*, *992*, 990, 1555, 1562-1563
renal, *583*, 584, *969*, *970*, 979, 991, *1264*, *1265*, *1555*, *1562*, 1563
reticular, *973*, 974, 994
retículo-abomasais, 975, 994
retrofaríngeo, lateral, 579, *580*, 960, *961*, *962*, *977*, 978, 983, *1258-1260*, 1551-1552, *1560*
 medial, 960, *961*, *962*, 978, 984, *985*
ruminal, *973*, 974, 981
 cranial, 974
 direito, 974, 994
 acessório, 974
 esquerdo, 974, 994
ruminoabomasais, 974
sacrais, *583*, *969*, 980, *1264-1267, 1556*, 1563
subilíaco, 586, *961*, *969*, *972*, *972* 980, 993, *1264*, *1267-1270*, 1557, *1560*, 1564
sub-rombóide, *961*, 965
testicular, 1266
traqueobronquial cranial, *966*, 976, *989*, 990, *992*, *1264*
 esquerdo, 488, 584, *965*, *966*, 968, 976, 989, *991*, 1212
 médio, 488, *582*, 585, 969, 989, *992*, *1211*, *1263*, 1263, 1563
tuberal, *961*, 973, 980, 993

uterino, 585, 1268
vesical, 588
xifóide (φ), 968,*1560*, 1562
Língua, 100, 426-428, *427*, 811-812, 1188, 1445, *1447*, 1742
 estrutura e função, 101
 frênulo, 427, 809, 1188, 1742
 lissa, 1445
 músculos, 428, *428*, *429*, 1420, 1448, 1743
 extrínsecos, 1420
 papilas, 101, 427, 811-812, 1188, 1445, 1743
 filiformes, 811
 fungiformes, 811
 raiz, 1743, 1747
 túnica mucosa, 427, 809-810
 vasos e nervos, 428, 750, 812, 1743
Linha alva, do abdome, 379, 768, 1428, *1428*
 glútea ventral, 1367
Liquor, folliculi, 508
 pericardii, 518
 pleurae, 484
Lissa da língua, 1445
Lobo, *acessório*, 127
 caudal, 127
 do fígado, 1760
 caudado, 854, 1200, *1461*, *1462*, 1463
 lateral, *1461*, *1462*, 1463
 medial, *1461*, *1462*, 1463
 quadrado, 854, *854*, 1200, *1461*, *1462*, 1463
 rim, 1798-1801, *1800*
 pulmão, 127, 131
 acessório, 127, 484, 874, 1212, 1474
 apical (φ), 127
 apicocárdico, 127
 cardíaco (φ), 127
 caudal, 127
 cranial, 127
 esquerdo, 484, 874, 1212, 1213, 1474
 diafragmático (φ), 127, 484, 874, 1211, 1213, 1474
 médio, 127
 piriforme dos hemisférios, 198
Lóbulo, 94. Veja também *Lobo.*
 ansiforme, 597
 do, rim, 1798-1801, *1800*
 testículo, 498
 paramediano, 597
 quadrangular, 597
 simples, 597
Locomoção, marcha, 72
 andamento, 72
 cinética, 72
 galope saltado, 71
 tipos de, com variações, 71
 trote lento, 72
Lombo, fáscia, 370-373, 1181, *1297*, *1301*
 músculos, 370-373, 1181, *1297*, *1301*
Lúnula, 156

MACHO, ductos de Müller, 1828
Macrosmáticos, animais, 112
Mácula, *crivosa*, 1668
 da(o), ouvido interno, 679
 retina, 217
 densa do rim, 1802
 neglecta do utrículo, 1936
 sáculo, 1670, 1936
 utrículo, 1669, 1936
Magno do ouvido esquerdo, 1832
 formação do ovo, 1832
Maléolo da, fíbula, 285, 1376

tíbia, 286-287
Mandíbula, 29, 310-312, 733,*1154, 1161*, 1168, *1168*, *1381*, 1384, *1410*, 1681
 alvéolos, 733
 ângulo, 719
 côndilos, 733
 corpos, 1168
 desenvolvimento, 311
 espaço interalveolar, 734
 cavidade medular, 20
 estrutura, 310
 forames da, mentonianos, 1168
 parte incisiva da, borda alveolar, 1168
 momentos fletores, *78*
 ossos dentários, 1740
 parte molar, 719, 1168
 processo, condilar, 720, 1168
 coronóide, 720, 734, 1168
 sínfise, 719
Manica flexoria, 1434
Manúbrio do, martelo, 675, 1129, 1130, 1665
 esterno, 26, 246, 699
Mão, 27, 263-272, 703-704, 1148-1149, 1355-1361,*1401, 1687*
 articulações, 330-336
 dedos, 27, 267-273, 704-707, 1149, 1356-1360
 direções das forças, *1702-1708*, 1715
 músculos, 395-402, 787-791, 1183-1184, 1712-1714
 ossos, 263-273, 703-707, 727, 1148-1149
Margem ou margo, *antitrágica* do ouvido externo, 1128, 1328
 central do casco, 684
 epididimária, 497
 interalveolar, 306
 parietal do casco, 683
 plicato do estômago, 448
 pupilar, 215
 supra-orbitária, 1161
 trágica do ouvido externo, 672, 1128, 1329
Maxila, 29, 306-308, 716-717, *717*, 731, *1160*, 1162-1165, *1377*, *1378*, *1381*, 1382, 1681
 canal, alveolar, 1163
 infra-orbital, 1163
 corpo da, superfície facial, 1163
 crista, conchal, 732
 desenvolvimento, 307
 facial, 1163
 do potro recém-nascido, 307
 fissura palatina, 1164
 forame infra-orbital, 732
 fossa canina, 1163
 margem interalveolar, 1164
 processo, alveolar, 732, 1164
 frontal, 1164
 superfície nasal, 1164
 tuberosidade facial, 716, 731, 1163
Maxilar, inferior, ossos, 1683
 músculos, 1693-1695
 ossos, 306-307
 superior, 308
Meato, acústico, externo, 305, 672, 716, 731, 1128, 1163
 ósseo, 312, 1128
 interno, 304, 1162
 etmoidal, 730, 1204
 nasal, 110, 112, 113, 319, 467, 860-861, 1204, 1467
 nasofaríngeo, 860, 1166, 1171, 1204, *1386*, 1467
 temporal, 301-313, 716, 731

ÍNDICE REMISSIVO

Mediastino, 122, 1211, 1474
Medula, 194
  amarelo, 21
  do, osso longo, 19, 21
    ovário esquerdo, 1815
    pêlo, 227
    rim, 1801, *1801*
  espaço, 172, 186, 188, 592, *593*, *594*, 998, *999-1001*
    espinhal, 1274-1276, 1569, *1570-1572*, 1890-1891, *1891*
      artérias, *925*, 1862
      aumento, cervical, 998, 1274, 1569
      cornus, 188
      corpo gelatinoso, 1890
      corte transversal, 188
      dimensões, 1891
      dura-máter, 1890
      espaço subaracnóideo, 1890
      fascículos, 188-189
      fibras, 189
      filamento, 1582
      ligamento denteado, 1891
      lombossacral, 1890
      matéria aracnóide, 1890
      meninges, 1890
      nervos, 1892
      núcleo da, lateral, 191-192
      pia-máter, 1890
      segmento caudal, 998, *999*
        cervical, 998
        lombar, 998, *999*
        sacral, 998, *999*
        torácico, 998, *999*
      seio rombóide, 1890
      veias, 1879
  oblonga. Ver *Mielencéfalo*.
  ossium, 21
  renal, 136, 491
  vermelha, 21
Melatonina, 149
Meleagris gallopavo gallopavo, 1678
Membrana, atlanto-occipital, 326
  basal da epiderme, 1949
  basilar do ouvido interno, 1935
  broncoperitoneal, 1736
  cricotireóidea (φ), 115, 472, 475, 1470
  da(e)(o), Bowman, 1654
    Descemet, 213, 1655
    estômago muscular, 1752
    laringe, 475, 866, 1207-1208, 1470-1471
    ovo, contínua, 1830
      casca, 1829, 1831
      gema, 1829, 1830
      extravitelina, 1830
      perivitelina, 1830
  espiral da cóclea, 679
  esternal, 737
  fibrosa, 35, 94
  interóssea da perna, 344
  laríngea, 115
  mucosa, 15, 81, 94. Veja também *Túnica mucosa*.
    da(o)(s), boca, 100
      bochechas, 1188
      cavidade, nasal, 1467
        timpânica, 676, 1665
      cólon, 849-850
      ducto deferente, 500
      esôfago, 444
      estômago, *449*, 844, 1194, *1196*
      faringe, 444
      intestino delgado, 106, 847
      laringe, 118, 476, 867, 1208, 1471-1472
      língua, 101, 426, 809
      proctodeo, 1838
      retículo, 840

      reto, 851
      rúmen, 839
      terceira pálpebra, 1637, *1638*
      urodeo, 1837
      útero, 889
      vesícula, 856
        intestinal, 150
        nasal, 111, 471
        prega alar, 861
  nictitante (φ), 209, 661, 1110, 1121, 1122, 1321
  obturatória da bigorna, 338, 1666
  periodôntica, 104
  perivitelina, 1817
  pleuroperitonease, 85
  sacoperitoneal, 1733-1734, *1789*
  sacopleural, 1732, 1733, 1734, *1789*
  serosa, 94
  sinovial, 36, 41
  timpânica, 674, 1129-1131, 1329, 1662, 1663, *1663*, 1781
    estrato, cutâneo, 674
      fibroso, 674
      mucosa, *674*
    parte, flácida, 1129, 1130
      tensa, 1129, 1130
    secundária, 675
  tíreo-hióidea, 115, 476, 866, 1208, 1470
  vestibular do ouvido interno, 679
  vítrea, 218, 670
Membro, pélvico. Veja *Membro pélvico, Perna* e áreas específicas do membro pélvico, por exemplo, *Coxa*.
  torácico. Veja *Membro torácico, Braço*, e áreas específicas do membro torácico; por exemplo, *Antebraço*.
  músculo, *1443*
Meninge(s), 186, 607, 1012, 1281, 1582-1583. Veja também *Cérebro, meninges*.
  cranial, aracnóide, 205
    diafragma da sela, 205
    dura-máter, 204-205
  da medula espinhal, 1890
    aracnóide, 205-206
    estrutura, 205-206
    tentório cerebelar, 205
Meniscos, 341
Merychippus, 17
Mesencéfalo, 186, 194-196, 599-601, 1006-1007, 1275-1278, 1577-1578, 1894
  cápsula interna, 1580
  colículos, 1006, 1583
  fossa subpineal, 1006
  núcleo de Edinger-Westphal, 175
  pallidum, 1580
  pilares cerebrais, 195-196
  putâmen, 1580
  substância negra, 195
  sulco lateral, 1007
    pré-pontino, 1006
  tecto, 194, 599, 1235, 1577
    artérias, 913, 914
  tegmento, 196, 1006
  trígono do lemnisco, 600, 1578
Mesentério, 95, 106, 450. Veja também *Peritônio*.
  da(o)(s), gônadas, 1735, 1737, 1738
    intestino delgado, 1196, *1197*
    dorsal, 1736, 1737
    primitivo, 28
    ventral primitivo, 84
Mesocólon, 97, 1459
Mesoderma, extra-embrionário, 83

    intra-embrionário, 83
Mesoduodeno, 106, 450
Mesoesterno, 26
Mesonéfrico, tubo, 138
Mesonefro, 84, 90, 137
Mesórquio, 91
Mesorreto, 98, 456
Mesossalpinge, 510, 1489
Mesotélio, 94
Mesotendão, 41
Mesovárica, 507
Mesovário, 91
Metacarpo, 27, 266-268, 704, 1148, 1356, *1687*. Veja também *Osso metacárpico*.
  almofadas, 1672, 1673
  artéria nutrícia, 949
  centros de ossificação, 271
  esqueleto, 268
  fáscia, 396
Metáfise, 22
Metamerismo, 14
Metanefros, 137
Metasternum, 26
Metatársica(o), 29, 292-293, 713, 1153, 1376, 1690. Veja também *Osso metatársico*.
  almofada, 1672, 1673
  artéria nutrícia, 936
  centros de ossificação, 274(q)
  músculos, 422
  vistas do, dorsal, plantar e medial, 288
Metencéfalo, 192-195, 596, 1002-1006, 1274-1275, 1574. Veja também *Cerebelo* e *Ponte*.
Micromáticos, animais, 112
Mielencéfalo, 186, 190-193, 592-597, 1001, 1274-1276, *1277*, 1569, *1573*
  artérias, 913
  corpo trapezóide, 593, 1002, 1572
  fissura mediana, 1002, *1002*, *1003*, 1569
    ventral, 592, *594*
  fossa rombóide. Veja *Fossa rombóide*.
  pirâmides, 191-192, 592, 1002, 1274
  substância, branca, 192
    cinzenta, 191
  sulcos, 592
    mediano dorsal, 192
  tímpano, 1779
Miocárdio, 153, 156, 527
Miohippus, 17
Miométrio, 511, 890
Modíolo da cóclea, 1667
Molares, 102. Veja também *Dentes*.
  evolução, *104*
Momentos fletores, córneo, da articulação do cotovelo, 54, 55
  inferior, 1744
  na mandíbula, 79
Morfogenia e biomecânica, 59
Morfologia, 3, 14
Movimento, conjugado, 211
  disjuntivo, 211
  leis do, de Newton, 74
Muco, 94
Muscular da mucosa, 94
Músculo(s), *abdutor da álula do digital II*, 1715
  álula, 1714
  curto do dígito, II, 1717-1726
    IV, 1444, 1716-1727
  dígito V, 1435
  abdutor, *405*, *408*, *410*, *411*, *765*, *794*, *795*, *798*, 1185
  alar digital II, 1714

ÍNDICE REMISSIVO

álula, 1714
breve, 412, 1439
dígito, I, 1436
    II, 1436, 1726
    V, 1436
femoral, 1717-1720
longo, 1436, 1439
magno, 412, 1439
mandíbula caudal, 1694
    externo, 1694
    rétrico, 1700
acessório, 171
agonista, 41
ambiens, 1717-1720
anconeu, 787, 1433, 1712
    medial, 1713
antagonista, 41
antitrágico, 674, 748
apteriais, 1949, *1951*
arrectores ciliorum (ϕ), 209
    pilorum, 226
articular, da(o) coxa, 411, 1185, 1439
    joelho, 1439
    ombro, 391, 1182
ascendentes, 1697
auricular(es), 674, 1128
    caudais, 357, 747, 1178, 1418
        dorsais, 356, 1178, 1418
        rostrais, 356-357, 747, 1177, 1418
        ventrais, 357, 747, 1179, 1418
axial, 1695-1701
basibranquial, laríngeo, 1743
    mandibular, 1692-1695, 1743
    parte lateral, 1695
        medialis, 1695
        superficial, 1695
bíceps, do braço, 369, *389*, 391, *391*, *393*, *394*, 783-785, 1432, 1702-1710
    femoral, 398, 1183, 1438, 1444, 1715-1719
bipenado, 38
biventral, cervical, 368, 1180, 1696
    complexo, 1425
braquial, 369, 391, *393, 394*, 770, 784, 785, 1183, 1432, 1704-1712
braquicefálico, *363*, 367, 385, *742*, 755, 770, 779, 1182, *1417*, 1423, 1441
braquiomandibular, 1695
braquiorradial, 1434, 1444
bucinador, 351, 352-353, *742*, 744
bulbar, 211-212, 539, *540, 658, 660, 662, 662, 663, 664*, 1113, 1123-1124, 1323, *1323-1324*, 1640
bulbo rétrico, 1700
bulboglandular, 773-776
bulboesponjoso, 507, *774*, 882, 885, 1489
cabeça, 350
canino, 350-353, 741, 1176, 1417
capsular da coxa, 413
cardíaco, 38
cauda, 1430
caudiliofemoral, 1716-1722
caudofemoral, 1444, 1721
cervical, dorsolateral, 757-758
    lateral, 366-370
    ventral, 752-757
cérvico-auricular, médio, 357, 747, 1178, 1419
    profundo, 357, 747, 1179, 1419
    superficial, 357, 747, 1178, 1419
cervicoescutular, 357, 747, 1178, 1419
ciliar, 214, 667
clidobraquial, 385, 1423
clidocefálico, 385, 1423

clidocervical, 386, 1423
clidomastóideo, 386, *742*, 780, 1182, 1423
clido-occipital, 755, 779, 1182
coccígeo, 772-776, 1181, 1430
colli, 1423
complexo, 368, 761, 1180
condrofaríngeo (ϕ), 444
constritor, 40
    da(o), pescoço, 1692
    vestíbulo, 512, 1492
    vulva, 512, *776*, 1492
coracobraqùial, 254, *389*, 390, 782, 1183
    caudal, 1704-1707
    cranial, 1703-1706
corrugador de supercílio (ϕ). Veja *Levantador medial do ângulo ocular*.
costopulmonar, 1701
costosternal, 1701
cremaster, 771, 883, 1181, 1218, *1244*, 1429
    externo, (ϕ), 383, 496, 501
    interno(ϕ), 883
cricoaritenóideo, dorsal, 117, 476, 751, 1208, 1421, 1471
    lateral, 117, 362, 476, 751, 1208, 1421, 1471
cricofaríngeo, 444, *820*, 825
cricotireóideo, 116, 362, 476, 751, 1421, 1471
crural, modelo da função, *69*
cucular, 1692
    cervical, 1692
    clavicular, 1692
    cranial, 1692
    craniocervical, 1692
    cutâneo do pescoço, 1692
    dorsocutâneo, 1692
    pectoricutâneo, 1692
    propatagial, 1692
cutâneos, 225, 740, 1416, 1691
    costoumeral, 1693-1703
        da(o), face, *742*, 1176
        e lábio, 350
        pescoço, 350, 363, 752, 1179
        tronco, 350, 764, 1425
    dorsoumeral, 1693
    interescapular, 1693
    omobraquial, 350, 778
da(o)(s), antebraço ventral, *397*, 1707-1714
    aparelho hióide, 1694-1695
    boca, 100, 1224
    coração, 1842-1844
    focinho, 350-355, 740, *741*, 742
    Horner, 229
    lábios, 740-745
    laringe. Veja *Laringe, músculos da*, e músculos específicos, por exemplo *Cricotireóideo*.
    lombo. Veja *Músculos das costas* e *lombo*.
    mandíbula, 1693-1695
    mão, 1815, 1816, 1820, *1821*, 1828-1829
    mastigação, 358-360, 748
    Müller, 209
    narinas, 740, *741, 742*
    ombro, 388-391, 781, 783, 1182, 1295, 1431, *1431*, 1701
    ossículos da cavidade timpânica, 1666
    oviduto esquerdo, 1824
    palato, 823-825
    pênis, 504
    períneo, *374, 375*, 772
    pescoço, 362-370, 751-757, 1179, *1295-1297*, 1423

quadril, 407, 792-799, 1184, 1715-1723
região urogenital, 773-777
siringe, 1781
tarsometatarso, curto, 1726-1727
tórax, 374, 764-768, 1180, 1296-1302, 1426-1427, 1701-1702
tronco, 758-765
ventrículo direito do coração, 1499
deltóide, 367, 388, *753-754*, 770, 781, 1182, *1417*, 1431
    maior, 1702-1705, 1709
    menor, 1702-1703, 1709
depressor da cauda, 1699
    do lábio, mandibular, 351-354, *742*, 744, 1176
    maxilar, *742*, *743*, 1176
digástrico, 359, 749, 1176, 1419, 1421
dilatador, apical do nariz, *353*, 741, 1176
    da pupila, 181, 215, 668
    medial (ϕ), 740
    ventral, (ϕ), 740
dorsales pygmaei interspinales, 1697
ectepicondiloulnar, 1712
entepicondiloulnar, 1713
epaxial, 1696
epicrânio, 740, 1441
epitrocleoanconeu, *1444*
eretor do pênis, 504
esfíncter, 40
    cardíaco, 447, 448
    da(o), cloaca, 1700
        glândula mamária, 514
        vesícula, 497
    externo do ânus, 106, 458, 772-775, 1756
    ileal, 454
    interno do ânus, 106, 458, 851
    pilórico, 447, 448, 844
    profundo do pescoço, 1416
    retículo-omásico, 844
    superficial do pescoço, 1416
    uretral, 772-774
    vaginal, 1825
espinhal, 372, 761, 1181, 1425, 1696-1697
    cervical, 1696
    torácico, 1696
esplênico, *351*, 366, *367*, 758
    da cabeça, 1423, 1698
esquelético, 38
    inervação, 43
    organização, 39
    padrões de desenvolvimento, 43
estapédio, 223, 676, 1129, 1131, 1330, 1419, 1666
esternocefálico, 354, 362-368, *742*, *743*, 752, 1180, 1423
esternocoracóideo, *1705*, 1706
esterno-hióideo, 752, 1421
esternolaríngeo, 1778
esternômastóideo, 1423
esternotireóideo, 116, 363-364, 476, 752, 1208, 1421, 1471
esternotraqueolaríngeo, lateral, 1779
    medial, 1779
estiloauricular, 747, 1179, 1418
estilofaríngeo, caudal, 444, 824, 1421
    rostral, 825
estiloglosso, 359, 750, 1420
estilo-hióideo, 749, 1419, 1421
extensor, curto do dígito, II, 1714
    III, 1725-1727
    IV, 1716, 1725-1727
    do dígito, I, 1186
        longo, 1435, 1439, 1444
        II, 1183, 1435, 1444
    lateral dos dedos, *414*, 416, *417, 418*, 770, 785-788, 794-

ÍNDICE REMISSIVO

796, 800-802, 1183, 1185, 1435, 1441, 1444
oblíquo do carpo(ϕ), 395, 397, 399
ulnar do, carpo, 1435
metacarpo, 1712
extra-ocular, 211, 1640, 1641, 1652, 1653-1655, 1934
extrínseco, 62
femorotibial, externo, 1717, 1718-1719
interno, 1717-1719
médio, 1717, 1719
fibroses paralelas, 49
fibular, curto, 1440, 1716, 1718, 1722
longo, 792-803, 802, 1185, 1440, 1716-1718
terceiro, 416, 417, 800-803, 1185
flexor, 41
curto do(s), dedos, 1435
dígito I, 1436
pescoço, 1698
da(o), álula, 1714
dígito, II, 1714
III, 1714
IV, 1714
V, 1436
lateral da crura, 1716-1719
medial da crura, 1717-1719
menor do dígito, 1714-1715
radial do carpo, *393, 397*, 399, *400*, 784, 1184, 1433
superficial dos dedos, *394, 397*, 401, *414*, 418, *419*, 420, *421, 784*, 800, 1184, 1186, 1433, 1440, 1444, 1713
curto do hálux, 1717-1726
frontal, 1441
frontoescutular, 356, *742*, 747, 1178, 1418
gastrocnêmio, 369, *414, 418*, 418, *419*, 765-804, 1186, 1715 1440, 1723
gêmeos, 412, 765, 799, 1185, 1438
genioglosso, 360, 750, 1420
genio-hióideo, 1421
glúteo, acessório, 772-796
médio, 369, 406, *565*, 763-797, 1184, 1436
profundo, 407, *410, 411*, 773, *794*, 1184, 1436
superficial, 367, 406, 1184, 1436, 1444
grácil, *404, 408*, 409, 797, 1184, 1439
hélix (ϕ), 674
homólogos em espécies diferentes, 42
hioepiglótico, 116, 361, 476, 751, 1207, 1471
hioglosso, 359, 750, 1420
hióideo, 359-361, 749-750, 1177, *1418*, 1421-1422, *1422*
hióideo transverso, 360, 749-750, 1177
hipofaríngeo, 444, 825, 1420
iliocaudal, 1444
iliocostal, 1696
cervical, 364, 756
lombar, 370-371, 759, 1425
torácico, 370, 756-757, 1425
iliofemoral, 1717
iliofibular, 1715-1719
iliopsoas, 405, 765, 792, 1436
iliotibial, cranial, 1715-1717
lateral, 1715-1716
iliotrocantérico, caudal, 1717-1718, 1720
cranial, 1717-1718, 1720
externo, 1721
incisivo, mandibular, 354, 1416
maxilar, 354, 745, 1416
inclusos, 1697
infra-espinhal, 367-369, 388, *753-755*,

782, 1182, 1431
inserção, 40
interqueratobranquial, 1695
intercostal, externo, 367-372, 374, *376*, 765, 1180, 1426
interno, 374, *377*, 766, 1180, 1426, 1700
intermandibular, 1694
interósseo, 784-785, 789, 1436
dorsal, 1714
medial e lateral, 402
médio, 402
modificações, 43
ventral, 1714
interescutular, 356, *742*, 747, 1178, 1418
interespinhal, 762, 1181, 1413, 1425, *1426*
intertransversal, 366, 756-762, 1180, 1181, *1426*
caudais, 373, 763, 1181, 1430
cervical, 365-366, *376*
lombar, 762, 1414
intrínseco, 62
isquiocavernoso, 504, 512, 773-776, 882-886, 1493, 1718, 1730
isquiofemoral, nervo, 1915
isquiouretral, 507, *567*, 773, *776*, 784, 1493
laríngeo, 360-363, *750*, 1772, 1774-1776
intrínseco, ações, 751
lateral da(o), cauda, 1698
nariz, 351-353, 741
levantador medial, ângulo do olho, 353, 1418
da(o), ânus, 458, 775, 1181, 1444
cauda, 1699
cloaca, 1700
costarum, 1180, 1425, 1700
lábio maxilar, 350-352, 1416, 1418
véu palatino, 442, 1421
nasolabial, *351*, 352-353, 1417, 1418
palatino, 821, *823*
lingual, 359, 750
lingual próprio, 750
longo, 367-369, 371-372
atlantis, 366-369, *760*
cervical, 372, 761, 1425
da(o)(s), cabeça, 365-369, 756, 1180, 1416
costas, 1181
pescoço, 368-369, 760, 1179, 1424
dorsal, 1696
ventral, 1698
torácico e lombar, 760, 1425
lumbrical, 422, 1184, 1186, 1435, 1444, 1727
medial e lateral, 402
malar, 353, 745, 1417
mandibular, 358-359, 748
mandibular epibranquial, 1695
masseter, 358, *742, 743*, 748, 1177, 1419
mentoniano, 355, 745, 1417
mesoglosso, 1694
milo-hióideo, 358, 1177, 1421, 1694-1695
multífido, 365, 368-372, 761-763, 1181, 1425
multipenado, 38
obliquotransversal, 1697
oblíquo, auricular, 748
caudal da cabeça, 366-368, 756-757, 1180
cranial da cabeça, 351-370, 757, 1423
dorsal, 353, 746
externo do abdome, 367-368, 379, *380*, 753-755, *763-765*, 1180, *1417*, 1427, 1701
interno do abdome, 382, *464*, 754, 763,

769, 1180
ventral, 353, 746, 1423
obturador, 1717-1718
externo, 411, *411*, 412, 798-799, 1185, 1439
interno, 404, 412, 1185, 1438
origem, 40
palatino, 824, 1194, 1421
palatofaríngeo, 444, 824, 1194, 1420
palmar longo (ϕ), 1444
papilar, 523-527, 1848
do ventrículo, direito do coração, 522
esquerdo do coração, 525-526
paraglossobasibranquial medial, 1695-1696 1696
paraglossoqueratobranquial, 1695, 1743
parietoauricular, 747, 1178
parietoescutular, 1418
parotidoauricular, 357, *742, 743*, 747, 1179 1179
pectinado, 1226, 1843, *1844*
pectíneo, 154, *408*, 411, 798, 1185, 1439
peitoral, 1684
ascendente, 367-370, 387, 753-755, 770, 780, 1182
descendente, 363, 386, 753, 763, 770, 780, 1182
parte, abdominal, 1707-1708
propatagial, curta, 1702-1707
longa, 1702-1707
torácica, 1703-1707
profundo, 1422, 1426, 1441
superficial, 386, 754-756, 779, 1426, 1441
torácico, 1705, *1705*
transverso, 363, 386, *753*, 770, 780, 1182
pélvico, pós-acetabular, tronco nervoso, 1915
penado, 38, 49, 1692
piriforme, 1436
plantar, 1719, 1724
platisma, 1416
poplíteo, *418, 421*, 1186, 1441, *1719*, 1725
prepucial, 1416
caudal, 771, 886
cranial, 771, 886, 887
profundo, 1698
pronador profundo, 1713
quadrado, 1434
redondo, 784, 785, 1184, 1433, 1444
superficial, 1434
protrator do prepúcio, 886-887
pseudotemporal, profundo, 1694
superficial, 1694
psoas, maior, 403, *404*, 791, 1184, 1436
menor, 403, *404*, 791, 1184, 1436
pterigóideo, 1694
lateral, 358, 1177
medial, 359, 749, 1177
pubisquiofemoral, 1717-1720
pubocaudal externo, 1699
quadrado, da coxa, 412, 763, 798, 1185, 1438
lombar, 406, 791, 1184, 1427, 1430
plantar, 1444
quadríceps da coxa, 369, 413, 796, 1185, 1439
respiratório, 1794
reto, 1421
do abdome, 383, 771, 1180, 1429, 1430, 1701
dorsal, 355, 746, 1639, *1642*, 1652
da, cabeça, 365-370, 757
coxa, *404, 405, 408, 410*, 413, 796-797, 1438
lateral, 353, 746
maior da cabeça, 365-370, 757

menor da cabeça, 365-370, 757
  torácico, 375, 819, *1510*, 1518
  lateral da cabeça, 365, *365*, 756, 1698
  ventral da cabeça, 756, 1416, 1698
retrococcígeo, 457, 851, 1430
retrator lateral do ângulo do olho, 1417
  costela, 375, *376*, 766, 1180, 1426, *1427*
  do, bulbo, 211, 746, 1423
  clitóris, 773, *775-776*
  pênis, 458, 504, 773, 882, 887
rombóide, 367-372, 385, *755*, 778-779
  cervical, 385, 1182, 1424
  da(o), cabeça, 1182, 1424, 1441
  tórax, 385, 1182, 1424
  profundo, 1703-1704
  superficial, 1703, *1703*
rotator, 1425, *1426*
sacrocaudal dorsal, lateral, 762, 1181, 1430
  medial, 762, 1181, 1430
sartório, *404, 405, 408*, 409, 413, 1184, 1439, 1444, 1714-1717
semimembranáceo, 369, *405, 408*, 409, *763-797*, 1184, 1438, 1717-1718
semi-espinhal, 372, 761, 1181
  cervical, 761
  da(o), cabeça, 368-369, 761, 1180
  tórax, 372, 761
semitendíneo, *367-369, 408*, 408, *754, 763, 793-796*, 1184, 1716-1717
septo lingual, 750
serpióideo, 1695
serrátil dorsal, 766, 1441
  caudal, 367-371, 766, 1181, 1424
  cranial, 371, 766, 1181, 1424
  profundo, 1704-1705
  superficial, *1704-1705*, 1907
  sinônimos, 1844-1848, 793-800, 1186, 1444
sóleo, *414, 418*, 419
subclávio, 781, 1182
subcoracóideo, 1704-1706
subcostal, 1426
subcutâneo abdominal, 1693
  torácico, 1693
sublombar, 403-406, 792, 1184
subescapular, *389*, 390, 782, 1182, 1432, 1704-1706
supinador, 1183, 1435
supracoracóideo, 1705-1708
társicos, 660
temporal, 357, 749, 1419
tensor, da(o), fáscia do antebraço, *389*, 392, *753, 763, 770, 784, 785*, 786
  tímpano, 223, 676, 1129, 1131, 1666, 1934
  véu palatino, 443, *820*, 824, 1421, 1665
  fáscia lata, 367, *404, 405*, 406, *408, 415*, 754-794, 1184, 1436
  propatagial, curto, *1702-1707*, 1708
  longo, 1693-1709
tireoaritenóideo, 117, 361, 751, 1208, 1421
  acessório, 117, 362, 476
  transverso, 1471
  vestibular, 476
tireo-hióideo, 116, 360, 476, 750, 1208, 1421, 1471
tireofaríngeo, 444, *820*, 825, 1420
tibial caudal, *421*, 1441, 1444
  trabalho, 50, 1210
transverso, abdominal, 369, *377*, 383, 770, 1181, 1429, 1701

espinhal, 1425
mandibular (φ), *1177*
perineal superficial, 774, 775
torácico, 376, *377*, 766, 1180, 1420
trapézio, *363-367*, 384, 777, 1182, *1417*, 1424
traqueal, 124, 480, *480*, 1778
traqueolaríngeo, 1778
tríceps, do braço, 367-369, *389*, 392, 764-786, *1422*, 1432, 1433, 1444, 1702-1709
  modificações, 43-44
  porção, acessória, 1433
    lateral, 392, 1183, 1433
    longa, 39*2, 393*, 1183, 1470
    medial, 392, 393, 1183, 1433
ulnar lateral, 770, *785*, 789, 1184
unimetacárpico, 1713
unipenado, 38
uretral, 505, 514, 773, *776*, 885, 1489
úvula, 824
vasto, intermédio, *408, 411*, 413, 797, 1439
  lateral, 369, *408, 410, 411*, 413, 763-765, 797, 1439
  medial, *404, 405, 408, 410, 411*, 413, 797, 1439
ventricular, 1421
vertical auricular, 674
vestibular (φ), 117, 1421
vocal, 117, 362, 1421
zigomático, 742, 745, 1177, 1441
zigomático-auricular, *357*, 733, 1177
Mutações, 17

NÃO da NAV, termos (φ), 5
Narinas, 109, 466-467, 859-860, 1203, 1465, 1764, *1764*, 1768, *1769*
  caudal (φ). Veja *Coanas*.
  desenvolvimento, 113
  esqueleto, 859, 1203
  estrutura, 109
  externa, holorinal, 1680
  falsa, 109
  internas, 1740
  músculos, 342-355, 740-745, *741*, 742
  nervos, 859
  vasos e nervos, 859
  verdadeira, 109
  vibrissas, 226
Nariz, 108, 224, 466-467, *467*, 681, 859, 1203, 1465
  abertura óssea, 108
  alas, 1465
  ângulos, 859
  ápice, *1331*
  aréolas, 859
  cartilagem, 108, 859, 1203, *1204*, 1465
  comissuras, 859, 1465
  esqueleto, 1203
  estrutura, 109
  nervos, 110, 467, 1203, 1465
  prega alar, 466
  suprimento sangüíneo, 1203, 1465
  vasos linfáticos, 110, 1203, 1465
Nasal, cavidade, anatomia comparativa, 113
  aparelho lacrimal, 1767, *1768, 1769, 1770*
  artérias, 112, 471, 863, 1205, 1467
  cartilagem da, acessória medial, 860, 1184
  coana, *1768*, 1769, *1769*
  conchas, 1204
  desenvolvimento, 113
  formato, 1769
  funções, 1113, 1768
  fundo, 1204

membrana mucosa, 1204
nervos, 112, 472, 863, 1205
parede ventral, 318
parte, cartilaginosa, *1767*, 1769, *1769*
  membranosa, 1203
  óssea, 1203
prega, alar, 1204, 1466, *1466*, 1467
  basal, 1204
  ventral, 1204, 1466
região olfatória, 472, 861, 1468, 1767, 1771
vasos linfáticos, 472, 1205, 1468
veias, 112, 472, 863, 1205, 1468
vestíbulo, 1467
meato, 110, 112, 113
  comum, 861
  dorsal, 860
  etmoidal, 861
  médio, 860
  ventral, 861
plano, 860, 1465
Nasofaringe, 822-824, 860, 1204
Nasomaxilar, abertura. Veja *Abertura nasomaxilar*.
Nasus. Veja *Nariz*.
Néfron do rim, 1801, *1801*
Neocerebelo, 193
Neocórtex, 199
  células e fibras nervosas, 200
Neopálio, 199-200
Nervo(s), abducente, 180, 183, 189, 614, *1013-1015*, 1020, *1027*, 1031-1032, *1033*, 1038-1040, 1047, 1119, *1118*, *1283, 1286, 1291, 1574*, 1584-1592, 1646, 1898
  acessório, 185, 619-620, 1023, *1031, 1032, 1034*, 1036, 1040, *1051-1052, 1054, 1573*, 1576-1594, 1896
  raízes do, cranianas, *189*, 190, 619
    espinhal, 619
  ramo(s), 1040, 1044, 1051, 1052, 1054, 1284
    dorsal, 533, *618*, 619
    espinhal, 1906
    ventral, 534, 620
  alveolar mandibular, *534-536, 610*, 613, 1020, 1030, 1040, 1287, 1289, *1584-1585, 1590*, 1592
  ampular, 1901
  anconal, 1911
  antebraço, 629
    cutâneo, caudal, 629, 1001, 1299, 1599
    cranial, 629, 1059, 1297
    distal, 1609
    medial, 628, 1059, 1297, 1597, *1597*
    interósseo, 1600, 1611
  auricular, *610*, 615, 1021, 1033, *1044, 1045*, 1048, 1587
    caudal, 1017, 1021, 1033, *1044, 1045*, 1048, *1288, 1289*, 1291, 1587, 1593
    magno, 623, 1054, 1295, 1596, 1607
    rostral, 1046, 1289, 1586
  auriculopalpebral, *610*, 615, 1021, 1034, *1034, 1044*, 1120, 1587, 1591, 1593
  auriculotemporal, *610, 612*, 613, *1016, 1019*, 1020, 1029, *1045*, 1284, 1585, 1586-1587, *1590, 1591*
  axilar, 547, 625(q), 627, 1059, 1297-1300, *1597*, 1609,

ÍNDICE REMISSIVO 1985

1908, 1909
bíceps, 1909
bronquial, 1091, 1314, 1627
bucal, *610*, *611*, 612, 1284, *1288*, *1584-1587*, *1590*
cardíaco(s), 158
   caudais, 1928
   cervical, 642, 1078, 1082, 1620
   cervicotorácico, *643*, 644, 646, 1084, 1085, 1311, *1618*, *1619*, 1623
   cranial, 1904, 1928
   intermédio, *1310*, 1311, 1621
carótico, 644
   interno, 175, 1923
caroticotimpânico, 616, 1022, 1036, 1051
caudal, *633*, 641, 1077, 1606, 1617, 1921
cerebral, 179
cervical, 533, *536*, 619, 621-633, *622*, 1052-1055, 1294-1295, 1594-1596, 1607
   oitavo, 625, 1054
   primeiro, 623, 1054, 1596, 1607
   quarto, 624
   quinto, 624
   segundo, 623, 1054, 1607
   sétimo, 625, 1054
   terceiro, 624
   ao sétimo, 1596
   transverso, 623, 1054, 1596, 1607
cérvico-hipoglosso, *1902*, *1905*, 1906
ciliar, 1590, 1896
   curto, 179, 1015, 1038, 1283
   longo, 609, 1017, 1026, 1585, 1590
coclear, 1572, 1670, 1901
corda do tímpano, *612*, 614, *1019*
costoabdominal, 633, 1063, 1600, 1612
coxa, caudal, 1915
   cranial, 1914
cranianos, *172*, 178, 182, 189, 608-620, *610-613*, *618*, 1012, 1283, 1612, 1895-1907. Ver também *Sistema nervoso periférico* e *nervos específicos*.
   abducente. Veja *Nervo abducente*.
   acessório. Veja *Nervo acessório*.
   distribuição, 1896-1907
   facial. Veja *Nervo facial*.
   glossofaríngeo. Veja *Nervo glossofaríngeo*.
   hipoglosso. Veja *Nervo hipoglosso*.
   inserções superficiais, 1895, *1895*
   oculomotor. Veja *Nervo oculomotor*.
   olfatório. Veja *Nervo olfatório*.
   óptico. Veja *Nervo óptico*.
   trigêmeo. Veja *Nervo trigêmeo*.
   troclear. Veja *Nervo troclear*.
   vago. Veja *Nervo vago*.
   vestibulococlear. Veja *Nervo vestibulococlear*.
cutâneo ou cutaneus, 632
   anal, lateral, 1921
   axilar, 1911
   braquial ventral, 1908
   caudal, 1921
   cranial do antebraço, 1598
   do(a), antebraço, 1911
      barriga da perna, 1915
      femoral, caudal, 1917
      lateral, 1914, 1917
      medial, 1914, 1915
   lateral, cranial do antebraço, 629, *1059*, *1597*, 1598
   do antebraço, 1059
da(o)(s), abdome, 1092-1105, 1314-1319

ângulo da boca, 1900
ânus, 106, 458
baço, 591
boca, 100, 424
bochechas, 424
canal, pterigóideo, *177*, 611, *612*, 614, 1021, 1031, 1046
   pterigopalatino, 184
cavidade, laríngea, 1472
   nasal, 471, 861, 1205
   oral, 1744
cloaca, 1839
coração, 528, 1928
cório, 685
coxa, *1914*, 1915, *1916*
epidídimo, 499
esôfago, 445, 828, 1749
estômago, 1872, 449
fígado, 855, 1760
glândula(s), mamárias, 514, 894
   mandibular, 819
   parótida, 440, 819
   sublingual, 440, 820
intestino, 1756
   delgado, 452
laringe, 119, 478, 867, 1208-1209, 1775
língua, 428, 825, 811-812
membro, pélvico. Veja *Plexo lombossacro*.
   torácico livre, 1908
mucosa nasal, 1670
músculo, coracobraquial caudal, 1908
   grande dorsal, 1908
   isquiofemoral, 1915
   serrátil superficial, 1907
narinas, 859
nariz, 110, 467, 1284, 1465
ombro, 1907
órbital, *1640*
ovário(s), 509
   esquerdo, 1821
oviduto, 1929
palato, 825
   mole, 442
pâncreas, 460, 1760
pelve, 1092-1105
pênis, 504
   dorsal, 640, 1075, 1076, 1306, 1616
pleura, 123
pulmão, 133, 489, 868, 1479, 1786, 1928
reto, 851
siringe, 1781
timo, 591, 1273, 1568
traquéia, 126, 869, 1210, 1473
tubas uterinas, 510
ureteres, 495
útero, 511
vagina, 512
depressor, 617, 1589
digástrico, *610*, 615, *1016*, *1019*, *1026*, *1030*, *1031*, 1033, *1044*, *1045*, 1058, 1587, *1591*, 1593
digital, I, comum, dorsal, 159, 1603
   palmar, 1599
   dorsal medial, 1603
   palmar, medial, 1599
   II, comum, dorsal, 1059, 1071, 1298, 1302, 1599, 1603
      palmar, 1061
      plantar, 639, 1305
      próprio, dorsal, 1059, 1071, 1299, 1305
      palmar, 106
      plantar, 1305
   III, comum, dorsal, 1059, 1071, 1299, 1305, 1599, 1603

      palmar, 106
      plantar, 1306
   medial dorsal, 1299
   próprio, dorsal, 1071, 1299, 1305
      palmar, 106
      plantar, 1071, 1299, 1306
   IV, comum, dorsal, 1061, 1071, 1299, 1305
      palmar, 1061, 1062, 1071, 1299-1300
      plantar, 1072, 1305-1306
      próprio, dorsal, 1061, 1071, 1299, 1305
      palmar, 1299-1300, 1599
   V, dorsal, lateral, 1299, 1305, 1599, 1604
      palmar lateral, 1299
      próprio, dorsal, 1061, 1071, 1299, 1305
      palmar, 1299, 1599
      plantar, 1306
eferente visceral geral, 172
esofágico, 1091, 1627
espinhal, 168, 620-621, 1052-1077, 1294, 1577-1595, 1907-1922. Veja também *Nervo caudal, cervical, lombar e torácico* e *Plexo braquial* e *lombossacral*.
   raiz, dorsal, 169, 188, 620
   motor, 160
   ventral, *170*, 189, 621
   ramo do, meníngeo, 621
esplâncnicos, 1757, 1926, *1926*
   lombar, 652, 1092, 1102, 1214, 1625, 1628, 1631
   maior, 647, 1090, 1092, 1096, 1102, 1312, 1314, 1316, 1625, 1628, 1631, 1926
   menor, 647, 1090, 1092, 1102, 1628, *1629*, 1631, 1926
estapédio, *612*, 614, 1587-1593
estilo-hióideo, *1019*, *1030*, *1031*, 1034, *1044*, *1045*, *1048*, 1587
etmoidal, 609, 1016, 1027, 1042, 1286, 1590, 1670
facial, 110, *177*, 180(q), 184, 189, 614-615, *1003*, 1017, *1019*, 1021, 1025, 1032-1035, 1042, 1047, 1586, 1588, *1646*, 1895
   gânglio geniculado, *177*, 614
   parte, motora, 614
   sensorial, 614
   ramos, 1291-1292, 1900
femoral, 635, *635*, 1067, 1303, 1603, 1613, 1914, *1914*, 1917
   cutâneo, caudal, 636, 1069, 1303, 1603, 1613
   lateral, *634*, 635, 1067, 1303, 1602, 1604
fibular, *565*, *576*, *634*, 637, 1069, 1304, *1602*, 1603, 1613, *1614*, 1917, *1918*
   comum, 1971
   profundo, 637, *640*, 1071, 1305, 1604, *1605*, *1614*, 1615
   próprio, 1918
   superficial, 1070, 1305, 1603, *1603-1605*, 1613, 1917
frontal, 609, *1013*, 1017, 1025, 1042, 1285, 1584-1585, 1590
furcal, 1913

genitofemoral, 634, 1060, 1302, 1601, 1612
glossofaríngeo, *177*, 180(q), *608*, 616, *1015*, 1022, 1036, *1035*, *1040*, 1047, 1050-1051, *1050*, 1573, 1576, 1593, 1671, 1749, 1896
  gânglios, 616, 1022
  ramos, 1287-1293, 1903
  veia, 1594
glúteo, caudal, *564*, 636, 1069, 1303, 1602, 1613
  cranial, 636, 1068, 1303, 1602, 1613
hemorroidal. Veja *Nervo retal*.
hepático, 1760, 1926
hiomandibular, *1895*, 1900
hipogástrico, 654, 1096, 1100, 1104, 1314, 1631, 1633
hipoglosso, 181, *189*, 535, *612*, 620, *1013*, *1019*, 1024, *1031-1035*, 1037, *1040*, *1044*, *1045*, *1047*, *1050*, 1052, 1589, 1595, 1896, 1906
  ramos, 1283-1294
iliofibular, 1916
ílio-hipogástrico, *632*, 633, *634*
  caudal, 1302, 1601, 1612
  cranial, 1302
ílio-inguinal, 633, *634*, 1302, 1601
iliotibial, 1915
infra-orbitário, 110, 540, 609, *1016*, 1018, 1043, 1286, *1584-1587*, *1590*, 1591
infratroclear, 609, *1013*, 1017, 1042, 1283, 1286, 1585, 1590
intercostal, *376*, 631, 1600
intercostobraquial, 627, 633, 1063, 1600
intestinal, 1757
  de Remak, 1927
isquiático, *564*, *565*, 636, *636*, 1069, 1303-1305, 1603-1605, *1614*, *1915*
  ramos, 1613
labial, 641, 1306
lacrimal, 609, 1017, 1025, 1285, *1587*
lagenar, 1901
laríngeo, caudal, 1036, 1293, 1588, 1627
  cranial, 536, 617, *648*, *1019*, 1023, *1031*, 1036, 1292, 1312, 1588
  posterior de Hseih, 1781
  recorrente, 530-531, 617, 650, 1023, 1036, *1045*, *1047*, *1050*, 1051, 1090, 1293, 1312, 1588, *1618*, 1622, 1626
laringofaríngeo, 1903
lingual, *534-535*, 613, 616, 1020, 1029, 1046, 1051, *1284*, *1290*, 1584-1594
lombar, 633, 1063-1064, 1301, 1599, 1612
  ramos, dorsal, 633
    ventral, 633
mandibular, *182*, 613, 1018, *1030*, *1031*, 1043, *1044*, *1045*, 1584-1592, 1898
  ramo(s), 1282-1288, 1586, 1899-1900
    facial, parotídeo, 1044
    transverso, 1029, 1045
massetérico, 537, *610*, 612, 1019, 1027, 1043, *1045*, *1284*, 1585-1592, *1590*
maxilar, 541, 609, 1017, *1027*, 1028, *1028*, *1038*, *1039*, *1041*, 1042, 1127, *1285-1287*, *1585*, 1586, *1590*, 1591, 1644, 1646, *1897*, 1898
ramo(s), 1028, *1028*, *1039*, *1041*, 1043, 1586
  labial, 612
  nasal, 612, 1043
  zigomaticofacial, *539*, *540*, 609, *610*, 1028, *1028*, *1038*, *1041*, 1043, 1591
  acessório, 1018, *1038*, *1041*, 1043
  zigomaticotemporal, 609, 1017, 1025, 1042
mediano, 547, *550*, 556, 625(q), 627, 629, 630, *630*, 1061, *1299*, *1598*, 1599, 1611, *1611*, 1909
  ramos, colateral, 631
  comunicante, 631, 1061, 1062
  muscular, 631
medianoulnar, 1908, *1910*
mentoniano, 1284, *1289*
metacárpico, I palmar, 1599
  II, palmar, 1599
  III, 1299
  palmar, 1600
  IV, 1299
  palmar, 1599
metacárpicos palmares, *631*
metatársico, dorsal, 640, 1918
  II dorsal, 638, 1604
  III dorsal, 638, 1071, 1305, 1604
  IV dorsal, 1604
milo-hióideo, 613, 1020, 1030, 1046, *1289*, *1587*
musculocutâneo, 625(q), 627, 628, 1058, 1297, 1597, 1607
  ramos do, muscular distal, 1597, 1607
  proximal, 1607
nasal, caudal, *540*, 610, 1018, 1028, *1039*, 1043, *1286*, 1586
nasociliar, 609, 672, 1017, 1026, 1042, *1283*, *1285*, *1585*, *1590*, 1646
nasopalatino, 1899
obturador, 635, *1069*, 1303, 1602, 1613, 1917
occiptal maior, 1054, 1595
oculomotor, 179, 180(q), 540, 608, *608*, 664, 672, *1013-1015*, 1015, 1025, *1039*, *1040*, 1119, *1283-1284*, 1574-1589, 1646, 1895
  gânglio ciliar, 1015
  núcleo motor, 195
  ramo(s), 1896
    comunicante, (φ), 1018, 1028
    dorsal, 1015, 1038
    ventral, 1015, 1025, 1038, 1589, *1590*
  raiz do, motor, 1025
  sensorial, 1025
oftálmico, 182, 540, *543*, 609, 672, *1013*, 1017, 1025, *1027*, 1584-1590
  externo, 1924
  ramo, 1029, 1286-1288, 1591, *1897*, 1898
  seio frontal, *1013*
  zigomaticotemporal, 609, *1013*, 1017, 1025, 1042
olfatório, 179, 608, 1012, 1024, 1037-1038, *1282*, *1583*, 1670, 1895. Veja também *Nervo terminal* e *vomeronasal*.
  ramos, 1896, *1897*
óptico, 179, 217, 608, *608*, 664, 671, *1013-1014*, 1014, 1025, *1026*, *1038-1039*, 1114, 1115, 1118, 1127, 1282, 1573-1589, 1641, 1644, *1654*, 1657, *1895*, 1896
palatino, maior, 539-541, 610, 1018, *1039*, *1041*, 1043, 1287
  menor, *539-540*, 611, 1018, 1286, 1585-1591
palmar, lateral, 554, *555*, 631
  medial, *629*, 631
palmaris digitalis V palmaris proprius, 1060
peitoral, 625(q), 626, 1058, 1295, 1597, 1607, 1908
  caudal, 1058
  cranial, 627, 1058, 1607
pélvico, 655, 1096, 1100, 1633
perineal, profundo, 640, 851, 1076, 1306, 1606, 1616
  ramo do, muscular, 1076
  superficial, 641, 1075, 1076, 1306, 1606
  ramo do, escrotal, 1076
  prepucial, 1076
peroneal. Veja *Nervo fibular*.
petroso, maior, 184, 611, 1021, 1031, 1048, 1291, 1587-1592
  menor, *177*, 185, 616, 1031, 1051, 1587
  profundo, 184, 611, 1291
plantar, *573*, *574*, 639
  lateral, *635*, 639, 1071, 1305-1306, *1603*, 1604, 1605, 1616, 1919
  medial, *636*, 1071, 1305, 1605, 1616, 1919
  ramo comunicante, 639
profundo do antebraço, 1611
pró-patágio, dorsal, 1911
  ventral, 1909
pterigóideo (φ), 1584-1592
  lateral, 612, 1019, 1039, 1045, 1289
  medial, 613, 1019, 1039, 1045, 1290
pterigopalatino, 610, *611*, 1018, *1039*, *1041*, 1043, 1287, 1584, 1591
púbico, 1914
pudendo, *564*, 640, 1074-1075, 1303, 1306, 1606, 1616, 1921
  ramos, 1074-1075
pulmonar, 489
pulmonoesofágico, 1904
radial, 547, *551*, 625(q), 627, *628*, 629, 1059, *1298-1300*, 1598, *1598*, *1610*, 1908
  ramos, 1911, *1912*
  lateral, 1597, 1610
  medial, 1598, 1610
  profundo, 629, 1060, 1598, 1610
  superficial, 627, 629, 1059, 1598, 1610
recorrente (φ), 158, 1091, *1308*, 1312, *1618*, *1619*, 1626
simpático, *1926*, 1928
torácico, direito, *1085*, *1086*, 1088, 1309
  esquerdo, 1087, *1308*, 1309, 1311, 1624
vago, 158
  caudal, *1082*, 1090, *1310*, 1312,

ÍNDICE REMISSIVO

1619, 1624, 1625, 1626
cranial, *1079, 1081*, 1091, 1312, *1618, 1619*, 1625
retal, caudal, 641, 1077, 1606, 1617
médio, 1077
sacular, 1901
ramos do, dorsal, 1074, 1605, 1615
ventral, 1074, 1605, 1615
safeno, 557, *564, 634*, 635, 1303, 1305, 1602, *1603, 1604*, 1613
subescapular, 625(q), 626, 1058, 1295, 1597, 1607
sublingual, 613, 1020, 1046, 1290, 1586
suboccipital, 623, 1054, 1595, 1607
supraclavicular, 624, 1054, 1596
supra-escapular, 625(q), 626, *628*, 1058, 1295, 1597, 1607
supra-orbitário, 609, 1285, 1899
supratroclear, 1285
sura, cutâneo, caudal, 637, *640*, 1070, 1071, *1603, 1604*
plantar, 637, *640*
temporal profundo, *540*, 612, 1045, 1289, 1586
tensor do tímpano, 1045
terminal, 178, 608, 1013, 1017, 1037, 1282, 1671
torácico, *622*, 627, 631-633, 645, 647, 1063
lateral, 625(q), 627, 1062, 1300, 1600, 1612
longo, 1062, 1300, 1600, 1611
ramos, 1300-1302
cutâneo, 632, 633, 1600, 1612
dorsal, 631, 1063, 1600, 1612
medial, 631
vagal, 650
ventral, 634, 1063, 1612
toracodorsal, 625(q), 627, 1063, 1300, 1612
tríceps, 1908
trigêmeo, *177*, 180(q), *189, 608*, 609, 671, *1013, 1014*, 1016, 1025, 1040-1046, *1040*, 1119, 1127, 1574-1591, 1646, *1652*, 1895. Veja também *Nervo maxilar e oftálmico*.
divisão maxilomandibular, 1898
gânglios, *1014*, 1017
núcleo mesencefálico, 195
raiz, motora, 1016, 1040, 1282, 1285
sensitiva, 1016, 1040
ramo(s), 1284-1291, 1898
labial, maxilar, 1018
meníngeos, 1040
nasal, 1018
trato espinhal, 595
núcleo, 191
troclear, 180(q), 182, *597, 598*, 609, *1013, 1014, 1015*, 1016, 1025, 1027, 1040, 1118, 1119, 1127, 1283-1285, 1574-1590, 1646, 1895, 1897
núcleo motor, 195
ulnar, *547, 550, 551*, 625(q), 627, 629, 1061, 1299, 1597, 1610, 1909, *1910*
ramo profundo, 1599
dorsal, *627*, 630, 1061, 1599, 1610
palmar, 629, 630, 1061, 1599, *1610*
superficial, 1061, 1599
vago, 181, *189, 608, 612*, 616-619, 649, 1022, *1031-1033*, *1035*, 1036, *1040*, *1044*, *1050*, 1051, 1090-1091, 1573-1594, 1671, 1757, 1902
esquerdo, *530-531*, 617, 649
plexo, faríngeo, 617
pulmonar, 618
fibras aferentes viscerais, 1903
gânglios, 616, 1625
ramo, *1287*, 1292, *1293*, 1903
auricular, 1588
bronquial, 618, 650
cardíaco, *530, 531*, 618, 642, 649
dorsal, 1627
faríngeo, 617, 1023, *1032, 1035*, 1036, 1051, 1588, 1625
laríngeo, cranial, 1625
ventral, 615, *1019*, 1022, *1026*, 1034, 1044, 1048, *1049*, 1587-1593
vertebral, *643*, 1078
caudolateral, 1620
caudomedial, *1618*, 1620
craniomedial, 1620
direito, 644, *645*, 1309, *1619*, 1620
dorsal, *1618*, 1620
esquerdo, *1619, 1621*
vestibular, 1049
vestibuloclear, 180, 184, 189, 192, *608*, 615, *1003*, 1049-1050, 1292, *1573-1574*, 1593, 1895, 1901
vidiano, 611
vomeronasal, 178, 608, 1013, *1013*, 1025, 1037, 1583, 1671
zigomático, 1585-1587, 1646
zigomaticofacial, 1586
Nervosa(o)(s), fibras, 21-22
aferentes, 171
eferentes, 171
motoras, 171
sensorial, 171
sistemas. Veja sob sistema específico, por exemplo, *Autônomo, sistema nervoso*.
Neuro-hipófise, 141, 1840
Neurologia, 4
Neurônio, 168, 169
corpo celular, 168
pré-ganglionar, 173
Newton, leis de movimento 74
Nó, atrioventricular, 156, 158, 1853
condutor, do coração, atrioventricular (A-V), 156
sinoatrial, (S-A), 156, 1852
linfático. Veja *Linfáticos, nodos*.
Nódulo(s), agregado, 106
hemáticos, 166
linfóides murais, 1886
lymphatici aggregati, 849
seio, 156
solitário, 106
válvula semilunar, 525, 1499
Nomina Anatômica Veterinária, nomenclatura (1972), 4
Notário, 1683
Núcleo(s), abducente, 191
acumbente, 603, 1008
septo, 606
ambíguo, 191
caudado, 199, 1579
cerebelar, 1577
ceruleus, 191, 192
cervical, 188
coclear, 192, 1572
colículo caudal, 195
cuneato, 192
de(o), Edinger-Westphal, 179
funículo lateral, 192
facial, 191
grácil, 192
habenular, 196
hipoglosso, 191
intercalado, 192
interpositus medialis cerebelli, 1577
lateral do cerebelo, 1577
motor do nervo, facial, 191
oculomotor, 195
trigêmeo, 191
troclear, 196
motor do nervo, abducente, 191
facial, 191
hipoglosso, 191
vago e glossofaríngeo, 191
oliva, 192
parassimpático do nervo, glossofaríngeo, 191
vago, 191
peri-hipoglossal, 192
ponte, 192
prepósito nervo, hipoglosso, 192
pulposo, 24
reticular do tegmento, 196
lateral, 192
ruber, 196
sublingual, 192
torácico, 189
tractus mesencephalici n. trigemini, 195
trato, solitário, 191
vestibular, 191

OBEX, 202
Óculo. Veja *Olho*.
Olécrano da ulna, 261, 1355
Olfação, laringe, 119
Olfato, órgão. Veja *Nasal, Nariz e Órgão do olfato*.
sentido do, terminações sensoriais, 1670
Ôlho, 207-223, 657-672, 1106-1127, 1635-1659, 1931-1934. Veja também *Globo ocular*.
ângulos entre, 208
artérias, 670, 1115, 1117-1119, 1127, 1325, *1326-1327*, 1644-1645, 1657, 1659
angular, 908
orbitária, 219
borda pupilar, 668
câmara(s), 217, 670, 1160, 1325, 1644, 1656
vítrea, 217, *662*, 1116
carúncula lacrimal, 659
corpo vítreo, 217, 670, 1116, 1644, 1657, *1931*, 1932
ductulos, excretores, 661
elementos refrativos, 217-218, 1116-1119, 1325
estroma vítreo, 670
eixos, 208
fórnices, 210, 1637
fossa hialóidea, 670
fundo, 1115
globo. Veja *Globo ocular*.
ligamento pectinado, 668
membrana vítrea, 670
músculos, 211-212, *664, 1322*, 1417, 1640, *1642*, 1652, 1932, 1933
nervos, 218-222, 670, *1120, 1121, 1124-1127*, 1644-1646, 1932
órbita, 207-209, 657, 1119, 1635-1636, 1647

ossículos, 1931
ossos, 1932
  túnica nervosa, 1114-1115
  veias, 219, 1115, 1117-1119
Omaso, 105, 828, *832*, 833
  camada muscular, 844
  cavidade, 841
  colo, 833
  pilar, 833, 841
Ombro, 328. Veja também *Torácica, cintura.*
  estrutura, 250-252
  músculos, 388-391, 781-783, 1182, *1431*, 1441, 1442, 1701, *1702*
  nervos, 1907
Omento, 96. Veja também *Peritônio.*
  maior, 96, 478, 836
  menor, 96, 88, 478, 834-835
Oócitos primários, 1814
Oogênese, 1813-1814
Opérculo do telencéfalo, 604, 1009, 1764
Ora ciliar da retina (φ), 214, 669, 1114, 1116, 1642, 1643, 1656
  serrata, 214
Oral. Veja *Boca.*
Orbículo ciliar, 214
Órbita, 175, 312, 313, 657-658, 1106, 1320-1321, 1635-1636
  artérias, 1640
  eixos, 208
  espaço episcleral, 662
  estrutura óssea, 657
  fáscias, 1640
  forames, 1636, 1647
  músculos da, extrínsecos, 1113, 1110
    retos, *1746*
  nervos, 1640
  osso(s), esfenóides, *320*, 657
    frontal, 657
    lacrimal, 657
    maxilar, *295*, 657
    palatino, 657
    temporal, 657
    zigomático, *295*, 657
Orbitário, índice, 1635
Órgão(s), de(o), Corti, 680, 1669
  Jacobson, 111
  paladar. Veja *Paladar, órgão.*
  sentido, 3, 207, 225. Veja também *Ouvido, Olho, Pele, Paladar, Olfato.*
  espiral, 680, 1669
  genitais, suprimento sangüíneo, 927
    femininos, 139, 507-514, 887-895, 1220-1221, 1489-1493, *1489-1491*, 1935-1958.
      Veja também órgãos específicos; por exemplo, *Ovários.*
    externos, 139, 512-514, 887-895, 1221, 1492. Veja também *Vulva, clitóris* e *uretra feminina.*
    inervação, 927
    masculinos, 138, 497-507, 881-889, 1219, 1488-1489, 1805. Veja também órgãos específicos, por exemplo, *Testículos.*
    externos, 502-508, 884-885, 1219-1220, 1488-1489, 1808. Veja também *Pênis; Uretra masculina;* e *Escroto.*
  hematopoiético, osso, 19
  ocular. Veja *Olho.*
    acessório, 208-212, 658, 1321-1323,

1649-1653. Veja também *Pálpebras*, e *Conjuntiva.*
  olfatório, 224, 680, 1332, 1670-1671, 1936
  reprodutor. Veja *Órgão genital.*
  subfornical, 607
  urinário, 136, 491-498, 1216-1217, 1481-1484, 1798-1805.
    Veja também órgãos específicos, por exemplo, *Rim* etc.
vasculosum laminae terminalis grisea, 203
vestibulococlear. Veja *Ouvido.*
vomeronasal, 111, 224, 471, 680, 862, 1205, 1468, 1671, 1767
Orifício. Veja também *Óstio.*
  aórtico, 156, *523-525*, 526, 900
  atrioventricular, direito, 155, 521-523
    esquerdo, 155, 524
  cecocólico, 443, 454
  conchomaxilar, 322
  do tronco pulmonar, 900
  faríngeo, 443
  frontomaxilar, *320*
  ileal, *454*
  ileocecal, 454, 455
  ileocólico, *1458*, 1459
  intrafaríngeo, 822
  nasolacrimal, 112, 466, 1465, 1466 1767
  omaso-abomásico, 841
  prepucial, 505
  retículo-omásico, 834-843
  ruminorreticular, 833-838
  pulmonar, 155, 523
  uretral, 4397
    masculino, 505
Orofaringe, 424, 823, 868, 1934
Ortogênese, 17
Ortometópico, 17
Óssea, matriz, 20
  pelve, 28
Ossículo do ouvido, 674, 1129, 1130, 1330, 1665-1666. Veja também *Ouvido médio, bigorna, martelo, estribo.*
  articulações e ligamentos, 675
Ossificação, 22
  endocondral, 22
  intramembranosa, 22
Osso-músculo-junta, sistema, 51
Osso(s), angular do maxilar inferior, 1683
  articular, do maxilar inferior, 1683
    ouvido médio, 1934
  basibranquial. Veja *Osso, hióideo.*
  basi-hióide. Veja *Osso hióide.*
  basi-occipital, 1682
  basi-esfenóide, 714, 729, 1155, 1379, 1647, 1682
    corpo, 1155
    dorso da sela, 729, 1155
    forame oval, crista pterigóidea, 729
    estrutura, 294-297
    fossa pterigóidea, 1155
    incisura(s), espinhosa, 1155
      ovais, 1155
    sela túrcica, 1155
    superfície temporal, 1155
    Urevia, 19
  calcâneo, 29, 712, 1152
    centros de ossificação, 291
    dados de ossificação, 275
    desenvolvimento, 292
    estrutura, 285-290
    vista dorsal, 289
  cárpicos, 27, 263-266, 703, 703, 727, 1148, 1356, *1358*. Veja

também *Carpo.*
  acessório, 703, 1356
    estrutura, 263-265
    tempo de aparecimento, 248
  desenvolvimento, 263
  estrutura, 266
  fileiras de, distais, 264
    proximal, 264
    segundo, 1356
    estrutura, 265
  intermédio, 265, 703
  nomes e posições relativas, 263
  primeiro, 1356
    estrutura, 263-265
  quadrilátero, 703
  quarto, 703, 1356
    estrutura, 266
  radial, 263-265
  sinônimos, 28
  superfícies, 263
  tempo de aparecimento, 248
  terceiro, 1356
    estrutura, 263-265
  ulnar, 703, *1356*
    estrutura, 265
cartilagem, 21-22
centro e quarto, 712
cerato-hióide. Veja *Osso, hióide.*
classes, 19
clavícula, 26, 1347, *1398*, 1687
como um órgão hematopoiético, 19
compedale, 268
coracóide, *1685*, 1687
cordis, 527, 940
costelas, 25
coxal. Veja *Osso do quadril.*
da(o)(s), antebraço, 702, 727, 1147, 1148
  cíngulo, pélvico, 28, 273, 707, 728, 1149-1150, 1361-1371, *1688*, 1690
  torácico, 26, 250-255, 1144, 1347-1355
  cinta do cíngulo do membro torácico, 1687-1690
  conchas nasais, *309*, 310, *320*, 719, 733, *1160*, 1167, 1381
  coxa, 710, 728, 1149, *1150*, 1371-1374, 1363, 1364
  crânio, 29, 294-312, 713-725, 728, 1153-1171, 1377-1387
  mão, 703, 727(q) 1148-1149, *1148*
  membro, peitoral, 1687-1690
  pélvico, 28, 273-294, 707, 728, 1149-1153, *1151*, 1361-1377, 1361(q)
  torácico, 26-27, 242-273, 699, 727, 1144-1149, 1347-1361, 1347(q)
  olho, 1932
  ombro, 699, 1347
  pé, 712-713, 728, 1376-1377. Veja também *Pé.*
  tórax, 26, 238-239, 697, *698*, 725, 1144, 1346
dentário, 1683, 1740
desenvolvimento e crescimento, 22
digital, 728
dorsal, 1683
ectaturbinais, 1157, 1164, 1381
endoturbinal(ais), 1157, *1158*, 1381
  do etmóide, 299
  estrutura detalhada, 301
  I, 300, 1157, *1160*, 1165
  II, 300, 1157, *1159*, *1160*
  III, lâmina basal, 1157
  a VI, 300,
  IV, lâmina basal, 1157, *1160*
epi-hióide, 1168, 1387

ÍNDICE REMISSIVO

esfenóide, 297, 714, 729, *1154*, 1155-1156, *1160*, *1378*, 1379-1381, *1380*, *1390*, 1647
  basisfenóide. Veja *Osso basisfenóide*.
  centros de ossificação, 299
  crista pterigóide, 714
  desenvolvimento, 299
  forame oval, 714
  processo pterigóide, 714
etmóide, 21, 299-300, 714, 730-731, 1156-1159, *1156*, *1160*, 1203, 1381
  lâmina crivosa, 730
    desenvolvimento, 300
    estrutura, 299
  labirinto, 714, 730, 1156
  placa, orbitária, 715
    perpendicular, 714, 730, 1157, 1203
etmoturbinais, 110, 299, 467-468, 860, 1156, 1204, 1466
inervação sensorial, 1670
frontal, 298, 302, 309, 313-322, 657, 715, 730, 1161-1162, *1377*, *1378*, *1390*, 1683
  corpo, 731
  desenvolvimento, 303
  esquerdo, vista ventromedial, 302
  estrutura, 302-303
  margem supra-orbital, 1161
  parte escamosa, 1161
  processo(s), coronais, 731
    zigomático, 1161, 1635, 1647
  protuberância intercornual, 715
fúrcula, *1686*, *1687*
hióide, 30, 720, 734, 1168-1169, *1168*, 1385, 1410, 1683
  basi-hióide, 311, 720, 734, 1168, 1385
  cerato-hióide, 312, 734, 1387
  desenvolvimento, 312
  epi-hióide, 312, 720, 734, 1168, 1387
  estilo-hióide, 312, 720, 1387
  estrutura, 311
  movimentos, 349
  músculos, 1693-1695
  partes basibranquiais, 1743-1744
  tímpano-hióide, 311-312, 734, 1169
  tíreo-hióide, 312, 720, 734, 1168, 1387
ílio, alvéolo, 1165
  corpo, 1165
  estrutura e desenvolvimento, 307-308
  fissura interincisiva, 1165
  processo, alveolar, 1166
    nasal, 717, *717*, 732, 1166
    palatino, 732
  septo interalveolar, 732
intermediorradial, 1355
interparietal, 297, 300-301, 714, 731, 1159, 1377, *1378*
irregular, 19
ísquio. Veja *Ísquio*.
lacrimal, 29, 295, 300-323, 657, 718, 729, *730*, 733, 1166-1167, *1377*, *1378*, 1680
  bolha, 1167
  face orbital, 1166
  superfície, facial, 1166
    nasal, 1166
lenticular, 1665
longo, 19
maleolar, 711
mandíbula. Veja *Mandíbula*.
martelo. Veja *Martelo*.
matriz, 20
maxiloturbinais, 1160, 1167
membrana, 22

membri pelvini, 28
metacárpicos, 266-268, 704, *704*, 1148, 1356, 1689. Veja também *Metacarpo*.
  desenvolvimento, 267, 270
  extremidades proximais, 266
  falange média, 270
  grande, 704, 727
    estrutura, 266
  pequeno, 704, 727
    estrutura, 267
  seção transversal, 292
  segundo e quarto, estrutura, 267
  superfícies palmar e dorsal, 269
  tempo de aparecimento, 248
  terceiro, dados de ossificação, 249
    estrutura, 266
  vista palmar, 266
metatársico(s), 292-294, 713, *713*, 728, 1153. Veja também *Metatarso*.
  desenvolvimento, 293
  direito, 292
  estrutura, 292
  extremidades proximais, 292-293
  grande, 713
  seção transversal, 292
  segundo e quarto, 293
  sesamóide, 713
  terceiro, 292
  vistas dorsal, plantar e medial, *288*
nasal, *295*, 309-323, 716, 717, 718, 732, *1154*, *1160*, *1161*, 1165, *1377*, *1382*, 1683.
occipital, 294-295, 713, 728, 1153, *1153*, *1154*, *1160*, 1377, *1379*, *1380*, *1390*
  canal do nervo hipoglosso, 1155
  côndilos, 728
  estrutura, 294
  forame magno, 1153, *1153*
  forames, 294-297
  fossa condilar ventral, 1155
  incisura jugular, 1155
  linhas da nuca, 728
  parte, basilar, *714*, 728, 1153
    escamosa, 1155
    processo jugular, *714*, 729, 730, *1154*, 1155
  protuberância interna, 1155
  superfícies do, cérebro, 1154
    cranial, 1154
  tubérculos musculares, 294, 714, 729, 1154
  vista rostral, 296
palatino, 308-316, 539, 657, *718*, 732, 1166-1167, *1378-1380*, *1382*, 1647, 1680
  crista nasal, 1166
  desenvolvimento, 308
  estrutura, 308
  placas do, horizontal, 718, 732, 1166
    perpendicular, 718, 732, 1166
  processo piramidal, 1166
  superfícies do, maxilar, 1166
    nasal, 1166
paraglossal, 1743
parietal, 29, *300-301*, 715, 731, *1154*, 1159-1161, *1377*, *1379*, 1390, 1683
  crista sagital externa, 715, 731
  e seio frontal, 715
  linha temporal, 1159
  margens do, frontal, 1159
    escamosa, 1159
    occipital, 1159
    sagital, 1159
  plano do, parietal, 1159

  temporal, 1159
  processo tentorial, 731
  sutura coronal, 731
patela. Veja *Patela*.
pelve. Veja *Pelve*.
pênis, 19, 139, 1488
pigóstilo, 1683
pneumático, 21
pré-auricular do maxilar inferior, 1683
pré-esfenóide, 29, 298-299, 657, 714, 729, 1155-1156, 1381
  corpo, 730, 1155
  desenvolvimento, 299
  jugo esfenoidal, 1156
  processos clinóides, 1156
  seio, 714
  asas, 1156
    estrutura, 298
    superfície do, orbital, 1156
  sulco óptico, 729
  superfície cerebral, 1156
  processo do maxilar, 1681
pterigóides, 308-317, 718, 732, 1166, *1378-1380*, 1680, 1681
  estrutura e desenvolvimento, 308-309
pube. Veja *Pube*.
quadrado, 1934
rádio. Veja *Rádio*.
rostral. Veja *Osso rostral*.
sacro. Veja *Sacro*.
sesamóides, 19, 28, 41, 267, 704, *705*, *706*, 1149, 1361
  distal, 707, 728
  vista palmar, 272
  estrutura e desenvolvimento, 293
  palmar, *1359*
  proximal, 706, 728
substância esponjosa, 20, 21
superfícies do, externa, 1165
  interna, 1165
  lateral, 1165
  medial, 1165
tálus. Veja *Tálus*.
tarsi, 29
társico. Veja também *Tarso. Ossos*.
  central, 290, 712
  fibular, 289
  primeiro, 290, 713, 1376
  quarto, 292, 712, 1376
  segundo, 290, 713, 1376
temporal(is), 29, *295-319*, 657, 715, *729*, 731, 1162-1163, *1378*, *1379*
  bolha timpânica, 731
  bordas, do, frontal, 1162
  esfenoidal, 1163
  crista, 1162
  desenvolvimento, 306
  direito, parte escamosa, *304*, 715, 731, 1162
    borda parietal, 1162
  estrutura, 303
  fossa cerebelar, 1162
  parte petrosa, 715, 731, 1162
  processos do, muscular, 716, 731
    estilóide, 731
    retroarticular, 716
    zigomático, 716, *716*
  sutura do, esfenoescamosa, 1162
    escamosa, 1162
    frontal, 1162
tíbia. Veja *Tíbia*.
tireo-hióide. Veja *Osso hióide*.
tímpano-hióide. Veja *Osso tímpano-hióide*.
turbinal (φ), 110, 860, 1466, *1467*
ulna. Veja *Ulna*.
ungulare, 270
vasos e nervos, 21
vértebras. Veja *Vértebras*.

1989

vômer. Veja *Vômer*.
zigomático, *295*, 310-315, 715, 719, *729*,
    730, 733, *1154*, *1161*,
    1167, *1378-1380*, 1382
  face orbitária, 1167
  processos do, frontal, 719, 733, 1167
  temporal, 719, 733, 1167
Osteoblastos, 22
Osteócito, 20
Osteogênese, 22
Osteônio, 20
Óstio. Veja também *Orifício*.
  abdominal da tuba uterina, 510
  aorta, 155, 523, 525, *526*
  atrioventricular, direito, 520, 1845-1847
    esquerdo, 524
  cárdico, 446, 837
  do tronco pulmonar, 155, 523
  ejaculatório, 500
  faríngeo da tuba auditiva, 82, 443, 676,
    1742
  ileal, 1196, 1197
  omaso-abomásico, 841
  prepucial, 505
  retículo-omásico, 841
  ruminorreticular, 833, 837
  timpânico da tuba auditiva, 676
  ureteris, 497
  uretral interno, 497
  uterina, tuba, 510
  veia, cava, caudal, 154, 520
    cranial, 154, 520
    pulmonar, 523
Ouvido, 222-223, 672-680, 1128-1131,
    1328-1330, 1661-1670,
    1934-1936
  artérias, 674, 1131
  aurícula, 672, 1128
  cartilagem. Veja *Cartilagens*.
  crura helicis, 672
  desenvolvimento, 222
  estrutura, 222, 223-224, 1934
  externo, 672, 1128, 1328-1329, 1661-
    1663, *1660*
    meato acústico, 305, 672, 716, 731,
      1128, 1163, 1379. Veja
      também *Meato acústico*.
    lobo, 2089
  interno, 222-223, 224, 678-680, 1131,
    1666, *1668*, *1669*,
    1935-1936, *1935*,
    1936.
    aparelho vestibular, 1935-1936, *1936*
    canais semicirculares, 224, 1668
    cóclea, 1667, *1668*, *1669*
    crista ampular, 680
    ducto, coclear, 679, 1669
      endolinfático, 679
      utriculossacular, 679
    ductus reuniens, 679, 1936
    labirinto, membranáceo, 1668-1670
    ósseo, *673*, 678, 1666, 1668, *1668*
    máculo, do, sáculo, 679, 1936
      utrículo, 679, 1936
    neglecta, 1936
    membrana vestibular, 679
    órgão espiral de Corti, 680
    recesso, elíptico, 678
      esférico, 678
      vestíbulo, 224
    margo, antitragicus, 672
      tragicus, 672
  médio, 674-678, 1128-1131, 1329-1330,
    1662, *1663*
    bigorna, 223, *673*, 674, *674*, 1129,
      1330, 1665, *1666*,
      1667
    cavidade timpânica, 223, 674, 1128,
      1130, 1163, *1662-*

1664, 1934
estribo, 223, 675, 1330, 1665, 1683,
    1934
estrutura, 223, 1934, *1934*
janela, coclear, 1128
martelo, 223, *673*, *674*, 675, 1129,
    1130, 1330, 1665,
    1666
  cabeça, 1129
  cabo, 1665
  colo, 1129, 1130
  manúbrio, 675, 1129, 1130, 1664
  parede membranácea, 674
  processos do, lateral, 1129
    longo, 1131
    muscular, 1131
    rostral, 1129
  promontória, 1128, 1329
  recesso epitimpânico, 1329
  tuba auditiva. Veja *Tubo auditivo*.
músculos, 355-358, 674, *742-743*, 747,
    1177-1178, *1177-1178*
  intrínseco, 747
nervos, 674, 1132
pele, 673
pinna, 672
processo estilóide, 673
traço, 226
veias, 1131
Ovários, 139, 146, 507-510, 887, *888-889*,
    1220, 1489, 1833
  artérias, 509
  direito, fêmea ingenética, 1821-1822
  esquerdo, 1813-1821
    antes da maturidade sexual, 1814
    células endócrinas, 1819
    córtex, 1815
    madura, 1815-1817
      na, atividade sexual, 1815
      fase de repouso, 1816
    estrato granuloso, 508
  estroma, 508
  estrutura, 508
  folículos maduros do, folículo pós-
    ovulatório, *1815*,
    1819-1821
  suprimento sanguíneo, 1816, 1818
    citolema do oócito, 1817
    coroa radiada, 1817
    estrato granuloso, 1817-1818
    membrana perivitelina, 1817
    nervos, 1818-1819
    parede, 1817.
    teca, externa, 1816, 1819
      interna, *1816*, 1817
    zona radiada, 1817
  hilo, 508
  ligamento do, próprio, 508, 1489, 1490
  nervos, 509
  veias, 509
Oviduto, 1833
  artérias, 1864-1865, *1866*
  direito, 1828-1829
    anatomia, 1828
    incidência, 1828
    istmo, formação do ovo, 1832
    nervos, 1929
  esquerdo, 1821-1828
    aberturas, 1838
    células ciliada, 1823
    crescimento do, após eclosão, 1823
    infundíbulo, 1823
    istmo, 1824
    ligamento, *1815*, *1820*, 1825-1826
    lúmem do, revestimo epitelial, 1823
    maduro, anatomia macroscópica,
      1824
    magno, 1824
    músculos, 1824

nervos, 1827
parede, 1823
suprimento sanguíneo, 1826
veias, 1827
formação do ovo, 1832
vasos sanguíneos do, comparativo, 1833
Ovo, albúmen, 1830, *1830*
  blastoderma, 1829
  blastodisco, 1828, *1830*
  calazas, 1829, *1830*
  camada halazífera, 1831
  casca, 1831
    cutícula, 1832
  componentes, 1828
  formação, 1832, 1833
  látebra, 1829
  membrana da, contínua, 1830
    extravitelina, 1830
    perivitelina, 1830
    vitelo, 1829, *1830-1831*
Oócitos, 508
Ovulação, 147, 509, 1818-1819

PACCHIONIANAS, granulações, 607
Paladar, órgão, 224-225, 680, 1671, 1937
Palato, 100
  duro, 315, 426, *426*, 808-811, 1164,
    1165, 1188, *1190*,
    1391, 1445, *1446*,
    1488, 1740
  vasos, 809
  fenda coanal, 1740
  membrana mucosa, 1740, 1747
  mole, 100, *425*, 441, 821, 861, 1193,
    1446, 1453, 1466
    e epiglote, 1453
    estrutura, *442*
    músculos, 1421
  músculos, 1421
  ósseo, 1747
  vasos e nervos, 825
Paleocerebelo, 193
Paleocórtex, 199
Paleopálio, 199, 605, 1011, 1281, 1581
Pálido, 186, 199, 1280, 1580
Pálpebras, 208, 658-661, 1119-1123,
    1321, *1321*, 1636,
    1649-1650. Veja tam-
    bém *Órgãos oculares*.
  artérias, 661, 1230-1231, 1637
  cílios, *658*, 659, 1108-1109, 1120, 1637,
    1638
  comissuras, 209, 659, 1120
  conjuntiva, 208-211, 660, 1122, 1321-
    1322
  estrutura, 1108-1113
  fissura palpebral, 658, 1109, 1120,
    1637
  histologia, 1122
  inferior, 208
    artéria(s), 1231
    medial, 1230-1231
  ligamento palpebral, 660
  limbo, 1636, *1638*
  membrana nictitante, 209, 661, 1110,
    1122, 1321
  músculos, 355, 745-747, 1637, *1649*
    inervação motora, 1639
    liso, 1122
  nervos, 661, 1637, *1652*
  pele, 659, 1120, 1649
  pêlo, 1122
  superior, 208
    artérias para a, lateral, 1231
    medial, 1230
  tarso, 660, 1122
  terceira. Veja *Pálpebra, terceira*.
  terceira, 209, *659*, 661, *1108*, 1109,
    1121, 1321, 1637,

ÍNDICE REMISSIVO

1638, 1933
  artéria, 908, 945, 1231
  glândula, 1637, *1638*
  túnica própria, 1122
Pâncreas, 106, 144, 458-460, *459*, 874-875, 1460, 1750, 1754, *1755*, 1760
  artérias, 920, 1761
  corpo, 855
  estrutura, 460
  lobos do, direito, 855
    esquerdo, 855
  nervos, 1761
  vasos e nervos, 460, 856
  veias, 1761
Pancreozimina, 150
Panículo adiposo, 225, 1331
  cervical, 752
Papila(s), coronal, *686*
  da(o)(s), barba, 1959
    bochechas cônicas, 807
    duodeno, 1201
    estômago muscular, 1752
    língua, 101, 427, 809, 811, 1188, 1445, 1743
    palato, 1741
    rúmen, 839
  dentária, 104
  filiformes, 101
  folhada, 101, 427
  fungiformes, 101, 427
  ileal (φ), 82
  incisivo, 426, 808
  lingual, 1743
  mama, 1493
  óptica, 217, 669, 1125, 1644
  parotídea, 424
  pili, 297
  renal, 880
  ruminis, 839-840
  unguiculiformes, 840
  valadas, 101, 427
Papo, 1748, *1748-1750*
  inglúvio, 1692
  veia caudal, 1873
Paquimeninge, 204
Parabrônquios, *1782-1784*, 1785, *1785*
  capilares aéreos, *1785*, 1786, *1786*
Paradídimo, 499
Paratendão, 41
Paratormônio, 140
Parede, abdominal, intestinal, 106
  linfáticos, centros, 585, 970-973, 976, 991, 1555-1557, 1563-1564
  pélvica, 585, 970-973, 976, 991, 1265-1270, 1555-1557, 1563-1564
Parênquima da(o), fígado, 463
  glândula mamária, 514
  testículo, 498
Paries, caroticus, 675
  colateralis mediais, lateralis, 682
  jugularis, 675
  labyrinthicus, 674
  mastoidea, 675
  membranaceus, 674
  profundo do omento maior, 836
  superficial do omento maior, 836
  tegmentalis, 675
Parte, bucal, caudal do pulmão, 127
  ciliar da retina, 214, 669, 1643
  cranial do pulmão, 127
  disseminada do tecido da próstata, 885, 1219, 1486
  distal da hipófise, 141, 542
  flácida da membrana timpânica, 1129, 1130, 1329, 1663
  inflexa medial lateral da pata, 681

  infundibular, 141
  irídica da retina, 669, 1114
  longa da glande, 1488
  óptica da retina, 669
  pilórica, 833, 842
  plana do corpo ciliar, 1642
  supracommissural, 606
  tectal da coluna do fórnix (φ), 607
  tensão da membrana timpânica, 1128, 1129, 1130, 1329, 1663
Patela, 29, 710, 1151, 1374, *1405*
  articulação, 338
  estrutura e desenvolvimento, 282
  vistas cranial e caudal, *282*
Pecten oculi, *1931*, 1932, *1933*
  ossis pubis, 29
Pedículo da vértebra, 24
Pedúnculos, cerebelares, 599
  médios, 1574, 1577
  olfatórios, 199, 605, 1581
Peito, artérias, 1860-1863, *1860*
Pele, 225-227, 681, 1131-1134, 1331, 1672
  capilares sinusóides, 1950
  cútis, 225
  da(o)(s), focinho, 1331
    pálpebras, *658*, 1120
  epiderme. Veja *Epiderme*.
  estrutura, 226, 1949
    arterial, 1950-1951, 1953-1954
    formação, 14
  glândulas. Veja *Glândulas da pele* e glândulas específicas.
  pêlos, 964
  queratinização, *1958*
  vasos e nervos, 226
Pêlos, 68, 1132, 1331, 1672
  da(s), cabeça, 681
    metacarpo, 681, *681*
    metatarso, 681, *681*
    pálpebras, 1122
  folículo, 226, 1331
  lanei, 1134
  raiz, 226
  supraorbitales, 209
  táctil, 226
Pelve, 96, 278, 708, 709-710, 1149, 1150, *1363-1365, 1401, 1403*
  abertura caudal, 710
    cranial, 28, 710
  assoalho, 710
  corte transversal, 92-93, 96
  diferenças sexuais, 278
  estrutura, 278
  nervos, 1316-1319
  renal, 136, 492-495, 879-881
  teto, 710
  vistas da, cranioventral, *279*
  frente, 278-279
Pélvico(s), membro(s). Veja também as partes específicas, por exemplo, *Mão, Cintura pélvica* etc.
  após união epifisária completa, 273
  artérias, 567-578, 930, *930-932*, 1251-1257, 1539-1549, 1864-1868, *1867*
  articulações, 336-349, 738, 1175, 1414-1415
  centro linfático, 587
  dados de ossificação, 275
  dígitos, 293
  elementos, autopodiais, 69
    estilopodiais e zeugopodias, 65
  falanges, 293
  fáscia, 402, 415, 791-805, 1184, 1186, 1436-1437, 1441, 1715-1727

  ligamentos e tendões, *1414*
  músculos, 402, 777-805, 1184, 1186, *1436-1437*, 1441, *1443*, 1715-1727
  osso(s), 28, 273-293, 707-709, 728, 1149-1153, 1361-1376
  sesamóide, 293
  tempos de fechamentos epifisários, 275(q), 707(q), 728(q), 1149(q), 1361(q)
  veias, 1879
Penação, ângulo, 49
Pena(s), alfange maior, *1944*
  almofada, 1945
  auricular, estrutura, 1947
  camada, 1938, 1944-1945
  contorno, partes, 1946-1947
  cores, 1946
  da(o), cauda, 1945
    frente da asa, 1946
    pescoço, 1945
    pó, estrutura, 1947
    proa da asa, 1946
  distribuição, 1938-1951
  especializada, 1947-1949
  estrutura, 1946-1949
  glândula do óleo, estrutura, 1947
  penugem, 1939, 1947
  pequeno círculo cloacal, 1939
  posterior, 1946
  principal, 1946
  sela, 1945
  trato das, abdominal, medial, 1939, *1943*
    lateral, 1939
    auricular, penas surgidas, 1938, *1939, 1940*
    capitais dorsais, 1938
    caudal dorsal, 1938
    cervical dorsal, 1938
    crural, 1941
    dorsal do tronco, 1938
    femoral, 1941
    interescapular, 1938
    peitoral, 1939, *1942*
    pele, 1951
    umeral, 1939, *1941*
Pênis, 139, 502-505, 885-886, *1219, 1244-1250*, 1485, *1486*
  artéria(s), 504, 566, *567, 924,* 931, 957, 1251, 1538
    cranial, 569, 570
    dorsal, 931, 957, 1251, 1538
    média, 566
    profunda, 931, 957, 1538
  bainha, 505-506
  bulbo, 506, 887, *1481*, 1488
    artéria, 931, 957, 1538
    estrutura, 887
  colo, 503
  comprimento, 884
  estrutura, 504, 884
  flexura sigmóide, 885, *885, 886*
  glande, 885, *887*, 1488, *1488*
  mecanismo de ereção, 1488
  músculos, 373, 504, *564, 567, 570*, 885-886
  nervo(s), 504
    dorsal, 640, 1074, 1076, 1306
  óstio uretral externo, 885
  pilar, 503, 567
  prepúcio, 1488
  raiz, 503, *503*
  septo, 885
    mediano, 1583
  sulco uretral, 504
  veias, 504
Perfurada, substância, 199
Pericárdio, 153, 518, 900, 939, 1224,

1497, 1842-1843
fibroso, 153, 518, 900, 1497, 1842
seio transverso, 1497
seroso, 153, 518, 1497
parietal, 1842
visceral, 1842
Periférico, sistema nervoso, 168, 169, 608-615, 1012-1052, 1282-1294, 1583-1595, 1895-1922. Veja também *Nervos craniano e espinhal*.
estrutura, 168
Perilinfa, 224, 1668
Perimétrio, 511
Perimísio, 38
Períneo. Veja também *Diafragma pélvico*.
músculos, 374, 375, 772
Periodontium, 104
Períoplo, 683, *683*, 685
Periórbita, 211, 661-662, 1113, 1123, 1640
Periósteo, 21
Peritônio, 96, *96*, 98, 463-465. Veja também *Omento* e títulos sob *Meso*.
abdominal, 98
parietal, 1732, *1735*, 1736, *1736*
pélvico, 97
visceral, *1735*, 1736, *1736*
Perna, 283-286. Veja também *Membro pélvico*.
membrana interóssea, 342-343
músculos, 415-421, 799-800, 1185, 1722-1726
nervos, 1917
ossos, 28, 272-295, 710, 728, 1151, *1151*, 1374-1376, *1370-1372*
Pés, 286-294, *1407*
cório, 685-687
direções das forças, 70
escamas, 1957
músculos, 415-421, 799-805, 1185
ossos, 712-728, 1152-1153, 1376-1377
Pescoço, *1484*. Ver também *Colo*.
artérias, 1855-1856
centros linfáticos, 960-965, 978, 984-985, 1259, 1262, 1551-1554
do, dente, 1446

pênis, 503
fáscia, 362-370, 751-758
ligamentos do, interespinhais, 1174
músculos, 362-370, 751-758, 1179, 1295-1297, 1423-1424, 1693
cervical ventral, 362-366
cutâneo, ação, 1804
penas, 1944
vasos linfáticos, 1881, *1882*, *1885*
veia, 1870-1874
cutânea transversa, 1873
Pessulo da siringe, 1780-1781
Pila acessória dextra do rúmen, 838
acessoria sinistra do rúmen, 838
caudalis do rúmen, 838
coronaria, dorsalis do rúmen, 838
ventralis, 838
cranialis do rúmen, 837, 840
longitudinalis sinistra do rúmen, 838
omasi, 833
Pilar. Veja também *Perna*.
cerebral, 1894
substância perfurada caudal, 195
curto da bigorna, 674, 1665
da(o), bigorna, 1129
estribo, 1130, 1665
direito do feixe atrioventricular, 1853

esquerdo do feixe atrioventricular, 1853
longo da bigorna, 1129, 1665
rostral do estribo, 1665
Piloro, 447, 833, 1195, *1197*
antro, 446
Pinna do ouvido, 672, 1934
Pirâmide, da medula oblonga, 191, 1274
decussação, 191
renal, *494*, 879-880
Placa, basitemporal, 1682
cribiforme do osso etmóide, 299
do pé do estribo, 1665
tectorial do etmóide, 299
Placódio, 113
Plano, caudal, 4
cranial, 4
dorsal, 4
frontal, 4
mediano, 4
nasal, 109, 859, 1465
nasolabial, 109, 859-860
nucal, 294
parietal, 294
rostral, 109, 1203
sagital, 4
temporal, 301
transverso, 4
ventral, 4
Platisma, 350, 740
Pleura, 122, 481-482, 870, 1210, 1474
cervical, 122
costal, 123, 483
diafragmática, 483
estrutura, 123
mediastinal, 123, 483
cranial, 870
média, 870
parietal, 122, 481, 1732
pericárdica, 85, 483
pulmonar, 85, 122, 483
vasos e nervos, 123
visceral, 122, 481
Pleural, reflexão, linha, 123, 484, 1474
Plexo(s), adrenal (ϕ), 652, 1092, 1098, 1314, 1629, 1632, 1927
anular ciliar, 1896
aórtico abdominal, 652, 654, 1095, 1100, 1104, 1314, 1316, 1630, 1633, 1927
atrial (ϕ), 647
autônomo, 172, 1092-1095, 1102-1104, *1103*, 1314-1316, 1318
braquial, *170*, *533*, *547*, 623, *623*, *624*, 625-633, 1055-1063, *1056*, *1057*, 1297-1298, 1299(q), *1596*, 1597, 1607-1612, *1608*, 1907-1913
origens e freqüência dos nervos, 1054(q)
cardíaco, 159, 647, *1081*, 1078, *1088*, 1090, *1310*, 1312, 1625, 1928
gânglio, 1090
parte pré-traqueal, 1085, 1087
triângulo intervascular esquerdo, 1087
carótido, 1925
cárpico ventral, 1862
caudal, 1077, *1914*, 1922
dorsal, *1306*, 1307
ventral, 1617
celíaco, 1749-1761
celiacomesentérico, 652, 1092, 1098, 1102, 1316, 1628, 1630, 1632

cervical, dorsal, 623, 1294, *1297*
ventral, 1295
cloacal, 1919, 1927
cólico, 654
corióide do cérebro, 1894
coronário (ϕ), 647, 1928
de(o), arco da aorta, 647
Auerbach, 654
entérico, 654
esofágico, 1749
esplênico, 654, 1926
faríngeo, 617, *648*, 1022, 1023, 1036, 1051, 1292, 1587-1593

gástrico, 654, 1926
hepático, 654, 1757, 1926
ilíaco interno, 1927
intermesentérico, 654, 1095, 1100, 1104, 1316, *1630*, 1631, 1633
lienal. Veja *Plexo esplênico*.
lombar, 633-635, 1064-1068, 1301, 1613
ramo do, cutâneo lateral, 633
genital, 635
ventral, 633
lombossacral, *1068*, 1303-1304, *1602*, 1613-1617, *1614*, 1913. Veja também *Plexo lombar* e *sacral*.
mesentérico, caudal, 654, 851, 1095, 1100, 1104, 1316, 1630, 1632, 1926, 1927
cranial, 1757, 1761, 1925, 1926, *1926*
mientérico, 654
ovariano, 654, 1095, 1098, 1104, 1316, 1630, *1630*, 1632, 1821, 1927
pampiniforme, 499
pancreaticoduodenal, 1757, 1761, 1926
parotídeo, 615
pélvico, 654, 1096, 1100, 1104, 1631, 1633, 1927
peribronquial, 1929
pleural, 1929
pré-vertebrais, abdominopélvicos, 1925
pró-ventricular, 1926
pterigopalatino, 182(q), 611, *612*
pudendo, 1757, *1914*, 1919-1921
pulmonar, 647, 1787, 1928
renal, 652, 1095, 1098, 1104, 1316, 1629, 1632, 1927
sacral, 636-640, 1068-1073, 1210, 1914
supra-renal. Veja *Plexo adrenal*.
testicular, 654, 883, 1095, 1098, 1104, 1316, 1629, 1632, 1927
timpânico, 184, 616, 655, 1022, 1036, 1051
vascular, 160
venoso, 161
venosus sclerae, 213
Pliohippus, 17
Plumagem, 1938
da(o)(s), costas, 1945
frente do pescoço, 1945
peito, 1945
Pododerme, 685
Polariscópio, 58
Polegar, músculos, 1714
Polpa do dente, 101
Ponte, 186, 192, 595, 596, 1002, *1004-1005*, 1274, *1573*, *1574*, 1574. Veja também *Metencéfalo*.
Porção vaginal, 511
Poro acústico interno, 304-305, 1162
sudorífero, 226

ÍNDICE REMISSIVO

Porta hepática, 852, 855, 1875
Prega. Veja também *Plica*.
　alar, 860, 1466
　ariepiglótica, 1471
　cecocólica, 454, 455
　ciliar, 667
　circular do intestino delgado, 848
　da(o), abomaso, 841-842
　　omaso, 841-842
　duodenocólica, 456
　gastropancreática, 448
　genital, 98
　glossoepiglótica, 427
　longitunal do duodeno, 81
　mucosa, 94
　pterigomandibular, 426
　ruminorreticular, 837
　salpingofaríngea, 676
　semilunar da conjuntiva, 209-210
　sinovial, 36
　tuba, 511
　uretérica, 497
　uroproctodeal, 1837
　vasculosa, 562
　veia cava, 85, 123, 489, 1213, 1477
　vestibular, 117
Prepúcio, *496*, 505-506, 886, 1219, *1244*
　do clitóris, 513
　esmegma, 505
　músculos do, protractor, 886
　　retrator, 886
　vasos e nervos, 505
Presas, 1189, *1190*
Pressão intratorácica, regulação da, laringe, 120
Pressores, receptores, 160
Presternum, 26
Processo, alveolar, 732
　anconeo da ulna, 261
　articular, 234
　articular, caudal, 24
　　cranial, 24, 243
　cartilaginoso, 282
　caudado do fígado, 1200
　ciliar, 1114, 1325, 1643, 1654
　clinóide, 1391
　　do osso basisfenóide, 729
　　rostral, 1381
　condilar da mandíbula, 720, 1168, 1385
　cornual dos ossos frontais, 731
　coronóide da mandíbula, 720, 734, 1168, 1385
　costal, 24
　do, martelo, 1665
　　osso, occipital, 1665
　　　temporal, 1379
　espinhoso, 24
　　do sacro, 241, *241*
　estilóide da(o), cartilagem auricular, 1128
　　osso temporal, 304-306, 731
　　rádio, 1350
　　ulna, 703, 1163, 1351, *1356*, 1661
　frontal do osso zigomático, *719*, 733, 1167, 1382
　interparietal, 1377
　jugular do osso occipital, 294-315, 728-729, 1154, 1377
　lacrimal, 309
　lenticular, 1131, 1330, 1665
　lingual do osso basi-hióide, 1168
　mastóide, *313*, 1163, 1391
　maxilar, 1382, 1682
　muscular da(o), cartilagem, aritenóidea, 1469
　　　cricóide, 1469
　　　martelo, 1665
　　　osso temporal, 731
　nasal do osso incisivo, 717, *717*, 732, 1166, 1382
odontóide do áxis, 237
ótico, 1681
palatino da maxila, 306, *307*, *717*, 732, 1165, 1382
paramastóide, 294
piramidal do osso palatino, 308, 1166
pré-maxilar, 1683
pterigóide do osso basisfenóide, 729, 1380
retroarticular dos ossos temporais, *304*, 312, 716, 1379
septal, 732
supra-orbitário (ϕ) do osso frontal, 1635, 1647
temporal do osso zigomático, 733, 1167, 1382
tentorial, 317, 731
transverso do áxis, 693
uretral masculino, 505
vocal, *473*, 1470
zigomático da(o)(s), maxila, 716, 732, 1381
　ossos, frontais, *311*, 715, 1161, 1635, 1647
　　temporais, 715, *715*
Proctodeo, *1836-1837*, 1838
Proeminência laríngea, *1771*, 1772, 1777, *1777*
Progesterona, 147
Promontório, do ouvido médio, 1128, 1329, 1664
　vertebral, 696
Propatágio, 1701
Prosencéfalo, 186, 196-202, 601-607, 1007-1008, 1278, 1578-1582. Veja também *Diencéfalo*, *Hipotálamo*, *Subtálamo*, *Tálamo* e *Epitálamo*.
Próstata, 139, *500*, 502, 884, *884*, *1249*, *1481*, *1482*, 1486
Protuberância, intercornual, 720, 723
　occipital, 294, 316
　　interna, 317, 713, 731
Proventrículo. Veja *Estômago*.
Proximal, distância, 4
Proximale reteaste, 910
Pterilose, 1938
Ptilopodia, 1944
Ptilose, 1938, 1944-1946
Pube, 28, 728. Veja também *Os coxae*.
　estrutura, 274
　ramo, caudal, 709
　　cranial, 708
　sínfise, *1363*
Pudendo, feminino. Veja *Vulva*.
Pulmões, 126, 127, 484-490, 870-878, 1211-1215, 1474-1478, 1782-1794, *1782-1793*
　anatomia do, funcional, 1794
　　microscópica, 1786
　ápice, 870, 1212, 1474
　arquitetura interna, 127
　artérias, 489, 878, 1215, 1479
　barreira no sangue, 1786
　base, 870, *872*, 1212, 1474, *1475*
　bordas, 487-489
　　basal, 874, 1212, 1213, 1476
　　dorsal, 874, 1212, 1213, 1476
　　ventral, 874, 1212, 1213, 1476
　brônquio. Veja *Árvore bronquial* e *Bronquíolos*.
　bronquíolos do, respiratório. Veja *Brônquio* e *Bronquíolos*.
　capacidade, 1792
　capilar áreas, 1786
　desenvolvimento, 120
　direito, 870, 871-872, 1211, *1211*, *1212*
　drenagem linfática, 133
　fissuras interlobares, 1476
　hilo, 126, 873, 1212, 1474
　incisura cardíaca, 1213, 1476
　inervação, 1787
　inserções pleurais, 1734
　percursos do ar, 1795
　pleura pulmonar, 874
　raiz, 127, 1474
　sacos aéreos, *1782-1783*, *1787-1789*
　　abdominais, *1783*, *1787*, *1791-1792*
　　corpos, *1735-1738*, *1783*, *1787*, *1791*
　　divertículos, *1783*, *1787*, *1791*
　　capacidades, 1792
　　cervical, *1783*, *1787*, *1788*, *1789-1790*
　　câmara principal, *1783*, *1787*, *1788*, *1789*
　　divertículos, *1783*, *1787*, *1790*
　　mediana, *1788*
　　estrutura da parede, 1792
　　ligações, *1782-1788*, *1792*, *1794*
　　percursos do ar, 1795-1796
　　termos usados, 1790(q)
　　torácico, caudal, *1783*, *1787*, *1791*
　　　cranial, *1783*, *1787*, *1789*, *1791*
　superfície, costal, 871, 1212, 1445
　　medial, 871, 1212, 1474
　vasos linfáticos, 489, 1479, 1883-1884
　veias, 1215, 1479
Pulmonar, rede capilar, *129*
Pulvino, dentário, 808
　digital, 686
Punctum, *lacrimalia*, 210, 1109, 1110, 1639
　ossificationis, 22
Pupila, 215, 668, 1107, 1114, 1125, 1325, 1656
　corpora nigra, 1114
Putâmen, 198, 603, 1280, 1580

QUADRIL, articulação, 338
　músculos, 406-409, 792-799, 1184, 1715-1722
　nervos, 1914, 1915-1917, *1916*
Queixo, 100
Quilo, 163
Quimo, 150

RADIATIO acustica, 200
R como uma unidade de medição na radiologia, 8
Rádio, 27, *256-261*, 702, *702*, 727, *1147*, 1350, *1399*, *1400*, 1689
　artéria nutrícia, 552
　bordas, 258
　cabeça, 258
　centros de ossificação, 703
　circunferência articular, 258
　corpo, 258, 702
　dados de ossificação, 248
　desenvolvimento, 259
　estrutura, 256
　extremidade distal, 260-261, 702
　facetas, 258
　inserção do ligamento e músculos aos locais, 259
　ligamento anular, 1413
　linhas epifisárias, 262
　superfícies, 258
　tróclea, 258
　tuberosidade, 258, 702
Radiografia e o esqueleto, 9-10
Radiográfica, diagnose, 9
Radiologia, anatomia, 5-13
　veterinária, 5-6
　definição, 5

posicionamento do paciente, 5
Radiologista, 6
Radiopaco, 7
Radix, motria, 182
  oculomotoria, 181
  sensoria, 182
Rafe, palatina, 808
  faríngea, 444
Raios, de roentgen, 6
  X, definição, 6-7
    biológicos, 7
    efeitos, 7
    fluorescente, 7
    fotográfico, 7
    ionizante, 7
Raiz, cranial do nervo acessório, 185
  da(o), língua, 427
    mesentério, 451
    pêlo, 226
    pênis, 503
    pulmão, 127
  dorsal dos nervos espinhais, 169
  espinhal do nervo acessório, 185
  mesentérica, 90
  ventral dos nervos espinhais, 169
Ramo. Veja também artérias e nervos específicos; por exemplo, ramos.
  adrenal (supra-renal) caudal, 1248, 1536
  acuminis, 1009, 1010, 1280
  ad rete mirabile epidural rostrale, 1519
  anastomótico, com a artéria carótida externa, 1511
  infra-orbitário, 539, 944, 945
  metacárpico dorsal III, 555
  occipital, 1501
  oftálmico interno, 540, 1231, 1511
  articular, do joelho, 1541
    intermédio, 539
    medial, 539
  calcâneo, 936
  cárpico, dorsal, 917
    palmar, 1239
  caudal da rede admirável epidural rostral, 908-910
  central da artéria cerebral média, 544-545
  cólico, 922
  colli, 1596
  comunicante, 621, 624, 631
    com o nervo, metatársico dorsal III, 1071
    nasociliar, 179
    do gânglio ciliar, 179
    torácico, 1084
  cutâneo, lateral, 1063
    caudal do braço, 1598
    ventral, 633, 1063
  dorsal da falange proximal, 918
  epiplóico, 920-921
  gastrolienalis, 1247
  glandular zigomático, 1512
  ilei mesenterialis, 847
  lingual, 185
  maleolar medial, 936
  mamário, 1229, *1242*, 1502
  muscular proximal, 628
  ossis ischium, 29
  palmar, 551, 553
  pancreático, 880-881
  paramediano, 546
  perfurante, da artéria coronária direita, 1848
    proximal III, 918
  pericárdico, 625
  prepucial, 640
  recorrente do feixe atrioventricular, 1853
  retis, 1519
  superficial da artéria coronária direita, 1848
  tórulo digital, 1529

tórus, digital, 556
  metacarpal, 1529
  uterino, 1536
Ramus, anastomoticus cum a saphena, 572, 577
  ductus deferentis, 566, 955, 1249
  labialis, caudalis, 566, 1538
    e mamário, *929*
    cranialis, 570
  tubarius, 562, 923, 1536
  uretericus, 566, 1248
  urethralis, 566, 1249
Ranfoteca, 1740, 1955
Raque da pena de contorno, 1946
Recesso, coclear, 678
  costodiafragmático, 123, 484
  costomediastinal, 123
  epitimpânico, 1128, 1329
  faríngeo, 822
  hepatoentérico, formação, 87
  laminar, 841
  maxilar, 31, 1382, *1386*
  mesentérico-entérico, formação, 87
  neuro-hipofisário, 601
  óptico do diencéfalo, 179, 1894
  piriforme da cavidade faríngea, 1471
  supra-omental, 836
  terminal, 494
  uterino, 1825
Rede, *admirável*, 160
  artéria maxilar, 1519
  epidural, caudal, 910, 1232
    rostral, 896-911, 944, 1232, 1519
    interna, 940
    ramos musculares, 945
  carotídea, 945
  chiasmaticum, 910, 945
  etmoidal (φ), 545, 1231, 1515, 1519
  pineal, 149
  quadratopterigóidea, 1872
  társica, 1868
    dorsal, 577, 1256
  testicular, 883
  tibial cranial, 1868
  vasculosa, 160
Refração, meios de, do olho, 670
Regiões torácica e lombar, 696
Relaxina, 149
Rêmige(s), cárpica(s), 1939
  de cobertura, *1941-1943*
  primárias, 1939
  secundárias, 1939
Resistência, à tensão, 51
  compressiva, 51
  distribuição da, na articulação do cotovelo, 66
  representação gráfica, 51
Respiração, 134
  laringe, 119
  mecânica, 1794
  músculos, 122
Reticular, formação, rombencefálica, 191
Retículo, 105, 828, 831-833, *834*
  camada muscular, 843
  curvaturas, 833
  membrana mucosa, 840
  superfície, diafragmática, 831
  visceral, 831
Retina. Veja também *Globo ocular; Retina.*
  área central, 1932
  camadas de tecido, 257
  epitélio pigmentar, 217
  estrutura, 216-217
  suprimento sangüíneo, 1231
  tipo rampa, *667*, 668
Retináculo, 41
  extensor da(o), articulação cárpica, 330
    membro pélvico, 396, 777, 790
  flexor do membro torácico, 396, 790
Reto, 456, 457, 851, 1199, 1460, 1756,

1759, 1809. Veja *Ânus* e *Cloaca*.
  artérias, 851
  exames, 851
  membranosa mucosa, 851
  vasos e nervos, 851
Retrizes, 1683
Rima, cornealis (φ), 665
  da(o), *gloti*, 119, 476, 478, 751, 867, 1208, 1471
  oris, 100, 1445
  palpebrarum, 209
  pudendo, 512
  vestíbulo, 119
Rim(ns), 136, 491-495, 879-880, 1216, *1216-1217*, 1481-1482, *1483*, 1798, *1803-1804*
  aparelho justaglomerular, 1801
  artérias, *137*, 494, *1799-1800*, 1801, *1802*
  cálices do, maior, 880
  cápsula fibrosa, 492
  colunas, 492
  córtex, 136, 492, 1799, *1801*
  direito, 491-493, 879, *879*, *881*, 1481
  esquerdo, 491-492, 879, 1481
  estrutura, 492, 880, 1217, 1481, 1798-1804
  fixação, 491-492
  formato, 880
  glomérulo, 1802
  hilo, 136, 491, 880, 1217, 1481
  lobos, 1798-1801, *1800*
  lóbulos, 492, 1798-1801, *1800*
  mácula densa, 1802
  medula, 1799, *1801*
  néfrons, 1801, *1801*
    cortical, 1801
    medular, 1801
  nervos, 494
  peso e tamanho, 492
  vasos retos, 1802
  vasos linfáticos, 495
  veias, 495
  zonas medulares, 1482, *1483*
Rinencéfalo, 186, 605, 1281, 1581
  divisões, 199
Roentgen, unidade de medição, 8
Roentgenografia, 7
Roentgenograma, 7
Rombencéfalo, 186, 190-193, 592-599, 1001-1003, 1274, 1569-1577
Rostral, dos hemisférios cerebrais, 199
  nasal, 1203
Rostro esfenoidal, 298, 714
Rotação, articular, 36, 223
  conjunta, 68
  do estômago primitivo, 88-90
Rugae, 94. Veja também *Cristas*.
Rúmen, 105, 828, 830-832, *839-840*
  anatomia superficial, 836
  átrio, 839
  camada muscular, e camadas externa e interna, 843
  curvaturas, 830
  extremidade caudal, 831
  interior, 837-842
  membrana mucosa, 839
  pilares, 837
    acessório, 838
    coronário, 838
    cranial, 837, *840*
    longitudinal, 838-839
  sacos do, caudodorsal, 838
    caudoventral, 831
    dorsal, 831, 838
    ventral, 831, 838
  sulcos do, caudal, 831

ÍNDICE REMISSIVO

coronário, caudal e ventral, 831
cranial, 831
longitudinal, 831
reticular, 840-841
superficial, 831

SACO, anal, 1460
cego, 844
caudodorsalis et ventralis, 831
cego do estômago muscular, 446, *447*, 1752
conjuntival, 661, 1637
do rúmen, 838
dural da medula espinhal, 1890
endolinfático, 1670
intercárpico, 330
intertársico, 344
lacrimal, 210, 661, 1110, 1123, 1639
fossa, 718-719
pericárdico, 153
pleural, 122, 481
prepucial, 139
radiocárpico, 330
sinovial, 41
társico, 344
tarsometatársico, 344
tibiotársico, 344
ventral do rúmen, 838
Sacro, 241-242, 696, *697*, 726, *1142*, 1143, *1143*, 1343
asas, *242*, 696, 1142, *1342*, 1343
desenvolvimento, 243
estrutura, 240
processos espinhosos, 1142
vistas dorsolateral e ventral, 242
Sacrocaudal, região, artérias *925*
Sacroilíaco, articulação, 336-338
Sacropélvica, superfície, 1367
Sáculo, do ducto coclear, 1670
ouvido interno, 224, 679
laríngeo, 117, 477, *477*, 1471
Sanguis, 153
Sarcolema, 38
Scutum. Veja também *Patela*.
distale, 402
medium, 402
proximale, 402
Sebo, cutâneo, 226
palpebral, 660
Secretina, 150
Segmentos broncopulmonares, 128, 131(q)
Seio(s), aórtico, 161, 528, 1847
carotídeo, 160, 536, 616, 904, 1513
circular, basilar, 1870-1871
comunicante, 301
conchal, dorsal, *1160, 1165*, 1173
ventral, 1167
conchofrontal, 322
coronário, 154, 157, 158, 520, 1499
cutâneo, 225, *1133*, 1134
da(o), epididimário, 91, 498
fossa cerebelar, 1870
linfa, 164
osso pré-esfenóide, 714
pericárdio transverso, 1497
tronco pulmonar, 160, 528
esfenoidal, 714, 725, 729, 735, *1158, 1159*, 1163
esfenopalatino, 308-310, 322
esfenoparietal, 1870
frenicocostal, 484
infra-orbitário, 1134, *1764*, 1765-1766, 1767, 1770, *1770*
inguinal, 1134
interdigital, 1134
lacrimal, 725, 735, *1156, 1157*, 1166, 1172
marginal, 1870
maxilar, 319-322, 717, 725, 732, 733,
1156, 1157, 1164, 1171
occipital, 536, 1870-1871
olfatório, 1870-1871
paranasal, 30, 108, 113, 319-322, 723-725, *724*, 731, 734, 1171-1173, 1205
frontal, 300, *309*, 321, 322, 723, 731, 734, *1156, 1157, 1160*, 1161, 1172, 1378, *1386*
caudal, 723, 1172
ossos parietais, 715
rostral, 725
lateral, *1156, 1157*, 1172
funções, 113
palatino, 31, 717, 725, 732, 735
pericárdio, 518
transverso, 1842
pulmonar, 155, 1846, 1854
do ventrículo direito do coração, 523-524
renal, 136
rombóide da medula espinhal, 1890
sagital, dorsal, sulco, 1161
Sela túrcica, 205, 297, 714, 1155, 1171, 1894
Selenodonte, 102
Sêmen, produção, 1806
Seminal, colículo, 506, 887, 1489
Septo, atrioventricular, 154
do, mediano, 1488
pênis, 885
seio maxilar, 319
faríngeo, 822
interalveolar dos ossos incisivos, 732
interatrial, 1845
interlobar, 94
intermuscular, 402
interventricular, 154, 1847
veias, 1851
mediano da medula espinhal, 1891
nasal, 109, 318-319, 467, 1764, 1768, 1936
parte, cartilaginosa, 859
óssea, 959
vômer, *1160*, 1163, *1164*
pós-hepático, 1735-1738
seio do coração, *1845*
sinuum, frontalium, 322
maxillarium, 319
telencefálico, 606, 1011, 1281, 1582
transverso, 84
Septomarginais, trabéculas, 523
Séptulos do testículo, 498
Seriada, homologia, 14
Sexual, dimorfismo, 16
Sincondrose, 33
esfeno-occipital, 297
esternal, 328
interesternebral, 328
intermandibular, 348
Sindactilismo, 28
Sindesmose, 33
Sinergistas, 41
Sínfise, 34
isquiática, 274, 337, 1149
pélvica, 273, 337, 1149
articulações, 338
púbica, 273, 338, *1363*
vertebral, 324
Sinsarcose, 33
Sintopia, 15
Siringe, 1779-1783
bolha, 1781
bronquidesmo, 1780
cartilagens, 1779
esqueleto, 1779
função, 1781
membranas da, vibratórias, 1780, *1780*
músculos, 1780
nervos, 1780
pessulus, 1780
Sistema, atrioventricular, 1851
digestório. Veja *Índice*.
respiratório. Veja *Índice*.
cardiovascular, 153
maschata, 1678
no ferimento da medula espinhal, 851-852
nervoso, autônomo, 168, *174*, 1078, 1308-1319, 1617-1633, 1922-1929
abdominal, 650-656, 1628, 1631
caudal, 655, 1630
cervical, 642-644
estrutura, 172
parassimpático, 175, 647-650, 1090-1091, 1312-1314, 1625, 1924-1929
parte pélvica, 1631
esquema, *176*
olfatório, 108
venoso portal hepático, 1875-1876, *1876*
Sola, cório, 686
pelvis osseum, 278
Somação, 17
Somatopleura, 83
Somitos, 14
Subcútis, 225
estrutura, 1950
Substância, alba, 189
branca, 189, 1569, 1570
cinzenta, 1569, 1590
da medula espinhal, 189
distribuição, 1569, *1570*
central, 195
cinzenta, 188
compacta, 15
esponjosa, 15
gelatinosa, 188
negra, 195
do pilar do cérebro, 601
própria da córnea, 1323, 1641, 1654
Subtálamo, 197
Sulco, abomaso, 841
acessório esquerdo e direito do rúmen, 831, *832*
alar, 109
anseado, 604
atrioventricular, 154
basilar da ponte, 1574
calcâneo, 289
calcarino, 604
calosomarginal (φ), 1010, 1280, 1580
carpi, 263
cárpico, 263
cerebri, 189
coronal, 604, 1580
da prata, 683
coronário, 154, 520, 940, 1843
dorsal, ventral, 831
cranial do rúmen, 831
cruzado, 604, 1580
da(o), abomaso, 841
esclera, 663
músculo braquial, 255, 629, 1059, 1432
nervo maxilar, 297, 1155
omaso, 839, 840-842
septo nasal, 1166
veia cava, 460, 852
diagonal do telencéfalo, 604
ectogenual (φ), 1280
ectomarginal, 604, 1580
ectoesplenial, 1580
gástrico, 829
interventricular do coração, 519, 940
jugular, 363
lacrimal, 306
laringotraqueal, 133

ligamenti accessorii femoris, 274
limitante, 192, 1006
  do, corpo geniculado medial e lateral, 1006
  trígono do lemnisco, 1006
  longitudinal direito e esquerdo do rúmen, 831
maleolar, 284
marginal, 604
mesencefálico lateral (ϕ), 1578
milo-hióideo da mandíbula, 734
oblíquo do telencéfalo, 604
  ectossilviano, 604, 1580
  endogenual (ϕ), 1280
  endomarginal, 1580
  esplenial, 604, 1580
  hipocampal, 1581
  interventricular, dorsal, 1592, 1847
    paraconal, 154
    subsinuoso, 154
    ventral, 1843
obturatório na pube, 274
óptico do osso presfenóide, 729
palatino, 306, 315, 1165, 1382
paracuneal lateral, medial, 684
parietal da falange distal, 268
pós-cruzado (ϕ), 1580
pré-pontino (ϕ), 1578
pré-silviano, 1280, 1580
pró-reus, 1580
reticular, 839-841
rinal ventral (ϕ), 605
ruminoreticular, 831
semi-anular, 605
septal do vomer, 304-306
supra-orbital, 715-1165
supra-silviano, 603, 1580
  médio, 603
tali, 289
terminal, 154
tuberositítas tibiae, 285
vasculoso, 696
ventral do rinencéfalo (ϕ), 605
Supracoróide, 213
Sustentáculo do talão, 290
Sutura, 33
  coronal, 301, 303
  esfenofrontal, 303, 731
  frontolacrimal, 303
  frontomaxilar, 303
  frontonasal, 303
  frontopalatina, 303
  lambdoidal, 297
  palatina, 306
    mediana, 316
    transversa, 316
  parieto-occipital, 297
  sagital, 301
Sylvius, aqueduto, 202

TÁBUA vitrea, 21
Tálamo(s), 196-198, 601, 1007, 1581, 1894
  corpos geniculados, 197-198
Tálus, 29, 298, 712, 1152, *1375.* Veja também *Tarso.*
  vista plantar, 290
Tampa da polpa de contorno, 1946
Tapetum, 1114, 1115
  chroidea (ϕ), 213
  da corióide, 213, 1114, 1124, 1642, 1655
  fibroso, 1114
  fundo, 1656
  lucidum, 213, 1643
  nigrum, 1643
Tarso, da pálpebra, 660, 1122
  em espécies diferentes, 30

ossos, 19, 29, 208, 286-293, *711-713,* 712, 728, 1152, 1376-1377, *1372-1376,* 1690
centros de ossificação, 291
dorsal, vistas plantar e medial, *288*
talus. Veja *Talus.*
vista lateral, *299*
sinônimos, 30
Teca, *externa,* 1816, 1818
  folicular, 508
  interna, 1816-1817
Tecido, da(e), ilhota pancreática, 144
  sustentação do dente, 101
  interlobular, 94
  linfático, 163
    estruturas, 164
  lúteo, formação, 147
  muscular, 94
  tireoidiano, acessório, 142
Tecto, do mesencéfalo, 194, 599, 1006, 1235, 1577
  artérias, 544, 546, 913, 1516-1517, 1858
  óptico, 194
Tegmento do mesencéfalo, 195-196, 601
Tegumento comum. Veja *Pele.*
Tela, choroidea, 206, 1234
  subcutânea, 15, 225
  submucosa, 81, 94, 445, 448, 451
  subserosa, 80, 94
Telencéfalo, 186, 198-202, *598-600,* 602-607, 1008-1012, 1279, *1279,* 1575, 1579. Veja também *Cérebro, Hemisférios* e *Rinencéfalo.*
  arquipálio, 605, 1011
  bulbos olfatórios, 1010, 1581
  cápsulas, 603, 1009, 1580
  cápsula extrema, 1009
  claustrum, 603, 1009, 1580
  comissura rostral, 606, 1011, 1582
  coroa radiada, 603, 1009, 1580
  corpo, amigdalóide, 603, 1009, 1580
    caloso, 606, 1581
    estriado, 602
  estria terminal, 603
  fissura, longitudinal, 602, 1008
    silviana, 1009
  foice do cérebro, 602
  fórnix, 607
  fossa cerebral, 602
  giro, 604, 1009, 1581
    coronal (ϕ), 1581
    denteado, 606, 1011, 1581
    diagonal, 605
    do cíngulo, 604, 1010, 1581
    ectomarginal, 604, 1009
    ectossilviano, 604
    hipocampal, 1581
    marginal, 604, 1011, 1581
    occipital, 604
    para-hipocâmpico, 605, 1011, 1581
    pós-cruzado, 604
    pré-cruzado, 604
    pró-reus, 604
    silviano, 604, 1010, 1581
  hipocampo, 605, 1011, 1581
  lobo piriforme, 602, 1011, 1581
  núcleo caudado, 602, 1008, 1579
  opérculo, 604, 1008
  paleopálio, 605
  pálido, 158, 603
  pedúnculo olfatório, 602, 605, 1011
  substância perfurada, 602, 605
  sulco, 604, 1580
    anseado, 604
    coronal, 604, 1580
    cruzado, 604, 1580

diagonal, 604, 1580
ectomarginal, 604, 1010
ectossilviano, 604, 1009, 1580
esplenial, 604
marginal, 604, 1010, 1580
oblíquo, 604
supra-silviano, 603, 1010, 1580
trato olfatório, 605, 1011
Tendão(ões). Veja também músculos específicos.
  bainhas sinovial e fibrosa, 42
  calcanear comum, 420, 804, 1440
  do membro pélvico, *1414*
  esquema das fibras, 41
  flexores digitais, posições da articulação intertársica em passagem, 1724
  força do músculo penado, 50
  interósseo, 402
  ossificados, 1727
  pré-púbico, 384, *410,* 768
  sinfisial, *891,* 893
  tendão do jarrete, 804
Tênias, cecum, 1196
  colo, 455, 1459
Tensão, cortante, 51
  estrutura, 205
tentório do cerebelo, 193, 199, 316, 1012, 1378, 1583, 1584
Teratologia, 16
Termos topográficos, 4
Testículos, 145, 497-499, 881, 887, 1217, 1244, 1250, 1485, *1486, 1799,* 1805-1807, *1806,* 1810
  anexo, 497-498
  artérias, 1864-1865
  células intersticiais, 1806
  descida, 138
  direito na fêmea genética, 1821-1822
  esquerdo, efeitos da remoção, 1822
  estrutura, 498
  gubernacular, *92*
  mesentérios, *1735,* 1737, *1737*
  regulamentação da função, 145
  suprimento sangüíneo, *1802,* 1807, *1808-1809,* 1865
  túbulos seminíferos, 1805
  túnica albugínea, 1805
  veias, 1877
Teta, 514, *892, 893, 894,* 1493
Tíbia, 29, 283-286, *709,* 710, 1151, 1374, *1406*
  artéria nutrícia, 578, 1256, 1543, 1867
  dados de ossificação, 275
  desenvolvimento, 284
  estrutura, 284
  extremidade distal, 283-286
  linhas epifisárias, 282-284
  vista caudal e lateral, *284*
Timo, 167, 591, 997, 1273, 1568, 1886
  cervical, 591, 997
  e imunidade adquirida, 1881
  função, 1888
  nodos linfáticos, 1273
  peso, 997
  torácico, 997
  vasos e nervos, 591, 997, 1273, 1568
Tímpano, artéria, 676
  de Myers, 1779
Tímpano-hióide, 311, 734, 1169
Tômio do bico, 1740, 1955
Tonsila, 164
  cecal, 1756, 1886
  esofágica, 1750
  faríngea, 822-824, 1743
  lingual, 811
  palatina, 823-824
  paraepiglótica, 1209

ÍNDICE REMISSIVO

tubal, 82, 823
Torácica(o), cintura. Veja também *Ombro*.
  estrutura, 252
  músculos, 388-391, 777-783, 1182, 1431, 1441
  ossos, 250, 699, 1144, 1347
  entrada, 121, 870, 1210, 1473
  membro, artérias, 546-557, 914-919, 948-951, *948, 949,* 1236-1252, 1519-1530, 1860-1862. Veja também partes específicas, por exemplo, *Mão, Cinta torácica* etc.
  articulações, 329-336, 737, 1174-1175, 1413-1414
    cárpica, *329*, 330
    cúbica, 328, *329*
    interfalângica distal, 335
    intermetacárpica, 332
    metacarpofalângica, 332, *335*
    radioulnar, 330
    umeral, 329
  centros de ossificação, 249(q), 270
  dados de ossificação, 249(q)
  elementos, autopedias, 69
    epilopodial e zeugopodial, 65
  esqueleto, 268
    falange, distal, 293
    sesamóide distal, 269
  fáscia, 373, 777-805, 1184, 1436
  linfocentros, 967, 978, 985-986, 1561
  livre, nervos, 1908
  músculos, 384-402, 777-805, 1182-1184, 1431-1436
  nervos. Veja *Plexo braquial*.
  vasos linfáticos, 1881
  veias, 1874
  vista lateromedial, *270*
  ossos, 26, 248-273, 699, 707, 727, 1144-1149, *1347-1361*, 1347(q)
    digital, 269
    placa cartilaginosa do, diafisária e epifisária, 171
    tempos de fechamentos epifisários, 275(q), 699(q), 727(q), 1145(q), 1347(q)
  vasos linfáticos, 1881
  vista lateromedial, *270*
  saída, 121, 870, 1210, 1473
Tórax, 26, 84, 243-247, 480-490, *482*, 697, 1144, 1346, *1394, 1846*
  abertura cranial, 243
  e suspensão do ombro, mecanismo, 63
  ligamentos esternais, 1174
  músculos, 374, 384-402, 764-768, 1180, 1296-1302, 1426-1427, 1813-1814
Torção, 78
Tornozelo, nervos, 1917-1919
Tórus, *carpico e társico*, 687, *1672*, 1673
  corneus, 684
  digitais, *1672*, 1673
  linguae, 809
  metacárpico, *1672*, 1673
  metatarseus, 1672, 1673
  metatársico, *1672*, 1673
  pilórica, *842*, 844, 1195, *1197*
  tubal, 82, 1330, 1353
Traço do ouvido externo, 226, 673, 1128, 1661
Traquéia, *427*, 478-581, *479-480*, 868-869, 1209-1210, *1466-1467*, 1472-1473, 1778-1779
  ângulo de bifurcação, 126
  artérias, 480, 1210, 1473
  bifurcação, 125, 481

cartilagens, *1778*, 1779
desenvolvimento, 120, 133
estrutura, 124
função, 1799
músculos, 1779
nervos, 125, 481, 869, 1210, 1473
parede, 480
parte, cervical, 480, *868*, 1209, 1473
  torácica, *478*, 480, 869, *1210*, 1473
placas cartilaginosas, 124, 480, *869*, 1210, 1473
relações, 125
vasos linfáticos, 481, 1209, 1474
veias, *1210*, 1473
Trato, cerebelo-rubro (φ), 599
  corticoespinhal, 193, 998, 1274, 1284
  espinotalâmico, 592, 998, 1274
    genital, artérias, 923
  olfatório do telencéfalo, 199, 201, 602, 1011, 1281, 1581
  óptico do diencéfalo, 179, 601
  piramidal, 192, 998, 1274, 1569
  reticuloespinhal, 189
  rubroespinhal, 192
  urogenital, mesentérios, 90
  vestibuloespinhal, 189
Triângulo olfatório, 1281
Trígono, *falange, proximal*, 268
  femoral, 1439
  fibroso do esqueleto do coração, 1844
  lemniscal do mesencéfalo, 600, 1578
  n., hipoglosso, 192
    vago, 192
  olfatório, 199, 602, 1011, 1281, 1581
  vesícula, 497
Tróclea do, fêmur, 710
  articulação, eqüino, 338
  rádio, 258
  úmero, 27, 254-255
Trocanter do fêmur, 280-282, 710
Tronco, bicarótico, 529-534, 903, 942, 1508
  braquiocefálico, 528-529, *530*, 902, 908, 940, 1226, 1501, *1501*, 1504
  celíaco. Veja *Tronco linfático*.
  cólico. Veja *Tronco linfático*.
  corpo caloso, 199
  costocervical, 529-532, 1227, 1502
  esofagotraqueal, 1872
  gástrico. Veja *Tronco linfático*.
  hepático. Veja *Tronco linfático*.
  intestinal. Veja *Tronco linfático*.
  jejunal. Veja *Tronco linfático*.
  linguofacial, *903-906*, 907
  lombossacral, 1303
  mamífero, arquitetura, 60
    estrutura arco e fio, 62
    fáscia e músculos, 758
    muscular, 61
    região cervical, 63
    tórax e ombro, 63
    vasos linfáticos, 1881, *1884*, *1885*
  peitoral, 1855, 1860, *1866*
    artéria cutânea lateral, 1861
    veia cutânea lateral, 1874
  pudendoepigástrico, 568, 933, 1252, 1502, 1539
  pulmonar(es), 130, 160, 525, 1226, 1499, 1854
    artérias, 528, 940
    orifício, 900
    ramos, 1854
    seios, 160
  retrocarótido, 1925
  simpático, 156, 642-649, 1078-1090, 1308-1311, 1617
    caudal, 655, 1096, 1100, 1104, 1318, 1631, 1633, 1922

ramos, comunicantes, 1102, 1104
transversal, 1102
cervical, 642, 1078-1082, 1090, 1308-1311, 1617-1622, 1923
coccígico, 1077, 1100
gânglios, 1308-1311
lombar, 1096, 1628, 1631, 1632
pélvico, 654, 1096, 1104, 1318, 1631, 1633
ramo(s), 1922
  comunicantes, 654, 655, 1102
  faríngeo, *1089*, 1090
  interganglionar, 654
  laríngeo cranial, 1090
  lateral, 654
  medial, 654
  transverso, 655
segmento abdominal, 1096-1098, 1628, 1631
sinsacral, 1923, 1757
torácico, 652, 1078-1090, 1092, 1102, 1311-1314, 1622-1625, 1767, 1922
vagal, dorsal, 649, 844-845, 867, 1293
  ventral, 650, 844, 1284, 1293
  vagossimpático, 533, 616, 649,1090
  visceral. Veja *Tronco linfático*.
Túber cinéreo, 1007, 1364, 1613, 1680
Tubérculo, *acústico*, 192
  articular, 304-316
  da(o)(s), úmero, 254, 701
    maior, 701
    menor, 701
    vértebras, 1684
  facial, 731
  intercondilar medial e *lateral*, eqüino, 283
  intervenoso, 155
  olfatório, 198, 602, 1011, 1281, 1581
  púbico, 278
  supraglenóide, 701
  trochleae femoris, 281
  ventral da vértebra, 24
Tuberosidade, calcânea, 289
  calcis, 289
  coxal, 29, 276
  da escápula, 252
  deltóide do úmero, *1352*
  facial, 716
  ilíaca, 29
  isquiática, 708
  m. bicipitis, eqüino, 280
  maxilar, 306, 716, 732, 1163, 1381
  olécrano da ulna, 261-262
  redonda, maior do úmero, 1347
  menor do úmero, 255
  sacral, 276, 728
Tubo ou tuba, auditiva, 676-678, 1330, 1379, *1663, 1664,* 1665, 1742, 1934
  abertura timpânica, 676
  bolsas guturais, *443*
  orifício faríngeo, 676, 860
  de, Eustáquio (φ). Veja *Tuba auditiva*.
  Falópio, 509-511, 887-890, 1220, *1245*, 1489, *1490, 1491*
  mesonéfrico, 137
  neural, 186
  uterina, 138, 509-511, 887, *890*, 894, 1220, 1489, *1490, 1491*
    estrutura, 510
    infundíbulo, 510
    vasos e nervos, 509
  Wolffiano, 137
Tubulação, 104
Túbulos, coletor, *137*
  contorcido distal, *137*

córneos, 685
da glândula de óleo, 1960
excretor mesonéfrico, formação, 91
proximais, 136
renais, 136
seminífero, 498
   reto, 498
seminífero dos testículos, 1805
uriníferos, 137
Túnica, abdominal, 379, 1180
   adventícia, 445
      do, esôfago, 445
      ureter, 495
   albugínea, 80, 94
      do testículo, 498, *503*, 504, 1806, 1813-1814
   dartos, 500
   externa, 15, 160
   fibrosa, 80, 94
      do globo ocular. Veja Globo ocular, túnicas.
   flava do abdome, 379, 768
   íntima, 15, 160
   média, 1518
   muscular, 15, 80, 81, 94
      do, esôfago, 445, 827
         omaso, 844
         rúmen e retículo, 843
   própria da pálpebra, 1122
   serosa, 15, 80
      do, baço, 591
         estômago, 842
      superficial do folículo maduro do ovário esquerdo, 1816, 1818
      vaginal, 498-502, 1485
      camada parietal, 500

ÚBERE, 893, *893*
Ulna, 27, 259-262, *702*, 703, 728, 1147, *1355*, 1356-1357, *1399*, *1400*, *1687*, 1689
   bordas, 261
   cavidade medular, 262
   centros de ossificação, 262, 703
   corpo, 261, 703
   desenvolvimento, 261
   epífise da, distal primitiva, 261
   época do aparecimento, 248
   estrutura, 261
   extremidade distal, 260
   incisura troclear, 261
   linhas epifisárias, 262
   locais de inserção de ligamento e músculo, 259
   olécrano, 261-262
   processo, anconeal, 261
      estilóide, 703
   superfícies, 261
Umbigo, 95, 379, 771
   da membrana do tímpano, 1129, 1130, 1163
   pena de contorno, 1946
Úmero, 254-256, *700*, 701-702, 727, 1145, *1146*, *1347*, *1352*, *1399*, *1686*, 1687
   artéria nutrícia, 1627, 1916
   cabeça, 255
   centros de ossificação, 256-257
   colo, 255
      cirúrgico, 255
   côndilo, 255
   crista epicondílea, 255, 701
   dados de ossificação, 249
   desenvolvimento, 254, 256
   em seção transversal, 21
   epicôndilos, 255

fossas, 255, 701
   olécrano, 256-257
inserções musculares, 254-255
sulcos, intertuberal, 255
   musculoespiral, 255
superfícies, 254
tempo do aparecimento, 248
tróclea, 255
tuberosidade, deltóidea, 254, 701
   maior, 255, 701
   menor, 701
   redondo menor, 255
Unguícula, 1673
Úngula, *681-687*, 1132, *1132*, 1134, 1331
   borda, basal, 683
   bulbo, *684*
   convexa, 683
   coronal, 683
   cunha, 684, 685
   espinha da cunha, 684
   estrutura, 226-227, 685
   lamelas epidérmicas, 682
   paredes, 681
   pars inflexa mediais, laterais, 681
   períoplo, 683, *683*
   sola, 684, 685
   sulco, coronal, 683
      períoplo, 683
   sulcus coronalis, 683
   superfícies, externa, 683
      com o solo, 685
      interna, 683
   torus corneus, 684
   zona branca, 683
Unhas, 1673, *1673*
   estrutura, 225-227, 1957
Ureter(es), 136, *494*, 495, 880, 1217, *1244*, *1250*, 1482, *1481-1484*, *1799*, 1803, *1804*
   aberturas, 1837
   artérias, 495
   nervos, 495
Uretra, feminina, 137, 492-495, 891, 1219-1221, 1250, 1493
   masculina, 137, 505-507, 885, 887, 1219, 1249
      istmo, 506
      parte pélvica, 506-507
Urodeo da cloaca, 1807, *1808-1809*, 1836, *1836*
   corpo vascular, 1909, 1837
   mucosa, 1838
Útero, feminino, 10-12, 139, 511-512, 889-890, 1221, *1245*, 1489-1491, *1490*, *1491*, *1825*
   artérias, 923, 927
   camada muscular, 889
   cavidade, 511
   cérvix, 511
   cornos, 511, 889, 890, *890*, 894, 1489
   corpo, 889
   estrutura, 511
   formação do ovo, 1832
   inervação terminal, 1828
   inserções, 511
   ligamentos do, largos, 91, 98, 511, 890, 1490
      redondos, 91, 511, 890, 1490
   túnica mucosa, 511, 890
   vasos e nervos, 511, 1826
   masculino, 98, 887, 1220, 1489
Utrículo. Veja *Ouvido interno*.
Úvea do globo ocular, 213, 1655
Úvula, 1193

VAGINA, 139, 512-513, 890-895, 1221, *1490*, 1491, *1825*

bulbi, 662
carótida, 362
estrutura, 512
externa n. optici, 662
fórnix, 612
na formação do ovo, 1833
vasos e nervos, 512
vestíbulo, 139, 891, 1221, *1490*, 1491-1492, *1491*
   estruturas, 512
   glândulas, 512, 891, 1492
Vaginae, synoviales communis mm. flexorum, 401
   tendinis, 41
Vallecula epiglottica, 1188
lateralis cerebri, 199
Valva, aórtica, 526
   atrioventricular, direita, 155, 522, 1844
      esquerda, 155, 524, 1847
   bicúspide, 155, 525
   da(o), coração, atrioventricular, direito, 1846
      tronco pulmonar, *1845*, 1846
      veia pulmonar, *1845*, 1846
   ileocólica, 1459
   mitral, 155
   portal renal, 1803-1804, 1877
   pulmonar, 155, 523, 1854
   semilunar, 161
   sinoatrial, 1845
      trunci pulmonalis, *523*
Válvula(s), da(o), seio coronário, 520, 1499
   veia cava caudal, 1499
   forame oval, 1500
   semilunares direita, esquerda e intermediária, 1499
Variabilidade, 15
Variação, 15
   e, evolução, 16-17
      hereditariedade, 17
      idade, 16
      meio ambiente, 16-17
      raça, 16
      seleção, 17
      sexo, 16
      variabilidade 17
   fatores gerais, 16
   somática, 17
Vaso(a)(s), *capilar*, 153
   deferente, 500-501
      ejaculatório, orifício, 500
   reta(o), 1536
      do rim, 1803
   vasorum, 132, 159
   colateral, 160
   do(a), ânus, 106
      laringe, 119
      nariz, 110
      pleura, 123
      traquéia, 125
   pulmonares, 131
   sangüíneos, 21, 153. Ver também *Artéria, veia*.
   do coração, 159
Veia(s), 132, 161
   adrenal, 1877
   auricular, 1872
   axilar, 1874
   ázigos, 520, 902
   braquial profunda, 1874
   bronquial, 132, 1479
   cardíaca, 1850-1851, *1850*
      circunflexa esquerda, 1851
      conal, 1850
      direita, 1845
      dorsal, 1851
      esquerda, 1850
      mínimas, 158

ÍNDICE REMISSIVO

pequena, 158
septal, 1850
carótida cerebral, 1873
cava, 154
   caudal, 85, 154, 157, 852, 1759, 1842, 1877, *1878*
      própria, ramos, *1876*, 1877, *1878*
      cranial, 154, 157, 1842, 1874
   cefálica, caudal, ramos, *1872*, 1873
      rostral, ramos, 1871
   cerebelar, lateral, 1870
   cerebral, 1870
   ciliar, dorsal, 1871
      ventral, 1871
   coccígea-mesentérica, 1757
   coração, média, 157
      mínima, 158, 521
      parvae, 521
   coronária, 527
      grande, 158
   cutânea, 161
      cervical, ascendente, 1873
         descendente, 1873
      transversa do pescoço, 1873
   da(o)(s), baço, 591
      cavidade, laríngea, 1472
         nasal, 861, 1205, 1469
         oral, 1744
      cloaca, 1839
      coração, 527, 1850-1851
      epidídimo, 499
      esôfago, 828, 1749
      estômago, glandular, 1753
      faringe, 825, 1744
      fígado, 463, 1760
      glândula(s), mamárias, 514, 894
         mandibular, 1754
         sublinguais, 820
         tireóide, 515
      intestinos, 1756
         delgado, 847
      língua, 750, 811
      membro pélvico, 1879
      narinas, 859
      nariz, 1465
      olho, 671, 1115, 1117-1119, 1127
      ovário(s), 509
         esquerdo, *1820*, 1821
      oviduto esquerdo, 1827
      palato, 825
      pálpebras, 661
      pâncreas, 460, 1760
      pênis, 504
      pilar, cerebelar rostral, 1870
      prepúcio, 505
      retina, 669
      reto, 851
      rins, 494
      septo interventricular, 1851
      traquéia, 481, 869, 1210, 1472
      tubas uterinas, 510
      útero, 511
   duodenojejunal, 1875
   encefálica maior, 1870
   epiplóica, 922
   esofágica, ascendente, 1873
      descendente, 1872
   esofagotraqueobronquial, 1873
   etmoidal, 1871
   extracraniais, 1871, *1872*
   facial, 1872
   femoral, 1879
   foliculares, 1818
   frontal, profunda, 1871
      superficial, 1871
   gástrica, direita, 922, 1875
      esquerda, 922, 1875
      ventral, 1875
   gastroduodenal, 844-847, 922, *923*

gastrepiplóica, direita, 922
hepática, 463, 855
   direita, 855
   esquerda, 855
      raízes, *1876*, 1877
   média, 855
      raízes, *1876*, 1877
   portal, direita, 1875
      esquerda, 1875
hióideas, 1872
ileal, 1875
ileocólica, 851
ilíaca(s), comuns, ramos, 1877
   externa, 1877
intercrural, basal do cérebro, 1870
interlobular, 463, *1800*
interóssea dorsal, 1875
intersegmentares, caudais, 1879
   sinsacrais, 1878
intestinal marginal, 1875
isquiática, 1879
jejunal, 1875
jugular, 1881
   ramos, 1873
laringe, 1872
lienalis, 844
lingual, 1872
   própria, 1872
mandibular, 1871
marginal da medula espinhal, 1880
maxilar, 1871
mesentérica, 857
   caudal, 847, 922, 1756, *1802*, 1875
   comum, 1875
   cranial, 849, 922, 1756, 1875
metacárpicas, 1875
metatársica plantar medial, 1879
mielencefálica, basal, 1870
nariz, caudal, 1871
occipital, comum, 1873
   externa, 1873
   interna, 1873
   mediana, 1872
occipitocolar, 1873
oftálmica, 1117, 1118, 1871
   externa, 1871, *1872*
   ventral, 1645, *1645*, 1657
oftalmotemporal, 1871
orbitária, lateral, 1118, 1127
   medial, 1127
   ventral, 1118, 1127
ovarianas, 1877, *1878*
   caudais, 1877
   craniais, 1877
   média, 1877
oviduto, caudal, 1878
   marginal ventral, 1878
   média, 1878
palatina, lateral, 1871
   medial, 1871
palpebral, ventral, 1872
pancreática, 922
pancreaticoduodenal, 1761, 1875
   caudal, 857, 922-923
   cranial, 857, 922-923
poplítea, 1879
portal, 463, 844, 922-923
   hepática, 1875
      direita, percurso e relações, 1875
   pancreático, 1875
   renal, caudal, 1803, 1877
      cranial, 1877
      função, 1879
profunda do braço, 1874
propatagial, 1875
pró-ventricular, caudal, 1875
   cranial, 1842, 1874, 1875
   direita, 1875
   dorsal, 1875

pró-ventriculoesplênica, 1875, *1876*
pterigofaríngeas, 1871
pulmonar, *129*, 132, 159, 875, 1479, 1842
   raízes, 1869
   valva, *1845*, 1846
radial, profunda, 1875
   superficial, 1875
radiculares, dorsais, 1879
   ventrais, 1879
retal, cranial, 851, 922
renal(ais), 1482, *1484*
   aferentes, 1878
   caudal, 1878
   craniais, 1877
   portas, 1803
   reticular, 922
   ruminal, 922
satélite, 161
sistêmica, 1870-1874
sublingual, 1872
submandibular, 1871
supra-escapular, 1873
supra-orbitária, 1127, 1871
tectal, óptica, 1870
testicular, 499, 883, 1485, 1877
tireóideas, 897, 1873
torácicas, internas, 1874
traqueal, ascendente, 1873
   descendente, 1872
•ulnar, profunda, 1874
umbilical, 1877
vasorum, 1850
vertebral, *1872*, 1873
   ascendente, 1873
   descendente, 1873
vertebromedulares, 1879
vórtice dorsal, *1642*, 1645, 1658
Ventrículo, 105. Veja também *Estômago*.
   gaster, 1454-1458, *1454-1457*
   laringe, 477
Vênulas, 161
   estreladas, 495
Vermis, 193
   cerebelli, 1517
Vértebra(s), 23
   anticlinal, 233
   artérias, 531-533, 902, 920, 1226, *1243*, 1501
   articulação da, atlanto-axial, 325, 326
   atlanto-occipital, 326, *326*
      caudal, 326
      intertransversal, 326
      dos, arcos, 324-325
      corpos, 324
      sacral, 326
   cápsula articular, 324-325
   caudal, 241-242, 696, 726, 1142, 1344, 1683
      primeira, 242
      processo transverso, 1124
      segunda, 243
   cervical, 235-238, 693, *695*, 1139-1140, *1139*, 1337-1342, *1338-1340*, *1342-1345*, 1683
      arcos, 235, 1139
      características, 234-235
      corpos, 1139
      primeira a quinta, 234
      processos da, articulação, 235-236, 693
      espinhoso, 236, 693, 1139
      transverso, 236, 693, 1139
      sétima, 236
      sexta, 235
   coccígea. Veja *Vértebra caudal*.
   desenvolvimento, 24
   diafragmática, 233

fórmula, 23, 233, 693, *694*, 725, 1139, 1337
ligamentos, 324-327, 736, 1174, 1413
  longitudinal, 326-334
lombar, 695, *696*, 1142, 1342, *1345*
  arcos, 1142
  corpos, 1142
  desenvolvimento, 239
  forames intervertebrais, 696
  processos da, articular, 696
    mamilar, 1142
    transverso, 696, 1142
      espinhoso, 696
      transverso, 696, 1142
móvel, 23
processos, acessória, 24
  articular, 234, 324
  espinhoso, 233
  mamilar, 234, 324
  transverso, 234, 693
sacral, 23, 1142, *1142*, *1143*
  ápice, 241-243
  asas, 1142
  processos do, espinhoso, 1142
torácica(o), 237-240, 693, 725, 1140-1141, *1142*, 1337-1342, *1343-1345*, 1683
  arco, 693, 1141
  corpo, 693, 1140
  desenvolvimento, 239
  estrutura, 237-238
  primeira, 24-25, 238
  processos da, acessório, 1141
    espinhoso, 693, 1141

    mamilar, 1141
  sétima, *239*
  última, 238
  tubérculo ventral, 24
Vértice da córnea, 665
Vesica fellea. Veja *Vesícula biliar.*
  urinária. Veja *Bexiga urinária.*
Vesícula(s), 107, 855, 1201, 1463, 1760
  fossa, 852
  ópticas, 217
  seminal eqüino, 139, 500-502. Veja *Glândulas, vesiculares* (nas outras espécies).
    ducto excretório, 502
    estrutura, 502
    suprimento sangüíneo, 502
Vestíbulo, *bursae omentalis*, 836
  da(o), boca, 100
  cavidade nasal, 110, 1467
  labirinto ósseo do ouvido interno. Veja *Ouvido interno.*
  laringe, 867, 1472
  vaginal. Veja *Vagina, vestíbulo.*
Véu abomásico, 841
Vibrissas, 226, 1203
Vilos sinoviais, 35-36
Víncula(o), 41
  da língua, 597
Visão, órgão. Veja *Olho.*
Vísceras, abdominal, artérias, 1862-1865, *1864*
  centros linfáticos, 586, 973-976, 980-981, 993, 1270, 1557-1558, 1564-1565

arquitetura funcional, 80
camada, 96
  externa, 80
  interna, 81
  média, 80
vasos linfáticos, 1882, *1884*, *1885*
Vômer, 306, 719, 733, 859-860, *1160*, 1163, *1164*, 1203, 1385, *1388*, 1680
  asa, 1163
  estrutura e desenvolvimento, 306-315
  lâmina horizontal, 1163
  sulco septal, 306
Vórtex, do coração, 156, 527
  pilorum, 226
Voz, produção, 108
Vulva, 139, 512, *890*, 893, 1221, *1245*, 1492
  comissuras, 513
  estrutura, 513
  lábios, 1492

X, raios, queimaduras, 7
  sombras de raios, 9

ZIGOMORFISMO, 14
Zona, alba da prata, 683
  radiada do folículo maduro do ovário esquerdo, 1817
Zônula ciliar, 667, 670. Veja também *Globo ocular; Cristalino.*
Zygapophysis, 24

Pré-impressão, impressão e acabamento

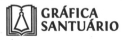

grafica@editorasantuario.com.br
www.graficasantuario.com.br
Aparecida-SP